32个
视频

Practical Manual for

# Laparoscopic and Hysteroscopic Gynecological Surgery

# 腹腔镜与宫腔镜妇科手术学

3rd Edition
原书第3版

原著 [德] Ibrahim Alkatout
[德] Liselotte Mettler

主译 冯力民 张 浩

中国科学技术出版社
· 北 京 ·

**图书在版编目（CIP）数据**

腹腔镜与宫腔镜妇科手术学：原书第 3 版 /（德）易卜拉欣·阿尔卡托，（德）利塞洛特·梅特勒原著；冯力民，张浩主译．— 北京：中国科学技术出版社，2022.6

书名原文：Practical Manual for Laparoscopic and Hysteroscopic Gynecological Surgery, 3e

ISBN 978-7-5046-9523-9

Ⅰ．①腹… Ⅱ．①易… ②利… ③冯… ④张… Ⅲ．①子宫疾病—内窥镜检—妇科外科手术 Ⅳ．① R713.4

中国版本图书馆 CIP 数据核字 (2022) 第 048787 号

著作权合同登记号：01-2022-0389

Ibrahim Alkatout, Liselotte Mettler
*Practical Manual for Laparoscopic and Hysteroscopic Gynecological Surgery*
978-93-5270-194-0


---

**策划编辑** 王久红 焦健姿
**责任编辑** 方金林
**文字编辑** 方金林 张 龙
**装帧设计** 佳木水轩
**责任印制** 徐 飞

---

**出　　版** 中国科学技术出版社
**发　　行** 中国科学技术出版社有限公司发行部
**地　　址** 北京市海淀区中关村南大街 16 号
**邮　　编** 100081
**发行电话** 010-62173865
**传　　真** 010-62179148
**网　　址** http://www.cspbooks.com.cn

---

**开　　本** 889mm × 1194mm 1/16
**字　　数** 1099 千字
**印　　张** 46.5
**版　　次** 2022 年 6 月第 1 版
**印　　次** 2022 年 6 月第 1 次印刷
**印　　刷** 天津翔远印刷有限公司
**书　　号** ISBN 978-7-5046-9523-9 / R · 2883
**定　　价** 498.00 元

---

# 译者名单

主　译　冯力民　张　浩

译校者　（以姓氏笔画为序）

马子茹　王尔矜　王邦国　王丽杰　帅　蓉　史小雨
刘小春　孙宇婷　李　靖　李文君　李亚楠　李红霞
李春霞　李海霞　李晶华　杨保军　杨胜华　邹欣欣
宋　娇　张　朔　张生澎　陈　瑛　林　姣　尚　翔
郑春花　胡　艳　侯晓慧　袁　金　夏风琴　徐　云
高　辉　曹雨停　曾晓峰　湛艳瑞　谢　晶

## 内容提要

本书引进自世界知名的 JAYPEE 出版社，是一部全面、系统介绍内镜下妇科手术技术的实用著作。全书共四篇 50 章，从基础与解剖、教学与培训、特定手术介绍、并发症的预防等角度详细地介绍了包括腹腔镜、宫腔镜、机器人技术在内的现代妇科微创内镜技术，不仅回顾了妇科内镜技术及设备的演变历程，还对妇科常见内镜手术进行了重点阐述，内容简洁，图片丰富，阐释通俗，可作为临床妇科医生实践的理想参考书和不可多得的操作指导宝典。

补充说明：本书配套视频已更新至网络，读者可通过扫描右侧二维码，关注出版社“焦点医学”官方微信，后台回复“腹腔镜与宫腔镜妇科手术学”，即可获得视频下载观看。

# 主译简介

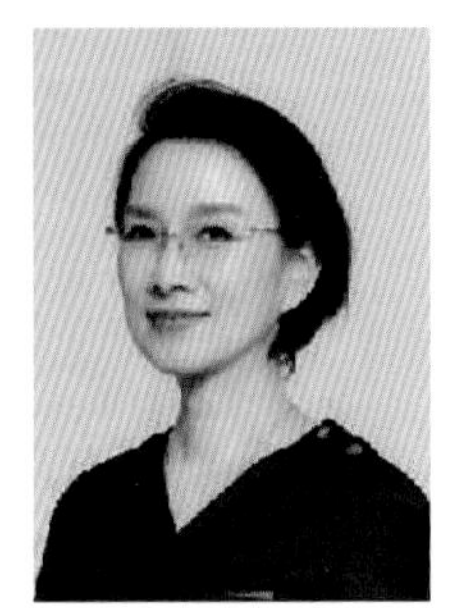

冯力民

主任医师，教授，博士研究生导师，首都医科大学附属北京天坛医院妇产科主任。中国医师协会妇科微创委员会宫腔镜学组组长，中国妇幼保健协会宫内疾病防治专委会主任委员、宫腔镜学组主任委员，中国县域医院院长联盟妇科专业分会副主任委员，中国医疗保健国际交流促进会腔镜内镜外科分会副主任委员，北京女医师协会常务理事，白求恩基金管理委员会副主任委员，中华医学会北京妇产科学会妇科肿瘤分会常委，北京医学会妇产科学分会第十三届委员会常务委员，中国医疗保健国际交流促进会腔镜内镜分会常务委员，海峡两岸医药卫生交流协会妇科专业委员会常务委员，中国医疗保健国家交流促进会常务委员，中国医疗器械行业协会妇产科专业委员会常务委员，中国优生科学协会生殖道疾病诊治分会常务委员，北京医师协会医学科普分会常务委员，北京地区住院医师规范化培训妇产科专科委员会委员,《中国妇产科临床杂志》《中国微创外科杂志》《首都医科大学学报》《国际妇产科学杂志》《中国计划生育和妇产科》《中华腔镜外科杂志》等期刊编委。

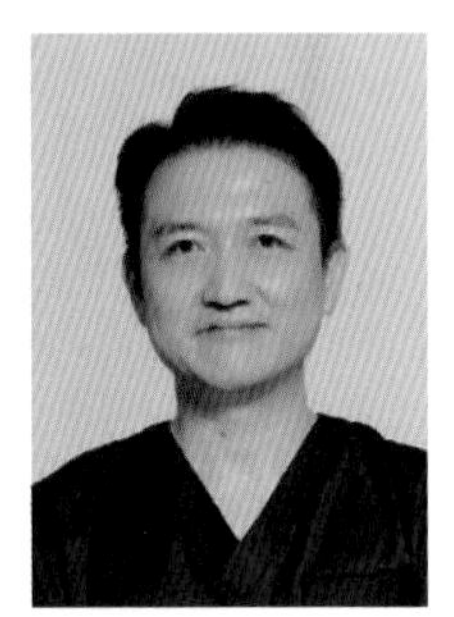

张　浩

副主任医师，华南理工大学附属二院 / 广州市第一人民医院宫内疾病诊断中心创建人及负责人。中国妇幼保健协会宫内疾病防治专委会常委兼秘书长、宫腔镜学组青年委员，中国医师协会妇科微创委员会宫腔镜学组成员，中国及亚太地区微创妇科肿瘤协会（CA-AMIGO）委员，欧洲妇科内镜学会 GESEA 高培训导师，广东省基层医学会妇科专业委员会委员，广东省中西医结合医学会微创外科专委会委员，广东省医师协会妇科肿瘤医师分会委员，广东省精准医学应用学会妇科肿瘤分会委员，广东省健康管理委员会妇产科分会常委，广东省医学会妇产科分会内镜学组成员，广东省医师协会妇产科医师分会青年委员，广东省医师协会妇科内镜医师分会青年委员，广东省优生优育协会第七届理事会专家委员会妇科肿瘤专业委员会委员，广州市医学会妇产科分会委员，广州市医师协会妇产科医师分会委员,《妇产与遗传》期刊青年编委。

# 原著者简介

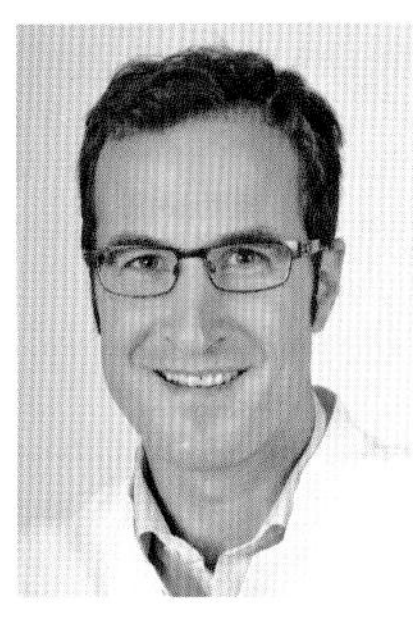

**Ibrahim Alkatout, PhD, MD**
Director
Kiel School of Gynaecological Endoscopy
Department of Obstetrics and Gynecology
University Hospitals Schleswig-Holstein
Kiel, Germany

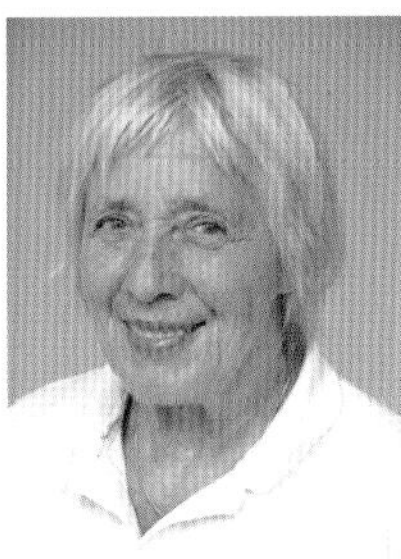

**Liselotte Mettler, PhD, MD**
Patroness
Kiel School of Gynaecological Endoscopy
Emeritus Professor
Department of Obstetrics and Gynecology
University Hospitals Schleswig-Holstein
Kiel, Germany

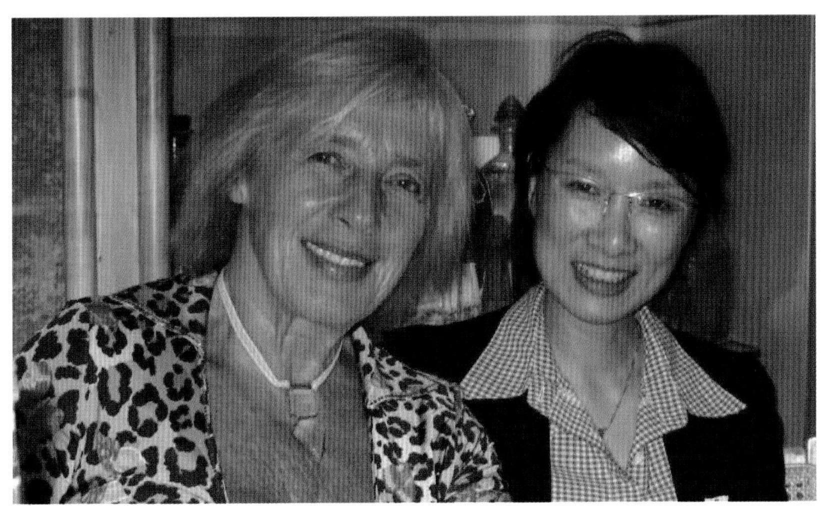

原著者 **Liselotte Mettler**（左）与主译冯力民（右）的合影

# 原 书 序

虽然内镜技术应用于恶性肿瘤的治疗尚存有争议，但不可否认的是，无论在妇科手术中，还是在普通外科、骨科、泌尿外科、耳鼻咽喉科和心脏手术中，内镜技术获得了全世界的接受与认可。

作为 Schleswig-Holstein 大学医院妇产科 Kiel 学院的负责人，我衷心支持 Kiel 学院组织编写的这部 *Practical Manual for Laparoscopic and Hysteroscopic Gynecological Surgery, 3e*。本书分 50 章，不仅介绍了妇科内镜技术领域的新进展，还对如何正确实施微创外科手术提供了实际的建议。Kiel 妇科内镜学院提供腹腔镜和宫腔镜手术培训课程，为所有对妇科内镜技术感兴趣的同道们提供国际交流的平台。Kurt Semm 腹腔镜和机器人辅助手术中心成立于 2016 年，我们的部门和 Kiel 学院与该中心有一个联合培训项目，此项目也是 Schleswig-Holstein 大学医院 Kiel 学院的一个多专业培训项目。

Nicolai Maass，MD
Professor-Director
Kiel School of Gynaecological Endoscopy
Department of Obstetrics and Gynecology
University Hospitals Schleswig-Holstein
Kiel, Germany

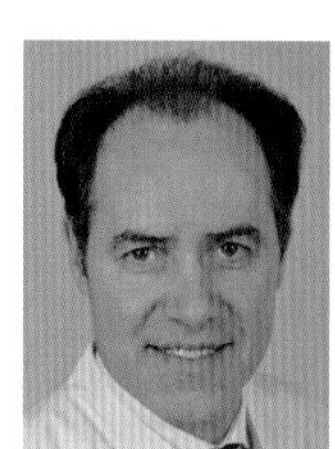

近几十年来，妇科微创手术技术发展迅速。微创手术入路已成为疾病治疗的标准方式，这比以往更加凸显了本书的重要价值与相关性。毋庸置疑，我们生活在一个“微创”时代，我们必须感谢这一领域的先驱们把我们引领到这里。其中一个先驱者就是 Liselotte Mettler 教授。她目睹了妇科手术不可思议的演变，并积极促成了这一演变。因此，在这一领域我想不出另一个比她更适合的著者。Ibrahim Alkatout 博士和 Liselotte Mettler 博士合作创造了这部杰出的图书，该书为初学者和高阶妇科手术医生提供了全面实用的信息。每一章都是由相应领域的专家撰写，全书各章的主题涵盖了妇科手术的整个领域。因此，本书对各位读者来说是一部非常好的参考书。在此，我要祝贺并感谢各位编者做出的杰出贡献。

Jon I. Einarsson，MD，PhD，MPH
Director
Minimally Invasive Gynecologic Surgery
Brigham and Women's Hospital
Associate Professor (Obstetrics and Gynecology)
Harvard Medical School
President
American Association of Gynecologic Laparoscopists (AAGL)

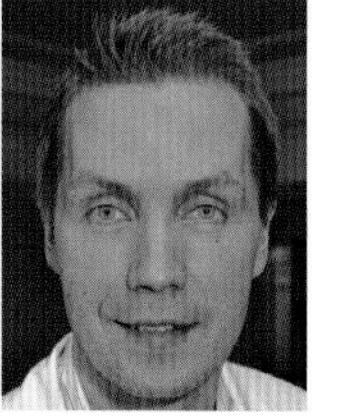

# 译者前言

转眼已经进入21世纪的第3个10年，在科学技术飞速进步的巨大推动下，医疗进展也日新月异。以宫腔镜技术、腹腔镜技术为重要组成的现代妇科微创手术技术俨然成为妇科领域医疗活动的重要组成部分。微创的概念不仅从大型医院、教学医院走进基层医院，从繁华大都市走进偏远小城镇，同时也越来越多地走进了广大患者的心里，人们对微创技术的信任、接受程度和美好期盼远远超出了医生们的预期。随着时代的发展，患者要求的不仅是更加微创的选择，还是整个医疗活动更好的结局。

近些年来，妇科内镜技术在妇科恶性肿瘤方面的尝试、在盆底整复手术中的新应用，宫腔镜下宫腔内组织旋切技术，门诊宫腔镜技术的革新，新一代内膜去除技术，以及机器人辅助内镜手术技术，都给不断追求卓越的手术者们带来新的机会和挑战。

由JAYPEE出版社出版的 *Practical Manual for Laparoscopic and Hysteroscopic Gynecological Surgery, 3e* 非常全面翔实地介绍了妇科的腹腔镜手术技术、宫腔镜技术、机器人辅助手术技术。经过多次修订再版，知识点及内容不断更新。全书分50章，从妇科内镜技术的发展历史到设备仪器进化迭代的历程，从手术局部解剖到经典手术方式的分步讲解，从临床操作实践到诊疗风险的管理，均进行了深入浅出的阐释和讲解。全书大部分内容以妇科为主，同时兼顾泌尿外科及普通外科的相关技术。无论是刚刚步入这个领域的初学者，还是希望在实践过程中不断提高的进阶者，本书都是一部理想的参考书和不可多得的操作指南。

本书的章节较多，篇幅较长，所涉知识范围极广。在翻译及反复修改的过程中，为了能更好地展现该书的精髓，既尊重原著的本意，又能与我国的医疗常规及表达方式接轨，翻译团队对很多细节及知识点进行了细致查证和谨慎推敲。感谢中国科学技术出版社的编辑团队的精心整理及润色，在众多译者及编辑人员的共同努力下才使本书尽快与读者见面。由于中西方文化及语言表达习惯上存在差异，以及翻译团队工作任务繁重，部分专业术语及语句的翻译不一定准确，表达上也难免会有错误和不当之处，一些专用词汇可能还需各位专家同道共同商榷，在此敬请广大读者批评指正！

最后，希望此书能给各位临床工作者带来更多的信息、更宽阔的视野，以及给各位带来启迪与思考。希望各位读者能借助此书不断提高妇科内镜技术的水平，从而造福更多的患者。

首都医科大学附属北京天坛医院

主任医师、教授

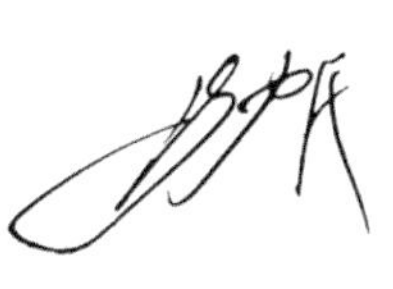

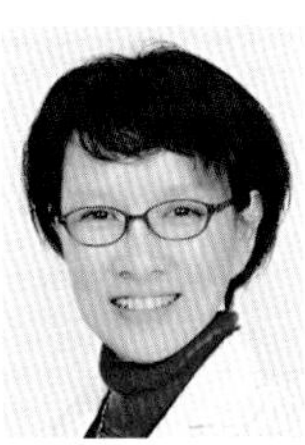

# 原著前言

我很高兴向大家介绍这部 *Practical Manual for Laparoscopic and Hysteroscopic Gynecological Surgery, 3e*，此书是 Keil 妇科内镜学院的全球杰作，Keil 妇科内镜学院现在是 Schleswig-Holstein 大学医院 Kurt Semm 腹腔镜和机器人辅助手术中心的组成部分，坐落于德国 Keil。

这次修订再版，我们用 50 章的篇幅总结了内镜手术的方方面面，主要是妇科手术的内容，同时也涉及泌尿外科和普通外科的知识。基于我们已故同事 Raoul Palmer、Kurt Semm 和 Thoralf Schollmeyer 对这一领域带来的革命性的推动，由世界各领域著名专家带着无比的热情和奉献精神共同将此书呈现给广大读者。他们的活力与热情反映在为单个术式提供的技巧与窍门上，这些技巧与窍门正在不断改善我们手术的预期结果。

衷心感谢所有著者，无论是在文本、图片还是视频中所做出的精彩贡献。全世界的内镜外科医生都是大家庭的成员和朋友，都愿意相互分享他们的新技术和知识。

本书旨在帮助所有读者变成好的手术医生，并为实现新的想法和进一步发展提供知识基础。我们所做的一切都是为了我们的患者。

感谢患者对我的信任，让我承担起医者的责任。

Liselotte Mettler

## 致　谢

对于全新第 3 版的面世，我们要感谢 Prerna Bajaj（开发编辑）带领的 JAYPEE 出版社（印度新德里）团队、Keil 学院常务董事 Dawn Rüther 先生，还有我们的办公室负责人 Nicole Guckelsberger 先生。感谢他们对各位参与者永无止境的耐心。

谨以本书献给所有信任我们的患者！

# 视频列表

第 3 章　腹腔镜手术的仪器和设备（**Liselotte Mettler**）

视频 3-1　腹腔镜粘连松解术

视频 3-2　腹腔镜粘连松解术和异物切除术

第 8 章　宫腔镜培训模式（**Flemming Bjerrum** 和 **Lotte Clevin**）

视频 8-1　猪心脏子宫内膜切除术的演示

视频 8-2　HYTSIM 上肌瘤切除模拟演示

视频 8-3　HystSim 出血和液体处理演示

第 14 章　妇科内镜手术医生的基础手术技术（**John E. Morrison**）

视频 14-1　腹股沟直疝

视频 14-2　股疝

视频 14-3　阑尾根部结扎术

视频 14-4　阑尾基底横断术

第 16 章　卵巢良性肿瘤（**Saeed Alborzi** 和 **Bahareh Hamedi**）

视频 16-1　腹腔镜卵巢囊肿切除术

视频 16-2　腹腔镜卵巢子宫内膜异位囊肿切除术和粘连松解术

第 21 章　输卵管绝育的内镜手术（**Parul Kotdawala**、**Janesh Gupta** 和 **Munjal Pandya**）

视频 21-1　Essure 视频

视频 21-2　Filshie 剪辑

视频 21-3　Lap TL 2 圈电切（一）

视频 21-4　Lap TL 3 圈电切（二）

视频 21-5　Lap TL 演示环

视频 21-6　Lap TL Fallope 环演示

视频 21-7　Lap TL 环圈

第 23 章　子宫内膜异位症（Maria Fernanda Brancalion、Ibrahim Alkatout 和 Liselotte Mettler）

视频 23-1　浸润型子宫内膜异位症（直肠乙状结肠、回肠、阑尾、卵巢、子宫骶骨韧带）

视频 23-2　手术治疗浸润型子宫内膜异位症（膀胱）

第 25 章　深部浸润子宫内膜异位症的诊断及治疗（Ingo von Leffern）

视频 25-1　心包

第 29 章　腹腔镜下子宫肌瘤切除术（Alfonso Rossetti 和 Alessandro Loddo）

视频 29-1　子宫肌瘤切除术

第 34 章　腹腔镜下全子宫切除术（Liselotte Mettler、Ibrahim Alkatout 和 Mohamed Elessawy）

视频 34-1　腹腔镜下子宫次全切除术

视频 34-2　腹腔镜下全子宫切除术技术

视频 34-3　腹腔镜下全子宫切除术

第 40 章　盆底缺损手术（Shanti I. Mohling 和 CY Liu）

视频 40-1　子宫骶韧带悬吊

视频 40-2　使用网格进行全盆底重建

第 41 章　腹腔镜下髂耻韧带固定术（Guenter K. Noé）

视频 41-1　如何进行阴道脱垂修补

第 43 章　卵巢肿瘤手术（Ivo Meinhold-Heerlein）

视频 43-1　输卵管癌

视频 43-2　卵巢肿瘤

第 45 章　机器人辅助妇科手术（Kubilay Ertan）

视频 45-1　单纯子宫切除术的复杂病例

视频 45-2　根治性子宫切除术

# 目　录

## 第一篇　内镜手术的基础和解剖方面

## 第二篇　特殊的妇科腹腔镜手术

# 第三篇 宫腔镜检查的具体步骤



# 第四篇 腹腔镜和宫腔镜手术并发症

# 第一篇

# 内镜手术的基础和解剖方面

# Basics and Anatomical Aspects of Endoscopic Surgery

# 第1章 妇科内镜的历史回顾
## Historical Perspectives

Liselotte Mettler Manfred Schollmeyer 著
李 靖 译 湛艳瑞 林 姣 校

自古以来，医生都期望能通过检查人体的体腔和体腔内的器官，以了解其复杂性，并治疗疾病。早在古时候，人们就可以借助于窥器检查一些易于进入的体腔，如口腔、直肠甚至阴道。

像导尿管和直肠镜就是从希波克拉底二世传下来的。希波克拉底二世是希腊人，出生于科斯岛，以希波克拉底誓言而闻名，他使用带线的阴道空心塞子置入阴道，那个时代，希腊人还不敢使用窥器观察直肠或阴道。

Erasistos 于公元前 320 年出生于 Keos，是第一位从解剖学上正确描述了弯曲尿道的学者，Oreibasis 于公元前 325 年出生于 Pergamon，于 Julius Caesar 时期在罗马发明了一种留置导管。他还用泡涨的羊皮纸裹着的鹅毛扩张尿道。

内镜检查的起源可以追溯到巴比伦的犹太法典。文中描述了一个带有弯嘴的铅漏斗，并配有木制出口。将这两个部分都插入阴道中，使宫颈成为第一个人眼能看见的内部器官，从而能够区分是子宫出血还是阴道出血。

在庞贝古城出土了一个有着 3 个侧柄的阴道镜和一个直肠窥器。来自 Apameia 的叙利亚妇科医生 Archigenes 于公元前 117 年至公元前 95 年在罗马实习期间撰写了一篇有关子宫出血的论文。他使用宫颈镜进行检查，并对各种形式的妇科触诊检查及外生殖器和内生殖器检查发表了评论。

Abu al-Qasim Khalaf ibn al-Abbas Al-Zahrawi 是阿拉伯人，被誉为中古时代最杰出的外科医生。同样著名的还有 Alsaha-Ravius，又名 Albucasis（936—1009），他使用玻璃镜子反射光以观察阴道内部。他将自己的窥器描述为两根杆，一根位于另一根的顶部，然后将其引入阴道，并旋紧螺丝以扩张阴道[1]。

第一个内镜光源可以追溯到 Gulio Cesare Aranzi（1530—1589）。1587 年，这位委内瑞拉人应用暗箱聚焦光线以观察鼻腔。他将一个装满水的球形玻璃瓶放在一个黑暗房间的百叶窗前的孔的前面，然后投射聚焦的光以观察鼻腔。他推荐在阴雨天使用人工光源。

法国妇科医生及外科医生 George Arnaud de Rosil（1698—1774）赋予了阴道镜新的意义，并且使用了 1 个多世纪。Arnaud[2] 首次使用了带盖的内镜检查灯。光源是一个小夜灯，被放置在一个内部涂银的盒子中。类似于照相机的暗箱，通过凸透镜聚焦的光可用于照亮窥器撑开的阴道内部。

Philipp Bozzini（1773—1809）是一位旧医学到新医学的标志性人物，他对现代内镜技术发展的贡献是毫无疑问的。Bozzini 曾在 Mainz 和 Jena 学习，在那里他与出版《实用药物和伤口愈合艺术》的 Christoph Wilhelm Hufeland 结识。1804 年，他在一个小型的法兰克福报纸上发表了有关他设备的第一个说明。该设备的光学部件带有照明装置，而机械部件则适合于中空器官的解剖结构。之后在 1806 年，他发表了关于光导系统的详细说明 [3]。

1807 年，国家工业公司泰斗魏玛出版了专题《光导或用于照亮活体动物内部腔道简易装置的说明》。Bozzini 亲自制作了草图并将它们刻在了铜器上 [4]。

Bozzini 发明了一种用于检查阴道、直肠和口腔（包括喉咙）的器械。不仅用于看，甚至可以实施一定的操作。尽管当时的光源太弱而且视野太小，但在接下来的 70 年中，所有膀胱镜检查设备所做的改进，都完全基于 Bozzini 的体外光源反射原理，他的原理是使用人工光源，将光反射到要检查的物体上，以及光束直接地或不断地反射传导至检查者的眼睛，这一理论在国际内镜的发展上引起了热烈的讨论。

Antonin Jean Desormeaux（1815—1894）发明了第一台便携式内镜 [5]（图 1–1），并因这一历史性发展，于 1843 年 11 月 29 日获得了帝国医学院的阿根廷大奖。Desormeaux 首次在临床上使用 Bozzini 的光导系统，他被誉为内镜之父。他的设备由镜子、透镜及 1 个明火光源系统组成。当时，皮肤烧伤是最常见的并发症。那时候的光导系统基本用于泌尿科疾病患者。

内镜腹部手术的最重要发展与摄影和电视有关。1868 年 Theodor S.Stein 在法兰克福开始进行研发，1874 年，他介绍了他的照相内镜（图 1–2）[6]。

可以说手术内镜发展是源于妇科的应用。除了 Desormeaux [7] 外，还必须提及 Aubinais [8] 和 Pantaleoni [9]，他们尝试检查子宫腔，这就是当今的宫腔镜检查。然而内镜检查技术的快速发展源于膀胱镜检查技术的进步。Nitze 和 Leiter [10, 11] 把尼龙丝安装在膀胱镜的顶端，加上膀胱中的尿液的冷却作用从而减少了灼伤的风险（图 1–3）。

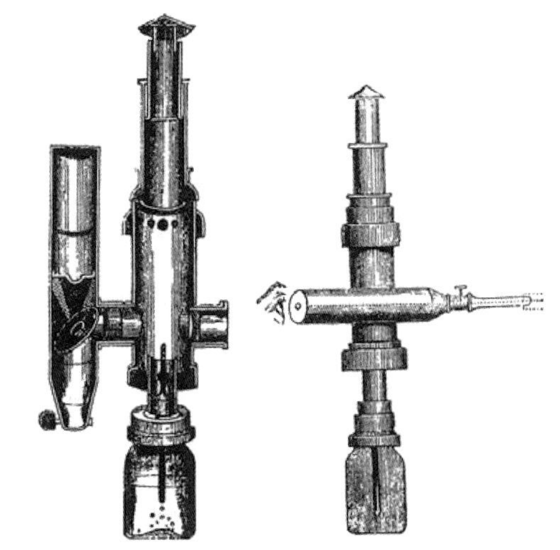

▲ 图 1–1　**Desormeaux 发明的第一台便携式内镜**

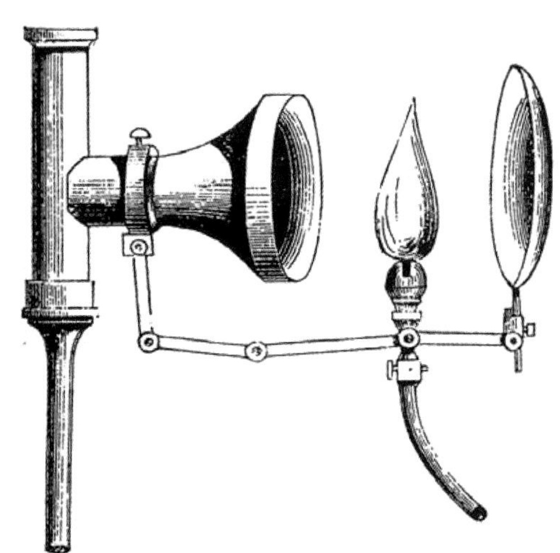

▲ 图 1–2　**Stein 的照相内镜**

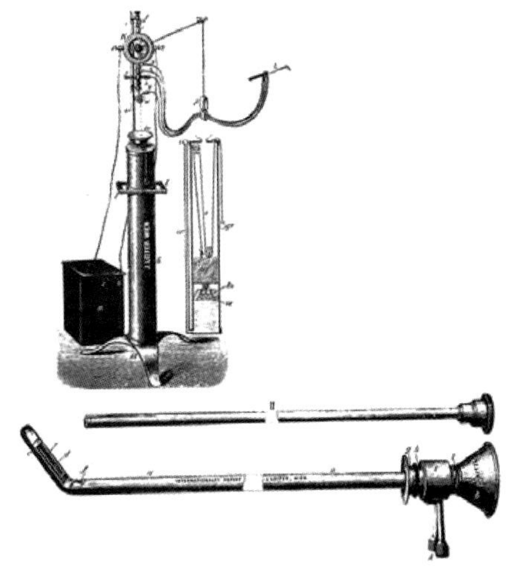

▲ 图 1–3　**Nitze 和 Leiter 改良的膀胱镜**

1881 年，Johann Mikulicz（1850—1905）和 Leiter 采纳了 Max Nitze 开发的硬性光学系统原理，并成功制造了第一台胃镜[12]。Mikulicz 在维也纳 Billroth 外科诊所进行了多次这样的临床检查。

1890—1900 年，德累斯顿的 George Kelling（1866—1945）致力于胃的解剖学和生理学，以确定胃的大小[13]。他在空气注入方面获得了经验[14, 15]，并从事胃肠道和腹腔的压力比研究。同时，他致力于改善胃肠道检查技术，并因此申请了专利[16]。

Kelling 的胃镜和食管内镜专业知识及他对充气技术的认识，是未来在封闭体腔内进行治疗和诊断检查的基础。将他的充气装置连接到 Fiedler 戳卡和 Nitze 膀胱镜的绝妙想法带来了腹腔镜的诞生。

1901 年 9 月 23 日，George Kelling 在汉堡举行的自然史科学家和医学家大会第 73 次会议上做了具有历史意义的演讲，内容涉及“用柔性仪器进行食管和胃之旅”。他还介绍了他称为腔镜的新进程[17]。当时，Kelling 在动物实验中使用了口腔充气装置进行腹腔内充气（图 1–4），并用 Nitze 膀胱镜进行照明，以观察狗的腹部。

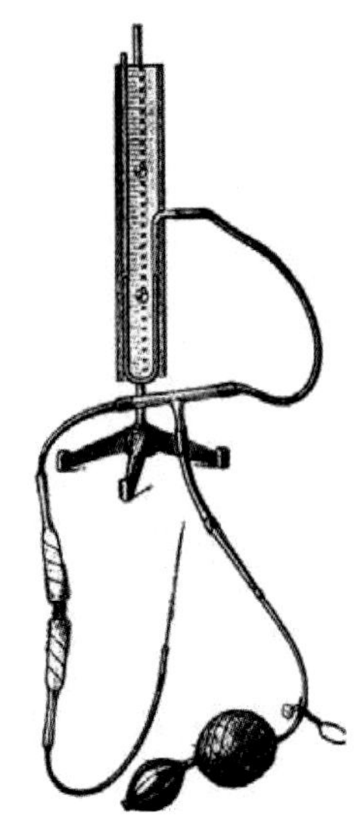

▲ 图 1–4　带有气囊、过滤器和气压计的腹腔内充气仪

我问自己，器官对引入的空气有何反应？为了找到答案，我尝试了一种将内镜引入封闭腹腔的方法（腔镜）（Kelling 1901）。

经过 1 个世纪的时间，考虑到当今内镜的现状，人们可以如下评价 Kelling 的内镜检查贡献。

- 与主流精神相反，Kelling 崇尚内镜手术而非剖腹探查手术[18]。
- Kelling 远见卓识，挑战了恶性肿瘤的分期治疗，并多次建议在恶性肿瘤分期手术中使用内镜[19]。
- Kelling 首先组装了所有用于腹腔镜检查的基本仪器，包括注入针（Fiedler 戳卡）、注入装置（Politser 的气泵）、光学戳卡和镜头（Nitze 膀胱镜），并描述了这种方法[20, 21]。
- 1901 年，Kelling 首次制订了腹腔镜/腹腔镜检查的适应证和禁忌证。
- Kelling 通过内镜检查和触诊首次证明了进行腹腔内诊断的可能性[21]。
- 在 1901 年，Kelling 建议在尸体上实施内镜手术，用于解决培训年轻医生的问题。100 年前，内镜检查的先驱们还没有假人用来进行训练。
- Kelling 是一位有远见的人，很早就预见了内镜的巨大优势，特别是预见到腹腔镜手术将作为常规手术方式（1901）[22]。
- Kelling 超越了他的时代，认识到内镜手术的经济效益[23]。

1911 年，来自斯德哥尔摩的内科医生 Hans Christian Jacobaeus（1879—1937）提出了腹腔镜检查术[24]。他是第一位使用内镜检查胸腔和腹腔的医生，并推荐使用内镜检查其他体腔的方法。与 Kelling 相比，他直接插入了戳卡，而没有建立气腹。Jacobaeus 像 Kelling 一样开始在胸腔镜下分解粘连。

约翰斯・霍普金斯医院的Bertram M. Bernheim

（1880—1958）于1911年在美国引入了内镜手术。他称之为“内脏镜手术”[25]。他的仪器由0.5英寸的直肠镜和一个简单的光源组成。

柏林的肠胃病学家Heinz Kalk（1895—1973）是德国腹腔镜检查学校的创始人，他开发了135°透镜系统和双戳卡[26]。他将腹腔镜检查作为肝胆疾病的诊断方法。在1939年发表他的经历时，他报道了在局部麻醉下进行了2000多例肝穿刺，没有死亡。他通过腹腔镜分离腹腔粘连。

腹腔镜手术的不断改进为更广泛的手术使用铺平了道路。在此最重要的进程有，瑞士医生Zollikofer（1924）使用无害二氧化碳（$CO_2$）进行气腹手术，德国医生Fervers（1933）[27]分离腹腔粘连和美国医生Rud（1934）在腹腔内使用单极电流器械。

Boesch和来自瑞士Aarau在其腹腔镜病例报告中报道了腹腔镜下的奇妙所见，器官不发生变形且显露了隐藏的生殖器官，如用探棒挑起卵巢[28]。他进一步指出，在满足一定的适应证的情况下，通过腹腔镜，我们无须进行剖腹手术就可以实施输卵管绝育。使用适当绝缘的凝血夹，在内镜下仅需3～5min就能在输卵管的多个位置进行结扎。Frank H. Power和Allen C. Barnes于1941年在美国开发了相同的技术。然而，他们使用腹膜镜对输卵管进行绝育[29]。

长期以来，用仪器给腹腔注气一直是个问题。Kelling用Fiedler戳卡解决了这个问题，该戳卡钝的螺旋结构可避免损伤。Otto Goetze（1886—1957）于1918年创造了“气腹”一词，他发明了一种类似的带有弹簧机构的仪器（图1-5），用于空气注入[30]。

1938年，匈牙利人Janos Veress（1903—1979）（图1-6和图1-7）开发了一种带有弹簧机构的特殊插管，旨在建立气胸并因此治疗当时盛行的肺结核[31]。稍加改动，就是至今仍用于腹腔镜手术的Veress针。其特殊的机制可防止针头插入前腹

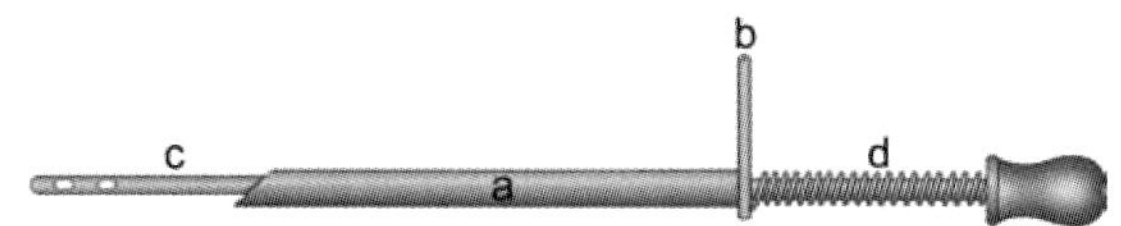


▲ 图1-5 **Goetze发明的无创气腹针**

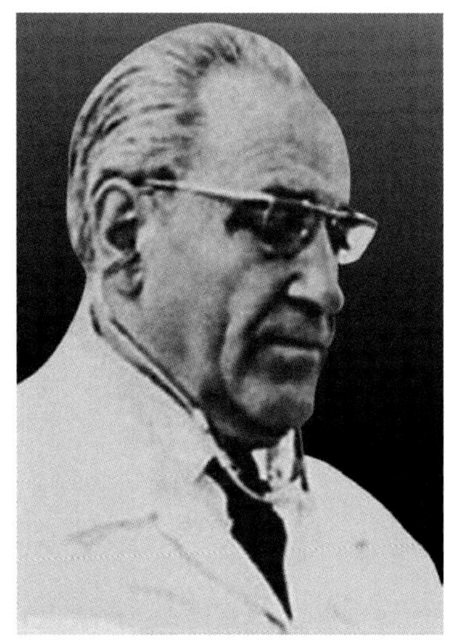

▲ 图1-6 **Janos Veress（1903—1979）**

匈牙利Komitats中心医院
胸穿的腹穿治疗感染的新仪器
Dr Janos Veress Medical Superintendent
无疑，胸腔穿刺和腹腔穿刺重要的是当穿刺针进入胸膜和腹膜的时候，因为肺及肠管均显露在穿刺易损伤的部位，穿刺器械的尖端很容易穿透胸腹壁到达胸腹腔，如果穿刺器械的尖端多余出来就更加危险了

▲ 图1-7 **Janos Veress发表关于Veress针的声明**

引自German Med Sci. 1938，41：1480

壁对内部器官造成伤害。

1960年，妇科医生首先开始进行微创手术。法国妇科医生Raoul Palmer于1944年已进行了头低足高位腹腔镜手术。这种位置下，肠管离开盆腔，因此手术可以在更好的视野下评估。此外，他要求气体持续注入，而且是自动控制。Palmer还在巴黎进行了首次腹腔镜绝育术。

1946年，Raoul Palmer经脐的腹腔镜穿刺是妇科领域的一项开创性手术。像Kelling一样，

他称之为诊断性腹腔镜手术，并开发了几种插入内镜的方法。由于主要是通过前腹壁的盲法插入，腹部手术涉及了许多技术难题[32]。

美国人 Decker 引入了经阴道的腹腔镜[33]。他称之为 Douglass 镜或后穹窿镜检查（图 1–8）。从诊断角度看，Douglass 镜是不充分的。在美国兴起的这项技术后来逐渐没落。直到 1998 年，Brosens 等[34]的团队重新进行了该方法的研究，将其改良为经阴道注水腹腔镜检查，用于诊断不孕症。

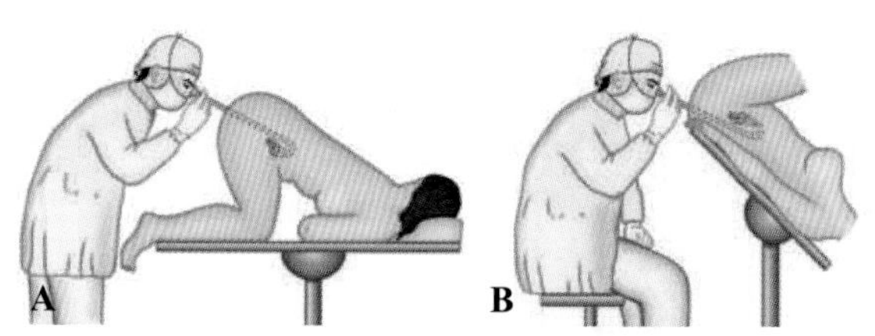

▲ 图 1–8　直肠子宫陷凹镜

A. 肘膝位；B. 头低足高位

Hans Frangenheim（1920—2001）和 Kurt Semm（1927—2003）以特殊的方式帮助德国在 1945 年之后发展了腹腔镜。

1950 年，Hans Frangenheim（图 1–9）在 Anselmino 开始了妇科培训，并于 1951 年首次接触了腹腔镜手术。他被请到科隆的一家医疗诊所，在那里有例通过肝胆镜诊断出来的下腹部肿瘤，需要制订进一步的治疗方案。在后来的回顾中他写道："我在那里感觉到，一种新的技术已经出现在妇科领域，因此开始在文献中寻找。Kalk 在教科书中的一句评论给我留下了最深刻的印象，即显而易见的妇科肯定会为腹腔镜检查打开广阔的领域。"

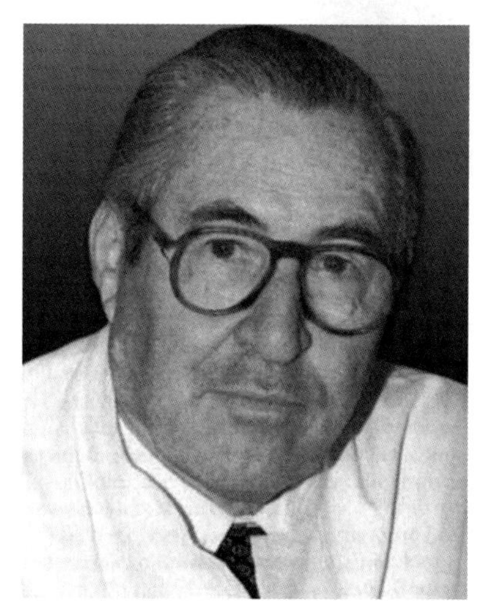
▲ 图 1–9　**Hans Frangenheim（1920—2001）**

在 1955 年 10 月被任命为 Wuppertal 国家妇科医院助理医学主任之后，Frangenheim 参加了 Palmer 在巴黎举行的讲座，并认识到腹腔镜检查明显优于在德国仍采用的后穹窿镜检查。之后，他专注于调节不受控制的气体注入，改进新仪器和开发内镜检查的摄像系统。他和德国内镜公司一起度过了艰难的时间。最后，借助 Draeger 改良的麻醉设备，他成功地将气压从通常的 50mmHg 降低到 15mmHg。并将 $CO_2$ 气体流量限制为最大 5L/min。Frangenheim 甚至为异位妊娠、慢性下腹痛、不孕症和卵巢肿瘤定义了诊断性腹腔镜检查的适应证。

他的专著《腹腔镜和后穹窿镜在妇科的应用》[35]《腹腔镜在妇科、外科和儿科的应用》[36]《妇科诊断和手术性腹腔镜检查图册》（含彩色插图）[37]及无数出版物和讲座，为该方法的进一步普及做出了贡献。

1966 年，Frangenheim 成为 Konstanz 妇科临床医学负责人，他主持召开了欧洲内镜大会，此后腹腔镜检查得到了进一步的推动。Frangenheim 于 1982 年因杰出贡献获得德意志联邦共和国一级勋章。Semm 在其 80 岁生日之际赞扬了 Frangenheim，今天，Frangenheim 这个名字与妇科腹腔镜密不可分。他对德国乃至全世界的贡献都是具有划时代意义的，并将载入史册[38]。

Semm（1927—2003）所在的 Kiel 大学女性诊所（图 1–10）被认为是现代内镜手术的发源地。Semm 与 Richard Fikentscher（1903—1993）合作，开发了一种新型的气腹设备[39, 40]，用于诊断输卵管通畅，即品红通过输卵管[41]。凭借对输卵管通

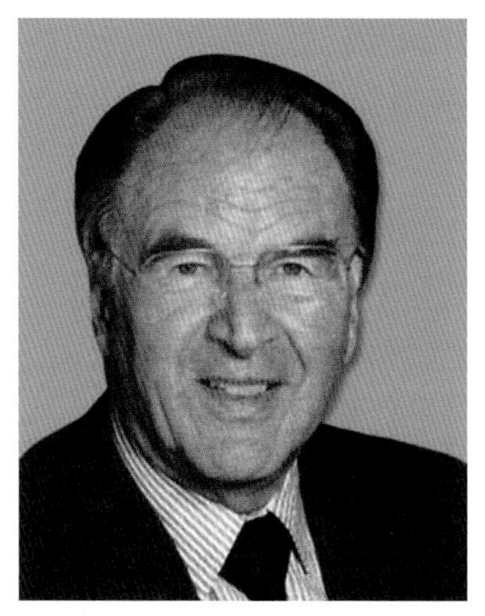

▲ 图 1–10 **Kurt Semm（1927—2003）**

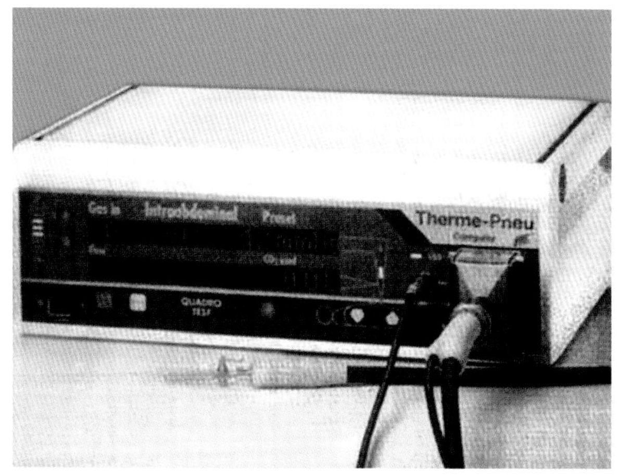


▲ 图 1–11 **电子 $CO_2$ 膨宫机（电子温控气体，WISAP Gmbh）**

气知识的了解，Semm 开发了一种称为 $CO_2$ 泵的仪器，用于在手术过程中将注入 $CO_2$ 气体的风险降到最低 [42]。该仪器从 1964 年开始在慕尼黑的第二女性诊所使用，并自动建立气腹。同时发明了冷光源（穿过一束玻璃纤维的体外光）[42]。消除了肠道灼伤和气体栓塞这些当时妇科腹腔镜检查的主要风险。尽管全世界都取得了进步，但妇科诊断性腹腔镜仍被普遍拒绝。因此，Semm 选择了盆腔镜来进行新技术的改进。从 1965 年开始，在 3 年内，这种新方法作为诊断女性不孕症的方法在德国迅速发展。1976 年，Semm 发明了一种电子 $CO_2$ 泵，用于盆腔手术 [43]（图 1–11 和图 1–12）。

1969 年 Semm 在华盛顿的美国生育协会（American Fertility Association）大会上介绍了 $CO_2$ 泵之后，Cohen 于 1970 年出版了有关该操作的著作。在美国，这种新的妇科镜检方法被广泛接受。尽管该方法使用了上百万次，但在 95% 的情况下仅用于输卵管绝育，与欧洲不同 [44]，Boesch 35 年前就已经做到了这一点 [28]。密闭腔室中的高频能量是许多严重事故的原因，导致了肠道和输尿管等内部器官的灼烧。此类并发症的发生再次深深地影响到了此种手术的推广。

盆腔镜检查不仅可以用于绝育，还可以应用

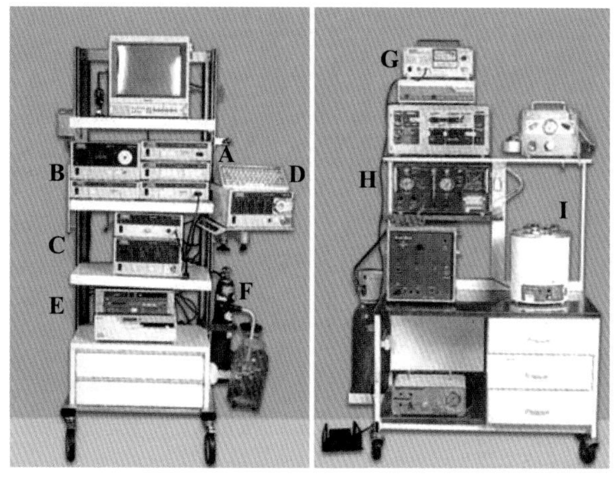


▲ 图 1–12 **妇科内镜器械车**

A. 摄像机、监控器、电子摄像机；B. 冷光源；C. $CO_2$ 充气机、恒温器；D. 宫腔镜膨宫机；E. 录像机和打印机；F. 吸引器；G. 单双极电凝设备；H.$CO_2$ 气腹机；I.NaCl 瓶，加温至 37℃

于其他手术 [45]，1974 年 Semm 在新奥尔良介绍了新的止血疗法（图 1–12）。在凝血过程中不需要使用高频电流，从而避免了热损伤。人体没有与电能接触。最佳控制的止血温度为 110℃。在 1970—1980 年，单极和双极技术中的高频电流的使用导致了无法控制的烧伤。如今，在临床内镜实践当中，确保在监控下使用的电能不会导致灼伤。使用单极和双极电流的现代凝血和切割设备具有控制机制，可最大限度地减少意外灼伤的风险。双极和单极仪器具有可监控的限制凝血区 [46]。

Semm自己生产仪器，因为他自己本身就是一位熟练的仪器制造商，在1963年制造了自动二氧化碳气腹，1973发明了热凝固，并首次应用Roder环进行动脉止血。对于腹腔镜检查，他发明了专用的吸引设备和电子气腹装置。由于Semm带来的一系列设备及发明的止血方法（体内结和体外结的结扎方法），因此使困难的降低成为可能。但是，许多医生、妇科医生和外科医生批评Semm过度使用所谓的钥匙孔手术。他们的观点是，由于现代麻醉技术的原因，剖腹手术无所不能，而Semm解决了随后的粘连问题。一些关于新手术（卵巢切除术或子宫附件切除术、输卵管妊娠治疗）的治疗报道令人难以置信，结论是，Semm的手术以腹腔镜开始，以常规开腹手术结束。

Semm于1983年首次进行腹腔镜阑尾切除术时，遭到德国妇科医生（包括内镜外科医生）最强烈的抵触[47]。特别是外科医生认为没必要放弃传统的手术方法，而用技术上较困难的手术方法来代替。因此，Semm首次尝试发表他的手术方法反遭到拒绝。在当时，妇科医生想向外科医生展示如何进行手术简直是不可思议的。Semm超越了当时被视为不可侵犯的界限。但是他知道，内镜手术不仅在妇科领域，并且在外科手术中具有巨大的潜力，因此继续他在腹腔镜方面的努力，坚定了他的目标，减少了对患者的手术创伤。2位德国外科医生Friedrich Gotz和Arnold Pier跟从Semm的脚步，开展了更多的腹腔镜阑尾切除术[48]。在20世纪90年代初期，他们已经以这种方式进行了数百例阑尾切除术，并完善了技术，甚至可以进行急性阑尾炎手术[49]。

1977年，第一个10mm粉碎器（Semm）诞生了。虽然，在当今的腹腔镜手术中，从子宫上剔除拳头大小的子宫肌瘤出血也很少，但在当时这种仪器显然不是很有效。因此，在1988年，发明了直径为15～20mm的手动锯齿状微粉碎机（Semm）。该仪器可在几分钟内将约5cm大小的肌瘤碎成小块。不再需要后穹窿切开术去除肌瘤或额外增加腹部小切口[50]。该装置用电机驱动粉碎器，并且兼容直径为10～24mm的穿刺器。

就像剖腹手术一样，腹腔冲洗设备在腹腔镜手术中也是必需的，以确保良好的视野。1974年的加温器被1990年的$CO_2$加温器取代。今天的加温器解决了手术时间长带来的低温的问题，1994年，为了保持恒温，引入了预热的二氧化碳气腹机。

1985年9月，来自柏林的外科医生Erich Mühe（1938—2005）使用Semm的仪器进行了世界上首例胆囊切除术[51]。1986年，Mühe报道了97例成功的腹腔镜手术[52]。1989年，Reich等成功地进行了腹腔镜辅助阴式子宫切除术[53]。1991年，Mouret进行了首次电视腹腔镜胆囊切除术。

在70年代和80年代，由于引入了新药和重症监护及麻醉技术的创新，外科医生完全忽略了腹腔镜手术的发展。“一个大问题（疾病）需要一个大的解决方案（腹部切口）”这个概念深深扎根于外科医生的大脑，以至于没有地方留给打孔手术。这就是为什么外科同行会拒绝接受妇科的器械给他们使用。

相反，也有一些外科医生接受了挑战并加速了在外科应用腹腔镜技术。一群德国外科医生在这一过程中特别活跃，并于1976年12月在汉堡成立了外科医学与声像学中心（CAES）。5年后，在美国也成立了胃肠内镜外科医师学会（SAGES）。在接下来的几年中，这2个协会为内镜应用于临床实践奠定了基础。

由Manheim的外科医生、CAES的创始人之一Bernd Manegold博士提示，1987年在许多顶尖的内镜医师的指导下，第1版科学杂志《外科内镜》出版了。次年，第一届外科内镜世界大会在柏林举行，这是一次巨大的成功，来自世界各地的 500 名专家参加了会议。最终导致外科逐渐接受了内镜手术。

1983 年，英国泌尿外科医生 JohnE. A. Wickham（生于 1927 年）首次提出了微创手术的概念。Wickham 在著名的《英格兰医学杂志》(*British Medical Journal*)[54] 上发表了广泛的内镜治疗的见解后，这一概念在 1987 年引起了关注。尽管受到了强烈的批评，但它反映了 80 年代的总体趋势，因为微创技术已经深深地吸引了医生和患者。

关键技术的创新进一步推动了手术的发展。1960 年，新型光源（Palmer，1953）、霍普金斯光学镜头（1960）和冷光源的引入改善了内镜手术的照明[21]。视频技术也很重要。新影片相机比以前的相机小得多，因此更易于管理，并且盒式录像带也比 8mm 或 16mm 胶卷更易于日常使用。在 80 年代，越来越多的外科医生使用了摄像机，但即使是最新的、最小的摄像机和内镜也被证明是笨拙的，因为它改变了平衡并使得精确工作变得困难。微型电子照相机带来了突破，即 1 个 4mm 的光电传感器（CCD）将体腔内部的视野转换为电子脉冲，并将其传输到监视器。光学戳卡和摄像机的结合为外科医生开辟了新的可能性，因为现在双手可以自由操作，他们可以进行灵活的操作，并且可以跟踪监控整个团队的情况。

接下来的几年，医生们进行了越来越多的热烈的交流和相互的鼓舞。Philipe Mouret（1937 年出生）于 1987 年在里昂拍摄的腹腔镜胆囊切除术录像，以及他在路易斯维尔 SAGES 会议上对手术的介绍，在法国掀起了高涨的热情，也鼓舞了全世界外科医生的进一步探索。

另一个里程碑是通过腹腔镜实现阑尾切除术，Kurt Semm 开始这项手术是因为当时的患者除了妇科问题外还患有亚急性阑尾炎。尽管我们自 1981 年以来就进行了腹腔镜阑尾切除术，并且为此，许多德国普通外科医生参观了 Kiel，但直到 1988 年 Semm 在巴尔的摩进行了腹腔镜阑尾切除术时，JB Mckernan 和 WB Saye 才开始接受腹腔镜阑尾切除术，并于 1988 年 6 月，在美国报道了首例腹腔镜胆囊切除术，使用 Semm 的仪器结合了激光技术。后来，为了学习新技术许多成功的内镜专家拜访了纳什维尔的 2 位主角。同时，来自芝加哥的 Sung Tao Ko 支持 Semm 的腹腔镜阑尾切除术，并将其器械推广到了美国。我和 Kurt Semm 提交给《美国普通外科杂志》的一篇关于腹腔镜阑尾切除术的论文被拒绝，因为它宣称这是一种不道德的手术技术。我们在德国也有同样的经历，当时 Kurt Semm 在普通外科学院的关于腹腔镜阑尾切除术的演讲被拒绝为一项不可接受的技术。关于这些耸人听闻的新闻甚至传到了美国媒体。在电视脱口秀节目中，借助胆囊手术将其公开。之后，纳什维尔的外科医生接到来自患者和医生的数百个电话。

1989 年 10 月，Douglas O Olsen 和 Eddie Joe Reddick 在美国外科医生学会（ACS）的会议上宣布他们的腹腔镜胆囊切除术的培训课程时，他们在最短的时间内被订满，并必须计划新的课程。许多美国观察家认为，腹腔镜手术已遍及美国整个外科手术界。在接下来的几周里，对这项新技术的热情高涨，席卷了全国，培训课程如雨后春笋般冒出。该行业面临大量订单，因此等待时间长达 6 个月。起初，内镜专家们试图规范手术过程，并警告使用不当的风险，但很快他们意识到这是不可能的。在 1989 年之前，没有人想到手术中最成熟的手术方法之一，即胆囊切除术，会在短短几个月内发生如此巨大的变化。即使是对这种发展做出了实质性贡献的外科医生，对其速度也感到惊讶。成千上万的外科医生不得不忍耐。这些课程被预订了数月，而仪器的短缺在西医界是闻所未闻的。在随后的几年中，随着腹腔镜检查的普及及经验的增加，许多手术领域迅速发展。

腹腔镜仪器的生产显示出上升趋势，各种医学专业（泌尿科和妇科）间的互动和兴趣也有所增加。如今，世界范围内的业界、医生和患者的共同努力，在许多方面都体现在通过现代技术改善外科手术。使用数字图像控制、机器人仪器、计算机和远程外科手术，体现了进一步的发展。这些努力也反映在已经出现的许多专门研究肿瘤领域的专业。正因为如此，于 1965 年成立了德国妇科内镜学会，于 1971 年成立了美国妇科内镜学会。世界妇科外科学会（1986）、欧洲妇科内镜学会（ESGE，1990）、亚洲妇科内镜学会、国际妇科内镜学会（ISGE，1991）也相继成立，且每年召开 1 次或 2 年 1 次的会议。

宫腔镜和输卵管镜的发展必须在这里提到。Lindemann（1971）和 Semm（1974）发布了 $CO_2$ 宫腔镜，在 1980 年之后，液体膨宫问世，手术宫腔镜才有了真正的突破。如今，宫腔镜检查是一种常规检查，没有它，无法想象如何诊断和治疗。

从目前的观点来看，观察输卵管腔的理想方法是通过 0.3～0.8mm 的宫腔镜或柔性输卵管镜。

当比较 20 世纪 80 年代的妇科内镜手术时，主要是比较了输卵管绝育术、附件的保守手术和子宫肌瘤摘除术。与此相反，自 1989 年之后，粘连松解、阑尾切除术、淋巴结清扫术和腹腔镜辅助阴道子宫切除术的出版物经常出现。在外科手术中，除了胆囊切除术、胃底折叠术和疝手术外，还提到了广泛的脾切除术、肠切除术，以及外科肿瘤学和神经外科手术也有了重大进展。在骨科中，膝关节的手术得到进一步改善。在泌尿科，有关于肾切除术和第一次机器人前列腺切除术的报道。在妇科中，自动摄像头支臂和仪器也投入使用。

全球范围的内镜手术革命已经开始，到现在还没有结束，该手术的目的是至少获得与传统手术技术相同甚至更好的效果[55]。在更广泛的国际层面上，应该提到 Jordan M. Philipps，是在 Kurt Semm 和 Liselotte Mettler 的领导下，1990 年正式成立的 Keil 妇科内镜检查学院的其他团队成员，但是 Keil 妇科内镜检查学院自 1970 年就在 Kurt Semm 的鼎力支持下存在，并于 1985 年在全美国教授内镜课程，全球范围内内镜外科手术开展于 1985—2005 年。2005 年，世界各地的许多中心开始教授自己的课程，单孔入路手术，特别是机器人技术，已提出了很高的需求并取得了引人注目的成果。在保护袋中实施组织粉碎技术已经取代了单纯的组织粉碎。让我们看看未来会带来什么。

Jordan M. Philipps（1923—2008）（图 1-13）于 1971 年成立了美国妇科腹腔镜协会（AAGL），现为国际微创妇科学会。在全球范围内，AAGL 是促进微创生殖外科手术的主要联合机构。1971 年成立时，它被称为美国妇科腹腔镜医师协会。随着微创妇科手术领域的发展，AAGL 的成员迅速遍布全球，并且不再仅限于腹腔镜检查。

尽管该组织已经超越了美国的范围，但其名称和首字母缩写 AAGL 已在世界范围内得到高度认可。为了最好地体现其不断扩大的使命和国际客户群，同时仍保留其传统和品牌知名度，该

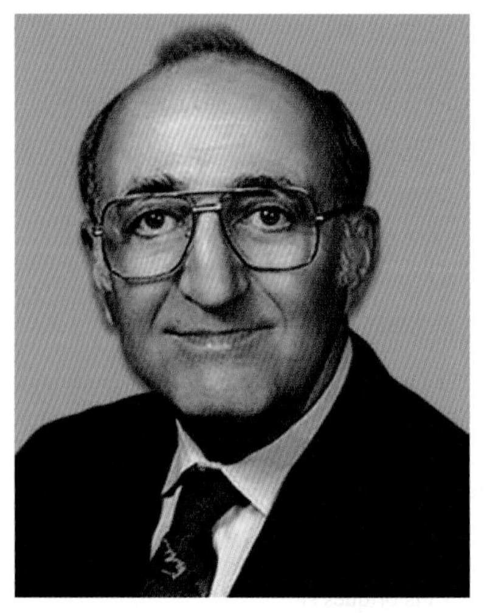

▲ 图 1-13 **Jordan M. Philipps（1923—2008）**

组织最终放弃了全名，即美国妇科腹腔镜医师协会，简称为 AAGL，随着微创妇科一起发展。

如今，AAGL 的会员遍布 110 多个国家，是微创妇科领域的国际公认权威。该协会在全球拥有 7000 多个会员，其会员资格中包括妇科领域的最权威机构及技术和程序的先驱者，并且除了在我们领域中享有盛誉且活跃的其他国际和国家协会外，它还在继续保持着发展[56]。

作为 30 年来在美国美洲大陆上非常活跃的同事，让我也提及 3 位伊朗内镜妇科手术的先驱，他们的直觉、热爱和奉献精神对他们的工作和我们的领域产生了无与伦比的影响，腹腔镜手术完全奉献给了他们的新国家——美国，他们是 Camran、Farr 和 Ceana Nezhat[57]。

我们已故的德国同事 Thoralf Schollmeyer（1964—2014）从 2007 年开始担任 Kiel 妇科内镜学院和德国妇科内镜学会（AGE）会长。2014 年去世，他在历史上特别值得一提的是，他的职业生涯完全致力于内镜妇科手术的教育。他是本书第 2 版的第一位编辑，并且是一位真正坚信内镜的外科医生，直至 2014 年他 50 岁去世（图 1–14）。作为一位 8 年以上的患者，他向我们展示了对职业和家庭的奉献精神是多么的震撼。妇科内镜在临床、研究和科学领域的发展及对年轻研究人员的支持，是他一生的写照。他遵循自己的方式，以极度的热情、勇敢和对痛苦的忍耐为特征，并具有高度的道德和医学价值。

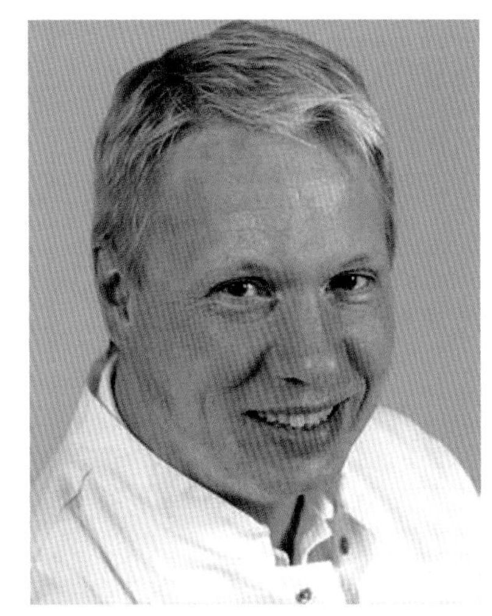

▲ 图 1–14　**Thoralf Schollmeyer（1964—2014）**

总之，必须强调的是，腹腔镜和宫腔镜的历史及其在外科的应用是许多研究者的故事，他们多年来一直与传统思维做斗争，并在一定程度上和流行的做普通手术的想法做斗争。许多先驱者不被理解，被认为是做梦，是疯子。只有通过他们的坚韧不拔、坚强的个性，对生活和爱的强烈奉献，他们才能在逆境中屹立不倒[58]。

腹腔镜检查的发展历史是不同领域各种趋势的独特结合，并受各种社会活动及其出版读物的影响，同时受到世界进步、衰退、战争、和平和个人对生活热爱的影响。多年来工业的进步积极地促进了腹腔镜技术的发展。工业的发展让医生和工程师的想法变成现实。如果没有合适的科技，这种技术的发展是无法实现的。内镜的发展及其未来取决于新的发明创造，也取决于领先者的胆识，还取决于医疗技术行业与政府之间的紧密合作。政府给予我们研究和开发的自由空间，让我们为所有的病人提供最好的帮助。

## 参考文献

[1] Toellner, R. Illustrierte Geschichte der Medizin. Salzburg: Andreas & Andreas; 1986.

[2] Arnaud de Ronsil G. Memoires de chirurgie, avec quelques remarques historiques sur l' etat de la médecine et de la chirurgie en France et en Angleterre. Paris: Londres chez J. Nourse; 1768.

[3] Bozzini P. Lichtleiter, eine Erfindung zur Anschauung innerer Theile und Krankheiten nebst der Abbildung. J Practis Arzneyk Wundarzneyk. 1806;24:107–24.

[4] Bozzini P. Der Lichtleiter oder die Beschreibung einer einfachen Vorrichtung und ihrer Anwendung zur Erleuchtung innerer

Höhlen und Zwischenräume des lebenden animalischen Körpers. Verlag des Landes Industrie Comptoir, Weimar. 1807.
[5] Desormeaux, AJ. Sitzungsbericht der Societe de Chir. Paris: Gazette de Hope; 1865.
[6] Stein ST. Das Photo-Endoskop. Berliner klin. Woch. schr. 1874:31–3.
[7] Desormeaux AJ. De'Lendoscope et ses applications au diagnostic et au traitement des affections de l'urethre et de la vessie. Baillière; 1865.
[8] Aubinais EJ. Un Med Provence. 1864;24:591.
[9] Pantaleoni DC. On endoscopic examination of the cavity of the womb. Med Pres Circa. 1869;8:26.
[10] Nitze M. Über die Behandlungsmethode der Höhlen des menschlichen Körpers. Wien Med Wschr. 1879; 24:851–8.
[11] Leiter J. Elektro-endoskopische Instrumente. Wien. 1880.
[12] Mikulicz J. Gastroskopie und Oesophagoskopie. Verh dt Ges Chir. Berlin. 1882;11:31–8.
[13] Kelling G. Ueber die Ermittlung der Magengroesse. University Leipzig: Leipzig; 1890.
[14] Kelling G. Ein einfaches Verfahren zur Bestimmung der Magengrösse mittels Luft (I). Munch Med Wochenschr. 1892;18:1160.
[15] Kelling G. Ein einfaches Verfahren zur Bestimmung der Magengrösse mittels Luft (II). Munch Med Wochenschr. 1892;18:1191.
[16] Kelling G. Durch Zug und Drehung streckbares gegliedertes Rohr zum Einführen in das Körperinnere. Patentiert im Deutschen Reiche vom 07. 1897.
[17] Kelling, G. Über die Besichtigung der Speiseröhre und des Magens mit biegsamen Instrumenten. in 73. Versammlung der Gesellschaft Deutscher Naturforscher und Ärzte. Hamburg. 1901.
[18] Kelling G. Endoskopie für Magen und Speiseröhre: 2. Gegliedertes, winklig streckbares Gastroskop mit rotierbarem Sehprisma. Münchner Med Wochenschrift. 1898;45:1556.
[19] Kelling G. Endoskopie für Magen und Speiseröhre: 3. Schluss. Münchner Med Wochenschrift. 1898;45:1591.
[20] Litynski GS, Paolucci V. Origin of laparoscopy: coincidence or surgical interdisciplinary thought? World J Surg. 1998;22(8):899–902.
[21] Schollmeyer M, Schollmeyer T. Georg Kelling und die sächsischen Wurzeln der Laparoskopie-100 Jahre Laparoskopie. Siebenlehn: Verein Oschatzer Frauenärzte e.V., Druckerei Wagner, Verlag und Werbung GmbH; 2001.
[22] Schollmeyer T, Soyinka AS, Schollmeyer M, et al. Georg Kelling (1866–1945): the root of modern day minimal invasive surgery. A forgotten legend? Arch Gynecol Obstet. 2007;276(5):505–9.
[23] Kelling G. Zur Cölioskopie und Gastroskopie. Munch Med Wochenschr. 1923;70:1054.
[24] Jacobaeus HC. Ueber die Möglichkeit, die Zystoskopie bei Untersuchung seröser Höhlungen anzuwenden. Vorläufige Mitteilung. Munch Med Wochenschr. 1910;57:2090–2.
[25] Bernheim BM. IV Organoscopy: cystoscopy of the abdominal cavity. Ann Surg. 1911;53(6):764– 7.
[26] Kalk H. Erfahrungen mit der Laparoskopie (zugleich mit der Beschreibung eines neuen Instrumentes). Z Klin Med. 1929;111:304–48.
[27] Fervers C. Die Laparoskopie mit dem Cystoscop. Ein Beitrag zur Vereinfachung der Technik und zur endoskopischen Strangdurchtrennung in der Bauchhöhle. Med Klin. 1933;29:1042–5.
[28] Boesch P. Laparoskopie. Schweiz Z Krankenhaus Anstalt SW. 1936;6:62–3.
[29] Power F, Barnes A. Sterilization by means of peritoneoscopic tubal fulguration: a preliminary report. Am J Obstet Gynecol. 1941;41:1038–43.
[30] Goetze O. Die Röntgendiagnostik bei gasgefüllter Bauchhöhle; eine neue Methode. Munch Med Wochenschr. 1918;65:1275–80.
[31] Veress J. Neues Instrument zur Ausführung von Brustoder Bauchpunktionen und Pneumathoraxbehandlung. Dtsch Med Wochenschr. 1938;64:1480–1.
[32] Palmer R. La coelioscopie gynecologique. rapport du Prof. Mocquot. Acad De Chir. 1946(72):363–8.
[33] Decker A. Pelvic culdoscopy. In: Meigs JV, Sturgis SH. (Ed.). Progress in Gynecology. New York: Grüne & Stratton; 1946. pp. 95–9.
[34] Brosens I, Gordts S, Campo R, et al. Transvaginal access heralds the end of standard diagnostic laparoscopy in infertility. Hum Reprod. 1998;13(7):1762–3.
[35] Frangenheim, H. Die Laparoskopie und die Culdoskopie in der Gynäkologie. Stuttgart: Thieme Verlag; 1959.
[36] Frangenheim H. Die Laparoskopie in der Gynäkologie, Chirurgie und Pädiatrie: Lehrbuch und Atlas. Stuttgart: Thieme Verlag; 1970.
[37] Frangenheim H. Diagnostische und operative Laparoskopie in der Gynäkologie: ein Farbatlas. München: Marseille Verlag; 1980.
[38] Litynski GS. Hans Frangenheim – culdoscopy vs. laparoscopy, the first book on gynecological endoscopy, and "cold light." JSLS. 1997;1(4):357–61.
[39] Fikentscher R, Semm K. [Contribution on the method of utero-tubal pertubation]. Geburtshilfe Frauenheilkd. 1955;15(4):313–22.
[40] Fikentscher R, Semm K. [A portio adapter for persufflation and hysterosalpingography]. Geburtshilfe Frauenheilkd. 1959;19:867–70.
[41] Semm K. Zur Technik der Eileiterdurchblasung. Z Geburtsh Gynäk. 1964;162:48–53.
[42] Semm K. [Laparoscopy in gynecology]. Geburtshilfe Frauenheilkd. 1967;27(11):1029–42.
[43] Semm K. Pelviskopie und Hysteroskopie. Farbatlas und Lehrbuch. Stuttgart, New York: Schattauer Verlag; 1976.
[44] Semm K. Methoden der Sterilisation der Frau. Therapiewoche. 1976;26:3931–41.
[45] Hulka JF, Fishburne JI, Mercer JP, et al. Laparoscopic sterilization with a spring clip: a report of the first fifty cases. Am J Obstet Gynecol. 1973;116(5): 715–8.
[46] Semm K. Die moderne Endoskopie in der Frauenheilkunde. Frauenarzt. 1972;13:300–7.
[47] Semm K. Endoscopic appendectomy. Endoscopy. 1983;15(2):59–64.
[48] Gotz F, Pier A, Bacher C. Modified laparoscopic appendectomy in surgery. A report on 388 operations. Surg Endosc. 1990;4(1):6–9.
[49] Pier A, Gotz F, Bacher C. Laparoscopic appendectomy in 625 cases: from innovation to routine. Surg Laparosc Endosc. 1991;1(1):8–13.
[50] Semm K, Mettler L. Technical progress in pelvic surgery via

operative laparoscopy. Am J Obstet Gynecol. 1980;138(2):121–7.
[51] Litynski G. Erich Mühe and the rejection of laparoscopic cholecystectomy (1985): a surgeon ahead of his time. JSLS. 1998;2(4):341–6.
[52] Mühe E. Die erste Cholecystektomie durch das Laparoskop. Langenbecks Archiv. 1986;369: 804.
[53] Reich H. Laparoscopic hysterectomy. Surg Laparosc Endosc. 1992;2(1):85–8.
[54] Wickham JE. The new surgery. Br Med J (Clin Res Ed). 1987;295(6613):1581–2.
[55] Mettler L, Clevin L, Ternamian A, et al. The past, present and future of minimally invasive endoscopy in gynecology: a review and speculative outlook. Minim Invasive Ther Allied Technol. 2013;22(4): 210–26.
[56] Linda M, Loffer F. Remembering Jordan M. Phillips, MD. J Minim Invasive Gynecol. 2008;15(6): 656–9.
[57] Nezhat CR. My Journey with the AAGL. J Minim Invasive Gynecol. 2010;17(3):271–7.
[58] Mettler L, Law EW. Lovers to Spouses. Boston, MA: Branden Books; 2017.

# 第 2 章　妇科腹腔镜手术的临床解剖学

# Clinical Anatomy for Gynecological Laparoscopic Surgery

Johannes Ackermann　Ibrahim Alkatout　Thilo Wedel　著
孙宇婷　译　　林　姣　校

## 一、概述

人体解剖学知识是每个医生的医学基础。尤其是在通过外科手术干预或破坏人体的完整性之前，掌握解剖结构和解剖标志是非常重要的。这一前提尤其适用于腹腔镜手术中，因为在腹腔镜手术中，解剖结构的处理方式与开腹手术不同。因此，本章的目的是强调女性骨盆的解剖学，为有效和安全的腹腔镜手术提供基础。

## 二、腹壁和戳卡放置

腹壁是进入腹腔或腹膜后间隙的第一道天然屏障。典型的进入点是由肌肉、筋膜和血管的解剖结构决定的。腹前壁由 3 块外侧肌（外斜肌、内斜肌和腹横肌）和 1 块腹直肌组成，腹直肌由结缔组织带（白线）沿中线分开。从内部看，腹部肌肉组织被横筋膜、腹膜前脂肪和腹膜本身所覆盖。在脐下，腹膜层显示 5 个皱襞，即脐正中襞（脐尿管闭塞）、2 个脐内侧襞（脐动脉闭塞）和 2 个脐外侧襞（腹壁下血管）（图 2–1）[1]。

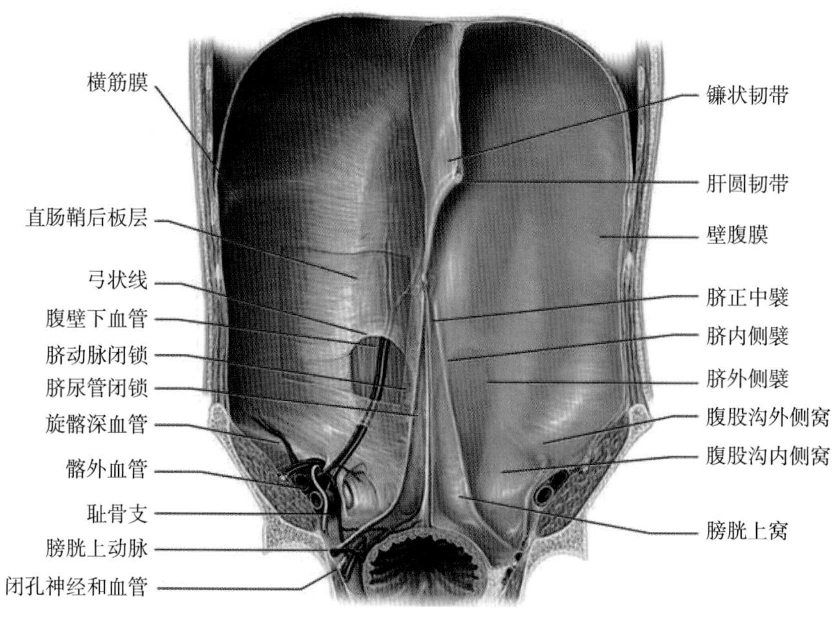


▲ 图 2–1　**前腹壁的背面**

转载自 Schünke et al.[13]

形成气腹的第一个戳卡入路通常在脐下缘。皮肤和皮下切开后，将腹壁抬起，以 45° 角放置 Veress 针，穿入腹腔。其他穿刺系统可以直接进入，而无须使用 Veress 针。然而，Veress 针代表了进入腹腔的经典技术。当针头或戳卡刺穿肌肉筋膜和腹膜时，会感觉到连续两次的突破感。这种双重的突破感表明正确进入腹膜腔，而不是进入了腹膜前或腹膜外间隙[2]。

根据不同手术的需求选择其他操作戳卡的放置位置。一般情况下，操作戳卡的位置选择在脐下至腹股沟 10～15cm 的三角形区域内。在通过腹壁的过程中，必须注意不要损伤膀胱，特别是当膀胱没有完全排空，或膀胱与肠及腹壁紧密粘连时（图 2–2）。此外，要避免损伤腹壁下血管，腹壁下血管损伤可导致大出血[2]。腹壁下血管起源于腹股沟环内侧，在腹膜和横筋膜下上升，到达并进入腹直肌。

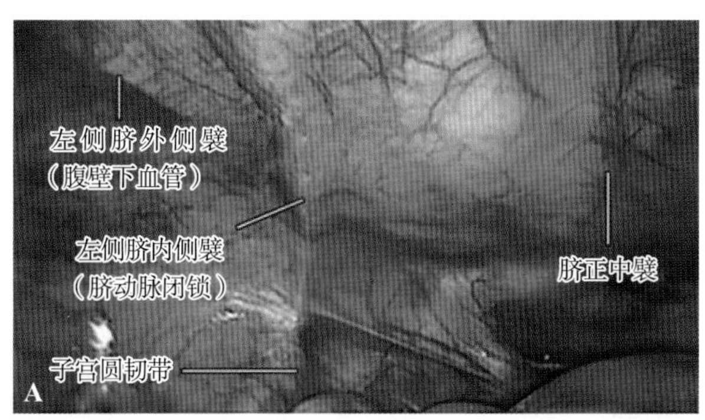


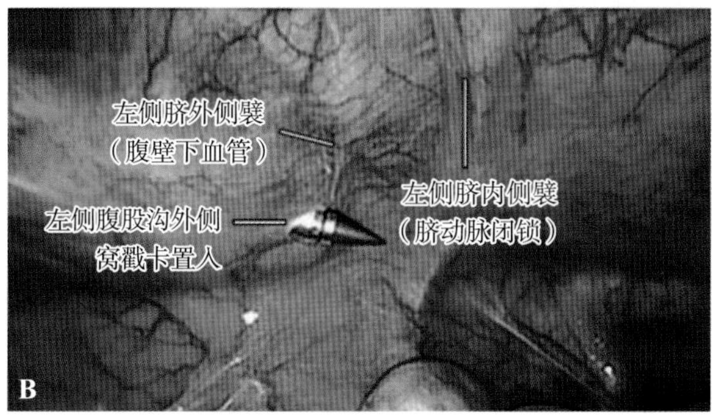


▲ 图 2–2　腹腔镜下观察左前腹壁

A. 3 个皱襞是可辨别的；B. 戳卡的进入位置是脐外侧襞的外侧

## 三、女性盆腔及器官

女性盆腔分为 3 个腔室，前腔室有膀胱和尿道，中间腔室有子宫、附件和阴道，后腔室有直肠和肛管（图 2–3）[1–4]。前腔室的前界是耻骨和膀胱前间隙，侧方是盆壁，包括 Cooper 韧带和闭孔内肌。膀胱与尿道的后方，阴道前方的间隙里是泌尿生殖膈。中间腔室位于泌尿生殖膈和直肠阴道隔之间，包含子宫、输卵管、卵巢和阴道。输尿管在子宫颈水平穿过中间腔室到达膀胱三角。直肠阴道隔后面是直肠周围筋膜包绕的肛肠后腔室。后腔室的后界是骶骨，骶骨的凹面被骶前筋膜和血管所覆盖[5]。

子宫阴道复合体由盆底支撑，另外由子宫韧带固定在盆壁上（图 2–4）。子宫韧带包括阔韧带、子宫圆韧带、子宫颈横韧带（主韧带）、子宫骶韧带和耻骨宫颈韧带。阔韧带是连接骨盆中部和侧壁的最宽的韧带。它显示每侧有三个腹膜皱褶，从腹壁和盆壁的不同来源向子宫角会聚。这些皱褶包括索系膜（前皱褶）、输卵管系膜（中皱褶）和卵巢固有韧带（后皱褶）。子宫圆韧带从子宫底下、外侧延伸至子宫角至腹股沟环深部，并伴有子宫动脉和淋巴管分支引流至腹股沟浅淋巴结。子宫颈横韧带（Mackenroth 主韧带）连接子宫颈和阴道穹窿与盆腔侧壁。除机械功能外，它还代表着子宫的主要血管、淋巴和神经供应途径。子宫骶韧带附着于子宫颈和阴道上部，沿直肠侧壁向骶骨延伸，然后插入骶骨下部。耻骨颈韧带连接耻骨和子宫颈，沿尿道和膀胱颈走行[6–9]。

子宫系膜是胚胎定义的组织腔室，由子宫的神经血管供应和主要淋巴引流途径组成。在子宫癌采用全子宫系膜切除术（total mesometrial resection，TMME）后，子宫系膜的临床意义备受关注。子宫系膜可分为含子宫血管的血管性系膜和周围淋巴脂肪组织，其间有对应于子宫骶

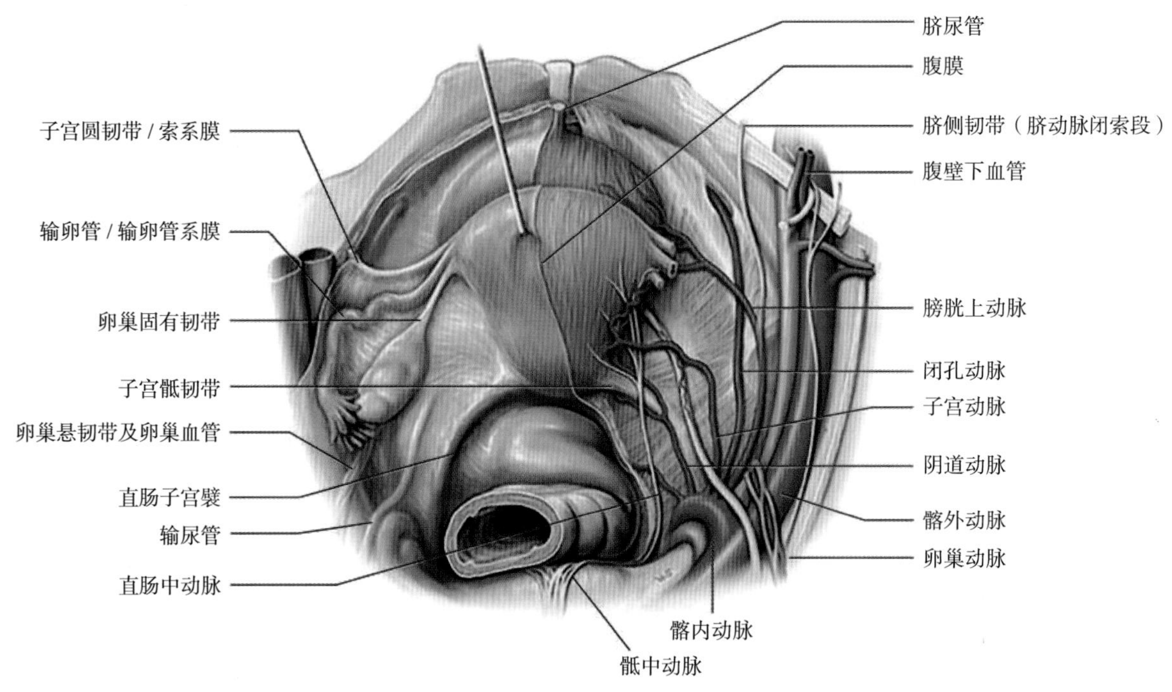


▲ 图 2–3　女性盆腔的头颅视图

切除右侧腹膜、子宫附件和子宫旁组织，显露盆腔动脉、输尿管和盆腔自主神经；转载自 Schünke et al.[13]

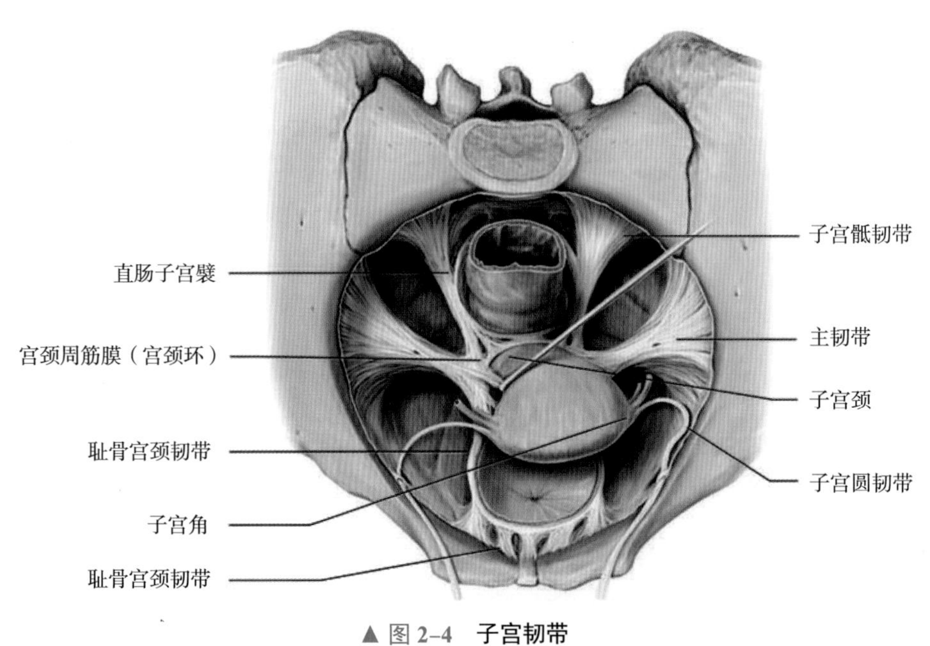


▲ 图 2–4　子宫韧带

直肠和膀胱被横切，子宫被移向左侧；转载自 Schünke et al.[13]

韧带和直肠阴道隔的子宫系膜淋巴结和韧带性系膜。手术方法是基于肿瘤的扩散最初局限于个体允许的发生腔室及其相应的淋巴结群，因此完全切除这些胚胎组织区可获得低发病率的最佳肿瘤控制 [10, 11]。

## 四、输尿管的解剖走行、血管和神经支配

由于输尿管穿过骨盆中段，了解其走行及与其他器官和结构的关系对腹腔镜手术的安全性

和周到性至关重要。输尿管高度脆弱的原因是其沿腹膜后间隙与腹腔间隙交界处有相当长的行程25～30cm，其形态和大小与血管结构相似，先天性异常相对常见（如双输尿管、输尿管裂、输尿管交叉、下腔后输尿管）[2, 12]。

腹段（图 2–5）起源于肾盂，在腰大肌前延伸至骨盆边缘。输尿管的走行可以从靠近腔静脉或主动脉的椎旁位置到腰大肌外缘的外侧位置。输尿管的前方是卵巢血管，后方是生殖股神经。左侧输尿管下穿乙状结肠根部和肠系膜下蒂。两侧输尿管与骨盆漏斗韧带关系密切。因此，在移动子宫附件时，应注意保护其腹膜下的输尿管[12]。

骨盆部分（图 2–3 和图 2–5）输尿管分别在左侧髂总动脉前方，右侧在髂外动脉前的前方进入盆腔。输尿管在腹膜下进一步下降，与髂内动脉（闭孔动脉、膀胱上动脉和子宫动脉）和闭孔神经的分支横向相关，与子宫骶韧带及其相应的直肠外褶和腹下神经丛内侧相关（图 2–8）。在经膀胱宫颈韧带到达膀胱之前，输尿管在宫颈旁斜向从子宫动脉下方穿过。由于其与子宫颈和子宫动脉关系密切，保护输尿管的完整性必须引起重视[13]。

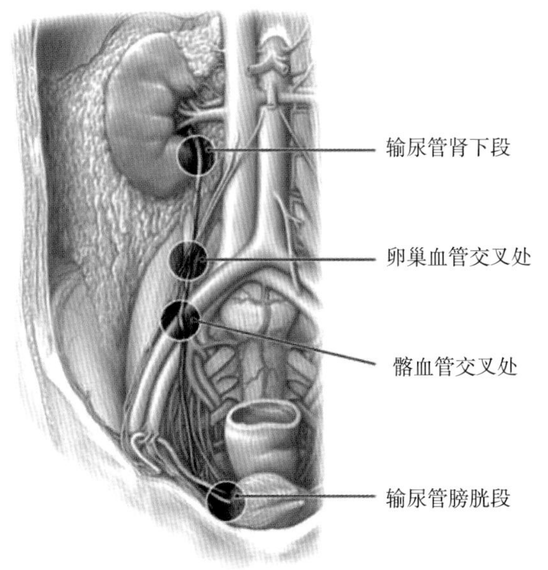


▲ 图 2–5 输尿管的解剖关系，常见的输尿管损伤部位

转载自 Schünke et al.[13]

输尿管的行程较长，所以其血供来自不同的血管分支，包括来自主动脉、肾动脉、卵巢动脉和髂内动脉的分支。在输尿管的腹段，营养支从内侧接近输尿管，而骨盆段则由外侧的营养支供应（图 2–6）。因此，在移动或解剖输尿管时，必须考虑到这一原则，以保护血管。输尿管多个血供来源中的一个被阻断时，血供可以通过输尿管外膜层内的吻合系统来补偿，但应避免长距离的输尿管过度游离[2]。

负责输尿管自主神经支配的神经纤维来源于肾、腹下神经丛，介导其蠕动和痛觉。此外，为防止膀胱神经丛损伤引起膀胱功能障碍，应避免在膀胱输尿管连接处和膀胱三角区牵拉输尿管[12]。

## 五、女性骨盆的血管走行

女性盆腔器官主要由髂内动脉供血（图 2–7）。髂总动脉起源于第四腰椎左侧前方的主动脉分叉处。它们沿着腰大肌的内侧边界，分叉成髂外动脉和髂内动脉。髂外动脉沿腰大肌走行，经股环穿过血管腔隙到达下肢，髂内动脉向后向下进入盆腔，分为前、后干。通常要移开卵巢和骨盆漏斗韧带才能显露髂内动脉。髂总静脉、髂外静脉和髂内静脉位于髂动脉对应动脉的内侧或背内侧[3]。

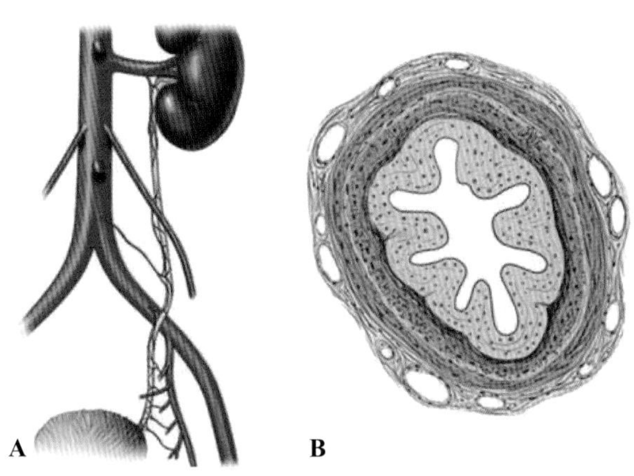


▲ 图 2–6 输尿管血供（A）与输尿管横切面（B）

髂内动脉前干由以下分支组成，即膀胱上动脉、子宫动脉、阴道动脉、直肠中动脉、闭孔动脉、阴部内动脉和臀下动脉（图2-7）。通常在耻骨梳韧带表面会有闭孔动脉和腹壁下动脉之间的吻合支。这个吻合支也被称为死亡冠，因为在早期的手术中，由于无意中损伤了这个血管，在腹股沟或股疝修补术中导致了严重的出血[3]。髂内动脉的后干包括髂腰动脉、骶外侧动脉和臀上动脉（图2-7）[3]。

一般情况下，较大的静脉，如髂总静脉、髂内静脉、髂外静脉，伴行于对应的动脉。通常静脉位于动脉的内侧或背侧。髂内动脉前干大多分支有同样的伴随静脉（如闭孔静脉、阴部静脉、臀静脉）；但髂内动脉的内脏支则没有伴行静脉，膀胱静脉、子宫静脉、阴道静脉汇入静脉丛，静脉丛相互连接。在进入髂内静脉之前，这些静脉不会严格地与动脉伴行[3]。

必须强调的是，在气腹的腹腔镜手术中，由于腹腔内压力作用于菲薄的静脉壁，盆腔静脉常会塌陷。因此，必须特别注意明确识别和不要损伤盆腔静脉，因为损伤可能是无意中发生的，并导致麻烦的出血，有时出血只有在降低腹腔内压力后才变得明显[2]。

## 六、女性盆腔的自主神经

肿瘤学手术的挑战是以最广的切除范围为目标，以确保治愈和维持术后生活质量的最低功能丧失。因此，必须注意保留盆交感神经和副交感神经。自主神经系统的完整性对于维持尿控和膀胱功能及性功能和肛肠功能至关重要[14, 15]。

节前交感神经纤维从腰段和骶上段出现，并作为主动脉周围干沿两侧主动脉走行。主动脉周围神经网络在腹侧与主动脉融合形成肠系膜下丛和上腹下丛。在骶前稍左至中线，上腹下神经丛分为左右腹下神经。腹下神经通常由不同的神经束组成，嵌在骶骨凹陷前的盆壁筋膜内。对腹下神经的轻轻牵拉将以帐篷状的方式提起该筋膜鞘，神经网络沿着骨盆侧壁走行向下延伸为腹下神经丛（图2-8）[16]。

副交感神经来源于骶髓的副交感神经系统。这些盆内脏神经与骶脊神经腹支 $S_2$～$S_4$ 一起离开

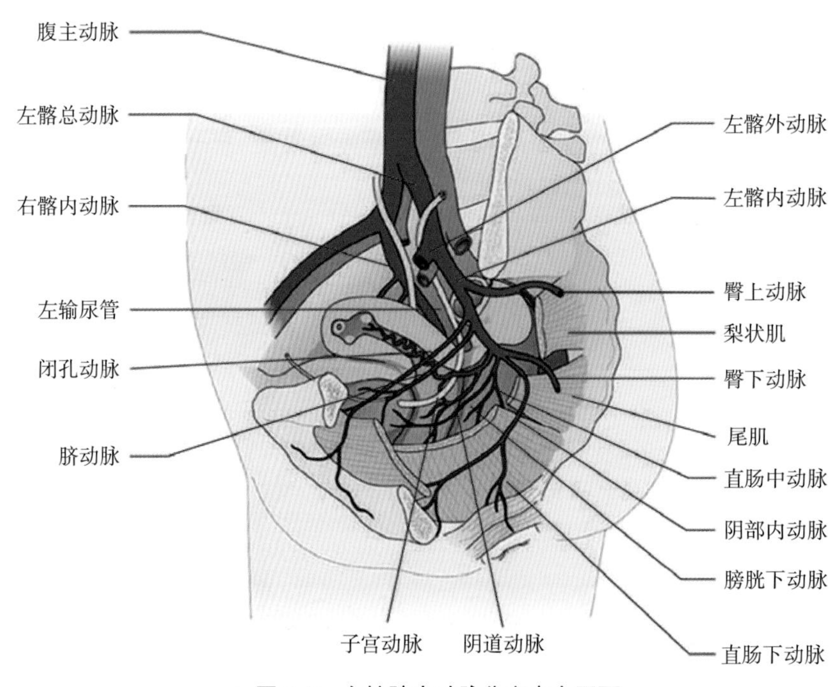


▲ 图2-7　女性髂内动脉分支由上至下

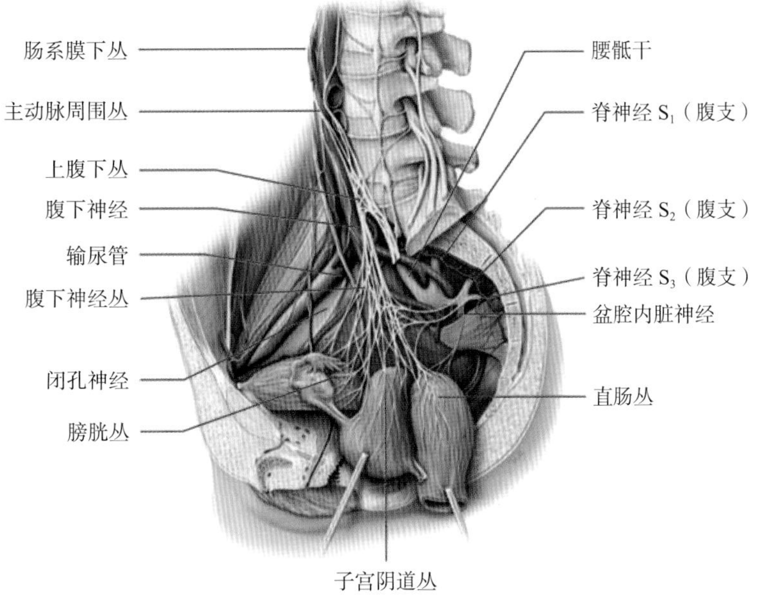


▲ 图 2-8 女性盆腔脏器的自主神经供应

子宫和直肠移到左侧显露盆腔自主神经丛；转载自 Schünke et al.[13]

骶孔，穿入两侧盆腔筋膜与腹下神经相连。来自背侧的盆内脏神经和来自背侧的腹下神经汇合形成腹下神经丛（图 2-8）。

腹下神经丛是由交感神经和副交感神经组成的混合性自主神经丛，位于覆盖盆腔侧壁的壁层筋膜内。神经网络向髂内动脉内侧延伸，并向盆腔器官发出多个分支。腹下神经丛的背侧部分主要是直肠丛，直肠丛在直肠韧带水平分叉，伴直肠中动脉进入直肠壁。在前侧部分，腹下神经丛延伸为一个外侧部和内侧部。外侧部对应膀胱神经丛，支配膀胱外侧和输尿管下段。神经束沿着膀胱动脉的分支而进一步分支，支配尿道远端、尿道底颈和尿道内括约肌。内侧部对应于子宫阴道丛，通过子宫颈和阴道，在输尿管的内侧和下方。这些神经束在与输尿管交叉后沿着子宫动脉从两侧支配子宫（图 2-3 和图 2-8）[3]。

## 七、骨盆和主动脉旁淋巴结

淋巴结切除术被认为是女性生殖器官恶性疾病外科治疗的重要组成部分。由于淋巴引流走行的复杂性及淋巴结与血管和神经之间的紧密联系，盆腔和主动脉旁淋巴结清扫是具有挑战性且通常耗时的操作。因此，在移除含有相关淋巴结的纤维脂肪组织时，需要对不同淋巴结区域和相应的解剖标志有深刻的解剖学知识，以识别和保护有风险的结构[17]。

一般来说，淋巴引流遵循相应器官的动脉血供，由纤细的淋巴管和淋巴结组成的网络实现，这些淋巴管和淋巴结沿着营养血管分支分部，由脂肪和松散排列的结缔组织包裹。由于子宫和子宫附件的血供源于 2 个来源（子宫动脉和卵巢动脉），所以女性盆腔的淋巴引流涉及多个区域，包括盆腔动脉和主动脉旁区域[18]。

髂外淋巴结（图 2-9）沿腰大肌从髂总分叉一直延伸到股环。内侧边界为膀胱侧窝和闭孔窝。髂外淋巴结可分为 3 组，即髂外血管与腰大肌之间的外侧组、动脉与静脉之间的中间组、静脉与盆腔侧壁之间的内侧组。在淋巴结清扫过程中有风险的结构是髂外血管，特别是在为获取内侧淋巴结而抬起时的静脉，以及在获取髂外血管外侧淋巴结时的生殖股神经。在某些情况下，来源于髂外血管供应腰大肌的小分支可能在淋巴结切除时撕裂出血[3]。

闭孔淋巴结（图 2-9）位于沿闭孔蒂（译者注：穿过闭孔的结构，闭孔血管及闭孔神经）和闭孔内肌向骨盆侧壁延伸的片状纤维脂肪组织垫内。上界是骨盆缘和髂外血管，背缘是髂总血管分叉，内侧界是髂内动脉，闭孔淋巴结引流膀胱、输尿管、子宫和阴道上部的淋巴管。完全的闭孔窝淋巴结切除术也需要对位于闭孔蒂下的肛提肌上表面的闭孔下淋巴结进行适当的清除。随后，必须注意不要损伤闭孔蒂本身及膀胱的神经血管蒂，特别是膀胱静脉丛。

髂内淋巴结（图 2-9）位于髂内动脉前后干及其相应分支之间。这些淋巴结从臀、会阴和骶部及从内脏器官（如膀胱、子宫、阴道和直肠）收集淋巴液。该区域上至髂总分叉处，背伸至梨状肌，尾伸至提肛肌，腹伸至膀胱和子宫内脏动脉分支的起点。这个区域内切除靠近输尿管和腹下神经分支的淋巴结时要特别谨慎[3]。

髂总淋巴结（图 2-9）位于髂总血管旁，向上延伸至主动脉分叉，从髂内外淋巴管收集淋巴液。与髂外淋巴结一样，可进一步分为一个面向髂腰窝的外侧组夹在邻近腰骶干的髂总血管之间的中间组及位于髂总静脉下沿骨盆边缘的内侧组。这个区域内的淋巴结清扫要注意外侧的生殖股神经、背侧的腰骶干和闭孔神经及穿过髂总分叉的输尿管[2]。

骶前淋巴结（图 2-9）位于骶前和主动脉分叉下，引流双侧髂总淋巴管。该区域从主动脉分叉一直延伸至第二骶椎末端。淋巴结清扫时的危险结构是骶中动脉和骶前静脉丛及髂总静脉，特别是当髂总静脉偏于左侧并显露于骶岬表面的时候。腹下神经丛略向左侧交叉，在骶岬两侧发出腹下神经[18]。

宫旁和子宫系膜淋巴结位于子宫下阔韧带（宫旁系膜）下，并嵌入子宫肠系膜（子宫系膜）（图 2-9）。它们被埋入成片的纤维脂肪组织中，沿着子宫动脉（子宫系膜血管部）的分支分布[10]。在此区域内进行系膜淋巴结清扫时，要注意输尿管。

主动脉旁淋巴结分为易于辨认的腹侧链（包括主动脉腔静脉间淋巴结）和不太明显的背外侧

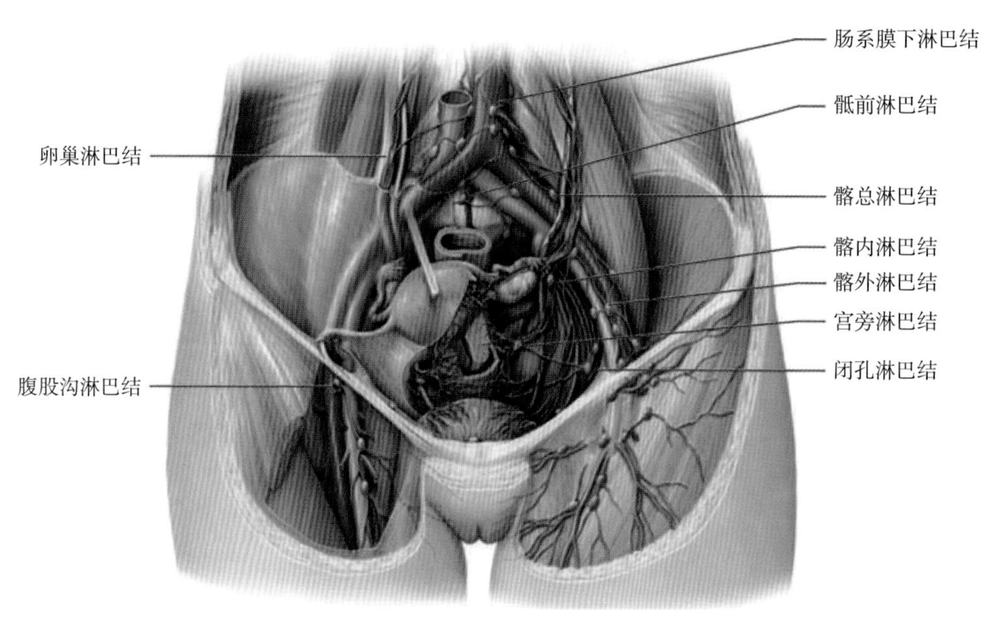


▲ 图 2-9 女性生殖器官的淋巴结（LN）和淋巴引流

子宫移向右侧，腹膜从左侧移到主动脉分叉处上方；转载自 Schünke et al.[13]

链。因此，完全的主动脉旁淋巴结切除需要充分显露腔静脉周围和主动脉周围组织。剥离淋巴结组织时要特别小心，椎前血管周围避免剥离得过于干净，避免或减少主动脉周围自主神经网络的损伤 [17]。

根据与肠系膜下动脉相关的部位，主动脉旁淋巴结可分为肠系膜下淋巴结和肠系膜上淋巴结。肠系膜下淋巴结（图 2–9）从肠系膜下动脉起点沿主动脉和下腔静脉一直延伸至主动脉和腔静脉分叉处。腰大肌前的输尿管和交叉的卵巢血管决定了腰大肌间隔的外侧边界。肠系膜上淋巴结位于肠系膜下动脉上方和左肾静脉下方。与肠系膜下腔室一样，肠系膜上淋巴结也分布在大血管周围和大血管之间。此外，肾门淋巴结引流至该腔室，主动脉神经丛的自主神经纤维向两侧分叉，沿相应血管形成肾神经丛 [17]。

## 参考文献

[1] Fritsch H, Lienenmann A, Brenner E, et al. Clinical anatomy of the pelvic floor. Adv Anat Embryol Cell Biol. 2004;175:III–X, 1–64.
[2] Donnez J. Atlas of Operative Laparoscopy and Hysteroscopy. 3rd edition. Milton Park Abingdon: Informa Healthcare; 2007.
[3] Standring S (Ed). Gray’s Anatomy: The Anatomical Basis of Clinical Practice. 40th edition. New York: Churchill Livingstone/Elsevier; 2008.
[4] Ashton–Miller JA, DeLancey JO. Functional anatomy of the female pelvic floor. Ann NY Acad Sci. 2007;1101:266–96.
[5] Schollmeyer T, et al. Practical Manual for Laparoscopic and Hysteroscopic Gynecological Surgery. 2nd edition. New Delhi: Jaypee Brothers Medical Publishers (P) Ltd; 2013.
[6] Ramanah R, Berger MB, Parratte BM, et al. Anatomy and histology of apical support: a literature review concerning cardinal and uterosacral ligaments. Int Urogynecol J. 2012;23(11):1483–94.
[7] Samaan, A, Vu D, Haylen BT, et al. Cardinal ligament surgical anatomy: cardinal points at hysterectomy. Int Urogynecol J. 2014;25(2):189–95.
[8] Touboul C, Fauconnier A, Zareski E, et al. The lateral infraureteral parametrium: myth or reality? Am J Obstet Gynecol. 2008;199(3):242.e1–6.
[9] Yabuki Y, Sasaki H, Hatakeyama N, et al. Discrepancies between classic anatomy and modern gynecologic surgery on pelvic connective tissue structure: harmonization of those concepts by collaborative cadaver dissection. Am J Obstet Gynecol. 2005; 193(1):7–15.
[10] Hockel M, Horn LC, Manthey N, et al. Resection of the embryologically defined uterovaginal (Mullerian) compartment and pelvic control in patients with cervical cancer: a prospective analysis. Lancet Oncol. 2009;10(7):683–92.
[11] Höckel M, Horn LC, Tetsch E, et al. Pattern analysis of regional spread and therapeutic lymph node dissection in cervical cancer based on ontogenetic anatomy. Gynecol Oncol. 2012;125(1):168–74.
[12] Frober R. Surgical anatomy of the ureter. BJU Int. 2007;100(4):949–65.
[13] Schünke M, Schulte E, Schumacher U. Prometheus Atlas of Anatomy. Vol. 2. Stuttgart: Thieme; 2015.
[14] Mauroy B, Demondion X, Bizet B, et al. The female inferior hypogastric (= pelvic) plexus: anatomical and radiological description of the plexus and its afferences-applications to pelvic surgery. Surg Radiol Anat. 2007;29(1):55–66.
[15] Raspagliesi F, Ditto A, Fontanelli R, et al. Nervesparing radical hysterectomy: a surgical technique for preserving the autonomic hypogastric nerve. Gynecol Oncol. 2004;93(2):307–14.
[16] Runkel N, Reiser H. Nerve–oriented mesorectal excision (nome): autonomic nerves as landmarks for laparoscopic rectal resection. Int J Colorectal Dis. 2013;28(10): 1367–75.
[17] Cibula D, Abu–Rustum NR. Pelvic lymphadenectomy in cervical cancer–surgical anatomy and proposal for a new classification system. Gynecol Oncol. 2010;116(1):33–7.
[18] Kimmig R, Wimberger P, Buderath P, et al. Definition of compartment–based radical surgery in uterine cancer: radical hysterectomy in cervical cancer as’total mesometrial resection (TMMR)’ by M Höckel translated to robotic surgery (rTMMR). World J Surg Oncol. 2013;11:211.

# 第 3 章 腹腔镜手术的仪器和设备

# Instruments and Equipment for Laparoscopic Surgery

Liselotte Mettler 著

高 辉 译 林 姣 校

## 一、概述

在妇科内镜发展的早期，全世界只有 5～10 家工业公司生产腹腔镜手术的仪器和设备。如今，有 200 多家公司提供腹腔镜手术设备。在本章节中，我们提及的厂家和产品都是我们使用过或了解的型号，内容不能保证涉及所有的产品设备型号。

通常腹腔镜手术的所有基本设备都会组装并安置在设备台车上（图 3–1）。这样外科医生能够一目了然地检查设备和设置，保证腹腔镜手术的高效运转。触控面板和声控模块的出现，让手术者更方便、更直接地控制各种设备设置。工业的持续发展所带来的新技术，更好地满足了手术者的需求。

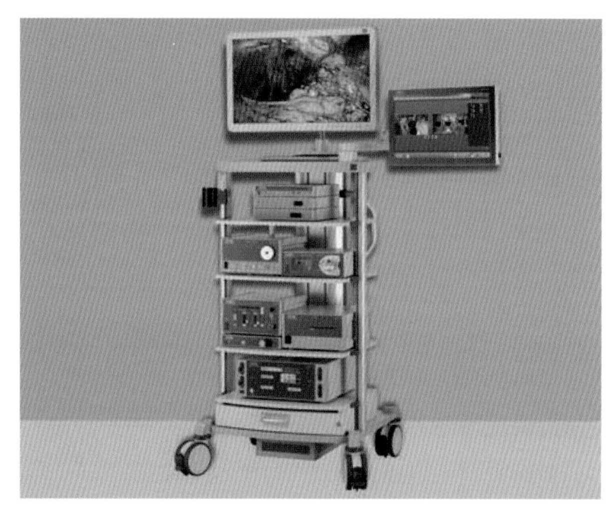

▲ 图 3–1 **SMARTCART：带电外科单元的妇科内镜手术（腹腔镜和宫腔镜）设备台车，带加热功能的 $CO_2$ 气腹机、光源和 HDTV 监视器（Karl Storz 3D 系统）及用于宫腔镜手术的控制单元（Karl Storz）**

最早的语音控制摄像头固定臂、最佳自动定位内镜系统（AESOP）[1]，早已被更小的声控紧凑型电动内镜支架取代，如 ViKY®EP 内镜控制系统（EndoControl，Inc，Dover，USA）。更复杂的机器人系统在肿瘤外科领域获得了重要的发展。直觉外科公司（Sunnyvale，CA，USA）的达・芬奇系统在过去 10 年中取得了非凡的发展，使外科医生可以坐在距患者几英尺的控制台上，通过少量的小切口开展精细复杂的手术，并提高了手术图像质量、操作精度、灵活性和控制能力。达・芬奇手术系统由几个关键部件组成，包括 1 个符合人体工程学设计的控制台（供外科医生在操作时就座）、患者床旁的台车、4 个交互式机械臂、1 个高清（HD）三维（3D）视觉系统和专有的内操作臂（EndoWrist®）。机器人不能替代外科医生，但是机器人辅助手术被视为克服常规腹腔镜技术挑战的可能方法之一。另一种远程手术系统是 Telelap ALF-X（Sofar S.p.A.，Milan，Italy）。

20 世纪后期的常规内镜台车已被“一体化手术室模式”所取代，如 OR1™ FUSION®（Karl Storz GmbH & Co. KG，Tuttlingen，Germany）（图

3–2）。最新版的 KARL STORZ OR1 FUSION® 允许无菌区域内的控制界面来控制和设置所有手术设备的功能参数。无论是 KARL STORZ 还是第三方医疗设备［如手术台、内镜光源、气腹机、高频（HF）能量主机等］，无论这些设备是安装在台车还是吊臂上，该系统均能够控制调整这些设备的参数。此外，还可以从同一个触摸屏实现其他的高级功能控制，如与外部进行视频通信、录制视频、访问医院服务器或视频路由器。

通过使用视频路由器的传输模式，可以灵活定义每一块显示器所显示的视频源，我们通常把内镜下的手术视野显示在主手术显示器上。KARL STORZ OR1 FUSION® 采用了一种创新的方法，其将低延迟和无损视频信号进行编码并通过 IP 网络传输，替代了以往直接连线播放的方式。这种视频传播的方式，具有允许传输相同基础架构的任何类型视频（SD、HD、3D、4K 等）的巨大优势，从而避免了随着新技术升级、设备更新换代所带来的高昂成本。

新设计的 OR1™ NEO 系统可以通过无菌区域内的控制界面控制所有外科手术设备参数和监看画面。医生所控制的这些设备可以安置在台车或吊塔上，包括内镜摄像头、光源、气腹机、冲洗吸引泵、能量主机系统、AIDA 紧凑型 NEO 存储系统和 OR1™ AV 系统 NEO 解决方案。AIDA 紧凑型 NEO 使用 1920 × 1080 像素的高清数字分辨率，相当于目前 PAL 标准获得的图像信息的 5 倍。新型 3D 全景监视器兼具了出色的景深与增强的艳丽色彩，从而改善了视觉效果，提供了更加符合人眼的真实视觉感受。同时这套一体化控制系统可以与第三方设备兼容，如 OR 灯、能量单元（如 Erbotom）、激光和新一代热消融系统。

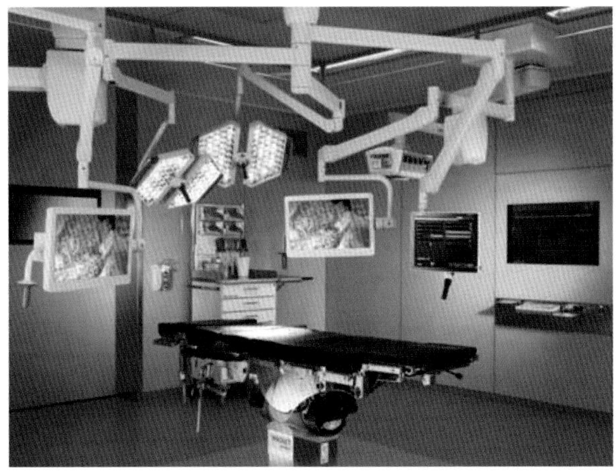

▲ 图 3–2 **OR1™NEO（Karl Storz）**
具有集成显示功能，显示所有手术参数和文件操作

其他的 PAN-OR 一体化系统是带有 Endo Eye 的奥林巴斯的 ENDOAPHA 或 Visera-Elite，这是一种引人入胜的摄像头系统，其摄像头位于示波器的顶端，且不产生热量，以及具有数字记录系统 SDC Ultra 的 STRIKER 单元。

为避免损伤腹膜而对气体进行加温加湿的想法一直是由 Douglas Ott 和 Philippe Koninckx 传播。Fisher&Paykel Health care 开发（新西兰奥克兰）的 HumiGard™ 在预定温度下为患者提供加温、加湿和过滤的气体。

目前，每台 $CO_2$ 气腹机都有气体加热功能，提供加热至 37℃的 $CO_2$，气体由压力调节器控制，并在机器内部通过应用进行 Quadro 测试计算。在 Quadro 测试中（参阅第 1 章，图 3–9），测量并计算充气过程中流经 Veress 气腹针的气体量、腹腔内压力、总体积和预设的充盈压力。氙气灯可为手术提供冷光源。摄像机系统配备了三晶片摄像头或高清摄像头，可同时满足腹腔镜和宫腔镜的需求。

高分辨率视频监视器可确保最佳图像质量。技术的发展让我们可以在更大的监视器上看到高清的画质，从而为外科医生营造轻松的工作氛围。

各种技术因素的运用，如数字仿真、双摄像头系统或使用快门镜头，可以实现逼真的 3D 影像。摄像机的数字设备控制图像质量并辅助自动白平衡。Karl Storz 公司已经推出了新的 3D 系统，该系统只需戴上 3D 眼镜即可实现真实的 3D 视觉。ENDOCAMELEON® 变色龙腹腔镜提供可在 0° ～120° 连续调节的视角（图 3–3）。

有多种技术设备，可以让我们在实现安全切割的同时也可以安全地止血。以前使用的热凝器，其原理不是让电流通过目标组织，而是通过其将组织加热至 100～120℃ [2]，从而使止血变得安全 [2]。如今，单极和双极电子高频能量系统已被广泛使用。其他的如氩气刀、激光和超声刀，也是我们常用的辅助能量设备。高效的冲洗吸引设备是腹腔镜和开腹手术的标准配置，帮助我们在术中吸出多余体液，同时也可以进行腹腔冲洗。

刻录机、图像打印机和特别配备的计算机用于记录文档。高度现代化的电荷耦合器件（CCD）摄像头和高清摄像头通过电子图片和录像的方式，记录手术过程。

根据习惯和用途，大多数设备放置在患者的头端或足端附近，正对术者放置。延伸出来的伸缩仪器架非常实用，该仪器架同样可以固定显示器。声控摄像机支架有助于摄像头的定位，同时不引起手术团队疲劳，从而提供安全的工作条件。

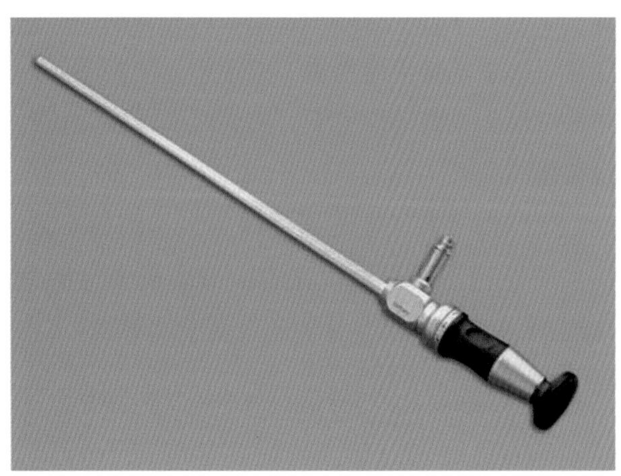

▲ 图 3–3 **ENDOCAMELEON® 腹腔镜光学视管（Karl Storz）**

## 二、器械（基本设备）

直至 1960 年，触诊探棒是唯一可用的内镜器械。1960—1970 年，妇科腹腔镜仅用于女性不育症的诊断和治疗及后来的输卵管绝育术。因此，用于切开输卵管的无创钳和剪刀是首批被开发出的腹腔镜手术器械。

从 1970 年开始，对热凝的需求开始出现。当时的电能主机还无法像今天那样可以利用电流。至 2012 年，所有的电外科设备，只要正确使用了正极与负极电极，就会捕捉到电流。

注意：负极板必须充分与皮肤接触。

在目前已知的众多腹腔镜器械中，我们仅在这里介绍几种常用的器械，这些器械对于妇科腹腔镜手术是绝对必需的，并且应同时准备 2 套或 3 套。手术中我们常需要通过这些器械实现切割、抓取、分离、推举、牵引、凝固、冲洗、抽吸等操作。

## 三、穿刺器械

- 提起前腹壁后，将 Veress 气腹针 [3] 插入腹腔。选择直径为 3mm、7mm、10mm、12mm、15mm、20mm 和 24mm 的戳卡可用于放置内镜、手术器械、冲洗器、电凝器械、持针器和组织粉碎器等不同器械。
- 一次性戳卡由于血液或组织颗粒的污染，简单的自动阀可能会漏气。因此，它们只能一次性使用。带有喇叭阀的金属戳卡是重复使用的，但必须始终打开或关闭，其阻碍了针和线的引入。
- 由于手术过程中的污染，必须经常清洗和取出内镜。因此，对于镜孔，我们常不使用自动阀，而更喜欢喇叭阀戳卡。
- 可以通过 Z– 穿刺技术插入主戳卡，以防止腱膜裂开和网膜脱出。但是，最终还需由医生来决定。我们建议使用前端呈圆锥形的戳卡，而不是前端呈金字塔形的戳卡。特别是带有锋利刀锋的安全戳卡，适合用作光学戳卡（图 3-4）。

- Ethicon 的 Optiview®（美国辛辛那提，Ethicon Endo-Surgery）、Covidien 的 Visiport®（美国马萨诸塞州）和 Ethicon 的 XCEL（图 3-5）提供可视穿刺。目前，只有 10～11mm 的戳卡型号，可搭配 10mm 腹腔镜进行可视穿刺。
- 可视 Veress 气腹针支持可视穿刺。也可在左侧肋缘下方进行可视穿刺，可在视线下通过脐部插入合适的戳卡。
- “Endo-Tip” 在“腹腔通道”部分中进行了说明（图 3-1 至图 3-4）。

## 四、扩张器械

可以通过导引棒和合适的 5mm 螺纹戳卡扩张至 10mm、12mm、15mm 和 20mm（图 3-6）。

## 五、抓握抓取器械和螺钻

各种类型的有创钳和无创钳被用做内镜手术中的抓取工具（图 3-7）。它们的大小为 5～20mm。在大小为 10mm 的器械中，我们建议使用大齿钳和淋巴结抓钳牢固地抓持组织。10mm 持物钳适用于轻轻夹持组织并推动。5mm 和 10mm 分离钳用于组织分离。5mm 和 10mm 的肌瘤固定钻用于牵引肌瘤。图 3-7 中所示的手柄是圆形手柄，Karl Storz 公司 RoBi 器械的手柄更容易使用，更符合人体工程学（见图 3-4）。

## 六、切割器械

可用的剪刀包括弯剪刀（5mm）和锯齿剪刀（5mm 和 11mm）及带有可更换一次性双刃刀片的不同微型手术刀（图 3-8）。我们通常使用的是弯剪刀，可接电的圆头剪刀具有极高的安全性，也经常被使用。后者通常用作一次性器械。钝圆剪刀特别适用于分离后腹膜。

## 七、冲洗吸引器械

Karl Storz 和 Wisap GmbH（德国，Sauerlach）的冲洗吸引设备是众所周知的。Wisap 系统有 5mm 和 10mm 的抽吸和冲洗管（图 3-9）。吸引管可使用开放式头端或多孔式头端。用这些抽吸冲洗管抽吸卵巢肿瘤和腹水中的大量液体（图 3-10）。其最高冲洗压力设定为 300mmHg，吸力为 1bar。正常吸力最大为 800mbar，冲洗压

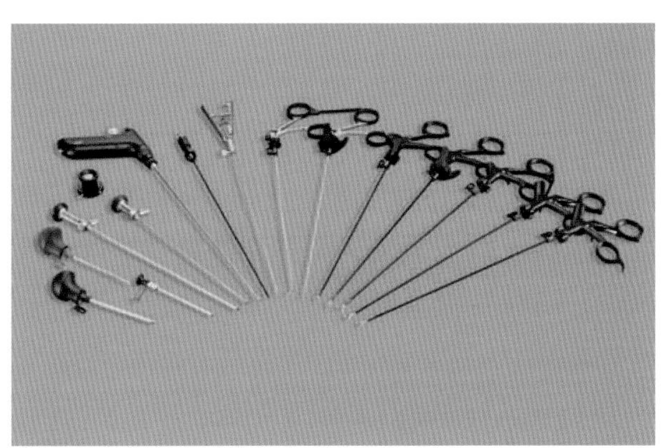

▲ 图 3-4 光学视管、戳卡、持针器和可旋转的双极抓持钳和剪刀（**Karl Storz**）

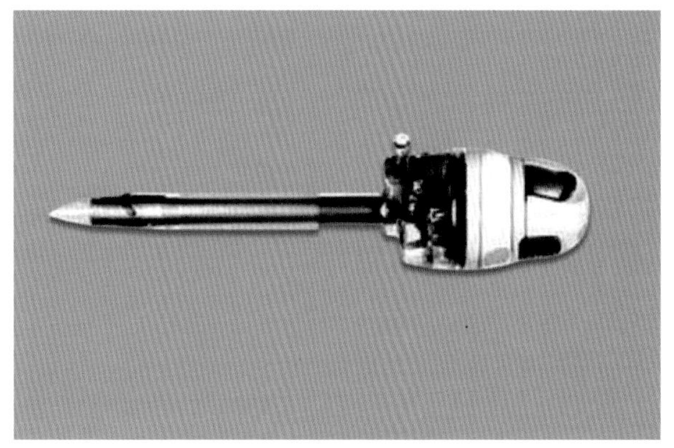

▲ 图 3-5 **XCEL**

用于腹腔镜的一次性、可视穿刺的戳卡（Ethicon）

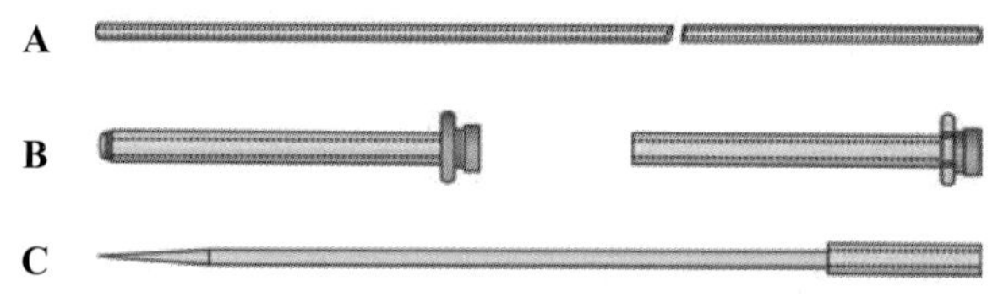


▲ 图 3-6 扩张器

A. 导杆；B. 扩张器；C. 导引棒，配合扩张器引导戳卡进入

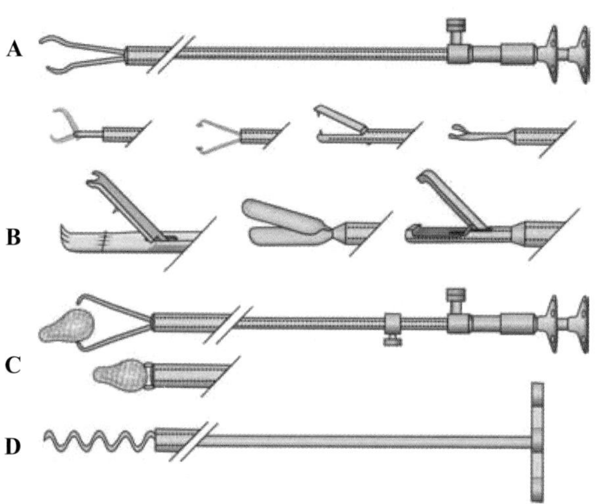


▲ 图 3-7 夹持、抓握和肌瘤钻

A. 无创钳；B. 钳子的各种尖端（从左至右）：2个肠钳、淋巴结夹持钳、2个活检钳、勺钳和齿钳；C. 持物钳，先抓持后固定于钳子上；D. 肌瘤钻

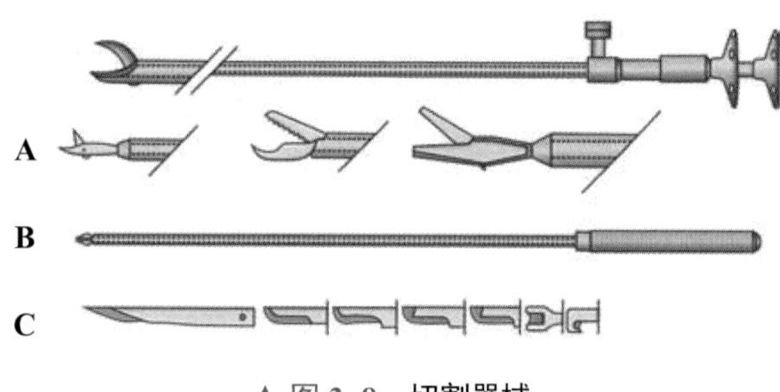


▲ 图 3-8 切割器械

A. 圆柄分离剪、大剪刀和小剪刀（跨度2mm）；B. 手术刀柄；C. 可更换刀片（一次性使用）

力为300mmHg。使用超长（50cm）的抽吸冲洗管，甚至可以从骨盆区域至隔膜穹顶下范围内进行抽吸。也有许多一次性系统。

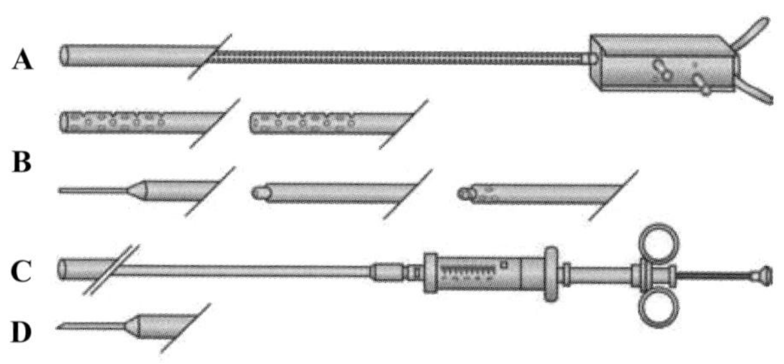


▲ 图 3-9 抽吸和冲洗工具

A. 5mm 冲洗吸引管；B. 5mm 末端带孔的冲洗吸引管；C. 囊肿抽吸管；D. 用于直肠子宫陷凹渗出液的手动抽吸系统

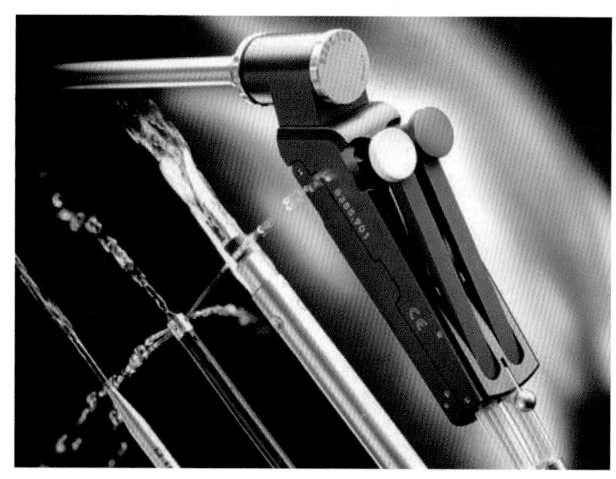

▲ 图 3-10 冲洗吸引系统（**R.Wolf，Knittlingen，Germany**）

## 八、粉碎器械

粉碎器械发展缓慢。在卵巢切除和肌瘤摘除术中，根据组织大小，用剪子和刀片切开。可以用大齿钳或大海绵钳将标本直接从11mm或15mm锥形戳卡取出。直径为10mm、15mm和20mm的粉碎机采用电动方式，其功能良好，可以将组织缓慢地切割，从表面旋切下，然后拉入戳卡套筒。使用中特别注意要保持水平操作，因为在垂直操作时，很容易发生肠管或血管损伤。Karl Storz生产的Steiner粉碎机®、Rotocut和新开发的Sawalhe Ⅱ Supercut粉碎机，均带有组织保护罩（图3-11和图3-12）。

许多公司都有一次性粉碎机，WISAP电动粉

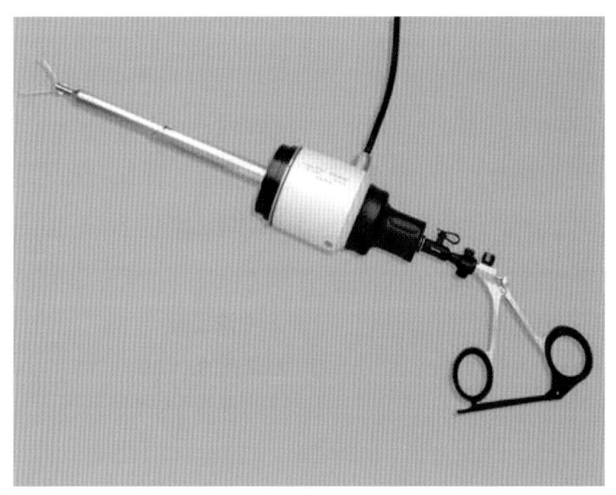

▲ 图 3-11 **ROTOCUT GI（Karl Storz），组织粉碎器，有 2 种尺寸（12mm 和 15mm）**

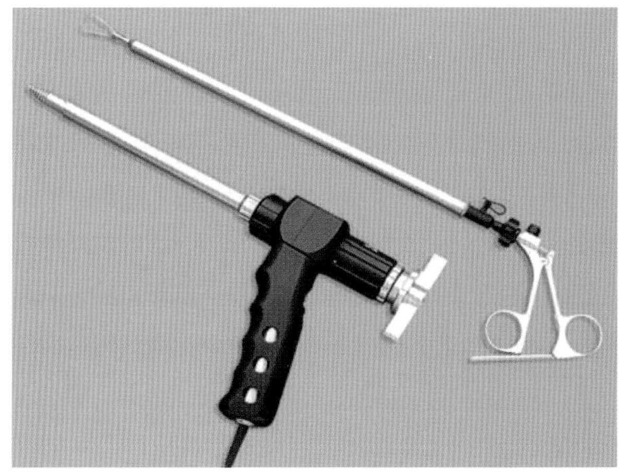

▲ 图 3-12 **SAWALHE Ⅱ SUPERCUT 粉碎器（Karl Storz）**

碎机是国际市场上的第一台。除了使用粉碎器也可以把腹腔内的手术标本用抓钳装入标本袋（小塑料袋）后取出。目前仅建议对良性标本进行粉碎。而且，我们也应意识到看上去像肌瘤的组织被粉碎、吸出后交由病理学家检查为恶性的可能性。

## 九、止血器械

结扎血管的器械，如 Roeder 环、结扎带、体外或体内打结的内缝合器，已广为人知（图 3-13）。适合直针、弯针或雪橇针的持针器有不同型号可供选择。本书的单独章节中提供了关于缝合线的更多详细信息。

腔内凝血[4]、在 100～120℃下组织热变性、各种形式的双极电凝（请参阅本章中的能源部分）及单极电针、热熔钩、HF 剪刀或其他器械均可用于止血。最温和的方法是在 100℃下进行腔内凝血和双极电凝。将血管加压素衍生物以 1∶100 的稀释度用注药器注入包膜下可以造成局部缺血。或可使用图 3-13 所示的止血装置，将 Veress 针头插入单独的腹部切口中，以注射血管加压素稀释液。

妇科医生更喜欢缝合和电凝装置。然而，普通外科医生更常使用夹子和吻合装置，夹子和吻合装置也用于妇科领域盆底手术中的网片固定、淋巴结切除术和子宫切除术。强生公司（美国新泽西州新布伦瑞克）的 Ethicon 和 Covidien 都在市场上拥有理想的设备。这里仅提及 Covidien 的新型 Endo Clip Applicator Ⅲ（5mm），它具有易于放置的夹子和一个数字夹子计数器（图 3-14）及 Endo-GIA™ 吻合器（图 3-15 和图 3-16）。

## 十、大血管夹持器械：应急针

常规妇科手术中使用的应急工具和常用夹

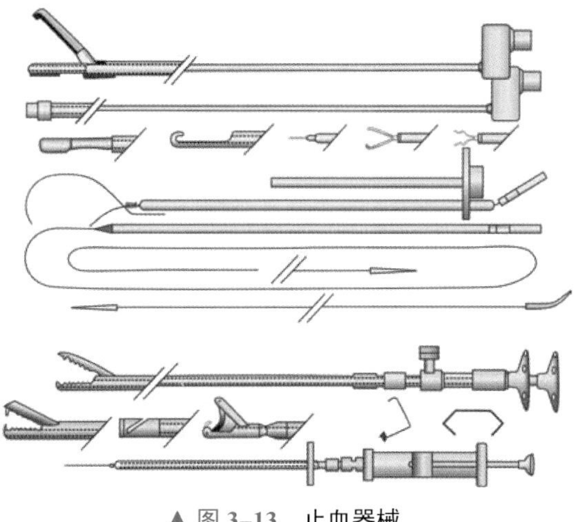

▲ 图 3-13 **止血器械**

具不能用来夹闭血管。血管夹必须随时可用（图 3–17）。大血管损伤必须立即开腹探查并夹住出血血管。如果腹前壁的血管受损（腹壁上动脉），建议使用大号紧急针将其结扎在适当的位置。

## 十一、引流器械

Robinson 引流管适用于腹部引流（图 3–18）。

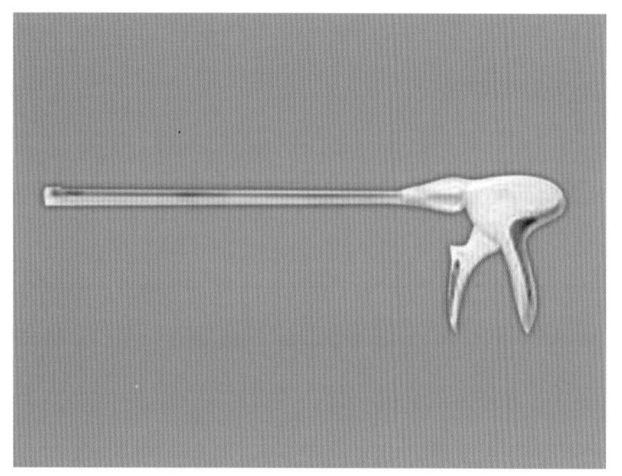

▲ 图 3–14　**Endo–GIA™ 通用吻合器（Covidien）**

它通过重力作用工作，通常可以在原处放置 24h。盲视插入辅助戳卡已经过时。如今的操作方法，是在将刀平行于腹壁进行脐部纵向皮肤切口后，直视下插入。

**注意：**曾有过因意外割裂主动脉而导致死亡的报道。在插入 Veress 针之前（往往是盲穿的），建议遵循本书腹部通道部分所述的安全措施。

## 十二、举宫器械

3 种标准大小的真空宫腔内探针除了能为输卵管通液使用外，只能让子宫有限度的摆动。

目前有多种举宫器可以使子宫前倾、后屈、侧向移动和旋转，有时还可以进行输卵管通液检查。在直肠子宫陷凹的子宫内膜异位症、子宫切除术、膀胱穹窿子宫内膜异位症和肌瘤摘除术中大多需要使用举宫器。腹腔扩张器（abdominal cavity expander，ACE）用于在发生粘连的情况下抬高前腹壁。这一技术亦被用于无气腹腹腔镜（如 Laparolift®）。

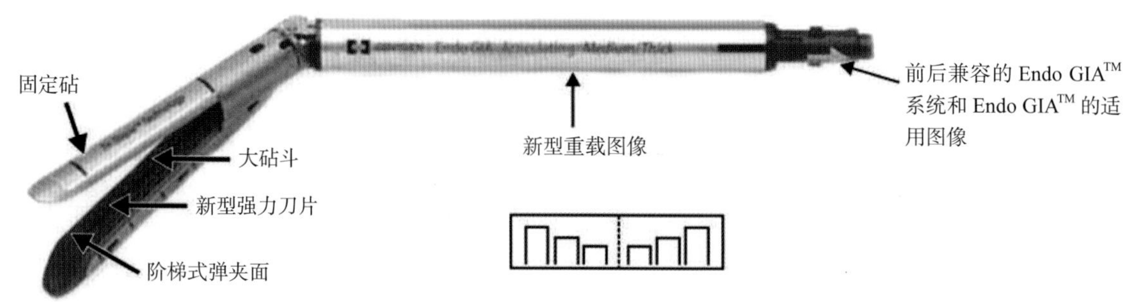


不同高度的 U 形钉和阶梯式弹夹面

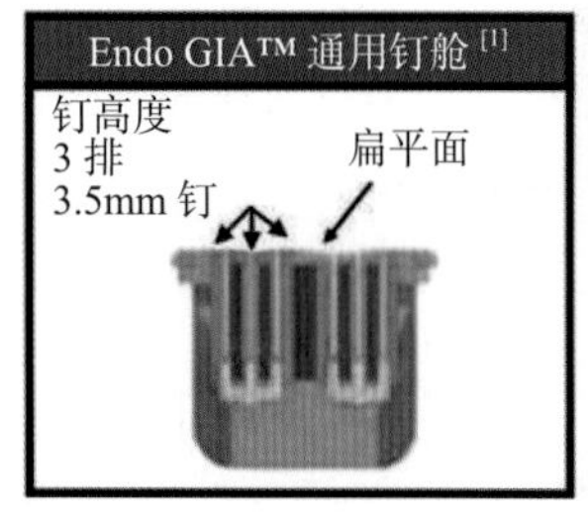


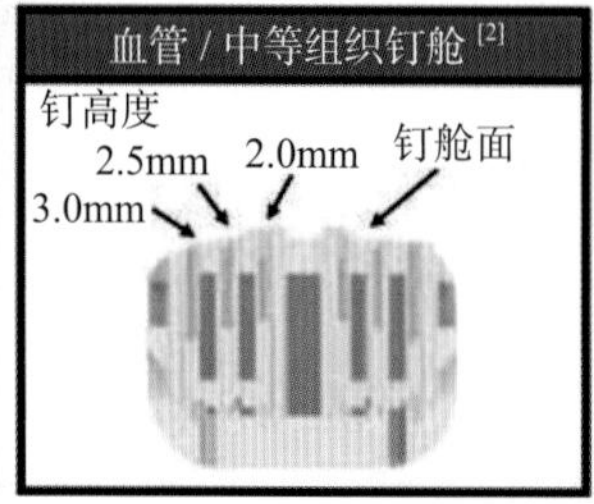


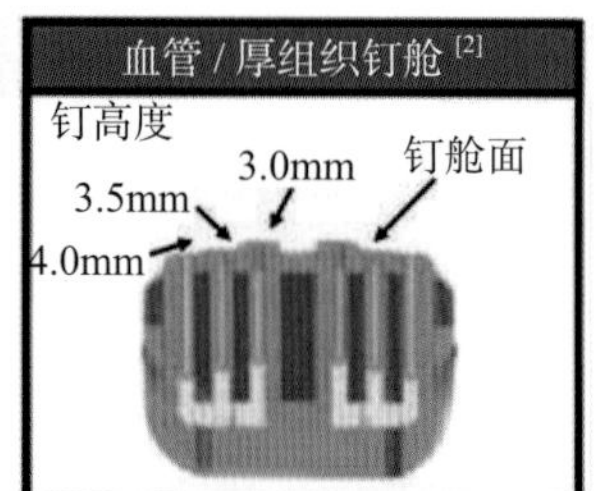


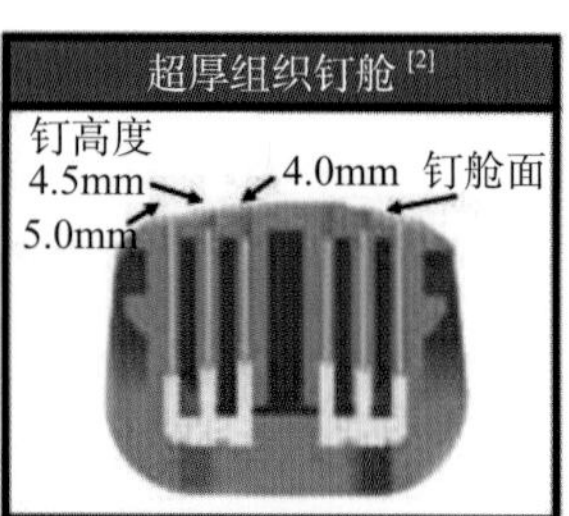


*. 描述的产品不是实际尺寸

▲ 图 3–15　**使用 Tri–Staple™ 技术（Covidien）的 Endo GIA™ 钉舱**

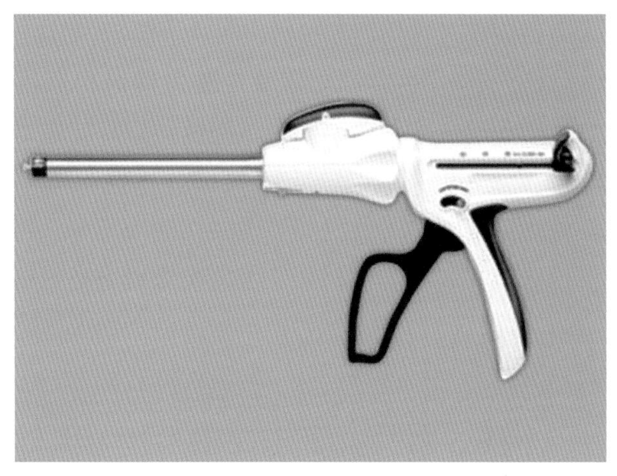

▲ 图 3-16　**Endo-GIA™ 通用吻合器（Covidien）**

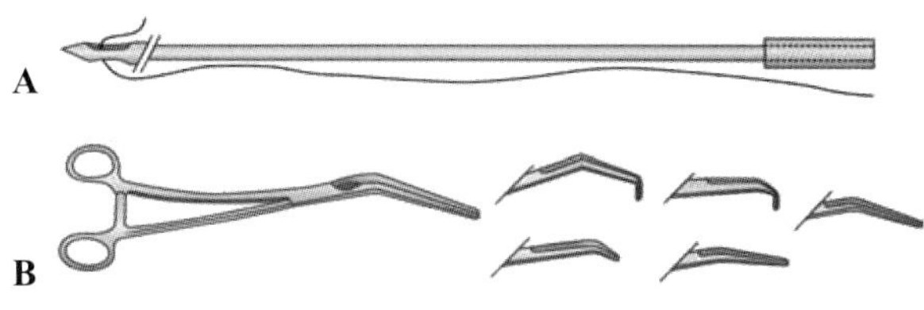


▲ 图 3-17　**血管夹**

A. 紧急针；B. 具有不同尖端的血管夹

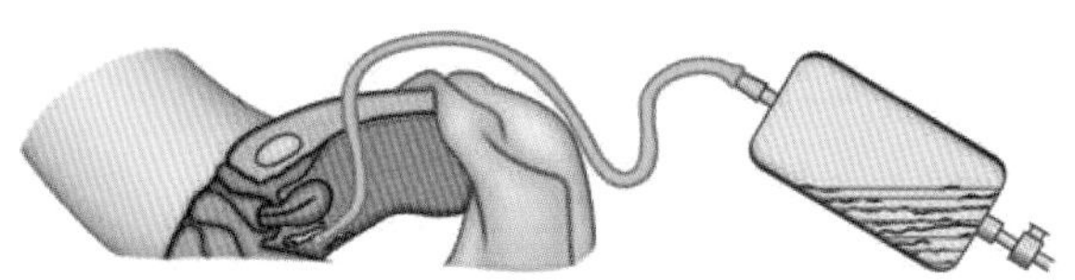

▲ 图 3-18　**Robinson 引流系统**

带孔端插入 5mm 戳卡，置于腹腔的最深处。引流瓶固定在患者的大腿上并收集排出的液体

Hohl、Mangeshikar 和 Donnez 举宫器及 Konincxk 子宫扭转器均由 Karl Storz 生产，它们都有边缘清晰可见的举宫杯，可在腹腔镜下全子宫切除术（total laparoscopic hysterectomy，TLH）的各种情况下直观显示出阴道和宫颈之间的切除位置（图 3-19）。这有助于 TLH 的宫颈内入路，然而，它们不可用于宫颈外入路和子宫切除术的肿瘤病例。许多公司都有一次性举宫器。

次全子宫切除术，如经典的筋膜内子宫切除术（classic intrafascial supracervical hysterectomy，CISH）或腹腔镜辅助次全子宫切除术（laparoscopic-assisted supracervical hysterectomy，LASH），通过使用 LiNA Medical ApS（丹麦格洛斯楚普）生产的电套扎环（图 3-20）实现。LiNA 公司生产的电套扎环为 LiNA Loop，Karl Storz 生产的是 Storz Loop（图 3-21）。

## 十三、透镜和内镜

常见的内镜包括硬镜和软镜（图 3-22）。硬镜系统是基于 Hopkins 棒状透镜系统，因此具有

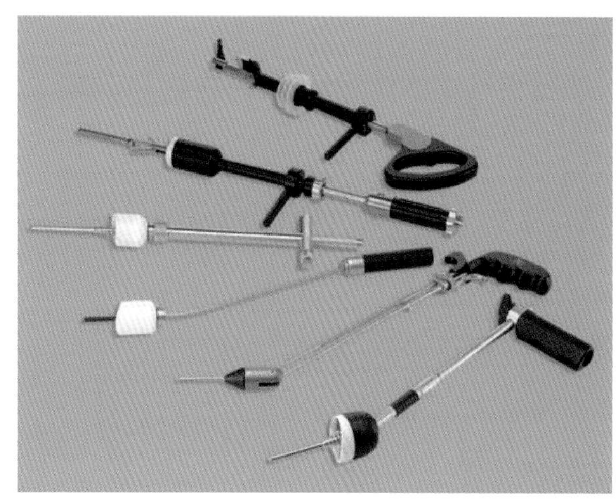

▲ 图 3-19　**Karl Storz 根据 Koninckx、Clermont-Ferrand、Mangeshikar、Hohl、Donnez 和 Tintara 设计生产的举宫器**

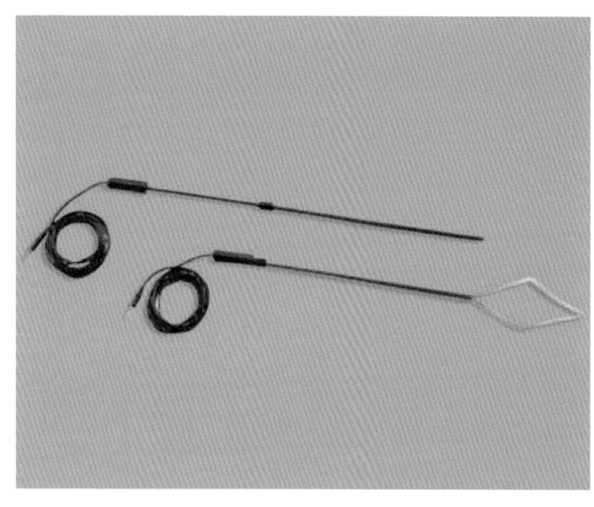

▲ 图 3-20　**LiNA 圈套器（LiNA Medical）**

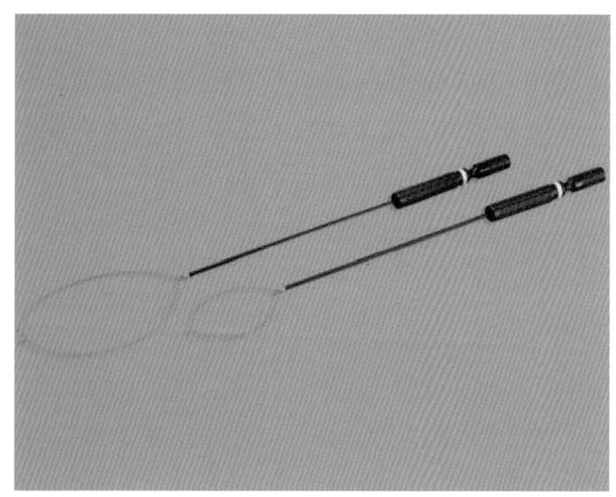

▲ 图 3-21　用于次全子宫切除术的 LiNA 圈套器

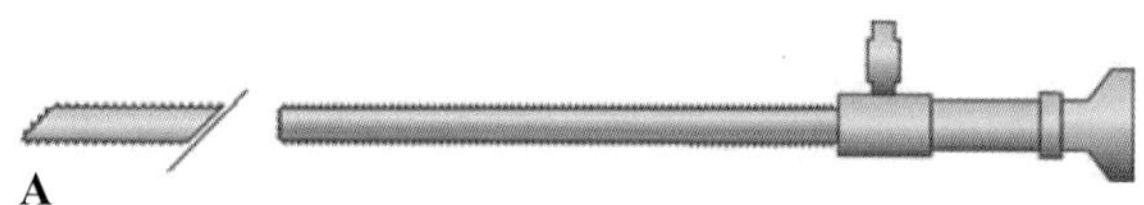


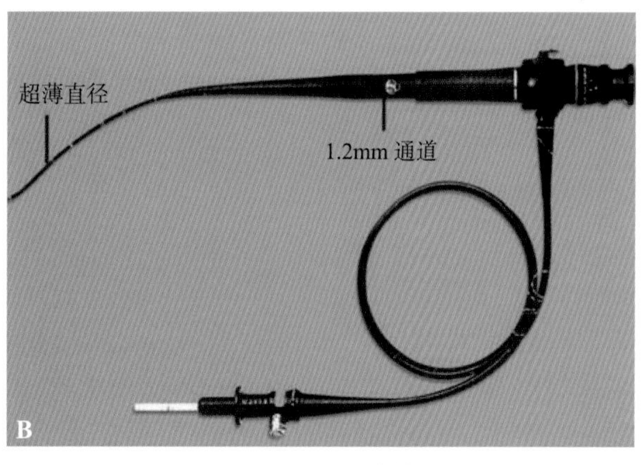


▲ 图 3-22　内镜

A. 硬质标准腹腔镜（10mm），视角为 30° 或 0°；B. 软质内镜

良好的分辨率和焦深比[5]。软质内镜是基于光纤束的使用。硬质腹腔镜的大小为 3～11mm，如角度为 14° 的关节镜。大多数硬质内镜通过摄像头直接连接到摄像主机，图像被放大，因此在显示屏上看起来更大。在软质内镜中，光纤束也具有放大效应。标准腹腔镜视角为 0° ～30° 镜头具有宽广的视野优势。使用 Endo Cameleon（Karl Storz）可以实现 120° 观察角度（图 3-3）。

每个摄像系统都有 2 个组件，即摄像头和摄像主机。35mm 的耦合器比 28mm 的耦合器产生更大的图像。直接耦合将图像直接传输到相机。

Olympus Surgical（德国汉堡）提供不同的软质内镜及头端四个方向可弯的硬质内镜，弯折角度可达 100°（图 3-23）。将芯片设在光学器件的顶端，观察光通过的透镜要比硬质镜少。与将摄像机安装在头部相比，可使图像更明亮、更清晰。

## 十四、腹腔镜手术能量系统（电外科和热熔合）

### 电外科

欧姆定律 V=I×R（电压 = 电流 × 电阻）表达的是电流、电压及电阻之间的关系。电切，也就是通过产生电弧对工作电极之间的组织进行切割，此类现象发生在 200℃以上。在电凝和焦化过程中，组织则被缓慢加热，导致变性、水分蒸发和继发性止血。氩束凝结器是单极电外科器械。原理是跨过电极套管的不可燃氩气（4L/min）充当电流的桥梁，使组织表面（深度达 5mm）受到电灼伤[6]。由于气体比空气更容易电离，因此在组织表面上方 1cm 处会产生电弧。在单极电外科手术中，高密度电流通过工作电极被施加到患者身上。在双极电外科中，使用 2 个大小相同的

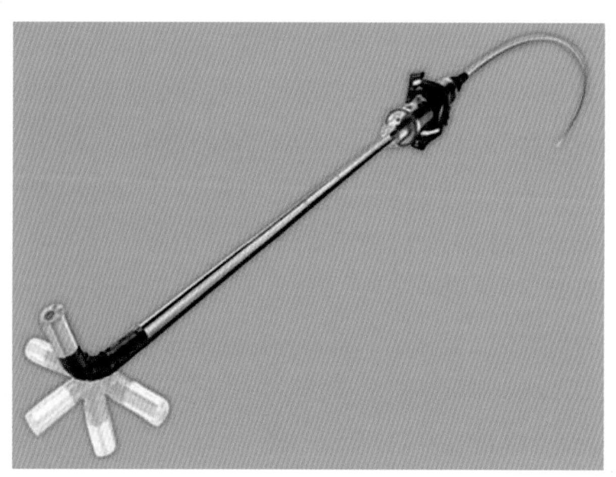

▲ 图 3-23　EndoEYE 电子腹腔镜（Olympus）

小电极，其彼此靠近并用作工作电极。

热能技术如超声凝结和激光，以及使用夹子和缝合等也可以实现内镜下止血。根据 Paquelin 的说法，虽然热能止血的使用可以追溯到烙铁，但安全的高频电流技术的发展却花费了 40 年。激光技术、超声切割和凝结技术的应用及局部热效应（如热凝结）的发生范围为 80～120℃。缝合和夹子将在第 4 章中介绍。

我们需要区分高频止血的电灼和凝结。在电灼术，电磁振荡穿过电极尖端和器官表面之间的空气产生射频（radiofrequency，RF），即它们直接接触。产生的热量仅限于组织表面，即通过内镜可见的区域。凝结是指加热组织直到细胞内的水在高频电流的作用下沸腾蒸发。

除了用于电灼和凝结的技术外，医学内镜手术中最重要的技术是电切开术，即用所谓的带电手术刀或圈套器切割组织。持续的间歇性或单向性高频电流（可以通过电子管或晶体管发生器产生）产生平滑切缘。在双极高频电流中，组织损伤发生在两极及其接触点之间。在单极电流中，仪器尖端产生的电涌用于切割并产生热量以进行凝结。

Semm 开发了多种系统来控制受控内凝过程中的能量输出。内凝器（WISAP 公司）的控制单元通过气动脚踏开关打开或关闭，无须通电。凝结所需的温度可以预设在 90～120℃。在点凝器、鳄鱼钳和肌瘤摘除器这 3 种器械中，加热后的温度降至最低，从而使器械在加热后立即冷却。如果肠管被意外触碰，也不会造成深度灼伤，因为热能太低，不会释放出大量热量。内凝中的凝结作用会引起广泛的灼伤，其不能被严格控制。

如今，高频设备中的电力控制系统会确保其不会失控灼伤。因此，在内镜手术中，我们使用单极电流进行切割，而在切割大血管之前需要凝血时使用双极器械。大多数系统具有自动停止功能，因此只有需要处理的组织才会变性，而不会有非常广泛的凝血区域。

用于阴式和开腹手术的 Bi-Clamp 和用于腹腔镜手术的 BiCision（图 3-24）是 Erbe Elektromedizin GmbH（德国图宾根）生产的热熔设备。其作用是可控的热融合和组织的机械分离。

Erbe 的电凝系统（图 3-25）可以额外提供氩气射束器，可由脚踏控制。通过打开氩气可以进行线性凝血。带有 HF 模块 VIO 300 D 的妇科工作站可以连接任何单极或双极凝血设备。它包含几个模块，如氩等离子体电凝仪（APC 2）和烟雾清除系统（IES2）。Erbe 电外科单元（ESU）具有彩色监视器显示屏，可为用户提供教程及设置和操作信息。该单元可设置多种自定义效果的

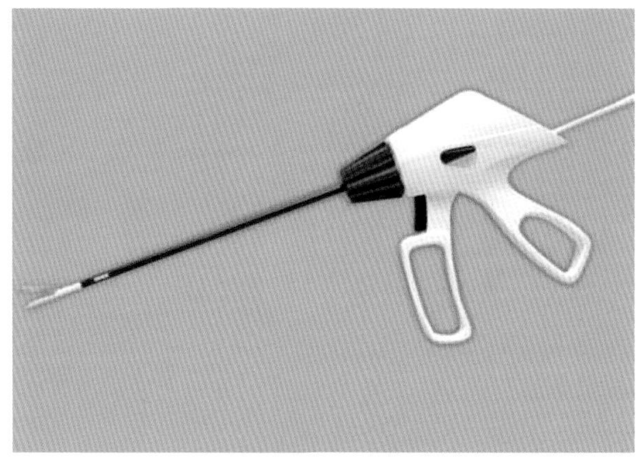

▲ 图 3-24 **BiCision 电凝切割钳（Erbe）**

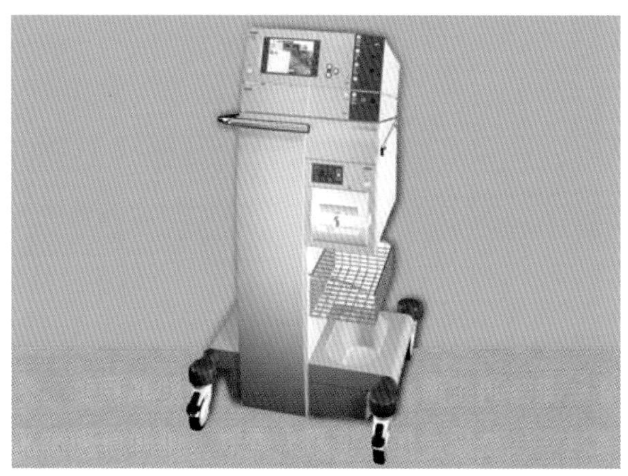

▲ 图 3-25 **Erbe 妇科工作站 VIO 300 D**

切割和凝固模式（即产生高频电流的能力），为医生提供了手术应用方面的灵活性。系统具有自动启动和停止功能。设备是可编程的，可配合多种附件（如脚踏开关、手持器械等）和执行特定功能的工作模式。激发能量后，从 ESU 输送到组织的能量（以瓦为单位）显示在显示屏上。

显微外科手术中使用热能可以追溯到希波克拉底，他曾用热量烧毁颈部的癌肿。将组织加热到 45℃以上会造成无法修复的细胞损伤。组织在 45℃开始变性，加热到 100℃以上会导致脱水和止血。温度超过 200℃会产生碳化和分解。

双极血管闭合密封（也称为热熔合），结合器械钳口间的压力，是一种易于使用的新技术，已被许多公司在生产带有切割功能的一次性器械中采用，如 LigaSure（Covidien）（图 3–26 和图 3–27）。

Nightknife（德国 Gomaringen 的 BOWA electronic GmbH）（图 3–28）是一种双极容器密封装置。该仪器具有无创伤尖端，可进行安全的组织解剖和血管密封。内置切割系统不需要另行更换用于组织分离的工具。

Gyrus PK（Olympus）技术可提供专有的超低脉冲（110V）和高电流射频能量波形，以产生广泛的组织效应，并在“能量关闭”阶段使组织

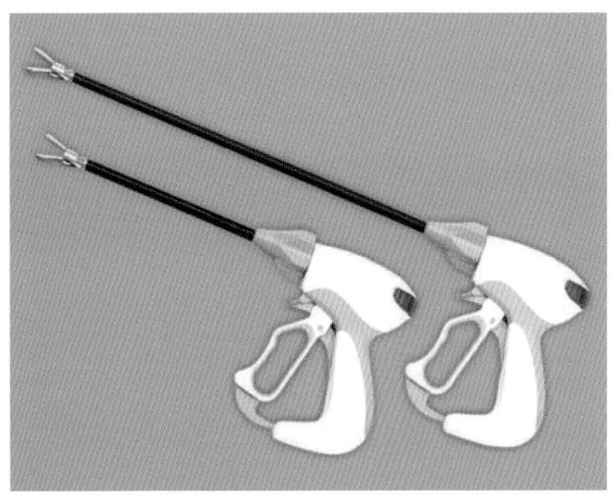

▲ 图 3–26 **LigaSure（Covidien），双极血管闭合系统，直径为 10mm（Atlas）和 5mm**

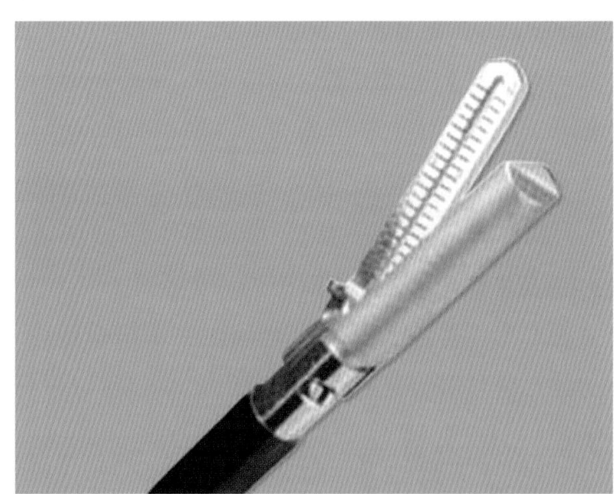

▲ 图 3–27 **LigaSure（Covidien）钳口提供压力和能量的结合，以完成血管闭合**

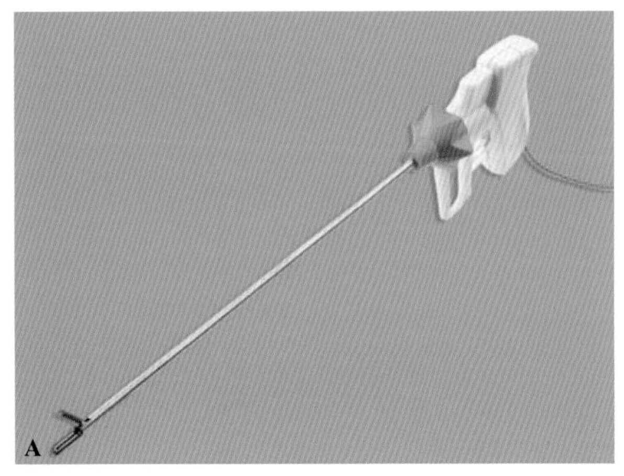


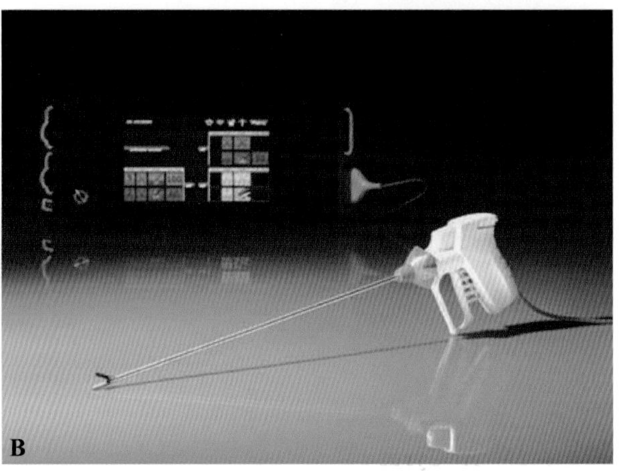


▲ 图 3–28 **Nightknife（BOWA 能量器械）**

和设备尖端冷却，从而最大限度地减少黏着和烧焦（图 3-29）。

通过智能电极技术，ENSEAL 闭合器（Ethicon Endo Surgery）同时闭合和分离组织，包括最大 7mm 的血管（图 3-30）。器械的尖端具有 5mm 的圆形尖端或 3mm 的轻微弯曲的尖端，可进行组织准备和闭合。

## 十五、激光

激光束通常被描述为可以用于治疗的光。激光是“受激辐射光放大”的首字母缩写。Fox 在 1960 年建立了第一台外科激光器。Bruhat 及其同事于 1979 年、Tadir 及其同事于 1996 年将 $CO_2$ 激光器引入腹腔镜。今天，有大量激光手术的爱好者[7, 8]和电外科的爱好者。光能被放大以产生增强的相干电磁辐射。在这里，我们提到内镜手术中使用的三种的激光形式，即 $CO_2$ 激光、Nd：YAG 激光和 KTP 激光。

钕钇铝石榴石（Nd:YAG）激光、氩激光和磷酸钛钾（KTP）激光可以用于切割和凝固。所有的组织效应都是由于光在热能中的连续或脉冲热力学转换而产生的。由于激光束从光纤束中产生的折射角为 15°，因此只能在距光纤尖端 2cm 处产生效果。在 1996 年，Wallwiener 等将激光治疗引入到生殖外科[8]。

## 十六、内凝

像电热板一样，内凝是通过接触性的低电压热变性效应发生凝固。与点凝结相比，内凝更容易更大面积地凝血。控制单元可以加热以下 3 种类型的器械：①点凝器可实现特定的局部止血；②鳄鱼钳用于凝固血管；③肌瘤固定钻用于肌瘤的分离和摘除。

这些设备由 Wisap 生产，但在实际应用中已经具有历史意义。1970—2000 年，我们在 Kiel 妇科内镜学校使用了它们。今天，市场上出现了各种采用局部供热原理的类似设备。

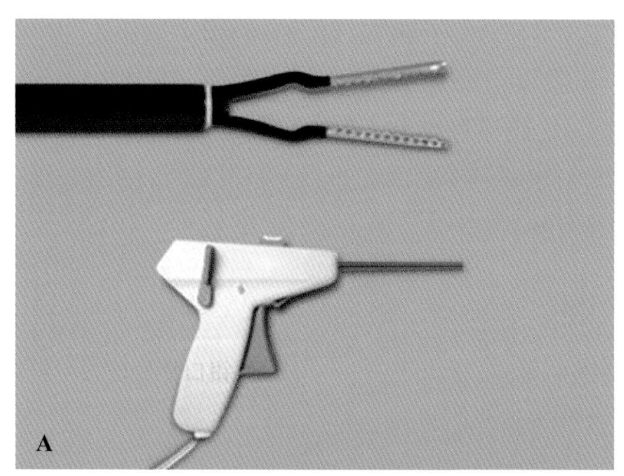
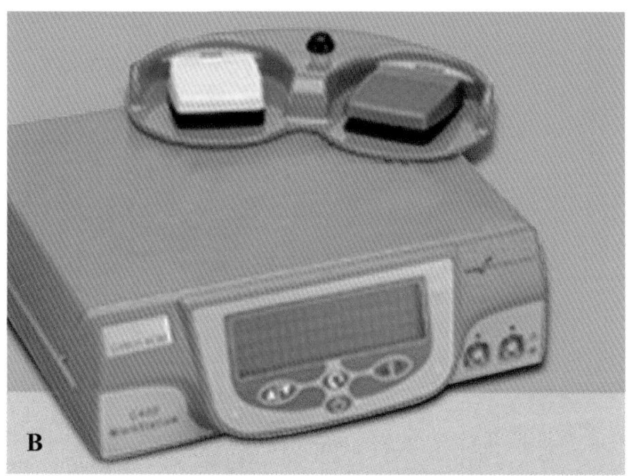

▲ 图 3-29 A. Gyrus PK 集成血管闭合和切割系统（Olympus）；B. Gyrus PK 控制主机（Olympus）

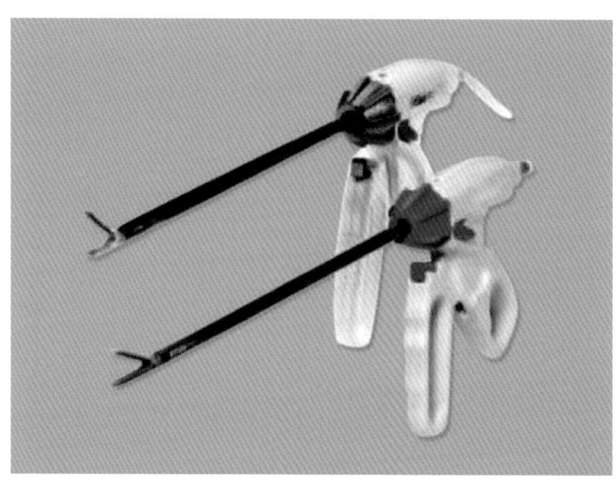

▲ 图 3-30 ENSEAL 闭合器（Ethicon Endo-Surgery）

## 十七、谐波手术刀：超声能量

谐波手术刀是一种使用超声能量的腹腔镜器械，它使用机械能切割和凝闭组织。如今，谐波手术刀可以用作5～10mm的刀片和剪刀。手柄中的压电晶体产生频率为55 500/s的振动，传输至钛合金刀片完成切割与凝闭功能。其效果与$CO_2$激光相当[9]。侧面热损伤小于高频电凝，避免了组织的烫伤和碳化。

Ethicon EndoSurgery和Olympus生产的外科内镜器械中，超声能量的优势如今已为人熟知并受到高度评价。例如，Ethicon生产的Harmonic Ace超声刀（图3-31）具有特定的控制单元（图3-32），可以实现更短的或更长的凝闭功能。超声能量设备可在低温、较小的侧向损伤和最小的组织焦痂情况下发挥其机械效能。超声设备在激发能量的同时还可以施加压力，做到组织创伤最小化。同时可兼顾切割和凝闭功能的设计，可在止血和切割之间达到良好的平衡，安全地实现了2mm的血管凝闭。保证了在患者不接触电流的情况下，也可进行精确的解剖、切割和凝血。

当今市场上有不同款式的超声器械，如超声剪、钳子和切割环，常用于粘连松解及各种类型的附件切除、卵巢切除和子宫切除术等手术。医生会根据具体情况决定是否将其与其他闭合器械或双极电凝器械联合使用。

## 十八、微型内镜

随着仪器设计的进步、宫腔镜和腹腔镜微创理念的深入发展，市面上出现了直径仅为1.8～2mm的光学内镜，以及配套使用的穿刺戳卡。许多仪器制造商都提供了直径在1.2～2mm的成像系统和光学透镜系统，这样，细小的腹腔镜可以穿过Veress针头或戳卡直接进入腹腔，在充入气体后不需要额外的戳卡插入。但是，与标准的5mm和10mm光学内镜相比，微型系统也显示出光亮度不足的缺点。市面上也有小号器械戳卡可供配合微型腹腔镜使用。

以往的微型腹腔镜具有手术创伤小、避免从脐部插入戳卡的优点，同时也具有腹腔镜器械脆弱、手术视野狭窄等缺点。如今，新的光学内镜和稳定的器械几乎摒除了这些缺点。因此，在某些外科治疗中，必须始终有一套微型腹腔镜器械可供使用。微型器械的小直径有助于减少儿童的创伤和疼痛，并有助于手术范围较小的外科手术。

## 十九、机器人内镜手术

在目前可用的机器人系统和仪器中，达·芬

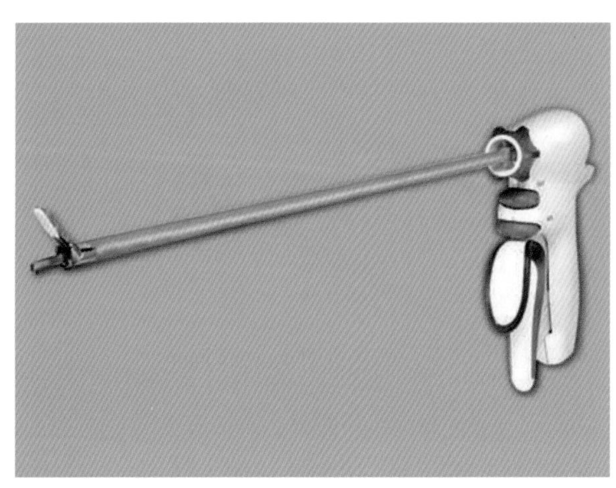

▲ 图3-31　Harmonic Ace钳（Ethicon）

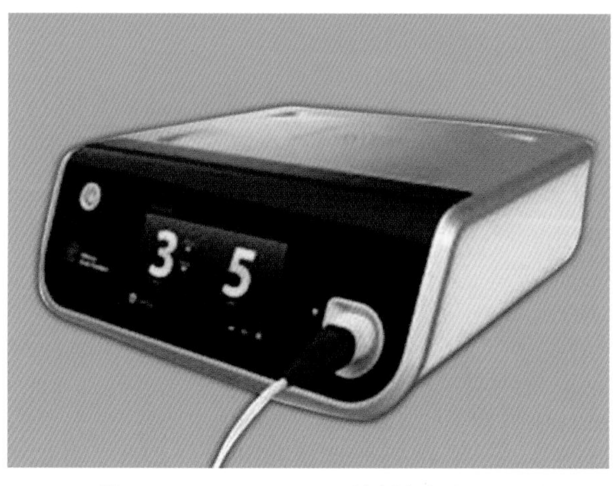


▲ 图3-32　Harmonic Ace控制主机（Ethicon）

奇机器人已被证明是最先进的手术系统。其他机器人系统，如 Telelap ALF-X，还没有用于患者治疗。

达·芬奇外科手术系统已经非常成功地应用于肿瘤外科，并为腹腔镜医生提供了更短的学习曲线。

关于机器人辅助妇科肿瘤学的文献调查明确地支持了达·芬奇手术系统在腹腔镜肿瘤手术中的使用。机器人在肿瘤切除方面的精准性、更容易的腔内缝合，以及对外科医生有利的人体工程学设计，使得达·芬奇机器人特别适合在妇科肿瘤科开展复杂的腹腔镜微创手术。

机器人手术结合了开放手术和内镜手术的优势。达·芬奇机器人在患者治疗中的发展历时近 10 年，在泌尿外科、普通外科、心脏外科和妇科外科领域的应用不断改进。

图 3–33 显示了最新的达·芬奇手术控制台和扩展坞，图 3–34 显示了 EndoWrist® 器械。如今，双控制台系统已经上市，它允许 2 名外科医生在手术过程中进行协作。该系统的优势包括 3D 高清视野、内置触控板、可为术者提供对录制功能的全面控制，以及种类繁多的腕式 EndoWrist® 器械，可通过指尖和脚踏开关控制，可执行各种任务，如使用能量器械。电动患侧推车有助于将系统快速且精确地对接至患者。

名为 Telelap ALF-X 的意大利机器人系统（图 3–35 至图 3–37）结合了眼球跟踪系统、力反馈特性，并由 1 名就座于未消毒区域控制台的外科医生和 1 名助手负责控制第二控制台的机械臂[4]，第二控制台的机械臂可以很容易地在手术床周围移动。出于安全考虑，当外科医生停止观察手术术野时，系统会停止。注视屏幕上的相应图标，即可激活任何相应的仪器。外科医生关注的位置都会移到屏幕的中心。3D 立体视觉可以模拟开放手术的视觉效果。

## 二十、铰接设备

### （一）Terumo Kymerax 系统或 Terumo “精密驱动关节器械”（图 3–38）

最近，在欧洲的医疗市场上推出了一种新型

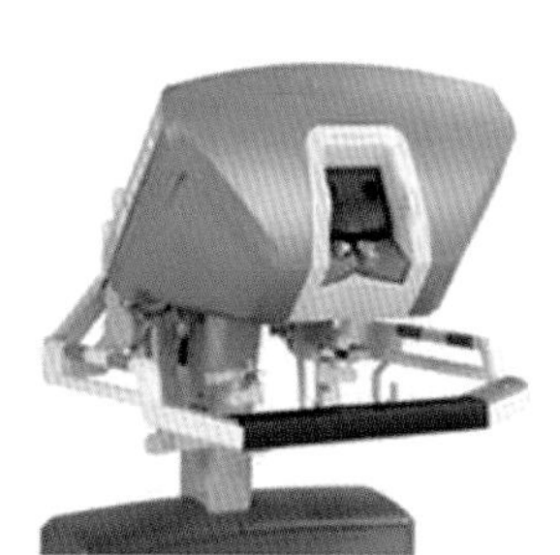
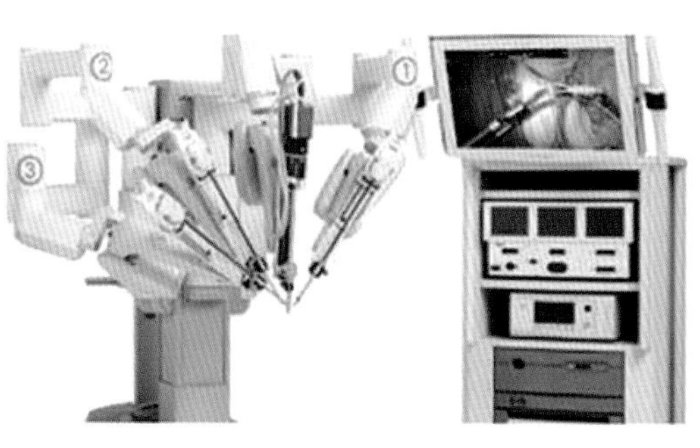

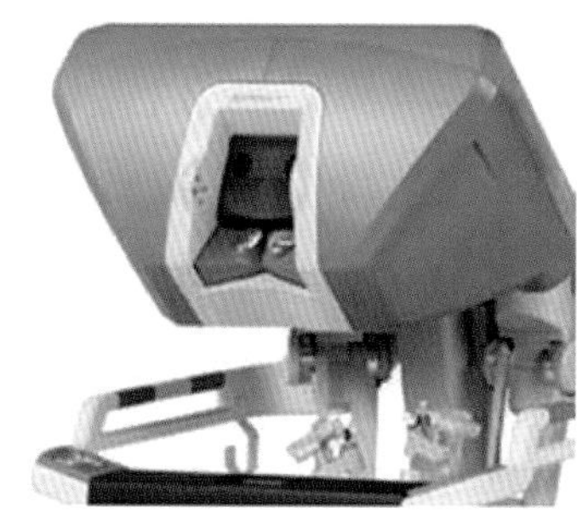

▲ 图 3–33 达·芬奇手术系统 **Si**，集成的机器人系统，带有工作控制台、床旁台车和控制单元（直观外科）

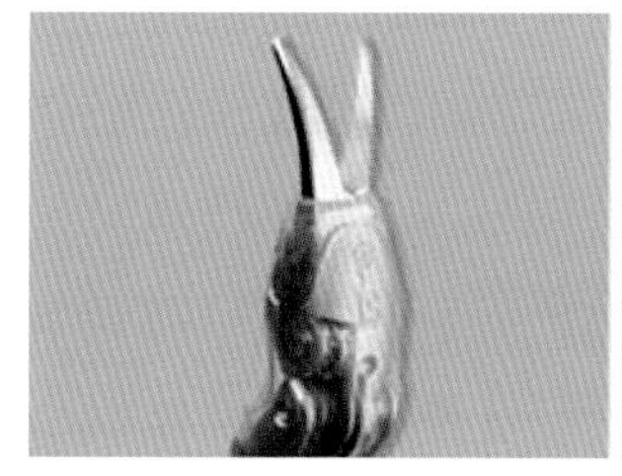
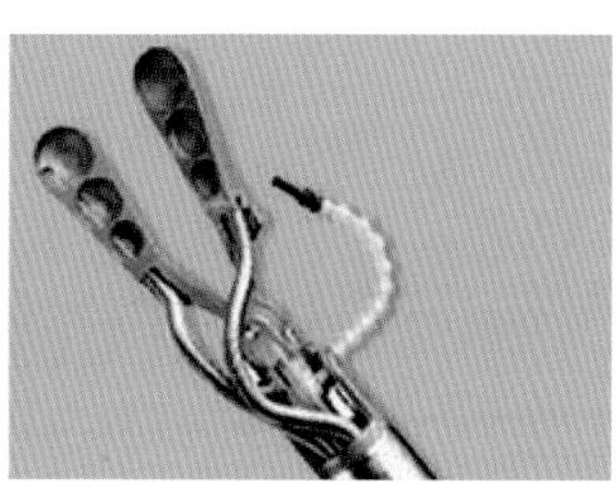
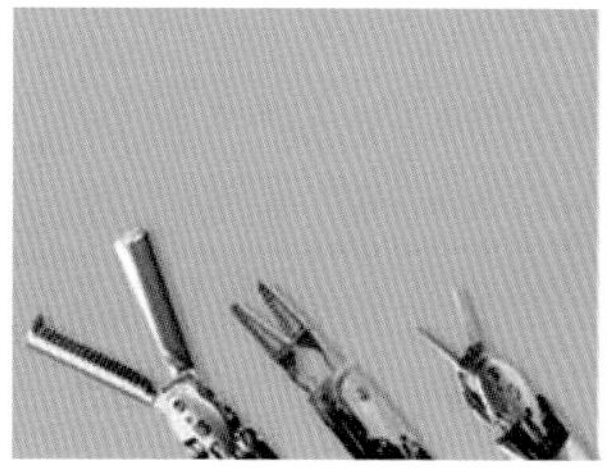
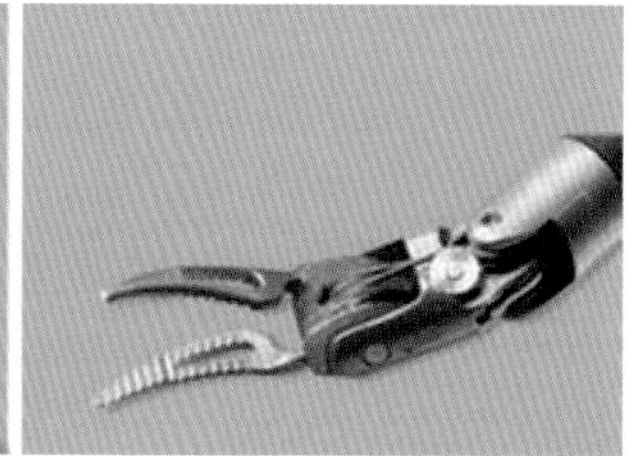

▲ 图 3–34 达·芬奇手术系统的 **EndoWrist®** 器械

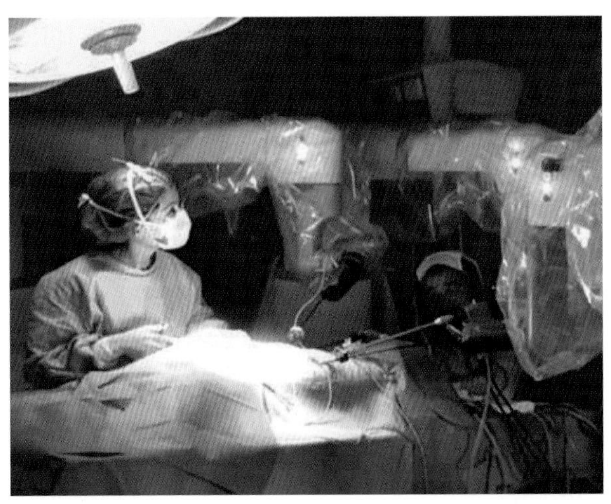
▲ 图 3-35 达 · 芬奇 Telelap ALF-X 手术台（迄今为止）

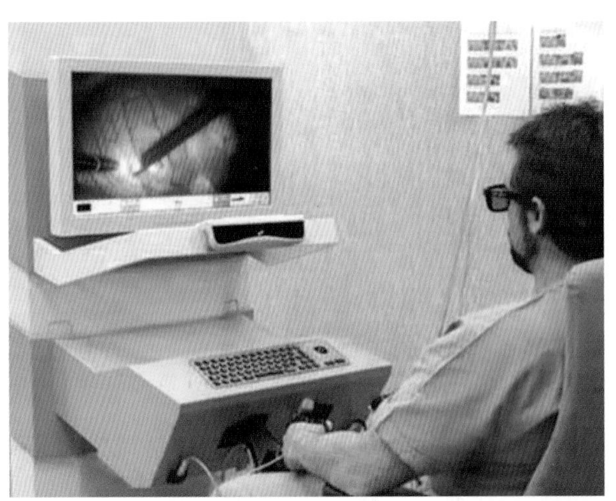
▲ 图 3-36 达 · 芬奇 Telelap ALF-X 控制单元（迄今为止）

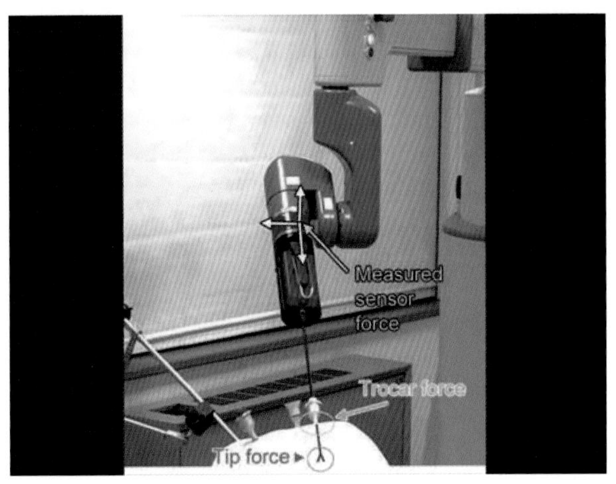

▲ 图 3-37 用于测量戳卡力的 Telelap ALF-X 单元（迄今为止）

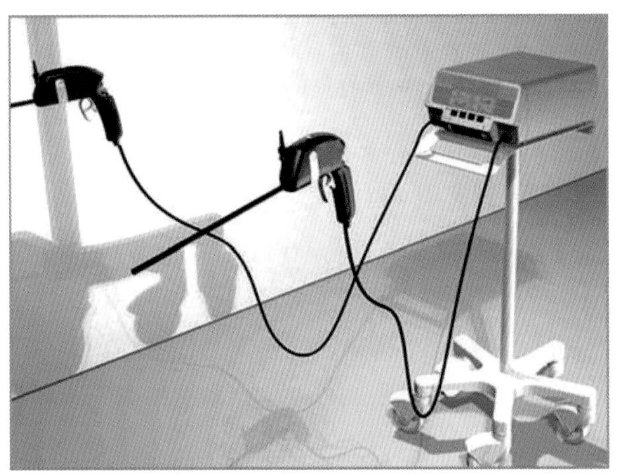
▲ 图 3-38 Terumo Kymerax 系统，带有控制单元和双侧带角度的器械

的电机手持式系统，该系统提供精密驱动的铰接式器械，称为 Terumo Kymerax 系统（Terumo，日本东京）。

系统：由控制台、手柄和可互换器械三部分组成。控制台上最多可以连接 2 个手柄，该控制台为位于系统手柄组件内的电机提供动力。器械在手术台上由术者直接控制使用，为手持式，可以与传统的腹腔镜器械结合使用。

器械：可使用的器械包括持针器、L 型单级电钩、单极剪刀和马里兰抓钳和分离钳。该仪器的功能适合进行一般外科操作，如抓持组织、结扎、缝合、打结、切割、凝闭和分离（图 3-39）。

特点和优点：尖端关节是计算机辅助的，允许外科医生通过手柄界面上的个人偏航和侧倾控制来控制运动。可以根据每个术者的偏好调整运动速度。

精密驱动带关节器械在标准腹腔镜器械所允许的 4 个自由度（俯仰、偏航、横摇和喘振）的基础上，增加了 2 个自由度（仪器尖端的偏航和横摇，与外套管无关）。关节的设计在保持符合人体工程学的手部位置的同时，允许将器械尖端的角度调整到所需的组织平面，以进行精细解剖和烧灼，同时，关节的设计让术者可以通过调整角度、调整缝针位置以达到最佳的缝合角度。钳

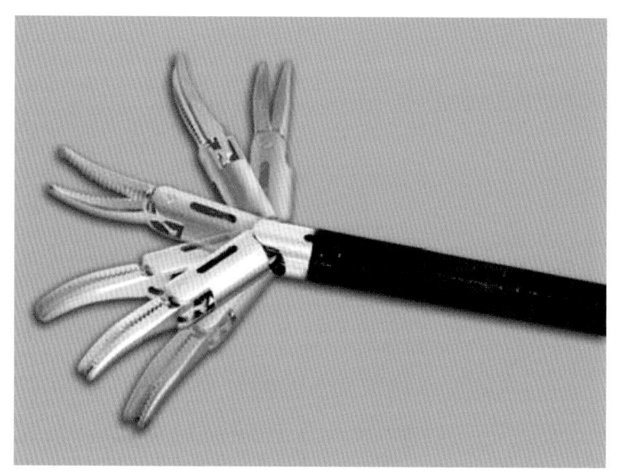

▲ 图 3-39　**Terumo Kymerax S 系统中器械可腕转性**

口或叶片的开合通过手柄上的开关手动控制。此手动功能为术者提供有益的触觉反馈，即横摇，单向 160°（共 320°）；偏航（左右移动），单向 70°（共 140°）。

与机器人相比，带关节的器械优点为：①便携；②在床边；③可与常规的腹腔镜器械结合使用；④成本较低；⑤器械尖端移动精准；⑥按下手柄上的按钮即可轻松控制尖端移动；⑦符合人体工程学的手柄（手腕角度和手指位置）。

## （二）r2 DRIVE 和 r2 CURVE

这些器械是一次性的带关节的器械，其使用越来越受到关注。这套 Tübingen 仪器（德国图宾根 Tuebingen Scientific Medical GmbH）是由富有创造力的普通内镜外科医生 Gerhard Bues 开发的。

r2 DRIVE 是一种手持式仪器，可提供机器人系统的所有自由度。由于 90° 可偏转且无限旋转的尖端，再加上可无限旋转的外套管，即使在困难的角度和狭窄的空间中，也可以自信而精确地进行外科手术。

该仪器主要由指尖控制，从而为外科医生提供了最大的精度和舒适度。因此无须广泛地移动，消除了外科医生的疲劳和不适。

外套管直径为 5mm，可通过小切口进入体内。

结合双极高频技术在预处理和止血方面提供安全、可靠的效果。该仪器有多种配置：无创钳、持针器、分离钳和剪刀。r2 DRIVE 是一次性的一体式仪器（图 3-40）。

r2 CURVE 是一种手持式仪器，可用于单孔手术，可提供机器人系统的所有自由度，特殊的设计让它适合用于单孔手术。该器械的独特设计使操作变得容易且可控，并具有精确可靠的导航和可操作性。弯曲的外套管与 360° 无限尖端旋转、尖端偏转以及完全和无限套管旋转相结合，提供了进行单孔手术所需的自由度（图 3-41）。器械间不会碰撞、交叉，不会产生镜像视觉。

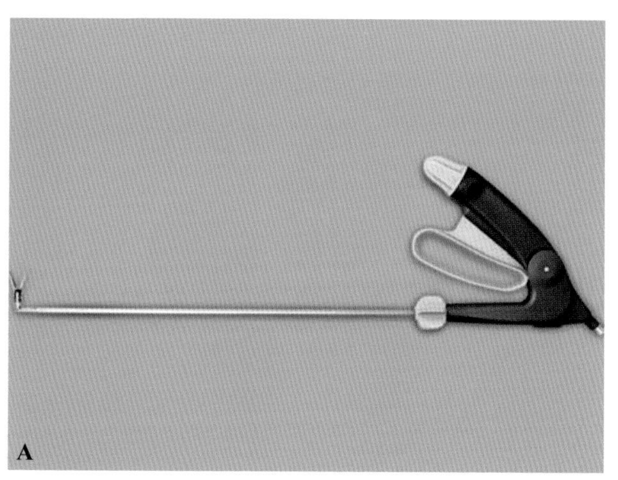

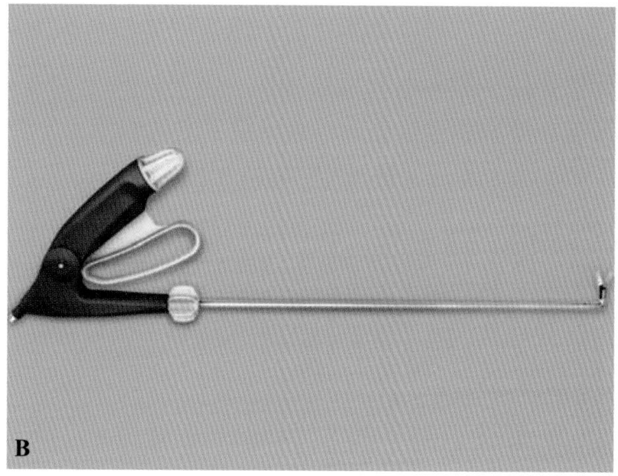

▲ 图 3-40　**A. r2 DRIVE 手持式器械，左手（Tübingen Scientific Medical）；B. r2 DRIVE 手持式器械，右手（Tübingen Scientific Medical）**

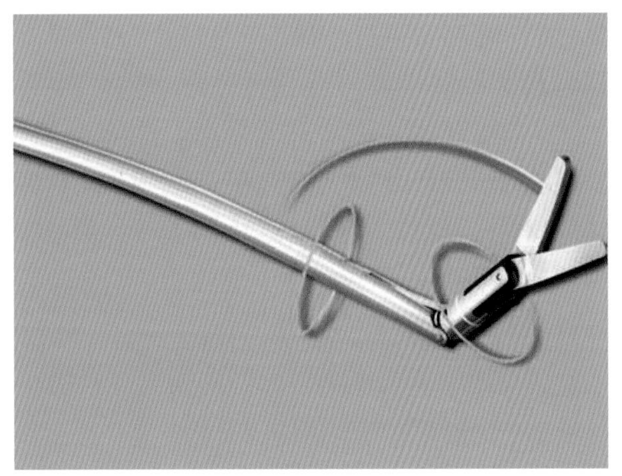

▲ 图 3-41 **r2 CURVE 剪刀尖端（Tübingen Scientific Medical）**

该器械的套管直径为 5mm，采用双极高频技术。有各种配置可供选择：无创钳子、针持、分离钳和剪刀。R2CURVE 是一次性的一体式仪器。

## 二十一、单孔内镜入路

另请参阅“腹部通路”部分。

腹腔镜检查始于 20 世纪 40 年代法国 Raul Palmer 进行的斜角腹腔镜（只有一个光学和工作通道）。当时的腹腔镜主要用于诊断和绝育。德国的 Kurt Semm 通过使用多个通路和器械，将其进一步发展为腹腔镜手术。Semm 称这种方法为“盆腔镜检查”，以将这项技术与内科医生称为腹腔镜的单纯的肝活检术区分开来，因为妇科医生主要在较小的盆腔内进行操作。因此，保险公司开始在德国支付这些妇科腹腔镜手术的费用。

随着当今技术的进步，单孔内镜入路（single-port endoscopic entry，SEL）将早期腹腔镜的理念推向了新的境界。在众多可用的 SEL 入路系统中，我们提到 2 个一次性入路系统和 1 个可重复使用的入路系统，如下所示。

- SILS 入路系统（Covidien）（图 3-42）是一次性入路系统。使用经典的带 5～6cm 钳口的弯形抓钳将硅胶端口置入腹腔。术者可以选择 2 个 5mm 通道、1 个允许使用 10～12mm 大型器械的通道，或 4 个 5mm 通道。SILS 可以置入更粗的器械，适用于子宫切除术。
- 另一个一次性入路系统是奥林巴斯的 LESS QuadPort +（图 3-43），其中包含鸭嘴阀并且在插入时不需要凝胶。这个入路系统可以轻松置入 5mm、10mm、12mm 和 15mm 的大小。小于 5mm 的 EndoEYE 腹腔镜可提供出色的视野，并有助于避免器械碰撞。专用的弯曲的 HiQ+LESS 器械使得腹腔内部器械互成角度成为可能，并比拟传统的腹腔镜手术（图 3-44 和图 3-45）。
- 作为可重复使用的端口，我们使用了 Karl

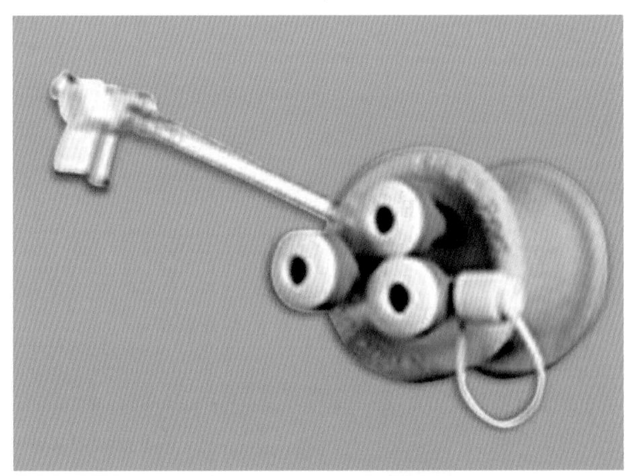

▲ 图 3-42 **SILS（Covidien）**

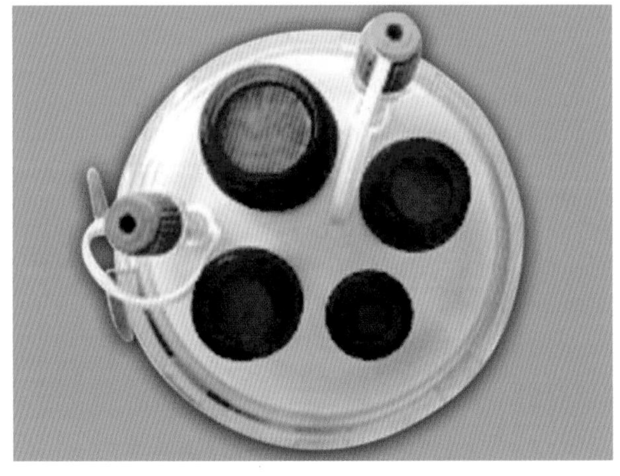

▲ 图 3-43 **LESS（Olympus）**

Storz 的 XCONE（图 3–46）。该系统在腹部操作时可以提供 3～5 个进入通道，其中一个通道允许使用大型器械。通常将 3mm 或 5mm 的内镜从中间的通道内放置，并在左侧或右侧通道至少使用 1 把弯曲的器械。ENDOCONE 是由普通外科医生 Cuschieri 开发的一种特殊的入路系统，可以同时置入 7 把器械。最近，LEROY S–PORT 取代了 XCONE 和 ENDOCONE（图 3–47）。

正如可以从 ETHOS 手术平台 TM（美国比弗顿，Ethos Surgical）看到的那样，开发仍在进行中，在该平台上，外科医生位于患者的中线上方，并具有最佳三角定位选择的入路系统。新的仪器和设备正在不断地被评估。它们为外科医生提供了帮助，但不能取代他们的知识，因此在应用之前，必须对其进行严格的评估和研究。

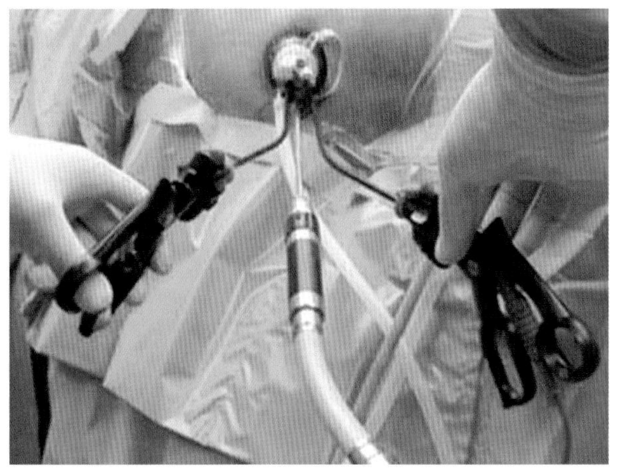

▲ 图 3–44　**带有 EndoEYE 和弯曲仪器的 LESS 系统（Olympus）**

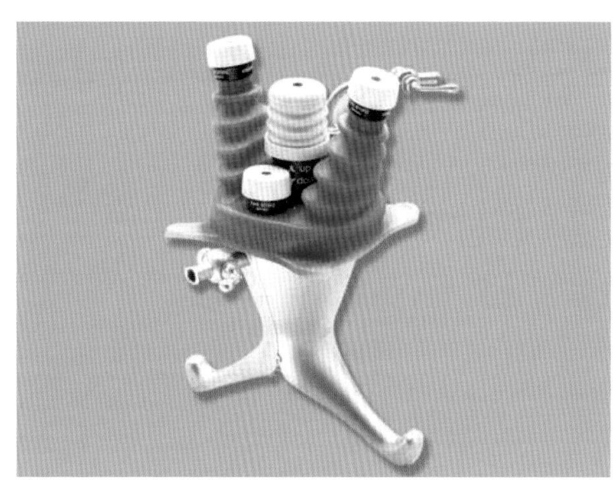

▲ 图 3–46　**XCONE（Karl Stroz）**

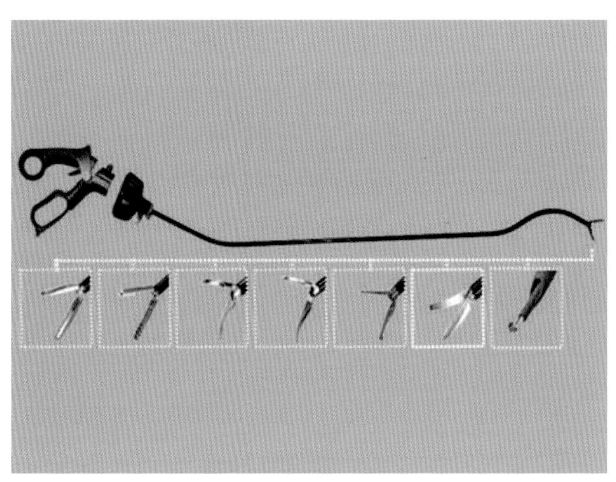

▲ 图 3–45　**LESS 弯曲仪器（Olympus）的 7 种类型**

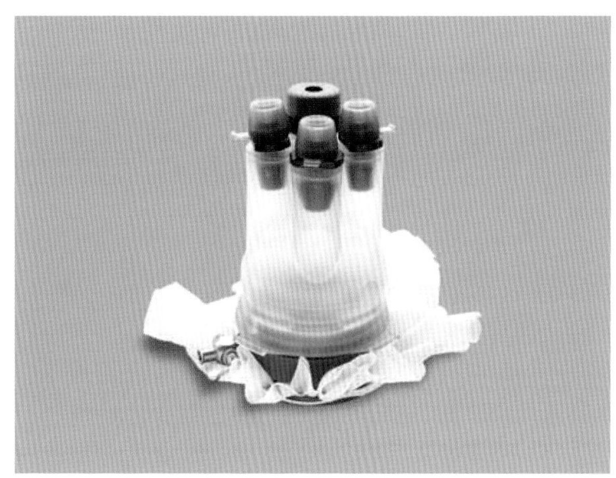

▲ 图 3–47　**ENDOCONE®（Karl Stroz）**

# 参考文献

[1] Mettler L, Ibrahim M, Jonat W. One year of experience working with the aid of a robotic assistant (the voicecontrolled optic holder AESOP) in gynaecological endoscopic surgery. Hum Reprod. 1998;13(10): 2748–50.

[2] Semm K. Operationslehre für endoskopische Abdominal Chirurgie–operative Pelviskopie. Stuttgart, New York: Schattauer Verlag; 1984.

[3] Veress J. Neues Instrument zur Ausführung von Brust–oder Bauchpunktionen und Pneumothoraxbehandlung. Dtsch Med Wochenschr. 1938;41:1480–1.

[4] Semm K. Die moderne Endoskopie in der Frauenheilkunde. Frauenarzt. 1972;13:300–7.

[5] Hopkins HH. On the diffraction theory of optical images. Proc Roy Soc A. 1953;217:408–15.

[6] Brill AI. Energy systems for operative laparoscopy. J Am Assoc Gynecol Laparosc. 1998;5(4):333–45; quiz 347–9.

[7] Daniell JF. Tailoring the laser for infertility surgery. Contemp = OB/GYN Special issue. 1987;33–143.

[8] Wallwiener D, Maleika A, Rimbach S, et al. The value of laparoscopic and laser–assisted techniques in reconstruction of distal fallopian tube pathology. Zentralbl Gynakol. 1996;118(2):66–72.

[9] Schemmel M, Heafner HK, Selvaggi SM, et al. Comparison of the ultrasonic scalpel to $CO_2$ laser and electrosurgery in terms of tissue injury and adhesion formation in a rabbit model. Fertil Steril. 1997;67(2): 382–6.

# 第4章 器械的操作方法

# Practical Approach to Instrumentation

Ibrahim Alkatout Liselotte Mettler 著
夏风琴 译 李亚楠 林 姣 校

## 一、概述

由于科学和工业的持续改进，微创外科手术一直在持续、动态地发展。微创的方法已彻底改变了外科手术[1]。与开放手术和阴式手术相比，微创手术的优势是众所周知的，并且在我们的专科领域已被广泛接受（表4–1）[2–4]。

技术的进步，特别是最近几十年来的技术进步，带来了微型器械的发展，从而降低了患者的手术创伤程度[5]。影像传输质量的不断提高及腹腔镜中3D技术的应用，使精细的手术操作、最小的失血量成为可能[6]。通过图像的放大，特别是对单个和高度血管化的组织放大，能使得手术的出血很少，同时还能够观察组织的各个层面。像术后疼痛、感染或粘连形成等并发症已减至最低。借助超声或双极电流进行凝固和组织切割的止血器械，大多数都作为一次性的使用器械。

腹腔镜手术中充分的止血对于保障手术的安全至关重要，充分止血不仅能获得清晰完整的手术视野，还能在术中尽早辨识并保护血管、输尿管或肠道等重要结构。许多腹腔镜器械都可用于此目的。这些器械可以用来仔细地显露组织并观察血管的结构，然后有选择地、安全地进行凝固和切割[7]。一旦术中发生出血，使用合适的器械实现安全有效的止血，才能继续采用腹腔镜的方式完成手术[8]。随着技术的进步，超声能量或双极电流的凝闭器械可用于各种形式的凝固和组织切割。这些器械都设计为单次使用，所以从经济角度看，术中是否需要使用这些器械需要综合考虑各方面因素。其优点主要是不需要频繁地更换器械，就可以实现安全的止血。

宫腔镜器械的发展和演变，主要目的是为了减少并发症和缩小器械尺寸。通过使用双极系统并以生理盐水代替非电解质膨宫液，大大降低了低渗液体的超负荷（TURP综合征）这种可怕并发症的发生率。

## 二、腹腔镜

腹腔镜介入是通过1个或多个小切口进行的。腹腔镜手术是通过封闭通道（Veress针，直视下进入）或开放通道（Hasson技术）进行的。建立气腹后，放置1个或多个戳卡。摄像系统和操作器械通过这些戳卡置入。下面介绍经典的进腹方法。

### （一）Veress针技术

通常在插入Veress气腹针之前，将手术台置于水平位置。在建立气腹后才将患者放置在头低足高位。在正常情况下，将Veress针插入肚脐区域，因为腹壁层在此部位最薄。在行皮肤切口之

表 4-1 微创手术（腹腔镜手术）相对于开腹手术和阴式手术的优缺点

| | | |
|---|---|---|
| 阴式手术与开腹手术的比较 | 优点 | • 住院时间较短（平均 1 天，95%CI 0.7～1.2）<br>• 较早地恢复日常生活（平均差异 9.5 天，95%CI 6.4～12.6）<br>• 较低的感染率，较低的术后病率（OR 0.42，95%CI 0.21～0.83）<br>• 并发症的发生率较低，如疝气或伤口愈合不良等<br>• 可以选择使用局部麻醉<br>• 手术后的美容效果最佳 |
| | 缺点 | • 无法同时治疗并发症<br>• 由于空间有限，操作要求更高 |
| 腹腔镜手术与开腹手术的比较 | 优点 | • 失血更少（平均差异 45.3ml，95%CI 17.9～72.7）<br>• 住院时间更短（平均 2 天，95%CI 1.9～2.2）<br>• 较早地恢复日常生活（平均差异 13.6 天，95%CI 11.8～15.4）<br>• 较低的感染率，较低的术后发热率（OR 0.32，95%CI 0.12～0.85）<br>• 并发症发生率较低，如疝气或受损伤口愈合<br>• 更少的粘连形成<br>• 更好的美容效果<br>• 由于光学镜的距离可调，因此为术者提供了更好的放大术野<br>• 由于可以在监视器上看到手术，因此可以为所有外科医生和助手提供更好的视野<br>• 由于采用了创新的器械以改善视野，因此手术更加精细 |
| | 缺点 | • 手术时间长（平均差异 10.6min，95%CI 7.4～13.8）<br>• 学习曲线较长，操作步骤比较复杂<br>• 并发症发生率更高，如输尿管病变、肠病变或血管病变（OR 2.61，95%CI 1.22～5.60）<br>• 触觉反馈有限<br>• 仅在特殊情况下才能获得 3D 视图<br>• 成本较高 |
| 腹腔镜手术与阴式手术的比较 | 优点 | • 失血量更少（平均差异 45.3ml，95%CI 17.9～72.7）<br>• 共病的结构和器官可以同时处理<br>• 较低的感染率，较低的发热率（OR 0.32，95%CI 0.12～0.85）<br>• 更少的粘连形成<br>• 由于光学镜的距离可调，因此为术者提供了更好的放大术野<br>• 由于可以在监视器上查看手术，因此可以为所有外科医生和助手提供更好的视野<br>• 由于采用了创新的仪器，可以更好地观察手术情况，因此手术操作更加精细<br>• 更不依赖精确的术前诊断检查 |
| | 缺点 | • 手术时间较长（平均差异 41.5min，95%CI 33.7～49.4）<br>• 学习曲线较长，操作步骤更加复杂<br>• 有限的触觉反馈<br>• 仅在特殊情况下才能获得 3D 视图<br>• 美容效果较差<br>• 成本较高 |

前，可以在较瘦的患者中触及主动脉的走向和分叉部位（图 4–1）[9]。

在检查完气腹针的功能后，将其以与腹壁成 45° 的方式插入，向着子宫的方向。因此，对大血管或肠道造成伤害的风险得以最小化。在进行这一操作时候，需要用手抓住下腹部腹壁并略微提起（图 4–2）。腹壁越厚，气腹针进入的角度将越陡。对于无手术史的患者，可尝试穿刺 2 次，如果均不成功，可考虑备选的进腹技术或选择其他的穿刺点。

引入 Veress 气腹针时，通常情况下会听到 2 次咔嗒声。第 1 次发生在穿透肌肉筋膜后，第 2 次发生在穿透腹膜后。

抽吸测试：插入气腹针后，术者注入 5ml 生理盐水，回抽不见生理盐水抽出。气腹针错误插入血管或肠道时，此处可观察到相应的体液。

悬垂试验和“流体流入”：气腹针插入后，提起腹壁会导致腹内压（intra-abdominal pressure，IAP）为负。开口上的水滴将被负压吸入。针插入后不应被取走。如果未正确插入针头，则小小的腹腔内缺损可能会进一步撕裂并变成复杂而危险的病变（撕裂的扭力是由腹壁带来的）。

### （二）可选进腹技术

同时，我们有几种建立气腹的方法，甚至可以通过适当的戳卡进行直接穿刺。第一个描述是由 Artin Ternemian 提供的，他可以在直视下使用

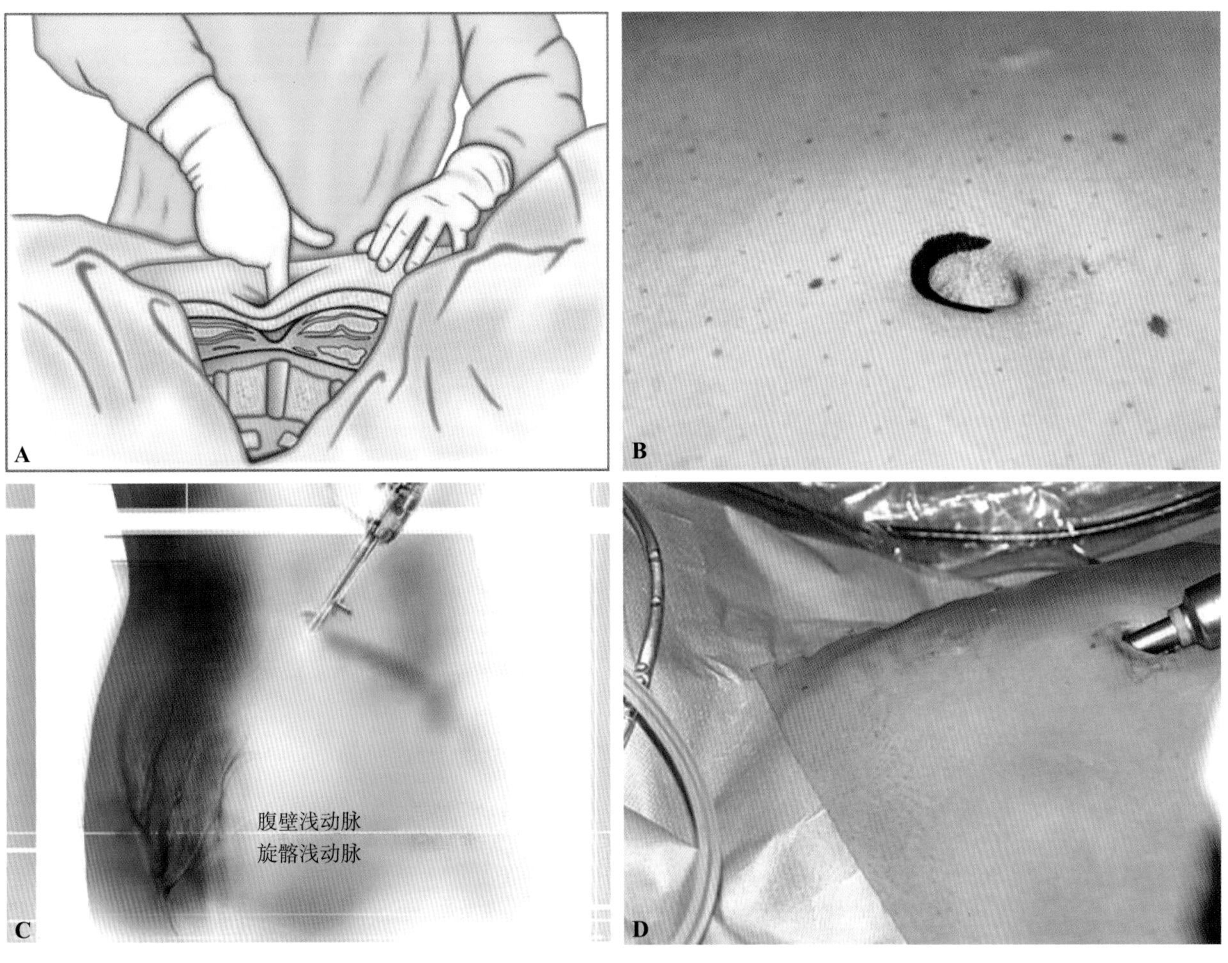


▲ 图 4–1 **A.** 经典脐下缘触诊点。指尖指向骶骨岬。脐下切口和局部触诊显示了从皮肤到脊柱的距离较短。**B** 至 **D.** 腹腔镜腹壁透光寻找辅助戳卡的穿刺位置，同时显示了腹壁浅动脉和旋髂浅动脉

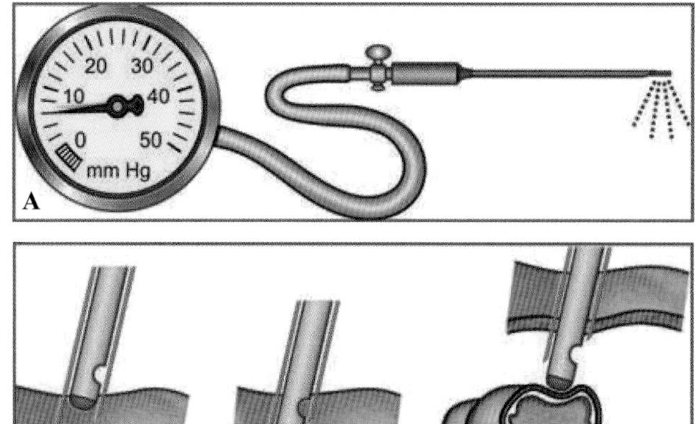


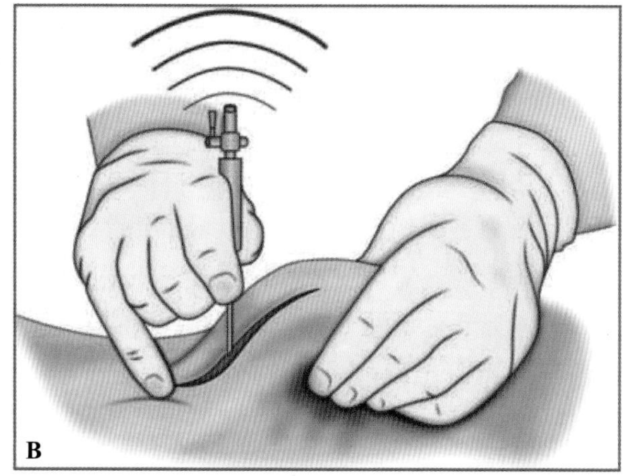


▲ 图 4-2 穿入气腹针，保险装置可避免穿入肠管或血管

带有螺纹设计的戳卡直接穿刺，无论是在建立气腹之前或之后进入腹腔（图 4-3）。另外，在通过戳卡尖端充气之后，可以在直视下将气体直截了当地引入腹部。因此，可以更快、更少地建立气腹，同时省去若干（安全）步骤（图 4-4）。

然后可以开始注入气体，最初每分钟用 1L $CO_2$ 气体，后增加到 3～5L/min。气体总量取决于患者的身高和松弛的程度。甚至在腹腔内均匀分布的 300ml $CO_2$ 气体注入后，肝区叩诊仍可以是实音。初始目标压力可调整至 20～25mmHg，以达到腹壁与腹腔结构之间的最大距离 [10]。

可以首先使用 5mm 光学视管，只要该视野足以满足计划的手术要求。另外还可以使用 10mm 光学视管。戳卡必须通过所谓的 z- 技术置入腹腔，以便在皮下侧移几毫米，实现筋膜的闭合，避免术后疝的形成。

使用两步法可以达到最大限度的安全性。第 1 步，首先置入 5mm 光学视管，以避免损伤或粘连。在扩张至 10mm 之前，通过腹腔内入路再次逐步注入 $CO_2$ 气体。第 2 步，通过 5mm 光学视管置入一个持位器，然后置入 10mm 戳卡 [10]。

### （三）肋下充气技术（Palmer 点或 Lee-Huang 点）

没有任何一种进入技术能完全避免气体栓

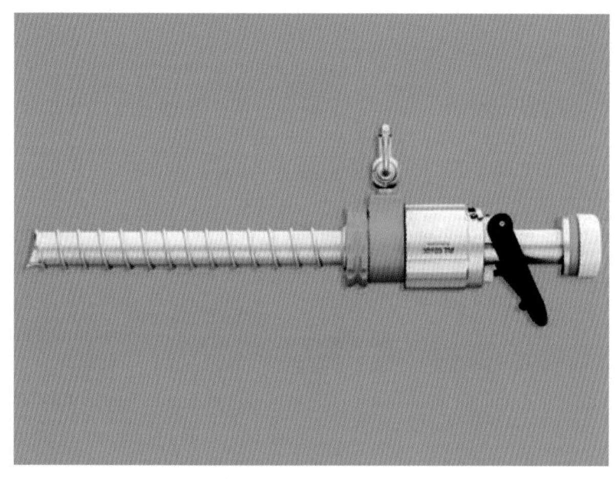

▲ 图 4-3 **EndoTip 戳卡（Karl Storz 公司）直接进腹**

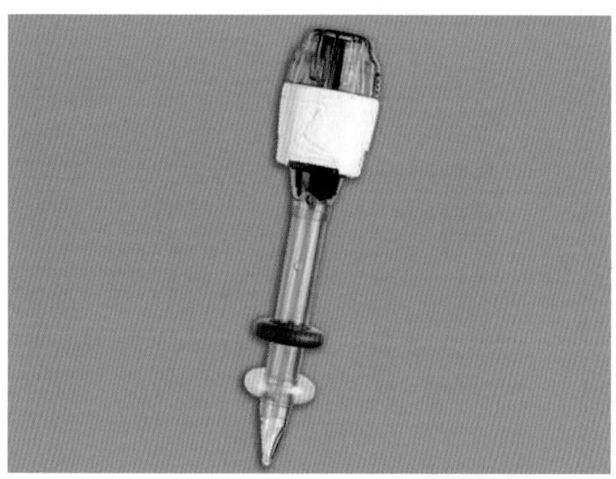

▲ 图 4-4 **Kii Advanced Fixation 戳卡（Applied 公司）**

设计了腹壁固定装置，进入腹腔的深度最小。与其他套管相比，非乳胶、非球囊固定设计避免了球囊破裂、碎片遗失在腹腔中。固定盘向下滑动将套管位置保持在腹部，从而将套管固定到位，避免了戳卡意外移动或向前移动

塞、血管损伤、尿道或肠道损伤的风险。然而，通过 Palmer 点进入腹腔可以提供最大限度的安全性，特别是当术者预测脐部存在病变的时候。1974 年，Raul Palmer 描述了可选的进腹位置，即位于锁骨中线上，在肋弓下约 3cm 处。在罕见的情况下，当患者以前在左肋下做过手术时，可以使用 Lee-Huang 点，其位于剑突下方中线上。然而，在引入戳卡时，应该注意到镰韧带可能直接位于腹腔内。此外，在使用气腹针或戳卡之前有些手术建议放置胃管（图 4–5）[10]。

## （四）置入操作孔戳卡

在置入操作孔戳卡之前，将患者置于头低足高位。所有的操作孔戳卡都应该在最大的腹内压（IAP）和绝对清晰的视野下置入。从脐外侧襞内侧可见腹壁下动脉。此点外侧的区域必须通过透光试验来检查浅表动脉（髂旋浅动脉和腹壁浅动脉）。从外侧到髂前上棘内侧大约两指宽。一旦操作孔戳卡穿过腹膜，应将其向子宫方向摆动，从而远离大血管和肠道。

操作孔戳卡的数量可能有所不同，首选位置也是如此。后者可以对称地分布在左右两侧，可以分布在左侧和中部，也可以分布在左侧侧面和左侧中腹部（图 4–6 至图 4–8）[2, 10]。许多一次性使用或可重复使用的戳卡现在可用于此目的。

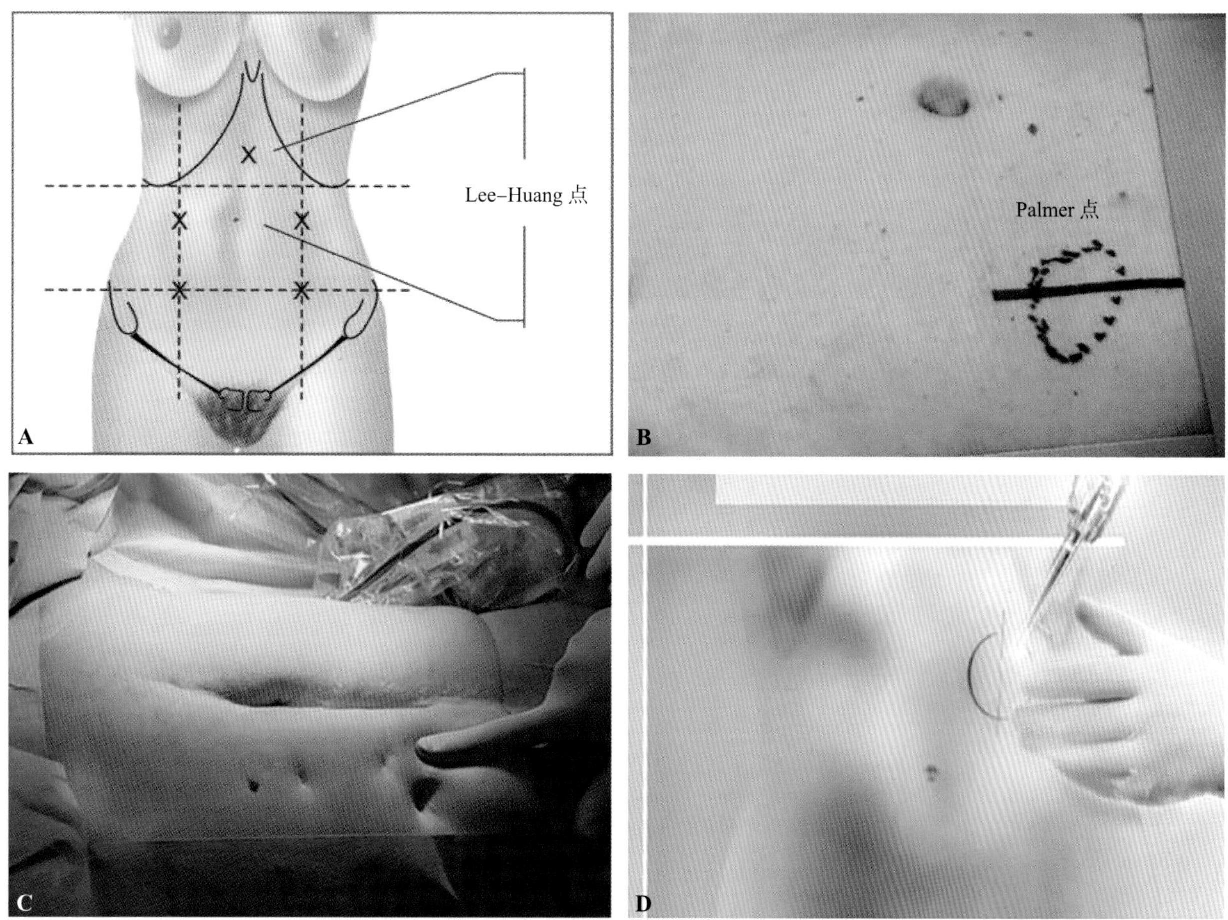


▲ 图 4–5　可选戳卡置入点显示

A 和 C. 大子宫的情况下，放置在脐水平或以上的位置，即 Lee–Huang 点。这一点建议用在辅助戳卡、有光学视管的指引时使用，如果预期有粘连的情况下建议使用 Palmer 点（C）。B 和 D. Palmer 点位于锁骨中线，距肋缘约 3cm

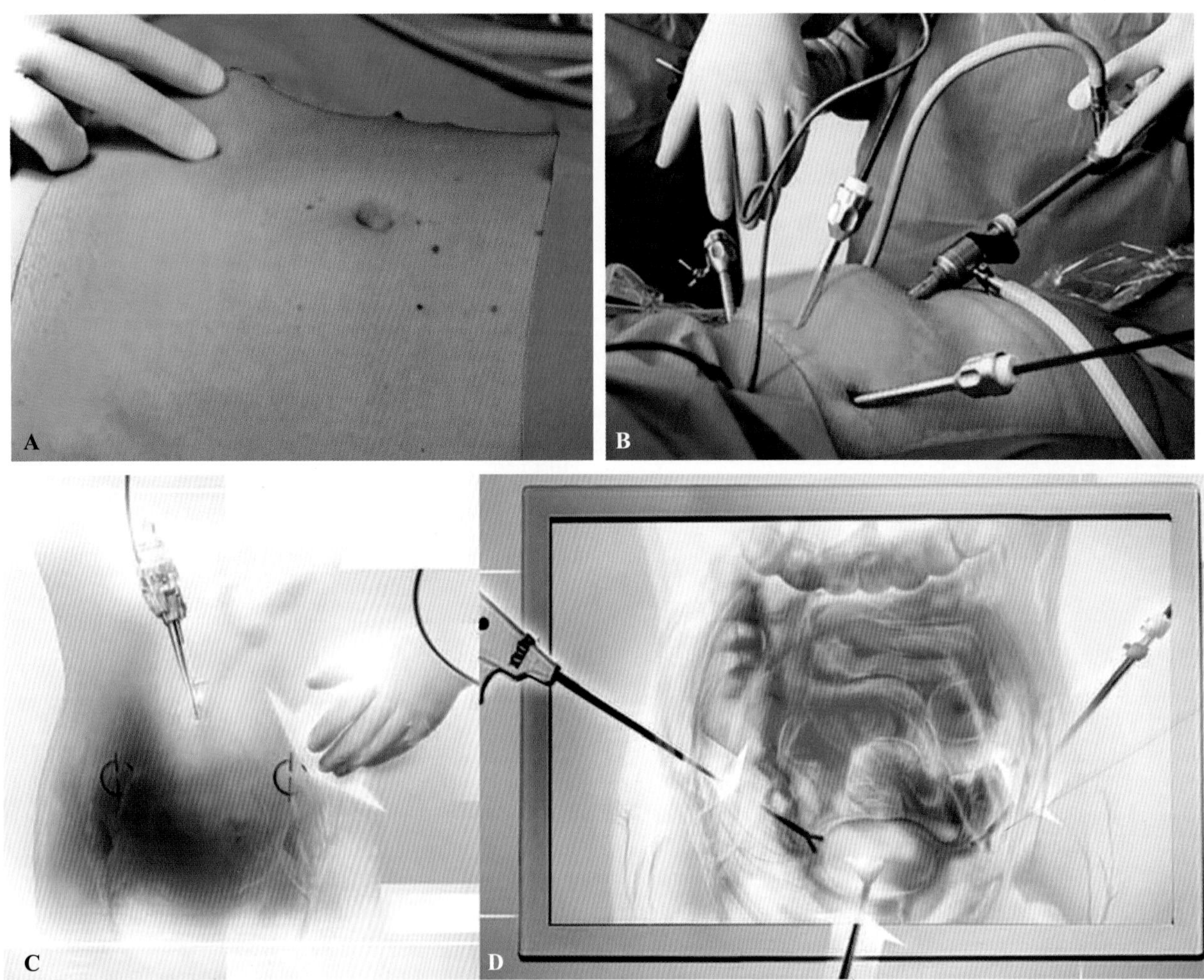

▲ 图 4-6 **A 和 C. 辅助戳卡置入的位置（髂前上棘内侧 2 指宽），与腹壁成 90° 角，并且穿透了腹壁的所有层。戳卡插入处位于脐圆韧带外侧。B 和 D. 置入腹腔镜和三支辅助戳卡后的概况**

### （五）器械的使用

腹腔镜中的术野有一些特别的技术特点，腹腔镜器械甚至会影响有经验术者的操作，特别是在患者出现术中大出血或因为极端肥胖、有限的倾斜位置、有并发症或粘连等情况时导致手术难度加大。与开放手术相比，腹腔镜设备目前广泛为二维（2D）视野，外科医生缺乏对深度的感知，置入腹腔的镜子限制了术者的视野。因此，有些仪器可能在未被观察到的情况下从术野中取出，或在未被检测到的情况下抓持或损伤组织。隐匿性出血或视野外器官损伤可能无法（立即）确诊。与开腹手术相比，腹腔镜手术器械的活动范围受到很大限制。缺少的自由度（腹腔镜下是 4 个自由度，开腹下是 7 个自由度）和腹壁的杠杆作用可能会阻碍观察整个术野和特定器官结构。后续的困难包括器械的有限操作和根据每个患者的解剖结构来确定操作孔的放置位置。

镜头表面的杂质可能会影响术野。这可能是由于出血、体液的分泌，甚至蒸汽或雾气在镜子上凝结造成的。为了充气，穿刺器的进气口必须重复打开，这将导致腹内压的波动和 $CO_2$ 气体温度的变化。一旦出现大面积的出血，光学镜照明系统的能见度可能会受限。外科医生必须习惯于互为矛盾的手部动作，如左是右、右是左、下是上、上是下、内是内、外是外、顺时针是顺时

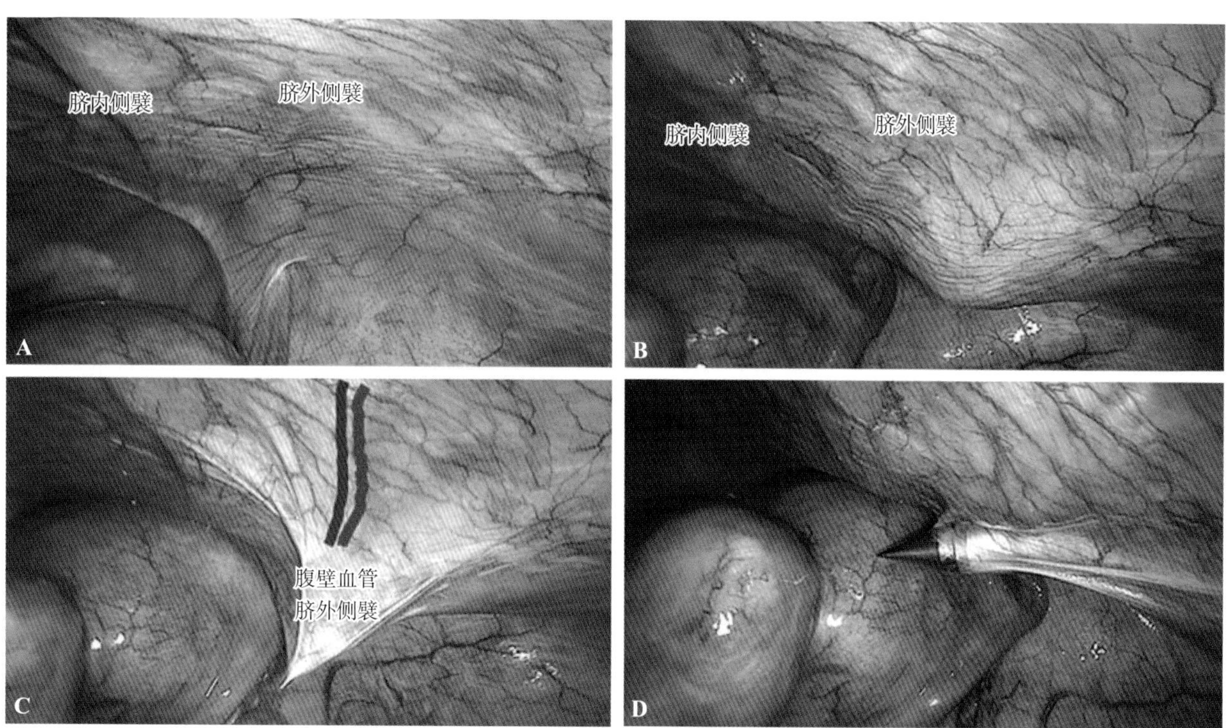


▲ 图 4-7　辅助戳卡的置入，进入右下腹

A. 可看到 3 个不同的皱襞；B. 触诊的手指显示出脐外侧襞外侧的区域；C. 锋利的辅助戳卡从脐外侧襞外侧进入；D. 一旦腹膜被穿透，戳卡就应指向子宫底的方向，以避免对大血管和肠道的损伤

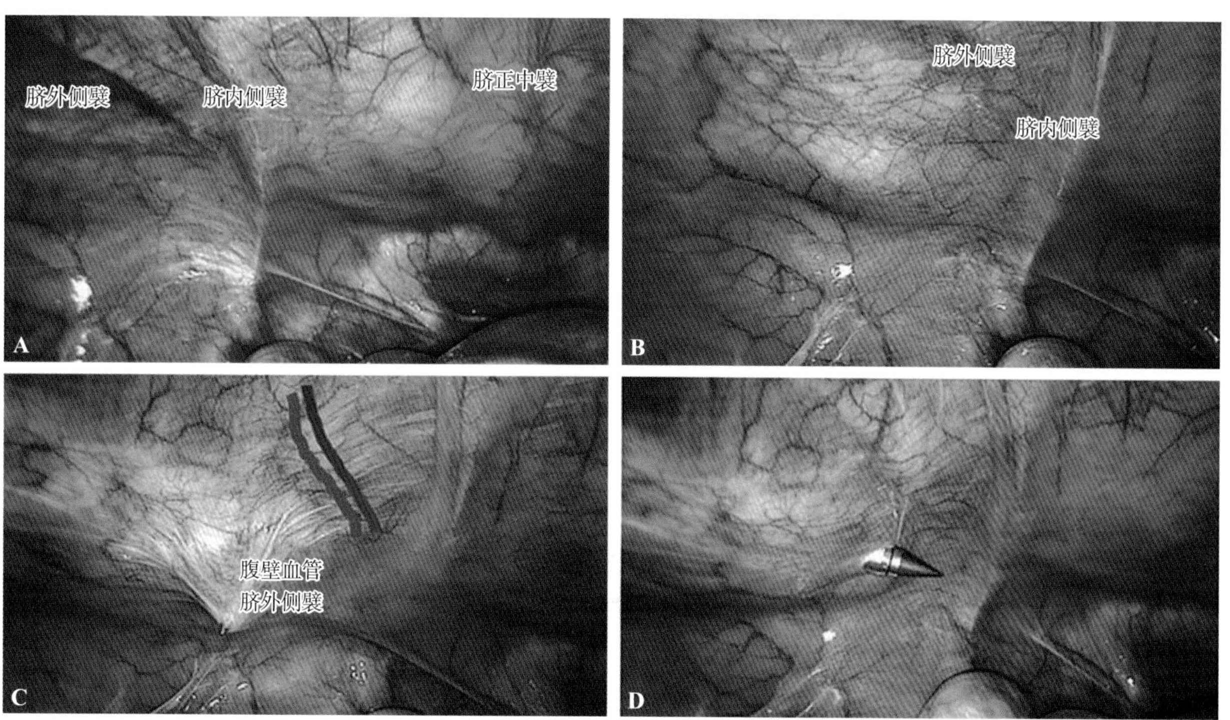


▲ 图 4-8　辅助戳卡的置入，进入左下腹

A. 可以看到 3 个皱襞；B. 触诊的手指显示出脐外侧襞外侧的区域；C. 锋利的辅助戳卡从脐外侧襞外侧折叠进入；D. 一旦腹膜被穿透，戳卡就指向子宫底的方向，以避免对大血管和肠道的伤害

针、逆时针是逆时针。

## 三、宫腔镜检查

在宫腔镜操作中，入路仅限于宫颈管的准备和扩张，通常是通过探查和扩张宫颈管至 Hegar 8 号（用于诊断性宫腔镜）和 Hegar 9 号（用于手术性宫腔镜）来实现的。宫颈的准备使用米索前列醇（术前 12h 给药 400μg）减少了损伤的风险（由于穿孔、出血而造成的撕裂损伤）。

宫腔镜由一个器械组成。图像传输技术和光源技术与腹腔镜技术相同的。然而，使用宫腔镜治疗子宫内膜异位症仅限于某些特殊的情况，如确诊或同时进行手术，包括输卵管通液。

## 四、图像处理系统

虽然微创手术是一种相当现代的外科术式，但它的起源可以追溯到 100 年前，在 1901 年，Kelling 第一次用硬质内视镜观察了一只狗的腹腔内器官。随后的发展主要受限于缺乏足够的光源。快速和同步的技术发展及业界的巨大努力是微创手术成功的原因（图 4–9 至图 4–13）[11–13]。

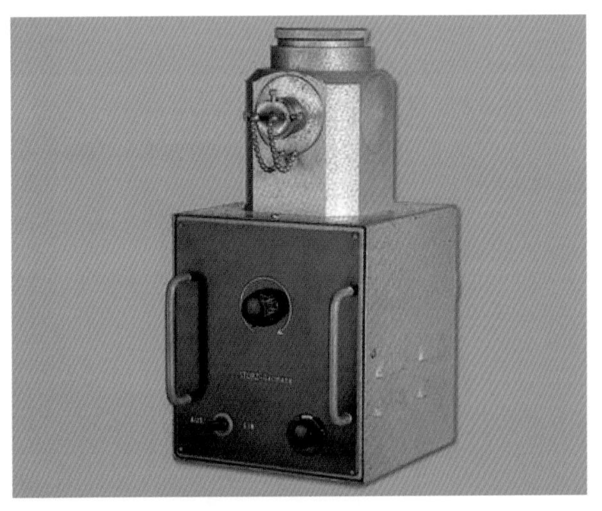

▲ 图4–9　**1960年发明了冷光源（Karl Storz公司）**

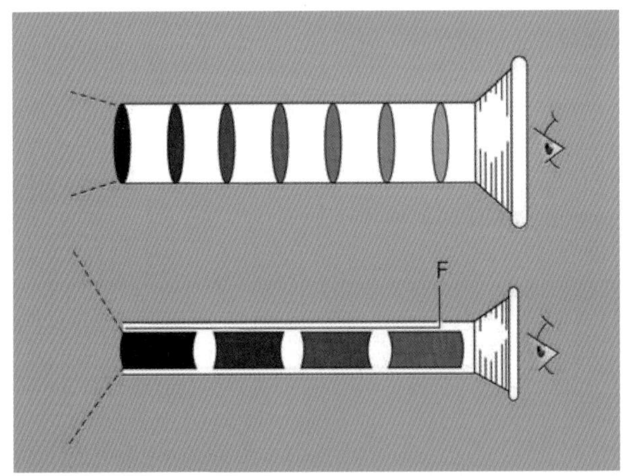


▲ 图 4–11　**1965 年推出 HOPKINS® 柱状透镜系统（Karl Storz 公司）**

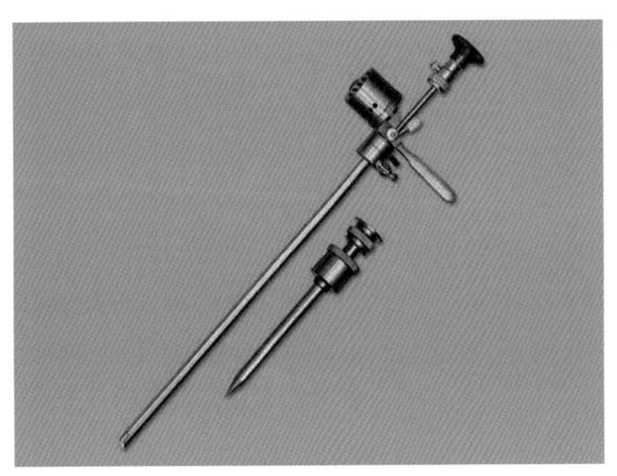

▲ 图4–10　**1962年是腹腔镜的开端（Karl Storz公司）**

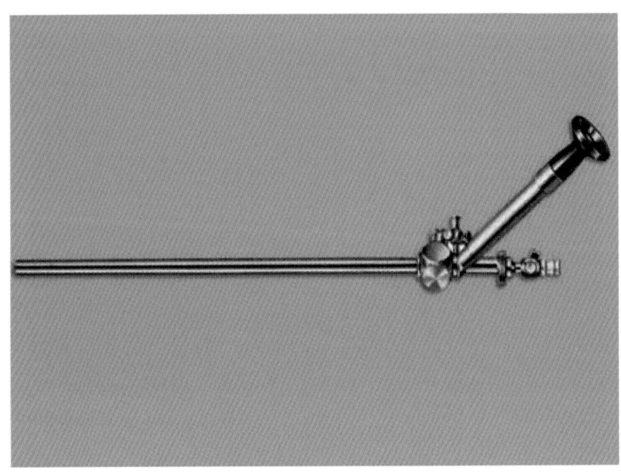

▲ 图 4–12　**1973 年是妇科内镜检查的开端，用于诊断研究和治疗（Karl Storz 公司）**

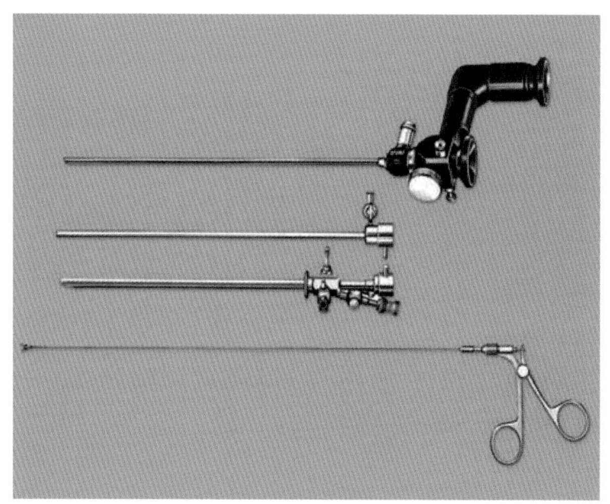

▲ 图 4-13 **1980 年推出直径仅为 5mm 的 HAMOU® 微型接触式宫腔镜（Karl Storz 公司）**

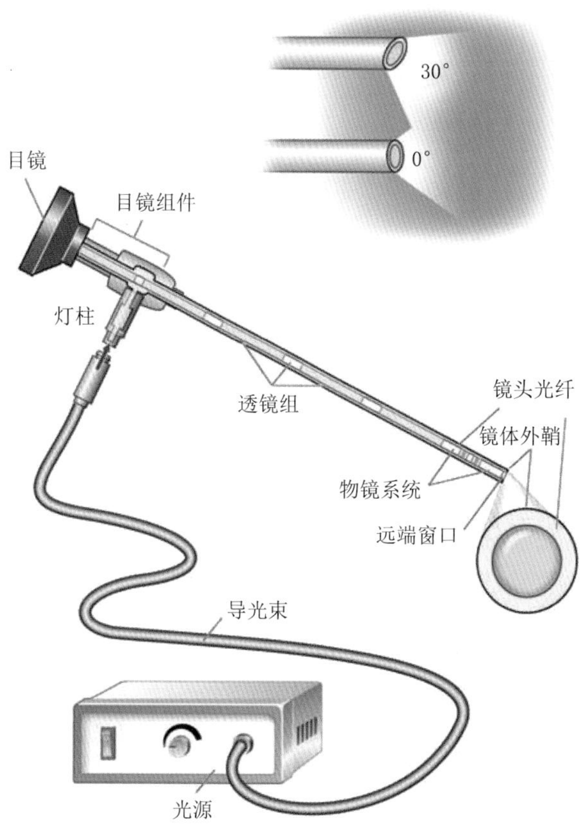


▲ 图 4-14 ①导光束接口：在此位置将光纤连接到内镜上。②光纤：将光从导光束接口传输到内镜末端的玻璃纤维。③物镜系统：位于内镜远端的一组镜头、视窗和（或）棱镜。远端物镜的角度可以为 0°～120°，这使术者可以看到原本可能看不到的区域。④透镜组：一系列柱状晶体和垫片，可以在镜体外鞘内传输图像。⑤镜体外鞘：容纳镜组的不锈钢管。⑥目镜组件：内镜的聚焦透镜组，位于内镜近端附近。⑦目镜：目镜位于内镜的近端，可以通过内镜查看图像，也可以将目镜安装在摄像头上，以在外部监视器上查看图像

### （一）内镜

在大多数情况下，腹腔镜是一种硬质内镜，用于照亮腹腔并将图像传输至监视器上。在某些情况下，钝性操作可以通过内镜本身进行。传统的腹腔镜有 0° 或 30° 两种（图 4-14）。腹腔镜的创新现在使得所谓顶端可弯的腹腔镜成为可能，并可以传输三维图像至监视器上（图 4-15）。腹腔镜的选择取决于医生的偏好和当地的可用性。因此，它也取决于资源的可得性。大部分的操作可以在 0° 镜下进行。在特定的情况下，如腹腔镜下子宫切除术中摘除子宫，或在深度浸润性子宫内膜异位的情况下显露于盆腔壁深处，30° 镜可以提供更好的视野。它允许在特定的方向下进行观察，而使用 0° 镜条件下，相同位置的观察效果会较差（图 4-16 至图 4-19）。

*硬质内镜的结构*

硬质内镜是一种有 2 个通道的固体金属管，近端有 1 个连接摄像头的目镜或连接装置，镜头在其远端，镜头通过透镜系统或芯片系统传输术中图像。腹腔镜的基本要素如图 4-11 和图 4-14 所示。

腹腔镜的第 1 个通道沿其外沿形成一个环，其中包含沿腹腔镜纵向分布的束状玻璃纤维，并将来自外部光源的光传输到内镜的尖端。

第 2 个通道即中央的通道由若干个石英玻璃制成的柱状透镜组成。透镜可以导光，光在柱状的空气透镜上发生折射。由于光源亮度较大，非常小的镜头直径是足够的。在现代内镜中，中央通道与摄像系统相连。摄像头中的数字芯片系统将手术图像传输至外部监视器上。硬质内镜的直径范围为 3～12mm，越是细的内镜提供越微弱的

图像，因为通过中央通道的光要少得多。

镜头系统位于远端。它可以是直的（0°）或是有角度的（最高到 120°）。带角度的光学视管允许外科医生观察腹腔内的物体，否则这些物体会在其视野之外。0° 镜提供全景视图，而带角度透镜提供了观察角度，允许术者在目标手术结构周围操作，并在直视下在更深的位置完成操作（图 4–20 和图 4–21）。

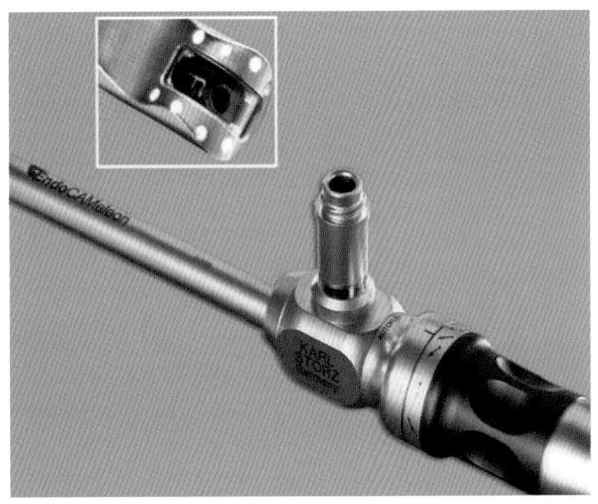


▲ 图 4–15　**Das EndoCaMeleon（Karl Storz 公司）是一种特殊的光学镜，由于具有旋转棱镜，它可以使术者在进行内镜探查时将视角在 0°～90° 调整**

### （二）光源和光纤

充足的照明是安全操作的先决条件。在绝大多数的内镜中，光源放置在操作范围之外，因为它需要更多的空间，而且在使用时产生热量。通常使用氙灯。这些都是昂贵的，且使用寿命有限。发光二极管（LED）为光源系统提供了全新的选择，是一个有趣的可选的实验性应用（图 4–22）。

### （三）传像部件

玻璃纤维是最好的内镜光导体。凝胶填充光纤是另一种选择，他们提供更大的光效，但不能弯曲，而且更加昂贵。随着玻璃纤维的数量、直径和提供能量数量的增加，光线进入人体内部的透光率也随之增加。图像导体由几千根 7～10μm 厚度的玻璃纤维构成。因此，可以达到 3000～42 000 像素或（75 × 45）～（240 × 180）像素。每根光纤都能传输关于亮度和颜色的信息。

摄像头具有图像处理器和机械变焦环及聚焦环（图 4–23）。

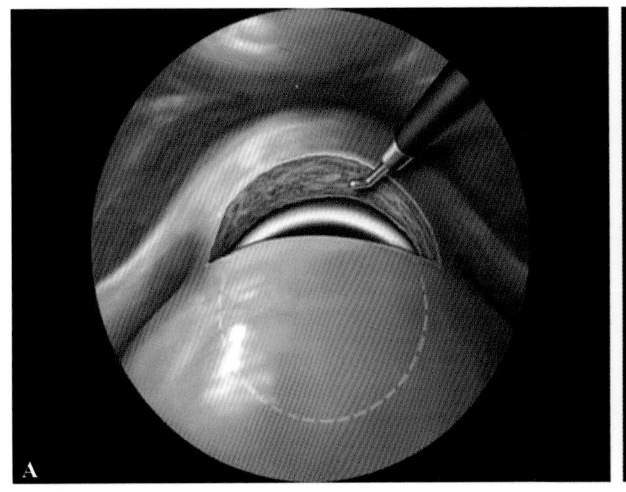


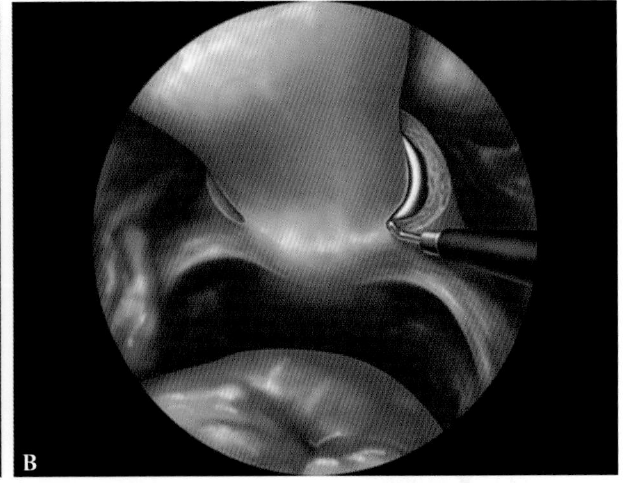


▲ 图 4–16　子宫解剖的示意图

A. 阴道切开术通常先从前侧开始，沿着举宫杯的边缘；B. 筋膜内子宫切除术可以在骶骨子宫韧带可见的情况下完成

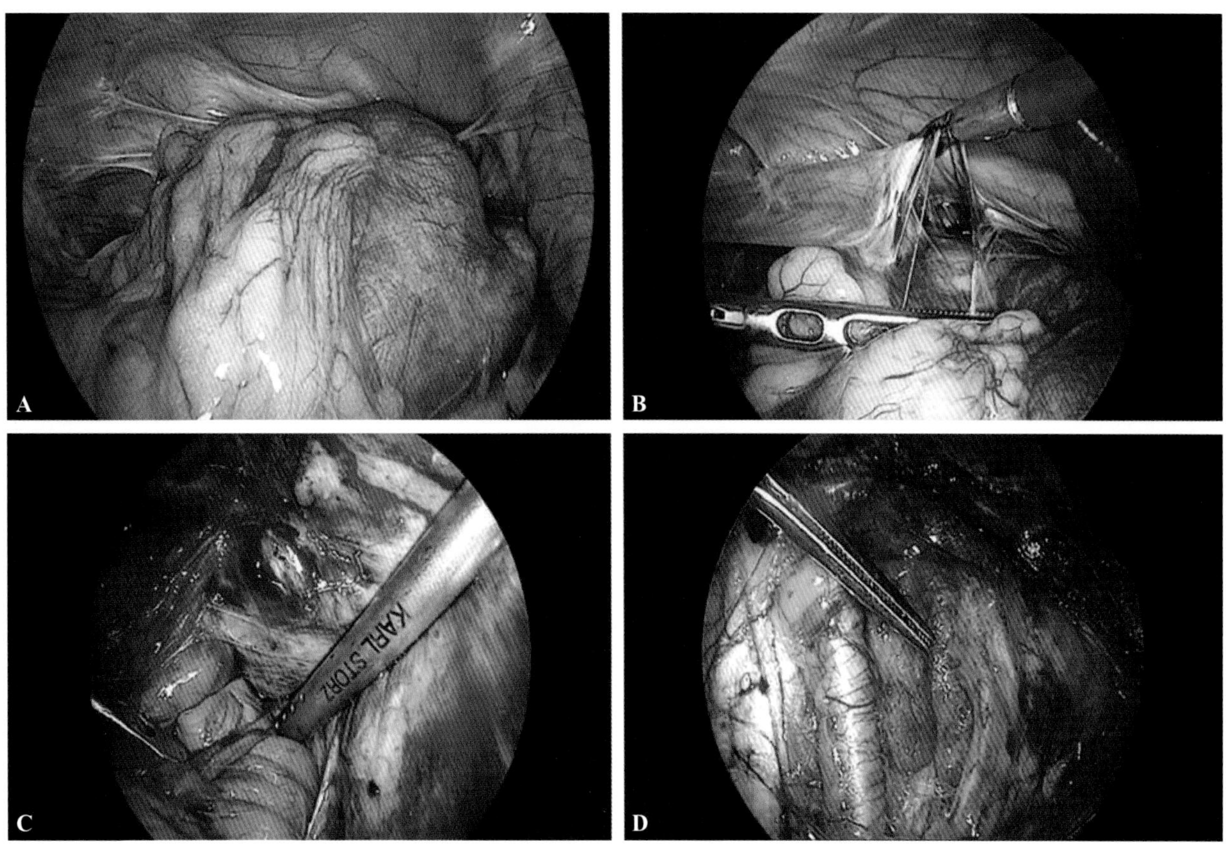


▲ 图 4-17 **A.** 严重子宫子宫腺肌病合并肠粘连的病例；**B.** 膀胱反折腹膜；**C.** 子宫外侧已封闭；**D.** 腹膜后入路

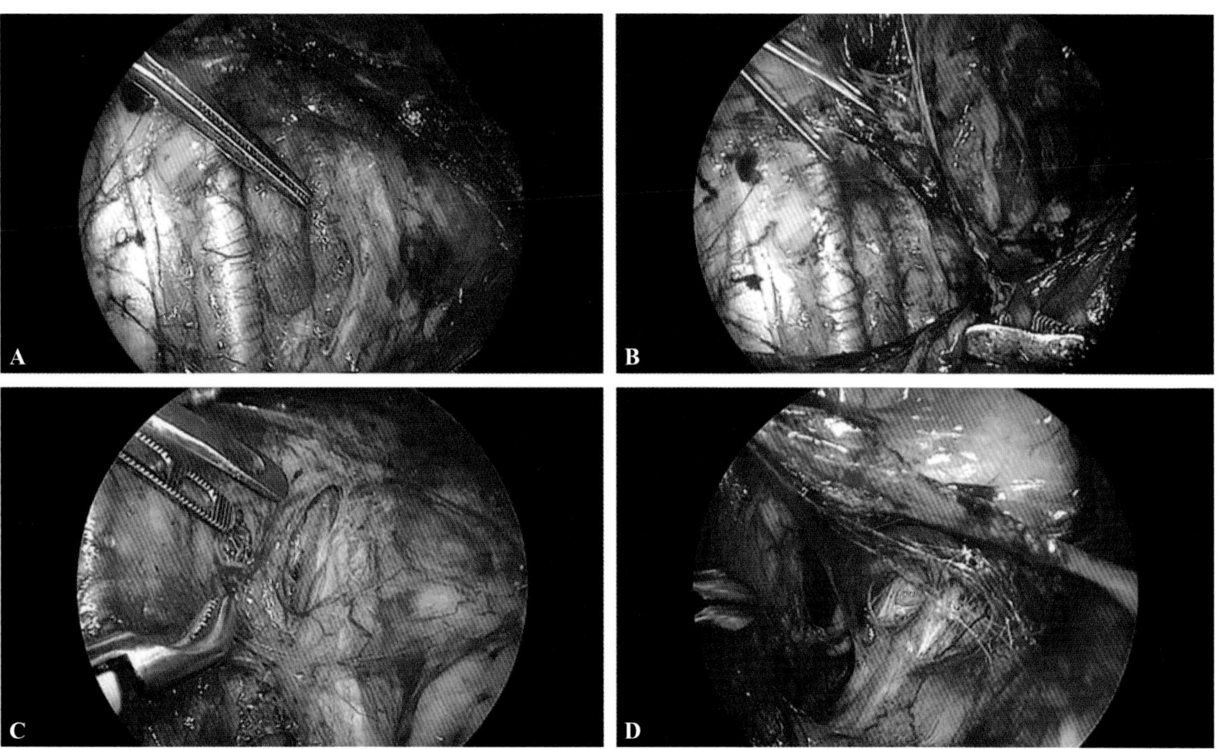


▲ 图 4-18 **A.** 定位髂外动脉后，通常会发现输尿管黏附在腹膜上，淋巴结位于两者之间；**B.** 打开直肠侧窝；**C.** 膀胱侧窝；**D.** 显示了子宫动脉的交叉点，输尿管在左侧，被包裹在侧腹膜中

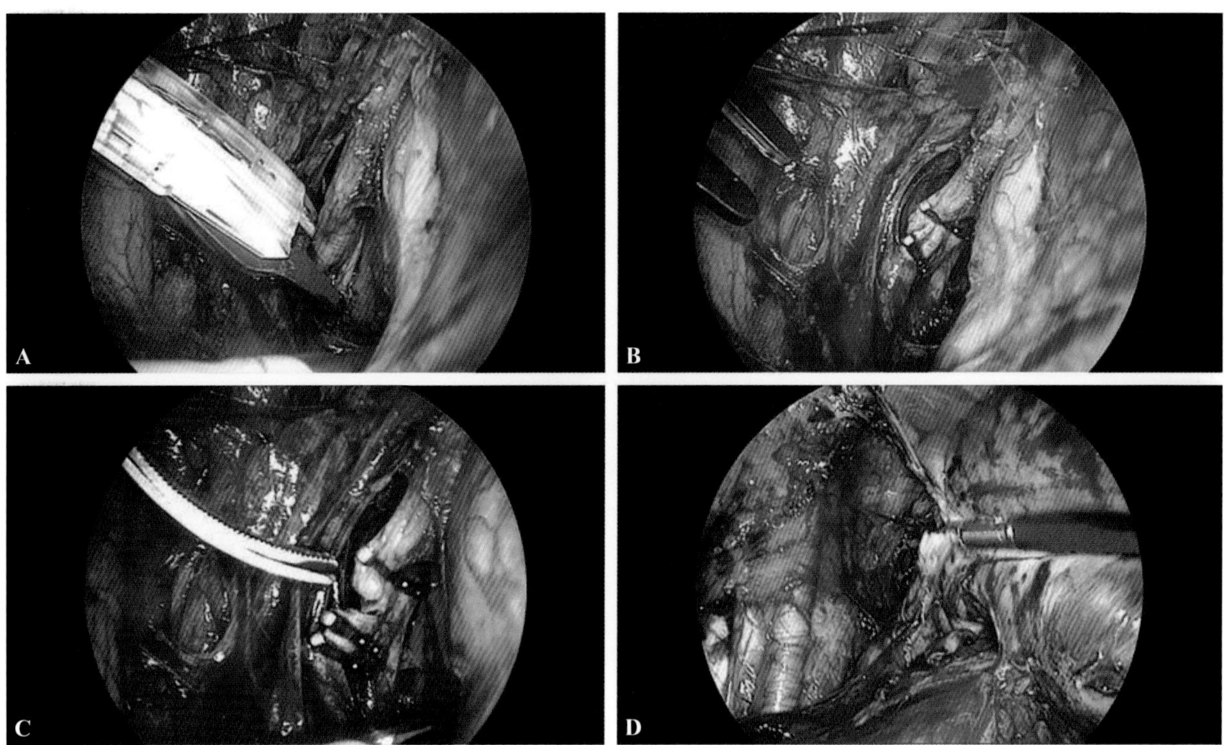

▲ 图 4-19 **A** 和 **B.** 血管夹闭合和切断动脉；**C.** 在切断的动脉正下方可以看到子宫静脉（深）；**D.** 显露部位可看到 **2** 条动脉闭合后未变色的子宫

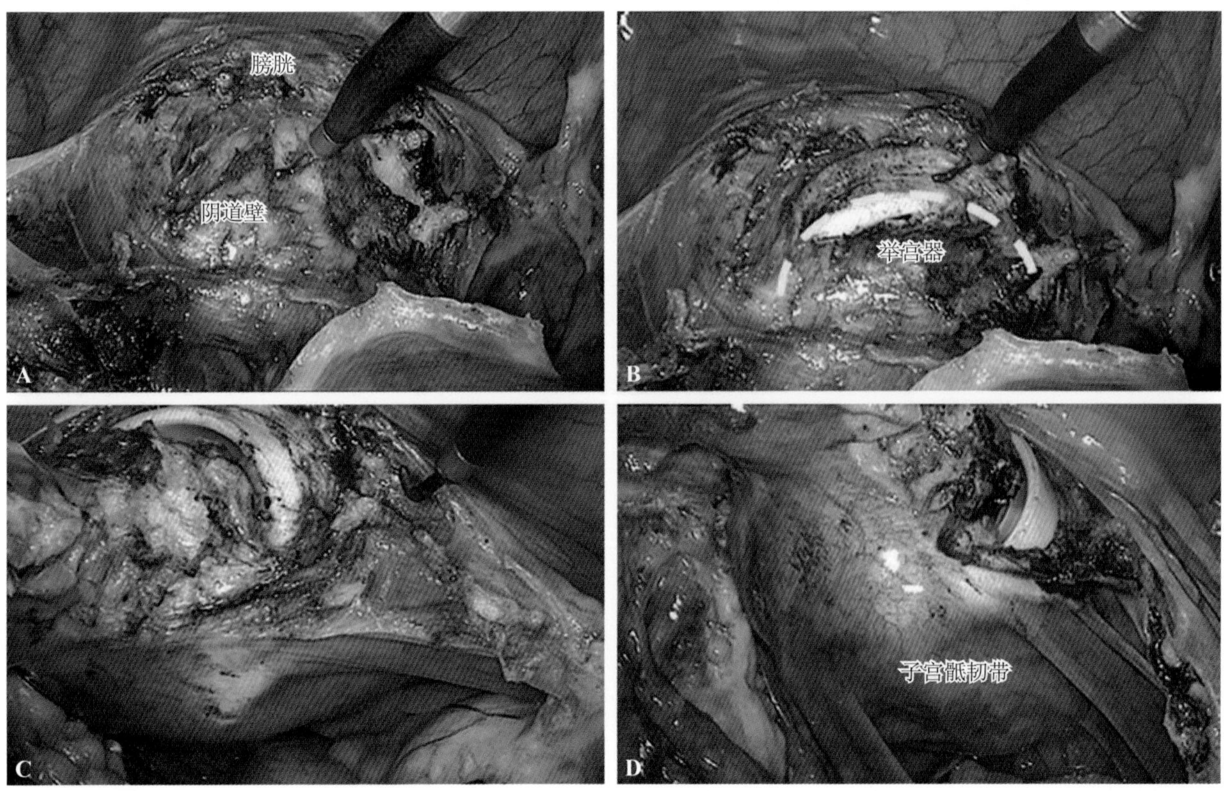


▲ 图 4-20 **A.** 在这个 **TLH** 的病例中，由于下推膀胱，阴道和膀胱之间的距离增加了；**B** 至 **D.** 举宫器牢固地放置于腹膜，阴道离断是分步进行的。子宫骶韧带的连接处留在原处

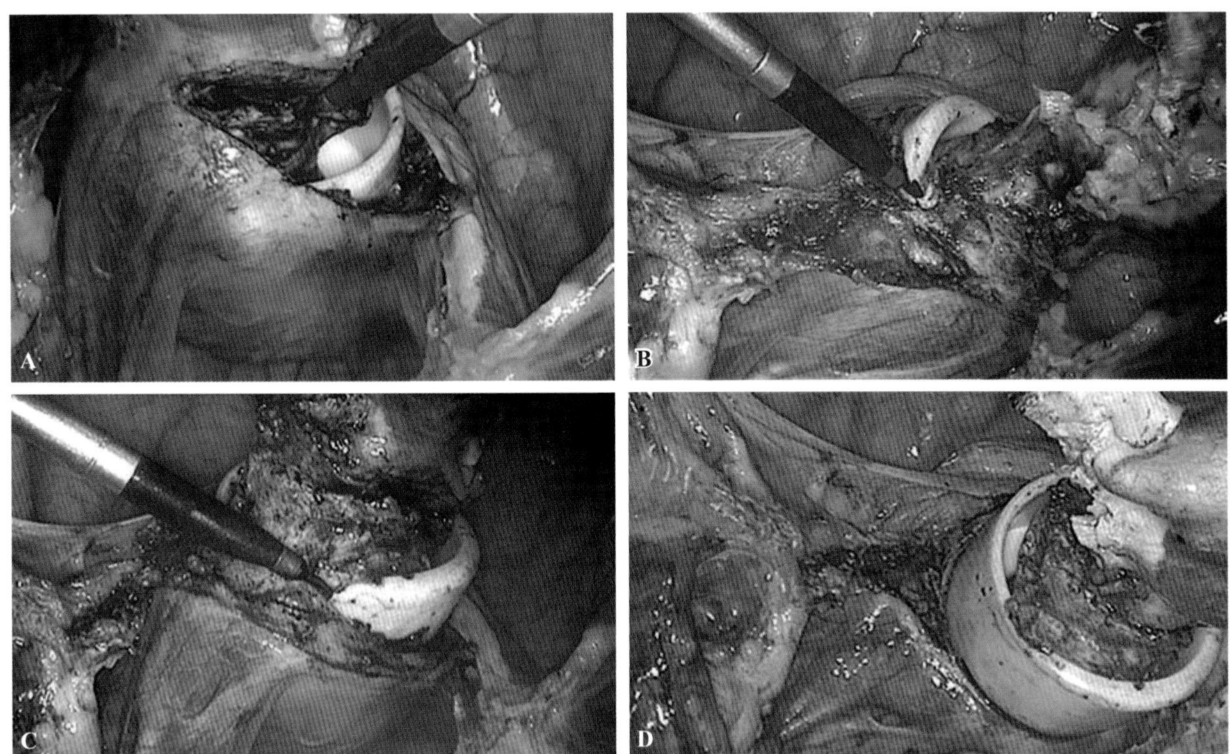

▲ 图 4-21　A 至 C. 完成从子宫颈的阴道离断，开始子宫颈缩回，仍由举宫器抓钳经阴道抓紧。单极电流和尖锐的单极电钩引起镜头过度起雾，因此有必要在完整视野下进行精确的显露。这可通过使用 30° 镜在同时缩回 / 举宫时完成。当 $CO_2$ 气体通过阴道切口泄漏时，术者的视野可能会立即变差。可见度可能会变得非常差，并且使用单极能量会造成危害。D. 最后将子宫颈与阴道解剖切开

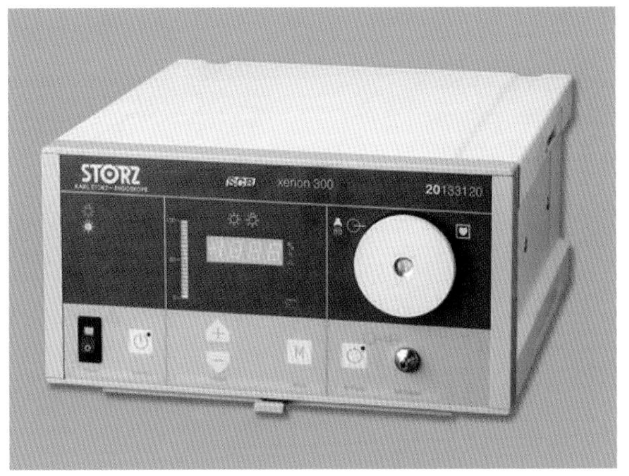


▲ 图 4-22　冷光源 XENON 300（Karl Storz 公司）

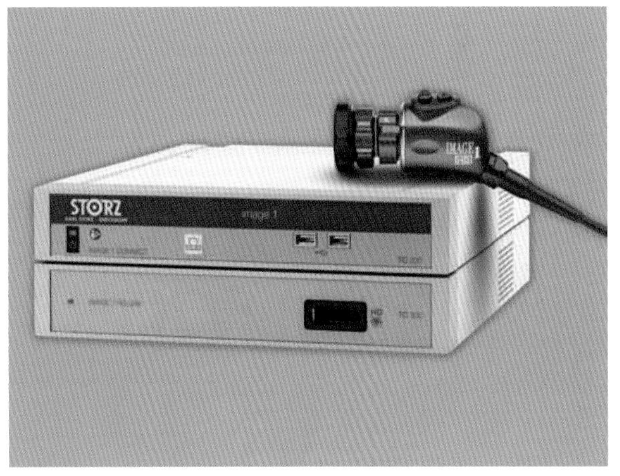


▲ 图 4-23　全高清（HD）摄像机系统（Karl Storz 公司）

## （四）三维成像

在开放手术和日常生活中，我们看到的都是 3D 图像。所以适应二维图像是外科医生学习微创手术面临的最大挑战之一。图像被降为二维后无法进行深度的感知。第 3 个维度必须借助经验和想象力获得。然而，3D 内镜让外科医生以类似于自然视觉的方式观察空间。这种方法可以缩短学习曲线、缩短手术时间、减少并发症。最重要的是，3D 内镜能够更清楚地显示复

杂的结构，包括它们的位置和它们在体内的相对位置。

特殊的摄像系统或所谓的立体镜利用 2 个相邻的摄像头来模拟人的双眼。立体镜的发展可以追溯到 100 年前，尽管它还没有被广泛使用。持久的和最大的技术障碍是图像的显示，它需要让人类大脑可以感知三维图像。戴 3D 眼镜是一种选择，但在术中不方便（图 4–24）。最近的技术进步使得不使用 3D 眼镜就能观察 3D 图像成为可能。然而，这样的形象化仍处于初级阶段，并没有在所有地方都应用起来。

部分微创手术从一开始就专注于 3D 视野的是机器人手术。在光学镜中使用了 2 个独立的摄像头，它们模拟人眼。图像经过数字优化，然后传送到操作控制台。术者可以查看 3D 图像，每只眼睛都有一个监视器与之对应。3D 成像的先驱是 Intuitive 公司的达 · 芬奇机器人手术系统（图 4–25 和图 4–26）。然而，如今 3D 成像和图像传输在传统的腹腔镜中也是可行的。

## 五、手术团队和通用器械

### （一）团队

通常情况下，主刀医生站在患者的左侧，扶镜手站在主刀的右边，器械护士站在扶镜手的旁边，如果需要第二助手的话，他的位置在患者的两腿之间。在某些手术中，主刀医生站在患者的两腿之间，第二助手站在主刀旁边（图 4–27）。麻醉师的位置在患者的头部。

### （二）设备

设备的摆放应使主刀医生可以用最舒适的角度来观看显示器和观察台车上的其他设备。大多数情况下，设备摆放在患者两腿之间。显示器与

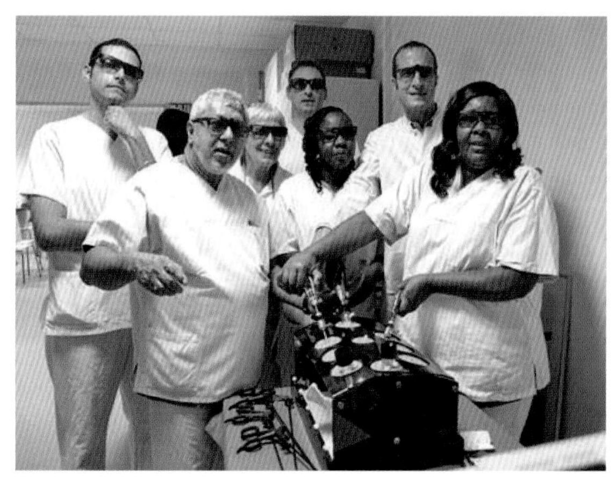

▲ 图 4–24　在 **Kiel** 妇科内镜学院的 **Karl Storz Company** 的 **3D** 模拟器上进行练习

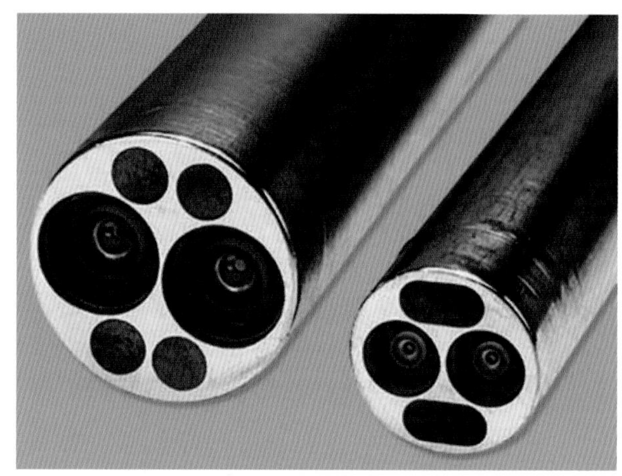

▲ 图 4–25　**2** 种尺寸的达 · 芬奇光学系统

单个镜体外鞘内有 2 个相邻的摄像头系统，可以提供三维图像（Intuitive Surgical 公司）

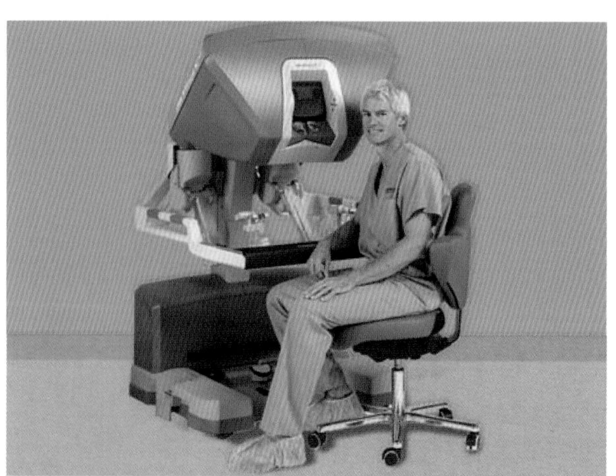

▲ 图 4–26　当在操作控制台上可以看到处理过的 **2** 幅图像时，术者可以使用达 · 芬奇设备在 **3D** 下查看手术。助手和其他观察者则是在 **2D** 下观察手术（**Intuitive Surgical** 公司）

主刀医生的眼睛在同样的高度，以便于其能够保持头部放松的姿势。气腹机和光源位于监视器下方，再下方是冲洗吸引装置。能量主机是分开放置的。如有需要，可在另一张仪器台上放置所需的其他额外仪器。

气腹机：压力调节对二氧化碳注入腹腔至关重要，这可以避免过高的压力陡增或相关的压力降低。在强烈气流的情况下，预先加热气体可以防止光学镜起雾，也可以减少术后膈下疼痛。气腹机可以显示腹内压（当前值）、每分钟流量、气体储量和使用的二氧化碳总量。设定值可在设备上手动设置，腹内压不应超过 15mmHg。腹内压仅可在手术开始时达到最大值（建立气腹和操作穿刺孔置入过程）。然而，在这些条件下，通气是有限的，并可能突然发生心动过速。

冲洗吸引装置：在许多手术中（宫腔镜和腹腔镜），液体的吸引与冲洗是必要的。冲洗吸引装置同时具有这 2 种功能。加热过的冲洗液可以防止光学镜起雾及患者体温过低（图 4–28 至图 4–30）。

电流由高频（HF）能量主机提供（图 4–31），并通过中性电极传导（图 4–32）。

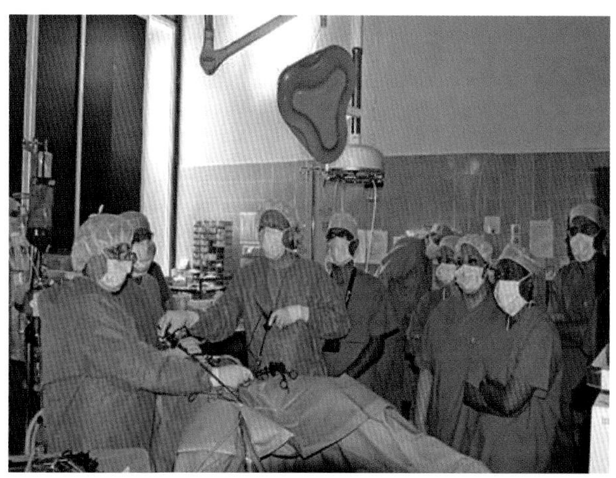

▲ 图 4–27 在 **Kiel** 妇科腹腔镜学校的培训课程中的手术

主刀医生站位在患者左侧，助手在患者右侧，手术室护士在患者右侧，以及麻醉师在患者头侧

## （三）高频手术的物理原理

在绝大多数内镜手术中，电流用于显露组织和止血。了解潜在的物理现象是必要的，以便有意义地使用电流，以及评估和避免潜在的风险。

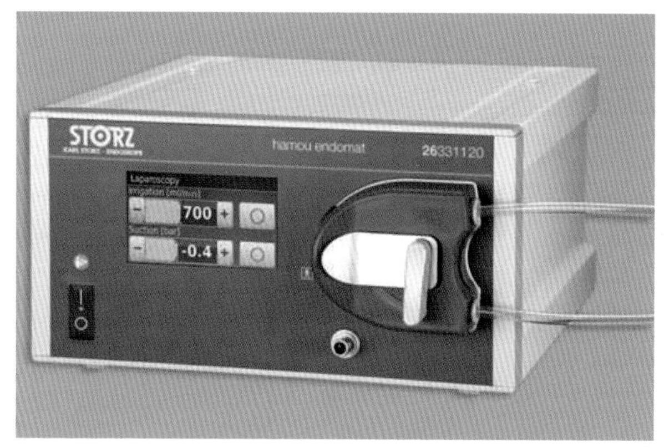


▲ 图 4–28 **HAMOU®ENDOMAT®（Karl Storz 公司）**

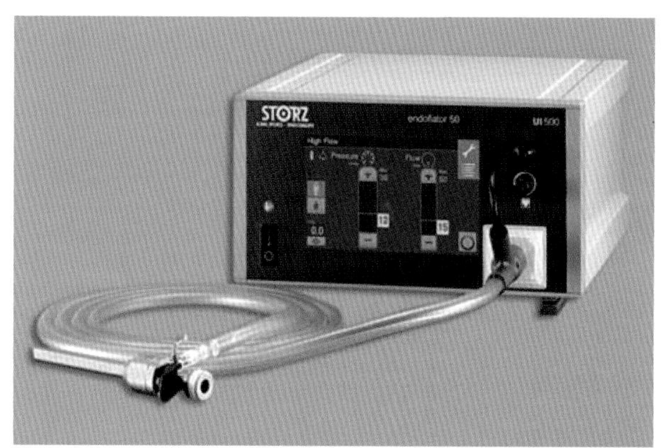


▲ 图 4–29 **ENDOFLATOR®50 气腹机（Karl Storz 公司）**

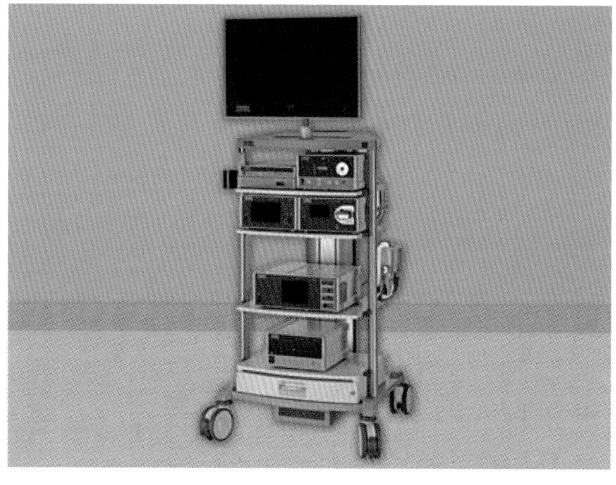

▲ 图 4–30 **配备齐全的腹腔镜台车（Karl Storz 公司）**

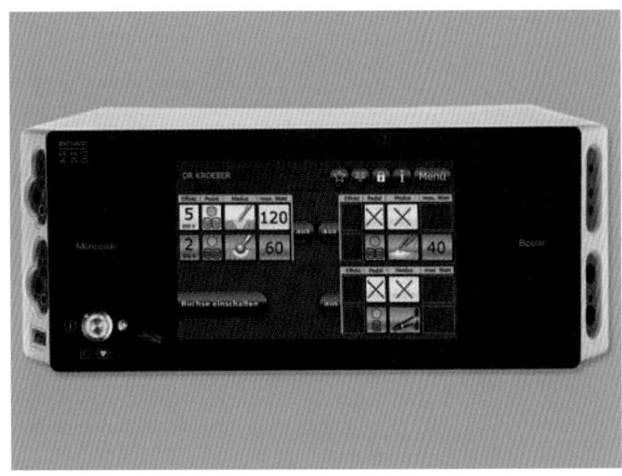

▲ 图 4–31　**Bowa 公司的高频能量主机 ARC 400**

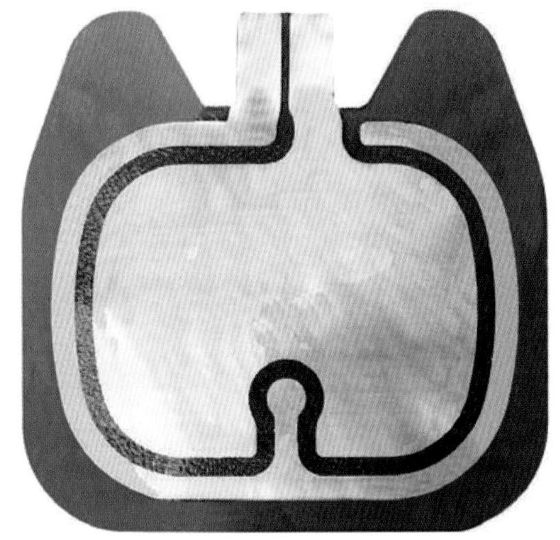

▲ 图 4–32　**Bowa 简易通用负极板**

根据手术区域的位置，负极板应放置在最近的上臂或大腿上，但距离手术区域不小于 20cm，并且与心电图（ECG）电极或植入物（如骨螺钉、骨板或假体）保持足够的距离。负极板应放置在仰卧患者身体的上方，而不是在体液附近，并且也应与无菌清洗区域保持一定距离

电外科的使用是基于人体传导高频交流电的事实。电流通过组织时会产生 3 种特定的效果：①法拉第效应，电流的流动可刺激细胞（肌肉和神经），引起肌肉收缩。应用频率在 300kHz 以上的交流电可以防止这种不良影响。②电解效应，直流电导致正离子向负极迁移，负离子向正极移动。在人体组织中，这种效应会导致细胞损伤。然而，如果交流电的频率足够高，就不会产生这种效应，而只会引起偶尔的离子振荡。③热效应，电流的流动可以使人体组织升温，这取决于组织电阻、电流密度和作用时间。热效应是高频电外科手术中使用电流时唯一需要的效应，是内镜手术的基础。

40℃以下不会产生细胞损伤。根据作用时间的长短，组织的可逆转损伤发生在 40～49℃。不可逆的细胞损伤发生在 49℃以上。这种损伤是由细胞蛋白质凝固引起的。最初，细胞基质保持完整，尽管个别细胞可能已经死亡。这种损伤可以由组织的再生能力得到补偿。温度在 60℃以上时，由于胞内和胞外水分的蒸发而引起脱水。有水分子存在时，组织温度就会保持在 100℃的沸点以下，然后上升，随后出现碳化作用（组织变黑）（图 4–33）。

高频电外科手术使用 30 万～100 万赫兹的交流电。热效应具有治疗效果。

1. 电凝固

当组织被缓慢加热至 60℃以上时，就会发生凝固效应。在这个“不断加热”的过程中会发生一些变化，如蛋白质的变性、细胞内和细胞外水分的蒸发及组织的收缩。在高频电外科手术中，根据电流的强度和应用的类型，高频电能手术的效应可分为接触凝固、强制凝固、脱水（通过穿针电极凝固）、喷雾凝固（电灼）、氩等离子凝固（APC）、双极凝固和双极血管封闭。

2. 电切割

将组织快速加热至 90～100℃以上，可以达到切割效果。这导致细胞内的蒸汽撕裂细胞膜，然后充当隔热体。切割张力是在电极和组织之间产生的，从约 200V 开始产生（更新的）火花。在基点处存在着很高的电流密度。环境（空气、液体）对电弧的形成没有影响。电流的调制（间隔的高电压）可以造成切口边缘的进一步凝固。根据强度的不同，可以区分光滑切口和结痂切口。在高频手术中次要的电热效应包括碳化（从约 200℃开始）和汽化（在几百摄氏度时）（图 4–31）。

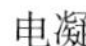


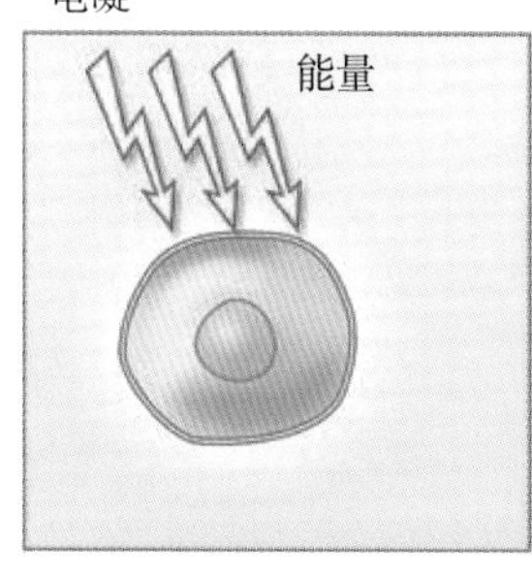


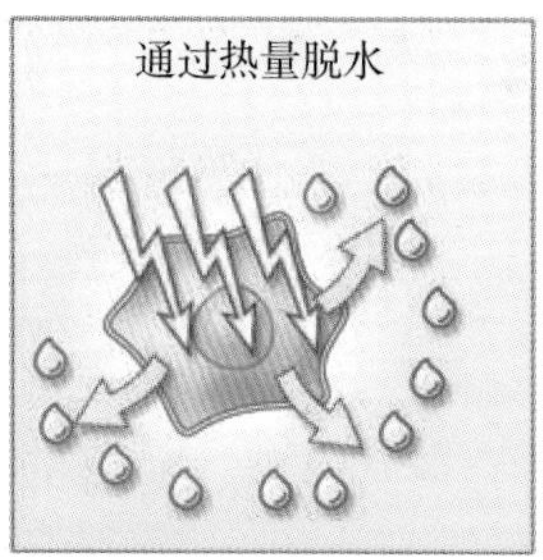


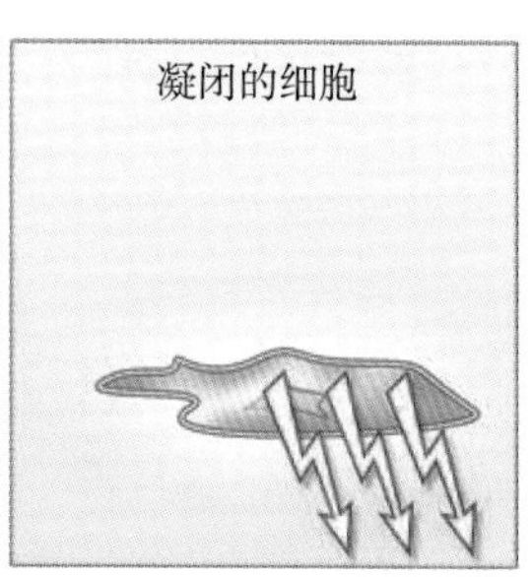


切割

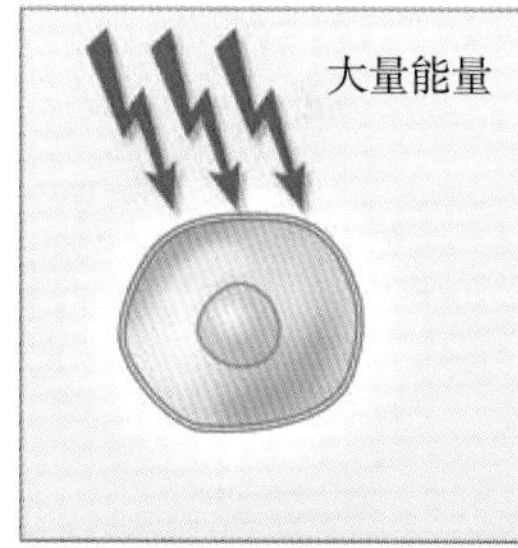


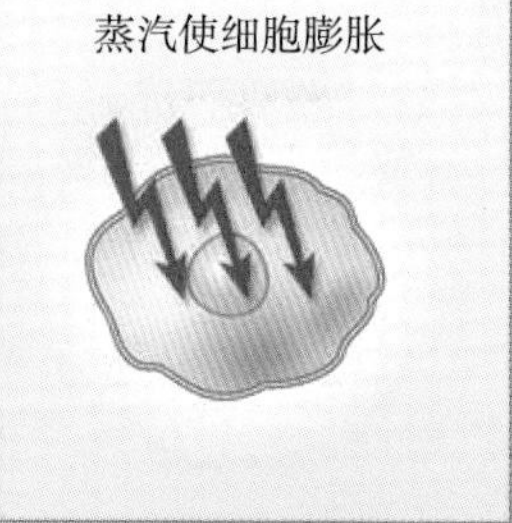


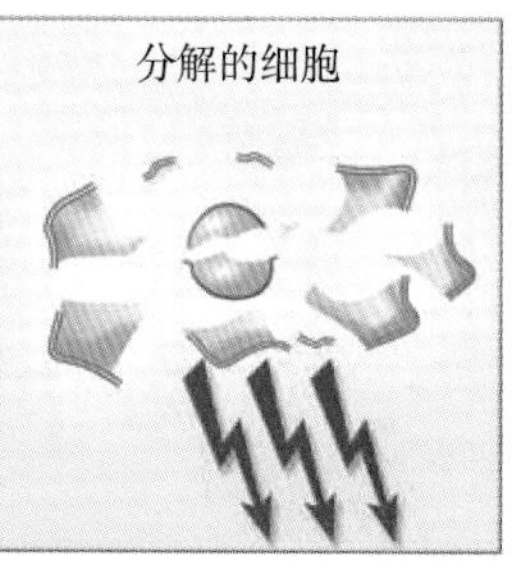


▲ 图 4–33　不同类型的电流在单个细胞上的效果

3. 单极技术

当使用单极电流时，患者的身体处于电路内（图 4–34）。电流通过一个正电极与组织接触，流过人体，然后通过一个负电极离开人体。正电极和负电极的面积的比例倾向于向正电极方向移动，增强了该部位较大电流密度的热效应。用于切除的电流是具有较低电压幅值的正弦波。这导致组织内的温度迅速升高，然后是细胞液汽化及组织的渗透性增强。凝闭的电流具有较大的电压，并且在开启与关闭状态之间快速切换。在能量开启阶段加热后，组织可在能量关闭阶段冷却。这种交替引起组织缓慢升温，表现为凝固。

器械或戳卡上的绝缘缺陷可能会引起直接电耦合，从而造成未观察到的组织损伤。同样，当靠近薄组织附近进行凝闭时，电流会通过薄组织并可能引起其他损伤。其结果是在离手术区域相当远的地方产生热量和不良的损伤。

负电极应放置在与正电极之间的电流通道尽可能短的位置，并在身体纵向或对角方向延伸，这是因为沿着这个方向的肌肉纤维具有更大的导电性。负电极必须与皮肤充分接触，因为产生的

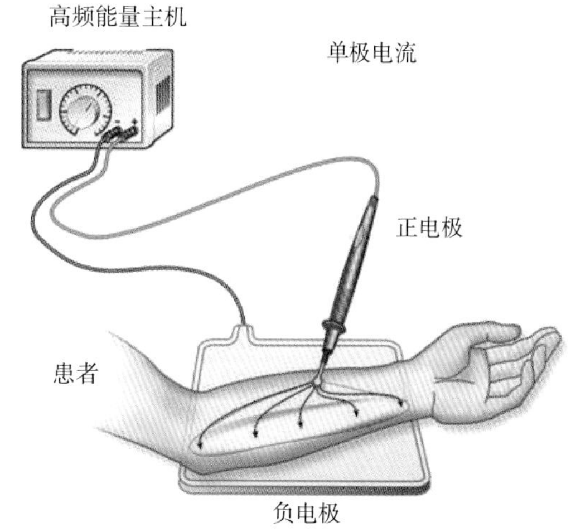


▲ 图 4–34　单极电流原理

热量与电极面积成正比。然而，为了安全起见，广泛推荐双极高频手术（图 4–32）。

4. 双极技术

即使在双极电路中，电路也会产生热量。正负电极之间的距离应尽可能彼此靠近，并且具有相同的质量。因此，只有术野（2 个分支之间的组织）而不是患者整体处于电路内。电流的激活引起组织升温和凝固。该技术也可以不使用负极板（图 4–35）。

使用过多的热能容易损伤邻近的敏感器官结

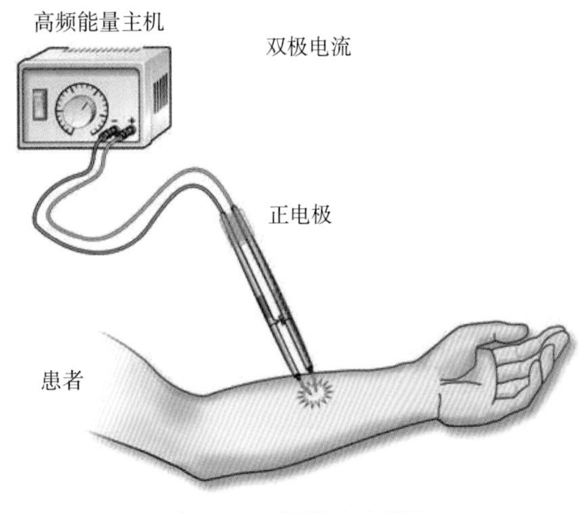


▲ 图 4–35　双极电流原理

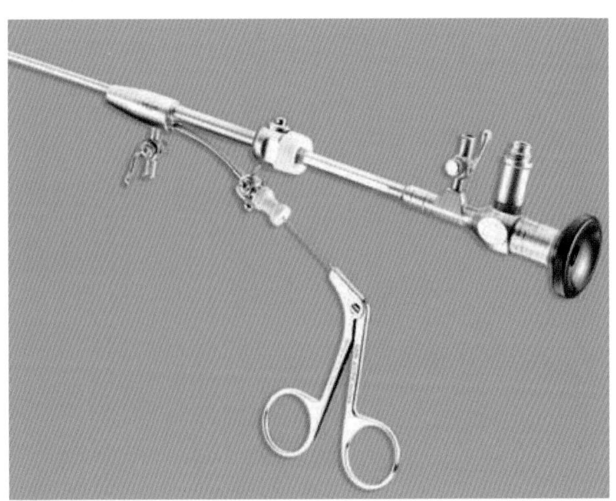

▲ 图 4–36　**Campo Trophyscope® 一体式宫腔镜，带 5Fr 器械（Karl Storz 公司）**

构（肠、膀胱、输尿管、血管）。

腹腔镜和宫腔镜都使用了单极和双极电流技术。单极电流在宫腔镜检查中的应用可以进行精确显露，但代价是由于非电解溶液的使用而增加了电解质不平衡的风险。

## 六、特殊器械

### （一）宫腔镜

诊断宫腔镜带有 1 个单独的操作鞘来开展手术。微剪或钳子可通过这个操作鞘。通过环状电极、钩状电极，或针状电极及双极或单极电流，可以切除组织和有针对性地凝固（图 4–36 至图 4–40）。宫腔镜技术的进步使得使用更小的仪器（诊室或迷你宫腔镜）成为可能，从而实现完全的无创伤的宫内介入，而无须既往的扩宫或麻醉。

### （二）腹腔镜

下面将介绍一些专为腹腔镜而开发的器械，并举例说明它们在过去几十年里的发展和未来的前景。3D 内镜的改进可以克服二维图像的局限性，是使内镜手术更安全、更容易学习的重要进步。与开腹手术方法相比，二维图像仍然是反对内镜手术的主要论点之一。在解决了这一主要问

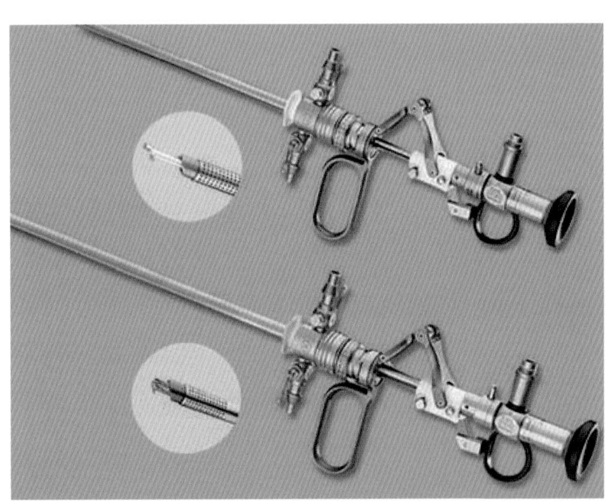

▲ 图 4–37　**具有相应电切环的手术宫腔镜（Karl Storz 公司）**

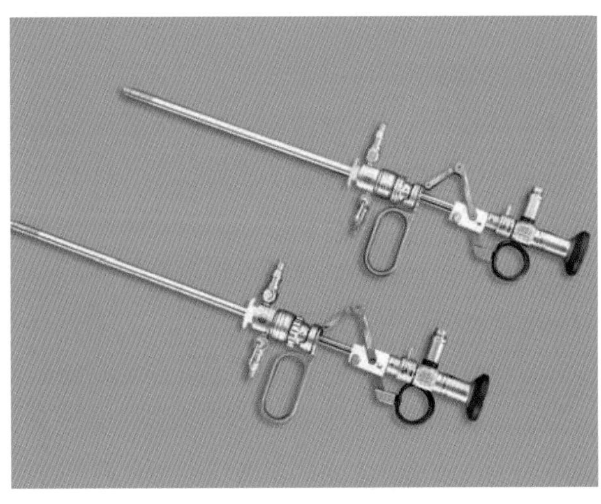

▲ 图 4–38　**双极电切镜（22Fr 及 26Fr）（Karl Storz 公司）**

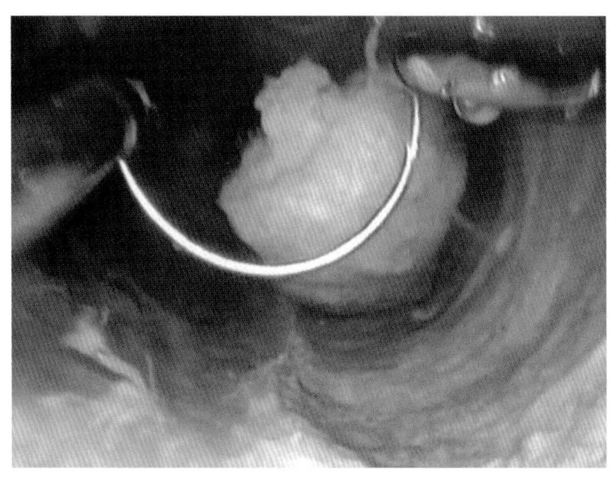

▲ 图 4-39　宫腔镜下清除子宫壁组织条

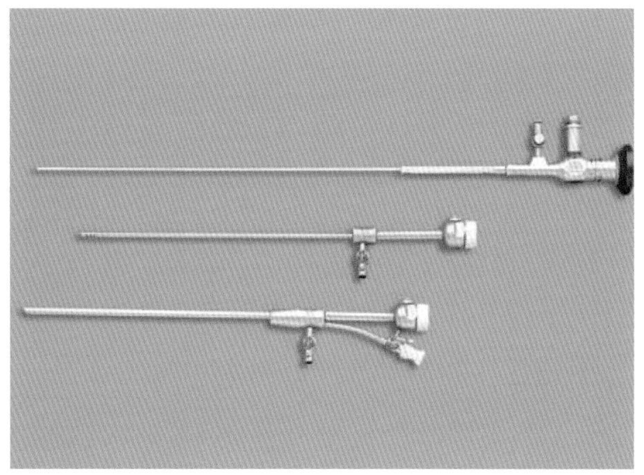

▲ 图 4-40　带有诊断和手术外鞘的 Campo Trophyscope® 宫腔镜（Karl Storz 公司）

题之后，现在的主要目标之一是通过适当的技术革新来消除器械行动自由度的限制。开放式手术允许手有 7 个自由度。相比之下，内镜器械只能提供 4 个自由度。这个问题通过机器人辅助手术解决了。到目前为止，所有的传统尝试（如 Terumo 公司的尝试）都未能获得认可。因此，器械的发展及其创新方案对用户具有决定性的意义。

1. 单孔腹腔镜

单孔腹腔镜尚未被完全接受。单孔手术通过一个位于脐下的通道，同时放入镜体及器械，其主要优点是可以避免后续瘢痕的产生。大部分公司都可以提供相关的产品，它们的外形不同（图 4-41 至图 4-43）。然而，这种技术的缺点是切口更大，需要开放的进腹技术并必须进行筋膜闭合。更重要的是，器械理想的开角本身是无法实现的。器械之间的距离非常近，这样造成操作孔戳卡之间的角度及操作孔与光学视管之间的角度都非常小。这使得器械操作更加复杂，并涉及新的学习曲线的建立。因此，尽管带角度的器械和弯曲的镜体外鞘在很大程度上克服了这些障碍，这种方法也并没有被广泛接受。

2. 传统的腹腔镜

Karl Storz 公司在 20 世纪 90 年代推出了第 1 套可拆分的器械（图 4-44）。更精确和用户友好的可重复使用的器械使外科医生能够进行精细和

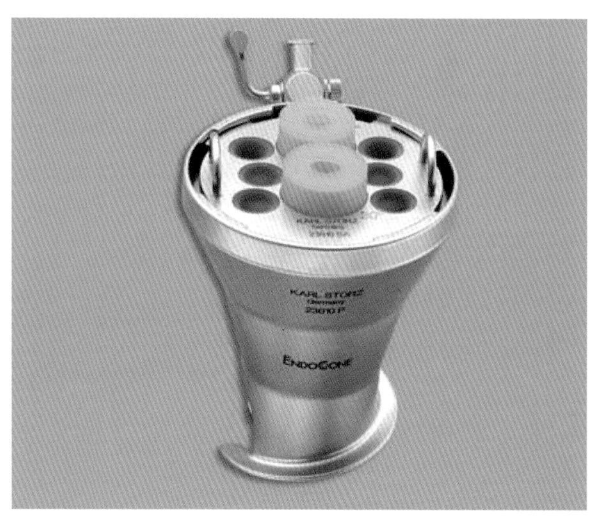


▲ 图 4-41　Endoc-one 单孔入路系统（Karl Storz 公司）

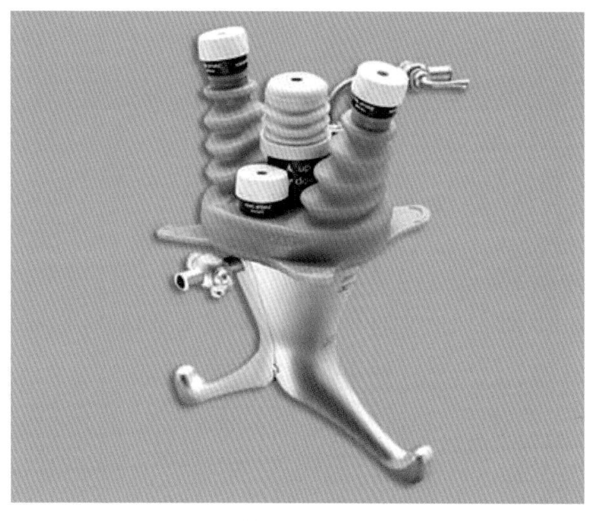

▲ 图 4-42　XCone 单孔入路系统（Karl Storz 公司）

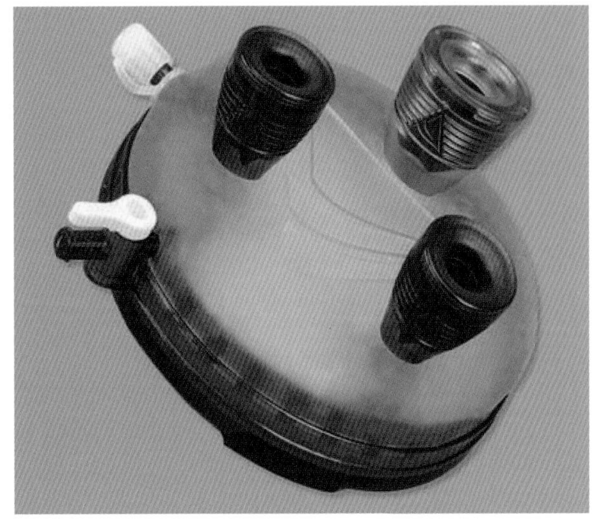

▲ 图 4-43　**GelPOINT 高级入路平台**

GelPOINT 高级入路平台有助于开展单孔手术，通过单切口使标准器械互成角度，同时有可能提高患者的美容效果。通过提供更大的运动的范围，GelPOINT 平台可为各种手术提供最大的多功能性入路。GelPOINT 平台可适应各种腹壁和切口大小，提供连续的通道，并确保 5～12mm 器械互成更好的角度（Applied Medical 公司）

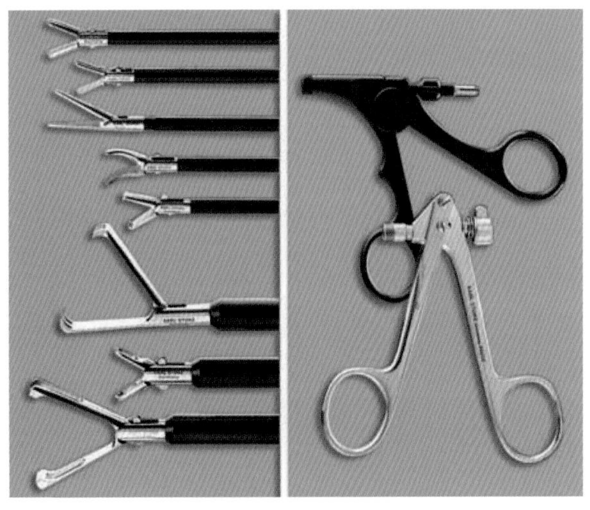

▲ 图 4-44　**1992 Karl Storz 公司推出了第 1 套可拆卸的 TAKE-APART® 腹腔镜手动器械（Karl Storz 公司）**

复杂的手术（图 4-45 至图 4-53）。关于未来，微型腹腔镜手术器械的尺寸缩小是否会得到广泛的接受，这一问题仍然存在（图 4-54）。

当使用具有放大倍数的高分辨率的腹腔镜时，难以到达的复杂解剖结构也可以被显示得非常好（图 4-55 和图 4-56），所有参与手术的医

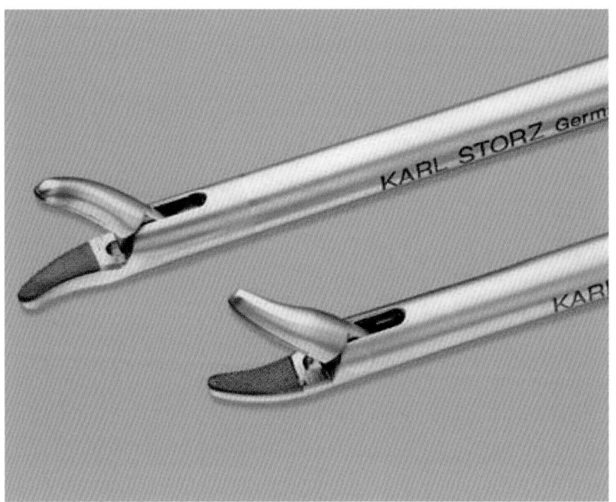


▲ 图 4-45　**Koh 大持针器（钳口）（Karl Storz 公司）**

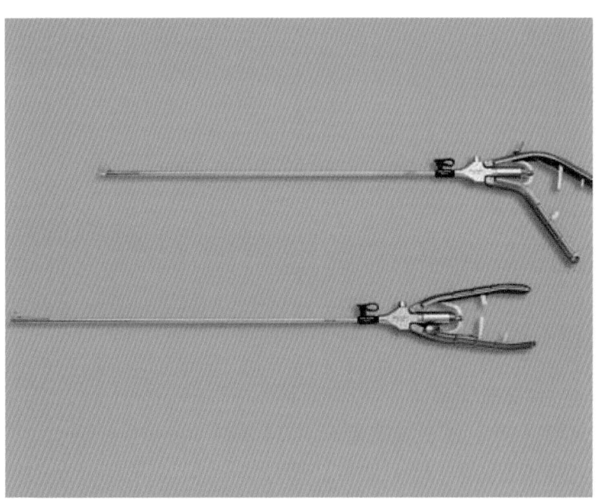

▲ 图 4-46　**Koh 大持针器（组装完整）（Karl Storz 公司）**

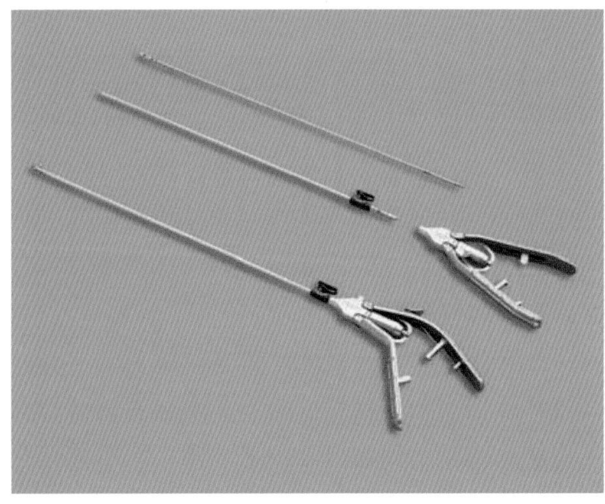

▲ 图 4-47　**Koh 大持针器（拆分状态）（Karl Storz 公司）**

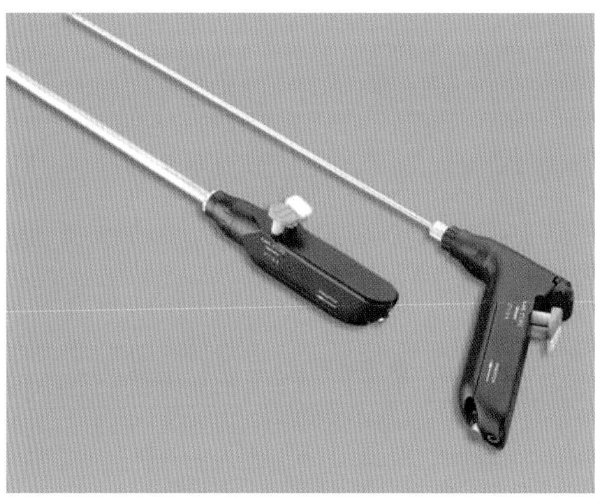
▲ 图4-48 冲洗吸引管(**Karl Storz** 公司)

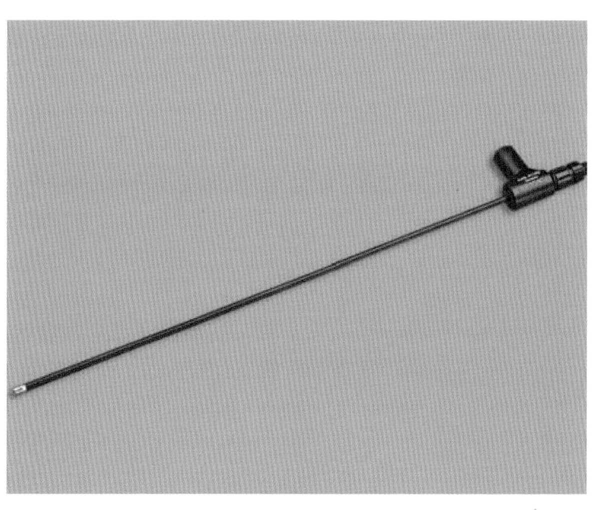
▲ 图4-49 冲洗吸引管(**Karl Storz** 公司)

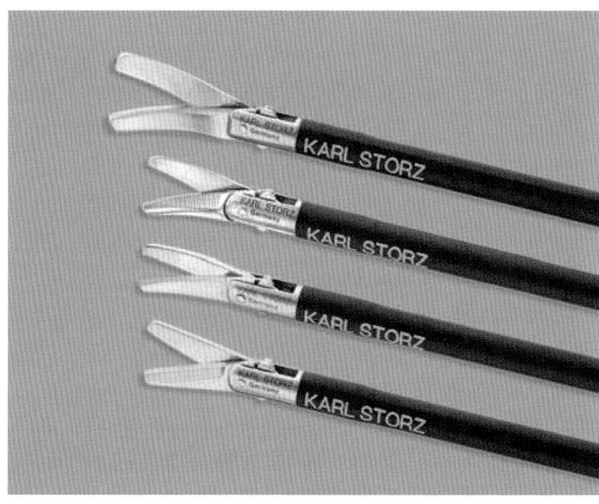

▲ 图4-50 **CLICKline** 剪刀(**Karl Storz** 公司)

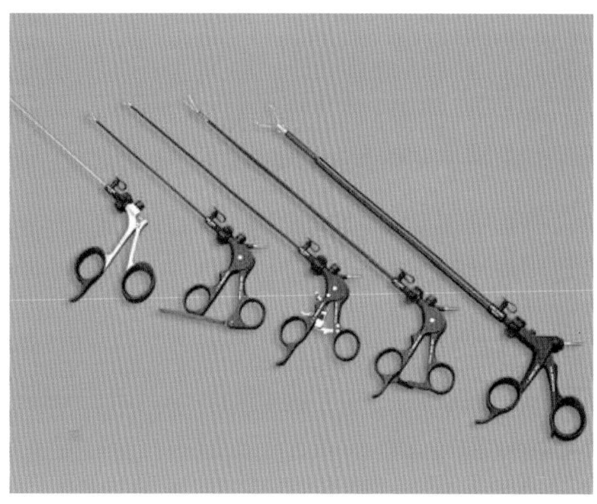
▲ 图4-51 一组 **CLICKline** 器械(**Karl Storz** 公司)

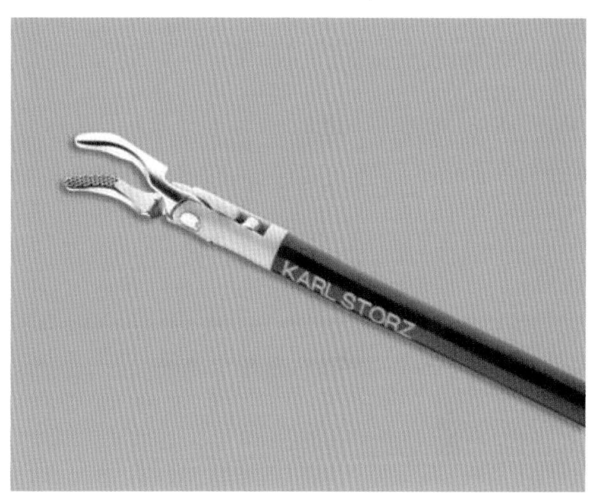

▲ 图4-52 **RoBi Kelly** 双极抓钳(**Karl Storz** 公司)

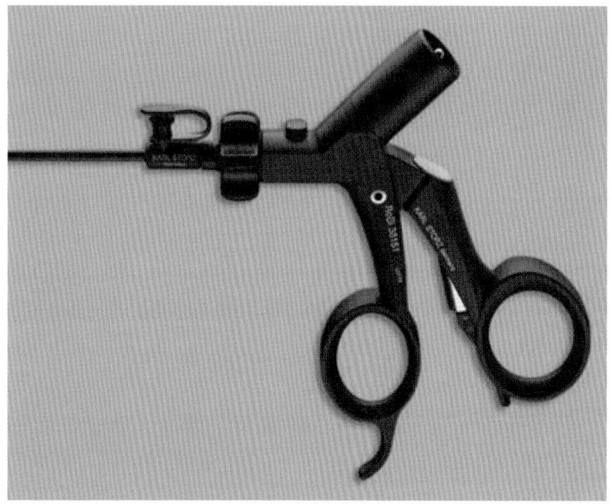
▲ 图 4-53 **RoBi Kelly** 手柄(**Karl Storz** 公司)

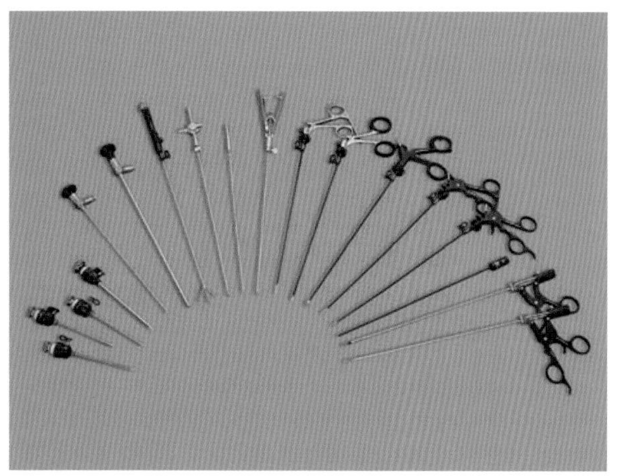

▲ 图 4-54　一组微型腹腔镜器械（Karl Storz）

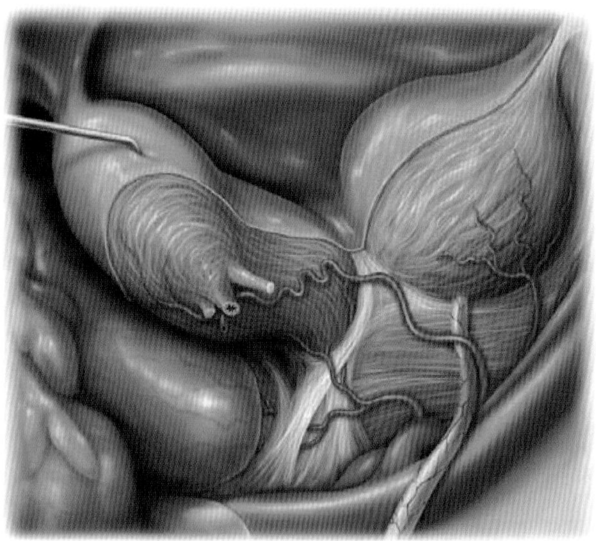

▲ 图 4-55　解剖图显示了盆壁内子宫血管与输尿管之间的关系，子宫动脉上行分支的螺旋动脉很容易看到。子宫、膀胱和直肠被固定在盆底韧带内

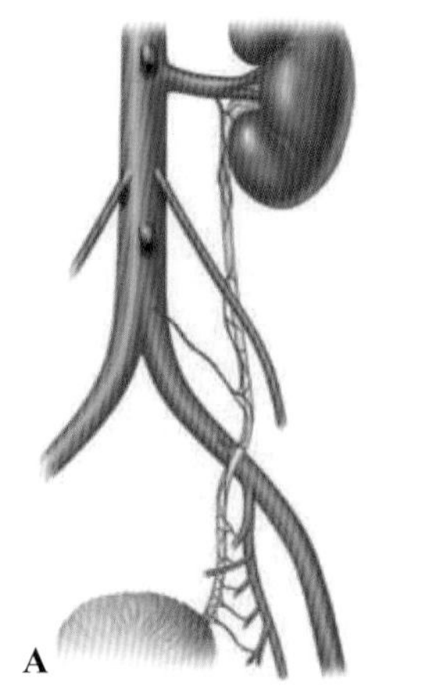

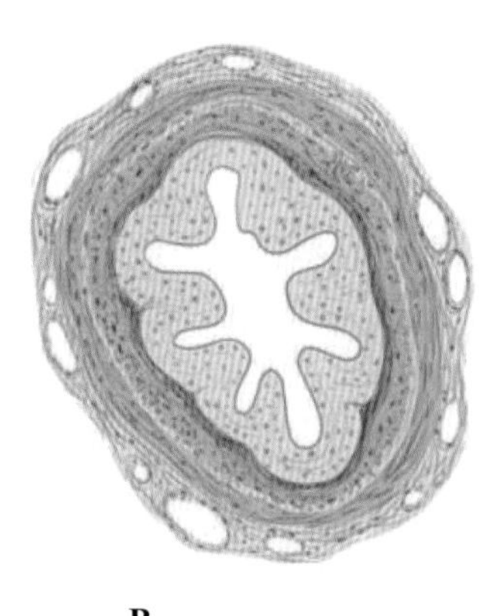



▲ 图 4-56　输尿管的解剖结构

A. 上部的血供由肾动脉、卵巢动脉和主动脉提供；在下部，输尿管由侧血管供应，即髂血管和子宫动脉。钝器解剖会导致相应部位轻微出血。B. 组织学横截面显示血管供应在外膜层中。因此，导致外膜破坏的电流或操作可能导致继发性瘘和（或）渗漏

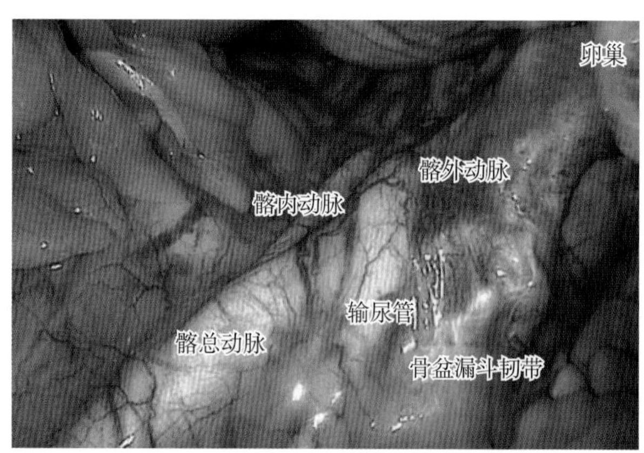



▲ 图 4-57　子宫和周围器官的初步探查

骨盆下部及韧带、血管和输尿管可以根据与子宫的关系进行区分。在较瘦的患者中，可见输尿管和髂总动脉的交叉。在盆侧壁寻找骨盆漏斗韧带，更好地显露术野

生都可以看到手术视野（图 4-57）。与开放手术及阴式手术相比，这可以极大地帮助手术团队开展工作。因此，许多手术可以在确保组织保护的同时，以最小的出血量精确地进行，如图 4-58 至图 4-63 所示，这是一个肌瘤摘除后关闭瘤腔以恢复子宫壁的例子。带角度的光学镜、放大功能和镜子与目标器官的可变距离的组合也很有帮助。即使在复杂的情况下（如增大的器官、粘连、子宫内膜异位症或肥胖），在使用合适的手术器械时也可以安全地手术。一旦学习曲线被克服，最初耗时的手术步骤可以在适当的器械下很好地完成，如图 4-64 至图 4-70 所示的全腹腔镜下 1 个巨大的肌瘤子宫的完全切除术。

### （三）血管凝闭

直径超过 2mm 的血管不能用常规的电凝法处理。可靠的止血和永久性的封闭只能通过双极血管凝闭或结扎来实现。血管或组织束被一种

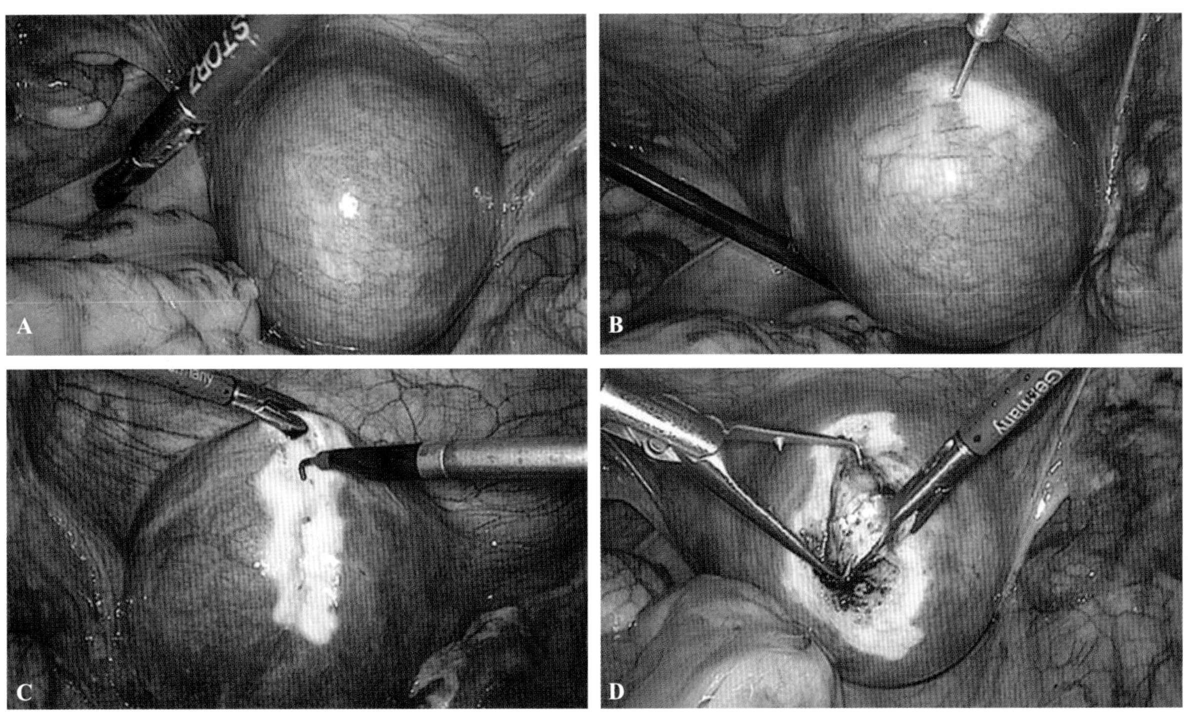

▲ 图 4-58 腹腔镜肌瘤剥除术

A. 宫底 / 前壁的肌瘤。B. 使用 1 : 100 稀释的加压素溶液（血管加压素）进行预防性止血，注射位置在子宫肌层浅表组织和健康组织及包膜肌瘤表面之间。注射的目的是将假包膜与肌瘤分开并减少出血。C. 使用双极沿着纵向切口方向进行浅表凝血，并用单极电钩或电针打开子宫肌瘤上方的子宫壁，直至到达子宫肌瘤为止。D. 抓住肌瘤并开始剥除。假包膜保留在子宫壁内，并被钝性推开

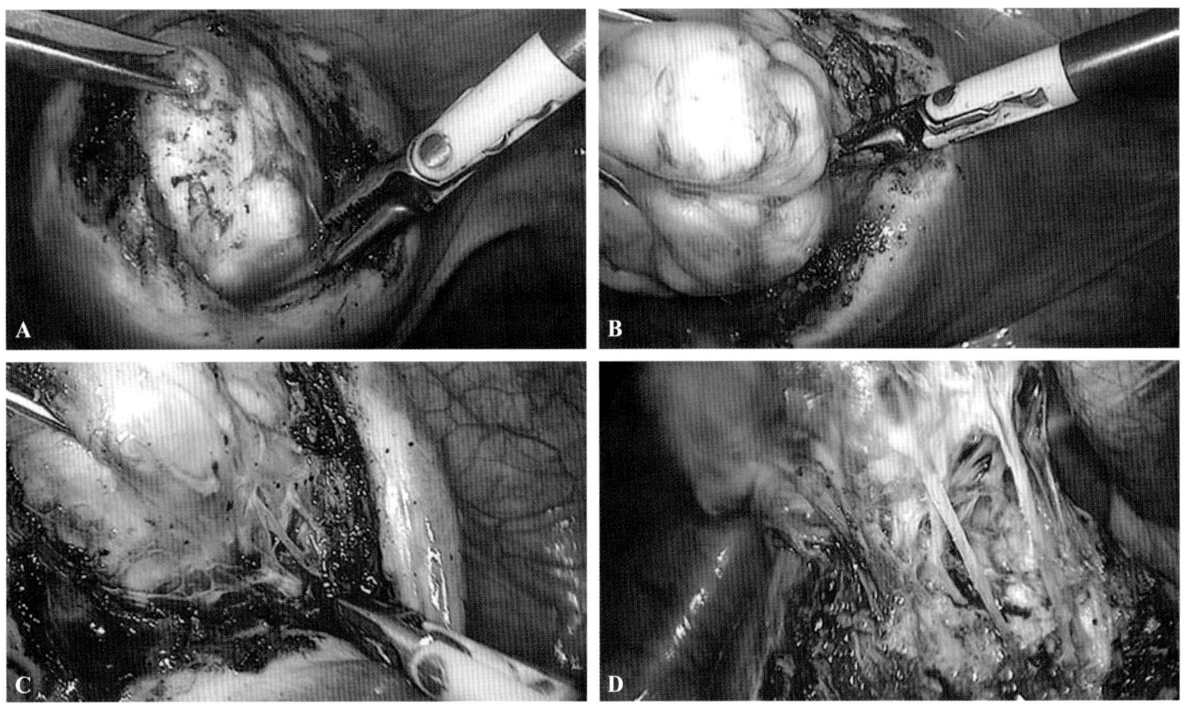

▲ 图 4-59 腹腔镜肌瘤剥除术

A. 使用抓钳牵拉肌瘤，并从包囊中钝性分离；B. 双极凝闭蒂部血管；C. 牵引肌瘤，凝闭含有血管的肌瘤包膜内纤维，再行肌瘤的连续剥除；D. 需要凝结和切割的剩余包膜内纤维放大图像

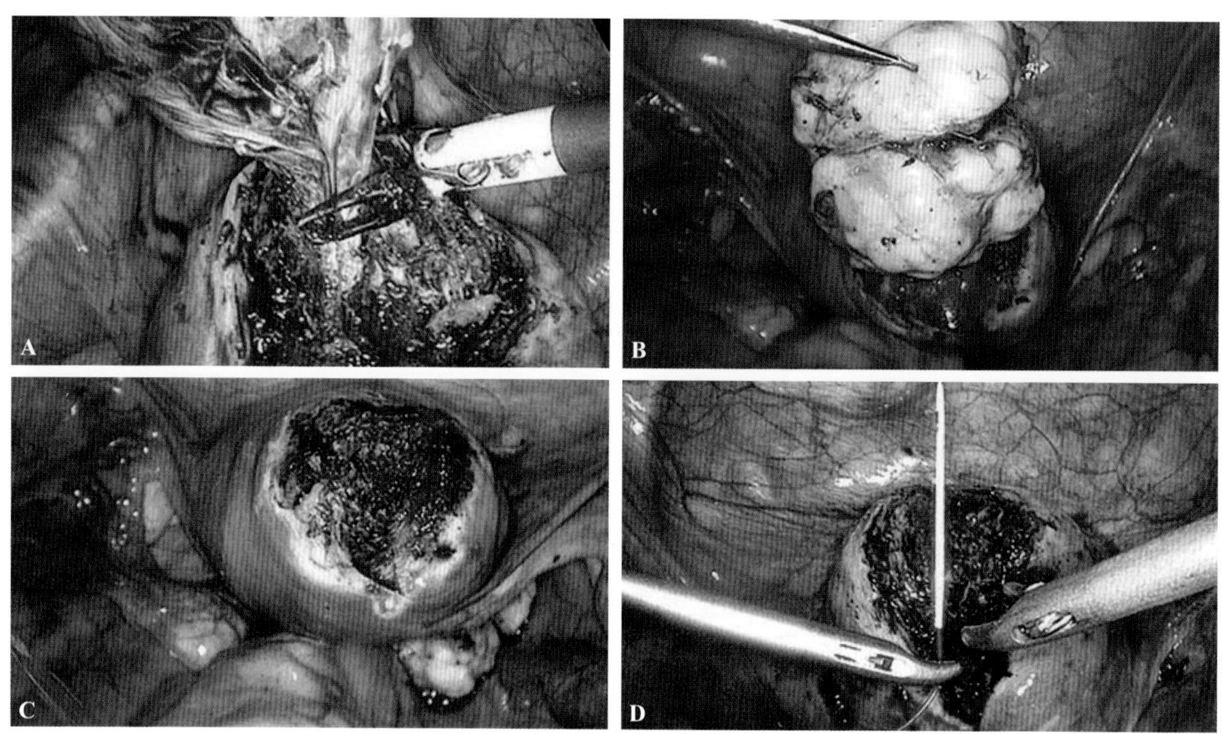

▲ 图 4-60　腹腔镜肌瘤剥除术

A. 凝闭包膜内血管；B. 完全剥除的肌瘤；C. 在冲吸引作用下对出血血管进行凝闭；D. 用直针或圆针和单股可吸收缝合线进行切缘对合缝合

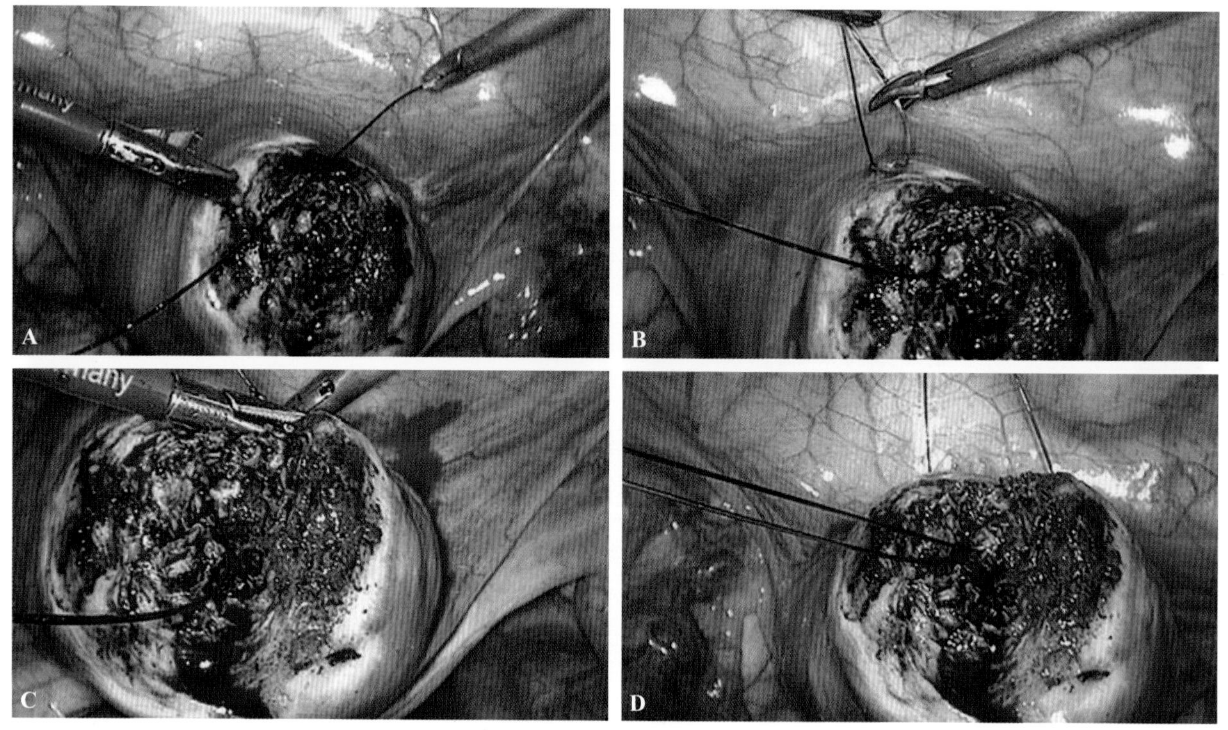

▲ 图 4-61　腹腔镜肌瘤剥除术

A. 圆针缝合：①用 Manhes 钳将切缘提起；②用圆针更容易缝入子宫肌层的较深层；B. 出针，使用右持针器重新抓取缝针；C. 再次缝合；D. 拔出缝针，完成体外打结，并准备下推体外结

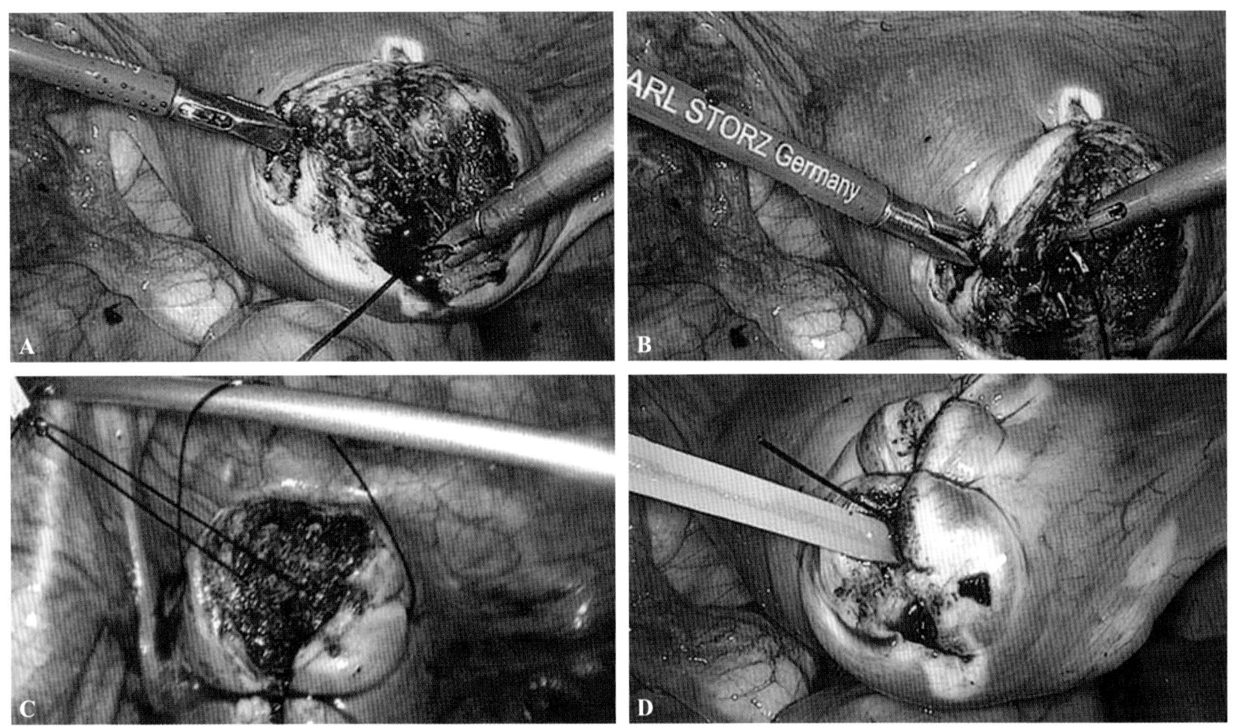


▲ 图 4-62　体外“von Leffern”结

A. 拉出缝合线，取下针，打半结；B. 用左手握住结，右手向下伸开；C. 从下方抓住短端并将其拉回，打另一个半结；D. 把结转回去，抓持缝合线并收紧结

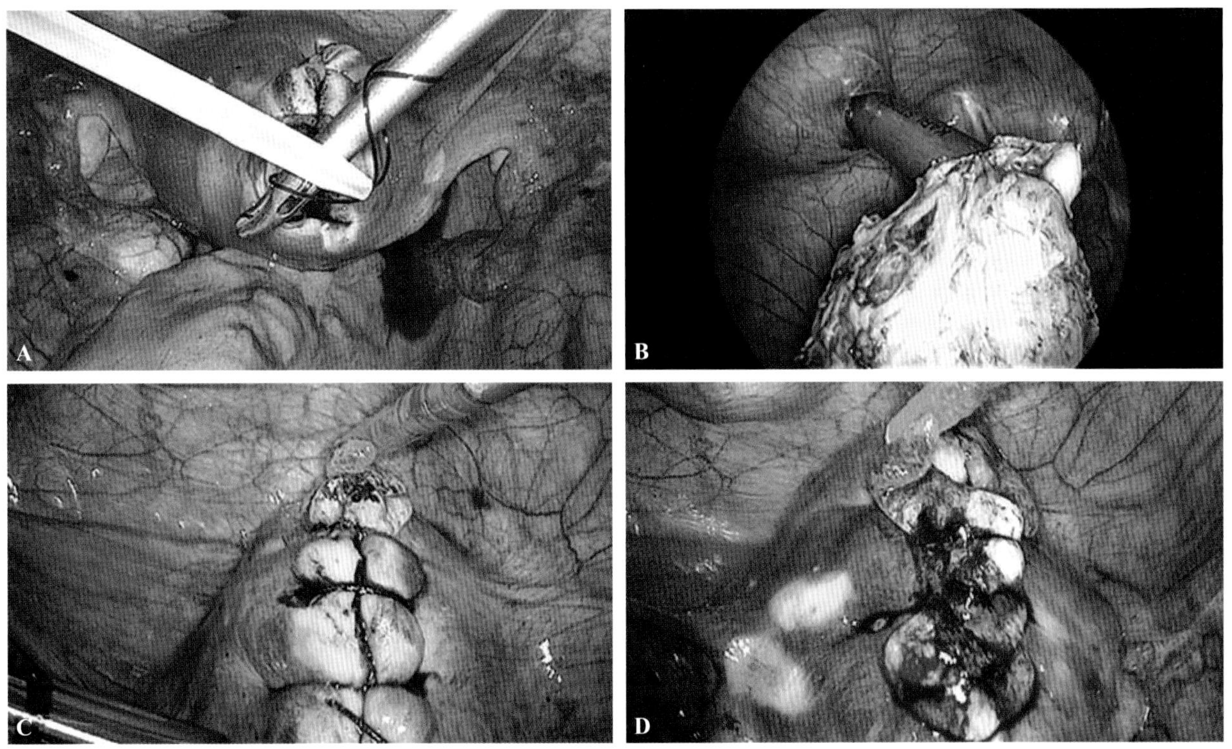


▲ 图 4-63　腹腔镜肌瘤剥除术

A. 第二针缝合从子宫切缘处越深越好；B. 标本的粉碎；C. 体外打结的最终术野；D. 使用 Hyalubarrier 作为防粘连凝胶

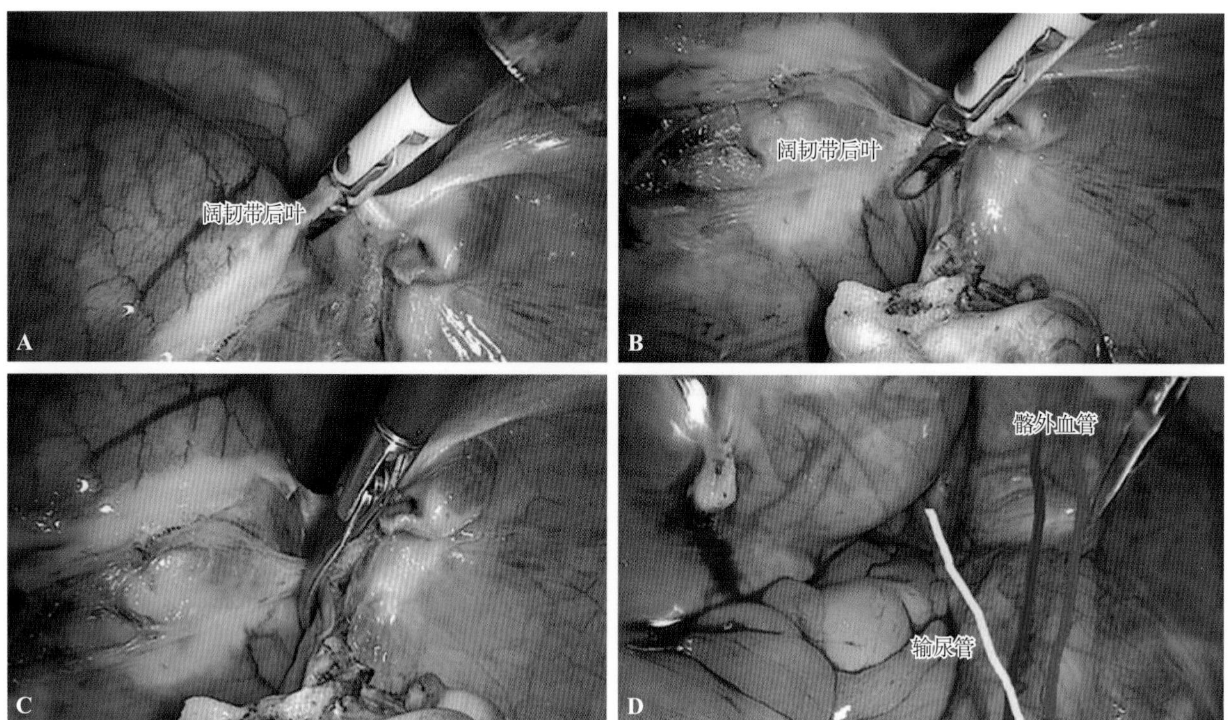


▲ 图 4-64　分离阔韧带的前叶和后叶（A 至 C），充分显示输尿管与子宫血管的解剖关系（D）。距离子宫越近凝闭切割阔韧带越好，这样不会影响子宫动脉（A 至 C）。由于两叶是分开的，因此子宫动脉的上行支很容易看到并被游离。使用弯剪时，剪刀的尖端指向远离子宫壁的方向

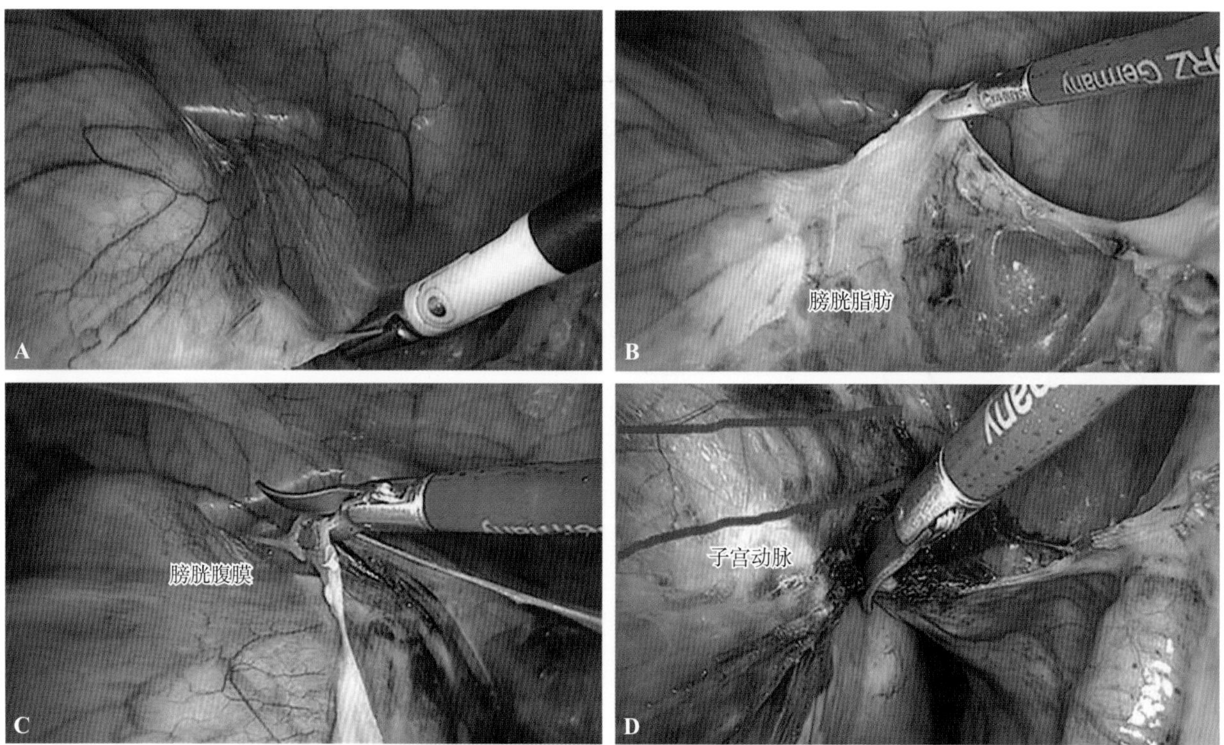


▲ 图 4-65　从右侧打开膀胱腹膜（A 至 C）。膀胱腹膜的起始部很容易分离，切割线既不应在该区域上方，也不应在尾侧太远的地方。打开膀胱反折腹膜后很容易显示膀胱宫颈韧带。子宫血管束（D）通过在其上方和下方凝闭切割而被游离出来。输尿管在此显露区域的外侧，保持安全距离

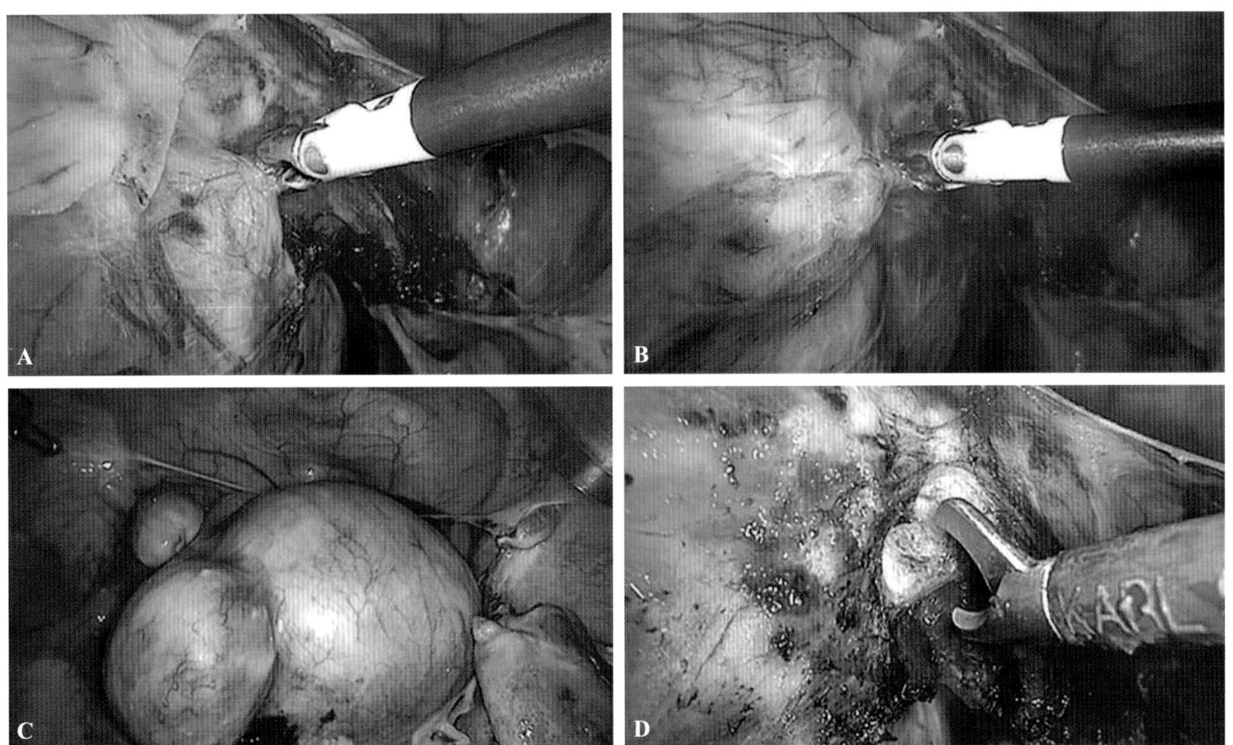


▲ 图 4-66　**A 和 B.** 双极电凝及切割子宫血管，凝闭区域必须包括动脉的上部，以避免切开血管后逆行性出血；**C.** 子宫的颜色变为白色 / 灰色；**D.** 使用钩形剪刀可避免更深的切口，子宫动脉分两步离断，这可以进一步凝闭位于动脉后面的组织，避免难处理的静脉出血

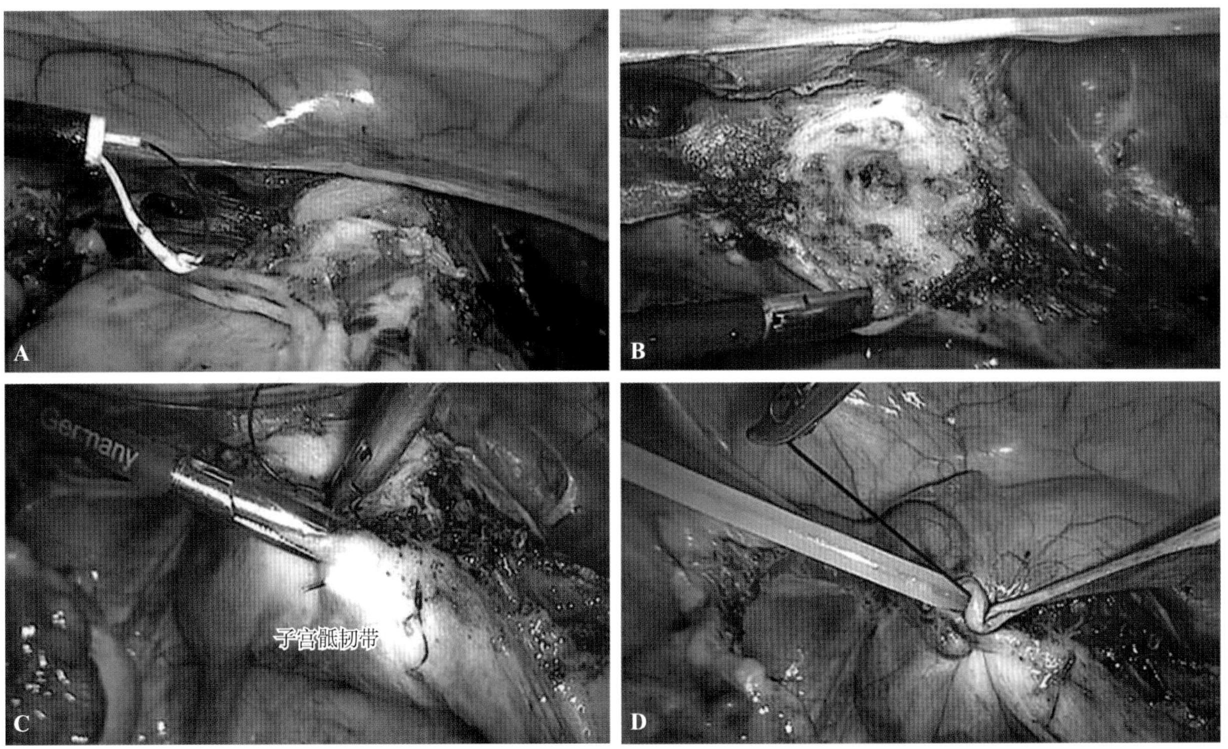


▲ 图 4-67　**A.** 选择性地在子宫颈位置离断子宫体；**B.** 单极切割环在张力下可以轻松完成直线切开，子宫颈残端呈倒锥形；**C.** 关闭腹膜非必须；**D.** 关闭腹膜同时进行宫颈固定术以防止脱垂

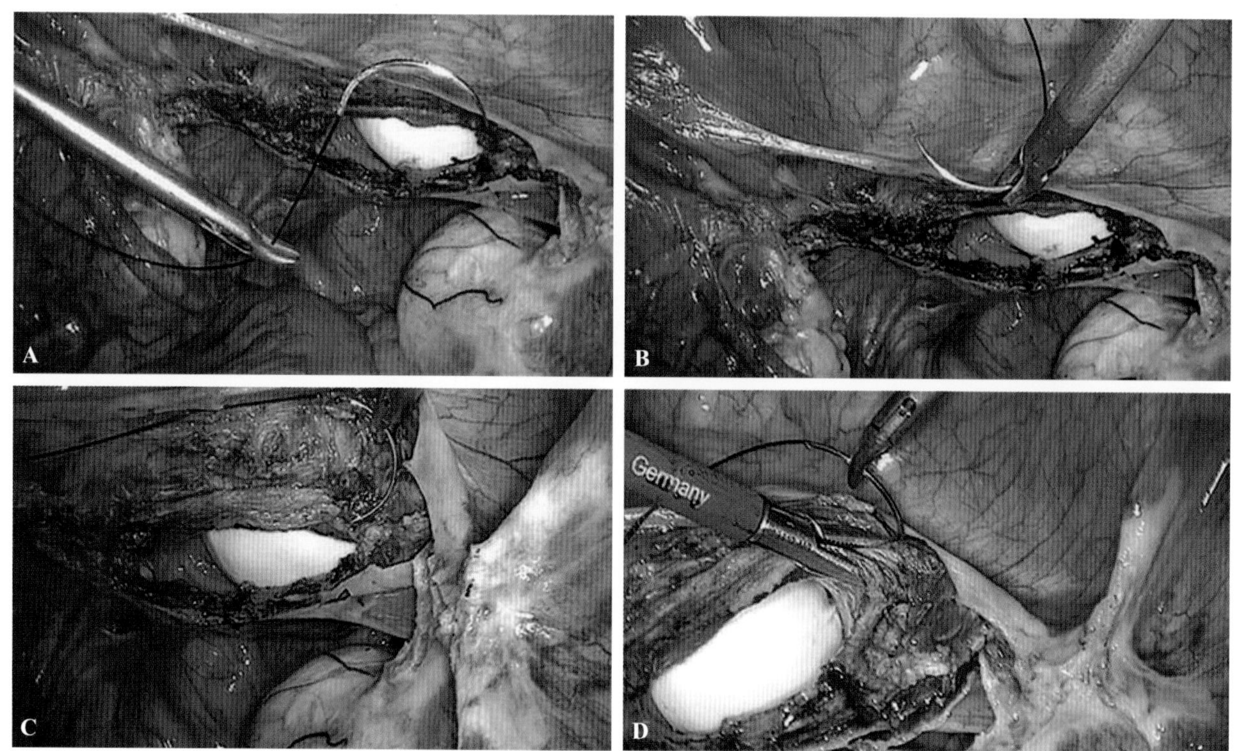


▲ 图 4-68 **TLH**：右侧角开始缝合，将阴道前壁和后壁、腹膜后壁和右骶韧带缝合在一起。在直视情况下可以避开膀胱。抓钳必须锋利才能牢固地抓住阴道切缘。当缝合线仅穿透阴道壁，未穿过阴道黏膜时，术后肉芽肿发生的可能性很高

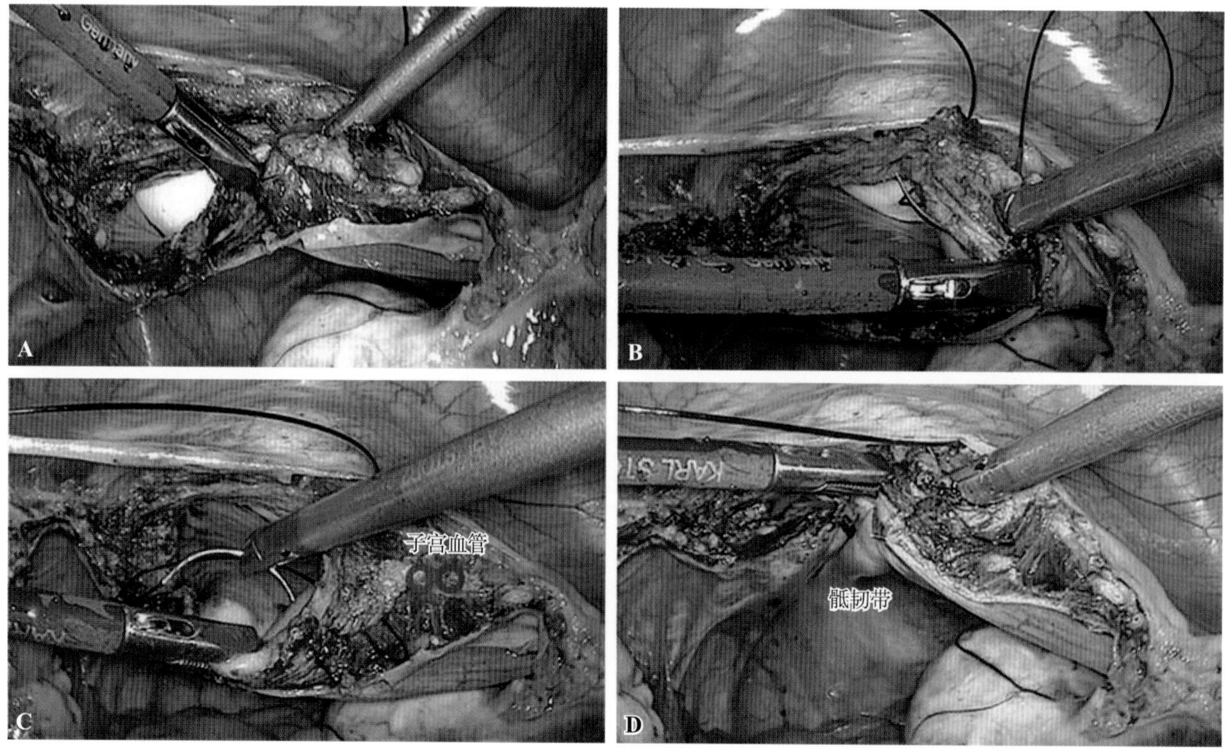


▲ 图 4-69 **TLH**：抓住右子宫骶韧带的同时缝合阴道右侧角。这样缝合既避开了血管残端又可以给子宫血管机械性地压迫

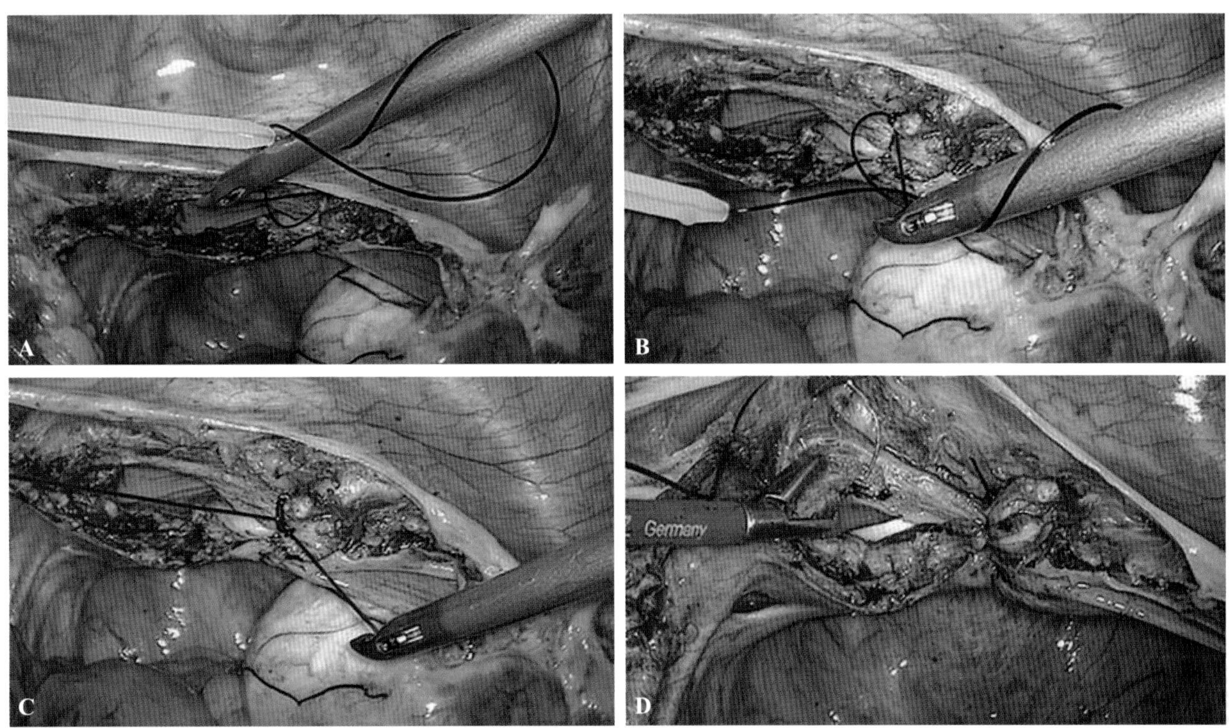


▲ 图 4–70　**TLH：在右上角进行内打结固定并剪断缝合线**

特殊的器械抓住，并在预定的压力水平上持续压缩。若干个自动调节的电流周期具有可变的参数（取决于抓持的组织），可以将相对的组织壁融合。通常不需要对血管进行精确显露。术者可以抓住整个含有血管的组织束，并把它们凝闭起来。从技术上讲，双极电凝可以达到 10mm 左右的血管直径，经临床验证，可以凝闭的直径为 7mm。由于器械尖端温度升高，应在与敏感组织结构保持安全距离的地方进行凝闭。应注意确保在接触或将器械放置在一旁时不会发生意外的凝闭。超声刀的刀头的温度比双极器械的温度高很多。在超过 90% 的病例中，爆破压高于 400mmHg（高达 900mmHg），因此通常远远高于临床观察到的约 130mmHg 的血压值。

组织学上发现，在常规凝血中，血管壁的收缩和血栓的形成与止血有关。相反，血管凝闭与胶原的变性和相对的层面的融合有关，而弹性内膜则被大量保留，这类弹性内膜的纤维在 100℃以上才会产生变性。在边缘明显的均匀凝固区外侧，有 1～2mm 宽度的热损伤的过渡区。在免疫组织化学上，其宽度约高 2 倍。接着是由于吸收而引起的无菌性炎症，特别是在周围结缔组织中，没有任何（甚至暂时）凝闭失败的迹象。与其他方法（如结扎或缝合和使用夹子）相比，双极血管闭合的优点主要是快速显露、快速和安全地血管闭合、术野内无异物残留及更低的成本。这将缩短手术时间，减少失血，减轻患者的压力。因此，这些器械现在也广泛应用于开腹手术和阴式手术（图 4–71 和图 4–72）。

在其他情况下，必须考虑具体的工作步骤，以及力量的使用或器械的自然磨损。在这种情况下，精确针对手术限制性方面的仪器创新是有用的（图 4–73 至图 4–76）。通过对刀柄和器械尖端的复杂加工，可以非常精确、方便地应用，从而最大限度地降低热量和损伤邻近器官的风险，缩短了手术时间，避免了手术过程中的器械更换。该器械集成了允许通过手动进行精确切割的刀具。

根据电流的类型、强度和频率，它产生电解

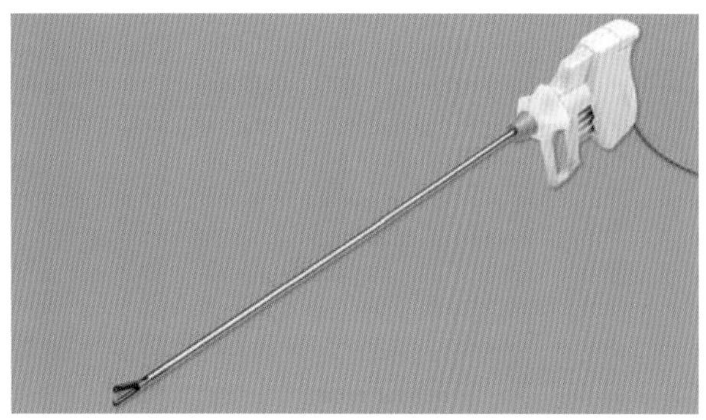

▲ 图4-71 **Ergo 310D**斜视图(**Bowa**公司)

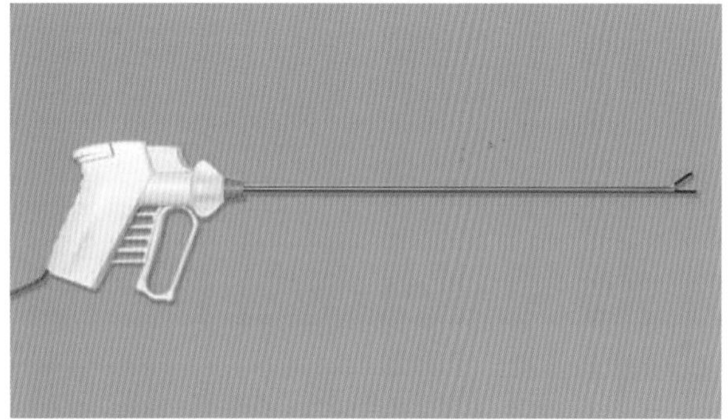

▲ 图4-72 **Ergo 310D**侧视图(**Bowa**公司)

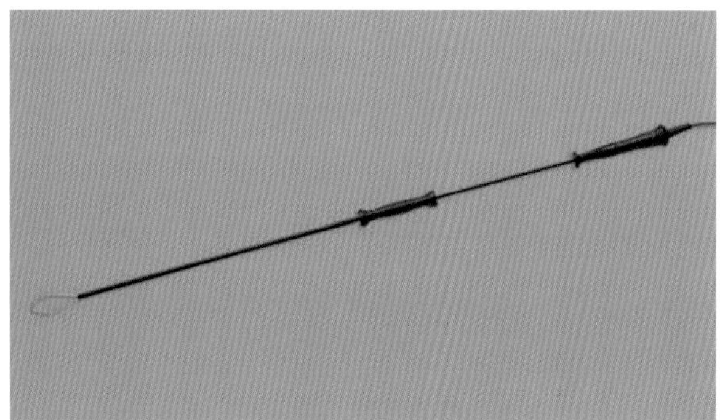

▲ 图4-73 **MetraLoop**侧视图(**Bowa**公司)

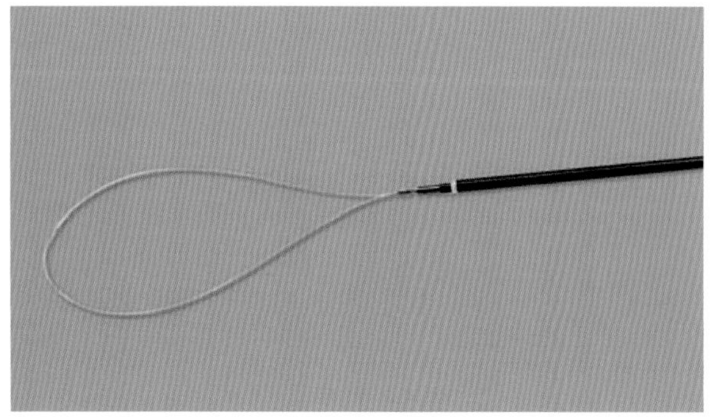

▲ 图4-74 **MetraLoop**，大环(**Bowa**公司)

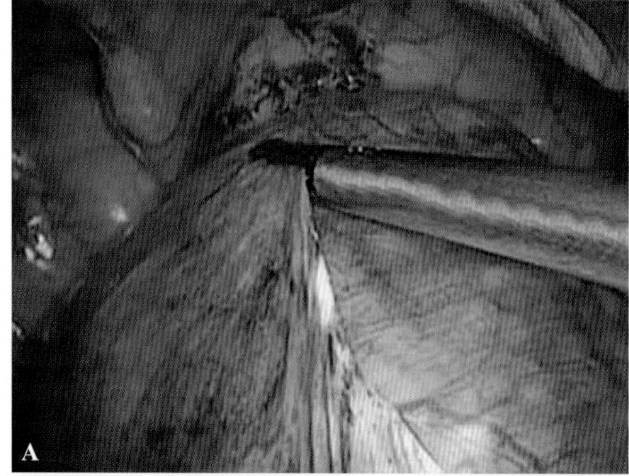

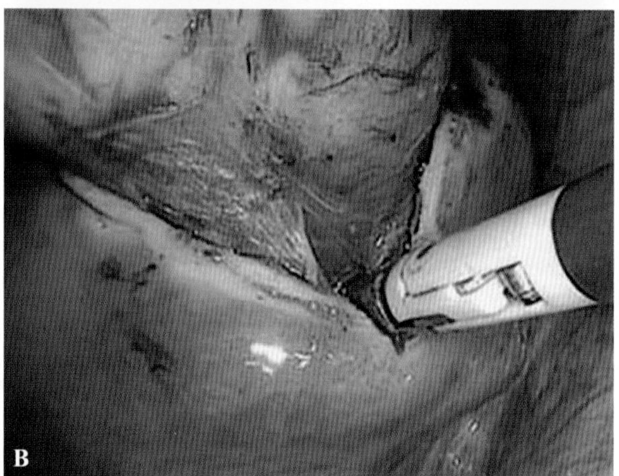

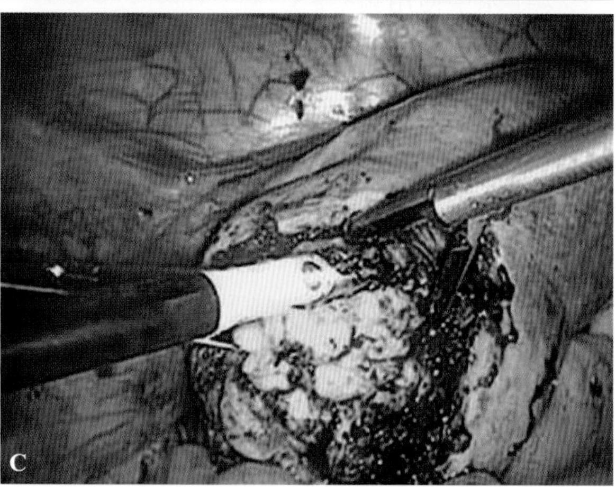

▲ 图4-75 **A.** 使用血管凝闭器 **ERGO 310D**（**Bowa** 电子公司，德国戈马林根）将浆膜和肌层表面凝结并切割。与单极电流相比，它具有较低的热扩散性和较高的凝闭能力。集成的刀片能够同时切割完成凝闭的组织。**B.** 通常用一只手（在这种情况下为左手）牵拉肌瘤，而另一只手抓持，凝闭并切割囊壁。这会导致抓持器械（在这种情况下为右手）承受较高的压力，因为双极器械并非为有力量的抓持而设计。**C.** 廉价的一次性凝闭器械可处理增大的肌瘤而不会损坏仪器

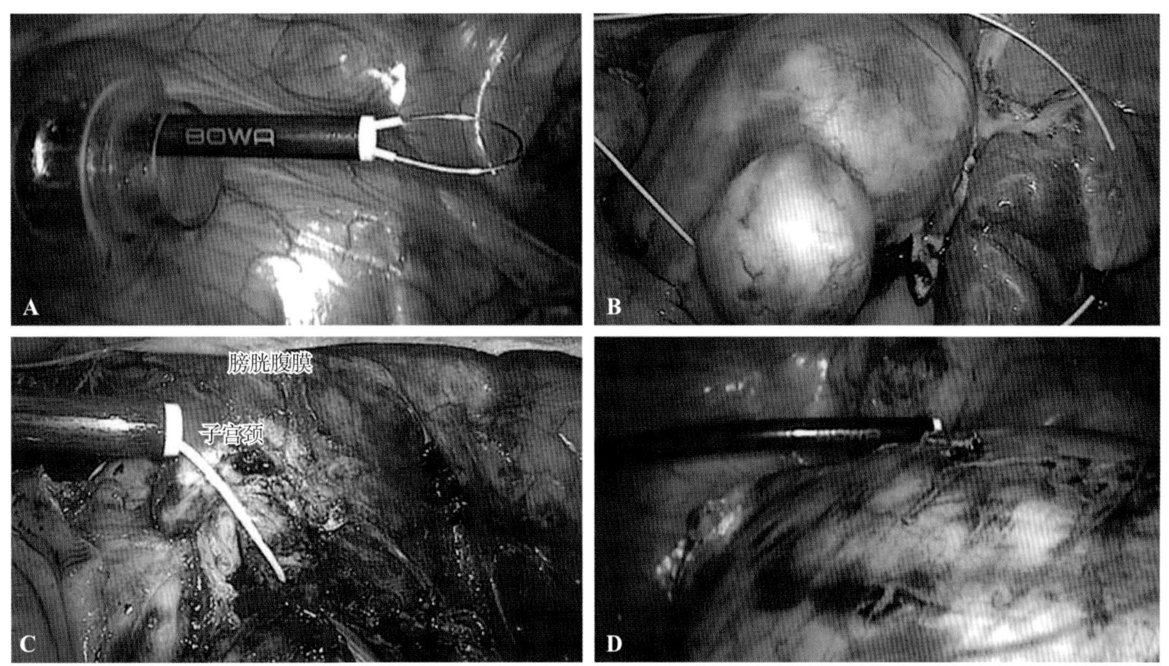


▲ 图 4-76 **A.** 插入 Bowa Metraloop 金属套圈，在末端可见小的金属切割部分；**B.** 2 种尺寸的切割环允许不同大小的子宫切除术；**C.** 切割线在子宫颈上方且在血管残端的内侧；**D.** 将子宫尽可能向上提拉，避免单极电碰触肠道或盆侧壁

效应、法拉第效应（刺激神经和肌肉）或热效应。高频电手术中使用频率至少为 200kHz 的交流电，热效应占主导地位。它主要取决于作用时间、电流密度和组织的电阻，简单地说，组织电阻随着含水量的增加或灌注的增加而下降。在实际环境中（如在冲洗过程中，当使用单极技术而不是双极技术时），沿着目标区域流动的电流量也很重要，因为这可能会使其他区域升温并受到损害的。

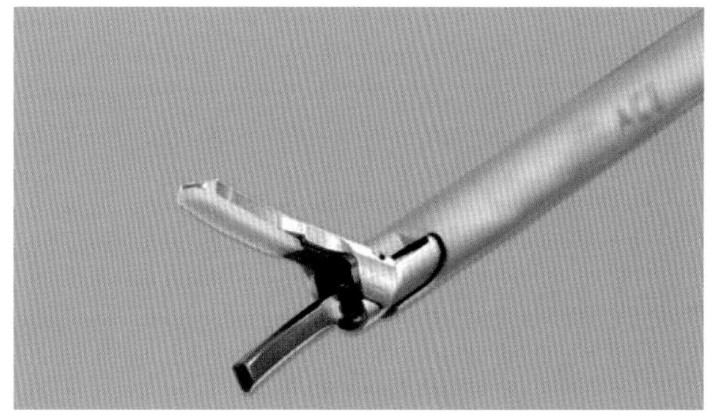

▲ 图 4-77 **Harmonic 超声刀正视图（Ethicon/Johnson & Johnson）**

隔离的垫片在上方，而加热的工作头端在下方

## 七、补充器械及其具体用途

强生公司是超声能量辅助检查的先驱。超声刀用于几个专科，使用超声技术，可以同时进行止血和切割（图 4-77 和图 4-78）。

器械、超声刀的尖端现在很薄，允许术者在手术中可以进行非常精细的操作，除此之外，一款可弯的凝闭器械也可用于非常不方便的解剖位置及单孔手术（图 4-79）。

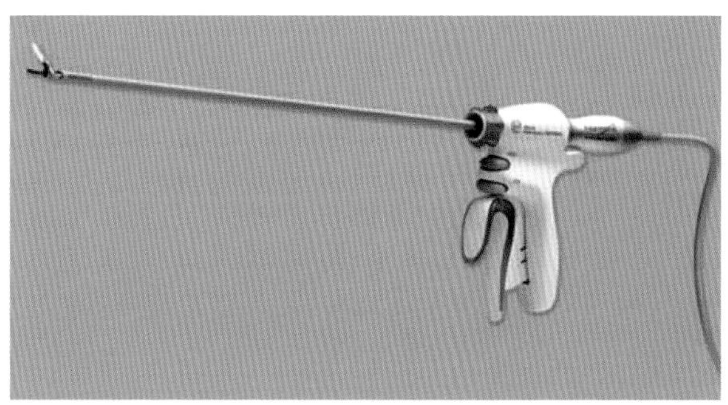

▲ 图 4-78 **Harmonic 超声刀侧视图（Ethicon/Johnson & Johnson）**

腹腔镜手术还需要一些其他的材料，如止

血材料，因为腹腔镜手术无法实现长时间的压迫止血。此外，电流在非常敏感的位置（接近输尿管或肠道）仍应严格使用。在这些区域，术者必须经常求助于其他材料，如武田公司提供的 TachoSil（图 4-80 至图 4-82）。专为腹腔镜而开发，它们为患者提供额外的保护和安全（图 4-83 至图 4-85）。

良性妇科手术中，常见的手术原因是粘连或既往手术遗留的不良后遗症。目前有几种液体或粉末形式的制剂或透明质酸凝胶用于预防术后粘连（图 4-63、图 4-86 和图 4-87）。

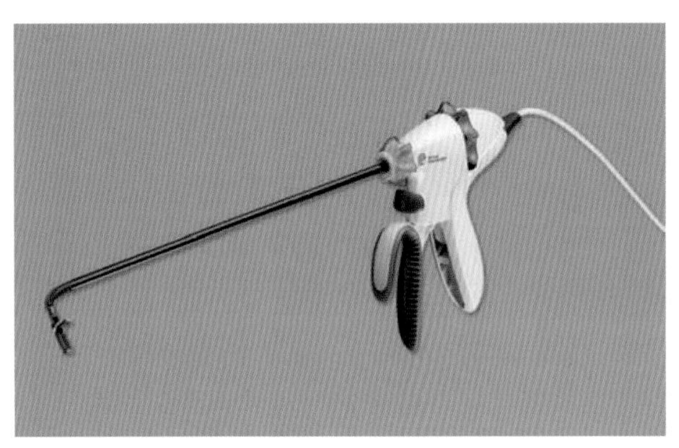

▲ 图 4-79　可弯曲头端的 Enseal 凝闭器械（Ethicon/ Johnson & Johnson）

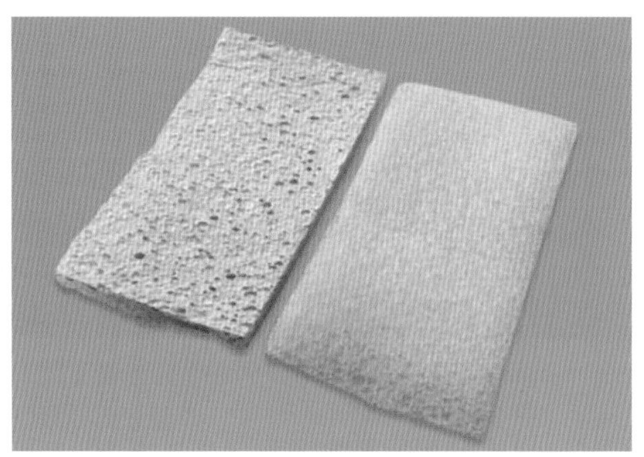

▲ 图 4-80　TachoSil 上面观及下面观（武田公司）

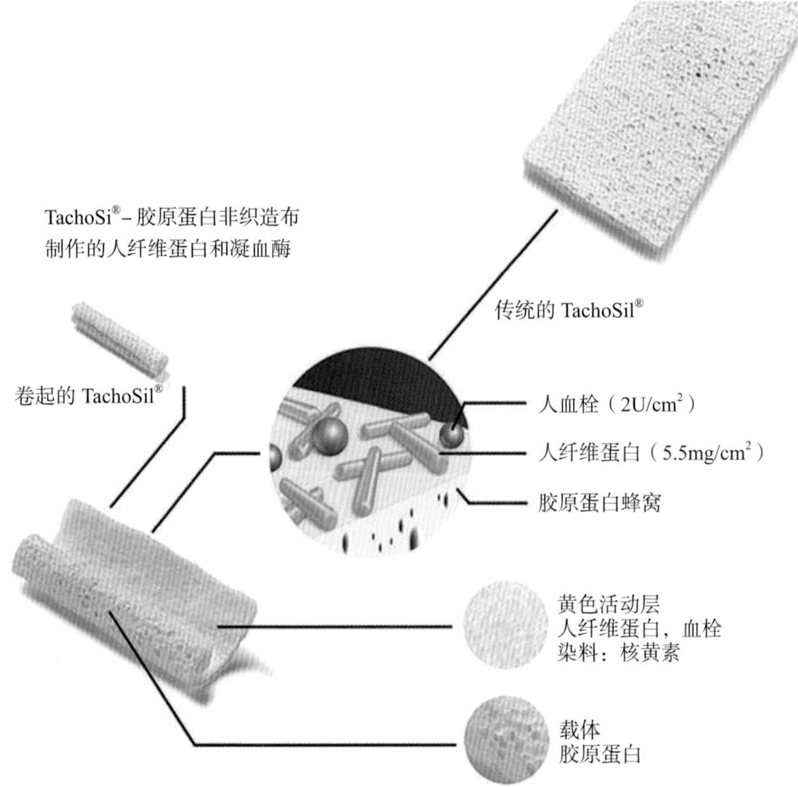


◀ 图 4-81　TachoSil 的组成和作用机制（武田公司）

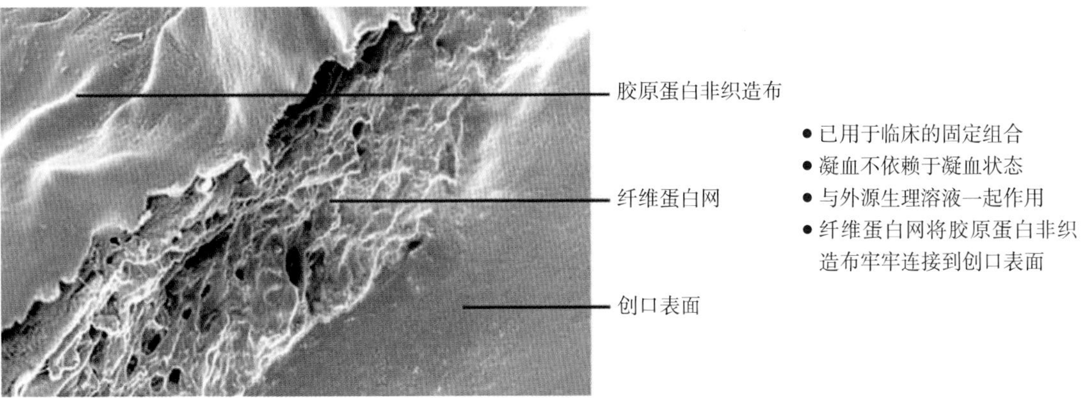


▲ 图 4–82　**TachoSil**（武田公司）对组织的作用原理的电镜图像

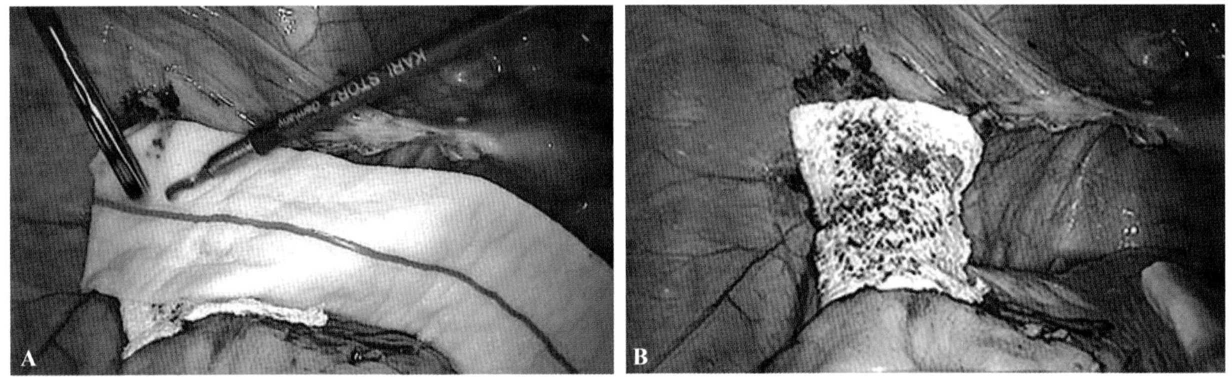

▲ 图 4–83　**A.** 内镜下在骨盆壁上使用 **TachoSil**（武田公司）；**B.** 加湿的纱布垫将补片压在略微出血的组织上，直到组织被完全弄湿为止

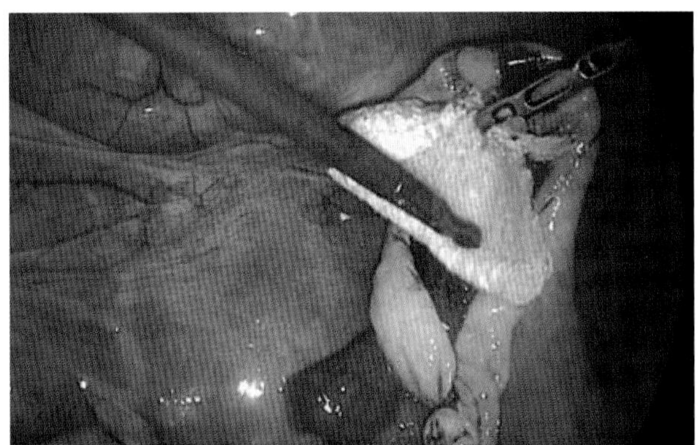

▲ 图 4–84　切除内膜后在卵巢上使用 **TachoSil**（武田公司）。在不因电流破坏卵泡的情况下实现止血

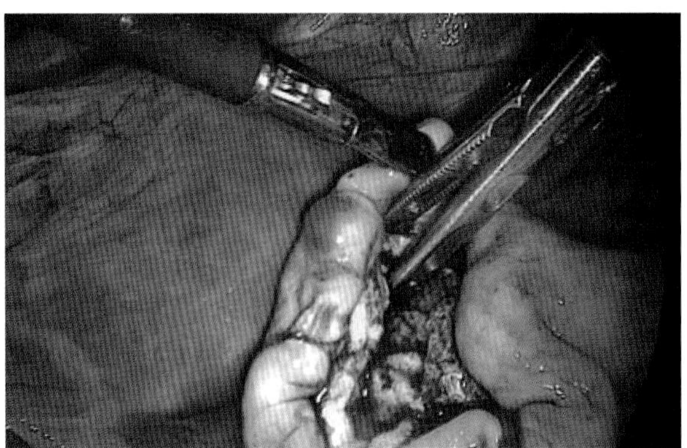

▲ 图 4–85　去除子宫内膜异位囊肿后的卵巢，并放置 **TachoSil** 贴片（武田公司）

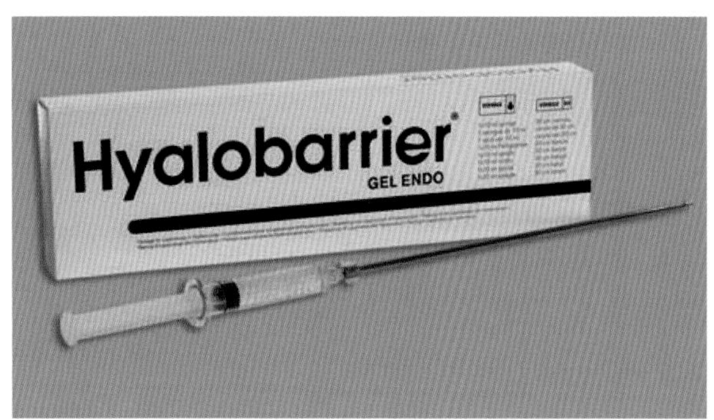


▲ 图 4-86 透明质酸屏障（**Nordic Pharma** 公司）：一种透明质酸型凝胶，用于宫腔镜和腹腔镜开放式给药，目的是防止粘连

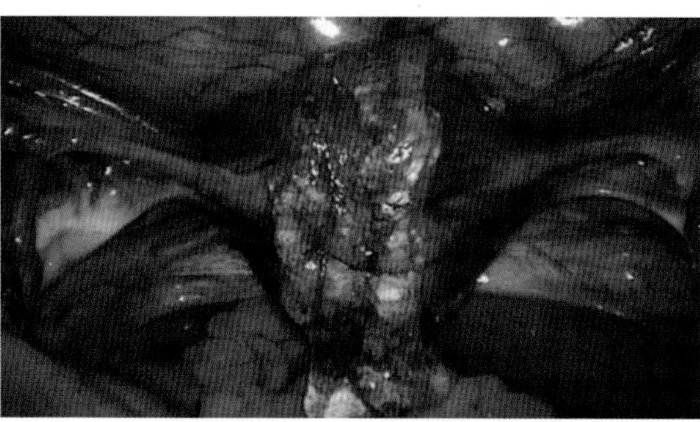

▲ 图 4-87 在肌瘤剥除术后使用透明质酸屏障（**Nordic Pharma** 公司）

## 参考文献


[1] Mettler L, Clevin L, Ternamian A, et al. The past, present and future of minimally invasive endoscopy in gynecology: a review and speculative outlook. Minim Invasive Ther Allied Technol. 2013;22(4):210–26.

[2] Alkatout I, Mettler L, Maass N, et al. Abdominal anatomy in the context of port placement and trocars. J Turk Ger Gynecol Assoc. 2015;16(4):241–51.

[3] Azziz R, Steinkampf MP, Murphy A. Postoperative recuperation: relation to the extent of endoscopic surgery. Fertil Steril. 1989;51(6):1061–4.

[4] Mettler L, Eckmann-Scholz C, Semm I, et al. Factors to consider in gynecological surgery. Womens Health (Lond). 2014;10(3):323–38.

[5] Mettler L, Schollmeyer T, Alkatout I. Adhesions during and after surgical procedures, their prevention and impact on women's health. Womens Health (Lond). 2012;8(5):495–8.

[6] Alkatout I, Egberts JH, Mettler L, et al. [Interdisciplinary diagnosis and treatment of deep infiltrating endometriosis]. Zentralbl Chir. 2016; 141(6): 630–8.

[7] Tinelli A, Mettler L, Malvasi A, et al. Impact of surgical approach on blood loss during intracapsular myomectomy. Minim Invasive Ther Allied Technol. 2014;23(2):87–95.

[8] Alkatout I, Schollmeyer T, Hawaldar NA, et al. Principles and safety measures of electrosurgery in laparoscopy. JSLS. 2012;16(1):130–9.

[9] Veress J. Neues Instrument zur Ausführung von Brustoder Bauchpunktionen and Pneumothoraxbehandlung. Dtsch Med Wochenschr. 1938;40:1480–1.

[10] Semm K. [Hysterectomy via laparotomy or pelviscopy. A new CASH method without colpotomy]. Geburtshilfe Frauenheilkd. 1991;51(12):996–1003.

[11] Schollmeyer T, Soyinka AS, Schollmeyer M, et al. Georg Kelling (1866—1945): the root of modern day minimal invasive surgery. A forgotten legend? Arch Gynecol Obstet. 2007;276(5):505–9.

[12] Spaner SJ, Warnock GL. A brief history of endoscopy, laparoscopy, and laparoscopic surgery. J Laparoendosc Adv Surg Tech A. 1997;7(6):369–73.

[13] Stellato TA. History of laparoscopic surgery. Surg Clin North Am. 1992;72(5):997–1002.

# 第5章　当前腹腔镜培训模式

# Current Laparoscopic Training Models

Andreas Hackethal　Julia Ionesi-Pasacica　Hans-Rudolf Tinneberg　著

李文君　译　　林　姣　校

## 一、概述

无论从事哪个专业，手术能力都是每位手术医生不可或缺的。在 Giessen 内镜学院与印度 Pune 内镜小组合作的国际教学活动中，我们发现许多医生迫切需要内镜手术的继续医学教育。根据 Patil 和 Baldwin 的说法，手术能力包括理论知识、实践经验、决策能力、协作能力、动手能力[1, 2]。

上述手术能力的训练，仅仅依赖临床实践、书本或其他教育媒介是不够的。而手术培训中的另一个难题，是手术技巧没有客观及规范的评价体系。显然直到今天，外科培训依然依赖师傅带徒弟这种渐进式且非标准化的模式，即受训者作为助手上台多次后，方由高年资的同事在手术过程中逐步指导。

因此，培训过程受到各种因素的影响和限制。首先，患者作为外科手术培训中最重要的因素，理应得到专家而不是新手的最佳医疗。其次，目前全世界的卫生系统财务状况都比较紧张，精雕细琢的培养模式难以为继。不仅如此，低年资医生的工作时长在减少，上台的机会自然随之减少[3]。总体而言，年轻医生的成长仰仗于高年资医生的悉心指导。

自 1996 年以来，英国必须进行基本外科手术技能（basic surgical skills，BSS）培训，并进行相应资格考试[4]。BSS 课程旨在教授安全有益的外科技术，课程为期 3 天，最后 1 天专注于微创手术（校际 BSS 课程）。

同样，德国妇产科内镜学会在 20 世纪 90 年代中期引入了腹腔镜课程。该课程的主要特色是理论和实践课程，包括腹腔镜训练器（PT）和宫腔镜检查训练器的培训及现场手术观摩。2010 年以来，虚拟现实（VR）培训也强制纳入课程。定期参会，并有妇科宫腔镜、腹腔镜经验的医生，可认证为微创外科医师Ⅰ～Ⅲ级（表 5–1）。

表 5–1　德国妇产科学会妇科内镜学组微创手术（MIC）能力Ⅰ～Ⅲ级认证

| MIC 分级 | 腹腔镜检查 | 宫腔镜检查 |
|---|---|---|
| Ⅰ | 腹腔镜检查 20 例 | 宫腔镜检查 20 例 |
| Ⅱ | 腹腔镜手术 200 例 | 宫腔镜手术 50 例 |
| Ⅲ | 腹腔镜手术 800 例 | 宫腔镜手术 100 例 |

## 二、模拟腹腔镜培训和视频培训

腹腔镜手术的基本技能可通过模拟盆腔、腹腔的塑料教具（pelvitrainer，PT）进行教授和培训。PT 提供了在手术室外依然能够进行盆腔操作及深度知觉训练的可能性[5–9]。拟真的腹腔可为初学者提供三维（3D）腹腔内视野，而视频设备可将其以二维的形式投射至监视器上，这种模式通常称为视频培训。

为了训练初学者和评估学习曲线，多种培训模式相继涌现，Molinas 和 Campo 于 2010 年创立了腹腔镜技能测试和培训的 LASTT 模式，McGill 创立了腹腔镜技能培训和评估的 MISTELS 模式 [10, 11]。多数培训模式的弊端是评估标准不足，如完成任务的时间（表 5–2）。

Giessen 内镜学院于 2006 年引入了标准化的培训模式。Giessen 培训模式（GBS）包括 4 个独立的模块，这些模块涉及手眼协调、3D 感知和组织抓持。操作过程会被录像，并由第三方依据 60 条打分标准进行定量及定性评估。与其他培训模式相比，其优势是具有客观明晰的评估标准，并将结果反馈给受训者。缺点则是评估本身费时费力。迄今为止，各种腹腔镜训练模型已被证明可用于训练腹腔镜基本技能。然而在当今的医学教育中，更应关注的，是年轻医生是否有足够的培训时间。

箱式模拟器上的新型腹腔镜训练模型能够对不同参数自动评估，有利于对受训者进行直接客观的反馈 [12]。Medishield 的 ForceSense 可与常规箱式模拟器结合使用（图 5–1）。研究表明，当医学生能够得到直接客观的反馈时，他们的手术技能将大大提高，从而可在合理的成本下客观地衡量学习曲线 [13]。

## 三、虚拟现实培训

VR 培训对于外科手术培训而言并不是新生事物 [12]。实物器械配合计算机模拟的手术环境，使受训人员可以在虚拟世界中进行操作 [14]。首台 VR 模拟器是 MIST-VR（minimal invasive surgery trainer-virtual reality），生成的画面还很抽象。但随着计算机硬件的发展和图形功能的增强，今天几乎可以还原出真实的外科手术场景（Simbionix，Surgical Science，VirtaMed）（图 5–2 至图 5–4）。

Torkington 等于 2001 年以 MIST-VR 进行了使用 VR 模拟器评估手动技能的早期研究 [15]。结果表明，BSS 可以使腹腔镜基本技能得到显著的提高，而 MIST-VR 可以帮助他们进行评估 [16]。Hackethal 等使用 MIST-VR 对新手进行评估，并

表 5–2　3 种不同的培训模式的训练任务及评估标准

| 训练模式 | 训练模块 | 评价标准 |
|---|---|---|
| LASTT [11] | 3 个模块<br>• 视野定位<br>• 视野定位和抓钳操作<br>• 双手抓钳操作 | 每个任务 1 个<br>• 完成任务的时间或转移教具的数量 |
| MISTLES [10] | 5 个模块<br>• 抓钉子<br>• 切割训练<br>• 绕圈<br>• 体外结<br>• 体内结 | 每个任务至少 2 个<br>• 完成任务的时间和相应扣分 |
| GBS 培训 | 4 个模块<br>• 捡豆子<br>• 调针<br>• 切割训练<br>• 体内结 | 每个任务至少 18 个<br>• 任务完成的定量和定性结构化评估<br>• 总共 64 个要求 |

LASTT. 腹腔镜技能测试与培训；MISTLES. McGill 无生命腹腔镜技能培训和评估系统；GBS. Giessen 工作台站

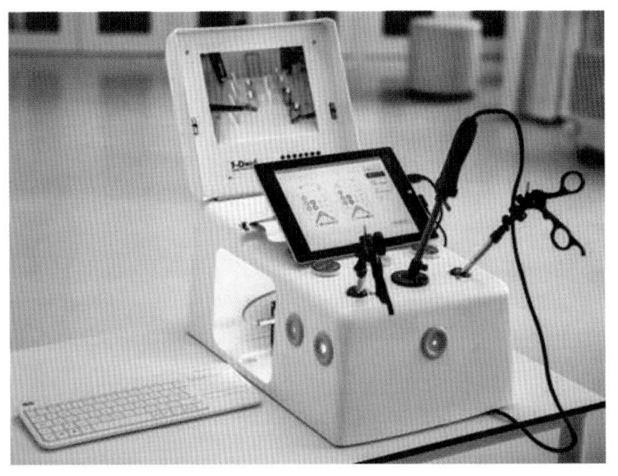

▲ 图 5-1 **ForceSense 技术几乎可与任何箱式模拟器结合使用**

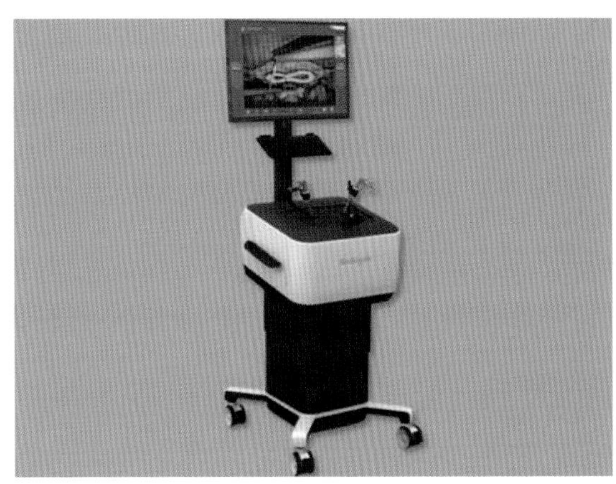

▲ 图 5-2 **Simbionix 腹腔镜模拟器（©Simbionix）**

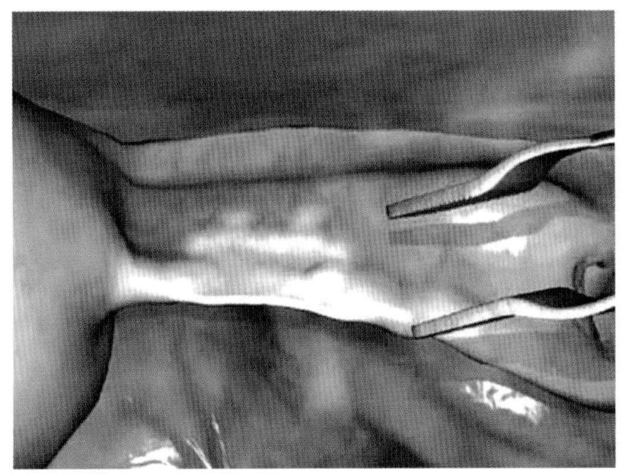

▲ 图 5-3 **具有妇科输卵管阻塞训练模块的 LapSim 模拟器（©Surgical Science）**

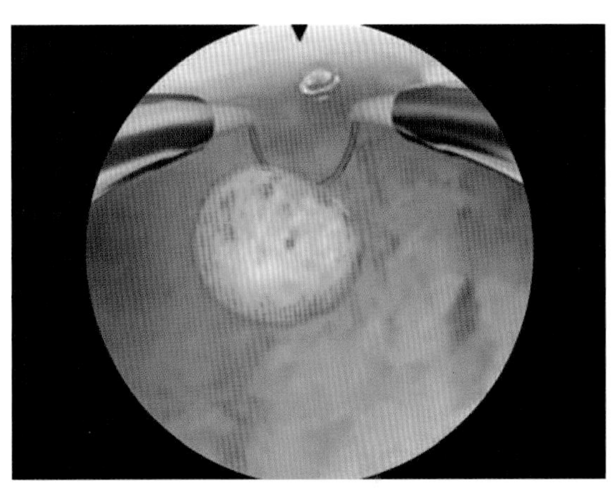

▲ 图 5-4 **具有子宫肌瘤切除术模块的宫腔镜模拟器 HystSim（©VirtaMed）**

确定了 MIST-VR 场景下的学习曲线和性能稳定度[17]。图 5-4 中显示了一条典型的学习曲线。同时大量研究表明，VR 培训可对手术技巧和手术时的表现产生影响[17-20]。

Cochrane 的综述对比了传统腹腔镜培训、视频培训和 VR 培训，结论指出 VR 训练可以补充标准的腹腔镜训练，并且至少与视频教学一样有效[21]。其他各种研究认为，VR 训练是有益的，因为其培训标准化且可重复训练，并有客观的分数反馈。然而 VR 模拟器容易出现硬件故障，需要格外小心。VR 培训的好处是可以进行独立、结构化、多媒体的培训，并提供客观的反馈和结果，从而树立了 21 世纪的新培训标准。因此，虽然 VR 模拟器价格不菲，但是庞大的市场需求依然使其供不应求。

## 四、结论

与飞行员的培训不同，外科医生的培训涉及某些操作和随机能力的获取。每个患者都有权期待高素质的外科医生。因此应提供优秀的培训模式，给培训教师赋能。同时，学习曲线和最终结果的评估必须客观，某些手术能力的参数也需要评估。此外，高于平均水平的手术能力还是要通过高难度手术的实际操作来实现，目前在 VR 中尚无法模拟。

# 参考文献

[1] Patil NE, Stephen WK, Cheng MS, et al. Surgical Competence. 2003;1–5.

[2] Baldwin PJ, Paisley AM, Brown SP. Consultant surgeons' opinion of the skills required of basic surgical trainees. Br J Surg. 1999;86(8):1078–82.

[3] Sarker SK, Vincent C, Darzi AW. Assessing the teaching of technical skills. Am J Surg. 2005;189(4):416–8.

[4] Thomas B. Basic surgical skills courses: an educational success story. Ann R Coll Surg Engl. 1999;81 (4 Suppl):195–6.

[5] Torkington J, Smith SG, Rees B, et al. The role of the basic surgical skills course in the acquisition and retention of laparoscopic skill. Surg Endosc. 2001; 15(10):1071–5.

[6] Reznick R, Regehr G, MacRae H, et al. Testing technical skill via an innovative "bench station" examination. Am J Surg. 1997;173(3):226–30.

[7] Radetzky A, Bartsch W, Grospietsch G, et al. [SUSILAP–G: a surgical simulator for training minimal invasive interventions in gynecology] [Article in German]. Zentralbl Gynakol. 1999;121(2):110–6.

[8] Seymour NE, Gallagher AG, Roman SA, et al. Virtual reality training improves operating room performance: results of a randomized, doubleblinded study. Ann Surg. 2002;236(4):458–3.

[9] McDougall EM, Kolla SB, Santos RT, et al. Preliminary study of virtual reality and model simulation for learning laparoscopic suturing skills. J Urol. 2009; 182(3):1018–25.

[10] Fraser SA, Klassen DR, Feldman LS, et al. Evaluating laparoscopic skills: setting the pass/fail score for the MISTELS system. Surg Endosc. 2003;17(6):964–7.

[11] Molinas CR, Campo R. Defining a structured training program for acquiring basic and advanced laparoscopic psychomotor skills in a simulator. Gynecol Surg. 2010;7:427–35.

[12] Rodrigues SP, Horeman T, Sam P, et al. Influence of visual force feedback on tissue handling in minimally invasive surgery. Br J Surg. 2014;101(13):1766–73.

[13] Horeman,T, Rodrigues SP, Jansen FW et al. Force measurement platform for training and assessment of laparoscopic skills. Surg Endosc. 2010;24(12): 3102–8.

[14] Taffinder N, Sutton C, Fishwick RJ, et al. Validation of virtual reality to teach and assess psychomotor skills in laparoscopic surgery. In: Westwood RJ, Hoffman H, Stredney D, Weghorst S (Eds). Technology and Informatics 50: Proceedings of Medicine Meets Virtual Reality. San Diego, CA: IOS Press, Amsterdam; 1998. pp. 124–30.

[15] MacDonald J, Williams RG, Rogers DA. Selfassessment in simulation–based surgical skills training. Am J Surg. 2003;185(4):319–22.

[16] Torkington J, Smith SG, Rees B, et al. The role of the basic surgical skills course in the acquisition and retention of laparoscopic skill. Surg Endosc. 2001;15(10):1071–5.

[17] Hackethal A, Immenroth M, Bürger T. Evaluation of target scores and benchmarks for the traversal task scenario of the Minimally Invasive Surgical Trainer– Virtual Reality (MIST–VR) laparoscopy simulator. Surg Endosc. 2006;20(4):645–50.

[18] Datta V, Bann S, Beard J, et al. Comparison of bench test evaluations of surgical skill with live operating performance assessments. J Am Coll Surg. 2004;199(4):603–6.

[19] Anastakis DJ, Regehr G, Reznick RK, et al. Assessment of technical skills transfer from the bench training model to the human model. Am J Surg. 1999;177(2):167–70.

[20] Jordan JA, Gallagher AG, McGuigan J, et al. Virtual reality training leads to faster adaptation to the novel psychomotor restrictions encountered by laparoscopic surgeons. Surg Endosc. 2001;15(10): 1080–4.

[21] Gurusamy KS, Aggarwal R, Palanivelu L, et al. Virtual reality training for surgical trainees in laparoscopic surgery. Cochrane Database Syst Rev. 2009;21(1):CD006575.

# 第 6 章　边实践边学习：如何进行腹腔镜手术教学

# Learning by Doing: How to Teach Laparoscopic Surgery

Carolin Spüntrup　Marc Banerjee　Elmar Spüntrup　著

邹欣欣　译　　胡　艳　校

## 一、概述

传统的学习模式，是通过在真实患者身上边学边做的学徒模式来传授外科手术技能的。鉴于伦理和其他方面的因素，有必要对这种教学模式进行改革。飞行员的模拟培训模式促进了外科医生模拟技能培训的发展。在过去的几十年中，基于行为科学的发现描述了数种此类教学培训策略。本章总结了目前存在的现代外科训练和辅导模式。

## 二、通过行为科学新进展优化教与学的过程

手术学习是一个复杂且有多因素影响的过程[1, 2]。据估计，一次熟练手术的操作表现 75% 取决于决策。仅 25% 取决于动手能力[3]。决策本身需要理论知识（解剖学标志，对手术步骤和病理的了解，手术过程、生化等方面的理论知识），良好的术中探查及其他因素，这些其他因素总结在行为科学术语“认知”之中。认知本身由许多因素组成，即感知、注意力、信息处理、信息储备（包括组织），以及在适当的时候从长期记忆中检索的能力[4–6]。

动手能力训练（常用技能、仪器使用等）已经进行了很长时间。但是认知也可以被训练。通过重复，可以训练出良好心理状态，遇到特殊情况也能更加镇定[5]。在过去的几十年中，飞行员训练的方式已经发展为专注于认知和操作能力两方面的专门训练体系。外科医生接受培训是为了应对不同的情况，如对常规手术操作进行分步骤的培训，或对手术操作中发生的并发症进行处理。理想情况下，受训人员要自己逐步达到心因操作技能和空间感的最佳恒定表现，最终减少失误的发生[3, 5, 7, 8]。可以通过重复训练达到这种状态。针对医源性损伤干预措施的反复培训得到的益处是显而易见的（流程图 6–1）。而反复训练似与手术时间、手术结局等因素相关。这表明反复训练是外科医生教育的重要组成部分（流程图 6–1）。

## 三、新手、初级和专家级三级别：在不同的培训级别上定义训练目标

目前已采用重复操作的次数来确定外科医生的经验[10]。文献中常出现分为新手（无经验）、初级（10～100 例）和专家级（100 例以上）的三级分类，总结出了结合动手能力和认知的总训练目标（流程图 6–2）[4, 9, 10]。

新手在所有领域都没有经验。对于新手而言，培训的目标是实现对相关基础知识自动化的理解，即解剖学基础知识，术中解剖学定位，对手术器械、基本技能、手术步骤目的的理解（包括为什么要进行某一步骤，如何操作及最终目标是什么）[4, 9, 10]。

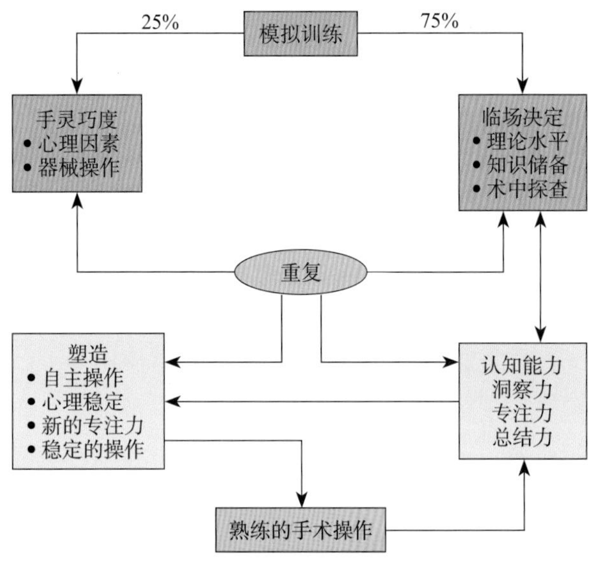


▲ 流程图 6-1　模拟训练的关系图

重复是核心因素，每个环节都需要重复的演练

初级受训者虽然已接受手术操作和扩展技能的初步培训，但经验有限，可以实现特定的次级目标。初级的培训目标是实现某个操作过程中单个步骤的自主操作，掌握特定的次级目标和仪器的控制。随着操作的经验越来越丰富，初级受训者还将自主学习病理情况、并发症和其他术中困难情况的知识，逐渐向专家级受训者过渡[4, 9, 10]。

专家级受训者（超过100次操作）能够进行自主的基础操作，具有扎实的知识并掌握许多术中情况的处理。优化了术中的动作和操作，明确知道最终目标和其从属的目标，了解并对每种动作和操作的后果负责。如果出现并发症，专家级受训者会更加镇定和迅速地做出反应以回到正常的手术流程。

在行为科学范畴，达到专家水平所必需的这一过程称为“塑造”。它为不同级别受训者提供

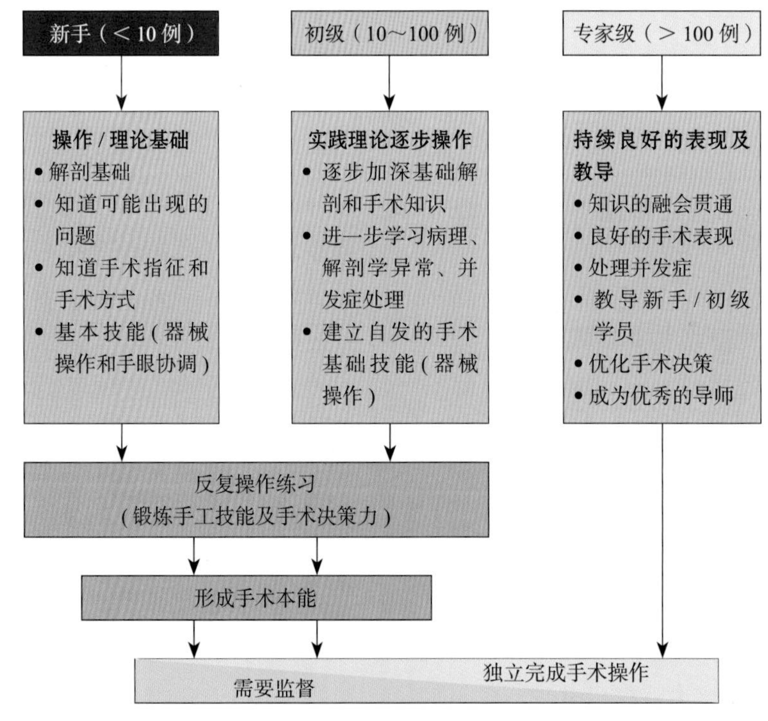


▲ 流程图 6-2　由新手、初级和专家级组成的三级训练模式

每一级有不同的培训目标。随着能力的提升自动进入下一级别，逐步增加实体手术和在监督下的手术操作内容

了不同的关注点[4]。并允许受训者将更多的精力放在学习操作步骤本身或并发症的管理上[4, 7]。总的培训目标，重点是达到专家级别的恒定最佳表现，同时通过持续的塑造减少犯错[4, 7]。专家的最终目标是优化对新手级和初级人员的教育，监督辅导在真实患者身上的操作并在出现问题的时候给予帮助（流程图6–2）[4, 7, 8, 10]。

关于塑造过程的最佳训练方案，多次的短间隔训练比单次长时间训练更有效。根据行为科学，间隔地进行2次培训可以更好地巩固外科技能[4, 11]。

## 四、如何提高培训的成功率

有必要使用控制系统来认识模拟训练的成功率，但这样的系统仍然很少[3, 6]。

可以使用电磁跟踪系统（ICSAD）来衡量技术技能的表现[12]。该系统测量手部活动度是否最有效，似乎适用于评估塑造的程度。该系统还可以用于开放式手术的评估。

在培训过程中，使用控制系统来检测个人培训的进度更加困难。已经将一些预测变量作为客观测试参数进行了分析。孤立的因素不是良好的预测指标，因为各种因素相互作用（时间–重复次数–手术质量–并发症等）[4, 13]。这些参数的组合（例如，测量理想缝合穿刺点和实际缝合点之间的差异与时间的关系）似乎更合适并且有评估的可行性，如通过计分系统来评估。

未来客观控制系统的升级进化，需要满足评估动手和认知两方面的能力的评估。

## 五、训练系统

在下文中，我们将结合我们演示的子宫切除术[14]，对现有训练系统进行概述，该训练分为实体环节（人体尸体或动物）和模拟（其他）训练环节[15]。整个训练将实体/模拟部分系统地结合在一起[11]。

### （一）实体训练系统

实体训练包括在人体尸体或动物上进行的模拟培训。

几个世纪以来，人类尸体一直被用作教学工具。这种模拟训练，与在活体患者上进行手术非常接近。通常，最多3个人在一具尸体上进行学习。因此，并非所有的受训者都能在课程期间执行完整的特定操作，从而限制了重复次数。对尸体血管进行灌注来模仿血流几乎是不可能的。但是，入路、准备、凝血、结扎、缝合、切口和其他步骤（在手术期间很重要）与实际操作相似。在手术过程中，术野的病变情况可能是一个受欢迎的特殊挑战，但无法提前计划，有时甚至限制了手术。在人类尸体进行手术对于回顾解剖结构和形态学方面非常有用。

由于骨盆器官和腹壁的坚韧构成，不适合使用甲醛固定技术，因此必须通过别的固定方法替代或使用新鲜的冷冻尸体。为进行开腹或腹腔镜手术提供良好条件的固定操作包括基于乙醇–甘油或Thiel固定的防腐技术[16, 17]。尽管采用这些替代的固定方法时，组织特性（如颜色、水含量、稠度、流动性）与在体内情况下仍然有区别，但几乎可以进行包括电凝和超声设备的所有外科手术方法的训练。当培训的目标是为了进行操作性探查、辅导助手及单个步骤（正确进行凝血、准备、缝合、手眼协调等）时，可以使用这样的设置来习得。

使用人类尸体的缺点是在手术过程中可能发生某些感染的风险及部分难闻的气味。经阴道入路有时受到自然因素的限制，如高龄死亡（阴道狭窄且壁薄）的限制，有的时候，有些学员对尸体训练的环节会产生反感和厌恶的情绪。

### （二）动物模拟训练

自古以来，存活和死亡的动物都被用于医学学习和教育目的。猪的器官似乎最适于模拟训练，因为其大小和邻近结构与人类的实体结构具有可比性。采用活猪的模拟训练中器官具备血液灌注的特点，这使手术训练非常接近真实情况。触觉、颜色和入路（至少在开腹或内镜手术中）都类似于真实患者。在模训练中可以演练包括入路、完整的手术干预步骤和关闭入路。

还可以使用动物模型来演练手术中的决策，进行操作性探查，辅导助手及单个步骤（正确进行凝血、准备、缝合、手眼协调等）。在活猪身上，受训者会获得有关其手术行为的术中反馈（如与手术麻醉相关的反应），与真实手术具有可比性。

动物模拟训练的限制性是每种操作都必须有伦理的许可及每头猪的费用高昂。出于伦理原因，在活猪中，猪必须进行全身麻醉。在大多数课程中，有2～3名受训人员会操作1头猪，因此并非所有参与者都会执行一次完整的操作。所以重复训练中每次训练都是昂贵的。通常，动物会在手术后死亡。无法预先计划训练中病变的情况。解剖和形态学细节仅与人类有部分可比性，动物训练中还存在人畜共患病的风险，但是这种风险很小。

### （三）模拟训练系统

模拟训练可以分为传统的箱式训练、高级训练和虚拟现实系统（VRT），包括机器人辅助的VRT。大多数模拟训练更多用于内镜手术，也适用至少一种的腹部入路训练。一些训练仪器甚至配备了阴道模块。

### （四）箱式训练（图6-1）

经典的训练箱，其特点是箱子表面铺着可更换的模型材料，该材料层可模拟腹壁的结构。训练箱可以具有人体各个层面结构、甚至模拟器官。训练箱广泛用于培训，大多数医院都有设立。一般来说，训练箱与特定的手术领域无关。因此，受训人员可以学习基本步骤，如入路、手眼协调、器械操作或打结和缝合技术。一些训练箱兼容操作教学实验室教学法（wet lab）的操作，即可以固定动物的有机部分，如鸡胸、猪膀胱或内脏，以进行缝合（图6-2）。使用训练箱可在有机材料中进行复杂的操作（如胆囊切除术），可进行简化的整体模拟。

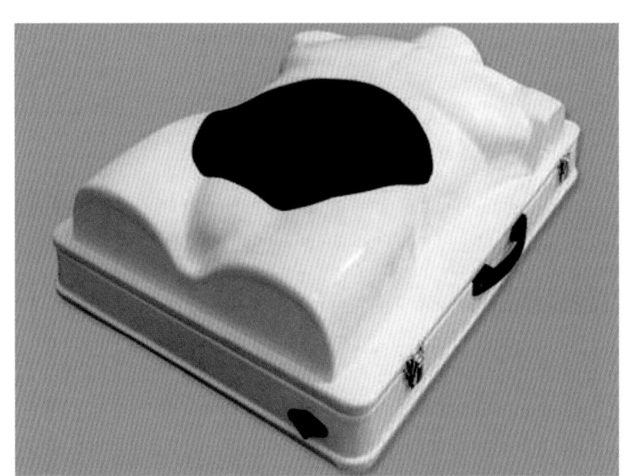

▲ 图6-1 训练箱（由Erler-Zimmer提供）

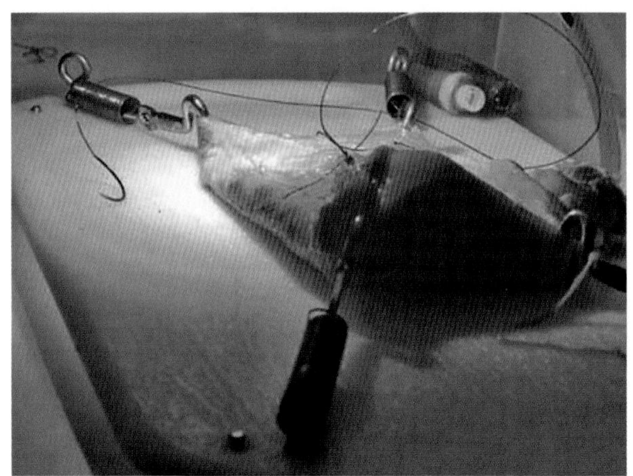

▲ 图6-2 操作教学实验室教学法（wet lab）：放置于简单训练箱中的猪膀胱，用于学习缝合打结（由Pelvic School，Saarbrücken, Germany提供）

## （五）进阶训练器

进阶的（内镜）训练器可以固定特定操作的手术模型。一些进阶训练器还额外配备 USB 连接以克服光学成像系统的缺点。这些训练箱不再使用真正的内镜，而是将集成摄像头连接到自己的计算机或笔记本电脑。通常采用在上腹部或下腹部有开口的人体模型。手术入路可以是固定的，也可以在完整的柔性腹壁上自由选择切口。手术嵌体包含了所有重要的结构和体表标志，这是特定操作所必需的。嵌体价格昂贵，但通常会模拟 2～3 种器官（子宫、卵巢囊肿、异位输卵管妊娠）。操作完毕后，必须取出嵌体。可以轻松地改换嵌体，并卡入固定。嵌体完全由无机材料制成。这减轻保管存储的压力。

我们可以通过使用这样的训练箱来模拟训练手术中的决策、操作性探查、辅导助手及单个步骤（准备、缝合、手眼协调等）。并且可以使用现有的培训评估工具为受训者提供操作反馈，还可以评估学习的效果。

箱式训练系统的缺点是不适合使用电凝或高频能量的训练。不能对预充盈的血管进行电凝或对组织进行电能手术（单极切割、封闭等）。另外，该系统作为日常训练是相当昂贵的，因此更多用于课程中的训练。

## （六）虚拟现实训练（图 6–3）

在过去 10 年的内镜手术操作中，引进了新一代基于计算机的模拟器。简化的虚拟现实训练可与 Wi-Fi 系统媲美，使用探测器和微处理器将手术器械的运动转换为屏幕上模拟的动作。其内置的计算机化矩阵源于实际案例，所以非常逼真。

在最初的系统中，有时会发生时间延迟，或操作动作转换失误，现在这些错误已经减少了。

虚拟现实训练系统具有巨大的潜力，因为已经可以模拟每个操作和并发症。另外，操作可以由受训者独立完成，而无须帮助。此外，还提供特定的手 + 眼协调工具。

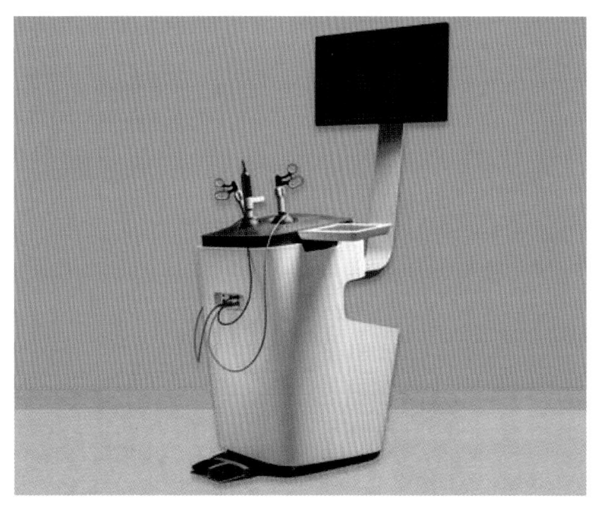

▲ 图 6–3　**LapSim® 腹腔镜训练的虚拟现实系统（经 Surgical Science 许可）**

手术中所有必要的步骤，如准备、切割、缝合、电凝、单极切割、封闭等，在理论上都是可行的，但必须先行编码。

虚拟操作训练可以用来训练术中决策、操作性探查及单个步骤（凝血的正确使用、准备、缝合、手眼协调等）时。利用培训评估工具可为受训者提供操作反馈，还可以评估学习的效果。使用同一种训练工具，可以精确进行同一受训者在不同训练级别上操作的比较，以及不同受训者间的比较。

虚拟训练的一个很大的问题是缺乏触感。而触感是受训者技能发展的相关因素。更先进的系统实现了某种程度上触觉的编程，但仍然没有方案可以模拟手术过程中所有情况下的触觉。

另一个缺点是编码系统仅允许受训者进行特定的步骤。这意味着，如果受训者做出尚未编程的动作，系统只能响应为已编程的负面动作。因此，如果尚未对虚拟手术进行胆囊并发症损伤的编程，则子宫切除术期间不可能对胆囊造成意外伤害，胆囊被默认屏蔽了。

乍看之下，在某些训练系统中不需要助手

似乎是件好事。但是也需要说明，术中探查的培训目标中，辅导助手也是相关技能，应进行训练。

虚拟设备的缺点是系统成本高，开发不同工具的成本昂贵。

总的来说，虚拟现实训练目前不是针对新手模拟培训的一线训练，而是更适合用于提高专科培训的效果。如果能够克服目前包括触觉缺失在内的所有问题，并且可以真实地模拟包括自发性并发症在内的各种手术环境，则该系统可以成为外科医生的飞行员仿真器。

### （七）机器人辅助手术系统中的集成虚拟现实训练系统

在过去的 10 年中，已经在若干术式中引入了机器人辅助手术系统。机器人辅助手术系统通常具有集成的虚拟现实训练系统。这些机器人 VRT 一方面用于常规技能培训，另一方面用于优化所有功能的训练。

Moglia 等 2015 年发表的综述对不同 VRT 的机器人系统进行了比较，涉及一般技能培训和向机器人手术转换的技能。

他们在所有分析过的系统中发现，虚拟训练能使受训者获益，但培训工具完全没有标准化 [18]。对于打算使用机器人系统的外科医生而言，机器人 VRT 很有用，可用于训练双手精确操作、摄像头控制、控制手的位置、使用第三方仪器臂、激活能源、适当的深度感知、对仪器施加力度等方面 [19]。

目前来看，无论是在一般技能培训的项目，还是在模拟操作方面，VRT 是使用最多的手段。

### （八）实体 / 模拟组合训练器（图 6–4）

组合训练器的特点是结合了有机实体和无机模拟训练器的优点，如有机实体训练器中电凝或灌注的可能性及无机模拟训练中可重复模拟的

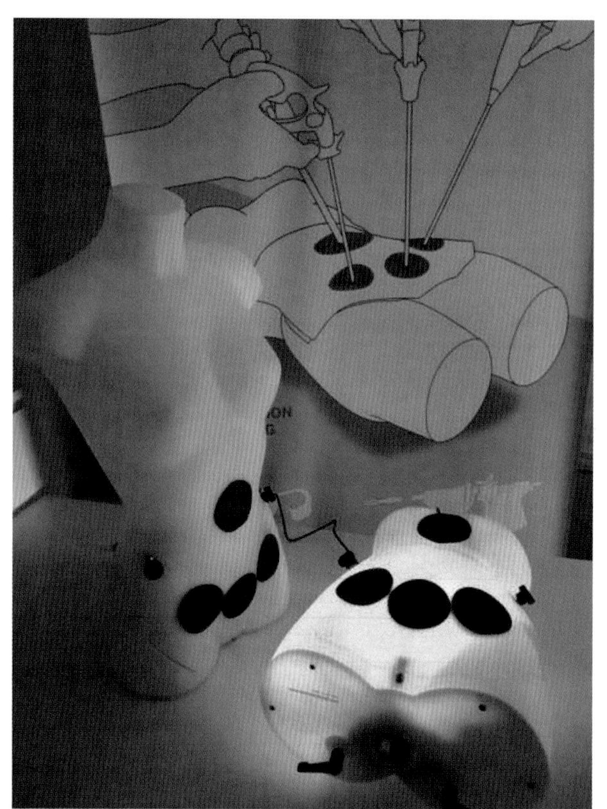

▲ 图 6–4　组合系统，妇科仿真模拟器（GRS）（Real Simulator 2.0 和 Traveller3000；由 Endodevelop 提供）

病理状况。通过将这两个组件结合起来，一些操作步骤的仿真模拟得以优化，并能提供更逼真的触觉 [11]。还可以使用其他手 + 眼协调工具（图 6–5）。

在某种程度上，可以固定动物器官的训练箱可被认为是组合式训练器的先驱，但是特征上的区别在于，这样的训练箱无法针对特定病变进行训练，并且无法精确地重复训练。真正的组合训练器不会完整地应用活体结构，而仅用部分有机器官构造可复制的人工病理器官。根据仿生科学分析有机材料的特性，构建每个操作步骤中的有用组件，直至完成特定操作的全功能模拟。有机部分通常是蔬菜、肉或鱼加工的副产品。

妇科仿真模拟器（gynecological real simulator，GRS）系统是针对常见妇科手术（子宫切除术、卵巢外科手术、内镜脱垂手术和抗尿失禁手术）的综合培训工具。该单元包括三个部分：①妇

科仿真模拟器（大型或便携版本）；②可用骨盆模型（图 6-5A、图 6-6A 和 D）；③特定操作的嵌体（图 6-5C、图 6-6B 至 D）。可以选择使用 USB 摄像系统和照明灯。

该仿真模拟器模仿女性躯干，由下腹部的可关闭开口、阴道开口和用于连接设备（如灌注）的较小开孔组成。内镜设备是通过手术经典入路位置上的 4 个操作孔入腹的。盆腔模型按比例缩放到 GRS，并通过螺栓连接固定。盆腔模型根据特定的手术设定，因此可以使用不同的盆腔模型（子宫切除模型、卵巢囊肿模型、脱垂模型、前腔室模型，图 6-6）。可以增加基本操作训练模型，使用经典工具进行手 + 眼协调、器械操作、打结和缝合及 wet lab 等训练（图 6-5）。

盆腔模型包含了所有特定操作重要解剖学标志的结构。根据培训目标，可以引入学习评价工具、灌注或电凝仪器的使用。

盆腔模型的手术区域可接受相应的嵌体，并为嵌体提供机械固定。嵌体是模拟操作的核心。尽可能逼真地模拟特定操作，可以通过点击式操作轻松更换嵌体，并且在操作完成后丢弃。

使用附加的训练评价工具可为受训者提供有关其操作表现的反馈，也可以评估培训的成功与否。

该训练器的缺点是在使用前必须解冻嵌体。血管连接、中和等操作约需要 15min 的准备时间。

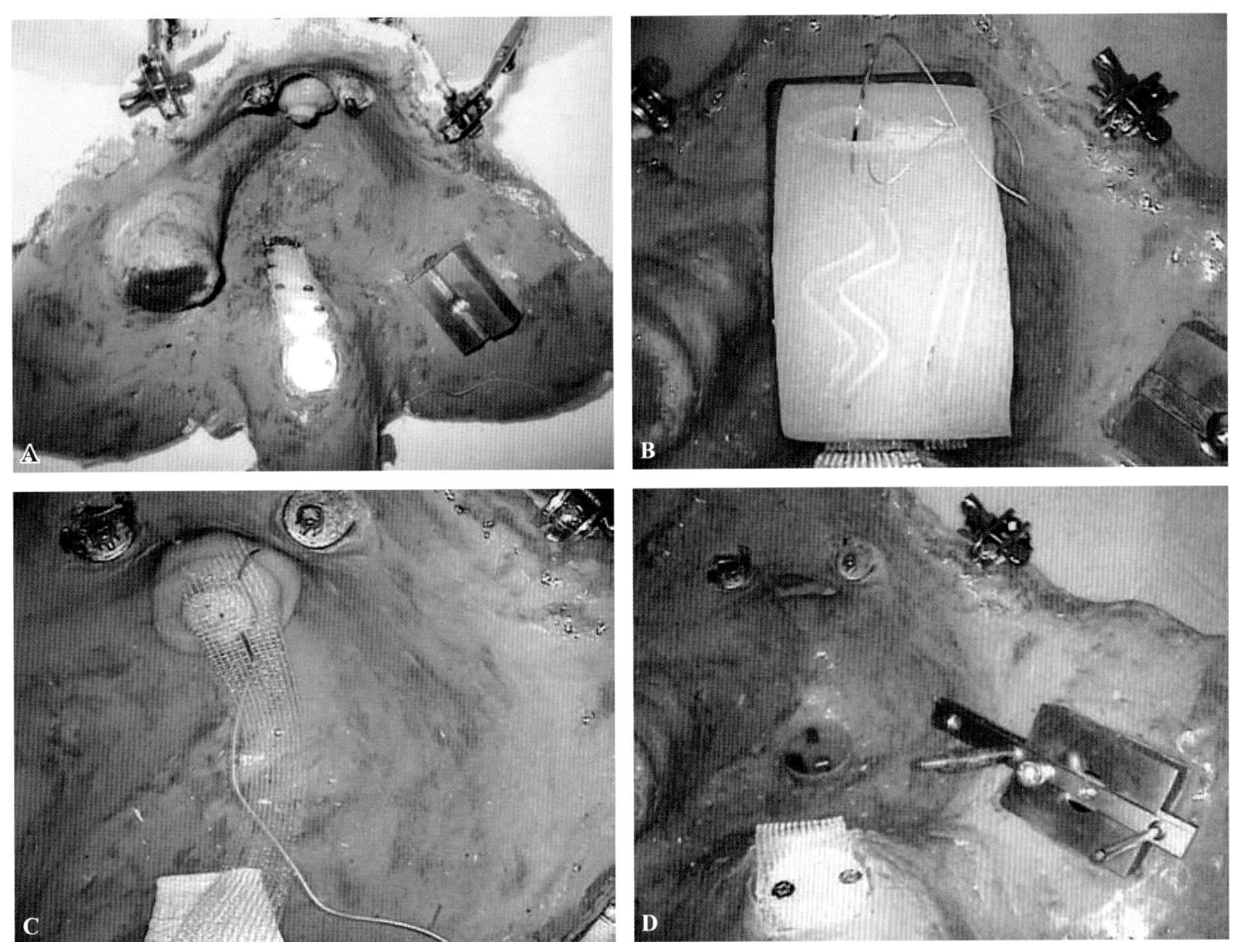

▲ 图 6-5 技能培训可选的多功能工具

A. 基本的盆腔模型；B. 缝合垫；C. 简化的骶骨固定术模型；D. 技能培训：主要工具（由 Endodevelop 提供）

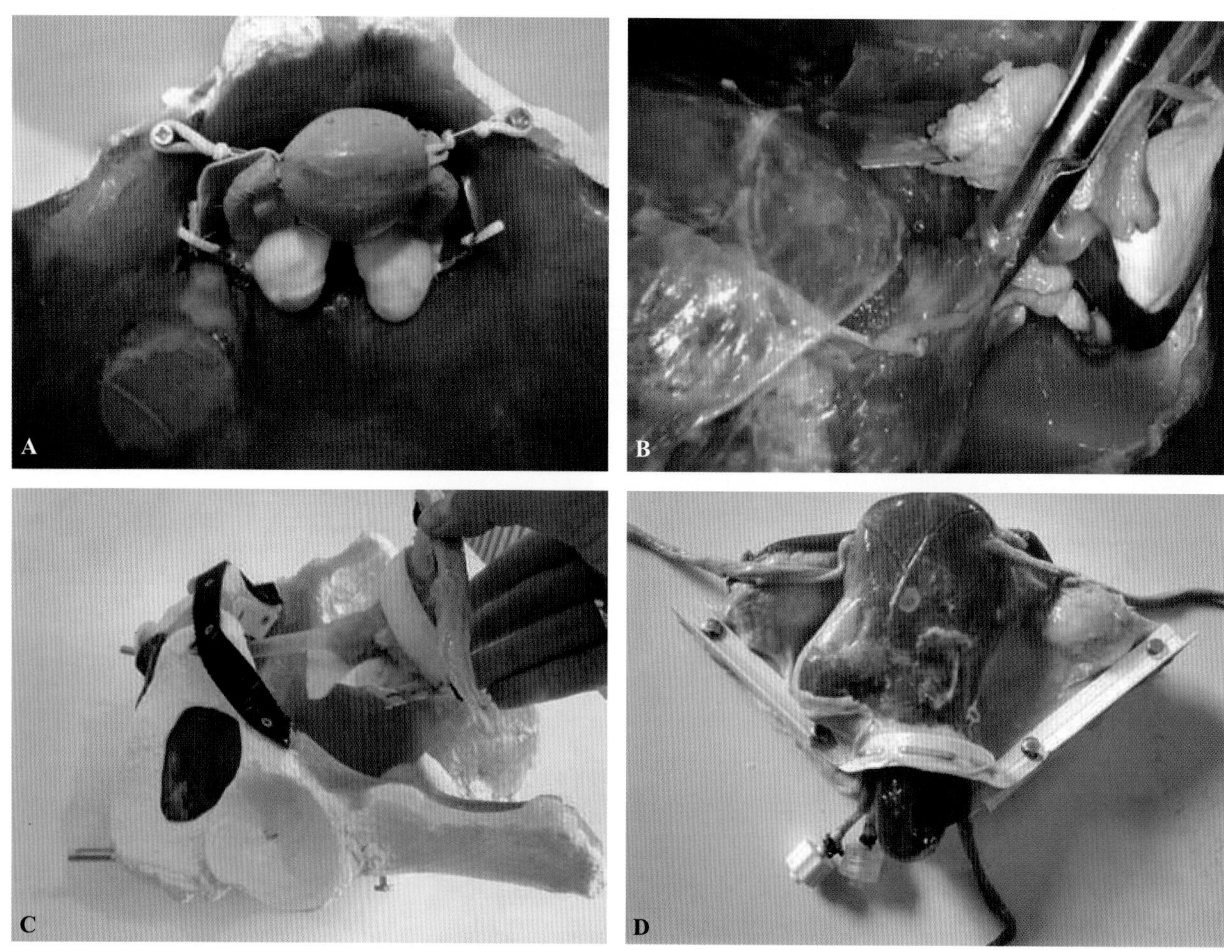

▲ 图 6–6　完整的手术模型示例

A. 卵巢囊肿模型；B. 模拟术中真实的操作环境：腹腔镜下子宫切除术，子宫动脉电凝；C. 使用盆腔筋膜悬吊阴道顶端、膀胱、尿道；D. 含阔韧带内肌瘤的人工子宫切除术模型。密封帽链接的是可实现灌注的血管（由 Pelvic School Saarbrücken, Germany 提供）

## 六、展望

不同的操作模拟系统服务于不同的学习目标。它们不一定具有竞争性，但通常具有协同作用。现代操作培训概念应顺应行为科学有关学习与教学策略的发现。我们应同时重视动手能力和认知能力的培养，从掌握手术基础、巩固知识和优化操作流程等方面综合提升医生的操作水平。

## 参考文献

[1] Fried GM, Feldmann LS, Vassiliou MC et al. Proving the value of simulation in laparoscopic surgery. Ann Surg. 2004;240(3):518–25.
[2] Smyth CM. Graduate surgical training in America. Ann Surg. 1945;121(6):793–802.
[3] Spencer, F. Teaching and measuring surgical techniques: the technical evaluation of competence. Bull Am Coll Surg. 1978;63:9–12.
[4] Gallagher AG, Ritter EM, Champion H et al. Virtual reality simulation for the operating room: proficiencybased training as a paradigm shift in surgical skill training. Ann Surg. 2005;241(2):364–72.
[5] Fitts FM, Posner MI. Human Performance. Belmont, CA: Brooks/Cole Publishing Co.; 1967.

[6] Esysenck M, Keane M. Cognitive Psychology: A Student Handbook. Erlbaum: Hove; 1995.
[7] Gallagher AG, Lederman AB, McGlade K, et al. Discriminative validity of the Minimally Invasive Surgical Trainer in Virtual Reality (MIST-VR) using criteria levels based on expert performance. Surgical Endosc. 2004:18(4):660–5.
[8] Hier und heute Reportage 2010 ("nähkurs für ärzte").
[9] Gallagher A, Satava R. Virtual reality as a metric for the assessment of laparoscopic psychomotor skills: learning curves and reliability measures. Surg Endosc. 2002;16(12):1746–52.
[10] Ritter E, McClusky D, Gallagher A, et al. Objective psychomotor skills assessment of experienced and novice flexible endoscopists with a virtual reality simulator. J Gastrointest Surg. 2003;7:871–8.
[11] Spüntrup C, Noé GK, Spüntrup E. Lernprogramme in der Gynäkologie: Learning by doing – aber bitte erst am Modell. Der Frauenarzt. 2012;53(10):952–57.
[12] Darzi A, Smith S, Taffinder N. Assessing operative skill. BMJ. 1999;318(188):887.
[13] Hanna G, Frank T, Cuschieri A. Objective assessment of endoscopic knot quality. Am J Surg. 1997;174(4): 410–3.
[14] Alkatout I, Metller L. Hysterectomy. Berlin: Springer; 2017.
[15] Munro MG. Surgical simulation: Where have we come from? Where are we now? Where are we going? J Minim Invasive Gynecol. 2012;19 (3):272–83.
[16] Hammer N, Löffler S, Feja C et al. Ethanol-glycerin fixation with thymol conservation: a potential alternative to formaldehyde and phenol embalming. Anat Sci Educ. 2012;5(4):225–33.
[17] Hammer N, Löffler S, Bechmann I et al. Comparison of modified Thiel embalming and ethanol-glycerin fixation in an anatomy environment: potentials and limitations of two complementary techniques. Anat Sci Educ. 2015;8(1):74–85.
[18] Moglia A, Ferrari V, Morelli L et al. A systematic review of virtual reality simulators for robot-assisted surgery. Eur Urol. 2015;69(6):1065–80.
[19] Liu M, Curet M. A review of training research and virtual reality simulators for the da Vinci surgical system. Teach Learn Med. 2015;27(1):12–26.

# 第7章 微创妇科手术培训

# Training in Minimally Invasive Gynecological Surgery

Abhishek Mangeshkar 著

李文君 译 宋娇 胡艳 校

## 一、概述

外科医生有足够的经验和技术能力来执行手术，是获取患者信任及手术许可的基础。手术能力包括充分的医学知识储备、良好的临床决策能力和判断力、专业精神、敏锐的人际交往和沟通能力及技术专长。在20世纪，外科培训完全是基于William Halsted在1904年开发的著名模式，即“看一个，做一个，教一个”。无疑，它培养了一代优秀的外科医生[1]。然而，在过去的20年里，外科培训的理念发生了变化。现在，我们谈论的是模拟器、客观结构化临床检查（objective structured clinical examination，OSCE）、技术技能的客观结构化评估（objective structured assessment of technical skills，OSAT）、腹腔镜检查的熟练程度和基础知识，而这些在20年前几乎还不存在。原因是在内镜检查中，更具体地说是在腹腔镜手术的继续医学教育中，教学内容和临床实践间存在落差，导致新晋的妇科医生缺乏独立进行腹腔镜手术的信心，其中培训不足是一个重大障碍。因此，手术技能培训之前必须进行标准化的模拟技能培训，并掌握特定的腹腔镜心理运动技能（laparoscopic psychomotor skills，LPS）。LPS的学习特点与手术能力相反，它们不需要高超的外科医生不断地监督，而是依靠重复性的练习，一旦获得这些能力就会缩短学习曲线并长期保留。不同的研究已经验证了标准化教学的好处，并将讲授式课堂与实践结合，在箱式模拟器、VR模拟器、动物及尸体上的实践，均可以提高手术技能[2]。

由于时间的限制和其他问题，如医疗法规、患者日益增长的期望值、效率、成本效益和患者安全等，使受训者难以在手术室（operating room，OR）中学习这些复杂的手术，因此模拟培训受到了广泛的欢迎。模拟箱还有助于在进入手术室培训项目之前提高腹腔镜心理运动技能（LPS），包括腹腔镜摄像导航（laparoscopic camera navigation，LCN）、手–眼协调（hand-eye coordination，HEC）和双手协调（bi-manual coordination，BMC）。外科医生必须在模拟箱上学习的9项基本操作是触觉、抽吸/注射、切开、切除、拔管、排空、切割、缝合和植入/移植[3]。尽管模拟不能完全取代临床学习，但模拟训练的潜在好处已被广泛认可。因此，在培训计划中实施手术模拟器，已经是临床学习的常见辅助手段。近年来，虚拟现实手术模拟（virtual reality surgical simulation，VRSS）已颇为流行，然而，缺乏触觉和成本较高限制了其普及。

临床医生，无论是外科医生还是妇科医生，如果没有经过适当的特殊心理运动技能训练就进行内镜手术，则会增加患者术后并发症率和死亡率[4]。

## 二、为什么腹腔镜检查需要培训

在开放式手术中，外科医生可以直视组织从而确定深度，而在腹腔镜手术中，平面屏幕会导致深度感知的缺失。

在腹腔镜手术中，戳卡通过充当固定点和支点来限制活动，因此，与执行自由运动所需的6个自由度相比，运动范围减小到了4个自由度，从而对外科医生的灵活性产生了负面影响。

对于初学者来说，手眼协调性较差、放大倍数不一、镜面运动、触觉反馈减少、人体工程学和迷失方向是主要问题。

## 三、妇科腹腔镜手术学习曲线

腹腔镜手术有一条陡峭的学习曲线，与外科医生职业生涯初期较高的并发症发生率有关。什么是学习曲线？德国心理学家 Hermann Ebbinghaus 在1885年首次提出了学习曲线的概念。在对记忆的研究中，他意识到重复的系列越多，他能记住的音节越多，直到最后他能回忆起整个列表。如果我们想把这个概念应用到外科手术中，我们就需要画一个斜率，学习曲线的定义就是斜率的起点。一个外科医生需要多少个手术才能克服技术障碍，达到满意的效果，至今仍有争议。因为手术的数量是相对的，取决于各种因素，如个人的能力、技术，特别是手术的类型。

## 四、课程培训的基本要点

妇科腹腔镜课程以前并没有采用循证方法来制订或验证。大多数情况下，妇科医生都是遵循普通外科专业改编的腹腔镜课程，这些课程可能并不全面，不符合妇科医生培训的具体要求[5]，但是，一个为期7周的腹腔镜课程是采用德尔菲共识方法开发和批准的，其中包括4个组成部分[6]。

1. 认知培训包括每周1h的教学讲座，内容包括腹腔镜设备、电手术、盆腔解剖学、患者选择、医疗法律问题、术中注意事项和并发症。

2. 使用2h的模拟箱培训课程（转移钉子、花样裁剪、预打结、卵巢囊肿切除术、体内打结、体外打结和 Roeder 结）。

3. 同时利用虚拟现实仿真技术进行基本技术技能的锻炼。包括的任务有摄影机导航、仪器导航、协调、抓取、搬运和抓取、切割等。

4. 拟真手术室培训，重点关注团队动态、沟通、情境意识、急性应激和压力下的决策能力。

### 导师的作用

导师在创建一个有效的教学模块中起着关键作用，包括2个关键方面：①受训外科医生必须参与培训，以获得部分技能、视野和运镜知识，并利用导师的经验减少学习曲线；②受训者也应在其协助的手术中发挥重要作用，对手术的结局承担部分责任。这两个方面是有联系的，但不尽相同。首先，因为两者共同形成学徒关系，学员可以利用导师的学习曲线缩短自己的学习曲线。其次，这种关系不应该被视为主仆关系，而应该是一种合作关系，助手在扶镜过程中应提供准确的视野，预测操作者的需求，减少术野的晃动，以确保安全施术。

## 五、培训模式

模拟箱：尽管最近以模拟器为基础的培训大受欢迎，但对于最佳的模拟器类型或课程设计还没有达成共识。虽然虚拟现实技术大有可为，但由于涉及成本效益、触觉反馈和成像保真度等问题，学员可能更倾向于视频培训师平台。新型便携式、高性价比的腹腔镜模拟器具有小巧、紧凑、轻便的设计，可以存储和携带，适合家庭或办公室使用。这类手术模拟器使用真实的手术器械和设备，包括视频显示器、摄像机和腹腔镜。目前已开发出更多基于笔记本电脑的高性价比系统，以便更广泛地推广。

笔者设计的 Mangeshikar MIST 包括一个便携式和可折叠的训练箱，而不需要摄像系统或视频监视器。它使用平板电脑或手机来模拟腹腔镜运动的行为，同时可看屏幕。反复练习是掌握这一点的关键，笔者认为，受训者必须先掌握模拟箱上所需的技能，然后再尝试在手术室辅助手术（图 7–1 至图 7–4）。

此外，平板电脑和手机还可以进行视频记录和传输，然后可以通过电子方式传输给专家进行重要评估。

虚拟现实手术模拟器（VRSS）：目前的虚拟现实（VR）模拟器的灵感来自于重复执行特定任务的需求。用于演示手术过程的工具包括三维解剖模型、器械接口、力反馈和各种媒体。该系统利用 1 台 6 个自由度的设备和计算机，并增加了 1 个触觉反馈装置 [7]，该设备可以修改配件以适应实际的腹腔镜器械手柄，这增强了临场

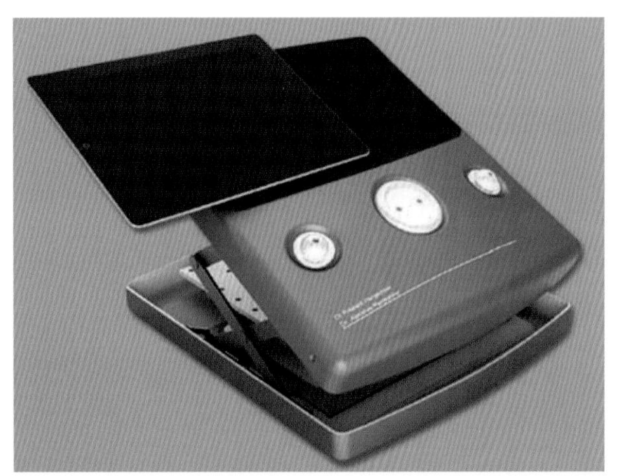

▲ 图 7–1　印度 **Mangeshikar** 微创手术模拟

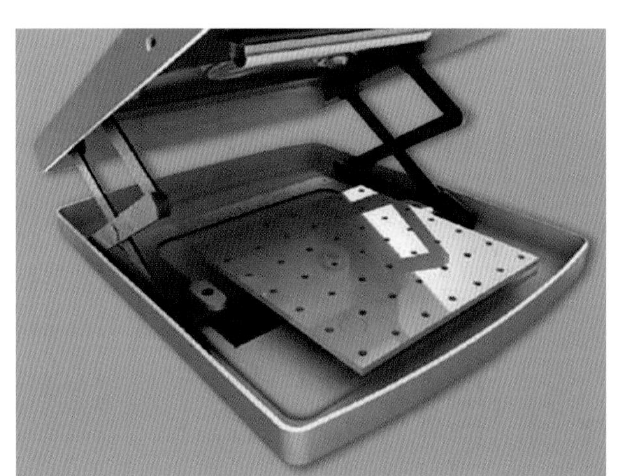

▲ 图 7–3　模拟箱的内部

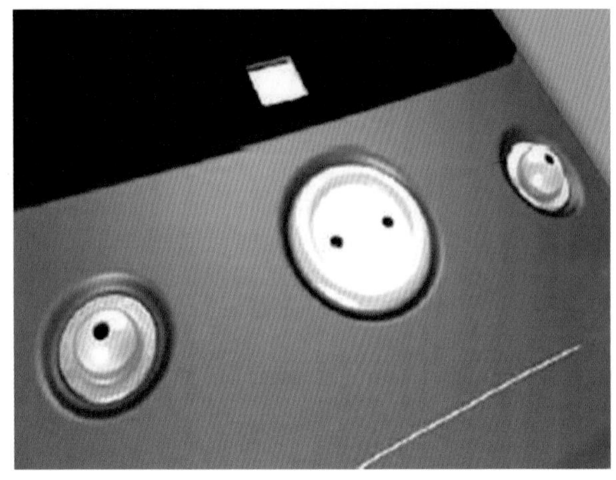

▲ 图 7–2　仪器操作孔

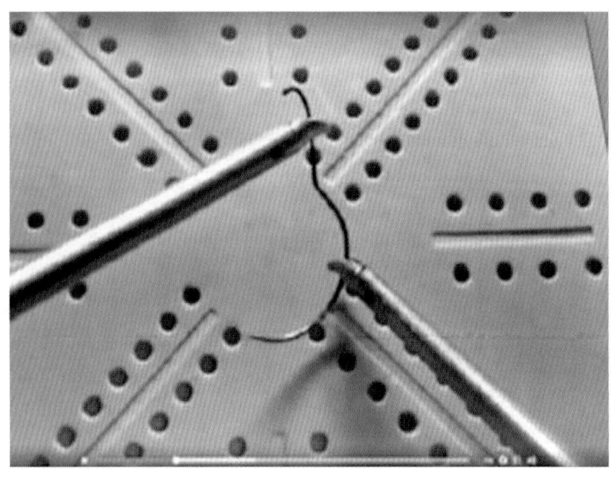

▲ 图 7–4　缝合垫和针头的抓取

感。这类模拟器的另一个优点是，它可以准确和客观地记录个人在特定模块上的数据，以便日后评估。

完成任务的时间、手部运动的灵巧性和器械路径的长度，均可以很容易地作为评估标准，以记录腹腔镜手术的进度。不同的研究证明，使用 LapSim [8] 和 LapMentor [9] VR 模拟器对住院医生进行培训，提高了基本腹腔镜技术的执行力，以及从模拟到实践的技能转换能力（图 7–5 和图 7–6）[10]。

动物实验：这是最真实的、非患者的腹腔镜训练环境。猪或犬的腹腔与成人的大小相当。在此模型中进行盆腔解剖时可以提供触觉反馈，也

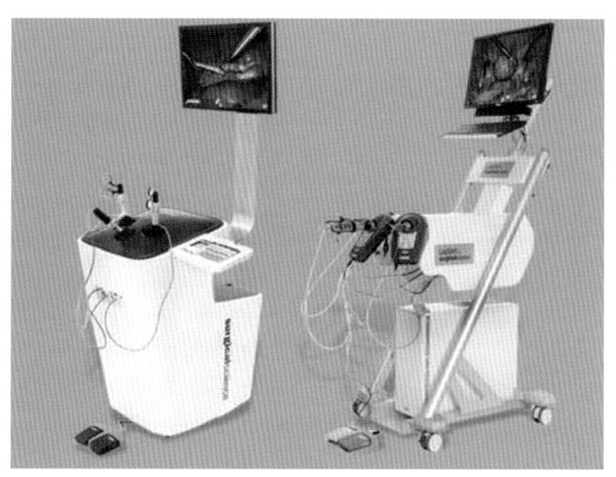

▲ 图 7–5 腹腔镜模拟器（LapSim）

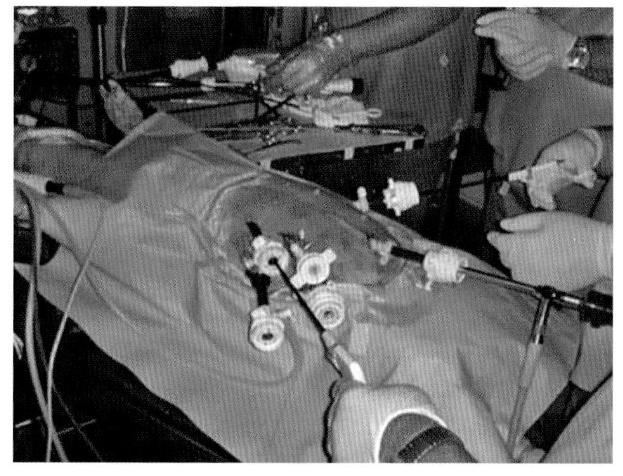

▲ 图 7–6 腹腔镜模拟操作（LapMentor）

可能发生技术错误和并发症（如肠穿孔或常见血管损伤），而不会对人类患者造成影响。即使动物实验是较好的学习和完善手术技能的方式，但仍然存在伦理问题、高昂的维护成本和特殊设施的需求，使其难以完全整合到大多数外科培训中。

### 模拟箱和虚拟现实手术模拟器技能评估

迄今为止，以性能为标准评估腹腔镜技术的研究还很少。Seymour 等 [11] 报道了使用从专家水平得出的能力标准对单一虚拟现实任务进行评价的良好结果。Fraser 等 [5] 报道了用于评估腹腔镜技能（MISTELS）培训师任务的 McGill 系统的合格 / 不及格分数。Korndorffer 等 [12] 建立了一套完整的五模块系统（抛豆、走绳、棋盘、块移动和缝合泡沫），用于评估视频培训体系。

随之而来的问题是，是否应该允许能力不达标的受训者在手术室进行手术。在回答这个问题之前，需要进行高风险的验证。

## 六、结论

目前，外科培训的完成情况由培训时间、病例数量和教师相对主观的评价来决定。然而，在 80h 工作周的时代，课程不仅要有效，而且要高效，培训应该在花费最少时间的前提下实现效益最大化。目前的评价方法差异性很大，标准化的培训规程很少，评估住院医师能力的可靠结果测量方法还没有很好地形成。大多数课程采用任意的时间或预先确定的重复次数作为训练终点。由于学习的速度是可变的，并且可能高度依赖于先天的视觉空间能力，任意的终点可能既不有效也不能最大地获益。有些参与者可能训练的时间超过了必要的时间，而有些参与者可能训练的时间不够长。理想的培训课程应考虑到能力的差异，并为每个人量身定制掌握特定技能所需的时间。

所有的人在完成训练后都必须能够在最短时间内做重复的动作。

在外科领域，技术的飞速发展和微创技术的发展为开发创新的训练方法提供了动力和机遇。具体来说，模拟训练提供了一个安全可靠的训练场所，能够客观地衡量技术技能表现的各个方面。这标志着我们的教育理念发生了转变，从我们把住院医生扔进游泳池，期望他们学会游泳，到我们在他们还没到游泳池之前就开始教他们。因此传统的培训途径，包括住院医生培训之后，再进行广泛的妇科腹腔镜培训，仍然是非常必要的。

## 七、训练模式

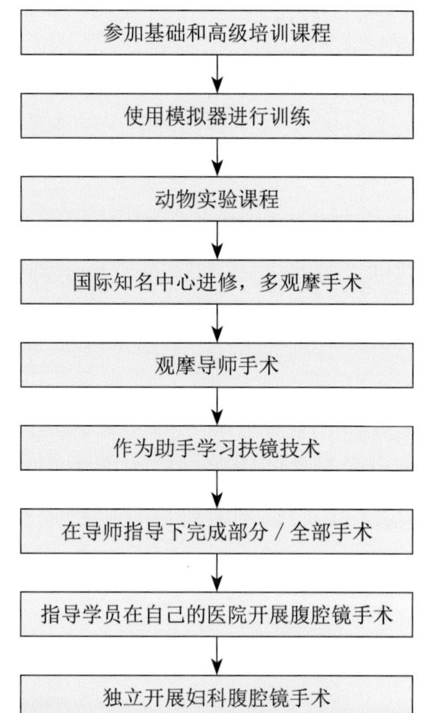


## 参考文献

[1] Haluck RS, Krummel TM. Computers and virtual reality for surgical education in the 21st century. Arch Surg. 2000; 135(7):786–92.

[2] Fernandes CF, Ruano JM, Kati LM, et al. Assessment of laparoscopic skills of Gynecology and Obstetrics residents after a training program. Einstein (Sao Paulo). 2016;14(4):468–72.

[3] Gallagher AG, Cowie R, Crothers I, et al. PicSOr: an objective test of perceptual skill that predicts laparoscopic technical skill in three initial studies of laparoscopic performance. Surg Endosc. 2003;17(9): 1468–71.

[4] Stefanidis D, Acker C, Heniford BT. Proficiency-based laparoscopic simulator training leads to improved operating room skill that is resistant to decay. Surg Innov. 2008;15(1):69–73.

[5] Fraser SA, Klassen DR, Feldman LS, et al. Evaluating laparoscopic skills. Surg Endosc Other Interv Techniques. 2003;17(6):964–7.

[6] Cundiff GW. At last, a standardized laparoscopy curriculum for gynecology residents. Am J Obstet Gynecol. 2016;215(2):137–9.

[7] Scott DJ, Cendan JC, Pugh CM, et al. The changing face of surgical education: simulation as the new paradigm. J Surg Res. 2008;147(2):189–93.

[8] Woodrum DT, Andreatta PB, Yellamanchilli RK, et al. Construct validity of the LapSim laparoscopic surgical simulator. Am J Surg. 2006;191(1):28–32.

[9] Andreatta PB, Woodrum DT, Gauger PG, et al. LapMentor metrics possess limited construct validity. Simul Healthc. 2008;3(1):16–25.

[10] Hyltander A, Liljegren E, Rhodin PH, et al. The transfer of basic skills learned in a laparoscopic simulator to the operating room. Surg Endosc. 2002;16(9):1324–8.

[11] Seymour NE, Gallagher AG, Roman SA, et al. Virtual reality training improves operating room performance: results of a randomized, double-blinded study. Ann Surg. 2002;236(4):458–63; discussion 63–4.

[12] Korndorffer JR, Jr., Stefanidis D, Scott DJ. Laparoscopic skills laboratories: current assessment and a call for resident training standards. Am J Surg. 2006; 191(1):17–22.

# 第8章　宫腔镜培训模式

# Current Training Models in Hysteroscopy

Flemming Bjerrum　Lotte Clevin　著

李文君　译　　谢　晶　胡　艳　校

## 一、概述

宫腔镜检查通常被认为是相当安全的，但是在某些情况下也会出现严重的并发症。因此，进行宫腔镜手术前的培训是非常重要的，可提高患者的安全性，并可尽量减少患者在宫腔镜手术过程中的不适。

本章介绍了课程中应包含的理论知识、目前可用的训练模式和选择模式时应考虑的因素、宫腔镜技能的评估，以及在允许受训者对患者施术前应考虑的因素。

## 二、理论课程

像所有其他类型的手术一样，宫腔镜检查的基本知识和理解是动手训练和随后的实际操作的前提。因此，理论课程应包括以下主题[1-4]。

- 子宫/盆腔解剖。
- 子宫病理，包括宫腔镜检查的适应证。
- 操作设备知识。
  - 设备的组装/拆卸。
  - 电外科的基本原理。
  - 使用膨宫介质和灌流液管理的原理。
- 所需的麻醉类型取决于宫腔镜检查的类型。
- 操作技术和设备原理。
- 宫腔镜检查常见并发症的处理。

尽管诊断性宫腔镜检查是一个相对简单的过程，但重要的是要能够区分正常解剖和病理改变。可以事先利用录像进行练习，这样可以演示相关的病理改变及正确的操作技术。

## 三、手把手培训模式

一般来说，已明确模拟培训可以提高手术技能。尽管很少有专门针对宫腔镜培训的研究，不过我们可以合理地假设，这一普遍规律也适用于宫腔镜技能的训练。

宫腔镜教学中的一个挑战是一次只能有1名外科医生来执行该手术。因此，在对患者进行手术之前，使用基于模拟的培训来获得操作经验非常重要[5]。

基于模拟的宫腔镜培训应遵循模拟培训的一般原则。这就需要使用一个慎重的实践框架，培训应分时段进行，并以能力为基础[6, 7]，这对确保最佳的培训效果及最有效的培训时间非常重要。

Savran等系统综述研究了宫腔镜技能培训和评估的证据，发现不同培训工具的效果存在较大差异[8]，下文将讨论宫腔镜不同培训方案的利弊[9]。

### （一）物理模型

宫腔镜培训可使用合成模型、蔬菜和动物器官来模拟子宫腔。市售子宫模型一般由乳胶、硅胶或橡胶制成，可以进行器械和诊断的练习（图8-1和图8-2），即宫腔镜技能训练和测试系统[10]。不同的模型显示不同的病理，可以用来练习宫腔镜诊断。手术训练用的一次性模型也已经开发出来，其中一些模型还可以训练使用膨宫介质[11, 12]。然而，为了练习手术技术而不断更换这些模型与更高的成本有关。

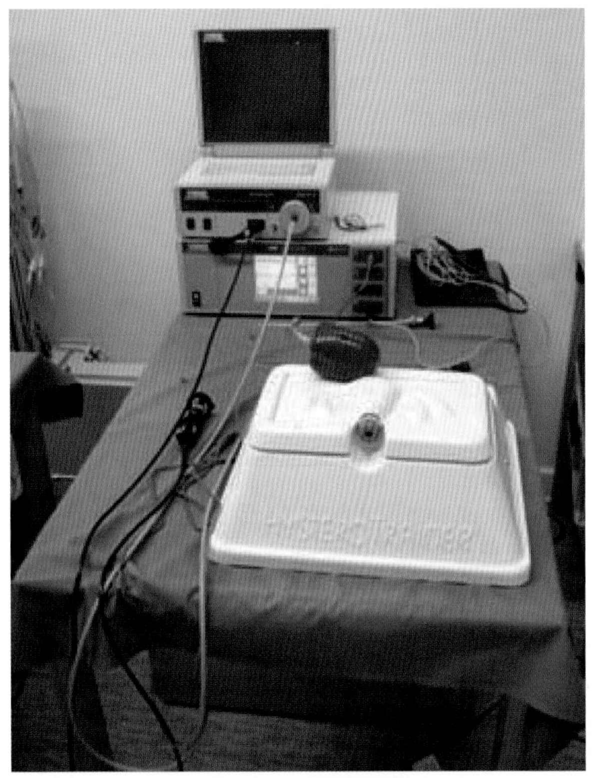

▲ 图8-1　子宫模拟器

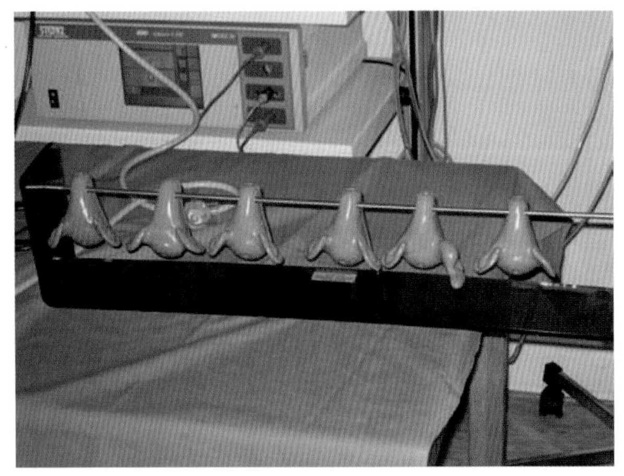

▲ 图8-2　诊断性宫腔镜的训练模型

使用蔬菜或水果（如胡桃南瓜）来模拟子宫腔的自制模型价格较低，并且允许使用电外科设备。但是，由于材料的柔韧性降低，在实践中使用膨宫介质时，它们因为材料的容受性过低而不适用[13, 14]。

使用牛子宫、羊膀胱或猪心之类的动物器官可以进行电外科设备训练[15, 16]（图8-3和图8-4）。然而，当使用动物器官来模拟子宫腔时，不能像使用市售合成模型那样得到解剖结构的精确复

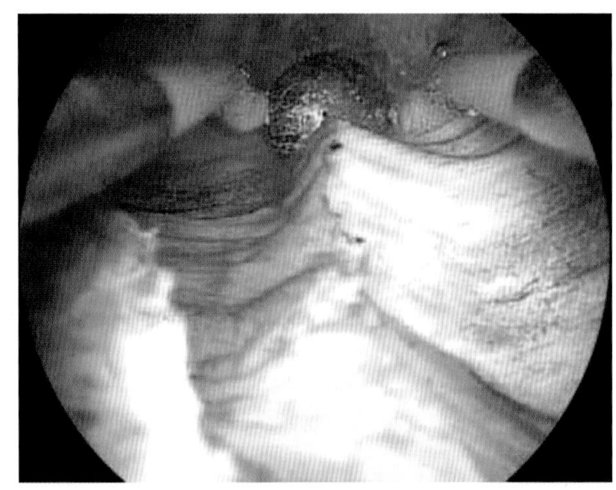

▲ 图8-3　使用滚球电极在猪心脏行内膜消融

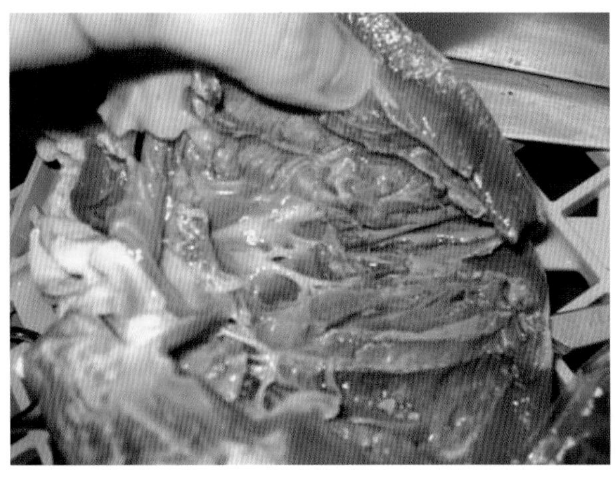

▲ 图8-4　子宫内膜切除术训练后的猪心横切面

制。因此，很难训练特定的子宫内病变的治疗，这些模型在训练一般的手术技术，如切除方面更有用。此外器官也没有血液灌注，所以不会像真实手术中那样看到出血。除此之外，它可以真实地训练切除技术和液体管理。另一个优点是用于训练的动物器官相对便宜。

为了避免在操作过程中出现并发症和延误，学员必须练习宫腔镜设备的组装和操作。这一点可以利用所有这些模型来完成。但是这需要使用真实的手术室设备和仪器。能够使用真实的仪器进行练习，有可能使受训者更容易将在模拟环境中获得的技能应用到手术室[17]。

### （二）虚拟现实模拟器

虚拟现实（VR）模拟器由一台计算机生成一个虚拟的宫腔，在这个虚拟的宫腔中，受训者能够使用一个模拟操作仪器来进行手术（图8-5）。VR模拟器的优势在于它们能够提供：①使用同一设备进行不同训练场景/病变的培训；②练习并发症处理，如出血；③来自模拟器的自动反馈，即视野评估、仪器移动和膨宫介质的使用；④在手术过程中提供虚拟指导和有用的提示。

与其他培训模式相比，VR模拟器的购置费用要高得多，但由于不依赖一次性材料，因此持续成本较低。此外，由于VR模拟器可以引导受训者完成手术过程，因此减少了对教师的依赖性，从而也可以节省人员成本。虽然不可能使用与手术室相同的设备[18, 19]，但VR模拟器也有类似的仪器经过改装后与模拟器配合使用。虽然与物理模型相比，VR模拟器有很多优势，但还没有证据表明它们能产生更好的培训效果[20]。使用VR模拟器的另一个优势是，受训者可以在培训过程中使用模拟器的自动反馈来跟踪他们的进度，从而较少依赖培训教师的存在。

目前，市场上唯一的宫腔镜VR模拟器是HystSim™（VirtaMed AG，瑞士苏黎世）[18, 19, 21–23]。通过这个模拟器可以练习多种手术，如宫腔镜检查、宫腔镜活检、宫腔镜绝育、息肉摘除，并练习最常用器械及新型器械的正确使用，如宫腔镜下刨削系统（图8-6和图8-7）。该模拟器还具有盆腔橡胶解剖模型，该模型具有各种不同形状可相互更换的子宫，并且能够模拟出血、液体管理和并发症。

基于VR的宫腔镜培训的下一个层次是使用全场景培训，在该培训中，可以与手术室人员一起进行完整的并发症处理。

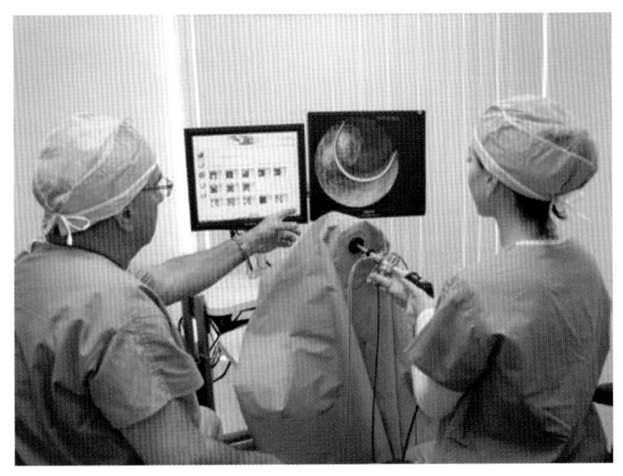

▲ 图8-5 **HystSim™** 宫腔镜电切模拟器（**VirtaMed AG**，瑞士苏黎世）

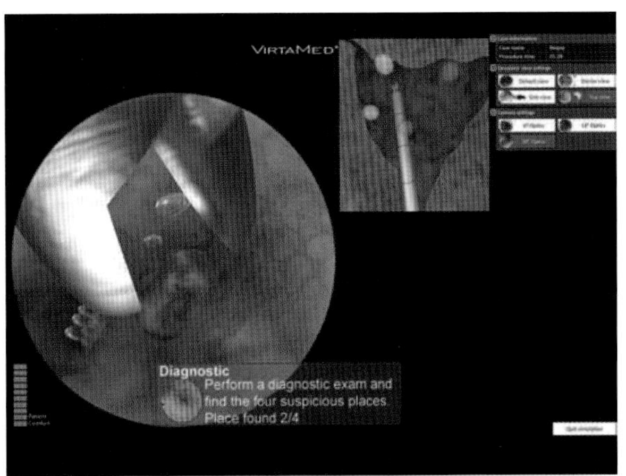


▲ 图8-6 **HystSim™** 宫腔镜电切模拟器（**VirtaMed AG**，瑞士苏黎世）的活检操作模式图

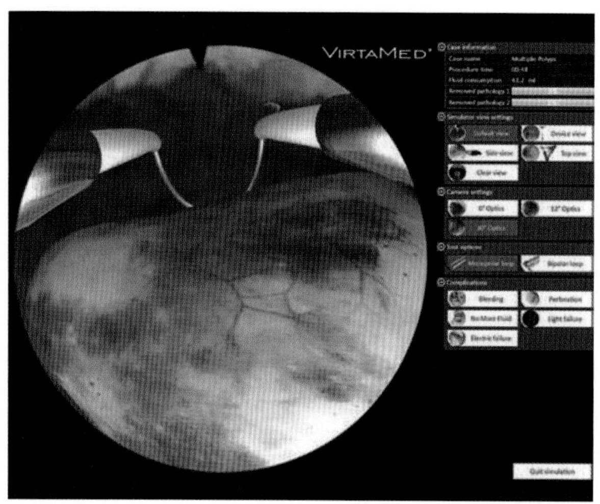

▲ 图 8-7 **HystSim™ 模拟器（VirtaMed AG，瑞士苏黎世）的切除息肉操作**

## 四、对患者进行宫腔镜手术前对医生的技能进行评估

理想情况下，所有外科医生均应在对患者进行手术之前进行基于能力的技能评估。宫腔镜检查亦如是。

可以使用虚拟现实模拟器的指标、评分表和检查表对技能进行评估[4, 20, 24, 25]。

然而，与其他类型的内镜手术相比，宫腔镜模拟培训评估工具有限，而且它们没有足够的有效性证据支持[8]。这意味着目前它们不能用于认证，而只能提供反馈。举例来说，《技术技能的客观结构化评估》由 20 个项目的打分表组成，用于测试宫腔镜培训教师的宫腔镜熟练程度[26]。

在对患者进行宫腔镜手术之前，必须考虑到宫腔镜的学习曲线[27]。受训者通常应从诊断性手术开始。当开始治疗性手术时，恰当的病例选择非常重要。初学者从简单的病例开始是很重要的，因为在更高级的手术中，并发症的发生率更高（表 8-1）。

**表 8-1　欧洲妇科内镜学会宫腔镜手术的难易程度分类**

| | |
|---|---|
| 1 级 | • 宫腔镜检查（不包括电刀的使用）<br>– 定位活检<br>– 取出宫内节育器<br>– 子宫内小粘连分离 |
| 2 级 | • 息肉切除术<br>• 切除 0 型肌瘤<br>• 子宫内膜切除术<br>• 子宫纵隔切除术<br>• 输卵管插管术（绝育） |
| 3 级 | • 1 型和 2 型肌瘤的切除<br>• 宫腔粘连松解术 |

初期培训最好是在监督下进行，并使用相关评估工具对受训者的表现进行评估，以确保在实施无监督的手术之前能够胜任该手术。

在过去的几年中，宫腔镜技能培训有了很大的发展，而且这种发展很可能在未来几年中继续下去。然而，与其他类型的内镜手术相比，宫腔镜培训及评估方面还有很多工作要做。

## 参考文献

[1] Loffer FD, Bradley LD, Brill AI, et al. Hysteroscopic training guidelines. The adhoc committee on hysteroscopic training guidelines of the American Association of Gynecologic Laparoscopists. J Am Assoc Gynecol Laparosc. 2000;7(1):165.

[2] Chapron C, Devroey P, Dubuisson JB, et al. ESHRE guidelines for training, accreditation and monitoring in gynaecological endoscopy. European Society for Human Reproduction and Embryology. Committee of Special Interest Group on Reproductive Surgery. Hum Reprod. 1997;12(4):867–8.

[3] De Wilde RL, Hucke J, Kolmorgen K, et al. Gynecologic Endoscopy Working Group of the German Society of Obstetrics and Gynecology. Recommendations by the Gynecologic Endoscopy Working Group of the German Society of Obstetrics and Gynecology for the advancement of training and education in minimalaccess surgery. Arch Gynecol Obstet. 2011;283(3): 509–12.

[4] VanBlaricom AL, Goff BA, Chinn M, et al. A new curriculum for hysteroscopy training as demonstrated by an objective structured assessment of technical skills (OSATS). Am J Obstet Gynecol. 2005;193(5): 1856–65.

[5] Janse JA, Driessen SR, Veersema S, et al. Training of hysteroscopic skills in residency program: the Dutch experience. J Surg Educ. 2015;72(2):345–50.

[6] Kolozsvari NO, Feldman LS, Vassiliou MC, et al. Sim one, do one, teach one: considerations in designing training curricula for surgical simulation. J Surg Educ. 2011;68(5):421–7.

[7] Gallagher AG, Ritter EM, Champion H, et al. Virtual reality simulation for the operating room: proficiencybased training as a paradigm shift in surgical skills training. Ann Surg. 2005;241(2):364–72.

[8] Savran MM, Sùr ensen SM, Konge L, et al. Training and assessment of hysteroscopic skills: a systematic review. J Surg Educ. 2016;73(5):906–18.

[9] Burchard ER, Lockrow EG, Zahn CM, et al. Simulation training improves resident performance in operative hysteroscopic resection techniques. Am J Obstet Gynecol. 2007;197(5):542.e1–4.

[10] Janse JA, Tolman CJ, Veersema S, et al. Hysteroscopy training and learning curve of 30° camera navigation on a new box trainer: the HYSTT. Gynecol Surg. 2014;11(2):67–73.

[11] Aydeniz B, Meyer A, Posten J, et al. The 'Hystero Trainer'–an in vitro simulator for hysteroscopy and falloposcopy. Experimental and clinical background and technical realisation including the development of organ modules for electrothermal treatment. Contrib Gynecol Obstet. 2000;20:171–81.

[12] Wallwiener D, Rimbach S, Bastert G. The HysteroTrainer, a simulator for diagnostic and operative hysteroscopy. J Am Assoc Gynecol Laparosc. 1994;2(1):61–3.

[13] Dunkley MP, Brown LH, Robinson JM, et al. Initial training model for endometrial ablation. Gynaecol Endosc. 2001;10(5–6):355–60.

[14] Kingston A, Abbott J, Lenart M, et al. Hysteroscopic training: the butternut pumpkin model. J Am Assoc Gynecol Laparosc. 2004;11(2):256–61.

[15] Clevin L. A training model for hysteroscopy. Ugeskr Laeger. 2004;166(21):2025–7.

[16] Wolfe WM, Levine RL, Sanfilippo JS, et al. A teaching model for endoscopic surgery: hysteroscopy and pelviscopic surgery. Fertil Steril. 1988;50(4):662–4.

[17] Courdier S, Garbin O, Hummel M, et al. Equipment failure: causes and consequences in endoscopic gynecologic surgery. J Minim Invasive Gynecol. 2009; 16(1):28–33.

[18] Bajka M, Tuchschmid S, Fink D, et al. Establishing construct validity of a virtual–reality training simulator for hysteroscopy via a multimetric scoring system. Surg Endosc. 2010;24(1):79–88.

[19] Bajka M, Tuchschmid S, Streich M, et al. Evaluation of a new virtual–reality training simulator for hysteroscopy. Surg Endosc. 2009;23(9):2026–33.

[20] Goff BA, VanBlaricom A, Mandel L, et al. Comparison of objective, structured assessment of technical skills with a virtual reality hysteroscopy trainer and standard latex hysteroscopy model. J Reprod Med. 2007;52(5):407–12.

[21] Elessawy M, Skrzipczyk M, Eckmann–Scholz C, et al. Integration and validation of hysteroscopy simulation in the surgical training curriculum. J Surg Educ. 2016;74(1):84–90.

[22] Neis F, Brucker S, Henes M, et al. Evaluation of the HystSim™–virtual reality trainer: an essential additional tool to train hysteroscopic skills outside the operation theater. Surg Endosc. 2016;30(11): 4954–61.

[23] Panel P, Bajka M, Le Tohic A, et al. Hysteroscopic placement of tubal sterilization implants: virtual reality simulator training. Surg Endosc. 2012;26(7):1986–96.

[24] Rackow BW, Solnik MJ, Tu FF, et al. Deliberate practice improves obstetrics and gynecology residents© hysteroscopy skills. J Grad Med Educ. 2012;4(3):329–34.

[25] Janse JA, Goedegebuure RS, Veersema S, et al. Hysteroscopic sterilization using a virtual reality simulator: assessment of learning curve. J Minim Invasive Gynecol. 2013;20(6):775–82.

[26] Alici F, Buerkle B, Tempfer CB. Objective Structured Assessment of Technical Skills (OSATS) evaluation of hysteroscopy training: a prospective study. Eur J Obstet Gynecol Reprod Biol. 2014;178:1–5.

[27] Janse JA, Pattij TO, Eijkemans MJ, et al. Learning curve of hysteroscopic placement of tubal sterilization microinserts in 15 gynecologists in the Netherlands. Fertil Steril. 2013;100(3):755–60.

# 第 9 章　腹腔镜手术前的风险评估和咨询
# Risk Assessment and Counseling Prior to Laparoscopic Surgery

Ibrahim Alkatout　Liselotte Mettler　著
张生澎　译　　湛艳瑞　胡　艳　校

## 一、总则

医疗实践的主要重点是医疗服务。就其本质而言，医疗保健是独特的，不可重复且不可撤销的。不可逆转的要素，以及与患者生物学存在的永久联系给医生带来了巨大的负担。应该始终将人类视为一个整体。医生应避免只关注疾病，也应满足患者对个体治疗和护理的期望。

本章阐述了医生与患者之间关系的理论基础，并着重于患者的自主权。一名成功的医生与患者之间的关系可以很容易地学习并应用于所有医学专业。医生与患者的关系是患者满意及治疗成功的基础。

这里介绍的沟通模式可用于妇科手术中，同样可用于良性和恶性疾病，并且在处理高危妊娠的情况时也应加以考虑。

## 二、概述

医生的行为是医疗活动的核心。从本质上说，医生的行为是独特的、不可重复的和不可撤销的。不可逆的要素及与患者生物学存在的持续联系使医生的行为承担了巨大的责任[1]。近年来，尽管在医学技术领域有了最新的进展，但仍然无法消除医疗活动的不确定性和安全感的缺乏。医生不可能向他或她保证医疗活动一定会取得成功[2]。医生的工作目的通常是为了治愈一名患者。这包括疾病的预防、促进患者的康复、疾病的诊断及后续的治疗。确保让患者得到有针对性的治疗和个体化的护理，必须始终对患者进行全面的检查。成功的医患关系模式可以被应用于所有医学领域。

## 三、医患关系的基础

医生与患者之间建立积极的、富有成效的关系主要基于以下 3 种基本态度，即同情心（敏感性）、表里如一（真实性）和绝对（无条件）尊重[3]。

假设患者是一个独立自主的个体，那么他或她的自主权就不会因其身体的疾病而减少。医生和患者是享有平等权利的伙伴，他们每个人都有特定的能力和职责。

### （一）同情

同情心可以定义为能够理解、体会到他人的感受和认知，能够识别一个人的内心矛盾，理解别人的感受，探知他人的态度，并能够体验他人情感的能力[4]。

医生应该代替患者将患者的感受表达出来，帮助患者明确他的需求，而患者本人可能尚未完全意识到这些。这个过程以同情心的形式出现在情感和直觉上，以理解的形式出现在认知上。这就是为什么治疗师可以在有限的时间内与患者建立沟通，让患者愿意与治疗师分享他们感受的原因。在沟通中还可以通过手势、表情、身体姿势、语速、语气和其他非语言交流的信息来触发与对方的情感互动[5]。所谓的同情，其目的是试图用别人的世界观和经验，去理解他的行为和观点（图 9–1）[6]。

### （二）表里如一（真实性）

表里如一（真实性）是指治疗师的态度，他或她对患者完全真诚，不会欺骗自己或患者。医生会随时留意自己的感受，并在必要时可以将这些感受传达给患者[4]。

因此，医患关系就是建立在真诚沟通的基础之上的。所谓真实性，是指医生感觉和经历的一切，他（或她）意识到的感觉或经历的那些部分就是与他或她最终交流的那些部分。这样，治疗师就可以向服务对象传递自己真实的想法和感受[7]。真实性原则使医生必须提供与其身份相符合（与患者的身份不同）的行为，保持耐心，真诚地回答问题，并寻求机会与患者进行沟通[7,8]。

### （三）相互尊重（无保留地接受）

相互尊重的关系建立于信任之上，建立于感恩和敬仰的基础之上。这些素质构成了医患关系的基础[8]。

患者会被无条件地接纳，不取决于他或她说了什么，以及他或她目前的行为方式。那些对患者流露出偏见、评判，甚至选择性尊重的行为是与此完全不同的。无条件接受患者可巩固治疗关系，增进患者的自尊，并动员患者自己的资源。医生将全部精力集中在患者身上，并通过夸奖、鼓励和表达友好与关心的态度来提升患者的自信心。与患者的交流完全如患者所表达的那样被完全接受，且不会被质疑[8]。尽管治疗师仍然有义务调整他或她的情感，但这样才能使患者确定他的感受已被充分接受（图 9–2）。

## 四、建立医生与患者的关系

自从古老的医学时代开始，医生就已经制订了专业的行为准则，即 primum non nocere（拉丁语，最重要的是没有伤害）。

* 除了患者的自主权以外，医生在帮患者作出抉择的时候需要遵循 4 个基本原则，即非恶意、

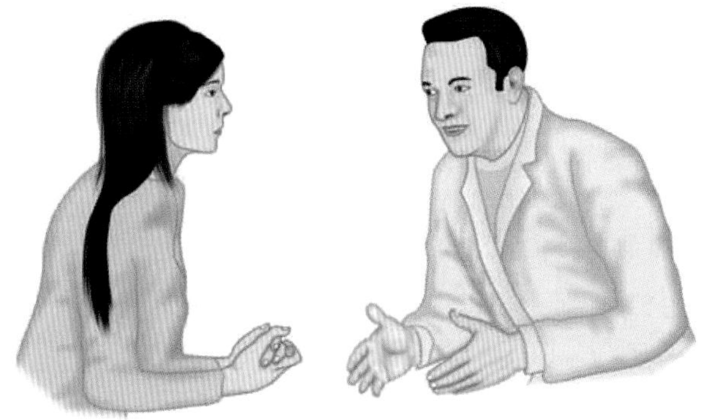

▲ 图 9–1　术前咨询中保持同情、尊重和真诚

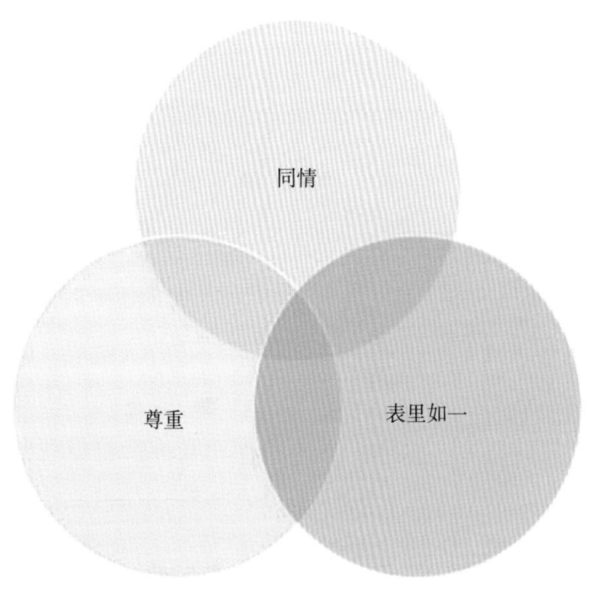


▲ 图 9–2　医患关系的基础，它建立在同情（敏感性）、表里如一（真实性）和绝对（无条件）尊重的三个基石上

预防损害、保护患者的福祉和正义原则。道德判断的艺术源于以下 4 个基本原则的平衡，即避免有害的干预措施（拉丁语 primum non nocere）、尊重患者的决定权（拉丁语 voluntas aegroti）、确保任何医疗措施均能保护和改善患者的身心健康、行为公正[9, 10]。4 个原则包含了许多明确、隐含和潜在的标准，这些标准可能在很多方面相互矛盾，但在应用中又浑然一体[9, 11, 12]。

### 自主决定（患者的自主权）

自主权“autonomy”一词源自希腊语“autos”（自我）和“nomos”（法律、统治），意思是自我立法或自我决定。它最初是用来表达古代独立城邦的自决和自治。Kant 认为实践理性的自治，是人类社会无条件地履行其社会义务，而不是被人类的原始本能驱动。

具有自主决策的前提条件为：①清醒的意识，能够理解有关问题；②能力，检查、判断和做出决定的能力，换句话说，要有能力获得；③自由，在没有他人控制的情况下做出自己的决定，并执行自己的决定。

在医学背景下，自主权是指就自己的身心健康自由行动的能力。相反的术语“他治性”是指依赖和由外部确定的特性。促进和恢复自我决定能力是医学的主要目标之一[13]。尊重患者的自治权，最简单的就是要尊重患者的基本权利。医生与患者之间的关系必须一方面确保行动与痛苦之间的不对称性，另一方面确保自我决定和行动自由的对称性[14]。医患关系有 3 种基本模式：①家长式模式；②合约或客户模式；③合伙模式。医患关系的模式一方面受到商业化发展、经济因素和技术发展的影响，另一方面也受社会价值观的多元化的影响。医患关系具有多样化和可变性的趋势，尤其是在各自的互动中的信任标准和患者自主权的实际程度方面有所不同。医生要更多地关注医患沟通的需求[15, 16]。

## 五、从自治的观点看医生与患者的对话

要实现医患之间的成功交流，关键的因素包括积极倾听、确定对话的结构，发现和解决沟通困难的模式。

- 主动聆听：框 9–1 总结了主动聆听的技巧。

| 框 9–1　主动聆听的技巧 | |
|---|---|
| 让患者说完 | 前几分钟构成了关系的基础。积极倾听是鼓励，并提供有价值的信息 |
| 提出开放式问题 | 开放式问题可以提供全面的信息，澄清关联，并提供超出案件实际情况的基础数据 |
| 问询 | 理解上的问题可以立即解决 |
| 权衡利弊 | 帮助确定患者的优先事项或鼓励他考虑优先事项。特别是解释为什么要优先选择某个步骤 |
| 暂停 | 短暂的停顿（约 3s）具有缓解作用。患者会想到他或她迄今为止一直忽略的数据 |
| 鼓励患者多说话 | 回声或非言语交流（点头、目光接触、面对患者的身体）表示一个人的存在 |
| 复述（重复） | 关注患者陈述中最重要的部分（语言伴奏），从而开辟新的视角 |
| 总结所说的话 | 通过用自己的话语表达对话的较长部分，使医生与患者达成协议 |
| 反映情绪 | 以建议的形式口头表达情绪 |

*. 该格言归因于罗马医生 Scribonius Largus，他是罗马皇帝 Tiberius Claudius Nero Caesar Drusus（统治罗马约 50 年）的宫廷医生。在希波克拉底语料库中也发现了类似的短语（Epidemics，第一卷，第十一部分）。

- 确定对话的结构：保持清晰和遵循时间框架是组织沟通对话的基本工具。这包括谈话信息的透明性，例如提供有关治疗步骤的信息、必要的医疗信息，以及告知患者为什么要进行此步骤，还包括告知患者潜在的疾病的信息。谈话各个阶段的清晰条理，使患者能够区分对话中以医生为中心的部分和以患者为中心的部分。
  - 沟通的过程可以通过数据分析报告来反映和改善。有关于沟通过程中的数据报告，可以包括谈话的方式、谈话主导者的立场，以及医患关系中的问题。
- 要识别和应对复杂的谈话对象。和谐的沟通模式基于对方给予预期的反应。这要求高度的灵活性和对角色期望的透彻了解。面对的谈话者如果社交能力不足、固执或社会观扭曲，可能沟通会比较困难。

## 六、以患者为中心的医患关系

成功的医患关系是任何治疗成功的基础，也是医生的专业工作得到患者满意和认可的基础。

医生的行动指导义务包括承担责任的意愿、保密性和真实性。医生的行动指导美德是耐心、同情心和乐于助人的意愿。此外，需要弄清各种选项对于其他人的意义，需要考虑患者的家人和好朋友，甚至是整个社区 [17]。

从伦理的角度来看，最紧急的决定和对慢性病的抉择是最容易处理的。在紧急情况下，如急诊，决策的责任仍然移交给医生，而没有考虑患者的意见（家长式监护）。在这种情况下，患者会被告知他或她享有的自行决定权。即使患者的自我帮助能力下降并且患者需要更大程度的帮助和护理，如在年老体弱和（或）认知障碍患者中，他或她的自主能力也应有高度的自主权。这对医生而言是关于患者的积极意愿的体现。慢性疾病与这种方法的不同之处在于，只有医生和患者才能共同获得满意的护理结果和所需的依从度。决定越不紧急，就可以赋予患者更多的责任。在这种情况下，可以根据共同的决策模型做出决定（图 9–3）[18]。自治程度取决于每个患者的瞬时和总体状况（如患者的精神状况、智力分化程度、症状严重程度、疾病严重程度），必须适应当前情况。应该将患者的价值观（对疾病、意愿、生活观念的估计）与周围环境的价值（患者的生活环境、治疗团队）及社会的价值观（内隐的价值观，制度化的）一起看待。即使患者的生活价值明确，对患者有意义，适当和有益的内容也可能存在歧义。

在许多医疗情况下，医生与患者之间的关系只不过是一种理想的行为模式。急性疾病的不确定预后使许多情况变得复杂，特别是当开始的最大限度治疗未能成功，并且医生考虑改变治疗目标时。但是，特别是在这种极端情况下，需要精通和应用医学伦理原则。

### （一）应对老年患者和认知障碍患者的临界情况（痴呆症）

老年患者和认知障碍（痴呆症）患者的数量

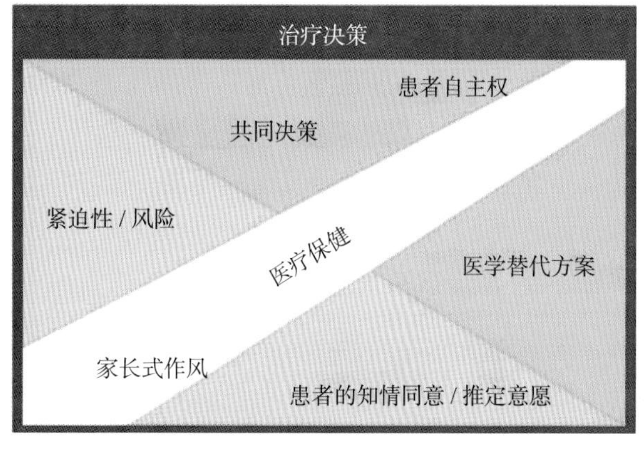


▲ 图 9–3 一方面是家长式作用和知情同意，另一方面是患者的自主权和共同决策的双向流程图。因变量是医学上等价的替代方案，以及患者的医疗紧迫性或风险。医疗护理应尊重患者的健康和意志

不断增加，因此在极少数情况下，患者可以完全自主。但是，人口的发展需要建立适用的概念，以适应改变的发病率范围，其中包括慢性病和多病态的增加。在将医疗报告和其他收集到的数据与患者个人的价值系统进行协调时，以及在考虑特定案例中的可用资源时，治疗团队都需要高度同情并尊重患者的自主权。同样，可能有必要重新检查并确保医学方法与患者的生活观念相一致，并重新做出各自的假定决定[19, 20]。

### （二）与精神病患者、幼儿和弱智人士交流的临界情况

根据自治原则，儿童、精神病患者和弱智人士也有权获得全面的知情权。另外，全面的解释可能会涉及所有三个组中的潜在伤害或延迟。因此，为了患者的利益，关于他（她）的许多决定都是代表他（她）做出的。在做出严肃的决定时，必须最大限度地整合患者。在这种情况下，咨询并包括家庭成员和照顾者尤其重要，对患者和家属表示同情，回答问题并解释医疗方法是非常重要的方面[21]。

## 七、肿瘤方面的医生 - 患者关系

肿瘤患者是以患者为中心的医生与患者沟通的典型候选人。癌症患者需要大量关于其疾病、疾病后果和可用选择的信息。在许多情况下，主治医生和患者有着密切而长期的关系。治疗决策的持续时间长，对患者的生活质量和疾病预后具有深远的影响。在为癌症患者提供医疗救助方面，医生的任务和职责现在比以往任何时候涉及的范围都更大，须邀请患者积极参与有关治疗的决策[22]。

在1819年，Goethe在《西部歌剧院》中写道：我最感谢阿拉什么？他在苦难与知情之间做出了区分。如果他像医生一样全面地了解这种疾病，那么任何患病的人都会感到绝望。

Slevin等证明，在看似绝望的情况下，癌症患者比医务人员更愿意接受化疗，尽管治愈概率很小。尽管延长了总体生存时间和改善了生活质量，但严重不良反应被大大低估（表9–1）[23]。一部分患者会接受化疗，将其寿命延长数月或得到短暂的症状缓解，另一部分患者尽管其疾病的预后可能是相当有利的但他仍拒绝接受化疗[24]。在这种情况下，治疗目标的实现不仅仅取决于治疗手段的效果或功效，还取决于患者对治疗的积极评价[25]。

表9–1　治愈、寿命延长或症状缓解的可能性阈值 *

| | 患　者 | 医　生 |
|---|---|---|
| 治愈概率 | 1% | 10%～50% |
| 寿命延长 | 12 个月 | 12～60 个月 |
| 症状缓解 | 10% | 50%～70% |

*. 这项调查是在癌症患者及一组医生和护理人员中进行的（以百分比表示）

以患者为中心的医疗具有传递坏消息的能力。对即将发生的死亡的交流及对疾病或死亡的严重性的陈述是对医生和患者的主要挑战。传递坏消息时，对患者的同理心、同等和不拘一格的尊重最终达到了顶峰，如Baile描述的SPIKES协议（表9–2）[26]。

建立对患者感知的估计的问题，例如，做什么？您知道您到目前为止的医疗状况吗？或您对我们希望进行调查的原因有何了解？为了更好地估计对方的接收坏消息的能力，提出如“如何做”这样的问题可能很有用。您想让我提供有关测试结果的信息吗？您想让我给您所有信息还是勾勒出结果并花更多时间讨论治疗方案？要在传送坏消息之前警告患者，可以尝试引导对话，不幸的是，我有一些坏消息要告诉您，或很抱歉告诉您。在与患者交谈时，建议反复进

表 9–2 SPIKES 模型传递坏消息的六步协议 *

| SPIKES | 步 骤 | 内 容 |
|---|---|---|
| S | 1. 进行面试 | 安排较私密 |
| | | 让重要的其他人参与 |
| | | 避免打扰 |
| | | 坐下 |
| P | 2. 评估患者的感知 | 提出问题以评估患者当前的看法(及早避免误解) |
| I | 3. 获得患者的邀请 | 评估患者接受坏消息的意愿 |
| | | 提及患者可以在稍后的时间与医生交谈 |
| K | 4. 提供知识和信息 | 在发布坏消息之前发出警告 |
| | | 优化沟通 |
| E | 5. 用移情反应来解决患者的情绪 | 善解人意的陈述表示支持 |
| S | 6. 策略与总结 | 取决于幸福感 |
| | | 讨论下一步 |

*. 这是用于获取有关患者当前知识水平的信息的工具。还可以根据他(她)对信息的需要来告知他 / 她医疗事实，可以表示支持，并可以提供适当的选择。最后，可以与患者合作起草治疗计划

行积极尝试以优化对话。这包括使人的语言与患者的词汇保持一致，省略专门的医学术语。应避免直接性过高，并且应以小单位提供所需或期望的信息。避免使用“我们无能为力”之类的短语，可以进一步提高沟通水平。在这些特殊情况下的同理心表达了支持。具体来说，当患者的情绪被记录、命名和识别(如悲伤、愤怒或震惊)时，会对患者有所帮助。当医生提示患者可以表达自己的想法时，也会为患者提供帮助。同时商定治疗计划会使患者感到自己的意愿已得到考虑，它还避免了误解、不确定性和焦虑(图 9–4)。

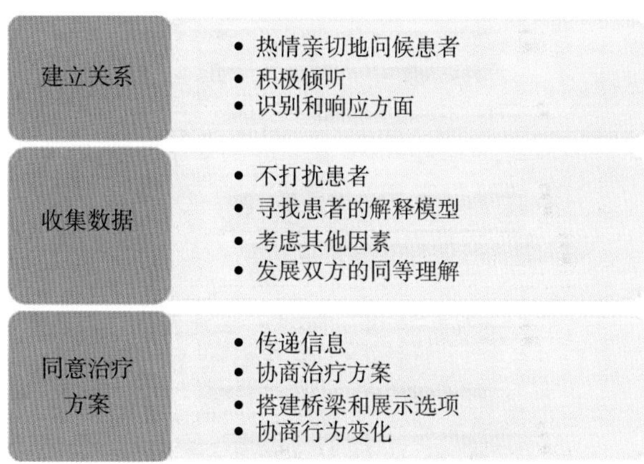


▲ 图 9–4 医生会诊的 3 个功能

## 八、与产科有关的医患关系

产科和产前医学在我们的活动范围中同样重要。与妇科相反，医生被要求承担超出患者行动范围的责任。在过去的几年中，由于生殖医学操作的改进，高风险妊娠人数大大增加了。妊娠期孕妇的疾病可能会加重。该主题日益复杂，需要跨学科管理，并且对我们的专业提出了最高的医学伦理要求。

除了母亲的医学伦理问题外，还必须考虑未出生胎儿的要求。考虑到未出生的胎儿时，决策的一个关键方面是在道德层面的考虑，胚胎是否能达到具备基本权力的阶段，如基本的生存权。对新生生命的基本权利及随之而来的法律保护有以下几种不同的表述观点[27]。

物种论点：所有被称为有智慧的物种成员，实际上只有该物种，才有权享有人的尊严及随之而来的全面法律和道义保护。

潜力论证：整个人类发展的潜力存在于原代细胞中。因此，正常情况下会发育为人类的胚胎值得保护，并具有与完全发育的人类相同的道德特征。

身份论证：胚胎或胎儿享有相同的成为正常人的生存权利，因为两者基本上是相同的。他们之间只是相同细胞在不同的进化阶段的区别。

连续性论点：认为人类个体的发育是一个连续的过程，没有明确的划分，因此不允许对发展阶段进行任何具体划分。尽管人类发展从一开始就具有连续性，但人们可以确定发展的各个阶段，但是它们的界限是模糊的。

母胎冲突是指需要在孕妇或未来孩子的福祉间进行选择。一旦确立了父母双方的道德和伦理地位及自决权，就必须对未出生胎儿的道德和伦理地位进行登记。任何一个赞成的决定都将伴随着另一个的忽视。几乎不可能平等对待未出生的孩子和未来的父母的利益和财产。在受精之时或之后，胚胎的个体性开始形成，个体就具有完全的人格尊严，必须得到相应的保护。从那时起，人类个体的存在及其个性取决于其遗传材料的独特性。根据自治的道德原则，人们的自决权及自由价值受到保护。但是，胚胎和胎儿无法自己做出决定，因此，胎儿的代理人必须代表他们做决定。该代理人还必须使儿童的价值体系与一般的道德考虑相一致，以便根据推定的未出生胎儿的权益做出适当的决定。因此，一个为胎儿做决定的代理人有义务遵守道德原则、标准和准则。

鉴于这些事实，带来了许多产前诊断和产科的两难境地，因为不可能在完全公正的情况下同时兼顾胎儿及准妈妈的利益和自主权，不给任何一方造成伤害。如果将未出生的胎儿的生存权排在第二位，那么从医学伦理的角度来看，采取行动的选择将是很明确的。到目前为止从伦理学角度尚未以任何方式明确阐明这些问题。

既然父母必须接受自己的决定，那么也就必须承担此决定带来的一系列结局。因此应该提供所有帮助及使他们做出决定的工具，使他们能做出可持续的决定。这些内容除了由跨学科的医生团队提供的医学信息（产科、人类遗传学、产前诊断、新生儿学、儿科）外，还有用于面对各种两难情况的工具。

## 九、医患关系的困扰

依靠医患双方相互信任建立起来的良好氛围正面临着永远丧失的风险。这里，有 3 个因素值得一提。随着社会关系越来越错综复杂，也有越来越多的人隐匿真名，患者被迫放弃与主治医生的关系，因为不想被整个机构的人分享其作为患者的存在和其医生（密友）的存在。司法化，医患关系受到越来越多的法律控制。不确定性的第 3 个来源是概率。关于疾病进程的判断只能依靠概率做出。

在许多情况下，工业化和可量化的绩效提高了医疗保健系统的效率，已将不可量化的医疗服务减少到最低限度。越来越优化的进程，最终技术官僚主义和官僚主义遇到了无法超越的瓶颈，毕竟如医学心理学、专业护理或社会工作者的专业医疗服务是无法被效率指标压榨的。

## 十、医疗实践的结论与未来

医疗决策是建立在道德基础上的一个独立过程，只有通过良好的医患关系才能使之成为可能。后者的先决条件是基于同情心、真诚和无条件尊重的沟通。在此基础上，患者和医生才能够共同为患者的健康而努力，同时确保患者的自主权，避免损害或不公正的决定，医患之间应一路相伴，这也将给医生带来持续的满足感，同时应避免家长式和合同式的医患关系模式。在大多数情况下，必须权衡利弊，在共同的决策过程中，在各自可接受的范围内达成妥协。

## 参考文献

[1] Wieland W. Strukturwandel der Medizin und ärztliche Ethik-philosophische Überlegungen zu Grundfragen einer praktischen Wissenschaft. Heidelberg: Universitätsverlag; 1986.

[2] Gethmann CF. Gesundheit nach Maβ? Eine transdisziplinäre Studie zu den Grundlagen eines dauerhaften Gesundheits-systems. Berlin: Akademie Verlag GmbH; 2004.

[3] Rogers CR. Therapeut und Klient: Grundlagen der Gesprächspsychotherapie. 20th edn. Frankfurt: Fischer Verlag; 1983.

[4] MittelstraB J. Enzyklopädie: Philosophic und Wissenschaftstheorie. Special Edition edn. Stuttgart: JB Metzler Verlag; 2004.

[5] Argyle M. Körpersprache und Kommunikation: Das Handbuch zur nonverbalen Kommunikation. 9th ed. Paderborn: Junfermann Verlag; 2005.

[6] Geisler LS. Patient autonomy—a critical concept analysis. Dtsch Med Wochenschr. 2004;129(9):453–6.

[7] Rogers CR. Entwicklung der Persönlichkeit. 13 th ed. Stuttgart: Klett-Cotta; 1996.

[8] Finke J. Gesprächspsychotherapie—Grundlagen und spezifische Anwendungen. 3rd ed. Stuttgart: Georg Thieme Verlag; 2004.

[9] Beauchamp TL, Childress JF. Principles of Biomedical Ethics. 6th ed. New York, Oxford: Oxford University Press; 2009.

[10] Smith CM. Origin and uses of primum non nocere—above all, do no harm! J Clin Pharmacol. 2005;45(4): 371–7.

[11] Schöne-Seifert B. Medizinethik. In: Nida-Rümelin J (Ed). Angewandte Ethik. Die Bereichsethiken und ihre theoretische Fundierung. Ein Handbuch. 2nd ed. Stuttgart: Alfred Kröner Verlag; 2005. p. 690–803.

[12] Alkatout I, Rummer A. Intrauterines Lebensrecht von Zwillingen mit ungleichen Überlebenschancen—Kommentar I zum Fall. Ethik in der Medizin. 2011; 23(3):233–4.

[13] Gabl C, Jox RJ. [Paternalism and autonomy—no contradiction]. Wien Med Wochenschr. 2008;158 (23–24):642–9.

[14] Marckmann G, Bormuth M. Arzt-Patient-Verhältnis und Informiertes Einverständnis. In: Wiesing U, editor. Ethik in der Medizin. Ein Reader. Stuttgart: Philipp Reclam; 2000. p. 76–85.

[15] Krones T, Richter G. [Physicians' responsibility: doctor—patient relationship]. Bundesgesundheitsblatt Gesundheitsforschung Gesundheitsschutz. 2008; 51(8):818–26.

[16] von Engelhardt D. Ethik in der Onkologie—Dem kranken Menschen gerecht werden. Im Focus Onkologie. 2006;9:65–8.

[17] Marckmann G, Mayer F. Ethische Fallbesprechungen in der Onkologie—Grundlagen einer prinzipienorientierten Falldiskussion. Der Onkologe. 2009; 15(10):980–8.

[18] Krones T, Richter G. Die Arzt-Patient-Beziehung. In: Schulz S, Seigleder K, Fangerau H, Paul NW (Eds). Geschichte, Theorie und Ethik der Medizin. Frankfurt am Main: Suhrkamp Verlag; 2006. pp. 94–117.

[19] Wolf E, Lahrmann H. [The seriously affected stroke patient who is not able to communicate—treatment to the best of one's knowledge and ethical principles]. Wien Med Wochenschr. 2014;164(9–10):195–200.

[20] Meran JG. Palliative care and quality of life as therapy goal. Wien Med Wochenschr. 2012;162(1–2):1–2.

[21] Espinel AG, Shah RK, Beach MC, et al. What parents say about their child's surgeon: parent-reported experiences with pediatric surgical physicians. JAMA Otolaryngol Head Neck Surg. 2014;140(5):397–402.

[22] Hahn J, Mandraka F, Fröhlich G. Ethische Aspekte in der Therapie kritisch kranker Tumorpatienten. Intensivmedizin und Notfallmedizin. 2007;44(7): 416–28.

[23] Slevin ML, Stubbs L, Plant HJ, et al. Attitudes to chemotherapy: comparing views of patients with cancer with those of doctors, nurses, and general public. BMJ. 1990;300(6737):1458–60.

[24] Silvestri G, Pritchard R, Welch HG. Preferences for chemotherapy in patients with advanced non-small cell lung cancer: descriptive study based on scripted interviews. BMJ. 1998;317(7161):771–5.

[25] Krones CJ, Willis S, Steinau G, et al. Current patient perceptions of the physician. Chirurg. 2006;77(8): 718–24.

[26] Baile WF, Buckman R, Lenzi R, et al. SPIKES—A sixstep protocol for delivering bad news: application to the patient with cancer. Oncologist. 2000;5(4): 302–11.

[27] Schulz S. Person oder Keim? Der moralische Status des Ungeborenen in der Geschichte der Abtreibungsdiskussion. In: Schulz S, Seigleder K, Fangerau H, Paul NW (Eds). Geschichte, Theorie und Ethik der Medizin. Frankfurt am Main: Suhrkamp Verlag; 2006. p. 303–15.

# 第 10 章　腹膜入路
## Peritoneal Access

Liselotte Mettler　Bruno van Herendael　Andrea Tinelli　Antonio Malvasi　Artin Ternamian　著
张生澎　译　胡　艳　校

## 一、概述

通过研究放置戳卡部位的组织力学可以很好地分析腹腔镜手术建立腹腔入路的损伤原因[1-3]。腹腔入路事故的分析表明，事故的原因和手术医生、仪器与组织之间的相互作用有关。

在腹腔镜手术时，手术医生有 2 种放置戳卡的方法。传统的戳卡置入方法是基于切开腹壁的各个层面进行置入的。为了使该技术的危险性降低，开发了各式各样的改进后的戳卡和套管，它们保留了基本推入式原理，通过线性推力直接穿过所有腹壁层面[4]。

直视下的第二代戳卡置入方法使用径向旋转原理，其中进入器械由空心螺纹套管组成，该套管末端为钝头，无中心戳卡。将腹腔镜直接插入套管中，以便在视野内完成端口的插入和取出。插入过程中不施加线性穿透力。进入是通过顺时针旋转插管实现的。前端将组织层径向推开，套管通过螺纹旋入腹壁（图 10–1）。表 10–1 显示了两种穿刺的方法[5]。

一项关于使用常规技术置入戳卡造成的损伤的回顾性分析显示，即使是在有能力且经验丰富的医生手中，该方法也存在缺陷。无论是圆锥形尖端还是金字塔型的尖端的老式戳卡，都必须使用相当大的轴向推力才可以将其插入。直线形或 Z 形插入戳卡过程中，前腹壁被推向肠道。无论

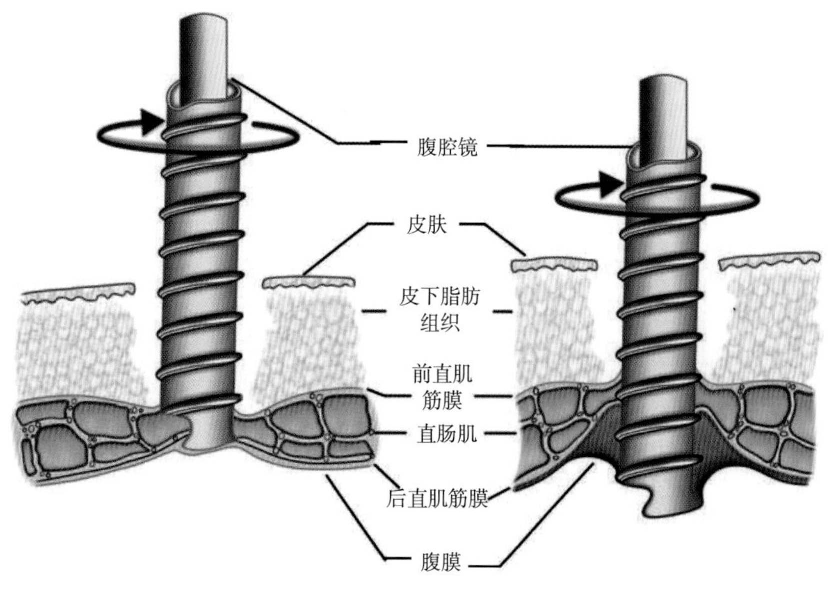


◀ 图 10–1　采用带螺纹的可视戳卡（EndoTIP）进行穿刺的动态演示图

表 10–1 腹壁穿刺的方法

| 第一代方法 | 第二代方法 |
| --- | --- |
| （戳卡 + 套管，切开技术） | |
| **闭合式进入**<br>• 气腹针建立气腹<br>• Z 形穿刺技巧<br>• 径向扩张戳卡 [12, 13]<br>• 需要更大的力量 | **可视套管**（Ternamian，1997）**旋转式进入**<br>• 预先腹腔充气<br>• 直接进入后再充气<br>• 再次腹腔内充气 |
| **开放式进入** [14]<br>• 没有预先的气腹针充气过程<br>• 略宽松的皮肤切开<br>• 分离至筋膜之上<br>• 用 Kocher 钳提起筋膜<br>• 起开筋膜并置入戳卡外鞘 | |
| **可视戳卡**<br>• 气腹针建立气腹<br>• 可视戳卡置入，Optiview 和 Visport，也称为安全戳卡 [15] | |
| **微型腹腔镜**（**可视气腹针**）<br>• 左上腹部 Palmer 点置入 [16, 17]<br>• 气腹针（2.1mm 外径）<br>• 微型腹腔镜（1.2mm 外径） | |

使不使用 $CO_2$ 气腹，该插入方法都是盲目且不受控制的。对于专家而言可能非常好用，但不能推荐为最佳技术。

## 二、带螺纹的镜孔戳卡 EndoTIP

为了避免穿刺时意外的腹腔内损伤，已经开发了第二代入路系统。1984 年，Semm 尝试在建立气腹后以旋转的方式直视下用 5mm 戳卡穿刺 [6]。EndoTIP 是这项技术的产物（KarlStorz GmbH & Co. KG，图特林根）。

1997 年，多伦多大学的 Ternamian 开发了 EndoTIP 腹膜入路的方法和器械，实现了 Semm 直视监控下实施穿刺的想法。EndoTIP 戳卡的外径由 10mm 或 5mm 的不锈钢套管和近端阀门部分组成。外壁上有单条线的斜行螺纹，其远端为一钝头 [7–9]。EndoTIP 有不同的长度和直径，可用于不同的手术。EndoTIP 是可重复使用的可视穿刺套管，可用于闭合式或开放式腹腔镜手术。它可用于腹膜内或腹膜后主要穿刺孔或次要穿刺孔。一种可重复使用的滑环（内镜限位塞）套在腹腔镜上，以防止内镜在套管内滑动（图 10–2），并将内镜固定在距套管远端内约 1cm 处。

## 三、操作程序

用 15 号的外科手术刀片行纵向或水平脐带切口，直达腹直肌前筋膜，并用牵开器从侧面分离皮下组织。使用 EndoTIP 时需要先进行 $CO_2$ 预充气，像通常一样插入气腹针进行预充气。将 0° 腹腔镜的内镜置入 EndoTIP 套管中，并用限位塞让镜头位置固定，镜头保留在套管内，并距离套管远端 1cm。然后进行白平衡及对焦，连接光缆，连接 $CO_2$ 气体和抽吸冲洗装置。气腹充气并取出气腹针，用带有钝头的 EndoTIP 套管与腹壁成直角穿刺，插入至腹直肌前筋膜上。外科医生使用其主力手顺时针旋转 EndoTIP，保持前臂水平，而腹腔镜则用非主力手握住。钝的尖端穿过直肌筋膜，径向分开肌肉组织，并沿套管外螺纹向上拉动组织层。进行旋转运动，直至白色后筋膜和腹膜前脂肪组织层分开，且腹膜变得逐渐可见。

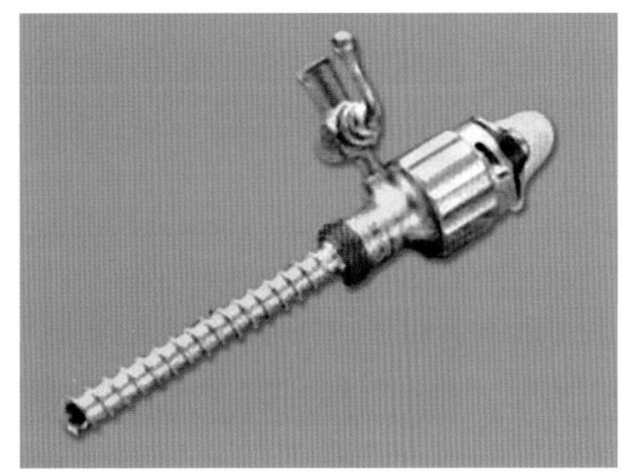

▲ 图 10–2 **EndoTIP 戳卡和内镜限位器（Karl Storz & Co.KG，Tuttlingen）**

在正常的腹腔（无腹腔壁粘连），腹膜呈灰蓝色（图 10–3）。留意辨识血管、肠或粘连，避免意外伤害。通过进一步顺时针旋转，钝头将在直视控制下逐渐进入腹膜，不要出现套管突然落空的情况。尽管套管始终保持垂直于组织，由于使用螺纹旋进无须轴向用力可避免落空后带来的损伤。进入腹腔后，立即进行标准的全腹腔探察。

在开放式腹腔镜手术中也可以用类似方式置入戳卡，开放腹腔镜不用预先充气的过程。EndoTIP 5mm 或 10mm 套管也可以作为辅助孔使用，监视下实施置入的过程。

## 四、移除 EndoTIP

在第一代戳卡中直接笔直插入会产生术后的腹壁疝。通过使用 Semm [6] 提出的 Z 形插入技巧，能避免疝的形成。此外，要在视觉监控下拔除所有戳卡，以避免切口疝。在拔除戳卡时，如果没有仔细观察切口，就不可能及时发现问题并进行适当处理。许多出版物报道切口疝的发生率为 0.3%～1.3% [10, 11]。

借助 EndoTIP，医生可以在移除套管的过程中动态观察组织。EndoTIP 的设计使得在插入套管过程中，前腹部组织层不会横切，而是会分开，在逆时针移除套管过程中，前腹部组织层会回缩以闭合端口管道（图 10–4）。

手术结束时，将腹腔镜的尖端缩回于套管内约 1cm，然后再次固定内镜限位器。将镜头再次聚焦，并用非主力手将腹腔镜垂直于患者腹部固定，用主力手逆时针旋转将套管取下，同时操作者还能在监视器上观察情况。外科医生可以根据情况确定是否需要加固缝合筋膜，是否无意抽出了腹部组织。$CO_2$ 通过辅助穿刺孔排出，以避免体液喷洒至镜头上。

## 五、适应证

对于每位内镜医生而言，了解和使用不止一种安全的腹膜入路技术非常重要，因为适应证

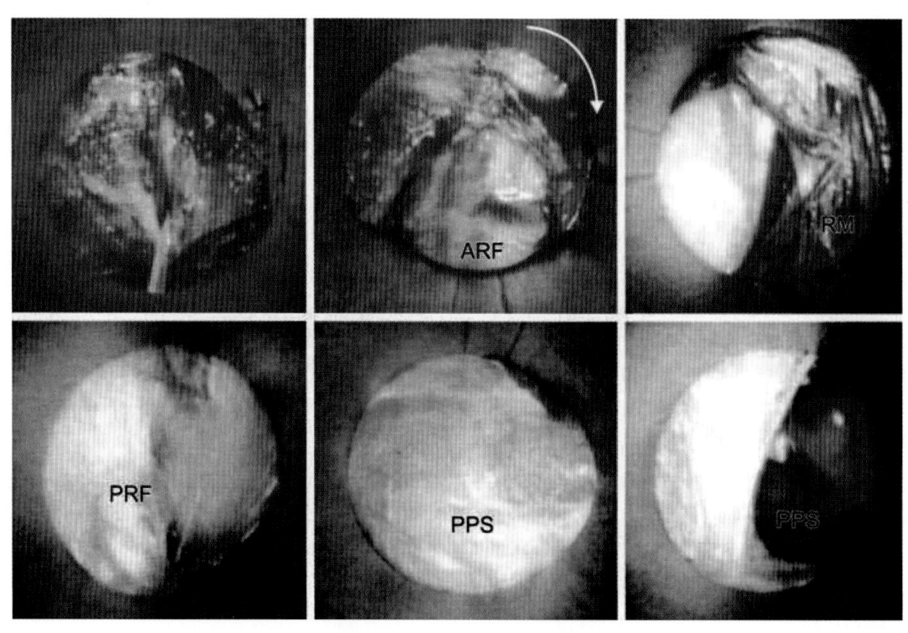


▲ 图 10–3　**EndoTIP 的使用**

当套管穿入腹腔时各层组织呈放射状分开；ARF. 腹直肌前筋膜；RM. 腹直肌；PRF. 腹直肌后筋膜；PPS. 膜前间隙

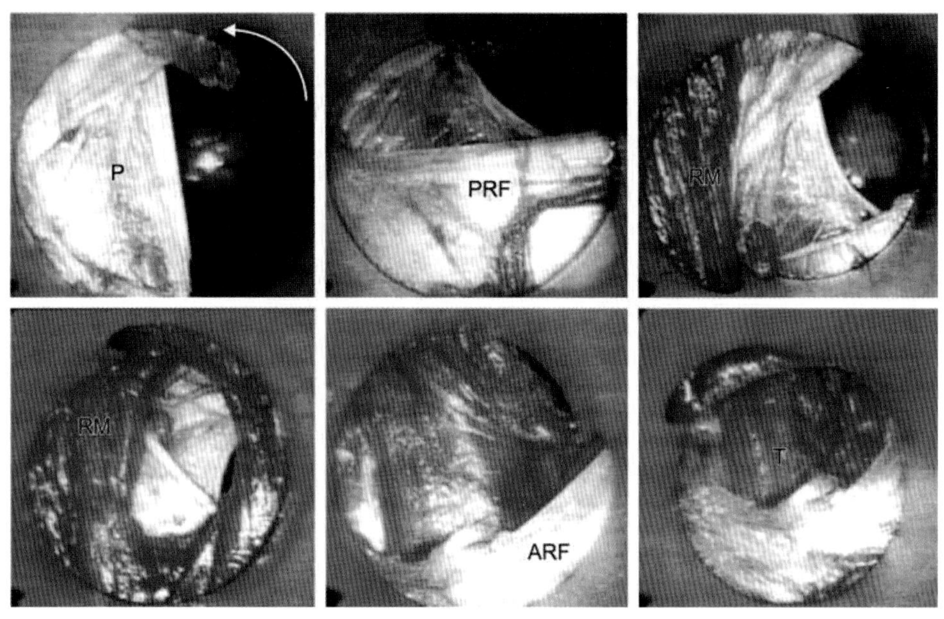


▲ 图 10–4 取出 EndoTIP

旋出套管后各层组织闭合；P. 腹膜；PRF. 腹直肌后筋膜；RM. 腹直肌；ARF. 腹直肌前筋膜；T. 组织

和解剖学要求在每个患者中都不同。每个外科医生都必须选择他或她知道的最安全的入路技术。EndoTIP 技术表明，使用常规穿刺戳卡进行插入及在盲插过程中使用不受控制的轴向力可能会造成患者不必要的额外风险。这就是为什么第二代戳卡出现的原因，其提供了一种危险性较小的替代方法，即插入是在视觉控制下进行的，使用径向穿透力，通过抬高腹壁的组织层（而不是将其推向腹部）进行插入，绝对控制进入过程，避免过度用力后套管落空导致的损伤。与所有新技术一样，使用 EndoTIP 必须先进行简单的学习，最好是在有经验的导师的陪伴下进行。

对于已经掌握该项技巧的使用者，适应证为：①既往腹部手术史，有很多瘢痕和可疑的粘连（粘连松解术、输卵管和卵巢粘连松解术）；②下腹部情况不明确；③子宫内膜异位症；④腹膜后手术。

它特别适用于既往有 1 次以上腹腔镜手术史的患者、超重患者或有腹腔镜手术或充气失败的患者，还有那些必须在直视下穿刺的患者（如妊娠或大肿瘤）。

## 六、优点

与尖锐的传统戳卡和套管插入系统不同，在该系统中，闭孔器的尖端直接横切腹部组织，而 EndoTIP 插入处于可视状态，避免了落空。在发生任何伤害之前，可以立即识别并纠正错误。这种交互式穿刺方式消除了穿刺事故，并避免了在穿刺中过度轴向用力。

所有内镜医生都认为在置入首个戳卡时，视觉监视下穿刺的危险性较小，有相当大的安全性。视觉监视下穿刺改善了我们对穿刺伤害的认识，并减少了重复发生的错误。第二代穿刺系统，如 EndoTIP，可以在视觉监视下穿刺，不需要尖锐的戳卡，也不需要轴向穿透力，并且可及时识别任何错误。根据 Bogner [2] 的报道，认为医学中 90% 未分类的错误是人为的 [11]。

视觉监测下的这种穿刺方式可阻止错误的发生并及早发现错误，该方法优于盲穿。但是，必须学习 EndoTIP 技术，且只有反复练习后才能放心使用。根据我们的经验，该技术适用于大多数患者。

## 七、妇科内镜：影像和 capno 腹膜

1901 年，Georg Kelling 使用 Nitze's 的膀胱镜和充气装置在汉堡对一只狗进行了首例腹腔镜检查，称为 coelioscopy，并在德国自然科学家大会上发表了他的论文。这项技术由 Raoul Palmer、Hans Frangenheim 进行了改进，在 1960 年以后主要由 Kurt Sejm 推动并进一步发展。

Semm 为妇科医生开创了诊断和手术腹腔镜，并被许多其他医学专业所采用，他提供的几种创新的内镜方法和仪器，直到今天我们仍在使用[6]。

从照相机和光源开发到棒状镜头发明，从单晶片到三晶片，再到高清（HD）电视和 EndoCameleon 全景相机（Karl Storz GmbH & Co. KG，德国），以及从直接通过镜头观察到 2D 或 3D 监视器图像，图像处理工作不断发展。设备和仪器的创新不断地融合到医疗技术行业，为我们带来了凝固止血、镜下缝合和机器人等新技术。器械的操作从 2 个自由度发展到多个自由度操作，从直型到旋转型器械，发展出具有多功能的器械，并出现了关节臂和机器人器械。

通过放大的可视图像，以及具有多个自由度的器械经过单孔入路进行精密手术已成为现实。屏幕上的手术显像强化技术，已用于妇科领域的大多数良性和某些恶性疾病[18, 19]。

腹腔镜再加上经自然通道的阴道手术（natural orifice surgery，NOS），可在大约 80% 的病例中代替剖腹手术。仅在剖宫产，子宫体积较大的子宫切除术和特定的癌症手术中进行剖腹手术。

新型的腹腔镜手术，如单孔入路手术，以及使用常规腹腔镜入路的机器人手术，在安全性方面需要特别注意。

$CO_2$ 不仅影响通气，还影响酸碱平衡。在腹腔内压力增加时，会导致横膈的移位。胸腔内气体量和功能残余容量减少，导致肺和胸腔顺应性降低 30%。气道压力、平台水平和峰值可能会升高，并引起肺右向左分流。通常患者对这些改变的耐受性很好。经腹膜吸收的气体，平均升高二氧化碳分压 10mmHg。仅在患有严重阻塞性肺部疾病的患者中，分压才会出现严重升高，为消除过高的二氧化碳分压，需要注意控制手术期的气体流量。

## 八、腹腔镜机器人手术

腹腔镜手术的日益普及使人们越来越关注于如何改进器械的活动范围和摄像头控制方式。

内镜手术中使用的第一个机器人摄像助手是用于最佳定位的自动内镜系统（automated endoscopic system for optimal positioning，AESOP）（Computer Motion，美国加利福尼亚）。这种用手、足或声音控制的机械手臂使外科医生可以比手持摄像机的助手更快地执行复杂的腹腔镜手术[20]。

接下来的外科手术机器人是声控机器人 ZEUS（计算机操控），它由一个用来固定相机的 AESOP 和 2 个类似于 AESOP 的装置组成，这些装置已经过改造，可以固定手术器械。

名为达·芬奇手术系统的现代机器人基于计算机操控技术，该技术由 Intuitive Surgical（位于加利福尼亚州桑尼维尔）开发。达·芬奇手术系统于 2005 年 5 月获得美国食品药品管理局（FDA）的批准，用于妇科临床。首例妇科机器人手术是生殖妇科的输卵管手术[21]，随后应用于妇科肿瘤手术[22, 23]。

达·芬奇 S 手术系统有 4 个主要组成部分，如下所示。

- 外科医生的控制台：操作员坐着观看手术区域的放大 3D 图像。

- 患者侧推车：该系统由3个仪器臂和1个内镜臂组成。
- 可拆卸的仪器（内腕仪器和敏感控制）：这些可拆卸的仪器允许机械臂以模拟人体精细动作的方式进行操纵。共有7个自由度，可以在整个圆周中提供相当大的旋转选择。外科医生能够控制所施加的力，范围从几克到几千克不等。震动和晃动被过滤掉。机器人设备可以将外科医生的手的运动转换成较小的运动。
- 3D视觉系统：摄像头或内镜臂可提供增强的3D图像，从而使外科医生了解所有器械相对于解剖结构的确切位置。患者躺在水平位置，双臂贴着身体并拢。光学套管旁边放置了4根操纵套管。在大多数情况下，外科医生坐在控制台上，助手坐在患者的左侧。该助手控制插入在左侧入路的器械，这些器械用于闭合血管、收回、抽吸、冲洗和缝合。中间的机械臂连接到光学套管，右侧有2个侧向工作臂，左侧有1个侧向工作臂。在手术开始时将机械臂连接起来，并在手术结束时将其与套管分离。对合好切口并将其缝合。达·芬奇外科手术系统的核心技术已得到进一步完善，现在包括达·芬奇S外科手术系统和Si外科手术系统。

达·芬奇手术系统已捕获全世界外科界的想象力，但是，机器人手术的成本很高，并且保留在原有的外科手术操作水平。目前，市场上还出现了具有多达7个自由度的仪器的小型创新型机器人系统。新的HDTV系统让外科医生在接近3D的视野下工作。

## 九、腹部安全入路的步骤

建议在置入气腹针之前采取以下安全措施。

(1) 主动脉的触诊：如果在脐正下方可触及腹主动脉，则主动脉分叉必然在更低的位置。采取斜向插入气腹针的方式避免损伤。如果在脐部上方感觉到分叉，可以采取提起前腹部垂直穿刺的方式（图10–5）。

(2) 针头流量测试：为确保气腹针头穿刺正确，应将压力计的最大充气阻力上限设置为4～6mmHg，气体流速为1L/min。如果充气阻力很高，则气腹针前端有阻塞（图10–6）。

(3) 插入气腹针：必须始终以正确的角度插入气腹针（倾斜插入的针相当于手术刀！）请注意插入期间$CO_2$必须始终保持在打开位置。

(4) 噼啪声响测试：在将气腹针头刺入皮肤、皮下脂肪组织、筋膜、肌肉组织和腹膜的过程中，由于二氧化碳从各个层中涌出，因此可以听到快速噼啪声响（图10–7）。

(5) 嘶嘶现象：成功刺穿后，提高前腹壁所产生的腹腔内的负压，会让气腹针产生嘶嘶声。

(6) 抽吸测试：如气腹针位置正确，用注射器注入的5～10ml生理盐水会被负压吸入腹腔。

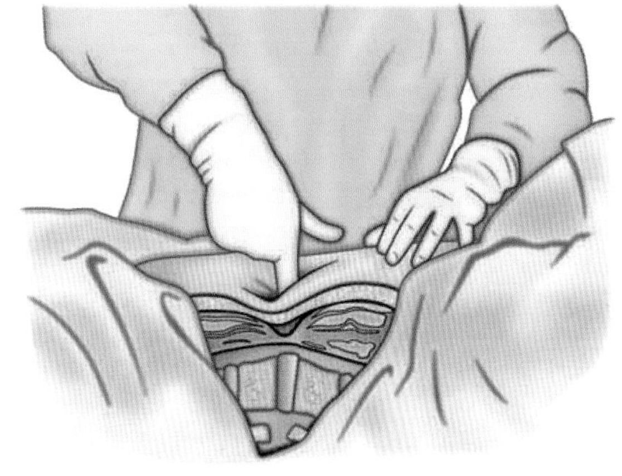

▲ 图10–5 主动脉触诊试验

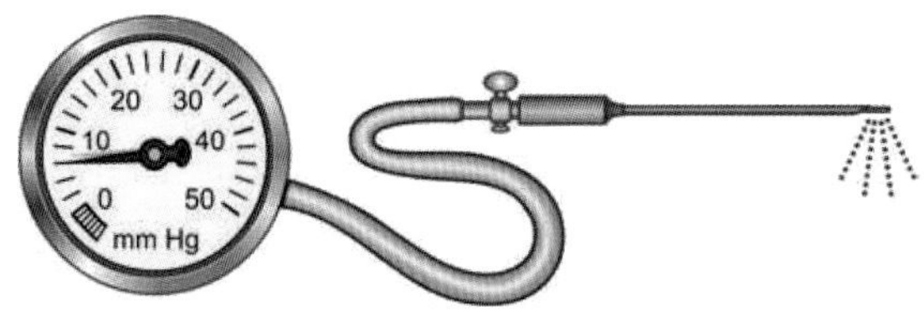


▲ 图10–6 气腹针流量测试

如果将针头进入血管或肠管中，则会回抽出血液或肠内容物（图 10–8）。

(7) Quadro 测试：测量的 4 个参数是充气压力、腹腔内压力、每分钟的气体量和充入的气体总量（图 10–9）。提起前腹壁让腹腔中产生负压，如果压力降至零以下，则注入的二氧化碳应达到 15～20mmHg。

(8) 穿刺测试：用装有盐水的注射器穿刺进入腹腔，回抽可见注射器中有气泡出现。这表明针尖游离在腹腔中（图 10–10）。当做 Z 形穿刺时，必须水平向右侧或左侧和尾侧进行抽吸测试。

(9) Z 形穿刺后的腹腔内全面探查：全面探查有助于发现盆腔、腹腔的任何情况，如肠、肝、胆囊和脾脏（图 10–11）。

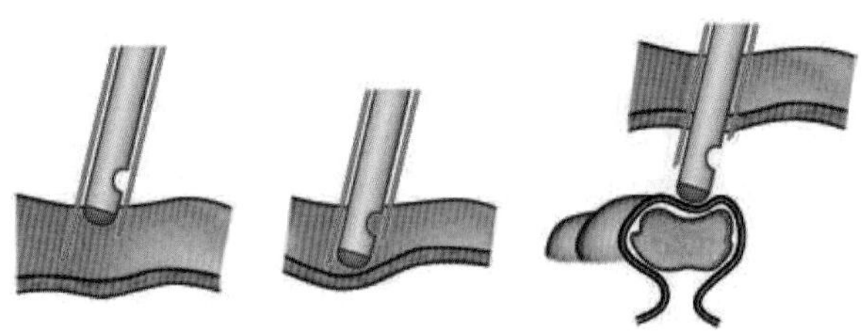

▲ 图 10–7　噼啪声响测试

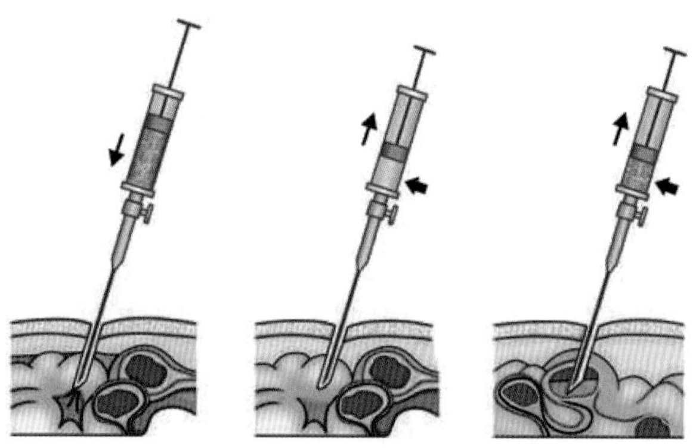

▲ 图 10–8　抽吸测试

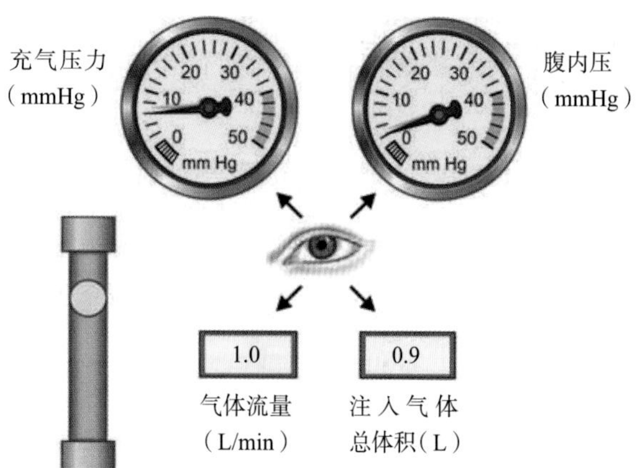


▲ 图 10–9　Quadro 测试

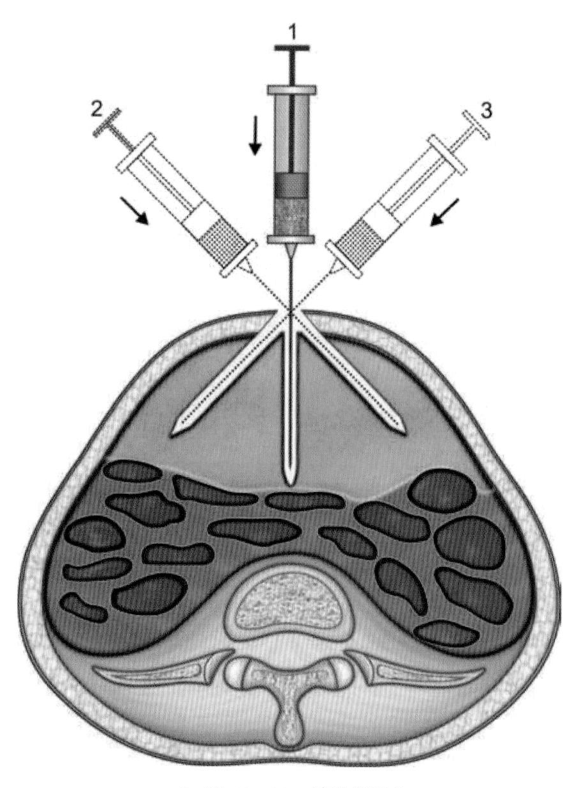


▲ 图 10–10　穿刺测试

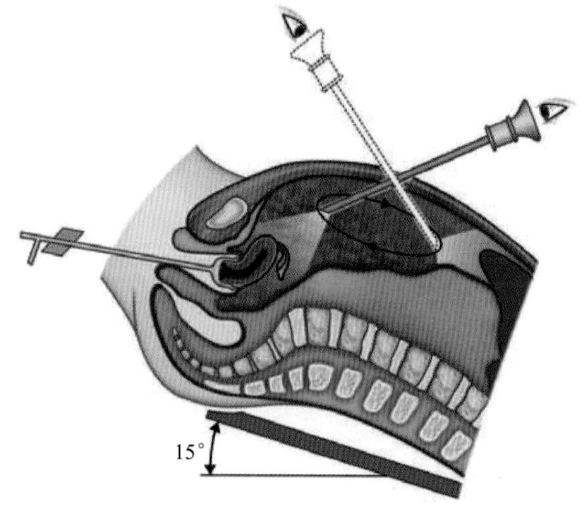


▲ 图 10–11　建立气腹并成功穿刺进入腹腔后进行盆腔、腹腔的全面探查（Z 形插入后的全景视图）

## 十、腹部入路可能性

腹部切口入路、阴道入路、盲穿或在视觉监视下的腹腔镜入路方式，都可以作为单孔腹腔镜手术、多孔腹腔镜和机器人手术的入路选择。

所有的入路都会经过前腹壁的 4 条肌肉，即腹直肌、腹外斜肌、腹内斜肌、腹横肌。

腹横肌和腹部 4 个从腹壁中间伸到腹壁外侧的解剖结构，即脐尿管、腹壁下血管、脐外侧韧带和旋髂浅血管。腹部切口和传统的下腹部横切口一样都是横向的（Kiel 学院），比 Joel Cohen 和 Michael Stark 描述的称为 Misgav-Ladach 剖腹产开口高一点，脐部切口选择纵向的切口。

妇科医生及普通外科医生有 4 种进入腹部的途径，通过带有抽吸和灌注的穿刺针，来治疗腹腔内的外科疾病。即便是在拥有了如磁共振成像（MRI）或计算机断层扫描（CT）等成像技术的今天，这些技术仍被保留。如今可以通过 MRI 控制聚焦超声破坏肌瘤，技术正在改变 [24]。

开腹：开腹手术能以不同形式分离腹壁各层，可以充分探查腹腔并寻求治愈相应疾病的机会。开腹手术需要通过缝合来关闭腹壁各层。

腹腔镜：打开和关闭多个穿刺孔、单孔手术、机器人手术。

我们使用气腹针进行气腹，这一方法来自匈牙利内科医学专家 Janos Veress，他发明了这种弹簧针以来，这种盲穿进入腹腔的方法成为全世界外科医生和妇科医生最常采用的方法，他当年在治疗肺结核患者时使用他的弹簧针来制造人造气胸（图 10-12）。

形成气腹后，5～10mm 圆锥形戳卡的插入原理如下。用手术刀做一切口，用 5mm 的圆锥形戳卡套筒穿刺，穿过皮肤、皮下脂肪组织和筋膜。沿圆锥形尖端向右推动戳卡，使其在肌肉组织中旋转运动直至到达腹膜。避开脐带腱膜，并通过旋转运动将圆锥形戳卡插入腹膜腔。

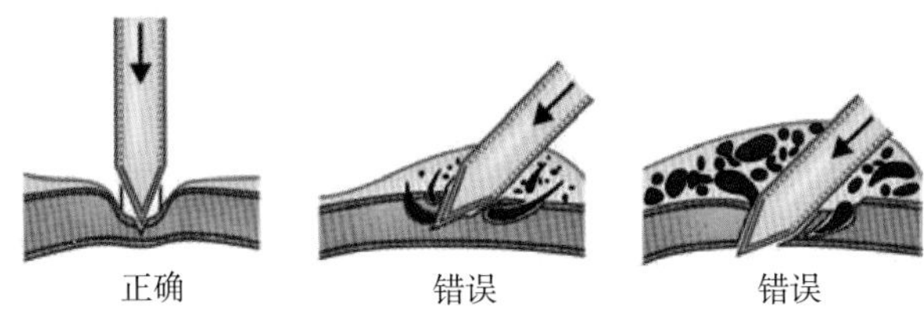

▲ 图 10-12 气腹针穿刺，切开皮肤后，从脐部实施穿刺，依次穿过皮肤、皮下脂肪层、筋膜层进入腹部

大部分通过脐部或在 Palmer 点（左上腹部，在手术前患者的可触及肋骨下方约 2cm 处）置入气腹针创建气腹是很容易的，但确实会发生血管撕裂和罕见的肠损伤。

Hasson 已经描述了在没有气腹或没有充气装置下的开放技术的直接入路 [14]。这也被称为 Scandinavian 技术或田野技术。一些外科医生在没有气腹的情况下进行盲视下穿刺。血管损伤和肠损伤似乎相似。

传统阴道入路采用阴道切开术和单孔系统进行阴式手术。带阴道切开术的阴式手术历史悠久，如果患者的情况不需要探查腹腔，阴式手术可作为选择。在进行阴式子宫切除术时，在切除器官之前都要将其拉出，传统阴式手术的视野不佳。目前，通过道格拉斯窝的小型 12～15mm 单孔系统正在开发。

自然孔道内镜手术（natural orifice transluminal endoscopic surgery，NOTES）包括经胃和经阴道及自然腔道手术，主要来自普通外科领域，通过脐入路和胃入路的各种手术仅需要一个切口，如单孔入路［单端口腹腔镜系统（SILS），Covidien］、腹腔镜单孔手术技术（LESS，Olympus）和 X-Coneor Endo-Cone（Storz，Rochester，纽约）。

盲视下使用气腹针或直接用戳卡操作（使用锋利的、有棱边的、圆锥形或钝的戳卡）的所有入路方法都有一定的危险，有可能立即割裂附着在腹壁的结构，如粘连或肠管，以及更深的结构［如肠或血管和腹部器官（胃、膀胱）］。视觉监视下置入光学气腹针和可视化戳卡提供了一定的安全性。然而，在肠黏附于腹壁的患者中，即使是视野下的开放和封闭的入路技术造成患者损伤的量也是一样的。

## 十一、单孔入路 / 单孔腹腔镜

### （一）技巧

- 在脐部中间做一个2.5cm的皮肤切口。
- 用长度18～20cm的气腹针建立压力为20mmHg的气腹。二氧化碳气体流速为4.5L/min。气腹让腹壁隆起以便安全进入开腹腔。
- 切开并提起腹直肌的筋膜，打开腹膜。
- 将腹膜和前筋膜切开4～5cm。
- 用手指检查没有肠粘连到切口部位后，将单孔平台引入腹腔。
- 置入30°～45°的内镜，置入手术所需的器械。
- 可以使用一般长度或特定长度的器械。
- 由于烟雾可能是一个问题，因此建议使用产生烟雾较少的第六代双极器械。

使用将硅胶单孔平台（Covidien，美国康涅狄格州诺沃克市）建立腹腔入路。这种平台是1个或2个5mm通道加1个12mm通道的组合，或是4个5mm通道的组合（图10-13）。

另外一种单孔平台是X-Cone（Karl Storz GmbH & CoKG，德国图特林根）（图10-14和图10-15）。此进入端口的优点是可重复使用。带有5个5～10mm的端口。

### （二）SEL（单孔手术）器械

器械必须适合通过单孔入路平台使用。因为所有器械都必须通过脐部通道进入，所以比通常的器械更长。为了让器械不会与光学镜头发生

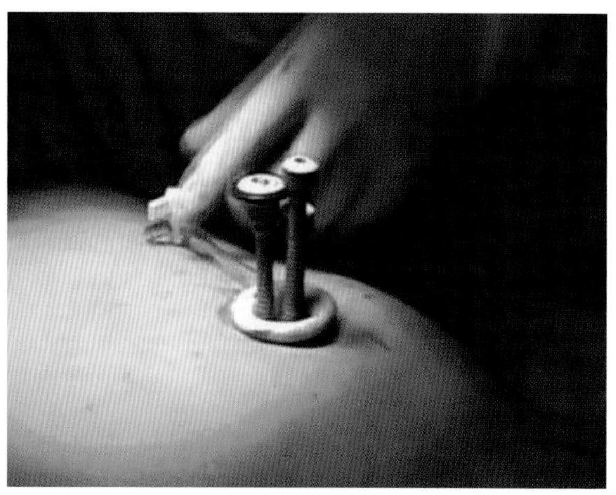

▲ 图10-13　放置单孔腹腔镜入路平台（Covidien，美国康涅狄格州沃克市）

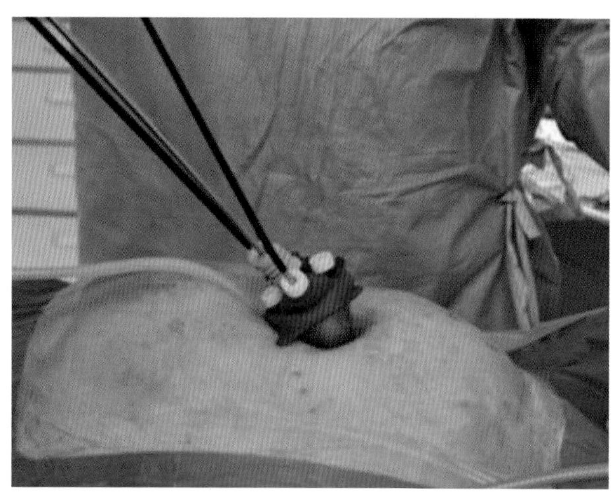

▲ 图10-14　放置X-cone单孔腹腔镜入路平台（Karl Storz，德国图特林根）

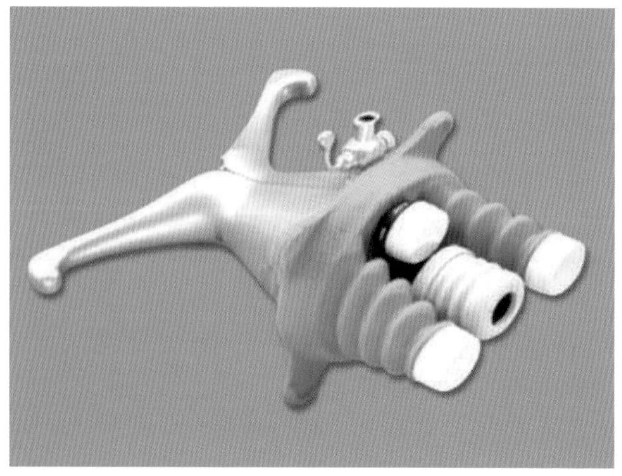

▲ 图10-15　X-cone（Karl Storz GmbH & Co KG，德国图特林根），多个通道允许置入不同的器械

冲突，因此，拥有单弯或双弯的器械比较容易操作，大多数器械是可重复使用的（Karl Storz GmbH & CoKG，德国图特林根），也有些器械是可在手术过程中弯曲到正确位置的一次性器械（Covidien，Norwalk，美国康涅狄格州）。

内镜也需要特定的规格，单孔手术通常使用的是外径 5mm，长度 50cm 的 30° 镜。较长的镜子避免了与器械发生碰撞（图 10–16）。

在图的左侧可以看到 5mm 的内镜。在中央可以看到一个加长的单弯曲器械，而在右边可以看到一个双弯曲器械（图 10–16）。

以这种方式设计的弯曲器械的目的是能够在正确的平面内对目标组织的物体进行处理，以进行必要的操作[25]。在图 10–17 中可以看到单弯器械。有时 1 个单弯曲器械就足以执行操作。对于器械的选择取决于器械的类型及外科医生在腹腔中的定位能力。使用可以弯曲成特定性状的一次性的器械，这样器械的空间定位更容易。可重复使用的仪器不具有此特定属性，因此，外科医生需要更多的直觉定位能力才能将器械定位在特定的空间中。

## （三）优点

- 该技术可轻松转换为传统腹腔镜手术。
- 术后疼痛更少。
- 恢复时间更快。
- 术后并发症少。
- 比传统腹腔镜手术伤口更美观。
- 从经济学角度讲，术后能更快恢复日常活动。

## （四）缺点和手术并发症

根据文献报道，主要有以下并发症：① 2% 的患者有术中出血。②腹部伤口感染的病例占 2%。③ 1% 的病例合并其他器官损伤。④在切开部位发生疝的病例少于 1%。⑤转为传统的腹腔镜手术（5%～10%）。⑥转为开放手术（2%）。⑦更长的手术时间（20%～45%）。⑧有额外的仪器和培训费用，这些费用很难评估，但相当可观。⑨至今该入路方式还缺少循证医学依据。

对各种方式的子宫切除术的比较表明，单口入路的优点是住院时间短且恢复快（表 10–2）。

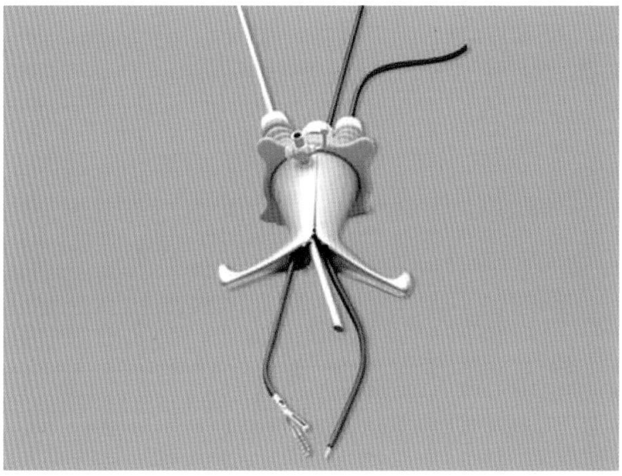

▲ 图 10–16　左侧为 **5mm 30°** 光学镜头，中央为单弯曲器械，右侧为双弯曲器械

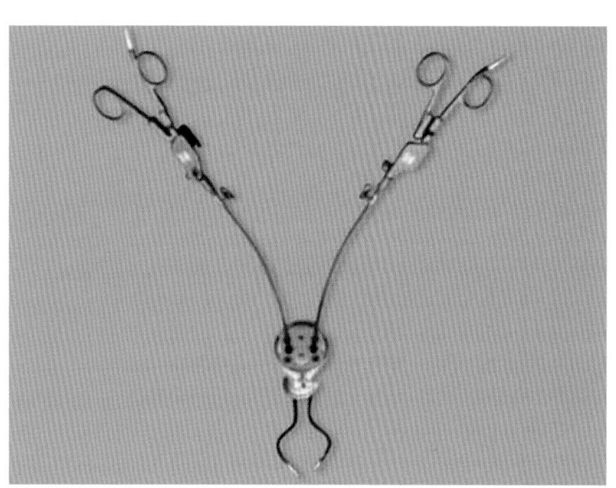

▲ 图 10–17　**X-cone** 单孔入路平台中的单弯曲器械，弯曲的结构及特有的活动范围避免器械之间发生碰撞，同时仍然能够以正确的角度对准目标

## 十二、气腹

在早期，使用空气进行气腹，但由于空气栓塞的风险增加，因此很快被 $CO_2$ 或 $N_2O$ 气体替代。$CO_2$ 的扩散度是 $O_2$ 的 200 倍。它能被肺迅速清除，不支持燃烧。与 $CO_2$ 相比，$N_2O$ 最多只有 68% 吸收入血液，但具有温和止痛作用。因此，它优选用于局部麻醉下的腹腔镜手术。当然，正如一些研究所建议的那样，无气腹腹腔镜手术没有任何气体填充的危险，但需要使用专门的腹壁牵开器。有一点好处是可以使用常规手术器械。

## 十三、封闭腹腔镜的腹部入路

手术医生可在置入首个戳卡时使用圆锥形戳卡、斜面戳卡、多边尖锐的戳卡、带螺纹的套管，如 EndoTIP（在视野下，进入的时候不需要用力但有感觉）。通过气腹针建立气腹后，放置光学镜头。

目前尚不清楚圆锥形的戳卡（尖锐的戳卡尖端）和多切割面的戳卡（带有三个尖锐的边缘和一个尖头的斜角）哪种更优越，插入尖头圆锥形戳卡所需的力比插入多切割面戳卡所需的力大很多。当然，斜面戳卡需要更大的切口。

放置腹腔镜首个戳卡最重要的是注意插入方向，因为沿错误方向施加力可能会造成相当大的损害（图 10–13）。

由于机器人器械的外径为 12mm，因此所有用于机器人手术的戳卡都需要更大的切口。机器人单孔入路同样也需要较大的、较宽松的切口，以便机械臂能安全进入腹部。还有一些其他的采用径向扩张的戳卡可用于腹腔镜入路。为了安全地进入腹腔，可以在视野下用尖锐的戳卡代替盲目进入，这也称为视野下进入。

尚无特制的戳卡在预防血管和内脏裂伤方面表现出优势。

根据法国的一项回顾性研究，从涉及近 390 000 例戳卡的 103 852 例腹腔镜手术中评估了严重的戳卡事故发生率。研究发现，发生了 7 例围术期死亡（死亡率为 0.07/1000），几乎全部是由血管损伤引起的。血管损伤的发生率为 0.4/1000。几乎所有的腹部器官和大部分的腹部血管分支都受到了伤害。

## 十四、首个穿刺引起并发症和损伤的可能性

下文比较了正确和不正确的针头和戳卡位置及切割操作（图 10–16 至图 10–26）。

表 10–2　子宫切除术类型之间的比较 [26–28]

| 子宫切除术的类型 | 外部切口数 | 外部切口的大小 | 可见瘢痕数 | 住院时间 | 恢复时间 |
|---|---|---|---|---|---|
| 单孔腹腔镜（SEL）子宫切除术 | 肚脐有 1 个小切口 | 20mm | 潜在的瘢痕 | 当天至 2 天 | 2 周 |
| 开腹子宫切除术 | 1 个大切口 | 150～210mm | 1 条大瘢痕 | 2～6 天 | 6～8 周 |
| 腹腔镜下子宫切除术 | 3～4 个小切口 | 5～15mm | 3～4 条小瘢痕 | 当天至 2 天 | 2 周 |
| 腹腔镜辅助阴式子宫切除术 | 1～4 个小切口 | 0～15mm | 1～4 条小瘢痕 | 当天至 1～4 天 | 2 周 |
| 阴式子宫切除术 | 阴道切口 | 无 | 无 | 当天至 2 天 | 2 周 |

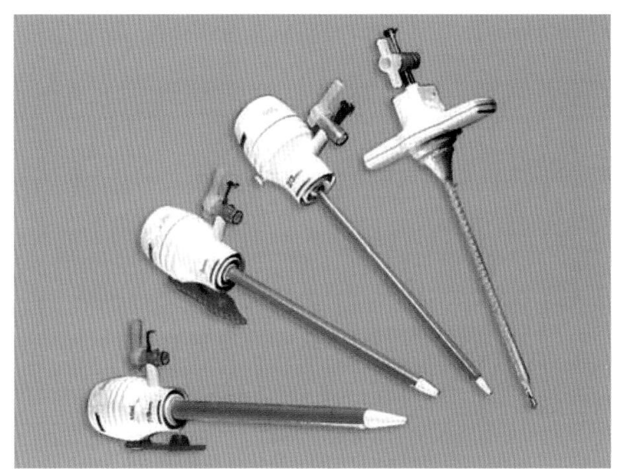

▲ 图 10-18 **一次性戳卡**

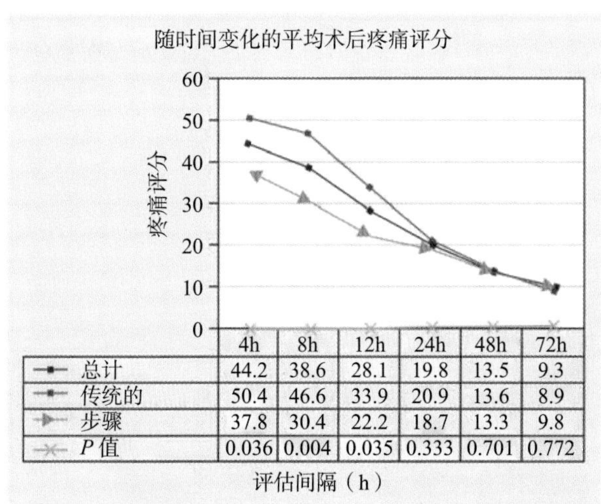


| | 4h | 8h | 12h | 24h | 48h | 72h |
|---|---|---|---|---|---|---|
| 总计 | 44.2 | 38.6 | 28.1 | 19.8 | 13.5 | 9.3 |
| 传统的 | 50.4 | 46.6 | 33.9 | 20.9 | 13.6 | 8.9 |
| 步骤 | 37.8 | 30.4 | 22.2 | 18.7 | 13.3 | 9.8 |
| *P* 值 | 0.036 | 0.004 | 0.035 | 0.333 | 0.701 | 0.772 |

▲ 图 10-19 **妇科腹腔镜术后，使用圆锥戳卡和径向扩张戳卡后患者的疼痛评分**

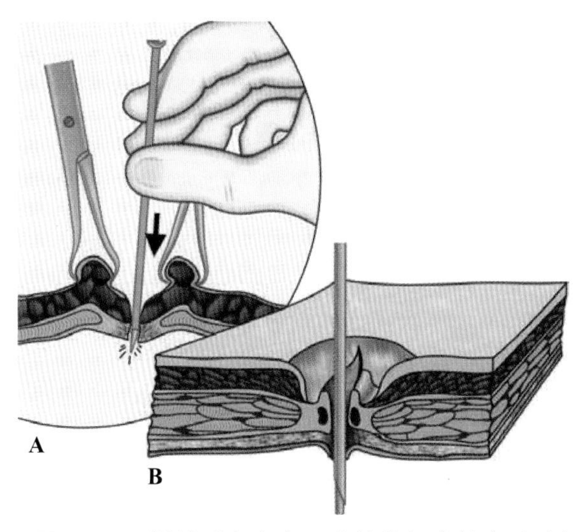


▲ 图 10-20 **通过垂直方向正确地将气腹针穿过脐部筋膜**

A. 外科医生用 2 个巾钳提起脐部并置入气腹针；B. 腹腔内气腹针的正确定位

### 腹部通路并发症

戳卡套管置入过程中可能会发生并发症，如腹腔内器官撕裂。可能无法成功进入腹腔并向腹腔充气，或可能存在端口疝。

既往发生过腹腔镜手术或剖腹手术引发腹壁肠粘连的情况。置入气腹针时，可能会意外穿刺血管，并可能在血管内注入 $CO_2$。

几种机制可能导致气体栓塞。切开腹壁或腹膜血管会导致将 $CO_2$ 气体压入血管，如果将气腹针直接插入静脉或实质器官，可能会导致气体栓塞。

因为术者没有腹壁透光技术来确定血管的存在，置入操作戳犬时导致腹壁下动脉撕裂。通过腹壁透光测试对超重患者进行腹壁血管的识别可能并不容易。肥胖患者，尤其是病态肥胖患者中，需要多次尝试腹腔镜穿刺的患者中女性百分比最高。腹壁动脉及脐尿管可能很难识别。

光学戳卡的穿刺角度不应大于 45°。触诊主动脉对于查明分叉在脐部上方还是下方很重要。

## 十五、病例报告：肠管损伤

在气腹针盲穿的情况下，笔者曾损伤过肠管，由于肠管血供丰富，导致了严重的动脉出血。快速进入光学戳卡和 2 个下腹部戳卡，借助鸭嘴钳和电凝器械，探明情况并止血。该患者当时的腹腔血液超过 1L。

腹腔镜进入戳卡的损伤分类如下 [29]。

- 1 型损伤：气腹针或戳卡对主要血管和正常肠道的伤害（每1000例患者出现1～4例）。

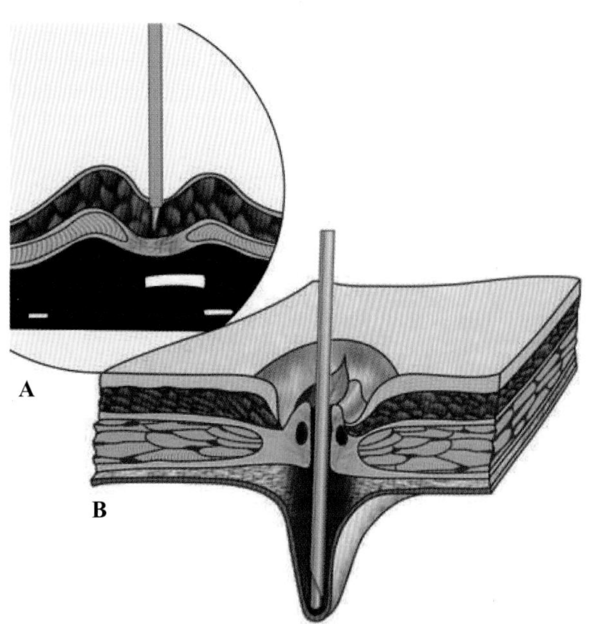


▲ 图 10–21 **A.** 正常插入气腹针；**B.** 错误地将气腹针引入腹膜前间隙并产生幕布效应

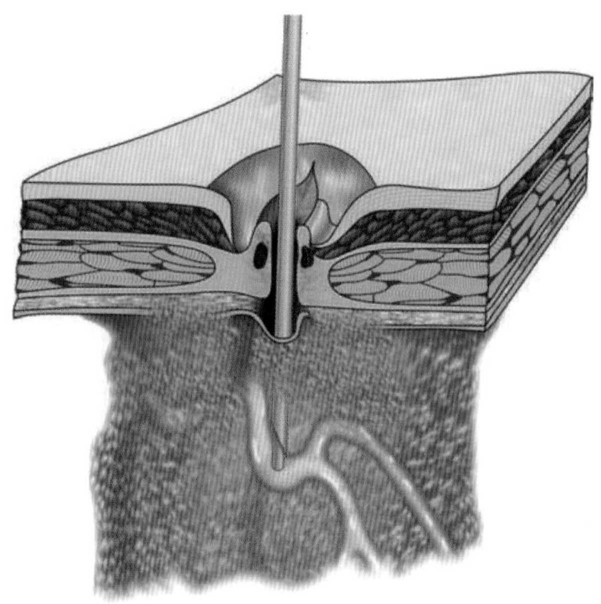

▲ 图 10–22 轻微血管损伤。意外刺穿黏附于腹壁的网膜内血管

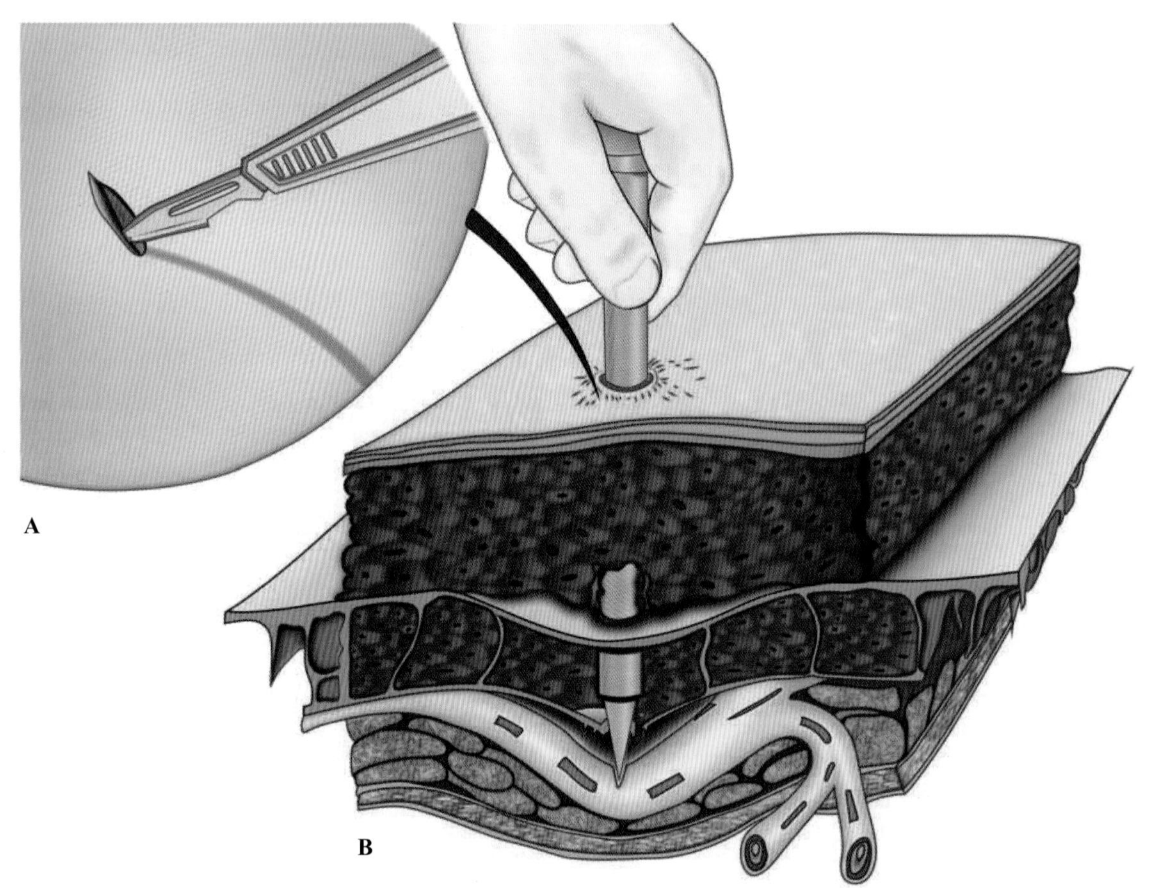


▲ 图 10–23 插入辅助戳卡过程中的轻微血管损伤

A. 腹壁外侧切口的置入辅助戳卡；B. 在辅助戳卡插入过程中腹壁下动脉损伤。这种病变在肥胖女性中更为常见，在这些女性中，其筋膜改变了戳卡的方向

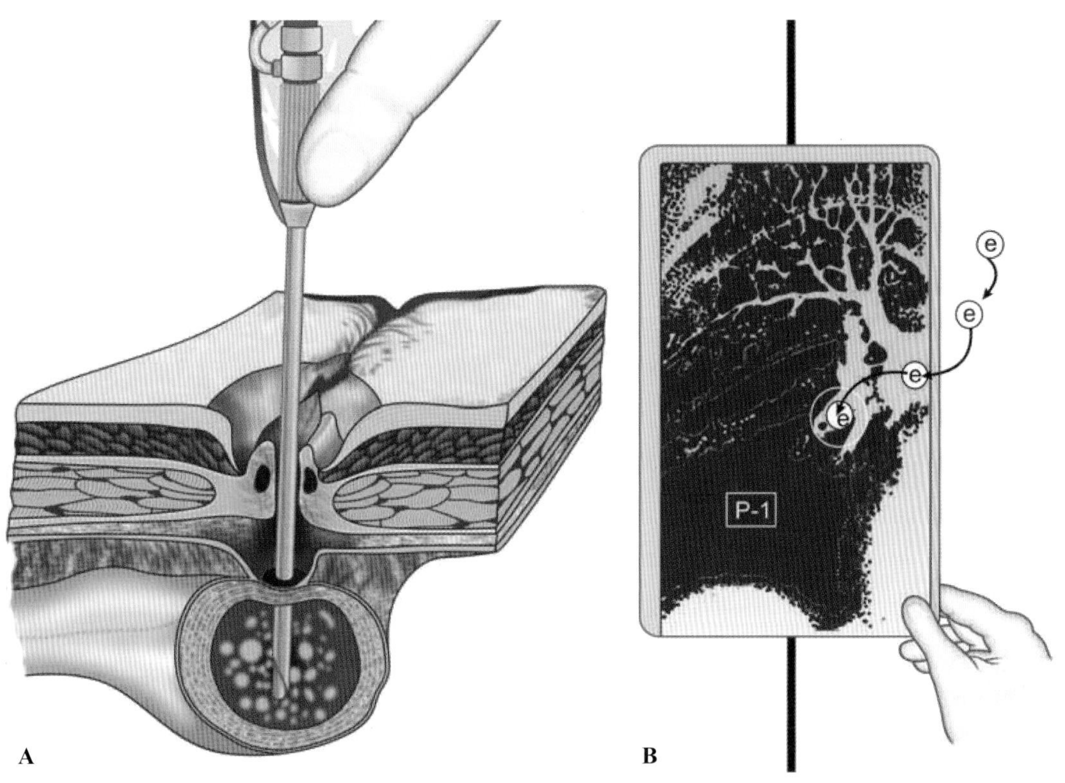


▲ 图 10-24　插入气腹针并可能发生栓塞

A. 意外将针头插入黏附于腹壁的血管，并错误地注入了二氧化碳；B. 左肺梗死的放射影像；e. 栓塞；P-1. 肺梗死

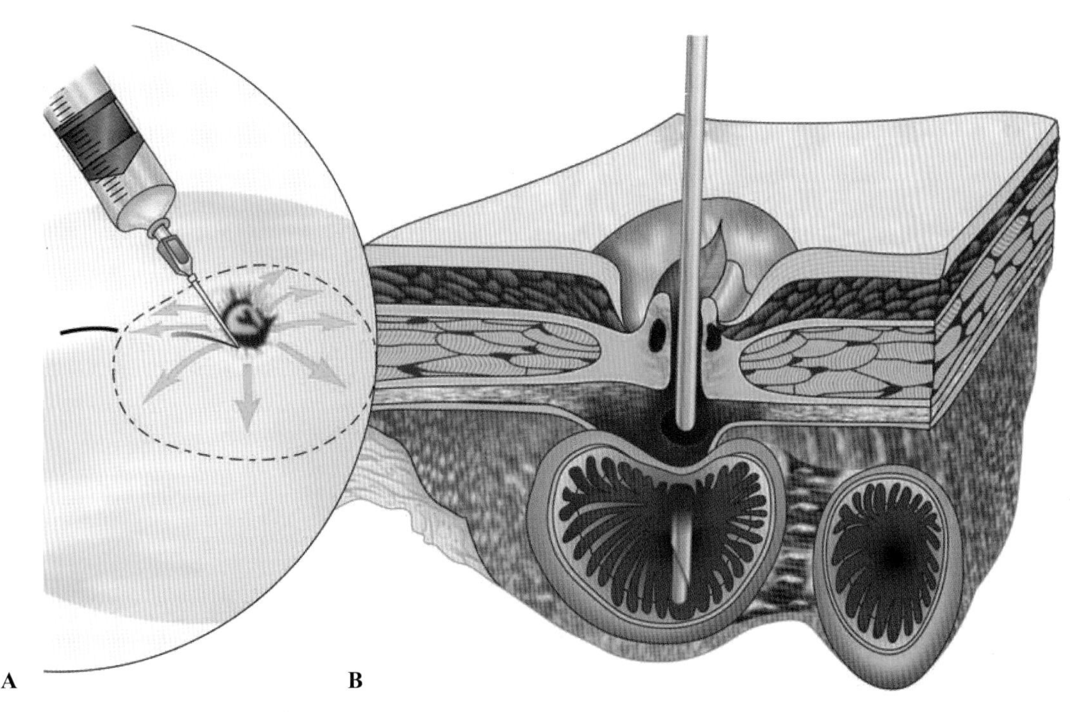


▲ 图 10-25　在插入气腹针过程中出现肠损伤

A. 意外将气腹针插入附着于前腹壁的小肠；B. 安全操作以检查正确的针头插入情况

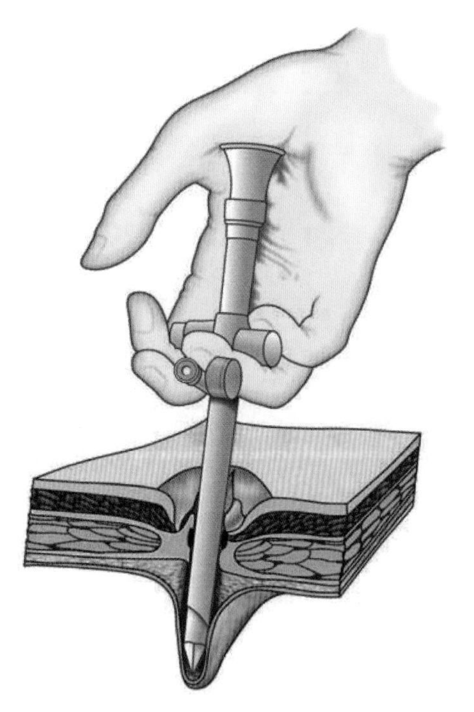

▲ 图 10–26 错误地将多用途戳卡插入腹膜前间隙中，产生了幕布效应

- 2 型损伤：气腹针或戳卡对粘连到腹壁的肠或腹壁血管的损害。

无论是通过开腹术还是腹腔镜手术，均可发生 2 型损伤。置入首个戳卡发生意外损伤的发生率为 0.4%～0.8%，建立操作通道的损伤发生率为 0.8%～0.12%。每 1000 例中有 4 例发生肠损伤(多中心研究中从 350 000 例腹腔镜检查获得)。即使经验最丰富的开腹医生或腹腔镜医生，肠损伤也不可完全避免的。

每 1000 例中有 2 例发生血管损伤。根据德国腹腔镜注册处（AGE）的调查，每 1000 例患者中有 2～4 例出现肠和血管损伤。腹腔镜手术在避免这些损伤方面没有优势。一旦发现并发症，立即采取行动可确保患者的安全。

用气腹针或戳卡尖端造成腹膜后血管损伤需要立即采取直接措施阻止快速增长的血肿，获取麻醉监控的生命体征信息，打电话给护士，打电话给同事及打电话给血管外科医师寻求帮助。较小的腹膜后血肿可以仔细观察，较小的血肿不必打开，也不必进行修补。

正如笔者从老师 Kurt Semm 那里学到的，每个腹腔镜手术室 [30] 都必须准备专用血管钳，如直角 Kelly 钳、Adson-Schmidt、DeBakey 止血钳或 Crawford 钳。请勿尝试使用非血管工具抓住损伤的血管。

## 十六、术中并发症

手术期间除了会有如肠、血管、膀胱和输尿管损伤的器官的损伤（图 10–27 至图 10–32），还有可能出现与麻醉有关的并发症，例如由于大血管损伤、充气至血管内和心搏骤停造成的肺栓塞和大出血。

在我们的妇科领域，我们必须意识到，在简单的腹腔镜下子宫切除术中，特别是在恶性肿瘤手术中，静脉会开放，气体会进入静脉系统，甚至可能到达右心 [31]。

即使最有经验的腹腔镜医生和外科医生，肠和其他一些损伤也不总是可以避免的。原发性肠损伤是通过直接切割、松解粘连或热损伤造成的，约占腹腔镜手术的 1% [32]。

## 十七、病例报告：肠损伤

在这里，我想分享一份有关在腹腔镜手术结束时识别出的肠穿孔的报告，手术放置光学镜的穿刺孔在 Palmer 点，并在视觉监视下安置了 2 个脐下腹壁穿刺点。

该病例为一名 37 岁的Ⅲ期卵巢癌患者。接受了根治性子宫切除术，双侧附件切除术，盆腔系统性淋巴结清扫术和辅助化疗。

在第二次的腹腔镜探查中，外科医生在视觉监视下放置操作戳卡时引起肠损伤。问题是，这种情况可以避免吗？

手术开始后进行了粘连松解，对腹腔内种植

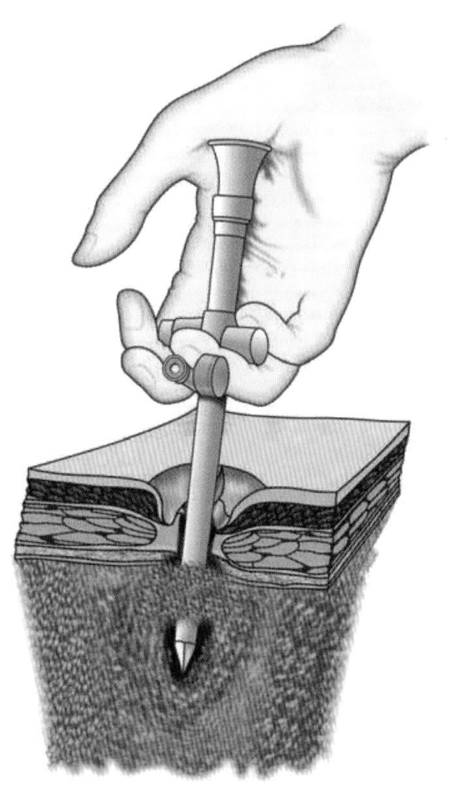

▲ 图 10–27　将多用戳卡意外地插入附着于腹壁的网膜组织中

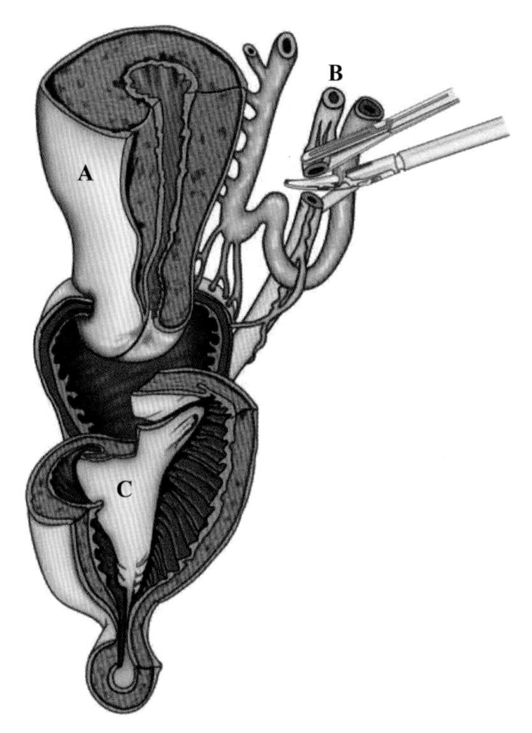


▲ 图 10–29　子宫的额状面和矢状面

A. 下泌尿生殖系统；B. 左输尿管；C. 膀胱；腹腔镜下全子宫切除术中通过腔镜下的 Mayo 剪刀意外切开输尿管

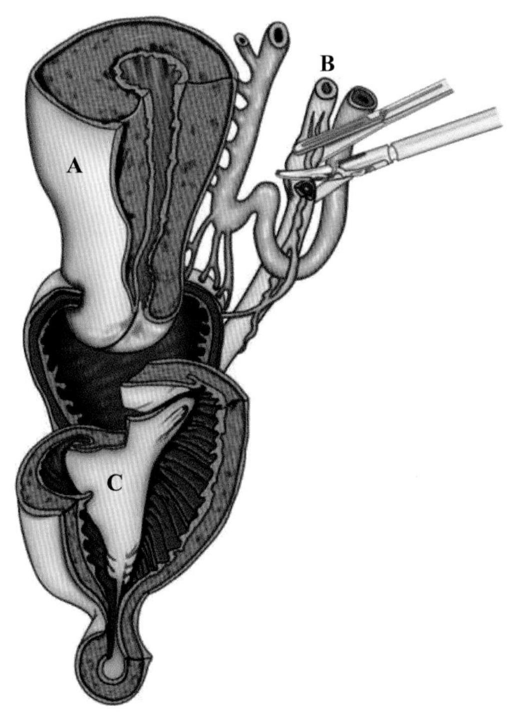


▲ 图 10–28　子宫的额状面和矢状面

A. 下泌尿生殖系统；B. 左输尿管；C. 膀胱；腹腔镜下全子宫切除术中通过腔镜下的 Mayo 剪刀意外切开部分输尿管

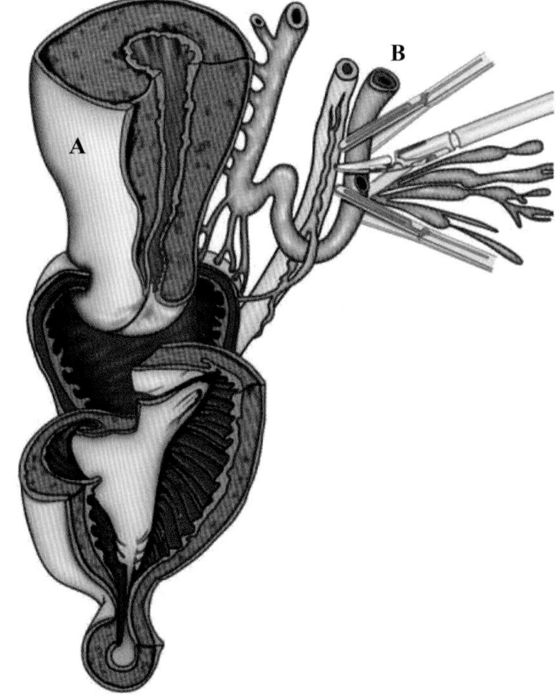


▲ 图 10–30　子宫的额状面和矢状面

A. 下泌尿生殖系统；B. 左子宫动脉；腹腔镜下全子宫切除术期间使用腔镜下的 Mayo 剪刀意外切开子宫动脉下降段

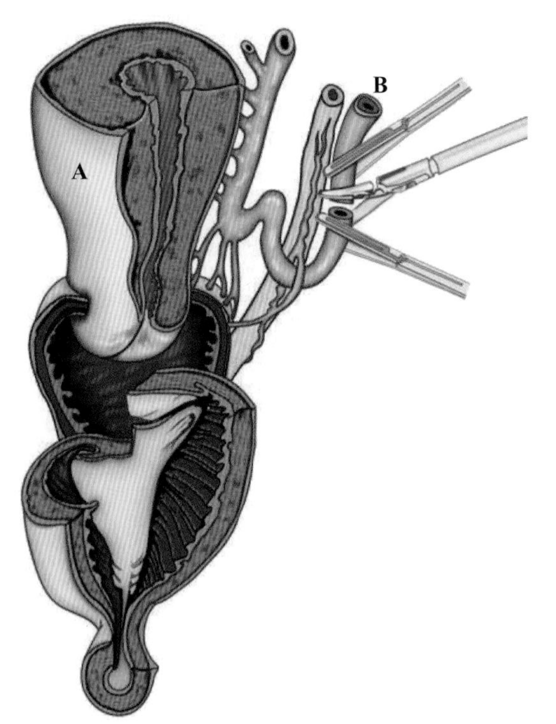


▲ 图 10–31　子宫的额状面和矢状面

A. 下泌尿生殖系统；B. 左子宫动脉；腹腔镜下全子宫切除术中用腔镜下的 Mayo 剪刀意外全部切断子宫动脉

的小型癌灶进行了活检，我们发现右侧的戳卡已完全贯穿了一段肠管。

妇科医生在普通外科医生的协助下，通过穿刺孔引入了 Foley 导管，将肠腔拉到腹外，切除了穿孔的部分，并进行了肠道端端吻合（图 10–27）。

## 十八、腹腔镜手术的术中急性并发症

### （一）血管损伤

在手术的操作过程中，尤其是在解剖腹膜后结构时，可能会发生严重的血管损伤。通常，腹主动脉远端、髂外和髂内动脉位于腹膜后。幸运的是，这些血管的撕裂很少发生[33–35]。除腔静脉外，大多数静脉损伤还伴有伴行动脉的损伤。由于大多数女性的这些血管位于脐部上方，因此对

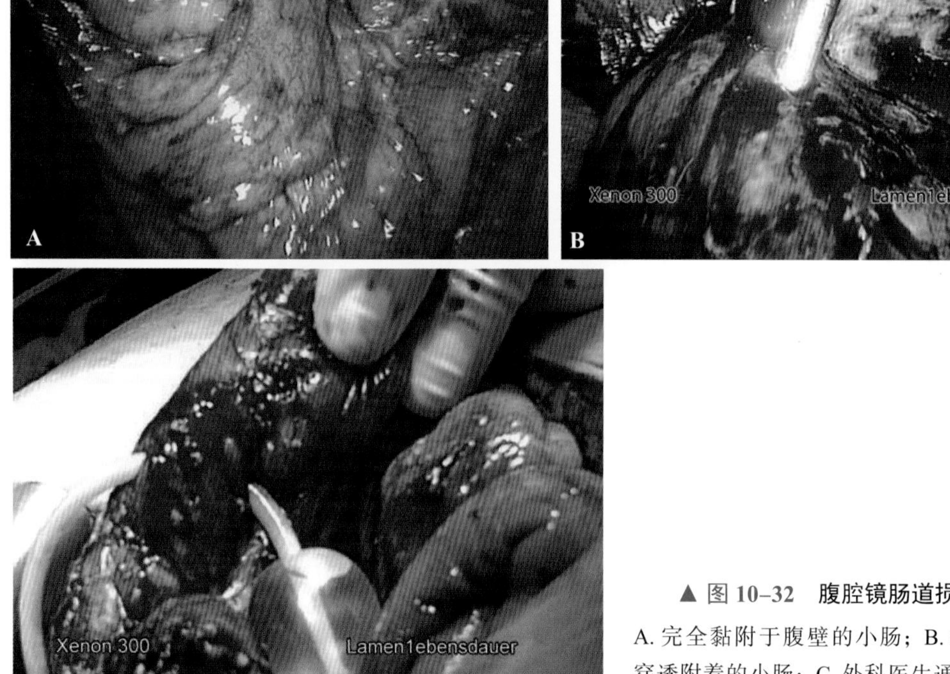


▲ 图 10–32　腹腔镜肠道损伤和修复

A. 完全黏附于腹壁的小肠；B. 辅助戳卡完全穿透附着的小肠；C. 外科医生通过穿刺孔置入 Foley 导管并进行了肠损伤的手术切除

主动脉和腔静脉的许多损伤是意料之外的。在大多数主动脉或腔静脉损伤的案例中，脐部戳卡穿刺时与脊柱平面的夹角大于 45°。

有效处理大血管损伤的第一步是及早发现，最大限度地减少出血，如果无法通过腹腔镜下止血，尽早进行剖腹修补。尽快打电话给血管外科医师，并时刻留意有无出现气体进入血液中的情况（潮气末二氧化碳、氧饱和度降低，心脏车轮杂音，心律失常和右心衰伴 ST-T 改变）。腹部正中切开并压迫止血，直至血管外科医生到达。如果没有其他具有血管修复经验的外科医生，建议用干燥的开腹手术的纱垫紧密填充盆腔后临时关闭腹腔，将患者运送到更大的医疗中心。

### （二）肠损伤

很多术中出现肠损伤可通过缝合修补。必要时采用部分切除并缝合，必要时实施肠管的端 – 端吻合术。在许多情况下，子宫内膜异位症浸润肠道，术前计划进行肠管切除时，应做好术前肠道准备。如果肠道准备不足，我们建议在手术后仔细消毒该区域并进行多次冲洗。

进入腹腔和建立气腹的过程都会有肠损伤风险。此类损伤在腹腔镜手术中较开放式手术常见。虽然这些灾难性的伤害并不常见，但肠损伤是腹腔镜手术导致死亡的主要原因，以及腹腔镜相关并发症的重要来源。

Shea 及其同事在 98 项腹腔镜胆切除术的 Meta 分析中进行了总结分析，78 747 例患者中，有 14%（约 1400 例）出现了出血和肠损伤等并发症 [36]。

尽管在过去的 10 年中，腹腔镜手术迅速发展，但外科手术界仍未能充分报道和研究这种悲剧性的并发症。结果，大多数病例报告和大量报道这些损伤的文献均来自较早的妇科文献。

人们普遍希望更新的器械和知识能够减少并发症的出现。然而，来自普通外科文献的报道表明事实并非如此。

实际上，这些损伤有着更高的发生率，外科医生对戳卡损伤的认识还不够深刻，也没有把术后并发症与戳卡损伤的可能及时地联系在一起，因此直到晚期才意识到出现了肠穿孔。这些病例通常出现在缺乏输血、血管外科手术器械和专业知识的医疗机构。

肠损伤是继大血管损伤和麻醉因素之后的腹腔镜手术致死的第三大原因 [37]。与大血管损伤不同，大血管损伤的风险和表现是即时而明显的，许多肠损伤更隐蔽，在手术时不容易被发现。因此，患者通常在出院后出现腹膜炎症状。这种迟发损伤是造成患者死亡的重要原因 [38]。

在美国对近 37 000 例妇科腹腔镜手术进行的大规模调查显示，肠损伤的发生率为 0.16%，39.8% 的血管和肠损伤是由气腹针引起的，建立第 1 个穿刺孔占 37.9%，建立第 2 个穿刺孔占 22%。其余的消化道损伤是在解剖、电凝或钳夹牵拉过程中造成的 [39]。

重要的是，这些研究人员指出，外科医生的经验是影响整体并发症发生率和肠道损伤发生率的重要因素。

开展腹部和盆腔手术的外科医生应熟悉胃肠道医源性损伤的处理。只有这些损伤被识别并得到适当处理，术后并发症才能降至最低 [40]。

来自比利时的 Brosens 博士和来自英国的 Alan Gordon 博士利用国际妇科内镜学会（ISGE）成员的经验组织了一次多国调查，要求学会成员们报告 2 年来肠损伤的详细情况，进而从彼此的经验中学习 [41]。

对腹腔镜解剖学的全面了解有助于理解疾病中经常出现的解剖变异情况。多数损伤可归因于没有遵循组织层次、盲目钝性分离、靠近肠壁的电热损伤、过度的牵引力和较差的手术视野。

之前的手术史，如子宫内膜异位症、慢性盆腔炎、恶性肿瘤或放射治疗可能会改变解剖结构，并让解剖层次和间隙消失[42]。

术前应向所有肠损伤的高危患者告知风险。建议在进行大的盆腔手术之前进行肠道准备[43]。

机械性因素、能量器械均可造成损伤。术中出现直肠损伤的情况较少见，在盆腔解剖或粘连松解过程中发生的直肠损伤，可能会带来更多的潜在并发症[44]。

对于无张力的切缘规整的肠壁损伤，可用3–0 Vicryl采取无张力、单层、间断性浆膜层修复[45]。

对于更大范围的肠损伤，需要切除并吻合。术后持续性发热、心动过速或肠梗阻应考虑肠损伤的可能。必要时需要进行剖腹探查，以及行肠切除并造口[46]。

必要时结肠镜检查可以在手术结束时进行，以评估管腔完整性及排查结肠损伤。可以用等渗液体填充满盆腔，并在腹腔镜下观察是否漏气[47, 48]。

### （三）膀胱和输尿管损伤

建议在妇科手术后进行常规的术中膀胱镜检查，因为它可以早期识别意外损伤，并有助于在初次手术期间立即修复，降低患者的术后并发症。

如果在输尿管区域进行手术，通常需要显露和解剖输尿管。当然，也可以通过观察是否有尿液漏出来判断膀胱是否损伤。有时，导管袋中会充满 $CO_2$，表示膀胱出现了损伤。

腹腔镜手术相关的尿路损伤与腹腔镜大血管或医源性肠损伤有很大的不同。前者很少导致患者死亡，而后两者与死亡率相关。泌尿并发症很少与气腹针或戳卡损伤相关（即与进入有关）。膀胱和输尿管受伤主要与腹腔镜手术中的操作相关[49]。

与输尿管损伤有关的最主要因素包括：①盆腔解剖学知识欠佳；②腹膜后间隙打开和解剖失败；③使用能量器械，对器械物理学原理了解有限，不明白这些器械引起组织变化的原理；④缝合器械的不精确应用；⑤盆腔粘连，尤其是位于卵巢窝及其周围的致密粘连[50]。

输尿管持续损伤多因为腹腔镜术后的晚期识别。术后输尿管损伤的延迟发现，导致了情况的严重恶化。未能实施合适的诊断实验（如靛蓝胭脂红染料注射、膀胱镜检查、静脉肾盂造影、逆行肾盂造影）将导致更多更严重的并发症出现。

膀胱损伤可能不如输尿管损伤严重，特别是如果术中发现撕裂伤并及时进行了适当修复。与输尿管损伤一样，将染料（如亚甲蓝）注入膀胱和膀胱镜检查一样能早期诊断膀胱损伤。

通过在修补膀胱之前或期间进行膀胱镜检查可以避免对三角区的损伤。

同样，膀胱阴道瘘或输尿管阴道瘘的产生是由于没有术中早期发现而引起的，且与膀胱或输尿管的血液供应受损有关。

最近发表的许多报道已经量化了与腹腔镜手术相关的泌尿系统（膀胱和输尿管）损伤的发生率。这些范围为0.3%～4.0%。腹腔镜下全子宫切除术与LAVH的输尿管损伤的发生率比为4.0% vs. 0.49%[46, 51–53]。

Baggish研究了24年（1984—2008年）的75例膀胱和输尿管损伤病例。数据中包含单孔或多孔腹腔镜手术，包含简单的诊断和手术、疾病的类型、膀胱或输尿管损伤的类型、器械或设备、症状和体征、导致损伤的病因、诊断时间、诊断性检查、修补手术、修复结果、手术、发病率和随访情况。在75例患者中，膀胱损伤占33例（占44%），输尿管损伤占42例（占56%）。

大多数与戳卡相关的损伤都是膀胱的损伤。在12例戳卡损伤中，有10例是由主戳卡造成的，另外2例是由辅助戳卡造成的。唯一的一个输尿管损伤是直视下置入5mm戳卡造成。膀胱和子宫之间的粘连是损伤膀胱的主要原因。

穿刺造成的膀胱损伤占1/3以上，能量器械造成的膀胱损伤占1/3。器械、电外科和超声器械造成的输尿管损伤分别占28%、42%、67%。根据手术使用的器械和技术不同，输尿管损伤的位置会有所不同[54]。

Parpala-Spurman等报道了在3个7年的时间段内与腹腔镜手术相关的输尿管损伤。在1986—1992年，仅观察到5例，而在1993—1999年，观察到28例，有39例发生在2000—2006年。大约64%的损伤与妇科手术有关。11%的损伤在泌尿外科手术中发生[55]。

Assimos等也报道了妇科患者在5年内尿道损伤的增加。该比率从每10 000例的13例增加到41例[56]。

对导致泌尿系统损伤的因素进行分析是当前研究的首要目的。即使显露腹膜后间隙也未能保护输尿管，同时对膀胱和输尿管的解剖学知识的欠缺是与并发症相关的关键因素。粘连的存在，尤其是剖宫产史，使该患者处于膀胱损伤高风险类别。

腹部大手术史和粘连的存在同样是造成输尿管损伤的关键原因。严重的子宫内膜异位症的存在和伴随的炎症及瘢痕的形成是输尿管损伤的高风险因素[57]。

预防事故和识别伤害是高质量医疗实践标准的关键准则。在大手术尤其是腹腔镜手术中插入输尿管导管来预防输尿管相关的损伤已有报道[58]。

之所以会出现迟发的并发症，是因为腹腔镜手术的一个缺点是缺乏触感。膀胱和输尿管损伤的晚期诊断可能给进行手术的患者和外科医生带来更大的困难[59]。

尽管泌尿系统损伤很少致命，但它们可以而且确实会导致严重的并发症，有时甚至是慢性的。腹腔镜方法尤其是妇科腹腔镜手术会增加输尿管损伤的风险。腹腔镜手术风险较高的原因可能是由于缺乏触觉，活动范围受限，视野受限，尤其是空间感和全景视野的不足，妇科医生通常不情愿打开腹膜后间隙，加上对骨盆解剖知识的欠缺，以及对止血装置的依赖，这会增加意外损伤尿路的风险。

### （四）晚期并发症

晚期并发症包括与腹膜炎和大量腹腔内感染有关的继发性肠损伤。通常直到出现血肿才识别出细小的血管损伤，有时仅在发生尿路的积液囊肿后才识别出输尿管损伤。这些晚期并发症可能在手术后很多天才出现。这些并发症也称为继发性病变，发生率为0.5%[32]。术后非常重要的事情是要告知患者，无论他们是否在医院，都应立即报告任何不良感受或情况。穿刺孔的疝气也被认为是晚期的并发症的一种，通常这些与戳卡相关的长期并发症会转给普通外科医生来处理。

## 十九、并发症的预防和未来展望

为预防并发症，您必须了解解剖结构并了解您要治疗疾病的病理生理。您必须了解您的器械，要有计划地轻柔地使用器械，精通腹腔镜缝合技术，而不能仅依靠电凝设备。即使用先进的器械，也会有不足之处。永远不要一个人工作，而要让您的助手既帮助您又批评您，当然还要培训您的护士来帮助您。每个腹腔镜外科医生都需要了解所使用的凝血器械和参数设置，并且绝不能完全依赖护士、技术人员或其他同事。

在置入戳卡之前，我们建议在患者处于水平状态时触诊患者的腹部以识别骨性标志（髂前上棘、骶岬、髂脊）等，以及软组织标志（主动脉搏动、脐水平等）。

充气前务必确保腹腔内气腹针的位置正确。置入戳卡之前，腹腔内压力可升高至25mmHg，但在戳卡处于正确位置后，手术时必须将腹腔内压力降低至12～15mmHg。

在高危患者中，可将穿刺的位置换至Palmer点，即左上象限，以及腹部的其他任何区域，选择这个区域适合之前有过多次手术史的病例。

在任何类型的腹腔镜手术中，每个治疗团队都应遵循固定的戳卡置入程序，但针对肿瘤或既往有手术史的患者，医生应该选择不同的穿刺点。

如果要切除的病变达到脐水平或更高，则必须将光学套管的位置放在上腹部。当怀疑中线粘连时，可以将5mm穿刺套管放在Palmer点的位置，如果需要，脐部穿刺孔要在监视下置入。放置之前，可能需要在脐部区域进行粘连松解。

大部分通过脐区插入戳卡后，腹腔镜应旋转360°，充分环视并评估病变。

即使现在有很多可选择的入路技术，1980年代初由Artin Ternamian开发的视觉监视下的EndoTIP戳卡（遵循Kurt Semm的原理）仍然是插入主戳卡的可选方法。

如果使用优质的5mm光学镜头，则可以使用带螺纹的5mm EndoTIP套管作为光学套管。任何情况下，对于单孔入路和机器人腹腔镜手术的切口都会稍大一些。这样有助于机器人手术中光学镜头的进入。

在一项前瞻性病例对照研究中，我们比较[60]了采用改良的直接光学入路方法与Hasson方法进行开放腹腔镜手术的女性患者的安全性和有效性。研究表明，在进入时间和失血量方面存在统计差异，更支持采用直接光学入路方法。而在血管或肠损伤方面无差异。该研究认为直接光学入路比开放式腹腔镜更有利于节省患者的术前准备时间，且有利于安全地在视觉引导下进行腹腔镜手术。使用当代先进器械进行止血变得非常容易，但是，没有哪一种技术是没有风险的。

即使在直视下，所有可能的腹部入路[61-64]都带有一定程度的风险。正如德国思想家Goethe曾经说过的，“人们知道他们所看见的”也适用于可视套管的进入和退出，EndoTIP套管允许内镜医生看到他们都非常了解的前腹壁解剖。

最终，为了防止并发症发生并提高患者的安全性，只依靠内镜医生足够的小心并不够，都需要上帝的保护。

## 二十、技巧与窍门

- 注意患者既往的手术。
- 使用您掌握的技术，但要睁大眼睛和注意倾听，如在可见的情况下进入。
- 严格在视线范围内置入所有辅助戳卡。在患者水平位置插入戳卡。
- 根据要处理的病理情况放置戳卡。
- 在高危情况下（怀疑或已知的脐周粘连、既往史或存在脐疝、3次脐部充气失败尝试后），应考虑进入左上象限（LUQ）。可供选择的入路方法，如采取的可视螺纹套管入口或开放式进入。
- 插入后必须避免气腹针左右移动，因为这可能会加肠道或血管刺穿的意外伤害。
- 插入气腹针后腹膜内压力＜10mmHg是气腹针位置正确的可靠指标。
- 不建议在插入气腹针或戳卡时进行举升腹壁，因为这不能避免内脏或血管损伤。
- 气腹针的插入角度应根据患者的BMI而变化；肥胖患者的角度为45°～90°。
- 随气腹针充的$CO_2$量取决于腹腔内压力，气腹成功应通过20mmHg的压力确定，而不是通过注入的$CO_2$体积确定。
- 在常规入路的预充气中，在插入主戳卡之前，可能会立即增加腹部压力。高的腹膜内腹腔镜入路技术不会对健康女性的心肺功能产生不利影响。
- 在全球范围内，妇科医生更喜欢使用气腹针进行预充气。没有证据表明开放式进入技术优于或劣于传统式进入。

- 有些人会在没有事先进行预充气的情况下直接将主戳卡盲插进套管，这样做有潜在的危险。
- 没有证据表明，带保护套的锋利的戳卡在腹腔镜手术时较少导致内脏和血管损伤。有些人认为它们完全没有危险。
- 不建议使用径向扩展的戳卡，即使它优于传统的戳卡。它们确实具有钝头，可以一定程度上避免损伤，但是进入所需的力明显更大。
- 视觉下进入的套管系统 EndoTIP 优于传统戳卡，因为它可以清晰地置入光学系统，避免落空，并且不需要锋利或尖锐的戳卡。其减小了进入力，并且端口尺寸更小。

## 参考文献


[1] Deziel DJ. Avoiding laparoscopic complications. Int Surg. 1994;79(4):361–4.

[2] Bogner MS. Medical devices and human error. In: Mouloua M, Parasuraman R, (Eds). Human Performance in Automated Systems: Current Research and Trends. Hillsdale, NJ: Lawrence Erlbaum; 1994. pp. 64–7.

[3] Garry R. Complications of laparoscopic entry. Gynecol Endosc. 1997;6:319–29.

[4] Mettler L, Schmidt EH, Frank V, et al. Optical trocar systems: laparoscopic entry and its complications (a study of case in Germany). Gynecol Endosc. 1999; 8:383–9.

[5] Ternamian AM, Vilos GA, Vilos AG, et al. Laparoscopic peritoneal entry with the reusable threaded visual cannula. J Minim Invasive Gynecol. 2010;17(4):461–7.

[6] Semm K. Operationslehre für endoskopische Abdominal-Chirurgie. Stuttgart, New York: Schattauer; 1984.

[7] Ternamian AM. Laparoscopy without trocars. Surg Endosc. 1997;11(8):815–8.

[8] Ternamian AM. A second-generation laparoscopic port system: EndoTIP. Gynecol Endosc. 1999;8: 397–401.

[9] Ternamian AM. A second generation laparoscopic reusable port system. Gynecol Endosc. 2000;7: 174–80.

[10] Crist DW, Shapiro MB, Gadacz TR. Emergency laparoscopy in trauma, acute abdomen and intensive care unit patients. Baillieres Clin Gastroenterol. 1993; 7(4):779–93.

[11] Tarnay CM, Glass KB, Munro MG. Incision characteristics associated with six laparoscopic trocarcannula systems: a randomized, observer-blinded comparison. Obstet Gynecol. 1999;94(1):89–93.

[12] Turner DJ. A new, radially expanding access system for laparoscopic procedures versus conventional cannulas. J Am Assoc Gynecol Laparosc. 1996;3(4): 609–15.

[13] Mettler L, Maher P. Investigation of the effectiveness of the radially expanding needle system in contrast to the cutting trocar in enhancing patient recovery. Min Invasive Ther Allied Technol. 2000;9(6):397–402.

[14] Hasson HM. A modified instrument and method for laparoscopy. Am J Obstet Gynecol. 1971;110(6): 886–7.

[15] Mettler L, Ibrahim M, Quang VV, et al. Clinical experience with an optical access trocar in gynecological laparoscopy-pelviscopy. JSLS. 1997; 1(4):315–8.

[16] Childers JM, Brzechffa PR, Surwit EA. Laparoscopy using the left upper quadrant as the primary trocar site. Gynecol Oncol. 1993;50(2):221–5.

[17] Parker J, Reid G, Wong F. Microlaparoscopic left upper quadrant entry in patients at high risk of periumbilical adhesions. Aust NZJ Obstet Gynaecol. 1999;39(1):88–92.

[18] Mettler L. Manual for Laparoscopic and Hysterocopic Gynaecological Surgery. New Delhi: Jaypee Brothers; 2006. p. 184.

[19] Mettler L. Manual of New Hysterectomy Techniques. New Delhi: Jaypee Brothers; 2007.

[20] Mettler L, Ibrahim M, Jonat W. One year of experience working with the aid of a robotic assistant (the voice-controlled optic holder AESOP) in gynaecological endoscopic surgery. Hum Reprod. 1998;13(10):2748–50.

[21] Advincula AP, Wang K. Evolving role and current state of robotics in minimally invasive gynecologic surgery. J Minim Invasive Gynecol. 2009;16(3): 291–301.

[22] Mettler L, Schollmeyer T, Boggess J, et al. Robotic assistance in gynecological oncology. Curr Opin Oncol. 2008;20(5):581–9.

[23] Bandera CA, Magrina JF. Robotic surgery in gynecologic oncology. Curr Opin Obstet Gynecol. 2009;21(1):25–30.

[24] Stewart EA, Gostout B, Rabinovici J, et al. Sustained relief of leiomyoma symptoms by using focused ultrasound surgery. Obstet Gynecol. 2007;110(2 Pt 1): 279–87.

[25] Yoon BS, Park H, Seong SJ, et al. Single-port laparoscopic salpingectomy for the surgical treatment of ectopic pregnancy. J Minim Invasive Gynecol. 2010;17(1):26–9.

[26] Yim GW, Jung YW, Paek J, et al. Transumbilical singleport access versus conventional total laparoscopic hysterectomy: surgical outcomes. Am J Obstet Gynecol. 2010;203(1):26 e1–6.

[27] Lee YY, Kim TJ, Kim CJ, et al. Single-port access laparoscopic-assisted vaginal hysterectomy: a novel method with a wound retractor and a glove. J Minim Invasive Gynecol. 2009;16(4):450–3.

[28] Langebrekke A, Qvigstad E. Total laparoscopic hysterectomy with single-port access without vaginal surgery. J Minim Invasive Gynecol. 2009;16(5): 609–11.

[29] Garry R. A consensus document concerning laparoscopic entry techniques: Middlesbrough, March 19. 20, 1999. Gynecol Endosc. 1999;8(6):403–6.
[30] Semm K. Pelviskopie und Hysteroskopie. Farbatlas und Lehrbuch. Stuttgart, New York: Schattauer; 1976e.
[31] Kim CS, Kim JY, Kwon JY, et al. Venous air embolism during total laparoscopic hysterectomy: comparison to total abdominal hysterectomy. Anesthesiology, 2009;111(1):50–4.
[32] Mettler L. Endoskopische Abdominal–Chirurgie in der Gynäkologie. Stuttgart: Schattauer; 2002.
[33] Soderstrom RM. Injuries to major blood vessels during endoscopy. J Am Assoc Gynecol Laparosc. 1997;4(3):395–8.
[34] Fuller J, Ashar BS, Carey–Corrado J. Trocar–associated injuries and fatalities: an analysis of 1399 reports to the FDA. J Minim Invasive Gynecol. 2005;12(4): 302–7.
[35] Azevedo, JL, Azevedo OC, Miyahira SA, et al. Injuries caused by Veress needle insertion for creation of pneumoperitoneum: a systematic literature review. Surg Endosc. 2009;23(7):1428–32.
[36] Shea JA, Healey MJ, Berlin JA, et al. Mortality and complications associated with laparoscopic cholecystectomy. A meta–analysis. Ann Surg. 1996; 224(5):609–20.
[37] Tian YF, Lin YS, Lu CL, et al. Major complications of operative gynecologic laparoscopy in southern Taiwan: a follow–up study. J Minim Invasive Gynecol. 2007;14(3):284–92.
[38] Kyung MS, Choi JS, Lee JH, et al. Laparoscopic management of complications in gynecologic laparoscopic surgery: a 5–year experience in a single center. J Minim Invasive Gynecol. 2008;15(6):689–94.
[39] Chandler JG, Corson SL, Way LW. Three spectra of laparoscopic entry access injuries. J Am Coll Surg. 2001;192(4):478–90; discussion 490–1.
[40] Härkki–Siren P, Kurki T. A nationwide analysis of laparoscopic complications. Obstet Gynecol. 1997; 89(1):108–12.
[41] Brosens I, Gordon A. Bowel injuries during gynecological laparoscopy: a multinational survey. Gynecology. 2001;10(3):141–5.
[42] Schäfer M, Lauper M, Krahenbuhl L. Trocar and Veress needle injuries during laparoscopy. Surg Endosc. 2001;15(3):275–80.
[43] Wu MP, Koh L, Chow S. Can bowel injury be prevented during laparoscopic surgery? A case report and literature review. Taiwan J Obstet Gynecol. 2004; 43(4):219–21.
[44] Mac Cordick C, Lécuru F, Rizk E, et al. Morbidity in laparoscopic gynecological surgery: results of a prospective single–center study. Surg Endosc. 1999; 13(1):57–61.
[45] Leng J, Lang J, Huang R, et al. Complications in laparoscopic gynecologic surgery. Chin Med Sci J. 2000;15(4):222–6.
[46] Wang PH, Lee WL, Yuan CC, et al. Major complications of operative and diagnostic laparoscopy for gynecologic disease. J Am Assoc Gynecol Laparosc. 2001; 8(1):68–73.
[47] Leonard F, Lecuru F, Rizk E, et al. Perioperative morbidity of gynecological laparoscopy. A prospective monocenter observational study. Acta Obstet Gynecol Scand. 2000;79(2): 129–34.
[48] Tarik, A, Fehmi C. Complications of gynaecological laparoscopy—a retrospective analysis of 3572 cases from a single institute. J Obstet Gynaecol. 2004;24(7): 813–6.
[49] De Cicco C, Schonman R, Craessaerts M, et al. Laparoscopic management of ureteral lesions in gynecology. Fertil Steril. 2009;92(4):1424–7.
[50] Baggish MS. Analysis of 31 cases of major vessel injury associated with gynecologic laparoscopy operations. J Gynecol Surg. 2003;19:63–73.
[51] Saidi MH, Sadler RK, Vancaillie TG, et al. Diagnosis and management of serious urinary complications after major operative laparoscopy. Obstet Gynecol. 1996;87(2):272–6.
[52] Tamussino KF, Lang PF, Breinl E. Ureteral complications with operative gynecologic laparoscopy. Am J Obstet Gynecol. 1998;178(5):967–70.
[53] Aslan P, Brooks A, Drummond M, et al. Incidence and management of gynaecological–related ureteric injuries. Aust NZJ Obstet Gynaecol. 1999;39(2): 178–81.
[54] Baggish MS. Urinary tract injuries secondary to gynecologic laparoscopic surgery: analysis of seventy–five cases. J Gynecol Surg. 2010;26(2):79–92.
[55] Parpala–Spårman T, Paananen I, Santala M, et al. Increasing numbers of ureteric injuries after the introduction of laparoscopic surgery. Scand J Urol Nephrol. 2008;42(5):422–7.
[56] Assimos DG, Patterson LC, Taylor CL. Changing incidence and etiology of iatrogenic ureteral injuries. J Urol. 1994;152(6 Pt 2):2240–6.
[57] Schonman R, De Cicco C, Corona R, et al. Accident analysis: factors contributing to a ureteric injury during deep endometriosis surgery. BJOG. 2008; 115(13):1611–5; discussion 1615.
[58] De Cicco C, Ret Dávalos ML, Van Cleynenbreugel B, et al. Iatrogenic ureteral lesions and repair: a review for gynecologists. J Minim Invasive Gynecol. 2007; 14(4):428–35.
[59] Oh BR, Kwon DD, Park KS, et al. Late presentation of ureteral injury after laparoscopic surgery. Obstet Gynecol. 2000;95(3):337–9.
[60] Tinelli A, Malvasi A, Guido M, et al. Laparoscopy entry in patients with previous abdominal and pelvic surgery. Surg Innov. 2011;18(3):201–5.
[61] Tariq M, Ahmed R, Rehman S, et al. Comparison of direct trocar insertion with other techniques for laparoscopy. J Coll Physicians Surg Pak. 2016;26(11): 917–9.
[62] Keheila M, Shen JK, Faaborg D, et al. Percuta–neous externally assembled laparoscopic vs laparoendoscopic single–site nephrectomy in a porcine model: a prospective, randomized, blinded, study. J Endourol. 2017;31(2):185–90.
[63] Johnson TG, Hooks WB 3rd, Adams A, et al. Safety and efficacy of laparoscopic access in a surgical training program. Surg Laparosc Endosc Percutan Tech. 2016;26(1):17–20.
[64] Ahmad G, O’F lynn H, Duffy JM, et al. Laparoscopic entry techniques. Cochrane Database Syst Rev. 2012; 2:CD006583.

# 第 11 章 妇科内镜的风险管理

# Risk Management in Gynecological Endoscopy

Artin Ternamian　MacLeod Natalie　著

张生澎　译　　李红霞　校

## 一、概述

自上古以来，巴比伦的统治者 Hammurabi（大约在公元前 1740 年）精心制定了特定的规章制度来规范患者与医生之间的行为，其中包括医疗行为的收费标准及医疗事故的惩罚措施。因此，自从那时起，患者的安全就一直被视为公共卫生问题[1]。

目前，外科手术治疗占医疗保健支出的很大一部分，估计全世界每年有 1.87 亿～2.81 亿次手术[2]。

鉴于这样的数量，就不难理解不安全的手术操作对患者造成的潜在伤害。确实，研究表明，在发达国家住院患者的所有不良事件中，外科手术治疗仅占不到 50%，其中至少有 1/2 的不良事件是可以预防的[3, 4]。

微创手术（minimally invasive surgery，MIS）被认为对患者影响较小，对外科医生来说也更容易完成。与传统的开腹手术相比，微创手术可以降低围术期并发症，从而使患者的预后更好[5]。然而，内镜手术更为复杂，因为它给手术医生带来额外的技术挑战，而传统的手术则没有这种挑战[6]。由于各种原因，包括触觉反馈的缺失和深度感知的改变，微创手术比传统的开腹手术压力更大[7]。

随之而来的精神疲劳会显著降低决策能力，从而增加潜在的错误发生[8]。最终，人为造成的错误与人类记忆和关注力的下降有内在的联系[9]。由于研究的缺乏，迄今尚未明确微创手术和患者安全之间的关系[10]。

最近的一项前瞻性多中心研究发现，技术事件（设备和仪器的可用性和功能）是导致不良手术结局的主要因素，如失血、手术时间和并发症[11]。

虽然妇科内镜技术的发展和新兴技术的引进为改善女性健康提供了损伤性较小但更复杂的治疗方法，仍有可能存在意外损伤或险些发生的事故，而且这些都非常重要。遗憾的是，大多数卫生机构和医务人员仍然不了解这些事件的严重性和需要付出的代价。

美国新英格兰卫生保健研究所（NEHI）将医疗中的损耗定义为可以消除的医疗支出，而不降低医疗质量[12]。人们普遍认为，卫生保健方面的浪费超过 1.2 万亿美元，超出所有医疗保健支出总和的 50%，其中 3200 亿美元来自于医疗废物。据估计，防御性医疗成本为 2100 亿美元，可避免的医院再入院费用为 250 亿美元，医疗事故费用为 170 亿美元，院内感染费用 30 亿美元和过度使用抗生素费用为 10 亿美元（http://evidencecare.com，2017 年 5 月）。在美国，由于医疗事故造成的工作效率低下和患者预后不良，估计每年要花费 170 亿～290 亿美元[13]。

根据美国骨科医生学会（2008 年）报道，在北美某些地区的医疗事故诉讼，每年给美国家庭造成的平均损失为 1800 美元或 1400 美元。为避免高昂的诉讼费用、安排不需要的检测和实行防御性医疗，执业医生转移到医疗事故较少的行政辖区，这限制了医疗服务的可及性，降低了医疗质量，增加了医疗服务的成本。

奥巴马政府提出的医疗改革法案，要求国会对律师费不加限制，或对损害赔偿费用也不设上限，这可能是导致过多的医疗相关诉讼、费用和辩护医疗费用的法律 [14]。

作为废除《平价医疗法案》的一部分，众议院共和党人最近起草了一项法案，对诉讼进行了新的限制，涉及由《平价医疗法案》（R Pear TNYT，2017 年 4 月）资助的医疗补助、医疗保险和私人健康保险覆盖的医疗。

机构、监管机构和从业人员都明白，所有医疗系统都有可能犯错。因此，将风险管理（RM）专业知识整合到现代课程和教学活动中，以提高实际医疗中患者的安全性，这一点尤为重要。

MIS 被认为对患者的损伤较小，并对外科医生提供更多的便利。与传统的开腹手术相比，手术操作人员要承受更大的压力，而且精神疲劳会严重影响术者的注意力、决策力，从而使外科医生更容易出现人为因素导致的失误 [15–17]。

引入培养能力为主的妇科内镜的教学课程，并涉及内镜手术安全性的各个方面，该课程是必不可少的，值得特别关注。

当前北美妇产科的住院医生课程包括基本正规的风险管理和患者安全教学，内容还需要进一步加强，一个全面、现代、强调患者安全和风险规避的妇科内镜教学课程是缺乏的 [18–20]。

为了提高健康质量和改善结果，组织机构应解决和补救卫生系统本身的问题，而不是对个别从业者采取惩罚性措施 [21]，然而，当医疗保健发生差错时，我们往往更感兴趣的是谁做错了，而不是考虑差错是如何发生的、为什么会发生。

多年来，已经证实为高风险组织（HRO）研发的事故因果模型非常适用于医疗保健 [22, 23]。实际上，我们现在已经知道，详尽的事故分析对于鉴别和了解事故的原因至关重要 [24]。更重要的是，高风险行业已经证明，只有在发生差错的同时收集相关数据资料，才能更好地了解事故原因，并提高事故分析能力，从而提高安全性 [25]。

内镜手术可以没有任何限制地收集手术信息，从而可以详尽地做出事故分析，然而，由于各种未经证实的原因，外科医生一直拒绝记录他们的内镜检查过程，错过了一个极好的教学机会及规避风险的机会 [26]。而且，外科医生失去了一个宝贵的实时存档及回放的机会，失去了一个而不带偏见地从险些发生的事故和已发生的事故中吸取教训的机会 [27]。此外，我们古老的手术室“无伤害、无犯规”的信条仍然是提高质量和规避风险的最大障碍 [28]。

几项来自航空、深部采矿和核工业的高风险组织（HRO）的研究表明，90% 以上的事故都是人为失误造成的，而现在的设备已被证明比人为操作更可靠、更安全 [29]。

此外，我们知道惩罚、再培训和激励并不是有效的错误管理策略。几十年的完美（如果一个人更努力，他就能消除错误）和惩罚假说（如果受到惩罚，他就会犯更少的错误）也被证明是有缺陷和无效的 [30, 31]。

最初，风险管理（risk management，RM）旨在作为一项防御性工作，以保护从业者免于遭受法律诉讼。现在，风险管理应用范围更广泛，以提高患者的安全性并改善医疗质量，这与治疗的正确性和可接受性密不可分 [32]。

可以理解的是，风险管理只是旨在提高护理质量和减少意外事故的一系列补救措施之一。另外，RM 项目和其他质量改进举措有助于制订更有力、全面和有效的制度方法，以实现更安全的医疗服务。

像其他学科一样，在妇科内镜检查中，手术是否顺利还是发生了事故通常由以下 3 种行为引起。

1. 第一种是发生意外错误时，这些事件确实是不可避免的，而且不考虑突发事件，任何个人或内镜检查团队都可以发生。

2. 第二种是在操作存在风险时，此时个人或团队由于多种原因试图走捷径，从而增加失误的可能性。要避免这种行为，需要重新设计系统，以阻止这种不合理的操作及完成对个人或团队的审核。

3. 第三种情况是故意违反治疗原则或政策的情况下，可能需要监管部门采取纪律处分，以避免对患者造成伤害[33]。

鉴于普遍的社会期望、财政约束和法律漏洞，从业者、付款人和机构都意识到，复杂的微创手术方式和新兴技术带来了某些新技术特有的意外事故风险。

尽管我们当前的医疗保健资金不足和总体经济困境要求财政承担责任，但卫生部门有既定的纠错义务，有义务去尽可能地预防错误发生，而不是骄傲自满，卫生部门如果没有努力去确保患者的安全，就会被视为存在疏忽大意（Thompson v. Nason Hospital Pa. 1991）。

## 二、对风险管理的承诺

尽管每个学科可能都有其自己的特定 RM 政策来提高患者安全性和服务质量，但是放在更大的医疗服务框架内，必须要有一个总体安全策略来进行协调。它必须反映对患者安全、健康服务质量和结果责任的绝对承诺。机构负责人必须清楚地制订动态、全面的 RM 路线图，定期进行更新，以电子方式在不同的部门教育活动中展示公布，以使所有团队成员都能理解和执行。

此外，可以通过组织防范风险的活动（内部培训、模拟危机管理、审计、研究、投诉管理和反馈）来提醒所有团队成员避免自满松懈的情绪，并增强整个机构的责任感，坚定不移地提供高质量的健康服务。

根据国际标准化组织（ISO）[34]，实施风险管理原则和准则（ISO/DIS31000），RM 的过程一般包括以下重要步骤：①识别、检查和评估风险；②确定敏感性；③识别风险并评估后果；④确定降低风险的方法；⑤优先考虑规避风险的措施。

Donabedian 在医疗保健、质量改善和风险管理方面的早期创新工作，将医疗保健评估简单而全面地分为三部分，即目标，结构，过程和结果[35]。

在某些时候，当患者安全和医疗服务质量不是首要问题的时候，他介绍了医疗服务质量的 3 个基本方面，即保健的技术方面、护理的人际关系方面和提供医疗保健的环境[36, 37]。

在相同的环境下，精心设计的 RM 策略可能有助于理解和应用有效措施来减少妇科内镜检查中的意外事故发生。

首先，检查妇科内镜护理的技术，其中利用不断发展的创新技术来提供护理，这些技术呈现出不断变化的风险环境，需要不断地保持警觉、考核、再培训和再评估。

其次，了解妇科内镜之间的互动关系，包括人与人之间的互动、沟通和所有相关人员之间的工作流程，患者、辅助医疗保健人员、卫生管理人员等。

最后，对妇科内镜的环境方面进行检查，该环境代表了一个独特的风险环境，包括身体、人体工程学、情感、管理和其他组成部分。

建立多学科内镜风险管理委员会（RMC）是防止意外事件发生重要的第一步，该委员会应包括以下成员：①主要临床医生（包括大多数部门工作人员）；②护理人员（包括大多数部门工作人员）；③住院医生或研究生（教学机构）；④其他学科代表（药剂学、麻醉学、中心供应室）；⑤卫生和安全机构代表；⑥维护患者健康利益的公共机构。

可以根据部门和地方法规要求、政策和临床实践指南来制订具体的职权范围和报告机制。通常，该委员会的作用是促进和支持卫生工作者在日常实践中尽力降低风险。

实际上，RM 的大多数方面都可以考虑到这 3 种医疗服务质量，即医疗服务的技术问题、医疗服务的人际关系问题及提供医疗服务的环境组成部分。

RMC 可以通过多种方式提供帮助，包括确立识别风险的主要方法，制订特定的 RM 策略来处理事故。通过建立事故和失物登记表，完善事故记录和事故报告。在由专业组织和国家监管机构及法医学协会确定的高风险领域提供反馈，监控并及时传达风险概况，协调部门之间的风险意识教育活动，并监督对国家标准和最佳实践准则的遵守情况。

1. 在医疗技术层面进行检查时，我们必须认识到妇科内镜检查是一门技术和技能驱动的学科，它依靠复杂的、不断发展及新兴的技术，通过合作的、熟练的外科团队同步工作，来提供优质的护理技术。

考虑到所用精细设备的复杂性和较高的使用频率，发生故障的可能性是不可避免的。此外，内镜手术期间设备出现故障的发生率仍然高得惊人[38]。

由于这些和其他原因，确保设备的正常运转，并保持在最佳工作状态，及时更新升级，是至关重要的。另外，手术团队中的每个成员都应该持证上岗，特别是使用新设备时更需要持证。

在这种复杂且不断发展的环境中，敬业的工作人员和知识渊博的团队成员需要持续保持警惕，检查和评估事故发生的可能性，如果没有他们，现代化的内镜器械无法安全运行。人们也认识到，手术只是医疗服务的特定治疗，在手术前、手术中和手术后阶段都要及时识别手术风险以避免对患者造成伤害。

对未发生的事故进行认真记录和仔细报告是非常重要，有助于在妇科内镜检查的所有薄弱环节中预防风险。

对潜在或已发生严重事故的根本原因分析，将有助于使人们进一步了解某些特定的事故可能会对患者和机构产生严重或永久性负面影响。除非进行认真的错误分析和详细的事故原因检查，否则某些高风险行为可能长时间无法被发现。

缺乏或未遵守既定的操作规程、设备故障、缺乏监督、技术培训不足、维护和沟通不足、不良事件或未按时报告、审核不充分等因素都可能导致再次发生意外，并对我们的患者造成伤害。

与所有学科一样，妇科内镜部门应确保在采用新技术之前，对新的创新技术进行适当的评估，并在使用之前对个体从业者和支持新技术的人员进行新方法或系统的认真培训和认证（如机器人内镜检查、单孔内镜）。

在建立门诊内镜检查设施时，必须提供符合当地卫生管理部门规定的适当的监测、消毒和复苏设备，然后才能在这样的环境中开展医疗服务。

虽然在住院期间发生的事故会面临最严重的医疗法律上的后果，但在门诊误诊而导致的意外事故和意外死亡的总数要大得多。此外，必须建立并遵守严格的术前检查和出院后随访流程，以避免无意的失误。样本和标本贴错标签、医疗团队成员与患者之间缺乏沟通、泄密、手术培训人员的监管等，都存在事故的隐患。

本质上，只要内镜医生满足患者的需求，对潜在的风险保持警惕，并采取适当的措施来减少风险，同时达到设定的目标，就已实现了风险管理。

2. 在检查医疗团队的协作方面，必须考虑所有利益相关者，包括患者、手术团队、管理人员、患者的支持者和监督者。航空业采用的机组管理方法（crew management methods，CMM）证明了工作环境的重要性和有效性，这种工作环境使单个团队成员能够积极参与风险规避，而无须考虑威胁和等级制度[39]。

实际上，任何一个直接或间接参与内镜手术前、中、后医疗服务的人都会影响医疗服务的质量。此外，整个内镜团队的熟练技能和临床判断会影响医疗保健质量。

对于无风险的内镜手术，医务人员和行政管理人员对患者医疗安全的承诺和理解也很重要。

术前执行 RM 会降低内镜的手术风险，潜在的危险被识别、处理或纠正，可改善术后结局并更好地识别意外事故。

患者的某些特殊情况会增加手术的风险，这些特殊情况包括患者是否适合内镜手术、年龄太大或太小、并发症（如未控制血糖的糖尿病、易出血体质、肥胖、吸烟、辅助或娱乐性药物的使用），以及既往手术期间或术后曾发生过并发症等问题。

此外，必须强调知情同意（informed consent，IC）的重要性，它是 RM 的一个组成部分，也是内镜检查的一个重要组成部分，我们将在本章后面讨论。

术中实施 RM 也是很重要的，它是为满足特定的妇科问题而设计的手术检查表，如末次月经时间、生育愿望、麻醉诱导前进行的妊娠检查和在附件手术中确认手术部位。

必须特别注意保护术野附近的重要器官和结构（输尿管、膀胱、肠管、神经、血管），这些器官和结构由于相互邻近或解剖位置而经常受到损伤。

手术中海绵数量、缝针、网片、导管和内镜器械折断均应记录并计数。手术后应立即口述手术记录，描述做了什么，使用了什么，手术过程如何，事故的详细描述和管理也很重要。

对于妇科内镜技术，妇产科住院医生和内镜医生都认为不能通过在患者身上反复试验及反复发生错误来获得手术技能。

尽管多年来，外科技术教学和培训的学徒模式受到青睐，但近些年来，通过模拟训练，让培训人员在进行手术前就已经具备手术医生的能力，这种方式是更安全的，也是更为社会所接受的内镜教学方法。

研究表明，在大多数妇产科住院医生项目中，课程设置和培训内容仍然存在严重不足，要解决并加快将内镜能力整合到住院医生核心教学课程中[40]。

看来，工作时间缩短和学习机会减少（由于介入放射学、药物治疗或其他非手术治疗的应用，需要内镜手术治疗的患者更少），使得未来的内镜医生在技术上不如他们早期的同行，后者工作时间更长，管理的患者也更多。

如果考核未通过，就需要再次技能培训、延长住院医生时间、重新设计课程、资格认证要求和许可证管理。实际上，对于引进的新技术（机器人或单端口内镜手术），即使是专业的内镜医生，也需要重新培训和重新认证。

患者和专业医生都明白，内镜相关的并发症并非总是可以预见或避免的，因为有些是在手术期间发现的，而另一些是在术后发现的。

一般来说，在妇科内镜检查中，某些手术区域容易损伤，如进入腹膜时的损伤、与电外科有关的热损伤、与患者体位相关的损伤、与液体管理有关的并发症、周围器官意外损伤、出血过多、粘连等后果。

在对患者造成不可逆损伤前，最重要的问题仍然是提前识别可能发生的事故，避免损伤。此外，与其他内镜医生进行磋商，多学科间的协助，同时准确及时记录事件的过程并认真做好患者随访追踪，这些都是当代 RM 的基本原则。

术后 RM 也会降低妇科内镜检查的风险概率，如使用抗生素预防感染（伤口、泌尿系统、呼吸系统），坚持正确的消毒技术，伤口护理和使用某些一次性设备，以及其他预防措施。

适当使用预防性抗血栓药和弹力袜、尽早下床、适当的护理随访、再入院或重新评估等都是提高医疗质量的重要措施。

术后使用汇报和其他形式的总结来识别该系统中的不足，并提出可能的解决方案，所有的失败案例和差错都要记录并报告，并从事故中进一步学习。

即使内镜手术本身顺利，术后也可能发生并发症，如术后败血症、术后出血、阴道穹窿撕裂或粘连。严重的术后并发症可能发生在患者住院时或出院后，此时最负责任的医生可能都不了解。因此，外科医生在准备下班或下班后，让患者和医院知道他们的联系方式是非常重要的，以便他们知道在需要时应如何与谁取得联系。适当的护理交班同样重要，需要向相关内镜医生汇报有关信息。

妇科医生知道，虽然发生严重内镜事故的可能性很小，但确实存在，而且内镜手术有可能带来严重的不良后果，这可能会对患者造成严重伤害，并带来法律后果。认识到在内镜患者治疗护理的所有阶段中都有可能发生事故，这将有助于提高认识并提高患者的安全性。

## 三、风险指数

一般来说，风险是通过风险严重度指数来衡量的，其中包括危害的严重程度和此类事件的发生率。然而，由于妇科内镜检查中多个危险区域难以计算，且无可靠的估计，因此风险发生的概率难以测量，而且概率并不意味着确定性。此外，风险的影响并不容易估计，因为通常很难评估错误发生时可能造成的伤害。

针对风险进行有效的沟通是一项重要的、动态的跨学科活动，沟通要以一种可理解的、真诚的方式传达关键的风险相关信息和反馈，沟通中不要冒犯他人。

这项工作的主要目标是提高团队和成员的决策能力，因为良好的团队合作和明确的沟通可最大限度地减少错误和提高效率[41]。

即使在低风险的操作和环境中，团队成员之间缺乏有效的沟通也会导致团队的不和谐，因此，风险沟通类似于危机或自然灾害的沟通。

通过医护人员交接班实现安全无缝的医疗活动，以及将患者转到其他科室，医疗人员或机构应定期记录和审核患者交接的过程，要顺利地完成以上工作，相互之间有效的沟通显得尤为重要。

考虑到巡回护士平均每 8 分钟离开手术间一次（每次手术离开手术间 33 次），因此团队合作、沟通和详尽记录的重要性显而易见[42]。

此外，减少交班的次数并利用技术来建立健全的文件保管系统，可减少发生错误的可能性[43]。

涉及患者投诉、险些造成的错误，手术事故的个人和部门必须从这些经验中吸取教训，以避免在相同或类似领域再次发生事故。

总之，风险沟通是对风险的预判和评估，也是学习的过程，RMC 可以将其用作宝贵的教学机会。本质上，内镜手术团队必须改善术前、术中和术后的手术沟通技巧，以增加患者的安全并最大限度地减少事故，同时他们也意识到使用手术备忘录、手术汇报和事后情况说明都可以改善手术结果降低风险。

有效的风险沟通主要包括以下方面。

［由佛蒙特州艾伦市佛蒙特州科韦洛修订（1988 年 4 月）“风险沟通的 7 个基本规则。”华盛顿特区：美国环境保护署。OPA-87-020］[44]。

① 让所有相关人员（维护患者利益者、管理

员、职业医生）作为团队成员参与进来。

② 评估和评估团队方案（压力、缺陷、机会和风险）。

③ 关注团队和管理者的具体问题。

④ 要真诚、诚实、坦率。

⑤ 招聘其他学科的专家并与之合作。

⑥ 及时处理患者的诉求和媒体的疑问。

⑦ 赋予同情，用诚实和体贴的态度坦率地沟通。

每一位患者从最初的临床评估、调查、决策、同意、术前评估、麻醉咨询、内镜手术、康复、出院、术后护理，到最终的临床治疗结束和病例汇报，都是一个曲折的过程，期间每位患者及其照顾者为了患者康复不断地进行沟通和交流。

卫生服务管理者认识到，这种曲折的过程具有潜在的技术、人际关系和环境风险，在这种情况下可能会发生无意的伤害，而且这些伤害常常是可以避免的。在此过程中，授权医疗团队成员担任患者的安全护航者，这是一个可利用的重要资源。

## 四、知情同意

知情同意（IC）是一项明确的法律和伦理要求，必须在任何类型的医疗服务之前完成[45]。

通常，IC 是为了满足以下 2 个需求，即强调提供事实信息的医学法律要求及实行患者自主和共同决策的伦理要求[46]。

我们要知道不同的知情同意（隐含的、书面的、替代的、非法的等）之间的区别，这部分是需要知道和学习的内容[47]。

而 IC 的真正目的不是说服患者，而是保护患者根据自己的权益和价值观做出自主选择的权力。1957 年，美国诉讼律师说服法院将普通同意书改为知情同意书，这样医生因未实施知情同意而承担的责任也会附带过失责任[48]。

虽然仅仅签署普通的同意书不涉及人身攻击的责任，但缺乏知情同意会使执业医生、机构和保险公司因疏忽而承担更高的赔偿责任。

无论如何，我们作为医护人员的角色仍然是提供基于证据的合理建议，当然接受或拒绝我们的建议也是患者的权利和特权。

考虑到有研究表明约 70% 的北美患者在签署手术同意书之前没有完全阅读手术同意书，因此，IC 文书的最大困境是潜在风险讨论的广度和深度[49]。

根据成人读写能力协会的统计，14% 的成人读写能力低于基本水平，29% 的成人只具备基本读写能力，44% 的成人具有中等读写能力，而只有 13% 的成人有熟练的读写水平。北美约有 9300 万成人的读写能力不足，无法在社会中完成读写任务，其中一些人就是我们的患者（http://neces.ed.gov/naal/）。

因此，知情同意是否解释得充分，取决于患者在谈话前期望能听到什么内容。这种方法结合了客观（合理的患者）和主观（特殊的患者）的方法，他们是自己最好的风险管理者。

在包括妇科内镜在内的所有外科学科中，签署知情同意书都是非常重要的沟通活动，其中，普通患者和非癌症患者的同意书必须涵盖以下 5 个重要方面，即对治疗的性质、目的、益处、替代方法和风险的解释说明。

在知情同意书上的实际签字并不能替代知情同意，而是对知情同意所涉及的 5 个方面的涵盖起到了促进作用。

团队成员必须意识到，在已签署的知情同意范围之外进行的任何手术都可以理解为侵犯，并且可能导致针对内镜医生的刑事或民事诉讼，最终是由外科医生承担法律责任（如果受到起诉）[50]。

有效的 IC 是指医生和患者之间的讨论，并且讨论记录在患者的病历上。告知患者几种治疗方案和替代方案、预期结果、风险和局限性。告知可能的并发症，此外，还告知如果不治疗会带来的后果。

知情同意书的讨论应该记录在患者的病历上，因为签字的同意书本身并不一定证明经过了讨论。接下来让她有时间考虑并做出自己的选择，我们可以向她提供阅读材料和电子网站，以帮助她更好地了解现有的治疗方案，请记住，当着手术医生的面在签字单签名在整个过程中只是一个不重要的环节 [51]。

在入院前谈话、麻醉会诊和手术当天住院期间，护理人员必须审核患者签署的同意书，确认患者对即将进行的手术的理解。最后，在麻醉诱导前、手术开始前和手术结束时，作为手术检查清单的一部分，对已签署的同意书进行复查审核。

最重要的是，在此过程中，对待患者必须有同情心，并给予患者尊重和尊严。手术绝不能超出患者术前签字同意的手术范围，除非遇到危及生命的紧急情况（子宫切除术中的卵巢切除、子宫内膜切除术中的子宫切除、子宫肌瘤切除术中的子宫切除、异位妊娠期间的输卵管切除）。

有时候，某些基于宗教或信仰的个人选择，在术前被明确地写在同意书上，可能会限制外科医生为挽救生命而采取抢救措施。当面对类似的极端情况时，最好在术前或术中征求经验丰富的专家或伦理学家的意见。

当术中出现意外的病理结果，如需要更广泛或根治性手术的恶性肿瘤，应谨慎行事，不要超过术前签字的手术范围，待明确诊断后再做最终的手术。除非术前已明确讨论过术中的这种可能性，或者术中出现的并发症需要进一步的处理。

最终，妇科医生有责任做到 IC，医疗机构有责任确保执行医疗规范，为患者、医院工作人员和外科医生提供一个安全的工作环境。

## 五、风险管理计划包括的不良影响

英国皇家妇产科学院（Royal College of Obstetricians and Gynaecologists，RCOG）公布了一份简短的清单，列出了可纳入临床 RM 计划的一般妇科事件。表 11–1 用于代表妇科内镜检查的观点 [52]。

表 11–1 妇科内镜检查：不良反应要纳入风险管理措施中

| 临床事件 | 机构事件 |
| --- | --- |
| 器官损伤（输尿管、肠、膀胱、神经、血管） | 麻醉并发症 |
| 延迟 / 缺失检测 | 延迟的呼叫援助 |
| 深静脉血栓形成 | 设备故障 |
| 失败的操作（输卵管绝育） | 人际冲突 |
| 意外进入重症监护病房 | 潜在的患者投诉 |
| 取消择期手术 | 配药管理错误 |
| 手术失血量多于 500ml | 保留手术产品 |
| 未经同意 / 错误的手术 | 违反患者保密规定 |
| 肺 / 空气 / 气体栓塞 | 仪器消毒事故 |
| 计划外的再次入院或手术 | 手术标本事故 |
| 膨宫液体超负荷 | 手术环境人机工程学 |
| 能源事故 | 没有据实告知 |

改编自 Royal College of Obstetricians and Gynaecologists（RCOG）Clinical Governance Advice list.

腹腔内损伤、肠道损伤、血管损伤、电刀烧伤、空气或气体栓塞、膨宫液超负荷和特定神经损伤都是妇科内镜检查中值得特别注意的严重并发症 [53]。

幸运的是，许多这些严重的妇科内镜并发症很少发生（如腹腔穿刺损伤、大血管损伤、灌流液过多导致的并发症等），然而，它们可能对健康造成重大影响，患者和内镜医生必须意识到这些潜在的风险，并选择损伤性较小的可替代的治疗[54]。

最近的一篇文献综述表明，腹腔镜手术中严重血管损伤的发生率平均为 1/2272，严重肠道并发症的发生率为 1/1381[55]。

美国食品药品管理局（FDA）的数据显示，与腹腔镜戳卡损伤相关的死亡主要是由于血管损伤的结果（81%），而与戳卡损伤相关的死亡中只有少数是由于肠损伤（19%）导致。戳卡损伤血管导致死亡的病例中，主动脉损伤占 23%，静脉破裂占 15%。糟糕的是，超过 50% 的戳卡导致的严重肠损伤在手术中无法识别[56]。

Fuller 等回顾了 5.5 年内 1353 例与腹腔镜戳卡相关的严重损伤及 31 例死亡病例，得出的结论是，最严重的损伤涉及肠管和大血管[57]。

因此，当考虑到内镜手术的高风险患者（既往腹部手术史、过度肥胖、妊娠、腹膜粘连等）有可能发生戳卡进入腹腔时的相关损伤，必须在术前要讨论到有可替代的进入方法（可视螺纹套管或开放式进入）、不同的穿刺部位（左上象限），或转剖腹手术的可能性[58]。

电外科损伤是妇科内镜检查的另一种罕见但严重的并发症，可能是由于无意的直接接触，也可能是由于手术中无法发现的异常传导电流造成的。

van der Voort 等报道，戳卡置入导致的肠道损伤率为 42%，电外科损伤导致的肠道损伤率为 26%，总死亡率为 3.6%[59]。

通常绝缘故障和电容耦合导致电流意外流向周围组织。虽然利用主动电极监测（active electrode monitoring，AEM）来预防这类电损伤的技术已经在内镜医生中应用了好几年，但是操作模式并没有太大的改变。

一旦发现短路，该系统自动切断电流，防止造成伤害。AEM 是由美国围术期注册护士协会推荐的，也是由独立评估医疗设备的非营利性 ECRI 研究所推荐的预防外科手术电损伤风险的首选[60, 61]。

在考虑使用更复杂的现代内镜器械或自然通道内镜手术时，特别是在对高危人群进行手术并使用可重复使用的手术器械时，生物侵袭和病毒污染也特别值得关注。

当检查医疗环境方面时，科室或医院对患者安全和风险预防的承诺的重要性就变得很明显。这种基本的社会义务和患者的权利必须平等地渗透到所有医疗服务领域，包括妇科内镜。

某些外科手术风险的出现仅仅是因为遵循的是已经废止的临床实践指南或先前制定的政策。

如果不采取强制措施来抵制部门和团队的自满情绪，则必须鼓励遵守机构的手术 RM 原则，因为这关系到患者安全的重要人际关系和环境因素。一般来说，当手术过程和方法标准化并依赖于循证指南，很少会发生事故。

在这种情况下，审核对于 RMC 来说变得极其重要，它可以评估和识别失误，向所有的利益相关者提供反馈和建议，采取补救措施使患者避免损伤，并创造一个鼓励和时刻保持警惕的外部环境。

如果遵循了正当程序和公认的协议，就不太可能发生错误，因此所有妇科内镜相关临床指南、临床标准、专业协会政策和其他类似的部门文件应该在临床领域和机构的网站上易于获取。

在此必须强调清晰及时地记录病历资料的重要性。这适用于所有的临床过程，完整和清晰的临床记录、医嘱、手术同意书、手术记录、出院总结是一种简单有效的预防事故的方法。

所有医务人员都牢牢记住并严格实施了某些被广泛接受的标准风险规避措施，如术中和术后规范、术前签字和手术过程、电子表格和图表、数字成像站、手术和其他清单。

电子提示（用于术前抗生素、药物反应、过敏或深静脉血栓预防）、对锐器进行污染处理、生物危害处置、穿戴防护服和护目镜、避免不符合人体工程学的手术团队环境、制订安全的患者解除和签订协议方案，为患者和医务人员创建和维护了更安全的内镜检查医疗环境。

## 六、培训

适当的团队训练是目前外科手术尤其是内镜手术不可或缺的一部分，就像在医疗行业的所有领域一样，团队成员必须出示证据，证明他们有资格并且可熟练地完成指定手术，并对每一个人进行评估。

工作能力是一个团队成员能够安全、良好地完成任务的决定因素，而持续的工作能力需要不断更新技术，以适应不断发展的设备和系统的变化。

内镜的风险管理、团队训练的重要性再强调也不为过。所有员工的工作内容必须包括临床管理，并定期接受检查。住院医生和研究员必须认识到遵守既定规程和程序的重要性，特别是在轮转的开始阶段。

各组织负有受托的社会责任，在其机构内采取必要步骤以保护专利安全。教学部门也认识到，住院医生和研究员必然需要亲自实践以积累临床经验，这是最终独立实践的必要条件。

住院医生、同事和上级医生都有责任保护患者的最大利益和安全。发生事故时，上级医生要负责任，让患者的手术得到应有的治疗标准。

住院医生及其同事要根据他们的培训水平、经验和具体情况对其治疗标准负责。然而，如果指导老师没有合理地安排手术，或者在手术过程中没有对学生进行充分的监督，指导老师要对住院医生由于粗心造成的任何伤害负责。

发生事故时，如果缺乏负责任的护理人员或没有详尽的病程记录，术后护理可能会很复杂。实际上，当记录患者术后恢复情况时，除了记录病情何时恶化，记录病情何时好转也同样重要。

几个公认的且行之有效的 RM 步骤可降低医疗机构的风险，如确保适当的员工技能和知识培训、加强培训合规性、应用基于证据的风险告知协议、根据团队成员的技能去分配相应的任务、确保信息容易获取和查阅、确保记录准确、定期进行临床审核等。

## 七、披露

当事故发生时，手术团队、医院风险管理者和患者维护者应向患者及其家属公开、诚实、及时地公布信息，这是非常重要的。

最初可能需要的只是用通俗易懂的语言披露不良事件、怀疑的原因、可能的后果和建议的补救措施，以及真诚的道歉，而不一定意味着有错误。

在许多司法管辖区，要求必须向国家或地区数据库记录和报告无意的错误和并发症。鼓励医务人员和医疗机构自觉遵守规定而无须采取惩罚性措施，并根据他们的报告提供反馈意见，以进一步更正相关政策。

一般来说，只有当某一事件在某一特定团队中反复发生时，并且有多次报道时，当警方开始介入时，以及在当地专业协会认为某一事件不可接受时，才需要采取行动。

虽然希望报告所有事件，但并非所有事件都需要彻底调查。当地的 RMC 必须首先审查和评估事件，并向部门主管提出进一步的建议。如果发现了不良事件，就需要进行更详细的审查[62]。

尽管公众的不满意使得医疗服务更加透明，

但缺乏信息披露仍然是患者维权者面临的一个重大问题[63]。

虽然医生和机构对诉讼存在恐惧会不愿意披露错误的信息，但有研究表明，公布一些信息并不会增加诉讼的可能性[64, 65]。

根据 FDA 的数据，在美国只有 8% 的医疗事故被报告，并且众所周知，医院少报告了他们的不良事件，每一个被公开宣布的医院事故[66]，伴随有 20 个没有被报告的事故[67]。

就像所有其他外科学科一样，妇科内镜领域的团队中的非医生成员更勤于报告意外事故和未遂事故，他们确保 RM 合规性并从自己的事件中吸取教训，因此他们在手术团队中成为宝贵的资本。此外，对事件的报告未做出强有力的反馈，是导致无法实施预防措施和无法避免未来不良事件发生的最重要因素之一。

一些部门创建了简单的关于意外事故和未遂事故的报告列表，以模板的形式供团队所有成员使用。建立事件登记制度作为一种有用的工具，可以用来突出强调事件，提高认识和激励团队采取适当的预防措施来处理操作风险。

任何 RM 调查的主要目标是发现风险，解决事故和更新体系，而不是针对个人的批评。

事件的根本原因是流程存在问题，如果流程得到纠正，可以防止其他患者发生同样的事故。必须评估改进之后的效果，并尝试确保其具有预期的风险规避效果[68]。

事件发生后，在调查期间必须采取多种措施。必须聘请资深专家来调查该事件，他们必须保持公正、保密、富有同情心，但也要始终如一。他们必须检查流程和团队存在的不足，分析如何偏离了公认的协议和流程，同时保持非对抗性和非争议性。他们必须聘请最熟悉事件的人参与，并召集相关专家，找出问题的所有根源和原因，分析证据，对事件做出实质性的评估，并学习避免此次事件再次发生。

## 八、信息技术风险管理

在妇科内镜手术等现代医学中，有关患者的各种数字化的信息越来越普遍并且无处不在。机构、外科医生和辅助医疗人员必须警惕信息网络安全，因为我们的工作越来越电子化，而且大多数与患者相关的已存档的私人信息容易遭到破坏、盗版和滥用。

医疗中的信息技术风险（information technology risk，ITR）是一个相对较新的问题，在所有 RM 计划中都应特别提及，因为执业医生和医院可能不太熟悉，并不太有意识保护患者的机密身份和数据信息。

内镜手术可将手术视频画面数字化存档，在此要值得特别注意。因为在数字化拍摄和静态拍摄前，执业医生必须要有单独的机构同意书，使术者有权将拍摄数字录像用于研究或教育。

有一些人认为这些视频图像是患者图表的一部分，可以认为是机构的资料，然而，目前看来，大多数拍摄的资料似乎都存储在于术医生手中。加拿大医疗保护协会提供了一份这样的同意书（图 11–1）[69]。

目前，在 IT 部门专业人员及机构 RMC 的参与之下，已经开发出许多方法来处理 ITR，并将这些方法在机密泄露、网络攻击或其他勒索软件事故发生之前告知工作人员。

## 九、风险评估

风险评估的一个主要困难是确定发生率，因为对于过去发生的各种事件并没有现成的可靠统计资料。然而，风险评估应综合这些信息以供组织管理，以便容易理解主要的风险，并优先制订 RM 决策。

2008 年，英国 RCOG 对妇科医疗服务标准的描述为：有证据表明，RM 系统可识别可能使

**照片和视频同意书**

与患者讨论后完成

患者姓名：

患者地址：

此授权书授予同意永久使用您的图像（照片或视频）和（或）您所说的话用于教学。签署本文件即表示您同意：

- 允许记录您的图像和声音（如照片、音频或视频）。
- 要以任何介质（包括印刷或电子形式）分发图像或记录，其中可能包括或网络其他教育性社交媒体。
- 授予其他机构为教育目的而复制图像或记录的权限。
- 使用您的照片，视频或录音是没有补偿的。

记录的图像和（或）声音的种类：

录像、图像和（或）声音的目的，包括目标受众：

始终确保您的匿名。

限制条件（如果需要请注明）：

我已阅读并完全理解本文档的意图和目的，无任何疑义进行签名。

姓名（请打印）：

签名： 日期： 证人：

▲ 图 11-1 用于手术录像数字存档的同意书样本

改编自 Canadian Medical Protective Association suggested consent form.

患者、工作人员、访客和医院财产遭受伤害的因素。为了将风险降至最低，重要的是在 RM 框架内采用一种主动性、前瞻性的方法，该方法将临床管理的各个方面综合在一起，包括临床审核、培训、投诉处理、研究和服务开发。

同时我们还应该关注的领域包括最近的诉讼、患者投诉、国家专业协会出版物、医疗或护理保护协会的建议、政府健康指示等。

当然，时代已经改变，更有益于患者、医务工作者和组织机构，并且随着我们对高质量健康的认识，它将进一步发展。当代以患者安全为中心的理念和对安全内镜手术的认知，已经取代了传统观念，传统的观念里只认可剖腹手术。

以下实例描述了医疗的发展历程。以前，我们提供最佳医疗服务；现在，患者可得到安全的医疗。以前，医生会因为错误而受到指责；现在，会指责系统出现安全失误。以前，医生强调责任非常关键，现在，是庆祝团队取得成绩。以前，外科医生提供个性化治疗；现在，团队提供最佳治疗。以前，我们治疗疾病；现在，患者获得更好的健康质量。以前，外科医生会制订治疗计划；现在，与患者协商治疗方案。以前，术者补救事故；现在，召集专家报告事件。以前，熟练的外科医生在术中学习手术技能；现在，在虚拟现实手术技术实验室中完善手术技能。以前，我们工作无数个小时；现在，我们要平衡工作和家庭。以前，医生处理病理标本；现在，机器人手臂可以远程操纵处理组织标本。

RM 是兼顾实用性及成本效益的一种做法，目的是减少威胁患者安全的意外事故的发生。不可否认，医疗风险无法完全避免或消除全部。患者、管理人员及医疗人员都应具有一定的知识来面对医疗风险。

无论医疗进展如何，我们都有义务保持警惕，并尽一切努力避免患者的意外伤害，面对失败，纠正错误并保证不断从我们的不幸中学习。正如肯尼迪总统所说，失误不会变成错误，除非我们拒绝改正失误并从中吸取教训。

这篇关于 RM 的简短实用的概述探讨了妇科内镜技术的一些基本原理，并提出了为患者提供现代微创治疗的同时如何解决患者安全问题。我们的目标仍然是提高认识、广泛讨论和鼓励研究，以降低危险，造福于所有人。

## 十、术语解释

以下定义和术语通常与患者安全、风险管理和法医学情况相关。

风险：医疗中的风险定义为危险造成损害的可能性乘以潜在损害的严重程度 [70]。

职业健康和安全咨询服务将风险定义为不良事件造成的危险概率乘以潜在伤害的严重程度 [71]。

它可以被看作是对目标的不确定性影响，无论是积极的还是消极的。它是由事件造成伤害的可能性和伤害或健康损害的严重程度的结合。

风险管理是卫生系统主动识别、评估和处理风险的动态过程，从而避免可预见的不良事件的发生或复发 [72, 73]。

在实践中，它是一种强有力的工具，可以增加安全性，从而减轻和控制危害的可能性，并在医疗服务期间提高患者的安全性，相反，RM 能力不足会对患者、机构和从业者造成严重而影响广泛的后果。

为人力资源管理制订了许多RM标准，然而，定义和目标会随着给定 RM 方法的规则和上下文而变化 [34]。

常存风险意识，遇到潜在危险时医疗保健系统会向患者、医务工作者和医疗机构发出警报并与自满情绪做斗争。它需要识别漏洞，并从“失误”中吸取教训。

不良事件：是由于无意的行为或疏忽造成的伤害，通常与结果和患者的经历有关。而错误是计划操作的偶然失败，通常涉及流程和医疗服务工作者。因此，医疗中的不良事件并不等同于错误。

尽职原则：医务人员有义务提供谨慎和善意的医疗服务，最大化地保护患者的权益，否则医疗工作者将为不良后果负责。

谨慎责任：有时候也称之为合理的关注，常和尽职原则联系在一起，指在一定情况下指派并由其他人提供的医疗服务必须达到所期望的标准。

赔偿：是一方当事人对另一方当事人的一种保证，当发生医疗法律纠纷时，甲方将承担由此产生的任何损失或损害的费用。例如，保险是一种由医疗法律保护组织提供的赔偿，以承担在符合政策规定的损失。

责任：是指医疗服务提供者造成了伤害患者或使其经济损失的事件，而医生应承担责任。这意味着可以要求他们赔偿损害或损失。

过失：是一种过错责任，这意味着保健服务提供者（个人或团队或组织）被指控在提供医疗服务时犯了错误或未能提供他本应提供的服务，结果造成伤害或损失。

医疗标准：是指根据法律通常是过失法，执业医生对患者的健康和安全负有义务，包括服务、关注、治疗和保护的程度或水平。所要求的标准因情况而异，确定适当的标准通常不是一件容易的事情。

替代责任：是指医疗机构对医疗服务提供者的行为承担责任，只要他们在机构的主持和指导下行事，并在发生事故时在其职责范围内采取行动。换句话说，一个组织本身没有做错任何事情，但要对其医疗团队的行为负责。

弱势群体：这个术语用来描述那些在保护自己方面有困难并且面临更大的意外伤害风险的患者。弱势性可能是暂时性的或永久性的，可能影响儿童、青年、老年人、残疾人和犯罪或伤害的受害者。

## 十一、技巧与窍门

国际组织标准化风险管理步骤：①识别、检查和评估风险；②确定易感性；③确立风险并评估后果；④确定减少这些风险的方法；⑤优先考虑风险预防措施。

用于降低风险有效沟通的 7 条基本规则：①吸引所有的利益相关者；②估计和评估团队的工作方案；③参与团队和医疗提供者个人的具体问题；④真诚、真实、坦诚；⑤招聘并与其他专家合作；⑥处理患者意见和媒体质疑；⑦用同理心、诚实和体贴的态度坦率地交流。

发现错误并需要调查时：①坚持公正和保密；②高级利益相关者要参与；③学习相关专业知识；④富有同情心，但要始终如一地检查系统和团队的失败；⑤保持非对抗、非对立；⑥认识到已偏离接受的协议；⑦确定基于支持事件和行动的证据；⑧分析所有的根源和原因；⑨与那些最熟悉事件的人交流并给出反馈意见，以及提出调查结果。

内镜风险管理委员会组成：①主要临床医生；②护理人员；③住院医生或培训研究员；④其他学科代表；⑤机构的健康安全代表；⑥机构患者的倡导者。

风险管理可最大限度地减少组织机构发生错误：①确保适当的员工技能和知识培训；②加强培训的合规性；③采用强制性的当代协议；④将技能与任务基准相匹配；⑤容易获得相关信息；⑥确保记录标准，不能拖延；⑦常规临床审核；⑧管理结构。

妇科内镜的风险管理：①熟悉当地的临床管理；②组织妇科内镜检查；③制订风险管理战略和策略；④报告错误，并从事故中吸取教训；⑤登记风险和补救措施；⑥进行风险评估和审核；⑦ RMC 促进工作实施；⑧引进新技术时，制订安全规程；⑨发生错误时进行诚实地披露；⑩资深内镜医生率先从险些发生的事故和已发生的事故中吸取经验教训。

## 参考文献

[1] Violato C. Editorial: doctor–patient relationships, laws, clinical guidelines, best practices, evidencebased medicine, medical errors and patient safety. Can Med Educ J. 2013;4(1):e1–e6.

[2] Weiser TG, Regenbogen SE, Thompson KD, et al. An estimation of the global volume of surgery: a modelling strategy based on available data. Lancet. 2008;372(9633):139–44.

[3] WHO guidelines for safe surgery: safe surgery saves lives. WHO. 2014. Available from: http://www. who.int/patientsafety/safesurgery/tools_resources/ 9789241598552/en/. [Accessed April 30, 2017].

[4] Brennan TA, Leape LL, Laird NM, et al. Incidence of adverse events and negligence in hospitalized patients.. Results of the Harvard Medical Practice Study I. N Engl J Med. 1991;324(6):370–6.

[5] Gandaglia G, Ghani KR, Sood A, et al. Effect of minimally invasive surgery on the risk for surgical site infections. Results from the National Surgical Quality Improvement Program (NSQIP) Database. JAMA Surg. 2014;149(10):1039–44.

[6] Siska VB, Ann L, Gunter de W, et al. Surgical skill: trick or trait? J Surg Educ. 2015;72(6):1247–53.

[7] Reason J. Safety in the operating theatre – Part 2: human error and organisational failure. Qual Saf Health Care. 1995;14(1):56–60.

[8] Card AJ, Ward J, Clarkson PJ. Successful risk assessment may not always lead to successful risk control: a systematic literature review of risk control after root cause analysis. J Healthc Risk Manag. 2012; 31(3):6–12.

[9] Card AJ, Ward JR, Clarkson PJ. Rebalancing risk management—Part 2: The Active Risk Control (ARC) Toolkit. J Healthc Risk Manag. 2015;34(3):4–17.

[10] Rodrigues SP, Wever AM, Dankelman J, et al. Risk factors in patient safety: minimally invasive surgery versus conventional surgery. Surg Endosc. 2012; 26(2):350–6.

[11] Driessen SRC, Sandberg EM, Rodrigues SP, et al. Identification of risk factors in minimally invasive surgery: a prospective multicenter study. Surg Endosc. 2017;31(6):2467–73.

[12] Waste and Inefficiency in the U.S. Health Care System, Clinical Care: A Comprehensive Analysis in Support of System–wide Improvements. New England Healthcare Institute, February 2008.

[13] Bentley TG, Effros RM, Palar K, et al. Waste in the U.S. Health care system: a conceptual framework. Milbank Q. 2008;86(4):629–59.

[14] Section 2531 Med Liability Alternatives Health Reform Bill HR 3962. p. 1432.

[15] Berguer R, Smith WD, Chung YH. Performing laparoscopic surgery is significantly more stressful for the surgeon than open surgery. Surg Endosc. 2001;15(10):1204–7.

[16] Zhang J, Patel VL, Johnson TR, et al. A cognitive taxonomy of medical errors. J Biomed Inform. 2004; 37(3):193–204.

[17] Weingart SN, McL Wilson R, Gibberd RW, et al. Epidemiology of medical error. West J Med. 2000; 172(6):390–3.

[18] Nissen K, Angus SV, Miller W, et al. Teaching risk management: Addressing ACGME core competencies. J Grad

Med Educ. 2010;2(4):589–94.
[19] Singh SS, Marcoux V, Cheung V, et al. Core competencies for gynecologic endoscopy in residency training: a national consensus project. J Minim Invasive Gynecol. 2009;16(1):1–7.
[20] Moreno-Hunt C, Gilbert WM. Current status of obstetrics and gynecology resident medical-legal education: a survey of program directors. Obstet Gynecol. 2005;106(6):1382–4.
[21] National Patient Safety Agency (NPSA). Seven steps to patient safety: A guide for NHS staff. 2003.
[22] Reason JT. Human error. Cambridge: Cambridge University Press; 1990.
[23] Roberts KH, Yu K, Van Stralen D. Patient safety as an organizational systems issue: lessons from a variety of industries. In: Youngberg BJ, Hatlie MJ (Eds). The Patient Safety Handbook. Sudbury MA: Jones & Bartlett; 2004. pp. 169–86.
[24] Meister D. Human Factors in Surgery Design, Development and Testing. Mahwah, NJ: Lawrence Erlbaum Associates, Inc., Publishings; 1992.
[25] Krizek TJ. Surgical error: reflections on adverse events. Bull Am Coll Surg. 2000;85(7):18–22.
[26] Clarke JR. Designing safety into the minimally invasive surgical revolution: a commentary based on the Jacques Perissat Lecture of the International Congress of the European Association for Endoscopic Surgery. Surg Endosc. 2009;23(1):216–20.
[27] Calland JF, Guerlain S, Adams RB, et al. A systems approach to surgical safety. Surg Endosc. 2002;16(6): 1005–14.
[28] Render ML, Hirschhorn L. An irreplaceable safety culture. Crit Care Clin. 2005;21(1):31–41. viii.
[29] Siddiqui J, Tuffnell D. Minimizing risk in gynaecological surgery. Rev Gynecol Pract. 2005;5:152–8.
[30] Reason JT. Human Error. Cambridge, United Kingdom: Cambridge University Press; 1999.
[31] Leape LL. Striving for perfection. Clin Chem. 2002; 48(11):1871–2.
[32] Reason JT Understanding adverse events: the human factors. In: Vincent C (Ed). Clinical Risk Management. London: BMJ Publishing Group; 2001. pp. 9–30.
[33] Marx D. Patient Safety and the "Just Culture": A Primer for Health Care Executives. [Internet]. New York, NY: Columbia University; 2001. Available from: http:// psnet.ahrq.gov/resource.aspx?resourceID=1582 [Accessed January 7, 2015].
[34] ISO/DIS 31000. Risk Management—Principles and Guidelines on Implementation. International Organization for Standardization; 2009.
[35] Donabedian A. Evaluating the quality of medical care. Milbank Q. 2005;83(4):691–729.
[36] Donabedian A. The Definition of Quality and Approaches to Its Assessment. Ann Arbor, MI: Health Administration Press; 1980.
[37] Moss F. Risk management and quality of care. Qual Health Care. 1995;4(2):102–7.
[38] Verdaasdonk EG, Stassen LP, van der Elst M, et al. Problems with technical equipment during laparoscopic surgery. An observational study. Surg Endosc. 2007;21(2):275–9.
[39] Powell SM, Hill RK. My copilot is a nurse—using crew resource management in the OR. AORN J. 2006;83(1):179–80, 183–90, 193–8 passim; quiz 203–6.
[40] Raymond E, Ternamian A, Leyland N, et al. Endoscopy teaching in Canada: a survey of obstetrics and gynecology program directors and graduating residents. J Minim Invasive Gynecol. 2006;13(1): 10–6.
[41] Roberts KH, Yu K, Stralen D. Patient safety as an organizational systems issue: lessons from a variety of industries. In: Youngberg B, Hatlie M (Eds). Patient Safety Handbook. Sudbury, MA: Jones & Barlett; 2004. pp. 169–86.
[42] Christian CK, Gustafson ML, Roth EM, et al. A prospective study of patient safety in the operating room. Surgery 2006;139(2):159–73.
[43] Nakhleh RE, Fitzgibbons PL (Eds). Quality Management in Anatomic Pathology: Promoting Patient Safety through Systems Improvement and Error Reduction. Northfield, IL: College of American Pathologists; 2005.
[44] Covello VT, Allen FH. Seven Cardinal Rules of Risk Communication. US Environmental Protection Agency. Washington, DC: OPA-87-020; 1988.
[45] Abed H, Rogers R, Helitzer D, et al. Informed consent in gynecologic surgery. Am J Obstet Gynecol. 2007; 197(6):674–5.
[46] Dickens BM, Cook RJ. Patients' refusal of recommended treatment. Int J Gynaecol Obstet. 2015;131(1): 105–8.
[47] Chambliss DF, Schutt RK. Making Sense of the Social World: Methods of Investigation, 3rd edn. Thousand Oaks, CA: Pine Forge Press; 2010.
[48] Olga Salgo. Administratrix, etc., Respondent, v. Leland Stanford Jr. University Board of Trustees et al., Appellants [Civ. No. 17045. First Dist., Div. One. Oct. 22, 1957].
[49] Lobo RA, Gershenson DM, Lentz GM, et al. Comprehensive Gynecology, 7th edn. Amsterdam: Elsevier; 2015. Chapter 24, p. 568.
[50] Elliott C. Clinical governance in gynaecological surgery. Best Pract Res Clin Obstet Gynaecol. 2006; 20(1):189–204.
[51] Nicholas N, El Sayed M. The changing face of consent: past and present. Obstet Gynaecol. 2006;8(1):39–44.
[52] Clinical risk management for obstetricians and gynaecologists. RCOG Clinical Governance Advice No. 2; January 2001. www.rcog.org.uk
[53] Groenman FA, Peters LW, Rademaker BM, et al. Embolism of air and gas in hysteroscopic procedures: pathophysiology and implication for daily practice. J Minim Invasive Gynecol. 2008;15(2):241–7.
[54] Vilos GA, Ternamian A, Dempster J, et al. Laparoscopic entry: a review of techniques, technologies and com-plications. J Obstet Gynecol Can. 2007;29(5): 433–47.
[55] Larobina M, Nottle P. Complete evidence regarding major vascular injuries during laparoscopic access. Surg Laparosc Endosc Percutan Tech. 2005;15(3): 119–23.
[56] Bhoyrul S, Vierra MA, Nezhat CR, et al. Trocar injuries in laparoscopic surgery. J Am Coll Surg. 2001;192(6):677–83.
[57] Fuller J, Ashar BS, Carey-Corrado J. Trocar-associated injuries and fatalities: an analysis of 1399 reports to the FDA. J Minim Invasive Gynecol. 2005;12(4): 302–7.
[58] Ternamian AM, Vilos GA, Vilos AG, et al. Laparoscopic peritoneal entry with the reusable threaded visual cannula. J Minim Invasive Gynecol. 2010;17(4): 461–7.
[59] van der Voort M, Heijnsdijk EA, Gouma DJ. Bowel injury as a complication of laparoscopy. Br J Surg. 2004;91(10):1253–8.
[60] Managed Care Weekly Digest (2002) AORN panel cites Encision's AEM technology as recommended device. Available

at: http://www.newsrx.com/ newsletters/Managed-Care-Weekly-Digest/2002-05-27/2002052733315MH. html. May 2002; Accessed January 2016.

[61] ECRI. Safety technologies for laparoscopic monopolar electrosurgery; devices for managing burn risks. Health Devices. 2005;34(8):259–72.

[62] Vincent C. Taylor-Adams S. The investigation and analysis of clinical incidents. In: Vincent C (Ed). Clinical Risk Management. London: BMJ Publishing Group; 2001.p. 439–60.

[63] Gibson. Wall of Silence. Washington DC: Regnery Publishing Co; 2003.

[64] Leape LL, Berwick DM. Five years after to err is human. What have we learned? JAMA. 2005;293(19): 2384–90.

[65] Munro MG. Laparoscopic access: complications, technologies, and techniques. Curr Opin Obstet Gynecol. 2002;14(4):365–74.

[66] Schmidek JM, Weeks WB. Relationship between tort claims and patient incident reports in the Veterans Health Administration. Qual Saf Health Care. 2005; 14(2):117–22.

[67] Physicians Insurers Association of America. Claim Trend Analysis 2009 Edition. Rockville, MD: Physicians Insurers Association of America; 2009.

[68] Learning from experience. Presentation from www. clinicalrisk. com

[69] www.cmpa-acpm.ca.

[70] Department of Health. An organization with a memory: report of an expert group on learning from adverse events in the NHS chaired by the Chief Medical Officer. London: The Stationary Office; 2000.

[71] Occupational Health and Safety Advisory Services (OHSAS) 18001; 2007.

[72] Walshe K. The development of clinical risk management. In: Vincent C (Ed). Clinical Risk Management. London: BMJ Publishing Group; 2001, pp. 45–60.

[73] Edozien LC. Risk management in gynaecology. Obstet Gynaecol Repro Med. 2009;20:1–13.

# 第 12 章　腹腔镜下女性盆腔的血管走行与神经分布

# Female Pelvis Innervation and Vascularization in Laparoscopy

Andrea Tinelli　Radmila Sparić　Saša Kadija　Svetlana Spremović Radjenović
Ospan A Mynbaev　Michael Stark　Antonio Malvasi　著
张　朔　译　　高　辉　李红霞　校

## 一、概述

熟悉女性骨盆解剖（包括显露腹膜后间隙）对于安全实施内镜手术至关重要。也就是说，盆腔和腹腔的外科内镜下解剖包括对空间、脏器、支持系统、血管淋巴丛和神经。除了熟悉腹部和盆腔脏器的解剖结构外，还需要了解充满盆腔器官、淋巴结和血管之间的虚拟间隙（称为内脏周围间隙）的结缔组织的排列（图 12–1），从而能够识别包含血管和神经的结缔组织结构。这可以识别出剖腹手术中一般未知的区域和解剖结构[1]。

女性盆腔神经在腹膜后走行，其路径在有关盆腔神经解剖的章节中有部分描述。现在人们已经认识到，在狭小的盆腔间隙中，在腹腔镜下实施的某些妇科手术，特别是在癌症、子宫内膜异位症和盆腔器官脱垂（pelvic organ prolapse，POP）手术中，可能会触碰，甚至损伤到其中的一些组织（图 12–2）[2]。

现在，腹腔镜技术在妇科手术中广泛普及。因此，许多腹腔镜手术包括打开腹膜后间隙，这在以前只能通过剖腹手术；因此，探查腹膜后盆腔结构（图 12–3）也成为妇科内镜医生日常工作的一部分。

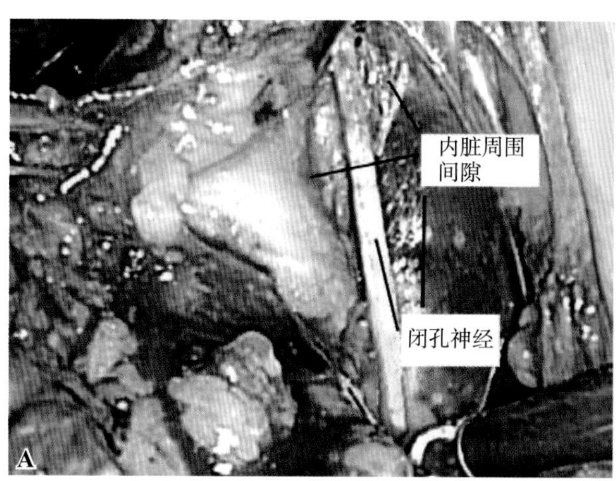


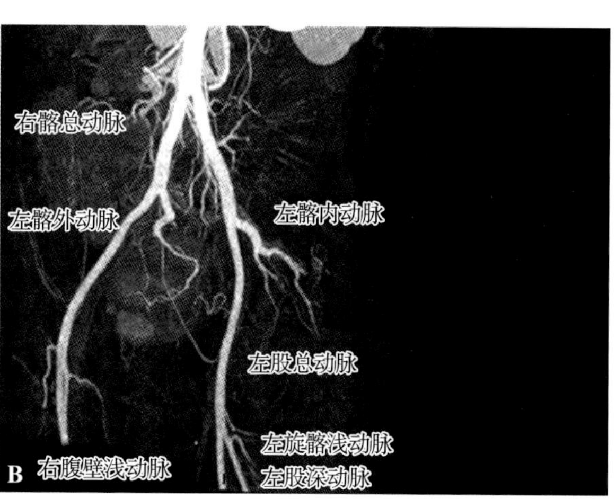


▲ 图 12–1　闭孔与闭孔神经周围的“内脏间隙”及周围的淋巴结和神经

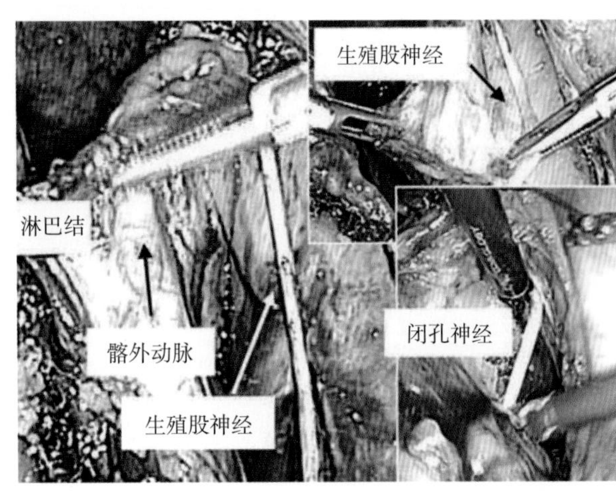


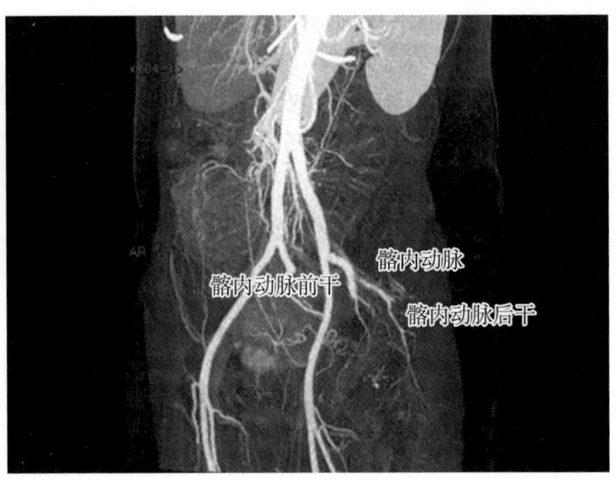


▲ 图 12–2 在一些妇科腹腔镜手术中，在狭小的盆腔腹膜后间隙中可能会触碰到一些神经，如闭孔神经或生殖股神经

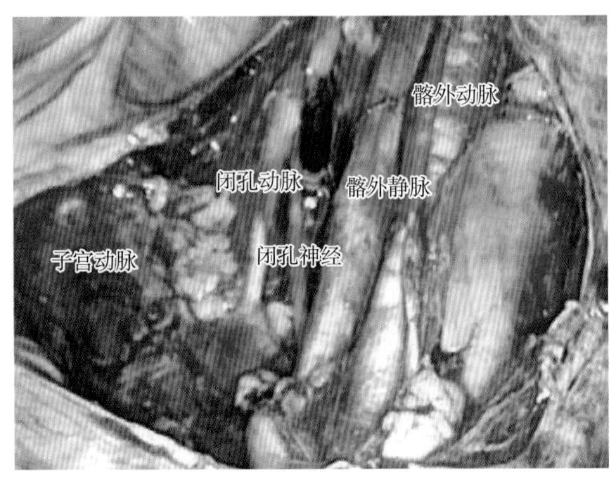


▲ 图 12–3 右侧盆腔腹膜后，从左到右分别显示子宫动脉、闭孔动脉、闭孔神经、髂外静脉和髂外动脉

## 二、腹腔镜在腹膜外空间的应用

许多腹腔镜手术是在不打开腹膜后间隙的情况下进行的，因为这不是盆腔手术所必需的。然而，在某些情况下，即使在内镜医生通常不检查的区域，有些疾病类型也会在此区域受累。

显露盆腔腹膜后间隙的几种术式，包括盆腔淋巴结切除术（图 12–4），通常与肿瘤、盆腔器官脱垂手术和盆腔深部子宫内膜异位症的治疗相关[2]。

为了安全地通过这些间隙进行腹腔镜检查，重要的是要熟悉器官、肌肉韧带和血管神经支持盆腔器官的位置，以便在每次手术开始时确定这些组织的位置。这些干预措施需要相当熟悉腹膜后解剖，并特别精通外科解剖学。

盆底疾病在女性中所占比例较大，而且随着预期寿命的增长，将会有越来越多的女性受到影响[3]。盆底疾病主要需要手术治疗，多数是经阴道或经腹进行的。随着腹腔镜在妇科的广泛应用，其中一些手术现已在腹腔镜下进行。POP 手术的基本原则是恢复盆底形态，纠正阴道解剖，支持和恢复正常的肠道、膀胱和性功能，从而改善患者的症状。这些手术是通过将器官与骨盆结构中的某个位置相固定，如子宫骶骨、骶骨结节和骶棘韧带，通过缝合或合成网片或植骨来进行[3]。经阴道通路，可以避免剖腹或腹腔镜，仍然是一种主要的治疗模式，特别是对患有严重并发症的妇女。

尽管如此，大多数的手术都可以通过腹腔镜进行[3]。腹腔镜手术自 1991 年开始应用于妇科，其优点是增强了对盆腔结构的可视化，降低术后病率，术后恢复较快[4]。进一步的优势包括减少阴道纤维化，直接显示输尿管，最大限度地减少网片与阴道菌群污染的机会，从而降低网片感染率[4]。

盆底疾病最常见的术式是腹腔镜骶前固定术（laparoscopic sacrocolpopexy，LSC）[3]。该手术需要分离骶前腹膜，因此必须深入了解骶前间隙

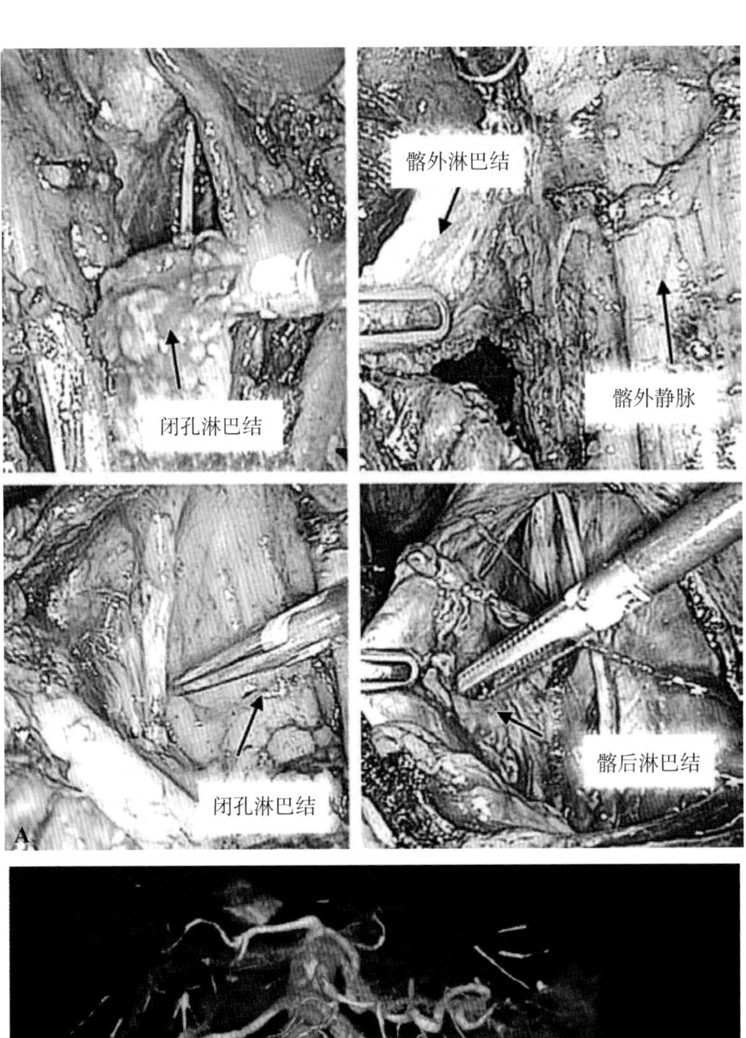


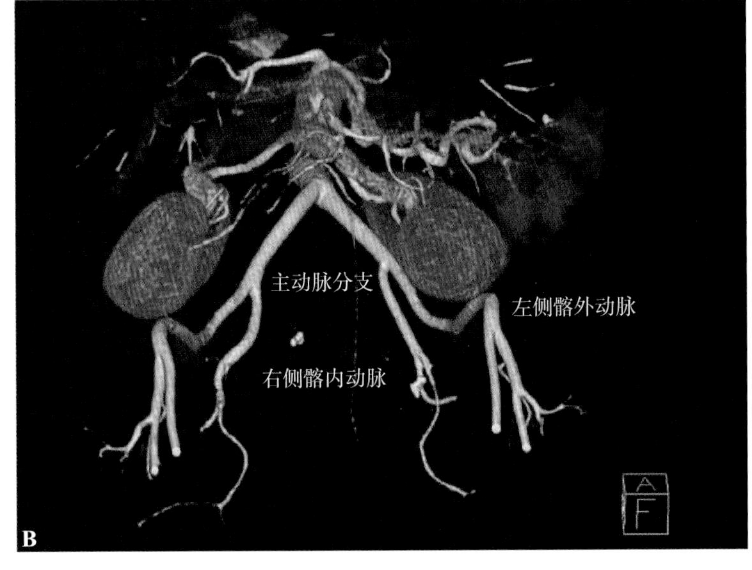


◀ 图 12-4　进入腹膜后间隙的盆腔淋巴结清扫始于髂外静脉，覆盖在髂外动脉上的淋巴也被切除。然后向下解剖至闭孔窝，分离并保留闭孔神经、闭孔动静脉，并切除闭孔淋巴结。进一步在髂总动脉分叉处进行解剖，切除髂外动脉与髂内动脉夹角的淋巴结，盆腔淋巴结清扫后不关闭血管上的腹膜

和直肠旁间隙、直肠阴道和膀胱阴道间隙及肛提肌的解剖。腹腔镜骶前固定术可防止直肠失神经导致的排便困难。与剖腹手术不同，LSC 在性功能方面更具优势，因为它不会造成性交不畅 [4, 5]。这一术式也可以通过机器人和机器人辅助的骶前固定术（robot-assisted sacrocolpopexy，RSC）来进行。

腹腔镜下的另一种 POP 术式是腹腔镜骶骨子宫固定术，即将子宫固定在骶骨岬部 [4, 5]。腹腔镜侧悬吊术是在保留或不保留子宫的情况下进行的 [4, 5]。

目前还缺乏此类手术术后妊娠的数据，大多数情况下，患者进行了剖宫产 [4]。

## 三、腹腔镜手术中的血管走行和淋巴系统分布

在高级别腹腔镜手术中，腹膜后血管和盆腔淋巴系统很容易被识别。

对于年轻的未产妇，在宫颈癌的早期阶段（$I_{A1}$、$I_{A2}$，直到 $I_{B1}$ 阶段）进行保守治疗是可能的[6]。腹腔镜手术在这些复杂的肿瘤疾病中向前迈进了一大步，因为腹腔镜手术比剖腹手术有创性小，而且由于术中解剖视图的显著放大，内镜专家也获得了实质性的益处。

这使得腹腔镜医生能够准确地切除盆腔淋巴结，而对周围结构的损害降至最小。盆腔淋巴结清扫包括切除髂总血管周围的淋巴结（图12–5），然后切除位于髂外血管周围的任何其他淋巴结，手术结束时从闭孔窝中取出淋巴结（图12–6）[7]。

在一些使用先进腹腔镜的中心，如果病情需要，也可切除腰主动脉链的淋巴结（图12–7）。腹腔镜视野的放大不仅允许内镜医生清扫淋巴结，而且还可以利用双极电流凝固淋巴丛内的出血区域或腹膜后小血管的出血。

随着淋巴结的切除，沿着髂血管走行的生殖股神经（图12–2）可以完整地保留下来。在腹腔镜手术中，这似乎是需要保留的最重要和最关键的神经结构，因为随后的手术步骤涉及绝对不能被损伤的主要神经[8]。

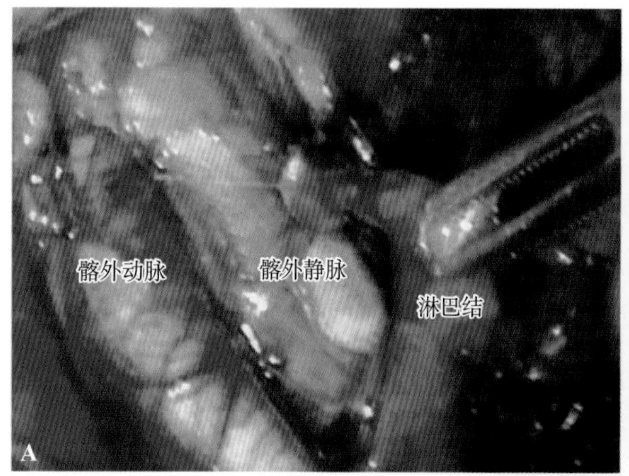


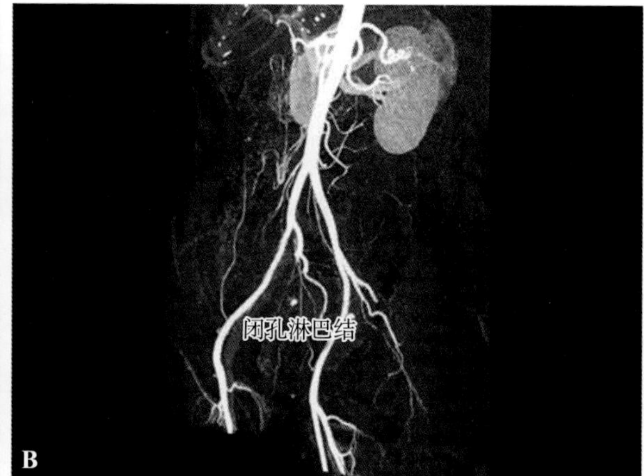


▲ 图12–5　在腹腔镜宫颈癌根治术中，沿着髂外静脉切除巨大的盆腔淋巴结

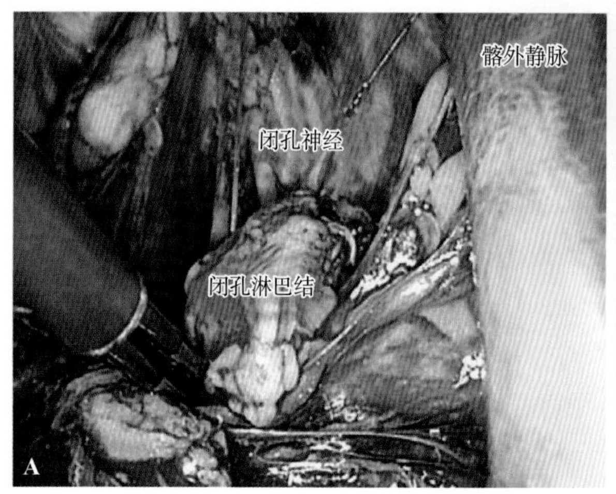


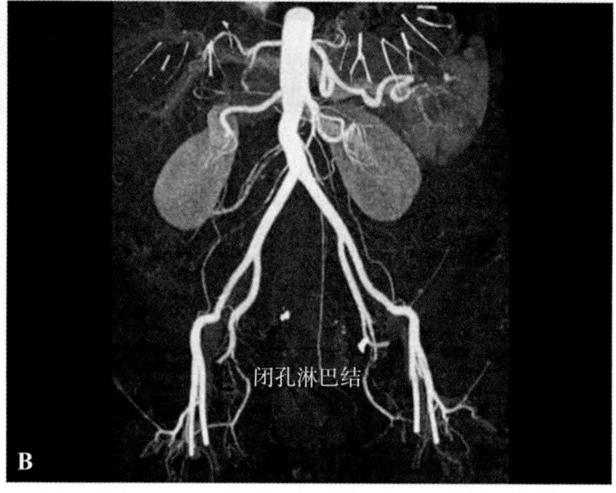


▲ 图12–6　盆腔淋巴结切除术以从闭孔窝中取出淋巴结为结束，如图所示，取出了一整套淋巴结

在切除髂外血管周围的淋巴结（图 12–8）后，需要随后处理这些血管以便于清扫闭孔窝和髂内淋巴结。髂内和闭孔淋巴结位于髂外血管内侧（图 12–4）。

闭孔淋巴结（图 12–9）环绕闭孔神经（图 12–6），与周围的神经结构相比，闭孔神经相当宽且具有抗拉力。然而，清扫闭孔窝淋巴结时，神经表面的和不精确的操作也可能导致损伤。

广泛切除盆腔淋巴结（图 12–10）可以清楚地看到一些血管结构，如髂内动脉的前支（图 12–11），它进一步分为子宫动脉、膀胱上动脉和闭孔动脉（也称为外侧韧带）[9]。

子宫的静脉与动脉平行，走行于动脉下方，汇聚到髂内静脉的分支。过深切除位于子宫静脉下方的淋巴结可能会损害下腹下丛（也称盆丛）的上部（图 12–12），这几乎不会影响下尿路的功

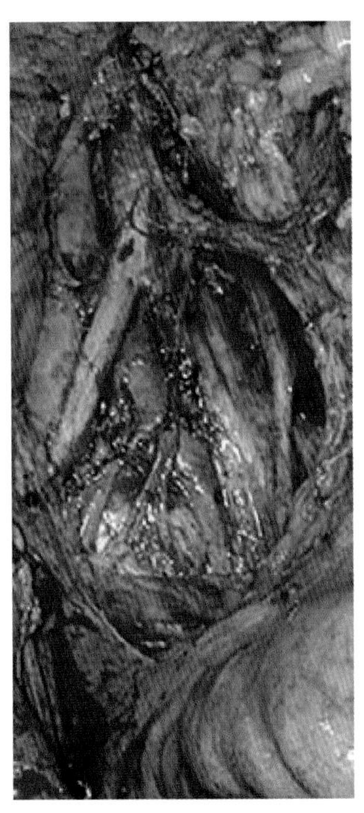

▲ 图 12–7 腰主动脉链淋巴结清扫：图像清楚地显示了主动脉分叉处的肠系膜下神经丛

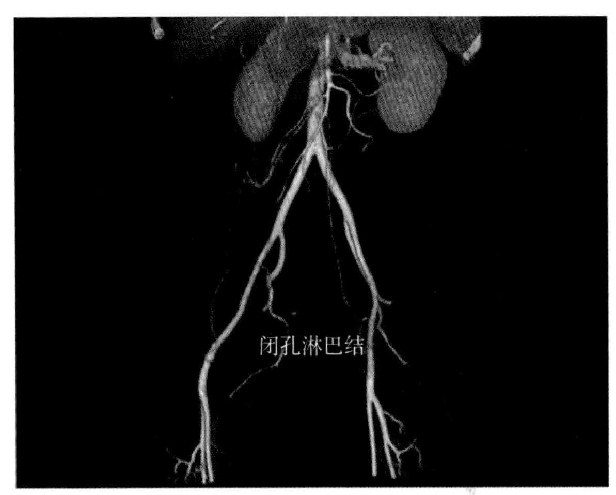


▲ 图 12–9 矢状位血管断层计算机成像显示双侧闭孔淋巴结

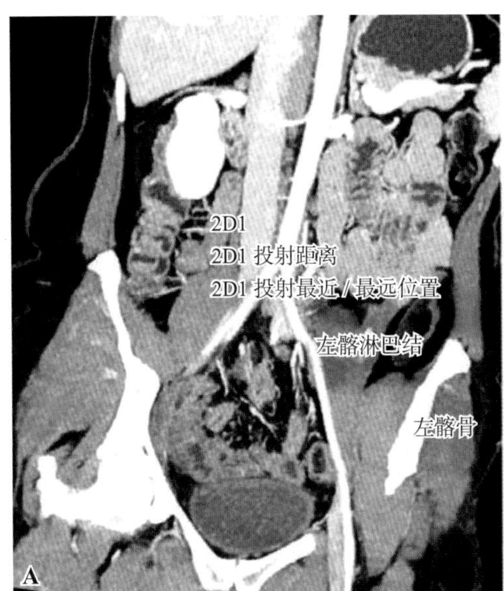


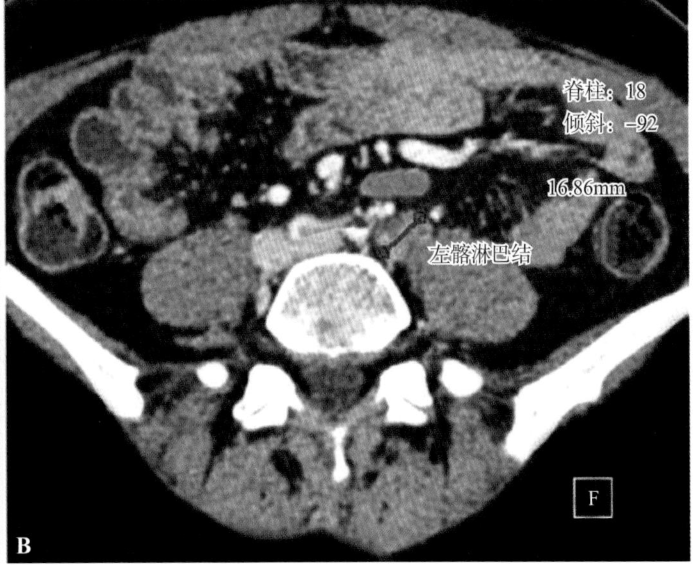


▲ 图 12–8 矢状位和冠状位的 2 张血管断层扫描图像，显示髂外血管上直径为 16mm 的淋巴结

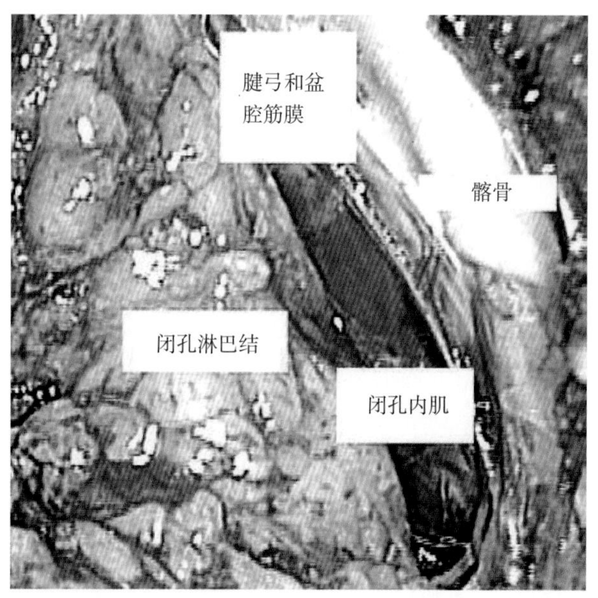


▲ 图 12–10　右侧淋巴结切除术的腹腔镜图像，显示闭孔淋巴结从腱弓和盆腔筋膜分离，附着在髂骨上，周围是闭孔肌

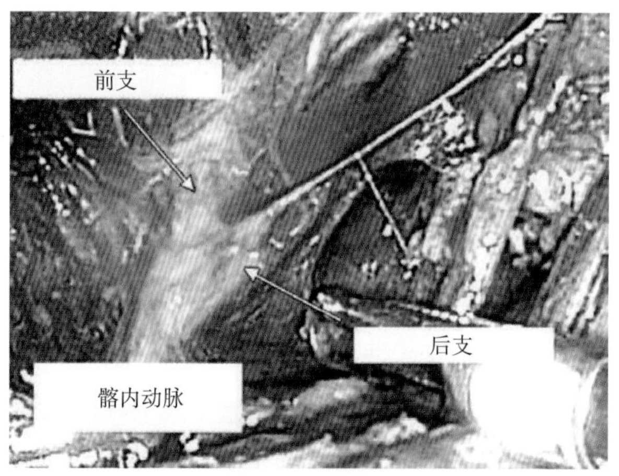


▲ 图 12–11　髂内动脉分为前支、后支，前支进一步分为子宫动脉、膀胱上动脉和闭孔动脉

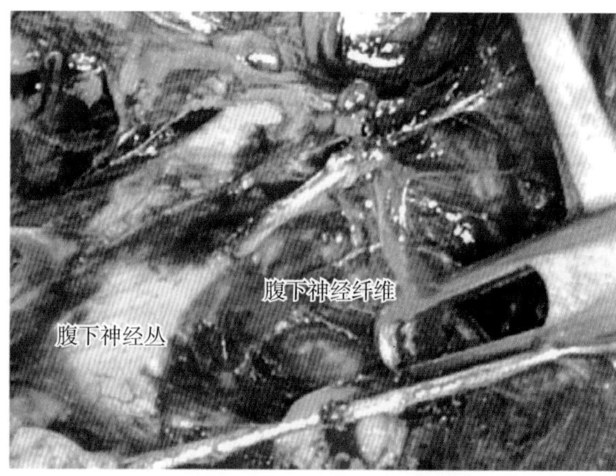


▲ 图 12–12　髂内静脉和闭孔神经（右侧）下方的下腹下神经丛，下腹下神经丛指向盆腔外侧壁

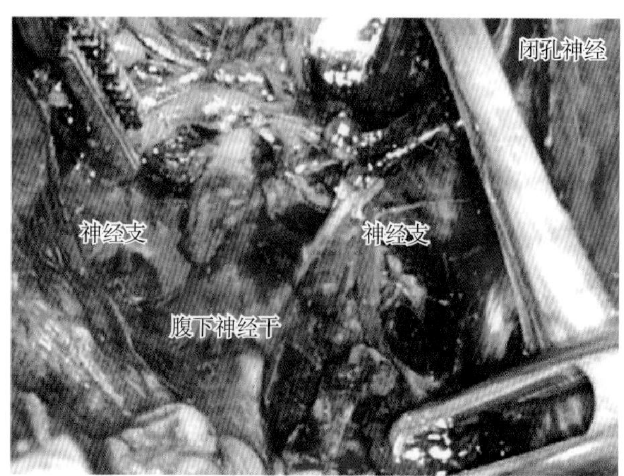


▲ 图 12–13　下腹下神经丛的外侧支，指向盆腔内侧壁和外侧壁

能，但可能会导致宫颈和阴道背鞘的不敏感。

在这种类型的淋巴结切除术中，下腹下神经丛尾部的损伤（图 12–13）可能导致直肠和膀胱的敏感性（或张力）降低，这几乎总是在腹腔镜术后发生[10]。

早期宫颈癌通常在广泛的宫颈锥形切除后进行盆腔淋巴结切除术[11]，或如上所述，行子宫颈切除术[12]，因此，盆腔去神经对宫颈和阴道鞘的某些生理功能可能产生影响。

关于接受腹腔镜盆腔淋巴清扫和随后锥切术或子宫颈切除术的妇女，其分娩结果和剖宫产率的信息仍然很少[13]。我们认为应该进一步探讨，并进行进一步的临床和外科试验的后续研究，以便更好地了解腹腔镜治疗腹膜后疾病的患者的盆腔神经功能[14]。

至目前为止，一些动物实验模型提示双侧宫颈神经切除可能导致血管生成和某些神经因子的敏感性改变[15]。这些反之又可能影响宫颈成熟的不断变化的微血管形成调节，并可能在胎儿出生过程中发挥重要影响。

## 四、女性盆腔神经系统

另一种可能损害盆腔神经的腹腔镜手术是盆腔深部子宫内膜异位症的腹腔镜手术[16]。这是一种通常会出现全身症状的疾病，如慢性盆腔疼痛、月经困难、痛经、月经变化和不孕症[17, 18]。

深层浸润性子宫内膜异位症基本上需要外科手术治疗，要么是剖腹手术，要么是腹腔镜手术，尽管这些手术只能在少数几个有手术经验的中心进行。

与剖腹手术相比，内镜手术入路由于增强了手术视野，给外科医生带来了许多优势。这是由于内镜解剖的大倍率扩大了手术视野，使得能够在准备要切除的外科区域中保留薄而精细的神经结构。

完备的骨盆解剖知识[19]和内镜医生使用腹腔镜器械的经验，都是根除浸润盆腔和腹膜后间隙的病理结构所必备的优势[20]。

在腹腔镜手术治疗盆腔深部子宫内膜异位症时，如果骶骨和（或）子宫后壁受到浸润，通常需要将它们切除。在预防性显露后腹膜的输尿管后，用神经纤维（图 12–14）包绕骶外侧韧带的壁来准备后腹膜（图 12–15）[21]。

在打开腹膜后间隙后，输尿管通常被准确地隔离和分离，切除的位置在直肠子宫陷凹的主韧带上方，盆腔腹膜内侧壁的内侧。

通过对输尿管组织的仔细解剖，输尿管应该始终与其穿过的周围结构及子宫动脉分开，在直肠旁间隙可以从内侧伸展至子宫后部的宫旁组织[22]。

这一部分通常相当精细。如果没有子宫内膜异位症，包绕骶骨 – 子宫韧带壁的子宫后旁组织很容易分为内侧和外侧两部分，前者是韧带，后者是下腹神经[23]。

如果子宫内膜结节和瘢痕影响这些结构，手术可能会变得异常困难（图 12–16），可能会切断下腹神经。这种情况如果发生在双侧，会出现排尿和宫颈感觉减退，因为起源于上腹下神经丛的下腹神经也含有支配该区域的神经纤维。

切除这些神经纤维可以解释为什么术后疼痛减轻，或由于未切除子宫内膜异位结节而产生轻微疼痛。然而，由于一些神经纤维沿着交感内脏神经走行，在切除子宫后旁组织时并不涉及，因此膀胱敏感性完全丧失的情况很少发生[24]。

值得一提的是，切除子宫后旁组织时损伤下腹神经会导致性交过程中阴道润滑作用丧失[25]。

在广泛的腹腔镜手术中，当累及整个直肠时，如果是深部浸润型子宫内膜异位症，也会切除受影响的肠段。手术中可能会损伤更多的神经

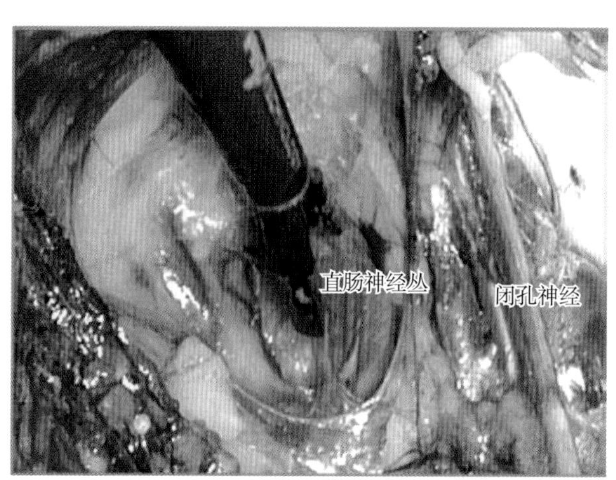


▲ 图 12–14 子宫后方深部子宫内膜异位症切除时的直肠神经丛，由腹腔镜钳夹持

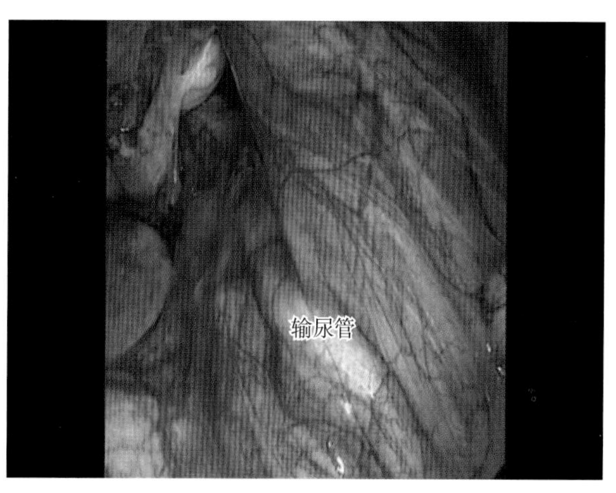


▲ 图 12–15 深部子宫内膜异位症腹腔镜手术，可以看到腹膜下右侧输尿管跨过右侧髂总血管

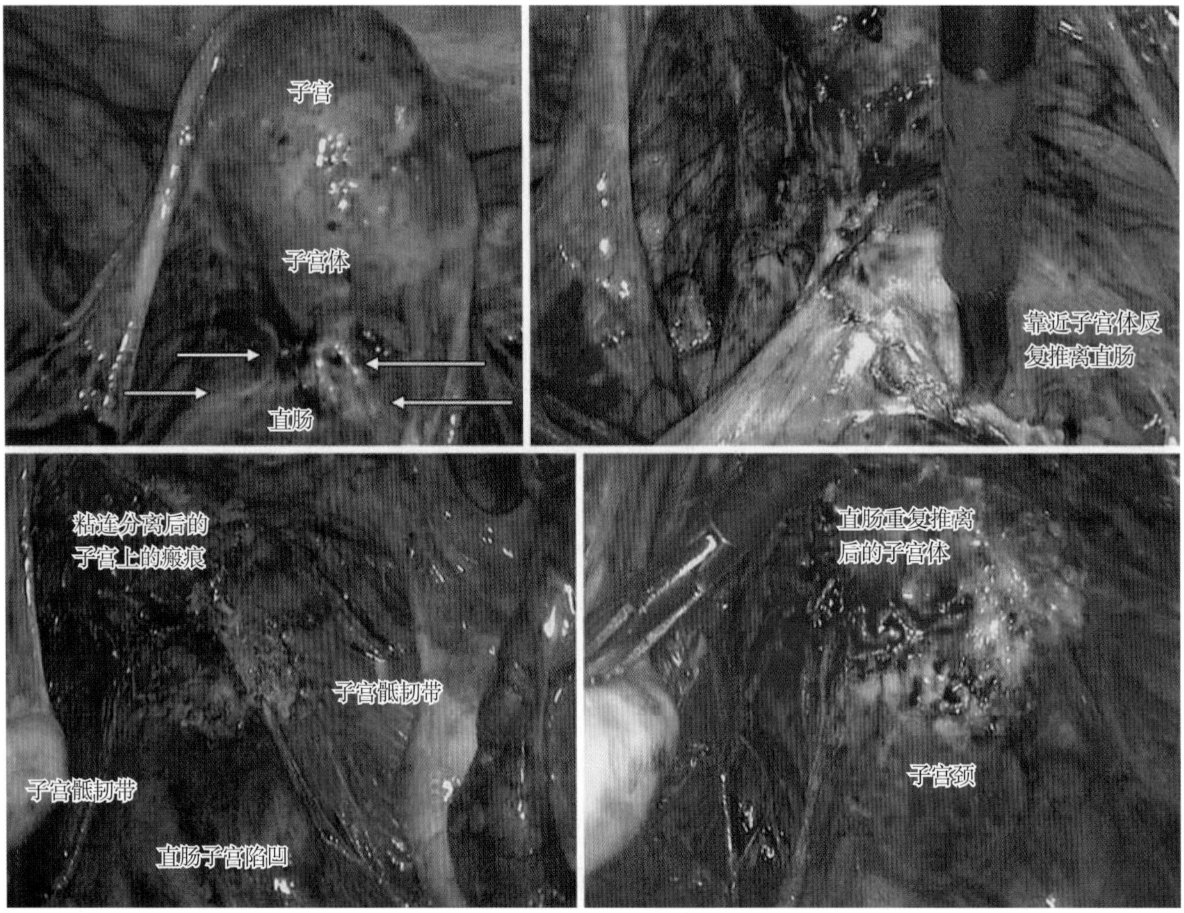

▲ 图 12-16　深度子宫内膜异位症的腹腔镜治疗

从左上角顺时针方向看，可以清楚地发现直肠倾斜到子宫体上，切开、分离，显露子宫骶韧带，显露宫颈上方的血管区

纤维，因为这个手术需要从盆底、从骶岬和骶骨上将直肠完全游离开[10]。

内镜手术通常始于直肠旁腹膜的打开，随后是直肠旁间隙的广泛解剖（图 12-17）。对受影响组织的大量解剖可能会促进来自尾骨水平的交感神经干的交感纤维损伤，这些交感纤维将与位于下腹神经头端和内脏神经尾部之间的下腹下神经丛一起被解剖[26]。

如果发生这种情况，膀胱和直肠的敏感性可能会受到影响，主要表现为膀胱充盈感觉的丧失，如果需要进一步分离骶下筋膜组织，并向外侧延伸至盆壁，对 $S_3$ 和 $S_4$ 神经纤维造成的损害可能导致膀胱功能丧失，表现为低张膀胱和自发排尿不能[27]。

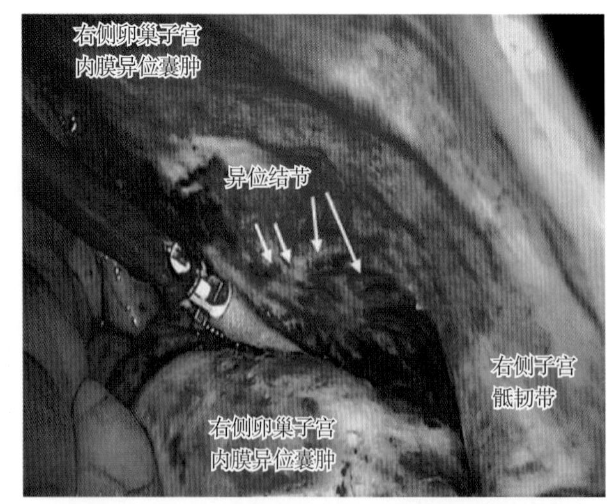


▲ 图 12-17　深部子宫内膜异位症的腹腔镜下图像

宫体下可清楚地探查到指向直肠旁间隙的广泛的子宫内膜异位结节

起源于 $S_3$ 和 $S_4$ 的骶神经提供支配肛门和尿道括约肌的阴部神经。这些纤维的损伤可能会严重影响括约肌的功能[28]。

对下腹下神经丛的损伤（图 12–12 和图 12–13）可能导致神经丛损伤的扩展，即阴道鞘感觉减退、膀胱和直肠充盈感觉丧失，甚至膀胱弛缓症[28]。

神经丛上方 2～3cm 的损伤导致宫颈和阴道背鞘的感觉减退。再损伤 1～2cm 可能导致直肠和膀胱充盈感丧失。此外，向 Douglas 囊尾侧再损伤 3cm 可能会导致直肠和膀胱失张力[29]。

## 五、总结

技术进步使得对患者的救治发生了革命性的变化，临床医生所需的解剖学知识也因此发生显著变化。因此，有必要重新审视教学方法，以确保所期望的这些解剖知识能得以掌握。随着现代外科技术和手术器械的出现，如腹腔镜或机器人技术，医学生所需的活体解剖学发生了巨大的变化。由于包括尸体在内的传统学习资源匮乏，以及分配给解剖学教学的时间减少，用解剖标本、解剖学模型和模拟程序取代解剖学习时间的趋势也在增加。有人提出，这种对解剖学关注的减少导致了许多医学院解剖学的本科教育低于安全医疗所需的最低要求[30]。

现代妇科手术的变化趋势表明，腹部和阴道子宫切除术的比例急剧下降，而腹腔镜和机器人手术的数量却在增加[31]。

为了进入这些间隙并绕过每个区域特有的解剖陷阱，腹腔镜和机器人手术技术需要在这些微创手术中贯彻始终。因此，要特别重视腹盆动脉血管丛（图 12–18），特别是髂内动脉及其两支的走行（图 12–19）。

如上所述，很难预测涉及腹膜后间隙的妇科腹腔镜检查对盆腔神经的损害程度[32, 33]，可能影响盆腔的敏感性和神经支配[33]，涉及性交、排尿和排便的正常过程[34, 35]。

此外，在每次腹腔镜手术开始时，必须回顾输尿管在腹膜后的全程走行及输尿管损伤的常见部位和类型，因为输尿管损伤仍然是妇科手术中最常见的损伤之一[36, 37]。损伤通常发生在盆腔边缘和子宫动脉穿过输尿管的区域[38]。

最后，还有一个问题迄今为止尚未解决，即腹膜后疾病进行腹腔镜治疗后的分娩方式。近年来，涉及腹膜后间隙的腹腔镜手术数量显著增加，但保留神经和分娩之间的相关性尚不清楚[31, 36, 39]。

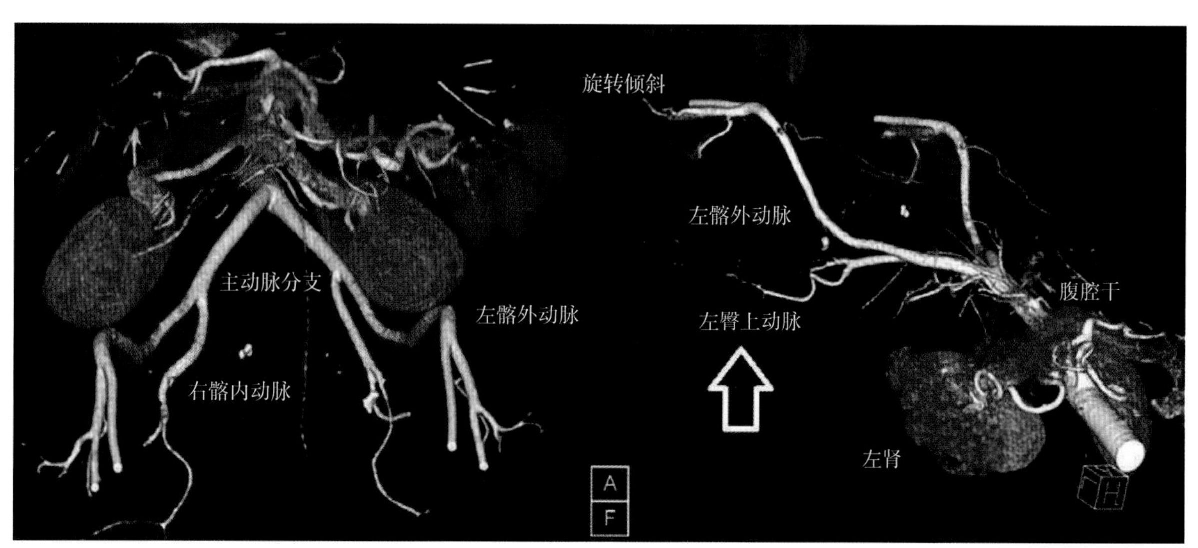


▲ 图 12–18 两张血管断层扫描图像，显示腹腔 – 盆腔血管丛，重点是主动脉分叉和左臀上动脉（用白箭表示）

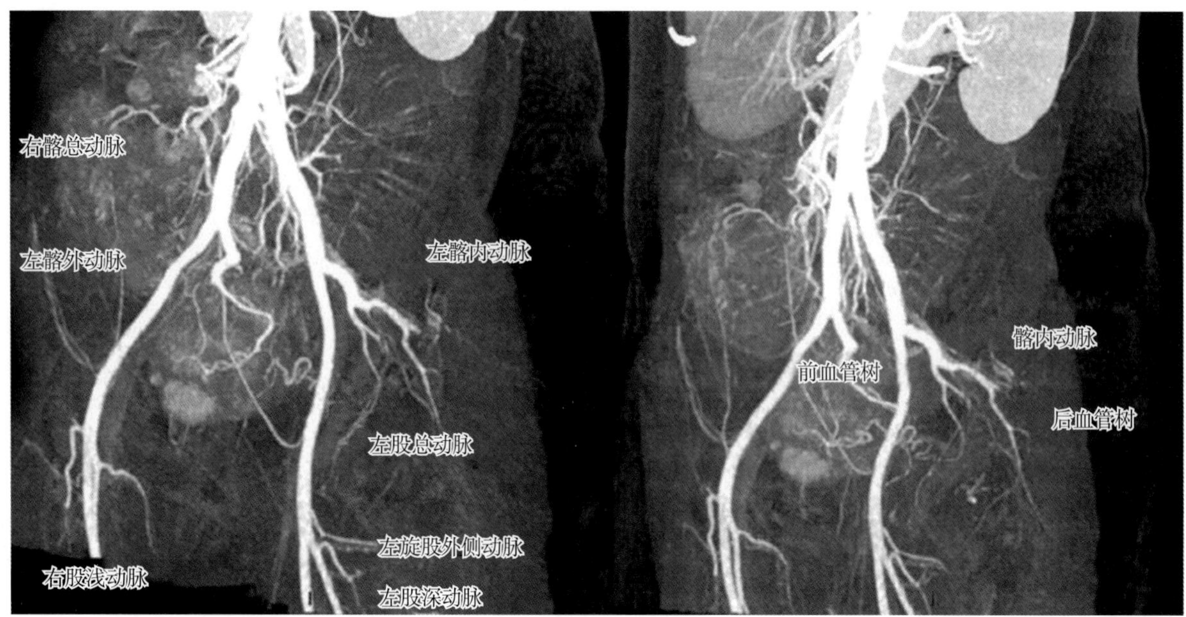


▲ 图 12-19 两张血管断层图像显示盆腔血管树，可见两条髂内动脉和髂外动脉；右侧显示左髂内动脉的前支和后支

这些手术后的剖宫产比率从未被统计过，无论是根治性盆腔手术后，还是发生在这些手术之后的妊娠事件 [40–42]。

腹腔镜手术在日常内镜手术中变得越来越频繁 [43, 44]，在不久的将来，我们期待进一步的研究结果提供关于腹腔镜手术后淋巴管并发症、神经损伤和分娩结果的分析数据。

## 参考文献

[1] Fritsch H, Lienemann A, Brenner E, et al. Clinical anatomy of the pelvic floor. Adv Anat Embryol Cell Biol. 2004;175(III–IX):1–64.

[2] Yabuki Y, Sasaki H, Hatakeyama N, et al. Discrepancies between classic anatomy and modern gynecologic surgery on pelvic connective tissue structure: harmonization of those concepts by collaborative cadaver dissection. Am J Obstet Gynecol. 2005;193(1):7–15.

[3] Park YH, Yang SC, Park ST, et al. Laparoscopic reconstructive surgery is superior to vaginal reconstruction in the pelvic organ prolapse. Int J Med Sci. 2014;11(11):1082–8.

[4] Galczynski K, Nowakowski L, Romanek–Piva K, et al. Laparoscopic mesh procedures for the treatment of pelvic organ prolapse–review of the literature. Ginekol Pol. 2014;85(12):950–4.

[5] Weng SS, Liu CY. Laparoscopic pelvic floor repair using polypropylene mesh. Taiwan J Obstet Gynecol. 2008;47(3):312–7.

[6] Maas CP, Kenter GG, Trimbos JB, et al. Anatomical basis for nerve–sparing radical hysterectomy: immunohi–stochemical study of the pelvic autonomic nerves. Acta Obstet Gynecol Scand. 2005;84(9): 868–74.

[7] Kim HS, Kim K, Ryoo SB, et al. Conventional versus nerve–sparing radical surgery for cervical cancer: a meta–analysis. J Gynecol Oncol. 2015;26(2):100–10.

[8] Fröhlich B, Hötzinger H, Fritsch H. Tomographical anatomy of the pelvis, pelvic floor, and related structures. Clin Anat. 1997;10(4):223–30.

[9] Shekarriz B, Upadhyay J, Jewett MA. Nerve–sparing retroperitoneal lymphadenectomy using hydro–jet dissection: initial experience. J Endourol. 2004;18(3): 273–6.

[10] Kihara K. Nerve–sparing retroperitoneal lymph node dissection: control mechanism, technique for nerve–sparing and reconstruction. Int J Urol. 2000; 7(Suppl):S52–5.

[11] Maneo A, Sideri M, Scambia G, et al. Simple conization and lymphadenectomy for the conservative treatment of stage IB1 cervical cancer. An Italian experience. Gynecol Oncol 2011;123(3):557–60.

[12] Speiser D, Mangler M, Köhler C, et al. Fertility outcome after radical vaginal trachelectomy: a prospective study of 212 patients. Int J Gynecol Cancer 2011;21(9):1635–9.

[13] Xu L, Sun FQ, Wang ZH. Radical trachelectomy versus

radical hysterectomy for the treatment of early cervical cancer: a systematic review. Acta Obstet Gynecol Scand. 2011;90(11):1200–9.

[14] Fritsch H, Zwierzina M, Riss P. Accuracy of concepts in female pelvic floor anatomy: facts and myths! World J Urol. 2012;30(4):429–35.

[15] Fritsch H. Topography and subdivision of the pelvic connective tissue in human fetuses and in the adult. Surg Radiol Anat. 1994;16(3):259–65.

[16] Ceccaroni M, Clarizia R, Alboni C, et al. Laparoscopic nerve-sparing transperitoneal approach for endometriosis infiltrating the pelvic wall and somatic nerves: anatomical considerations and surgical technique. Surg Radiol Anat. 2010;32(6):601–4.

[17] De Nardi P, Osman N, Ferrari S, et al. Laparoscopic treatment of deep pelvic endometriosis with rectal involvement. Dis Colon Rectum. 2009;52(3): 419–24.

[18] Kavallaris A, Banz C, Chalvatzas N, et al. Laparoscopic nerve-sparing surgery of deep infiltrating endometriosis: description of the technique and patients' outcome. Arch Gynecol Obstet. 2011;284(1): 131–5.

[19] Thomas M, Au-Yong IT. Anatomy of the female pelvis. BMJ. 2011;343:d7823.

[20] Fritsch H, Hötzinger H. Tomographical anatomy of the pelvis, visceral pelvic connective tissue, and its compartments. Clin Anat. 1995;8(1):17–24.

[21] Kyo S, Kato T, Nakayama K. Current concepts and practical techniques of nerve-sparing laparoscopic radical hysterectomy. Eur J Obstet Gynecol Reprod Biol. 2016;207:80–8.

[22] Kavallaris A, Zygouris D, Dafopoulos A, et al. Nerve sparing radical hysterectomy in early stage cervical cancer. Latest developments and review of the literature. Eur J Gynaecol Oncol. 2015;36: 5–9.

[23] Schmeiser G, Putz R. The anatomy and function of the pelvic floor. Radiologe. 2000;40(5):429–36.

[24] Volpi E, Ferrero A, Sismondi P. Laparoscopic identification of pelvic nerves in patients with deep infiltrating endometriosis. Surg Endosc. 2004;18(7): 1109–12.

[25] Long Y, Yao DS, Pan XW, et al. Clinical efficacy and safety of nerve-sparing radical hysterectomy for cervical cancer: a systematic review and metaanalysis. PLoS One. 2014;9(4):e94116.

[26] Chen L, Zhang WN, Zhang SM, et al. Effect of laparoscopic nerve-sparing radical hysterectomy on bladder function, intestinal function recovery and quality of sexual life in patients with cervical carcinoma. Asian Pac J Cancer Prev. 2014;15(24): 10971–5.

[27] Strohbehn K. Normal pelvic floor anatomy. Obstet Gynecol Clin North Am. 1998;25(4):683–705.

[28] Rendón GJ, Echeverri L, Echeverri F, et al. Outpatient laparoscopic nerve-sparing radical hysterectomy: a feasibility study and analysis of perioperative outcomes. Gynecol Oncol. 2016;143(2):352–6.

[29] Liu Z, Li X, Tao Y, et al. Clinical efficacy and safety of laparoscopic nerve-sparing radical hysterectomy for locally advanced cervical cancer. Int J Surg. 2016; 25:54–8.

[30] Kumar PA, Norrish M, Heming T. Laparoscopic surgery recording as an adjunct to conventional modalities of teaching gross anatomy. Sultan Qaboos Univ Med. J 2011;11(4):497–502.

[31] Svets M, Falcone T. Update on gynecologic surgery. The 13th annual Pelvic Anatomy and Gynecologic Surgery Symposium. Womens Health (Lond Engl). 2011;7(2):159–61.

[32] Xue Z, Zhu X, Teng Y. Comparison of nerve-sparing radical hysterectomy and radical hysterectomy: a systematic review and meta-analysis. Cell Physiol Biochem. 2016;38(5):1841–50.

[33] Puntambekar SP, Lawande A, Puntambekar S, et al. Nerve-sparing radical hysterectomy made easy by laparoscopy. J Minim Invasive Gynecol. 2014;21(5): 732.

[34] Park NY, Chong GO, Hong DG, et al. Oncologic results and surgical morbidity of laparoscopic nerve-sparing radical hysterectomy in the treatment of FIGO stage IB cervical cancer: long-term follow-up. Int J Gynecol Cancer. 2011;21(2):355–62.

[35] Chen C, Li W, Li F, et al. Classical and nervesparing radical hysterectomy: an evaluation of the nerve trauma in cardinal ligament. Gynecol Oncol. 2012;125(1):245–51.

[36] Frankman EA, Wang L, Bunker CH, et al. Lower urinary tract injury in women in the United States, 1979–2006. Am J Obstet Gynecol. 2010;202(5):495. e1–5.

[37] Hove LD, Bock J, Christoffersen JK, et al. Analysis of 136 ureteral injuries in gynecological and obstetrical surgery from completed insurance claims. Acta Obstet Gynecol Scand. 2010;89(1):82–6.

[38] Han CM, Tan HH, Kay N, et al. Outcome of laparoscopic repair of ureteral injury: follow-up of twelve cases. J Minim Invasive Gynecol. 2012;19(1):68–75.

[39] de Andrade Vieira M, Cintra GF, dos Reis R, et al. Laparoscopic vaginal-assisted nerve-sparing radical trachelectomy. J Minim Invasive Gynecol. 2016;23(3): 297.

[40] Kim JH, Park JY, Kim DY, et al. Fertility-sparing laparoscopic radical trachelectomy for young women with early stage cervical cancer. BJOG. 2010;117(3): 340–7.

[41] Abu-Rustum NR, Sonoda Y, Black D, et al. Fertilitysparing radical abdominal trachelectomy for cervical carcinoma: technique and review of the literature. Gynecol Oncol. 2006;103(3):807–13.

[42] Abu-Rustum NR, Sonoda Y. Fertility-sparing surgery in early-stage cervical cancer: indications and applications. J Natl Compr Canc Netw. 2010;8(12): 1435–8.

[43] Sakuragi N, Todo Y, Kudo M, et al. A systematic nerve-sparing radical hysterectomy technique in invasive cervical cancer for preserving postsurgical bladder function. Int J Gynecol Cancer. 2005;15(2): 389–97.

[44] van Gent MD, Romijn LM, van Santen KE, et al. Nervesparing radical hysterectomy versus conventional radical hysterectomy in early-stage cervical cancer. A systematic review and meta-analysis of survival and quality of life. Maturitas. 2016;94:30–8.

# 第 13 章　腹腔镜下的缝合和结扎技术
# Suturing and Ligature Techniques at Laparoscopy

Liselotte Mettler　Goentje Peters　Tamer Seckin　Ibrahim Alkatout　著
史小雨　译　　谢　晶　李红霞　校

## 一、概述

缝合与结扎技术在很多情况下，甚至在内镜手术中，是止血的唯一方法。大多数情况下，缝合技术比依靠能量器械止血的方法更为适用。因此，各种缝合材料、转换器、持针器及各种手术用针（直针、尖针、钝针、弯针，如雪橇针）应运而生。

如果手术技巧以 10 分为满分计算，传统剖腹手术技巧为 2 分，显微外科为 4 分，腹腔镜手术为 6 分，腹腔镜下缝合术为 8 分，而机器人腹腔镜缝合技术水平与腹腔镜手术得分一致，为 6 分。

因此，不要灰心，但需明白腹腔镜下的缝合术需要不断训练 [1-6]。

## 二、套圈式止血

H Roeder（1866—1918）在 20 世纪末左右为耳鼻喉（ear, nose, and throat, ENT）的小儿扁桃体切除术开发的滑动套圈止血方法是腹腔镜手术的重要补充。现已市场化，以无菌包装的形式出售，如 Ethicon 的 ETHI-Binder® 或 Autosuture 的 Endo-Loop®。

1976 年，Semm 引入一种用于 5mm 辅助戳卡的辅料器，图 13-1 展示了一个在 3mm 辅料器中的 Roeder 环的打结法。它被引入腹腔内以结扎网膜或附件出血。抓住目标组织游离端并把套圈套入，然后推结。之后，剪断多余缝合线并切除套圈内的组织。肠线和聚二噁烷酮（polydioxanone，PDS）线均可用于 Roeder 环，也有其他公司生产，如 Serag-Wiesner 的 Serag-Binder®（单丝材料的安全结）。Roeder 环应用于无阀戳卡时，也可以不用推结器辅助。

由 Karl Storz、Brenner Medical 和 LiNA Medical 生产的电套圈是腹腔镜下次全子宫切除术（laparoscopic subtotal hysterectomies，LSH）离断子宫颈时最理想的套圈工具。

## 三、内镜下缝合结扎与体外打结止血

在许多情况下，用悬吊的方式结扎血管束、黏附束或类似结构很方便。在离断组织之前，应先将富含血管的网膜和肠粘连带进行结扎，因为寻找出血点可能会消耗大量时间并伴随大量失血。首先，将 80cm 长的 Ethi-Endoligature® 缝合线及 Ethicon 的塑料打结器用作结扎的基本材料。Ethi-Endoligature® 缝合线有 3 种型号（2.5cm、3.5cm 的尖针，或 3.5cm 圆针），同时配有转换器及 3mm 戳卡可适用于带阀的戳卡及不带阀的 5mm 戳卡。进行荷包缝合后，将针剪断，按图示方法打结后，用塑料推结器将结推进腹腔

（图 13–1 和图 13–2）。

拉起辅助器以便推动结，当结再次被推入 5mm 的戳卡时，塑料推结器会将其推入腹腔内。在可视情况下，可打紧圈套并对合创口边缘（如卵巢的创口边缘）。取出持针器，插入剪刀，剪断线。注意缝合线必须足够长，以便在体外打结。

## 四、内缝合及体内打结止血

体内打结可采用尾端附有不同缝合线的直针或弯针。对显微外科手术，1–0 缝合线可适用于各种缝合需求，端端吻合术需要 4–0～6–0 的缝合线。图 13–3 展示了有针或无针体内打结的 6 个步骤。图 13–4 展示了将打结线的长端绕在持针器上 2 圈并同时用持针器对准线的短端以便再打一个额外的体外安全结。

与其他众多体内缝合相比，棒球缝合术特别适用于包埋切口（如巨大卵巢囊肿摘除术后）。图 13–5 展示了卵巢畸胎瘤剥除术后卵巢切口逐步闭合的方法。这种缝合技术不仅可以使切口最小化，也可减少术后即刻及后期出血的风险。此外，由于创面被包埋，所以术后粘连的发生率也降低。

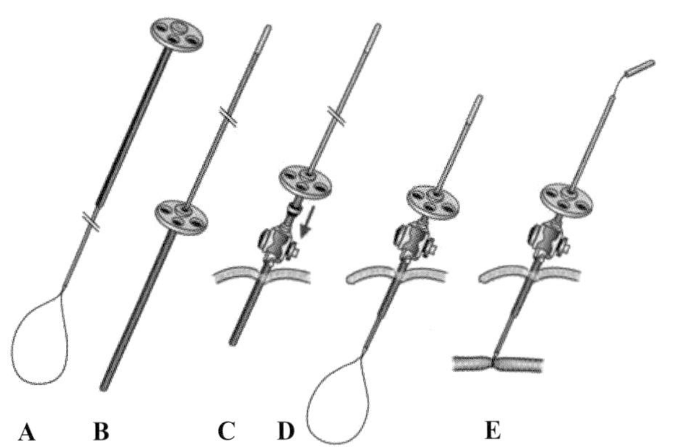


▲ 图 13–1　**带有辅料器的 Roeder 环及使用说明**

A. 带有部分 Roeder 环的辅料器；B. 完全插入的 Roeder 环；C. 置于腹腔内的 Roeder 环（仍置于套管内）；D. 置于腹腔内的 Roeder 环（部分插入）；E. 腹腔内紧密打结的 Roeder 环

## 五、缝合、半打结止血

Clark 推结器适用于此类打结方式（图 13–6）。如图所示，将两股线在体外打成半结，然后用推结器下压至体内打牢。

## 六、针和缝合线

正确选择合适的缝合线至关重要。每台外科手术都需要选择特定的针及针和缝合线的组合。

下面一组缝合练习描述了正确和不正确的持针方法。这些图片来自“国际妇科内镜协会”的缝合课程，此课程是由 Tamir Seckin 设计，Ornella Sissi、Alfonso Rosetti 和 Bruno Van Haerendahl 演示（图 13–7 至图 13–17）。

### （一）针的特点

- 握持特点：理想的针应该是双曲线设计，不同的部位匹配不同尺寸的针。
- 针尖形状：理想的针尖应该是一个有小缺口的锥形针尖。
- 针的直径和轮廓：针的握把应该是精准匹配的。较厚的组织需要用更结实的针；更精细的组织需要用更细更薄的针。
- 直针早期使用 Semm 针持，这种圆形的直针在易碎组织上使用有限，针的穿刺处很容易撕碎组织。

雪橇针（图 13–18）在略微弯曲的针尖附近是圆形的，直轴上的针体则是三角形的。这种针可以沿着三角形的针体握持，从而避免了在缝合过程中的松动造成转针。改良版的雪橇针在直轴上更加扁平，从而更加容易握持。这种扁平的横截面有利于持针器锁针，从而增加持针器关节的稳定性。

标准弯针（图 13–19）可以替代雪橇针，但是弯针在缝合过程中会转针。

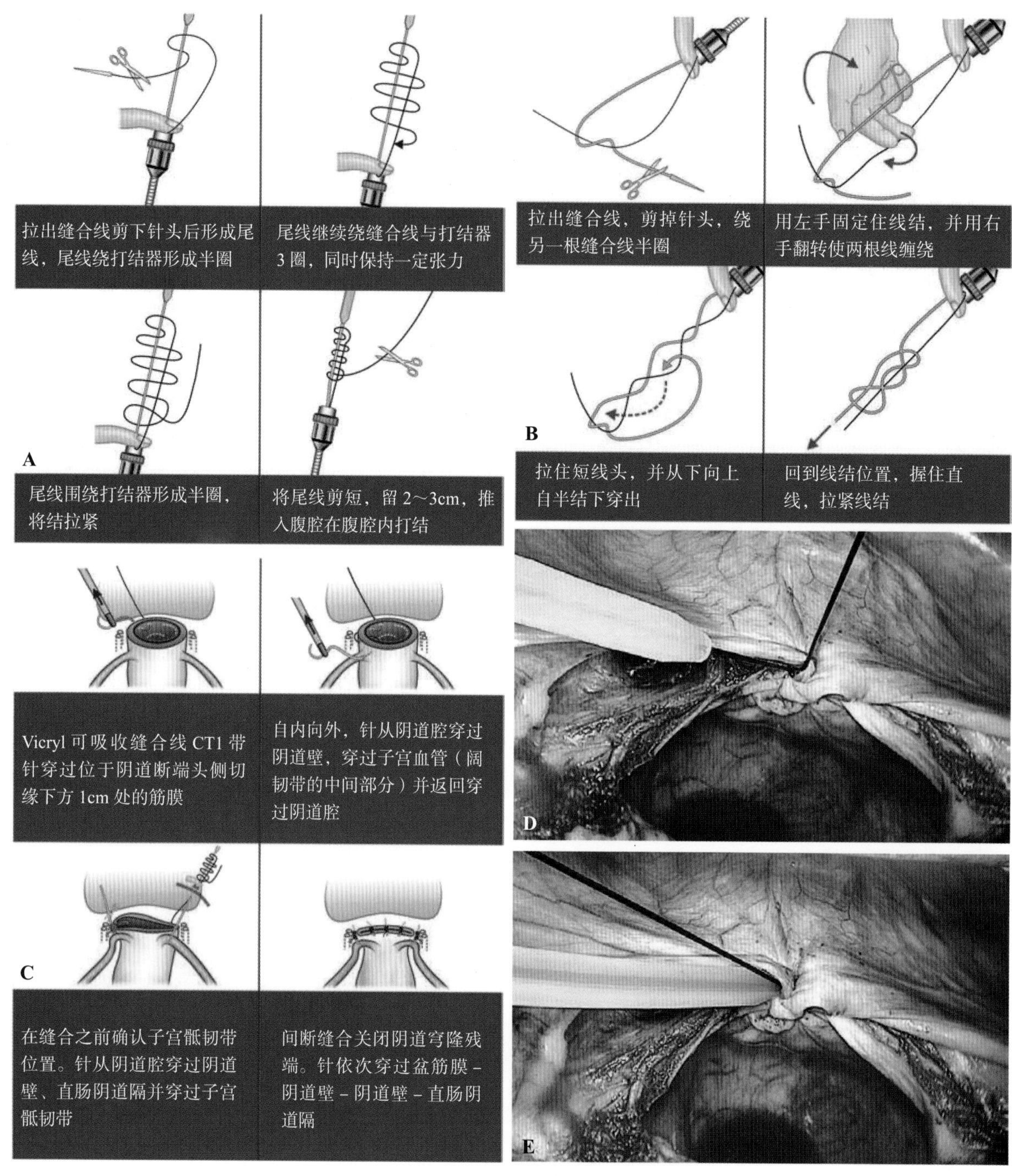


▲ 图 13-2　体外打结

A. Roeder 结；B.von Leffern 结；C. 阴道闭合防止脱垂（Te Linde 由 van Herendael 改进）；D. 体外打结后，用塑料推结器往下推；E. 为了拉紧结，线的另一端被拉紧并被推结器牢牢压住

## （二）缝合线特点

应该有良好的组织反应性。

- 良好的掌握 / 记忆特点：2-0 缝合线和 3-0 缝合线最容易掌握并可以打一个稳固的结。Roeder 结最适用于铬肠线，也可用于 Vicryl（薇乔），但不能用于 PDS 和聚丙烯材料的缝合线。
- 复丝缝合线适用于体内间断缝合或连续缝合，其特别适用于体内打结。

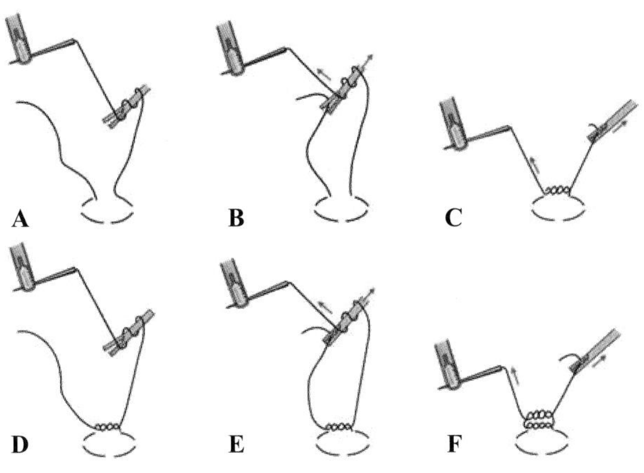


▲ 图 13-3 **体内双手外科结打结的 6 步骤**

A. 将线的长端绕针架 2 圈；B. 握住线的短头形成第 1 个外科结；C. 打紧第 1 个外科结；D. 将线的长端二次缠绕：E. 再次握紧线的短头打第 2 个外科结；F. 打紧第 2 个外科结

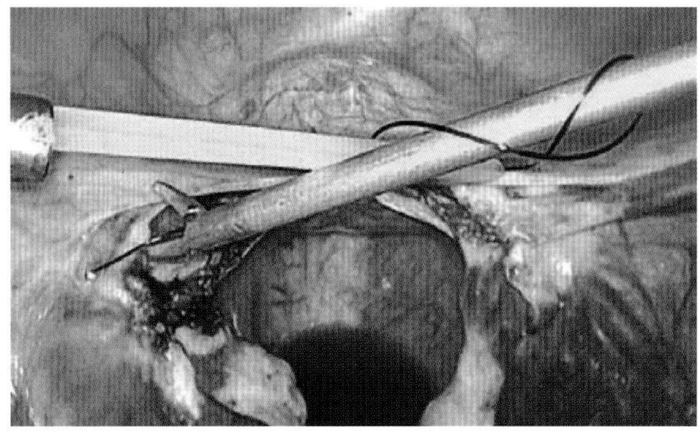

▲ 图 13-4 **将打结器的长端绕在针架上 2 次，与此同时，将针头对准线的短头从而在体内打额外的体内外科结**

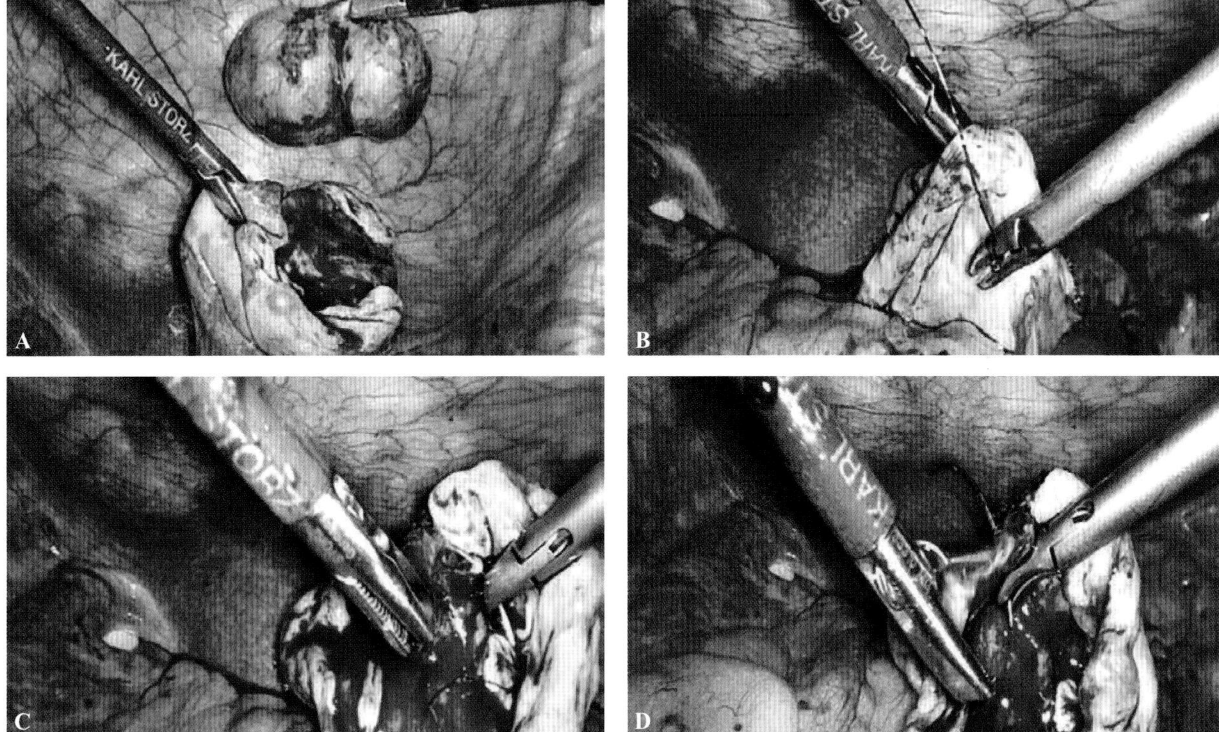


▲ 图 13-5 **棒球缝合术**

A. 右侧卵巢皮样囊肿摘除术后，留下一个较大的创口和薄层卵巢组织；B. 缝合线的第一针的方向是反手从卵巢组织由外向内缝合；C 至 P. 继续在创面的深部缝合，然后从创面由外向内逐步缝合，交替缝合创口边缘，在接近缝合起始的地方向外缝合，此时，可以看到线的另一端

- 与用丝线和聚酰胺进行的体外打结相比，用涤纶、内酯和聚二噁烷酮缝合线进行的体外打结更为稳固。
- 体内预放置线结可使体内打结变得更加简单和快速。

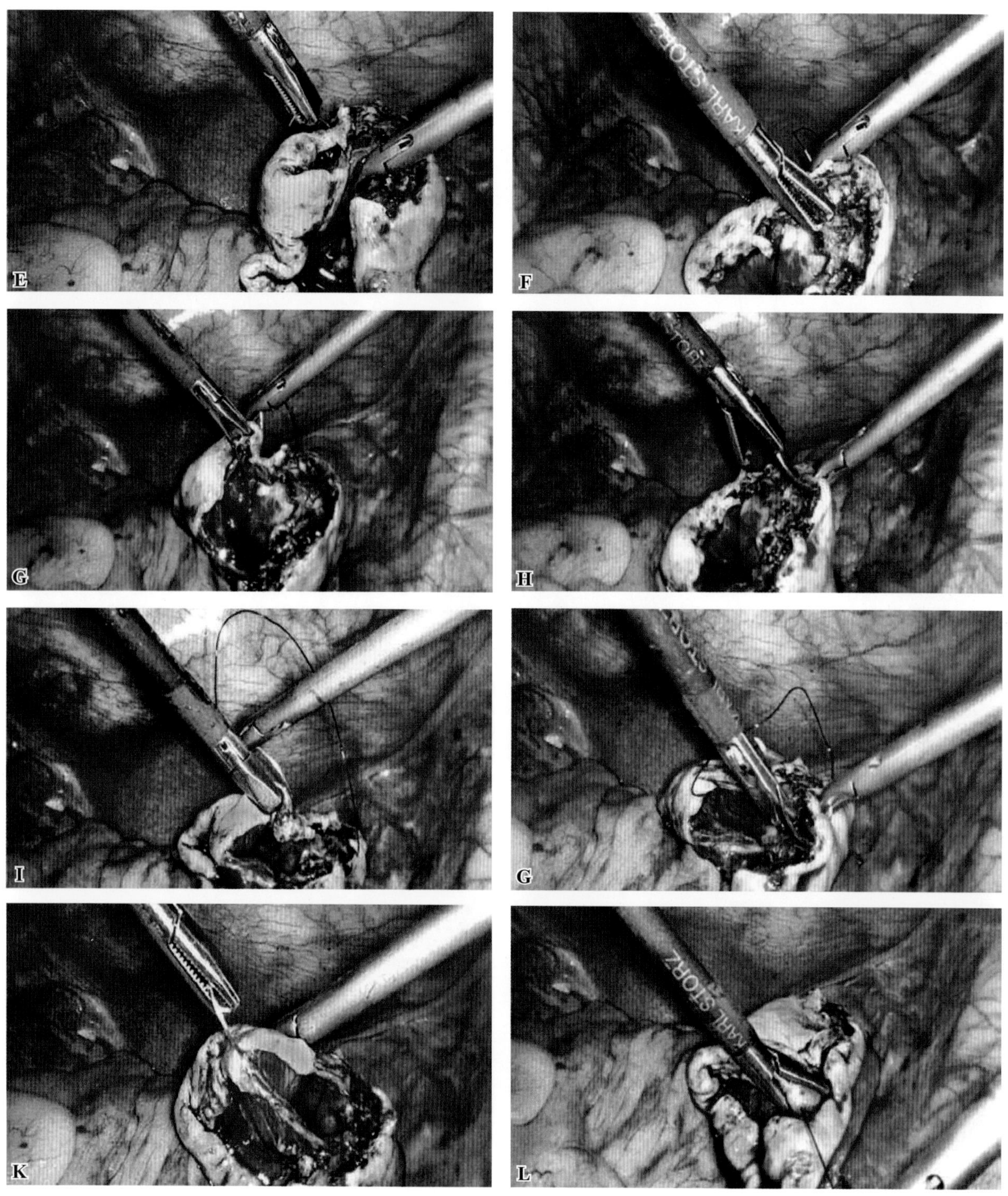


▲ 图 13-5（续） 棒球缝合术

C 至 P. 继续在创面的深部缝合，然后从创面由外向内逐步缝合，交替缝合创口边缘，在接近缝合起始的地方向外缝合，此时，可以看到线的另一端

### （三）持针器

持针器的主要作用是握持针，有时也可以辅助缝合和抓取组织。

- 持针器的顶端最好是略微弯曲呈勺状。
- 为抓取组织和完成套圈缝合，针尖必须可以指向任何方向，最好能形成极度的弯曲

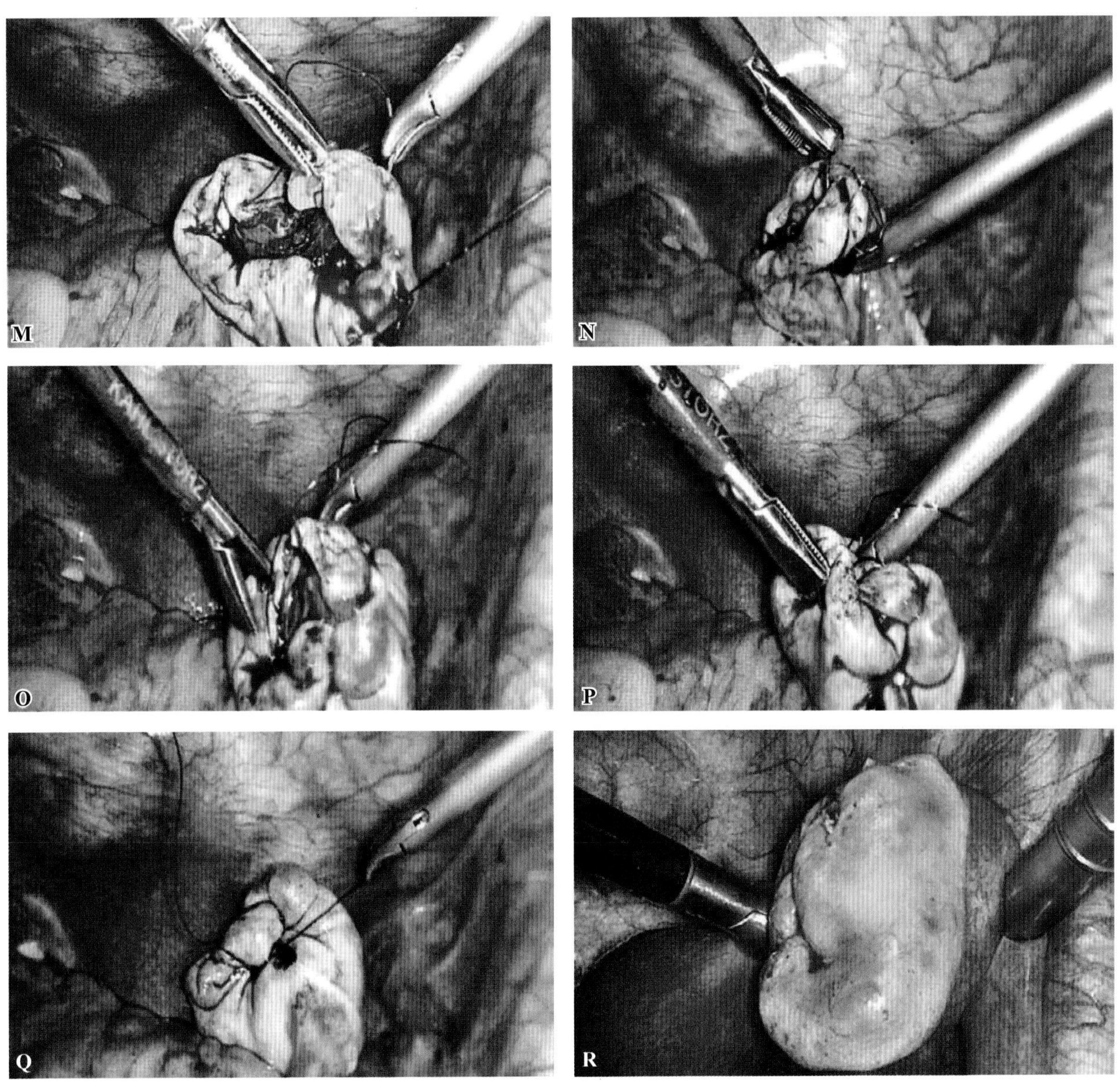

▲ 图 13-5（续） **棒球缝合术**

C 至 P. 继续在创面的深部缝合，然后从创面由外向内逐步缝合，交替缝合创口边缘，在接近缝合起始的地方向外缝合，此时，可以看到线的另一端；Q. 用线的两端打一个体内结；R. 这种缝合方法不仅可以恢复卵巢原有的椭圆形的形态，更重要的是，可以将卵巢创面完全包埋，因此，减少了其与周围组织（腹膜、肠管、子宫）的粘连。此外，包扎伤口所形成的压缩力可以防止伤口出血及血凝块的形成

或角度（如火烈鸟鸟嘴形状的尖部）。

- 持针器的钳口需要精心设计，以牢固地抓住缝合线而不滑动；边缘要圆钝，以避免进行缝合线牵引时意外切断缝合线。
- 持针器主体需要有一个锁，这样外科医生可以自由张弛。
- 持针器需要使用坚硬的材料，最好有一个可以移动的钳口，从而减少缝合线的缠绕。
- 在持针器上的锁不用时最好处于关闭状态。
- 从缝合线放置的准确性和缝合线闭合的完整性来看，在腹腔镜下的肠管缝合中，手柄与肠管之间最理想的夹角为 40°。

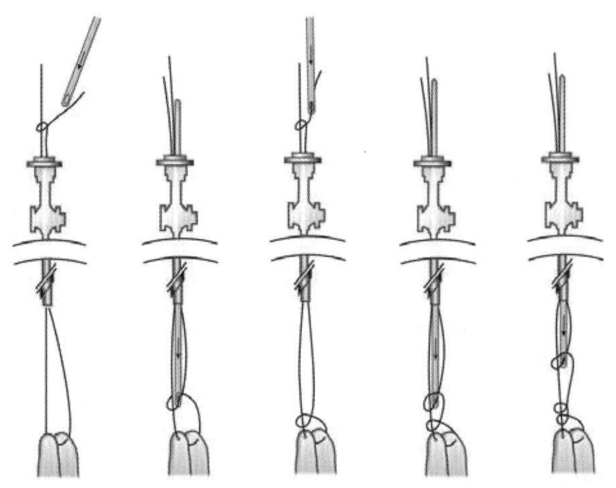

▲ 图 13-6　**Clark** 推结器，正推进 **3** 个体外半结

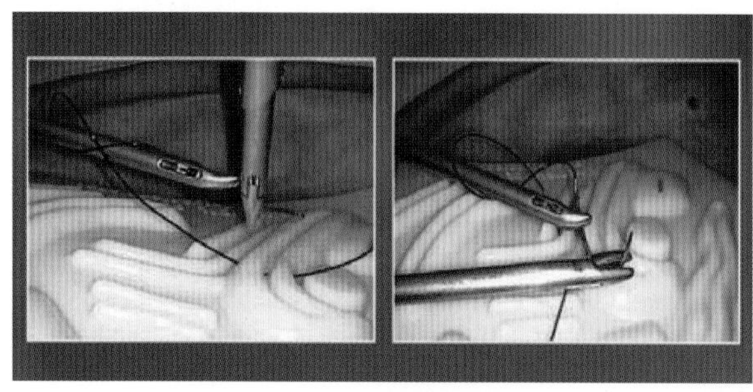

▲ 图 13-7　体内打结技术

体内打结

体内打结的动作与传统手术相同，但受限于所用器械必须经过的戳卡通道

有三种情况：
1. 绕线形成结
2. 将结推向组织
3. 在腹腔内打紧，完成打结

▲ 图 13-8　体内打结

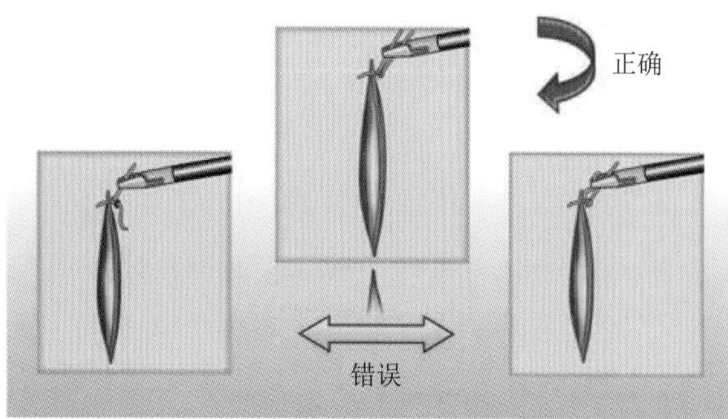

正确
错误

▲ 图 13-9　需要避免的错误

O 形环
当术者使用针穿过组织的切口正上方打结时形成该环
O 形环在视野中会遮挡要缝合的组织

▲ 图 13-10　需要避免的错误——**O** 形环

S 环：
布局不正确。用错误的镊子去形成环，导致不能形成半结，而是反向的半结
技术不正确：
器械交叉。器械遮挡手术组织视野，违背手术的基本规则

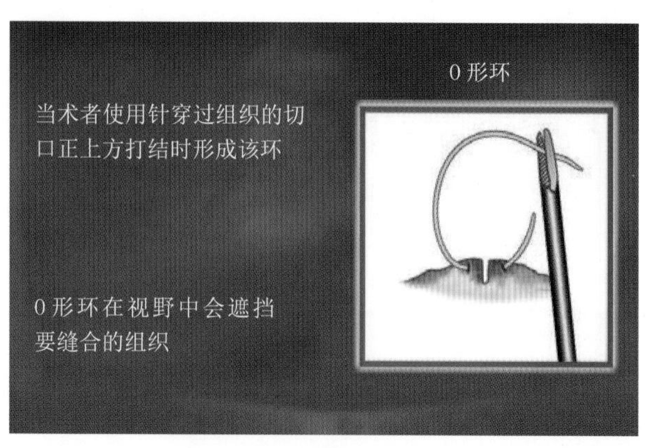

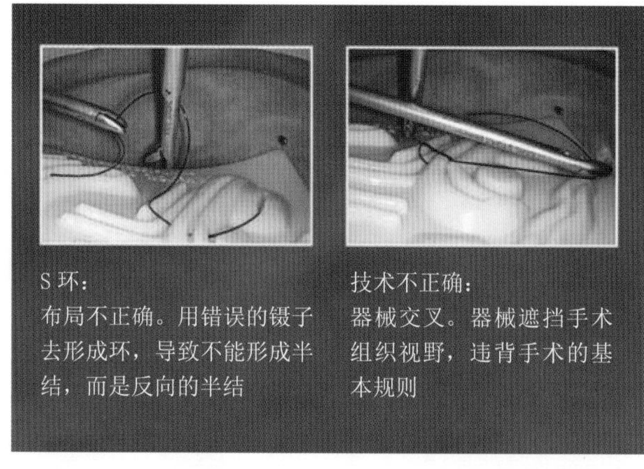

▲ 图 13-11　需要避免的错误——不正确的配置和技术

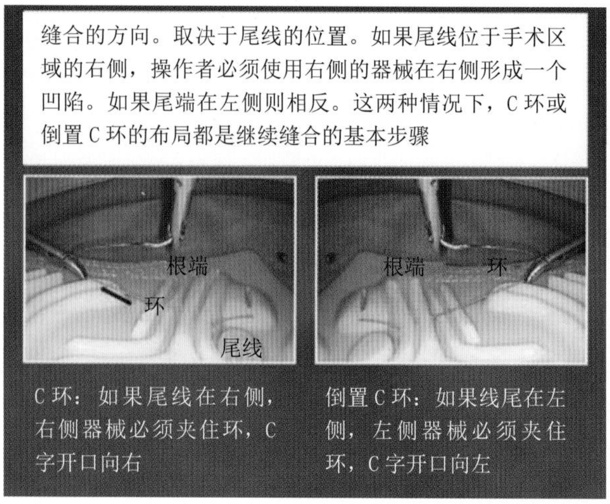

缝合的方向。取决于尾线的位置。如果尾线位于手术区域的右侧，操作者必须使用右侧的器械在右侧形成一个凹陷。如果尾端在左侧则相反。这两种情况下，C 环或倒置 C 环的布局都是继续缝合的基本步骤
根端
环
尾线
根端
环
C 环：如果尾线在右侧，右侧器械必须夹住环，C 字开口向右
倒置 C 环：如果线尾在左侧，左侧器械必须夹住环，C 字开口向左

▲ 图 13-12　打结技术

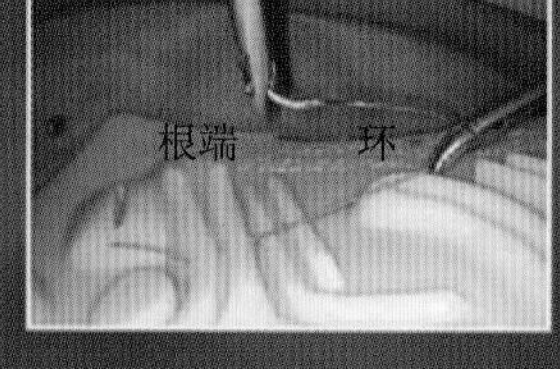

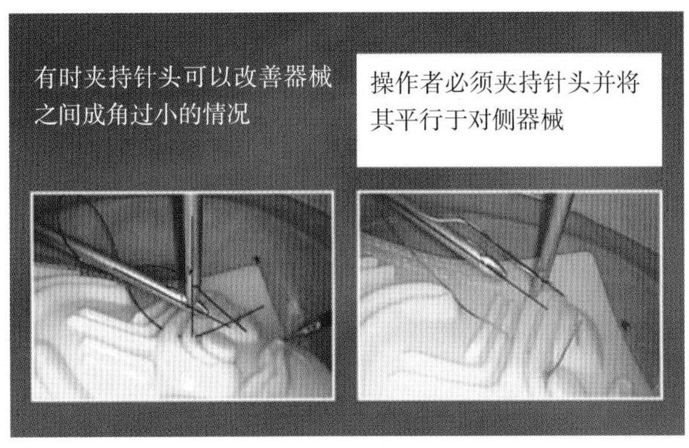


▲ 图 13-13　绕线技术

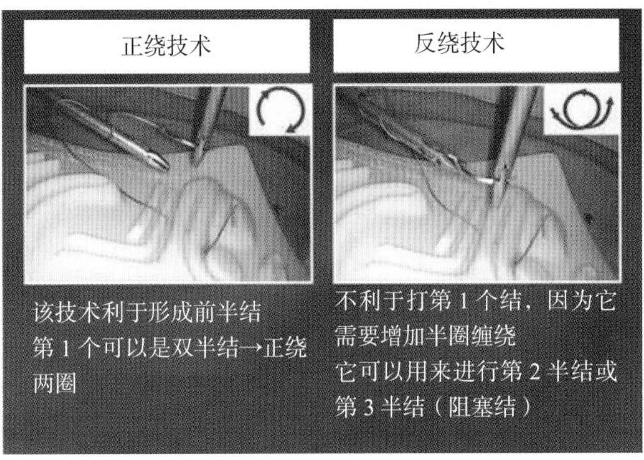


▲ 图 13-14　绕线技术——正绕和反绕技术

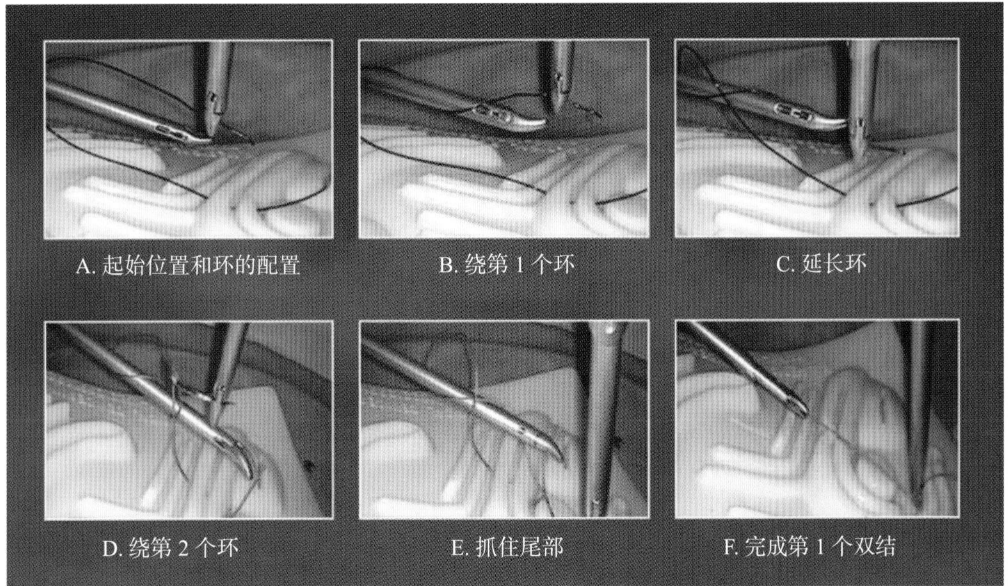


▲ 图 13-15　外科结

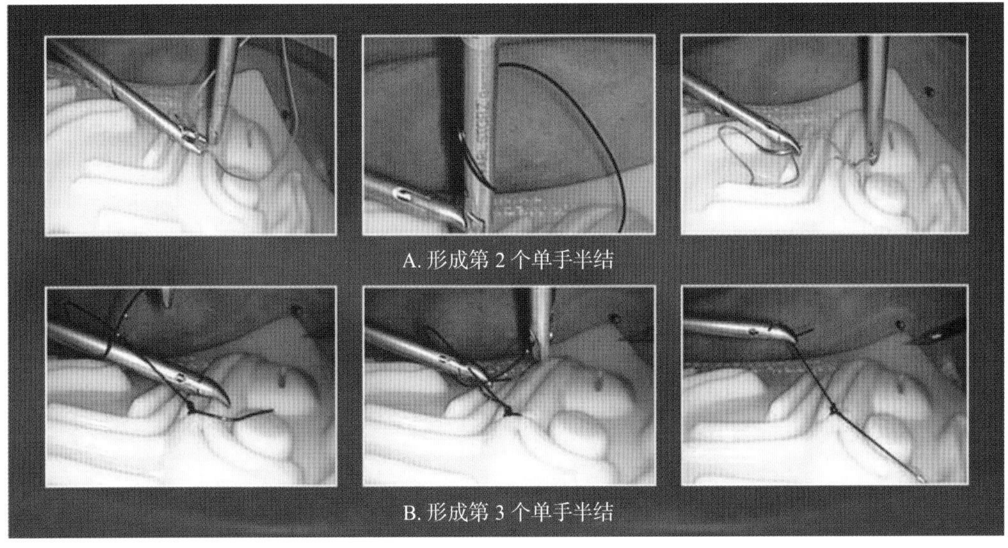


▲ 图 13-16　外科结

1. 一代持针器（Semm）：5mm 与 3mm 型

标准的 Semm 持针器有一个与轴成直角的手柄和一个锯齿面的钳口，从而可以更加安全地使用直形圆体针。手柄的方向扩大了手腕在缝合时的活动范围。

2. 二代持针器（Ethicon、Cook、Storz 和 Wolf）

较新的针持器有不同的抓取机制和改进的钳口设计和锯齿（菱形）。手柄与轴在一条线上，也可以从任何旋转角度打开（类似于 Castro-viejo 持针器）。这些改进可以更安全地使用标准扁平针，同时也可用于标准的弯针。改良版的设计特点为提高抓合力和改善锁定机制。图 13–20 和图 13–21 展示了一个原始的 Castro-viejo 持针器和一个由 Ethicon 设计的直柄腹腔镜持针器。



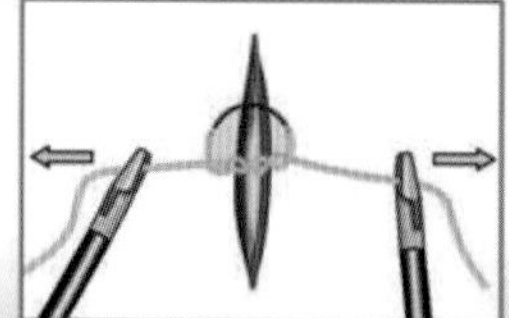



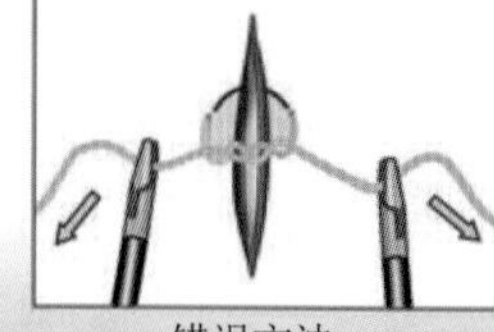



▲ 图 13–17　拧紧技术

由 Wolf 发明的最先进的机械装置包括伸缩锁，它的功能类似圆珠笔，按一下可以锁住，再按一下可以松开。遗憾的是，这种装置不能拆卸，从而无法简单而彻底地清洗。

Cook 弯曲持针器（图 13–22）具有完全不同的钳口设计，它可自动将弯针调整在直立位。它的优点是能够安全地持针，但却不利于重新持针。然而，只有一种针的位置可能与特定类型的 Cook 持针器有关，同时，Cook 持针器在处理内

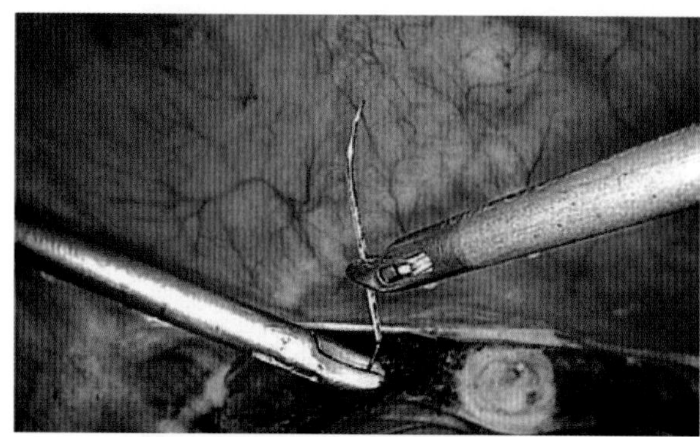

▲ 图 13–18　雪橇针

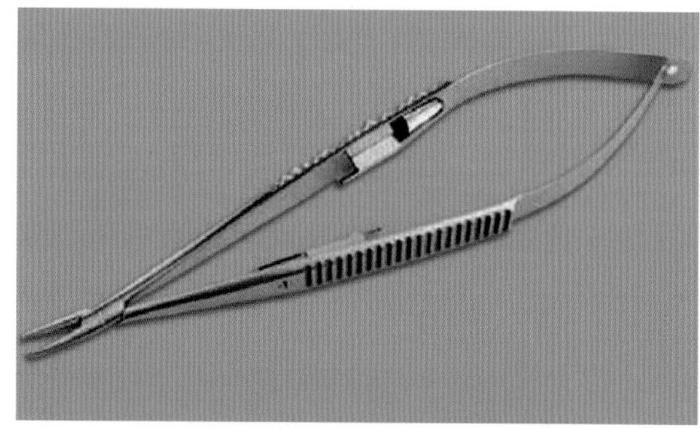

▲ 图 13–20　Castro-viejo 持针器

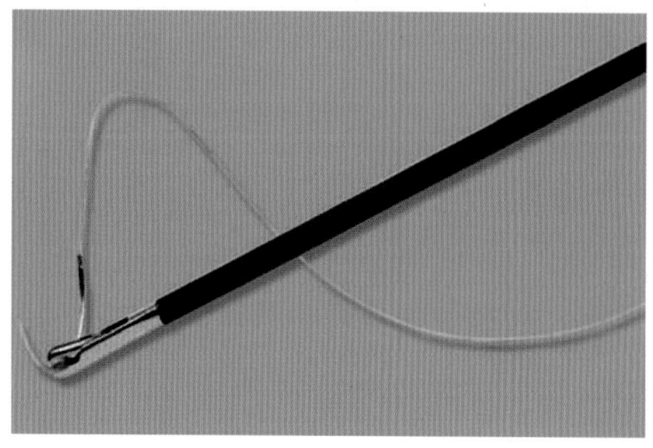

▲ 图 13–19　圆针

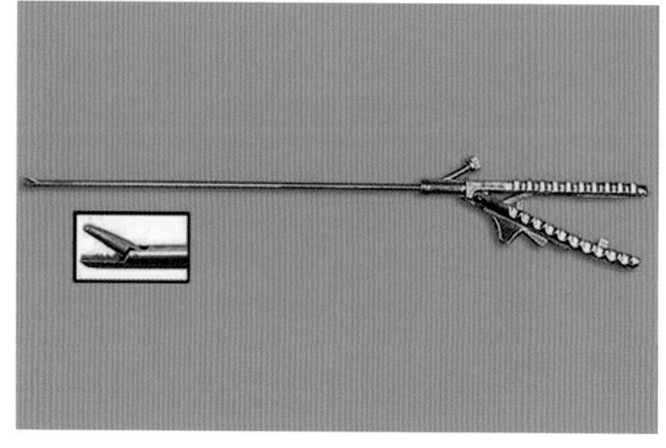

▲ 图 13–21　Ethicon 持针器

部缝合线时会有些许困难。

由 MBG（Gembloux，比利时）设计的持针器可能是目前最牢靠的持针器。它的原理很简单，它由 1 个管、1 个推杆和 2 个简单相互压在一起的钨金属环组成。它的设计有 2 个主要缺点，即打结很困难和钳口的开口深度不足。

Z Szabo 和 G Berci 设计了鹦鹉钳和火烈鸟钳 2 种仪器，它们可以很好地进行内部缝合和打结。虽然操作不是最理想的，但该仪器的协调形状的钳口便于针和线的抓取和定位。手柄的设计类似于 Castro-viejo 持针器，可以从任何旋转位置打开。轴的形状可使仪器 360° 旋转，从而使腹腔镜精准缝合成为可能。

最好的 Storz 持针器是由 Charles Koh 设计的，也被称为 Koh 持针器。针尖可以调控，分别指向左边和右边，并且略微倾斜。它的功能可以简化成简单但非常有效的“保持 – 释放”机制。

## 七、技巧与窍门

### （一）装针

- 首先用辅助抓钳抓住离针大约 1 英寸的线。
- 悬吊针，使针的尖端接触组织表面。
- 旋转针并进行调整，直到达到它所需的方向。

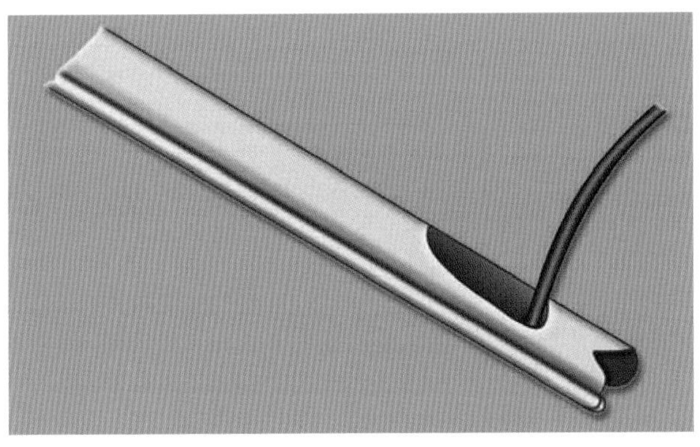

▲ 图 13–22　**Cook 持针器**

- 以持针器抓住针。
- 最好的缝合应夹紧针轴的中上近 1/3 处。
- 理想的缝合所需要的条件有：＞ 90° 的持针角度；80° ～100° 的入针角度；图 13–23 和图 13–24 展示了雪橇针，如图所示，持针角度在中间大约 90°，从而可以保证组织被稳定地钳夹住并维持在 90°。
- 点对点法：将镜头的尖端对准针头的尖端，以便知道准确的方向。

### （二）调整针

初学者总是试图通过在持针器和抓钳之间来回反复操作从而调整针的位置。这个技巧可能看起来很合理，但它需要相当多的技巧，而且可能

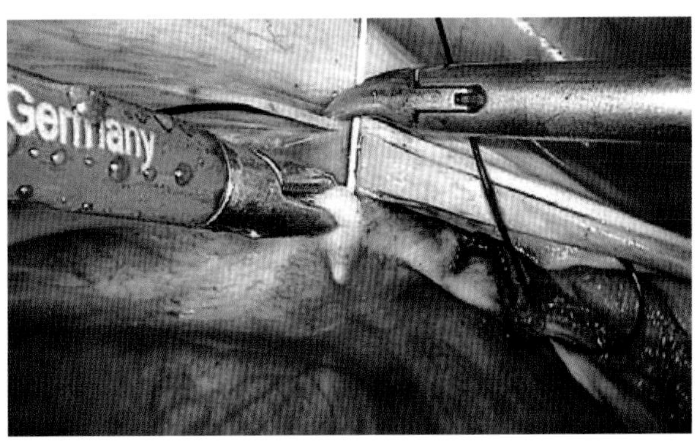


▲ 图 13–23　**雪橇针，大约在中间以 90° 的角度握持，而组织由一个更具轮廓的夹子稳定地握着，以便以 90° 的角度穿刺**

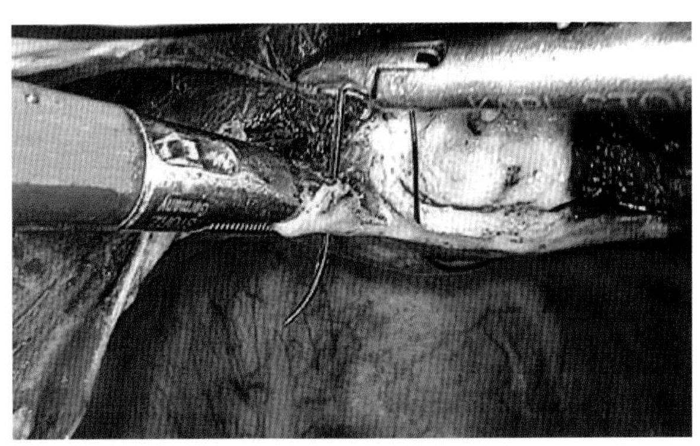

▲ 图 13–24　**在切除子宫体（LSH）后，在覆盖子宫颈残端的腹膜连续缝合线中缝合一针，这也是雪橇针，持针器、针与组织成 90° 角**

会变得非常令人沮丧。

- 一种更好的方法是轻轻地将针尖插入组织中以固定它，微微松开持针器的钳口，然后推、拉或旋转持针器以将针旋转到所需的位置。这需要一定的技巧。
- 另一种方法是用手轻轻握针，然后在组织上向后扫一下。这一动作会将针尖与它被牵拉的方向相反。
- 或者，通过将缝合线握在针的定型端附近并操纵它，直到针与钳口垂直对齐，从而调整针。
- 对于针的安装，首选的方法是将针放置在脏器的浆膜表面，最好是胃上。持针器的上钳压在针上，针会自动竖立到正确的位置进行缝合。
- 达到理想位置后，握紧针柄，将其锁定在位置上。

## 八、结论

腹腔镜基础到专业的垂直和水平缝合课程，包括动手训练，现已在世界各地进行。以实验室为基础的初级和高级腹腔镜缝合实践可用于干燥模型、动物模型和尸体手术。我们的老师 Kurt Semm 的建议是腹腔镜缝合是必要的，这已经被内镜外科界所接受。特别是机器人手术还包括各种缝合训练模块。欧洲妇科外科学会、美国妇科腹腔镜医师协会（AAGL）和国际妇科内镜学会（ISGE）持续开展腹腔镜缝合项目。现代的自动缝合设备还没有取代传统的腹腔镜缝合[7–9]。

## 参考文献

[1] Berguer R. Forkey DL, Smith WD. The effect of laparoscopic instrument working angle on surgeons' upper extremity workload. Surg Endosc. 2001;15(9): 1027–9.

[2] Bhatia P, John SJ, Deed JPS. Step by Step Art of Suturing. New Delhi; Jaypee Brothers Medical Publishers (P) Ltd; 2005.

[3] Emam TA, Hanna G, Cuschierei A. Ergonomic principles of task alignment, visual display and direction of execution of laparoscopic bowel suturing. Surg Endosc. 2002;16(2):267–71.

[4] Emam TA, Hanna GB, Kimber C, et al. Effect of intracorporeal–extracorporeal instrument length ratio on endoscopic task performance and surgeon movements. Arch Surg. 2000;135(1):62–5; discussion 66.

[5] Frede T, Stock C, Renner C, et al. Geometry of laparoscopic suturing and knotting techniques. J Endourol. 1999;13(3):191–8.

[6] Joice P, Hanna GB, Cuschieri A. Ergonomic evaluation of laparoscopic bowel suturing. Am J Surg. 1998; 176(4):373–8.

[7] Di Saverio S, Birindelli A, Mandrioli M, et al. Intracorporeal anastomoses in emergency laparoscopic colorectal surgery from a series of 59 cases: where and how to do it–a technical note and video. Colorectal Dis. 2017;19(4): O103–7.

[8] Naval S, Naval R, Naval S, et al. Tips for safe laparoscopic multiple myomectomy. J Minim Invasive Gynecol. 2017;24(2):193.

[9] Jain, N. Book review of State of the Art Atlas and Textbook of Laparoscopic Suturing in Gynecology. J Obstet Gynecol India. 2016;66(2):137–8.

# 第14章　妇科内镜手术医生的基础手术技术

# General Surgery Conditions and Techniques for Gyne-endoscopic Surgeons

John E. Morrison　著

李文君　译　　李红霞　校

## 一、腹壁及盆壁疝

腹壁上起脐部下至耻骨联合，外侧至髂嵴。我们可在进腹过程中或腹腔镜手术过程中遇到腹壁异常。进腹的不同技术不在本章的讨论范围内，但是遇到腹壁异常时，安全进腹可能成为一个挑战。

普通外科医生最常做的手术是疝修补术。美国每年约有80万例腹股沟疝修补术和20多万例切口疝修补术。原发性疝最常发生在前腹壁的脐部或腹股沟管内。它们也可能出现在直肠鞘外侧的半环形线处，即Spigelian疝。但这是一种不常见的缺损类型。

小切口疝或腹股沟疝的诊断在术前可能比较困难，特别是当患者肥胖或缺损较小时，要等到充气后才能确定其存在。

而大的疝则通常可在术前通过全面的体检，或通过术前的影像学检查来诊断，然而，对于过度肥胖的患者来说可能依然困难。当怀疑有切口疝时，盆腹腔计算机断层扫描（CT）是疝缺损最敏感的影像学检查，术前应常规评估缺损的大小和数量，以便更好地规划手术修补和进腹路径。

疝的治疗因其症状、位置、大小和病因不同而不同，因此其诊断、位置和大小是治疗计划的关键。

### （一）脐疝

对于原发性脐疝，缺损较小时即可有症状，通常可在术前诊断。如果计划经脐进腹，则首选开放（Hasson）技术，因为筋膜缺损已经存在，并且在退出腹腔时可以很容易地将其关闭。当存在缺损时，非开放式脐入路存在较大风险，因为网膜或肠管很容易包含在疝囊中，易被气腹针或戳卡所伤。即使没有手术史，疝部位形成粘连的情况也并不少见，因此建议谨慎行事（图14-1）。

直径2cm以下的缺损缝合即可，不需要进行网片加固。选用的缝合线一般为0号不可吸收材料，如聚丙烯或聚酯，筋膜的边缘采用单纯缝合或褥式缝合。

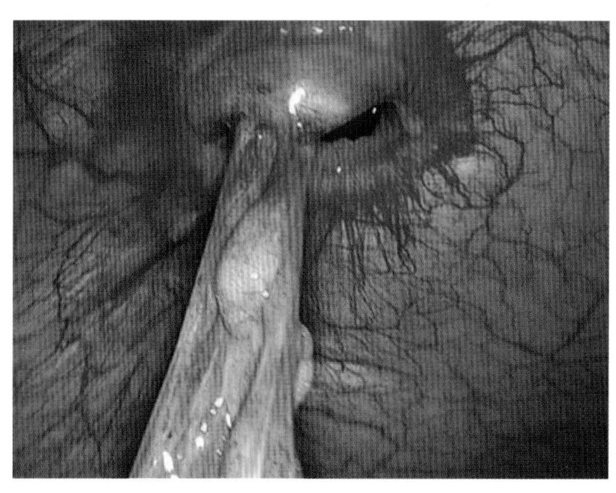

▲ 图14-1　脐孔上的致密粘连

如果患者以前做过脐疝且复发，通常可以使用合成纤维网状补片来闭合缺损。有几种补片可供选择，它们是专门为疝修复设计的。其中一种设计是由 Atrium corp. 制造的 C-QUR V-patch（图 14–2），这是一种涂有 ω-3 脂肪酸的圆形聚丙烯网片，放置在缺损处，然后横向缝合到筋膜边缘，需要确保网片从筋膜边缘向各个方向延伸至少 3cm。然后主要在加强网上封闭缺损。

任何在腹腔内放置的网片都应该在网片与下层肠道接触的表面有一种屏障物质，以减少与这些结构的粘连。有几种产品在网片上加入了可吸收的材料来提供这种屏障。如果在腹膜外放置网片，则不需要防粘连材料。

提示

- 原发性脐疝 2cm 以下，以不可吸收线缝合为主。
- 复发性脐疝或缺损＞2cm，用网片加固修复。
- 网片应从筋膜边缘延伸至少 3～5cm。
- 经脐疝入腹时剖腹技术最安全。

## （二）切口疝

腹部手术术后的患者都有可能发生切口疝。美国每年约有 25 万例切口疝修补术 [1]。如果发现患者有切口疝，那通常切口中存在不止一个缺损。大多数切口疝缺损＜ 1cm 时是没有症状的。2～6cm 的缺损通常有症状，遇到这种缺损时要用加强型合成材料进行修复。切口疝在腹壁上的位置无论在脐上还是脐下，治疗上没有区别。

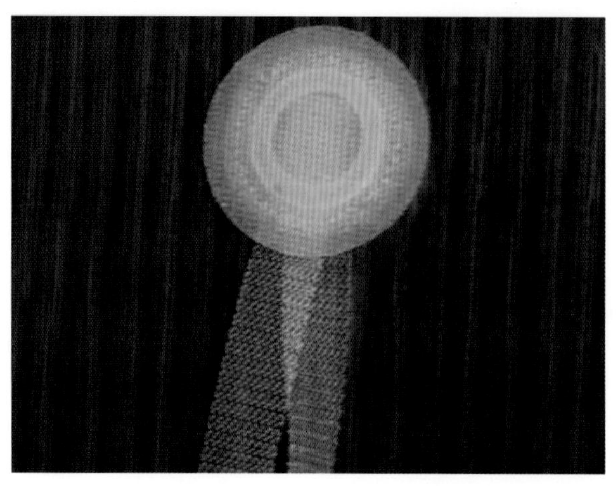

▲ 图 14–2　C–QURV 疝补片

筋膜的大面积缺损最常在体检中发现，但诊断和测量缺损最敏感的方法是盆腹腔 CT。

未经网片加固的切口疝简单修复术复发率很高 [2]。

补片的选择有合成材料和生物材料 2 种。在某些情况下，生物材料与合成材料相比具有明显的优势，但对这一主题的讨论不在本章的范围内。

目前 2～8cm 切口疝缺损大多采用腹腔镜方法进行修复。最常用的修复方法是采用网片覆盖缺损，不修复筋膜边缘。或者先修复筋膜缺损，然后再用网片覆盖，但这种方式较少使用。这 2 种情况都会使用加固材料。

在剖腹手术中遇到切口疝时，主要用缝合筋膜的方法来缝合，可以使用不可吸收缝合线，也可以使用长效的可吸收缝合线，并采用合成网片加固。合成网片可以放置在腹壁下腹膜表面，在这种情况下，材料应具有防粘连屏障，或放置在直肠后筋膜与直肠前肌和筋膜之间（直肠后肌），或作为镶嵌物，网片只需固定在腹壁上，覆盖中线切口，并从中线向外延伸至少 5～8cm。镶嵌法是最简单、最安全的方法（图 14–3）。

图 14–4 展示了网片放置的常用部位。图中 A 为放置在筋膜外；B 为放置通常位于腹壁筋膜层和肌肉层之间；C 为腹腔镜下放置网片的地方。

1. 用于修复的合成材料

材料特性：这些修复材料必备的特性如下所示。

第 1 个特征是材料的强度必须能够承受腹腔和盆腔产生的压力。

目前有几项研究正在进行中，这些研究正在探讨如何最准确地确定腹腔和盆腔中产生的实际

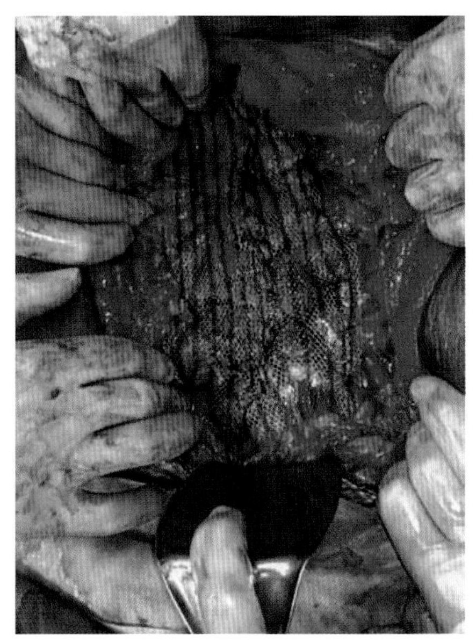

▲ 图 14–3 镶嵌式聚丙烯网修复

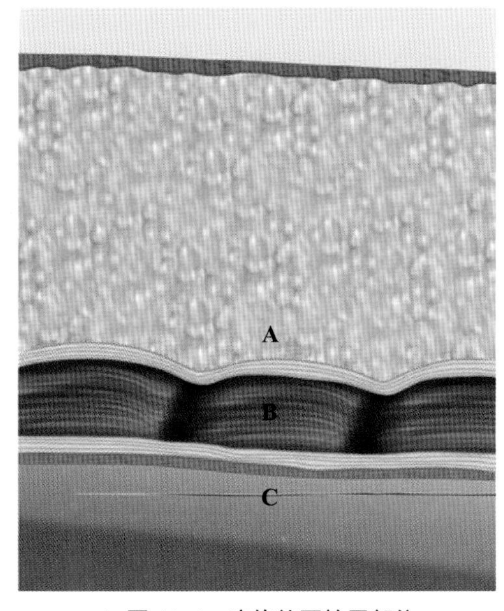


▲ 图 14–4 疝修补网放置部位

A. 筋膜外放置；B. 肌壁间放置；C. 腹内放置

压力，从而确定合成材料必须具有什么样的强度特性才能维持适当的修复。在过去的几年里，所使用的合成网状材料的密度和结构发生了重大变化。主要的变化是材料更薄，重量更轻，孔隙结构大，柔韧性好，容易融入腹壁组织中。

图 14–5 展示了 2 种最常用的聚丙烯网片类型。左边的网眼是疏松型网眼，图中右边的材料

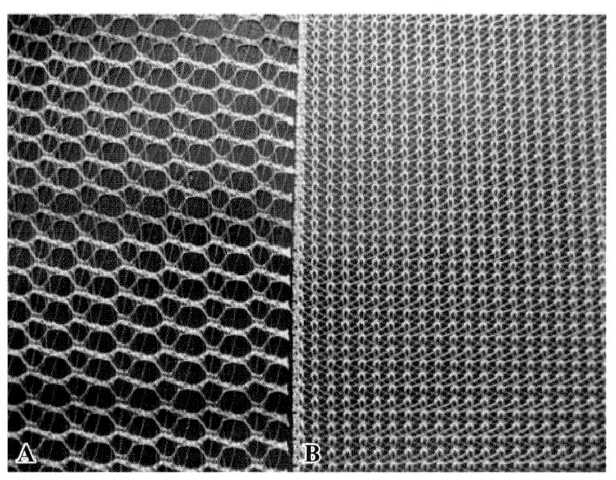


▲ 图 14–5 聚丙烯网

A. 疏松型；B. 致密型

是致密型的材料。两者的区别是所用材料的孔径和重量的组合。现在的趋势是应用致密型材料，在大切口疝修补术中，这种稀疏性网片的撕裂现象出现的频率较高，可能会改用中等或致密的材料。

第 2 个特征是材料必须牢固地黏附在腹壁上。该材料是用缝合或粘连装置或两者相结合来固定，固定装置有助于防止材料滑落。根据所使用材料的物理特性，部分网片会在材料周围形成瘢痕，也有助于将材料融入腹壁，增加修复的强度。

第 3 个特征最为重要，材料必须具有减少与肠道和任何潜在结构粘连的特性。如果在腹腔内放置网片，网片上必须有一个防粘连装置，以减少与下方肠道的粘连。在没有任何屏障的情况下，将合成网片放入腹腔内，有可能会侵蚀到肠道或任何其他接触到的结构，从而形成瘘管。如果确实发生了这种情况，则必须移除合成网片并关闭瘘管。在这种情况不建议用合成材料替换网片，通常需要使用生物材料。

第 4 个特征是该材料应引起最小的炎症或免疫反应。该领域的研究正在进行中，并且不断地对材料进行测试和改进以减少这种反应。

2. 修复材料

疝修补术中最常利用的合成材料是聚丙烯

网。图 14–6 是将网片置于腹腔内时，用于疝修补的涂层聚丙烯网片的示例。

聚丙烯已经使用了数十年，因为外科医生对它非常熟悉和有长期的经验，因此它是首选的网片材料。由于材料的亲水性，导致其会形成纤维囊，随着时间的推移，纤维囊会变得坚硬，成为疼痛的来源，但随着聚丙烯网重量的减少，这种现象越来越少。

聚四氟乙烯（polytetrafluorethylene，PTFE）是另一种用于修补腹部疝的材料。它对周围组织的黏附性和柔韧性最小，但由于其不黏附的倾向，必须将其他材料纳入网片中，以使其黏附在前腹壁上。否则修复不牢。图 14–7 是用于疝修补的 PTFE 网片的示例。

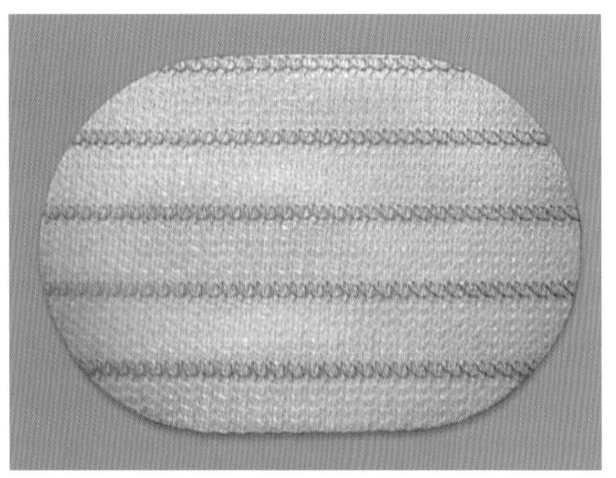

▲ 图 14–6　防粘涂层聚丙烯网

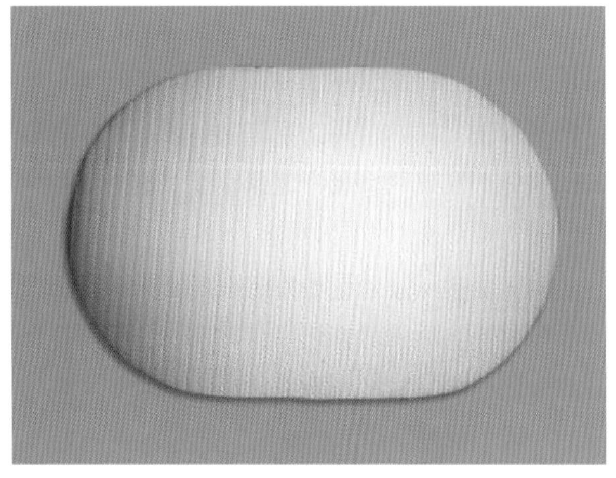

▲ 图 14–7　聚四氟乙烯疝补片

聚四氟乙烯网片是一种微孔材料，因此桥式修复后网片上方及上覆皮肤和皮下组织下方的血肿形成并不少见。这些血肿通常没有症状，并随着时间的推移而消退，如果血肿发生感染或有症状，则可经皮引流，也可在底层网片发生充分融合后切除。无论使用何种材料的桥式修补，血肿的形成并不少见（图 14–8）。

当 PTFE 材料用于修补时，如果上覆的血肿或材料本身发生感染，必须将其清除。PTFE 材料孔隙大小使细菌能够进入网片，但中性粒细胞却不能进入，因此，如果不去除网片，就不能清除由此产生的感染。

所有的移植物都会随着时间的推移而收缩，但与其他合成材料相比，PTFE 移植物的收缩幅度最大，因此在放置材料时必须考虑到这一特点，并确保其与缺损的充分重叠[3]。

聚酯网也可用于疝修复，但频率较低。该材料是编织的聚酯编织纤维，可以很好地融入周围的组织中。该材料在制造血管移植物方面已经使用了几十年，所以它在手术中应用的历史悠久，因此对这种材料的使用经验也很多。它是一种亲水材料，不会像聚丙烯那样引起强烈的纤维化反应，但与任何编织材料一样，如果它确实被细菌污染或感染，则很难清除细菌，所以如果确实发生这种情况，可能需要将其移除。

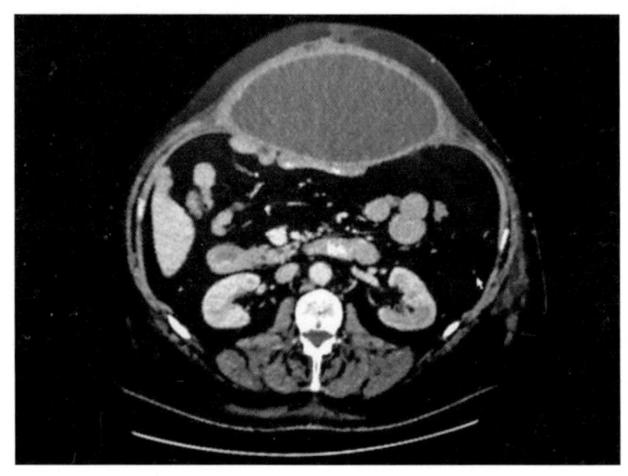

▲ 图 14–8　术后网片和筋膜深部的血肿

3. 切口疝修补的“时机”和“方法”

2cm 以下的缺损可像脐疝修补术一样，主要用不可吸收缝合材料进行修补。

疝缺损＞ 8cm 时，可能需要通过合成材料或生物材料加固前腹壁筋膜层，以重新贴近中线筋膜边缘，恢复正常腹壁。

对此有多种方案，包括在双侧腹外斜肌或直肠后筋膜和腹横肌层松弛切口，以调动筋膜，使中线筋膜边缘合拢。这类修复不在本章讨论的范围内，这些大的缺损应在妇科手术前或术中由熟悉这类修复的普通外科医生或整形外科医生施术。

目前修复 2～6cm 切口疝缺损的首选治疗方法是腹腔镜，通常在其他外科手术结束后进行。网片应在缺损处至少重叠 3cm，最好所有边缘都能达到 5cm 以上，并固定在腹壁上。如果在主要手术过程中，进入肠道，遇到感染物的严重污染，或进入阴道及膀胱，考虑进行切口疝修补术，则不能使用合成网片，而应使用生物补片。生物补片可用于桥式修复或作为简单闭合的加固材料，但没有很好的研究来衡量其长期的成功率，而且这些材料非常昂贵。

4. 切口疝修补术

疝缺损中的所有内容物必须缩入腹腔，并清除周围筋膜边缘的上覆组织、肠道和脂肪，以确保网片充分融入腹壁筋膜。图 14-9 展示了一个待修复的缺损。

选择的修复材料必须有足够的大小，以使缺损的所有各个方向至少重叠 5cm，并需有防粘连屏障。

如果缺损较大，需要一大块网片进行覆盖，则在网片的四个象限处进行缝合；通过腹壁收缩缝合线，使网片充分对准缺损，以便最后固定网片。这些缝合线可以主要用于将网片固定在腹壁上。图 14-10 和图 14-11 展示了带有固定缝合线的网片，以及通过腹壁回收缝合线的过程。

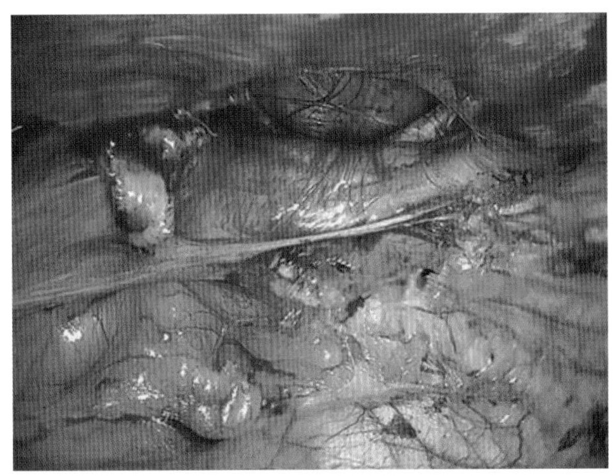

▲ 图 14-9　待修复的切口疝

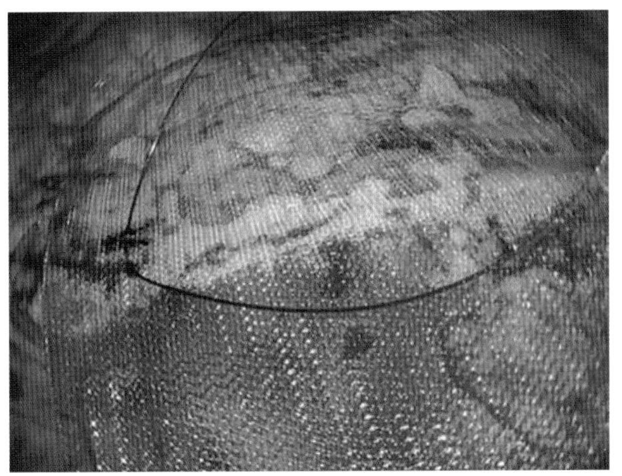

▲ 图 14-10　准备用于疝修补的腹腔内网片

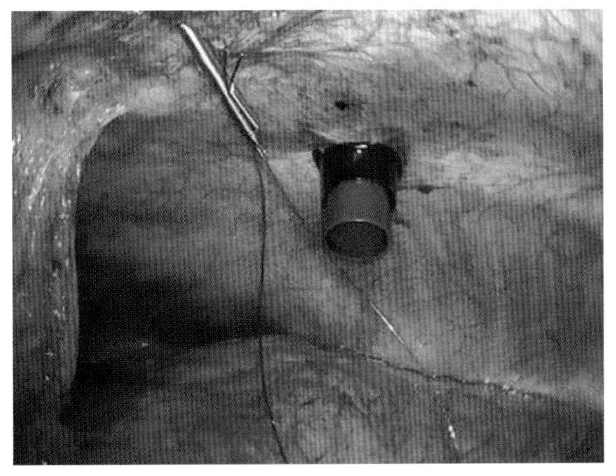

▲ 图 14-11　抓取固定网片的缝合线

然后用缝合装置或固定装置，或两者结合将网片固定在腹壁上。要特别注意网片的边缘，以确保网片已充分固定，且网片与腹壁之间不会发生肠疝。图 14–12 展示了用永久固定装置固定网片的情况。

通常在术后立即给患者戴上腹带，以给予腹壁支撑，减少疼痛。建议患者在术后佩戴至少 6 周。

腹腔镜桥式修补切口疝的效果非常好，与剖腹修补相比，复发率相当低，但术中主要并发症较剖腹修补发生率较高。患者确实能较快地恢复正常活动，疼痛较轻，住院时间较短 [4]。

5. 疝修补后的特殊注意项

如果患者之前曾利用网片进行疝修补，则必须考虑安全进腹。尽管在网片中使用了防粘连屏障，或者即使网片完全被腹膜覆盖，也应该警惕网片，特别是网片边缘有粘连的肠管或网膜。

在这些情况下，可以通过远距离进入腹腔，即左上象限的 Palmer 点或原先手术范围以外的其他部位。如果计划使用腹腔镜手术，则建议使用开放（Hasson）技术，在进入腹腔时，直接通过网片小心地钝性分离粘连的肠管和网膜，使其远离网片，或在先前切口外侧的远端部位进行手术。网片边缘必须非常小心，因为这是最容易形成粘连的区域。图 14–13 显示了先前放置的网片边缘的粘连。

一旦手术完成，如果切口是通过补片缝合的，则缝合时应进行不可吸收缝合线缝合。

复杂的切口疝缺损的修复可采用腹腔内生物补片或在前筋膜上镶嵌生物补片。目前使用的生物补片由胶原蛋白的细胞基质组成。细胞基质经过一段时间的成纤维细胞浸润，宿主的原生胶原蛋白融入基质中，从而形成厚厚的瘢痕。在复杂的疝修补术中，如果内部使用生物补片，建议直接剖腹，其注意事项与合成材料剖腹入路的建议相同。

如上所述，复杂的疝修补术正在简单化，采用镶嵌网、镶嵌（腹壁各层之间）和下层网的组合。强烈建议手术医生阅读既往的手术记录，事先了解网片放置的位置，从而安全地进腹。

6. 提示

- 2cm 的缺损：主要用不可吸收的缝合线闭合。
- 2～8cm 的缺损：腹腔镜桥式修补，使用带有防粘连屏障的合成材料。用定位装置将其锚固在腹壁上，并与筋膜边缘重叠 5cm。
- 2～8cm 的缺损：开放性修复，重新贴近筋膜边缘，并在腹内、筋膜下或覆盖中线闭合处加入合成网加固。
- 8cm 的缺损通常需要更复杂的修复来闭合中线筋膜，应与熟悉这些修复技术的外科医生共同进行。
- 有网片切口疝修补术史，后再次进入腹腔

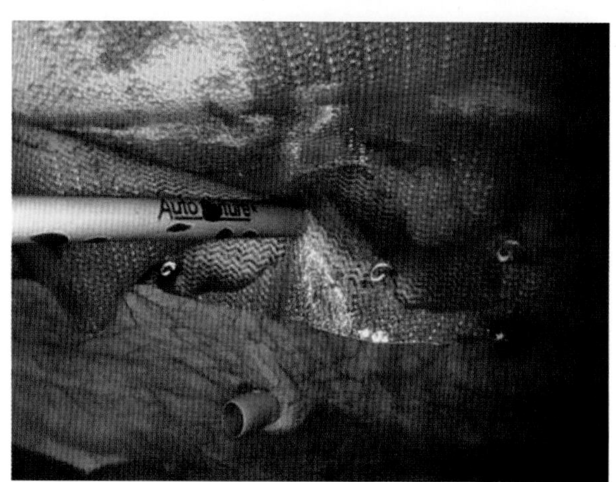

▲ 图 14–12　放置固定钉将网片固定在腹壁上

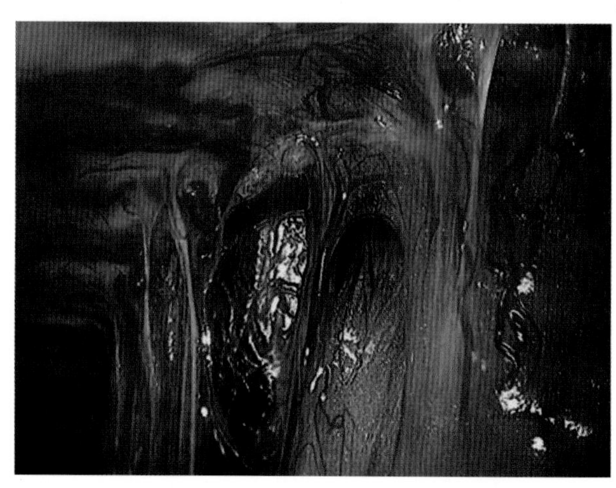

▲ 图 14–13　腹腔内网片外侧致密粘连

时，可从网片中心谨慎进入，也可从远处进入，避开边缘。

- 进腹前先了解患者进行了哪种类型的修复，以帮助预测何时何处会遇到网片。

## （三）腹股沟疝

腹腔镜检查时看到的腹股沟疝缺损位于脐静脉侧的盆腔侧壁。腹股沟缺损最常见的 2 种类型是直接疝和间接疝。直接性缺损在上腹下血管的内侧，间接性缺损在这些血管的外侧。间接性缺损也可以通过圆韧带来识别。图 14–14 是一个小的无症状的腹股沟疝的例子，不需要修复。

腹股沟疝的症状包括腹股沟底肿胀或隆起，通常位于腹股沟韧带上方。它可能会伴随着疼痛。腹股沟韧带区域的疼痛可能是疝的唯一症状或迹象。与男性相比，女性的腹股沟疝更难诊断。两难的是，当术中发现疝时需要如何处理。

提示：如果发现腹股沟缺损且患者无症状，即患者没有腹股沟痛，则应记录该缺损并告知患者，但无须进行修复。

当发现单个症状性的腹股沟缺损时，修复技术的选择在外科医生中存在争议。单一腹股沟疝最常见的还是采用标准的剖腹技术进行修复。同一外科医生施术的情况下，腹腔镜修复的复发率与剖腹修复的复发率相当，但疼痛评分要好得多[5]。在大型研究中，腹腔镜修复的结果显示复发率略高，但疼痛评分和恢复正常活动的情况在腹腔镜组比剖腹组要好[6, 7]。

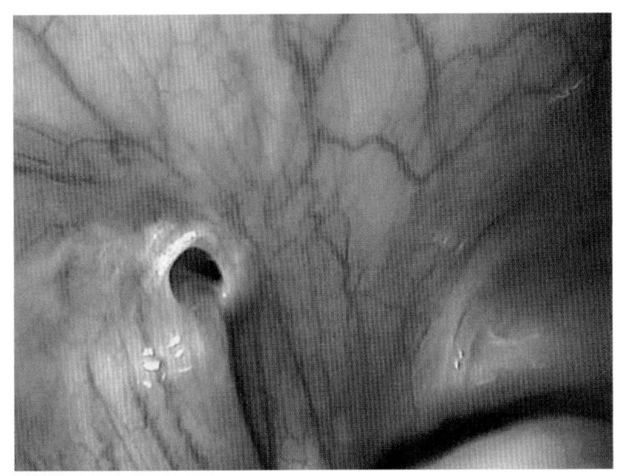

▲ 图 14–14 圆韧带旁的左腹股沟小型疝缺损

选择修复时必须考虑成本问题，通过评估可知两者手术室成本差异不大，但耗材花费的差异可能很大[8]。

腹腔镜下修复腹股沟疝可完全采用腹膜前修复或经腹膜修复。2 种技术的修复原理和效果相似。腹股沟管和盆底的解剖结构是稳定可预测的，对于进行过阴道前壁修补术或膀胱尿道颈悬吊术（如 Burch 手术）的妇科医生来说是熟悉的。这是腹腔镜腹股沟疝修补术中常规解剖并进入的同一间隙。

无论哪种修补术，都要将腹膜从盆腔下部和腹股沟底切开，显露腹股沟管、髂血管、耻骨管、股管和腹股沟侧壁。重要的是将疝内容物完全还纳至腹膜前间隙。仅仅封闭腹膜缺损是不足以修复的，必须用合成材料加固腹股沟底（视频 14–1）。

网片尺寸应为 10cm × 15cm，以便充分覆盖腹股沟底和所有潜在的缺陷。如果使用聚丙烯网，那么这种材料应该固定在腹股沟底。固定网片时必须注意避开解剖部位的主要血管和神经结构，以免损伤这些结构。

固定网片只能在腹壁前下腹壁下动脉的内侧进行，并进入耻骨联合肌和 Cooper 韧带。在侧盆壁不应利用绑扎装置，因为有股神经和髂腹神经存在，很容易被卡住，造成严重的术后疼痛。

如果采用聚酯网片进行修复，由于材料的亲水性，网片与下层组织粘连良好，如果采用腹膜前的方式进行修复，则不需要粘连。这种修复方式的效果非常好，因此避免了粘连的问题。图 14–15 展示了修补结束后用网片覆盖腹股沟底的情况。

股疝在女性比男性更常见，并可能是慢性盆腔疼痛或下腹疼痛的来源。

股疝在术前难以诊断。症状通常包括疼痛沿大腿内侧及腹股沟韧带下放射，但无可触及的肿块或隆起。通常股疝的第一个信号是急性嵌顿。股疝缺损的修补可以通过剖腹或腹腔镜技术来完成，但腹腔镜的方法可以很好地显露缺损并可以准确地放置单层网片，充分覆盖股骨和腹股沟管，从而实现很好的修补效果。

股疝的内容物必须小心地还纳到腹膜前间隙，以充分识别股管结构并完成修复。同样，如果利用聚丙烯网，则应将其固定在骨盆上，并采取前面提到的预防措施，以避免严重的血管或神经损伤（视频14-2）。

1. 腹股沟疝的特殊事项

腹腔镜下腹股沟疝修补术的技术在过去15年中不断发展。在20世纪90年代，网塞式修补很常见，通常是将一个由聚丙烯材料组成的网状塞子简单地放入缺损处。这种修复方式由于材料产生瘢痕和收缩，会导致修复部位出现明显的疼痛，因此这种手术目前已很少使用。做过这种类型修复的患者可能会出现明显的疼痛，但没有外部可触及的肿块，通常需要取出网塞才能缓解。图14-16是一个进行网塞式修复数年后出现疼痛的患者的实例。

当进行网塞式修补时，目前主要利用可吸收材料，或同时与低质不可吸收合成材料相结合。图14-17是目前用于网塞式修补的可吸收材料。

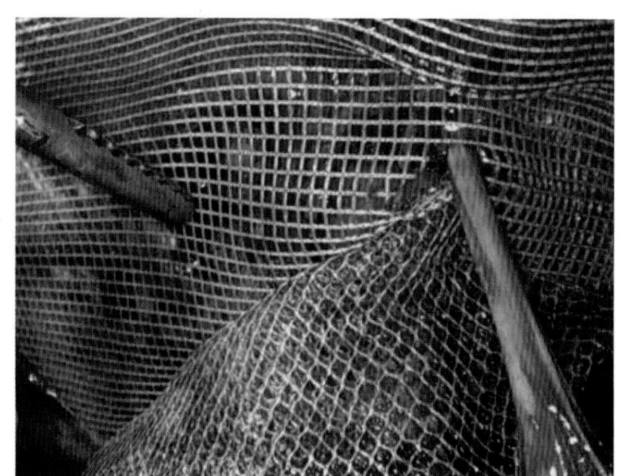

▲ 图14-15　腹股沟疝右侧腹膜前网片的位置

该材料是由Gore公司制造的Bio-A。这种材料为宿主提供了胶原蛋白沉积的基质，从而为修补提供了足够的张力。

2. 提示

- 手术时发现的无症状腹股沟疝：告知患者但无须修复。
- 股疝可能是盆腔疼痛的根源：症状是放射到大腿内侧的疼痛和腹股沟韧带下方腹股沟的疼痛。如果发现股疝应该将其修复，因为嵌顿很常见。
- 以前使用网塞式材料进行修补可能是慢性疼痛的来源：可以通过手术史和腹股沟底部的影像进行诊断。解决疼痛通常需要去除材料。

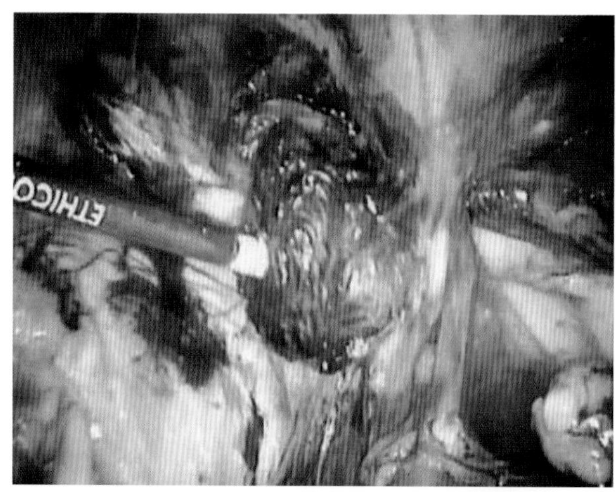


▲ 图14-16　股管内的网片，已经成为网片球

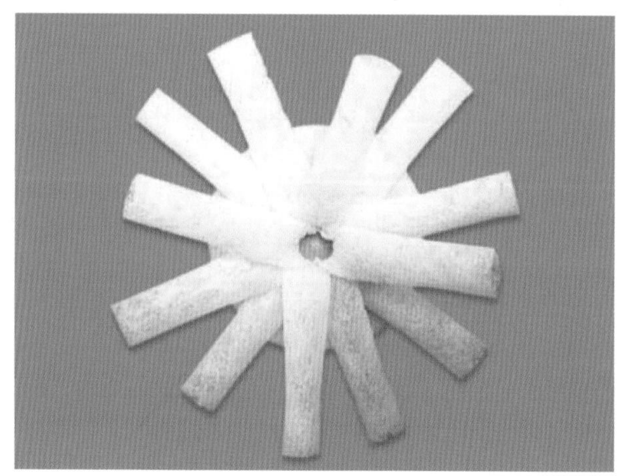

▲ 图14-17　生物材料的可吸收网塞

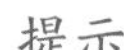

- 双侧或复发性腹股沟疝通常采用腹腔镜技术进行修复。
- 通常用腹腔镜技术修复双侧或复发性腹股沟疝。
- 对于曾经做过腹腔镜下腹股沟疝修补术的患者，由于网状材料与底层结构的粘连，进入腹腔间隙将非常困难。

### （四）内疝

内疝是指腹腔内任何 2 个相邻结构之间的开口，有可能使腹腔内容物突出，形成梗阻。这些疝在术前很难诊断，也可能是慢性下腹或盆腔疼痛的来源。它们最常见的表现是以嵌顿和肠梗阻为首发症状。

内疝通常是前次手术和粘连性疾病的后果。当进行肠吻合或胃旁路手术而肠系膜缺损没有完全闭合时，该部位便是内疝的好发位置。

图 14–18 显示了这样的内疝，其中粘连形成了一个小缺损，肠管被夹住并梗阻。导致该缺损的前次手术是剖宫产，子宫、前腹壁和盆壁之间有瘢痕。

因为发生并发症的可能性很大，当确诊为内疝时需要闭合缺损并进行固定，或者将缺损大面积打开，使肠管没有机会发生嵌顿。

提示

- 当遇到内疝缺损时，应将其完全闭合或完全打开，以防止肠道的嵌顿。

## 二、内脏病变

盆腔中直肠、乙状结肠和阑尾是常见的病变来源。重要的是能够识别影响这些结构的常见症状，这些症状可能会类似于妇科疾病，此外小肠疾病的表现也可能类似于妇科疾病的常见症状。

### （一）结肠

憩室是结肠病变中最容易出现类妇科症状的疾病。由憩室导致急性出血或穿孔的患者通常会被直接转诊到普通外科进行治疗，但憩室病或憩室炎引起的慢性疼痛可能很难与妇科病因相鉴别。

乙状结肠是症状性憩室最常见的受累区域，疼痛通常出现在左下腹部，但也可能是耻骨上甚至右下腹部。

腹腔镜检查中可见受累的结肠通常肠壁增厚，失去正常的柔韧性。慢性憩室由于反复发作的炎症，受累段附近通常有粘连（图 14–19）。

憩室实际上可以通过结肠的肌壁突出来辅助诊断。

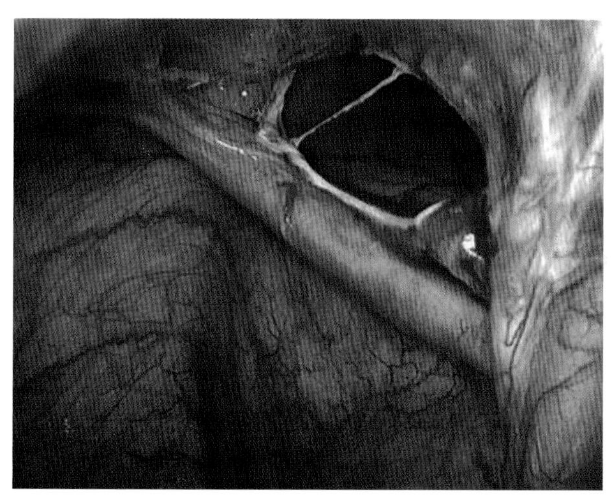

▲ 图 14–18　右盆壁内疝

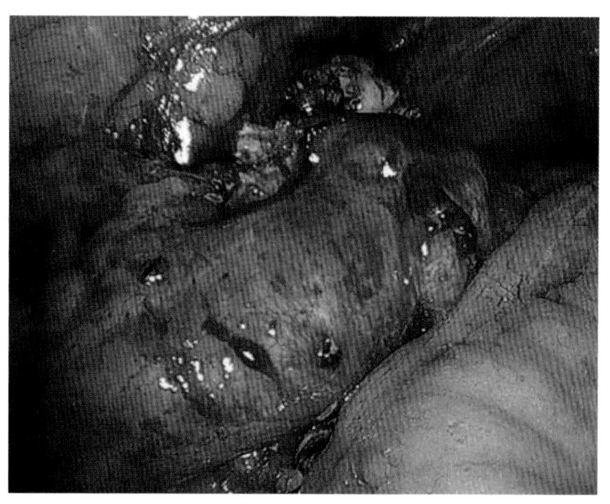

▲ 图 14–19　乙状结肠憩室

一旦妇科医生排除了妇科病变，且检查结果提示憩室疾病，不管是慢性还是急性，都不需要进一步的手术干预。治疗包括增加膳食纤维，并根据是否存在急性炎症，选择静脉使用或口服抗生素。

当患者因盆腔炎症或疑似输卵管卵巢脓肿而探查时，有时可发现实际上是憩室穿孔伴脓肿形成。遇到这种情况，受累的肠段不需要切除（游离性穿孔和腹膜炎除外，可能需要切除并引流结肠造口）。可在腹腔镜下引流脓肿，并在脓肿腔内留置引流管。

恶性肿瘤也可能穿孔，但这种情况比憩室要少见，这些患者通常会表现出肠梗阻的症状，因此通常已经由普通外科医生先行诊治。

盆腔手术时经常会遇到乙状结肠、盲肠与腹壁或侧盆壁之间的先天性粘连。如果不影响原手术，通常不需要干预。过度用力地移动乙状结肠和盲肠有可能造成肠道的扭曲。因此，如果不影响正常手术，就把这些粘连带留在原地。

提示

- 乙状结肠憩室无论是慢性的还是急性的，只要无穿孔均不需要切除。注意告知患者即可。
- 脓肿形成穿孔：腔内置入引流管引流脓肿即可，无须切除。

## （二）阑尾

近来常利用盆腔超声和（或）CT 诊断阑尾炎，但有时这些影像学检查并不能可靠地用于诊断或鉴别诊断。所以在诊断不确定的情况下，腹腔镜的使用，尤其是女性患者，越来越频繁。与剖腹阑尾切除术相比，腹腔镜阑尾切除术的收益仍是普通外科手术文献中的热门话题[9]。腹腔镜手术的主要优势是比剖腹手术的伤口感染率低。

胃肠外科医生在阑尾切除术中最常采用线性吻合器。这为切除阑尾提供了一种快速简单的技术。然而由于价格昂贵并需要特殊设备，外科医生亦应掌握其他的解剖和切除方法。阑尾切除术的技术将逐步详细介绍。

1. 阑尾切除术

阑尾切除术的第一步是必须将阑尾从腹膜后或骨盆侧的附件中分离出来。这一步相当重要，以便充分显露阑尾的系膜，避免在切除过程中误伤腹膜后结构、盲肠或回肠瓣膜。

第二步是在阑尾底部的中间部分打开一个缺口，锐器分离或电刀均可。

完成此操作后，第三步是结扎盲肠中部或阑尾根部。选择先结扎这些结构中的哪一个取决于解剖和术野显露的程度。结扎也可使用线性吻合器完成。阑尾基底通常使用 3.5mm 或 2.8mm 的吻合器吻合横切，具体根据阑尾底部是否有炎症来选择。图 14–20 为闭合装置的放置，图 14–21 为闭合后的阑尾残端。

在离断这些结构之前，使用 0 号丝线或其他缝合线对阑尾根部或其血管进行结扎，也可获得良好的效果。与缝合装置相比，这种方法更具性价比。视频 14–3 演示了用缝合线结扎阑尾根部。

阑尾切除并结扎后，可以使用 Endoloop 套扎来增加安全性。视频 14–4 显示了结扎后阑尾根部的横截面。

在阑尾根部坏死的情况下，吻合器具有最佳效用。不慎穿过坏死的阑尾组织可能会导致延迟

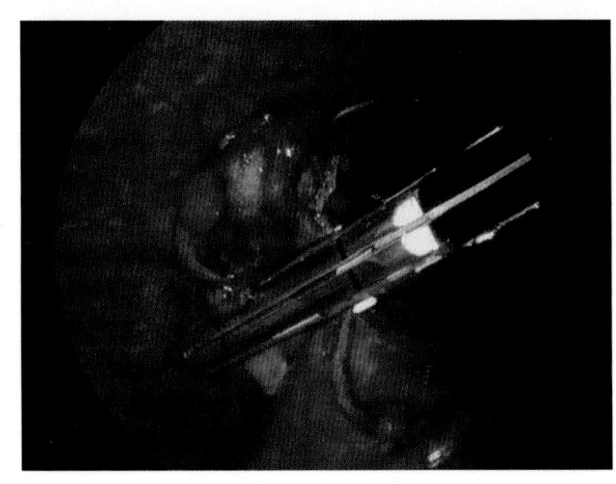

▲ 图 14–20　使用腹腔镜吻合装置进行阑尾切除术

穿孔和腹膜炎。

当采用普通结扎法且阑尾根部坏死时，应采用 Z 针或荷包浆膜缝合，用 2–0 或 3–0 缝合线将阑尾根部包埋入盲肠。传统一直是使用丝线缝合，可吸收的缝合线也可以使用，关键是相关组织要完全闭合和包埋，并且荷包上方要覆盖有正常组织。

2. 特别注意事项

如果在探查疑似输卵管卵巢脓肿时遇到阑尾穿孔并化脓，那么和憩室脓肿一样，应该在脓肿腔内留下引流管引流脓肿，而不需要即刻切除阑尾。如果有必要，可以在几个月后再行阑尾切除。

对于慢性下腹痛或盆腔痛的患者，如果腹腔镜检查时发现阑尾仍存在，建议切除阑尾。在一些研究中，即使没有肉眼可见的病变，阑尾切除后也有益于疼痛的缓解[10, 11]。

3. 提示

- 对于盆腔疼痛患者，即便阑尾外观无异常，亦应行阑尾切除术。
- 阑尾切除术可以利用吻合器轻松完成，阑尾根部可选 3.5mm 或 2.8mm，肠系膜用 2.8mm。
- 使用 0 号丝线或其他缝合材料进行缝合结扎，效果与吻合器相仿，且性价比更高。也可采用环扎线固定阑尾根部和肠系膜底部。
- 穿孔和脓肿形成时，要腔内留置引流管引流脓肿，不要切除阑尾。

## （三）小肠

小肠病变比结肠或阑尾病变都要少见；但在探查过程中确实存在可能会发现需要与盆腔病变相鉴别的情况。

1. Meckel 憩室

Meckel 憩室是一种真性憩室，典型病变位于距回肠瓣膜 2 英尺处，是慢性疼痛的病因之一。其外观是典型的反肠憩室，其自身的血供来源于肠系膜。

图 14–22 显示了典型的 Meckel 憩室。

憩室可带有胃黏膜，从而导致胃肠道出血，亦可发生穿孔，也有诱发肠套叠引起的肠梗阻的报道。所以发现 Meckel 憩室应将其切除。

建议使用直线型吻合器进行去除，吻合器大小为 3.5mm，放置在 Meckel 憩室的根部，不影响剩余肠腔。如果手术医生精通腹腔镜切除和缝合技术，也可以切除后双层缝合。

2. 提示

- 当发现 Meckel 憩室时，应将其去除。

3. 胃肠道间质瘤

胃肠道间质瘤（gastrointestinal stromal tumors,

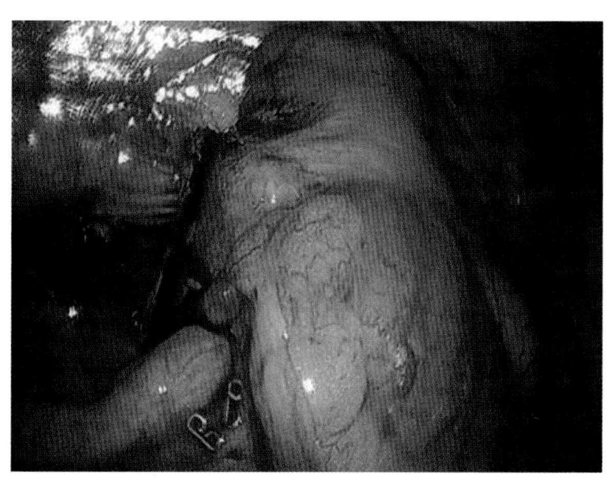

▲ 图 14–21　闭合后的阑尾残端

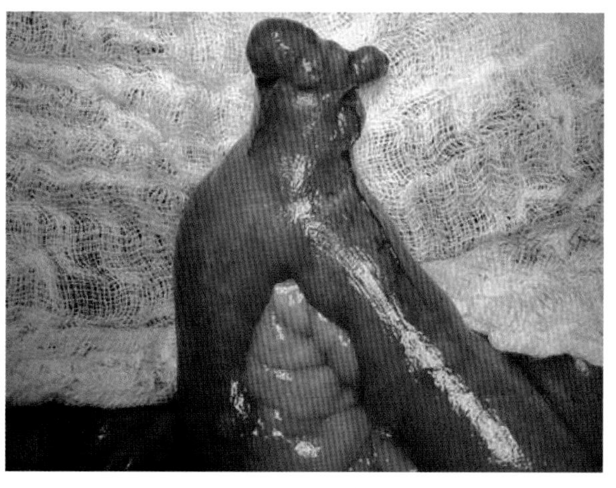

▲ 图 14–22　Meckel 憩室（梅克尔憩室）

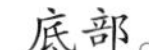

GIST）可在小肠中发现，其外观与肌瘤相同。图 14-23 是术前形似肌瘤的小肠 GIST。

GIST 肿瘤最常见于胃部（60%），大肠和小肠的发病率为 30%。它们可以是腔内或腔外的，基底带蒂，这可能导致影像学误诊为来源于子宫或卵巢。图 14-24 为图 14-23 中病变的 CT 表现。

这些肿瘤确实具有恶性潜能，因此在遇到时应将其切除，但切除 GIST 病变仅需要沿边缘切除即可，无须行正规的淋巴结清扫术。如病灶>5cm，或镜下每个高倍视野有大于 5 个有丝分裂的病变，应考虑进行辅助化疗。

这些肿瘤类似于肌瘤，在切除时不应通过粉碎机，而是通过延长切口或利用标本回收袋装置将其完整地从腹部取出。

4. 提示

- GIST 肿瘤大体外观类似于平滑肌瘤，因此可能被误认为是妇科病变。术中发现应将其完整去除，不要粉碎，也不需要正规的淋巴结清扫术。应保证切缘干净。

5. 克罗恩病

区域性肠炎或克罗恩病也可能引起盆腔或下腹部疼痛。其大体表现与慢性憩室病相似，肠壁明显增厚，柔韧性降低，可有特征性的肠系膜爬行脂肪存在。

如没有急症或并发症（穿孔、梗阻），不需要切除受累肠段，应以药物治疗为主，只有在穿孔、狭窄、梗阻或瘘管形成等并发症时才可进行手术治疗。

6. 提示

- 遇到克罗恩病时不建议切除，除非有穿孔、梗阻、狭窄或瘘管形成等并发症才考虑切除。

### （四）遇到肠损伤的特殊注意事项

在解剖过程中特别是遇到粘连时，偶尔会发现肠壁有损伤。防患于未然是关键，避免使用电刀将肠管从腹壁上分离出来，使用时应极为谨慎。

首选的方法是使用冷刀。当发现粘连非常疏松时，可以用器械的凸面将肠管从腹壁轻轻推开。图 14-25 显示了推荐的下刀位置。

这有助于减少剪刀尖误伤肠道的机会。

在手术过程中，即使将患者置于 Trendelenburg（头低足高）体位，小肠和结肠经常还是处在盆腔当中。这些结构必须上移至腹腔，以获取满意的盆腔视野。当抓取肠管时，推荐一种有助于减少损伤的方法，即用表面积大的器械轻轻抓取肠管，并保持与肠系膜平行（图 14-26）或直接抓取肠系膜（图 14-27）。

表面积较大的抓取器分散了抓取器产生的力

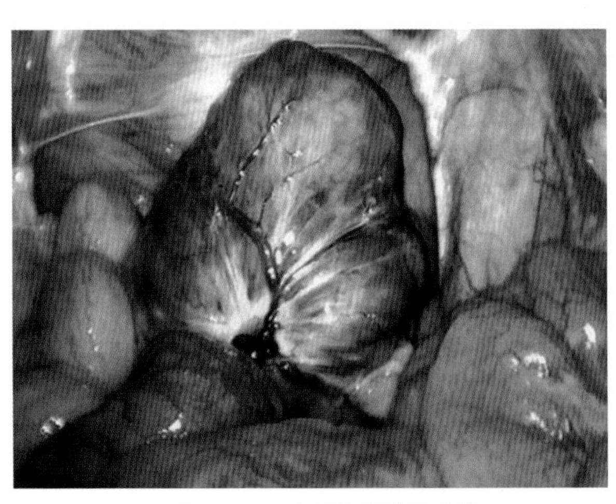

▲ 图 14-23　小肠胃肠道间质瘤

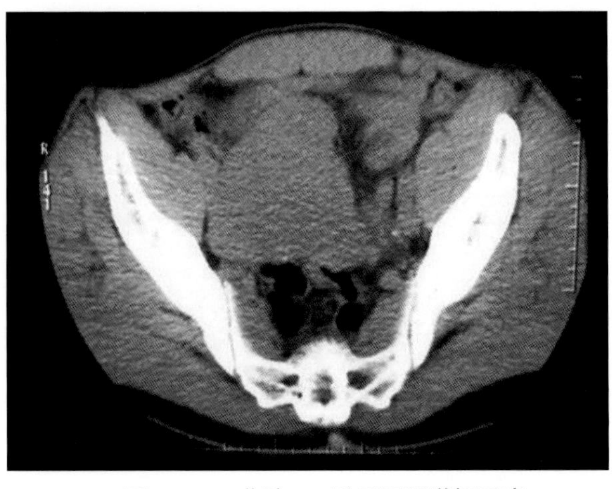

▲ 图 14-24　盆腔 CT 显示胃肠道间质瘤

量，通过抓取肠系膜，避免了肠道本身的损伤，从而降低了损伤的风险。据测量，腹腔镜器械尖端产生的力高达 1500kPa，相当于人的咬合力，因此器械上的过大力道会传递到肠道，必须避免[12]。

当肠道炎症或病变时，必须格外小心，因为这使损伤的可能性增大。

### （五）何时修复肠壁损伤

如果黏膜损伤或可见，则必须进行初步修复。修复可以一层或两层完成。所用缝合线的大小可以是 4–0 或 3–0，不可吸收或可吸收的缝合线均可。修复的关键方面是黏膜完全封闭。

当肌壁受损，黏膜可见但未受损时（图 14–28），仍建议修复肠壁。同样采用两层或一层的闭合方式。

当肌壁受损但看不到黏膜时，根据损伤的长度决定肠壁是否需要修复。这取决于外科医生的决定，但任何超过 1cm 大小的损伤都应进行加固。

单纯浆膜损伤无须修复（图 14–29）。

提示

- 肠壁的全层损伤需要两层法或一层法修复，应确保黏膜充分包埋和（或）被活组织覆盖。
- 肌层损伤应根据程度和大小进行修复。不确定时亦应修补。
- 浆膜损伤不需要修补。
- 用表面积大的器械小心地抓持肠管。

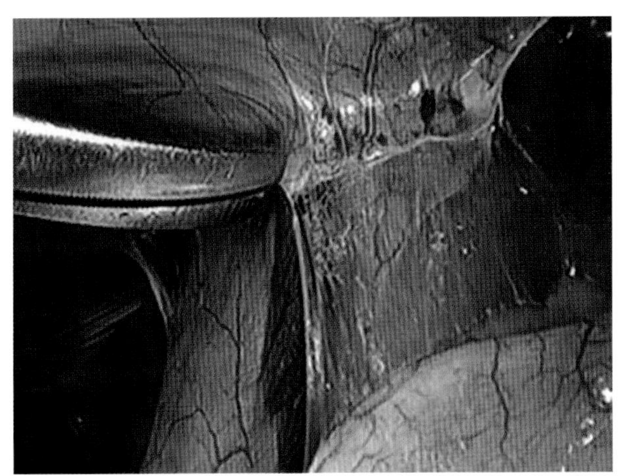

▲ 图 14–25　疏松粘连

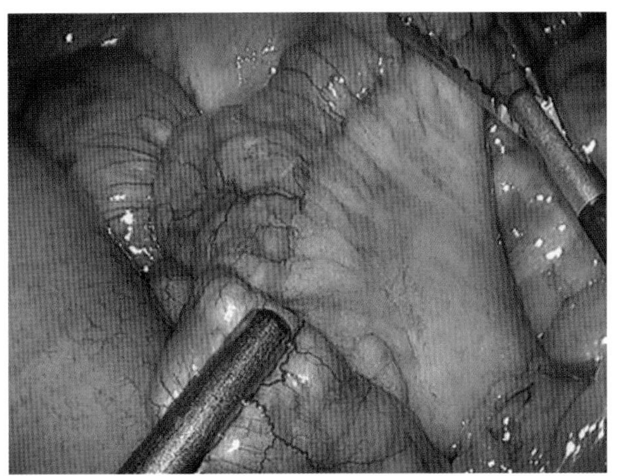

▲ 图 14–26　抓持肠管时与肠系膜平行

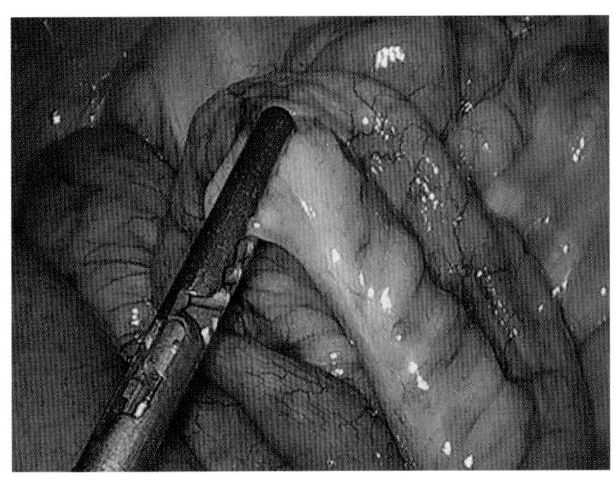

▲ 图 14–27　抓持肠系膜

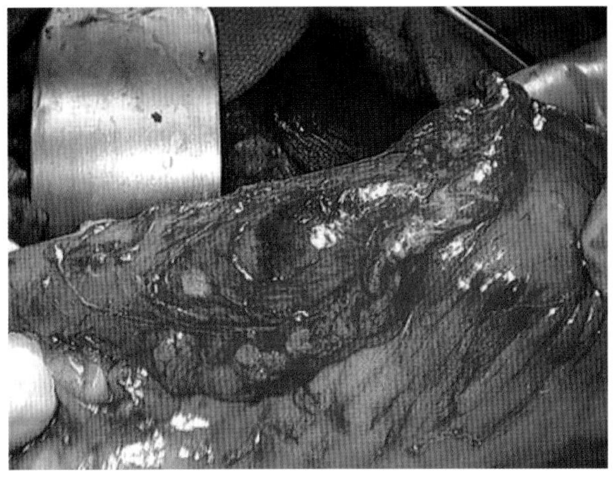

▲ 图 14–28　肠壁的肌层撕裂

## 三、其他情况

### （一）子宫内膜异位症

子宫内膜异位症可累及子宫或卵巢以外的器官，包括肠道，尤其是直肠及乙状结肠。图 14–30 显示了直肠子宫陷凹中的子宫内膜异位症。

为了充分治疗和缓解患者的症状，通常需要对受累部位进行完全切除。

当子宫内膜异位症累及结肠或直肠时，子宫内膜异位结节通常可以完全切除，而不必进行正式的肠段切除[13]，如术前评估需要切除部分肠管，可请普通外科医生协助，但训练有素、能胜任缝合的腹腔镜医生也可以处理受累的大肠。

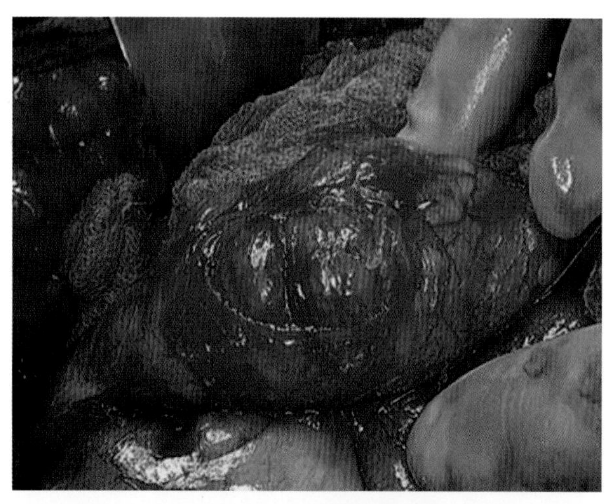

▲ 图 14–29　肠壁浆膜撕裂

如果结节需要整个肠壁切除，且缝合后不会导致肠腔梗阻（通常为肠壁周长的 50% 或更少），则宜采用两层缝合的方式进行修补。第一层包埋通常使用 4–0 或 3–0 的可吸收缝合线（铬或聚乳酸）。损伤的缝合应以不影响肠腔为宜，所以以横向而非纵向的间断缝合方式闭合为佳（图 14–31）。

第二层通常使用 4–0 或 3–0 缝合线，可吸收或不可吸收线均可。

肠管修补手术的最终成功与否取决于是否遵循了外科手术的普遍原则。第一是无张力的修复，第二是保证充足的血供。

如果是直肠而非乙状结肠受累，由于缺乏浆膜来帮助吻合口的闭合，因此吻合口瘘的风险较高，所以建议在这些情况下，避免使用防粘连剂。在这种情况下，吻合口的成功闭合非常依赖于周围组织的粘连，粘连对良好的预后至关重要。

提示

- 当遇到涉及肠管的子宫内膜异位症时，通常可以通过局部切除法将其去除。
- 双层缝合、无张力、其余组织有足够的血供是基本标准。
- 涉及直肠时，应避免使用防粘连屏障产品。

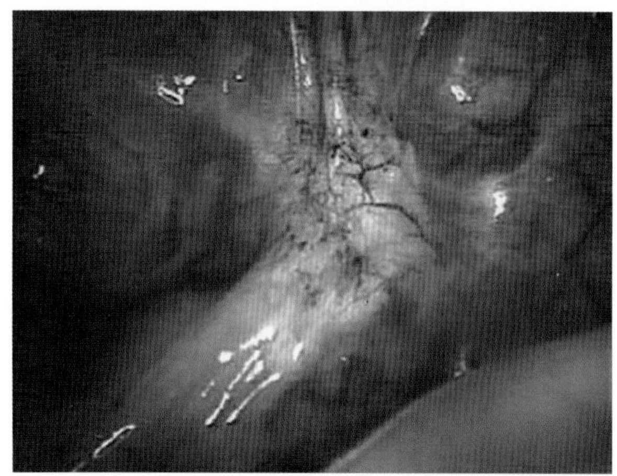

▲ 图 14–30　浸润直肠子宫陷凹的子宫内膜异位症

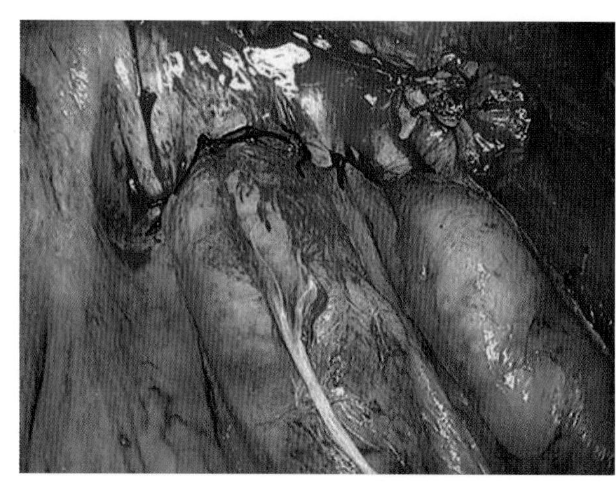

▲ 图 14–31　远端乙状结肠的修补

## （二）结肠损伤

同样的处理原则适用于在手术或进腹过程中损伤远端结肠或直肠的情况。损伤通常以两层方式修复。如果缺损较小，那么只要肠黏膜包埋、单层闭合即可。如果早期即发现损伤，手术以修补为主，极少需要进行结肠造口术。

当术前预期进行肠切除时，通常会让患者进行肠道预处理。但有充分的证据表明与进行肠道预处理并进行吻合术的患者相比，没有进行肠道预处理的患者在肠瘘、脓肿形成或伤口感染等并发症方面没有差异[14]。长期以来，所有要做肠道手术的患者都需要做预处理的观念，现在受到了质疑。

在需要切除整段肠管的特殊情况下，圆形吻合器的出现使低位结肠吻合术的操作变得更加简单。在使用这些设备时，有一些原则需要注意。首先是吻合口和切除吻合线不应该有张力。近端肠道应在没有张力的情况下轻松地伸入盆腔。为了达到远端乙状结肠或直肠残端，可能需要下移降结肠或脾曲，如果需要这样做，则必须注意在此过程中不影响血供，因为这是成功吻合的第二个重要因素。

选择切除吻合范围非常重要。使用圆形吻合器时肠吻合术应使用直径为 28mm 或更大的吻合器进行。图 14–32 显示了 Covidien 公司制造的端 – 端吻合器。图中展示了钉砧和机身。

使用小于 28mm 的吻合器通常会导致狭窄。如果近端肠腔较小，切除吻合可以侧方端到端吻合，从而形成足够大的腔隙。

在将砧柱放入近端肠道时，应将肠道紧紧地围绕在砧柱周围，这样当吻合器闭合并发射时，不会从吻合器侧面挤压肠壁，从而导致吻合不良。

在经肛门放置吻合器时，非常重要的是，患者的臀部和会阴部要延伸到手术台的边缘以外，这样可以使吻合器充分倾斜到直肠和乙状结肠的第一部分，这对切除吻合的成功对接和发射绝对是至关重要的（图 14–33）。

一旦吻合器机身和钉砧对接，在吻合器发射并取出后，应确认两个完整的环状组织（图 14–34），并通过结肠镜或直肠镜进行灌注，并进行渗漏测试，以确保吻合口的安全。如闭合有问题，可对吻合部位进行包埋缝合加固或重新吻合。一般不放置引流管。

提示

- 肠道预处理在结肠手术中非必需。
- 部分切除或受伤后结肠的修补用两层方式。
- 节段切除术后吻合时，圆形吻合器直径应在 28mm 以上。

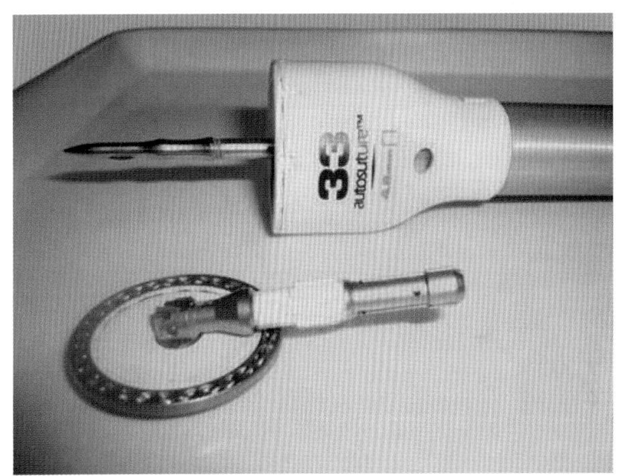


▲ 图 14–32　**Covidien 的 EEA 端端吻合器：钉砧和机身**

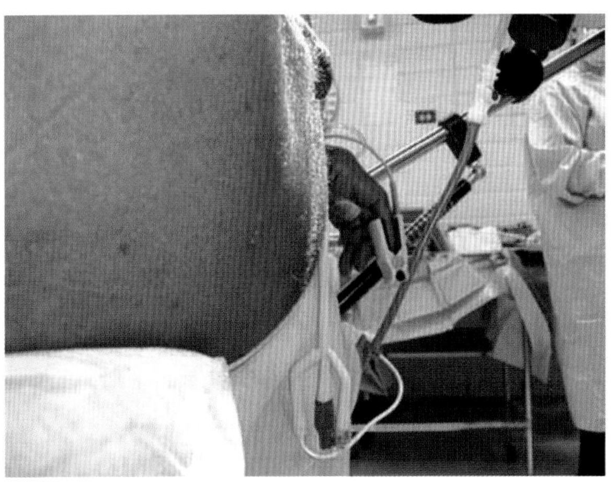

▲ 图 14–33　**将臀部越过手术台末端，准备插入 EEA 端端吻合器**

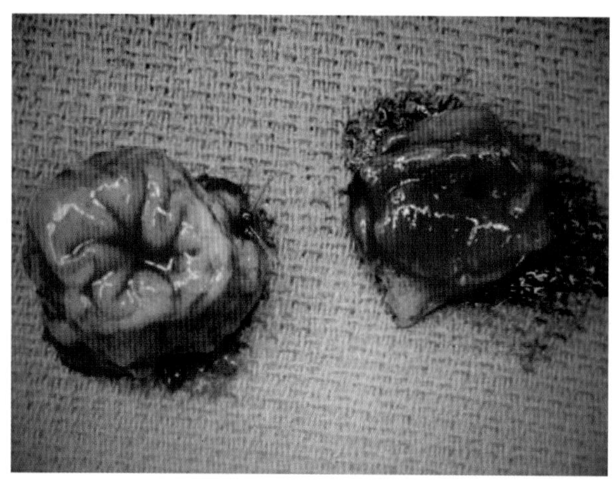

▲ 图 14-34 EEA 吻合器切除的环状结肠和直肠组织

- 在处理直肠损伤时，请避免使用防粘连材料。
- 肠道在手术过程中受伤时，首选修补术，很少需要进行结肠造口术。

部分普外科疾病表现类似妇科疾病，在妇科手术过程中可能会遇到。能够识别、诊断，以及了解这些疾病的治疗方法，以取得良好的手术效果，这一点相当重要。

## 参考文献

[1] Millennium Research Group. US Markets for Soft Tissue Repair 2009, Toronto, ON: Millennium Research Group, Inc; 2008.
[2] Luijendijk RW, Hop WCJ, van den Tol MP, et.al. A comparison of suture repair with mesh repair of incisional hernia. N Engl J Med. 2000;343:392–8.
[3] Jonas J. The problem with mesh shrinkage in laparoscopic incisional hernia repair. Zentralbl Chir. 2009; 134(3):209–13.
[4] Olmi S, Scaini A, Cesana GC, et al. Laparoscopic versus open incisional hernia repair: an open randomized controlled study. Surg Endosc. 2007;21(4):555–9.
[5] Morrison J, Jacobs VR. Laparoscopic preperitoneal inguinal hernia repair using preformed polyester mesh without fixation: prospective study with one year follow up results in a rural setting. Surg Laparosc Endosc Percutan Tech. 2008:18(1);33–9.
[6] McCormack K, Scott NW, Go PM, et al. EU Hernia Trialists Collaboration. Laparoscopic techniques versus open techniques for inguinal hernia repairs. Cochrane Database Syst Rev. 2003;(1):CD001785.
[7] Neumayer L, Giobbie-Hurder A, Jonasson O, et. al. Open mesh versus laparoscopic mesh repair of inguinal hernia. N Engl J Med. 2004;350(18):1819–27.
[8] Jacobs VR, Morrison JE Jr. Comparison of institutional costs for laparoscopic preperitoneal inguinal hernia versus open repair and its reimbursement in an ambulatory surgery center. Surg Laparosc Endosc Percultan Tech. 2008:18(1):70–4.
[9] Kathkouda N, Mason RJ, Towfigh S. Laparoscopic versus open appendectomy: a prospective randomized double-blind study. Ann Surg. 2005;242(3): 439–48;
[10] Lyons T, Winer WK, Woo A. Appendectomy in patients undergoing laparoscopic surgery for pelvic pain. J Am Assoc Gynecol Laparosc. 2001;8(4): 542–4.
[11] Agarwala N, Liu CY. Laparoscopic appendectomy. J Am Assoc Gynecol Laparosc. 2003;10(2):166–8.
[12] Cartmill JA, Shakeshaft AJ, Walsh WR, et al. High pressures are generated at the tip of laparoscopic graspers. Aust NZJ Surg. 1999;69(2):127–30.
[13] Roman H, Rozsnayi F, Puscasiu L, et.al. Complications associated with two laparoscopic procedures used in management of rectal endometriosis. JSLS. 2010; 14(2):169–77.
[14] Zmora O, Mahajna A, Bar-Zakai B, et al. Colon and rectal surgery without mechanical bowel preparation: a randomized prospective trial. Ann Surg. 2003;237(3);363–7.

# 第 15 章　气腹已知和鲜为人知的观点：使用范围和注意事项

# Pneumoperitoneum: Known and Lesser–known Perspectives—Scope and Considerations

Douglas E Ott　著

李春霞　译　　杨保军　李红霞　校

## 一、概述

腹腔镜气腹是将一种或多种气体引入腹部的方法，是本章的重点。因为机体对于气体会产生化学和物理反应，所以腹腔镜气腹会引起机体生理变化。这种变化不是静态的而是动态的、连续的和积累的过程，包括术中和术后的影响和后果。

对于腹腔镜气腹，我们除了要了解外科手术的适应证和手术技巧外，还需要了解气腹机（节流压力调节器）的作用、气体的选择、气体进入人体腹部的通道、气体的工作原理、气体化学反应和气腹压力的物理效应、腹腔的顺应性、组织的效果，以及了解有关并发症的预防措施和治疗方法。

生物外科手术过程中的动力学变化和腹腔镜的反应对手术结局是有累加效应的。手术过程中所有组成部分的相互作用都会影响到手术结局。它们对手术过程起到正相的和重要的作用。一旦气腹形成，这些效应就不应该被忘记和忽略，有些因素是非常重要的，有些不太重要。还有一些取决于患者是否有并发症。剖腹手术也不是没有并发症。外科医生必须了解气腹的各种组成部分及其相互作用，以降低不良事件发生，并控制和减少手术并发症，同时让患者纠正自身的问题，为获得最好的腹腔镜手术结果做充分的准备。不管是医源性导致的错误还是由于失误造成的错误，我们的终极目标是减少错误。

## 二、从腹腔镜操作起始谈起

用于腹腔镜气腹的气体通常都是二氧化碳（$CO_2$）。这是因为它对患者的不良影响和不良反应最小。由于二氧化碳（$CO_2$）的化学、生物化学和生理学特性使其成为首选气体[1]（表 15–1）。二氧化碳具有很高的扩散系数（对氧 20∶1，对氮 25∶1），是人体一种正常的代谢终产物，可通过肺迅速从体内清除。二氧化碳在血液和组织中有很高的溶解性，并且不易燃烧。政府监管机构规定，这种气体必须非常干燥，水蒸气含量不得超过 200/100 万，相对湿度（relative humidity，RH）[2] 为 0.02%。

这使得腹膜组织和腹腔的正常稳态环境变得不稳定及违背生理规律。在未经处理的原始状态下，气体会以低于人体温度 15℃的温度，即 20℃进入腹部[3]（流程图 15–1）。气体被加压，

表 15-1A　$CO_2$ 对气腹的物理、化学和生物学影响

| 物理效应 | 化学效应 | 生物学效应 |
|---|---|---|
| • 机械作用<br>• 腹部顺应性<br>• 腹内压<br>• 时间<br>• 患者体位 | • 气化<br>• 干燥<br>• 低氧<br>• 酸中毒 | • 低温<br>• 组织破坏<br>• 腹膜黏度增加<br>• 酸中毒<br>• 低氧 |

表 15-1B　影响气腹的因素（与所用气体无关）

| | |
|---|---|
| 腹腔内压力 | 患者体位 |
| 气体干燥度 | 气体体积 |
| 酸中毒 | 低氧 |
| 手术时长 | 腹腔顺应性 |

表 15-1C　随气腹变化而发生的改变（与所用气体种类无关）

| 增　加 | 减　少 |
|---|---|
| • 腹腔内压力<br>• 神经激素血管活性<br>• 肺血管阻力<br>• 周围血管阻力<br>• 全身血压<br>• 平均动脉压<br>• 心率 | • 静脉回流<br>• 心输出量<br>• 内脏血流<br>• 功能残气量 |

并以高速通过气腹机至腹腔的狭窄通道。腹膜表面潮湿，腹腔含水量高［相对湿度（RH）超过 95%］。这种情况下，非常干燥的冷气体在潮湿的温暖组织上快速流动导致了腹膜水分的快速蒸发、腹腔组织体温过低和组织干燥。将 $CO_2$ 校正为 95%RH 且不低于正常人体体温 7℃，这样的生理参数可减少腹膜干燥和损伤、减轻炎症反应、防止体温过低及减少粘连形成[4,5]。在美国二氧化碳被列入可使用的气体。

在药典和其他将二氧化碳作为药物的国家，其出售时带有以下标签，即警告！使用二氧化碳可能是危险的或禁忌的。二氧化碳仅供那些持执照的执业医师使用或在其监管下使用，这些持执照的执业医师在二氧化碳的使用和管理方面很有经验，并且很熟悉二氧化碳的适应证、作用、剂量、使用方法、使用频次及作用持续时间，同时也熟悉二氧化碳的危险性、禁忌证、不良反应及相应的处理措施。

气腹机是一种调节气体流量和压力的气体节流压力装置，用于产生和维持气腹[6]。当非常干燥的室温气体离开气腹机时，会经历 Joule-Thompson 效应，随着气体膨胀，温度进一步降低[7]。气腹机有气体流量和压力两个档。直到达到预设的压力，气体才开始流动。相比之下，商用气腹机即使在相同的设置参数下，也不具有相同的性能特征。一种特定的流速设置即使使用相同的安装和连接，其填充率和流量特性也不同。它们有不同的填充率。刻度盘上设置和显示的数据并不代表实际进入到腹部的数据，可能是由于气体流量的不同和气腹机的测量部件不同所造成的。

一个设定为每分钟 40L（lpm）的气腹机实际上气体并不能按照这个速度进入腹腔。为什么？假设成人腹腔有平均 3L 的容积可完全扩张，超过此容量，即使给予更大的压力也不会增加手术空间，如果气腹机设定为每分钟 3L，则需要 1min 就可使腹腔完全扩张，如果设定为每分钟 6L 需要 30s，设定为每分钟 12L 需要 15s，设定为每分钟 24L 需要 7.5s，设定为每分钟 40L 约需要 4.5s。实际工作中设定为每分钟 40L 的气腹机不能在 4.5s 内将气体充满腹腔。如果将气腹机设置为每分钟 40L 并观察气体进入腹腔，发现在 5s 内没有产生气腹，考虑或者是气体实际进入腹腔速度低于每分钟 40L，或者是时间设定有错误。看到气腹机刻度盘上显示进气速度为每分钟 40L 时，要想到实际操作中不一定是这个进气速度。

腹部的伸展是有限的。它的伸展能力为其顺应性。腹腔的容积随着压力变化而变化，通过

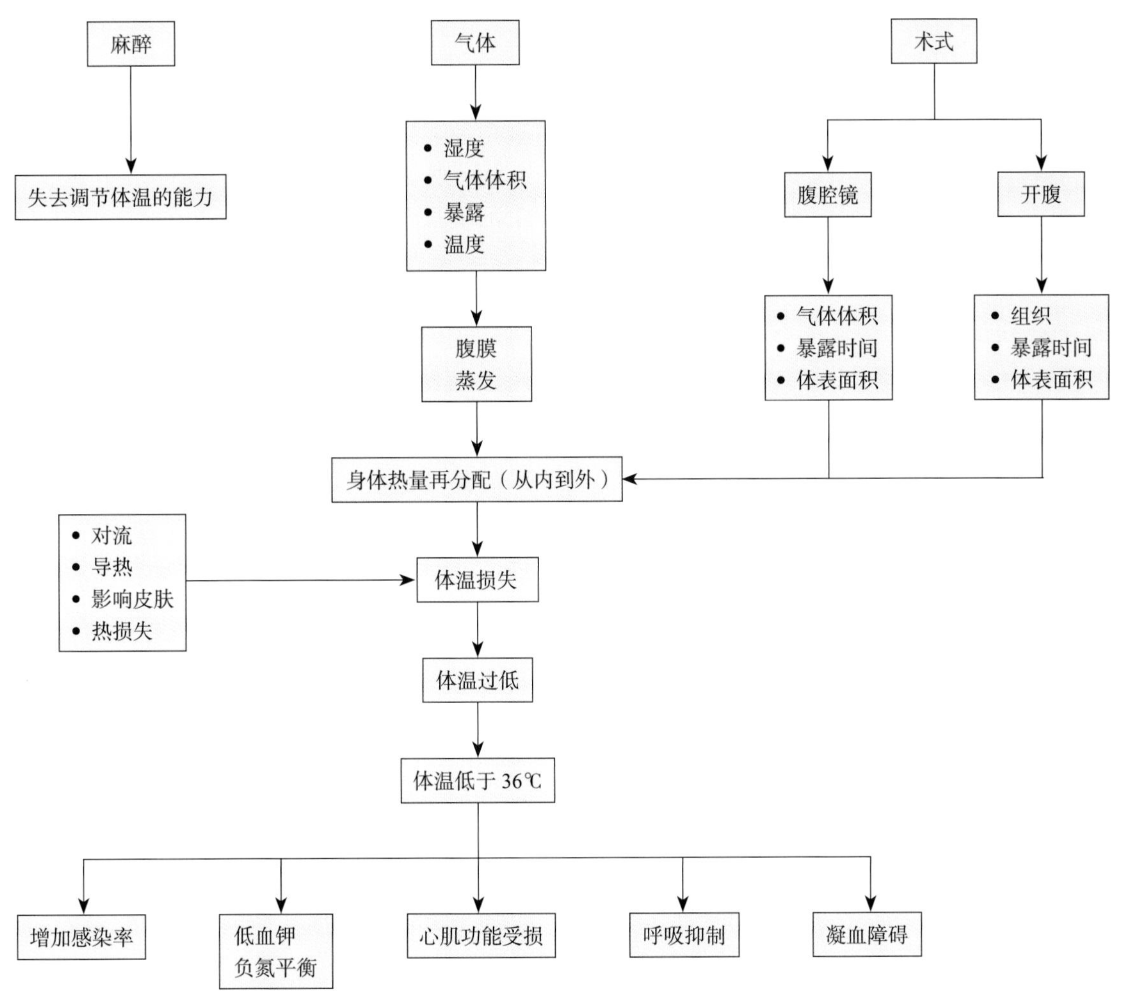


▲ 流程图 15–1 腹腔镜手术中气体质量（含水量和温度）的生理效应

气腹机进入腹腔的气体量遵循以下阶段，这些阶段也会发生重叠：①重塑阶段，由于压力的作用气体量变化最小；②拉伸阶段，导致腹壁弹性扩张；③压力阶段，其特点是由于压力 – 容积关系从而使腹壁达到最大伸展[8]。

压力设置为 11mmHg 时，可能会使一个人的腹部完全扩张，但对另一个人来说同样的压力其腹部也不能完全扩张。当腹壁的顺应性达到最大时，即使增加 1mmHg 的气体压力也不会使腹壁进一步扩大。气腹不再增加空间，但压力却增加了，这会影响微循环的血流和腹部筋膜下的血流，减少血流量，增加缺氧和细胞的炎症反应[9, 10]。

## 三、气体化学：二氧化碳的影响

尽管气腹为手术提供操作空间，但气腹也会产生不良的生理后果。气体进入腹腔会减少腹腔内器官的血流，这是由于压力的原因而不是气体本身的化学作用。血流量的减少促进了无氧代谢，从而导致乳酸酸中毒、术后肝酶改变、亚临床肝功能障碍和氧化应激指标增加[11]。因此，组织缺血和术后器官功能改变导致了腹腔镜相关的并发症发病率和死亡率。腹腔内压力（intra-abdominal pressure，IAP）的增加导致内脏血流的机械性减少。还刺激血管活性物质的释放，包括血管升压素、血管紧张素、皮质醇和促肾上腺皮质激素（adrenocorticotropin hormone，ACTH），这些物质均是由二氧化碳的化学反应导致的[12]。

二氧化碳引起血管舒张，并通过增加 IAP 来抵消，从而影响气腹内血流的变化。气体和压力对组织和器官血流的调节和最终效应是内因和外因共同作用的结果。内在因素包括组织代谢、局部反射、细胞诱导的血管活性化学物质，该物质会引起血管舒张、缺氧和血流的调节[12]。外部因素包括全身血流动力学和循环血管活性化学物质，包括麻醉药和交感神经反应。IAP 升高可导致腹部脏器缺氧，如表 15–2 所示。

相对于患者身体而言，通过气腹机进入人体的二氧化碳或任何气体都是非常干燥和冷却的，并且与已经预处理气体相比，它会导致体温过低、组织干燥和炎症反应增加。当使用加湿温热的二氧化碳时，可减少体温降低、减少腹膜损伤、减轻炎症反应、缓解疼痛、缩短术后恢复时间[4]。

## 四、气体的物理学：腹腔内压力

尽量降低术中 IAP 在某一点上是有益的。对外科医生来说，必须有足够的气腹空间才可以更好地手术，既不降低自己的手术技能也不影响患者预后。任何气体进入密闭空间都会增加压力。通常手术中 IAP 为 12～14mmHg，其受到气体压力的影响，而与气体的化学性质无关。这种气体产生的压力是由于它所受空间的限制而造成的[13]（流程图 15–2）。腹腔内气体的化学和生物相互作用与其表面特征、扩散、局部细胞和生化活性，以及对压力和化学变化的整体反应有关[14, 15]。重要的是压力、压力的持续时间和所用的总气体量。因此，IAP 应不超过腹部的最大顺应性。这样可以保持足够的手术操作空间，改善灌注，减少缺氧。没有证据表明低压气腹（6～10mmHg）有任何优势[16–19]。

## 五、注入气体流速

在向腹腔充气过程中，气体离开管道时流速达 30m/s，成为喷射流[20]。气体射流接触腹膜表面，造成一个圆形液压偏转。如果气体是干燥

**表 15–2　压力从 10mmHg 增加至 14mmHg，引起缺氧的血流量减少的百分比；压力从 14mmHg 增加到 20mmHg，引起缺氧的血流量总百分比随着 20mmHg 的变化而变化［括号中为腹腔内压力（IAP）］**

| 开始进入气体（IAP=0～3mmHg）基线灌注 | 变化百分比（10～14mmHg） | （14～20mmHg）再次变化百分比和总变化百分比 |
|---|---|---|
| 腹膜 | 55±3 | 18±2（73） |
| 腹直肌鞘 | 26±3 | 15±3（41） |
| 胃 | 45±2 | 12±2（57） |
| 十二指肠 | 9±1 | 3±1（12） |
| 空　肠 | 29±1 | 5±1（34） |
| 肝 | 36±2 | 6±1（42） |
| 肠系膜动脉 | 40±3 | 29±2（69） |
| 盲　肠 | 34±2 | 7±1（41） |
| 结　肠 | 39±2 | 9±1（48） |
| 卵　巢 | 14±1 | 4±1（18） |
| 输卵管 | 47±2 | 13±2（60） |

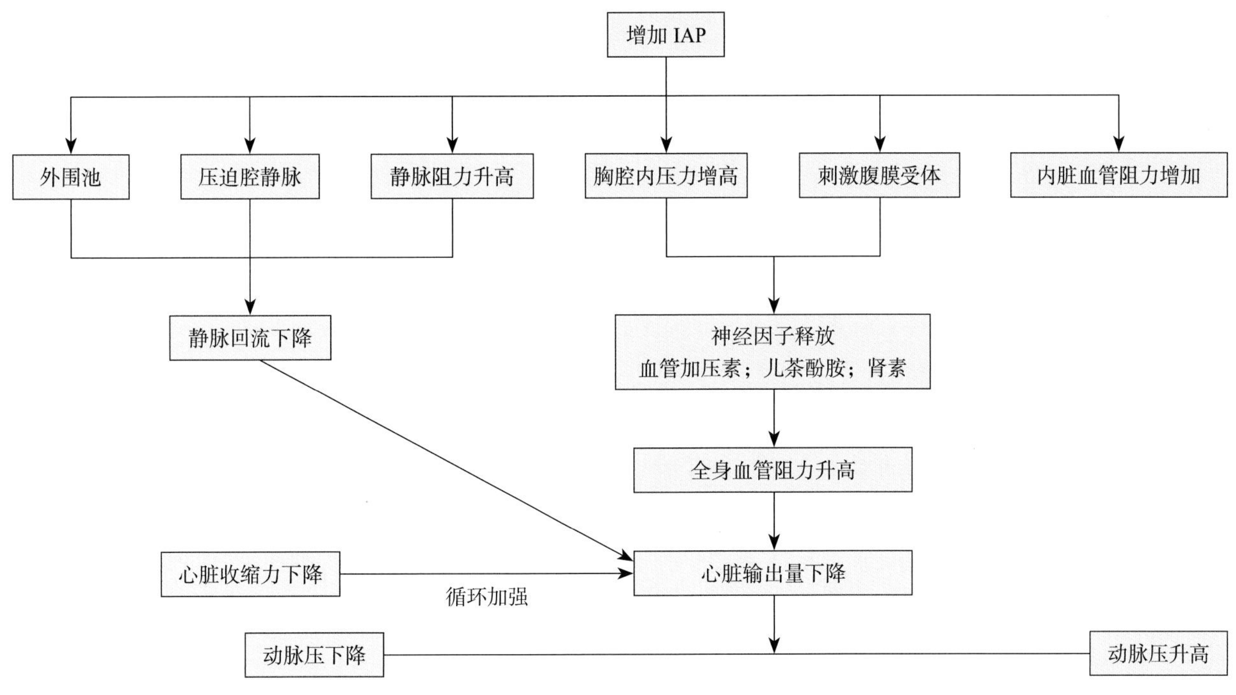


▲ 流程图 15–2 腹腔内压力（IAP）升高的生理效应

和冷却的，它会引起迅速蒸发冷却，增加腹膜液黏度，改变腹腔液的成分和浓度，损伤及破坏腹膜组织 [7, 21]。干燥气体会破坏腹膜间皮细胞的表面层，破坏微绒毛，使细胞收缩和肿胀，显露基底膜 [4, 22–30]。当使用加湿加温的气体时，上述这些情况会减少 [4, 23, 24, 29, 30]。如果气体被水蒸气完全充满，干燥的组织也不会被损伤。气体的温度与腹部组织的温度相同，并且具有较高的相对湿度 [4]。当气体被保湿保温，就不会发生蒸发冷却、细胞干燥和腹膜液黏度的变化 [7, 21, 31]。温热的气体没有加湿对人体不仅没有好处还会有损害 [32–35]。

无论在剖腹手术中腹腔是开放的还是腹腔镜手术中腹腔是闭合的，组织都暴露于一种或多种气体中。对于剖腹手术，暴露于空气中多种气体的混合气体，对于腹腔镜手术，只有二氧化碳。气体具有影响局部组织和整体机体的特性。手术室环境的空气相对湿度通常为 45%～55%。用于腹腔镜检查的气体相对湿度＜ 1%。在剖腹手术中，气体流量取决于当时手术室条件，空气流量＜ 2m/s，而在腹腔镜手术中，这取决于气腹机的设置和最终管道的直径，气体流量可达到 30m/s [20]。

## 六、二氧化碳的吸收

腹腔吸收气体的速率由 IAP 和局部气压梯度决定的，气压梯度受组织 / 气体渗透率、组织吸收能力、温度和显露的表面积等影响。根据腹膜腔对气体清除的估计，以及腹膜的血流量为心输出量的 2%～7%，腹腔吸收气体的速率约为 100ml/min [37, 38]，判断腹腔镜术中通过腹膜吸收的 $CO_2$ 量为 14～48ml/min [36]。高精度同位素比值质谱分析显示，在腹腔镜手术中二氧化碳的 10%～20% 会被腹膜吸收，由于不同的充气压力而引起的腹膜吸收率不同。二氧化碳的吸收在气腹形成后 20～25min 后达到稳定状态，并在停止充气后 30min 内继续消除 [39]。充气时加湿加热二氧化碳可更快地消散气腹后的残余气体 [40]。

## 七、体温过低：非常干燥的气体、温度差异和蒸发效应

1854年，Claude Bernard认识到，对于体内环境的调节必须具备体温的相对恒定，这个内部环境对于恒温动物保持健康和维持细胞功能很重要[41, 42]。他说，健康的人体内温度不能远远超过正常范围（36～38℃）。Cannon利用这种内部稳定的概念提出了自我调节体内平衡的观点[43]。

患者行腹腔镜手术时正常情况下体温约37℃，腹腔湿度高，腹膜液的薄膜覆盖着腹膜组织。不管是来源于气腹机的气体还是外部的气体的温度都要比撒哈拉沙漠低15～17℃，并且比撒哈拉沙漠干燥100倍。如果认为这种巨大的差异无关紧要或认为不会产生有害的生物影响或生理影响，那就是错误的、不合逻辑的和不符合原则的。低体温与任何外科手术都有关，它是多因素的，有许多因素会影响体温的降低。这些因素包括患者的年龄、性别、体重、麻醉药物、患者的原始体温、手术间的温度、手术时间、灌洗液的温度、使用的液体量、皮肤消毒液的温度，以及留在腹腔内的灌洗液的温度和体积。因此，输入的液体、冲洗液或消毒液在使用前均应加热。

手术中的热量损失是由于辐射、对流、传导和蒸发造成的。减少或预防热量损失，优先要考虑上述原因，可因此获益。腹腔镜与剖腹手术的区别在于前者腹腔是封闭的，后者腹腔是开放的。剖腹手术周围环境温度为20℃，相对湿度为45%～50%，温和气流速度为1～3m/s。对于腹腔镜手术来说，腹腔外周围环境温度为20℃，相对湿度为45%～50%，患者体表的气体流速1～3m/s，但在腹腔内脉冲式的气体流量温度为20℃，相对湿度为0.02%，最大流速可达到30m/s，消耗数百升气体[44–49]。

全身麻醉和麻醉药物的生理反应是热阈值的升高和冷阈值的降低。麻醉药物引起下丘脑－垂体轴之间的化学分离，从而抑制了对传入和传出热调节的控制。因此，患者受环境的影响，对患者所做的行为会影响他们体温变化的趋势、速度和幅度。轻度低体温是指中心体温低于35℃。

术中低体温在35℃以下，每下降0.1℃都会改变药物动力学（尤其是吸入剂，因为它们更易溶解，许多肌肉松弛药在较低的体内温度下可以延长作用时间，并使患者需要更长时间才能醒来，每分钟呼吸量和频率都会减少），中心体温每降低1℃，减少7%的脑血流量，增加凝血障碍，延长恢复时间，增加耗氧量，增加因寒冷和寒战引起的不适，伤口延期愈合，增加感染，减低发热患者的免疫力，延长住院时间。尽管有其他的影响因素，全身麻醉通过3个阶段导致低体温。在第一阶段，在最初60min内，由于热量再分配而导致中心体温热量流失，温度降低0.5～1.5℃。在第二阶段，外周和中心的热量损失导致临床轻度低体温，温度低于35℃。在第三阶段，周围血管收缩导致中心温度保持在35℃以下。除了这些因素外，如果气腹时使用干燥的冷气体，该气体相对于中心体温和潮湿组织表面，更会快速蒸发和局部冷却，以及使组织干燥，这些生理作用和生理应答增加总体的低温效应。防止体温过低最好的方法是预防低体温。将用于气腹的二氧化碳的温度调到低于人体的中心温度，湿度调到相对湿度为95%，这样可消除或降低体温过低、减少组织干燥、减少炎症、减少粘连形成、减轻术后疼痛，同时具有临床价值和实用性[4, 24, 50–63]。

局部腹膜低温可引起血管收缩，破坏胃肠蠕动和肌电传导。在气腹中使用干燥的冷气体会导致温度减低，从而减少肌电活动。麻痹性肠梗阻是一种暂时性的减少蠕动的活动障碍综合征，促进因素包括局部缺血、手术创伤或物理应激引起的代谢或电解质变化（电解质维持和调节肠蠕动）。诱发的温度降低产生的电不稳定性是由对

温度和机械操作的全身热离子内脏反应引起的。热冷却离子反馈应答一直没有形成，并且破坏肠生理电活动的稳定性，从而导致肠蠕动节律失常和麻痹性肠梗阻。速度传播的中断和电生理波传播动力学的中断可引起疼痛和麻痹性肠梗阻[64]。通过预处理二氧化碳可改善肠道低体温、减少胃肠电活动的紊乱和传导时间、改善术后麻痹性肠梗阻。

## 八、支点效应

将一根坚硬的杆（观察镜或仪器）穿过套管会产生一个在固定点旋转的杠杆，这个固定点就成为支点。在套管中用力及调整角度，杠杆就会产生一个输出力，即杠杆作用，从而产生杠杆的机械优势。从支点到施加的输入力的距离决定了杠杆的功率。外科医生的目的是将操作杆引导到需要操作的部位，而不需要增加杠杆来获得手术视野，但已经发生了杠杆作用。该装置在支点（即戳卡穿过腹部筋膜的位置）处施加的力受到组织顺应性和拉伸强度的抵抗。在直棍非机器人手术中，外科医生的手在操作镜或仪器上的移动会立即抵抗触觉反馈。当用力过大时，将应力（压力）和应变（变形）施加在支点区域的组织上，操作者因此能够感知，并能够减小用力[65]。

非机器人腹腔镜手术是用手持直的手术器械，因此会有触觉感受，能实时瞬时收到反馈。并具有自我纠正的能力。在机器人手术中，外科医生没有手拿手术器械，也看不到手术器械，更感觉不到手术器械，所以不清楚通过套管的器械的移动方向和所使的力度。在不知道位置或力度的情况下，长时间的折角会增加杠杆装置直接路径上组织的缺氧。支点的力量可以超过筋膜组织的力量来维持它原来的大小，会导致软组织的切割和撕裂，这可能需要缝合。过度的仪器和皮肤的接触也可引起刺激和磨损。在对手术差错的分析中发现，力量太大是造成伤害的错误之一，而 55% 的手术差错是由于用力太大或距离太长造成的[66, 67]。

手术不仅仅是对腹腔内组织的操作，与患者分离、视野狭窄、无触觉、无情境意识的动态活动，这些构成了患者的整个手术过程。当一个机器人把外科医生和患者分开时，当外科医生无法在手术台上与患者进行视觉和非言语接触时，患者将会很危险。

## 九、腹膜液

腹腔镜手术中气流遇到的第一个物质是腹膜液。腹膜液是一层大约 60μm 的薄膜，覆盖在腹膜上，其含水量类似于血清。它含有特定数量的细胞成分、蛋白质、凝血前体物质和表面活性脂蛋白，以维持腹膜的正常功能和对炎症或细胞损伤做出反应的体内平衡。腹膜液一直在不断高速流动，可起到润滑组织的作用，减少腹膜表面的磨损，进一步保护腹膜细胞[68]。腹膜液就是覆盖在间皮细胞外的多糖 – 蛋白质复合物层。

非常干燥的气体进入腹腔，通过蒸发去除水分，同时利用腹膜液中的水分来达到平衡和维持体内稳态。当气体离开腹部，它带走了富含水分的气体和热量。新的干燥冷气体进入腹腔不断重复干燥蒸发的过程。强劲的快速干冷气流在与腹膜接触不到 2s 内会导致温度降低 18℃。这改变了局部腹膜液的黏度和浓度，破坏了气流路径的腹膜组织[7]。干燥的气体改变了腹膜液的黏度和润滑的相互作用，降低了其减少了磨损和摩擦的润滑性，增加了溶质浓度，改变了腹膜表面正常的炎症和纤溶反应[69]。腹膜表面的蒸发和冷却可减慢肠蠕动，增加肠梗阻的可能性[70]（见体温过低）。

### 腹膜

当腹膜被穿透以产生和维持气腹时，它启动一系列正常的细胞反应来修复腹膜损伤。这是正常的。这种正常的愈合和表面修复过程可能会附着或连接之前分离的表面，从而使其紧密地粘在一起，将以前未连接的结构连接起来（产生组织粘连），破坏解剖结构，产生疼痛并中断、扰乱或阻止正常的功能。这就是异常，而不是愈合的过程，这就是两者重要的区别。

腹膜是人体最大的浆膜，其表面积约等于体表系统的面积，为 1.1～2.1m$^2$ [2, 12, 71]。腹膜由 2 层组成，即疏松结缔组织和间皮组织。腹膜表面是一层连续的间皮细胞，覆盖着疏松的间质结缔组织，它是附在腹壁和内脏上的一层基底膜，并有大量的血管、毛细血管和淋巴管供应 [5, 72]。根据所覆盖的表面，腹膜厚度为 0.3～1.1mm [73]。覆盖脏腹膜的腹膜表面积占 81.89%，覆盖壁腹膜的腹膜表面积占 18.11%。腹膜表面并不都是一样的，更重要的是与微绒毛的面积和细胞间质的体积有关，微绒毛是血管和微循环交换的重要部位 [74]。

气腹影响整个显露于气腹中的腹膜 [25, 75]。寒冷干燥的二氧化碳引起腹膜的特征性改变包括间皮损伤、干燥、变形、腹膜表面的显露和基底层的显露 [26, 30, 76–87]。作者认为有必要创造一个生理性气腹。腹腔镜术中二氧化碳预处理使气体加湿和加热有利于保护腹膜完整性并具有临床价值 [22, 23, 88–91]。

间皮细胞和腹膜液可保护、促进和维持腹膜内稳态。间皮的顶端表面有一层膜，称为多糖包被，为腹膜脏器提供一种光滑的、无黏性的液体表面润滑剂，保护间皮表面免于磨损和粘连。多糖包被由脂蛋白、磷脂、蛋白多糖和透明质酸组成。它在细胞与细胞接触、组织水化、炎症调节、组织重塑、营养物质和生长因子在腹膜内的流动等方面起重要作用 [68, 92–95]。间皮细胞合成细胞因子、生长因子和基质蛋白成分，是诱导和解决炎症及组织修复的重要组成部分。

## 十、粘连形成应称为腹膜的愈合过程

在现代生理学和外科手术中积累的经验、事实和证据表明，在手术过程中很大程度改变体内平衡和正常的腹腔环境并不是很危险的事，应该能接受。但这对科学思维来说是难以理解的。当有可能发生已知的危险时，必须采取预防措施。

正如一些作者所认为的那样，腹腔镜手术几乎无法避免腹膜干燥，更重要的是，认为腹腔镜手术避免了腹膜干燥，这会减少腹膜创伤和粘连形成的可能性 [96]。这种观点不正确。

间皮层通过正常的炎症反应和损伤表面的组织再生长来修复腹膜的损伤，从而达到修复自身。这是正常的反应，而不是偏离正常。如果修复反应由于正常组织的愈合而导致组织无法恢复原来的位置或功能，这是偏离正常的，是异常现象。对腹膜损伤的反应会导致 4 种结局，即修复、表面重塑、腹膜恢复正常解剖和恢复正常功能，还有 3 种粘连过程，即有或没有多余的腹膜附着的部位称为粘连形成（在手术部位形成的粘连）、新生粘连形成（非手术部位粘连形成）、粘连再粘连（粘连溶解后形成的粘连）[98–100]。

不管这种损伤是如何发生的，也不管其病因如何，腹膜反应与相同的细胞反应是一样的。不管腹腔损伤是如何发生的，无论是用手术刀、器械、纱布垫、干燥、剪刀、烧灼、激光、超声刀、冷冻还是来自胆囊、胃、肠、肾、肝、卵巢、子宫或胰腺的细菌或体液的化学物质，修复的启动都是相同的，早已认识到腹膜干燥就是干燥损伤。1892 年 10 月 27 日，George Hawkins-Ambler 引用 Max Walthard 的文献报道，认为腹膜显露和干燥是术后并发症的主要因素之一 [101]。

1918 年，有人认为剖腹手术中腹膜干燥的程度对术后恢复有不良的影响，建议避免腹膜干燥 [102]。腹膜干燥引起间皮脱皮 [103]。另一些人认为，外科医生应尽量避免腹膜干燥 [104]，粘连可能是由于腹膜干燥导致的 [105]。充入加热潮湿的 $CO_2$ 很少引起间皮损伤 [73, 106]。因为组织干燥是粘连形成的已知原因 [51, 86, 107]。由于流速快，有必要对充入的二氧化碳进行加热和加湿 [108]。用低浓度的 $N_2O$ 和 $O_2$ 预处理 $CO_2$，用升温来加湿及使用肝素化溶液和地塞米松已被证明可减少黏附形成和减少炎症过程 [109]。

腹壁穿透后，随气体进入和流动，腹膜的表面被显露从而首先被破坏。一个或多个入口点、间歇性的气体流动、组织接触手术器械、缝合、凝血、为显露或牵拉而进行的组织操作及气体的质量均会导致间皮损伤和启动正常的修复反应。气体流动没有触觉或视觉反馈，手术医生无法观察到气体流动的结果。虽然看不到或感觉不到气体流动，但气腹机不断充气以维持压力和流量设置。气体进入腹部对气腹的影响在喷射流部分进行了讨论 [20]。外科医生对气体流动和压力影响的唯一了解就是腹壁扩张。在外科医生没有意识到的情况下，维持气腹的气体置换会自动进行。腹壁穿刺点周围气体损耗，系统连接处的气体泄漏，仪器的放置和移动而造成的气体减少，以及主动排除烟雾或气溶胶的产生，气腹机均可补充上述原因引起的气体减少。如果气体是干燥和冷却的，在整个手术过程中，腹膜表面的水分和热量不断流失，腹腔被干燥冷却气体所替代，这对低温、组织损伤和临床结局有显著影响。外科医生已认识和了解通过器械或设备接触造成的直接组织损伤，看不见的加压气流损伤对腹膜和组织修复过程的影响并不大。干燥气体流动的第一个结果是由于干燥和细胞分裂导致腹膜液黏稠度的变化和组织的直接改变，这取决于气体流动的停留时间，而加湿加温气体则不会发生上述结果 [4, 7, 21–30]。有证据证明，腹膜干燥损伤后会继发一系列炎症、细胞、免疫和修复组织的愈合过程 [4, 5, 23, 28, 68, 72, 76, 88, 94, 95, 97, 106, 108–124]。当干燥被阻断时，由于干燥引起的粘连会减轻。腹膜腔内轻度不良的结构改变、代谢和免疫改变主要取决于 IAP、使用气体的时间和体积，但由于 $CO_2$ 引起的 pH 改变除外。与剖腹手术相比，腹腔镜手术具有更大的系统和临床疗效优势 [121]。

## 十一、手术中二氧化碳气腹引起的机体一般改变

其他条件相同的情况下，对于没有并发症的健康患者，由熟练的医生适当注意细节和术中监测，手术中气腹的产生和维持对人体的任何影响都是温和的、短暂的、可逆的。呼吸系统、心脏、pH 值、肠道、肝脏、缺氧、血流、肾脏、氧化应激和脱水变化都是短暂的和可控制的 [87]。

由于二氧化碳的吸收，在整个手术过程中，应维持每分钟呼气量、呼气末 $CO_2$ 或潮气末 $CO_2$（$EtCO_2$）在正常水平，并进行调整以保持正常的血碳酸量。增加的二氧化碳水平可能有助于检测并发现二氧化碳栓塞，且不应超过最初 $EtCO_2$ 的 25%。在美国麻醉协会（ASA）定义的 Ⅰ 类患者中，气腹使胸肺顺应性降低 30%～50% [125, 126]。$CO_2$ 正常排放为 100～200ml/min，由于腹腔气腹内的 $CO_2$，其排放量增加了 14～18ml/min [39, 127–130]。

心血管损害是由于高碳酸血症、酸中毒和 IAP 增高引起的 [131]。

二氧化碳可引起可逆的全身性和局部性酸中毒，IAP 对壁腹膜 pH 值的影响不明显 [132, 133]。

气腹引起的肾损害与 IAP 直接相关，与 $CO_2$ 吸收、神经内分泌因素和氧化应激引起的组织损伤间接有关 [134]。由于肾脏灌注减少，激活肾素 – 血管紧张素 – 醛固酮系统，导致短暂性少尿，它是最常见的肾脏损害 [127]。气腹时，IAP 使尿量

减少，肌酐增加。在气腹< 15mmHg 时，尿量及肌酐在 24h 内可恢复正常[20, 21, 135–137]。

无论是剖腹手术还是腹腔镜手术，手术损伤都与氧化应激有关[138]。这是受实施的手术、IAP、手术时间、缺血、再灌注和脱水的影响，相对于剖腹手术，腹腔镜手术的影响相对较轻[139–141]。

通过炎症标志物和免疫应答可以评估手术反应和手术恢复[124, 142, 143]。炎症标志物是细胞因子、淋巴因子和前列腺素，包括肿瘤坏死因子、IL–6、IL–8、C 反应蛋白和粒细胞集落刺激因子[88, 116, 144]。与剖腹手术相比，腹腔镜手术降低了全身的免疫反应[145, 146]。IAP 引起的长时间缺氧可能是炎症反应的一个辅助因素[147]。通过加湿加温使气腹的气体更接近生理功能，可以进一步降低腹腔镜手术的氧化应激[111]。

气腹时，IAP 可减少腹腔内组织的血流量[5, 12]。将 IAP 从 10mmHg 增加至 15mmHg，会导致胃的血流量减少 40%～54%，空肠的血流量减少 32%，结肠的血流量减少 44%，肝脏的血流量减少 39%，腹膜的血流量减少 60%[148, 149]。在最低的腹腔内压力下进行手术，你可以确信你将为患者提供最佳的手术效果，该腹腔内压力对你来说也是最合适的。

## 十二、并发症

### （一）腹部入路技术是应该首先考虑的——方法不同，结果相同

腹腔镜手术中的气腹形成之初，就存在潜在的并发症。由于这些并发症都是不可预料的，对于术者而言，明智之举是提前做好准备、掌握手术技能及技巧，并且充分了解并发症的处理方法及并发症的后果，从而减少并发症的发生和减轻并发症的严重性。有文献报道，虽然诱导气腹所选择的方法各有不同，但不同的方法之间并发症的发生率无明显差异[65, 127, 150–154]。没有单一的技术或仪器能消除与腹腔镜入路相关的损伤。气腹针盲穿、光学入口或开放式入口，均可导致入路失败，腹膜外充气，血管（腹壁及大血管）、大网膜、泌尿及内脏损伤。对于手术医生必备技能包括术中注意细节、提高警惕、加强意识、有发现和处理问题的能力、适时中转剖腹和掌握解剖知识。根据自己的判断、训练和经验，手术医生所掌握的最安全的方法就是决定性因素，开放的压力是确定腹膜穿刺正确位置最可靠的指标。

既往腹部手术史或腹部 / 盆腔感染由于存在潜在的粘连和解剖关系的改变，从而影响穿刺针的放置。在哪里、如何和为什么需要某种方法、程序，以及如何实现其性能之间存在偏好和必要性的区别。偏好意味着你对处理问题的方式感到满意，并选择将其作为一种方法进行处理。这是许多方法中的一种，是你的首选。其他的入路方法在另一个外科医生手里也得到同样的结果。入路的选择并不重要。由于入路不同导致并发症的类型相同，发生并发症的频率也相同。对于特定情况，可能只有一种选择，而不是偏好，因为没有选择。知道两者的区别就是非常有智慧的人。对其他选择也要接纳，并且掌握它们可作为特定情况下的补充。同时熟知必须使用的方法和备选方案，从而最大限度减少和（或）纠正已知的、未预料到的或未预见的情况。

### （二）冲洗

内脏被腹膜覆盖，腹腔由壁腹膜和脏腹膜的浆膜形成，使腹膜液成为腹腔的唯一真实内容物。腹膜液含有细胞（白细胞、巨噬细胞、嗜酸性粒细胞）、糖蛋白、糖胺聚糖（透明质酸）和磷脂，形成一种表面活性液体，可减少摩擦运动，维持高效的流体动力和保持边界的润滑。

腹腔镜手术中，每次冲洗操作都会影响腹膜液的容量和成分。腹膜液的浓度、细胞成分和

介质受到产生、降解和稀释速度的影响。一次冲洗量 100ml 或更多，冲洗 4 次，可除去 99% 的正常细胞成分和几乎所有的腹膜液中的可溶性成分[15, 155, 156]（框 15–1）。腹膜液细胞成分产生的介质在间皮愈合和调控腹膜炎症反应中发挥积极作用。这些介质的替代、补充、细胞活性和产生是患者特有的。干燥的气体和腹腔冲洗液可去除、稀释或破坏腹膜细胞，并去除透明质酸保护层。

框 15–1 腹膜液中的可溶性调节因子与创伤和干燥引起的腹膜粘连形成有关，并通过冲洗被稀释或去除

- 转化生长因子 –β（TGF–β）
- 血管内皮生长因子（VEGF）
- 金属蛋白酶（MMP）
- 金属蛋白酶组织抑制剂（TIMP）
- 肿瘤坏死因子 –α（TNF–α）
- 干扰素 –γ（INF–γ）
- 白介素 1（IL–1）
- 白介素 6（IL–6）
- 白介素 8（IL–8）
- 白介素 10（IL–10）
- 粒细胞巨噬细胞集落刺激因子（GM–CSF）
- 单核细胞趋化蛋白 –1（MCP–1）
- 调节活化正常 T 细胞表达和分泌的细胞因子（RANTES）
- 纤溶酶原激活物（PA）
- 纤溶酶原激活物抑制剂 1（PAI–1）
- 纤溶酶原激活物抑制剂 2（PAI–2）
- 组织纤溶酶原激活剂（tPA）
- 尿激酶样纤溶酶原激活剂（uPA）
- 细胞黏附分子（CAM）
- 细胞间黏附分子 –1（ICAM–1）
- 血管黏附分子 –1（VCAM–1）
- 纤维蛋白
- 纤维蛋白基质
- 纤溶酶

## （三）手术气溶胶和烟雾

加热的金属（烧灼器械）、振动装置（超声刀）或电磁辐射（激光）被刺激放大后形成的光可对组织产生凝固、结扎血管或烧蚀的作用。除了预期的效果，由于部分组织燃烧产生烟雾或烟流还会产生气溶胶。烟雾是一种含有颗粒和气体成分的两相物质。这些颗粒是碳化组织和其他细胞物质。组织燃烧产生气体部分的分析见框 15–2[157]。其中许多是具有诱导机体突变和致癌的有毒物质。许多国家和卫生组织都制定了有关除烟和保护卫生保健工作者的法规[158–165]。患者由于腹膜吸收一氧化碳而直接暴露在烟雾中，导致碳氧血红蛋白血症，而不完全的组织燃烧产生的其他气体，导致高铁血红蛋白血症[157, 166]。腹腔内烟雾不应释放到手术室或在患者体内再循环，而应完全从手术室排出。

框 15–2 人体组织燃烧副产物的气相色谱评估

| 蛋白质和脂质热解产生的有毒化学副产物 | | |
|---|---|---|
| • 丙烯醛 | • 甲酚 | • 苯酚 |
| • 乙腈 | • 乙烷 | • 多环芳烃 |
| • 丙烯腈 | • 乙烯 | • 丙烯 |
| • 乙炔 | • 乙苯 | • 聚丙烯 |
| • 烷基苯 | • 甲醛 | • 吡啶 |
| • 苯 | • 自由基 | • 吡咯 |
| • 丁二烯 | • 氰化氢 | • 苯乙烯 |
| • 丁烯 | • 异丁烯 | • 甲苯 |
| • 一氧化碳 | • 甲烷 | • 二甲苯 |

# 十三、皮下气肿、纵隔气肿和气胸[68]

皮下气肿的发生可能由于医生的准备、知识和经验导致。在腹腔镜手术中有必要了解气体的流向，通过腹壁放置戳卡不仅需要技术，有计划放置戳卡还需要广泛了解和考虑患者的体质，同时也需要掌握手术过程及根据具体情况，尤其是患者本身，戳卡的数量、位置、角度和轨迹需要而有所改变。此外，有必要了解所使用的仪器和设备，它们的预期用途、功能和局限性，常规的替代方案，并且有能力评估和处理手术并发症。

外科医生必须知道腹膜腔气腹的“为什么、什么、在哪里和谁”，也必须了解气腹有可能增加、超出其正常范围，同时要认识到在腹腔镜手术中气体有可能外渗到腹腔外的情况。

皮下气肿的发生范围可以是孤立、局限于狭小间隙的，也可以外渗至腹腔外，甚至延伸到阴唇、阴囊、腿、胸、头、颈等部位。文献报道大概能检测发现的皮下气肿发生率为 0.3%～3.0% [127, 167-169]。据报道，由于充入的气体通过横膈膜先天性孔道进入胸膜腔而引起气胸占 0.03% [170-172]。在使用二氧化碳的腹腔镜手术中也发现皮下气肿、纵隔气肿和无气胸的腹膜后外渗，可能与长期的高碳酸血症有关 [173]。最近使用的无瓣膜的戳卡和动态压力系统显示皮下气肿发生率为 16.4%，至少是其他系统报道的 5 倍以上，纵隔气肿的发生率为 3.9%，为其他系统报道的 1.9% 的 2 倍，无症状气胸的发生率为其他系统报道的 2.35 倍 [174-176]。

腹腔镜气腹手术中与皮下气肿相关的因素有腹腔镜方法（直的操作杆或机器人）、气腹机压力和流量的设置、实际 IAP、实际流量、腹部穿刺点的数量、筋膜切开的大小、腹部戳卡的大小、戳卡和筋膜的贴合性、戳卡进入的次数、进入部位的扭转和压力、腹腔镜的引导、腹腔镜与筋膜之间的支点效应、手术时间、所用气体量、患者年龄、体重指数、是否合并代谢性疾病、组织完整性、所用戳卡的类型和有目的腹膜外切开（表 15-3）。由于气体是药物，需医生开具处方，所以应在手术记录中记录气腹机设置和气体总用量。所用气体的量不一定与手术的时间长短有关，而可能比手术时间更重要 [167, 177-182]。

表 15-3　物理 + 化学 + 生物效应 = 气腹

| 物理效应 | 化学效应 | 生物效应 |
|---|---|---|
| 机械作用 | 气化 | 低温 |
| 腹腔顺应性 | 干燥 | 组织破裂 |
| 腹腔内压力 | 低氧 | 腹膜黏度增加 |
| 手术时长 | 酸中毒 | 酸中毒 |
| 患者体位 | | 低氧 |

皮下气肿的临床意义是高碳酸血症和酸中毒。多种因素共同导致动脉血 $PaCO_2$ 增加，$CO_2$ 快速吸收，膈肌运动减少，功能残气量下降，肺 $CO_2$ 排泄减少，导致通气 – 灌注不匹配 [183, 184]（框 15-3）。心血管损害是由于 IAP 增加所产生的机械因素影响通气和静脉回流，$CO_2$ 的循环积聚，导致酸中毒和心肺系统损害 [178]（框 15-4）。高碳酸血症可增加心率、收缩压和中心静脉压，提高心输出量和每搏输出量，降低周围血管阻力，并释放肾上腺素和去甲肾上腺素 [185-190]。

**框 15-3　导致皮下气肿的因素**

- 气腹机——高气流和高气压设置
- 腹腔内压力＞ 15mmHg
- 多次尝试进入腹部
- 气腹针或套管未置于腹腔内
- 套管周围的皮肤 / 筋膜贴合 / 密封不严实
- 使用＞ 5mm 的套管
- 腹腔镜用作杠杆
- 套管充当支点
- 腹腔镜的长臂是力量倍增器
- 重复动作损害了组织的完整性
- 重复动作导致组织结构薄弱
- 套管位置不当会导致弯曲
- 软组织切割和筋膜撕裂
- 气体弥散导致更多的扩散
- 手术时间持续＞ 3.5h
- 正呼气末 $CO_2$ ＞ 50mmHg

**框 15-4　腹腔镜手术中高碳酸血症的原因和危险因素**

- 麻醉回路的完整性
- 气管导管的位置和功能
- 呼吸交换不足
- 排除二氧化碳导致的酸中毒
- 潜在的阻塞性肺疾病
- 年龄＞ 65 岁
- 手术类型——Nissen 胃底折叠术

为了减少皮下气肿发生的可能性，建议采取以下措施，首先要认识到皮下气肿发生的可能性，提高警惕；其次关注腹部入路的细节；最后监测气腹机的压力设置和评价方法，监测报警装置的气体流速和气体容积。手术操作要迅速但不匆忙（因为手术时间长短和气体消耗量相关），限制进入腹部的次数，戳卡和皮肤间贴合良好，通过评估初始 IAP，测试合适的位置及监测呼气末二氧化碳分压和浓度 [191]。

### 气体栓塞

在腹腔镜手术中，典型的二氧化碳栓塞在临床上很罕见，但可能是致命的并发症。最常见的原因是将二氧化碳注入大静脉、动脉或实体器官。这种情况通常发生在将二氧化碳充入可疑的腹膜腔或直接向血管内注入二氧化碳导致右心室或肺动脉阻塞。典型的二氧化碳栓塞在临床上很罕见，报道的发生率为 0.001%～0.59% [127, 192, 193]，死亡率为 28% [193-195]。经食管超声心动图（transesophageal echocardiography，TEE）可用于监测二氧化碳栓塞，并显示其发生比预想的更为普遍，从症状轻微到症状严重均有 [196]。

大多数情况下，二氧化碳栓塞发生在手术早期，原因是气体充入错误，直接进入了血管，但在整个手术过程中，少量气体可通过受损的血管进入循环。在气体充入之前，应该清除管道内的空气，确保从套管中流出的气体是二氧化碳 [197]。

与其他气体、气体混合物或空气相比，二氧化碳在血液中溶解度很高，并通过缓冲作用迅速吸收，使其相对更安全。对一个体重 70kg 的人来说，估计发生二氧化碳气体栓塞的致死剂量为 600～1750ml [198, 199]。动物研究比较了二氧化碳栓塞与氩、氦或空气栓塞的血流动力学效应，发现二氧化碳在血液中的溶解度更高，因此更安全 [200-208]。当怀疑有气体栓塞时，应通过以下步骤迅速处理：①排空气腹并停止充气；②将患者置于头低左侧卧位；③用 100% 氧气增加每分通气量；④停止氧化亚氮的使用；⑤插入中心静脉导管以进行诊断和有利于通气 [127, 199-212]。

## 十四、腹壁悬吊术——无优势

无论有无气腹，腹壁悬吊术与气腹相比都没有优势，因此不能广泛推广。腹壁悬吊术的安全性还有待证实。由于纳入的试验存在偏倚的风险，并且由于试验参与者较少而导致的Ⅰ型和Ⅱ型随机误差，以及需要对结果进行盲法评估，因此需要对这一课题进行更多的研究 [213, 214]。

## 十五、关于气腹的事实

产生和维持外科手术气腹并非没有不良后果。尽可能减少不良后果的发生率及尽可能维持正常的生理平衡，这对于改善临床结局至关重要。了解物理、化学和生物学的概念和规律是必须的，有助于理解手术中由气腹引起的相互作用和化学反应。了解解剖学、手术过程、器械、并发症，以及注意手术过程中患者的动力学反应，这些对手术也很有必要。当考虑到所有的因素和研究的影响，就会尽可能减少或消除科学和人为因素及技术的偏倚（锚定、实用性、替代性、乐观和规避损失、框架和隐匿成本），以下为明智并被推荐的建议。

使用加湿和加温的二氧化碳气体，可将腹腔内的 IAP 降至最低，使外科医生能尽最大努力工作，尽可能少接触腹膜，减少失血量，充分地冲洗并将烟雾清除到手术室外。维持正常的生理参数会更有益、更安全，并且有更好的临床结局。这将减少由于干燥引起的腹膜损伤，减少粘连形成，减少低温和疼痛，缩短术后恢复时间。要知道你做出的选择和决定是会产生一定的结果，详细了解选择和决策之间的差异，会影响到你是否采取行动及采取行动的重要性和力度。

# 参考文献


[1] Ott DE. Pneumoperitoneum: production, management, effects and consequences. Prevention and Management of Laparoendoscopic Surgical Complications, 1st edition. SLS; 1999.

[2] United States Pharmacopoeia and National Formulary and Supplements (1984) XXI–NF.

[3] Ott DE. The Pneumoperitoneum. Prevention and Management of Laparoendoscopic Surgical Complications, 3rd edition. Society of Laparoscopic Surgeons.

[4] Binda MM. Humidification during laparoscopic surgery: overview of the clinical benefits of using humidified gas during laparoscopic surgery. Arch Gynecol Obstet. 2015;292(5):955–71.

[5] Ott DE. Laparoscopy and adhesion formation, adhesions and laparoscopy. Semin Repro Med. 2008;26(4): 322–0.

[6] Jacobs VR, Morrison JE Jr. The real intraabdominal pressure during laparoscopy: comparison of different insufflators. J Minim Invasive Gynecol. 2007;14(1): 103–7.

[7] Gray RI, Ott DE, Henderson AC, et al. Severe local hypothermia from laparoscopic gas evaporative jetcooling; a mechanism to explain clinical observations. JSLS. 1999;3(3):171–7.

[8] Blaser AR, Björck M, De Keulenaer B, et al. Abdominal compliance: a bench–to–bedside review. J Trauma Acute Care Surg. 2015;78(5):1044–53.

[9] Balkin DM, Duh QY, Kind GM, et al. Failed pneumoperi–toneum for laparoscopic surgery following autologous Deep Inferior Epigastric Perforator (DIEP) flap breast reconstruction: a case report. BMC Surg. 2016;16(1):28.

[10] Goldman JM, Rose LS, Morgan MD, et al. Measurement of abdominal wall compliance in normal subjects and tetraplegic patients. Thorax. 1986;41(7):513–8.

[11] Awonuga A, Belotte J, Abuanzeh S, et al. Advances in the pathogenesis of adhesion development. The role of oxidative stress. Reprod Sci. 2014;21(7):823–36.

[12] Hatipoglu S, Akbulut S, Hatipoglu F, et al. Effect of laparoscopic abdominal surgery on splanchnic circulation: historical developments. World J Gastroenterol. 2014;20(48):18165–76.

[13] Ishizaki Y, Bandai Y, Shimomura K, et al. Safe intraabdominal pressure of carbon dioxide pneumoperi–toneum during laparoscopic surgery. Surgery. 1993;114(3):549–54.

[14] Nguyen N, Wolfe BM. The physiologic effects of pneumoperitoneum in the morbidly obese. Ann Surg. 2005;241(2):219–26.

[15] Srivastava A, Niranjan A. Secrets of safe laparoscopic surgery: anaesthetic and surgical considerations. J Minim Access Surg. 2010;6(4):91–4.

[16] Özdemir–van Brunschot DM, van Laarhoven KC, Scheffer GJ, et al. What is the evidence for the use of low–pressure pneumoperitoneum? A systematic review. Surg Endosc. 2016;30(5):2049–65.

[17] Gurusamy KS, Vaughan J, Davidson BR. Low pressure versus standard pressure pneumoperitoneum in laparosco–pic cholecystectomy. Cochrane Database Syst Rev. 2014;18:CD006930.

[18] Chok KS, Yuen WK, Lau H, et al. Prospective randomized trial on low–pressure versus standardpressure pneumoperitoneum in outpatient laparoscopic cholecystec–tomy. Surg Laparosc Endosc Percutan Tech. 2006;16(6):383–6.

[19] Kyle EB, Maheux–Lacroix S, Boutin A, et al. Low vs standard pressures in gynecologic laparoscopy: a systemic review. JSLS. 2016;20(1): pii: e2015.00113.

[20] Lackey LW, Ott DE. Terminal gas velocity during laparoscopy. J Am Assoc Gynecol Laparosc. 2002;9(3): 297–305.

[21] Ott DE. Desertification of the peritoneum by thinfilm evaporation during laparoscopy. JSLS. 2003;7(3): 189–95.

[22] Hazebroek EJ, Schreve MA, Visser P, et al. Impact of temperature and humidity of carbon dioxide pneumoperi–toneum on body temperature and peritoneal morphology. J Laparoendosc Adv Surg Tech A. 2002;12(5):355–64.

[23] Peng Y, Zheng M, Ye Q, et al. Heated and humidified $CO_2$ prevents hypothermia, peritoneal injury, and intra–abdominal adhesions during prolonged laparoscopic insufflations. J Surg Res. 2009;151(1):40–7.

[24] Mouton WG, Bessell JR, Pfitzner J, et al. A randomized controlled trial to determine the effects of humidified carbon dioxide insufflation during thoracoscopy. Surg Endosc. 1999;13(4):382–5.

[25] Volz J, Köster S, Spacek Z, et al. Characteristic alterations of the peritoneum after carbon dioxide pneumoperitoneum. Surg Endosc. 1999;13(6):611–4.

[26] Suematsu T, Hirabayashi Y, Shiraishi N, et al. Morphology of the murine peritoneum after pneumoperitoneum vs laparotomy. Surg Endosc. 2001;15(9):954–8.

[27] Liu Y, Hou QX. Effect of carbon dioxide pneumoperi–toneum during laparoscopic surgery on morphology of peritoneum. Zhonghua Yi Xue Za Zhi. 2006; 86(3):164–6.

[28] Ryan GB, Grobéty J, Majno G. Mesothelial injury and recovery. Am J Pathol. 1973;71(1):93–112.

[29] Davey AK, Hayward J, Marshall JK, et al. The effects of insufflation conditions on rat mesothelium. Int J Inflam. 2013;2013:816283.

[30] Erikoglu M, Yol S, Avunduk MC, et al. Electronmicroscopic alterations of the peritoneum after both cold and heated carbon dioxide pneumoperitoneum. J Surg Res. 2005;125(1):73–7.

[31] Ott DE. Laparoscopy and tribology: the effect of laparoscopic gas on peritoneal fluid. J Am Assoc Gynecol Laparosc. 2001;8(1):117–23.

[32] Jacobs, VR, Keichle M, Morrison JE Jr. Carbon dioxide gas heating inside laparoscopic insufflators has no effect. JSLS. 2005;9(2):208–12.

[33] Slim K, Bousquet J, Kwiatkowski F, et al. Effect of $CO_2$ gas warming on pain after laparoscopic surgery: a randomized double–blind controlled trial. Surg Endosc. 1999;13(11):1110–4.

[34] Saad S, Minor I, Mohri T, et al. The clinical impact of warmed insufflation carbon dioxide gas for laparoscopic cholecystectomy. Surg Endosc. 2000; 14(9):787–90.

[35] Wills VL, Hunt DR, Armstrong A. A randomized controlled trial assessing the effect of heated carbon dioxide for insufflation on pain and recovery after laparoscopic fundoplication. Surg Endosc. 2001;15(2): 166–70.

[36] Nunn J. Carbon dioxide. Applied Respiratory Physiology.

London: Butterworth; 1987. pp. 207–34.

[37] Grzegorzewska A, Antoniewicz K. Effective peritoneal blood flow and patient characteristics. In: Khanna R (Ed). Advances in Peritoneal Dialysis. Toronto: Peritoneal Dialysis Publications;1994;10:27–9.

[38] Kim M, Lofthouse J, Flessner MF. A method to test blood flow limitation of peritoneal–blood solute transport. J Am Soc Nephrol. 1997;8(3):471–4.

[39] Pacilli M, Pierro A, Kingsley C, et al. Absorption of carbon dioxide during laparoscopy in children measured using a novel mass spectrometric technique. Br J Anaesth. 2006;97(2):215–9.

[40] Glew PA, Campher MJ, Pearson K, et al. The effect of warm humidified $CO_2$ on the dissipation of residual gas following laparoscopy in piglets. J Am Assoc Gynecol Laparosc. 2004;11(2):204–10.

[41] Raffi A. Body temperature during surgery and anesthesia. MVC Quarterly. 1972;8(2):135–41.

[42] Gross CG. Claude Bernard and the constancy of the internal environment. Neuroscientist. 1998;4(5): 380–5.

[43] Cross S, Albury WR. Walter B, et al. Henderson and the organic analogy. OSIRIS. 1987;3:165–92.

[44] Çam R, Yönem H, Özsoy H. Core body temperature changes during surgery and nursing management. Clin Med Res. 2016;5(2–1):1–5.

[45] Whelan RL, Fleshman JW, Fowler DL (Eds). The SAGES Manual of Perioperative Care in Minimally Invasive Surgery. Berlin: Springer; 2006.

[46] Rosenthal RJ, Friedman RL, Phillips EH. The pathophysiology of pneumoperitoneum. In: Bessell JR, Maddern GJ (Eds). Influence of Gas Temperature during Laparoscopic Procedures. Heidelberg: Springer; 1998. pp. 18–27.

[47] Buhre W, Rossaint R. Perioperative management and monitoring in anaesthesia. Lancet. 2003;362(9398): 1839–46.

[48] Sessler DI. Complications and treatment of mild hypothermia. Anesthesiology. 2001;95(2):531–43.

[49] Jacobs VR, Morrison JE Jr, Mettler L, et al. Measurement of $CO_2$ hypothermia during laparoscopy and pelviscopy: how cold it gets and how to prevent it. J Am Assoc Gynecol Laparosc. 1999;6(3):289–95.

[50] Binda MM, Molinas CR, Mailova K, et al. Effect of temperature upon adhesion formation in a laparoscopic mouse model. Hum Reprod. 2004; 19(11):2626–32.

[51] Binda MM, Molinas CR, Hansen P, et al. Effect of desiccation and temperature during laparoscopy on adhesion formation in mice. Fertil Stertil. 2006; 86(1):166–75.

[52] Sajid MS, Mallick AS, Rimpel J, et al. Effect of heated and humidified carbon dioxide on patients after laparoscopic procedures: a meta–analysis. Surg Laparosc Endosc Percutan Tech. 2008;18(6):539–46.

[53] Sammour T, Kahokehr A, Hill AG. Meta–analysis of the effect of warm humidified insufflation on pain after laparoscopy. Br J Surg. 2008;95(8):950–6.

[54] Bessell JR, Ludbrook G, Millard SH, et al. Humidified gas prevents hypothermia induced by laparoscopic insufflation: a randomized controlled study in a pig model. Surg Endosc. 1999;13(2):101–5.

[55] Bessell JR, Karatassas A, Patterson JR, et al. Hypothermia induced by laparoscopic insufflation. A randomized study in a pig model. Surg Endosc. 1995;9(7):791–6.

[56] Ott DE, Reich H, Love B, et al. Reduction of laparoscopic–induced hypothermia, postoperative pain and recovery room length of stay by pre–conditioning gas with the Insuflow device: a prospective randomized controlled multi–center study. JSLS. 1998;2(4): 321–9.

[57] Benavides R, Wong A, Nguyen H. Improved outcomes for lap–banding using the Insuflow device compared with heated–only gas. JSLS. 2009;13(3):302–5.

[58] Beste TM, Daucher JA, Holbert D. Humidified compared with dry, heated carbon dioxide at laparoscopy to reduce pain. Obstet Gynecol. 2006; 107(2 Pt 1): 263–8.

[59] Farley DR, Greenlee SM, Larson DR, et al. Doubleblind, prospective, randomized study of warmed, humidified carbon dioxide insufflation vs standard carbon dioxide for patients undergoing laparoscopic cholecystectomy. Arch Surg. 2004;139(7):739–43; discussion 743–4.

[60] Herrmann A, De Wilde RL. Insufflation with humidified and heated carbon dioxide in short–term laparoscopy: a double–blinded randomized controlled trial. BioMed Res Int. 2015;412618.

[61] Klugsberger B, Schreiner M, Rothe A, et al. Warmed, humidified carbon dioxide insufflation versus standard carbon dioxide in laparoscopic cholecystectomy: a double–blinded randomized controlled trial. Surg Endosc. 2014;28(9):2656–60.

[62] Mouton WG, Bessell JR, Millard SH, et al. A randomized controlled trial assessing the benefit of humidified insufflation gas during laparoscopic surgery. Surg Endosc. 1999;13(2):106–8.

[63] Hamza MA, Schneider BE, White PF, et al. Heated and humidified insufflation during laparoscopic gastric bypass surgery: effect on temperature, postoperative pain, and recovery outcomes. J Laparoendosc Adv Surg Tech A. 2005;15(1):6–12.

[64] Gizzi A, Cherubini C, Migliori S, et al. On the electrical intestine turbulence induced by temperature changes. Phys Biol. 2010;7(1):16011.

[65] Ott DE. Subcutaneous emphysema–beyond the pneumoperitoneum. JSLS. 2014;18(1):1–7.

[66] Tang B, Hanna GB, Cuschieri A. Analysis of errors enacted by surgical trainees during skills training courses. Surgery. 2005;138(1):14–20.

[67] Xin H, Zelek JS, Carnahan H. Laparoscopic surgery, perceptual limitations and force: a review. First Canadian Student Conference on Biomedical Computing. 2006;44–9. http://docplayer.net/15403785–Laparoscopic– surgery–perceptual–limitations–and–force–areview– h–xin–a–j–s–zelek–a–h–carnahan–b.html.

[68] Yung S, Chan TM. Pathophysiological changes to the peritoneal membrane during PD–related peritonitis: the role of mesothelial cells. Meditors Inflamm. 2012; 2012:484167.

[69] Hills BA. Lubrication of visceral movement and gastric motility by peritoneal surfactant. J Gastroenterol Hepatol. 1996;11(9):797–803.

[70] Tittel A, Schippers E, Grablowitz V, et al. Intraabdominal humidity and electromyographic activity of the gastrointestinal tract. Laparoscopy versus laparotomy. Surg Endosc. 1995;9(7):786–90.

[71] Hertzler AE. The Peritoneum, Vol. 1. St. Louis: CV Mosby Co.; 1919.

[72] di Zerega G, Rogers K. The Peritoneum. New York: Springer–Verlag; 1992. pp.1–56.

[73] Hanbidge A, Lynch D, Wilson S. Ultrasound of the peritoneum.

Radiographics. 2003;23(3):663–84.

[74] Albanese AM, Albanese EF, Miño JH, et al. Peritoneal surface area: measurements of 40 structures covered by peritoneum: correlation between total peritoneal surface area and the surface calculated by formulas. Surg Radiol Anat. 2009;31(5): 369–377.

[75] Volz J, Köster S, Schaeff B, et al. Laparoscopic surgery: the effects of insufflation gas on tumor–induced lethality in nude mice. Am J Obstet Gynecol. 1998; 178(4):793–5.

[76] Mutsaers SE, Birnie K, Lansley S, et al. Mesothelial cells in tissue repair and fibrosis. Front Pharmacol. 2015;6:113.

[77] Ryan GB, Grobéty J, Majno F. Postoperative peritoneal adhesions: a study of the mechanisms. Am J Pathol. 1971;65(1):117–48.

[78] Raftery AT. Regeneration of parietal and visceral peritoneum: an electron microscopical study. J Anat. 1973;115(Pt 3):375–92.

[79] Raftery AT. Regeneration of parietal and visceral peritoneum. A light microscopical study. Br J Surg. 1973;60(4):293–9.

[80] Volz J, Köster S, Weiss M, et al. Pathophysiologic features of a pneumoperitoneum at laparoscopy: a swine model. Am J Obstet Gynecol. 1996;174(1 Pt 1): 132–40.

[81] Volz J, Köster S, Leweling H. Surgical trauma and metabolic changes induced by surgical laparoscopy versus laparotomy. Gynaecol Endosc. 1997;6(1):1–6.

[82] Holmdahl L, Risberg B, Beck DE, et al. Adhesions: pathogenesis and prevention–panel discussion and summary. Eur J Surg Suppl. 1997;(577):56–62.

[83] Rosario MT, Ribeiro U Jr, Corbett CE, et al. Does $CO_2$ pneumoperitoneum alter the ultra–structure of the mesothelium? J Surg Res. 2006;133(2):84–8.

[84] Grabowski JE, Talamini MA. Physiological effects of pneumoperitoneum. J Gastrointest Surg. 2009;13(5): 1009–16.

[85] Brokelman WJA, Lensvelt M, Borel Rinkes IHM, et al. Peritoneal changes due to laparoscopic surgery. Surg Endosc. 2011;25(1):1–9.

[86] Papparella A, Nino F, Coppola S, et al. Peritoneal morphological changes due to pneumoperitoneum: the effect of intra–abdominal pressure. Eur J Pediatr Surg. 2014;24(4):322–7.

[87] Mais V. Peritoneal adhesions after laparoscopic gastrointestinal surgery. World J Gastroenterol. 2014; 20(17):4917–25.

[88] Ott DE. The peritoneum and laparoscopy. In: DiZerega GS (Ed). Peritoneal Surgery. New York: Springer–Verlag; 2000. pp. 175–81.

[89] Wiseman D, Richardson J. Humidity and temperature of insufflation gas on intact peritoneum. J Am Assoc Gynecol Laparosc. 2002;9:552.

[90] de Csepel J, Wilson E. Heating and humidifying carbon dioxide is indicated. Surg Endosc. 2007;21(2): 340–1.

[91] Yung S, Chan TM. Mesothelial cells. Perit Dial Int. 2007;27(Suppl 2):S110–5.

[92] Flessner MF. Endothelial glycocalyx and the peritoneal barrier. Perit Dial Int. 2008;28(1):6–12.

[93] Anglani F, Forino M, Del Petre D, et al. Molecular biology of the peritoneal membrane: in between morphology and function. Contrib Nephrol. 2001; (131):61–73.

[94] Molinas CR, Binda MM, Manavella GD, et al. Adhesion formation after laparoscopic surgery: what do we know about the role of the peritoneal environment? Facts Views Vis Obgyn. 2010;2(3):149–60.

[95] Bird SD. Mesothelial primary cilia of peritoneal and other serosal surfaces. Cell Biol Int. 2004;28(2):151–9.

[96] Nezhat CR, Berger GS, Nezhat F, et al. (Eds). Endometriosis: Advanced Management and Surgical Techniques. New York; Springer–Verlag; 1995. p. 93.

[97] Pouly J, Seak–San S. Adhesions: laparoscopy versus laparotomy. In: DiZerega G (Ed). Surgery. New York: Springer–Verlag; 2000. pp. 183–192.

[98] Arung W, Meurisse M, Detry O. Pathophysiology and prevention of postoperative peritoneal adhesions. World J Gastroenterol. 2011;17(41):4545–53.

[99] Diamond M, Freeman M. Clinical implications of post–surgical adhesions. Hum Reprod Update. 2001; 7(6):567–76.

[100] Ellis H. The clinical significance of adhesions: focus on intestinal obstruction. Eur J Surg Suppl. 1997; (577):5–9.

[101] Hawkins–Ambler G. What makes for success in abdominal surgery? In: Shrady G (Ed). The British Gynaecological Society, 1892 Medical Record. New York: William Wood & Company.

[102] Alvarez WC. The cause and prevention of postoperative gas pains. Cal State J Med. 1918;16(7): 338–41.

[103] Nolph KD (Ed). Chapter 4, Peritoneal Dialysis. Boston, MA: Martinus Nijhoff Publishers; 1985.

[104] Howard F. Approach to the patient with chronic pelvic pain. In: Howard F (Ed). Pelvic Pain, Diagnosis and Management. Philadelphia, PA: Lippincott Williams and Wilkins; 2000.

[105] Diamond M, Manvinder S, Puscheck E. In: Vercellini P (Ed). Chronic Pelvic Pain and Adhesions. Chronic Pelvic Pain. Singapore: Wiley–Blackwell; 2011.

[106] Davey AK, Maher PJ. Surgical adhesions: a timely update, a great challenge for the future. J Minim Invasive Gynecol. 2007;14(1):15–22.

[107] Koninckx PR, Vandermeersch E. The persufflator: an insufflation device for laparoscopy and especially for $CO_2$–laser–endoscopic surgery. Hum Reprod. 1991;6(9):1288–90.

[108] Koninckx PR, Corona R, Timmerman D, et al. Peritoneal full–conditioning reduces postoperative adhesions and pain: a randomized controlled trial in deep endometriosis surgery. J Ovarian Res. 2013;6(1): 90.

[109] Brüggmann D, Tchartchian G, Wallwiener M, et al. Intra–abdominal adhesions: definition, origin, significance in surgical practice, and treatment options. Dtsch Arztebl Int. 2010;107(44):769–75.

[110] Mutsaers SE, Prêle CM, Lansley SM, et al. The origin of regenerating mesothelium: a historical perspective. Int J Artif Organs. 2007;30(6):484–94.

[111] Neuhaus SJ, Watson DI. Pneumoperitoneum and peritoneal surface changes: a review. Surg Endosc. 2004;18(9):1316–22.

[112] di Zerega G. Pelvic Surgery: adhesion formation and prevention. New York: Springer–Verlag; 1996:1–25.

[113] diZerega G. Biochemical events in peritoneal tissue repair. Eur J Surg Suppl. 1997;(577):10–6.

[114] Van der Wal JB, Jeekel J. Biology of the peritoneum in normal homeostasis and after surgical trauma. Colorectal Dis. 2007;9 Suppl 2:9–13.

[115] Duron JJ. Postoperative intraperitoneal adhesion pathophysiology. Colorectal Dis. 2007;9(Suppl 2): 14–24.

[116] Chegini N. Peritoneal molecular environment, adhesion formation and clinical implication. Front Biosci.

2002;1;7:e91–115.

[117] Saed GM, Diamond MP. Molecular characterization of postoperative adhesions: the adhesion phenotype. J Am Assoc Gynecol Laparosc. 2004;11(3):307–14.

[118] Hellebrekers BW, Kooistra T. Pathogenesis of postoperative adhesion formation. Br J Surg. 2011; 98(11):1503–16.

[119] diZerga GS, Campeau JD. Peritoneal repair and postsurgical adhesion formation. Hum Reprod Update. 2001;7(6):547–55.

[120] Ellis H. Postoperative intra–abdominal adhesions: a personal view. Colorectal Dis. 2007;9(Suppl 2):3–8.

[121] Koninckx PR, Gomel V, Ussia A, et al. Role of the peritoneal cavity in the prevention of postoperative adhesions, pain, and fatigue. Fertil Steril. 2016;106(5): 998–1010.

[122] Blackburn SC, Stanton MP. Anatomy and physiology of the peritoneum. Semin Pediatr Surg. 2014;23(6): 326–30.

[123] Van Baal JO, Van de Vijver KK, Nieuwland R, et al. The histophysiology and pathophysiology of the peritoneum. Tissue Cell. 2017;49(1):95–105.

[124] Cheong YC, Laird SM, Li TC, et al. Peritoneal healing and adhesion formation/reformation. Hum Reprod Update. 2001;7(6):556–66.

[125] Martín–Cancho MF, Celdrán D, Lima JR, et al. Anaesthetic considerations during laparoscopic surgery. In: Darwish A (Ed). Advanced Gynecologic Endoscopy. Rijeka, Croatia: Intech; 2011. Chapter 2.

[126] Loring SH, Behazin N, Novero A, et al. Respiratory mechanical effects of surgical pneumoperitoneum in humans. J Appl Physiol. 2014;117(9):1074–9.

[127] Veekash G, Wei LX, Su M. Carbon dioxide pneumoperitoneum, physiologic changes and anesthetic concerns. Ambulatory Surg. 2010;16:41–6.

[128] Tan PL, Lee TL, Tweed WA. Carbon dioxide absorption and gas exchange during pelvic laparoscopy. Can J Anaesth. 1992;39(7):677–81.

[129] Muelett CE, Viale JP, Sagnard PE, et al. Pulmonary $CO_2$ elimination during surgical procedures using intra– or extraperitoneal $CO_2$ insufflation. Anesth Analg. 1993;76(3):622–6.

[130] Perrin M, Fletcher A. Laparoscopic abdominal surgery. Contin Educ Anaesth Crit Care Pain. 2004; 4(4):107–10.

[131] Laureano B, Andrus C, Kaminski D. Cardiovascular changes during laparoscopy. In: Rosenthal R, Friedman R, Philips E (Eds). The Pathophysiology of Pneumoperitoneum. Berlin: Springer–Verlag; 1998.

[132] Wildbrett P, Oh A, Naundorf D, et al. Impact of laparoscopic gases on peritoneal microenvironment and essential parameters of cell function. Surg Endosc. 2003;17(1):78–82.

[133] Wong YT, Shah PC, Birkett DH, et al. Peritoneal pH during laparoscopy is dependent on ambient gas environment. Surg Endosc. 2005;19(1):60–4.

[134] Sodha S, Nazarian S, Adshead JM, et al. Effect of pneumoperitoneum on renal function and physiology in patients undergoing robotic renal surgery. Curr Urol. 2016;9(1):1–4.

[135] Wever KE, Bruintjes MH, Warlé MC, et al. Renal perfusion and function during pneumoperitoneum: a systematic review and meta–analysis of animal studies. PLoS One 2016;11(9):e0163419.

[136] Demyttenaere S, Feldman LS, Fried GM. Effect of pneumoperitoneum on renal perfusion and function: a systematic review. Surg Endosc. 2007;21(2): 152–60.

[137] Taskin O, Buhur A, Birincioglu M, et al. The effects of duration of $CO_2$ insufflation and irrigation on peritoneal microcirculation assessed by free radical scavengers and total glutathione levels during operative laparoscopy. J Am Assoc Gynecol Laparosc. 1998;5(2):129–33.

[138] Glantzounis GK, Tselepis AD, Tambaki AP, et al. Laparoscopic surgery–induced changes in oxidative stress markers in human plasma. Surg Endosc. 2001; 15(11):1315–9.

[139] Arsalani–Zadeh R, Ullah S, Khan S, et al. Oxidative stress in laparoscopic versus open abdominal surgery: a systematic review. J Surg Res. 2011;169(1):e59–68.

[140] Sammour T, Mittal A, Loveday BP, et al. Systematic review of oxidative stress associated with pneumoperitoneum. Br J Surg. 2009;96(8):836–50.

[141] Yiannakopoulou ECh, Nikiteas, N, Perrea D, et al. Effect of laparoscopic surgery on oxidative stress response: systematic review. Surg Laparosc Endosc Percutan Tech. 2013;23(2):101–8.

[142] Desborough JP. The stress response to trauma and surgery. Br J Anaesth. 2000;85(1):109–17.

[143] Sammour T, Kahokehr A, Soop M, et al. Peritoneal damage: The inflammatory response and clinical implications of the neuro–immuno–humoral axis. World J Surg. 2010;34(4):704–20.

[144] Cheong YS. Laird SM, Shelton JB, et al. The correlation of adhesions and peritoneal fluid cytokine concentrations: a pilot study. Hum Reprod. 2002; 17(4):1039–45.

[145] Yahara N, Abe T, Morita K, et al. Comparison of interleukin–6, interleukin–8, and granulocyte colonystimulating factor production by the peritoneum in laparoscopic and open surgery. Surg Endosc. 2002: 16(11);1615–9.

[146] Luk JM, Tung PH, Wong KF, et al. Laparoscopic surgery induced inerleukin–6 levels in serum and gut mucosa: implications of peritoneum integrity and gas factors. Surg Endosc. 2009;23(2):370–6.

[147] Schilling MK, Redaelli C, Krähenbühl L, et al. Splanchnic microcirculatory changes during $CO_2$ laparoscopy. J Am Coll Surg. 1997;184(4):378–82.

[148] Yavuz Y, Rønning K, Lyng O, et al. Effect of carbon dioxide pneumoperitoneum on tissue blood flow in the peritoneum, rectus abdominus, and diaphragm muscles. Surg Endosc. 2003;17(10):1632–5

[149] Molinas CR, Koninckx PR. Hypoxaemia induced by $CO_2$ or helium pneumoperitoneum is a co–factor in adhesion formation in rabbits. Hum Reprod. 2000; 15(8):1758–63.

[150] Vilos GA, Ternamian A, Dempster J, et al. Laparoscopic entry: a review of techniques, technologies, and complications. J Obstet Gynaecol Can. 2007;29(5): 433–65.

[151] Dunne N, Booth MI, Dehn TC. Establishing pneumoperitoneum: Verres or Hasson? The debate continues. Ann R Coll Surg Engl. 2011;93(1):22–4.

[152] Cuss A, Bhatt M, Abbott J. Coming to terms with the fact that the evidence for laparoscopic entry is as good as it gets. J Minim Invasive Gynecol. 2015;22(3): 332–41.

[153] Ahmad G, Gent D, Henderson D, et al. Laparoscopic entry techniques. Cochrane Database Syst Rev. 2015; 31;8:CD006583.

[154] Krishnakumar S, Tambe P. Entry complications in laparoscopic surgery. J Gynecol Endosc Surg. 2009; 1(1):4–11.
[155] Ott DE. Effect of irrigation on peritoneal fluid and cell count: dilutional effect of lavage. JAAGL. 2004; 11:33.
[156] Dunn DL, Barke RA, Ahrenholz DH, et al. The adjuvant effect of peritoneal fluid in experimental peritonitis: Mechanism and clinical implications. Ann Surg. 1984:199(1):37–43.
[157] Ott D. Smoke production and smoke reduction in endoscopic surgery: preliminary report. Endosc Surg Allied Technol. 1993;1(4):230–2.
[158] Niosh Hazard Control (HC–11): https://www.cdc. gov/niosh/docs/hazardcontrol/pdfs/hc11.pdf. Recommendations for operating room ventilation and smoke evacuation measures: https://www.cdc. gov/niosh/docs/hazardcontrol/hc11.html.
[159] OSHA. OSHA shelves plan to issue bulletin on surgical smoke. Hospital Employee Health. 2000;July;78–80.
[160] Occupational Safety and Health Administration (OSHA 2011): http://www.osha.gov/SLTC/ laserelectrosur–geryplume/index.html
[161] Technische Regeln Fur Biologische Arbeitsstoffe (TRBA). 250. Anderung und Erganzung: GMB1 Nr. 4 v.
[162] Mowbray N, Asnell J, Warren N, et al. Is surgical smoke harmful to theater staff? A systemic review. Surg Endosc. 2013;27(9):3100–7.
[163] Bigony L. Risks Associated with exposure to surgical smoke plume: a review of the literature. AORN J. 2007;86(6):1013–20.
[164] International Social Security Association (ISSA). Surgical Smoke: Risks and Preventive Measures. Hamburg: ISSA; 2011.
[165] Weston R, Stepheson RN, Kutarski PW, et al. Chemical composition of gases surgeons are exposed to during endoscopic urologic resections. Urology. 2009;74(5):1152–4.
[166] Ott DE. Carboxyhemoglobinemia due to peritoneal smoke absorption from laser tissue combustion at laparoscopy. J Clin Laser Med Surg. 1998;16(6): 309–15.
[167] Murdock CM, Wolff AJ, Van Geem T. Risk factors for hypercarbia, subcutaneous emphysema, pneumothorax, and pneumomediastinum during laparoscopy. Obstet Gynecol. 2000;95(5):704–9.
[168] Horak S, Blecharz A, Rzempoluch J, et al. Complications of endoscopy in gynecology. Ginekol Pol. 1992;63(12):619–22.
[169] Niedzielski A, Gizewski J, Staraczewski A, et al. [Nineteen years of laparoscopy in the gynecology clinic IPG PAM]. Ginekol Pol. 1992;63(11):596–9.
[170] Sharma KC, Kabinoff G, Ducherne Y. Laparoscopic surgery and its potential for medical complications. Heart Lung. 1977;26(1):52–64, quiz 65–7
[171] Batra MS, Driscoll JJ, Coburn WA, et al. Evanescent nitrous oxide pneumothorax after laparoscopy Anesth Analg. 1983;62(12):1121–3.
[172] Fitzgerald SD, Andrus CH, Baudendistel LJ, et al. Hypercarbia during carbon dioxide pneumoperitoneum. Am J Surg. 1992;163(1):186–90.
[173] Rittenmeyer H. Carbon dioxide toxicity related to a laparoscopic procedure. J Post Anesth Care. 1994; 9(3):157–61.
[174] Herati AS, Atalla MA, Rais–Bahrami S, et al. A new valve–less trocar for urologic laparoscopy: initial evaluation. J Endourlol. 2009:23(9);1535–9.
[175] Herati AS, Andonian S, Rais–Bahrami S, et al. Use of the valveless trocar system reduces carbon dioxide absorption during laparoscopy when compared with standard trocars. Urology. 2011:77(5);1126–32.
[176] Hillelsohn JH, Friedlander JI, Bagadiya N, et al. Masked pneumothorax: risk of valveless trocar systems. J Urol. 2013;189(3):955–9.
[177] Kalhan SB, Reaney JA, Collins RL. Pneumomediastinum and subcutaneous emphysema during laparoscopy. Cleve Clin J Med. 1990;57(7):639–42.
[178] Kent RB 3rd. Subcutaneous emphysema and hypercarbia following laparoscopic cholecystectomy. Arch Surg. 1991;126(9):1154–6.
[179] Wolf JS Jr, Monk TG, McDougall EM, et al. The extraperitoneal approach and subcutaneous emphysema are associated with greater absorption of carbon dioxide during laparoscopic renal surgery. J Urol. 1995;154(3):959–63.
[180] Waisbren SJ, Herz BL, Ducheine Y, et al. "Iatrogenic respiratory acidosis" during laparoscopic preperitoneal hernia repair. J Laparoendosc Surg. 1996;6(3):181–3.
[181] Wolf JS Jr, Clayman RV, Monk TG, et al. Carbon dioxide absorption during laparoscopic pelvic operation. J Am Coll Surg. 1995;180(5):555–60.
[182] Lee DW, Kim MJ, Lee, YK, et al. Does intraabdominal pressure affect development of subcutaneous emphysema at gynecologic laparoscopy? J Minim Invasive Gynecol. 2011:18(6);761–5.
[183] Wittigen C, Andrus C, Fitzgerald SD, et al. Analysis of hemodynamics and ventilation during laparoscopic cholecystectomy. Arch Surg. 1991;126(8):997–1001.
[184] Leighton T, Pianim N, Liu S, et al. Effectors of hypercarbia during experimental pneumoperitoneum. Am Surg. 1992;58(12):717–21.
[185] Holzman M, Sharp K, Richards W. Hypercarbia during carbon dioxide gas insufflation for therapeutic laparoscopy: a note of caution. Surg Laparosc Endosc. 1992;2(1):11–4.
[186] Hall D, Goldstein A, Tynan E. Profound hypercarbia late in the course of laparoscopic choleystectomy. Anesthesiology. 1993;79(1):173–4.
[187] Marshall RL, Jebsen PJ, Davie IT, et al. Circulatory effect of carbon dioxide insufflation of the peritoneal cavity for laparoscopy. Br J Anaesth. 1972;44(7): 680–2.
[188] Kelman G, Swapp G, Smith I. Cardiac output and arterial blood gas tension during laparoscopy. Br J Anesth. 1972;44(11):1155–62.
[189] Pearce D. Respiratory acidosis and subcutaneous emphysema during laparoscopic cholecystectomy. Can J Anaesth. 1994;41(4):314–6.
[190] Santana A, Crausman R, Dubin H. Late onset of subcutaneous emphysema and hypercarbia following laparoscopic cholecystectomy. Chest. 1999; 115(5):1468–71.
[191] Ludwig K. Implications of subcutaneous emphysema and how to avoid and/or limit its development. The SAGES Manual. New York: Springer; 2006. pp 273–20.
[192] Hynes SR, Marshall RL. Venous gas embolism during gynaecological laparoscopy. Can J Anaesth. 1992;39(7):748–9.
[193] Bonjer HJ, Hazebroek EJ, Kazemier G, et al. Open versus closed establishment of pneumoperitoneum in laparoscopic

surgery. Br J Surg. 1997;84(5): 599–602.
[194] Cottin V, Delafosse B, Viale JP. Gas embolism during laparoscopy: a report of seven cases in patients with previous abdominal surgical history. Surg Endosc. 1996;10(2):166–9.
[195] Magrina JF. Complications of laparoscopic surgery. Clin Obstet Gynecol. 2002;45(2):469–80.
[196] Hong JY, Kim WO, Kil HK. Detection of subclinical $CO_2$ embolism by transesophageal echocardiography during laparoscopic radical prostatectomy. Urology. 2010;75(3):581–4.
[197] Air embolism and $CO_2$ insufflators: the need for preuse purging of tubing. Health Devices. 1996;25(5–6): 214–5.
[198] Graff TD, Arbegast NR, Phillips OC, et al. Gas embolism: a comparative study of air and carbon dioxide as embolic agents in the systemic venous system. Am J Obstet Gynecol. 1959;78(2):259–65.
[199] Mayer KL, Ho HS, Mathiesen KA, et al. Cardiopulmonary responses to experimental venous carbon dioxide embolism. Surg Endosc. 1998;12(8):1025–30.
[200] Muth C, Shank ES. Gas embolism. New Engl J Med. 2000;342(7):476–82.
[201] Menes T, Spivak H. Laparoscopy: searching for the proper insufflation gas. Surg Endosc. 2000;14(11): 1050–6.
[202] Gutt CN, Oniu T, Mehrabi A, et al. Circulatory and respiratory complications of carbon dioxide insufflation. Dig Surg. 2004;21(2):95–105.
[203] Groenman FA, Peers LW, Rademaker BM, et al. Embolism of air and gas in hysteroscopic procedures; pathophysiology and implication for daily practice. J Minim Invasive Gynecol. 2008;15(2):241–7.
[204] Corson SL, Brooks PG, Soderstrom RM. Gynecologic endoscopic gas embolism. Fertil Steril. 1996;65(3): 529–33.
[205] Corwin C. Pneumoperitoneum. In: Scott–Conner CEH (Ed). The SAGES Manual: Fundamentals of Laparoscopy and GI Endoscopy. New York: Springer; 1999. pp 37–42.
[206] Mann C, Boccara G, Grevy V, et al. Argon pneumoperitoneum is more dangerous than $CO_2$ pneumoperitoneum during venous gas embolism. Anesth Analg. 1997;85(6):1367–71.
[207] Rudston–Brown B, Draper PN, Warriner B, et al. Venous gas embolism—a comparison of carbon dioxide and helium in pigs. Can J Anaesth. 1997; 44(10):1102–7.
[208] Wolf JS Jr, Carrier S, Stoller ML. Gas embolism: helium is more lethal than carbon dioxide. J Laparoendosc Surg. 1994;4(3):173–7.
[209] Park EY, Kwon JY, Kim KJ. Carbon dioxide embolism during laparoscopic surgery. Yonsei Med J. 2012;53(3): 459–66.
[210] Souders JE. Pulmonary air embolism. J Clin Monit Comput. 2000;16(5–6):375–83.
[211] Archer DP, Pash MP, MacRae ME. Successful management of venous air embolism with inotropic support. Can J Anaesth. 2001;48(2):204–8.
[212] Haroun–Bizri S, ElRassi T. Successful resuscitation after catastrophic carbon dioxide embolism during laparoscopic cholecystectomy. Eur J Anaesthesiol. 2001;18(2):118–21.
[213] Gurusamy KS, Koti R, Davidson BR. Abdominal lift for laparoscopic cholecystectomy. Cochrane Database Syst Rev. 2013;Aug 31;(8):CD006574.
[214] Ren H, Tong Y, Ding XB, et al. Abdominal wall–lifting versus $CO_2$ pneumoperitoneum in laparoscopy: a review and meta–analysis. Int J Clin Exp Med. 2014; 7(6):1558–68.

# 第二篇

# 特殊的妇科腹腔镜手术

# Specific Gynecological Laparoscopic Procedures

# 第 16 章　卵巢良性肿瘤
# Benign Ovarian Tumors

Saeed Alborzi　Bahareh Hamedi　著
尚　翔　译　　李　靖　王尔羚　校

## 一、概述

腹腔镜手术被认为是治疗卵巢良性肿瘤如子宫内膜异位囊肿、成熟性畸胎瘤和囊腺瘤的最好的术式[1, 2]。腹腔镜或剖腹探查附件包块的适应证包括怀疑为恶性者（尺寸＞ 10cm、分隔多、具有赘生物、具有异质性、低血流阻力指数和持续存在超过 6 个月）、复杂肿瘤及慢性盆腔痛[3]。

腹腔镜手术的优点是降低了术后疼痛、发热、尿路感染、术后住院时长、并发症的发生概率和总费用[4, 5]。

## 二、术前评估

### （一）病史及体格检查

评估盆腔包块患者的情况，第一项就是采集病史。应该询问月经改变、盆腔疼痛（性质及程度）、腹部增大和二便改变情况[6]。

应当进行盆腹腔和直肠阴道的体格检查，可以发现卵巢、子宫或其他盆腔包块。医生可以评估包块的质地、活动性、是否规则和有无压痛。通过查体可以发现恶性征象，如与周围器官的粘连和腹水的存在。

### （二）肿瘤标记物

血清肿瘤标记物在妇科恶性肿瘤的筛查、诊断和随访中起着重要作用。术前进行肿瘤标记物检查是为了发现恶性疾病[7]。

CA-125 是预测恶性肿瘤最有价值的标记物。35U/ml 或更高的水平为阳性，但是在某些良性条件下（如妊娠、子宫内膜异位症和子宫肌瘤中），可以监测到 CA-125 水平升高[8]。因此，CA-125 是绝经后妇女预测恶性肿瘤比较特异和敏感的指标（97% 和 78%）[9]。

人附睾蛋白 4（human epididymis 4，HE4）是另一种血清标志物，偶尔与 CA-125 共同检查。Jacob 等[10] 报道，HE4 的主要优势是由于其在交界性和早期卵巢癌中有高度特异性，但在临床中将 CA-125 和 HE4 共同检查并未显示出任何益处。

最新研究表明，系列肿瘤标记物在区分良性和恶性卵巢肿瘤方面更有效[11]。癌胚抗原（carcinoembryonic antigen，CEA）、甲胎蛋白、LDH、抑制素，β-hCG 和间皮蛋白是其他一些可用的肿瘤标记物，可预测恶性卵巢包块[8, 12]。

### （三）超声检查

如今，高频超声扫描被认为是检测卵巢肿瘤的常规妇科检查[13, 14]。而且，相比于经腹超声检查，经阴道超声能产生更高分辨率和更详细的形态学图像[7]。所以经阴道超声也可作为评估附件包块的一种技术[15, 16]。随着肿瘤血管生成，血管供应的数量和迂曲随之增加，但是由于这种血管缺乏肌层内膜，因此超声下表现为低阻[11]。

血流阻力指数（收缩压峰值与舒张末期流速之间的差除以平均流速）低于 1.0 表示血流阻力低和恶性风险高[11, 16]。然而，术前彩色多普勒超声不是恶性肿瘤的可靠指标，因为一些良性病变，如出血性疾病、黄体和皮样囊肿及炎症性包块也可显示为低阻力[16, 17]。

### （四）计算机断层扫描和磁共振成像

辅助影像学检查手段可用于协助诊断附件包块[6]。经阴道超声检查确认卵巢肿瘤的住院患者，除非发现 R/O 淋巴结肿大、网膜改变和转移外，无须进行计算机断层扫描（CT）[11]。另外，磁共振成像（MRI）可用于评估肿瘤浸润情况，并提供软组织对比和清晰的盆腔器官图像[6]。但 Satoh 等的研究表明，除怀疑恶性病变者[7]，超声检查后常规行 CT 和 MRI 检查几乎没有优势[13]。

## 三、手术方式

像其他外科手术一样，具备更多的手术技巧可以带来更好的结局和较少的手术并发症。医生应充分应对所治疗的疾病并有相应的足够的治疗经验。

无论手术方式是保留器官还是切除器官，都应在手术前与患者沟通。手术方式的选择、并发症和转为剖腹手术的可能均应讨论并获得患者的知情同意。

对可能有严重粘连或恶性肿瘤的患者，术前应进行肠道准备。所有患者均应预防性应用抗生素治疗，并穿戴抗血栓袜和（或）序贯加压装置。

手术常规在全身麻醉下进行气管插管。应放置 Foley 导管以排空膀胱并减少膀胱损伤的风险。

腹部皮肤应像剖腹手术一样，从剑突到阴阜做好皮肤准备。如果患者具有子宫，举宫器可有助于显露附件区的解剖。之前已经行子宫切除术的患者，术中阴道放置海绵棒顶起阴道也有所帮助。

在标准的腹腔镜步骤中，在全身麻醉后，置入 Veress 气腹针并实现气腹。然后，通过 1cm 的脐切口置入 10mm 腹腔镜，并在直视下通过下腹部切口置入 2 个或 3 个 5～12mm 的戳卡，以进入辅助器械。

在通过旋转腹腔镜头对盆腔和腹腔进行初步诊断评估后，可以看到粘连情况或恶性迹象。然后分解粘连并恢复正常的解剖结构。怀疑恶性肿瘤均应通过活检和冰冻切片证明。如果通过最初的腹腔镜评估及冰冻切片证实了妇科恶性肿瘤，手术应由掌握腹腔镜手术技术和剖腹手术技术的妇科肿瘤专家参与完成治疗。

## 四、具体注意事项

### （一）子宫内膜异位囊肿

良性附件囊肿如子宫内膜异位囊肿好发于年轻的不育女性，对于她们来说术后保留卵巢功能十分重要[18]。子宫内膜异位囊肿的治疗方法有多种，包括药物治疗和手术治疗。有一些研究中比较了达那唑和 GnRH 激动药对子宫内膜异位囊肿的作用[19–21]，并且发现囊肿大小减少了 40%～57%。但是，≥ 3cm 的子宫内膜异位囊肿对药物治疗反应不佳[22]。

治疗子宫内膜异位囊肿的手术方式主要包括：①超声引导下穿刺或腹腔镜引导下穿刺；②穿刺和硬化疗法；③腹腔镜下囊肿剥除或开窗和电凝术；④根治性治疗（卵巢或附件切除术）。

因为腹腔镜和剖腹手术在妊娠率和复发率方面结果相同，因此可以认为腹腔镜手术是子宫内膜异位囊肿的最佳治疗方法，因为腹腔镜手术的术中失血量、住院时长和需要镇痛的概率均明显降低[23-26]。

1. 腹腔镜下子宫内膜异位囊肿的穿刺引流术

目前公认简单的穿刺引流术不可用来治疗子宫内膜异位囊肿[19, 27]，因为其复发率为80%～100%[28, 29]。

尽管在子宫内膜异位囊肿穿刺引流术后给予GnRH激动药可使囊肿的大小减少多达50%，但对疾病的复发率没有影响[30, 31]，因为这种疾病的本质没有得到治疗。

2. 腹腔镜下囊肿剥除术

子宫内膜异位囊肿保守性手术首选是腹腔镜下囊肿剥除术[32]。在该技术中（图 16-1 至图 16-5），用 2 个无损抓钳在相反方向上从卵巢上剥离囊肿壁[32]。有研究指出，卵巢囊肿剥除术可能因切除健康的卵巢组织而引起卵巢储备的损害，这可能导致在控制性超促排卵中卵泡反应的降低[33, 34]。

Muzii 等[35]报道，在 54% 的卵巢囊肿剥除的病例中，发现了囊肿的假包膜，囊肿没有显示任何卵泡结构，这表明卵巢囊肿剥除术后对促性腺激素的反应与对侧卵巢相当[36-38]。

3. 腹腔镜开窗引流及囊壁消融术

有多种方式可以进行开窗和电凝术。其中一

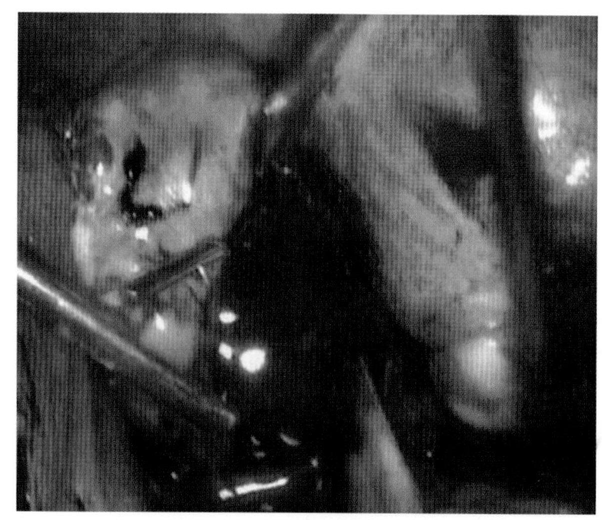

▲ 图 16-2　囊肿内容物溢出

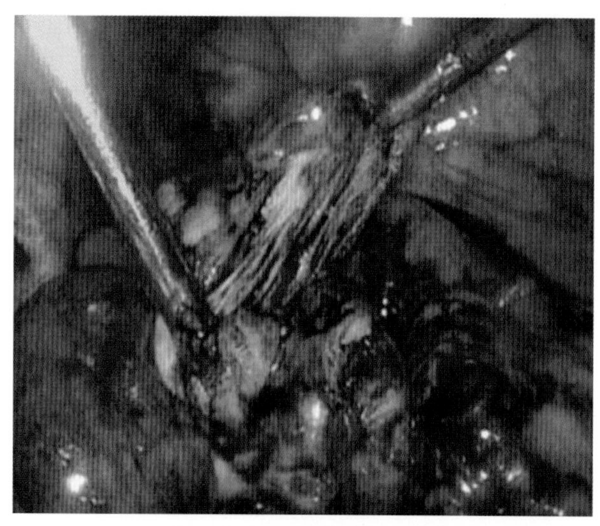

▲ 图 16-3　确定剥除子宫内膜异位囊肿的合适部位

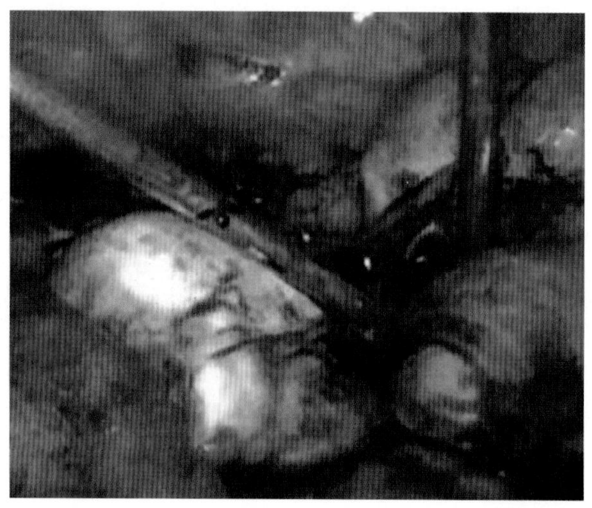

▲ 图 16-1　双侧卵巢子宫内膜异位囊肿伴严重粘连

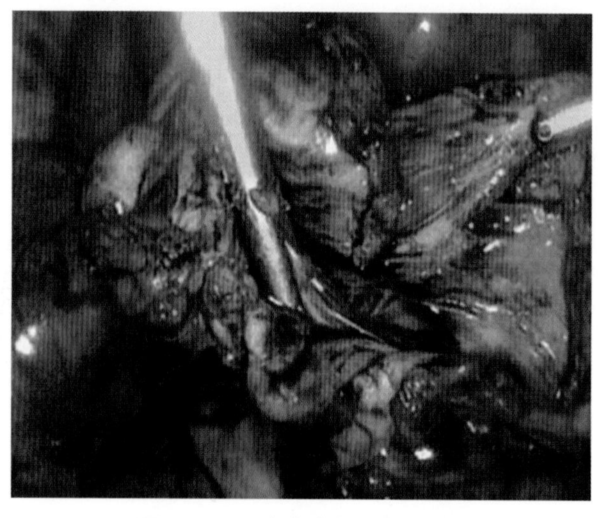

▲ 图 16-4　子宫内膜异位囊肿剥除术

种方法是通过开窗吸引，进行 1.5cm × 1.5cm 的活检，然后对内壁进行双极电凝 [18, 32]。

部分医生分两步进行开窗术和电凝术，并在第二次腹腔镜检查之前使用促黄体生成素释放激素激动药 [34]。也有部分医生使用电外科手术或激光对囊壁进行一次性开窗和电凝 [32, 39]。

4. 囊肿剥除术联合囊壁消融术

在这项技术中，首先和囊肿剥除术一样切除大部分囊壁。接着在靠近卵巢门的地方，使用 $CO_2$ 激光汽化剩余囊壁（10%～20%）。Donnezet 等 [39] 指出，这项技术避免手术损伤卵巢门，达到了很好的效果。

## （二）子宫内膜异位囊肿的根治性手术

该技术包括附件切除术和卵巢切除术。Alborzi 等的 Meta 分析强烈建议在子宫内膜异位囊肿治疗中切除囊肿囊壁 [19]。

## （三）成熟性畸胎瘤

成熟性畸胎瘤（皮样囊肿）是青少年女性中最常见的卵巢肿瘤，约 70% 的卵巢良性肿瘤发生于 30 岁以下的女性 [40–44]。它们来自 3 个胚胎层（外胚层、中胚层和内胚层）的组织，充满脂肪、半固体，以及含有骨、毛发和软骨的脂质组织 [6]。

许多妇科和儿外科医生都认为，较大的畸胎瘤（直径＞ 5cm，存在较高的扭转风险）和有症状的畸胎瘤需要进行手术 [41, 45]。采用腹腔镜微创方法进行手术可带来很多好处。但是，当双侧畸胎瘤非常大并可疑恶性的情况下，一些医生更愿意进行剖腹手术 [41]。

另外，腹腔镜检查过程中囊肿内容物的溢出可能会导致粘连和腹膜炎，但是在熟练的医生手中，腹腔镜手术仍是年轻女性保留卵巢的首选方法（图 16–6 至图 16–9）。

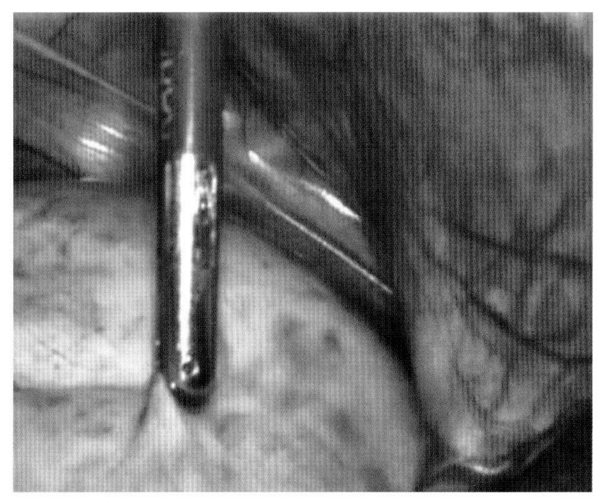

▲ 图 16–6　卵巢皮样囊肿

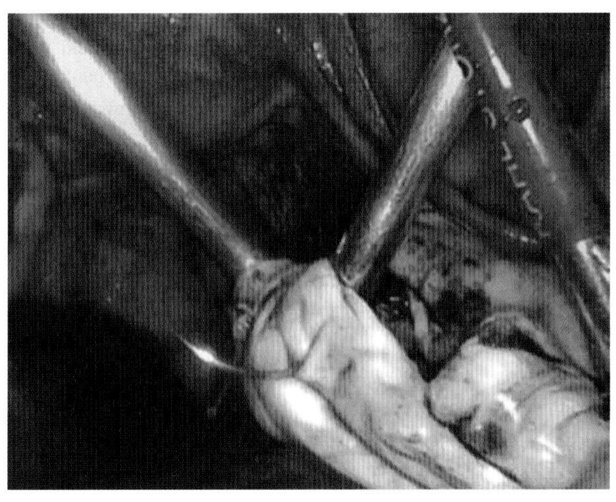

▲ 图 16–5　缝合卵巢皮质

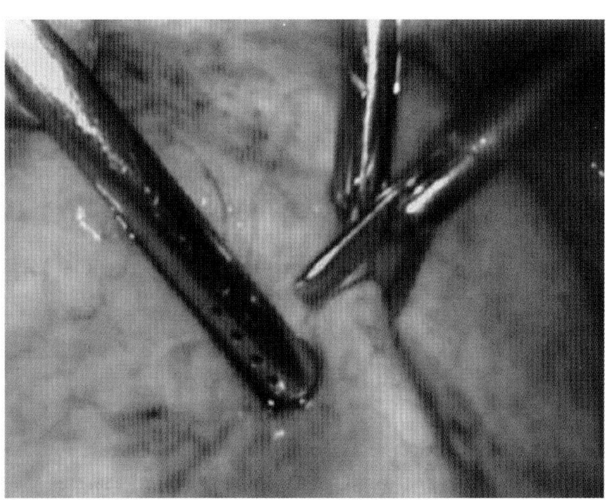

▲ 图 16–7　对卵巢皮质进行锐性分离，以找到囊壁交界平面

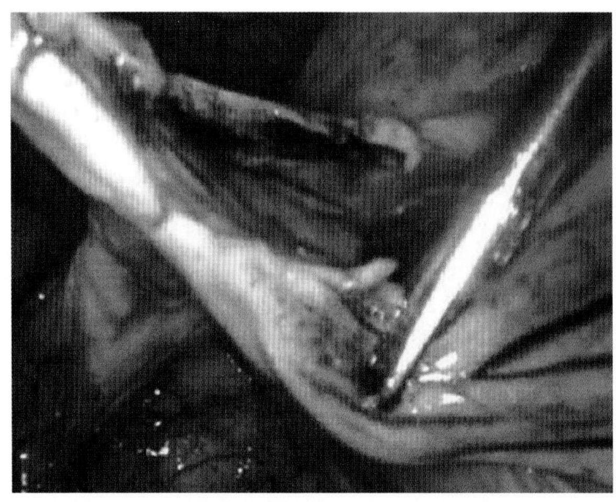

▲ 图 16-8　卵巢与囊肿囊壁之间纤维粘连的分离

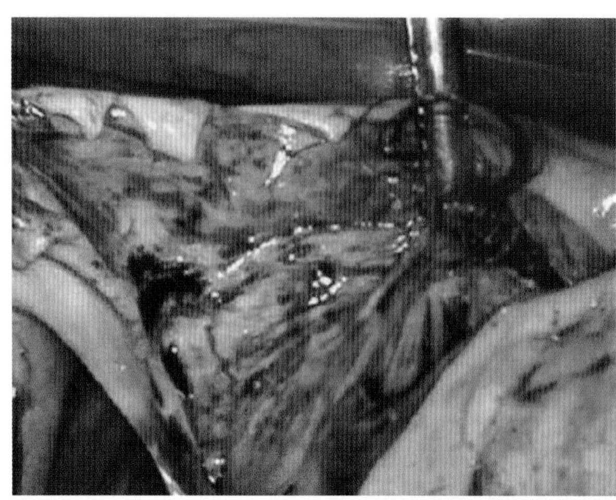

▲ 图 16-10　右卵巢浆液性囊腺瘤

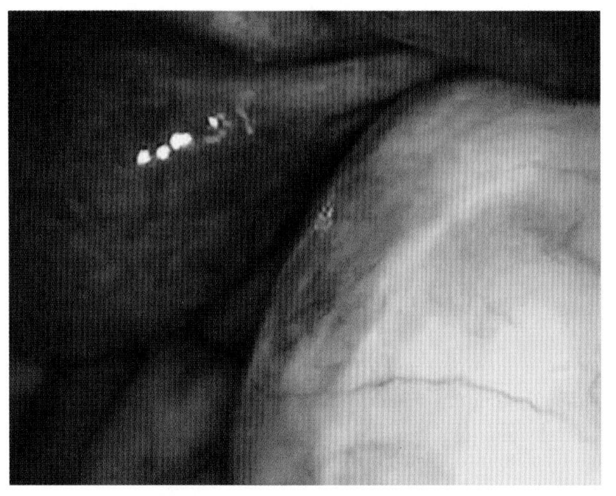

▲ 图 16-9　切除过程中囊壁撕裂

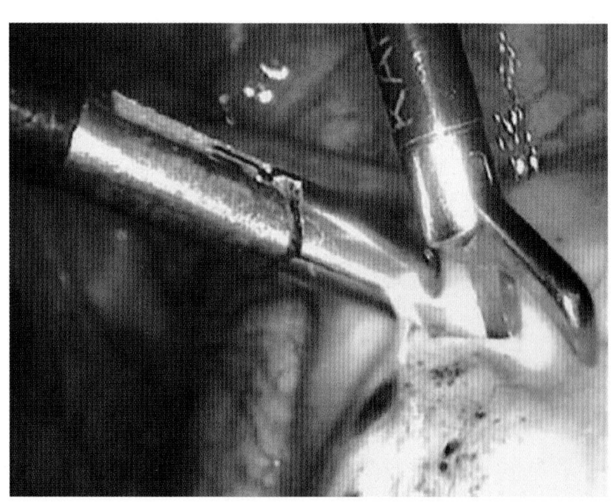

▲ 图 16-11　卵巢皮质切口

### （四）浆液性及黏液性囊腺瘤

浆液性囊腺瘤常见于30—40岁的女性。它们的直径通常＜15cm。它们的内壁可能是光滑的或呈乳头状突起。黏液性囊腺瘤通常是单侧的，直径可达30～50cm甚至更大。

(1) 囊肿切除术：在囊肿系膜面切开后，用2个无创钳将囊壁和正常卵巢组织向相反方向拉动，使囊壁从正常卵巢组织上剥离下来（图16-10至图16-13）。在卵巢门处，分离通常比较困难，但是，应继续进行分离至囊肿完全剥离。止血是通过双极电凝止血实现的。

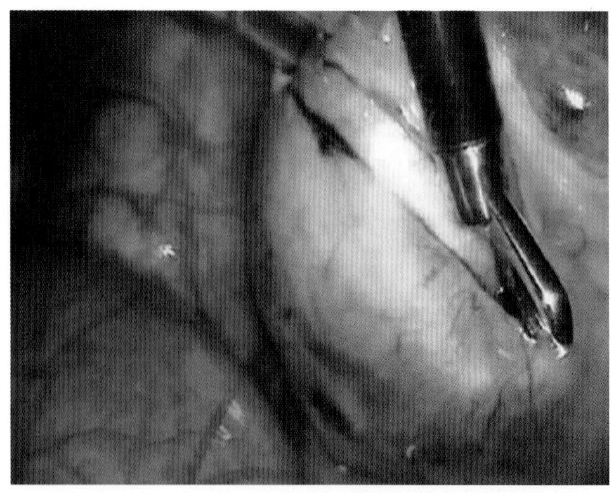

▲ 图 16-12　分离卵巢皮质以使其与下面的囊肿分开

(2) 卵巢切除术：腹腔镜卵巢切除术的适应证通常包括体积大的子宫内膜异位囊肿和患者年龄超过 40 岁的卵巢良性囊肿。正确放置举宫器可更好地显露卵巢和输卵管。

本文介绍了 3 种处理骨盆漏斗韧带的方法，即双极电凝法、预先打好结的缝扎法和套扎法。双极电凝用于电凝卵巢蒂（图 16–14 至图 16–17）。待组织完全凝固后，用 5mm 剪刀或 $CO_2$ 激光进行切除。在开始手术前，必须观察输尿管在盆壁髂总动脉分叉处跨过髂外动脉时的走行。

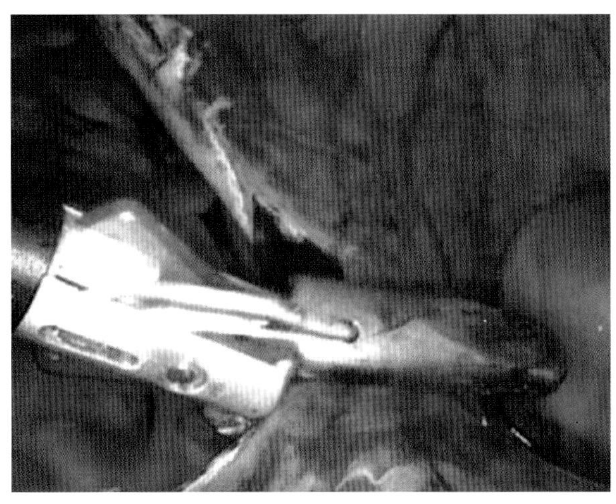

▲ 图 16–15　继续剥离以去除粘连

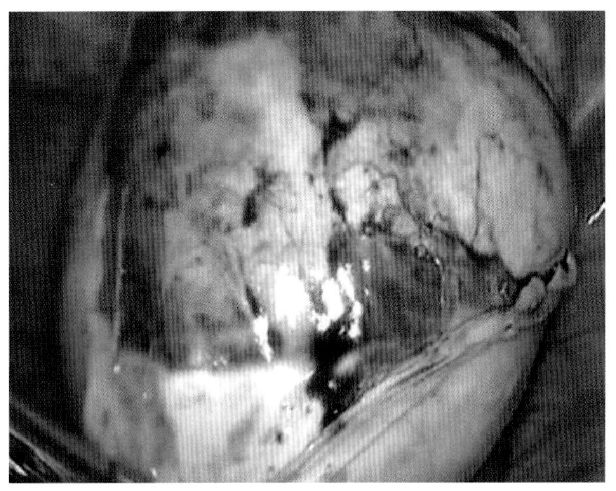

▲ 图 16–13　在卵巢皮质上切开足够大的切口以去除囊肿

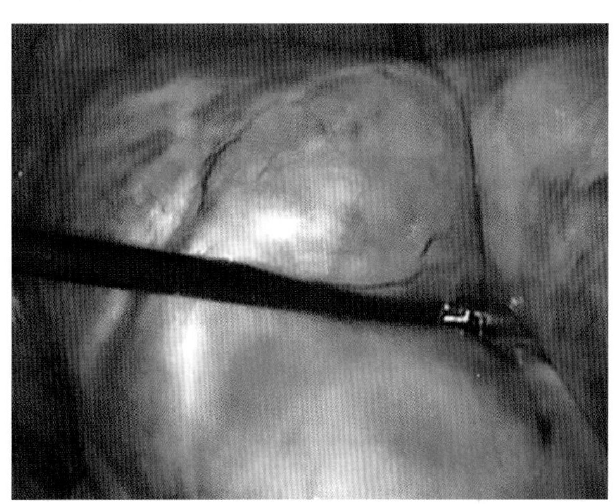

▲ 图 16–16　使用 5mm 吸引器抽吸卵巢囊肿

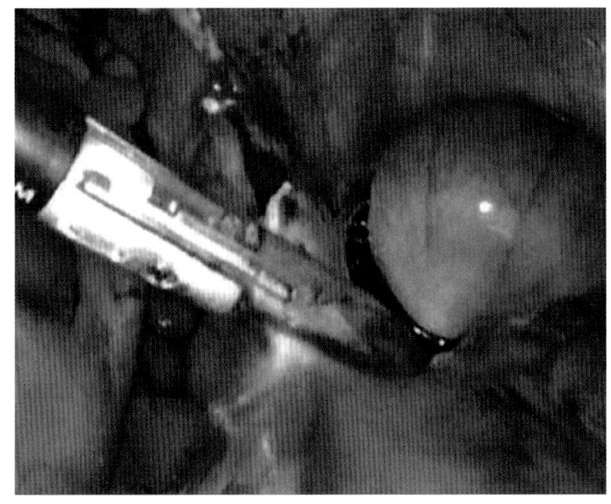

▲ 图 16–14　左附件切除术。双极电凝骨盆漏斗韧带

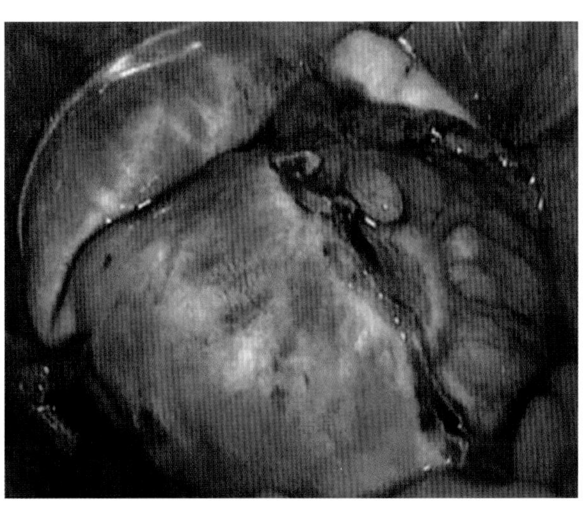

▲ 图 16–17　将囊肿放入取物袋

## 五、卵巢囊肿蒂扭转

以急性盆腔痛为主诉来就诊的患者的主要病因是附件扭转 [46–48]。Huchon 等 [44] 将其定义为附件，或卵巢，或少见的输卵管围绕中线至少旋转一整圈。它的发生率为 2.5%～7.4% [49, 50]。

早期诊断蒂扭转是很重要的，因为患者都很年轻且大部分都有生育的愿望 [51, 52]。疼痛的性质可能不同。常见表现是突发性疼痛，但有 50% 的患者没有该症状。患者有时只感到一侧疼痛 [53]。其他症状和体征包括恶心、呕吐、迷走神经反射、白细胞增多、腹膜刺激征和发热 [53–55]。

多普勒超声是一种常用的诊断手段，但根据 Pena 等的报道 [47]，有 60% 的卵巢囊肿蒂扭转病例多普勒影像是正常的，但其阳性预测值为 100%。腹腔镜检查是附件扭转的金标准 [46–51]。

手术方式（图 16–18 至图 16–20）包括复位甚至已坏死的附件及囊肿切除术或附件切除术 [54, 56]。为了避免耽误诊断，在整个妊娠期高度怀疑的卵巢蒂扭转应尽早排除。

## 六、交界性及恶性卵巢肿瘤

附件包块的术前评估包括放射学和血清肿瘤标志物的评估 [57]。一旦怀疑恶性肿瘤，附件包块的腹腔镜评估应由有经验的医生来做比较合适 [58]。

约 10% 的卵巢浆液性肿瘤是交界性的，并且 50% 发生在 40 岁之前 [59]。如果发现交界性和恶性肿瘤，则应通过腹腔镜或剖腹探查术进行完整的手术分期。早期卵巢癌很少在术前被诊断出来，而是在卵巢良性肿瘤的腹腔镜手术中偶然被发现 [59–61]。

腹腔镜手术治疗卵巢癌的优势包括创伤小、恢复快和可以更早进行化疗。另外，该手术的劣势是囊肿破裂和囊肿内容物溢出，难以取出较大的卵巢肿物，无法触诊淋巴结，以及有经戳卡种植的可能 [60–62]。

总而言之，对于腹腔镜治疗卵巢癌，特别是在癌症晚期，仍存在争议。

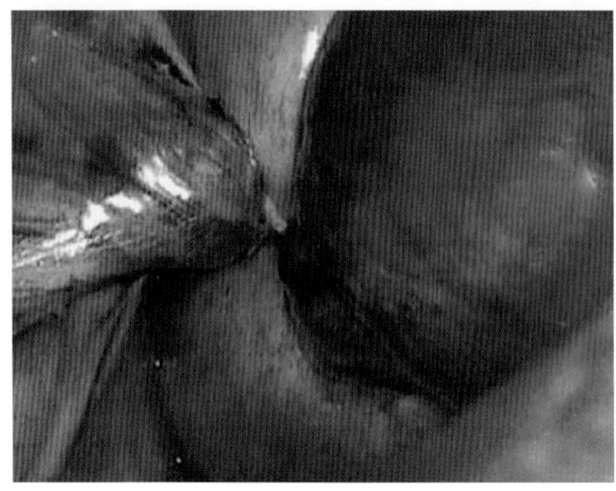

▲ 图 16–18　右卵巢扭转

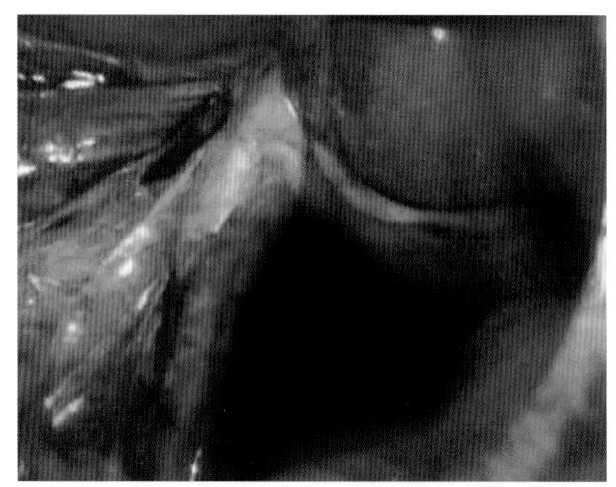

▲ 图 16–19　右卵巢扭转

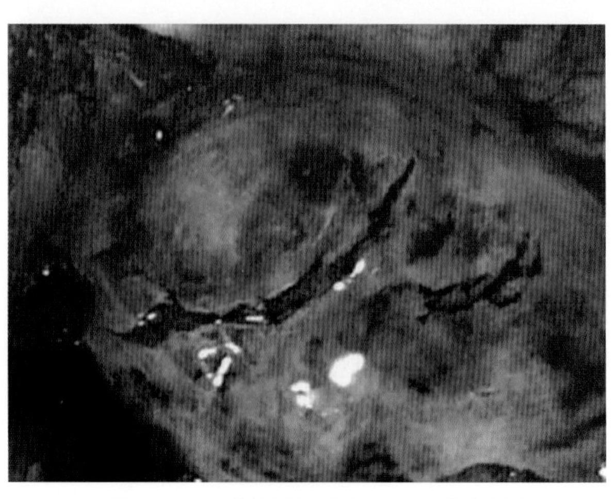

▲ 图 16–20　附件因扭转和坏死而变为黑色

## 七、妊娠期卵巢肿瘤

腹腔镜技术已成为诊断和治疗妊娠期多种外科疾病的常用方法。一旦确定妊娠，腹腔镜的主要用途是评估和处理附件包块 [63]。

通常孕妇是年轻的，因此，交界性和恶性卵巢肿瘤在妊娠期间是不常见的 [63]。正如 Leiserowitz 等的报道，妊娠期卵巢包块的发生率为 1% [64]。最常见的妊娠相关卵巢肿瘤是黄体囊肿、黄素化囊肿、良性畸胎瘤和卵巢过度刺激综合征（ovarian hyperstimulation syndrome，OHSS）[65, 66]。

妊娠期剖腹或腹腔镜探查的指征是怀疑有卵巢囊肿蒂扭转或破裂、肿瘤大小超过 10cm、肿瘤阻碍分娩，以及出现倾向于恶性肿瘤的迹象，如结节、乳头状突起或实性成分 [51, 67]。高分辨率超声检查和彩色多普勒超声检查可用于更好地评估附件包块 [68, 69]。

妊娠早期应避免进行择期手术，因为许多病变会自发地消退。对于 6 周后超声复查持续存在的囊肿 [63, 67]，如果来源不明，MRI 可能会有所帮助。由于 CA-125、AFP 和 β-hCG 等肿瘤标志物在妊娠期会发生变化，所以在妊娠期间的检查意义不大 [51, 68]。

腹腔镜手术在妊娠期是一种安全有效的方法，如果手术有必要，并且肿块没有恶性肿瘤的迹象，则可考虑在妊娠中期进行 [63, 64]。

妊娠时可选择全身麻醉，但手术医生和麻醉医生应警惕胃排空延迟、食管反流、压迫下腔静脉和主动脉的情况 [62, 64]。

除了不能放置举宫器，妊娠期腹腔镜手术方式与非妊娠期是相同的。

## 八、卵巢手术中的缝合

腹腔镜手术是微创外科的一项重要技术。缝合线有多种类型，包括预制套圈缝合线、体内打结缝合线和体外打结缝合线，通常需要选择合适的缝合线（图 16–21 至图 16–23）。

在卵巢囊肿切除术和卵巢切除术中，当双极电凝无效时，缝合可用于止血。另外，缝合可能有助于防止在切除大的卵巢肿瘤后的创面处形成粘连。

## 九、腹腔镜并发症

### （一）普通并发症

在腹腔镜手术中可能发生心肺并发症、胃内容物反流、电热损伤、出血和胃肠道损伤。也可发生感染、穿刺孔疝、神经损伤、输尿管和膀胱损伤 [70]。

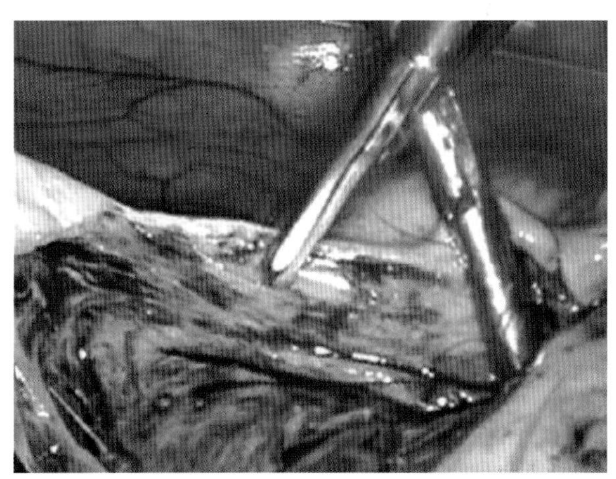

▲ 图 16–21　左侧卵巢囊肿剥离术

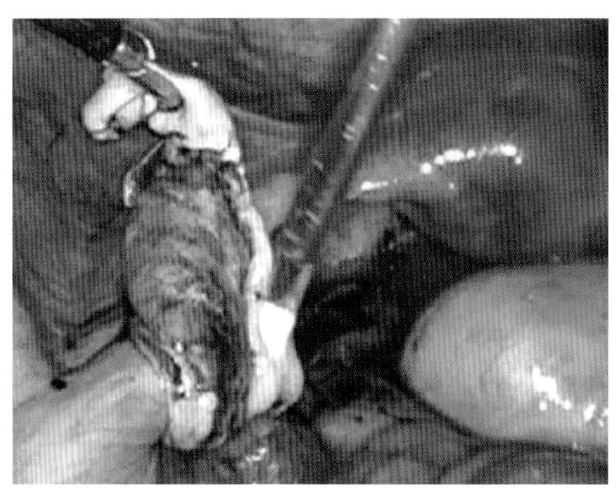

▲ 图 16–22　剥除囊肿后的卵巢

### （二）特殊并发症

1. 溢出

在囊肿剥除术中，难免会发生囊肿破裂。尤其是成熟畸胎瘤内容物的漏出可引起化学性腹膜炎和粘连，在恶性病变中，肿瘤细胞也可能发生种植[71, 72]。

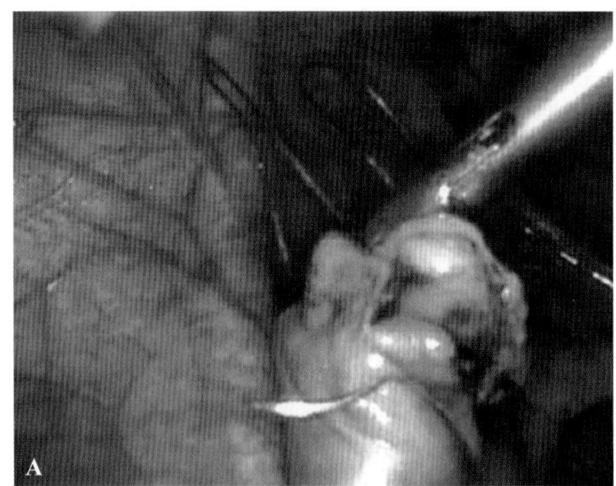

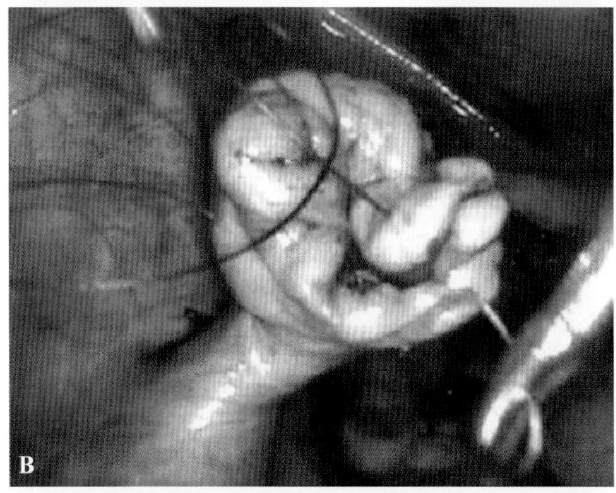

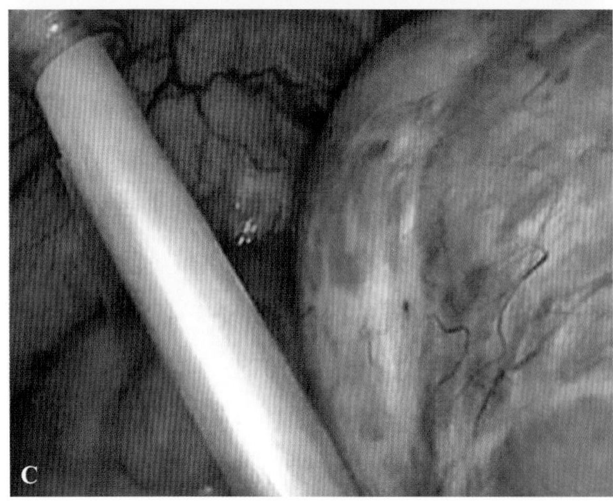

▲ 图 16–23　卵巢皮质缝合

应尽可能避免囊肿破裂，包括减少对肿瘤操作，使用无损抓钳和创面有效止血[73]。此外，使用取物袋可以避免溢出。

为了将取物袋放入腹腔，需移除戳卡并将皮肤切口延长至 10mm，并置入取物袋。将肿物放进袋子后，袋子的边缘从腹壁一侧拉出并夹紧（图 16–24 至图 16–28）。有时在将取物袋拉出腹壁之前，需要抽吸囊肿内容物。

如果发生溢出，患者的体位应改为头高足低位，并用大量的乳酸钠林格液进行腹腔冲洗。

2. 粘连

腹腔手术后粘连形成发生率很高。许多研究表明，相比剖腹手术，腹腔镜手术粘连形成更少[74]。

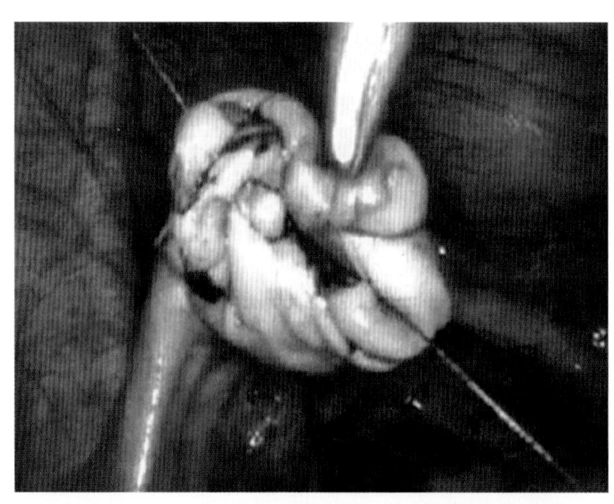

▲ 图 16–24　剥除卵巢囊肿并将取物袋放入腹腔

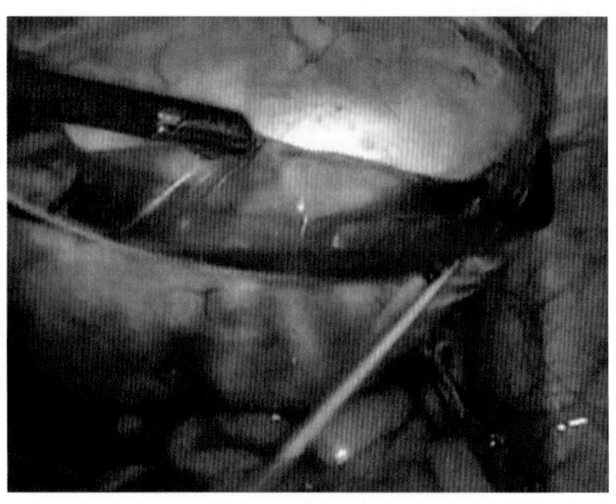

▲ 图 16–25　将卵巢囊肿放入取物袋中

虽然内镜手术形成的粘连已经被证实比传统的剖腹手术更少，至少存在优势，但它并不能完全避免这个问题。因此，为了进一步减少粘连的形成，人们进行了许多尝试，并提出了多种方式，包括外科技巧、药物和物理屏障来解决这个问题[75-77]。

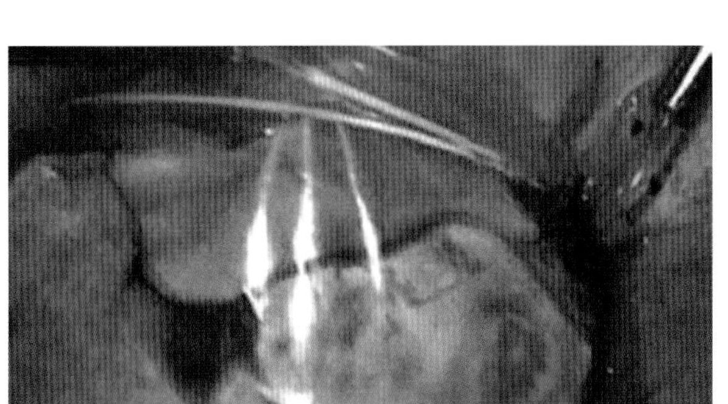

▲ 图 16-26　闭合取物袋

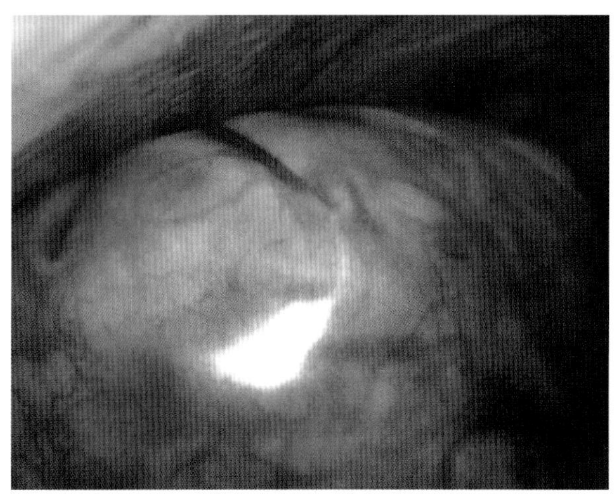

▲ 图 16-27　将取物袋口朝腹壁方向取出

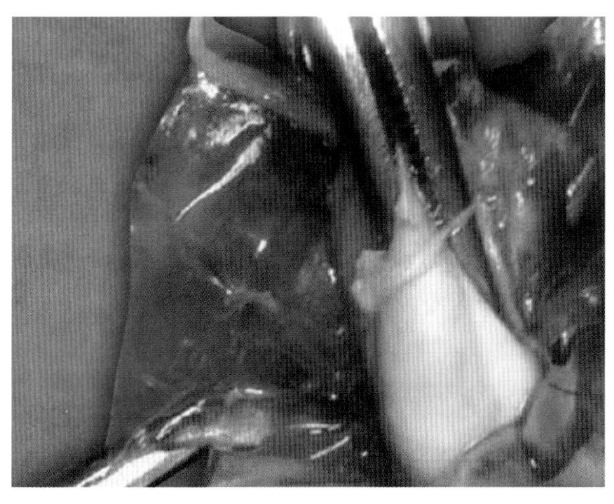

▲ 图 16-28　吸净囊液后取出囊壁

## 十、技巧与窍门

- 如果卵巢囊肿切除术后有足够大的创面，用精细的技术和优质的无创缝合线对两层卵巢切口缝合是避免粘连形成的最佳方法。
- 应避免广泛烧灼卵巢组织，广泛烧灼卵巢可导致术后 FSH 水平升高，冲洗后采用微双极电凝精确止血，并在接近卵巢门时缝合是避免双侧子宫内膜异位囊肿患者卵巢早衰的最佳选择。
- 1cm 以下小的子宫内膜异位囊肿可用开窗和电凝的方法有效治疗。然而，对于较大的子宫内膜异位囊肿，从症状和体征的复发率、再手术率和累积妊娠率来看，卵巢囊肿剥除术是最好的方法。
- 为避免子宫内膜异位囊肿剥除术后复发，应切除深部浸润性子宫内膜异位症（deep infiltrating endometrioses，DIE），在手术区覆盖防粘连膜可显著降低术后粘连的发生率、程度和严重性。
- 对于单侧交界性或恶性肿瘤的患者，可进行腹腔镜手术并分期。对于晚期卵巢恶性肿瘤，剖腹手术是更好的选择。
- 术前准备对于附件囊肿或肿块的腹腔镜手术来说是必不可少的。
- 对于子宫内膜异位囊肿或双侧卵巢肿物的患者，术前应通过激素水平测定或窦卵泡的计数来评估卵巢储备。并应在手术后复查。对于怀疑有交界性或恶性肿瘤的患者，术前也应该检查。
- 经阴道超声检查是对卵巢囊肿或附件肿物成像的最佳和最便宜的方法，此外，螺旋

CT 或 MRI 成像也有所帮助[78]。

- 对于患有浆液性、黏液性或皮样囊肿等良性囊肿的患者，应尽量避免囊壁破裂。但是，如果囊液意外移除，应彻底冲洗盆腹腔。化学性腹膜炎的发生率并不像之前那样高。
- 切除子宫内膜异位囊肿后所附带的组织要多于其他良性囊肿，如浆液性、黏液性或皮样囊肿[79]。

## 参考文献

[1] Maris V, Ajossa S, Piras B, et al. Treatment of nonendometriotic benign adnexal cyst: a randomized comparison of laparoscopy and laparotomy. Obstet Gynecol. 1995;86:770–4.

[2] Yuen PM, Yu KM, Yip SK, et al. A randomized prospective study of laparoscopy and laparotomy in the management of benign ovarian masses. Am J Obstet Gynecol. 1997;177:109–14.

[3] Doret M, Raudrant D. Functional ovarian cysts and the need to remove them. Eur J Obstet Gynecol. 2001; 100:1–4.

[4] Mederios LR, Rosa DD, Bozzetti MC, et al. Laparoscopy versus laparotomy for benign ovarian tumours. Chochrane Database Syst Rev. 2009;(2):CD004751.

[5] Medeiros LR, Fachel JM, Garry R, Stein AT, Furness S. Laparoscopy versus laparotomy for benign ovarian tumours. Chochrane Database Syst Rev. 2005;(3): CD004751.

[6] Malzoni M, Imperato F. Laparoscopic treatment of adnexal masses. In: Mencaglia L, Minelli L, Wattiez A (Eds). Manual of gynecological laparoscopic surgery. 11th ed. Tuttlingen: Straub Druck+Medien AG; 2009. p. 152–63.

[7] Donnez J, Squifflet J, Jadoul P. Laparoscopic management of ovarian cysts. In: Donnez L (Ed). Atlas of operative laparoscopy and Hystroscopy. 3rd ed. Boca Raton, FL: Taylor & Francis; 2008. p. 195– 210.

[8] Husseinzadeh N. Status of tumor markers in epithelial ovarian cancer has there been any progress? A review. Gynecol Oncol. 2011;120:152–7.

[9] Malkasian GD, Knapp RC, Lavin PT, et al. Preoperative evaluation of serum CA–125 levels in premenopausal and postmenopausal patients with pelvic masses: discrimination of benign from malignant disease. Am J Obstet Gynecol. 1988:159:341–6.

[10] Jacob F, Meier M, Caduff R, et al. No benefit from combining HE4 and CA125 as ovarian tumor markers in a clinical setting. Gynecol Oncol. 2011;121:487–91.

[11] Van Nagell JR, Gershenson DM. Ovarian cancer: etiology, screening and surgery. In: Rock JA, Jones III HW (Eds). Telinde's operative Gynecology. 10th ed. Philadelphia, PA: Wolters Kluwer/Lippincott– Williams and Wilkins; 2008. p. 1307–39.

[12] Aggarwal P, Kehoe S. Serum tumor markers in gynecological cancers. Maturitas. 2010;67:46–53.

[13] Satoh S, Takashima T, Nakano H. Role of imaging modalities in ovarian tumors. Int J Obstet Gynecol. 2002;76:195–7.

[14] Campbell S, Bhan V, Royston P, et al. Transabdominal ultrasound screening for early ovarian cancer. Br Med J. 1989;299:1363–7.

[15] Kurjak A, Schulman H, Sosic A, et al. Transvaginal ultrasound, color flow, and Doppler waveform of the postmenopausal adnexal mass. Obstet Gynecol. 1992;80:917–21.

[16] Kawai M, Kano T, Kikkawa F, et al. Transvaginal Doppler ultrasound with color flow imaging in the diagnosis of ovarian cancer. Obstet Gynecol. 1997; 79:163–7.

[17] Helm CW, Pasic R. Laparoscopic management of the adnexal mass. In: Pasic RP, Levine RL (Eds). A practical manual of laparoscopy and minimally invasive gynecology. 2nd edn. Boca Raton, FL: Taylor & Francis/ Thomsong; 2007. p. 179–90.

[18] Alborzi S, Momtahan M, Parsanezhad ME, et al. A prospective, randomized study comparing laparoscopic cystectomy versus fenestration and coagulation in patients with endometriomas. Fertil Steril. 2004;82:1633–7.

[19] Alborzi S, Zarei A, Alborzi S, Alborzi M. Management of ovarian endometrioma. Clin Obstet Gynecol. 2006; 49:480–91.

[20] Crikel U, Ochs H, Schneider HP. A randomized comparative trial of triptorelin depot and danazol in the treatment of endometriosis. Eur J Obstet Gynecol Reprod Biol. 1995;59:61–9.

[21] Dmowski WP, Tummon I, Pepping P, et al. Ovarian suppression induces with buseralin or danazol in the management of endometriosis: a randomized comparative study. Fertil Steril. 1989;51:395–400.

[22] Rena N, Thomas S, Rotman C, et al. Decrease in the size of ovarian endometrioma during ovarian suppression in stage IV endometriosis, role of pre–operative medical treatment. J Reprod Med. 1996;41: 384–92.

[23] Donnez J, Smets M, Jadoul P, et al. Laparoscopic management of peritoneal endometriosis, endometriotic cyst and rectovaginal adenomyosis. Ann N Y Acad Sci. 2003;997:274–81.

[24] Bateman BG, Kolp LA, Mills S. Endoscopic versus laparotomy management of endometriomas. Fertil Steril. 1994;62:690–5.

[25] Catalano GF, Marana R, Carvana P, et al. Laparoscopy versus microsurgery by laparotomy for excision of ovarian cysts in patients with moderate to severe endometriosis. J Am Assoc Gynecol Laparosc. 1996;3: 267–70.

[26] Milingos S, Loutradis D, Kallipolitis G, et al. Comparison of laparoscopy with laparotomy for the treatment of extensive endometriomata with large endometrioma. Fertil Steril J Gynecol Surg. 1999;15: 131–6.

[27] Sawada T, Satoshi O, Kawakami S, et al. Laparoscopic surgery versus laparotomy management of infertile patients with ovarian endometriomas. J Gynecol Endosc. 1999;8:17–9.

[28] Marana R, Carvana P, Muzzi L, et al. Operative laparoscopy for ovarian cysts excision vs aspiration. J Reprod Med. 1996;41:435–8.

[29] Saleh A, Tulandi T. Reoperation after laparoscopic treatment of ovarian endometriomas by excision and fenestration. Fertile Steril. 1999;72:322–4.

[30] Donnez J, Nisolle M, Goillerot S, et al. Ovarian endometrial cysts: the role of gonadotropin-releasing hormone agonist and/ or drainage. Fertil Steril. 1994; 62:63–6.
[31] Vercellini P, Vendola N, Bocciolone L, et al. Laparoscopic aspiration of ovarian endometriomas effect with postoperative gonadotropin releasing hormone agonist treatment. J Reprod Med. 1992;37: 577–85.
[32] Beretta P, Franchi M, Ghezzi F, et al. Randomized clinical trial of two laparoscopic treatment of endometrioma cystectomy versus drainage and coagulation. Fertil Steril. 1998;70:1176–80.
[33] Brosens I, Van Ballaer P, Puttemans P, et al. Reconstruction of the ovary containing large endometrioma by an extraovarian endosurgical technique. Fertil Steril. 1996;66:517–21.
[34] Donnez J, Nisolle M, Gillet N, et al. Large ovarian endometrioma. Hum Reprod. 1996;11:641–6.
[35] Muzii L, Bianchi A, Croce C, et al. Laparoscopic excision of ovarian cysts: is the stripping technique a tissue sparing procedure? Fertil Steril. 2002;77: 609–14.
[36] Loh FH, Tan AL, Kumar J, et al. Ovarian response after laparoscopic ovarian cystectomy for endometriotic cysts in 132 monitored cycles. Fertil Steril. 1999; 72:316–21.
[37] Alborzi S, Foroughinia L, Kumar PV, et al. A comparison of histopathologic finding of ovarian tissue inadvertently excised with endometrioma and other kinds of benign ovarian cyst in patients undergoing laparoscopy vs laparotomy. Fertil Steril. 2009;92:2004–7.
[38] Alborzi S, Ravanbakhsh R, Parsanezhad ME, et al. A comparison of follicular response of ovaries to ovulation induction after laparoscopic ovarian cystectomy or fenestration and coagulation versus normal ovaries in patients with endometriosis. Fertil Steril. 2007;88:507–9.
[39] Donnez J, Lousse JC, Jadoul P, et al. Laparoscopic management of endometriomas using a combined technique of excisional (cystectomy) and ablative surgery. Fertil Steril. 2010;94:28–32.
[40] O'N eill KE, Cooper AR. The approach to ovarian dermoids in adolescents and young women. North Am Soc Pediatr Adolesc Gynecol. 2011;24(3):176–80.
[41] Ayhan A, Bukulmez O, Genc C, et al. Mature cystic teratomas of the ovary: case series from one institution over 34 years. Eur J Obstet Gynecol Reprod Biol. 2000;33:153.
[42] Templeman CL, Fallat M, Lam AM, et al. Managing mature cystic teratomas of the ovary. Obstet Gynecol Surv. 2000;55:738.
[43] Borgfeldt C, Andolf E. Transvaginal sonographic ovarian findings in a random sample of women 25–40 years old. Ultrasound Obstet Gynecol. 1999;13:345.
[44] Huchon C, Favconnier A. Adnexal torsion: a literature review. Eur J Obstet Gynecol Reprod Biol. 2010;150: 8–12.
[45] Kontorovdis A, Chryssikopoulos A, Hassiakos D, et al. The diagnostic value of laparoscopy in 2365 patients with acute and chronic pelvic pain. Int J Gynecol Obstet. 1996;52:243–8.
[46] Walker JW. Abdominal and pelvic pain. Emerg Med Clin N Am. 1987;5:425–8.
[47] Pena JE, Ufberg D, Cooney N, et al. Usefulness of Doppler sonography in the diagnosis of ovarian torsion. Fertile Steril. 2000;73:1047–50.
[48] Oelsner G, Shashar D. Adnexal torsion. Clin Obstet Gynecol. 2006;49(3):459–63.
[49] Ozcan C, Celik A, Ozok G, Erdener A, Balik E. Adnexal torsion in children may have a catastrophic sequel: asynchronous bilateral torsion. J Pediatr Surg. 2002;37(11):1617–20.
[50] Bar-On Sh, Mashiach R, Stockheim D, et al. Laparoscopy for suspected ovarian torsion: are we too hasty to operate? Fertil Steril. 2010;93: 2012–15.
[51] Sanfilippo JS, Rock JA. Surgery for benign disease of the ovary. In: Rock JA, Jones III HW (Eds). Telinde's Operative Gynecology. 10th edn. Philadelphia, PA: Wolters Kluwer/ Lippincott-Williams and Wilkins; 2008. p. 629–47.
[52] Lomano JM, Trelford JD, Ullery JC. Torsion of the uterine adnexa causing an acute abdomen. Obstet Gynecol. 1970;35:221–5.
[53] Houry D, Abott JT. Ovarian torsion: a fifteen year review. Ann Emerg Med. 2001;38(2):156–90.
[54] McWilliams GD, Hill MJ, Dietrich 3rd CS. Gynecologic emergencies. Surg Clin North Am. 2008;88(2): 265–83.
[55] Tsafrir Z, Azem F, Hasson J, et al. Risk factors, symptoms, and treatment of ovarian torsion in children: the twelve-year experience of one center. J Minimal Invas Gynecol. 2012;19(1):29–33.
[56] Adams Hillard PJ. Benign diseases of female reproductive tract. In: Berek JS (Ed). Berek and Novak's gynecology. 14th ed. Philadelphia, PA: Lippincott-Williams and Wilkins; 2007. p.432–500.
[57] Nezhat F, Nezhat C, Welander CE, Benigno B. Four ovarian cancers diagnosed during laparoscopic management of 1011 women with adnexal masses. Am J Obstet Gynecol. 1992;167:790–6.
[58] Liu CS, Nagarsheth NP, Nezhat FR. Laparoscopy and ovarian cancer: a paradigm change in the management of ovarian cancer? J Minim Invasive Gynecol. 2009;16:250–62.
[59] Berek JS, Natarajan S. Ovarian and fallopian tube cancer. In: Berek JS (Ed). Berek and Novak's gynecology. 14th ed. Philadelphia, PA: Lippincott- Williams and Wilkins; 2007. p. 1458–547.
[60] Katz VL, Lentz GM, Lobo RA, Gershenson DM. Comprehensive Gynecology. 5th edn. Philadelphia, PA: Mosby Elsevier; 2007.
[61] Chi DS, Abu-Rustum NR, Sonoda Y, et al. The safety and efficacy of laparoscopic surgical staging of apparent stage I ovarian and fallopian tube cancers. Am J Obstet Gynecol. 2005;192:1614–9.
[62] Amara DP, Nezhat C, Teng NN, et al. Operative laparoscopy in the management of ovarian cancer. Surg Laparosc Endosc. 1996;6:38–45.
[63] Whitecar P, Turner S, Higby K. Adnexal masses in pregnancy: a review of 130 cases undergoing surgical management. Am J Obstet Gynecol. 1999;181:19–24.
[64] Leiserowitz GS. Managing ovarian masses during pregnancy. Obstet Gynecol. 2006;61:463–70.
[65] Mazza V, Di Monte I, Ceccarelli PL, et al. Prenatal diagnosis of female pseudohermaphroditism associated with bilateral luteoma of pregnancy. Hum Reprod. 2002;17:821–4.
[66] Kaiser UB. The pathogenesis of the ovarian hyperstimulation syndrome. N Engl J Med. 2003;349: 729–32.
[67] Schmeler KM, Mayo-Smith WW, Peipert JF, et al. Adnexal masses in pregnancy: surgery compared with observation. Obstet Gynecol. 2005;105:1098–103.
[68] Sherard GB III, Hodson CA, Williams HJ, et al. Adnexal masses and pregnancy: a 12-year experience. Am J Obstet Gynecol. 2003;189:358–62.

[69] Zanetta G, Mariani E, Lissoni A, et al. A prospective study of the role of ultrasound in the management of adnexal masses in pregnancy. Br J Obstet Gynaecol. 2003;110:578–83.

[70] Soper DE. Gynecolodic endoscopy. In: Berek JS. Berek and Novak's gynecology. 14th edn. Philadelphia, PA: Lippincott-Williams and Wilkins; 2007. p. 432–500.

[71] Mecke H, Savvas V. Laparoscopic surgery of dermoid cysts-intraoperative spillage and complications. Eur J Obstet Gynecol. 2001;96:80–4.

[72] Lee Ch-L, Kay N, Chen H-L, et al. The role of laparoscopy in treating ovarian cancer. Taiwan J Obstet Gynecol. 2009;48:9–15.

[73] Perutelli A, Garibaldi S, Basile S, et al. Laparoscopic adnexectomy of suspect ovarian masses: surgical technique used to avert spillage. J Minim Invasive Gynecol. 2011;18:372–7.

[74] Garrard C L, Clements RH, Nanney L, et al. Adhesion formation is reduced after laparoscopic surgery. Surg Endosc. 1999;13:10–3.

[75] Sekiba K. Use of Interceed (TC7) absorbable adhesion barrier to reduce post-operative adhesion reformation in infertility and endometriosis surgery. Obstet Gynecol. 1992;79:518–22.

[76] Haney AF, Hesla J, Hurst BS, et al. Expanded polytetrafluoroethylene (Gore-Tex Surgical Membrane) is superior to oxidized regenerated cellulose (Interceed TC7+) in preventing adhesions. Fertil Steril. 1995;63:1021–6.

[77] Wiseman DM, Trout JR, Diamond MP. The rates of adhesion development and the effects of crystalloid solutions on adhesion development in pelvic surgery. Fertil Steril. 1998;70:702–11.

[78] Alborzi S, Rasekhi A, Shomali Z, et al. Diagnostic accuracy of magnetic resonance imaging, transvaginal and transrectal ultrasonography in deep infiltrating endometriosis. Medicine (Baltimore). 2018;97(8):e9536.

[79] Mettler L, Alkatout I, Keckstein J, Meinhold-Heerlein I. Endometriosis: a concise practical guide to current diagnosis and treatment. Tuttlingen, Germany: Endo Press; 2017. p. 1–478.

# 第 17 章　异位妊娠

# Ectopic Pregnancy

Ibrahim Alkatout　Liselotte Mettler　著

尚　翔　译　　李　靖　王尔矜　校

## 一、概述

通常卵子和精子在输卵管的壶腹部相遇后受孕。分化为胚细胞和滋养层的同时形成桑葚胚并缓慢地向宫腔移动。通常在 6 天或 7 天后植入宫腔。

受精卵植入于宫腔外的发生率约 2%。宫腔外妊娠数百年前即有提及。现在，宫腔外妊娠物及其周围组织可以安全地取出，并进行组织学检查（图 17–1 至图 17–3）。异位妊娠发病率从 1970 年的 0.5% 增加到了现在的 2%。尽管其发病率很低，但在所有妊娠早期出血、下腹痛或两者均有的患者中异位妊娠的发病率为 6%～16% [1]。这些数字说明了如果高度怀疑异位妊娠，为进一

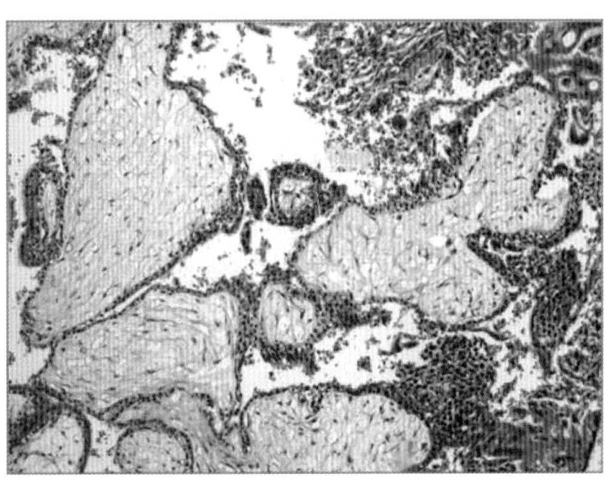

▲ 图 17–2　退行性改变的绒毛间质、滋养层和蜕膜间质旁的滋养层巨细胞

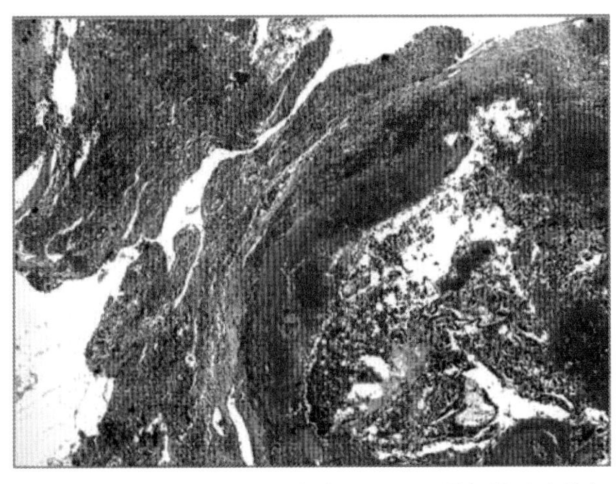

▲ 图 17–1　出血、纤维蛋白渗出和绒毛退行性改变的妊娠物质

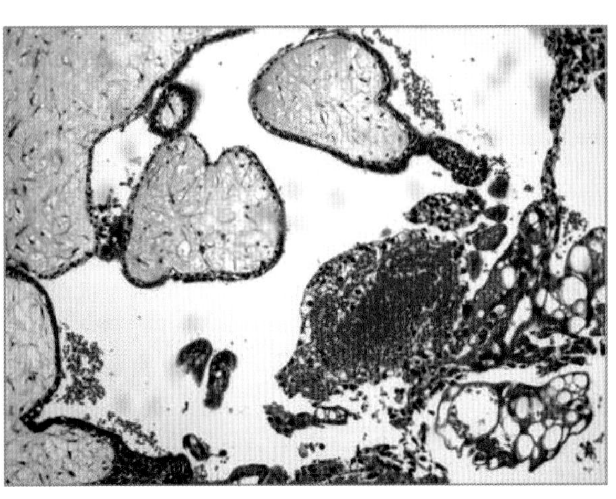

▲ 图 17–3　退行性改变的绒毛间质、滋养层、出血和纤维蛋白、滋养层巨细胞

步明确诊断可进行手术探查。

异位妊娠的大多数位于输卵管（约 97%），壶腹部、峡部、伞端的发生率逐渐降低。这大概是由于输卵管直径从壶腹部到峡部逐渐变窄和受精从壶腹开始的缘故。另外，壶腹部是逆行感染所致疾病所能达到的最远端，从而引起狭窄导致不孕症和运动障碍的风险增加。由于大多数病例发生于输卵管，常将输卵管妊娠统称异位妊娠。然而，必须了解异位妊娠不常见的部位。约 3% 位于子宫角、卵巢、腹腔、阔韧带、子宫颈和阴道，或同时位于宫内和宫外（图 17–4 和框 17–1）[2]。

200 年前，异位妊娠的死亡率超过 60%。今天，它在妊娠相关疾病中的死亡率降至 9%，女性总死亡率降至＜ 1%。尽管从 1970 年到 1992 年异位妊娠发生率提高了 5 倍，但其死亡率降低了 90% 以上。直到 1970 年，超过 80% 的异位妊娠在破裂前没有被诊断出来，导致了高发病率和死亡率。由于经阴道超声和放射免疫法检测血清 hCG 水平的进步，以及具有更多诊断性腹腔镜检查经验的临床医生提高了警惕性，现在 80% 以上的异位妊娠诊断时未破裂。这样可以采取更为

| 框 17–1　异位妊娠的不同部位及百分比 | |
|---|---|
| **异位妊娠的部位** | |
| • 输卵管 | 97% |
| • 宫角<br>• 卵巢<br>• 腹部<br>• 韧带妊娠<br>• 宫颈妊娠<br>• 阴道妊娠<br>• 宫内和宫外同时 | 3% |

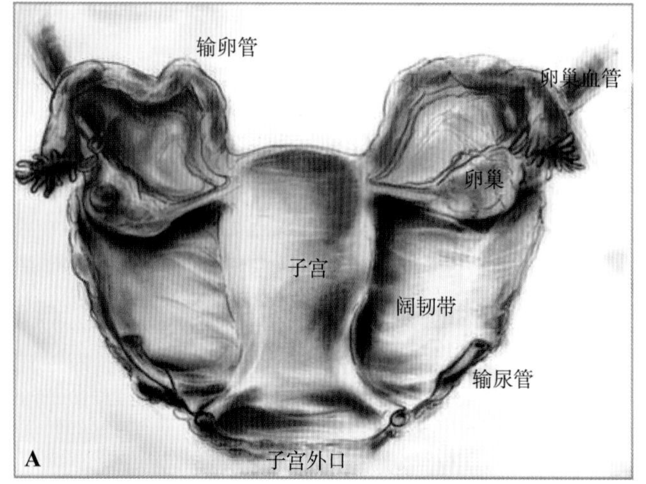


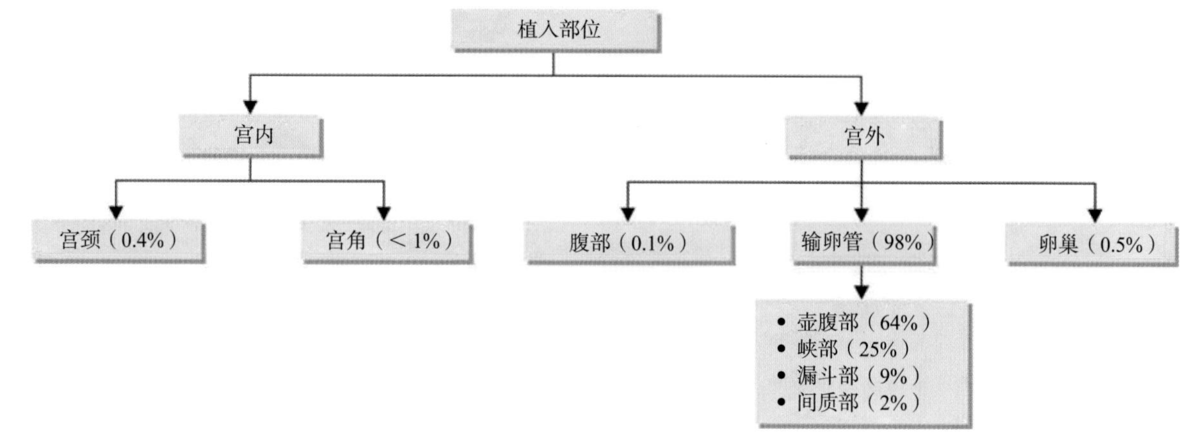


◀ 图 17–4　**A.** 女性内生殖器。异位妊娠可能的着床部位。**B.** 女性内生殖器的解剖概述，显示异位妊娠的可能发生部位及其百分比

保守的治疗，并使死亡率从每 1000 例异位妊娠 35.5 例死亡下降至 3.8 例。死亡率降低是因为在腹腔内出血和（或）低血容量性休克发生之前得到了早期诊断[2, 3]。

尽管如此，由于异位妊娠破裂占所有妊娠相关死亡率的 10%～15%，因此应该采取措施进一步早期诊断。早期诊断是通过敏感和特异的人绒毛膜促性腺激素（β-hCG）的放射免疫测定、高分辨率经阴道超声（transvaginal ultrasonography，TVS）和最重要的腹腔镜探查进行的。在这些诊断方法改善前，大多数异位妊娠是在破裂或发生危及生命的紧急情况后才被发现的[1, 4]。

近 25 年来，随着诊断方法的进步和不良反应的减少，轻症甚至无症状异位妊娠的诊断成为可能。结果，在大多数具有上述能力的发达国家中，超过 80% 的异位妊娠女性在输卵管破裂或严重的腹腔内出血之前得到了正确的治疗。异位妊娠知识的积累和手术经验的不断提高，使得异位妊娠保守手术的成功率越来越高。尽管在目前所有诊断和治疗均有进步及腹腔镜手术有创性下降的情况下，仍有 50% 的急诊异位妊娠的患者在最初的医学评估中没有被发现[1, 5]。

## 二、病因及危险因素

异位妊娠的发生率与母亲年龄和种族无关，在宫外也无特定部位[1]。

理论上讲，任何阻碍胚胎向宫腔移动的因素都可能导致异位妊娠（框 17-2）。这可能是由于输卵管上皮本身的解剖缺陷、阻碍孕卵运输的激素因素或影响正常输卵管功能的病理因素所致。雌激素和孕激素干扰了上皮纤毛生长和运动，激素水平失调会导致发育中的桑葚胚在输卵管中停留更长时间。另外母亲吸烟可以引起的输卵管上皮纤毛功能障碍[4, 6, 7]。

**框 17-2 异位妊娠的主要影响因素（风险因素）**

- 既往输卵管手术
- 异位妊娠史
- 性病
- 盆腔炎
- 己烯雌酚暴露
- 不孕史
- 子宫 / 输卵管解剖异常
- 先前的输卵管结扎
- 既往或正在使用宫内节育器（IUD）
- 辅助生殖技术
- 近期吸烟
- 非白人（白人以外的所有种族）
- 年龄介于 35—44 岁（与年龄 15—24 岁相比）
- 人工流产
- T 形子宫
- 子宫肌瘤
- 仅有孕激素的避孕药

## 三、诊断

### 术前评估

应该对异位妊娠进行早期诊断和适当治疗，尽量减少不必要的腹腔镜检查。

如果一位育龄期女性在末次月经 5～7 周后出现腹痛和阴道出血，且妊娠试验阳性必须除外异位妊娠，尽管在正常宫内妊娠早期和宫内妊娠流产的女性也很常见腹痛和异常出血[8]。

妊娠试验阳性后，再加上其他非特异性指标包括子宫正常或轻度增大、阴道流血或点滴出血、宫颈触痛和可触及的附件包块，这些增加了对异位妊娠的提示，明确的腹部压痛、反跳痛、肌紧张伴随低血压可能提示异位妊娠破裂，尽管这些临床指标仍然是非特异的。没有一个临床检查指标能够单独明确地排除异位妊娠，还需排除其他妇科甚至非妇科的疾病。异位妊娠也有很多不同的表现，如在阴道检查时疼痛，正常妊娠也有可能出现剧烈疼痛。

通常最早出现早孕症状的时间是末次月经后的第 6 周。异位妊娠患者可表现正常早孕的所有症状，如停经、恶心、呕吐、乳房肿胀和乏力。除此之外，异位妊娠的典型症状是下腹痛和异常子宫出血，可以是点滴出血或严重出血。腹腔内出血可表现为肌紧张和腹膜炎体征。大量出血可导致低血容量、晕厥或心动过速。可有宫颈举痛或摇摆痛。经检查，子宫增大且质软。在某些病历中，可以触及附件包块[1]。

下腹痛是由于患侧输卵管肿胀或腹腔内游离血液刺激腹膜引起的。通常疼痛是交替性和痉挛性的，然后是持续的疼痛。一般来说，疼痛的程度和频率都会增加[4]。

另一个主要症状是阴道出血。异位妊娠可伴有完全闭经、反复出血或持续出血，甚至可以有正常的月经周期。由于大多数子宫外妊娠 hCG 会下降，子宫无法维持子宫内膜蜕膜化，因此，经常出现突破性出血，表现为点滴出血。

因此，有必要进行其他诊断检查以排除异位妊娠。其他检查包括持续监测 β-hCG 血清水平、经阴道超声检查，在某些情况下甚至行诊断性刮宫或测量血清孕酮水平。

必须监测的 2 个诊断指标是血清 β-hCG 水平和反复经阴道超声检查。

1. 血清 β-hCG 水平

诊断的第一步是确定是否妊娠，这可以在排卵后 10 天左右用敏感的血清 β-hCG 检测。hCG 是一种由合体滋养细胞层产生的糖蛋白，从第 5 天到第 8 天开始分泌。血清检出低限为 5mU/ml，而尿中检出低限为 20～50mU/ml。在确诊妊娠后，可将 β-hCG 水平作为随访指标，其变化可被识别及监测。在正常妊娠的前 5 周，β-hCG 水平每 1.5 天翻 1 倍。7 周后每 3.5 天翻 1 倍。

相比之下，只有 30% 的异位妊娠表现出正常的 β-hCG 过程。70% 的异位妊娠患者孕妇的 β-hCG 水平上升较慢，达到稳定，甚至下降。异常的 β-hCG 需高度怀疑为异位妊娠或非正常妊娠。异位妊娠除了与正常妊娠相比 β-hCG 水平不同，缓慢升高的 β-hCG 水平还应与自然流产鉴别。故异位妊娠与宫内妊娠的指标有相当大的重叠。因此，单次检测是不够的，连续的检测是必要的和随着 hCG 的升高，超声还可提示妊娠囊位置等。

尽管异位妊娠患者可以具有正常的 β-hCG 水平及上升、下降或停滞的水平，β-hCG 水平的变化有助于判断胎儿活力，而不是提供异位妊娠的直接证据。异位妊娠通常表现为 β-hCG 水平低于预期值，且增长缓慢，多数表现为停滞或下降[7, 9-11]。

2. 超声影像

经阴道超声的发展极大地提高了对发育正常和异常胚胎形态的鉴别，胎龄约为 5 周时，可以看到正常发育的孕囊，即附着在子宫内膜上的直径为 8mm 以上的卵黄囊。然而，假孕囊在早期与孕囊类似。假孕囊通常位于子宫腔的中心。它的边缘是均匀的圆形，但很难确定其与外部组织的边界。相比之下，生理性孕囊是不对称的，并包含 2 个同心环，由一个薄的回声层隔开。在胎龄为 6～6.5 周时，胚胎大小为 4～5mm，可检测到胎心。

当血清 β-hCG 阈值为 1000～2000mU/ml 时，能肯定显示宫内妊娠超声征象，当然也取决于超声的分辨率和检查者的经验。异位妊娠女性的 β-hCG 水平在初诊时通常低于 2000mU/ml，这时子宫内未见孕囊不能对宫内妊娠和异位妊娠进行明确鉴别。应再次强调，单纯依赖 β-hCG 水平不能判定正常妊娠、不正常妊娠和异位妊娠。

识别到宫内孕囊、卵黄囊或其他胚胎征象，诊断可最大限度地排除异位妊娠。但是，重要的是要认识到罕见异位妊娠的可能性，这种异位妊娠的发生率随着辅助生殖的增加而增加。

通过超声证实异位妊娠的假阴性率很高，因为很少能发现异位妊娠囊中含有卵黄囊和胎心。支持异位妊娠诊断的是子宫内未见任何孕囊，与输卵管或卵巢相邻的囊性或实性宫外包块（包括输卵管面包圈征，代表输卵管孕囊），以及囊内的无回声或游离液体（图 17–5 和图 17–6）。

经阴道超声检查和连续测定血清 β-hCG 水平的结合诊断异位妊娠的灵敏度为 96%，特异性为 97%，是诊断异位妊娠的金标准和最经济的方法。

宫外妊娠很少发育至有胎心，仅表现出滋养细胞组织和周围的血肿[8, 12, 13]。

3. 血清孕酮水平

怀疑异位妊娠可检测孕酮水平，有助于评估异位妊娠的风险。但是血清孕酮水平检测到妊娠失败的敏感性仅为 15%。作为妊娠早期的稳定标志物，血清水平高于 22ng/ml 代表有活性的宫内妊娠，而血清水平低于 5ng/ml 则表明无活性的妊娠。所以孕酮水平只能辅助判断妊娠的活性，作为确定异位妊娠的补充指标尚未得到证实，无特异性[2, 8, 14]。

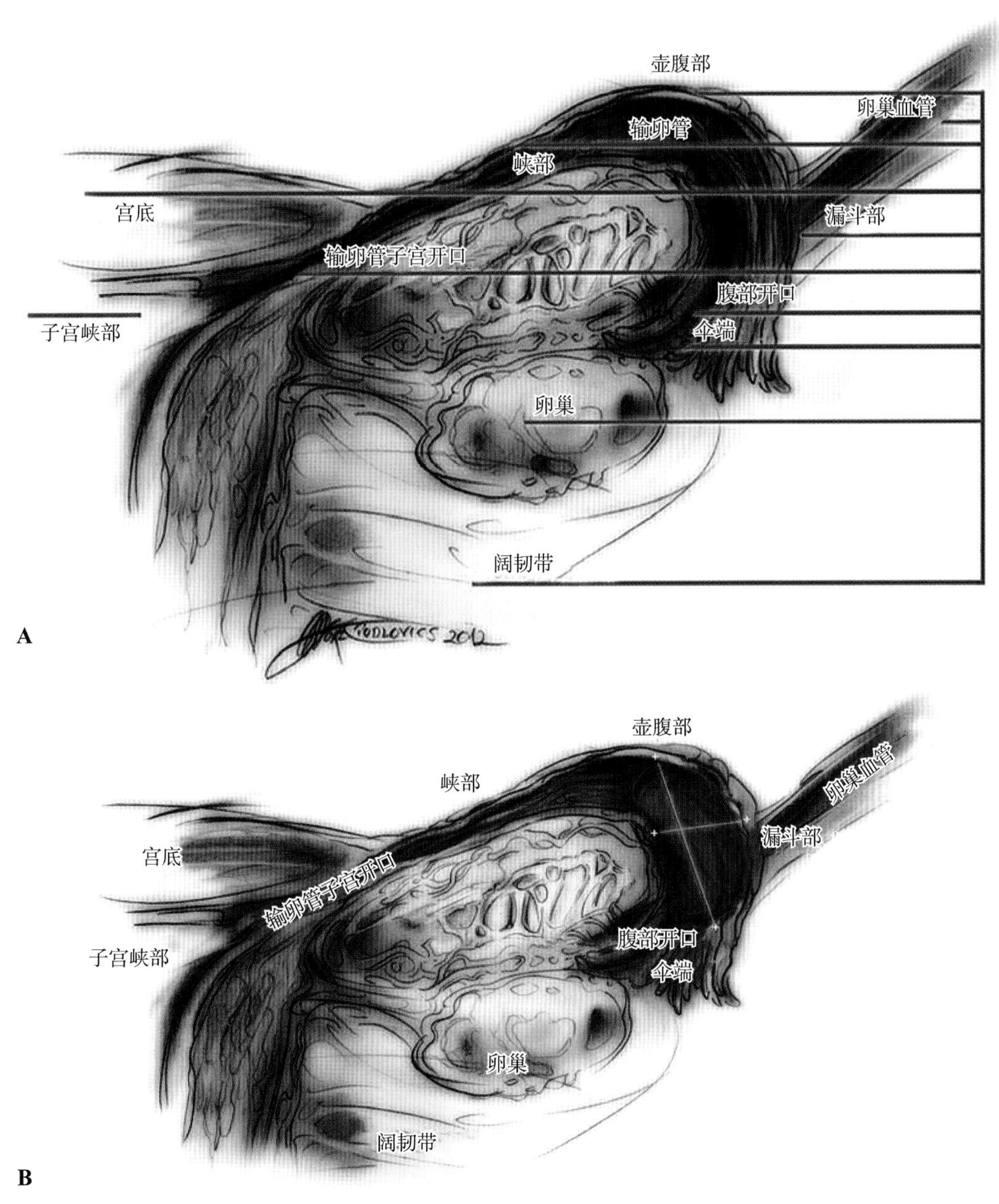


▲ 图 17–5 **A.** 超声波示意图，卵巢、输卵管及其向子宫的走行清楚地显示在中间；**B.** 对应超声分层示意图，可见超声检测到的异位妊娠

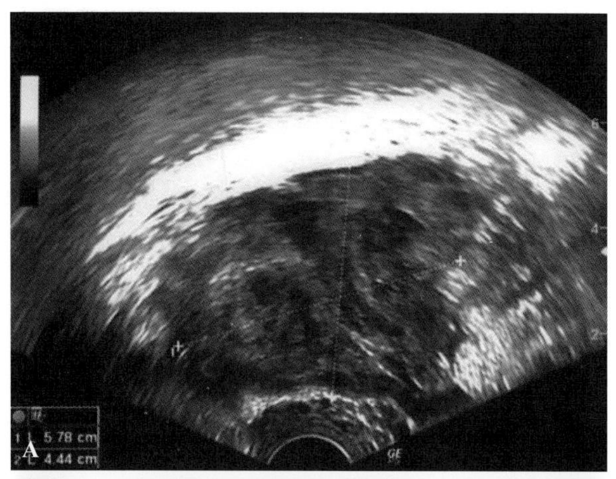


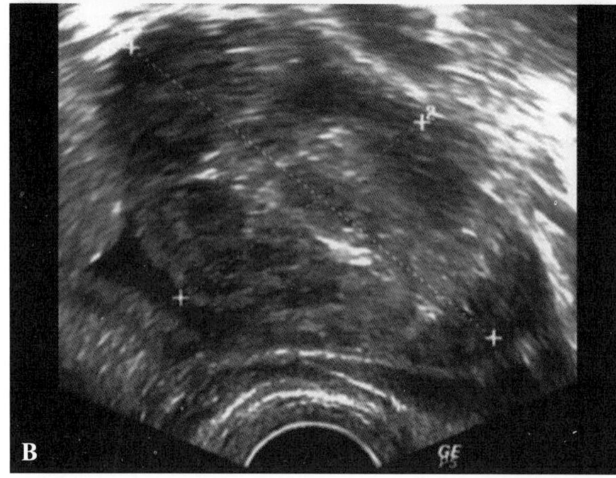


▲ 图 17–6 **A. 经阴道超声示异位妊娠的直径超过 5cm；B. 经阴道超声示直肠子宫陷凹中放大的非均质结构和游离液体。可见孕囊及输卵管边界**

4. 诊断性刮宫术

诊断性刮宫术可以看到绒毛状妊娠物质，否则可能高度怀疑异位妊娠。诊断性刮宫术可能会终止正常的宫内妊娠，对有生育要求的患者必须谨慎对待手术指征。当 β-hCG 水平下降或 β-hCG 水平升高且没有超声证实宫内妊娠时，诊断性刮宫术尚有意义[8]。

5. 后穹隆穿刺

在超声检查和血清 β-hCG 检查之前，后穹隆穿刺抽不凝血是临床诊断异位妊娠的另一个不确定的指标[4]，后穹隆穿刺已经过时了。

异位妊娠的诊断可能会很困难，因为症状通常与正常的早孕或早期流产相似。异位妊娠的女性可能会出现单侧腹痛和不同类型的出血。但是，有 20% 的孕早期出血女性能正常分娩出健康的婴儿，尽管早期出血可能是异位妊娠的症状。

意识到异位妊娠的可能性是早期发现的关键。在正常妊娠中，血清 β-hCG 水平应每 2～3 天倍增。然而，约有 10% 的正常妊娠会有所不同，也有多达 60% 的异位妊娠被证实也出现这种倍增。如果 β-hCG 水平高于 1000mU/ml，经阴道超声检查具有可靠、敏感的预测价值。根据超声机器的质量和检查者的经验，检出率为 98%。一旦怀疑异位妊娠，后穹隆穿刺术作为另一种诊断指标，可能有助于早期诊断。在无法进行 β-hCG 监测和经阴道超声时，后穹隆穿刺出不凝血也是更有预兆性的指标[2]。

总之，异位妊娠的直接诊断基于 3 点，即在查体中可以确定的症状、超声扫描中出现的临床特征和可初步证实怀疑的实验室检查（流程图 17–1）。

在怀疑异位妊娠加重后，应常规进行下一步治疗。如果进行了必要的临床和实验室检查并且早期诊断出异位妊娠，则发生严重出血和异位妊娠破裂的风险很小（流程图 17–2）。

## 四、鉴别诊断

异位妊娠患者的症状多种多样。这解释了为什么鉴别诊断有很多。症状取决于异位妊娠的进展及其出血对腹膜的影响。临床表现动态变化是造成鉴别诊断差异很大的原因。在明确诊断异位妊娠之前，不可能对所有可能的鉴别诊断进行排除。异位妊娠的表现可以与许多无危险的疾病类似。然而，最重要的是不要错过最佳的治疗时机，降低发病率和死亡率。异位妊娠的鉴别诊断见表 17–1。

为可疑异位妊娠的患者选择治疗方案，确保每个患者的发病率最低，安全性最高。其目的除了预防紧急情况外，还要保留生育能力。

怀疑异位妊娠
症状
临床表现
检验
√恶心、胸闷、乏力、停经
√下腹疼痛、痉挛、肩部疼痛
√阴道流血
√盆腔压痛
√子宫变软增大
√附件包块
√ β-hCG ＞ 2500mU/ml 时宫腔内没有孕囊
√宫外见孕囊
√妊娠试验阳性
√妊娠 6 周时 β-hCG ＜ 6000mU/ml
√ 48h 后 β-hCG 增长＜ 66%
√血清孕酮＜ 25ng/ml
证实后行腹腔镜检查

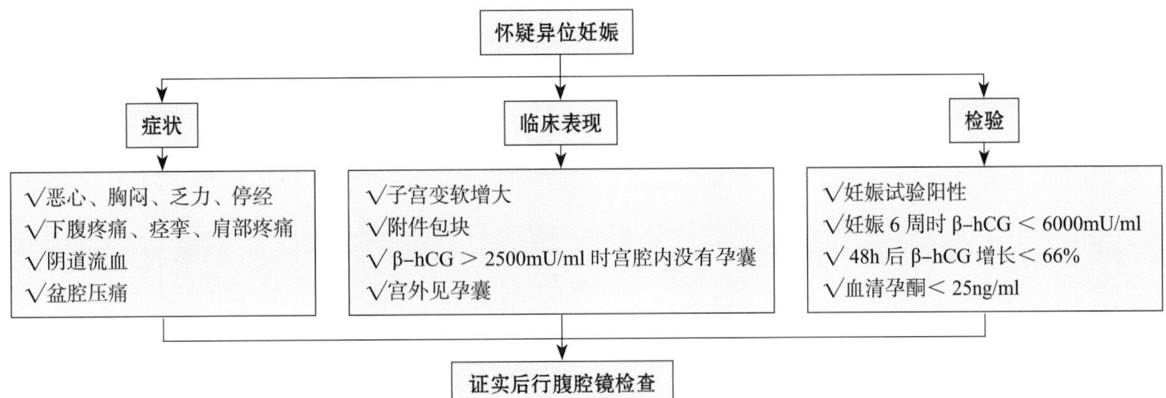

▲ 流程图 17–1　证实早期疑诊异位妊娠的 3 个依据

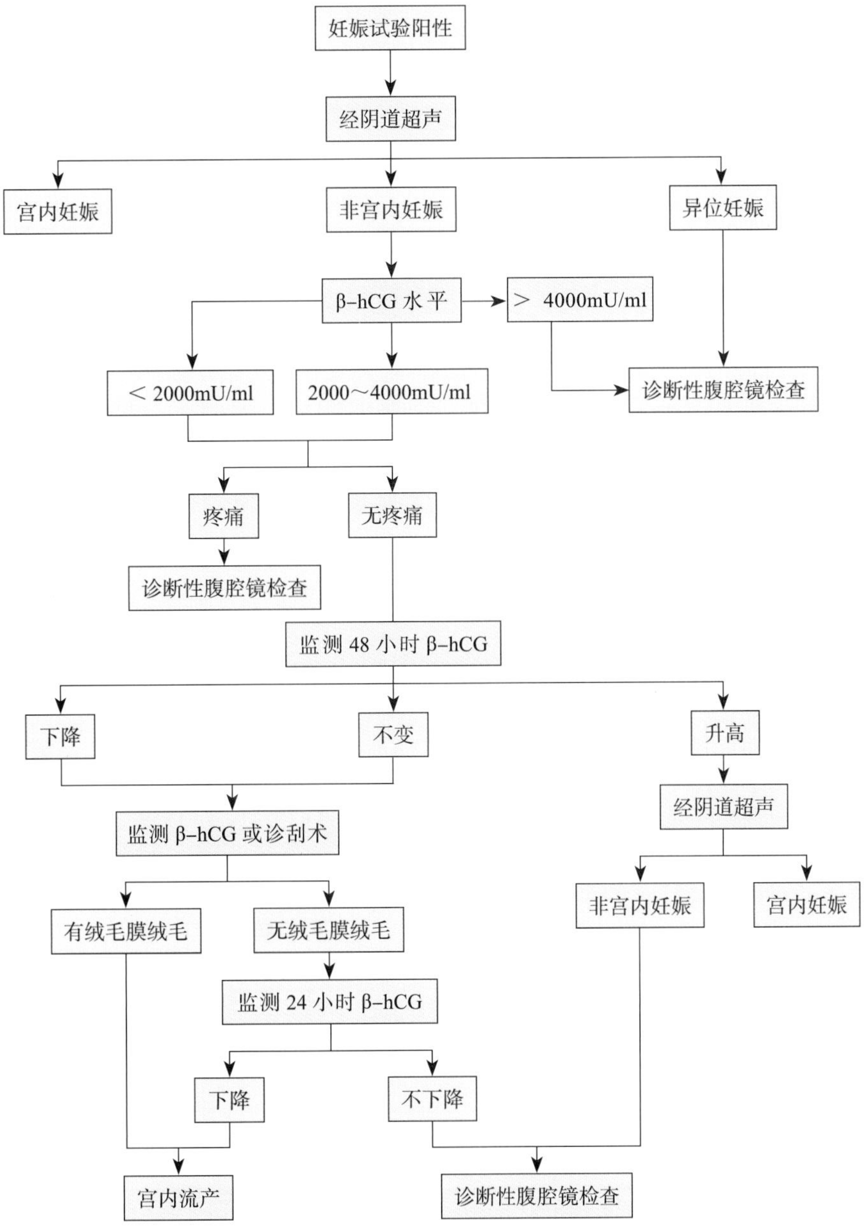

妊娠试验阳性
经阴道超声
宫内妊娠
非宫内妊娠
异位妊娠
β-hCG 水平
＞ 4000mU/ml
＜ 2000mU/ml
2000～4000mU/ml
诊断性腹腔镜检查
疼痛
无疼痛
诊断性腹腔镜检查
监测 48 小时 β-hCG
下降
不变
升高
经阴道超声
监测 β-hCG 或诊刮术
非宫内妊娠
宫内妊娠
有绒毛膜绒毛
无绒毛膜绒毛
监测 24 小时 β-hCG
下降
不下降
宫内流产
诊断性腹腔镜检查

▲ 流程图 17–2　可疑异位妊娠的诊断和手术

表 17-1 异位妊娠的妇科及非妇科鉴别诊断

| 妇 科 | 非妇科 |
|---|---|
| 正常妊娠早期 | 急性阑尾炎 |
| 流产 | 膀胱炎 |
| 宫内流产 | 肾盂肾炎 |
| 卵巢或输卵管扭转 | 肾结石症 |
| 卵巢囊肿 | 胃、肠、胆囊穿孔（空腔脏器） |
| 黄体破裂或卵泡破裂 | 空腔脏器梗阻 |
| 坏死性肌瘤 | 腹腔炎症（腹膜、所有腹腔器官、憩室） |
| 盆腔炎（输卵管炎） | 实质器官破裂（肝、脾、肾） |
| 输卵管脓肿 | 血管缺血性疾病（肠、肠系膜） |
| | 血管出血性疾病（主动脉、所有腹腔血管） |

## 五、治疗

鉴于妊娠早期异位妊娠的发生率很高，必须进一步检查以排除异位妊娠。一旦证实了异位妊娠，就必须制订治疗计划。治疗方式包括手术治疗和药物治疗，以及选择保守治疗和后续临床及实验室检查。众所周知，许多早期的异位妊娠会自然流产和再吸收，因此可能无须采取积极的治疗措施。甲氨蝶呤药物治疗的适应证非常有限。对于可疑异位妊娠，目前无统一的治疗原则，每位患者都需要进行个体化评估。

如果术者没有接受过腹腔镜手术和急诊腹腔镜手术的培训，或存在腹腔镜检查的禁忌证，则对于血流动力学不稳定且腹腔大量出血的患者，应首选剖腹手术。剖腹手术的另一个适应证为异位妊娠部位是峡部或更靠近间质部，及术中难以控制的出血。除此之外，可选择腹腔镜手术。

## 六、术前准备

一旦确诊异位妊娠，就必须计划如何治疗和管理。因此，可以观察（期待治疗）、药物治疗（最好使用甲氨蝶呤）或手术治疗[8]。

### （一）期待观察

在某些情况下，异位妊娠可以吸收而自愈。期待观察的指标是临床症状消失，超声提示附件包块在4cm以下且呈缩小趋势，盆腔游离液体少于50ml，以及间隔48h后β-hCG水平低于2000mU/ml且呈下降趋势。但是，在所有异位妊娠患者中，超过90%的人会出现越来越严重的危险症状，因此需要进行手术干预[4]。尽管甲氨蝶呤疗法在某些病例中可能有效，但在大多数病例中并不适合于一线治疗。诊断性腹腔镜手术和同时进行盆腔镜检查是诊断和治疗异位妊娠的金标准。它具有迅速、微创、手术时间短、失血少、花费低、住院时间短、术后需要镇痛要求低、粘连风险较低、更好的观察术野及没有医学上的不良反应的优点。甚至血流动力学不稳定也不是腹腔镜检查的绝对禁忌证[15-19]。

### （二）患者体位

患者体位为妇科经典的膀胱截石位。使用Foley式尿管导尿，并在某些情况下，可使用举宫器[3]。

### （三）器械

表17-2列出了腹腔镜治疗所必需或至少需要的所有器械的详细清单。

表 17-2 进行异位妊娠手术所需的器械

| | |
|---|---|
| 直径 5mm 或 10mm 的腹腔镜 | 无创抓钳 |
| 摄像系统 | 剪刀 |
| 微处理器控制的气腹系统 | 负压吸引和冲洗系统 |
| 电手术器械 | 单极电钩 |
| 氙冷光源 | 双极钳 |
| 直径为 6mm 或 11mm 的戳卡 | 一次性取物袋 |
| 气腹针 | 举宫器 |

## 七、常规手术的开始

建立气腹后，将光学戳卡通过脐孔 Z 形切口插入腹腔。2 个器械戳卡通过左右耻骨上外侧小切口插入。如果腹腔严重出血，则有可能将 Veress 针插入血液中，初始高气腹压力可能造成血液中组织更加出血 [2, 3, 20]。

### 诊断性腹腔镜：腹腔清除术

腹腔镜检查确定异位妊娠的部位、大小和性质。如果有腹腔内出血（图 17-7 和图 17-8），会使整个手术复杂化。根据出血的程度，利用第一把抓钳找到破裂部位并压迫出血。在对出血点进行安全止血后，可通过抽吸和冲洗去除血液和凝血块。

5mm 的吸引器通常就够了。在紧急情况下，如出血性休克或腹腔内大出血，可选用 11mm 的套管和适当的吸引器。吸引器也可将较大的凝血块吸碎排出。但过度的冲洗及提拉肠管会加重或导致相应并发症。

一旦控制了出血，就可以从腹腔中清除残留的血块和妊娠物。吸引器和强力冲洗快速清理腹腔，应用生理盐水或乳酸钠林格液冲洗凝血块和腹膜浆膜的滋养层组织 [3, 4, 21, 22]。

## 八、输卵管异位妊娠的手术治疗

保留输卵管功能，有几种不同的保守手术方法。其中包括输卵管开窗术、部分输卵管切除后吻合术、输卵管切除术和将输卵管孕囊从壶腹部挤至伞端取出。无论采取何种手术类型，对侧输卵管结构异常容易导致异位妊娠再发 [7]。

### （一）输卵管开窗术

在切开输卵管之前，必须记得输卵管是由黏膜和 2 层肌纤维组成的。内层肌纤维呈环形，外层沿输卵管轴线以纵形排列。周围血管来源于子宫和卵巢的血供，常位于厚的纵行肌层中间。该分支位于输卵管和卵巢之间 [2]。

输卵管腔铺有纤毛分泌细胞，在逆行感染、既往异位妊娠或其他情况下，如表 17-2 [2] 所列，

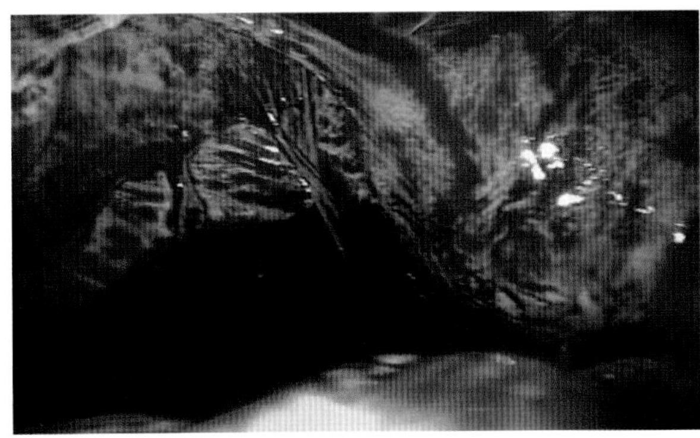

▲ 图 17-7 严重腹腔内出血，直肠子宫陷凹处积血约 1200ml

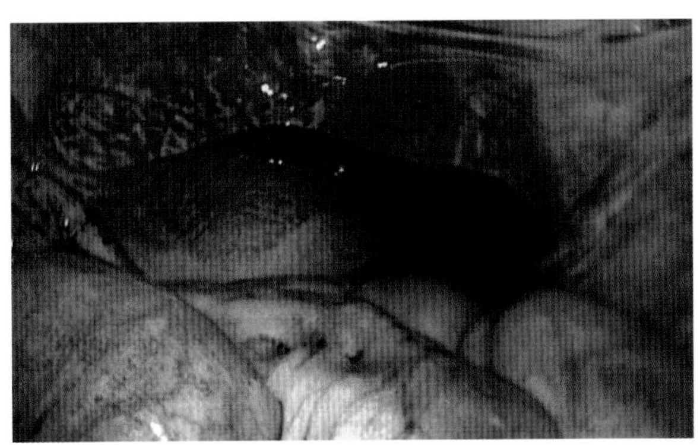

▲ 图 17-8 输卵管妊娠破裂的腹腔出血，经戳卡置入镜头后可见

这些细胞可能会受损，从而破坏桑葚胚的运送。

所有患者应尝试保留输卵管，除非有禁忌证和明确希望切除输卵管的。保留输卵管，也就保留了生育能力。保留输卵管手术的前提是血流动力学稳定性，且输卵管证实未破裂。异位妊娠的孕囊的直径应＜5cm，孕囊必须位于输卵管壶腹部、漏斗部或峡部，并且对侧输卵管应无病理改变（图17–9）。然而，大多数位于漏斗部的异位妊娠不得不进行输卵管切除术，或进行输卵管节段切除术并在一定的时间间隔后再行吻合术[3, 4]。只要可行，输卵管开窗术比输卵管切除术更可取，但是，约8%的患者在输卵管开窗术后持续异位妊娠。必须注意这一点，并将其作为术前讨论的一部分[1]。

在仔细检查和明确输卵管妊娠后，用1把或2把钳子将输卵管部分夹起来。

血管升压素：在准备输卵管手术前，将20U血管升压素稀释于100ml生理盐水中，注入输卵管系膜。使用带有22号针头的注射器可以直视下通过腹壁戳卡注射，也可以将Veress针头直视下从腹壁血管外侧直接穿过腹壁，进行注射。由于输卵管系膜具有丰富的血管和撕裂风险，必须小心施术。轻轻抓住浆膜后，注入10～20ml溶液，并控制异位妊娠下方系膜和含妊娠物的输卵管段肿胀程度。止血效果可持续约2h。不得使升压素注入血管，因为这会导致急性动脉高压、心动过缓甚至死亡[3, 7]。

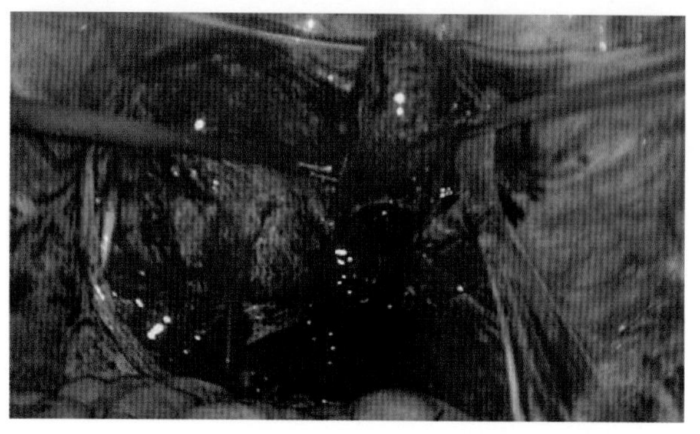

▲ 图17–9　输卵管异位孕囊已从伞端突入腹腔

除了术中控制出血，血管升压素对预后也有作用。由于滋养细胞的细胞分裂能力较强，因此其代谢水平也很高。血管收缩后，局部组织缺血缺氧2h，从而将持续妊娠的风险降低5倍。在患有慢性血管疾病（如缺血性心脏病）的患者中，禁止使用升压素[3]。

### （二）通过水分离、抽吸、钝性分离进行分离和准备

切开和分离：通过单极电钩进行烧灼（切割电流为10W），剪刀或刀形电极电切，或者可以使用功率密度为10 000W/cm$^2$的$CO_2$激光装置。使用切割电流或混合电流（20W或70W），在无系膜的通常变为蓝色输卵管壁的最大扩张处，切一个1～2cm的纵切口。可以识别出输卵管壁的不同层，即浆膜层、外肌层、内肌层和黏膜。如果切开后妊娠物不明确，当外肌层、内肌层和（或）黏膜完好无损，则有必要进一步加深切口，一旦打开管腔，易碎的孕囊就会从切口中鼓出，可以通过抽吸将其吸净。如果孕囊周围有凝血块，则必须通过交替抽吸和冲洗输卵管切口或者借助抓钳或活检钳取出，然后对植入部位进行大范围冲洗。冲洗液必须能从输卵管切口和伞端排出[3]。

使用高压冲洗液可以将孕囊从输卵管开窗处冲出，输卵管造口后的强力冲洗可以使妊娠物从种植部位中冲出。将水分离和轻柔的钝性分离结合使用，可将妊娠物从输卵管中清除。如果可能的话，这项技术比分离破碎后取出更好，因为妊娠物着床处富含血管。输卵管床少量出血是正常现象，在大多数情况下会自行停止[2]。

为了取出妊娠物，可以将其切成小块，但通常在将一个戳卡扩张至11mm后，用勺钳取出更为安全。在大多数情况下，建议使用取物袋安全取出妊娠物。

(1) 缝合：输卵管开窗术的切口缝合是有争

议的，通常切口不需要缝合。输卵管切口可二期自然愈合。只有当缺损很宽，边缘无法自然愈合或黏膜外翻时，才建议缝合。如果必须缝合缺损，则用 4–0 号可吸收缝合线（黏膜除外）连续缝合或间断缝合边缘。缝合后对异位妊娠的随访显示复发和预后没有改善 [2, 3, 22]。

(2) 止血：输卵管渗血是常见的，通常会自发停止。在大多数情况下，黏膜床或输卵管壁切口引起的少量出血可以保守治疗。切口边缘或植入部位可能出现出血。出血情况最好通过冲水和检查输卵管来观察。第一种止血方法是用抓钳压迫止血。在大多数情况下，压迫出血部位 5min 有效。或者可以把输卵管提出盆腔外，间接压迫输卵管系膜血管。持续出血可能为大的静脉甚至动脉出血，双极电凝钳是安全有效的，特别是与连续冲洗结合使用时，在肌层中效果更好。若表面结痂，不累及输卵管黏膜，可以正常愈合。

对于无法控制和无法定位的出血，可以选择性地电凝输卵管系膜直到出血停止。根治方法是输卵管切除术 [1, 3, 7]。

在停止手术之前，利用 500～1000ml 溶液再次进行冲洗检查，并再次仔细检查盆腹腔器官 [22]。

### （三）部分输卵管切除术

如果输卵管开窗术不能解决问题，可以在进行输卵管切除术之前尝试部分输卵管切除术。部分输卵管切除术的适应证包括输卵管破裂、峡部妊娠或输卵管反复异位妊娠。在大多数峡部妊娠病例中，输卵管开窗术往往无法成功施术，因为峡部妊娠常通过输卵管管腔长入肌层，因此建议部分切除。

在吸净腹腔内出血并可能在相应的输卵管系膜注射血管升压素后，用双极钳在受影响部分的两端（包括相应的输卵管系膜）进行输卵管部分的电凝。用钳子抓住受影响的输卵管节段的近端和远端边界，并从系膜间表面到输卵管系膜彻底电凝。然后切开该段，出血风险很小。切除输卵管的受累部分后，逐步将输卵管系膜电凝。需要特别注意卵巢和子宫血管的弓形吻合分支。之后将输卵管取出。将一根戳卡扩张至 11mm 后，取出切除的部分输卵管。如果该部分太大或不稳定，则应首选使用取物袋。任何出血部位可通过双极电凝止血。

如果手术医生经验丰富，可以在完成部分输卵管切除术后行再吻合术。否则，将再吻合术推迟到以后 [2]。

### （四）输卵管切除术

输卵管切除术是将输卵管从其解剖学位置上切除，这是输卵管开窗术的另一种替代手术方法。对于持续性出血或输卵管破裂，这可能是一种更安全的方法。输卵管切除术的适应证包括无生育要求、反复输卵管妊娠，以及在绝育失败或先前重建输卵管后发生的异位妊娠。输卵管切除术的其他适应证是在术中评估的，如严重的粘连、输卵管积水、输卵管破裂、保守性输卵管手术后持续出血或输卵管妊娠直径超过 5cm。

在吸净腹腔内积血后，逐渐电凝和分离输卵管近端峡部和输卵管系膜，从近端峡部开始，一直到输卵管伞端。用 1 把或 2 把钳子固定住输卵管，用双极电凝需切除的节段，并用激光、电刀或剪刀切除。替代方法包括电凝切割装置、超声能量或一次性圈套器。切除包含孕囊的输卵管后，将戳卡扩张至 10mm，并利用取物袋将输卵管从腹腔中取出。

随后，进行最后检查，以防止因抓握输卵管和输卵管系膜而导致的出血，并确保没有未被发现的从输卵管中滑出的妊娠物 [22]。

### （五）输卵管异位妊娠伞端摘除术

如果妊娠物位于输卵管的外侧或伞端，则可通过抓住输卵管，逐步从输卵管伞端挤出妊娠物来将其取出（图 17–10）。将妊娠物轻轻推动直至挤出。从近端开始逐步挤出，然后将妊娠物轻轻推入腹腔。或者小异位妊娠可以通过抽吸取出，不要丢失标本，否则没有组织学证实异位妊娠。

去除滋养层细胞后，应将吸引器放在输卵管伞端，反复冲洗抽吸。从输卵管中冲洗出残留物，而不会损坏输卵管壁。

尽管这种类型的手术可不破坏器官，但不完全清除率较高，因此复发和滋养细胞残留的风险较高。这是因为许多异位妊娠可能植入输卵管腔内，因此无法在不严重破坏输卵管壁的情况下以挤压和冲洗方式完全清除。此外，在浆膜层和

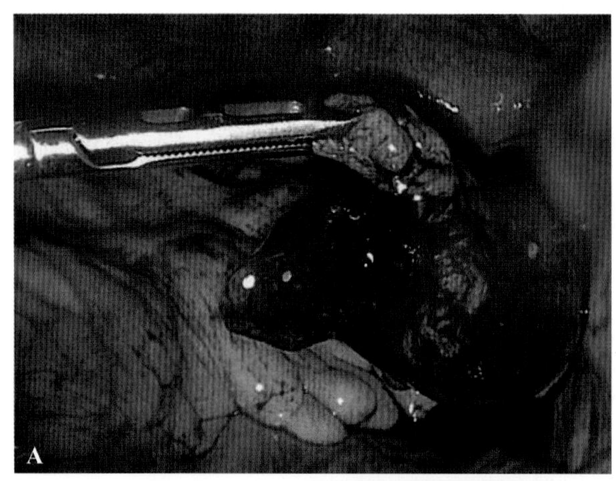

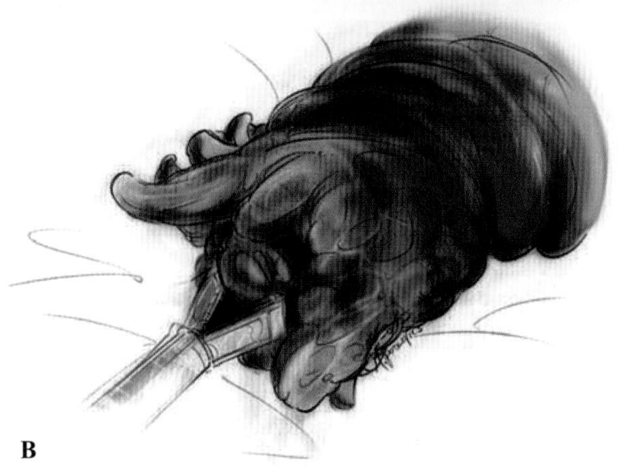

▲ 图 17–10 **A.** 异位妊娠孕囊自伞端突出，可选择不切除输卵管而摘除；**B.** 伞端突出的异位妊娠，可选择不切开输卵管而摘除的示意图。但只有保证异位妊娠孕囊可完全取出，这种手术方法才是可行的

肌层之间植入的异位妊娠通过输卵管开窗术能得到更好治疗。因此，对于这种手术方法的适应证非常严格。术后必须有 2 次 β-hCG 水平在正常范围 [4]。

## 九、非输卵管异位妊娠的手术治疗

### （一）卵巢妊娠

原发性卵巢妊娠根据其发病机制可分为浅表型和卵泡内型。90% 的卵巢妊娠位于卵泡内。卵巢妊娠的部位异常和少见性导致更复杂的临床判断，难以进行早期准确的诊断，治疗方法不一致，如果卵巢破裂会导致无法预测的结果和危及生命的状况。卵巢妊娠分型如下所示。

浅表型：胚胎植入发生在子宫内膜异位症的卵巢病灶处。

卵泡内型：尚未排出的卵子的第一次受精；在正常排卵的卵泡或黄体中继发植入受精卵。

卵巢妊娠的病因尚不明确。浅表型与外生殖器子宫内膜异位症有关。理论是受精发生在卵巢外，受精卵的大量颗粒细胞黏附在破裂的卵泡上。卵泡内型分为 2 个亚型，在皮质下或皮质，未破裂的卵泡受精并发育，被称为原发性，而正常排卵后的受精卵着床于卵巢深处，被称为继发性。

卵巢妊娠术前诊断困难，临床表现与输卵管妊娠、卵巢囊肿出血、子宫内膜异位囊肿等盆腔疾病相似（表 17–1）。

卵巢妊娠的明确诊断仍然与 Spiegelberg 在 1878 年提出的 4 个解剖学和组织病理学标准有关 [23]，如下所示。

- 受累部位的输卵管、漏斗及其伞端完整。输卵管和卵巢之间没有联系。
- 妊娠物占据卵巢的正常位置。
- 妊娠物通过子宫韧带与子宫相连。
- 妊娠物标本中存在卵巢组织。

Spiegelberg 标准包括血清 β-hCG 水平的监测。鉴于手术方法的改进，标准不再如此苛刻[20]。

卵巢妊娠的传统手术治疗方法是卵巢切除术。然而，由于保留生育能力的要求和腹腔镜技术的改进，近年来使得保留卵巢手术技术得到了发展。最初的手术步骤与输卵管妊娠相同。一旦异位妊娠被定位并且出血得到控制，就必须确定手术计划。手术方式可以是卵巢切除术、卵巢楔形切除术（这 2 种术式都可通过剖腹或腹腔镜），还有腹腔镜卵巢妊娠摘除术也可（图 17–11）。腹腔镜卵巢妊娠摘除术是对卵巢妊娠最保守的手术方式。通过将孕囊直接从卵巢摘除，可最大限度地保护周围卵巢组织。在可放大的光学腹腔镜下仔细地从着床处分离滋养层组织是必要的先决条件。

孕囊摘除不超过功能性卵巢的外缘。下文论述了异位妊娠破裂引起的出血。背景中可见一个略微增大质软的子宫（图 17–12A）。左、右输卵管正常，无扩张或伞端出血，左卵巢直径扩大到约 6.5cm × 7.0cm，中央伴有出血。右卵巢显示新鲜的黄体，无出血。操作中左卵巢囊肿出血和破裂，并且在吸净后进行处理（图 17–12B），将 10ml 稀释的 POR8® 溶液（100ml 生理盐水中加入 5U 血管升压素）注入骨盆漏斗韧带以收缩血管（图 17–12C）。直接将妊娠物从卵巢组织上摘除（图 17–12D 和 E），用微剪刀和勺钳从左卵巢取出（图 17–12F）。将滋养层细胞从左卵巢完全分离后，可以使用 10mm 勺钳通过位于中线的 20mm 戳卡轻松地将其从腹腔中取出。通过使用内凝法使卵巢组织充分止血[20]。

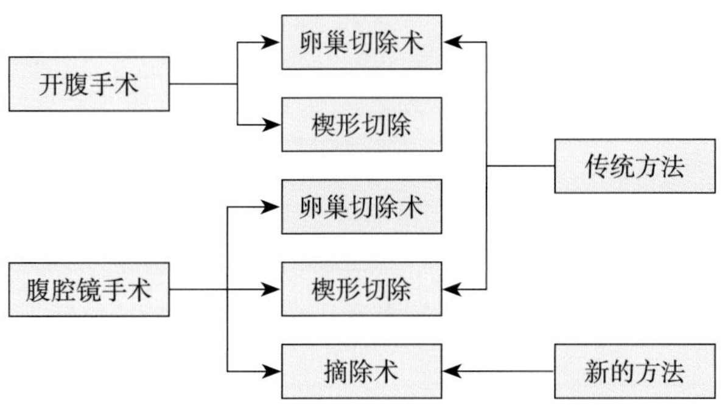


▲ 图 17–11　介绍腹腔镜治疗卵巢妊娠的新方法

对从左卵巢取出的组织进行组织病理学检查，发现弥漫性出血的迹象及绒毛、蜕膜细胞和蜕膜改变的基质，外缘有正常的卵巢皮质组织（图 17–13）。

在输卵管妊娠中提到了残留或滋养层组织播散的问题。同样腹腔镜摘除术后，对血清 β-hCG 水平要进行严密随访。

腹腔镜手术有助于降低术后并发症率，减少住院时间和使患者迅速康复。与剖腹手术相比，它具有减少术后粘连的优点，是治疗卵巢妊娠的首选方式，特别是对于希望保留生育能力的女性。随着更广泛地使用腹腔镜检查来评估异常的 β-hCG 值，可以在早期诊断完整的卵巢妊娠，并且可以避免出血或低血容量性休克。

### （二）管腔外异位妊娠

管腔外妊娠是指妊娠物位于外层肌肉和浆膜之间的异位妊娠。病因是输卵管妊娠快速发展，妊娠物过早浸润管壁。

在张力最大的地方用单极电针或电钩进行切开，妊娠物随之滑出而无须长切口。因为与输卵管腔没有相通，切口的冲洗不会使液体从伞端流出，应尽可能避免开更大切口。

出院后必须严密监测 β-hCG 水平，甲氨蝶呤可成为辅助治疗，避免持续性异位妊娠的发生。

### （三）腹部异位妊娠

腹部异位妊娠可以是初发的，或继发于输卵管妊娠破裂并种植在腹部，在所有异位妊娠中仅占 1%。但是，它具有较高死亡率，有必要通过超声或磁共振成像（MRI）进行检测。

如果包块早期被发现，并且不侵犯血管，未

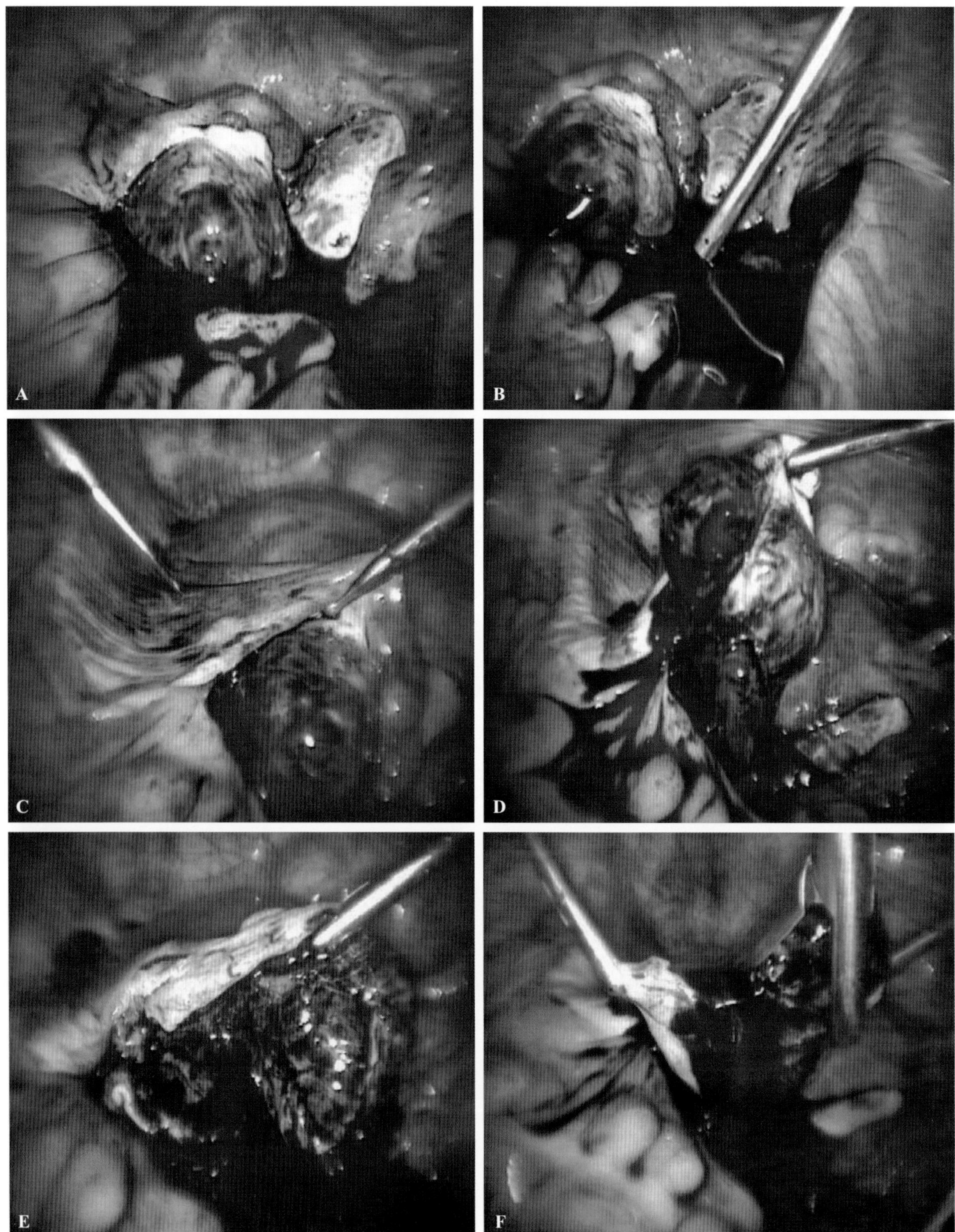

▲ 图 17-12 **A.** 建立诊断性腹腔镜气腹后的概观。左卵巢异位妊娠破裂出血。在背景中，子宫和右侧卵巢稍有增大，并伴有黄体囊肿。**B.** 从盆腔中吸出血液。**C.** 显露左卵巢，并向漏斗骨盆韧带注射升压素。**D.** 从卵巢原位组织钝性分离和摘除孕囊。**E.** 去除孕囊。左侧可见健康卵巢组织。**F.** 从卵巢完全分离出滋养层后取出[20]

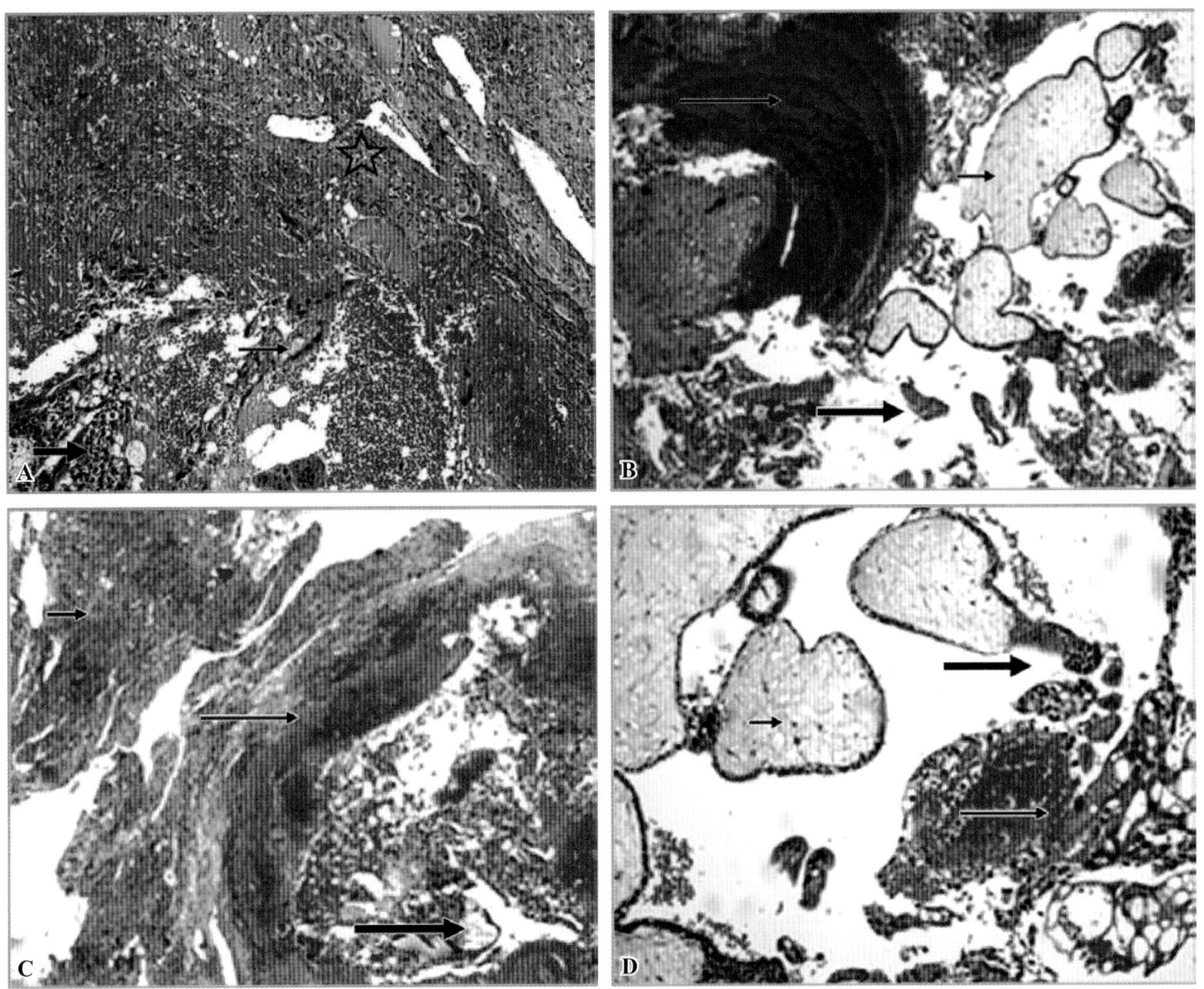


▲ 图 17–13　**A.** 该材料的组织学检查显示，在低倍镜下，孕囊和蜕膜间质（粗箭）旁的正常原位卵巢皮质组织（星形）出现出血，旁边是滋养层巨细胞（细箭）；**B.** 除蜕膜化的基质（粗箭）外，还有出血（细箭）和退化的绒毛间质（小箭）；**C.** 妊娠物质（小箭）和退化绒毛间质（粗箭），介于出血和纤维蛋白之间（细箭）；**D.** 高倍镜下，靠近滋养层细胞（粗箭）的退化绒毛基质（小箭）和滋养层巨细胞（细箭）[20]

导致无法控制的出血，腹腔镜切除是可能的。由于缺乏典型临床症状，腹部异位妊娠往往被确诊得很晚。常见的临床特征，如持续性弥漫性腹痛、恶心和呕吐常在晚期出现，有时甚至出现胎动才被发现。晚期腹部异位妊娠与母体出血甚至危及生命的巨大风险相关。胎盘的去除取决于它的位置，因为它可以种植到腹腔的任何器官上。有时，胎盘最好留在腹腔，使其钙化、再吸收或由介入放射科医生进行栓塞后再次手术取出。它的治疗需剖腹手术 [4]。

### （四）间质妊娠或宫角 / 残角子宫妊娠

输卵管壁间或间质部长约 1cm，始于输卵管口，贯穿子宫肌层延续至输卵管。精子通过这一区域完成受精过程，受精卵自此回到宫腔内着床。这个区域的解剖使保守手术变得极为困难。

这种罕见的输卵管妊娠在 5000 例活产中仅发生 1 例（占所有异位妊娠的 2%～4%），发生创伤性破裂并伴有失血性休克的概率和产妇死亡的风险增加。它的死亡率约为 2%。这是由于子宫和卵巢血管在该区域汇合，血管异常丰富。这个部位的手术即使对于有经验的医生来说也是巨大的挑战。经典的治疗方法是剖腹手术，宫角切除甚至子宫切除术。如果没有专业的腹腔镜知识，则可能需要进行剖腹手术。

输卵管间质部妊娠位于子宫肌层深处，因此必须保守治疗或腹腔镜手术治疗，并可能联合宫腔镜，迅速转为剖腹手术。

相比之下，宫角妊娠植入是在输卵管的同一解剖区域，但妊娠物进入宫腔。因此，手术方法的选择可以是宫腔镜。真正的宫角妊娠可以通过宫腔镜电切术切除，或者采用宫腹腔镜联合手术。如果上覆肌层厚而完整，可以完全通过宫腔镜彻底切除。为了避免子宫穿孔，较大的妊娠可以在腹腔镜监测下通过刮除术取出。如果覆盖的子宫肌层足够薄，可以通过腹腔镜切除妊娠物[2]。

在大多数情况下，必须切除妊娠物侵犯的部分。尽管输卵管的主要结构被保留，但是端－端吻合的成功率很低，因为间质部被完全破坏。

如果妊娠物已浸润子宫肌层，手术方式取决于医生的经验，最好进行剖腹手术以去除妊娠。无论采取什么治疗方案，都应该做好可以立即中转剖腹手术的准备[3, 7]。

升压素的使用方法和浓度与在任何输卵管其他部位妊娠相同。切开内腔之前，必须用双极钳适当地电凝间质最薄部分。切开管腔后，就可以与输卵管妊娠相同的方式取出妊娠物。止血使用双极钳，子宫必须进行重建[24]。

宫角的切除是使用切割或混合电切逐步完成的。应采用双极电凝进行局部止血。严重出血可电凝子宫动脉上行支和子宫卵巢动脉。

急性和严重出血的风险导致术前需准备充足的红细胞。对可能出现的中转剖腹应事先征得患者同意。

### （五）韧带内妊娠

该病非常罕见，约在 250 例异位妊娠中发生 1 例。为了在韧带内发育，孕囊必须在阔韧带前后叶间精确着床。羊膜至少必须保持完整，以允许胎儿继续在其腹膜外囊中发育，破裂未必发生得足够早，使绒毛有能力扩大着床。

解剖上，韧带内妊娠的前后边界由阔韧带前后叶界定。子宫位于其内侧，侧盆壁位于其外侧，肛提肌位于其下方。如腹腔妊娠所述，生长中的胎盘能够渗透到上述解剖结构的任何邻近结构中，并可能造成危险[25]。

### （六）宫颈和阴道妊娠

Rubin 在 1911 年描述了宫颈妊娠的标准：①胎盘附属物的对面必须有宫颈腺体；②胎盘与子宫颈的附着必须紧密；③胎盘必须位于子宫前后反折腹膜之下；④胎儿一定不在宫腔内[26]。

宫颈和阴道妊娠因其位置威胁着患者。由于它们与子宫动脉的解剖关系，它们很早就与相应的血管系统相连。在所有手术过程中子宫动脉的损伤都可能导致大量不易止血的出血。诊断宫颈妊娠后应尽可能使用甲氨蝶呤进行局部性或全身性治疗，以避免失血和子宫切除术，并保留患者未来的生育能力。药物治疗可联合选择性的子宫动脉栓塞术。手术方法可选择宫腔镜切除妊娠物，必须由经验丰富的医生进行手术，但仍存在严重的出血和低血容量性休克的风险。因此，必须非常谨慎地进行手术指征的评估[4]。

### （七）宫内宫外同时妊娠

随着辅助生殖的广泛开展，同时发生宫内外妊娠已成为必要的鉴别诊断。既往宫内妊娠诊断的同时，往往不会同时发生异位妊娠。

在大多数情况下，仅偶然发生宫内外同时妊娠。出现持续性腹痛或其他临床特征，以及 β-hCG 水平的不规则上升，可导致这种罕见的诊断。一旦发现宫内外同时妊娠，可选择腹腔镜输卵管切除术。保留输卵管的方法由于存在宫内妊娠，术后没必要进行 β-hCG 检测[4]。

## 十、异位妊娠去除后的一般操作步骤

### （一）止血与扩展手术

在大多数情况下，异位妊娠切除术中可同时治疗粘连或其他疾病，如子宫内膜异位症，不会明显延长手术时间。如果同时进行的手术需要长时间且步骤复杂，则必须依据患者的循环稳定性和解决次要问题的紧迫性来进行选择性治疗。

### （二）并发症

输卵管妊娠的主要并发症是输卵管破裂。先前发生的出血是由滋养细胞组织侵入局部血管引起的，从而导致管腔内血肿和伞端出血。如果超过了输卵管的拉伸能力，则会导致输卵管破裂。

腹腔镜与剖腹手术后妊娠物残留的可能性相同（5%～15%）。必须特别注意输卵管的中间部分，因为这是滋养细胞组织持续存在的首选部位，并在随访中导致血清 β-hCG 水平升高。持续性异位妊娠很少进行再次手术评估，但往往需要辅助甲氨蝶呤的治疗。

术后出血的风险低。如果发生术后出血，大多数情况下需要进行再次手术[1–5, 7, 8, 21, 24, 27–29]。

## 十一、药物治疗

异位妊娠药物治疗的主要药物是甲氨蝶呤，其他全身药物也可使用，如放线菌素 D、前列腺素和 RU 486。鉴于治疗成功的不确定性和可能存在的不良反应，必须仔细权衡保守治疗的适应证。

甲氨蝶呤是一种被广泛研究的叶酸拮抗药。它使抑制脱氧核糖核酸和核糖核酸合成的二氢叶酸还原酶失活。因此，甲氨蝶呤可以破坏快速分裂的滋养层细胞。应用甲氨蝶呤后 3～7 周为异位妊娠痊愈的预期时间。

选择性使用甲氨蝶呤可像手术一样有效，但可能有不良反应，如骨髓抑制、肝酶升高、皮疹、脱发、口腔溃疡、恶心、腹泻，以及小范围的胸膜炎、皮炎、结膜炎、胃炎和肠炎。甲氨蝶呤成功率达 94%。然而，这取决于 β-hCG 水平。治疗开始时血清水平越低，成功率越高。

仅在可以减少创伤性手术的情况下，才使用药物治疗异位妊娠（流程图 17–3），必须谨慎选择甲氨蝶呤治疗的适应证。对于宫颈、间质部、宫角或腹腔等不典型位置的异位妊娠，手术治疗后持续性异位妊娠，刮宫术后残留的滋养层组织或持续低 β-hCG 水平，组织学检查中没有滋养层组织等情况，提倡使用甲氨蝶呤来破坏异位妊娠。此外，有手术风险高和麻醉禁忌证的患者，如诱导性卵巢过度刺激综合征后的患者和预期有广泛腹腔内粘连的患者，如果血流动力学稳定，可以是药物治疗的最佳适应证。甲氨蝶呤用于治疗异位妊娠只能在包块直径小于 4cm，没有胎心活动的超声证据，且 β-hCG 水平低于 5000mU/ml 时考虑。

甲氨蝶呤可肌肉注射 1mg/kg 或 50mg/m$^2$ 局部或全身应用。红细胞压积低于 35% 的患者应每天 2 次口服 325mg 硫酸亚铁。在为保守治疗方法选择患者之前，必须确认没有胎心活动，并且患者必须随访依从性高。

如果 7 天后 β-hCG 水平下降未超过 15%，则必须再次使用甲氨蝶呤。每周的随访包括监测 β-hCG 水平的降低和经阴道超声检查。如果临床症状持续存在或超声检查提示盆腔有 100ml 以上的游离液，则必须进行腹腔镜探查。

在甲氨蝶呤治疗期间和之后，必须进行可靠的避孕[2, 4, 8, 17, 21, 30]。

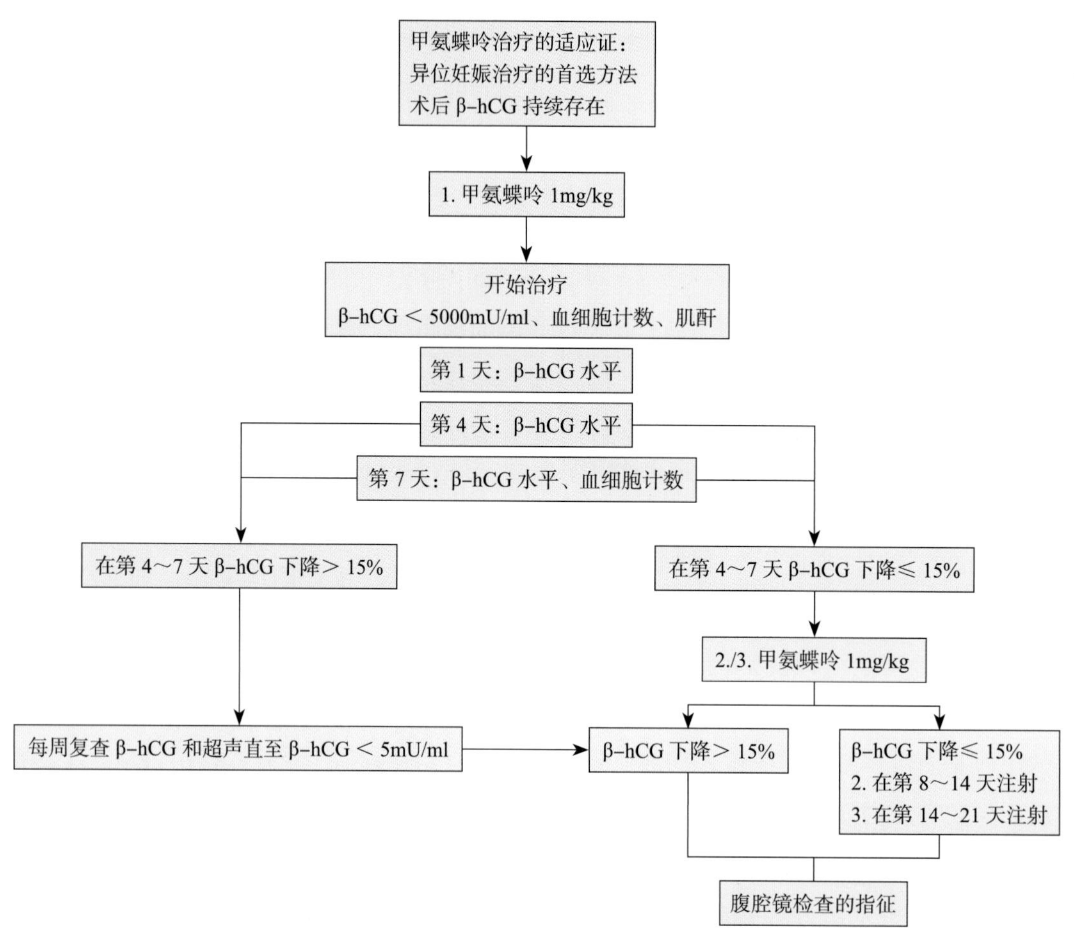


▲ 流程图 17-3　氨甲蝶呤治疗的计算方法

## 十二、随访和预后

手术后，病理医生对取出的妊娠物进行组织学检查（图 17-1 至图 17-3 和图 17-13）。手术结束时将导尿管取出。应住院观察术后出血及其他特殊情况。

为防止下次妊娠有 Rh 血型不相容，必须对 Rh 阴性的患者给予预防剂量的抗 D 因子。

β-hCG 水平的降低与治疗成功与否有关。术后 2 天 β-hCG 水平应降低 70%，7 天后再降低 70%。为了确定异位妊娠已治愈，β-hCG 水平必须降至正常。β-hCG 的持续性存在表示滋养细胞组织的存在。2 周复测，如果降幅不足，则患者必须接受甲氨蝶呤的药物治疗或重新进行手术评估，尤其是当 β-hCG 水平升高时。治疗成功的标准是复测血清 β-hCG 水平在正常范围。

## 十三、未来生育能力和复发风险

腹腔镜手术和药物治疗的未来生育率是相似的。约有 30% 的既往患异位妊娠的女性难以妊娠。无论他们接受哪种治疗，受孕率约为 77%。

异位妊娠的复发率为 5%～20%，2 次异位妊娠后复发率升高达 32% [4, 8, 28]。

因为患者有保留生育能力的愿望，所以应该尽可能行器官保留。腹腔镜手术具有降低术后病率、缩短住院日和快速恢复的优势，与剖腹手术相比具有减少术后粘连的优势，因此腹腔镜手术是异位妊娠治疗的首选，特别是对于希望保留生育能力的女性。腹腔镜评估异常 β-hCG，可以在早期诊断出异位妊娠，并可以避免出血或低血容量性休克。可以进行局部切除，而无须进行开放性探查手术或器官切除。

异位妊娠治疗的限制因素是难以在破裂前及时诊断。对月经不调、盆腔疼痛、可触及附件包块和血清 β-hCG 阳性的患者反复进行超声检查，提高了术前诊断该病的可能性。

对所有妊娠试验阳性的女性进行常规的早期超声扫描，以确定妊娠的位置，以便在异位妊娠的情况下，能够更早、更有效地进行治疗。然而，宫内妊娠的存在并不能排除异位妊娠的可能性（宫内和宫外妊娠同时存在）。

## 十四、专家技巧

**技巧 1**：在进行任何腹部手术之前，要仔细清洁术野。

**技巧 2**：尽可能保护受影响的器官。

**技巧 3**：一定要把妊娠物放在一个取物袋中取出，以便进行组织病理学确认。

**技巧 4**：如果在子宫和腹腔内没有任何标本，一定要在扩张部位纵向切开输卵管。

## 参考文献

[1] Murray H, Baakdah H, Bardell T, et al. Diagnosis and treatment of ectopic pregnancy. CMAJ. 2005;173(8): 905–12.

[2] Luciano D, Roy G, Luciano A. Ectopic pregnancy. In: Pasic R, Levine R (Eds). A Practical Manual of Laparoscopy: A Clinical Cookbook. Andover, UK: Informa Healthcare; 2007. pp. 155–68.

[3] Barbosa C, Mencaglia L. Laparoscopic management of ectopic pregnancy. In: Mencaglia L, Minelle L, Wattiez A, editors. Manual of Gynecological Laparoscopic Surgery. 11th ed. Schramberg, Germany: Endo Press; 2010. pp. 115–23.

[4] Hucke J, Füllers U. Extrauterine Schwangerschaft. Der Gynäkologe. 2005;6(38):535–52.

[5] Carson SA, Buster JE. Ectopic pregnancy. N Engl J Med. 1993;329(16):1174–81.

[6] Marchbanks PA, Annegers JF, Coulam CB, et al. Risk factors for ectopic pregnancy. A population–based study. JAMA. 1988;259(12):1823–7.

[7] Nezhat C, Nezhat F, Luciano A, et al. Ectopic pregnancy. In: Nezhat C, Nezhat F, Luciano A, et al., editors. Operative Gynecologic Laparoscopy: Principles and Techniques. New York: McGraw–Hill; 1995. pp. 107–20.

[8] Lozeau AM, Potter B. Diagnosis and management of ectopic pregnancy. Am Fam Physician. 2005;72(9): 1707–14.

[9] Kadar N, Romero R. Serial human chorionic gonadotropin measurements in ectopic pregnancy. Am J Obstet Gynecol. 1988;158(5):1239–40.

[10] Fritz MA, Guo SM. Doubling time of human chorionic gonadotropin (hCG) in early normal pregnancy: relationship to hCG concentration and gestational age. Fertil Steril. 1987;47(4):584–9.

[11] Brennan DF. Ectopic pregnancy–Part I: Clinical and laboratory diagnosis. Acad Emerg Med. 1995; 2(12):1081–9.

[12] Mehta TS, Levine D, Beckwith B. Treatment of ectopic pregnancy: is a human chorionic gonadotropin level of 2,000 mIU/mL a reasonable threshold? Radiology. 1997;205(2):569–73.

[13] Ardaens Y, Guerin B, Perrot N, et al. [Contribution of ultrasonography in the diagnosis of ectopic pregnancy]. J Gynecol Obstet Biol Reprod (Paris). 2003;32(7 Suppl):S28–38.

[14] Mol BW, Lijmer JG, Ankum WM, et al. The accuracy of single serum progesterone measurement in the diagnosis of ectopic pregnancy: a meta–analysis. Hum Reprod. 1998;13(11):3220–7.

[15] Koike H, Chuganji Y, Watanabe H, et al. Conservative treatment of ovarian pregnancy by local prostaglandin F2 alpha injection. Am J Obstet Gynecol. 1990;163(2):696.

[16] Lang PF, Weiss PA, Mayer HO, et al. Conservative treatment of ectopic pregnancy with local injection of hyperosmolar glucose solution or prostaglandin–F2 alpha: a prospective randomised study. Lancet. 1990; 336(8707):78–81.

[17] Lipscomb GH, Stovall TG, Ling FW. Nonsurgical treatment of ectopic pregnancy. N Engl J Med. 2000; 343(18):1325–9.

[18] Shamma FN, Schwartz LB. Primary ovarian pregnancy successfully treated with methotrexate. Am J Obstet Gynecol. 1992;167(5):1307–8.

[19] Chelmow D, Gates E, Penzias AS. Laparoscopic diagnosis and methotrexate treatment of an ovarian pregnancy: a case report. Fertil Steril. 1994;62(4): 879–81.

[20] Alkatout I, Stuhlmann–Laeisz C, Mettler L, et al. Organpreserving management of ovarian pregnancies by laparoscopic approach. Fertil Steril. 2011; 95(8): 2467–70.

[21] Hoover KW, Tao G, Kent CK. Trends in the diagnosis and treatment of ectopic pregnancy in the United States. Obstet Gynecol. 2010;115(3):495–502.

[22] Tulandi T. Tubal ectopic pregnancy: salpingostomy and salpingectomy. In: Tulandi T, editor. Atlas of Laparoscopic Technique for Gynecologists. London: W. B. Saunders; 1994. pp. 33–42.

[23] Spiegelberg O. Zur Kasuistik der Ovarialschwangerschaft. Arch Gynecol Obstet. 1878;13:73–9.

[24] Vogler A, Ribic–Pucelj M. Ectopic pregnancy. In: Ribi– Pucelj M, editor. Endoscopic Surgery in Gynecology. Ljubljana,

Slovenia: Didakta; 2007. pp. 115–20.

[25] Ziel HK, Miyazaki FS, Baker TH, et al. Advanced intraligamentary pregnancy. Report of a case with survey to date. Obstet Gynecol. 1968;31(5): 643–8.

[26] Chelli D, Dimassi K, Bouaziz M, et al. [Early diagnosis and management of cervical ectopic pregnancy]. Tunis Med. 2009;87(9):616–20.

[27] Bonatz G, Lehmann–Willenbrock E, Hedderich J, et al. Follow–up of beta–hCG after pelviscopic linear salpingotomy for therapy of tubal pregnancy. Geburtshilfe Frauenheilkd. 1995;55(1):37–40.

[28] Tay JI, Moore J, Walker JJ. Ectopic pregnancy. BMJ. 2000;320(7239):916–9.

[29] Zockler R, Dressler F, Raatz D, et al. Risk of recurrence and rate of intrauterine pregnancy after endoscopic therapy of extrauterine pregnancies. 10 years experiences with the treatment of 709 extrauterine pregnancies. Geburtshilfe Frauenheilkd. 1995;55(1): 32–6.

[30] Yao M, Tulandi T. Surgical and medical management of tubal and non–tubal ectopic pregnancies. Curr Opin Obstet Gynecol. 1998;10(5):371–4.

# 第 18 章　妊娠期腹腔镜手术
## Laparoscopic Surgery in Pregnancy

Wael Sammur　Liselotte Mettler　著
尚　翔　译　　李　靖　湛艳瑞　校

## 一、概述

决定在妊娠期间进行腹腔镜手术之前，医生要记住重点关注 2 个人，即患者和她的胎儿。潜在的产科并发症对母婴的影响及腹腔镜手术对胎儿的潜在伤害都是必须考虑的重要因素。据报道，妊娠期腹腔镜手术的益处似乎与非妊娠期患者的益处相似。益处包括减轻术后疼痛、减少住院时间、恢复快和减少肠梗阻的发生 [1-5]。对于孕妇来说腹腔镜手术还有许多其他好处，即由于术后麻醉需求减少从而降低胎儿呼吸抑制的发生，降低伤口并发症的风险，减少术后通气量 [6-10] 和降低血栓栓塞性疾病的风险。由于腹腔镜检查的可视化，可以通过减少对子宫的操作以减少子宫收缩的风险 [11]。在某些情况下，将必要的手术推迟到分娩后可能会增加母亲和胎儿的并发症发生率 [12-15]。最近一项研究评估了 11 名 1—8 岁的儿童，未发现其生长发育迟缓 [16]。

## 二、妊娠期腹腔镜手术的适应证

### （一）妇科适应证

1. 复杂卵巢及附件包块

研究表明，以下情况需要立即进行腹腔镜检查和处理。诊断性腹腔镜手术在妊娠期急腹症的检查和治疗中是安全的 [17]。

- 蒂扭转：这是外科急症。治疗与非妊娠期女性相同。
- 卵巢囊肿破裂：这可能涉及腹腔内出血或仅卵巢囊肿渗出。这也是外科急症，治疗方法与非妊娠期女性相同。
- 腹腔内出血：这需要尽快腹腔镜手术来止血和治疗主要的病变。
- 异位妊娠（宫内外复合妊娠）：根据报道，以前自然发生异位妊娠的发生率为 1/30 000 [18]。现在，由于许多原因，如诱导排卵和辅助生殖技术的增加，这种情况比以前发生更多。据报道，使用枸橼酸克罗米酚治疗的患者中，异位妊娠发生率为 1/3000～1/120。而使用促性腺激素诱导排卵和体外受精（intravenous fluid，IVF）时，使异位妊娠发生率高达 1/100 [19]。腹腔镜治疗方式与非妊娠期患者相同。减少盆腔器官尤其是子宫的操作是尤为重要的（图 18-1）。
- 卵巢过度刺激综合征：卵巢过度刺激综合征（ovarian hyperstimulation syndrome，OHSS）的患者必须避免剖腹手术，只有 3 个例外，即卵巢囊肿破裂、卵巢扭转和异位妊娠。在这些病例中，可使用保守性手术，腹腔镜手术是目前为止最适合卵巢过

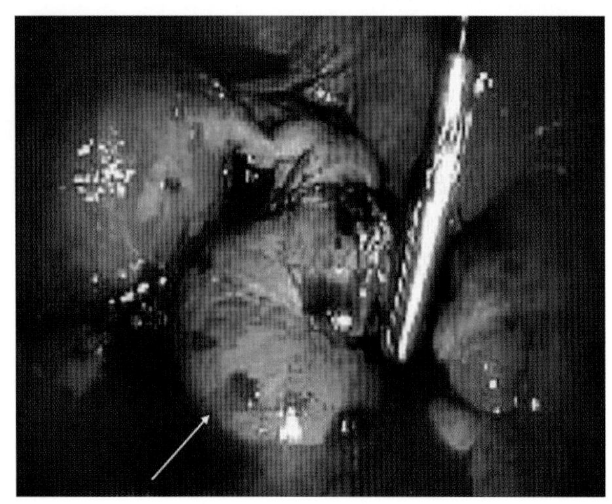

▲ 图 18-1　异位妊娠（7 周）

度刺激综合征患者的手术 [20]。

- 交通事故。

2. 持续存在的附件包块

妊娠期卵巢肿瘤的处理是至关重要的，因为可能会出现各种并发症，如盆腔嵌顿、难产、卵巢蒂扭转、肿瘤出血、囊肿破裂、感染和肿瘤恶化 [21]。如果在妊娠 14～16 周后病灶仍未消失，尺寸＞ 6cm，超声提示为实性或混合性超声表现并显示双侧附件异常，则可能需要手术治疗 [22]。然而，最近的文献表明，如果超声检查结果提示无恶性肿瘤，肿瘤标志物（CA-125、LDH）正常且患者无症状，对这些患者进行密切观察是安全的 [23-26]。如果有手术指征，各种病例报道均支持在妊娠各个时期使用腹腔镜治疗附件包块 [27-39]。对 88 名孕妇的回顾性研究显示，在经腹腔镜和剖腹处理的附件包块中，母婴结局是相同的 [11]。

- 妊娠期附件肿块的发生率可低至 1/190 [40]，也可高至 2% [41]。
- 持续存在的附件包块中，最常见的是生理性囊肿或成熟型畸胎瘤，据报道恶性肿瘤的发生率为 2%～6% [42]。
- 大多数功能性、生理性囊肿在妊娠早期自然消退 [22]。
- 最常见的卵巢生殖细胞肿瘤是无性细胞瘤，其次是内胚窦瘤 [22]。
- 患有附件包块的孕妇发生恶性肿瘤的风险为 5%。它们大多数是交界性肿瘤或生殖细胞肿瘤 [21]。
- 仔细鉴别良性和恶性肿块是很重要的。超声可有所帮助 [22]。
- 多普勒和磁共振成像（MRI）可有助于诊断那些单纯超声不能明确诊断的病例。无论大小，具有高阻力指数血流特征的附件包块似乎也没有什么风险 [22]。
- 如果是卵巢癌，则必须与非妊娠期患者一样地进行完整的手术分期。但是如果 2 个卵巢在妊娠中期都有恶性浸润，则应进行双侧输卵管切除术，因为妊娠不再需要黄体支持 [22]。

## （二）非妇科适应证

据统计，有 0.2% 的孕妇需要非妇科手术 [43]。

腹腔镜治疗急性腹部疾病在孕妇和非孕妇中的适应证是相同的 [1]。

1. 胆囊疾病

- 胆囊切除术是妊娠期间最常见的普通外科手术 [44, 45]。
- 孕妇非手术治疗胆道疾病有 12% 的自然流产率，胆囊切除术为 30% [46]。
- 相比胆囊切除术，伴有症状性胆石症的孕妇推迟手术可导致住院率、自然流产率、早产率和分娩率的增加 [1, 3, 47-51]。
- 尚无妊娠早期及妊娠中期行腹腔镜胆囊切除术导致胎儿死亡的报道 [52]。
- 与剖腹手术相比，腹腔镜胆囊切除术后自然流产和早产的发生率有所降低 [53]。

2. 阑尾炎（图 18-2）

- 急性阑尾炎的妊娠期发生率为 0.05%～0.1% [43, 54]。

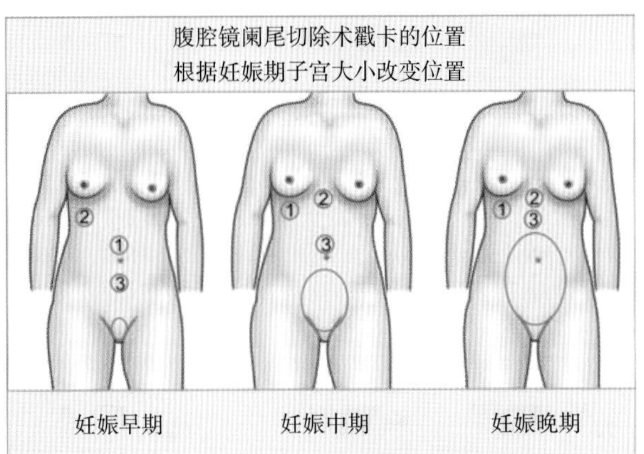


▲ 图 18-2 在妊娠不同阶段腹腔镜阑尾切除术的戳卡的位置

引自 Rollins MD, Price RR. Laparoscopic surgery during pregnancy. In：Inderbir SG（Ed）. Textbook of Laparoscopic Urology. New York：Informa Healthcare USA，Inc.，2006：983-6.

- 妊娠期间最常见的急诊普通外科手术情况是阑尾炎、肠梗阻、胆囊炎和腹膜炎[54]。
- 单纯性阑尾炎胎儿流产率为 1.5%，阑尾炎穿孔胎儿流产率为 35%[55]。
- 孕妇白细胞增多、恶心、呕吐和腹痛的存在使诊断急性阑尾炎变得困难[56]。
- 腹腔镜阑尾切除术是妊娠合并阑尾炎患者的首选治疗方法[57]。
- 腹腔镜阑尾切除术的回顾性研究显示，早产率很低，在大多数研究中，没有胎儿死亡的报道[58-66]。

3. 实质器官切除

- 腹腔镜肾上腺切除术、肾切除术和脾切除术对孕妇是安全的[17]。

## 三、实际应用

### 一般情况

- 过去，为了降低流产和早产的发生率，建议在妊娠中期进行手术[67, 68]。最近的文献表明，孕妇在妊娠期任何时候都可安全地进行腹腔镜手术，不会增加对母亲或对胎儿的风险[1, 5, 12, 51, 58, 59, 69, 70]。
- 必须告知并获得自然流产和早产可能的知情同意。
- 术前和术后胎心应予以记录。
- 孕妇应使用低压气腹，压力为 8～12mmHg，以最大限度地减少对胎儿灌注的不良影响[71]。有其他作者报道在腹腔镜手术中对孕妇进行了气腹压力为 15mmHg 的手术，未增加不良后果[58, 59]。没有数据显示 $CO_2$ 气腹对人类胎儿有不利影响[71]。
- 戳卡的位置应根据妊娠子宫的大小和要治疗的病变进行调整。在妊娠早期，脐孔可用于放置第 1 根戳卡，但在妊娠后期，应使用左、右上象限和锁骨中线[71]。
- 腹腔镜最初入路可以采用开放式 Hasson 技术进入[46, 71]，并在上腹部使用 Veress 技术[44, 72]。
- 由于血栓形成的风险增加，深静脉血栓预防措施的有效方式是鼓励术后早期活动、皮下注射肝素，以及术中和术后使用连续气压加压装置[73]。
- 妊娠患者应尽量偏左侧的体位，以最小限度地减少对腔静脉的压迫，并尽量避免头低足高位[74]。
- 多项研究已证明测量孕妇呼气末二氧化碳（end-tidal carbon dioxide，$EtCO_2$）的安全性和有效性，因此无须常规进行血气监测[58, 59, 71]。

## 四、腹腔镜治疗良性附件包块

- 在全麻下进行。
- 插入 Foley 尿管。
- 综合考虑孕周和妊娠子宫的高度，放置第 1 根和第 2 根戳卡。
- 检查上腹部和盆腔。如果发现可疑的包

块，可以从盆腹腔留取细胞灌洗液。
- 小心抽吸囊液，避免囊液渗漏或溢出至盆腔或腹腔中。这可通过使用18号腹腔镜抽吸针或5mm戳卡来实现。
- 可在囊壁上开窗，仔细检查囊腔。对可疑病变进行活检，然后送冰冻切片。
- 仔细彻底地切除囊壁，然后使用双极电凝或任何其他合适的工具止血。必须注意操作以达到对健康卵巢组织的最小损害。
- 利用取物袋取出囊壁。
- 在直视下收回器械和第2根戳卡。排出 $CO_2$ 气体。用合适的缝合线缝合皮肤切口。
- 腹腔镜手术结束后应监测胎心。
- 无须预防性使用宫缩抑制药。
- 妊娠中肿瘤标志物如AFP、hCG和CA-125的滴度升高与恶性无关[23]。因此，这些标志物意义不大。
- 为了减少流产的可能性，如果在妊娠早期进行了卵巢囊肿切除术，应补充孕激素。然而，这种治疗的有效性尚未得到证实[22]。

## 五、妊娠期腹腔镜手术并发症及获益

除了在任何腹腔镜手术过程中可能发生的并发症外，如锐性Veress气腹针或戳卡穿透到肠、血管和膀胱的穿刺性损伤或对任何盆腹腔脏器的热损伤，对于妊娠期腹腔镜手术还必须注意以下并发症。我们还要记住，妊娠期行腹腔镜手术有一些肯定的益处。

### （一）并发症

- 腹腔镜阑尾切除术的早产率为21.4%，统计学上显著高于未接受手术的患者。无胎儿或产妇死亡[45]。
- 在妊娠早期行腹腔镜阑尾切除术中未发现胎儿器官发育异常[75]。
- 腹腔镜胆囊切除术无胎儿丢失、出生缺陷及子宫损伤[73]。另有报道发生胎死宫内和不全流产[76]。
- 随着胎龄的增加，戳卡对子宫损伤风险也在增加[21]。
- 妊娠早期腹部手术引起的自然流产率为22%[22]。
- 在妊娠晚期进行腹部手术的孕妇中，早产率为30%～40%[22]。

### （二）益处

在2003—2012年于美国进行的一项全国性队列研究（2017年5月发表）中，有19 926名妇女在妊娠期间接受了阑尾切除术和胆囊切除术。与腹腔镜检查相比，剖腹手术会使2种产科并发症，包括早产和流产的风险增加3倍[77]。

## 六、结论

在外科或妇科紧急情况下，孕妇腹腔镜手术的适应证与非妊娠患者相同。腹腔镜手术可在孕期任何时间安全地进行。

附件包块在妊娠期的诊断和处理方面存在挑战。大多数附件包块在妊娠早期末消失。如果它们持续存在，则必须进行准确的诊断和随访。如果囊肿无症状且不可疑，则可以接受观察。对于所有其他囊性病变，腹腔镜切除术均是安全有效的。腹腔镜治疗腹部疾病的报道各不相同，但无孕产妇死亡，有极少的胎儿死亡的报道。没有胎儿器官发育异常的报道。腹腔镜手术的产科并发症较剖腹手术少。一些报道提到，腹部手术后自然流产和早产增加。

## 七、技巧与窍门

- 只有在绝对必要时才进行外科手术。
- 使用与普通腹腔镜相同的安全步骤。
- 准备好更高位置的进腹腔镜戳卡和第 2 根戳卡。
- 尽可能使用左侧卧位。
- 警惕预防血栓。

## 参考文献

[1] Reedy MB, Galan HL, Richards WE, et al. Laparoscopy during pregnancy. A survey of laparoendoscopic surgeons. J Reprod Med. 1997;42(1):33–8.

[2] Curet MJ, Allen D, Josloff RK, et al. Laparoscopy during pregnancy. Arch Surg. 1996;131(5):546–50; discussion 550–1.

[3] Andreoli M, Servakov M, Meyers P, et al. Laparoscopic surgery during pregnancy. J Am Assoc Gynecol Laparosc. 1999;6(2):229–33.

[4] Shay DC, Bhavani-Shankar K, Datta S. Laparoscopic surgery during pregnancy. Anesthesiol Clin North Am. 2001;19(1): 57–67.

[5] Oelsner G, Stockheim D, Soriano D, et al. Pregnancy outcome after laparoscopy or laparotomy in pregnancy. J Am Assoc Gynecol Laparosc. 2003;10(2): 200–4.

[6] Pucci RO, Seed RW. Case report of laparoscopic cholecystectomy in the third trimester of pregnancy. Am J Obstet Gynecol. 1991;165(2):401–2.

[7] Weber AM, Bloom GP, Allan TR, et al. Laparoscopic cholecystectomy during pregnancy. Obstet Gynecol. 1991;78(5 Pt 2):958–9.

[8] Williams JK, Rosemurgy AS, Albrink MH, et al. Laparoscopic cholecystectomy in pregnancy. A case report. J Reprod Med. 1995;40(3):243–5.

[9] Arvidsson D, Gerdin E. Laparoscopic cholecystectomy during pregnancy. Surg Laparosc Endosc. 1991;1(3): 193–4.

[10] Costantino GN, Vincent GJ, Mukalian GG, et al. Laparoscopic cholecystectomy in pregnancy. J Laparoendosc Surg. 1994;4(2):161–4.

[11] Soriano D, Yefet Y, Seidman DS, et al. Laparoscopy versus laparotomy in the management of adnexal masses during pregnancy. Fertil Steril. 1999;71(5): 955–60.

[12] Glasgow RE, Visser BC, Harris HW, et al. Changing management of gallstone disease during pregnancy. Surg Endosc. 1998;12(3):241–6.

[13] Davis A, Katz VL, Cox R. Gallbladder disease in pregnancy. J Reprod Med. 1995;40(11):759–62.

[14] Muench J, Albrink M, Serafini F, et al. Delay in treatment of biliary disease during pregnancy increases morbidity and can be avoided with safe laparoscopic cholecystectomy. Am Surg. 2001;67(6): 539–42; discussion 542–3.

[15] Visser BC, Glasgow RE, Mulvihill KK, et al. Safety and timing of nonobstetric abdominal surgery in pregnancy. Dig Surg. 2001;18(5):409–17.

[16] Rizzo AG. Laparoscopic surgery in pregnancy: longterm follow-up. J Laparoendosc Adv Surg Tech A. 2003;13(1):11–5.

[17] Practice/Clinical Guidelines published on 01/2011 by the Society of American Gastrointestinal and Endoscopic Surgeons (SAGES).

[18] De Voe RW, Pratt JH. Simultaneous intrauterine and extrauterine pregnancy. Am J Obstet Gynecol. 1948;56(6):1119.

[19] Tal J, Haddad S, Gordon N, et al. Heterotopic pregnancy after ovulation induction and assisted reproductive technologies: a literature review from 1971 to 1993. Fertil Steril. 1996;66(1): 1–12.

[20] Gianaroli L, Ferraretti AP, Fiorentino A. The ovarian hyperstimulation syndrome. Reproduc Med Rev. 1996; 5(3):169–84.

[21] Disala PJ, Creasman WT. Cancer in pregnancy. Clinical Gynecologic Oncology, 6th edition. St. Louis, MO: Mosby; Vol. 202, pp. 439–72.

[22] Sophia R, Pejovic T, Nezhat F. Management of adnexal masses. Nezhat's Operative Gynecologic Laparoscopy and Hysteroscopy, 3rd edition. New York: Cambridge University Press; 2008. pp. 179–86.

[23] Schmeler KM, Mayo-Smith WW, Peipert JF, et al. Adnexal masses in pregnancy: surgery compared with observation. Obstet Gynecol. 2005;105(5 Pt 1): 1098–103.

[24] Zanetta G, Mariani E, Lissoni A, et al. A prospective study of the role of ultrasound in the management of adnexal masses in pregnancy. BJOG. 2003;110(6): 578–83.

[25] Condous G, Khalid A, Okaro E, et al. Should we be examining the ovaries in pregnancy? Prevalence and natural history of adnexal pathology detected at firsttrimester sonography. Ultrasound Obstet Gynecol. 2004;24(1):62–6.

[26] ACOG Practice Bulletin. Management of adnexal masses. Obstet Gynecol. 2007;110(1):201–14.

[27] Nezhat F, Nezhat C, Silfen SL, et al. Laparoscopic ovarian cystectomy during pregnancy. J Laparoendosc Surg. 1991;1(3):161–4.

[28] Parker WH, Levine RL, Howard FM, et al. A multicenter study of laparoscopic management of selected cystic adnexal masses in postmenopausal women. J Am Coll Surg. 1994;179(6): 733–7.

[29] Tazuke SI, Nezhat FR, Nezhat CH, et al. Laparoscopic management of pelvic pathology during pregnancy. J Am Assoc Gynecol Laparosc. 1997;4(5):605–8.

[30] Chung MK, Chung RP. Laparoscopic extracorporeal oophorectomy and ovarian cystectomy in second trimester pregnant obese patients. JSLS 2001;5(3): 273–7.

[31] Yuen PM, Chang AM. Laparoscopic management of adnexal mass during pregnancy. Acta Obstet Gynecol Scand. 1997;76(2):173–6.

[32] Loh FH, Chua SP, Khalil R, et al. Case report of ruptured

endometriotic cyst in pregnancy treated by laparoscopic ovarian cystectomy. Singapore Med J. 1998;39(8):368–9.
[33] Stepp KJ, Tulikangas PK, Goldberg JM, et al. Laparoscopy for adnexal masses in the second trimester of pregnancy. J Am Assoc Gynecol Laparosc. 2003;10(1):55–9.
[34] Neiswender LL, Toub DB. Laparoscopic excision of pelvic masses during pregnancy. J Am Assoc Gynecol Laparosc. 1997;4(2):269–72.
[35] Yuen PM, Ng PS, Leung PL, et al. Outcome in laparoscopic management of persistent adnexal mass during the second trimester of pregnancy. Surg Endosc. 2004;18(9):1354–7.
[36] Parker J, Watkins W, Robinson H, et al. Laparoscopic adnexal surgery during pregnancy: a case of heterotopic tubal pregnancy treated by laparoscopic salpingectomy. Aust N Z J Obstet Gynaecol. 1995; 35(2):208–10.
[37] Moore RD, Smith WG. Laparoscopic management of adnexal masses in pregnant women. J Reprod Med. 1999;44(2):97–100.
[38] Lin YH, Hwang JL, Huang LW, et al. Successful laparoscopic management of a huge ovarian tumor in the 27th week of pregnancy. A case report. J Reprod Med. 2003;48(10):834–6.
[39] Mathevet P, Nessah K, Dargent D, et al. Laparoscopic management of adnexal masses in pregnancy: a case series. Eur J Obstet Gynecol Reprod Biol. 2003; 108(2):217–22.
[40] Whitecar MP, Turner S, Higby MK. Adnexal masses in pregnancy: a review of 130 cases undergoing surgical management. Am J Obstet Gynecol. 1999;181(1): 19–24.
[41] Bozzo M, Buscaglia M, Ferrazzi E. The management of persistent adnexal masses in pregnancy. Am J Obstet Gynecol. 1997;177(4):981–2.
[42] Sherard GB, 3rd, Hodson CA, Williams HJ, et al. Adnexal masses and pregnancy: a 12–year experience. Am J Obstet Gynecol. 2003;189(2):358–62; discussion 362–3.
[43] Koonings PP, Campbell DR, Mishell JR, et al. Relative frequency of primary ovarian neoplasms: a 10–year review. Obstet Gynecol. 1989;74(6):921–6.
[44] Grab D, Flock F, Stohr I. Classification of asymptomatic adnexal masses by ultrasound, magnetic resonance imaging, and positron emission tomography. Gynecol Oncol. 2000;77(3):454–9.
[45] Brooks SE. Preoperative evaluation of patients with suspicious ovarian cancer. Gynecol Oncol. 1994;55(3 Pt 2):80–90.
[46] Jacobs I, Davies AP, Bridges J, et al. Prevalence screening for ovarian cancer in postmenopausal women by CA125 measurement and ultrasonography. BMJ. 1993; 306(6884):1030–4.
[47] Oguri H, Taniguchi K, Fukaya T. Gasless laparoscopic management of ovarian cysts during pregnancy. Int J Gynaecol Obstet. 2005;91:258–9.
[48] Iafrati MD, Yarnell R, Schwaitzberg SD. Gasless laparoscopic cholecystectomy in pregnancy. J Laparoendosc Surg. 1995;5(2):127–30.
[49] Hume RF, Killiam AP. Maternal physiology. In: Scott JR, KiSaia J, Hammon DB (Eds), Obstetrics and Gynecology. Philadelphia, PA: Lippincott; 1990. pp. 93–100.
[50] Guidelines for laparoscopic surgery during pregnancy. Society of American Gastrointestinal Endo-scopic Surgeons (SAGES). Surg Endosc. 1998;12(2):189–90.
[51] Reedy MB, Kallen B, Kuehl TJ. Laparoscopy during pregnancy: a study of five fetal outcome parameters with use of the Swedish Health Registry. Am J Obstet Gynecol. 1997;177(3):673–9.
[52] Jelin EB, Smink DS, Vernon AH, et al. Management of biliary tract disease during pregnancy: a decision analysis. Surg Endosc. 2008;22(1):54–60.
[53] Graham G, Baxi L, Tharakan T. Laparoscopic cholecystectomy during pregnancy: a case series and review of the literature. Obstet Gynecol Surg. 1998; 53(9):566–74.
[54] Dorum A, Blom GP, Ekerhovd E, et al. Prevalence and histologic diagnosis of adnexal cysts in postmenopausal women: an autopsy study. Am J Obstet Gynecol. 2005; 192(1):48–54.
[55] Sassone A, Timor–Tritch I, Artner A, et al. Transvaginal sonographic characterization of ovarian disease: evaluation of a new scoring system to predict ovarian malignancy. Obstet Gynecol. 1991;78:7–11.
[56] Shalev E, Eliyahu S, Peleg D, et al. Laparoscopic management of adnexal cystic masses in postmenopausal women. Obstet Gynecol. 1994;83(4): 594–6.
[57] Korndorffer JR Jr, Fellinger E, Reed W. SAGES guideline for laparoscopic appendectomy. Surg Endosc. 2010;24(4):757–61.
[58] Affleck DG, Handrahan DL, Egger MJ. The laparoscopic management of appendicitis and cholelithiasis during pregnancy. Am J Surg. 1999;178(6):523–9.
[59] Rollins MD, Chan KJ, Price RR. Laparoscopy for appendicitis and cholelithiasis during pregnancy: a new standard of care. Surg Endosc. 2004;18(2): 237–41.
[60] Schwartzberg BS, Conyers JA, Moore JA. First trimester of pregnancy laparoscopic procedures. Surg Endosc. 1997;11(12):1216–7.
[61] Thomas SJ, Brisson P. Laparoscopic appendectomy and cholecystectomy during pregnancy: six case reports. JSLS 1998;2(1):41–6.
[62] Barnes SL, Shane MD, Schoemann MB, et al. Laparoscopic appendectomy after 30 weeks pregnancy: report of two cases and description of technique. Am Surg. 2004;70(8):733–6.
[63] de Perrot M, Jenny A, Morales M, et al. Laparoscopic appendectomy during pregnancy. Surg Laparosc Endosc Percutan Tech. 2000;10(6):368–71.
[64] Schreiber JH. Laparoscopic appendectomy in pregnancy. Surg Endosc. 1990;4(2):100–2.
[65] Sadot E, Telem DA, Arora M, et al. Laparoscopy: a safe approach to appendicitis during pregnancy. Surg Endosc. 2010;24(2):383–9.
[66] Lemieux P, Rheaume P, Levesque I, et al. Laparoscopic appendectomy in pregnant patients: a review of 45 cases. Surg Endosc. 2009;23(8):1701–5.
[67] McKellar DP, Anderson CT, Boynton CJ, et al. Cholecystectomy during pregnancy without fetal loss. Surg Gynecol Obstet. 1992;174(6):465–8.
[68] McKenna DA, Meehan CP, Alhajeri AN, et al. The use of MRI to demonstrate small bowel obstruction during pregnancy. Br J Radiol. 2007;80(949): e11–4.
[69] Barone JE, Bears S, Chen S, et al. Outcome study of cholecystectomy during pregnancy. Am J Surg. 1999;177(3):232–6.
[70] Alcazar JL, Jurado M. Prospective evaluation of a logistic model based on sonographic morphologic and color Doppler findings developed to predict adnexal malignancy. J Ultrasound Med. 1999;18(12): 837–43.
[71] Fatum M, Rojansky N. Laparoscopic surgery during pregnancy.

Obstet Gynecol Surg. 2001;56(1):50–9.
[72] Dottino PR, Levine DA, Ripley DL, et al. Laparoscopic management of adnexal masses in premenopausal and postmenopausal women. Obstet Gynecol. 1999;93(2):223–8.
[73] Davison J, Park W, Penney L. Comparative study of operative laparoscopy vs. laparotomy: analysis of financial impact. J Reprod Med. 1993;38(5):357–60.
[74] Ehren IM, Mahour GH, Isaacs H. Benign and malignant ovarian tumors in children and adolescents. A review of 63 cases. Cancer. 1984;147(3):339–43.
[75] Mais V, Ajossa S, Piras B, et al. Treatment of nonendometriotic benign adnexal cyst. A randomized trial to evaluate benefits in early outcome. Am J Obstet Gynecol. 1996;174(2):654–8.
[76] Curtin JP. Management of the adnexal mass. Gynecol Oncol. 1994;55(3 Pt 2):S42–6.
[77] Sachs A, Guglielminotti J, Miller R, et al. Risk factors and risk stratification for adverse obstetrical outcomes after appendectomy or cholecystectomy during pregnancy. JAMA Surg. 2017;152(5):436–41.

# 第 19 章　妇科腹腔镜手术中生殖器官外的发现
## Extragenital Findings in Gynecological Laparoscopy

Ibrahim Alkatout　Frederike Egberts　Manfred Schollmeyer　Liselotte Mettler　著
李春霞　译　　杨保军　湛艳瑞　校

## 一、概述

虽然人体的解剖结构没有改变，但在手术材料和手术方式上有了技术上的发展，这要求手术治疗也要同步发展。电子和光学技术的发展使得许多妇科手术可以通过腹腔镜完成。任何其他手术方式和腹腔镜手术之间的一个基本区别是初始进入（无论是用针、套管还是套管穿刺针）大多数都是盲操作。盲穿可能导致血管或器官损伤。与穿刺孔盲穿相关的损伤很难立即被发现，从而导致严重的腹部脏器的创伤修复手术，尤其是肠损伤需要行临时结肠造口术。因此，腹腔镜的技术和手术安全性始于 PORT 的放置和穿刺戳卡的进入。目前有可视系统但尚未广泛使用。

在内镜仪器、设备、光学系统和文献技术飞速发展的背景下，数十年来，腹腔镜经历了从诊断到手术的转变。这一进步伴随着腹腔镜技术的提高，并且几乎应用于每一个手术科室。从 20 世纪 80 年代开始的腹腔镜手术方法的进一步发展，特别是在肿瘤专业方面，开启了对全面的腹腔内腹腔镜诊断及其跨学科的价值，促进了跨学科的接触。

在妇科剖腹手术中，下腹部（沿 Pfannenstiel 线）横切口或下腹正中切口均无法很好地评估、探查中上腹部。对于腹腔镜，在良好的麻醉和最佳定位及有高清的光学设备的情况下，就可以充分显示盆腔内器官及腹腔内器官。探查结果的现场演示对内科医生和外科医生都非常有价值。保存手术视频和图片还可同那些参加手术的人员进行讨论，并且在以后的医学培训和授课中使用。

本章的不单单介绍属于妇科领域的生理解剖区域，还涉及由妇科医生诊断和处理的生殖器官外的病变。

## 二、步骤 1

### 术前评估

接受腹腔镜手术的患者应了解手术的风险和潜在的并发症及可替代的手术方法。腹腔镜检查前的术前讨论应包括讨论进入路径和与腹腔镜进入相关的风险，如肠道、泌尿道、血管、网膜和其他周围器官的损伤，以及以后发生的伤口感染，粘连相关疼痛和疝气形成。一旦发现生殖器官以外的病变，术前讨论还应包括手术过程。

术前讨论需要根据患者的体重指数（BMI）和肥胖或体重过轻而综合评估个体风险。根据病史，重要的是要考虑解剖畸形、腹部中线切口、腹膜炎或肠道感染性疾病的病史 [1]。

## 三、步骤 2

### 术前相关皮肤检查结果

在妇科手术开始之前，需要仔细检查患者的整个身体。这可以在术前诊断时进行，也可以在患者麻醉时更加谨慎、认真、仔细地进行。对全身进行严密检查，以发现生理和病理变化。只要有可能，所有病理的发现或可疑的皮肤发现必须向皮肤科医生报告并展示。手术前的详细和广泛的咨询可使外科医生在一次麻醉手术中同时进行活组织检查甚至进行皮肤手术。如果没有皮肤科医生，则需要留存照片。

大多数偶然发现的皮肤问题一般表现为多发性的，并且是良性的。然而，如果不予治疗，一些病变会转化为皮肤癌。也可能一些病变在诊断时已经是恶性的，并且需要综合性和个体化治疗。只能由经验丰富的皮肤科医生给出明确的治疗方案。非皮肤科医生对于皮肤的异常情况甚至可能是危险的皮肤病变的认知是不敏感的（图 19–1 至图 19–8）。

根据患者的病史，如既往手术史和（或）慢性疾病史，皮肤损伤可以是既往遗留下的或新产生的，可以解释患者的症状或决定其预后（图 19–9 至图 19–12）。

## 四、步骤 3

### （一）腹膜外的相关解剖

所有前腹壁入路需穿透四块肌肉，即腹直肌、腹外斜肌、腹内斜肌和腹横肌。在剖腹手术中，切口有两种可能，一种是传统的下腹沿 Pfannenstiel 线的横切口或是下腹部稍高于 Pfannenstiel 线的横切口，被称为“以色列式”Misgav Ladach 剖宫产横切口；另一种是直至脐部或脐旁的纵切口。

虽然腹腔镜手术的穿刺区域是可变的，但是正常的戳卡位置都使用相同的穿刺部位。因此，任何外科医生都必须熟悉腹壁的解剖及其周围相关的解剖结构。

由于没有重要的血管结构，多选择在脐下进入戳卡。唯一需要注意的是必须严格保持中线，以避免对中线旁结构的意外损伤。

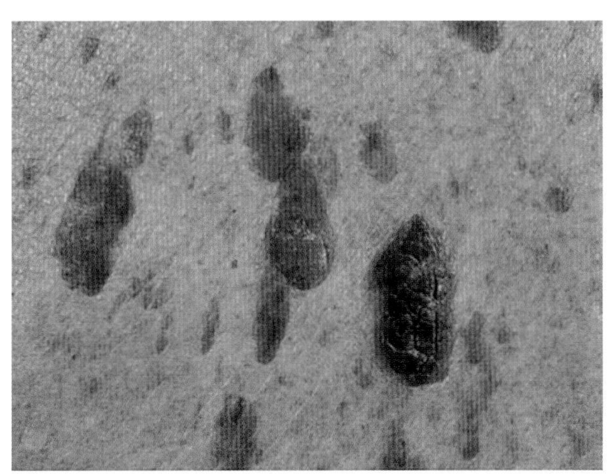

▲ 图 19–1 **脂溢性角化病（老年疣，基底细胞乳头状瘤）常为多发性良性病变**

临床表现为边界清晰、灰色或深棕色、角化过度的斑疹和斑块，有时表面有油腻性痂，主要在胸壁、肩胛间区域和前额上。有时沿着皮纹分布或呈线性“雨滴”状排列

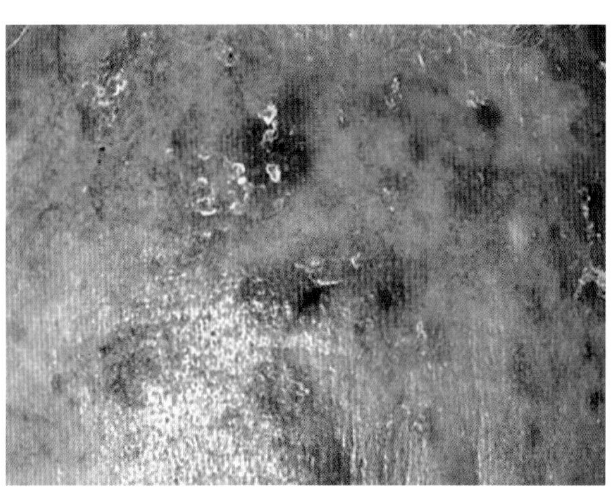

▲ 图 19–2 **光化性角化病（日光性角化病）**

如果不及时治疗，可形成角化细胞表皮内瘤变，有 8%～20% 会转化为皮肤鳞状细胞癌（cSCC）。临床表现为老年患者暴露于阳光下的皮肤常出现多发性的、界限不清的鳞屑性丘疹或斑块

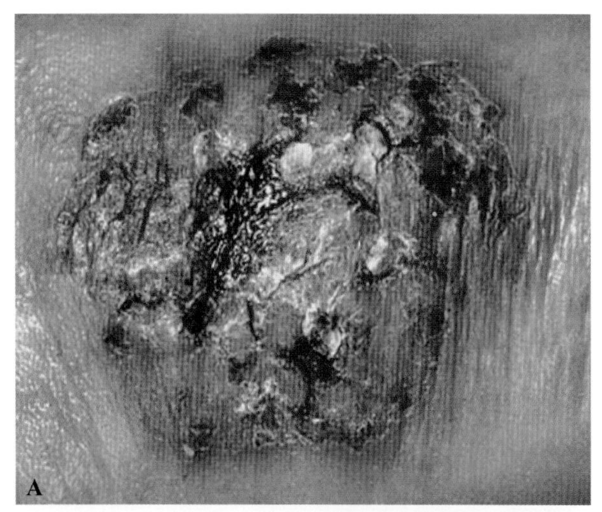


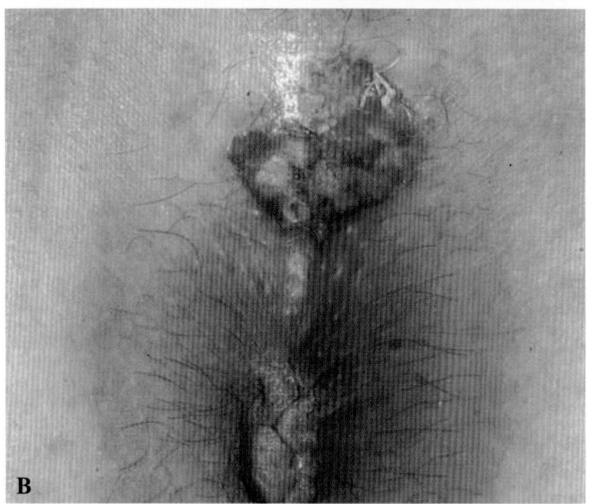


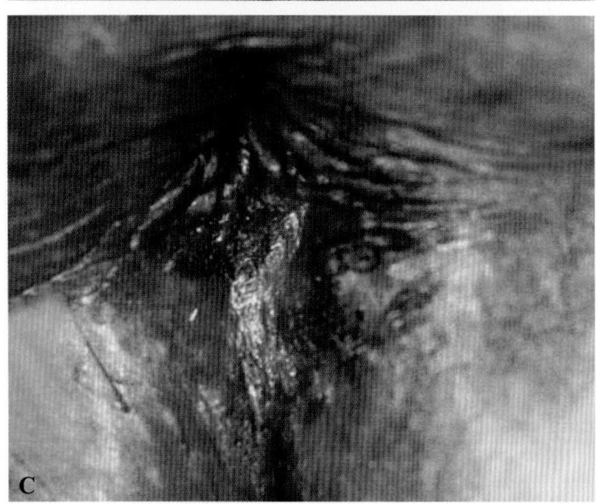


▲ 图 19–3　**Bowen 病**

表皮内鳞状细胞癌（原位 SCC）的临床变异，具有明显的组织病理学改变。临床表现为：A. 界限清楚的红色鳞状斑块，有时呈结节状或侵蚀性改变；B. 肛门生殖器区域的色素改变；C. Bowenoid 丘疹病，主要是生殖器区域多发的褐色斑点和疣状斑块，与 Bowen 病（外阴病变通常为双侧色素沉着）在组织学上相似。大多数情况与 HPV-16、HPV-18 感染有关

在浅腹壁应该能看到 2 条动脉。必须避免损伤这些动脉，因为即使是表浅的切口也可能导致严重的出血，从而需要从腹腔镜手术中转到剖腹手术。通过透视可观察到这 2 支血管（图 19–13）。确定好定位点后，根据相应的内部位置，与腹壁垂直放置戳卡。腹壁浅动脉起源于腹股沟韧带下约 1cm 处的股动脉，穿过筋膜嵴，在腹股沟韧带前方向上翻转，在腹壁浅筋膜两层之间向上伸展，几乎延伸至脐。旋髂浅动脉起源于腹壁浅动脉附近的股动脉。穿过阔筋膜后，它与

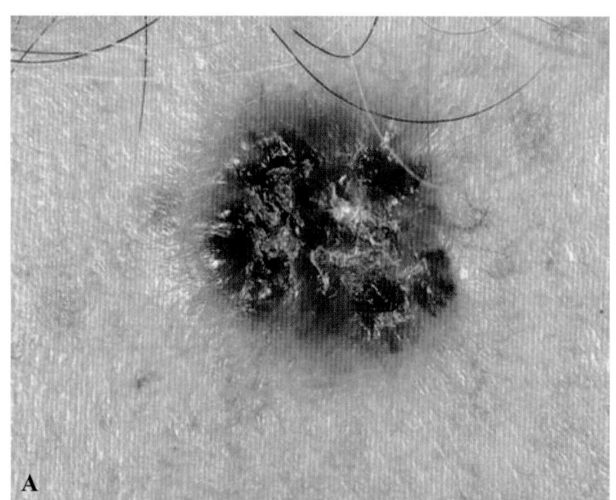


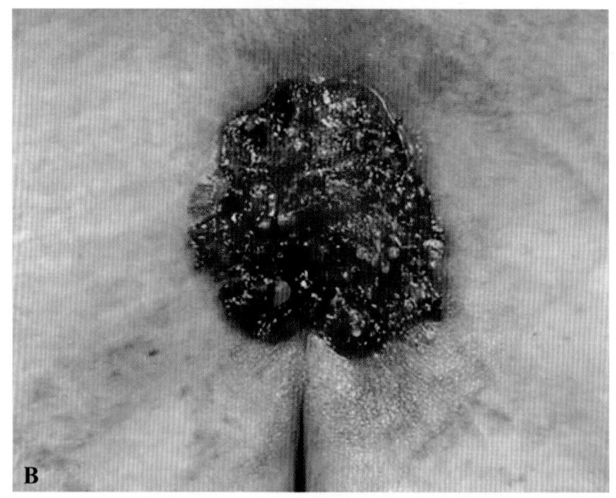


▲ 图 19–4　**基底细胞癌（BCC）**

白种人最常见的恶性肿瘤，发病率呈上升趋势，占所有皮肤恶性肿瘤的 90% 以上。主要发生在老年患者暴露于阳光下的皮肤上（头颈部 80%，肩 / 胸 15%，其他部位 5%）。红斑型，有时有色素沉着（A），丘疹样斑块伴毛细血管扩张和中央溃疡。临床分型为结节型、囊肿型、浅表型、浸润（形态学）型

腹股沟韧带平行并向外侧延伸至髂嵴，同时延伸出更小的分支。

## （二）戳卡穿刺位置

尽可能采用半月形切口或直切口将腹腔镜和光学戳卡插入脐下区域（图 19-14）。只有在因严重粘连或腹腔内巨大肿瘤而无法放置戳卡的情况下，才可考虑其他穿刺点，如脐上或 Palmer 点（图 19-15）作为第一进入位点。

## （三）特殊情况肋下穿刺注气技术

对于那些粘连风险显著增加的患者，都有腹部手术史，包括剖宫产、大的子宫肌瘤、脐疝、巨大卵巢囊肿、腹膜前气体注入，或脐部入路失败，Palmer 在 1974 年描述了在锁骨中线肋缘下方约 3cm 处的腹部入路点。Palmer 点可用于气

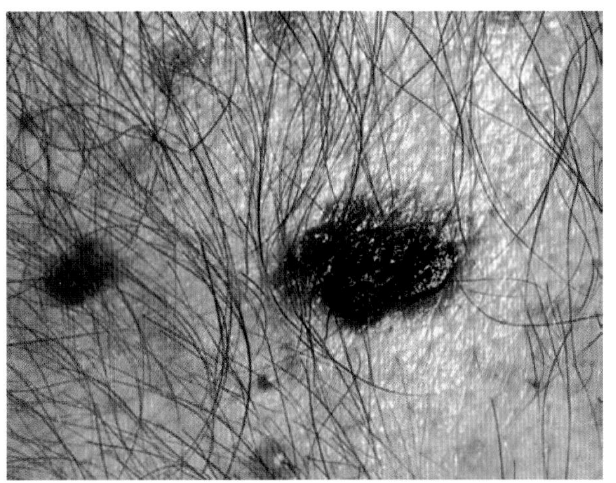

▲ **图 19-5　非典型痣综合征患者的恶性黑色素瘤（MM）**

白种人发病率第三的恶性皮肤肿瘤，全球发病率呈上升趋势。好发于不对称多发性、多色痣患者（继发结节性增生性黑色素瘤），其左上部可见边界不清，浅棕色到黑色的不对称斑块、红斑或侵蚀结节

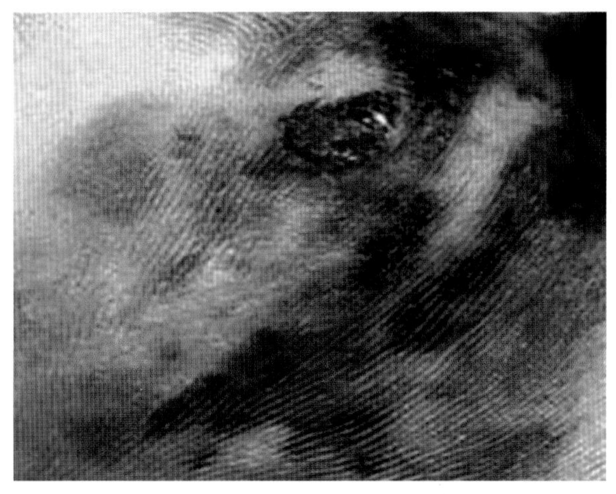

▲ **图 19-7　肢端雀斑样恶性黑色素瘤（ALM）**

多发于手掌、足底和颌下皮肤的恶性黑色素瘤。临床表现为边界不清，不对称，褐色至黑色斑块，有时结节状或溃烂。指甲下黑色素瘤通常表现为无色素改变或纵向黑色素沉着

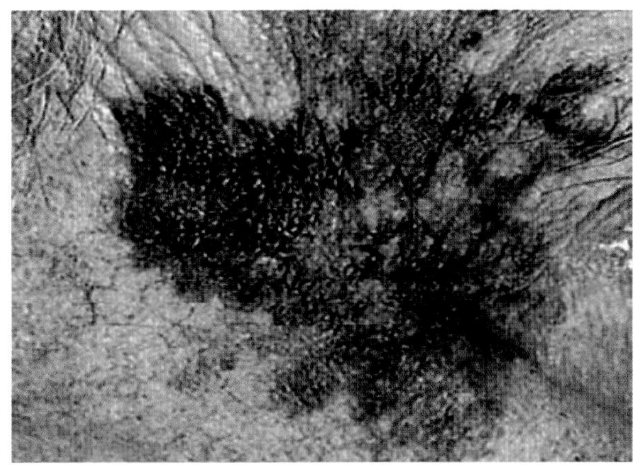

▲ **图 19-6　雀斑样恶性黑色素瘤**

恶性黑色素瘤的变种，具有临床和组织病理学的独特特征。最常见于老年患者的面部和日晒皮肤。边界不清、不对称、棕色至黑色的斑疹，离心扩张

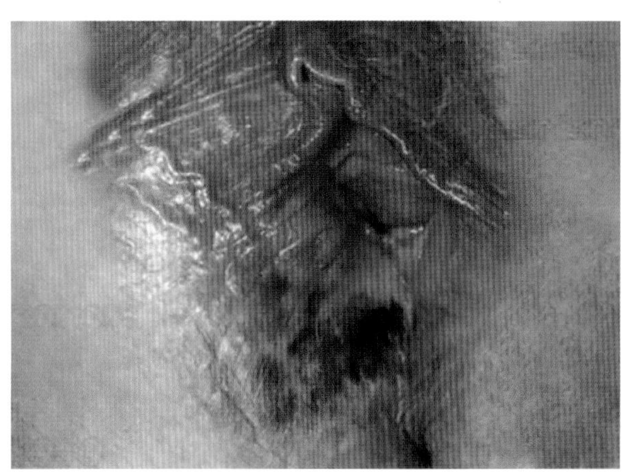

▲ **图 19-8　外阴黑色素瘤**

可以在阴唇良性斑块的基础上发展。临床上为侵袭性类型的恶性黑色素瘤。边界不清，不对称，棕色至黑色斑点，可离心性扩大

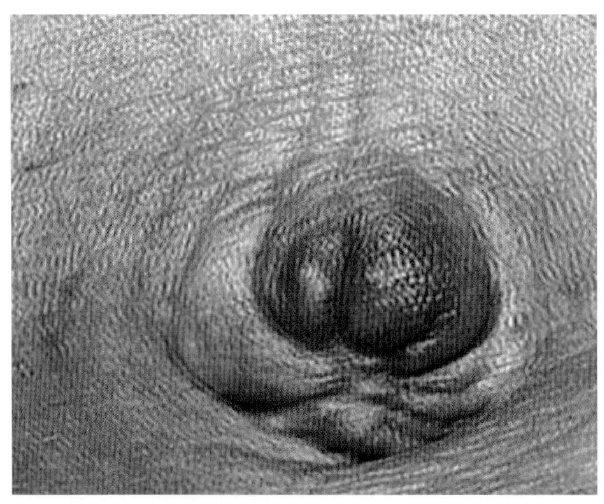

▲ 图 19-9　脐部子宫内膜异位症病灶。该患者曾行腹腔镜子宫内膜异位病灶切除术

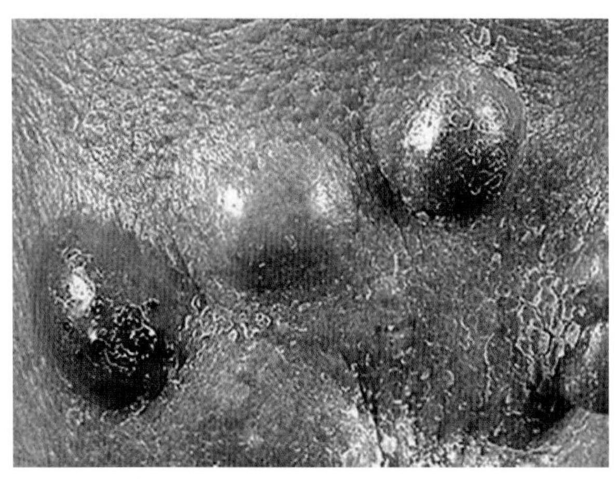

▲ 图 19-10　乳腺癌胸部皮肤转移

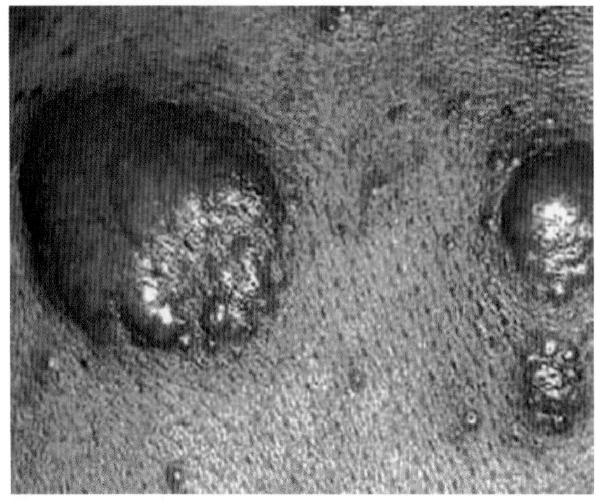

▲ 图 19-11　原发性皮肤滤泡性 **B** 细胞淋巴瘤，小腿的丘疹和结节

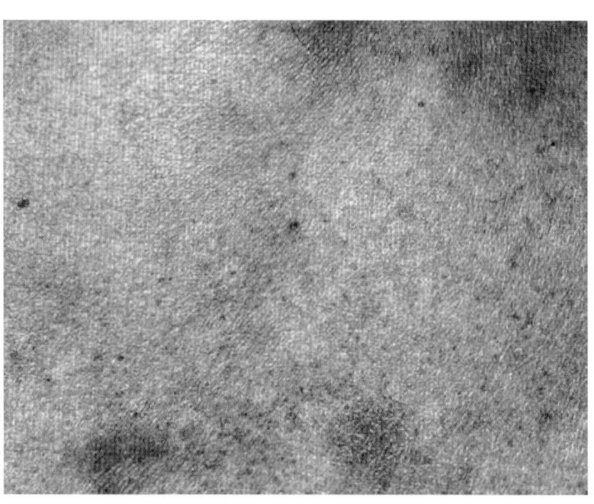

▲ 图 19-12　背部原发性皮肤 **T** 细胞淋巴瘤。如果对该病认知不够和不仔细检查，很容易漏诊

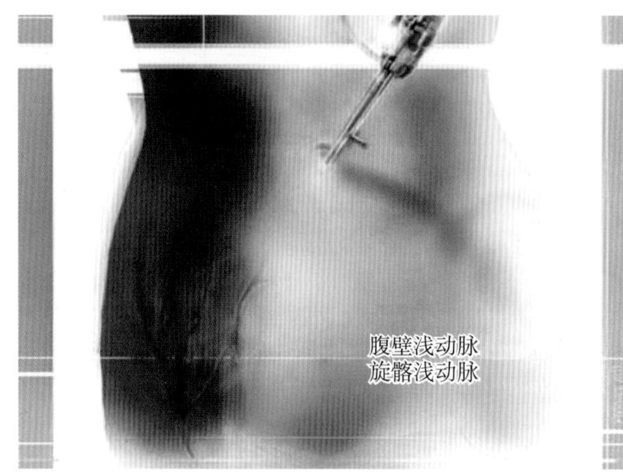


▲ 图 19-13　透光法显示腹壁浅动脉和旋髂浅动脉，确定辅助戳卡的穿刺区域

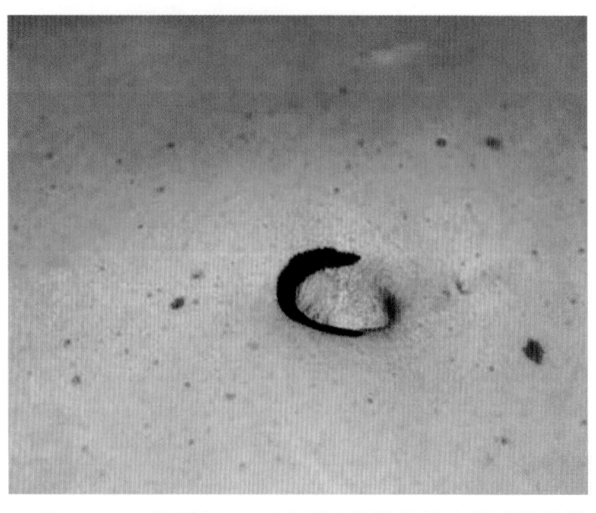

▲ 图 19-14　脐下切口，局部触诊发现从皮肤到脊柱的距离很近，腹膜后血管搏动清晰可见

腹针和小型戳卡。任何入路技术都不能完全消除与入路相关的血管、肠道、泌尿道损伤和气体栓塞。已知 Palmer 点受粘连影响最小，因此是最安全的腹腔镜入口点（图 19-15）。

左上象限是容易进入的部位，并且几乎没有腹腔内粘连，坚硬的膈肌防止腹壁下垂。使用 Palmer 点的适应证为：①2 次脐下穿刺充气失败；②主要用于非常肥胖的患者及先前有腹部手术且怀疑腹腔内粘连的患者；③既往有腹部纵切口的患者。

当使用这个入口位置时，可能会有刺到肝左叶、脾脏、胃和横结肠的风险，尽可能以略小于 90° 的角度穿刺预防。

任何辅助戳卡都可超不对称地放置在中线。

## 五、步骤 4

### （一）通过戳卡观察腹腔内解剖

在插入其他戳卡之前，必须用腹腔镜仔细检查要插入的区域。假设一个标准的操作，2 个操作戳卡放在下腹部，另一个辅助戳卡沿着中线放在其旁边。在下腹部除了已闭塞的脐尿管和膀胱外，未发现明显的解剖结构（图 19-16A）。

识别腹壁的不同标志非常重要（图 19-16B）。从中线开始，脐正中皱襞包含已退化的脐尿管，还有剖宫产术后膀胱会悬吊起来。从腹壁两侧面看，有成双的脐韧带，其皱襞内含有退化的脐动脉，脐动脉是将胎儿的血液通过脐带运送到胎

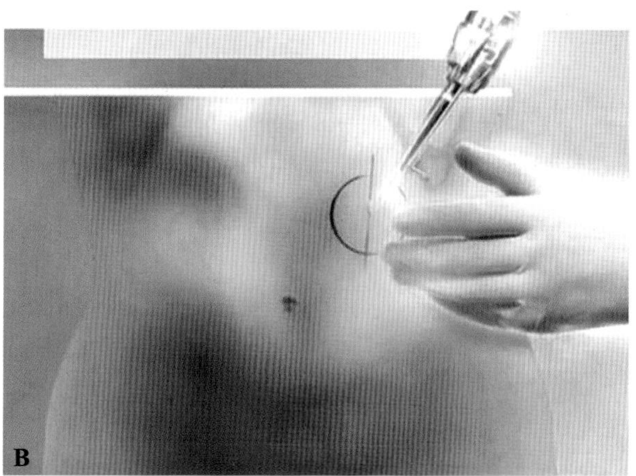


▲ 图 19-15 **Palmer 点位于锁骨中线肋缘下方约 3cm 处**

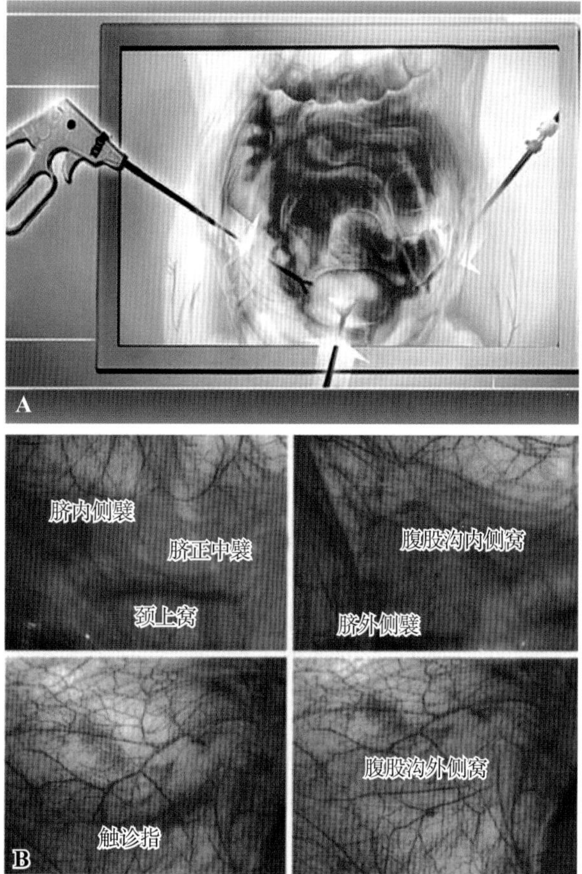


▲ 图 19-16 **A. 腹腔镜和 3 支辅助戳卡置入后的情况；B. 腹壁内视图，显示了脐外侧襞及腹壁血管。穿刺点必须在脐外侧襞外侧**

盘，在胎儿出生后退化，因此也没有危险。下一步是具有完整腹壁下血管的脐外侧腹膜皱襞，腹壁下动脉起源于髂外动脉的腹股沟韧带。它沿腹膜下组织腹侧分开，然后沿着腹股沟深肌环的内侧边缘斜向上走行。随后，它穿过腹横肌筋膜，在腹直肌和腹直肌下筋膜之间向上攀升，从而移动了弓状线的腹侧。在肚脐上面，它分成许多小分支与腹壁上动脉相吻合。与浅表扩张的血管分支相比，透照检查不能显示腹壁下动脉。

### （二）戳卡插入的位置

一旦借助透照法从外部确定了皮肤区域，可以用触诊确定穿刺孔与脐外侧襞的安全距离（图 19-17）。正确的穿刺点通常为髂前上棘内侧两横指处（图 19-18）。确定了安全位置后，戳卡垂直放置并向前推，直到腹腔镜可以看到戳卡的尖端（图 19-19）。

## 六、步骤 5

### 风险管理

腹部入路和气腹的产生有严重的肠道损伤风险。这类损伤在腹腔镜手术中更常见，在剖腹手术中通常可以避免。虽然这些损伤并不常见，但它们是腹腔镜手术死亡的主要原因。任一腹腔镜操作过程，都可能是肠道损伤的发病诱因。

术中发生的许多肠道病损可以缝合，也可能需要把撕裂部位的部分肠管切除再缝合或端 – 端吻合及临时回肠造口术。与大血管损伤不同，血管损伤的风险和表现能术中即刻发现，而许多肠损伤在手术时无法被识别。因此，患者在术后，甚至在出院后才出现腹膜炎的特异性或非特异性症状。术后持续性发热、心动过速或肠梗阻应高度怀疑肠损伤。这种延迟诊断使其成为术后并发症率和死亡率的重要原因。

手术医生的经验是并发症发生尤其是肠损伤发生的重要决定因素。掌握腹腔镜解剖学知识对于理解疾病中经常出现的异常解剖结构是至关重要的。大部分的损伤是由于组织粘连、界限不

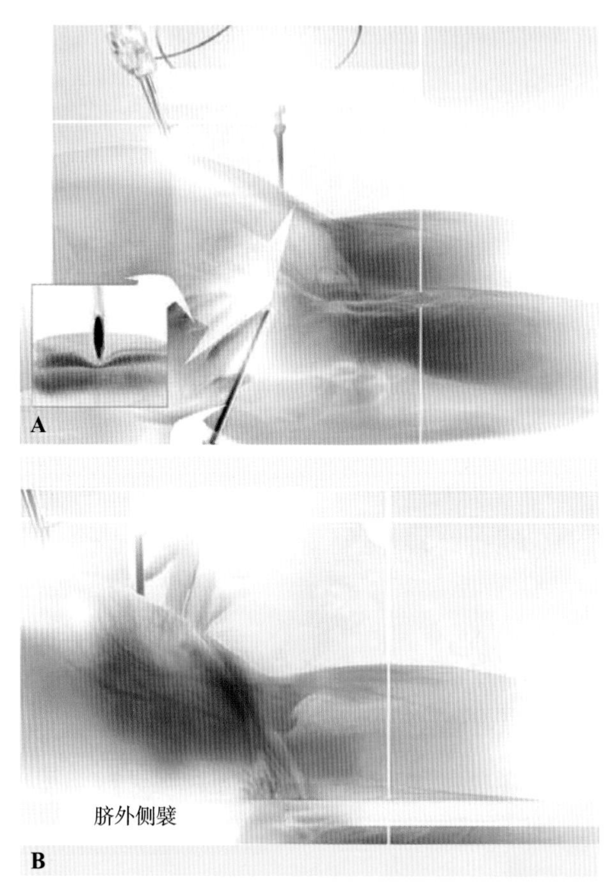


▲ 图 19-17　腹壁的腹腔内视图，显示了脐外侧襞及腹壁血管，穿刺点必须在其外侧

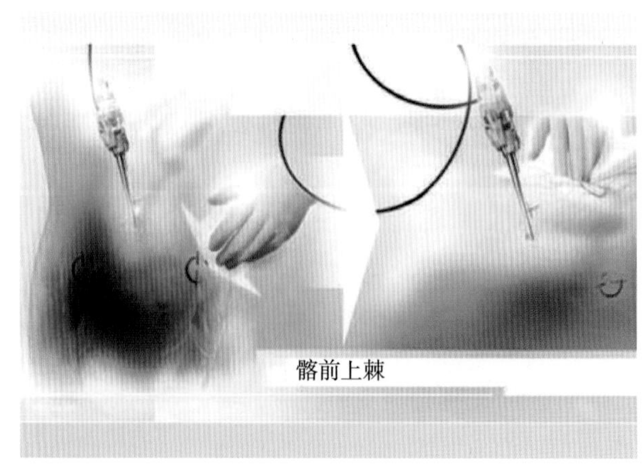


▲ 图 19-18　从（髂前上棘内侧两指）外侧与皮肤表面呈 90° 角穿刺，穿透腹壁全层

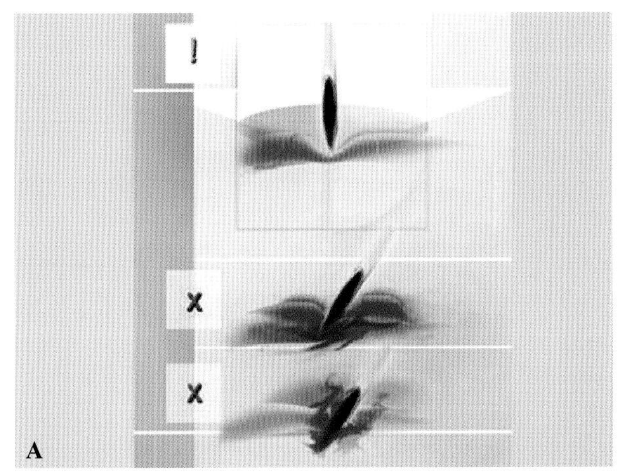

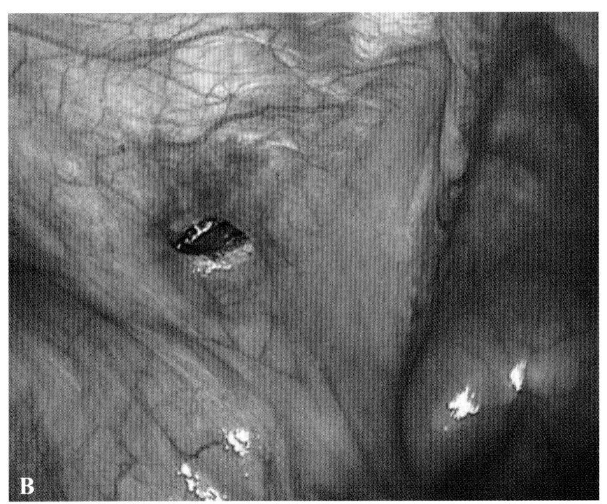

▲ 图 19-19　戳卡穿刺位置位于脐外侧襞外侧

清、钝性分离、电热离肠管太近、过度牵拉和视野清晰度差而导致的。既往手术史、子宫内膜异位症、慢性盆腔炎症性疾病、恶性肿瘤，或放射治疗都可能使解剖变异和组织粘连界限不清。在大盆腔手术之前不再建议做肠道准备。

对于具有正常边界的肠损伤主要采用 3-0 可吸收线或 4-0 PDS 缝合线行无张力、单层、黏膜下间断缝合来修复。对于更严重的损伤，需要切除部分肠管和一期吻合。

## 七、步骤 6

### （一）术前管理

诊断性腹腔镜检查和手术同时进行是许多妇科、泌尿外科、普通外科和跨学科手术的金标准。手术精准、微创、手术时间短、出血少，具有成本效益高、住院时间短，术后镇痛要求低、粘连风险低、手术视野清晰，无药物不良反应。甚至血流动力学不稳定也不是原发性腹腔镜的绝对禁忌证 [2-6]。

### （二）手术器械

框 19-1 提供了腹腔镜治疗所需或必需的所有器械的详细清单。

| 框 19-1　进行异位妊娠手术所需的器械 | |
|---|---|
| 直径 5mm 或 10mm 的腹腔镜 | 无创抓钳 |
| 摄像系统 | 剪刀 |
| 微处理器控制的气腹系统 | 负压吸引和冲洗系统 |
| 电手术器械 | 单极电钩 |
| 氙冷光源 | 双极钳 |
| 直径为 6mm 或 11mm 的戳卡 | 一次性取物袋 |
| 气腹针 | 举宫器 |

## 八、步骤 7

### 一般手术开始

气腹产生后，用锥形戳卡通过脐 Z 形切口将一个 11mm 的光学戳卡插入到腹腔内。通过左右耻骨上外侧小切口插入 2 个 5mm 的器械戳卡。如果腹腔大量出血，会将气腹针插入血液中，针头的尖端可能会浸入血液中 [7-9]。因此，较高的初始充气压力是有利的。

## 九、步骤 8

### 术中管理

出于诊断目的，建议在探查盆腔之前先进

行系统性探查，并对中腹部和上腹部的探查结果进行评估。在创建气腹和插入光学视管后要采取预防措施，进行全面探查以排除气腹针或戳卡的损伤。必须注意游离血、粪便或腹膜后血肿。同样，如果必要，应立即通过耻骨上入路评估该区域可疑的脐粘连。

在建立气腹后的探查过程中，首先会注意到不同起源和部位的粘连。大网膜、回肠和结肠会受到特别的关注。这些粘连多见于既往有腹部手术史、腹腔内感染和腹部钝性损伤的患者（图19–20）。

进一步的腹腔镜诊断应包括阑尾（图19–21）、盲肠、结肠（图19–22）和回肠（图19–23）的探查。即使既往曾行阑尾切除术，术中还是建议探查回盲部（图19–24）。

随后进行胆囊和肝脏的检查，通常会出现意外的病理结果。解剖异常（图19–25）、无症状胆石症（图19–25和图19–26）、局灶性结节增生（图19–27）、腺瘤（图19–28）、血管瘤（图19–29）、肝脓肿（图19–30）、肝囊肿（图19–31）、原发性肝癌（图19–32）、肝转移是很容易诊断的（图19–33）。全身性疾病，如脂肪肝（图19–34）或肝硬化（图19–35），也很容易被发现。从某种意义上讲，肝与膈的粘连会被认为是由于淋球菌或衣原体感染导致的肝周炎的结果（图19–36）。

虽然在腹腔镜下很难识别胃和胰腺疾病，但在患者最左上腹位置可以发现脾脏的改变（图19–37）。接下来是腹膜检查，可发现腹膜异物残留（图19–38）、腹膜囊肿（图19–39）、腹膜肿瘤（图19–40）、炎症浸润、既往手术表现出的异物反应及腹膜的原发疾病（图19–41）。也可发现切口疝和先天性疝（图19–42）。对空肠、回肠和结肠的大网膜和肠系膜的全面细致地探查，可以提供重要的发现，对影像学或慢性症状的鉴别诊断有重要作用（图19–43和图19–44）。通过检查患者和良好的定位，有时可以获得腹膜后病理结果（图19–45至图19–47）。既往剖腹术后，任何引入的异物都可以定位，必要时予以清除（图19–48）。其他细菌学、细胞学和组织学检查可以进一步验证临床表现。在完成中腹部或上腹部的诊断后，通常要进行内生殖器官的检查。

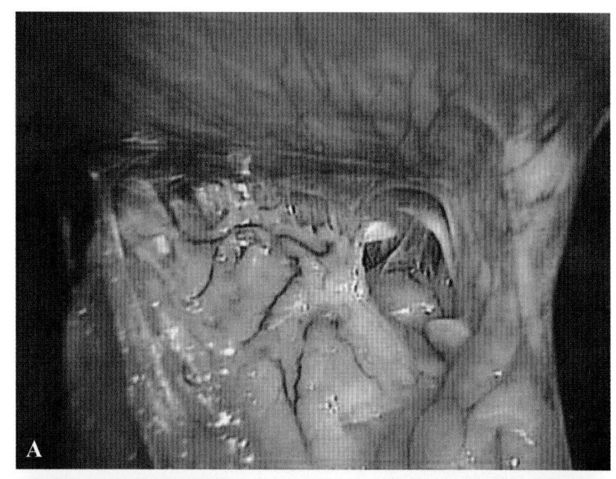


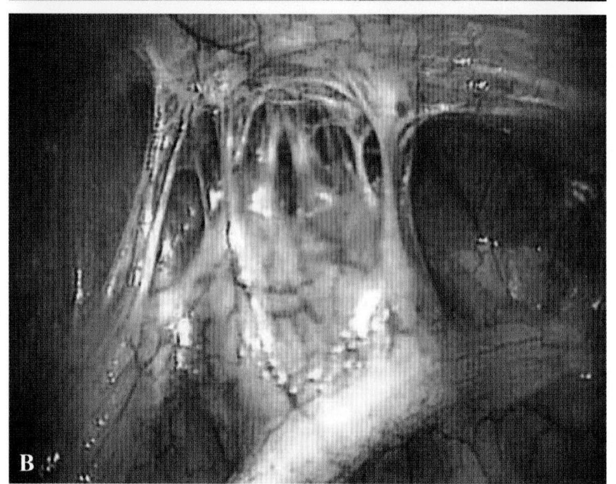


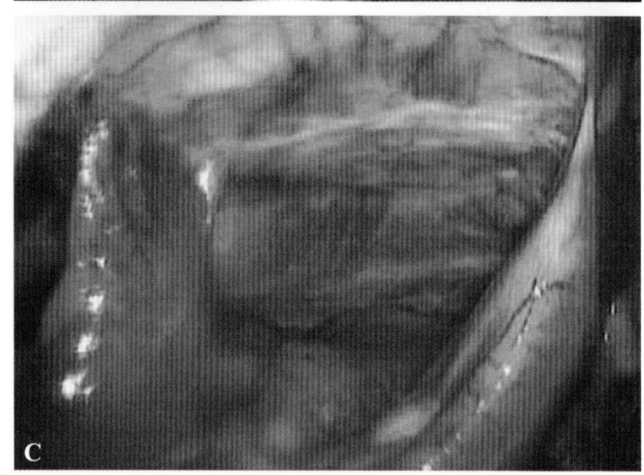


▲ **图19–20 A. 大网膜与阑尾切除术的腹壁瘢痕形成粘连；B. 升结肠和阑尾切除术瘢痕之间的粘连；C. 腹膜炎后回肠与前腹壁之间的粘连**

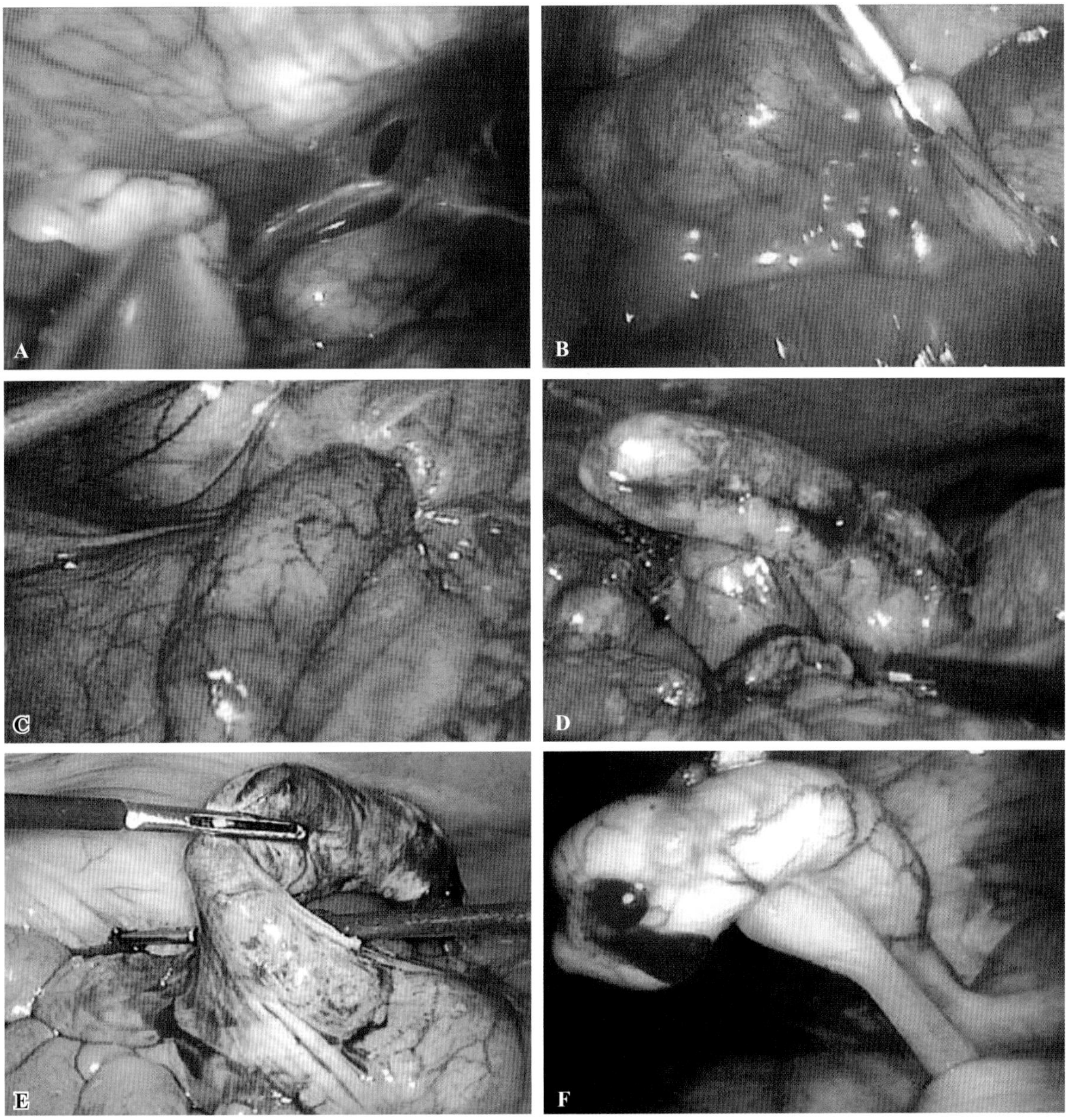

▲ 图 19-21 **A.** 胆囊附近的异位阑尾；**B.** 阑尾黏液囊肿；**C.** 克罗恩病中的慢性阑尾炎；**D.** 急性阑尾炎伴局部腹膜受累；**E.** 急性穿孔性阑尾炎伴局部腹膜炎；**F.** 阑尾子宫内膜异位症

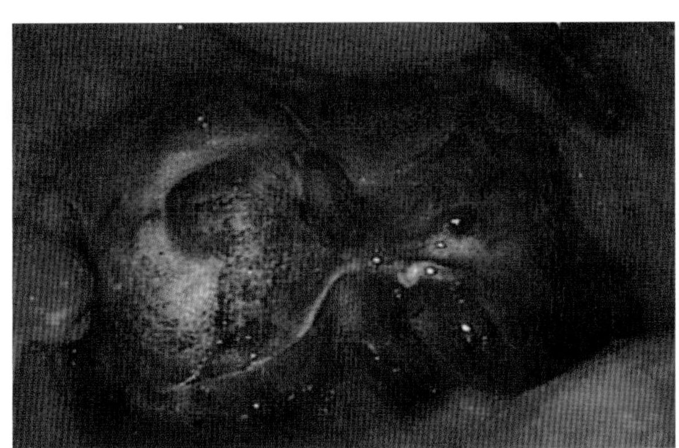

▲ 图 19-22 **sigma** 结肠慢性憩室病

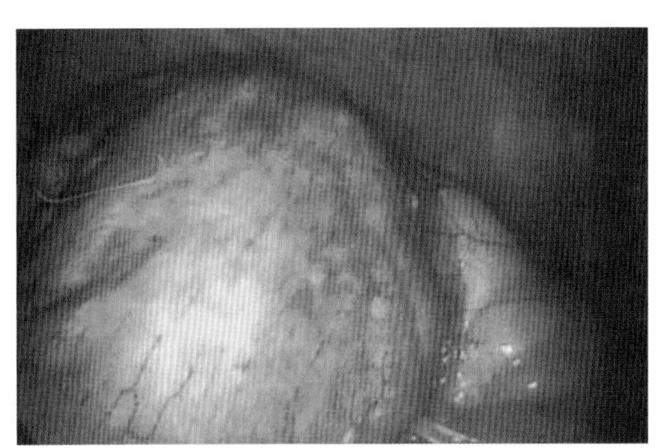

▲ 图 19-23 回肠的肿瘤、胆囊结石（**8.5cm×5.5cm×5cm**）

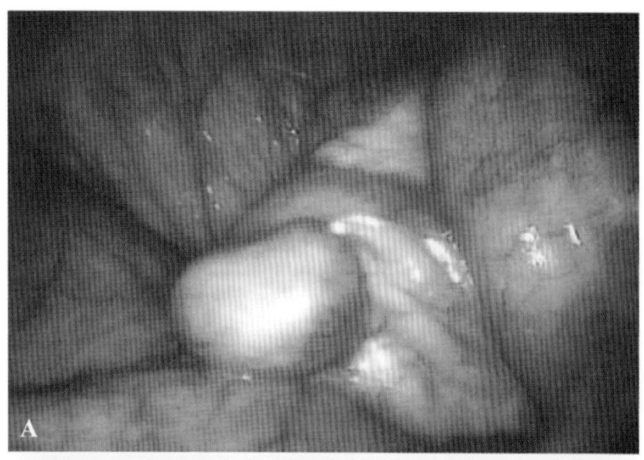


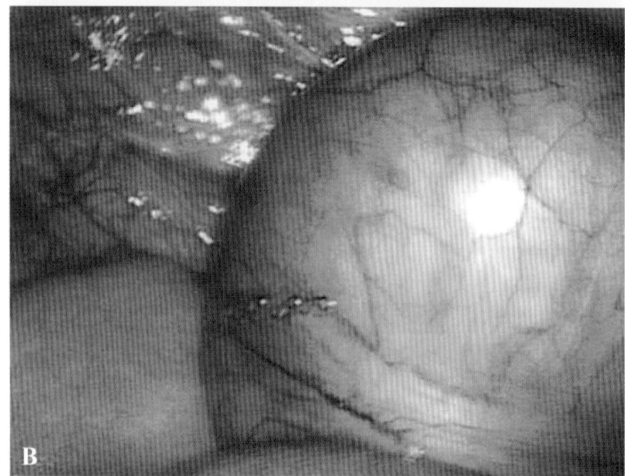


▲ 图 19–24　**A.** 阑尾切除术后的残留阑尾并持续感染；**B.** 阑尾切除术后盲肠残端的钛夹

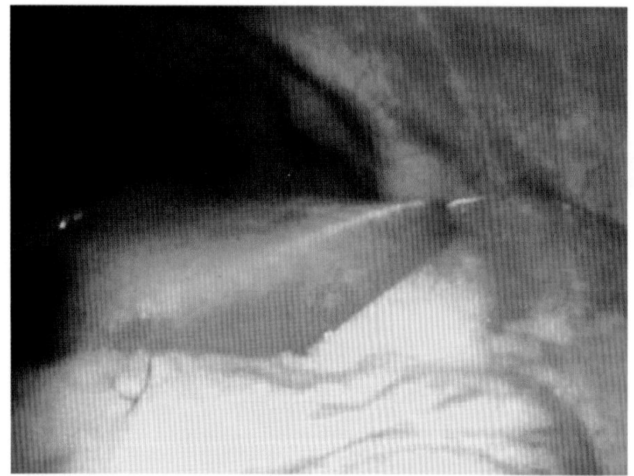

▲ 图 19–25　内脏转位，肝脏和胆囊位于患者左上腹

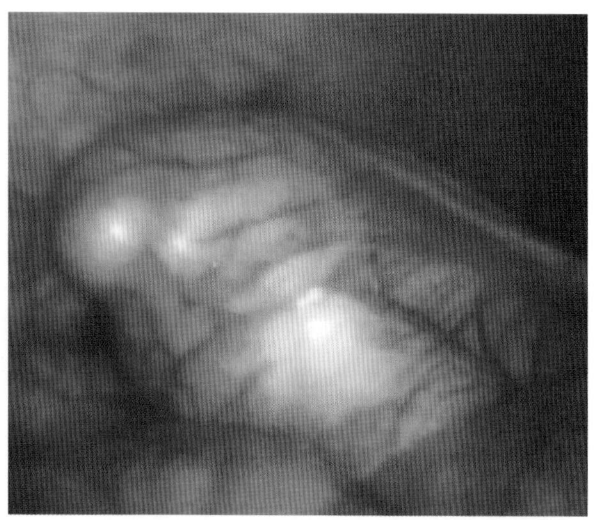

▲ 图 19–26　无症状的胆石症

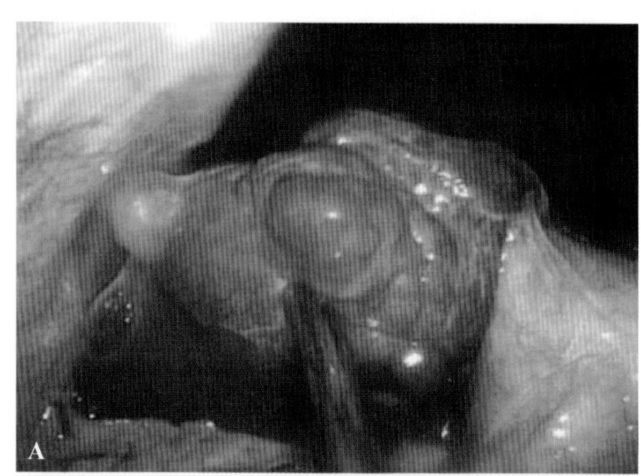


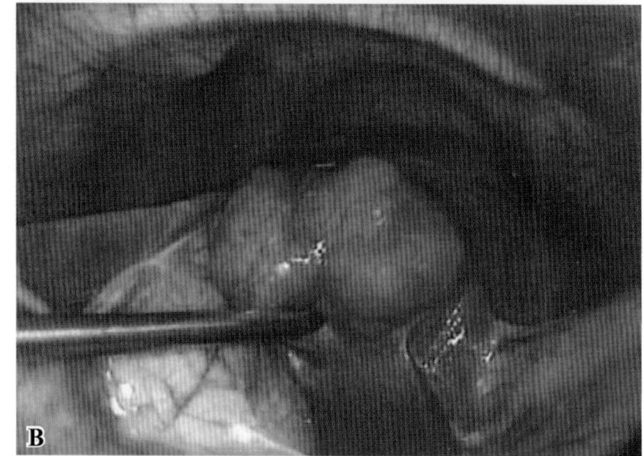


▲ 图 19–27　肝局灶性结节增生

被误认为是生殖器官外的妇科发现普遍存在（图 19–49 至图 19–52）。先天性畸形必须要记录（图 19–53 和图 19–54）。不常见的发现有的有临床症状，有的没有临床症状（图 19–55）。

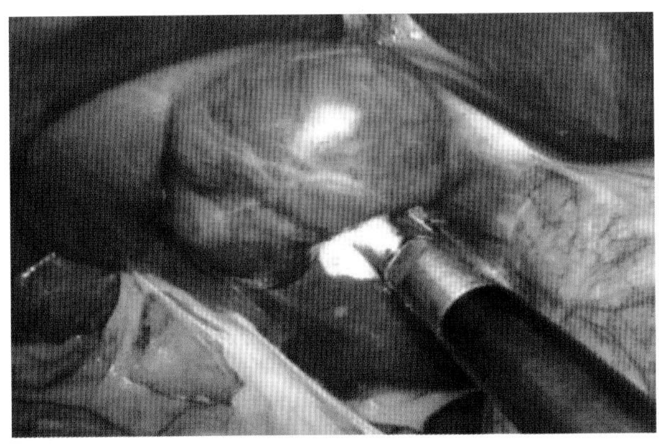

▲ 图 19–28　胆囊旁的孤立性肝腺瘤

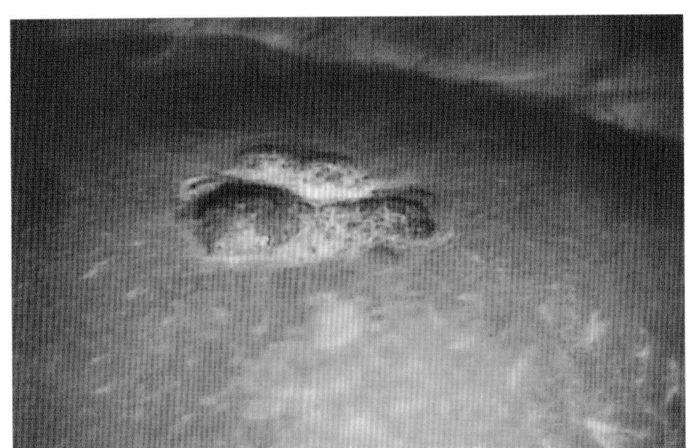

▲ 图 19–29　肝血管瘤

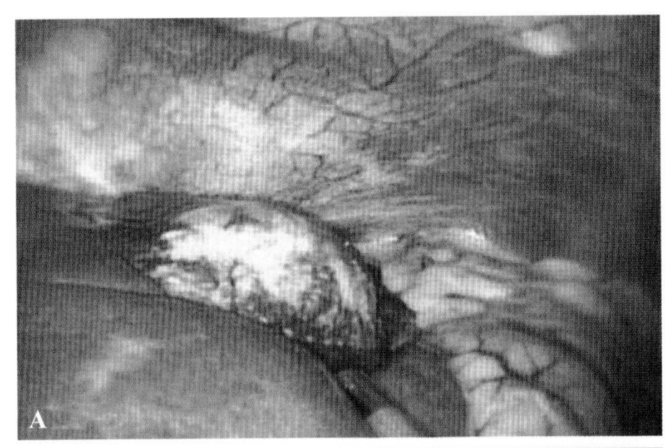


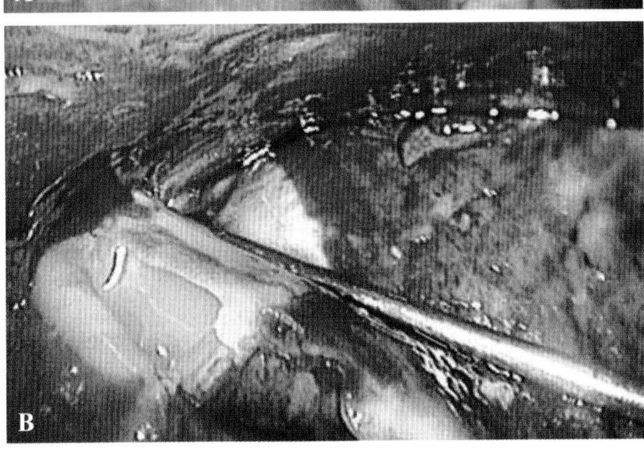


▲ 图 19–30　**A.** 无症状的肝脓肿；**B.** 肝脏的阑尾脓肿

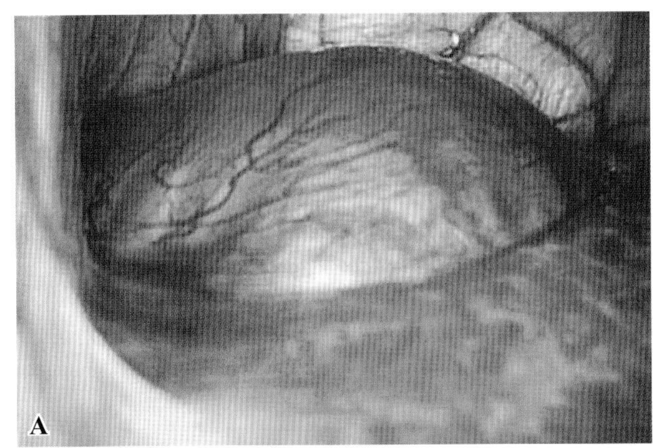


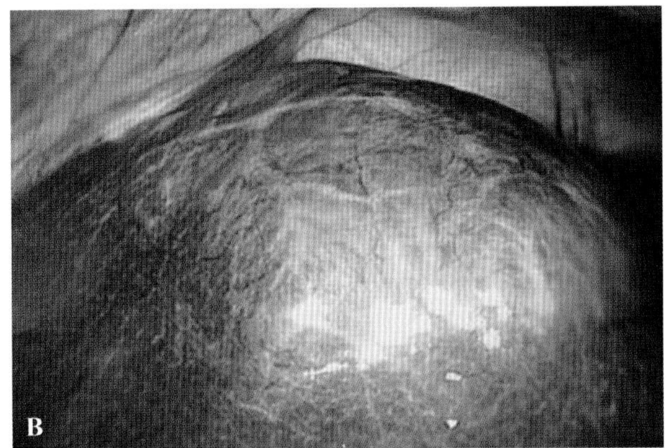


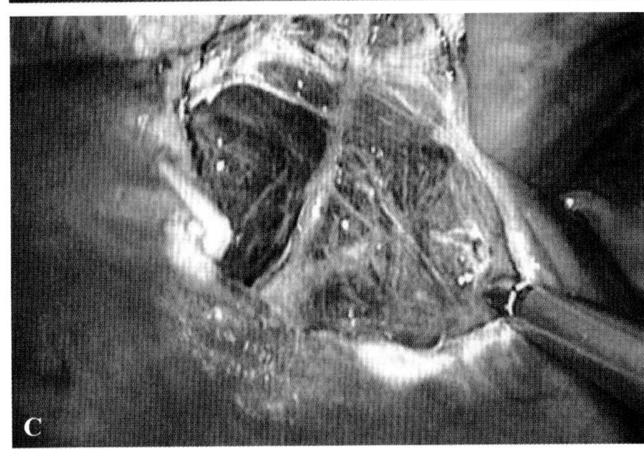


▲ 图 19–31　**A.** 肝左叶囊肿；**B.** 巨大的多房性肝囊肿；**C.** 巨大的多房性肝囊肿（切开）

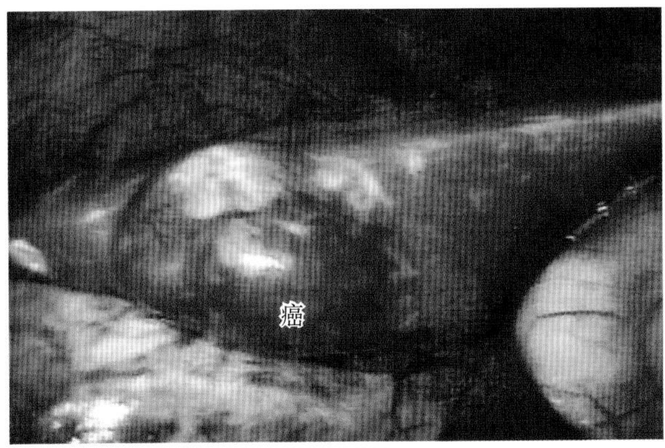


▲ 图 19–32　肝细胞癌

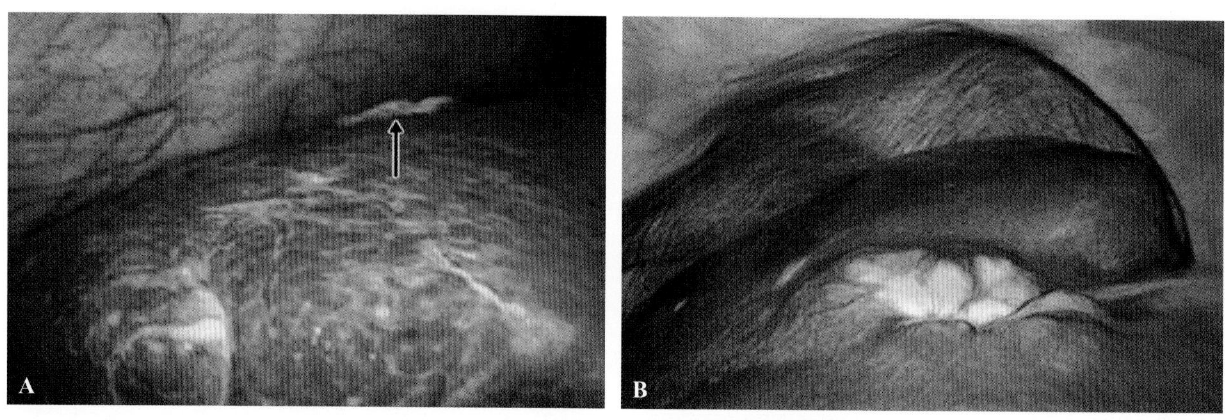

▲ 图 19–33　**A.** 肝转移；**B.** 肝转移伴浅表性溃疡

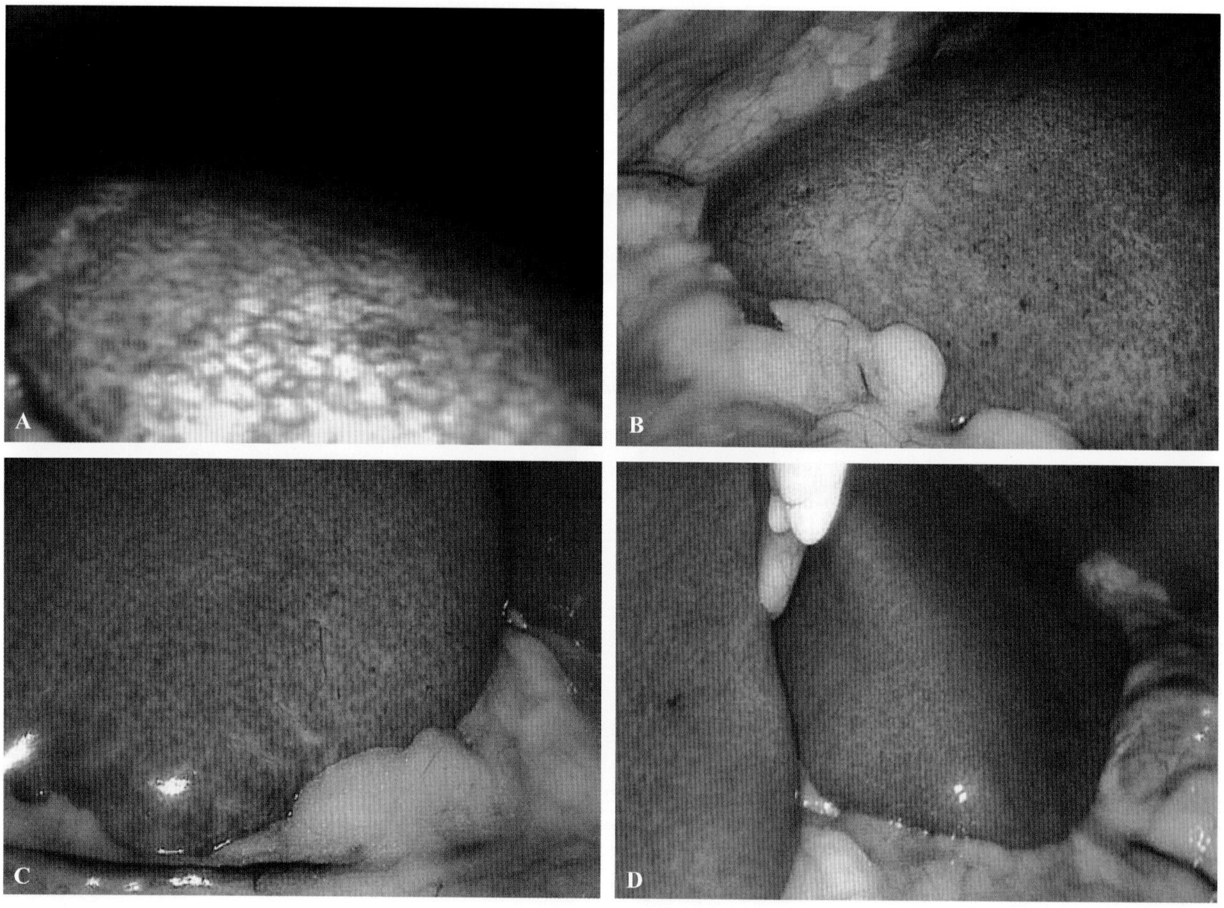

▲ 图 19–34　脂肪肝

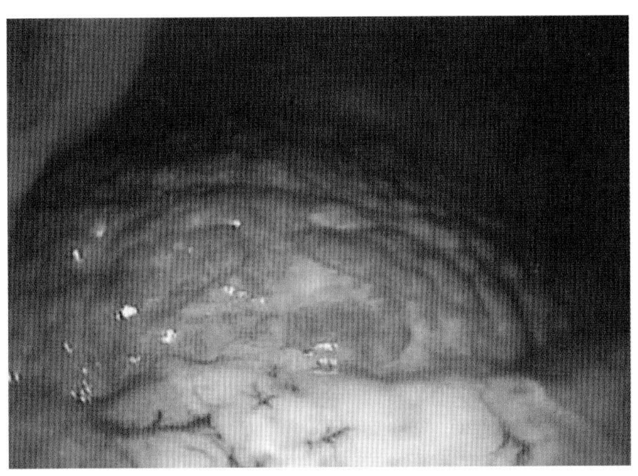

▲ 图 19-35 肝硬化

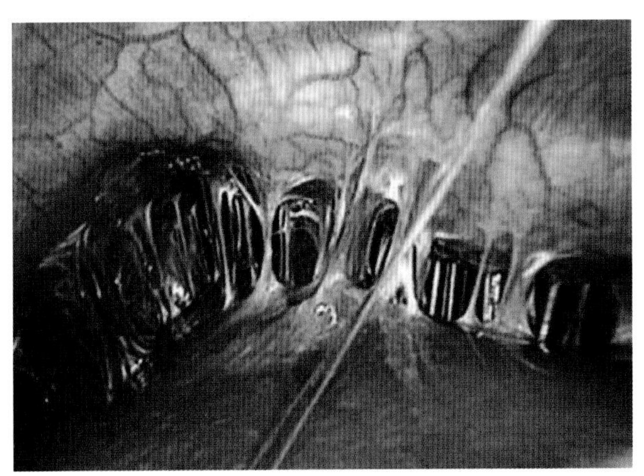

▲ 图 19-36 肝右叶区域的 **Fitz-Hugh-Curtis** 综合征

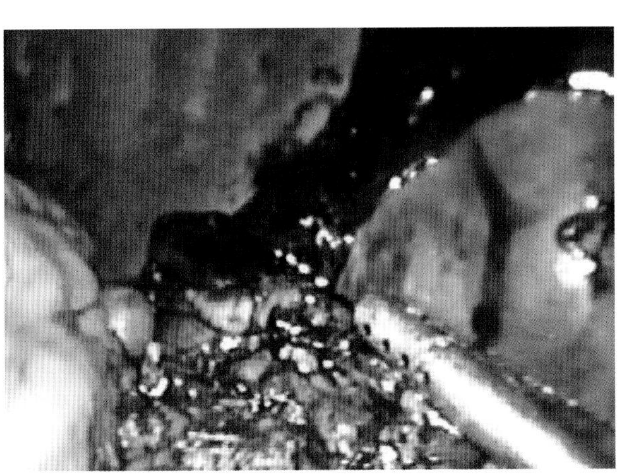

▲ 图 19-37 由于大网膜解剖结构异常，子宫肌瘤切除术后的脾损伤

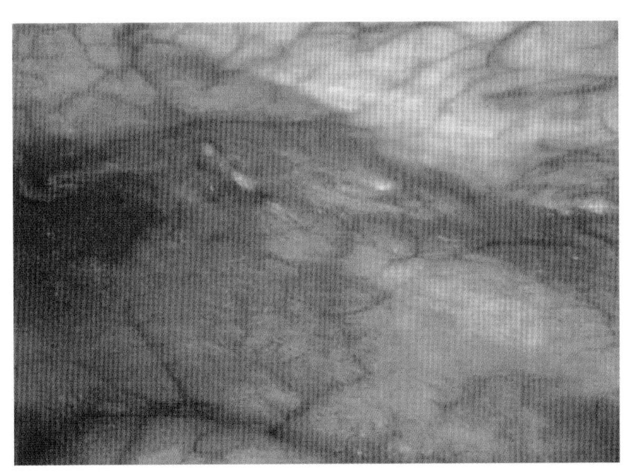

▲ 图 19-38 阑尾切除术后不可吸收的缝合线

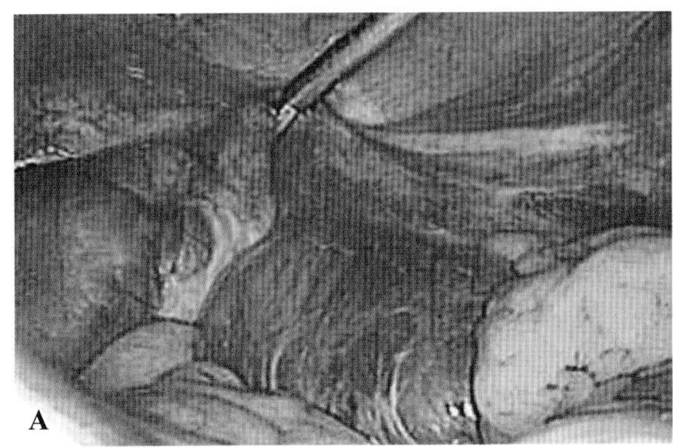

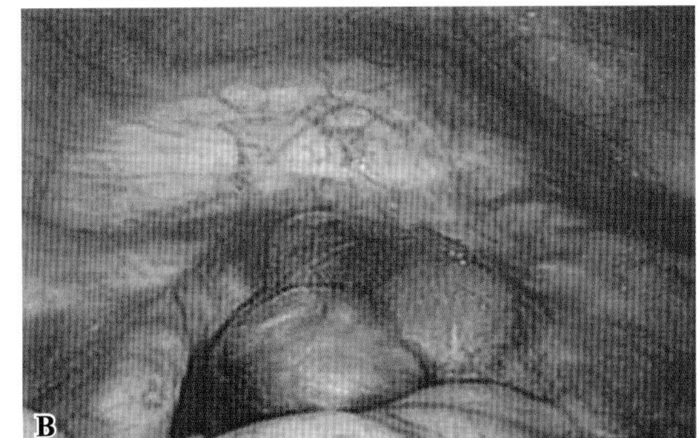

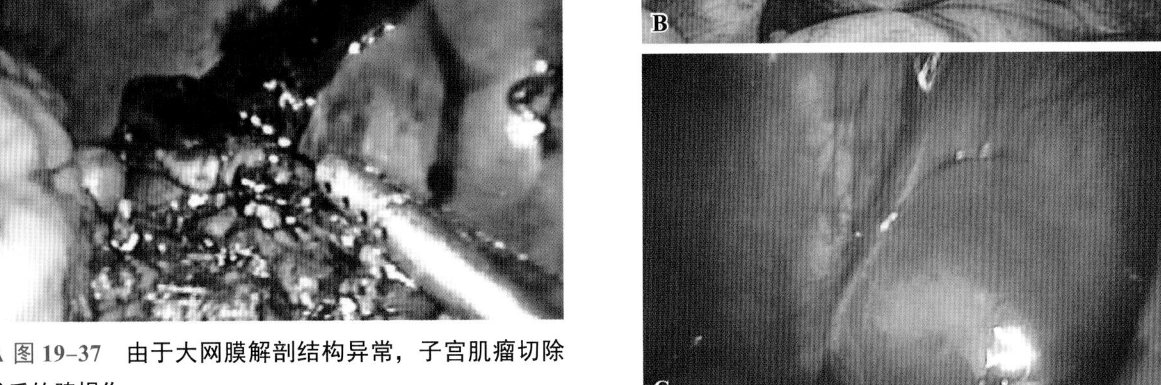

▲ 图 19-39 子宫切除术后在直肠子宫陷凹的包裹性积液

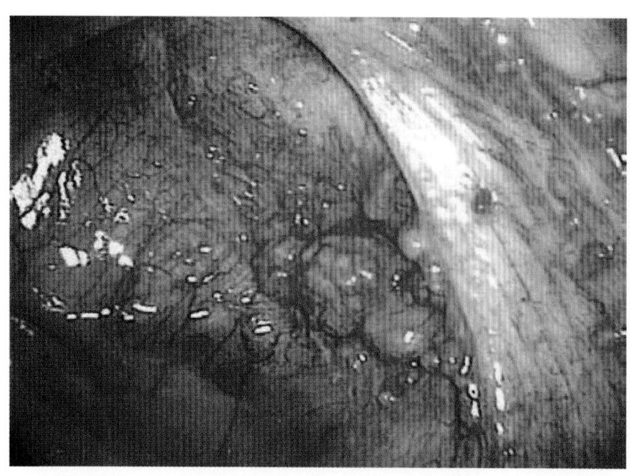

▲ 图 19-40 直肠子宫陷凹中的腹膜播散性平滑肌瘤

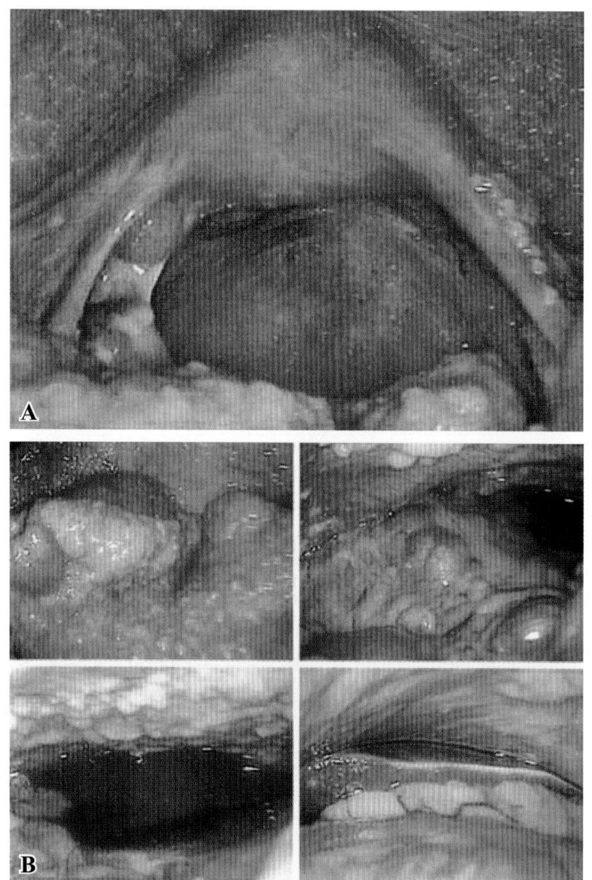

▲ 图 19-41 腹膜恶性间皮瘤

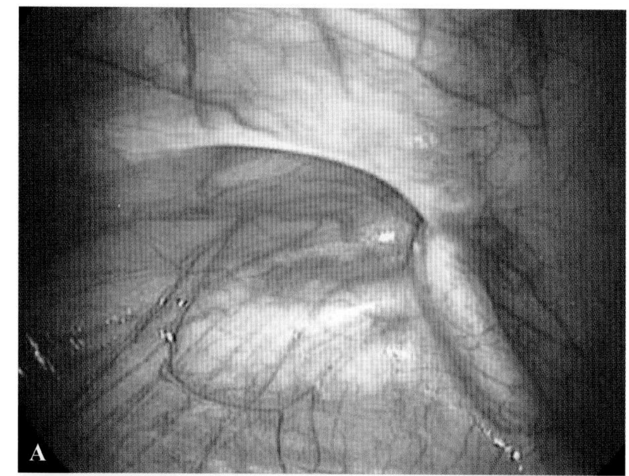

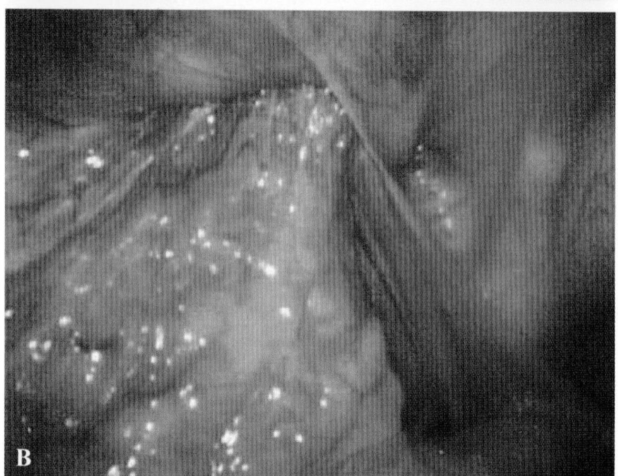

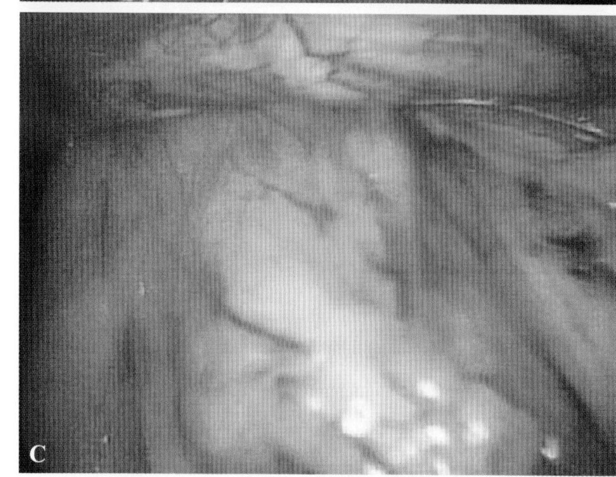

▲ 图 19-42 A. 左侧先天性腹股沟疝；B. 左侧腹股沟疝伴大网膜嵌顿；C. 切口疝伴大网膜嵌顿

## 十、步骤 9

### 手术的止血和扩展

术中同时发现粘连或其他病理问题，如其他器官活检或子宫内膜异位症切除，在大多数情况下可以同时进行治疗，且不会显著延长手术时间。如果额外的手术操作复杂且需要时间较长，则必须根据患者循环系统稳定性和次要问题的紧迫性来决定是否同时处理。

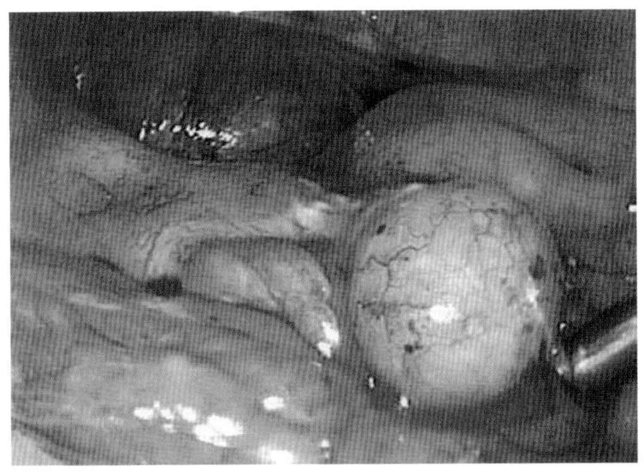
▲ 图 19–43　乙状结肠的良性间皮囊肿

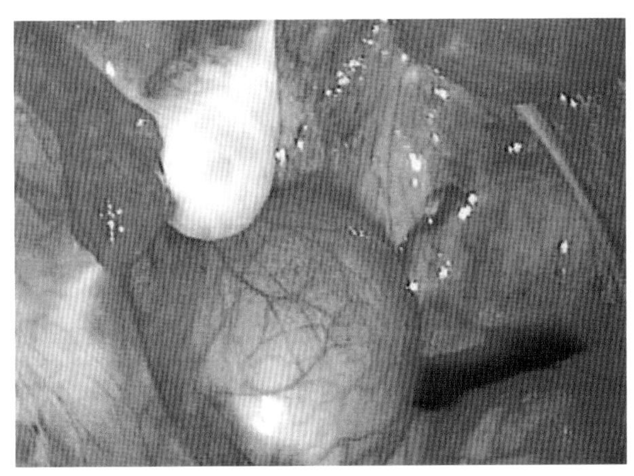
▲ 图 19–46　腹膜后淋巴管瘤

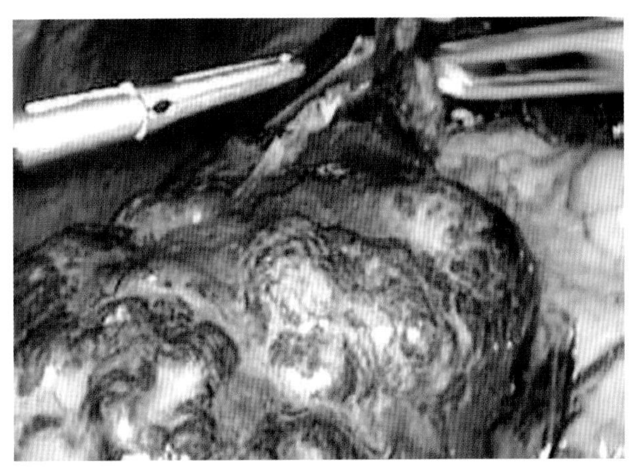
▲ 图 19–44　肠系膜多房性囊肿

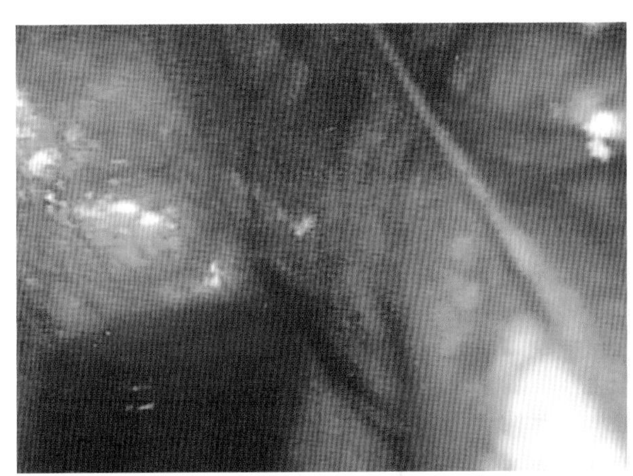
▲ 图 19–47　巨输尿管

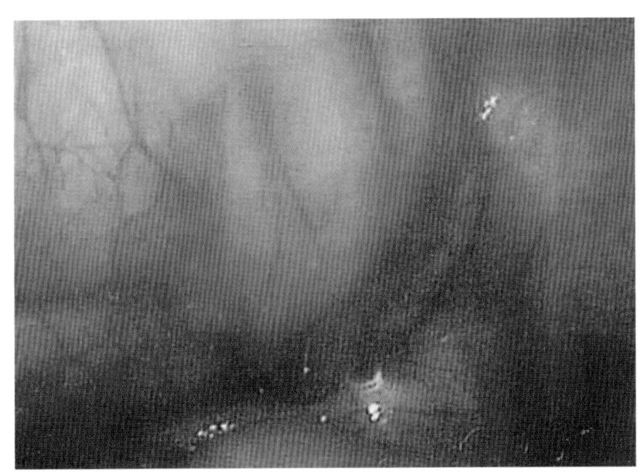
▲ 图 19–45　前腹壁腹膜后脂肪瘤

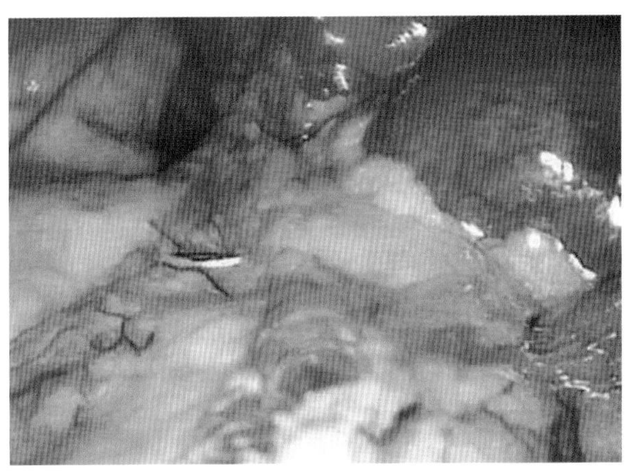
▲ 图 19–48　胆囊切除术后大网膜上的钛夹

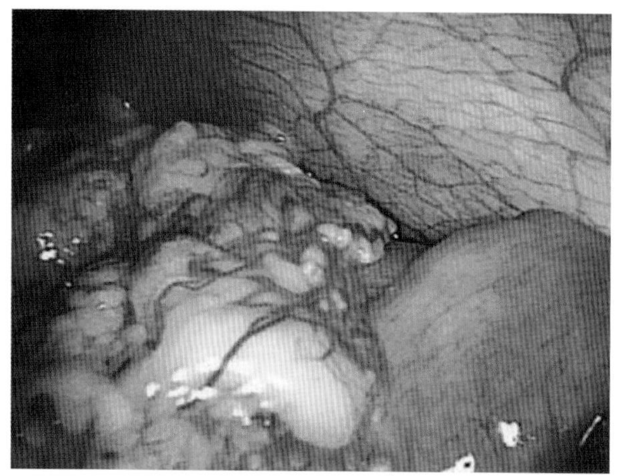

▲ 图 19-49　大网膜上的腹膜平滑肌瘤

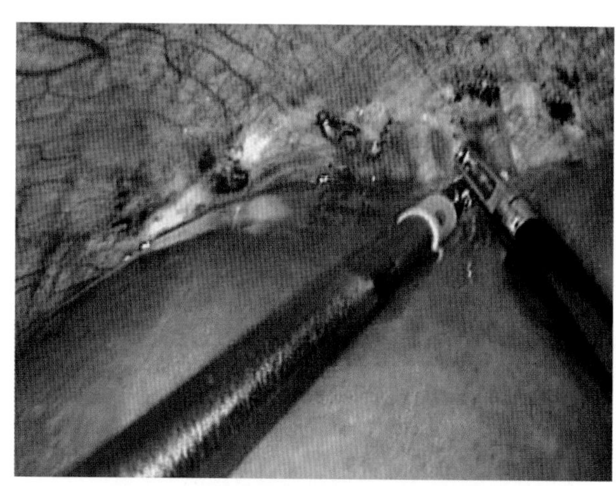

▲ 图 19-52　位于肝膈上的子宫内膜异位病灶

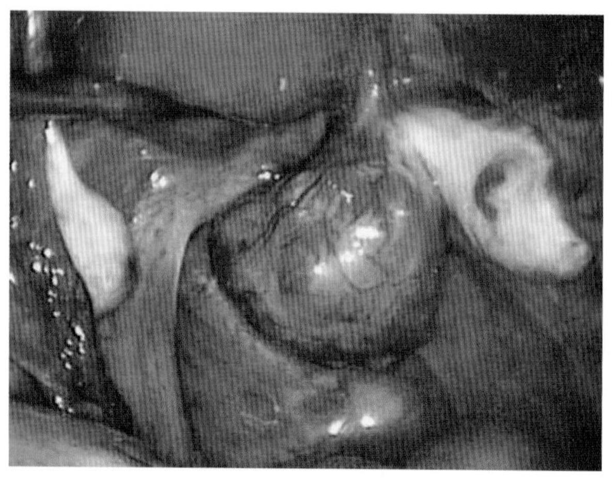

▲ 图 19-50　左侧卵巢固有韧带上的带蒂肌瘤

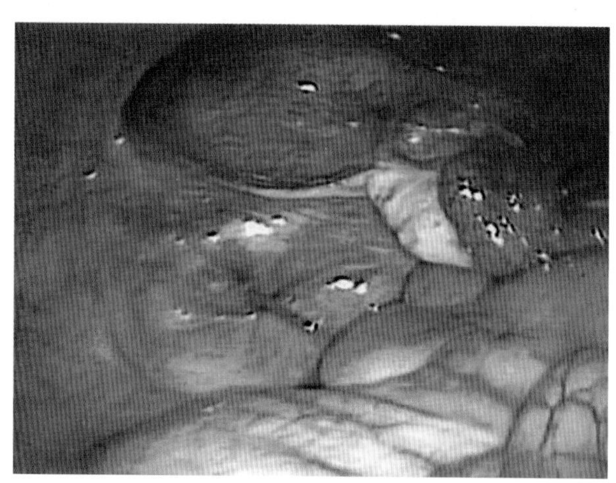

▲ 图 19-53　左附件发育不全

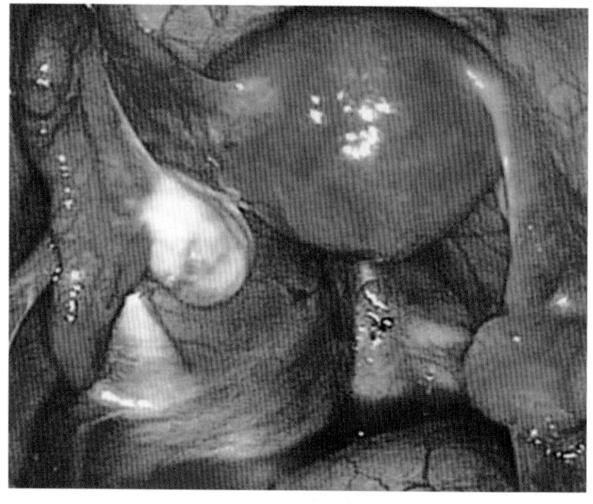

▲ 图 19-51　子宫颈腹膜后肌瘤

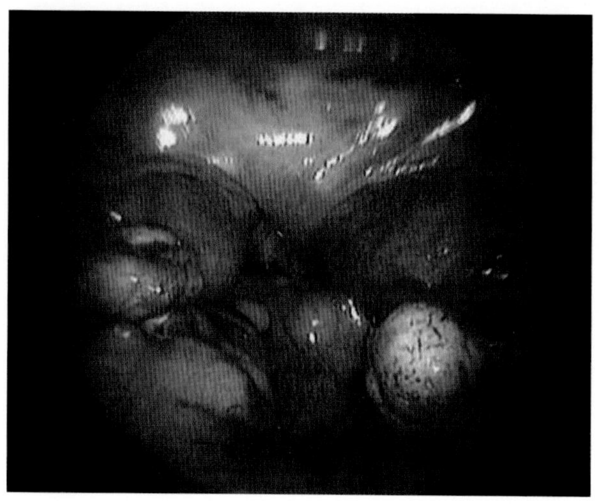

▲ 图 19-54　单子宫颈双子宫

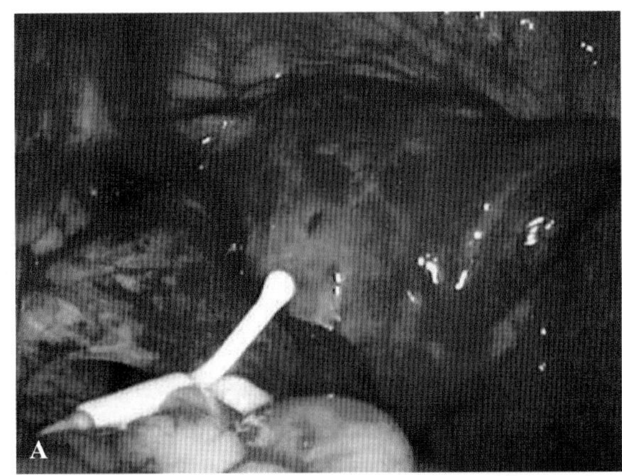

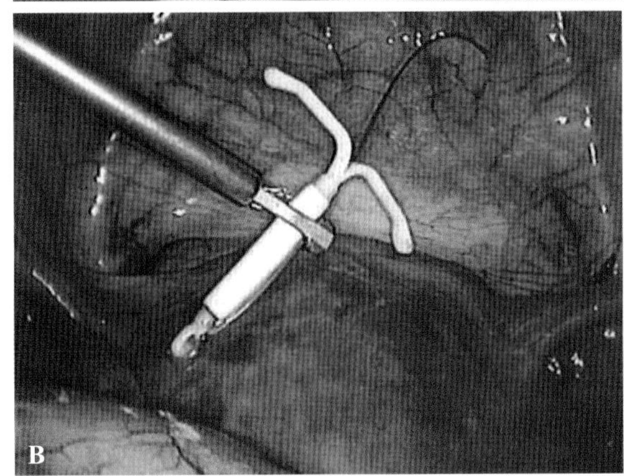

▲ 图 19-55 异位的宫内节育器（Mirena）

## 十一、结论

妇科腹腔镜视野不应局限于女性盆腔。与剖腹手术相比，除了腹腔镜的已知优点外，腹腔镜还可以探查整个腹部，这是一个不可低估的优势；腹腔镜发现了许多生殖器官外的情况并能制订更具体的治疗方案。为了获得相关的诊断和鉴别诊断，应向各自的同事现场展示这些生殖器官外的发现，以影像的方式记录下来，并准确地记录在手术记录中。只要有用和可能，应切除行组织学检查。

## 十二、专家技巧

**技巧 1**：在腹部进行任何手术之前，应仔细清洗手术部位，并仔细检查所有皮肤疾病的好发部位。凡发现不正常或可疑之处，都要请皮肤科医生检查。

**技巧 2**：气腹完成后，应对整个腹腔进行仔细而全面的检查。始终遵循相同的步骤，以避免任何疏漏。

**技巧 3**：不要忘记检查腹壁、肝脏和脾脏的顶部，并提起网膜、小肠和子宫来发现隐藏的病变。

**技巧 4**：请务必拍照，如果可能的话，向普外科医生或泌尿科医生展示术中的发现。

**技巧 5**：只有活检和组织学检查才能做出准确的诊断。因此，术前要讨论所有术中可能的发现和手术结果。

## 参考文献

[1] Gynecologists, RCOG Preventing entry-related gynaecological laparoscopic injuries. RCOG Greentop Guideline 2008;No.49:1–10.

[2] Koike, H, Chuganji Y, Watanabe H, et al. Conservative treatment of ovarian pregnancy by local prostaglandin F2 alpha injection. Am J Obstet Gynecol. 1990;163(2):696.

[3] Lang, PF, Weiss PA, Mayer HO, et al. Conservative treatment of ectopic pregnancy with local injection of hyperosmolar glucose solution or prostaglandin-F2 alpha: a prospective randomised study. Lancet. 1990; 336(8707):78–81.

[4] Shamma FN, Schwartz LB. Primary ovarian pregnancy successfully treated with methotrexate. Am J Obstet Gynecol. 1992;167(5):1307–8.

[5] Chelmow D, Gates E, Penzias AS. Laparoscopic diagnosis and methotrexate treatment of an ovarian pregnancy: a case report. Fertil Steril. 1994;62(4):879–81.

[6] Lipscomb, GH, Stovall TG, Ling FW. Nonsurgical treatment of ectopic pregnancy. N Engl J Med. 2000; 343(18):1325–9.

[7] Alkatout I, Stuhlmann-Laeisz C, Mettler L, et al. Organ-preserving management of ovarian pregnancies by laparoscopic approach. Fertil Steril. 2011; 95(8):2467–70.

[8] Luciano D, Roy G, Luciano A. Ectopic pregnancy. In: Pasic R, Levine R (Eds), A Practical Manual of Laparoscopy: A Clinical Cookbook. Andover, UK: Informa Healthcare; 2007. pp. 155–68.

[9] Barbosa C, Mencaglia L. In: Mencaglia L, Minelle L, Wattiez A (Eds). Laparoscopic Management of Ectopic Pregnancy. Manual of Gynecological Laparoscopic Surgery. Schramberg, Germany: Endo Press; 2010. pp. 115–23.

# 第 20 章 输卵管手术
## Tubal Surgery

Sanjay Patel 著
张 朔 译 高 辉 湛艳瑞 校

女性不孕症中 25%～30% 是由输卵管疾病引起的。

## 一、输卵管的手术类型

- 宫腔镜输卵管插管。
- 腹腔镜输卵管显微手术。
- 腹腔镜输卵管卵巢松解术和输卵管伞端成形术。

## 二、宫腔镜输卵管插管

近端输卵管闭塞（proximal tubal occlusion，PTO）是宫腔镜插管的首选对象。子宫输卵管造影显示 PTO 占输卵管病变的 10%～25%。PTO 的原因如下所示。

| 非感染性原因 | 感染性原因 |
| --- | --- |
| 输卵管痉挛引起的梗阻 | 峡部结节性输卵管炎（SIN） |
| 黏液和无定形物质堵塞 | 盆腔炎症性疾病（PID） |
| 纤维化阻塞或子宫内膜异位症 | 结核 |

这些感染可能会损害输卵管的其他区域，进而影响治疗的预后。

### 技术

我们倾向于在全麻和腹腔镜引导下进行宫腔镜输卵管插管。将 5F 导管连同闭孔器一起插入宫腔镜的操作通道（图 20–1 和图 20–2）。取出闭孔器，将导管尖端弯曲并楔入输卵管开口。然后注入稀释的亚甲蓝染料。如果看到染料从导管中流出，则确认输卵管通畅并完成该操作。如果看不到染料，则在导管内插入导丝。导丝缓慢地穿过子宫输卵管连接处，进入间质部，再进入峡部。将导丝取出，注入稀释后的染料在腹腔镜下再次观察。如果观察到染料，则操作结束。如果导丝或导管无法通过，则尝试在腹腔镜下移动导管方向。如果不成功，则终止该操作。如果

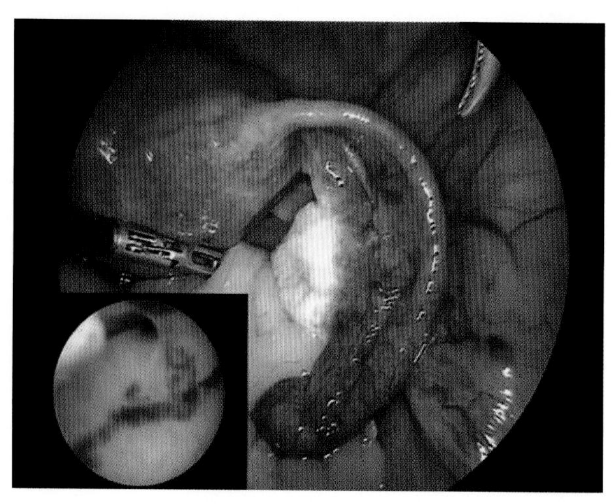

▲ 图 20–1 Terumo 导丝

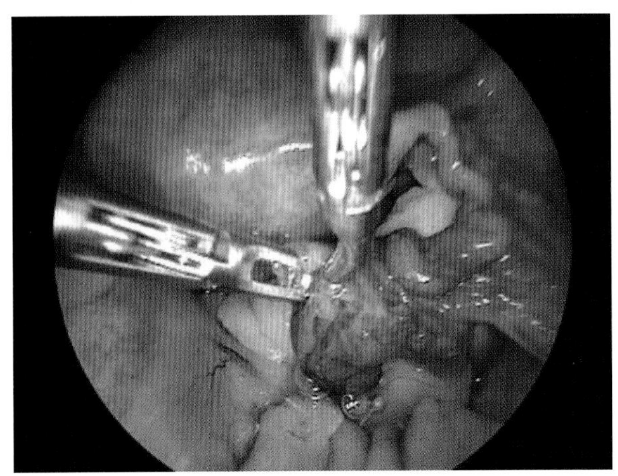

▲ 图 20-2 宫腔镜输卵管插管后染料溢出

梗阻原因不明，建议患者进行输卵管手术或辅助生育。

宫腔镜输卵管插管的禁忌证包括活动性感染、大量子宫出血、潜在妊娠和子宫恶性肿瘤。宫腔镜输卵管插管的不良影响包括对正常输卵管的损伤，这可能是离断或穿孔，也可能是异位妊娠。

## 三、腹腔镜输卵管显微手术

腹腔镜显微外科是一门集经典显微外科和腹腔镜潜力于一身的新兴学科。它可以克服每种技术的缺陷。显微外科技术的出现归功于 1967 年的 Swolin。Gomel 和 Winston 于 1977 年完成了第 1 例显微外科绝育手术。

25%～30% 的亚生育期女性有输卵管损伤，其中相当一部分寻求输卵管显微重建术以提高生育能力。此外，那些输卵管绝育术后期望通过复通术以实现生育的患者是更佳的候选者。现在腹腔镜显微手术可以实现这一要求 [1-13]。

### （一）优势

- 具有所有显微外科的优势，如放大、组织处理、止血和灌洗。
- 避免了剖腹手术相应的组织损伤。
- 最小范围的组织处理和创伤。
- 粘连程度小。
- 外观更好。
- 恢复更快。
- 单步骤程序，与之相对，试管婴儿需要多步骤操作。

### （二）术前准备

- 精液分析排除男性因素。
- 检测月经第 3 天血清卵泡刺激素（follicle-stimulating hormone，FSH）水平以了解卵巢储备情况。
- 子宫输卵管造影（hysterosalpingogram，HSG）以了解近端输卵管的长度和状况。
- 生理盐水灌注超声和子宫输卵管造影可能有所帮助。

1. 适应证

- 输卵管绝育手术后复通。
- 继发于各种疾病的输卵管中段闭塞。
- 继发于异位妊娠治疗的输卵管梗阻。
- 峡部结节性输卵管炎。
- 近端输卵管闭塞插管失败。
- 之前的剖腹绝育复通失败。

2. 禁忌证

绝对禁忌证如下所示。

- 年龄≥ 40 岁。
- 卵巢储备下降或卵巢衰竭。
- 输卵管性不孕症不适合输卵管重建术。
- 广泛的输卵管损伤。
- 直径超过 3cm 的输卵管积水。
- 输卵管近端或远端节段再吻合不足。
- 重建手术后输卵管投影长度小于 3cm。
- 广泛的盆腔 / 输卵管周围粘连。
- 宫腔容积异常。
- 妊娠或手术的其他禁忌证。
- 严重男性因素不育或男性绝育。

### （三）设备与仪器

1. 放大倍率、分辨率和数字化增强

25～40 倍放大率是判断输卵管黏膜是否健康的关键。显微缝合以 10～15 倍率为宜。

内镜、数字三片摄像机配合监视器使用，具有倍增效应，放大倍率可达 20～25 倍。

2. 微型器械

我们统称为 Koh 超微系列（图 20–3）。

细长尖端的末端锯齿经过特殊处理，这样用于显微缝合的针线就不会被挤碎。

手柄的设计应使手部运动发生最小摩擦和最大传递。手柄和器械轴之间 130° 的夹角可以提供更好的操作效果。

### （四）缝合器、针和能量

显微内缝合需要更加尖锐的针。

缝合材料应该是 6–0 至 8–0 的聚丙烯，取决于外科医生的经验和偏好。

电切术：切割 15～20W，电灼 15W，用最小的烧灼保存输卵管下的血管（图 20–4）。

Handlin 举宫器是一种非常好的一次性器械（图 20–4），可以在不造成任何重大创伤的情况下进行给药和处理子宫。

### （五）病例选择

不同结扎方法对输卵管损伤长度的影响

| 结扎类型 | 破坏深度 | 利弊类型 |
| --- | --- | --- |
| 单极凝固 | 50mm | 不利 |
| Falope 环结扎（图 20–5） | 40mm | 不利 |
| Pomeroy 法 | 30mm | 中等 |
| 双极凝固（图 20–6） | 30mm | 中等 |
| 弹簧夹 | 7mm | 有利 |
| Filshie 夹（图 20–7） | 4mm | 最有利 |

其他不合适的疾病有病理性输卵管如 PID、输卵管炎、峡部结节性输卵管炎和输卵管插管失败。

### （六）术中评估

在进行输卵管重建术之前，必须对输卵管内部进行评估，以确定吻合术有效与否，包括输卵管镜检查。

输卵管镜可以直视输卵管壶腹部的黏膜。

输卵管黏膜损伤的程度可能是决定输卵管手术预后的主要因素（图 20–5 至图 20–7）。

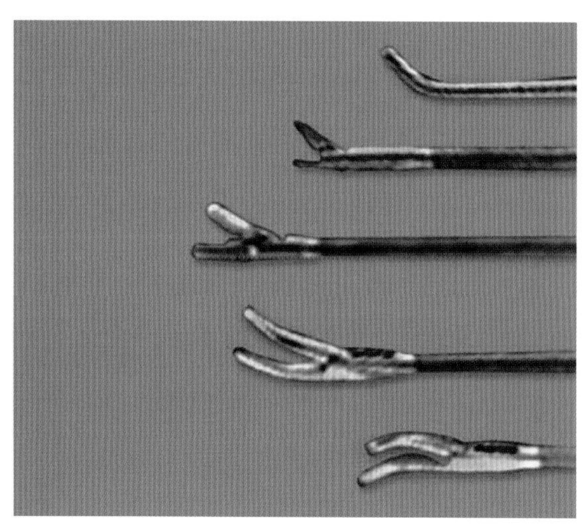

▲ 图 20–3　KOH 超微系列

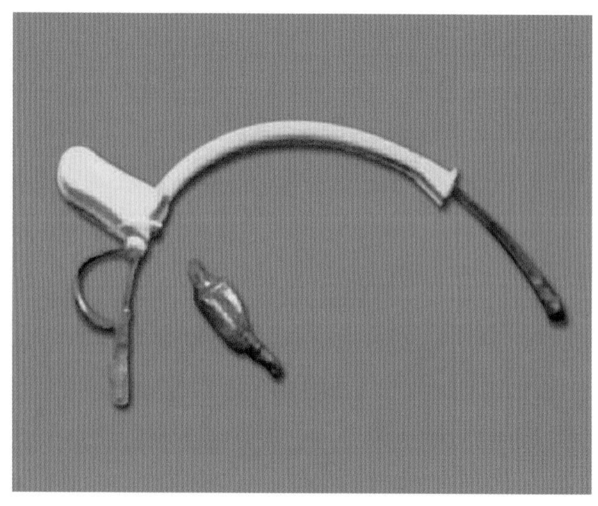

▲ 图 20–4　Handlin 举宫器

Brosen 分类法根据黏膜萎缩和粘连的程度进行评估，是一种有效的评估方法。

输卵管镜 1 级（图 20-8）：管腔内基本正常，主要的（初级的）和次要的（次级的）皱襞健康。

输卵管镜 2 级（图 20-9）：黏膜细胞核被亚甲蓝染色。

输卵管镜 3 级（图 20-10）：输卵管内膜最小扁平化和最小粘连。

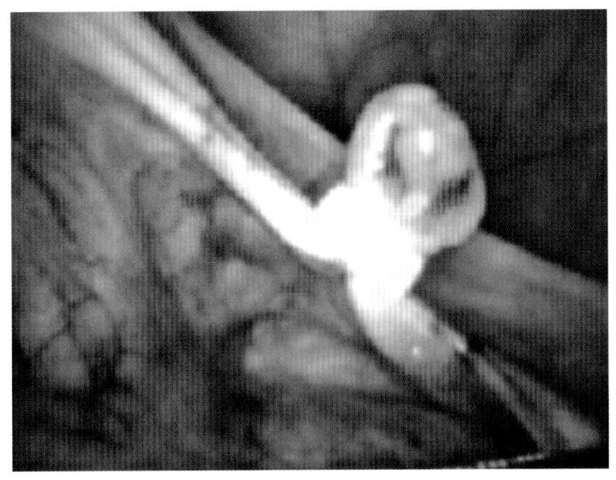

▲ 图 20-5 **Falope 环输卵管结扎术**

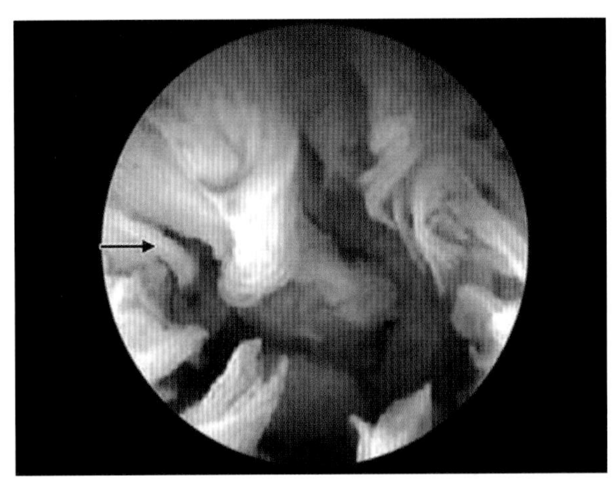

▲ 图 20-8 **输卵管镜检查 1 级**

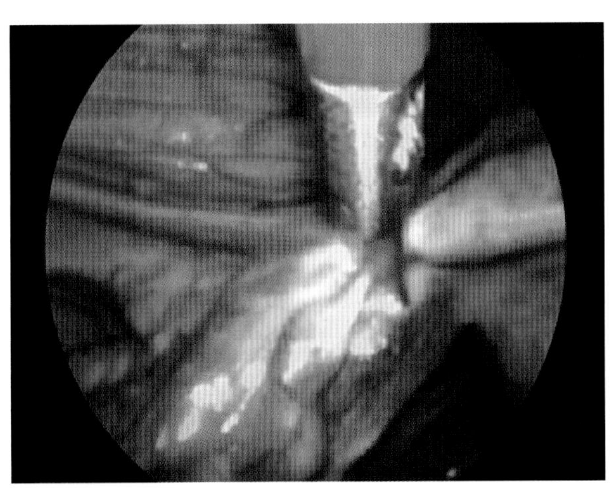

▲ 图 20-6 **双极凝固法**

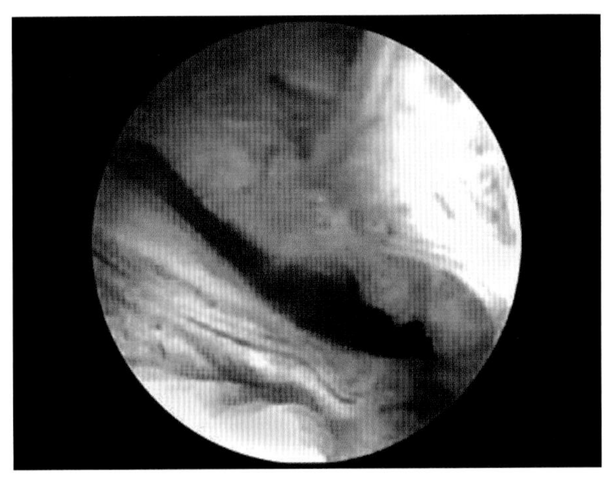

▲ 图 20-9 **输卵管镜检查 2 级**

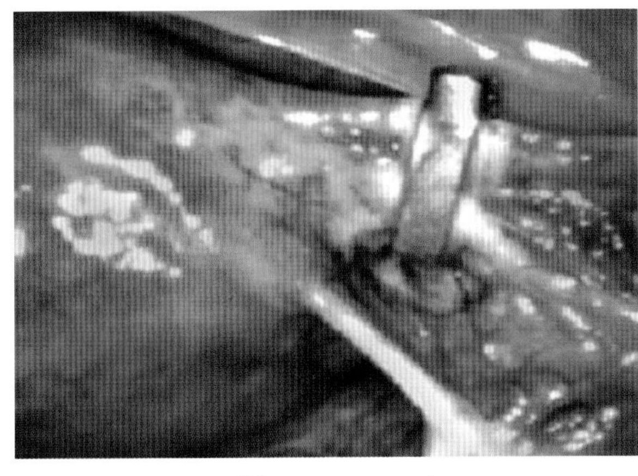

▲ 图 20-7 **Filshie 夹**

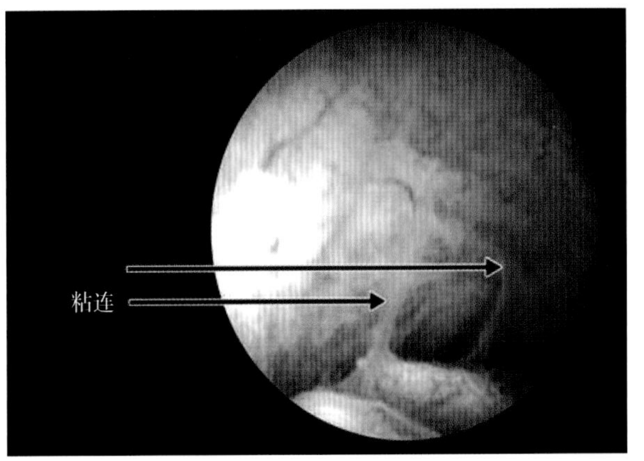


▲ 图 20-10 **输卵管镜检查 3 级**

输卵管镜 4 级（图 20–11）：输卵管内膜中度扁平化伴有管腔内粘连。

输卵管镜 5 级（图 20–12）：黏膜严重扁平化伴有严重的管腔内粘连。

### （七）手术技术

手术总共使用 5 个穿刺孔（图 20–13 和图 20–14），如下所示。

- 经脐部切口的 10mm 腹腔镜穿刺孔。
- 4 个辅助穿刺孔，即 2 个 5mm 和 2 个 3mm 的穿刺孔。
- 盆腔下部 5mm 穿刺孔位于髂前上棘上方内侧 4cm 处，即同侧口。
- 对侧穿刺孔大小为 3mm，放置在与同侧穿刺孔完全相反的位置。
- 另一个 3mm 的同侧口在腋前线的脐旁和外侧。
- 1 个 5mm 中央穿刺孔，位于耻骨联合上方 2～3cm 处。

穿刺孔的位置对于实现流畅的手部操作及缝合至关重要。所谓的支点效应实际上是通过采用特定的穿刺孔位置来实现的。

### （八）重要的手术步骤

- 经宫颈亚甲蓝通液法膨胀输卵管近段以了解阻塞的确切位置。
- 切除输卵管病变部分。
- 确保切口不会超出输卵管系膜。

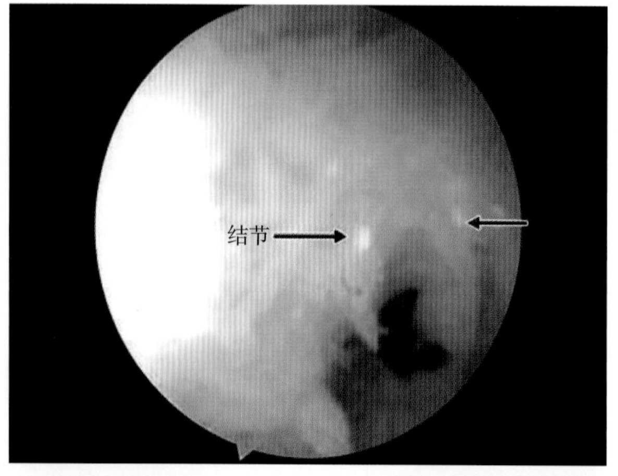


▲ 图 20–11　输卵管镜检查 4 级

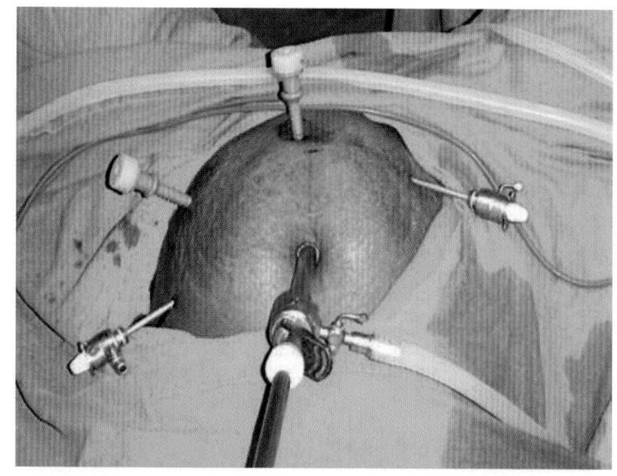

▲ 图 20–13　腹腔镜端口位置

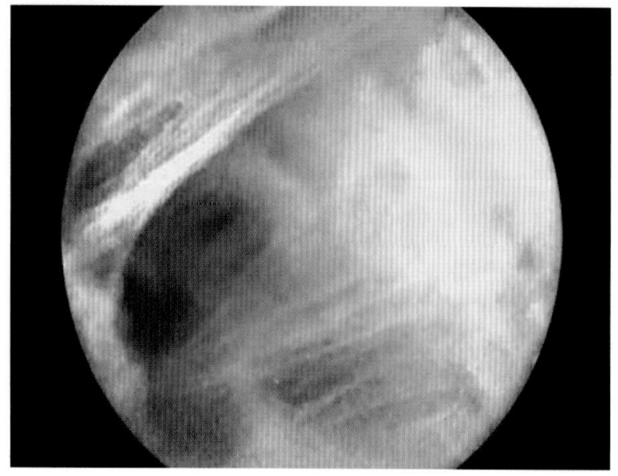

▲ 图 20–12　输卵管镜检查 5 级

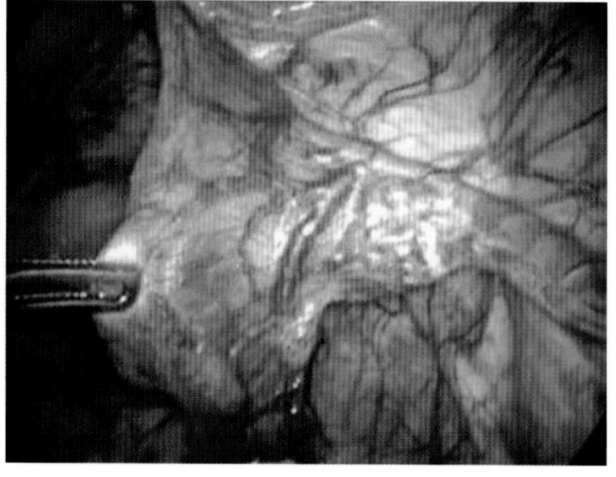

▲ 图 20–14　输卵管下血管分布

- 将输卵管末端切成直角，以便更好地对齐和缝合。
- 染料可以自由溢出。
- 先用 6-0 聚丙烯线缝合输卵管系膜。

最困难也是最重要的一步是双层端 – 端吻合。第一层是黏膜肌层。

- 最重要的是 6 点处的定位针。
- 为使线结留在管腔外，近端由外向内缝合，远端由内向外缝合。
- 其余几针用类似的方法缝在 12 点、3 点和 9 点处。

第二层是浆肌层，用 6-0 聚丙烯线缝合。

- 手术过程中使用林格液进行彻底的腹腔冲洗。

### （九）吻合类型

1. 峡部 – 峡部吻合

- 管腔直径 500μm～1mm。
- 在技术层面上，管腔直径和肌层厚度相同会更容易吻合且效果更好（图 20–15）。

2. 峡部 – 壶腹部吻合

管腔的差距是一个潜在的问题，可以通过切断峡部末端来解决（图 20–16）。

3. 壶腹部 – 壶腹部吻合

由于肌层较薄和有黏膜皱襞脱垂的倾向，吻合有技术难度（图 20–17）。

4. 输卵管 – 宫角吻合

宫角处楔形切开可以增加输卵管间质部的长度（图 20–18）。

### （十）我们的经验

妊娠率与开放输卵管再通术类似，平均手术时间为 2.5h，平均住院时间为 2 天。

1. 1996—2006 年的研究

| 输卵管复通术 | PID 导致的输卵管梗阻 | 异位妊娠继发输卵管梗阻 | 输卵管近端堵塞导致插管失败 | 总 计 |
|---|---|---|---|---|
| 299（68.57%） | 90（20.64%） | 16（3.66%） | 31（7.11%） | 436 例 |

2. 吻合类型

| 双 侧 | 单 侧 | 不完整（由于多处梗阻） | 总 计 |
|---|---|---|---|
| 324（74.31%） | 92（21.1%） | 20（4.58%） | 436 例 |

3. 吻合类型及其结局

| 吻合类型 | 峡部 – 峡部 | 峡部 – 壶腹部 | 壶腹部 – 壶腹部 | 间质部（近输卵管）– 峡部 | 间质部（近子宫）– 峡部 | 间质部（中段）– 峡部 | 总 计 |
|---|---|---|---|---|---|---|---|
| 总数 | 186（42.66%） | 137（31.42%） | 57（13.0%） | 26（5.96%） | 12（2.75%） | 18（4.13%） | 436 |
| 妊娠例数 | 165（88.7%） | 119（86.86%） | 26（45.61%） | 13（50%） | 3（25%） | 5（27.77%） | 331（75.92%） |

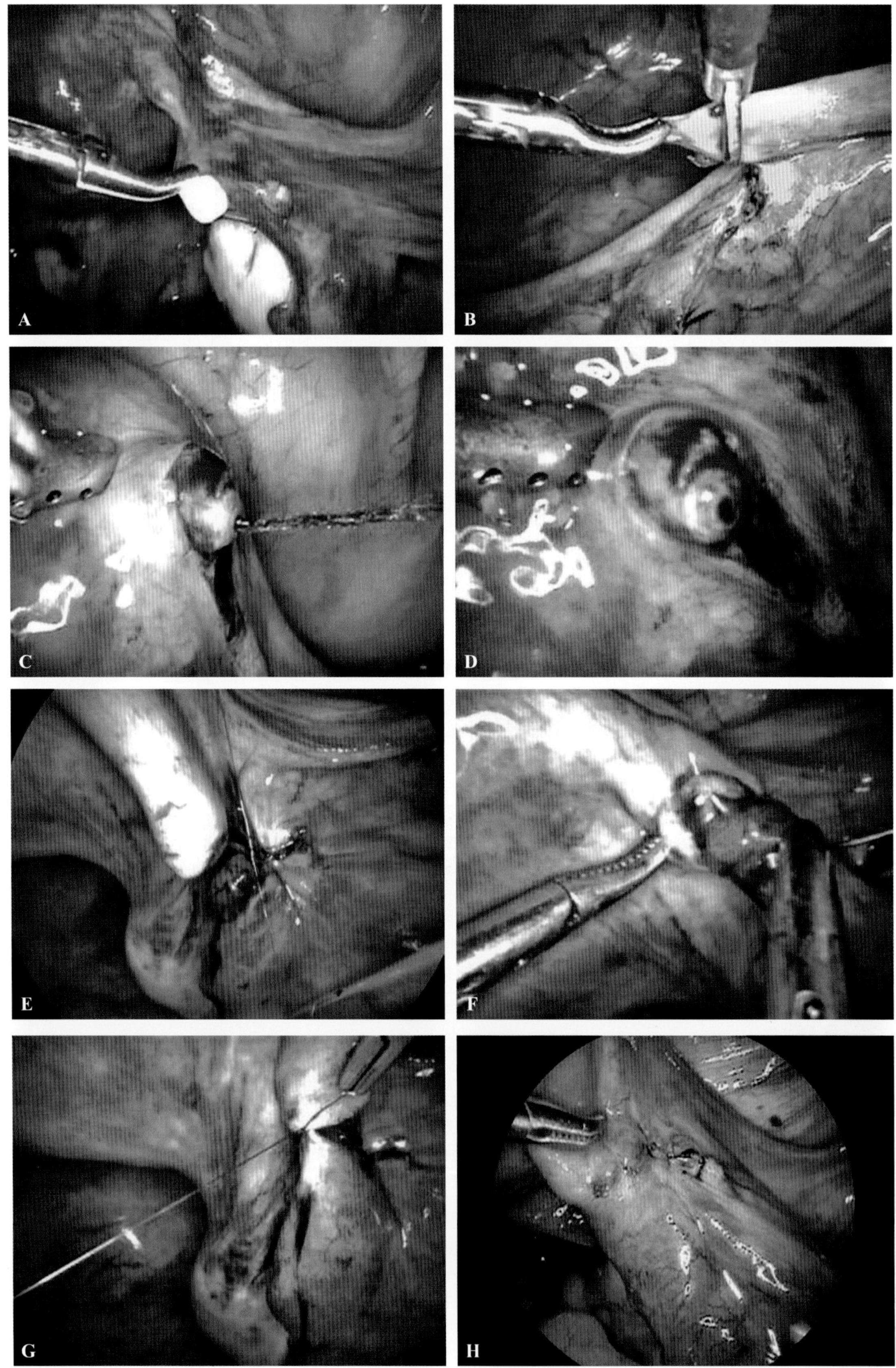

▲ 图 20-15 **A.** Falope 环切除；**B.** 修整断端；**C.** 染料流出；**D.** 放大的视野；**E.** 输卵管系膜缝合；**F.** 12 点钟；**G.** 第二层；**H.** 最终结果

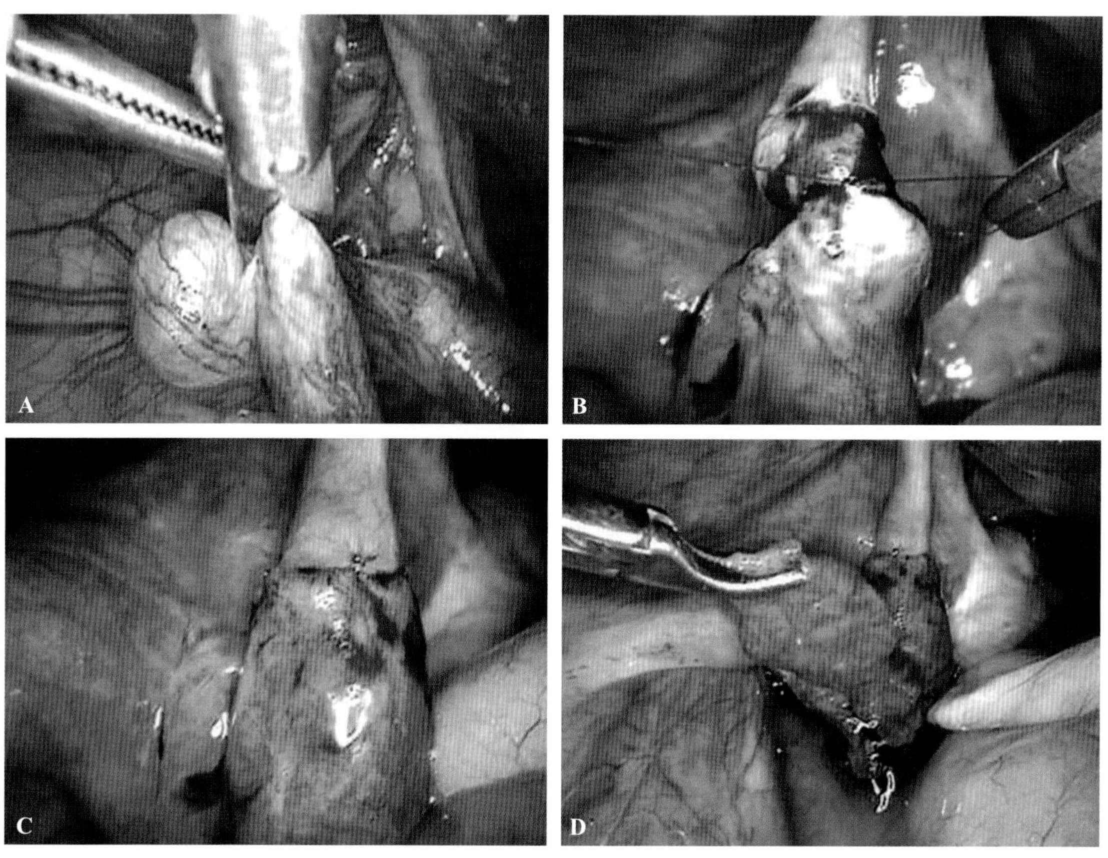

▲ 图 20-16　**A.** 修整断端；**B.** 第一层；**C.** 第二层；**D.** 染料溢出

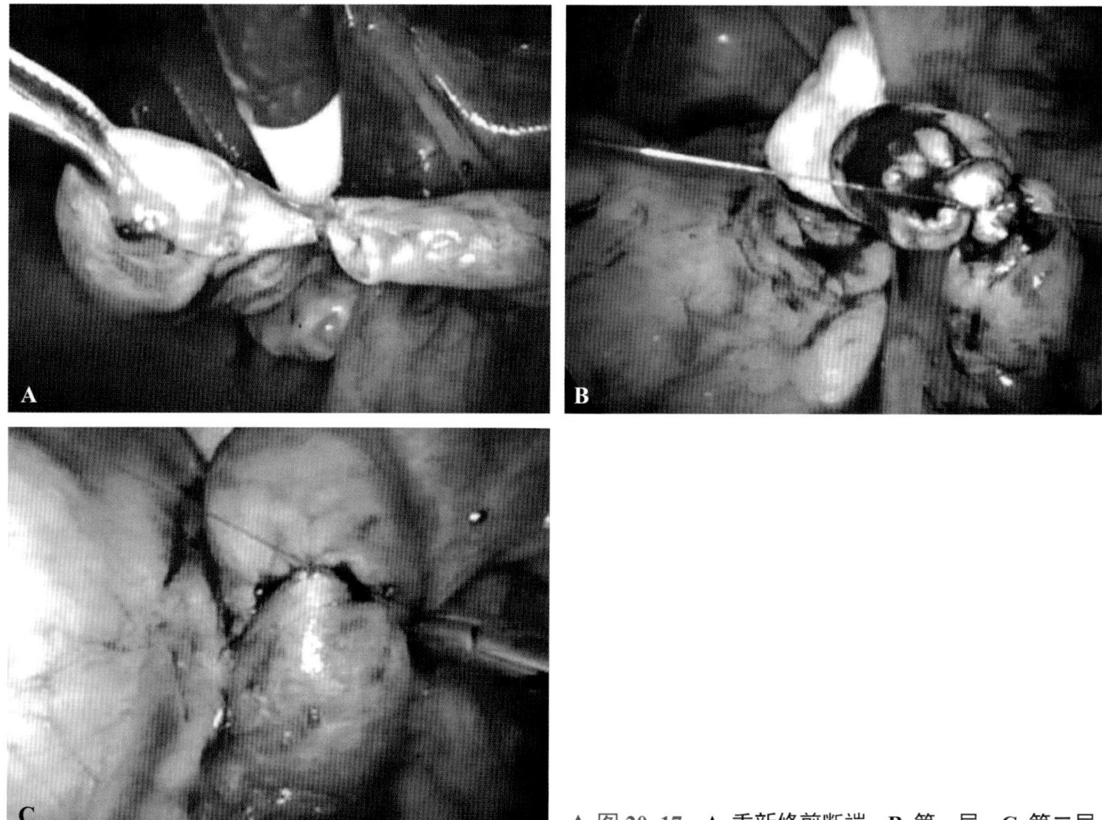

▲ 图 20-17　**A.** 重新修剪断端；**B.** 第一层；**C.** 第二层

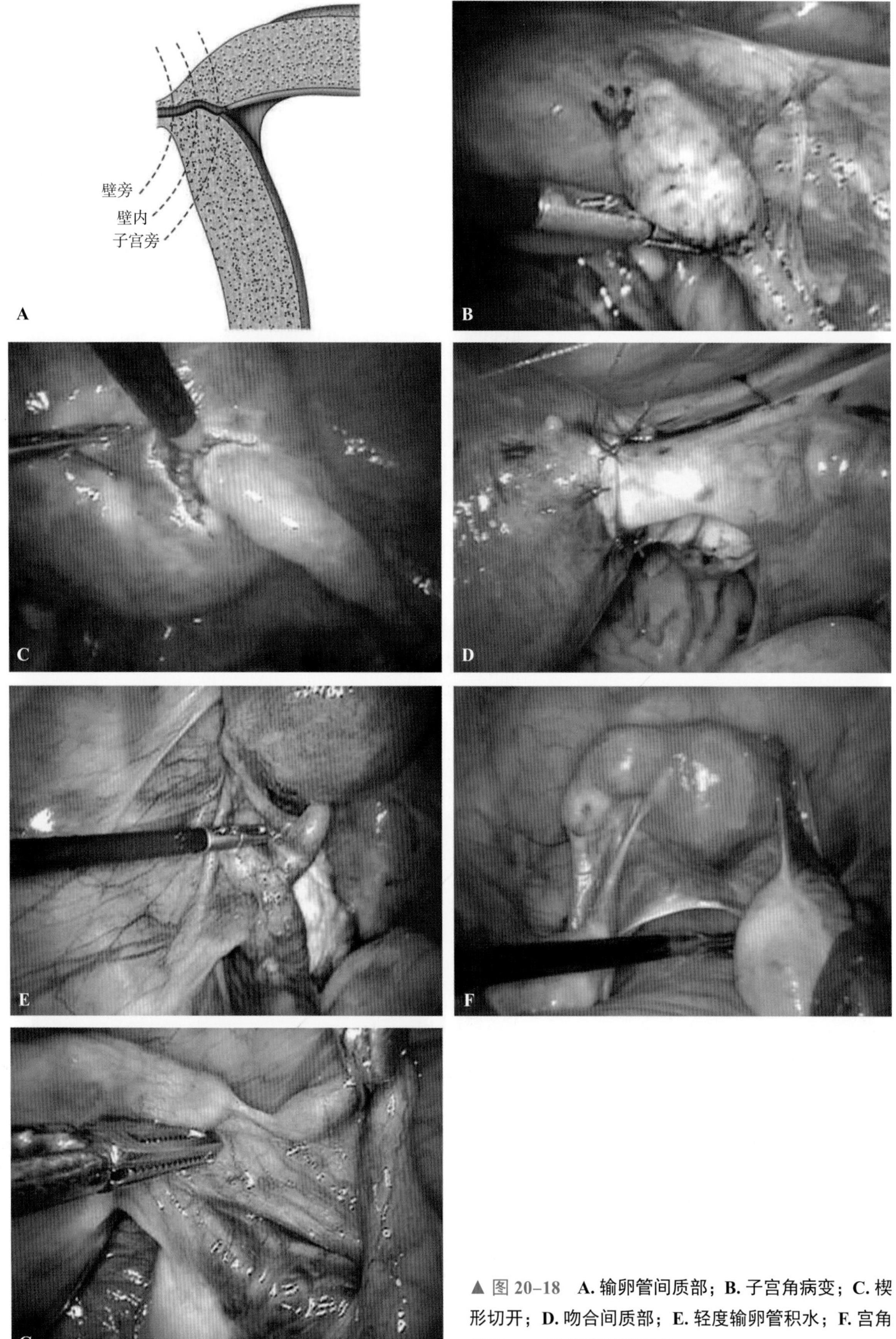


▲ 图 20-18 **A.** 输卵管间质部；**B.** 子宫角病变；**C.** 楔形切开；**D.** 吻合间质部；**E.** 轻度输卵管积水；**F.** 宫角病变；**G.** 输卵管近端阻塞

4. 病例类型 vs. 结局

共 436 例成功手术，妊娠 331 例（75.92%），其中异位妊娠 14 例（4.2%）。

| 病例类型 | 输卵管复通术（$N$=299） | 病理性输卵管（$N$=137） | 总计（$N$=436） |
|---|---|---|---|
| 妊娠例数 | 266（88.96%） | 65（47.45%） | 331（75.92%） |

## 四、腹腔镜输卵管切开术与输卵管成形术

盆腔粘连的危险因素包括盆腔炎（PID）史、既往手术史、阑尾穿孔、子宫内膜异位症、炎症性肠病、细菌性腹膜炎、结核、化学性腹膜炎、异物反应和长期持续腹膜透析。粘连可能导致输卵管机械阻塞，阻碍卵细胞回收，进而导致不孕。卵巢旁的输卵管周围粘连可能导致卵巢包裹而抑制卵泡的生长。输卵管周围和输卵管内粘连可能影响输卵管蠕动和卵细胞运输。延缓或阻止胚胎到达子宫可能会导致不孕或异位妊娠。不孕症可能不仅仅是由于输卵管功能障碍导致，也可能是继发于剖腹或腹腔镜异位妊娠手术的粘连。

### 技术

在尝试粘连松解前，外科医生应考虑：①粘连松解是否对患者有利；②应该使用锐性还是钝性分离；③应该切除粘连的哪一侧以减少对重要器官的损伤。

如果可能的话，从靠近患病器官的两端将粘连切开，并将其从腹部去除。含血管的粘连带用微电极凝固。当使用剪刀时，拉伸薄膜和无血管粘连带，然后剪断。厚的血管性粘连必须在切割前凝固止血。

只要有可能，要么钳夹粘连，要么钳夹卵巢韧带，而不是钳夹卵巢皮质，以减少创伤。一旦卵巢从凹陷中被提起并活动起来，输卵管周围的粘连就很容易被去除。一旦盆腔结构被游离出来并止血后，用乳酸林格液彻底冲洗子宫直肠凹，附件就可以漂浮在清澈的液体中。卵巢表面难以辨认的膜性粘连在漂浮时会变得清晰可见。用钳子夹住粘连，用腹腔镜微剪刀从附着物上切断并取出。由于它们呈薄膜状且无血管，因此不需要凝血。

聚集的伞端皱褶是由细小的无血管粘连引起的。当伞端皱褶在液体中漂浮和分散时，粘连变得清晰可见，可以钳夹、拉伸，并用精细的剪刀进行锐性切除（图 20-19）。

## 五、结论

- 使输卵管通畅是提高生育力的首要任务[1-13]。
- 目前尚无法实施输卵管移植，组织间吻合是首选。
- 对于异位妊娠，如果胎囊＜ 2cm，节段性切除比输卵管造口术或全输卵管切除术更好。
- 输卵管镜检查可能具有良好的预后和预测价值。在解决病理性阻塞时非常有帮助。
- 腹腔镜粘连松解术后不孕妇女妊娠率明显升高。
- 目的是恢复正常或接近正常的解剖结构。
- 遵循显微外科原则。
- 输卵管积水、结核、子宫内膜异位症预后较差。
- 针对输卵管积水的输卵管切除术使体外受精（IVF）受孕的概率增加了 1 倍。

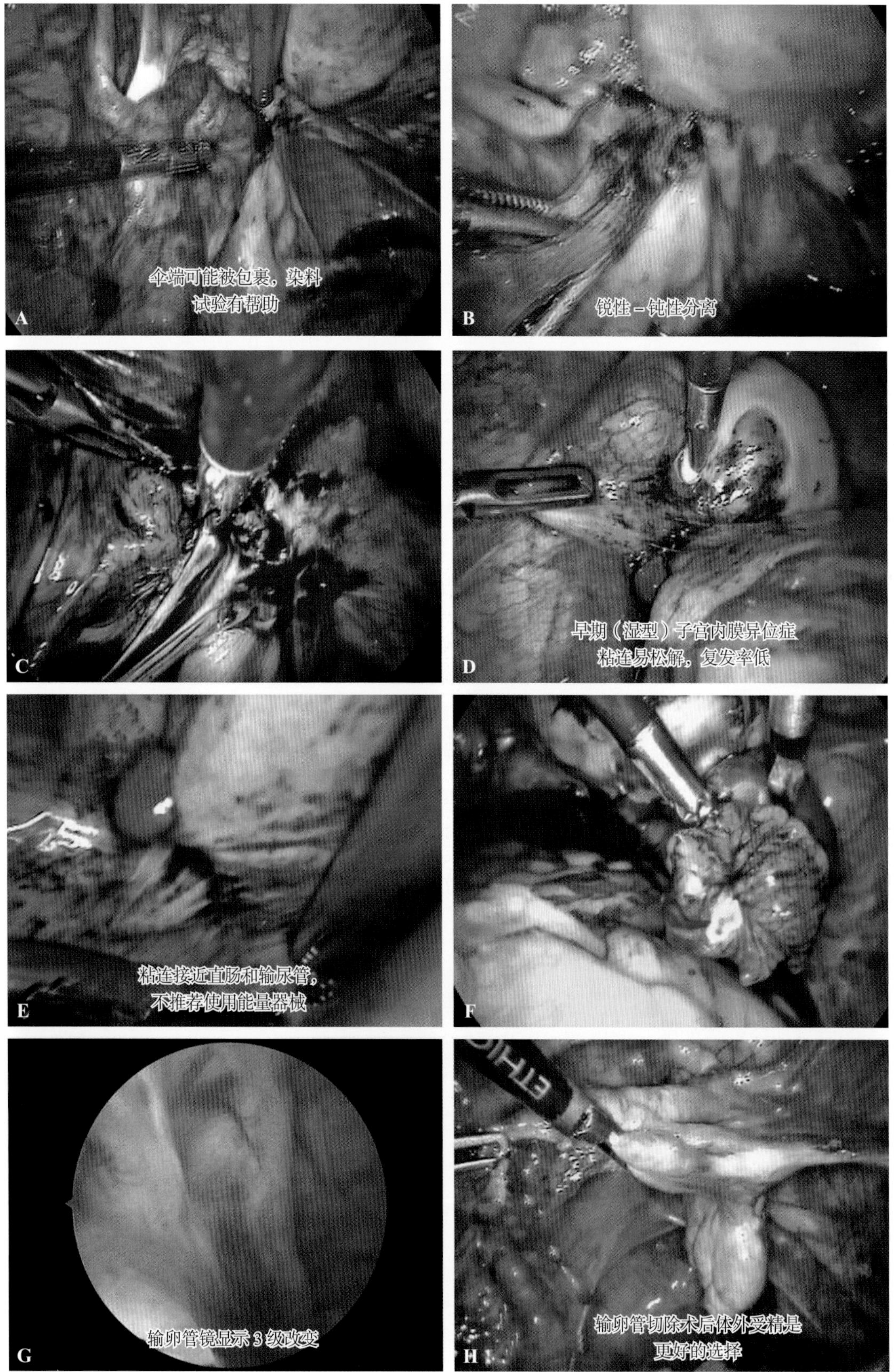


▲ 图 20-19 **A.** 伞端可能被包裹，染料试验有帮助；**B.** 锐性－钝性分离；**C.** 锐性分离；**D.** 子宫内膜异位症中的伞端粘连；**E.** 不要在肠道、输尿管和膀胱附近使用能量；**F.** 输卵管积水，伞端成形术及恢复通畅；**G.** 输卵管积水输卵管镜检查为 3 级；**H.** 输卵管切除术后体外受精是更好的选择

- 如果存在广泛的粘连，可以考虑近端结扎和远端开窗。
- 从长远来看，输卵管手术比体外受精更具成本效益。与每个周期需要多个步骤的体外受精相比，这是一种单步骤治疗。
- 当输卵管手术后生育预后可能较差时，应考虑体外受精。

## 参考文献

[1] Dubuisson JB, Chaperon C, Nos C, et al. Sterilization reversal: fertility results. Hum Reprod. 1995;10(5): 1145–51.

[2] Gomel V. Microsurgical reversal of female sterilization: a reappraisal. Fertil Steril. 1980;33(6):587–97.

[3] Reich H, McGlynn F, Parente C, et al. Laparoscopic tubal anastomosis. J Am Assoc Gynecol Laparosc. 1993;(1):16–9.

[4] Swolin K: [50 fertility operations. I. Literature and methods]. Acta Obstet Gynecol Scand. 1967;46(2): 234–50.

[5] American College of Obstetricians and Gynecologists: ACOG technical bulletin. Sterilization. Number 222_April 1996 (replaces no. 113, February 1998). Int J Gynaecol Obstet. 1996;53(3):281–8.

[6] Cetin MT, Demir SC, Toksoz L, et al. the effect of laparoscopic reversal of tubal sterilization on pregnancy rate. Fertil Steril. 1985;43:351–2.

[7] Bateman BG, Nunley WC. Jr, Kitchin JD. Fertil Steril. 1987;48:523–42.

[8] Mage G, Pouly JL, Bouquet de Jolinière J, et al. Fertil Steril. 1986;46:807–10.

[9] Reich HJ. Reprod. Med. 1987;32:736–42.

[10] Sauer MV. In: Mishell DR, Davajan V, Lobo RA (Eds). Infertility, Contraception and Reproductive Endocrinology, 3rd ed. Boston, MA: Blackwell; 1991. pp. 682–707.

[11] Williams TJ. Obstet Gynecol Clin North Am. 1987;14:1037–48.

[12] Van Voorhis BJ. Comparison of tubal ligation reversal procedures. Clin Obstet Gynecol. 2000;43(3): 641–9.

[13] Nezhat C, Nezhat F, Nezhat C. Nezhat's Operative Gynecologic Laparoscopy and Hysteroscopy. 3rd ed. Cambridge: Cambridge University Press; 2008.

# 第 21 章 输卵管绝育的内镜手术
# Endoscopy Techniques for Tubal Sterilization

Parul Kotdawala　Janesh Gupta　Munjal Pandya　著
张　朔　译　　高　辉　湛艳瑞　校

## 一、概述

尽管有广泛的研究和多种选择来防止意外妊娠，但即使到了今天，最流行的避孕方法还是女性绝育。世界卫生组织（WHO）和联合国最近公布的数据在全球范围内证实了这一事实。印度位居榜首，在所有需要避孕的女性中，近 40% 选择了绝育术。20 世纪 60 年代末，腹腔镜的出现导致了从小切口手术到腹腔镜手术的巨大转变，直到今天，腹腔镜绝育仍然是首选的方法。虽然它需要复杂的设备和特殊的培训，但微创手术速度快，成功率高，恢复快，术后疼痛和感染等问题最少。

## 二、腹腔镜手术入路

腹腔镜绝育可以通过阻塞输卵管、切断或切除输卵管来完成。

- 阻塞输卵管。
  - ➢ 在一个或多个位置使用双极凝固。
  - ➢ 使用硅胶 Falope 环（Yoon 带）。
- 使用 Hulka 或 Filshie 等弹簧夹
  - ➢ 双极电凝切断输卵管（手术）。
  - ➢ 输卵管切除术。

## 三、经子宫颈入路

通过宫颈入路在宫腔内放置奎纳克林凝胶，以实现化学炎症性粘连，阻塞输卵管开口，阻断输卵管与腹膜腔相通，从而达到阻塞输卵管的目的。非直视下操作，由于不良反应和妊娠时可能的致畸作用而不受欢迎[1, 2]。

最近，通过以下技术探索了一种在宫腔镜下通过宫腔途径堵塞输卵管的新方法：①宫腔镜下将液体硅胶注射到每个输卵管开口（plugs）；②插入线圈（essure）；③插入化学颗粒以产生炎症而阻塞（adiana）。

最小切口实现女性绝育似乎是最可接受和最准确的避孕方法。本章将详细描述这些技术及其现状。

## 四、腹腔镜技术

手术通常在全麻下进行，可采用单孔穿刺（需要特制的器械）或双孔穿刺。带 / 夹技术可以在镇静和戳卡局部浸润麻醉下进行，但通常用于单孔法。

- 双极电凝。
- 电凝和处理。
- 输卵管切除术。
- 硅胶环（Falope 环）应用：这项技术在印

度最受欢迎，因为它在镇静和局部浸润麻醉的情况下用于单孔穿刺，作为一种快速的手术方法，可以在一天内完成多个病例。

- 弹簧夹（Hulka，Filshie）：这些弹簧夹不需要创建一个圈，因此痛苦较少，而且输卵管的长度没有减少很多。

### （一）术前咨询

对女性及其丈夫或伴侣进行详细的咨询是非常重要的，这样才能避免以后的后悔。需要全面了解将要进行的手术、所有的避孕替代方案、失败率和并发症。这些妇女还需要接受提问，因为这一过程会导致永久性不孕。在目前的社会中，离婚、分居或男性伴侣过早死亡后极有可能结成新的婚姻。在这种情况下想再要一个孩子的想法是很有可能的。虽然输卵管复通术或求助于体外受精（IVF）胚胎移植（ET）是可行的，但在开始进行绝育手术之前，必须让妇女意识到这一点。一般情况下，月经和性行为不受影响。尽管采用了恰当的外科技术，但手术失败的可能性也需要注意。文献中手术失败率很低，每1000例手术中有5～10例失败，在这些输卵管绝育后的妊娠中，约有1/3是异位妊娠[3]。虽然并发症很少见，但手术和麻醉并发症仍可能会发生。绝育不能防止性传播疾病。该手术不会影响日常活动。

### （二）临床评估

进行任何需要全身麻醉的外科手术前，必须进行详细的临床评估。需要询问过敏史和既往病史。常规的病历记录、体格检查和必要的检查及知情同意是必要的。世界卫生组织已经为希望绝育手术的妇女制订了适宜标准。将这类女性分为5个主要组别，即A、B、C、D、S[4]。

### （三）器械

进入腹腔的途径主要有1种，一种是将内镜和手术器械套在直径为11～13mm的单套管内，经12～14mm的单孔穿刺插入腹腔；另一种是双穿刺技术，即在5～7mm的2个切口分别插入观察通道和手术通道。5mm腹腔镜即可完成双孔穿刺术。采用双穿刺技术时，凝固术的操作通道为5mm，硅胶环或Filshie夹的操作通道为7mm。使用光纤电缆和卤素或氙气光源进行照明。机械化、电子化气体灌注系统用于控制和精确制造气腹，$CO_2$是首选气体。用2mm的Veress针和弹簧加载的钝端封闭器形成气腹。仪器使用所需的戳卡都放在手边。需要使用窥镜、牵引器和合适的举宫器来操作子宫。

### （四）技术

手术体位是半截石位（semi-Trendelenburg）姿势。腹部和会阴涂上消毒液并无菌覆盖。用消毒液擦拭阴道，然后进行阴道双合诊检查，目的是评估子宫大小和附件。用双爪钳夹住宫颈前唇，将举宫器放入子宫腔内。由于技术和美学方面的原因，脐下缘的半月形切口是首选的位置。可以先用Veress针注气，然后再插入戳卡，或直接插入戳卡。由于手术在骨盆前部进行，因此可保持比其他手术腹腔镜更低的气腹压力（10mmHg），以减轻术后疼痛。检查整个盆腔，了解是否有伴随的病变和粘连。

随着摄像系统的出现，外科医生可以站在患者的两侧。对于做阑尾和胆囊手术的普通外科医生来说，左侧位置更易于操作。如果使用Veress针，初始流量为2L/min，一旦确认针在腹腔内，流量可增加到10～15L/min。在插入戳卡之前，压力最好是15mmHg。但如果在镇静和局部浸润麻醉的情况下进行手术，1.5～2L的气量是足够的。由于妇女在选择绝育手术之前通常已经生育，妊娠期间腹肌的拉伸使腹壁变得相当松弛。抬起这样的腹壁更容易，因此戳卡的插入更容易。

头低位和气腹共同在骨盆前面产生一个充满空气（$CO_2$）的空间，通过手法将子宫抬起，与附件一起进入这个空间。应该仔细辨认输卵管，输卵管在圆韧带和卵巢韧带之间，其前面是圆韧带，后面是卵巢韧带。

硅胶带（图 21-1 至图 21-3）：Falope 环，也称为硅胶带或 Yoon 带，由 Johns Hopkins 医学院的 In Bae Yoon 和其他研究人员于 1973 年开发[5-9]。Falope 环以硅胶和 5% 硫酸钡制成，外径 3.6mm，内径 1mm，厚 2.2mm。这种环拉伸时具有弹性记忆，但只能用几分钟，会立即发生苍白和坏死。

环放置器通常预装有 2 个 Falope 环，并设置在 1 号环上，以便只允许排出一个环（图 21-4 至图 21-8）。一旦识别出输卵管，就在中间的空位拿出环放置器的夹子，将长夹子旋转到较低位置，短夹子旋转到较高位置。用长夹子在空隙中抬起输卵管，将其与所有其他结构隔离，让输卵管动脉远离输卵管。然后将其固定，并将涂抹器的外套推入，使得夹子近似重叠，从而将输卵管固定在夹子之间。进一步推动外侧输卵管使内侧输卵管形成一个圈。再推一次，将环释放到圈的底部，阻断，反复 2 次。放下外侧输卵管，轻柔地推出夹子，在开阔的地方放下输卵管。一个好的圈长为 1～1.5cm。较短的圈可能导致环部分堵塞或移位。分别检查圈的上缘和下缘，看它是否

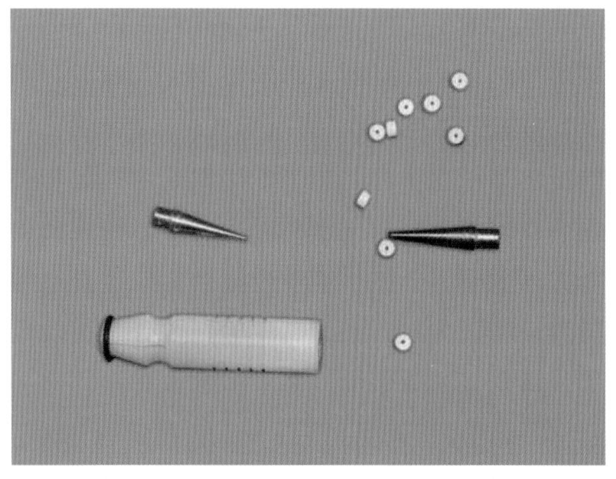

▲ 图 21-1　**Fallope 环（Yoon 带），带装载器（金属锥体）和放置器（白色管子）**

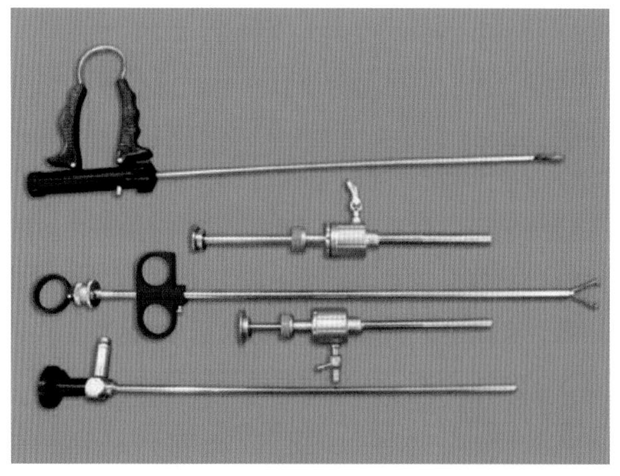

▲ 图 21-3　**双孔法，双极电凝器、环放置器和戳卡（7mm 用于环放置器，5mm 用于示波器）**

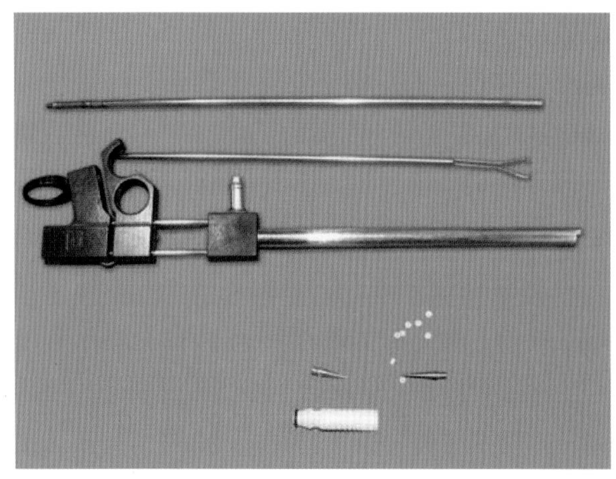

▲ 图 21-2　**单孔法，腹腔镜（KLI 制造）镜 + 环放置器**

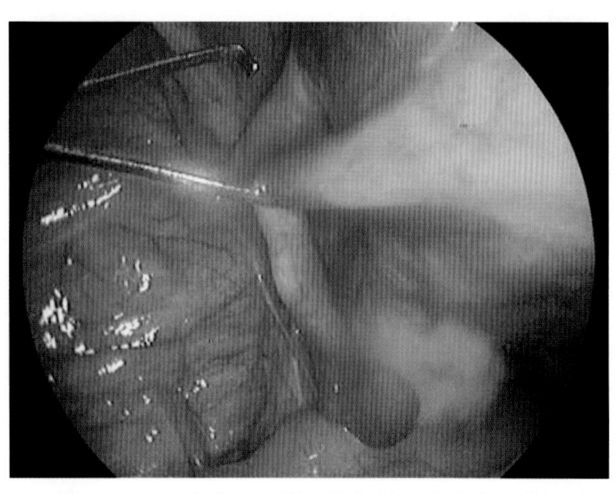

▲ 图 21-4　**双孔法，用钳子抬起并且分离左侧输卵管**

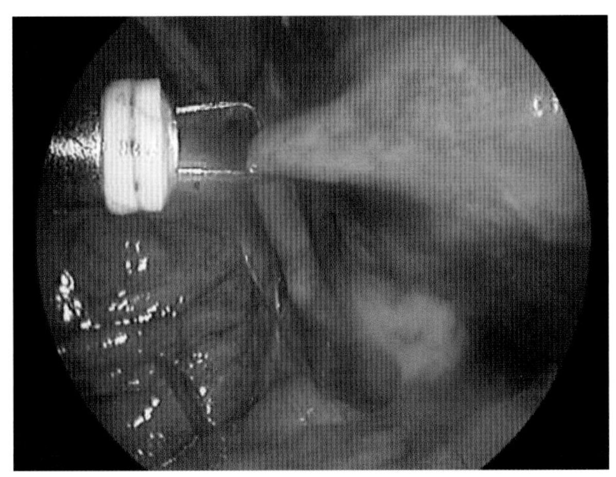

▲ 图 21-5　双孔法，合上钳子

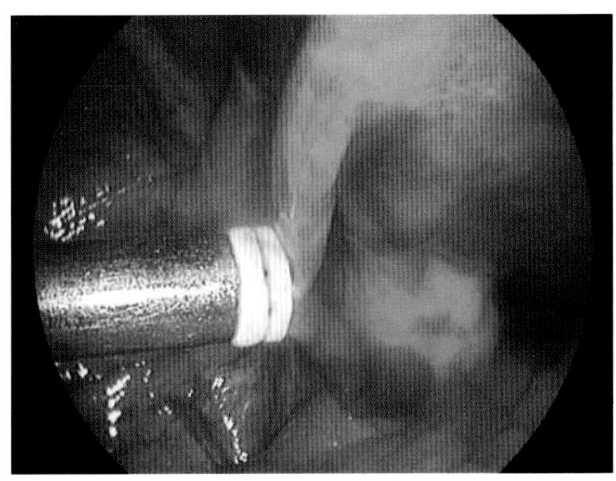

▲ 图 21-6　双孔法，用钳子将输卵管提入输卵管结扎圈内

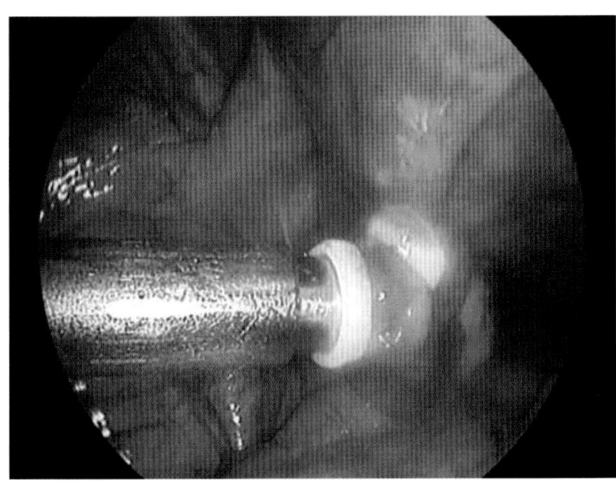

▲ 图 21-7　双孔法，在钳子上预先放置输卵管结扎圈

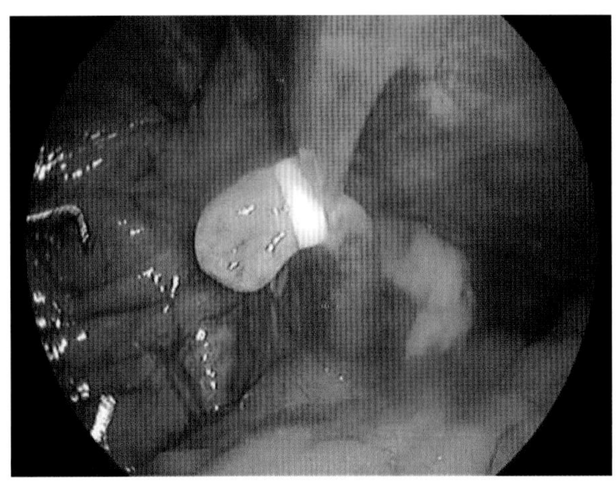

▲ 图 21-8　双孔法，推送输卵管结扎圈，并确认该装置位置正确

完全覆盖输卵管表面，以避免部分放置。现在将涂抹器放置在 2 号环上，排出第二个环，在对侧输卵管上重复操作。这类环放置的最佳位置就在峡部 – 壶腹交界处的近端，因为那里是输卵管最薄的区域之一，也是最具移动性的部分，以便形成良好的环状结构。如果过于靠近角部，由于输卵管活动性差，圈形成得小，或在根部撕裂输卵管。太靠近外侧由于输卵管较宽，难以形成圈。将内镜后撤，确认放置正确，确认无撕裂、出血或其他脏器损伤等并发症。尽可能地去除二氧化碳。取下所有设备，撤除戳卡。用缝合线或订皮机来关闭切口。当切口长度超过 7mm 时，应仔细缝合腹直肌鞘，以避免瘢痕部位疝气。Falope 环造成 1～3cm 的输卵管破坏[10]。与电凝或更复杂的结扎技术相比，更有可能恢复生育能力。除非有盆腔粘连或输卵管积水增大，否则环很容易使用。输卵管横断或撕裂和术后短期疼痛是最常见的并发症。

夹子：夹子用于女性绝育最早于 1953 年在美国报道[11]。目前采用的弹簧式硅钛夹子，非常安全、有效、使用方便。夹子放在输卵管的峡部，距宫角 2～3cm，用特殊的放置器。除腹腔镜手术外，该夹子还可用于小切口和阴道入路。在所有的绝育手术中，夹子对输卵管的损伤最小，仅破坏 1cm 的输卵管，而环状绝育技术破坏为 1～3cm 的输卵管，Pomeroy 技术为 3～4cm，电凝法为 3～6cm [12-14]。因此，采用夹子绝育后的输卵管复通术效果更好。最初的弹簧夹是由 JF Hulka 和 G.Clemens 在 1972 年设计的。Filshie 夹是在 1973 年由 GM Filshie 设计的（图 21-9 至图 21-17）。夹子由钛制成，内表面是硅胶。当夹子关闭时，上部扣在输卵管上，并钩住下部，硅胶被夹住。当封闭的输卵管组织萎缩时，硅胶膨胀，使输卵管保持阻塞状态。最新型号的铰接钳可以很容易地打开和关闭，允许外科医生移除错误放置的夹子，并很容易地重新定位它们。

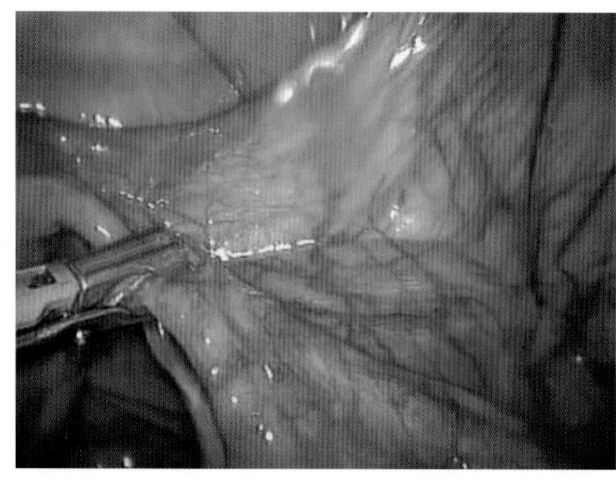
▲ 图 21-11　**Filshie 夹，夹在峡部壶腹交界处，并锁死夹子**

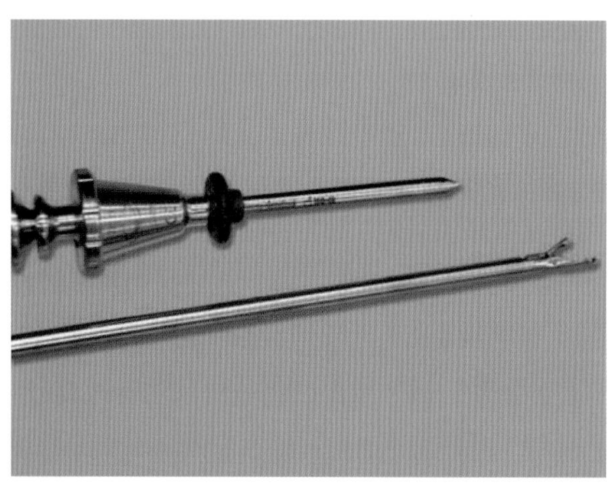
▲ 图 21-9　**戳卡和 Filshie 放置器**

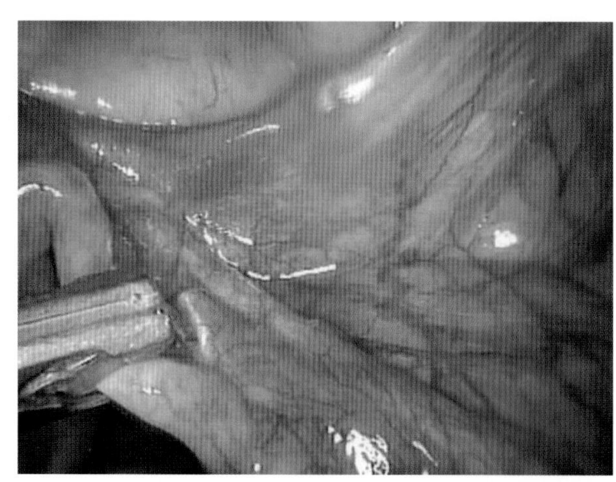
▲ 图 21-12　**Filshie 夹，夹在峡部壶腹交界处，并锁死夹子**

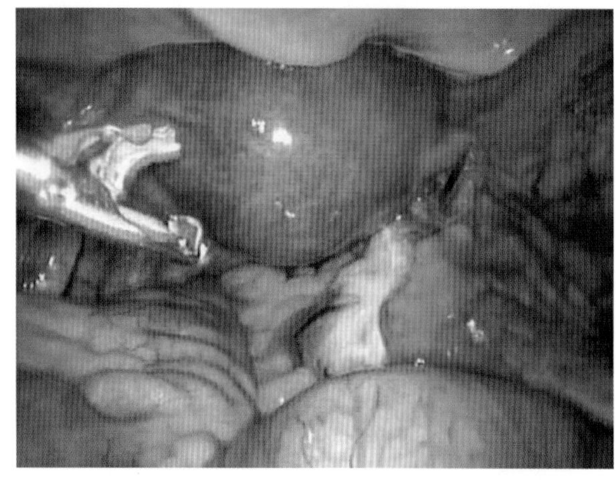
▲ 图 21-10　**Filshie 夹子，装载夹子的放置器**

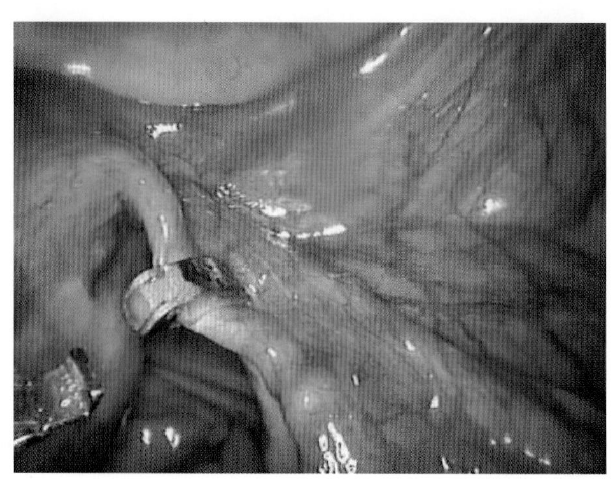
▲ 图 21-13　**Filshie 夹，检查是否正确使用**

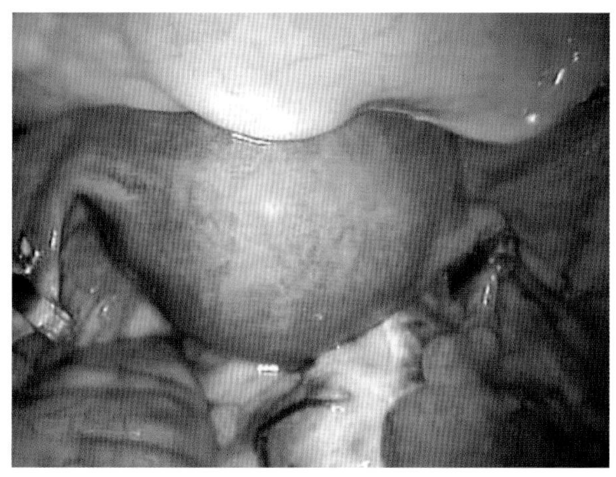

▲ 图 21–14　**Filshie 夹子，双侧输卵管都被阻塞**

Filshie 夹子足够大，可以堵住妊娠后或盆腔感染后增大或水肿的输卵管 [12, 13, 15]。

电凝法（图 21–18 至图 21–20）：电凝法利用高频电流凝结和堵塞输卵管。最早可用的技术即单极凝固，是在 20 世纪 60 年代初发展起来的。电流从镊子的末端穿过妇女的身体传到放置在她臀部或大腿下面的接地板上。单极电凝术损伤输卵管 20%～50% [16–18]，效果很好，但之后不太可能逆转。由于身体是电路的一部分，可能会烧伤其他器官，如肠道 [19, 20]。虽然罕见，但这是一种严重的并发症。对肠道烧伤的担忧导致 20 世纪 70 年代初双极凝固，以及夹子和环的发展。在双

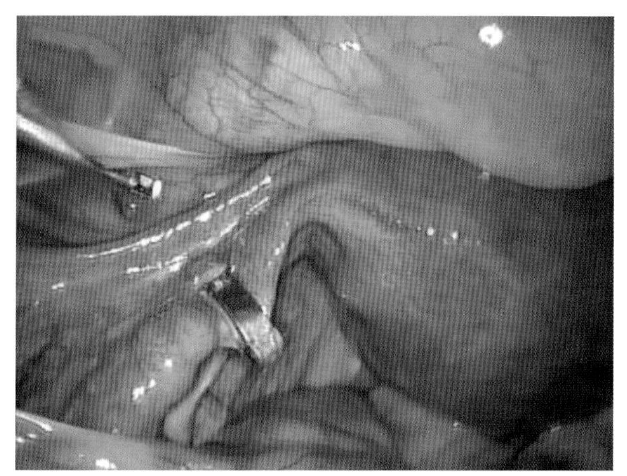

▲ 图 21–15　**Filshie 夹，检查放置位置是否正确，左侧输卵管**

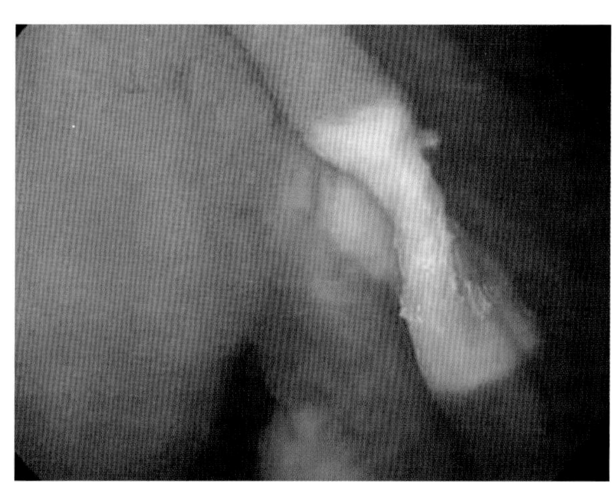

▲ 图 21–17　**双极电凝，检查电凝是否充分（1～1.5cm）**

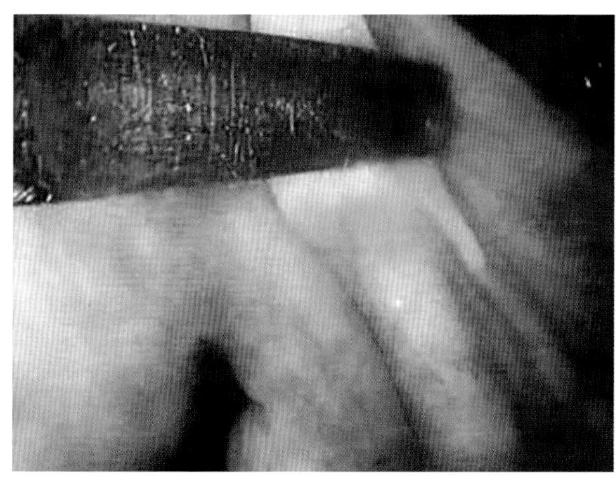

▲ 图 21–16　**右输卵管在峡部壶腹交界处的双极凝固**

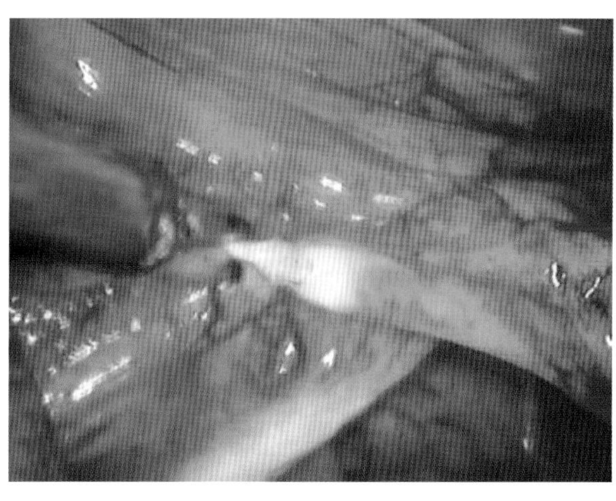

▲ 图 21–18　**在电凝中心位置用剪刀剪断输卵管**

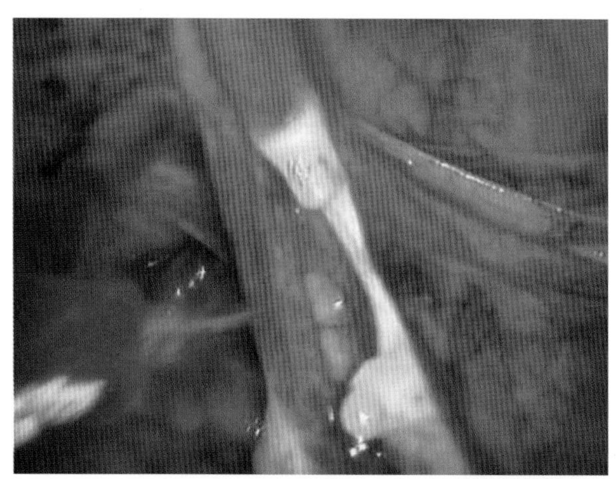

▲ 图 21-19 检查切口是否足够深和剪断的两段是否断开

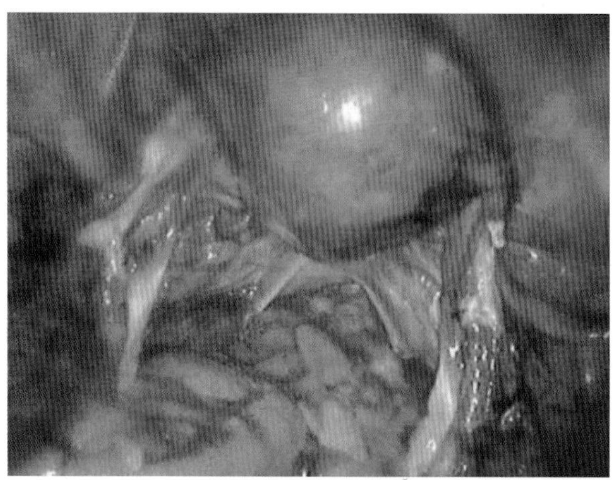

▲ 图 21-20 两侧输卵管的最终图像

极凝固中，电流在钳子的 2 个钳口之间通过，输卵管的一小部分暴露在电流中[21]。只有当钳子接触肠道或其他器官时，才会发生意外烧伤。与单极电凝相比，双极电凝对输卵管组织的破坏较小。采用双极电凝法，每条输卵管电凝 3～4 处，以确保完全闭塞[22-24]。电凝法仅用凝固、凝固和切断输卵管，或用凝固法并同时切除一段输卵管来阻塞输卵管。放入腹腔镜后，通过阴道放置的举宫器将子宫向上和向前抬起，从而隔离输卵管。输卵管被通过双极电凝的电流阻塞。这可以通过单孔穿刺装置或双孔穿刺装置来完成。

## （五）效能

与传统的剖腹手术相比，腹腔镜绝育是一种有效、方便的方法（表 21-1）。据报道，在第 1 年末，美国的失败率为 0.4%，而印度的失败率为 0.2%～1.3%（表 21-2）。

表 21-1 女性输卵管绝育方法 10 年累积失败率[25]

| 方　法 | 失败率 |
|---|---|
| 单极电凝 | 0.75% |
| 产后输卵管切除 | 0.75% |
| 硅胶（Falope 或 Yoon）环 | 1.77% |
| 输卵管中段切除 | 2.01% |
| 双极电凝 | 2.48% |
| Hulka-Clemens 夹 | 3.65% |

表 21-2 Filshie vs. Falope——间隔绝育

| 间隔绝育 | 成功率 | 失败率 |
|---|---|---|
| Filshie 夹 | 99.73% | 2.7/1000[a] |
| 双极透热疗法 | 97.52% | 24.8/1000[b] |
| Falope 环 | 98.23% | 17.7/1000[b] |
| Hulka 夹 | 96.35% | 36.5/1000[b] |
| 单极透热 | | 7.5/1000[b] |
| 部分输卵管切除术 /Pomeroy 法* | | 20.1/1000[b] |
| Essure | 99.74% | 2.6/1000[c] |

a. FDA：Food and Drug Administration. The Filshie Clip System. summary of safety and effectiveness. FDA Rep.1990；134：1–4.
b. Peterson，et al. CREST Study，1990（NB：Filshie clip not included in the CREST Study as the product was not FDA approved at that time）.
c. Essure Clinical Data（5 years follow–up PMMA supplement，2005）（NB：Essure，have not included in their statistics those that were unable to be inserted in the tubes）.
*. Partial salpingectomy is defined as "including modified Pomeroy–type ligation，other types of partial salpingectomy，and total salpingectomy performed by laparotomy"（CREST，1996）.

## （六）并发症

### 1. 疼痛

术后疼痛是一种常见的主诉。使用 Falope 环疼痛更剧烈，因为环在使用后会膨胀，肌肉痉挛引起疼痛。术中尝试用利多卡因局部麻醉输卵管，以减轻术后疼痛。但这并不是很受欢迎，因为它会导致输卵管水肿。常规使用镇痛、抗炎药物 2～3 天即可。

2. 绝育后妊娠

原因多种多样，主要是因为妇女在手术时已经妊娠、把输卵管与其他的盆腔结构相混淆导致手术错误、设备故障、输卵管末端自发地重新连接（吻合）、输卵管内的瘘管（异常开口）导致精子和卵子相遇。手术时未被识别的妊娠占手术失败的 8%～45%。通常被称为黄体期妊娠，最有可能的情况是在月经周期的排卵后阶段进行绝育手术，而此时已经受精。仔细询问所有患者的最后一次月经和性交的时间，以及他们使用避孕措施的情况，可以降低此类妊娠率。在月经周期的排卵前阶段进行绝育术也会有帮助，但并不总是可行的。手术失误也会导致 30%～50% 的后期妊娠 [6, 13, 26–32]。最常见的情况是将圆韧带或卵巢悬吊韧带误认为输卵管 [33, 34]。在本科室一份未发表的数据中，我们发现在 18 例失败的绝育手术中，70% 是由于手术错误导致手术失败。如果术者首先辨认出输卵管伞，再使用环 / 夹子，则错误能被降至最低。其他可能的错误包括在输卵管的不恰当部位应用夹子或环，没有正确锁定夹子，以及电凝未能凝结输卵管内层。当医生处于学习阶段时，手术失误是最常见的。一项研究发现，如果外科医生手术少于 100 例，失败率会高 3 倍 [35]。其他因素，如设备故障、夹子弹簧故障、环 / 夹子即使在正确应用时也会断裂等，都会使输卵管保持通畅。夹子和环可能会从输卵管上滑落，特别是如果输卵管特别厚的话。输卵管的自发再通也可能发生。F Hulka 及其同事的报道显示，在使用弹簧夹子进行绝育的 1079 例患者中有 25 例妊娠，其中 1 例为输卵管再通 [30]。在另一项关于 47 例绝育失败的研究中，有 12 例是由输卵管再通引起的 [36]。手术部位输卵管壁瘘的形成也会导致宫内妊娠和异位妊娠。

异位妊娠是输卵管绝育手术中罕见的并发症。绝育后 2 年内报道的异位妊娠发生率为（0.02～0.31）/100 次手术。输卵管段双极凝固后更容易发生异位妊娠，可能是由于精子穿过腹腔进入凝固段的瘘口 [3, 35, 37]。

3. 与手术相关的并发症

根据手术专业知识和器械的功能不同，可能会发生血管迷走性休克、伤口败血症、腹壁血肿、子宫穿孔、手术引发的肺气肿、肠道损伤、大血管损伤和胃肠道烧伤等并发症。可能会发生切口疝甚至死亡。少数可能会在手术后感到后悔，特别是那些年龄较小且产次较低的患者 [38]。

4. 麻醉相关并发症

麻醉并发症、心肺窘迫、通气不足、败血症。

5. 死亡

女性绝育极少导致死亡。世界各地最新的大型流调显示，每 100 000 例手术中有 3～19 人死亡。死亡并不常见，但可由于麻醉并发症、感染或出血导致。据报道，美国的死亡率约为 1.5/100 000 次手术，而印度的死亡率为（10～60）/10 万次手术。

### （七）禁忌证

严重的呼吸功能障碍、心脏代偿不全和腹部肿块较大的患者禁忌腹腔镜绝育。且该手术不应该在产后阶段和妊娠超过 12 周的患者中进行。

## 五、宫腔镜绝育或经宫颈绝育

腹腔镜输卵管绝育术是一种非常安全的微创输卵管绝育术。然而，它仍然带有麻醉和一些主要并发症的风险。为了避免这些问题，我们探索了绕过腹膜入路、通过宫腔到达输卵管的手术入路。2002 年，沿着这些手术路径推出了一项名为 Essure 的创新方法。这是一种宫腔镜方法，方法为堵住输卵管的内侧端，即角部开口。这项手术可以在麻醉下以最低程度进行，也可以作为门诊手术进行。后来，在 2009 年，另一种名为 Adiana 的装置上市，用来进行宫腔镜绝育。

宫腔镜绝育已经采用了各项技术：①破坏方法，如电凝、冷冻、双极射频消融术（Adiana）、激光、奎尼克林（quinacrine）。②封堵方法，如硅胶、尼龙 + 弹力环、输卵管螺丝钉、Essure 装置。

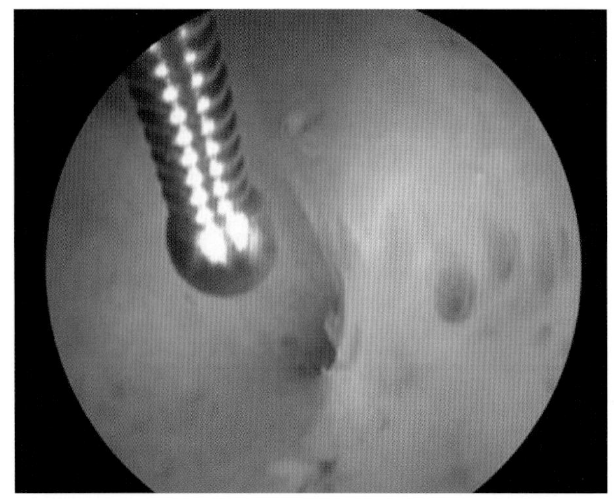

▲ 图 21-21　**Essure 法，对准左角开口**

### （一）Essure 法

1. 作用机制

该装置或系统由不锈钢和聚对苯二甲酸乙二醇酯纤维的内线圈和镍钛的外线圈组成。该微插入器长 3.85cm，经宫腔镜入路放置于输卵管腔内 3～3.5cm。一旦放入输卵管，组织炎症反应就会启动，包括巨噬细胞、异物巨细胞、浆细胞和成纤维细胞等炎症细胞浸润，阻塞输卵管腔[39]。完全阻断输卵管通常需要 12 周左右，在此之前需要使用其他替代的避孕方法。通过子宫输卵管造影确认操作成功。骨盆 X 线片可用于确定其位置。

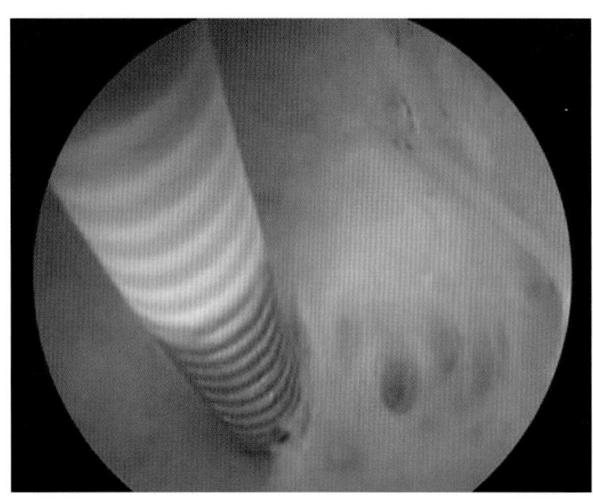

▲ 图 21-22　**Essure 法，将装置尖端插入左侧输卵管开口**

2. 步骤

宫腔镜是在宫颈旁局部浸润麻醉下进入的。观察宫腔和双侧输卵管开口，导向器穿过内镜的工作通道。将该装置引入开口直到黑色标记，然后逆时针旋转手柄上的拇指轮。收回导管，将导丝送入输卵管。进一步逆时针旋转拇指轮从装置中释放线圈。宫腔内应该可看到 3～7 个线圈（图 21-21 至图 21-24）。

在输卵管阻塞或狭窄的情况下，放置可能不成功。

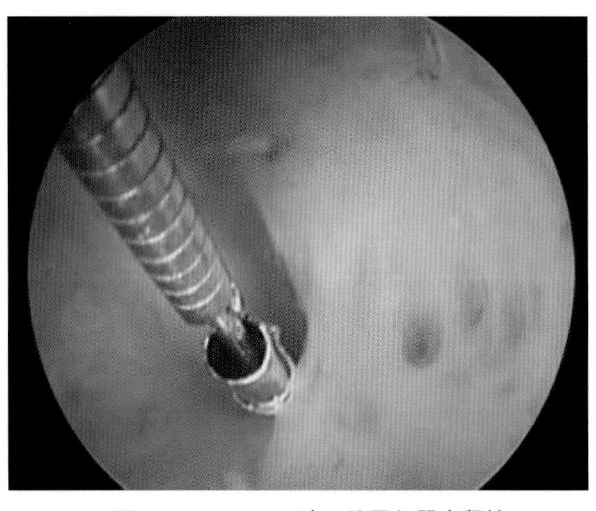

▲ 图 21-23　**Essure 法，从置入器中释放**

3. 功效

如果在月经周期的增生期进行，则手术更

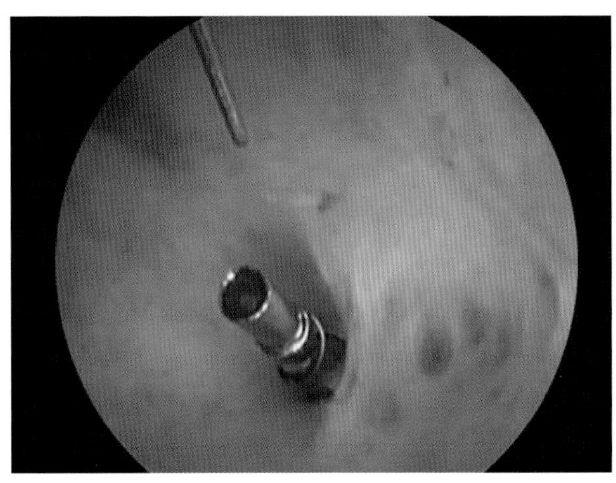

▲ 图 21-24 **Essure 法，最后看一下置入器位置**

为成功。重要的是术后子宫输卵管造影和替代避孕方法的使用，直到 12 周后确认输卵管闭塞 [40]。尚无一例 Essure 法失败妊娠的情况。据报道，这种女性绝育方法是所有绝育方法中最有效的 [41]。

由于手术是在局部麻醉下进行的，患者恢复较快，术后疼痛明显减轻。超过 90% 的患者在植入后 24h 内恢复日常生活 [42]。在一项比较 Essure 和腹腔镜输卵管绝育术的研究中，Essure 组 82% 的患者具有良好的耐受性，而腹腔镜绝育术组只有 41% 的患者具有良好的耐受性（表 21-3）[43]。

表 21-3 **CREST 研究中累积妊娠风险与 Essure 绝育术 [44]**

| 方 法 | 5 年随访 |
|---|---|
| 双极 | 16.5 |
| 单极 | 2.3 |
| 硅胶带 | 10.0 |
| 弹簧夹 | 31.7 |
| 输卵管中段切除 | 15.1 |
| 产后输卵管切除 | 6.3 |
| CREST 所有平均 | 13.1 |
| Essure 术后平均 | 2.6 |

4. 安全性

研究表明，该手术并发症较少，如穿孔、术后疼痛、异位妊娠、Essure 放置不当 [24, 45]。使用 Essure 装置的患者可以进行 MRI 检查，没有任何问题。具有相当大手术风险的严重心脏病患者可将 Essure 作为永久避孕方法的最佳选择 [46]。Essure 设备将从 2017 年 9 月 1 日起从英国市场乃至欧洲市场撤出。https://www.fsrh.org/news/fsrh-and-rcog-joint-statement-on-bayers-decision-to-discontinue/。

### （二）Adiana 法

1. 作用机制

该系统在宫腔镜引导下操作，通过热损伤和置入物双重机制发挥作用。微嵌入体长度为 3.5mm，由不可吸收的生物相容性硅胶组成。该装置具有位置检测阵列（position detection array，PDA），由 4 个传感器组成，用于监测消融过程中与组织的接触。

输液导管有柔韧度，使之可灵活弯曲。导管轴在遇到阻力时能弯曲并扣住。

通过宫腔镜将一根输送导管插入管壁内约 1.4cm 处，然后在顶端以 3W 的功率进行双极射频能量输送，产生的温度为 64℃，持续约 1min。发生器配备液晶显示器（LCD），指示外科医生射频能量传输完成 [47]。能量在输卵管内产生约 5mm 的热损伤，其内放置 3.5mm 的硅胶。成纤维细胞侵入硅胶基质导致输卵管完全闭塞，12 周后可通过子宫输卵管造影验证 [48]。Adiana 法的装置在 X 线中不可见，但在超声扫描中可见。

装置的正确位置通常以到达输卵管开口的黑色标记为准。需要注意的是，在应用射频能量和置入硅胶基质时，不允许任何手部移动。当硅胶基质被放置在消融区域时，装置的任何部分都不会在宫腔内突出。阻塞 / 狭窄的输卵管可能会使在输卵管中放置该装置时有困难。

当放置硅胶基质时，过高的压力可能会使输卵管膨胀或将置入物移出消融区域之外。

HSG过程中，应避免对比剂注入时压力过大。

2. 效能

Adiana法1年累积失败率为1.08%，2年为1.82%[49]，多数归因于操作错误和对HSG的误解。对各种避孕方法效果的研究发现，Adiana法的失败率更高，只比弹簧夹的效果好一些[50]。患者对Adiana系统的耐受性很好，只有9.2%的患者表示非常不舒服[49]。Adiana基质是由固化的硅胶组成，不使用镍，因此不太可能产生过敏反应。10%～30%的妇女可能出现镍过敏[51, 52]。

在进行的各种研究中没有发现重大并发症。

3. 相对于Essure的优势

由于Adiana装置不会突出到宫腔内，因此使用Adiana装置的妇女可以安全地接受未来的妇科手术，即宫腔镜、扩张宫颈和刮宫、体外受精、子宫内膜消融和子宫内膜活检等。

4. 患者准备

Adiana装置最好在子宫内膜萎缩时放置，通常在增殖期放置效果较好。可以在放置前服用黄体酮6周。

### （三）奎纳克林

奎纳克林最初是以125mg/ml和250mg/ml悬浮液的形式注入，但由于液体被吸收进入子宫内膜毛细血管引发死亡而放弃使用[53]。因此引入Pellet-based system，该系统带有7个小球，每粒小球含36mg奎纳克林，采用带铜T型宫内节育器作为插入器，将这些小球放入宫腔内，共2～3次，间隔1个月。置入当天服用抗炎药物。

建议在第一次置入后的3个月内使用其他避孕方法（口服避孕药）。

1. 作用机制

确切的机制尚不清楚，但人们认为，奎纳克林形成了奎纳克林–DNA复合物，导致近端输卵管内皮细胞纤维化。

2. 效能

该方法的累积妊娠率为4.3%～4.6%。

3. 安全性

奎纳克林是一种诱变剂，尽管体内研究没有发现这种方法会增加癌症发生率，也没有发现失败后对胎儿有任何致畸作用。研究证实，它在体外具有致突变性，并且由于宫内暴露而具有潜在的风险[1]。

在此基础上，世界卫生组织（生殖健康与研究部）宣布奎纳克林具有基因毒性[54]。患者出现痉挛、疼痛、输卵管炎、月经紊乱和痛经[54]。

## 六、其他具有重要历史意义的方法

电灼术：宫腔镜引导下在子宫输卵管交界处电灼，但近1/4的病例术后输卵管仍通畅，并存在子宫穿孔和肠道损伤的潜在风险[55]。

Nd:YAG激光：激光是通过石英纤维输送的，对组织造成热损伤，但约3/4的病例术后输卵管依然通畅，该手术方式已经过时[56]。

Ovabloc：该系统于20世纪70年代推出，通过宫腔镜途径将液体硅胶输送到管内，引发堵塞，堵塞输卵管的开口和输卵管。尚未得到食品药品管理局（FDA）的批准。

# 参考文献

[1] Clarke JJ, Sokal DC, Cancel AM et al. Re-evaluation of the mutagenic potential of quinacrine dihydrochloride dehydrate. Mutat Res. 2001;494(1-2):41-53.

[2] World Health Organization, Department of Reproductive Health and Research. The safety of quinacrine when used as a method of non-surgical sterilization in women. WHO/RHR/09.21;http:// www.who.intreproductivehealth/publications/ family_planning/ en/index.html.2009

[3] Peterson HB, Xia Z, Hughes JM, et al. The risk of ectopic pregnancy after tubal sterilization. New Engl J Med. 1997;336(11):762.

[4] World Health Organization. Medical Eligibility criteria for contraceptive use. 5th edition, 2015.

[5] Lay CL. The new improved silastic band for ligation of fallopian tubes. Fertility and Sterility. 1977;28(12): 1301-5.

[6] Poliakoff SR, Yoon IB, King TM. A four-year experience with the Yoon ring. In: Phillips JM, editor. Endoscopy in Gynecology: Proceedings of the Third International Congress on Gynecologic Endoscopy, San Francisco, California. American Association of Gynecologic Laparoscopists, 1978. p. 197-208.

[7] Yoon LB. Silicone ring. In: Phillips JM, editor. Laparoscopy. Baltimore, MD: Williams & Wilkins, 1977. p. 174-8.

[8] Yoon LB, King TM. A preliminary and intermediate report on a new laparoscopic tubal ring procedure. J Reproduct Med. 1975;15(2):54-6.

[9] Yoon LB, Wheelers CR Jr, King TM. A preliminary report on a new laparoscopic sterilization approach: the silicone rubber band technique. Am J Obstet Gynecol. 1974;120(1):132-6.

[10] Kleinman RL. Female sterilization. London: International Planned Parenthood Federation (IPPF) (IPPF Medical Publications); 1982. 44 p.

[11] Evans TN. Simplified method for sterilization of the female. Am J Obstet Gynecol. 1953;66(2):393-5.

[12] Filshie GM. The Filshie clip. In: Van Lith DAF, Keith LG, Van Hall EV (Eds). New Trends in Female Sterilization. Chicago, IL: Year Book Medical Publishers, 1983; pp. 115-23.

[13] Filshie GM, Casey D, Pogmore JR, et al. The titanium/ silicone rubber clip for female sterilization. Br J Obstet Gynaecol. 1981;86(6):655-62.

[14] Sciarra JJ. Surgical female sterilization techniques. In: Goldsmith A, Toppozada M (Eds). Long acting contraception. (Presented at the Symposium on Long-acting Contraception, Alexandria, Egypt, November 3-4, 1983.) Chicago, IL: Northwestern University, Program for Applied Research in Fertility Regulation; 1983. pp. 191-201.

[15] Filshie GM. The Filshie clip for female sterilization and its reversal. Presented at the 112th Annual Meeting of the American Public Health Association. Anaheim, CA: November 11-15,1984. p. 126.

[16] Loffer FD, Pent D. Risks of laparoscopic fulguration and transection of the fallopian tube. Obstet Gynecol. 1977;49(2):218-22.

[17] Sciarra JJ. Survey of tubal sterilization procedures. In: Sciarra JJ, Zatuchni GI, Speidel JJ, editors. Reversal of Sterilization. Hagerstown, MD: Harper & Row; 1978. pp. 117-33.

[18] Yuzpe AA, Rioux JE, Loffer FD, et al. Laparoscopic tubal sterilization by the "burn only" technique. Obstet Gynecol. 1977;49(1):106-9.

[19] Loffer FD, Pent D. Indications, contraindications and complications of laparoscopy. Obstet Gynecol Surv 1975;30(7):407-27.

[20] Peterson HB, Ory HW, Greenspan IR, et al. Deaths associated with laparoscopic sterilization by unipolar electrocoagulating devices, 1978 and 1979. Am J Obstet Gynecol. 1981;139(2):141-3.

[21] Rioux JE, Cloutier D. A new bipolar instrument for laparoscopic tubal sterilization. Am J Obstet Gynecol. 1974;119(6):737-9.

[22] Peterson HB, Xia Z, Wilcox LS et al. Pregnancy after tubal sterilization with bipolar electrocoagulation. Obstet Gynecol. 1999;94(2):163-7.

[23] Hirsch HA, Nesser E. Bipolar high frequency coagulation. In: Van Lith DAF, Keith IG, Van Hall EV, editors. New Trends in Female Sterilization. Chicago, IL: Year Book Medical Publishers; 1983. pp. 83-90.

[24] Roy S, Mishell DR Jr. The optimal method of female sterilization. In: Zuspan, FP, Christian CD, editors. Reid's Controversies in Obstetrics and Gynecology. Vol. 3. Philadelphia, PA: WB Saunders; 1983. pp. 528-35.

[25] Peterson HB, Xia Z, Hughes M et al. The risk of pregnancy after tubal sterilization: findings from the US Collaborative Review of sterilization. J Obstet Gynecol. 1996;174(4):1161-70.

[26] Burkman RT. The Johns Hopkins experience with laparoscopic Falope ring sterilization. In: Hingorani V, Randit RD, Bhargava VL, editors. Proceedings of the Third International Seminar on Maternal and Perinatal Mortality Pregnancy Termination and Sterilization, New Delhi. India, October 3-5. New Delhi; New Roxy Press; 1980. pp. 423-4.

[27] Chi IC, Garddner SD, Laufe LE. The history of pregnancies that occur following female sterilization. Int J Gynecol Obstet. 1979;17(3):265-7.

[28] Devilliers VP. Sterilization failure: an analysis of 27 pregnancies after a previous sterilization procedure. South African Med J. 1982;61(16):589-90.

[29] Hughes GJ. Sterilisation failure. Br Med J. 1977; 2(6098):1337-9.

[30] Hulka JF, Mercer JP, Fishburne JI et al. Spring clip sterilization: one-year follow-up of 1,079 cases. Am J Obstet Gynecol. 1976;125(8):1039-43.

[31] Tadjerouni A, Flici O, Wauters G. et al. Failure of laparoscopic sterilization by Hulka-Clemens clips. Eur J Obstet Gynecol Reproduct Biol. 1983;14(6):393- 8.

[32] Trias M. Preliminary data from sterilization failure study. [Memorandum]. Atlanta, GA: Centers for Disease Control, Department of Health and Human Services; 1984 (Unpublished).

[33] Loffer FD, Pent D. Pregnancy after laparoscopic sterilization. Obstet Gynecol. 1980;55(5):643-8.

[34] World Health Organization (WHO). Female Sterilization: Guidelines for the Development of Services. 2nd ed. Geneva: WHO; 1980. (WHO Offset Publication No. 26). 47 p.

[35] Chi IC, Laufe LE, Gardner SD, et al. An epidemiologic study

of risk factors associated with pregnancy following female sterilization. Am J Obstet Gynecol. 1980;136(6):768–73.

[36] Soderstrom RM. Sterilization failures and their causes. Am J Obstet Gynecol. 1985;152(4):395–403.

[37] McCausland A. High rate of ectopic pregnancy following laparoscopic tubal coagulation failure. Am J Obstet Gynecol. 1980;136:977.

[38] Royal College of Obstetricians and Gynecologists. Male and Female Sterilization: Evidence–based Clinical Guideline Number 4, January 2004.

[39] Valle RF, Carigan CS, Wright TC et al. Tissue response to the STOP microcoil transcervical permanent contraceptive device: results from a prehysterectomy study. Fertil Steril. 2001;76(5):974–80.

[40] Kerin JF. Pregnancies in women who have the Essure hysteroscopic sterilization procedure: a summary of 3. cases. J Minim Invasive Gynecol. 2005;12(suppl):28. Abstract 67.

[41] Adiana Transcervical Sterilization System PMA P070022 Panel Package (pp. 47–48). US Food and Drug Administration Obstetrics and Gynecology Devices Panel Web site. http://www.fda.gov/ohrms/ dockets/ac/07/breifing/2007–4334b 100–index.html. Updated December 11, 2007.

[42] Scarabin C, Dhainaut C. The ESHYME study. Women's satisfaction after hysteroscopic sterilization (Essure micro–insert). A retrospective multicenter survey. Gynecol Obstet Fertil. 2007;35(11):1123–8.

[43] Duffy S, Marsh F, Rogerson L et al. Female sterilization: a cohort controlled comparative study of ESSURE versus laparoscopic sterilization. BJOG. 2005;112(11):1522–8.

[44] Levy B, Levie MD, Childers ME. A summary of reported pregnancies after hysteroscopic sterilization. J Minim Invasive Gynecol. 2007;14(3):271–4.

[45] MAUDE database. US Food and Drug Administration Center for Devices and Radiological Health Web site. http://www.accessdata.fda.gov/scripts/cdrh/cfdocs/ cfMAUDE/search.CFM

[46] Famuyide AO, Hopkins MR, El–Nashar SA et al. Hysteroscopic sterilization in women with severe cardian disease: experience at a tertiary center. Mayo Clin Prac. 2008;83(4):431–8.

[47] Hologic, Inc. Adiana Permanent Contraception Instructions for Use and Radiofrequency (RF) Generator Operator's Manual. Marlborough. MA: Hologic; 2009.

[48] Adiana Transcervical Sterilization System PMA P070022 Panel Package. US Food and Drug Administration Obstetrics and Gynecology Devices Panel Web site. http://www.fda.gov/ohrms/dockets/ ac/07/briefing/2007–4334b 100–9ndex.html. Updated December 11, 2007. pp. 13–5.

[49] Vancaillie TG, Anderson TL, Johns DA. A 12–month prospective evaluation of transcervical sterilization using implantable polymer matrices. Obstet Gynecol. 2008;112(6): 1270–7.

[50] Ory EM, Hines RS, Cleland WH et al. Pregnancy after microinsert sterilization with tubal occlusion confirmed by hysterosalpingogram. Obstet Gynecol. 2008;111(2 Pt 2):508–10.

[51] Lassere J. Nikel induced allergic dermatitis and Essure device. J Nouvelles Dermatol. 2010;29: 142–3.

[52] Peltonen L. Nickel sensitivity in the general population. Contact Dermat. 1979;5(1):27–32.

[53] Zipper J, Medel M, Goldsmith A et al. the clinical efficacy of the repeated transcervical instillation of quinacrine for female sterilization. Int J Gynaecol Obstet. 1976;14(6):499–502.

[54] Sokal DC, Hieu do T, Laon ND, et al. Safety of quinacrine contraceptive pellets: results from 10–year follow–up in Vietnam. Contraception. 2008;78(1): 66–72.

[55] Greenberg JA. Hysteroscopic sterilization: history and current methods. Rev Obstet Gynecol. 2008;1(3): 113–21.

[56] Brumsted JR, Shirk G, Soderling MJ et al. Attempted transcervical occlusion of the fallopian tube with Nd:YAG laser. Obstet Gynecol. 1991;77(2):327–8.

# 第 22 章 输卵管扭转的诊断难题

# Tubal Torsion: The Diagnostic Dilemma

Ibrahim Alkatout Ivo Meinhold-Heerlein Liselotte Mettler 著
张 朔 译 高 辉 谢 晶 校

## 一、概述

急性输卵管扭转是一种非常罕见的疾病，在正常输卵管和病理性输卵管中都会发生。发生输卵管扭转的原因有内因也有外因（表 22–1）。

输卵管扭转通常伴随卵巢扭转，而 50%～60% 的输卵管扭转是由卵巢肿物导致的。

输卵管扭转是引起急性下腹痛的原因之一，诊断相当困难。本章的目的旨在回顾腹腔镜手术时代有关输卵管扭转的现有资料，并更新其诊断和治疗。

表 22–1 输卵管扭转的内因和外因

**内在因素**
- 先天性异常
- 输卵管过长或过度旋转
- 获得性的病理情况
- 输卵管积水
- 输卵管积血
- 肿瘤
- 既往手术史
- 自主神经功能紊乱和异常蠕动

**外部因素**
- 邻近结构病变（慢性或急性）
- 肿瘤
- 粘连
- 妊娠
- 机械因素
- 盆腔器官的移动或创伤
- 盆腔充血

自 1890 年 Bland Sutton 首次描述该疾病以来[1]，文献中已报道了数百例病例，由于缺乏病原学相关症状、临床上的体格检查及特定的影像学表现或实验室特征，使得本病难以术前诊断，从而导致手术治疗的延迟。现在，输卵管的外科手术修复是完全由腹腔镜完成的。妇科常规腹腔镜的引入改变了输卵管扭转的诊断和治疗方法。

单纯输卵管扭转是一种罕见的疾病，发病率为每 150 万女性中仅 1 例[2]。在此，我们报道 1 位患有左侧输卵管慢性扭转的青少年患者的病例及必要的手术步骤。在该病例中，我们很晚认识到此疾病后才进行了手术[3]。

输卵管扭转的鉴别诊断见表 22–2。

1 例 15 岁未成年女童转诊至妇科门诊，患者有持续 18 个月的间歇性左髂窝绞痛病史，与月经周期无关。患者在患病期间没有出现过发热症状，也没有任何炎症的表现，如白细胞增多。她在发病初期就接受了腹部超声检查，诊断为左侧单纯性卵巢囊肿，直径 2cm × 3cm。曾接受复方口服避孕药治疗 3 个月，但没有得到任何改善。在 18 个月的时间里，她在不同的中心接受了不同医生的多次检查。她曾 6 次住进急诊室，并接受了各种治疗（表 22–3）。由于她的症状反复，因而她无法正常上学。

表 22-2 输卵管扭转的鉴别诊断（妇科和非妇科原因）

| 妇 科 | 非妇科 |
|---|---|
| • 异位妊娠<br>• 卵巢扭转<br>• 卵巢囊肿<br>• 黄体囊肿或卵泡囊肿破裂<br>• 肌瘤坏死<br>• 盆腔炎症（输卵管炎）<br>• 输卵管卵巢脓肿 | • 急性阑尾炎<br>• 膀胱炎<br>• 肾盂肾炎<br>• 肾结石<br>• 胃、肠、胆囊（中空脏器）穿孔<br>• 中空脏器阻塞<br>• 腹腔内感染（腹膜、所有腹部器官、憩室）<br>• 实性器官（肝、脾、肾）破裂<br>• 血管源性缺血性疾病（肠、肠系膜）<br>• 血管源性出血性疾病（主动脉、所有腹腔血管） |

来到我们中心就诊时，患者没有任何症状。她是在月经周期的第 3 天来就诊，就诊时已经接受了为期 9 个月的复方口服避孕药的治疗。她的月经初潮是在 13 岁，既往内科、外科和妇科病史无异常，体格检查未见异常。经阴道超声检查显示子宫和卵巢正常，左侧卵巢附近有直径为 4.7cm × 3.2cm 的圆形厚壁囊状结构，直肠子宫陷凹（POD）有少量积液。此外，磁共振成像（MRI）显示左侧卵巢附近有边界清楚的肿块，壁增厚并且对比度增强（图 22-1）。

鉴于患者长期受疼痛的折磨及疾病对心理的影响，再加上超声和磁共振检查结果，她接受了咨询，并安排了诊断性腹腔镜检查，认为有必要的话，可能会进行手术干预，尽管她已无任何症状。

腹腔镜检查显示，直肠子宫陷凹少量积液。左输卵管中部有 2 处扭曲，远端有厚壁囊状扩张，附着于直肠子宫陷凹和左侧盆腔壁（图 22-2）。子宫、卵巢和右输卵管均正常。腹腔镜腹部检查无其他异常表现。

抽吸直肠子宫陷凹的积液，留取送细胞学检查。左侧输卵管经钝性分离后松解。输卵管复位后，在扭转部位观察到 1 条弦状的闭塞节段。用温林格液冲洗输卵管并观察 15min 后，远端无明显再灌注迹象。

遂行左侧输卵管切除术，术中采用双极电凝钳和剪刀。术后恢复顺利，患者第 2 天出院。组织病理学检查显示输卵管积血和出血性输卵管壁梗死。直肠子宫陷凹积液的细胞学检查也显示慢性炎症细胞的存在。

## 二、治疗步骤

1. 通过超声或磁共振进行诊断（关于此技术，请参阅“异位妊娠”章节）。经阴道超声检查的发展极大地提高了对女性内生殖器病变（如输卵管扭转）的早期检测。

2. 诊断性腹腔镜检查，即使患者当时没有症状（有关技术的详细说明也请参阅“异位妊娠”章节）。

腹腔镜检查可以确定病变的位置、大小和病理性质。如果有腹腔积血，可能会使整个手术变得复杂。根据出血的程度，首先钳夹破裂的输卵管并压迫止血。在有血源后，可以通过抽吸和冲洗来清除血液和血块。

通常 5mm 的吸管就足够了。在急诊情况下，如腹腔休克或大量腹腔积血，最好使用 11mm 的通道和合适的吸引管。即使是有组织的血块，也只需用吸引器就能清除。在用吸引器持续吸血的情况下，通过拉动戳卡末端后面的吸头吸出血块并使其破碎。通过这种方式，较大的血凝块被打碎，可以更容易地通过吸引器排出。过度冲洗会致肠管肿胀，从而影响术野。

一旦出血得到控制，剩余的血块就可从腹腔中去除。吸引器和强力冲洗的使用将迅速清洗腹腔，并且较少损伤这些组织结构。

清理直肠子宫陷凹并排开肠管后，显露输卵管，必须从输卵管峡部的近端开始直到输卵管伞的末端将输卵管完全显露。输卵管用 1 个或 2 个抓取钳夹持，尝试钝性复位。

表 22-3 术前咨询时间表

| 日 期 | 目前症状 | 部 位 | 检 查 | 诊 断 | 治 疗 |
|---|---|---|---|---|---|
| 2004 年 2 月 4 日 | 严重下腹痛 | 急诊，Kiel | 腹部超声 | 卵巢囊肿（2cm×3cm） | 止痛药 |
| 2004 年 3 月 4 日 | 咨询 | 妇科（私人诊所） | 经阴道超声 | IDEM（髓外硬膜下） | 口服复方避孕药 |
| 2004 年 6 月 3 日 | 复诊 | 妇科（私人诊所） | 经阴道超声 | IDEM（髓外硬膜下） | |
| 2005 年 3 月 5 日 | 严重下腹痛 | 急诊，Kiel | 经阴道超声 | IDEM（髓外硬膜下） | |
| 2005 年 3 月 7 日 | 复诊 | 妇科（私人诊所） | 经阴道超声 | IDEM（髓外硬膜下） | 安抚 |
| 2005 年 5 月 3 日 | 左腰痛 | | | | 止痛药 |
| 2005 年 5 月 4 日 | 左腰痛 | 家庭医生（PC） | 腹部 + 背部检查 | 腰背疼痛 | 止痛药 |
| 2005 年 5 月 28 日 | 严重下腹痛 | 急诊医生上门 | 床边血糖检查、尿液分析 | 轻度低血糖 | 注射止痛药和心理咨询 |
| 2005 年 5 月 31 日 | 复诊 | 同一位急诊医生（PC） | 实验室血液检查 | — | — |
| 2005 年 7 月 4 日 | 严重下腹痛 | 急诊医生到 Mallorca 酒店 | 腹部 + 背部检查、床旁尿液检查 | — | 止痛药，转院行 X 线检查 |
| 2005 年 7 月 4 日 | — | Manacor 医院 | 临床检查、实验室血液检验 | 下腹绞痛 | 注射解痉药 |
| 2005 年 7 月 5 日 | 复诊 | Cala Agulla<br>综合门诊 | 腹部和背部检查 | 可疑腹部肌肉破裂 | 转诊至医院进行 X 线检查 |
| 2005 年 7 月 5 日 | — | Alcudia 医院 | X 线检查 | 可疑肠道、肌肉疾病 | 建议完善腹部超声 |
| 2005 年 7 月 6 日 | 复诊 | Cala Agulla<br>综合门诊 | 腹部和背部检查 | 可疑腹部肌肉破裂 | 咨询，止痛膏 |
| 2005 年 7 月 14 日 | 复诊 | 家庭医生（私人诊所） | 腹部超声 | 怀疑腹部淋巴结病变和肠息肉 | 转诊至医院进行 CT 扫描和 MRI |
| 2005 年 7 月 24 日 | 下腹和呕吐 | 急诊，UKSH | 腹部超声 | — | 注射止痛针 |
| 2005 年 7 月 28 日 | — | | CT、MRI | 肠胃胀气 | 草药 |
| 2005 年 8 月 3 日 | 严重的急性下腹痛和呕吐 | 儿童外科，UKSH | 腹部超声 | 便秘 | 住院 2 天，输注止痛药 |
| 2005 年 8 月 5 日 | 下腹痛 | 普外科，UKSH | 结肠镜检查 | 无异常发现 | 排除囊肿导致的疼痛 |
| 2005 年 8 月 11 日 | 妇科咨询 | UKSH 妇科诊所 | 阴道超声 | 左侧囊性附件肿块 | 建议腹腔镜检查 |

UKSH. Schleswig Holstein 大学医院

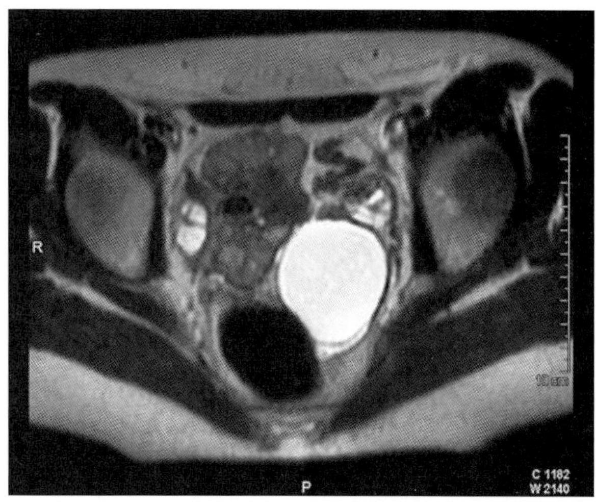


▲ 图 22-1　盆腔的 MRI

盆腔轴位 MRI 显示左侧盆腔侧壁附近有 1 个增强的圆形结构，在直肠子宫陷凹内有 1 个无回声的液体池

然后进行最后的检查，对于任何因抓持输卵管或输卵管系膜而引起的出血要进行彻底的止血。

3. 输卵管松解：松解扭转的输卵管，以便进行血供重建。这是通过抓住输卵管的近端和远端部分，简单地用无创钳子转动输卵管来实现的。

4. 检查输卵管的再灌注情况：扩张的充血的输卵管，直径可达 5cm，呈深蓝色甚至黑色，部分有坏死。如果复位后 15min 输卵管未显示任何再灌注迹象，没有转成粉红色，则认为它已经坏死，没有任何恢复正常功能的可能。

5. 如果血供恢复，用针将输卵管固定在盆腔侧壁或输卵管系膜上，以避免再次扭转。用不可吸收缝合线将输卵管系膜与盆腔侧壁连接起来，但在输卵管与卵巢之间仍应保持良好的连接以供将来受精，此操作可避免该侧输卵管再次扭转。如果对侧表现出类似的输卵管移位，在对侧进行预防性缝合以避免将来输卵管扭转也是可取的。

6. 如果 30min 后仍未出现再灌注，则应施行输卵管切除术。为了避免在体外受精（IVF）周期中发生异位妊娠，应将输卵管自子宫上迅速切除。

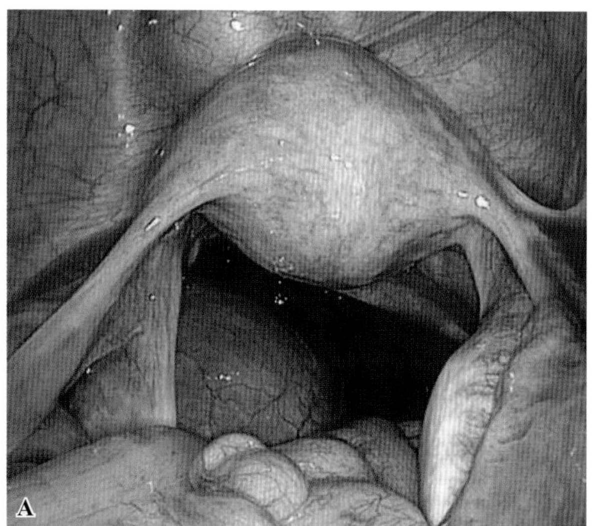


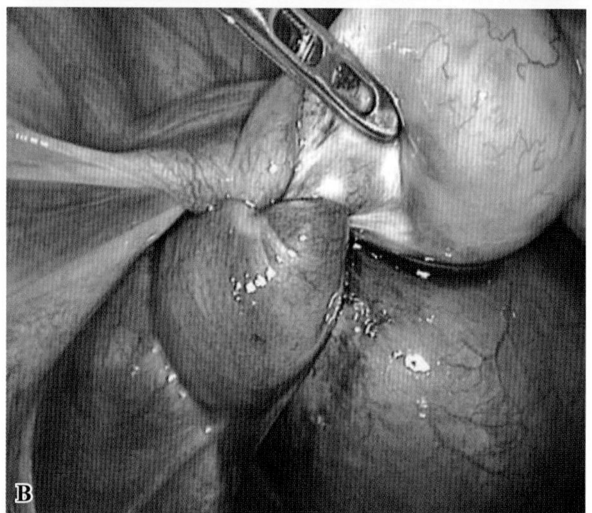


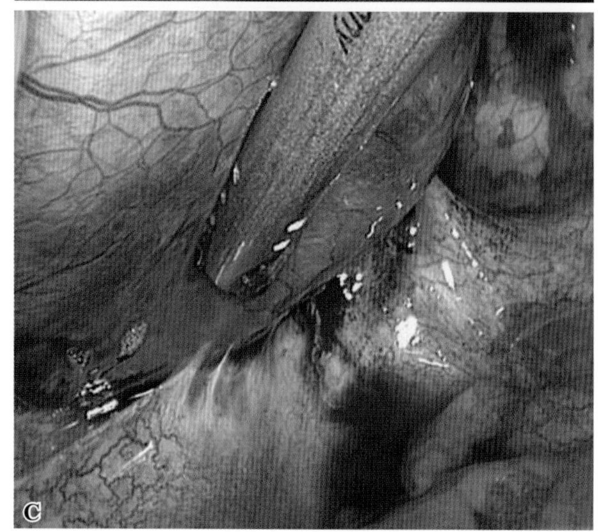


▲ 图 22-2　腹腔镜所见

A. 腹腔镜下盆腔全貌，可见正常的子宫和右侧附件、左侧盆腔侧壁囊性肿块和直肠子宫陷凹内的液体；B. 左侧输卵管扭转；C. 扭转的输卵管与盆腔侧壁的粘连

清洗直肠子宫陷凹和向上排开肠管后，必须将整个输卵管从峡部近端到伞端全部显露出来。从峡部近端开始，认清输卵管和输卵管系膜解剖位置，逐步电凝直至输卵管的伞端。用 1 个或 2 个抓取钳固定输卵管。用双极电凝凝固需要切除的节段，用激光、电切或剪刀切断。其他方法包括吻合器、谐波电能或套圈。处理好输卵管后放入置物袋，通过 10mm 的器械戳卡从腹膜腔内取出。

然后进行最后的检查，对于任何因抓持输卵管或输卵管系膜而引起的出血进行彻底的止血。

单纯的输卵管扭转是引起下腹部疼痛的罕见原因。鉴别诊断可涉及妇科疾病，如急性阑尾炎、异位妊娠、盆腔感染性疾病、卵巢意外事件、平滑肌瘤变性，以及其他胃肠道和泌尿系统疾病 [4]。

缺乏病原学症状、特殊的体格检查和特殊的影像学或实验室特征使得本病很难诊断，这些从这位患者的一长串会诊中可见一斑。对于怀疑输卵管扭转是造成下腹部疼痛的原因这一点通常会忽视，而干预不及时将可能导致最终无法挽救输卵管功能 [5]。

虽然一些内在因素和外在因素已经被记录在案，但是输卵管扭转的确切机制还不是很清楚。可能的病因包括解剖学异常，如输卵管积水、输卵管积血、输卵管系膜过长、卵巢冠囊状附件、输卵管畸形等，以及生理异常，如输卵管运动亢进、输卵管痉挛及蠕动异常。其他包括血流动力学异常，如输卵管系膜静脉充血；与体位突然改变相关的 Sellheim 学说；创伤；既往手术史，如输卵管结扎术；甚至妊娠子宫 [6]。

从理论上讲，输卵管扭转可以自发复位。未确诊的扭转可能会经历轻度扭转 – 复位的交替状态，最终导致病情慢性化。Raziel 等 [7] 报道了 1 例腹腔镜复位成功 2 年后复发的单纯性原发性输卵管扭转病例。在这个病例中，由于患者有输卵管扭转史，术前已怀疑复发。此外，许多报道表明输卵管扭转主要发生在生育年龄女性，右侧多于左侧，可能是由于左侧存在乙状结肠，右侧静脉血流相对较少的缘故，而且右下腹疼痛时常因怀疑阑尾炎而倾向于手术探查，从而更容易被发现 [4]。我们报道的病例是特殊的，因为患者疼痛症状出现在左侧，且症状可以追溯到患者月经初潮前后，有约 18 个月的慢性病程。

输卵管扭转的影像学表现缺乏特异性，因此应该与临床表现结合起来。有报道称超声可用于术前诊断 [8]。超声通常表现为靠近子宫角部有细长、卷曲的囊性肿块并逐渐变细，而且同侧卵巢与肿块分离。这些可能使患者得到及时的腹腔镜检查，因此可被认为是诊断的金标准。多普勒评估也有助于诊断，如果在就诊时可用的话 [8]。

输卵管扭转的处理方法包括腹腔镜或剖腹手术，强调早期手术 [4]。如果发生在妊娠中期以后，更应该及时手术。合理的术式包括复位和（或）手术固定输卵管以预防复发。已有输卵管复位后妊娠的报道 [9]。保留输卵管应作为常规操作，特别是未产妇。然而，我们的患者进行输卵管切除术是因为那段输卵管已经发生了无法挽救的坏死。

## 三、总结和并发症

单纯性输卵管扭转是引起下腹部疼痛的罕见原因。由于缺乏病原学症状、特异性的体征和特殊的影像学或实验室表现，使得本病很难诊断。然而，当下或既往的盆腔病理状况、既往手术史，以及妊娠状态，均应引起主治医生对该疾病的注意 [5]。早期腹腔镜检查是治疗输卵管扭转的标准方法。

至于并发症，许多输卵管扭转患者接受剖腹手术治疗，甚至附件切除术，如果在腹腔镜中心进行，我们认为这是一种严重的治疗并发症。如果不能进行腹腔镜检查，那么必须进行剖腹手术，因为经阴道治疗是不可能的。附件切除术在输卵管扭转的情况下被认为是过度治疗。常见的腹腔镜并发症，如血管、肠道和切口的并发症，也同样可以发生。

## 四、技巧与窍门

- 倾听患者的主诉。
- 必须在第 1 次腹腔镜检查时做出是否保留输卵管的决定。
- 使用现代影像技术（经阴道多普勒超声，MRI）。
- 如有可疑异常卵巢囊肿，应迅速做出腹腔镜检查和囊性肿块切除术的决定。
- 腹腔镜下松解扭转并观察血供重建。
- 只有在绝对必要时才切除输卵管。
- 考虑将输卵管固定以防止再次扭转。

## 参考文献

[1] Bland–Sutton B. Salpingitis and some of its effects. Lancet. 1890;2:1146.
[2] Hansen OH. Isolated torsion of the Fallopian tube. Acta Obstet Gynecol Scand. 1970;49(1):3–6.
[3] Schollmeyer T, Soyinka AS, Mabrouk M, et al. Chronic isolated torsion of the left fallopian tube: a diagnostic dilemma. Arch Gynecol Obstet. 2008;277(1): 87–90.
[4] Gross M, Blumstein SL, Chow LC. Isolated fallopian tube torsion: a rare twist on a common theme. Am J Radiol. 2005;185(6):1590–2.
[5] Krissi H, Shalev J, Bar–Hava I, et al. Fallopian tube torsion: laparoscopic evaluation and treatment of a rare gynecological entity. J Am Board Fam Pract. 2001;14(4):274–7.
[6] Bernardus RE, Van der Slikke JW, Roex AJ, et al. Torsion of the fallopian tube: some considerations on its etiology. Obstet Gynecol. 1984;64(5): 675–8.
[7] Raziel A, Mordechai E, Friedler S, et al. Isolated recurrent torsion of the fallopian tube: case report. Hum Reprod. 1999;14(12):3000–1.
[8] Baumgartel PB, Fleischer AC, Cullinan JA, et al. Color Doppler sonography of tubal torsion. Ultrasound Obstet Gynecol. 1996;7(5):367–70.
[9] Blair CR. Torsion of the fallopian tube. Surg Gynecol Obstet. 1962;114:727–30.

# 第 23 章　子宫内膜异位症
# Endometriosis

Maria Fernanda Brancalion　Ibrahim Alkatout　Liselotte Mettler　著
王邦国　译　　郑春花　杨胜华　校

## 一、概述

子宫内膜异位症是指子宫内膜腺体和（或）基质异位到子宫腔外，引起慢性炎症的过程。它是一种被低估的疾病，可对患者的生活质量产生一定的影响，包括无法忍受的痛苦和对妇女的生育能力带来负面影响[1]。由于其普遍性，被认为是最重要的妇科良性疾病之一[2]。

尽管在 20 世纪子宫内膜异位症就已经被第一次报道，但其确切的病因至今仍未知[3]。一些被广泛认可的理论包括经血逆流、腔上皮化生、经血管弥散和免疫学原因，被认为是导致这种临床状况的主要诱因[4]。据估计，全世界有 10% 的妇女患有子宫内膜异位症，而不育妇女中 40% 的不孕原因是子宫内膜异位症。绝大多数患者表现为疼痛和不孕症，但有 10% 的深度子宫内膜异位症患者无症状，深部内膜异位症可导致肠道或尿路的狭窄（尽管很罕见）[5]。

子宫内膜异位症表现为浅表或深部腹膜病变，其形态特征可能从典型的黑色病变到不典型的红色和白色病变[6]。根据 Cornillie 等的定义[7]，深层子宫内膜异位症浸润到腹膜深度≥ 5mm，被认为更具浸润性。由于病变引起的神经元受累、粘连和解剖学改变的风险较高，因此常常与极度剧烈的盆腔疼痛和不育症相关[7]。

子宫内膜异位种植更常见于盆腔腹膜、卵巢、子宫韧带（子宫骶韧带、圆韧带和阔韧带）、宫颈后方区域、阴道、直肠阴道隔，直肠乙状结肠、盲肠阑尾、回肠、输尿管和膀胱。此外，脐部、腹壁（剖宫产瘢痕和会阴切口）、胸膜和心包腔、横膈、肺、鼻腔和脑中也有发现子宫内膜异位[8]。

我们认为，无论是临床治疗还是外科手术治疗，或者是针对不育症患者进行的辅助生殖技术治疗，早期确诊是制订患者最佳治疗方案最重要的组成部分。此外，还应该关注患者的临床病史及任何主诉，如痛经、性交困难、慢性非周期性盆腔痛、周期性大便困难（里急后重和便秘）、周期性排尿困难和不孕，所有这些表现均是子宫内膜异位症的典型症状[8]。

子宫内膜异位症在体格检查时可触及子宫颈后区域、肠、直肠阴道隔、阴道和膀胱内的疼痛结节。此外，还可出现其他间接体征，如子宫活动度降低和活动时疼痛[9]。

为了进一步寻找子宫内膜异位症最有利、无创的诊断方法已经进行了许多研究。其中值得特别提及的（注意的）有钡灌肠、超声内镜检查、多层 CT 扫描和磁共振成像，尽管每种方法都有其特定的适用性，但它们都可以作为识别病变的一种方法。然而，最具特异性和敏感性，且成本效益比最高的方法是肠道准备后经阴道和经腹超声检查[9-12]。

由于症状多种多样，对于所有想解决疼痛问题而无生育要求的患者，临床治疗可能是首选，因为所有治疗方式均涉及抑制卵巢的内分泌和排卵功能[13]。对于无症状或症状少的肠道内膜异位症患者，如果诊断出子宫内膜异位症病灶，可以提供临床治疗。但是，对选择临床治疗的病例必须保持警惕。通过影像学检查进行评估后，或症状恶化、病灶结节侵犯直肠壁或乙状结肠（可能导致肠道梗阻），应考虑通过手术方式来终止疾病的进展[14]。

对于不育症患者，在开始进行不育治疗之前对患者进行临床治疗不能使患者从中获益，甚至延误患者的治疗。对于直径＜4.0cm的无症状卵巢子宫内膜异位囊肿患者，应考虑使用辅助生殖技术（assisted reproductive techniques，ART）。对于存在输卵管阻塞或男性不育症的既往有卵巢手术史的患者也应接受辅助生殖技术治疗[15]。

外科治疗的目的是减轻疼痛，恢复盆腔解剖并提高患者的生育能力。其适用于：① AVS＞7（痛经、性交痛、慢性非周期性盆腔疼痛、排便困难或排尿困难）的患者；②影响生活质量的有症状患者；③对激素治疗无效的患者；④有肠梗阻迹象的患者[14]。

最佳治疗管理包括切除所有可能的子宫内膜异位病灶，从而避免疾病的持续存在，并最大限度地降低复发率。尽管如此，仍需要先进的外科手术技术，且外科医生应该在腹膜后的操作方面有足够的经验，对骨盆的解剖学有足够的了解[16, 17]。腹腔镜手术比剖腹手术要好，因为它可以放大图像，从而可以提供更好的病变视野，且更精细地分离输尿管、骨盆血管和下腹部神经丛神经等结构[18]。

本章为能安全且可重复进行此手术提供技术准则。

## 二、总则

### （一）术前

该疾病一旦确诊并确定了病变部位，就应该与患者讨论手术指征，并告知患者这次治疗的优势，以及麻醉和拟行手术的风险；解答患者的疑惑，并签署手术知情同意书，以确保患者同意计划的手术治疗，并知晓手术的潜在风险及可能发生的并发症。

1. 肠道准备

对于所有拟接受腹腔镜手术治疗的子宫内膜异位症患者，建议在手术前2天清淡饮食。建议进食煮熟的未加调味的无纤维食品。

如果是肠道手术，建议手术前约16h服用667mg乳果糖（每包10g）。术前需完全禁食8h。术前3h使用100ml磷酸钠灌肠[19]。

2. 卫生注意事项

（备皮）是手术前夕术前准备的一部分，要求患者从耻骨上区去除阴毛（使用任何备皮方法），并使用棉签蘸取氯己定小心清洁肚脐内部。

### （二）麻醉

腹腔镜手术推荐的麻醉类型为经口气管插管的全身麻醉。如果行肠切除术（直肠乙状结肠切除术），我们建议一起应用60μg硫酸吗啡及15μg芬太尼硬膜内麻醉，因为这能提供持久的镇痛作用，大大减少了术后即刻的不适。此外，留置鼻胃管以去除胃内容物，从而降低穿透并发症的风险[20]。

### （三）患者体位

患者术中采用截石体位，手臂放身体旁边（图23-1）。建议使用抗血栓弹力袜，且安装间歇性气压装置以预防深静脉血栓形成[21]。

### （四）团队位置

对于外科手术团队，主刀医生应位于患者左侧，而第一助手应位于她的右侧。第二助手站在患者的双腿之间，控制举宫器。外科技术人员应站在外科医生旁边（图 23–2）。

### （五）放置举宫装置和球囊导尿管

在所有子宫内膜异位症的腹腔镜手术中都应使用举宫装置，当直肠子宫陷凹及后骨盆发现多个病灶时，举宫装置在该手术中起到极其重要的作用。建议使用简易举宫装置，但是应确保能使子宫充分前倾。第二助手在整个手术过程中负责调整子宫位置，以及放置举宫装置和进行留置膀胱导尿管[22]。

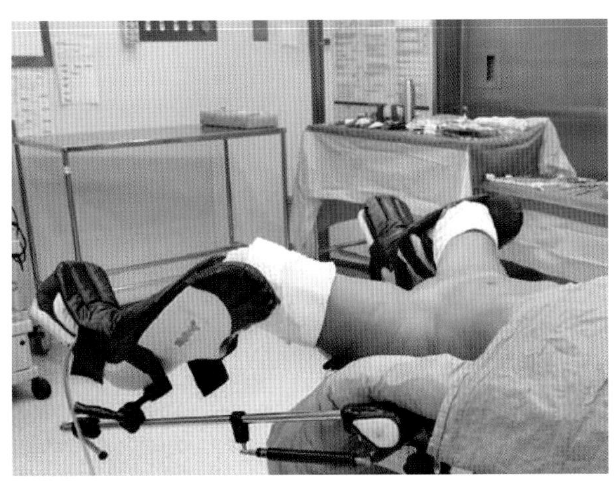

▲ 图 23–1　患者体位

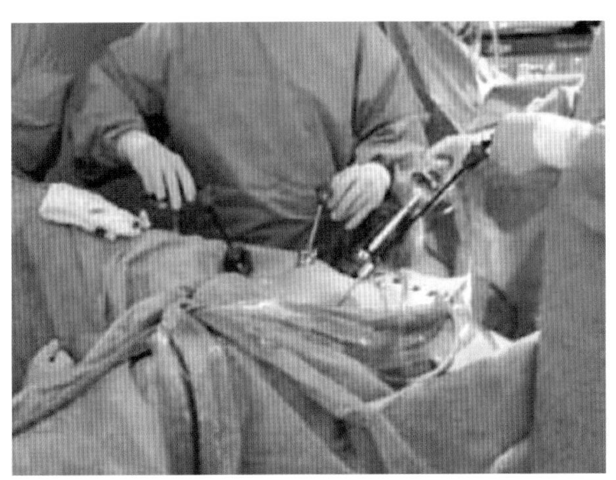

▲ 图 23–2　手术团队的站位

### （六）建立气腹

手术开始在肚脐做一个 1.2cm 切口，然后切开皮下组织直到看到筋膜。接下来，使用 2 个直 Kocher 钳牢牢抓住筋膜，并充分抬高前腹壁，以便使用 Veress 针穿透腹壁。

Veress 针应朝骨盆穿刺，对于偏瘦的患者倾斜 45° 角，对于肥胖的患者 90° 角垂直进针。在 Veress 针头穿刺后，开始注入 $CO_2$ 之前要进行安全性测试以确认针头的位置。将装有 5ml 盐溶液的 20ml 注射器连接到 Veress 针的外部尖端并滴注注射器的全部液体，以排除穿刺时有组织碎片进入针头。将注射器的活塞向后拉时，由于负压而应感觉到阻力，以确认针头已到达腹腔[23]。

根据以下预先设定的参数对连接 Veress 针头的二氧化碳注入管进行调整，即二氧化碳压力 20mmHg；输入速度 3L/min。

### （七）主戳卡穿刺

当达到既定压力时，拔下 Veress 针，医生插入 11mm 的戳卡，用左手在患者的上腹部施加少许压力，并将戳卡以 45° 角朝向骨盆方向置入。选用一次性戳卡可提高手术安全性[24]。

### （八）气腹控制参数

在戳卡穿刺后，将镜头沿着主戳卡引入腹腔后，将预先设定的参数更改为：①二氧化碳压力 12mmHg；②输入速度 30L/min[24]。

参数更改后，在腹腔镜手术过程中维持这些参数。

### （九）腹腔探查

子宫内膜异位症术中所用腹腔镜选择的光学镜是直径 10mm 的 0° 镜头。

所有治疗子宫内膜异位症的腹腔镜手术，不论哪个器官受累，所选择的镜头都是直径为10mm的0°晶状体。在镜头置入腹腔后，立即检查脐入口下方区域，以确认胃中部结构的完整性。此时，探查整个腹腔及盆腔情况。

患者在手术台上的体位

为了方便接触盆腔脏器，减少对肠等邻近器官的损伤风险，所有进行腹腔镜手术的子宫内膜异位症患者都采用头低足高仰卧位。

### （十）辅助穿刺孔

辅助穿刺孔对于优化外科医生的腹腔镜操作及改善人体工效极为重要，特别是在操作时间较长及必须打开腹膜后腔的时候。经腹腔镜治疗深度子宫内膜异位症的大多数方法中，辅助穿刺孔的推荐位置如下，一个入口选择右侧髂窝区域，一个入口选择耻骨上区域，另一个入口选择左侧髂窝区域。这种安排将取决于拟定的手术方式及其复杂程度[25]（图23-3）。

为了便于理解本章，将外科技术及其各自规格的描述分为以下几个部分。

- 腹膜子宫内膜异位。
  - 浅表子宫内膜异位。
  - 深层子宫内膜异位。
- 生殖系统子宫内膜异位。
  - 卵巢子宫内膜异位。
  - 输卵管子宫内膜异位。
- 泌尿系统子宫内膜异位。
  - 膀胱和输尿管子宫内膜异位。
- 肠道子宫内膜异位。
  - 阑尾子宫内膜异位。
  - 回肠子宫内膜异位。
  - 乙状结肠子宫内膜异位。
- 骨盆生殖器外子宫内膜异位。
  - 膈子宫内膜异位。
  - 腹壁子宫内膜异位。

## 三、手术技术

### （一）腹膜子宫内膜异位症

我们认为，子宫内膜异位症的腹腔镜手术开始时都应确定输尿管的走行，输尿管的位置通常非常靠近腹膜子宫内膜异位病灶[4]。在小骨盆的入口输尿管的中间处找到输尿管比较容易，其靠近髂动脉的分叉（图23-4）。可以使用无创钳刺激输尿管观察其蠕动，以便进行定位。

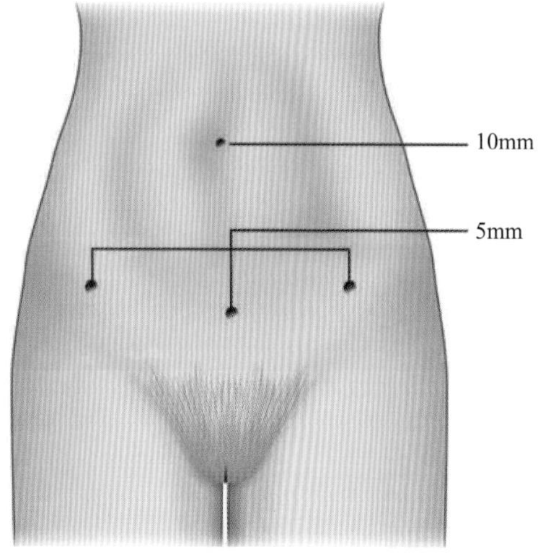


▲ 图23-3　辅助穿刺孔位置

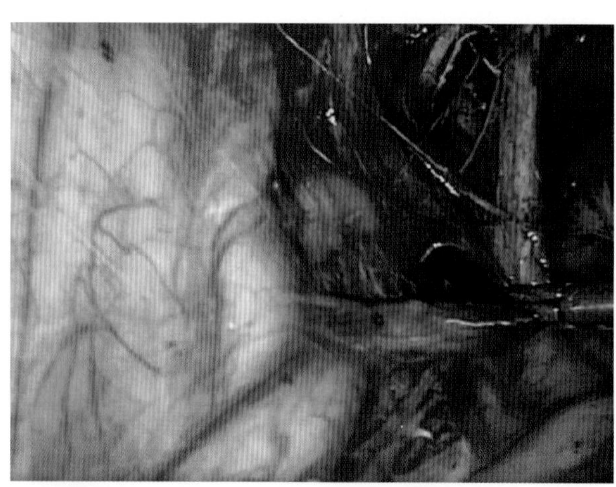

▲ 图23-4　在骨盆入口处识别跨过髂总动脉分叉处的输尿管

腹膜子宫内膜异位症可能是浅表的或深层的。目前对诊断性腹腔镜检查存在一定的争议，因此，通常在进行腹腔镜手术治疗深层子宫内膜异位症时发现浅表性病变[26]。

我们认为，对于浅表性腹膜子宫内膜异位症，手术治疗可选择单极电流的剪刀或电钩电凝，或者直接用双极钳电凝病灶。

我们认为，当腹膜子宫内膜异位症是浅表性时，最佳手术方案是使用单极剪刀、单极电钩或使用 $CO_2$ 激光切除病变。同样，对于腹膜深部异位病灶，我们选择的治疗方法是完全切除病灶，从而彻底消除病灶以大大降低复发的可能性（图 23–5）。

我们建议使用 3 个辅助穿刺孔，其中手术医生的左手持双极钳（左髂窝穿刺孔），右手持连接单极的腹腔镜剪刀（耻骨上穿刺孔）。第一助手的左手持腹腔镜头（肚脐穿刺孔），右手持无创抓钳或冲吸器（右髂窝穿刺孔）（图 23–6）。超声刀已被手术医生广泛用于子宫内膜异位症的手术治疗。

深层子宫内膜异位病变值得特别注意，即使对于具有高级腹腔镜技术的外科医生来说，完全切除这些病灶的手术过程也常常是一个挑战。手术医生必须熟知盆腔解剖关系，意识到除了输尿管外，深层病变通常会牢固地黏附于横穿骨盆侧壁的动脉、静脉和神经等腹膜后结构（图 23–7 和图 23–8）。

手术技巧方面我们建议在处理盆壁异位病灶时应首先分离出输尿管，从输尿管跨过髂血管处开始分离（图 23–4）。还建议首先通过子宫内膜异位病变周围的正常组织识别腹膜后结构，以便安全地切除病灶。

如果盆壁有病灶，需要解剖后腹膜，首先临时用缝合线固定卵巢，这有利于显露手术区域，

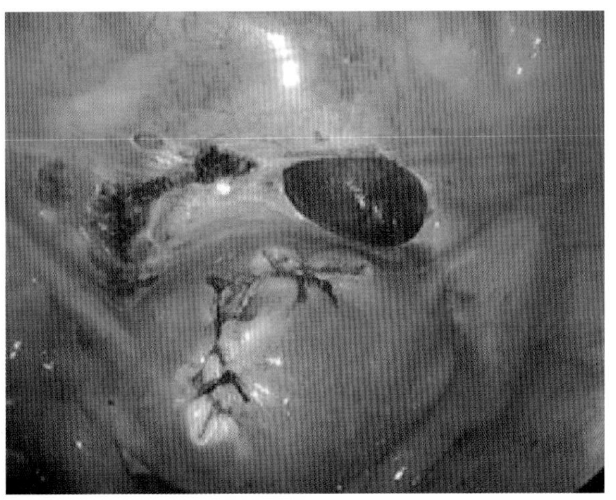

▲ 图 23–6　手术处置后，双极电凝浅表病灶（左）、切除深部病灶（右）及肌瘤剔除术

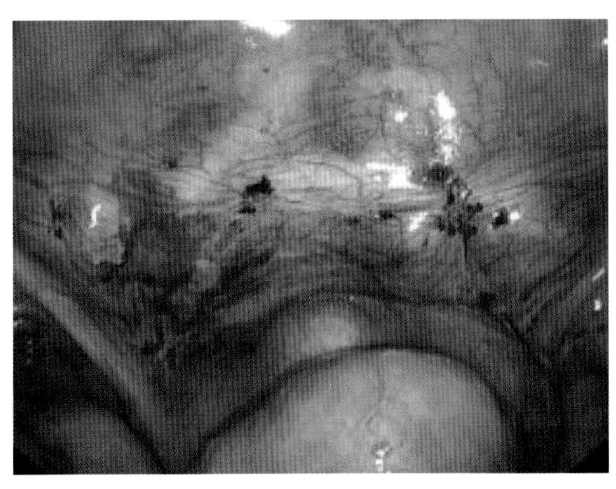

▲ 图 23–5　浅表腹膜子宫内膜异位病灶（左）和深层腹膜子宫内膜异位病灶（右），膀胱腹膜反折子宫前壁见浆膜下肌瘤

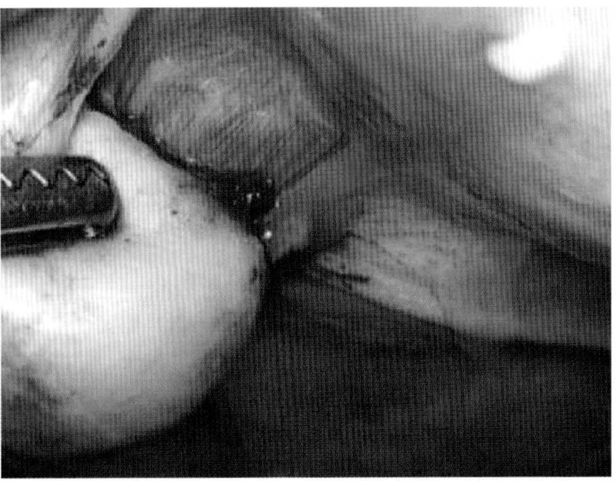

▲ 图 23–7　左侧骶韧带与左侧卵巢的子宫内膜异位病灶导致左侧卵巢与宫旁及子宫后壁致密粘连

术后需要拆除缝合线。

## （二）生殖系统的子宫内膜异位

### 1. 卵巢子宫内膜异位症

由于手术对子宫内膜异位囊肿假包膜附近的正常卵巢组织造成损害，其在手术医生和生育专家中仍存在争议。由于与其他病因的卵巢囊肿不同，卵巢子宫内膜异位囊肿牢固地黏附于卵巢实质，因此剥除它们时可能损伤、移除了健康的卵泡，并且导致出血，需要通过双极电凝止血，这又可能会损害卵巢实质[13]。

排出囊液后使用单双极能源或 $CO_2$ 激光电凝，或者汽化囊肿内表面的手术方式与子宫内膜异位症的复发相关。对于直径≤ 3cm 的卵巢子宫内膜异位囊肿患者，应避免手术剥除。考虑到卵巢子宫内膜异位症可能与深层子宫内膜异位症有关，所以应特别注意有盆腔疼痛临床主诉的患者[13, 27]。

卵巢手术操作时应尽量减少对卵巢正常组织的创伤。重复的卵巢手术可降低卵巢储备功能，从而影响患者的生殖能力，因此手术医生应确保假包膜被完全切除以避免复发。

在切除前应注意将囊内容物吸净，以避免巧克力样液体从子宫内膜异位囊肿扩散至整个腹腔（图 23–9）。

使用腹腔镜无创钳从子宫内异囊肿中取出假包膜，采用牵引 – 返牵引技术尽可能减少对邻近健康卵巢组织的损伤，从而减少因控制止血所需的输出功率（图 23–10）。

取出包膜后，通过双极电凝对健康卵巢囊腔壁进行止血，输出功率设定为 20W（图 23–11）。

卵巢囊腔壁电凝止血后，使用编织缝合线（Vicryl 3–0）将边缘拉到一起并缝合，以重建正常的卵巢解剖结构，这可降低卵巢周围形成粘连的可能性（图 23–12）。

子宫内膜异位囊肿的囊壁应使用腔内取物袋或通过 11mm 戳卡取出，因为这种方法可确保子宫内膜异位囊肿与骨盆壁之间没有接触，从而减

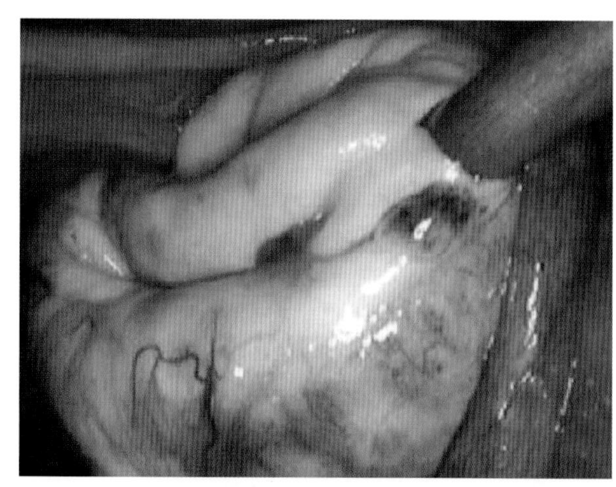

▲ 图 23–9　先抽吸囊液

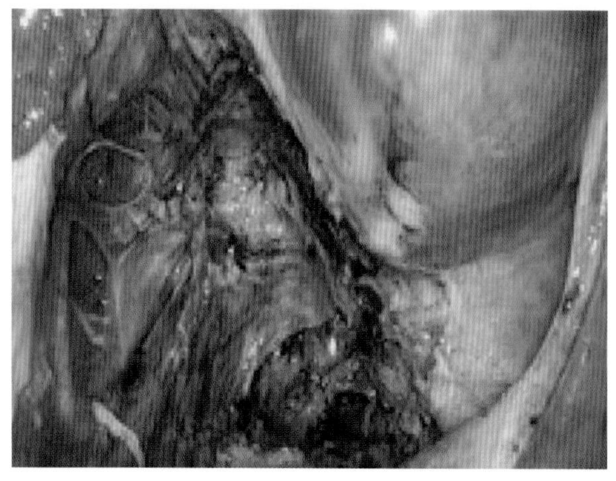

▲ 图 23–8　术后图像，显示切除整个病变后的腹膜后结构

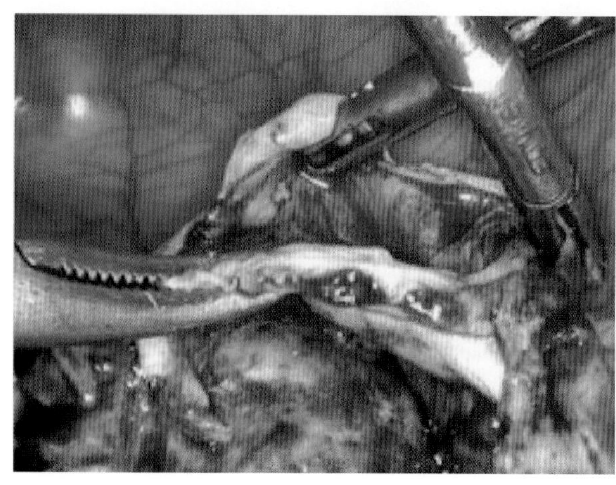

▲ 图 23–10　用无创钳牵引 – 反牵引法剥除卵巢子宫内膜异位囊肿假包膜

少了子宫内膜异位植入腹腔镜戳卡孔皮下组织的风险。

2. 输卵管子宫内膜异位

输卵管子宫内膜异位不仅是疼痛的问题，更主要是生殖问题。子宫内膜异位症可能导致输卵管阻塞，随后的炎症过程也可能影响生育能力。即使没有输卵管阻塞，炎症过程也使子宫内膜容受性发生改变，从而导致胚胎着床率降低[28]。

输卵管子宫内膜异位症患者的手术治疗指的是输卵管切除术，然而，鉴于切除有妊娠需求的患者输卵管的这个问题十分复杂，应与患者充分讨论这一过程，并将知情同意正式记录在案。术前影像学检查往往不能充分明确输卵管的状态，可能只有在腹腔镜检查时才能确定其病理状态，这使得决定手术更加困难。

从技术上讲，手术首先分解粘连，因为输卵管的伞端可能与子宫后壁、卵巢或肠道粘连（图 23-13）。对于这种类型的手术，建议使用双极钳和剪刀，以确保钝性精确分离。

分解粘连及恢复解剖结构后，使用双极钳在骨盆漏斗韧带附近电凝输卵管主干，并且还需电凝预先剪刀剪断的峡部（靠近子宫壁端）断端。借助于双极和剪刀这两个工具，我们进行输卵管中段系膜的凝切，完成输卵管切除术。超声刀也可用于此类手术，可减少手术时间及避免双极电凝释放的烟雾。

输卵管切除术完成后，应使用腔内取物袋将输卵管从腹腔内取出，或将其穿过 11mm 戳卡取出，以避免其与皮下组织接触。

### （三）泌尿系统子宫内膜异位

膀胱子宫内膜异位症和输尿管子宫内膜异位症在我们的深部子宫内膜异位症患者中的发生率分别是 3.8% 和 3.4%。根据我们的经验，不管输尿管是否受到影响，膀胱可能受到影响，尽管它们属于同一个系统。输尿管病变在绝大多数情况下是外源性的，常与肠和宫颈后病变有关[29]。

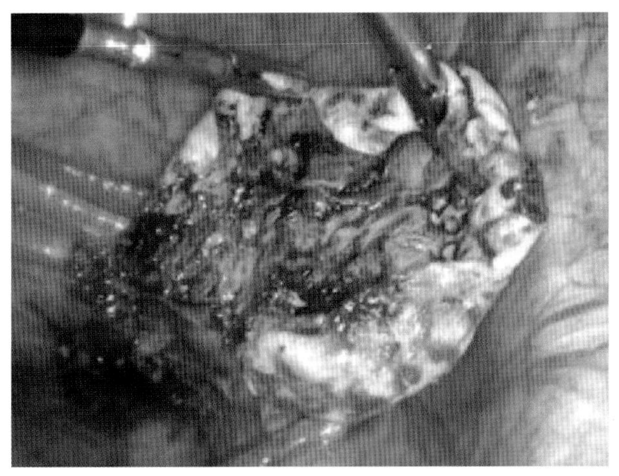

▲ 图 23-11　使用双极能源电凝卵巢囊壁

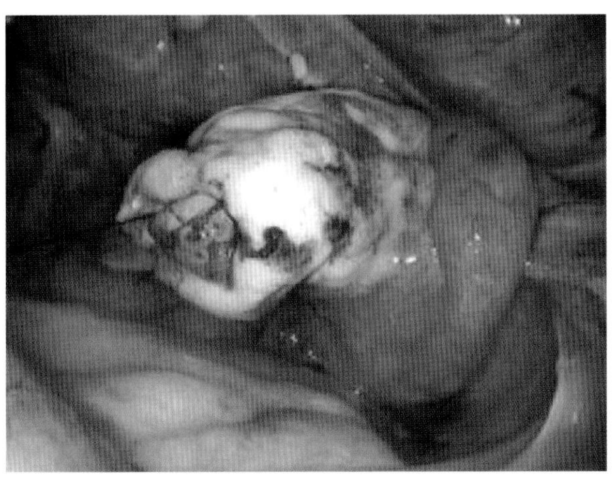

▲ 图 23-12　Vicryl 3-0 缝合的卵巢

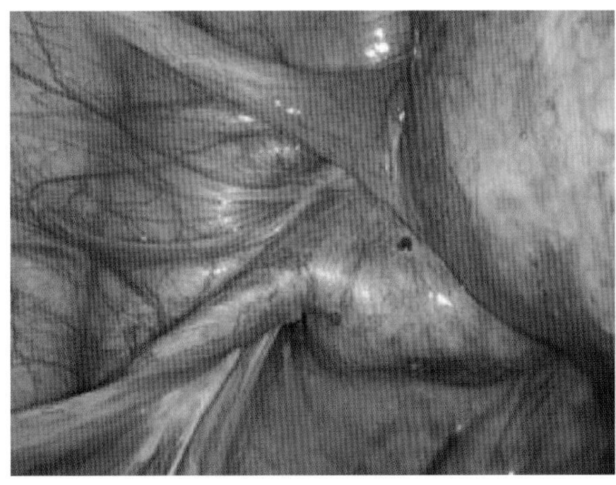

▲ 图 23-13　左侧输卵管伞端与左侧卵巢、左侧子宫骶韧带完全粘连

虽然泌尿系统和肠道器官的子宫内膜异位症病变不属于生殖系统病变，但是一个多学科的团队可以提高手术的安全性。

1. 膀胱子宫内膜异位症

膀胱子宫内膜异位通常会影响膀胱后壁，该区域远离输尿管口和膀胱三角。其是从外部侵犯的，它可能影响浆膜、肌肉和黏膜层。临床症状与膀胱受累范围有关，表现为下腹的慢性盆腔痛到周期性的血尿，常伴随月经、排尿困难、尿急和复发性尿路感染[29]。

在手术治疗前必须进行膀胱镜检查，如果病变靠近输尿管口，则应置入双J支架，以提高病灶切除时输尿管的可视性（图23-14）。然而如前所述，病变通常是远离输尿管口的。

在腹腔镜膀胱部分切除术中，首先对膀胱病变上的所有结构进行粘连松解，以便分辨出侵犯膀胱后壁的子宫内膜异位结节。理想的方法是先从邻近病变的周围健康组织开始，分离附着在结节上的健康膀胱肌肉组织，从而使需要切除的膀胱面积最小化（图23-15）。

粘连松解后，首先切除异位结节。在膀胱黏膜层受到影响的情况下，将膀胱打开并可以看到Foley球囊（图23-16）。病变完全切除后，用腹腔镜检查膀胱内部，并评估输尿管。然后开始分两层缝合膀胱，先用Vivryl 3-0连续无锁边缝合黏膜层，再用Vivryl 2-0连续锁边缝合浆肌层。

术后患者留置16号导尿管7～10天，以预防缝合裂开。留置尿管期间每12小时使用500mg头孢羟氨苄预防泌尿系统感染。

2. 输尿管子宫内膜异位症

一般情况下，输尿管子宫内膜异位症与盆壁深部腹膜病变有关，文献报道其影响输尿管外观，因外部压迫可能导致梗阻，进展为肾盂积水和肾衰竭[30]。

输尿管的固有侵犯虽然罕见，但其是一种更严重的情况。因不典型的临床症状而导致诊断延

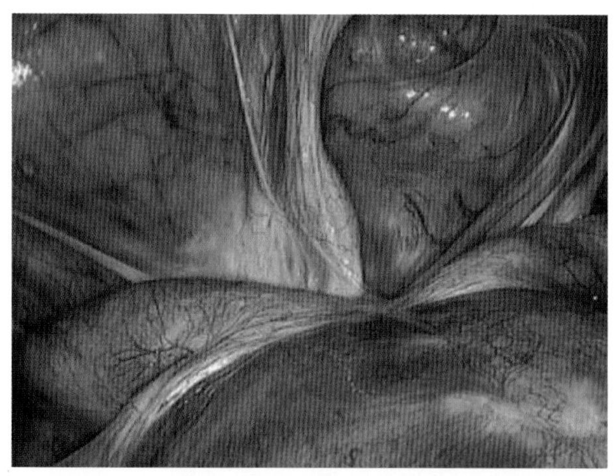

▲ 图 23-15 膀胱子宫内膜异位症结节伴腹膜及圆韧带回缩

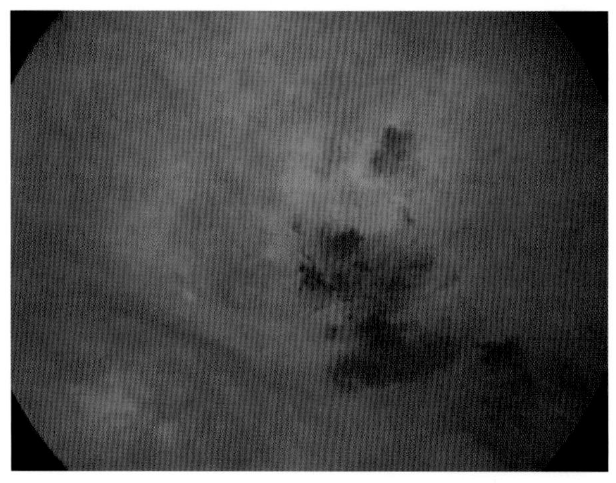

▲ 图 23-14 膀胱镜下见膀胱前壁子宫内膜异位病灶

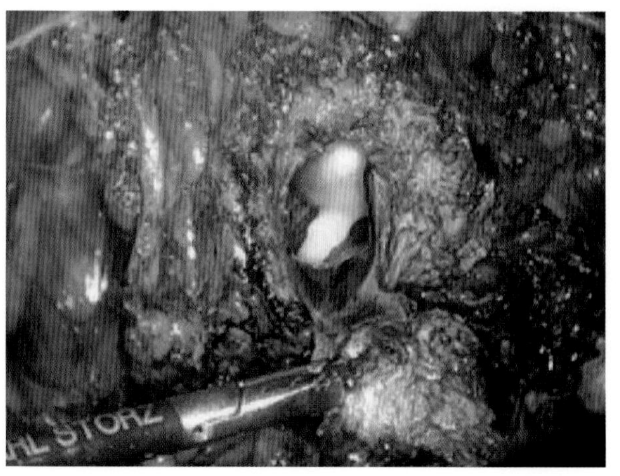

▲ 图 23-16 膀胱子宫内膜异位结节，切开膀胱可以看到 Foley 导管

迟时，输尿管子宫内膜异位症可能导致肾功能丧失[31]。输尿管受累常为单侧，以左侧多见。双侧受累比较罕见，这种情况与子宫内膜异位症的严重程度有关，主要发生在囊后壁完全闭塞的情况下[29]。

输尿管最常受影响的区域是其骨盆内远端 1/3 区域，接近与子宫动脉的交点。在外源性损伤病例中（75%），受累层为输尿管附近的外膜和结缔组织[32]（图 23–17）。

最常用的手术方式是输尿管松解术，即将输尿管完全从子宫内膜异位症结节中释放出来，而不打开管腔。在漏斗状盆腔韧带下盆腔边界处进行解剖，首先从宫内膜异位症未累及腹膜处开始，逐渐显露邻近结构和输尿管本身。

外科医生将左手持 30W 双极钳（具有组织抓持能力），右手持腹腔镜冷刀剪进行精细解剖，可以用单纯 30W 的单极钩或超声刀代替，以便从子宫内膜异位病变中分解出输尿管。助手牵拉正常腹膜鞘并维持一定张力，以便主刀能够精确操作。分离期间应避免损伤输尿管营养血管。

通常不必在术前插入双 J 支架，只有在膀胱输尿管镜检查发现有输尿管狭窄的征兆或进行广泛外科手术的情况下才应术后留置。

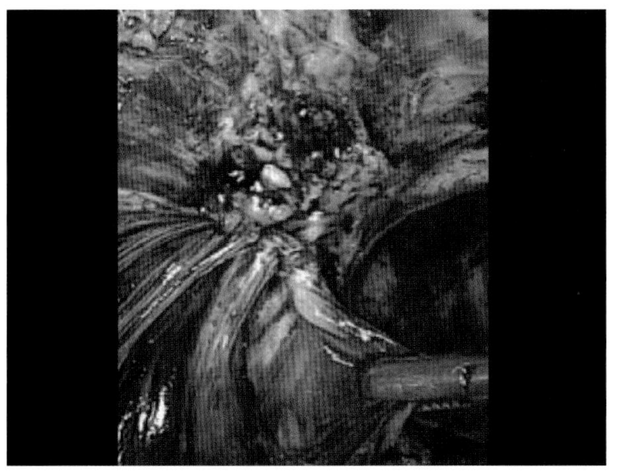

▲ 图 23–17　左侧输尿管子宫内膜异位结节位于盆腔左侧子宫动脉与输尿管交界处

## （四）肠道子宫内膜异位症

近年来，鉴于该病的高发病率、痛苦的症状及消化道阻塞导致急腹症，为了获得有关肠道子宫内膜异位症的更多知识，对其进行了许多研究。患有深部子宫内膜异位症的女性中有 6%～30% 的人患有肠道子宫内膜异位症，其中最常见的症状是痛经、非周期性腹痛、深度性交痛、便秘、排便疼痛、周期性直肠出血，或与狭窄和阻塞相关的症状，以及不孕症[14, 33]。尽管如此，但高达 10% 的肠道子宫内膜异位症患者可能没有症状[14]。

影像学诊断至关重要，不仅可决定是否需要手术治疗，而且有助于确定手术方案，并在术前向患者提供疾病信息。肠道准备后由（子宫内膜异位症）专家进行经阴道和经腹壁超声，可以高度准确地诊断肠道子宫内膜异位的存在，可以评估病变存在是单个或多个、受到病变影响的肠道层级、距肛门的距离、测量受影响的肠段周长和确定病变是否侵犯回肠和阑尾[12, 14]。

有了这些信息，妇科医生就可以组建一个多学科团队，为选择的方案确定所需的设备并做充分的肠道准备。目前外科治疗的选择范围从浅表病变的剥除到直径小于 3.0cm 的深部病变的盘状切除，以及大病灶、多发病灶的节段切除。

### 1. 阑尾子宫内膜异位症

在大多数阑尾子宫内膜异位的病例中，通常合并其他部位的病变，主要是膀胱、直肠乙状结肠和宫颈后区域。子宫内膜异位累及阑尾的发生率约为 5%[34]（图 23–18）。

手术治疗包括腹腔镜阑尾切除术。手术开始时应先打开阑尾系膜，然后立即用双极钳或超声刀结扎阑尾动脉，于盲肠根部截断阑尾。阑尾可以用 45mm 腹腔镜线性吻合器切除，也可以用不可吸收的多丝线双结扎阑尾残端，或采用 Roeder 体外打结技术。在我们看来，没有必要将残端内

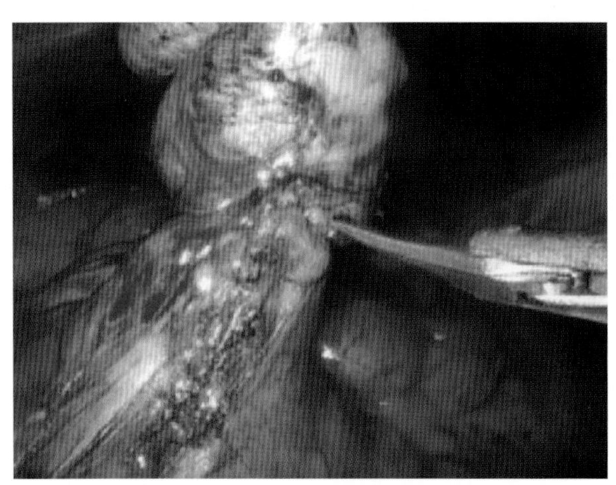

▲ 图 23-18 阑尾子宫内膜异位

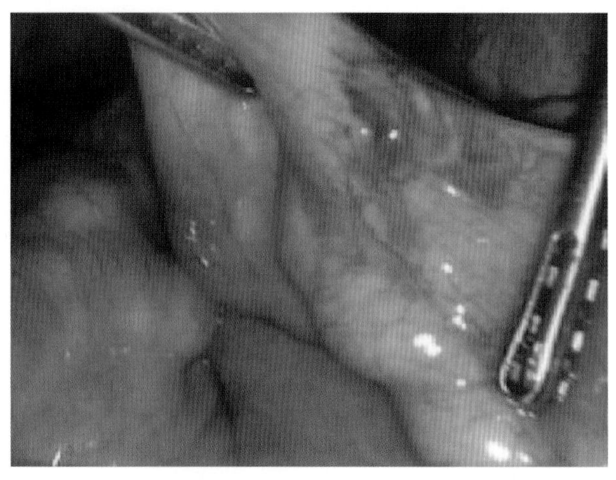

▲ 图 23-19 接近回盲瓣处的小肠子宫内膜异位病灶

翻至盲肠。检查止血后，通过 11mm 或 12mm 戳卡取出切除组织。

2. 回肠子宫内膜异位症

虽然在空肠、回肠近端和中段已经有关于子宫内膜异位症病例的记载，但这种病例极为罕见，其确切发生率尚不清楚。在小肠子宫内膜异位症的病例中，主要受影响的区域是回肠远端，占所有病例的 1%～7%。仅小肠受到影响是罕见的，其通常与盆腔内其他部位的深部子宫内膜异位有关。肠梗阻的真实发生率尚不清楚，但据估计，完全梗阻发生率不到 1%，其中 7%～23% 的患者发生小肠梗阻 [35]（图 23-19）。

回肠子宫内膜异位症的外科手术治疗是在合并其他部位病变时或在只有单个回肠病变的情况下通过腹腔镜切除病灶。最初，通过仔细检查回肠来确定它是单一病变还是合并有其他病变。术中分离发现的任何粘连。此时，在右侧髂窝区域的皮肤上做一个 3～4cm 的小切口，将该环段取出。一旦回肠被移出，识别出待切除的部分，手动打开腹膜，尽可能保留血液循环功能，同时保留环内小部分安全边缘。切除受影响的节段，用 Vicryl 3-0 或 Prolene 3-0 缝合线将 2 个截面手工端 - 端吻合。再次检查创面无出血，并将回肠重新送回腹腔内。

我们认为，由于病变通常非常接近回盲瓣，使用吻合器会大大增加手术时间，所以更适合进行体外人工切除。

3. 直肠乙状结肠子宫内膜异位症

直肠乙状结肠子宫内膜异位症的研究已经有 20 多年的历史了，基于密切随访的新技术已经被纳入其外科治疗的一部分。由于手术的高度复杂性、纤维粘连和直肠子宫陷凹闭塞，切除往往是不完整的，随之而来的是症状持续存在，需要患者进行进一步的手术。为了保证完整切除病灶，术前需要考虑某些指标，如病变的大小和数量、距离肛门距离、受到疾病影响的周长及层次。

所使用的技术是对直肠或乙状结肠的浆膜层或肌层外病变仅进行病灶剥除，对于估计约 3.0cm 的病灶，无论病变的深度，建议进行圆盘状切除并使用经肛门环形吻合器。在我们看来，对于位置极低，距肛门＜ 6cm 的病灶，这种切除方法是理想的，因为位于直肠系膜、支配膀胱和肠道功能的盆腔内脏神经会增加医源性损伤的风险。

对于直肠乙状结肠较大的病变或多个病变，我们更倾向于使用腹腔镜下线性或环形节段切除，端 - 端吻合器再吻合。具体的技术如下。

(1) 剥除：剥除技术适用于外肌层和浆膜层病变。首先要松解粘连，因为这种病变通常黏附于其他腹膜内子宫内膜异位病灶，常见的有宫颈后、阴道后或卵巢区域。在对存在病变的直肠乙状结肠节段进行个体化处理后，助手在右侧髂窝处使用抓钳抓住病变中心区域进行切除。外科医生的左手持另一个无创腹腔镜钳在左侧髂窝口予以轻微的反向牵拉，右手在耻骨上入口使用腹腔镜剪刀通过冷刀薄层切除肠浆膜。外部小部分肌层也可以被剪除。

充分止血后，我们使用 Vicryl 3–0 或 Prolene 3–0 沿纵向（垂直于肠腔）对浆肌层进行 U 形缝合，以避免术后狭窄 [14]。

手术最后，使用无创腹腔镜钳在缝合区上方闭塞肠段，通过 60ml 注射器用管道向肛门内灌输 120ml 溶有亚甲蓝的生理盐水进行肠壁的完整性测试。

(2) 经肛门环形吻合器盘状切除术：使用经肛门环形吻合器进行盘状切除时，首先要分解粘连，并切除伴随的所有其他深部子宫内膜异位病变。将直肠乙状结肠病变从宫颈后区或阴道后壁分离后，应在病变下方留出约 2.0cm 的游离肠缘。对于位于直肠前壁的单发病灶，注意将病变的肠管从直肠系膜分离出来，并保证直肠充分止血，使该区域处于游离状态，以便进行吻合术（图 23–20）。

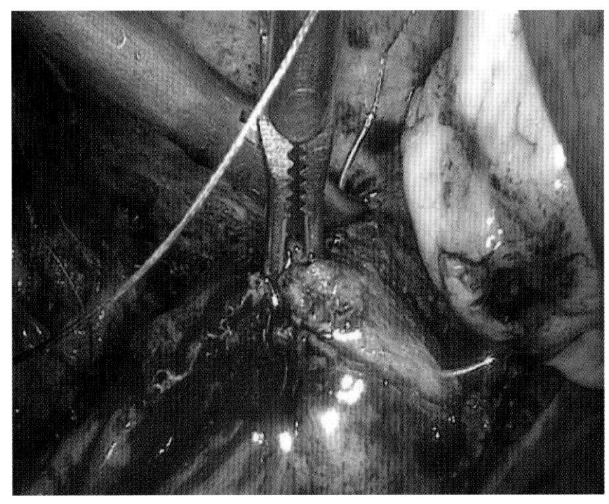

▲ 图 23–20　已被游离的直肠病灶结节

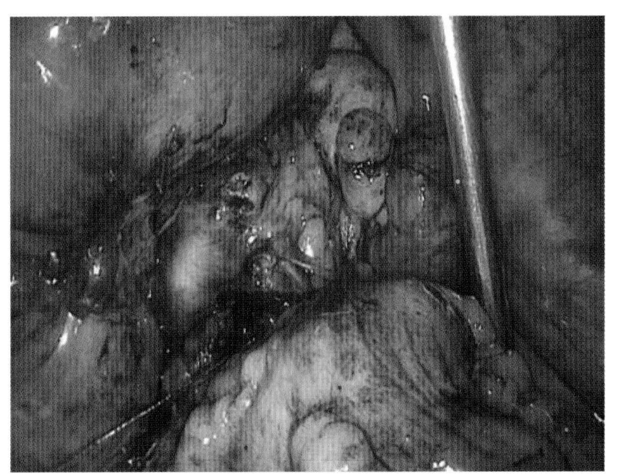

▲ 图 23–21　用缝合线在病灶处缝合肠壁

对病变进行缝合，包括切除的直肠壁。手术缝合线没有针头，因此可以用于修复（图 23–21）。

接下来，将一个 33mm 的环形吻合器插入直肠并打开，砧尖远离子宫操作器，在两者之间创建一个自由空隙。在缝线的帮助下，病变部位被放置在打开的吻合器所产生的空间内，然后我们开始缝合。

然后缓慢关闭吻合器，用压力确保病变仍在吻合器内，将吻合器向前放置，这样就不会有损伤直肠后壁的危险，并确保整个病变都在吻合器内。

在完全关闭环形吻合器并确认整个病变在内部后，激发吻合器，然后以扭转运动将其从直肠取出，以避免因突然将其取出而可能造成的任何创伤 [36]（图 23–22）。

再检查椭圆形的切除区域，以确保边缘没有病变。之后执行上一节中描述的安全测试。如果切除后出血，通过结肠镜检查电凝出血血管。

这个过程仅限于直肠，因为吻合器的长度不能达到直肠乙状结肠交界处以上的结节 [14]。

(3) 腹腔镜直肠乙状结肠切除术端 – 端吻合：在进行腹腔镜直肠乙状结肠切除时，我们更喜欢经脐进 0° 和 10mm 镜头，左髂窝区域的端口进 5mm 戳卡，于右髂嵴与右季肋部间垂直线交锁骨中线处进 5mm 戳卡，右髂窝区域进 12mm 戳卡。

首先识别出左侧输尿管和血管，以及骶神

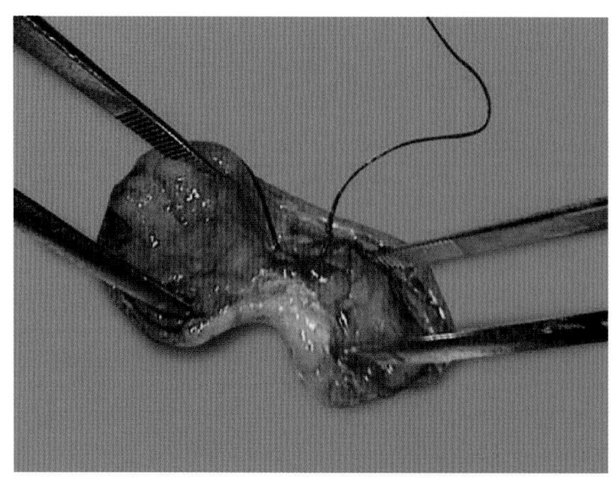

▲ 图 23–22　切除的盘状病灶组织

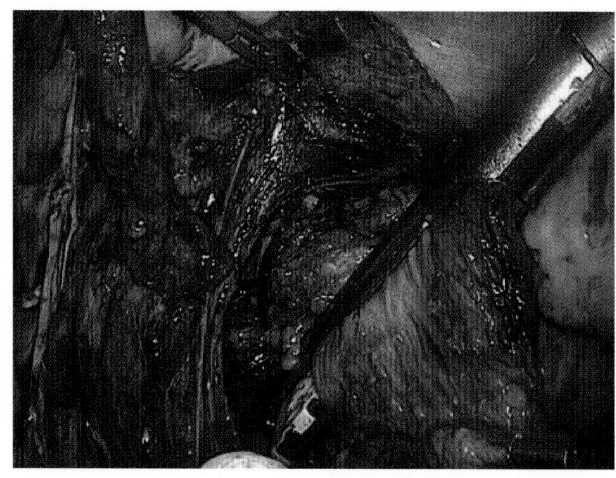

▲ 图 23–23　使用 60mm 线性吻合器对直肠乙状结肠进行吻合和切割

经丛和下腹神经出现的位置后，通过左侧结肠旁沟的内侧肠系膜分离出乙状结肠。这些均需保留。

根据病变的位置，结扎直肠和（或）乙状结肠的血管，然后在腹膜反折或病变下方分离解剖，留下至少 2cm 的无病变直肠边缘。然后使用 60mm 线性吻合器切除病变。术中应切除盆腔中发现的其他深部子宫内膜异位病灶及卵巢子宫内膜异位囊肿。

取下位于右侧髂窝的 12mm 戳卡，将切口延长至 3～4cm 长，将之前切开并吻合的直肠近端移出。对子宫内膜异位病变进行直视下识别，行直肠乙状结肠切除术，在病变上方留出 2.0cm 的游离边缘，我们用 60mm 线性吻合器将其切开（图 23–23）。

切除受深部子宫内膜异位症影响的肠段后，固定 33mm 圆形吻合器的砧端以便进行端 – 端吻合，将肠管重新送入腹腔内，关闭腹壁，重建气腹（图 23–24）。

在切除所有腹膜病变和卵巢子宫内膜异位囊肿后，我们将放置在右侧髂窝的 12mm 戳卡取出，并将皮肤切口扩大至 4cm 长，以便将预先切开的近端先进行切断和吻合。我们直视下确定子宫内膜异位病变，并进行直肠乙状结肠切除术，在病变上方留出 2.0cm 的游离缘。

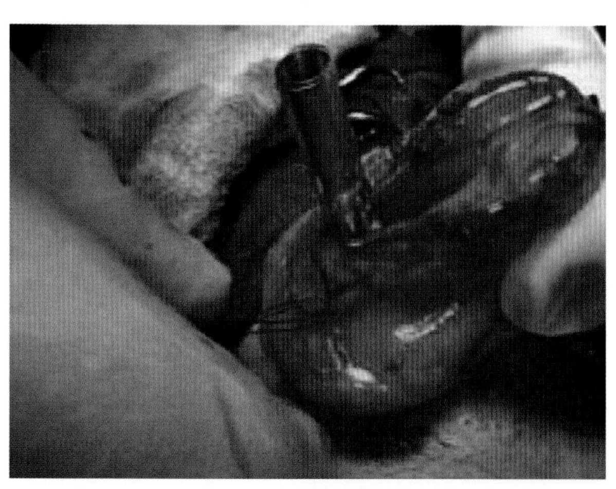

▲ 图 23–24　固定 60mm 线性吻合器的 33mm 铁砧

切除深度子宫内膜异位病变肠段后，我们固定端 – 端吻合术的 33mm 圆形吻合器的圆拱顶，将肠管重新送入腹腔，关闭腹壁，重建气腹（图 23–25）。

将两断端轻轻缝合在一起，并进行检查，以确保在 360° 的吻合范围内两残端之间没有留下任何组织（卵巢、输卵管或阴道）。在启动吻合器之前，还要检查纵向榫的位置（图 23–26）。

发射后，通过旋转动作将圆形吻合器轻轻取出。进行安全测试，最后使用真空排水器排出腹水。

## （五）盆腔外子宫内膜异位症

### 1. 膈子宫内膜异位症

在2011年[37]，Scioscia等报道了美国生殖医学会关于1548例Ⅳ型深度子宫内膜异位症的流行病调查，其中横膈病变的发生率为0.19%。Ceccaroni等在2013年[38]发现其患病率为1.5%。重度子宫内膜异位症的患者膈受侵发生率较高，有横膈病变的妇女中100%患有盆腔病变，其中93.4%处于Ⅲ期和Ⅳ期[38]。

腹腔镜检查法是治疗盆腔子宫内膜异位症的金标准，其优点是可以在不完全移动肝脏的情况下准确检查膈肌表面。膈子宫内膜异位症可见3种不同类型的病变：①点状、稀薄和浅表病灶直径通常＜1cm；②实性和三维结节病灶直径通常＞1cm；③导致横膈和肝脏之间的密集粘连的斑块、二维病变直径通常＞3cm[38]（图23-27和图23-28）。

为了能触及横膈病变，应使用10mm戳卡经脐穿刺，放置30°腹腔镜头[38]，3个5mm戳卡（2个分别在两侧髂前上棘上2cm处，1个在耻骨上区域）。为了更好地显示横膈，应该使用头低足高位[38, 39]。为进入右上腹部，应在右侧锁骨中线肋下区域放置一个5mm戳卡。助手用肠钳将肝脏向下拉时用双极钳和剪刀检查镰状韧带。这项技术有助于显露后横膈腹膜。另一个10mm的戳卡可以放在紧挨着镰状韧带左侧的左肋下。所以，为了接近上腹部，主刀医生应在患者的两腿之间操作[38, 39]。

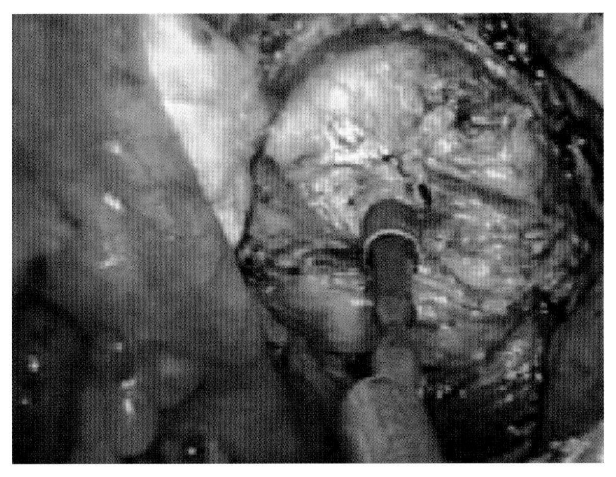
▲图23-25 将铁砧连接到圆形吻合器的接头上

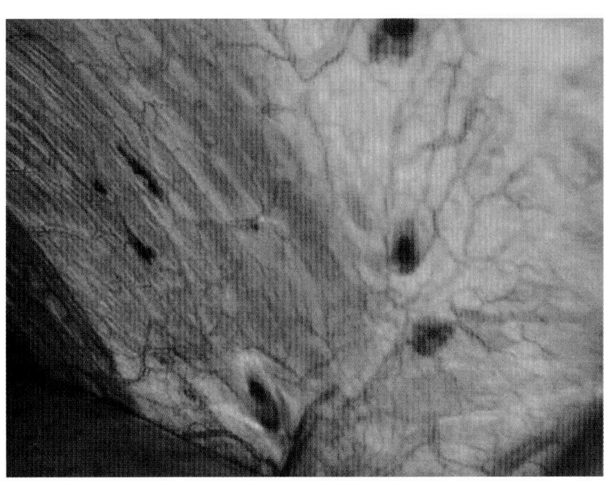
▲图23-27 横膈点状病灶

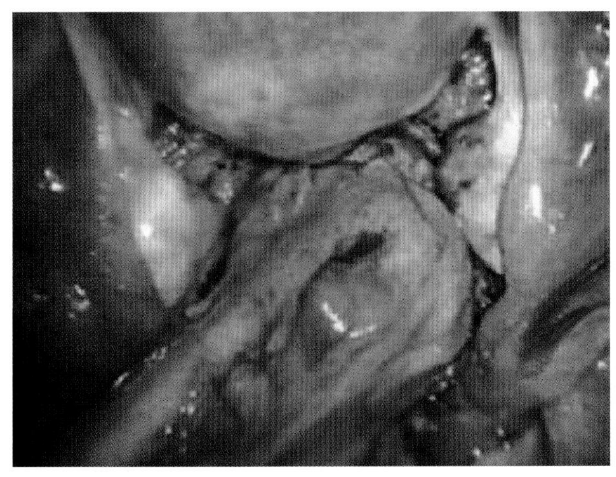
▲图23-26 吻合器被激发的时刻

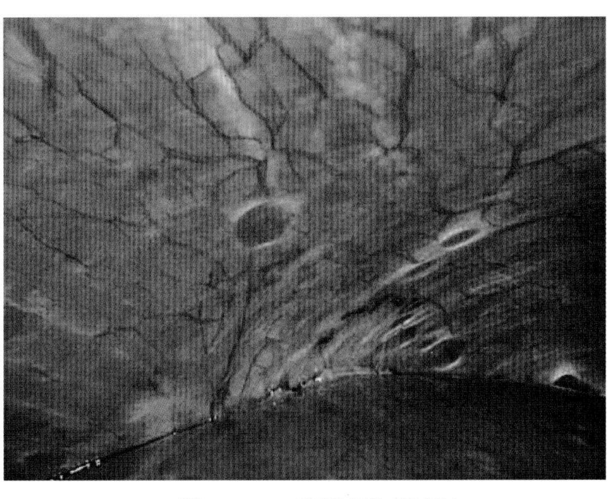
▲图23-28 横膈斑块状病灶

小于 5mm 的浅表病灶应使用氩激光汽化，从而导致缺血坏死。深部病变应行切除，双极电凝止血。用抓钳夹住病灶旁游离腹膜边缘，双极剪可用于在疾病周围剪开一切口，从无病变区域开始剥离膈肌下的腹膜。另一种方法是采用单极通过切开剥离进行腹膜切除术。

治疗气胸需要在腹腔镜下使用 2-0 单纤丝或复纤丝进行腔内打结缝合术。

2. 腹壁子宫内膜异位症

腹壁是盆腔外最常见的子宫内膜异位症种植位置。这种类型的病变可能出现在剖宫产术后的手术切口、盆腔子宫内膜异位症治疗后或深达子宫内膜腔的子宫肌瘤切除术后 [40]。2017 年 [41] Khan 等在 2539 例子宫内膜异位症患者中发现了 34 例（1.34%）腹壁子宫内膜异位症患者，其中 59% 的患者是剖宫产术后出现腹壁子宫内膜异位症（图 23-29）。

最常见的症状是持续的局灶性疼痛，不一定与月经周期有关 [40]。其他常见的体征和症状是浅表病变引起的出血 [42]。具有剖腹手术病史后出现的周期性盆腔痛，且不合并痛经具有诊断意义 [41]（图 23-30）。超声检查、计算机断层扫描（CT）或磁共振成像（MRI）等影像检查可以提高诊断准确性 [40]，并有助于指导制订手术方案。

腹壁子宫内膜异位症选择的治疗是广泛的局部切除带有正常边缘的病灶。当病变合并腹壁肌肉组织时，需要将邻近的肌筋膜组织大块切除。外科医生需要做好并发疝和放置补片的准备。如果病变完整切除，其复发率低 [43]。

## 四、技巧与窍门

- 腹膜后剥离总是在靠近小骨盆入口、输尿管附近的健康组织区域开始，向深部子宫内膜异位病灶方向进行，因为这样可以更好地个体化切除结节。
- 我们使用无创钳小心地抓住子宫内膜异位囊肿的包膜，尽可能减少出血，从而减少了电凝止血造成的卵巢实质的损伤，减少了储备卵泡的急剧减少。
- 对于切除深部子宫内膜异位病变的病例，无论是宫颈后病变还是阴道后穹隆病变，我们建议同时进行阴道镜检查，改善视野显露，以更好地识别和完整切除病灶。
- 卵巢窝是一个经常受子宫内膜异位症影响的腹膜部位，手术中切除子宫内膜异位囊肿包膜后，暂时将卵巢缝合抬起，以便显露卵巢窝，因此更容易进行输尿管松解术和从子宫骶韧带切除子宫内膜异位结节。
- 当必须切除肠内子宫内膜异位病变和（或）

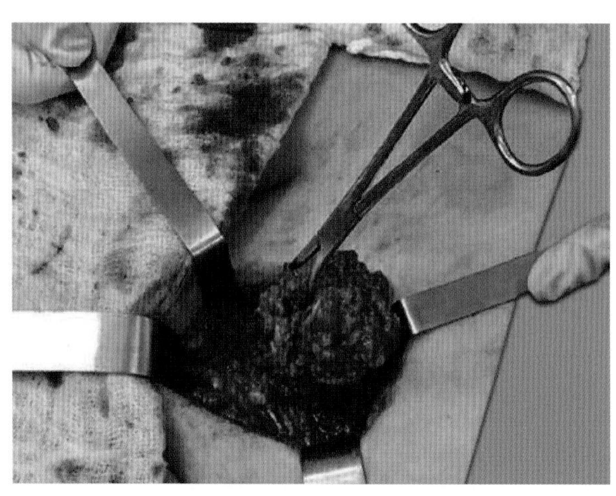

▲ 图 23-29　多次剖宫产术后腹壁切口子宫内膜异位病灶

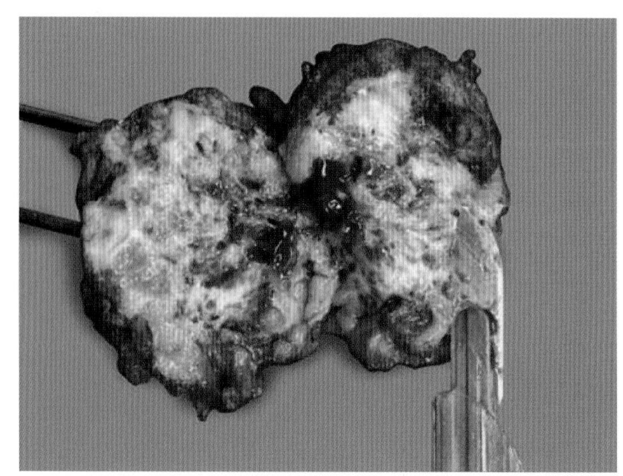

▲ 图 23-30　病灶切除后切开可见含铁血黄素

子宫颈旁深部病变时，如果是双侧的，则应特别注意保留骨盆神经以防止功能受损。为了手术安全，我们仅在子宫骶韧带的内侧面和直肠中动脉以上进行分离，从而避免损伤下腹神经、下腹丛及骨盆内脏神经。

## 五、结论

深部子宫内膜异位症的手术治疗对妇科医生来说是一个很大的挑战，因为盆腔腹膜的纤维粘连和邻近器官（如肠、膀胱、输尿管）的受累导致了严重的解剖异常。为了尽量减少意外损伤神经或血管的风险，熟悉腹膜后解剖的知识是至关重要的。针对妇科以外脏器病变患者，强烈建议组建一个多学科的团队制订方案，以减少手术的风险和避免病灶残留。我们也建议使用腹腔镜，其可以为病变提供更好的视野。

## 参考文献


[1] Viganò P, Parazzini F, Somigliana E, et al. Endometriosis: epidemiology and etiological factors. Best Pract Res Clin Obstet Gynaecolol. 2004;18(2): 177–200.

[2] Farquhar CM. Extracts from the “clinical evidence” Endometriosis. BMJ. 2000; 320(7247):1449–52.

[3] Benagiano G, Brosens I. Who identified endometriosis? Fertil. Steril. 2011;95(1):13–6.

[4] Falcone T, Golgberg JM, Park AJ. Indications and techniques for the laparoscopic management of endometriosis. In: Karram M (Series Ed), Female Pelvic Surgery Video Atlas Series, 1st edn. Basic, Advanced and Robotic Laparoscopic Surgery. Amsterdam; Elsevier; 2010.

[5] Yildirim S, Nursal TZ, Tarim A, et al. Colonic obstruction due to rectal endometriosis: report of a case. Turkish J Gastroenterol. 2005;16(1):48–51.

[6] Jansen RP, Russell P. Nonpigmented endometriosis: clinical, laparoscopic, and pathologic definition. Am J Obstet Gynecol. 1986;155(6):1154–9.

[7] Cornillie FJ, Oosterlynck D, Lauweryns JM, et al. Deeply infiltrating pelvic endometriosis: histology and clinical significance. Fertil. Steril. 1990;53(6): 978–83.

[8] Bellelis P, Dias JA Jr, Podgaec S, et al. Epidemiological and clinical aspects of pelvic endometriosis–a case series. Revista Assoc Med Brasileira 2010;56(4): 467–71.

[9] Abrao MS, Gonçalves MO, Dias JA Jr, et al. Comparison between clinical examination, transvaginal sonography and magnetic resonance imaging for the diagnosis of deep endometriosis. Hum Reproduct. 2007;22(12):3092–7.

[10] Abrao MS, Podgaec S, Dias JA Jr, et al. Diagnosis of rectovaginal endometriosis. Hum Reproduct. 2008; 23:2386.

[11] Goncalves MO, Dias JA Jr, Podgaec S, et al. Transvaginal ultrasound for diagnosis of deeply infiltrating endometriosis. Int J Gynaecol Obstet. 2009;104(2): 156–60.

[12] Goncalves MO, Podgaec S, Dias JA Jr, et al. Transvaginal ultrasonography with bowel preparation is able to predict the number of lesions and rectosigmoid layers affected in cases of deep endometriosis, defining surgical strategy. Hum Reproduct. 2010;25(3):665–71.

[13] Bulletti C, Coccia ME, Battistoni S, et al. Endometriosis and infertility. J Assis Reproduc Genetics. 2010;27(8):441–7.

[14] Abrao MS, Borelli GMB, Clarizia R, et al. Strategies for management of colorectal endometriosis. Sem Reproduc Med. 2017;35(1):65–71.

[15] Abrão MS, Petraglia F, Falcone T, et al. Deep endometriosis infiltrating the recto–sigmoid: critical factors to consider before management. Hum Reproduct Update. 2015;21(3):329–39.

[16] Taylor E, Williams C. Surgical treatment of endometriosis: location and patterns of disease at reoperation. Fertil Steril. 2010;93(1):57–61.

[17] Nassif J, Trompoukis P, Barata S, et al. Management of deep endometriosis Reproduc BioMed Online. 2011;23(1):25–33.

[18] Schollmeyer T, Pandit K, Schmutzler A, et al. Correlation of endoscopic interpretation of endometriosis with histological verification. Clin Exp Obstet Gynecol. 2004;31(2):107–9.

[19] Yang LC, Arden D, Lee TT, et al. Mechanical bowel preparation for gynecologic laparoscopy: a prospective randomized trial of oral sodium phosphate solution vs single sodium phosphate enema. J Minim Invasive Gynecol. 2011;18(2):149–56.

[20] Gerges FJ, Kanazi GE, Jabbour–Khoury SI. Anesthesia for laparoscopy: a review. J Clin Anesthesia. 2006;18(1):67–78.

[21] Shveiky D, Aseff JN, Iglesia CB. Brachial plexus injury after laparoscopic and robotic surgery. J Minim Invasive Gynecol. 2010;17(4):414–20.

[22] Corson SL. Two new laparoscopic instruments: bipolar sterilizing forceps and uterine manipulator. Med Instrument. 1977;11(1):7–8.

[23] Ahmad G, Gent D, Henderson D, et al. Laparoscopic entry techniques. Cochrane Database Syst Rev. 2015;8:CD006583.

[24] Vilos GA, Ternamian A, Dempster J, et al. Laparoscopic entry: a review of techniques, technologies, and complications. J Obstet Gynaecol Canada. 2007;29(5):433–65.

[25] Supe AN, Kulkarni GV, Supe PA. Ergonomics in laparoscopic surgery. J Minim Access Surg. 2010;6(2):31–6.

[26] Badawy A, Khiary M, Ragab A, et al. Laparoscopy–or not–for management of unexplained infertility. J Obstet Gynaecol. 2010;30(7):712–5.

[27] Chapron C, Pietin–Vialle C, Borghese B, et al. Associated ovarian endometrioma is a marker for greater severity of deeply

infiltrating endometriosis. Fertil Steril. 2009;92(2):453–7.

[28] Strandell A. Treatment of hydrosalpinx in the patient undergoing assisted reproduction. Curr Opin Obstet Gynecol. 2007;19(4):360–5.

[29] Abrao MS, Dias JA Jr, Bellelis P, et al. Endometriosis of the ureter and bladder are not associated diseases Fertil Steril. 2009;91(5):1662–7.

[30] Smith IA, Cooper M. Management of ureteric endometriosis associated with hydronephrosis: An Australian case series of 13 patients. BMC Res Notes. 2010;25(3):45.

[31] Takeuchi S, Minoura H, Toyoda N, et al. Intrinsic ureteric involvement by endometriosis: a case report. J Obstet Gynaecol Res. 1997;23(3):273–6.

[32] Frenna V, Santos L, Ohana E, et al. Laparoscopic management of ureteral endometriosis: our experience. J Minim Invasive Gynecol. 2007;14(2): 169–71.

[33] Abrao MS, Podgaec S, Dias JA, Jr et al. Endometriosis lesions that compromise the rectum deeper than the inner muscularis layer have more than 40% of the circumference of the rectum affected by the disease. J Minim Invasive Gynecol. 2008;15:280–5.

[34] Abrão MS, Dias JA Jr, Rodini GP, et al. Endometriosis at several sites, cyclic bowel symptoms, and the likelihood of the appendix being affected. Fertil Steril. 2010;94(3):1099–101.

[35] De Ceglie A, Bilardi C, Blanchi S, et al. Acute small bowel obstruction caused by endometriosis: a case report and review of the literature. World J Gastroenterol. 2008;14(21):3430–4.

[36] Woods RJ, Heriot AG, Chen FC. Anterior rectal wall excision for endometriosis using the circular stapler. ANZ J Surg. 2003;73(8):647–8.

[37] Scioscia M, Bruni F, Ceccaroni M, et al. Distribution of endometriotic lesions stage IV supports the menstrual reflux theory and requires specific preoperative assessment and therapy. Acta Obstet Gynecol Scand. 2011;(90):126–39.

[38] Ceccaroni M, Roviglione G, Giampaolino P, et al. Laparoscopic surgical treatment of diaphragmatic endometriosis: a 7–year single–institution restrospective review. Surg Endosc. 2013;27:625–32.

[39] Chiantera V, Dessole M, Petrillo M, et al. Laparoscopic en bloc right diaphragmatic peritonectomy for diaphragmatic endometriosis according to the Sugarbaker technique. J Minim Invasive Gynecol. 2016;23(2):198–205.

[40] Davis AC, Goldberg JM. Extrapelvic endometriosis. Semin Reproduc Med. 2017;35(1):98–101.

[41] Khan Z, Zanfagnin V, El–Nashar SA, et al. Risk factors, clinical presentation, and outcomes for abdominal wall endometriosis. J Minim Invasive Gynecol. 2017;24(3):478–84.

[42] Horton JD, Dezee KJ, Ahnfeldt EP, et al. Abdominal wall endometriosis: a surgeon's perspective and review of 445 cases. Am J Surg. 2008;196 (2):207–12.

[43] Rindos NB, Mansuria S. Diagnosis and Management of abdominal wall endometriosis: a systematic review and clinical recommendations. Obstet Gynecol Surv. 2017;72(2):116–22.

# 第 24 章　子宫腺肌病的治疗
## Adenomyosis Treatment

Ibrahim Alkatout　Liselotte Mettler　著
王邦国　译　　杨胜华　郑春花　校

## 一、综述

子宫腺肌病的定义是子宫肌层组织出现异位内膜腺体和间质，从而会导致子宫的球形和囊性增大。有些囊腔内充满渗出、溶解的红细胞和含铁血黄素巨噬细胞。

虽然病史、阴道检查和阴道超声提供了大量的临床信息，但子宫腺肌病的鉴别仍然具有挑战性。

子宫切除术仍然是确定的子宫腺肌病治疗的金标准。许多子宫腺肌病病例已在子宫切除标本和子宫内膜消融后得以组织学诊断。然而，许多患有子宫腺肌病的患者希望生育或保留子宫。

虽然一些数据支持其可行性，保留子宫手术仍然是有争议的话题。子宫内膜异位症的药物治疗研究很少见。本章主要介绍子宫腺肌病的临床诊断和研究，以及其明确的外科治疗规范。有明显症状且完成生育的妇女可选择子宫切除治疗。

## 二、概述

子宫内膜异位症是仅次于子宫肌瘤的第二常见的良性女性生殖系统疾病。其定义是子宫内膜腺体和间质异位到宫腔内膜外。症状包括慢性盆腔疼痛、痛经、深部性交困难、周期性肠或膀胱症状（如消化不良、腹胀、便秘、直肠出血、腹泻和血尿）、不孕、异常子宫出血、慢性疲劳或腰痛。非特异性症状反映了病变的病理、位置，以及个体对疾病反应的多样性。到目前为止推荐的所有分类在预测价值方面都是有限的[1]。

因慢性盆腔疼痛或痛经而接受手术的患者中，约 50% 的青少年和 32% 的育龄妇女患有子宫内膜异位症。治疗不孕症的妇女中被确诊为子宫内膜异位症的患者占 9%～50%。因症状是多样和非特异性的，子宫内膜异位症的确切患病率尚不明确[2, 3]。

从第一次出现非特异性症状到确诊子宫内膜异位症的间隔约为 7 年。这种疾病通常在 20—40 岁被首次诊断。在继发性不育患者中，距末次妊娠的时间间隔少于 5 年的占 7%，5～10 年的占 19%，超过 10 年的占 26%[4]。

子宫内膜异位症的发病机制尚不清楚，其病因治疗仍不现实，治疗方案包括保守治疗、止痛、激素治疗、手术干预和手术前或手术后的综合治疗。已有研究表明，雌激素可促进子宫内膜异位症的进展，对此可以采用多种药物治疗[5, 6]。

子宫腺肌病与子宫内膜异位症的区别在于子宫腺肌病的特征是子宫内膜腺体和间质侵入子宫肌层内。子宫内膜组织的侵犯引起周围组织的肥大和增生。这会导致子宫增大、软化或僵硬。子宫腺肌病可以通过影像系统清晰地鉴别。然而，局灶性子宫腺肌病很容易被误认为是平滑肌瘤（图 24-1 至图 24-5）。

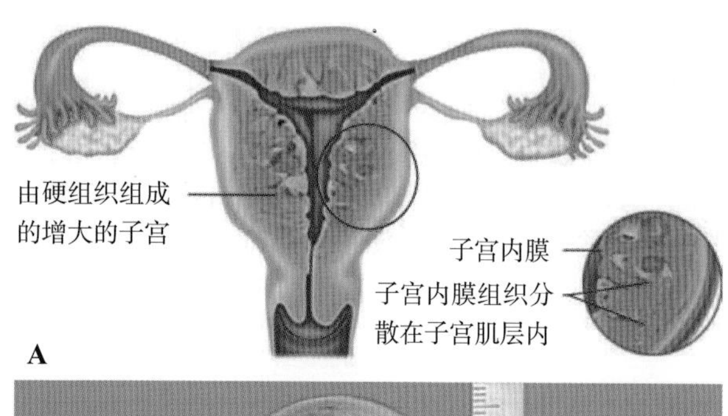


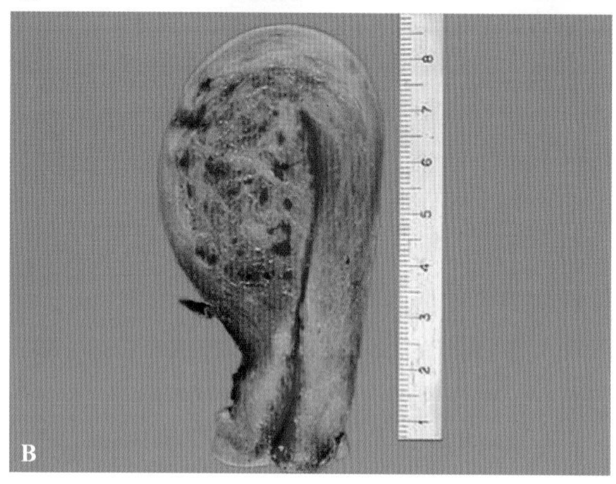


▲ 图 24–1 **A.** 子宫腺肌病增大子宫示意图。子宫内膜腺体分布于子宫肌层内。**B.** 解剖标本的矢状切面。后壁较前壁厚，子宫内膜腺体在肌层内弥散分布

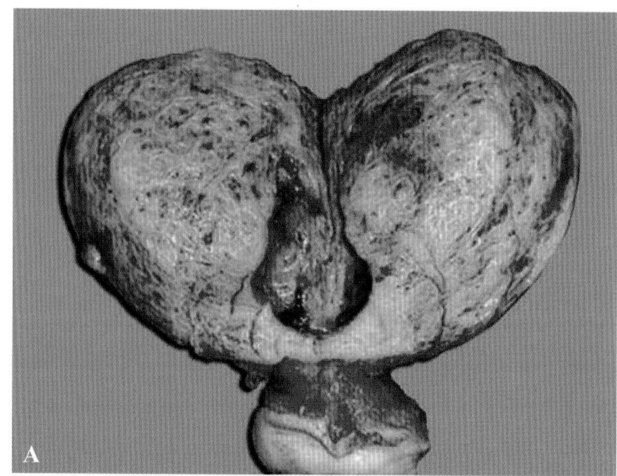


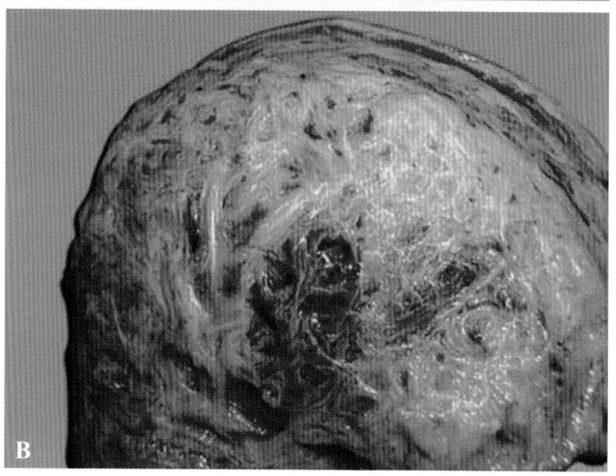


▲ 图 24–2 **A.** 病理标本的矢状切面；**B. A** 图放大，显示子宫内膜异位症小岛细胞浸润至肌层深处

## 三、流行病学和病理

据估计，约 20% 的女性患有子宫腺肌病。然而，子宫腺肌病的实际诊断率和发表的数据差异很大（5%～70%）。在大多数情况下，诊断是由切除子宫标本的组织学病理确定的。从流行病学的角度来看，我们对子宫腺肌病的认识常因其合并子宫内膜异位和（或）子宫平滑肌瘤而受到影响。在一些研究中发现，子宫腺肌病的争端常在子宫切除标本的组织病理学检查提示子宫腺肌病，而不是与症状有关的手术指征。在其他的研究中发现，与子宫内膜异位症患者相比，患有子宫腺肌病的女性分娩次数更多、月经初潮更早和月经周期更短。然而，妊娠次数的增多并不增加子宫腺肌病进展的风险 [7]。另一项研究表明，患有子宫腺肌病的女性患痛经、盆腔疼痛和抑郁的风险更高，而且接受过更频繁的手术治疗 [8]。

子宫腺肌病是一种雌激素依赖性疾病。子宫内膜与肌层的界面或子宫连接区，与该疾病的解剖和病灶侵入有关 [9]。

子宫腺肌病的发病机制与子宫内膜异位症相似。目前已提出了 3 种发病机制理论，如下所示。

1. 新生的子宫腺肌病是由残留的多能胚系苗勒管细胞化生而来。

2. 子宫腺肌病是子宫内膜基底层经变异或缺失的交界区向子宫肌层浸润生长。

3. 子宫腺肌病是因雌激素的高分泌刺激导致组织损伤和修复而成 [9]。

子宫腺肌病可以弥散存在于整个肌层，或呈病灶实体或腺肌瘤。病理标本显示巧克力色的区域代表子宫内膜异位病灶。腺肌症在临床上难以与平滑肌瘤区分，且没有边界，不像纤维瘤那样

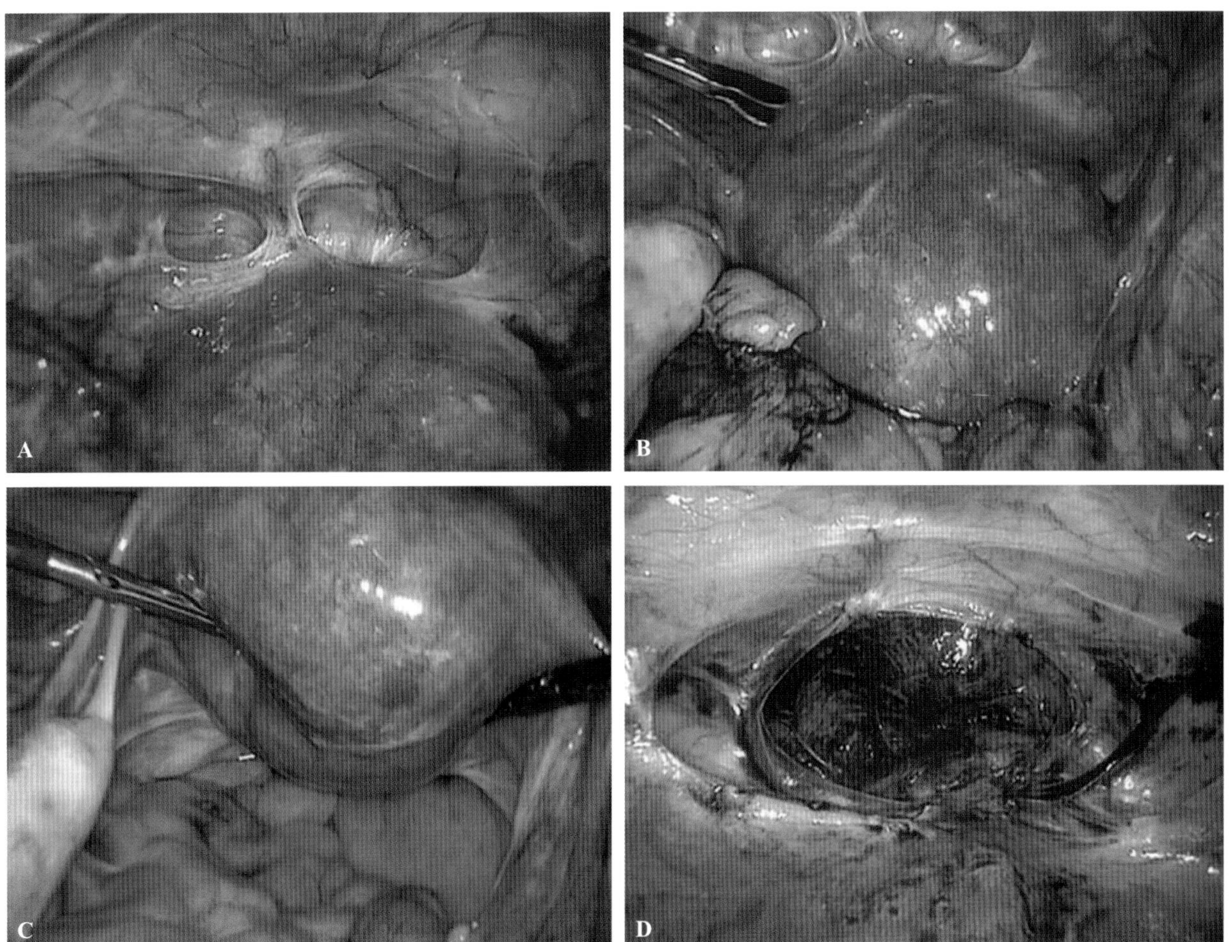

▲ 图 24–3 **A 至 C.** 一位严重痛经患者的腹腔镜视图。子宫变大变软。前壁与膀胱腹膜严重粘连。**D.** 粘连松解后，可见子宫腺肌病已通过子宫壁侵及邻近的膀胱

容易切除。因子宫肌层的易碎性和不稳定性，因此，缝合是一个具有挑战性的步骤。子宫腺肌病常伴有子宫内膜异位症（图 24–6 和图 24–7）。

在显微镜下观察，位于子宫肌层内的子宫内膜组织与子宫肌层有明显距离。通常在腺瘤组织周围的肌层增生肥大。子宫内膜组织的生长随着月经周期中雌激素和孕酮水平而波动（图 24–8）。

## 四、临床表现和诊断

子宫腺肌病的主要症状是严重的痛经（25%）和月经过多（60%）、慢性盆腔疼痛。许多症状在 40 岁或 50 岁之前不会出现，1/3 的女性倾向于无症状。由于大多数妇女同时患有平滑肌瘤、子宫内膜异位症和子宫内膜息肉，因此子宫腺肌病对不孕症的影响仍存在争议。

在确定子宫腺肌病和其病因治疗开始之前，子宫切除标本的组织学检查是必不可少的。术前诊断依据包括患者的病史（月经过多、痛经、性交困难）、双合诊、经阴道超声及磁共振成像（尤其是 $T_2$ 加权像）。在 23 篇文章的 Meta 分析中，MRI 对显示子宫腺肌病的敏感性和特异性分别为 77% 和 89%，而超声的敏感性和特异性分别为 72% 和 81%（图 24–9 至图 24–11）[10]。子宫腺肌病的明显标志包括以下几点：①前后壁肌层不对称增厚（尤其是后壁肌层）；②肌层内囊腔；③从子宫内膜延伸出的线状条纹；④缺乏清晰的肌层内膜边缘；⑤更明显的肌层异质性 [11, 12]。

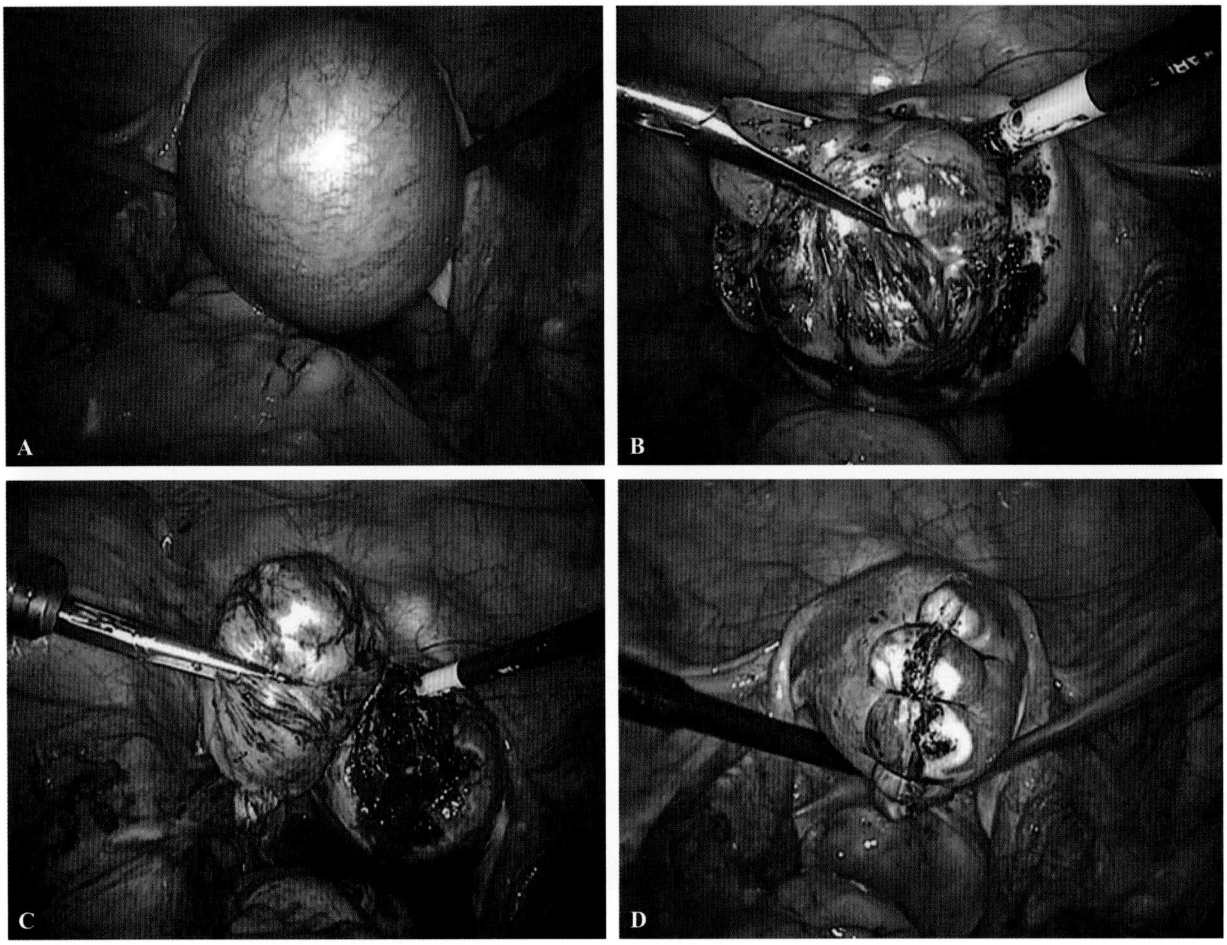

▲ 图 24-4 **A.** 子宫因子宫肌层内肌瘤而增大；**B** 至 **D.** 腹腔镜下子宫肌瘤摘除及子宫壁重建。子宫肌层仍呈致密性、血管化。临床上，子宫腺肌病可能看起来柔软、紧绷、僵硬

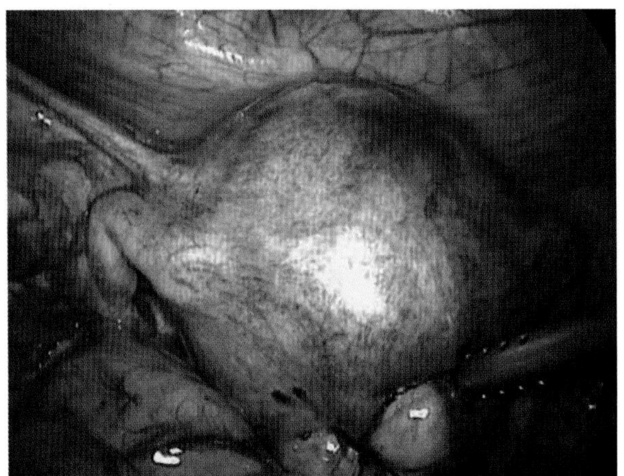

▲ 图 24-5 与图 24-3 同一患者的输卵管通液染色表现。注射蓝色染料后，壁内血管明显增多。这也是子宫腺肌病的特征性表现

子宫腺肌病的鉴别诊断见框 24-1。

| 框 24-1　子宫腺肌病的鉴别诊断 |
| --- |
| • 妊娠<br>• 息肉<br>• 黏膜下肌瘤<br>• 子宫内膜增生<br>• 粘连<br>• 腺癌<br>• 感染（子宫内膜炎） |

痛经是子宫腺肌病的典型表现，必须确定痛经的确切病因。继发性痛经的原因见表 24-1。

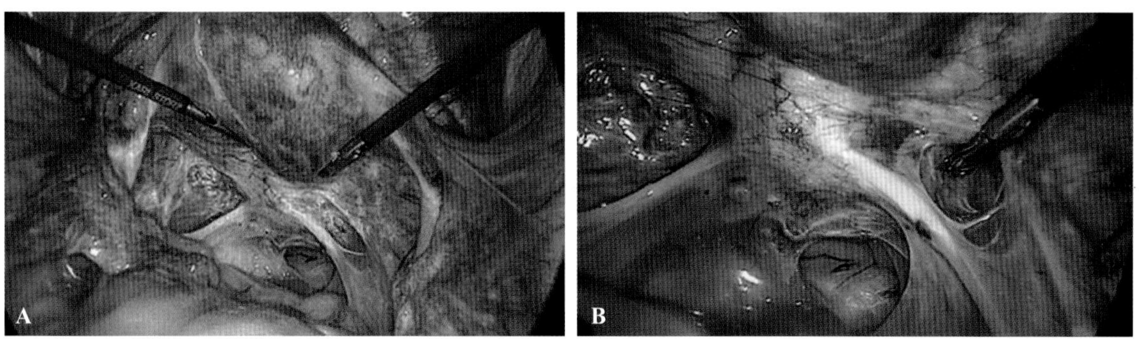

▲ 图 24-6　外生殖器多处子宫内膜异位症且超声检查疑似子宫肌瘤的严重子宫腺肌病患者

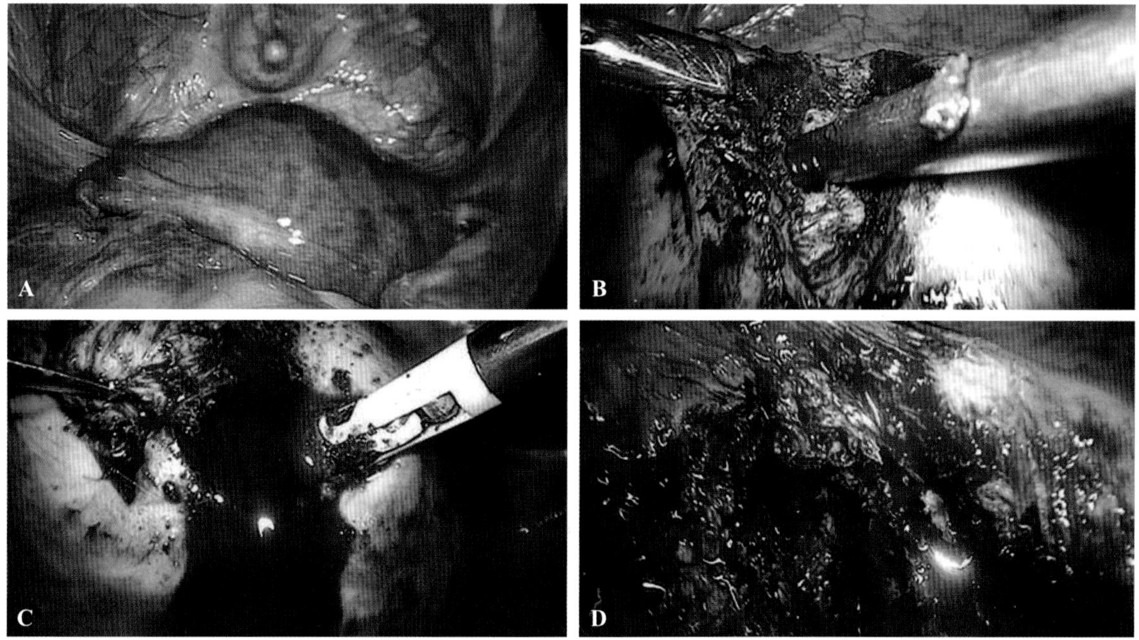

▲ 图 24-7　与图 24-5 同一患者

A. 左侧输卵管疑似子宫内膜异位症，中央的大块病灶致子宫不对称；B. 切开怀疑为纤维瘤的中央壁内病灶；C. 进入腺肌瘤后可见巧克力样液体；D. 镜下可见子宫内膜壁中层

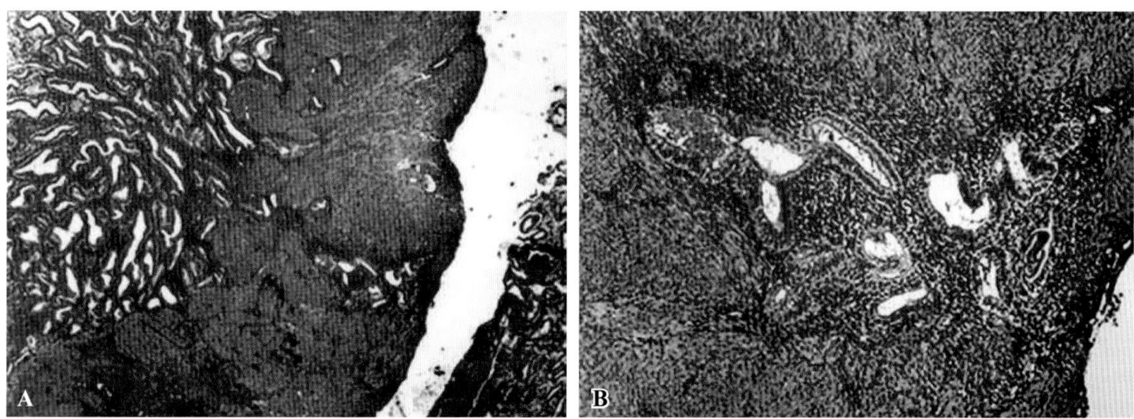

▲ 图 24-8　**A.** 切下的分泌早期子宫内膜组织及其相连的子宫肌层组织的低倍镜图像；**B.** 子宫内膜腺体位于子宫肌层间质，与宫腔无连接。子宫内膜显示出明显的周期性内分泌改变

图片由 Professor Martin Anlauf，Institute of Pathology and Cytology，Limburg，Germany 提供

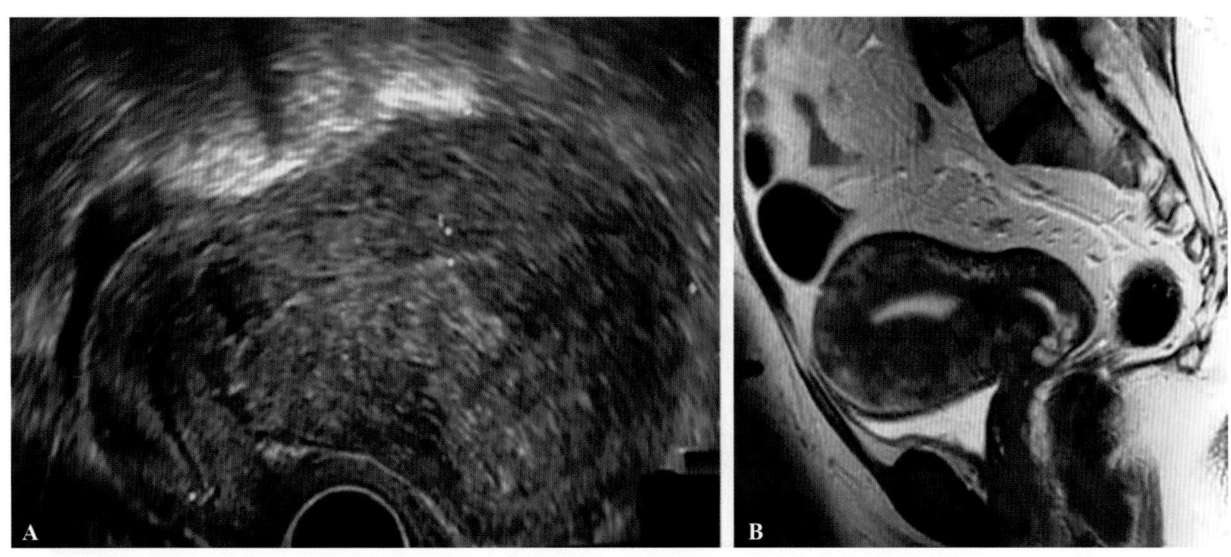


▲ 图 24-9 **A.** 超声上见前壁不均匀回声，外观不规则。子宫壁增厚，与正常肌层分界不清，无法清晰划分受影响区域。然而，局灶性子宫腺肌病很容易被误认为是肌瘤；**B.**MRI 证实子宫腺肌病的临床诊断。$T_2$ 加权像显示了不规则血管形成，明确证实存在子宫腺肌病，而不是肌瘤

图片由 Dr Werner Dürr 提供

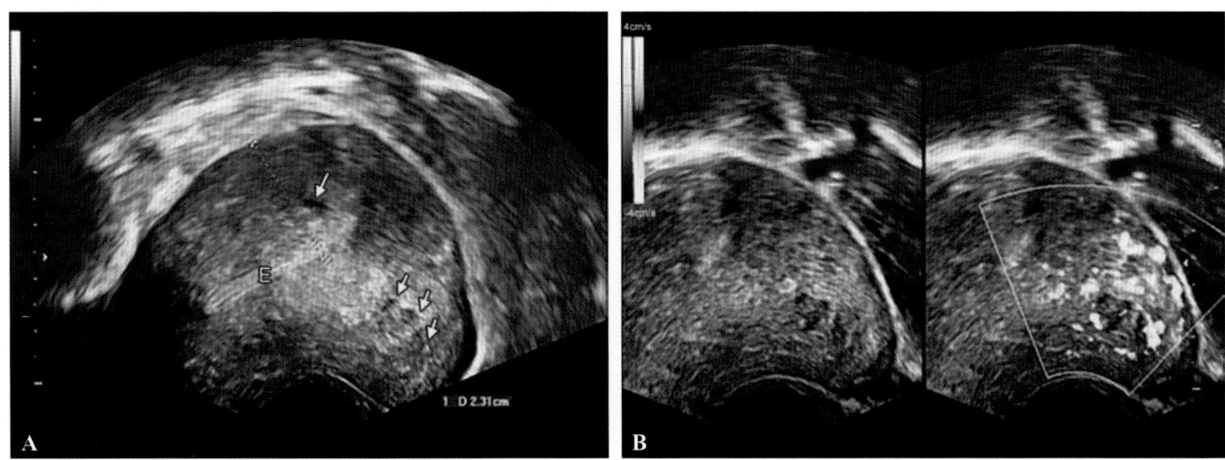


▲ 图 24-10 **A.** 另一位患者，囊性结构周围有子宫内膜样边缘回声；**B.** 彩色多普勒显示囊性区有明显的弥漫性新生血管形成，是子宫腺肌病倾向于进展的标志。病灶呈条状影提示早期病灶；囊肿形成则提示是新生病灶

图片由 Dr Werner Dürr 提供

## 五、子宫腺肌病与不孕

通常子宫腺肌病与不孕症密切相关，治疗方式包括药物和（或）手术治疗。手术治疗提高了患者的自然受孕率。

子宫腺肌病对生育能力的不利影响可能在于精子运输、输卵管蠕动异常所致运输障碍。这些患者的异位和在位子宫内膜可能出现生化和功能的改变，导致容受性差。连接区的功能失调可能是导致高自然流产率的病因。众所周知，子宫腺肌病也会影响体外受精（IVF）和胞质内精子注射（intracytoplasmic sperm injection，ICSI）的结果，研究报道提示子宫腺肌病患者临床妊娠和着床率降低，早期流产率升高。长期的激素抑制状态似乎发挥了保护作用（图 24-12 和图 24-13）[13, 14]。

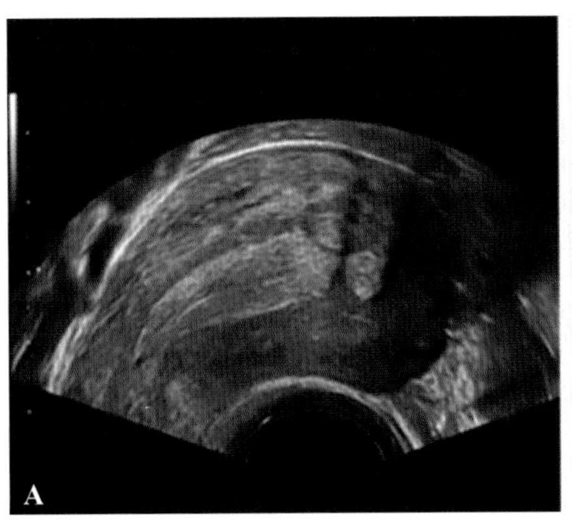
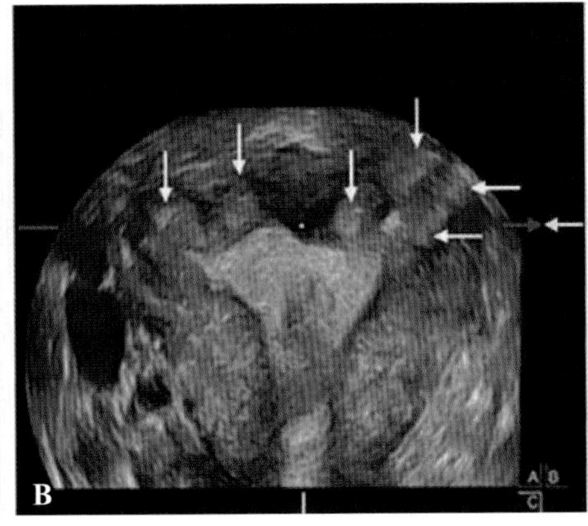
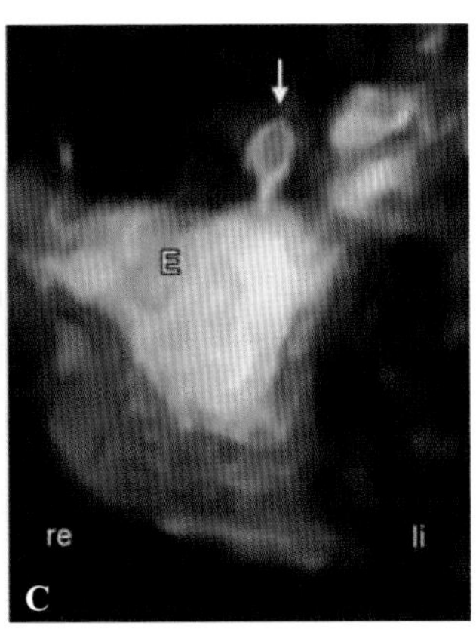


▲ 图 24-11　**A.** 超声在该患者中可区分壁内病灶而不是均质的区域（超声显示病灶区域不均质回声）；**B** 和 **C.** 三维及能量彩超检查可见病灶区域血供丰富且不规则，而不显示已存在的规则血管的血供

图片由 Dr Werner Dürr 提供

表 24-1　继发性痛经的病因

| | |
|---|---|
| 妇产科 | • 子宫内膜异位症<br>• 子宫腺肌病<br>• 子宫肌瘤<br>• 卵巢囊肿<br>• 宫腔或盆腔粘连<br>• 慢性盆腔炎<br>• 梗阻性子宫内膜息肉<br>• 先天性阻塞 – Müllerian 畸形<br>• 宫颈狭窄<br>• 放置宫内节育器<br>• 盆腔充血综合征 |
| 非妇产科 | • 炎症性肠病<br>• 肠易激综合征<br>• 子宫骨盆交界梗阻<br>• 心源性疾病 |

## 六、治疗

子宫腺肌病的病因治疗比较困难。保守治疗与子宫内膜异位症相同。在许多情况下，子宫腺肌病和子宫内膜异位症同时存在[15]。

### 子宫内膜异位症伴有子宫腺肌病的一般治疗

子宫内膜异位症的发病机制尚不清楚，目前尚无子宫切除术以外的病因治疗。治疗方案包括保守治疗、止痛、激素药物治疗、手术干预，以及术前和（或）术后的综合治疗。治疗过程可分为 3 步，即药物、手术和综合治疗。因子宫内膜异位症是雌激素依赖性生长的疾病，据此药物治疗有多个方案[5, 6, 16]。Mettler 和 Semm 提出第 1 个结构化治疗。它包括诊断性腹腔镜检查，尽可能切除所有可见的子宫内膜异位症病灶、3～6 个月的内分泌治疗及随后的二次腹腔镜检查，包括切除残留病灶、切除粘连和重建器官。如果患者有生育要求，建议妇科医生进行辅助生殖治疗[17]。

(1) 药物治疗：以前主要的治疗策略包括诱导假孕、应用孕激素，以及后来的达那唑和 GnRH 类似物[5]。这种方法长期以来被认为是治疗金标准，但现在已经增加了反向添加疗法和黄体酮（Visanne）[18]。维持血清雌二醇水平约在 60pg/ml，可预防 GnRH 激动药的不良反应，如骨质脱钙、血管舒缩症状或情绪波动[5, 18–20]。宫内释放左炔诺孕酮的节育器可有效减少月经过多和痛经。然而，在停止治疗后 6 个月内，症状可能会复发[21]。

(2) 靶向治疗：目前研究的重点是通过抑制炎症反应过程、血管化和细胞增殖维持疾病的各种介质的相互作用。特异芳香化酶抑制药（如来曲唑、阿那曲唑或依西美坦）或选择性 COX–2 抑制药（如塞来昔布或罗非昔布）已进入临床试验研

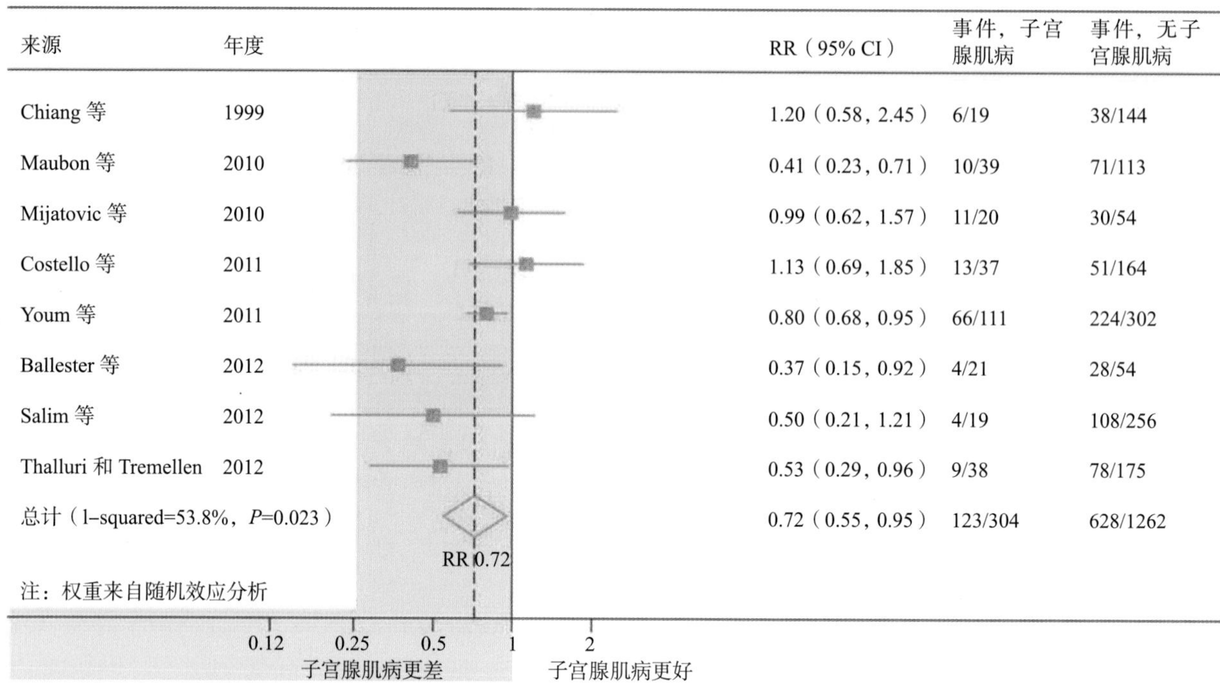


**▲ 图 24-12 森林图显示了对有或无子宫腺肌病的不孕妇女接受 IVF/ICSI 的临床妊娠率研究的单独和联合效应的估计值和 95%CI。横线表示 95%CI，方框表示研究比重，菱形表示综合效果大小，虚线表示总体估计**

改编自 Vercellini P，Consonni D，Dridi D，et al. Uterine adenomyosis and in vitro fertilization outcome：a systematic review and meta-analysis. Hum Reprod. 2014；29（5）：964-77.

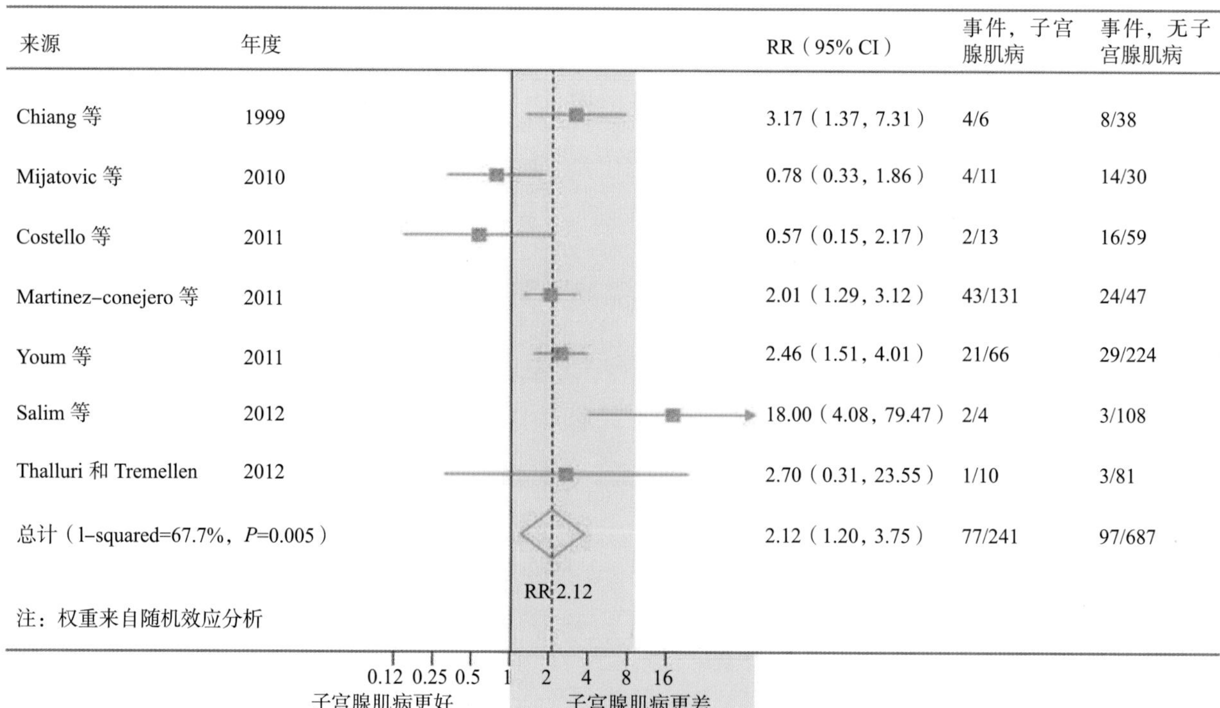


**▲ 图 24-13 森林图显示了有或没有子宫腺肌病的妇女在 IVF/ICSI 后临床妊娠的流产风险研究中的单独和联合效应的估计值和 95%CI。横线表示 95%CI，方框表示研究比重，菱形表示综合效果大小，虚线表示总体估计**

改编自 Vercellini P，Consonni D，Dridi D，et al. Uterine adenomyosis and in vitro fertilization outcome：a systematic review and meta-analysis. Hum Reprod. 2014；29（5）：964-77.

究[22-24]。在解决子宫内膜异位症或不孕症的临床症状方面，我们仍然缺乏确凿证据证明某种治疗有绝对优势。

(3) 手术治疗：由于子宫内膜异位症是一种进行性疾病，术前往往与子宫腺肌病难以区分，可能破坏生殖器官的解剖结构，因此手术治疗起着重要作用。腹腔镜手术是唯一明确子宫内膜异位症并辨别是否合并子宫腺肌病的方法。子宫内膜异位症的表型呈多样性，它可能表现为凸起的火焰状斑块、白色的混浊物、黄褐色的金属沉着、半透明的水泡或红色的不规则斑点[2, 25]。在晚期，疼痛和不孕症主要由器官损伤、纤维化和粘连引起，因此明确了手术指征。早期腹腔镜检查有助于及时发现疾病并延缓其症状的进展。腹腔镜联合活检和（或）切除病灶的重要性强调了一个事实，即单纯的视觉诊断可能是错误的。然而，因子宫组织的损伤超过了预期的益处，目前已经废弃了腹腔镜或宫腔镜下子宫内膜 / 子宫肌层条状切除[26, 27]。腹腔镜手术的危险因素及缺点包括毗邻脏器的损伤，术后并发症，如粘连或感染等[16, 28-31]。宫腔镜的危险因素和缺点包括穿孔、子宫内膜组织的腹腔内扩散（着床假设）、瘢痕形成和继发粘连。大多数患者成功消融 / 切除子宫内膜异位病灶和粘连松解后症状得以缓解。然而，经过 10 年的随访，复发率高达 40%[30, 32-34]。

(4) 联合治疗：联合治疗包括诊断性腹腔镜探查，尽可能切除所有可见的子宫内膜异位症病灶，进行 3～6 个月的内分泌治疗，随后再次行腹腔镜探查，切除残留病灶，粘连松解和器官重建。当子宫内膜异位症和（或）子宫腺肌病的妇女有生育要求时，妇科医生进行长期的内分泌抑制治疗和连续促排卵治疗及体外受精[33-38]。

## 七、子宫腺肌病的手术治疗

子宫腺肌病内镜治疗的最大优点是可以同时治疗腹腔内的并发症，如子宫内膜异位症、严重腺肌症影响的邻近器官［子宫骶韧带、主韧带、膀胱和（或）肠道］和粘连。保留子宫的手术策略存在争议，研究结果一致提示是有效的，但子宫腺肌病唯一确定的治疗方式是全子宫切除术。如果该病局限于子宫，卵巢可以保存。

### （一）子宫腺肌病保留器官手术管理

严重子宫腺肌病的器官保留手术的难点在于病变组织和正常组织之间没有明显的界线。由于保留的子宫肌层脆弱，重建的子宫壁不牢固。为了更加可靠地重建子宫壁，目前已采用了许多新技术，Osada 的三瓣技术受到了极大的关注[39]。据报道，与药物治疗相比，手术治疗可减轻症状并对生育能力产生积极影响[40]。在 1 例局灶性子宫腺肌病患者中，采用了诊断探查，治疗后 1 年成功分娩一新生儿（图 24-14 和图 24-15）。

### （二）子宫腺肌病的最佳手术方案

子宫切除术是妇科最常见的手术之一。国际妇科协会推荐经阴道子宫切除术为最受认可的技术。然而，手术内镜技术在过去的 20 年中获得了重要的地位，目前比传统的腹式和阴式子宫切除术更受青睐。在良性疾病的子宫切除术中，经腹子宫切除术的比例正在下降。报道的经阴道子宫切除术的比例差异较大，但腹腔镜和机器人辅助腹腔镜手术比例正在增加，这一趋势逐渐呈全球化[41, 42]。阴式子宫切除术的问题在于无法完全切除所有病变，在腹式子宫切除术中这一点较少见。内镜技术，包括传统的腹腔镜和机器人辅助腹腔镜，可以更广泛、更准确地切除病变。

目前子宫切除术最常见的适应证是子宫肌瘤、子宫腺肌病、弥漫性子宫内膜异位症、子宫脱垂和难治性特发性出血。这些在子宫切除术的适应证中所占比例高达 60% 甚至更高[43]。在过去的 10 年里，德国[44]和其他国家[45]已经出现

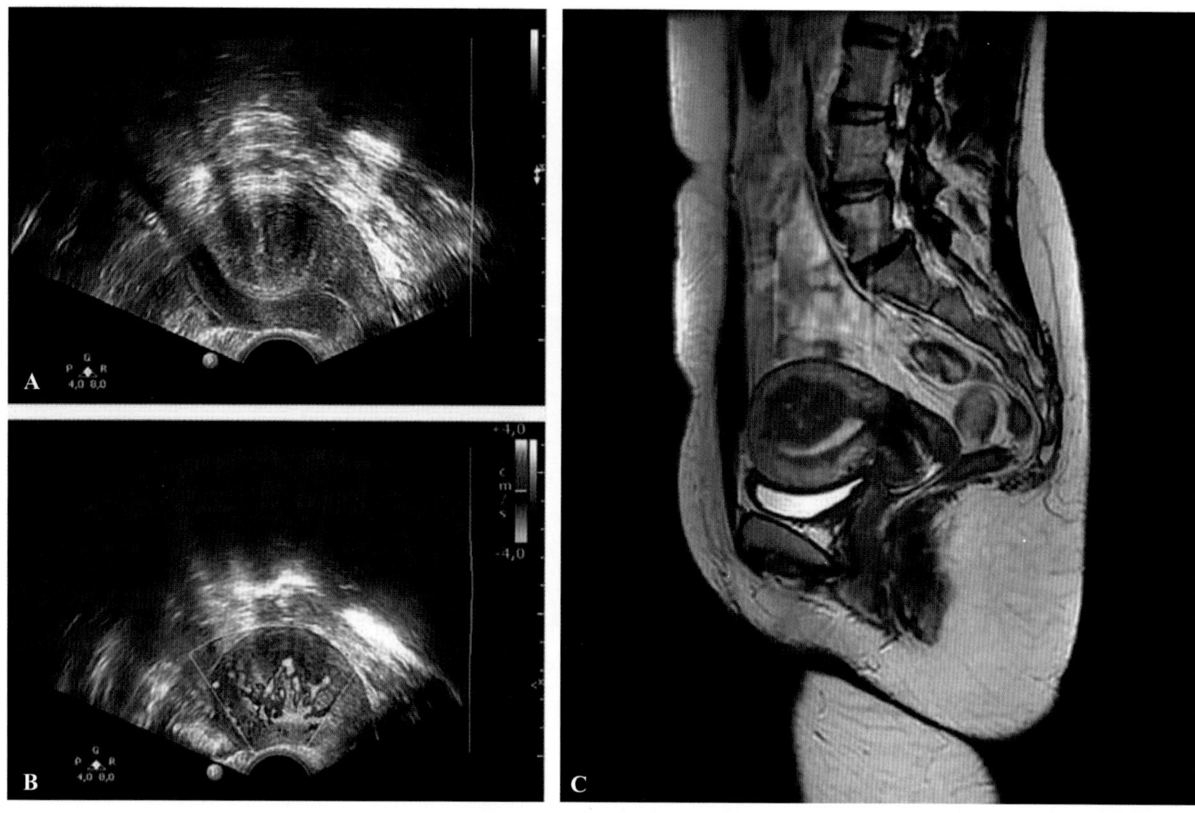

▲ 图 24-14　**A** 和 **B.** 阴道超声；**C. MRI** 扫描显示位于子宫后壁的局灶性子宫腺肌病。多普勒扫描显示弥漫性血管形成

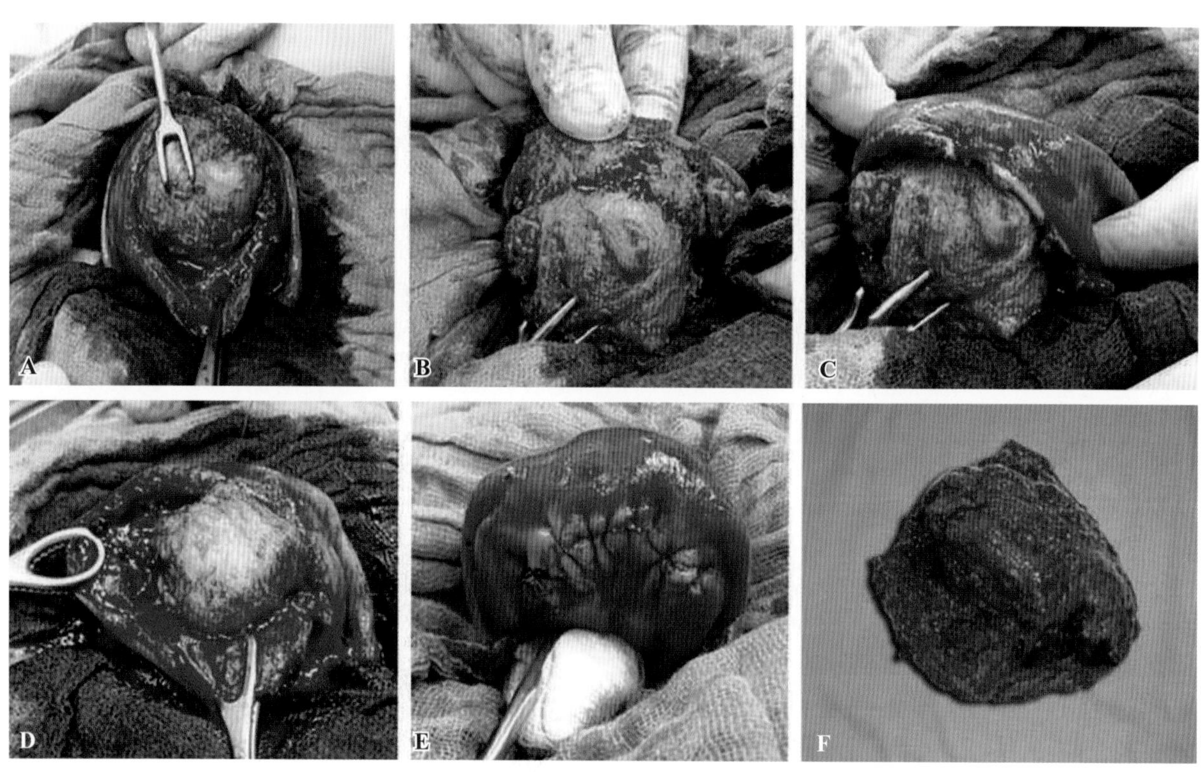

▲ 图 24-15　术中保留器官

A 至 D. 摘除局灶性子宫腺肌病；E. 子宫已多层重建；F. 标本多质硬且多孔

了替代治疗方案，如子宫动脉栓塞或聚焦超声扫描。保守性手术治疗和醋酸乌利司他治疗子宫肌瘤方案降低了子宫切除术的数量。子宫切除率不仅取决于适应证，还取决于年龄组、生育需求和患者治疗中心。因此，子宫切除术的适应证和疗效总体上发生了变化。如今子宫切除术的选择取决于患者是否有保留子宫的愿望[46, 47]。子宫切除术也适用于治疗内生殖器（子宫内膜或子宫颈、卵巢或输卵管）的恶性疾病。内镜手术仅适用于子宫内膜癌和宫颈癌。框 24-2 总结了子宫切除术的适应证。

**框 24-2　子宫切除术的适应证**

- 子宫平滑肌瘤
- 子宫内膜异位和子宫子宫腺肌病
- 盆腔器官脱垂
- 盆腔疼痛或感染（子宫内膜异位症除外）：盆腔炎、粘连
- 明确或不明原因的异常子宫出血
- 恶性病变和癌前病变

一旦决定行子宫切除术，医生和患者必须决定手术方式是经腹、经阴道还是腹腔镜或机器人辅助下进行[5, 31, 48]。其中每种方法都有其优缺点，在对每个患者进行咨询时必须考虑到这些优缺点（图 24-16）。外科医生对外科技术的熟悉程度和医院的经济资源也是重要的考虑因素[49]。

在许多情况下，保守的药物治疗或保守的手术治疗意味着对患者的病情治疗不足，可能需要以后再次手术[40]。子宫次全切除术是微创子宫切除术的一种折中方法，它满足了患者、社会和医生的要求。然而，必须告知保留宫颈的缺点，并签署知情同意。只有腹腔镜下全子宫切除术（LTH）才能完全避免子宫肌瘤的复发、避免随后的宫颈癌或肉瘤、避免在切除子宫体和子宫分裂时细胞溢出、控制月经出血和其他由子宫引起的问题。子宫次全切除术后子宫腺肌病相关症状的持续或复发仍存在争议。

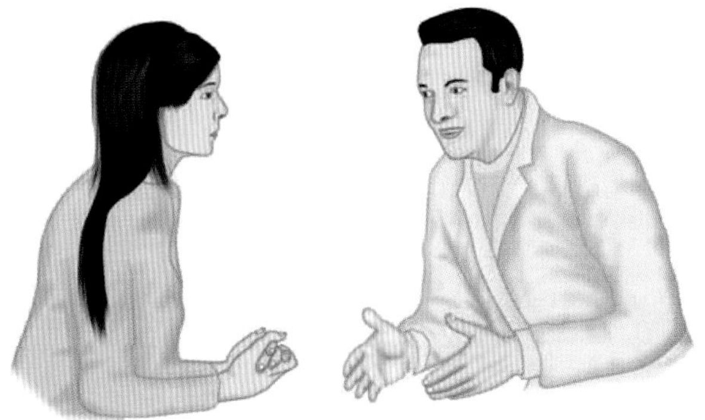

▲ **图 24-16　术前咨询态度要真诚并有同情心，交流中应尊重患者**

### （三）全切与次全切（保留宫颈）

无论哪种手术方式（子宫次全或全切），内镜手术是最佳选择。一些妇女希望保留子宫颈，认为它可能会影响子宫切除术后的性生活满意度。子宫颈的切除被认为会引起严重的神经和解剖紊乱，从而增加手术和术后并发症、阴道缩短、随后的穹隆脱垂、异常袖带肉芽肿和输卵管脱垂的可能性。这些问题在关于全子宫切除术和次全子宫切除术治疗妇科良性疾病的三项随机试验的系统回顾中得到了解答[50]。

- 尿失禁、便秘和性功能问题（性满意度、性交困难）的发生率无差异。
- 次全子宫切除术的手术时间和术中出血量明显少于全子宫切除术，但输血需求无差异。
- 子宫次全切除术后发热发生率低，但术后 1 年发生周期性阴道出血的可能性更大。
- 其他并发症的发生率、手术后恢复率和再入院率均无差异。

随机试验表明，保留或切除子宫颈短期内并不影响随后的盆腔器官脱垂发生率。保留子宫颈的解剖学和功能上的优点是保留了主韧带和子宫骶韧带。

与全子宫切除术相比，次全子宫切除术的优点是手术时间更短，而且腹腔镜手术后住院时间更短。此外，接受子宫次全切除术的妇女能够更

早地承受身体负荷，因为没有阴道残端撕裂的危险[51]。一些作者的报道中提到子宫次全切术后恢复期较短，但随机试验研究并不支持这一说法。在一项前瞻性队列研究中，子宫次全切除术在短期生活质量评分方面比全子宫切除术有更大的改善，但在术后疼痛或恢复日常生活活动方面没有差异[52]。对尿道的损伤也可能较少，因为与全子宫切除术相比，子宫次全切除术未在宫颈附近或骨盆深处进行分离。然而，目前尚缺乏临床试验证据支持这一说法。

其他差异包括子宫切除术后的身体反应和健康状况。接受过子宫次全切除和子宫全切除的妇女的报道显示，她们的身体状况和健康相关的生活质量明显改善。两组都体验到了更大的性生活满足[53]。

次全子宫切除术的唯一绝对禁忌证是子宫体或子宫颈的恶性或癌前病变。

广泛子宫内膜异位症是一种相对禁忌证，因为当宫颈被保留时，患者可能会经历持续性的性交困难。腹腔镜手术中，如果子宫没有在收集袋中粉碎，子宫腺肌病可能会扩散到腹腔（第三个理论，见上文）。此外，患者可能会感到下腹中部有持续疼痛。在腹腔镜下保留宫颈的子宫切除术（LSH）中，宫颈或宫颈后/宫颈前间隙的累及被忽略。通常，通向卵巢窝的子宫骶韧带或外侧主韧带也会受到影响。在这些病例中，或者子宫腺肌病已通过子宫壁侵犯到邻近器官，或者伴有子宫内膜异位症。术中尽量去除所有可见的子宫内膜异位的相关病灶。如果手术顺利，LTH很少出现并发症或不良反应。因此，对于子宫腺肌病患者，我们会向其详细说明情况，并建议LTH（个人观点）。支持LTH的依据包括更少的尿失禁、更少的脱垂和宫颈残端问题。然而，子宫次全切除术在大多数情况下速度更快，而且其术中和术后并发症也可能更少。关于同时切除子宫颈的优点，我们缺乏令人信服的数据，因为这种疾病很少发生在子宫颈[54-56]。

择期保留宫颈子宫切除术前应进行宫颈细胞学检查，以确认无宫颈上皮内瘤变（PAP涂片）。已行保留宫颈子宫切除术的妇女应按照标准指南根据其年龄和危险状况进行宫颈癌筛查。对于有异常子宫出血（尤其是子宫出血）的妇女，在进行宫颈上子宫切除术之前，应排除子宫内膜癌或任何类型的肉瘤。

由于病灶累及肠道和膀胱，解剖间隙无法清晰显露，粘连严重，有时子宫颈需要二次手术单独切除。希望避免再次手术的患者可选择LTH，因为初次手术比后续手术的风险更低[57]。

腹腔镜下全子宫切除术包括子宫和子宫颈的切除。整个过程是通过腹腔镜进行的。标本通常可通过阴道穹隆取出。由于腹腔镜缝合训练的开展，腹腔镜辅助阴式子宫切除术（LAVH）已经完全被全腹腔镜技术所取代，腹腔镜下全子宫切除已经成为一标准术式。内镜手术具有许多优点（更短的住院时间、恢复更快，也更加美观和感染率更小），人们开始关注通过LSH保留宫颈这个中盆腔结构或者盆底重建来降低子宫切除后脱垂的风险。对于先前存在缺陷的病例，LTH术中充分加固盆底从而将子宫切除术后脱垂的风险降到最低。采用网片植入的阴道骶骨固定术可同样用于这两种手术中的盆底重建。

我们采用腹腔镜技术行筋膜内子宫切除术治疗子宫腺肌病的多模式理念，旨在完全切除所有可见的子宫内膜异位点，降低子宫切除术后脱垂的风险：去除所有子宫内膜异位症病灶，并限定子宫腺肌病的范围；筋膜内子宫切除术保留现有韧带，但在进行腹腔镜下全子宫切除术时要打开中隔；阴道残端加固技术。

### （四）腹腔镜下子宫切除术技术和仪器的发展

在Harry Reich首次展示了腹腔镜下子宫切除术后，腹腔镜下子宫切除术逐渐流行起来[58, 59]。

还有许多腹腔镜相关方法得到了发展，如 LAVH、LSH、腹腔镜下全子宫切除术和 LTH。LTH 是一个艰难的学习过程，最初有相当高的并发症发生率[45]。新仪器的发展和持续的训练改善了这种情况。子宫操作器的运用对于经典筋膜内子宫切除术的发展具有重要意义，这就是当今所有妇科医生所进行的腹腔镜下全子宫切除术。Hohl 采用了 Kurt Semm 的经典筋膜内子宫切除术（CISH）[60]，并采用其操作器进一步发展了该技术[61]。大多数操作器被广泛接受，因为它们易于操作、可重复使用且耐用。子宫可向各个方向移动，操作器的椭圆形长尖端可在腹腔内放松阴道和阴道旁组织。可将操作器直接置于手术区域，特别是用单极钩沿操作器顶端将子宫从阴道切下时。

绝大多数的操作器都有一个陶瓷帽，可以提供一个工作平面。因此几乎不需要或仅需轻度分离膀胱，即使是剖宫产术后的患者也是安全可行的。操作器的应用模仿了经腹子宫切除术中的传统操作，术中输尿管被挡在手术范围之外。该手术保留了韧带，避免了阴道缩短，平整的切缘有助于封闭阴道残端。

需要注意的是：①陶瓷帽上可以使用单极，双极有可能导致后续的伤口愈合问题和阴道残端裂开。当在子宫切除术中使用超声刀进行切割时，必须注意的是超声刀容易破坏操作器。②筋膜内子宫切除术中阴道开口很小且能保留周围韧带。因此，较大的子宫可能需要粉碎后才能经阴道取出。子宫内膜异位症或子宫腺肌病经常会累及周围韧带，必须将其一并切除[61]。

其他仪器可以是一次性的或可重复使用的。一次性组织密封器械速度更快，并且无须频繁更换器械。然而，一次性器械价格昂贵，并且可能导致组织层的融合，引起解剖结构不清晰。术中双极钳是必不可少的。体外缝线（PDS 1.0）是有用的，尽管体内缝线（Vicryl）对于阴道闭合是足够的。单极电钩有助于去除子宫内膜异位病灶和切除子宫，也可以用双极钳和剪刀取代。如果子宫较大，可以用拉钩将子宫拉出，这样可以避免不必要的子宫粉碎。

### （五）术前注意事项及准备

当阴道检查怀疑有严重子宫内膜异位症（图 24-17 和图 24-18），且超声结果与患者病史相符，此时需要进行进一步的诊断性检查，如 MRI、膀胱镜检查、直肠镜检查或超声内镜检查（图 24-19 和图 24-20）。进而计划和实施根治性跨学科手术（图 24-21 至图 24-23）。

子宫切除术围术期必须使用抗生素预防感染，如第二代头孢菌素，且应该在手术开始前 30min 左右开始使用。在怀疑肠道侵犯的病例中，使用单剂甲硝唑也是必不可少的。抗生素应在手术开始前 30min 左右使用。

手术器械包括戳卡、子宫操作器（仅适用于 LTH）、持针器和缝合线。此外，还需要电凝器械、钳子、剪刀、窗钳和一个冲洗装置。如果进行机器人手术操作，仪器必须相应地进行调整，可选用带有切割功能的热熔合装置。

### （六）前提条件

肥胖或并发症、大子宫或子宫多发肌瘤并不是腹腔镜手术的禁忌证。然而，在这些情况下，必须提前进行术前评估和麻醉评估。戳卡可能需要放置在腹壁更高的地方，手术医生可能需要多于 2 个辅助戳卡。对于大子宫病例，必须向患者解释子宫粉碎的必要性及其风险。

## 八、筋膜内子宫全切术保留现存结构

### （一）腹腔镜下全子宫切除术手术步骤

步骤 1：麻醉后进行阴道检查，排除阴道或

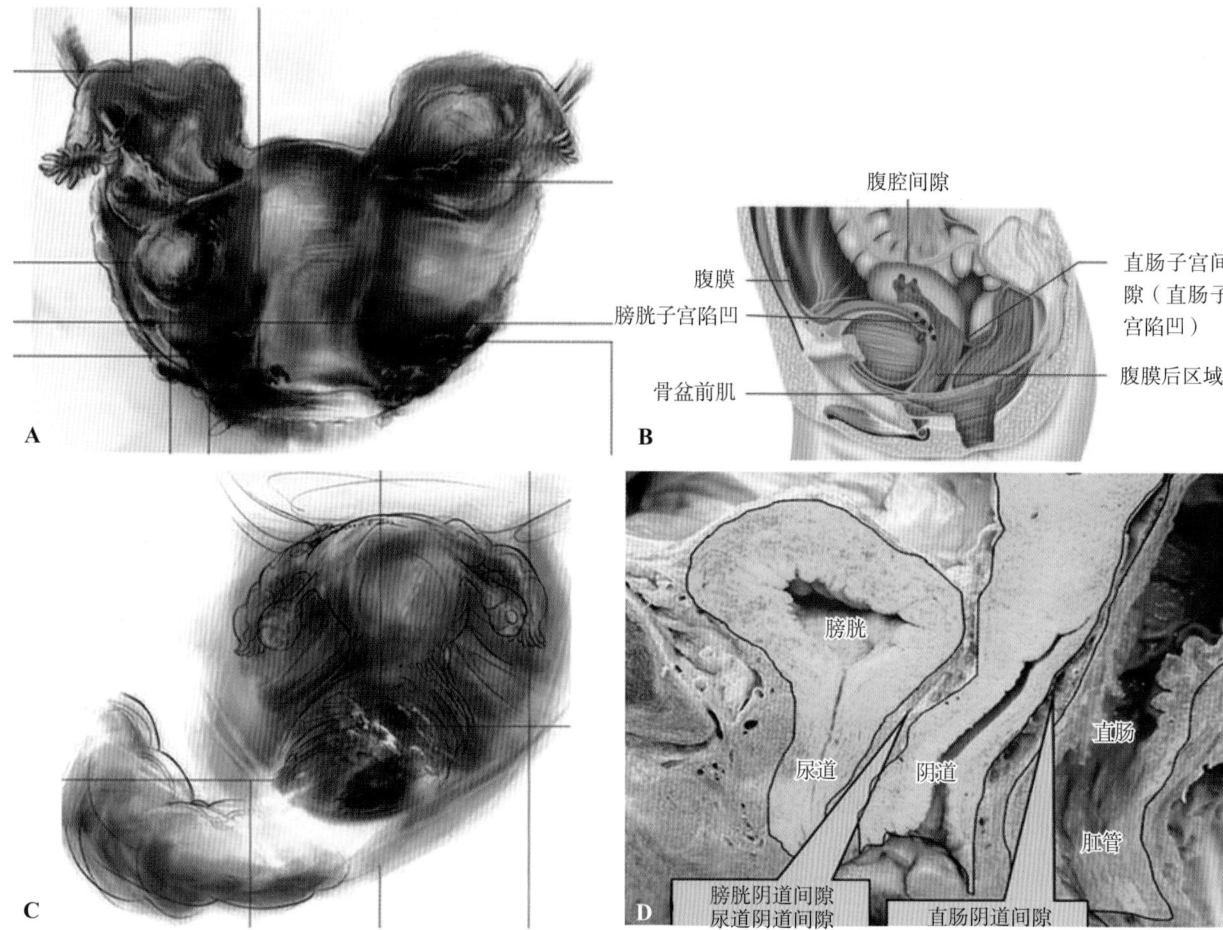


▲ 图 24-17 **A. 严重子宫内膜异位症；B 至 D. 相关标志与解剖标志**

直肠病灶后放置宫腔操纵器。

步骤 2：选择入口，手术的第一步是放置举宫器 [62]。

根据子宫和肌瘤的大小选择戳卡的放置点。

穿刺入腹时有一些技巧的。在过去的几年里，直接进入已经变得非常流行。然而，在 20 世纪 80 年代，Schleswig-Holstein，Kiel 大学医院 Kurt Semm 和 Liselotte Mettler 描述了传统的穿刺技术，这里展示了 Kiel 大学妇科仍然在使用的腔镜技术。

1. 镜头戳卡

(1) 气腹针和 $CO_2$ 气体：插入气腹针时手术台需要处于水平位置，建立气腹后改为头低足高位。因为脐部腹壁层是最薄的，因此该处是最常见的穿刺部位。在切开皮肤之前，最好先触摸主动脉并确定髂动脉分支位置，腹部检查和触诊过程中可以发现任何腹部异常肿块（图 24-24 至图 24-26）[63]。

气腹针使用前必须进行测试，以确保气门正常，气体流量设置为 6～8mmHg。插入器械前应先将腹壁提起，在穿刺部位 45° 斜向子宫插入主器械，这样可以降低损害腹膜后向下走行的主要血管的风险。对于肥胖患者，建议插入角度接近 90°，而瘦的患者的插入角度接近 45°。如果第一次穿刺失败，则选择另一入口进行第二次穿刺。为了将穿刺并发症的风险降到最低，在放置气腹针之前，应该进行一些安全检查：穿刺时将气腹针保持在拇指和示指之间，以确保位置正确。穿刺过程中通常会听到两声滴答声，第一次是穿透肌肉筋膜时，第二次是穿透腹膜时。

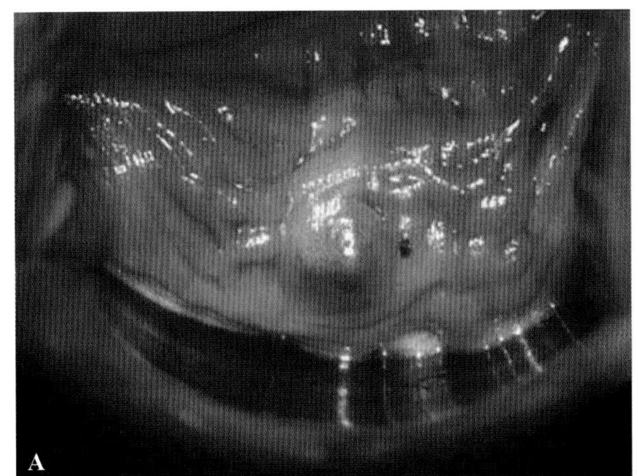

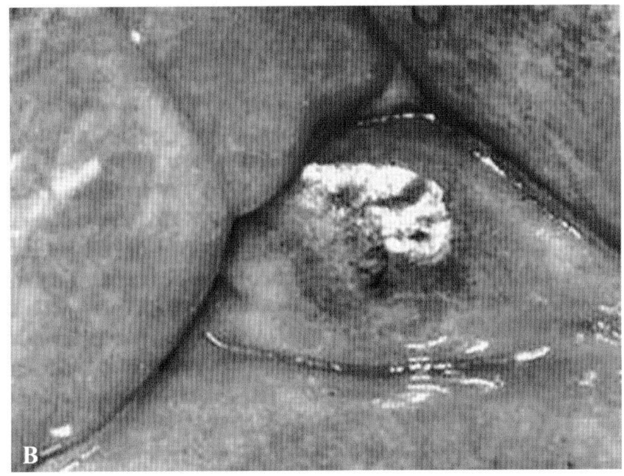

▲ 图 24–18 阴道后壁一个小子宫内膜异位结节及另一患者阴道严重浸润性子宫内膜异位症的照片

① 抽吸试验：正确放置气腹针时，注射 5～10ml 生理盐水溶液，气腹针会出现负向抽吸。如果气腹针进入血管或肠管中，则可抽吸出血液或肠内容物。

② 悬滴试验和液体流动：将气腹针放入腹腔后，抬起腹壁使腹腔内产生负压。然后在气腹针的开口端放一滴水。如果针头位置正确，水将沿针向下移动。

气腹针穿刺后必须避免针头活动，因为这可能会使针尖产生的小损伤转化为复杂的致命性撕裂。确定气腹针位置正确后，才开始通气。一旦达到足够的气体流量和压力，就可以增加流入量，从每分钟注入 2～3L 的 $CO_2$ 气体到注入 3～6L 为止，具体取决于患者的身材和肥胖状况。在注入约 300ml 的气体后，对肝区进行叩诊以确认肝区浊音消失，这是确定气腹针位置正确并成功建立气腹的可靠标志。然后，在插入主戳卡之前，应将腹部压力增加至 20～25mmHg，因为这可以使腹壁最大化膨胀，使腹壁远离腹腔内组织器官（图 24–27）[60]。

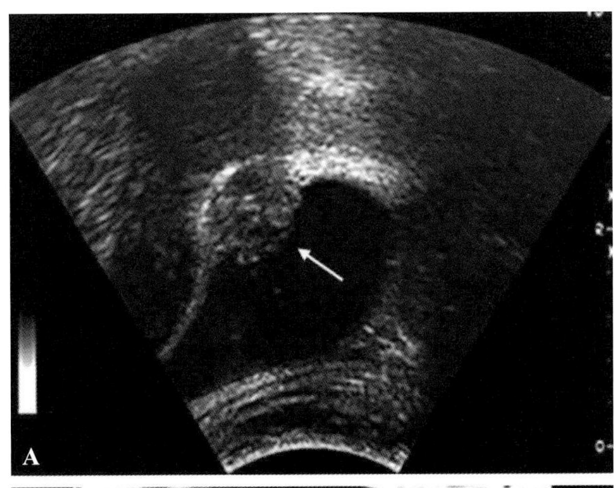

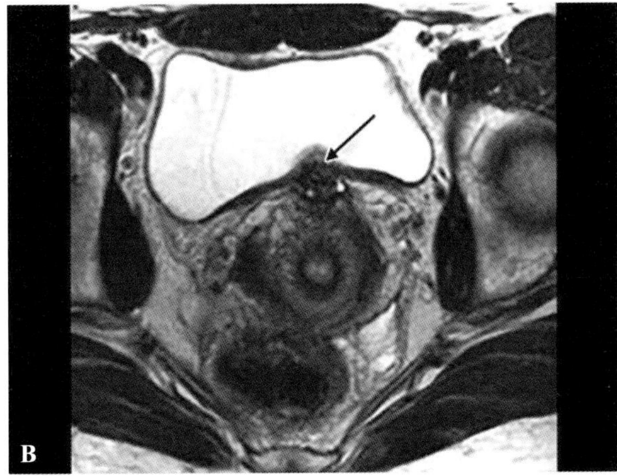

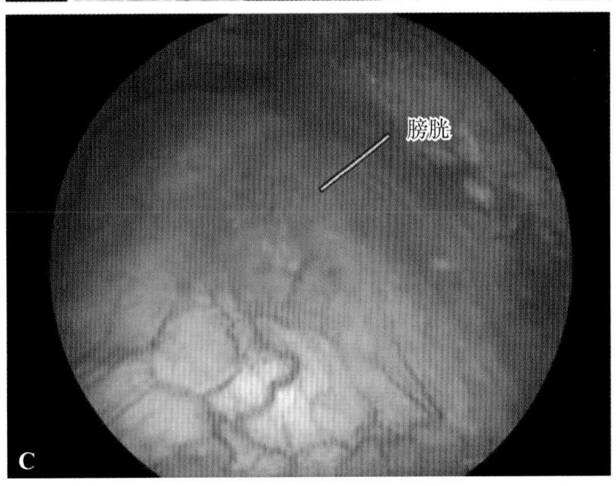


▲ 图 24–19 A. 子宫前壁和膀胱（膀胱阴道间隙）之间的孤立病灶的阴道超声图像；B. 磁共振扫描图像；C. 同一患者的膀胱镜检查

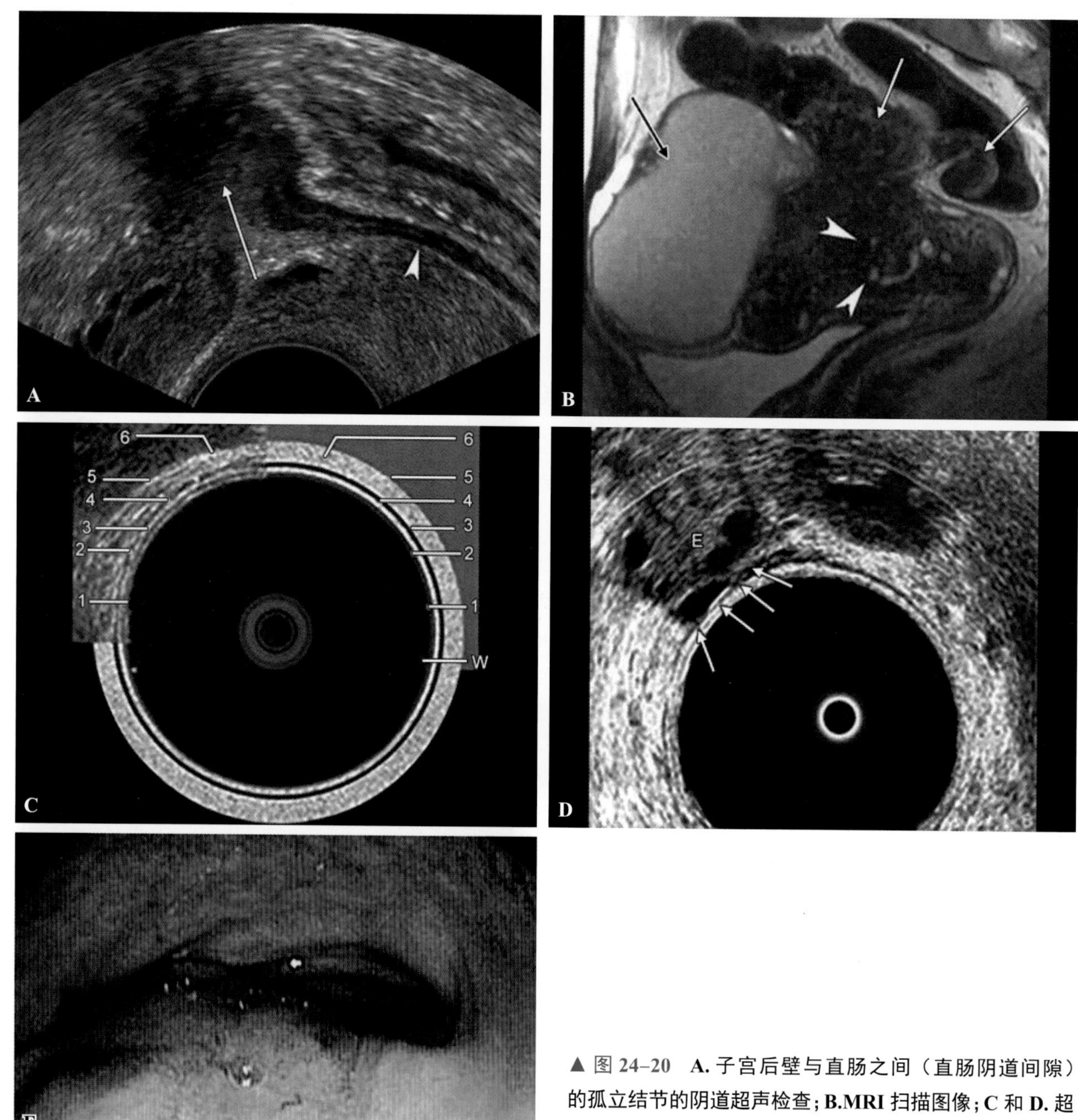


▲ 图 24–20 **A.** 子宫后壁与直肠之间（直肠阴道间隙）的孤立结节的阴道超声检查；**B.MRI** 扫描图像；**C** 和 **D.** 超声内镜检查；**E.** 直肠镜检查

光学戳卡分两步插入。第一步，插入 5mm 的光学戳卡和腹腔镜，以确认气腹及有无局部粘连。第二步，直视下或盲进，扩张到 10mm，从而确保操作过程中的最佳视野。

① 步骤 1：通过 Z 技术方式进入，即用戳卡水平向前推进约 1.5cm 后，将尖端以 90° 角向右移动约 1.5cm。然后与插入气腹针时相同的方式提起腹壁，用优势手将戳卡以 90° 角垂直向髂窝方向旋入腹腔。听见气体通过戳卡阀门的嘶嘶声时，表示戳卡的放置正确。然后取下闭塞器，将戳卡固定到位。在扩张至 10mm 之前，先置入 5mm 腹腔镜并环视 360° 以检查是否有出血、腹腔内异常或粘连的肠道。当手术医生怀疑脐部存在肠粘连时则必须从次要端口部位（如下腹壁）进 5mm 腹腔镜查看主戳卡部位周围情况。

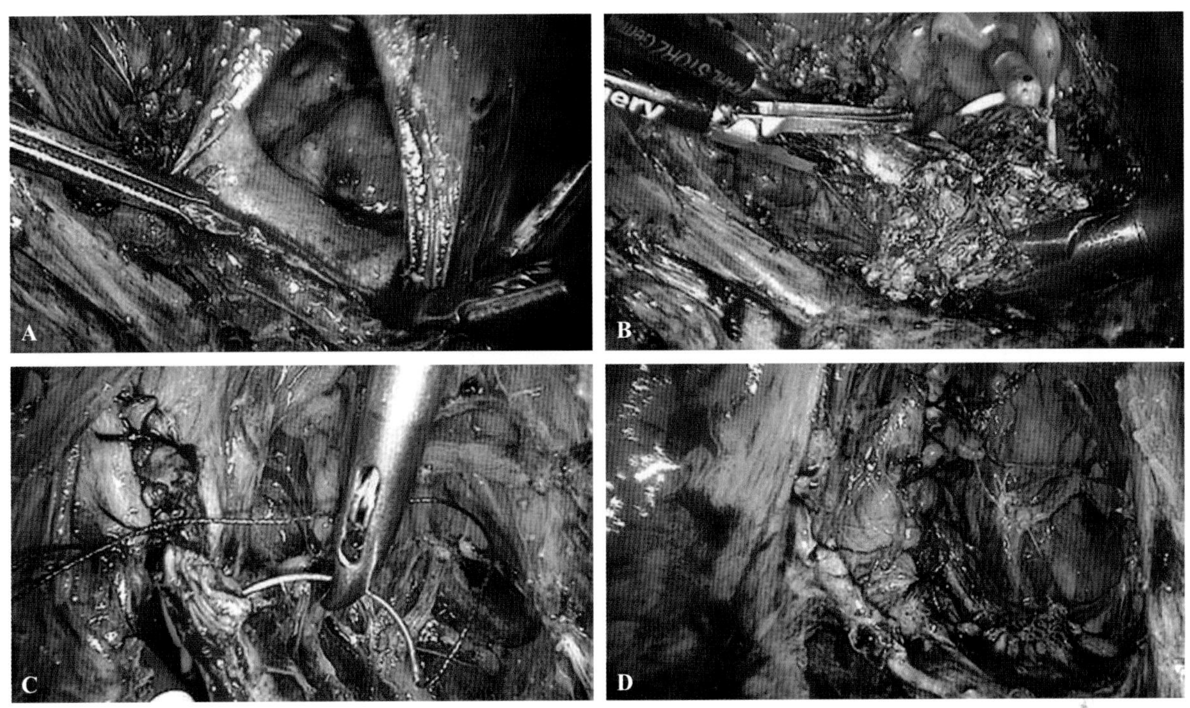

▲ 图 24-21　单发膀胱子宫内膜异位症结节切除术

A. 打开膀胱后可见病灶结节，在双侧输尿管放置 2 个双 J 导管；B. 用能量装置切除结节；C 和 D. 分两层缝合膀胱

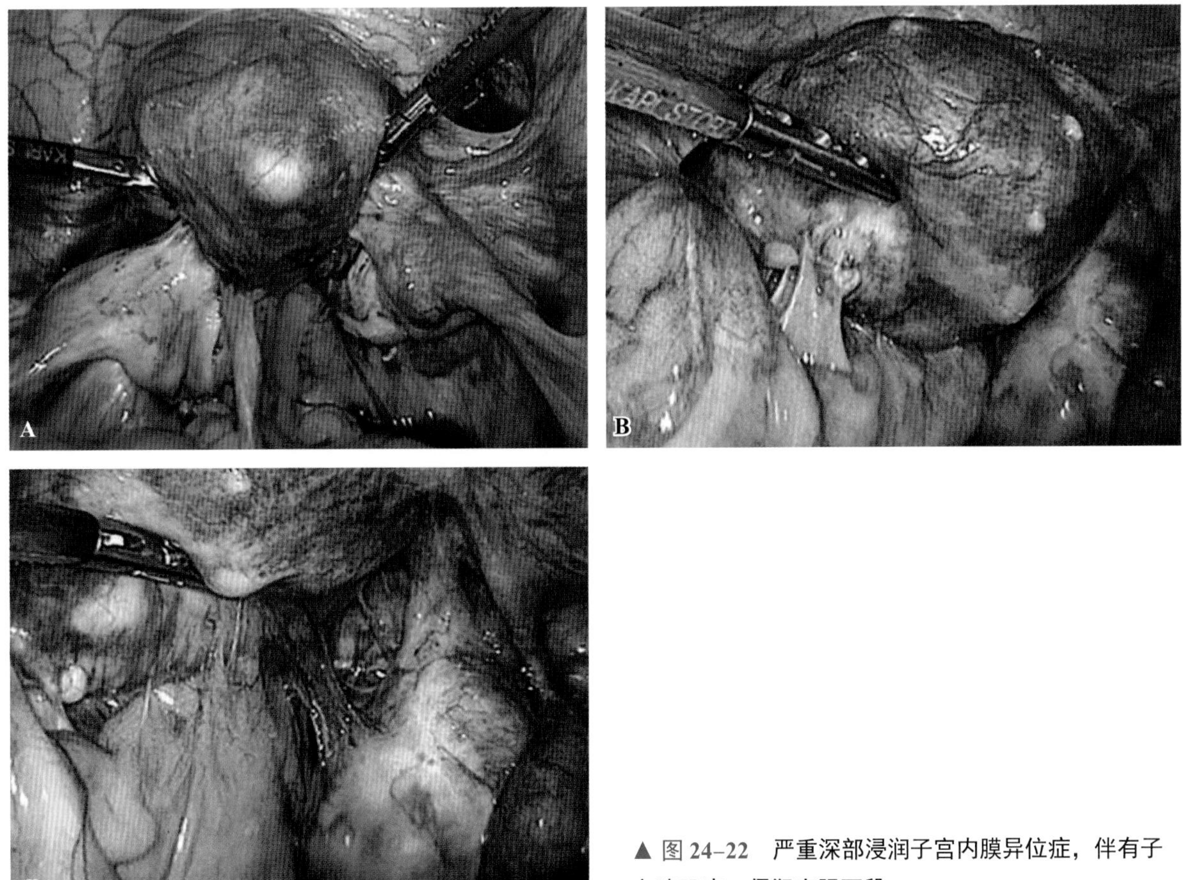

▲ 图 24-22　严重深部浸润子宫内膜异位症，伴有子宫腺肌病，侵犯直肠下段

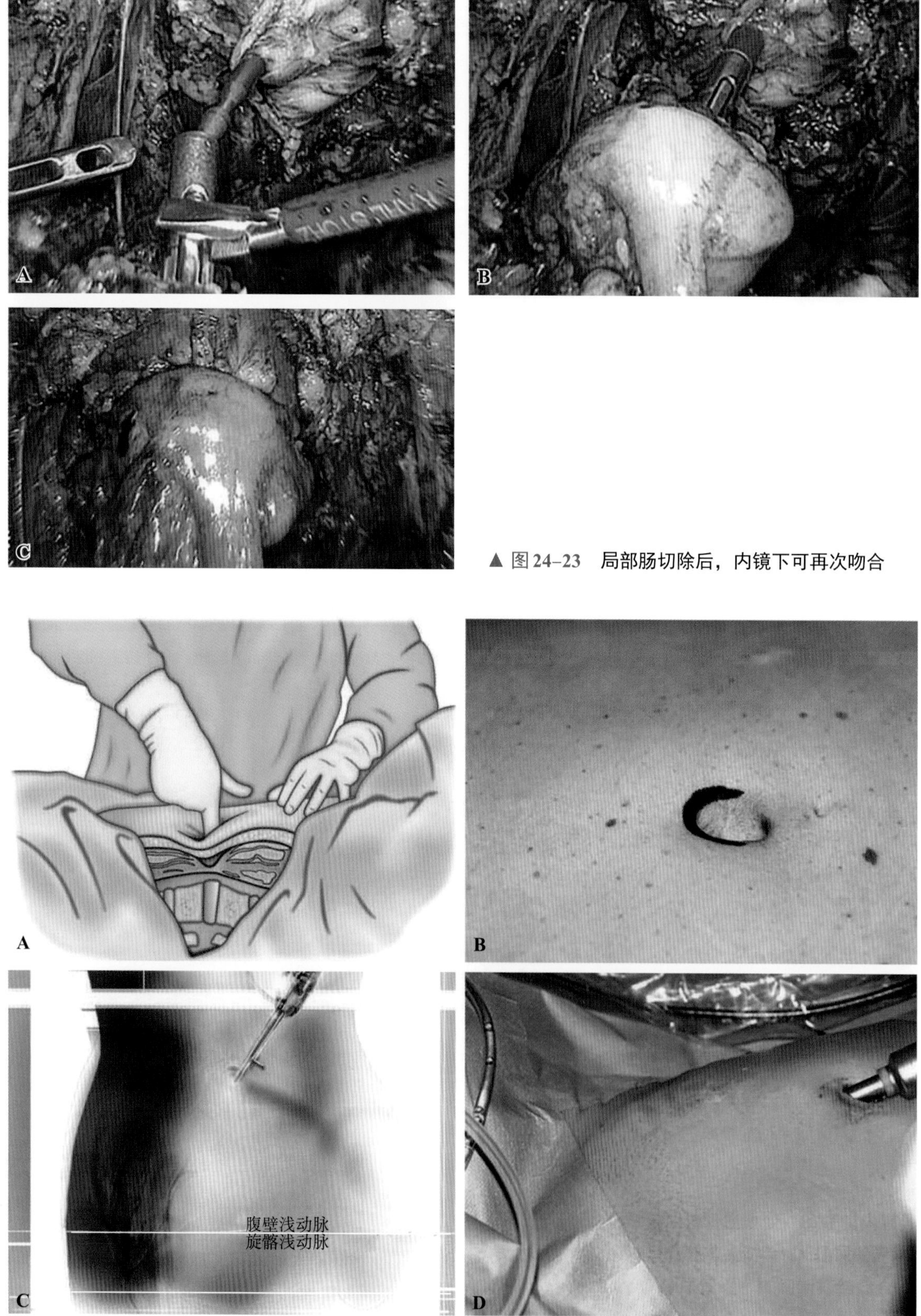


▲ 图 24–23　局部肠切除后，内镜下可再次吻合

▲ 图 24–24　**A.** 脐下区域的典型触诊点。指尖指向骶岬。脐下切口及局部触诊显示皮肤与脊柱距离较近。**B** 至 **D.** 透照显示辅助戳卡插入的区域，同时将腹壁浅动脉和旋髂浅动脉分隔开

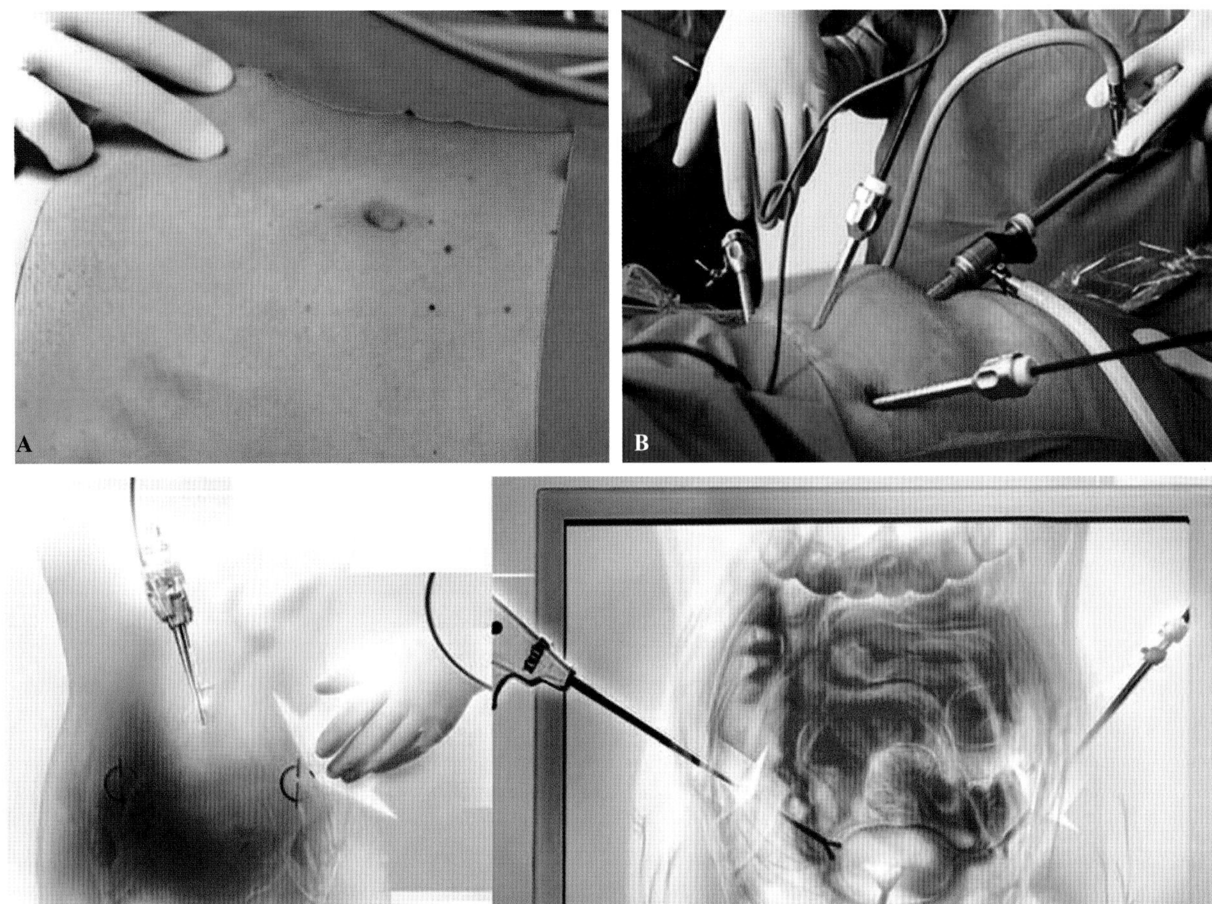

▲ 图 24-25　**A 和 C. 从外（两拇指前上棘内侧）插入点，与表面呈 90° 角，穿透腹壁各层。戳卡插入位置外侧脐皱襞。B 和 D. 腹腔镜和 3 个辅助戳卡插入后的概观**

② 步骤 2：从 5mm 戳卡进钝头探针，将戳卡穿过探针取出。然后将 10mm 的戳卡拧入腹腔 [60]。

(2) 肋下通气技术（Palmer 点或 Lee-Huang 点）：任何一种进入技术都有可能导致气体栓塞或对血管、肠道或尿道造成伤害。Palmer 点是腹腔镜检查中最安全的进入点，因为它最不容易受到粘连的影响。

Palmer 于 1974 年首次提出了锁骨中线上肋缘下约 3cm 处为腹部穿入点，既可用于小型戳卡，也可用于气腹针。此位置适用于粘连风险较高（如腹部手术史，包括剖腹产、子宫肌瘤、脐疝、卵巢囊肿）、皮下气肿或脐穿刺失败的患者。左侧肋下区域有粘连的患者，也可以选择中线的 Lee-Huang 点（图 24-26）[60]。

2. 辅助戳卡

所有辅助戳卡必须在腹腔内压力达 15～20mmHg 时直视下进入。腹腔镜下可显示浅表血管及腹壁下血管（图 24-28 和图 24-29）。

戳卡的尖端一旦刺穿腹膜，就应在直视下斜向宫底方向进针，直到端口放置正确后，取出针芯。

在插入任何辅助戳卡之前，应将患者变为头低足高位。过早改头低足高位可能会增加腹膜后血管损伤的风险，因为髂血管正好位于预先设定的 45° 插入角的轴线上，尤其是在腹膜后脂肪很

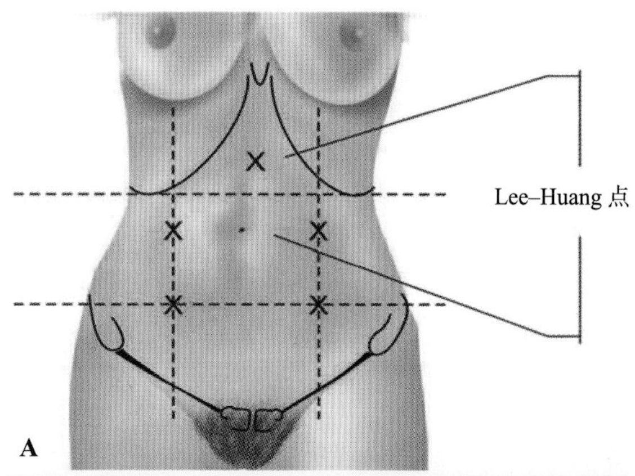


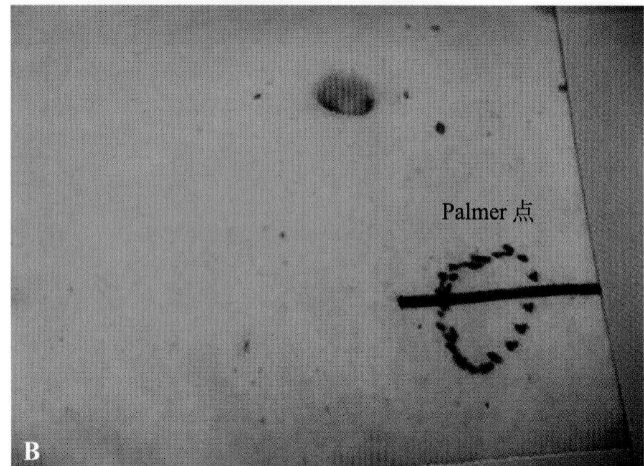


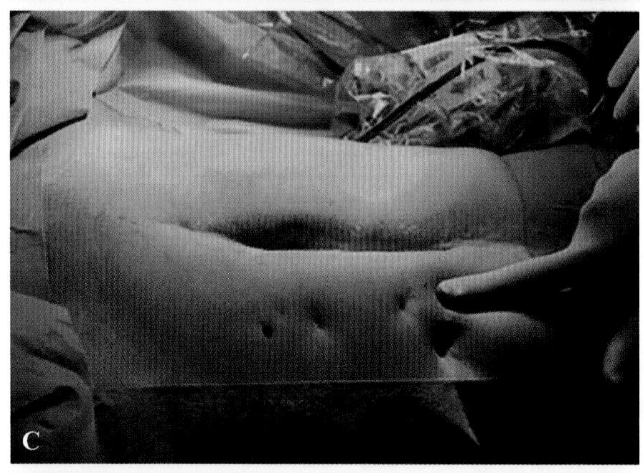


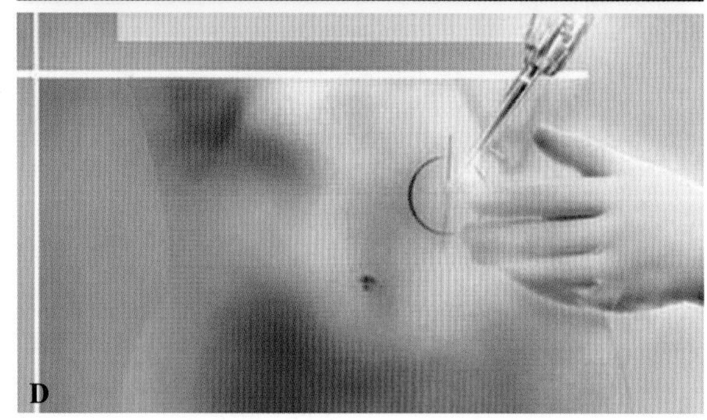


▲ 图 24–26 其他入路：大子宫，特别是宫底达到或超过肚脐，建议采用 Lee–Huang 点（A）进行腹腔镜检查。如果预计 Palmer 点（C）区域、（B 至 D）点出现粘连，则使用 Lee–Huang 点。Palmer 点位于锁骨中线，距肋缘约 3cm

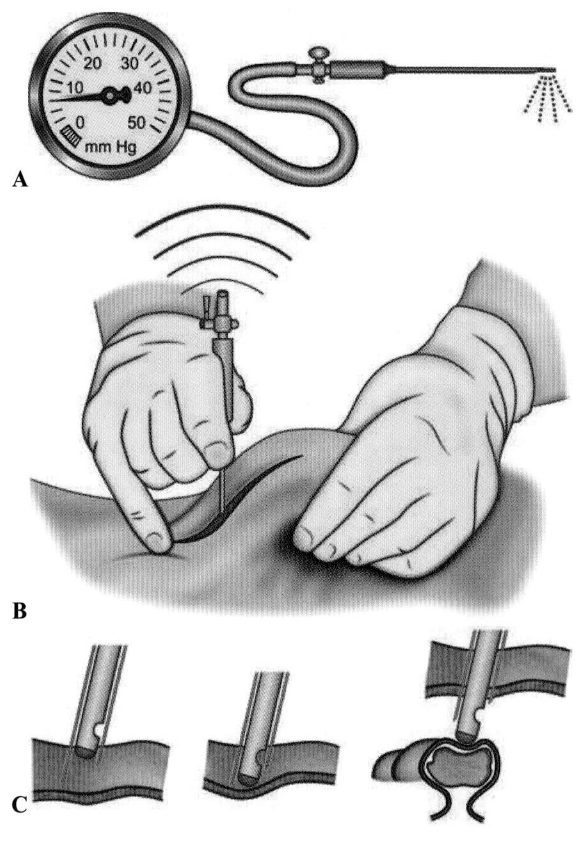


▲ 图 24–27 气腹针及其应用，避免损伤
安全的机制避免损伤或损害肠道或血管

少的消瘦患者。辅助戳卡的数量是可变的，它们都必须在直视下插入。如果需要 2 个套管，从内面观，它们应该放置在耻骨阴毛线到上腹深血管的下 1/4 处。从外面看，戳卡应放置在髂前上棘内侧两指处。必须在透视观察下避免损伤两大浅表血管，即腹壁浅动脉和旋髂浅动脉。这些血管可以用透视观察到。当需要第 3 个辅助戳卡时，耻骨上中线是最常选的位置。尤其在肥胖患者无法依靠透视法定位深血管的情况下（图 24–24 和图 24–25）。

从外部用手指轻敲可以验证戳卡的位置是否正确。在插入套管之前，应在皮肤上做一个小切口。戳卡必须与皮肤表面成 90° 角以最短的路径插入腹腔，将损伤组织结构的风险降到最低。当在中线插入戳卡时，必须放置 Foley 导尿管，排空膀胱以避免膀胱穿孔（图 24–27）[60, 64]。

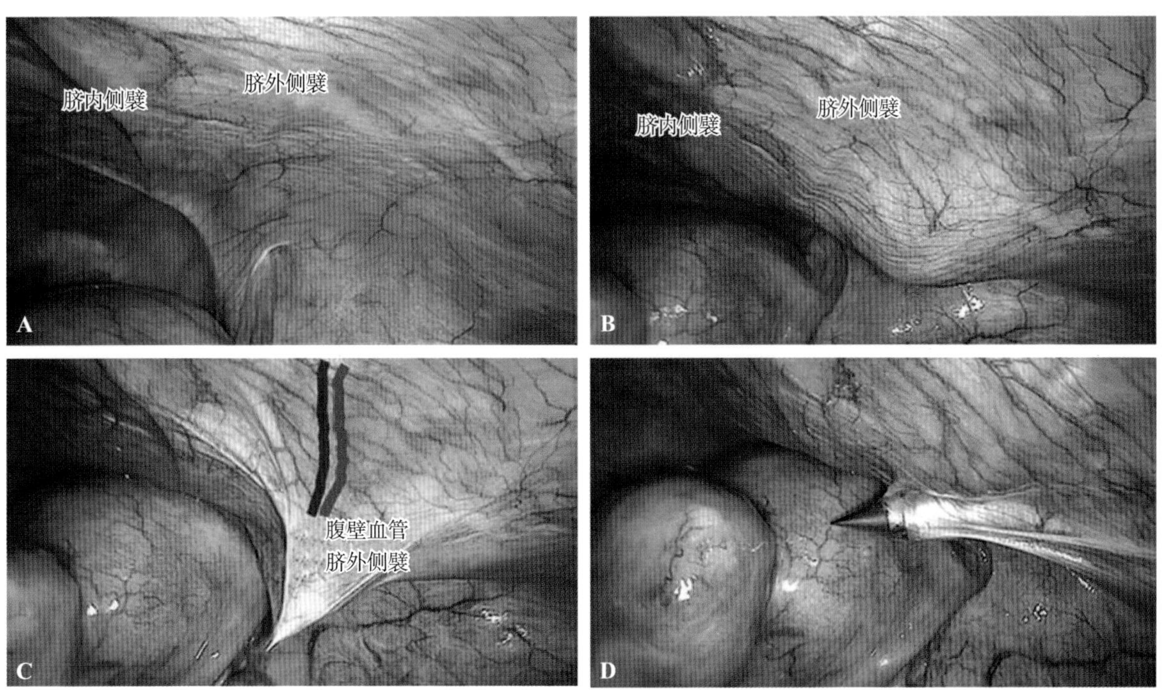


▲ 图 24-28　右下腹部放置辅助戳卡

A. 显示 3 个不同的皱襞；B. 手指触诊指出脐外侧襞外侧区域；C. 在脐外侧襞外侧插入尖锐的辅助戳卡；D. 一旦穿透腹膜，戳卡就要指向子宫底部，以避免对主要血管和肠道造成伤害

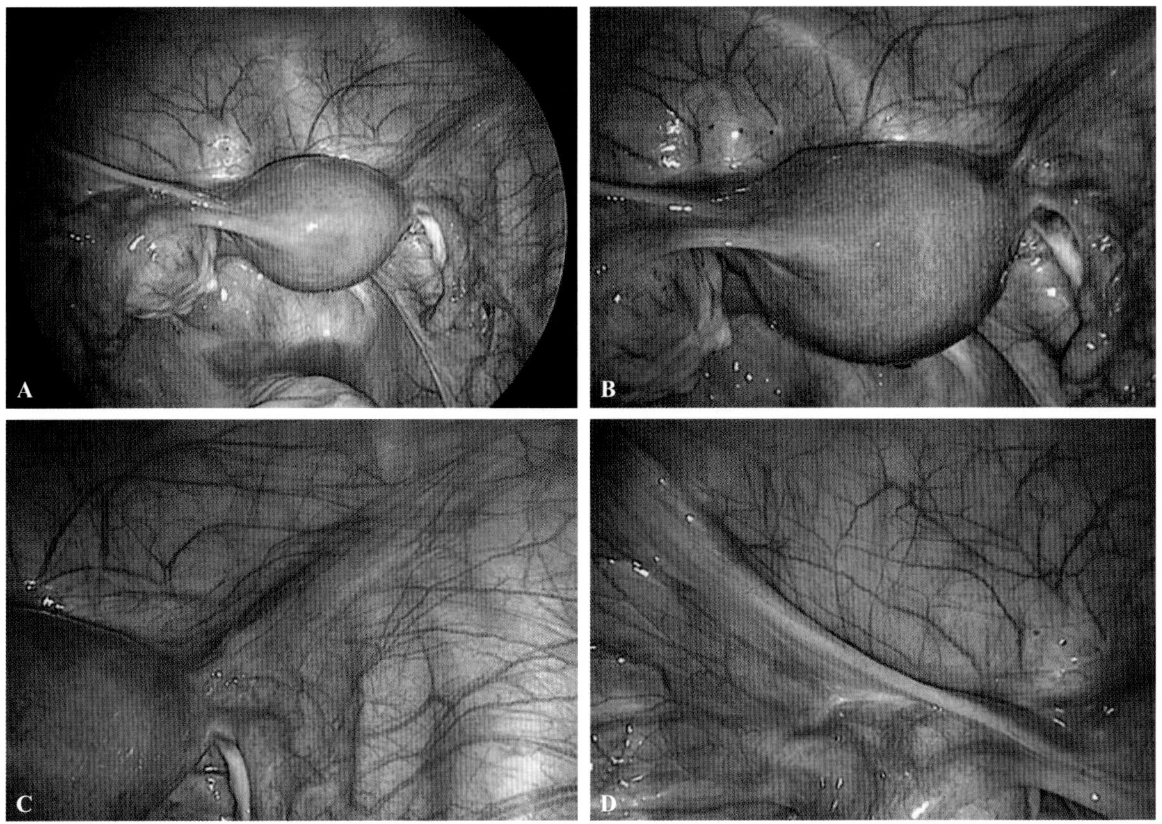


▲ 图 24-29　痛经患者的腹腔镜下所见

A 和 B. 子宫增大，不规则，浆膜血供丰富，慢性疾病导致圆韧带不对称；C 和 D. 右边比左边明显缩短

子宫内膜异位症切除术：子宫切除术的首要步骤是去除所有可见的子宫内膜异位症病灶。包括表浅容易切除的（图 24–29 至图 24–32）和黏附于更精细结构难以去除的病灶（图 24–33 和图 24–34）。

3. 腹腔镜下全子宫切除术

对于进行肿瘤手术分期的患者，手术医生除了行腹腔镜下子宫切除术，还要评估腹部、骨盆情况，留取腹腔冲洗液，切除输卵管卵巢，行淋巴结清扫、组织活检和网膜切除术（图 24–35）。

4. 经典的筋膜内子宫切除术

手术步骤如下所示。

(1) 骨盆检查、查找输尿管并规划手术范围（图 24–29、图 24–30 和图 24–36 至图 24–38）。

(2) 手术从右侧开始。在举宫器的协助及牵张下向对侧摆动子宫，分离附件或盆腔侧壁的韧带（图 24–39）。

(3) 分离盆腔侧壁骨盆漏斗韧带和圆韧带，如果保留附件，分离子宫和附件（图 24–40）。

(4) 切开阔韧带：打开阔韧带，前后也分别凝切（图 24–41），使用凝切器械是不可能的，因为阔韧带的两叶是紧贴在一起的。切开的方向尽可能靠近子宫，但必要时尽可能远离侧壁和输尿管（图 24–36）。

(5) 分离膀胱与子宫，打开膀胱腹膜反折，凝切膀胱子宫韧带，将膀胱下推 1～2cm（图 24–41）。

(6) 显露子宫动脉上行支并分离宫颈（图 24–41）。

(7) 同法分离左侧（图 24–42 和图 24–43），打开膀胱腹膜反折和阔韧带（图 24–44），分离左侧子宫血管（图 24–45 和图 24–46）。仔细探查宫颈。

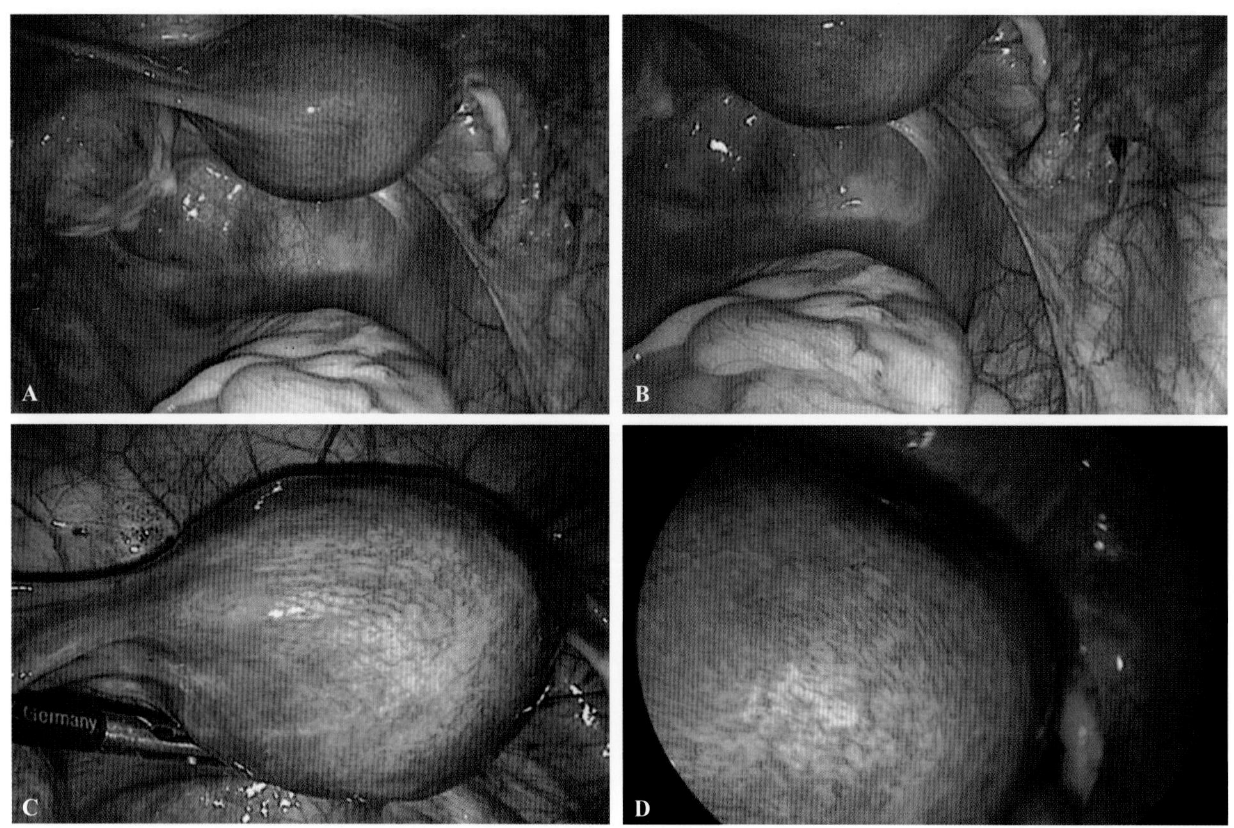


▲ 图 24–30 **A** 和 **C.** 子宫的活动度差，但固定在盆腔内；**B.** 连接至膀胱的腹膜外输尿管处于张力高状态，可与子宫骶韧带区分开；**C** 和 **D.** 子宫表面血管增生；血管的走向似乎是异常的

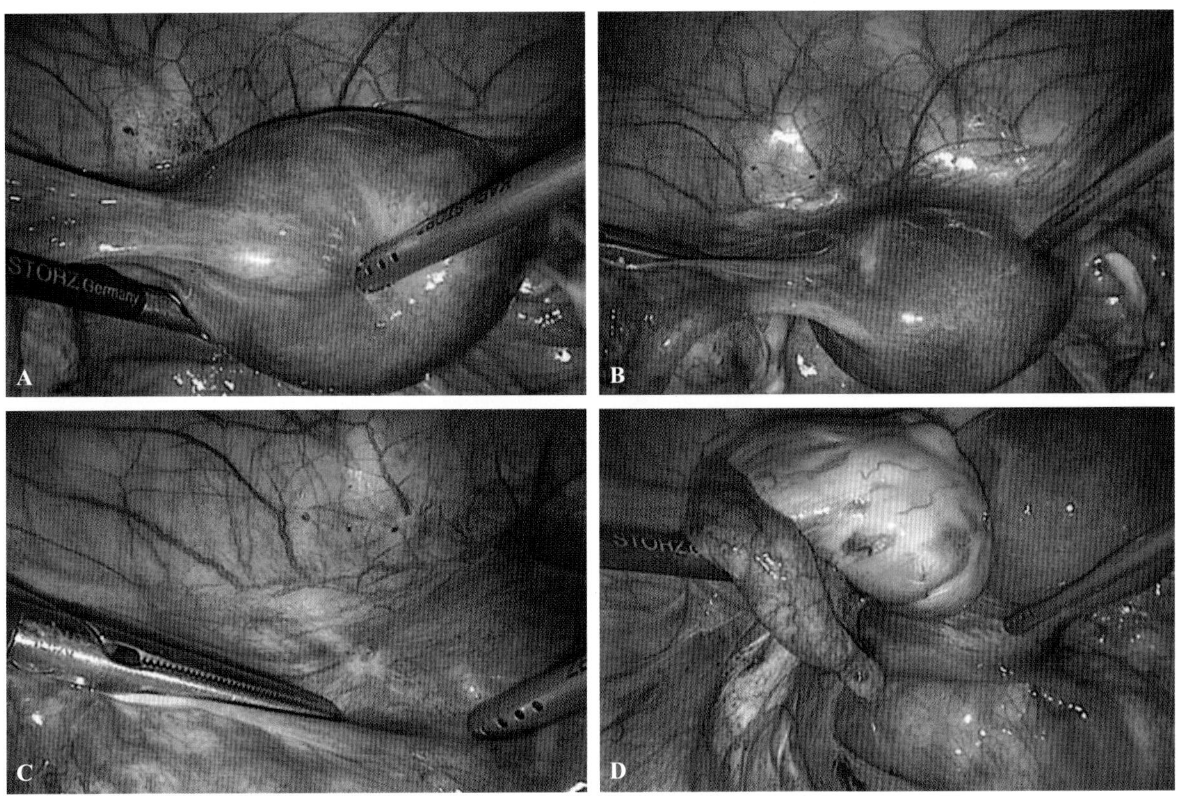

▲ 图 24–31　**A 和 B.** 用钝性器械触诊子宫，感觉到子宫质韧，但血管丰富；**C.** 子宫前下壁可见子宫内膜异位结节；**D.** 左侧增大的囊性卵巢固定于卵巢窝。可以在腹膜后辨别出输尿管，并提至固定区域

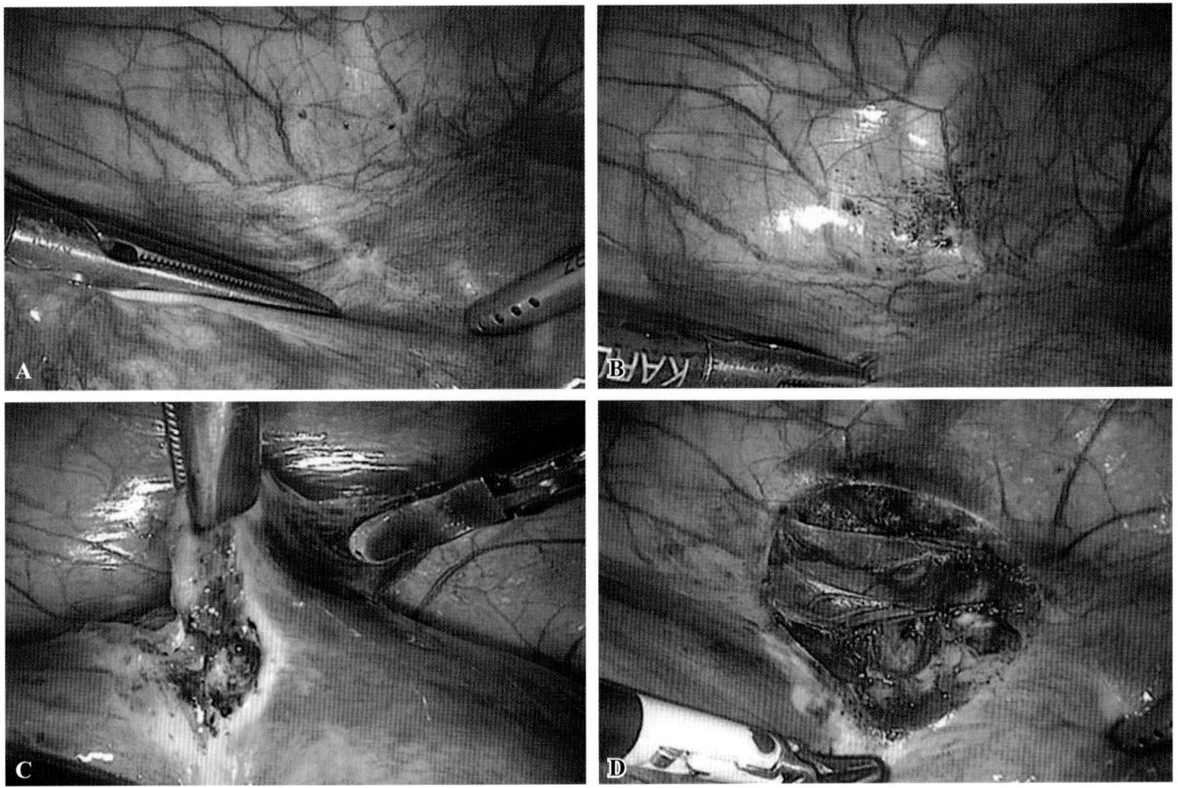

▲ 图 24–32　切除子宫前下壁子宫内膜异位结节；甚至邻近的膀胱腹膜受累，有大量的血管供应并质脆（**B**）

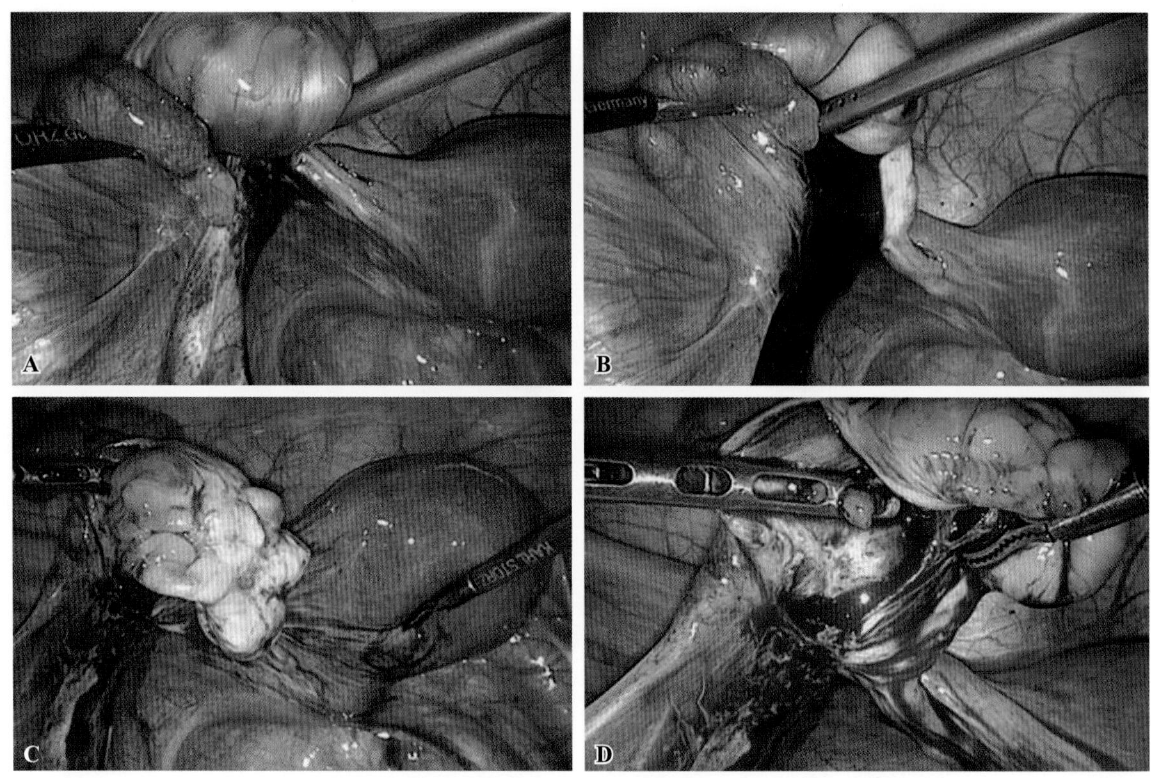

▲ 图 24-33 **A 和 B.** 将卵巢抬出卵巢窝，松解其腹膜粘连时导致子宫内膜异位囊肿破裂；**C 和 D.** 卵巢窝深部受累，腹膜结节分界清楚。在大多数情况下，结节连接着主韧带或子宫骶韧带

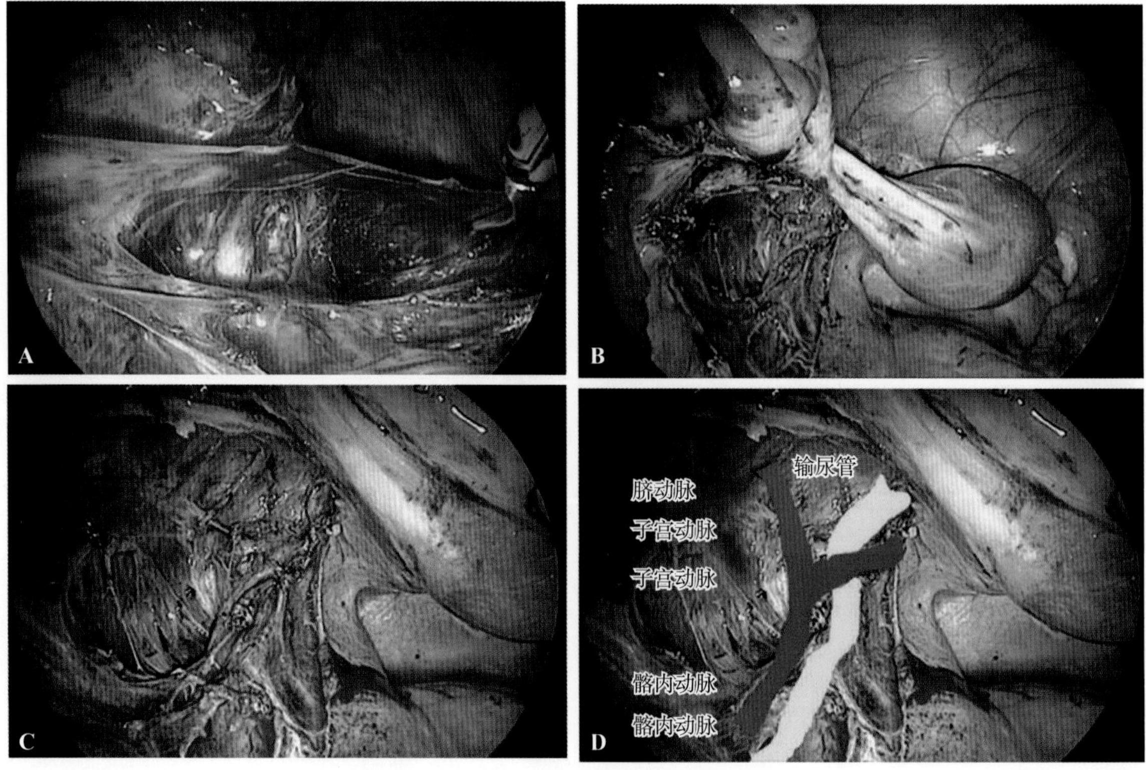


▲ 图 24-34 打开腹膜切除子宫内膜异位结节。输尿管和盆腔壁的血管可以直接从受累的腹膜和子宫内膜异位结节中分离出来。输尿管或血管本身很少受累，如果存在侵犯的情况下则需要相应外科协助治疗

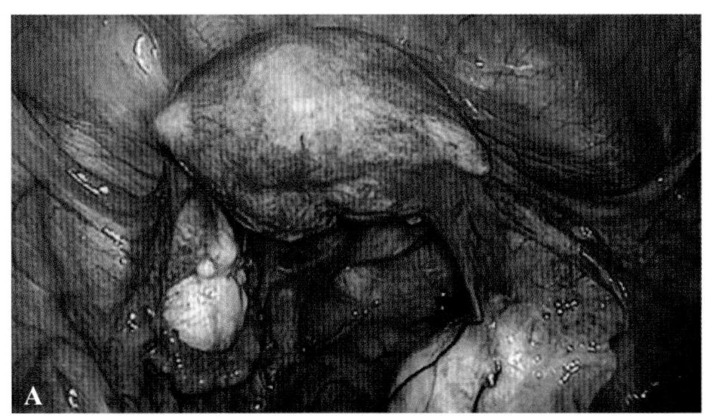
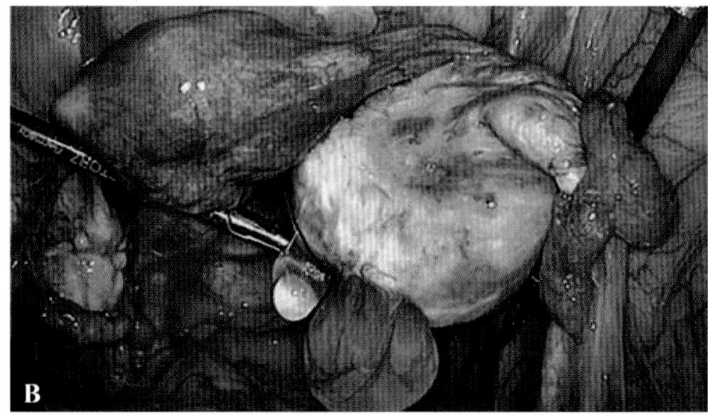

▲ 图 24-35 计划生育后（绝育后）有症状的子宫腺肌病患者
于子宫后壁和右卵巢可见新鲜的子宫内膜异位病变。因为患者终止了激素避孕，绝育后症状加重。现在行腹腔镜下全子宫切除术

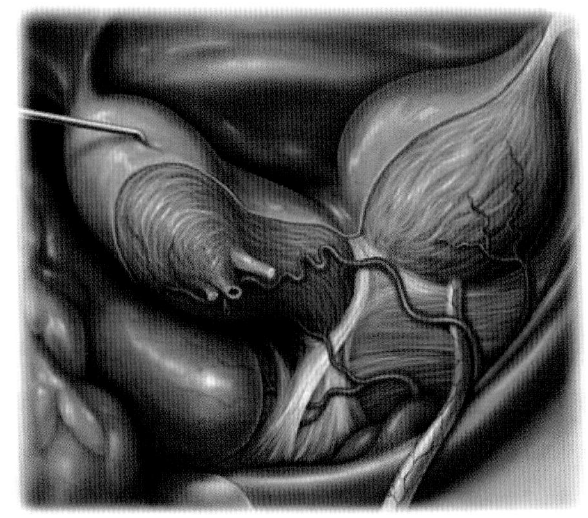

▲ 图 24-36 解剖图示子宫血管与输尿管的关系，其位于靠近子宫的位置。螺旋状走行的子宫动脉上升支可以很容易地再生。子宫、膀胱和直肠嵌在以韧带为基础的盆底

(8) 分离膀胱与子宫后，将膀胱下推 2～3cm，使举宫杯边缘清晰可见。剖宫产术后患者应仔细、轻柔、尽量钝性分离（图 24-47 和图 24-48）。

(9) 举宫器上推子宫显露输尿管，在宫颈附近充分凝固并切断子宫动脉、静脉及其络脉丛。

在下推膀胱，将举宫器上推并向对侧摆动的情况下，在阴道前穹隆远离输尿管处分离子宫颈 / 阴道水平的子宫血管是安全且关键的步骤（图 24-49）。

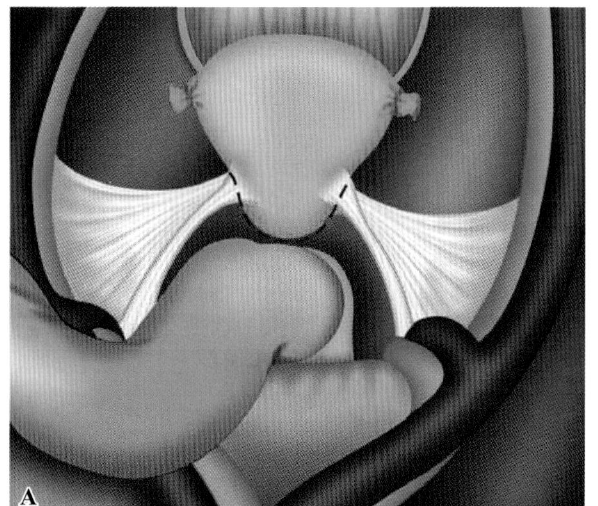
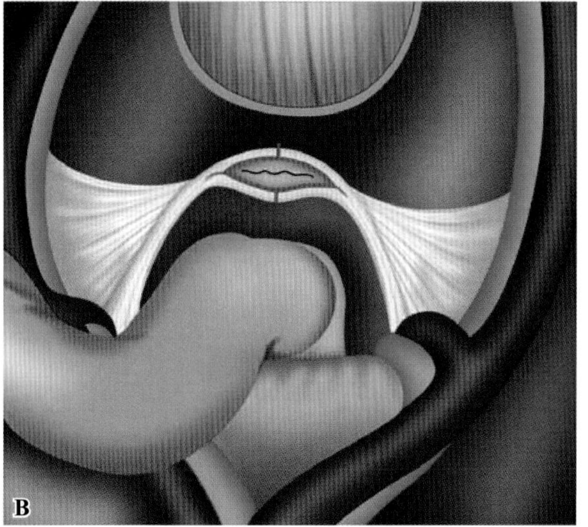

▲ 图 24-37 A. 腹腔镜下全子宫切除术示意图；B. 需处理的阴道残端

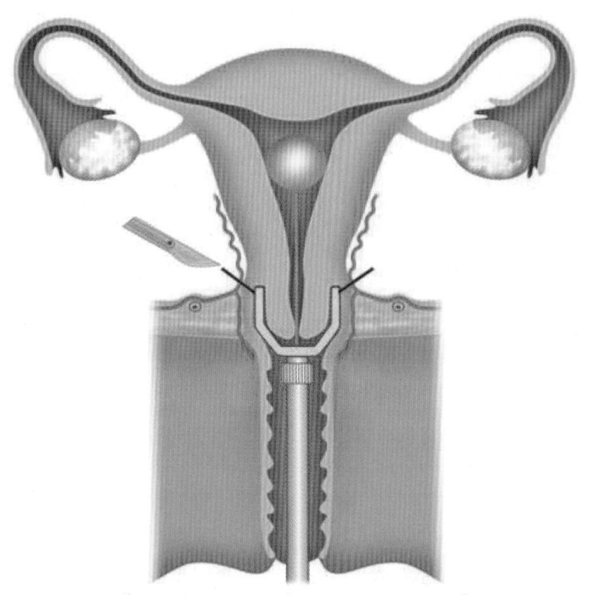

▲ 图 **24-38** 腹腔镜下全子宫切除术切除示意图。只需对子宫动脉上行支进行凝结，用子宫操作器辅助切割。手术过程谨慎操作，输尿管与电凝位置保持安全距离（约 **2cm**）

通过推举固定操作器，用单极钩沿宫颈切除阴道，进行筋膜内分离，几乎可完全保留子宫骶韧带（图 24-50 和图 24-51）。切除的子宫通过阴道取出或固定在操作器上放置在阴道内，以防止腹腔内压力降低。较大的子宫必须经腹或经阴道粉碎后取出。对于较大的良性子宫病变，可以摘除可见的肌瘤，或将子宫切成几小块，通过阴道取出。以保持下腹部切口不需要超过 5mm，减少术后疼痛或发生疝的风险。或者用 1 个 10～12mm 的电分割器来粉碎组织，然后通过腹壁取出。在分割过程中必须保证分割器的切削边缘始终在视野范围内。对于术中需要进行粉碎操作的患者，术前必须完善相关检查以排除任何恶性肿瘤。且术前必须提前告知患者子宫可能需要分割，这取决于子宫的体积。

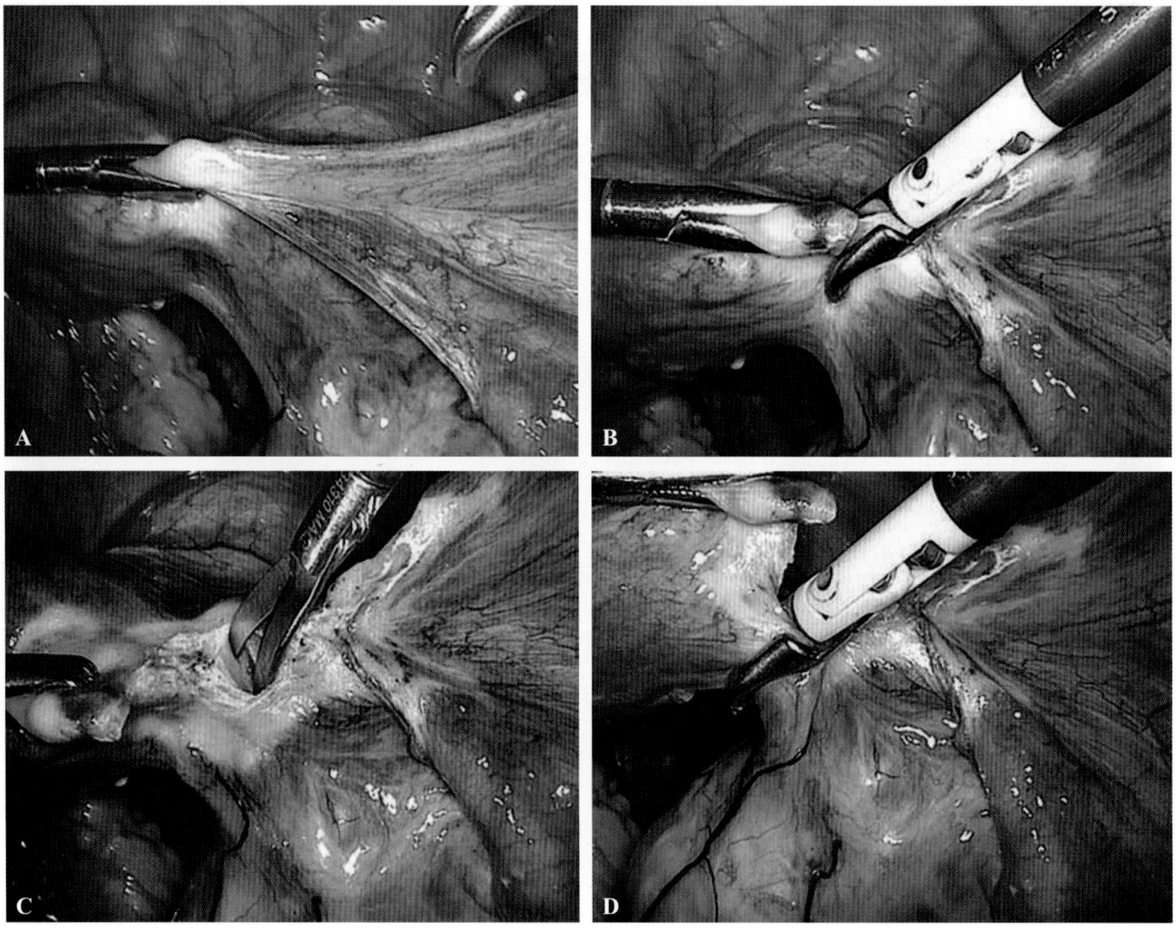

▲ 图 **24-39** 逐步凝固和切断右侧圆韧带（**A** 至 **C**）和卵巢固有韧带（**D**）

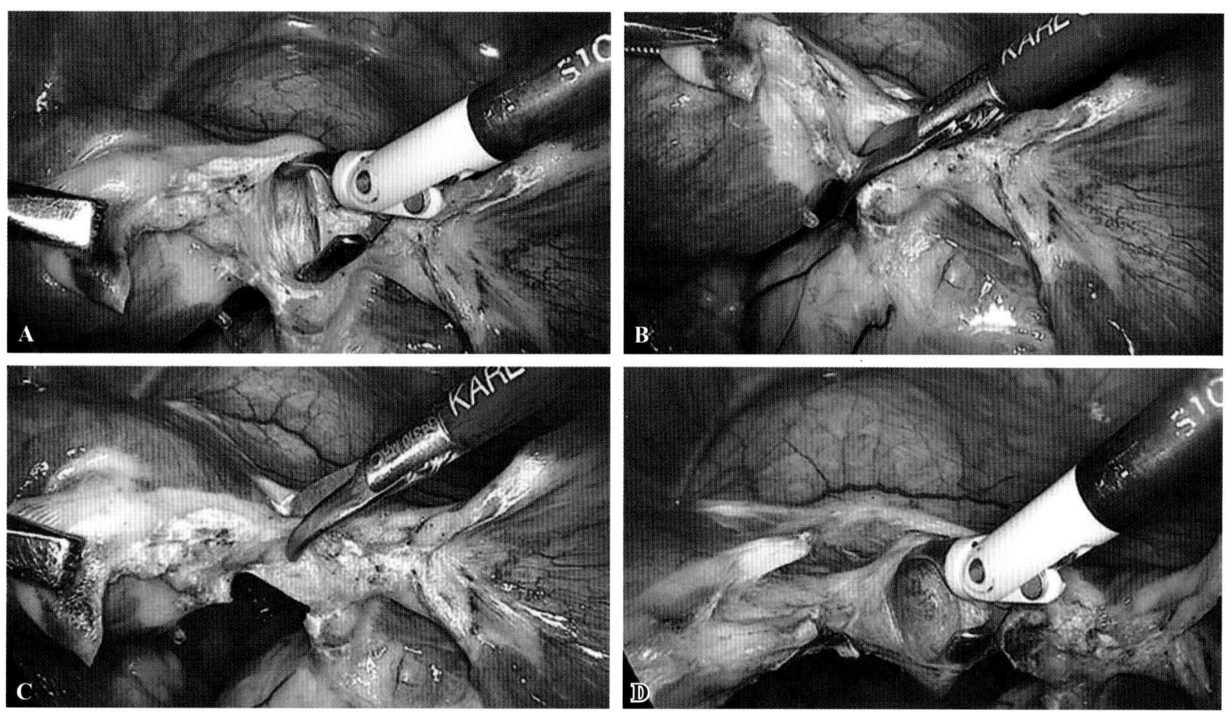

▲ 图 24-40　**A** 和 **B.** 打开阔韧带的前后叶；**C.** 向上拉子宫；**D.** 可直接打开至膀胱脂肪的手术线（膀胱腹膜反折）

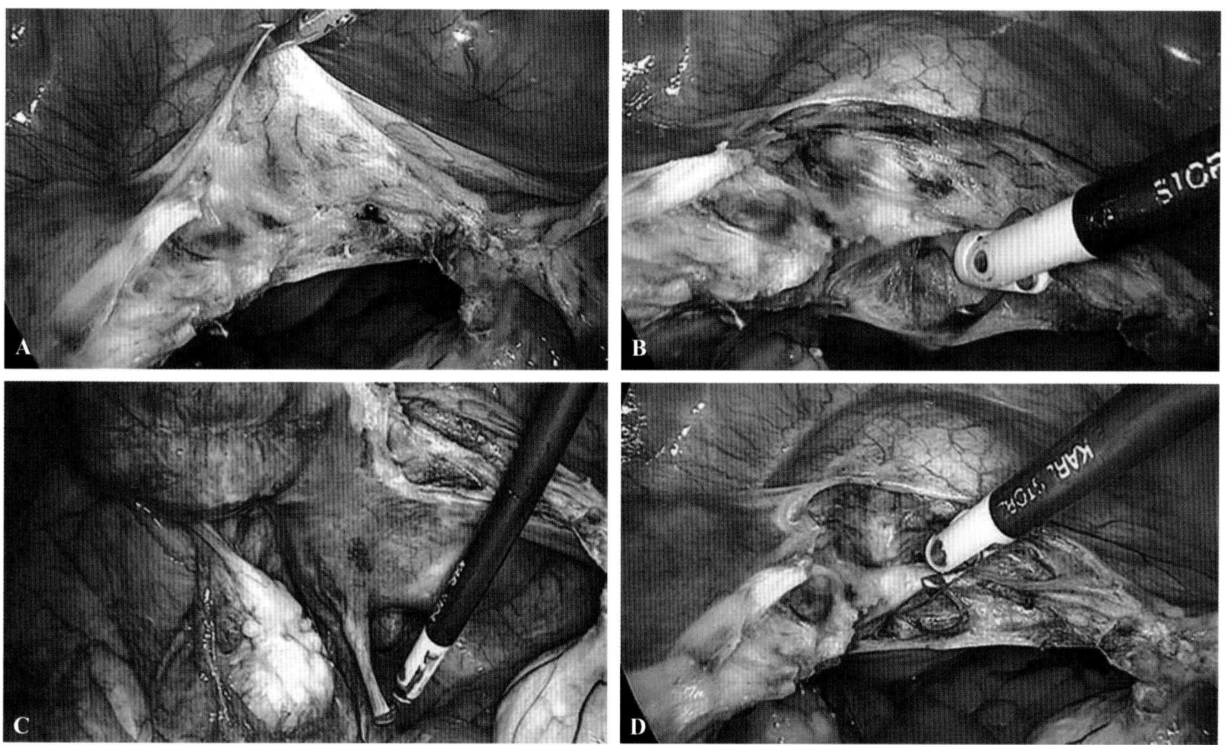

▲ 图 24-41　**A.** 打开膀胱腹膜反折，下推膀胱，膀胱保持安全的距离，仅能看到膀胱脂肪和部分膀胱支持组织；**B** 至 **D.** 举宫器上推子宫，识别并电凝子宫动脉上行支；**C.** 对于良性病例，切线应在主韧带上方。然后经筋膜内路径行子宫切除术

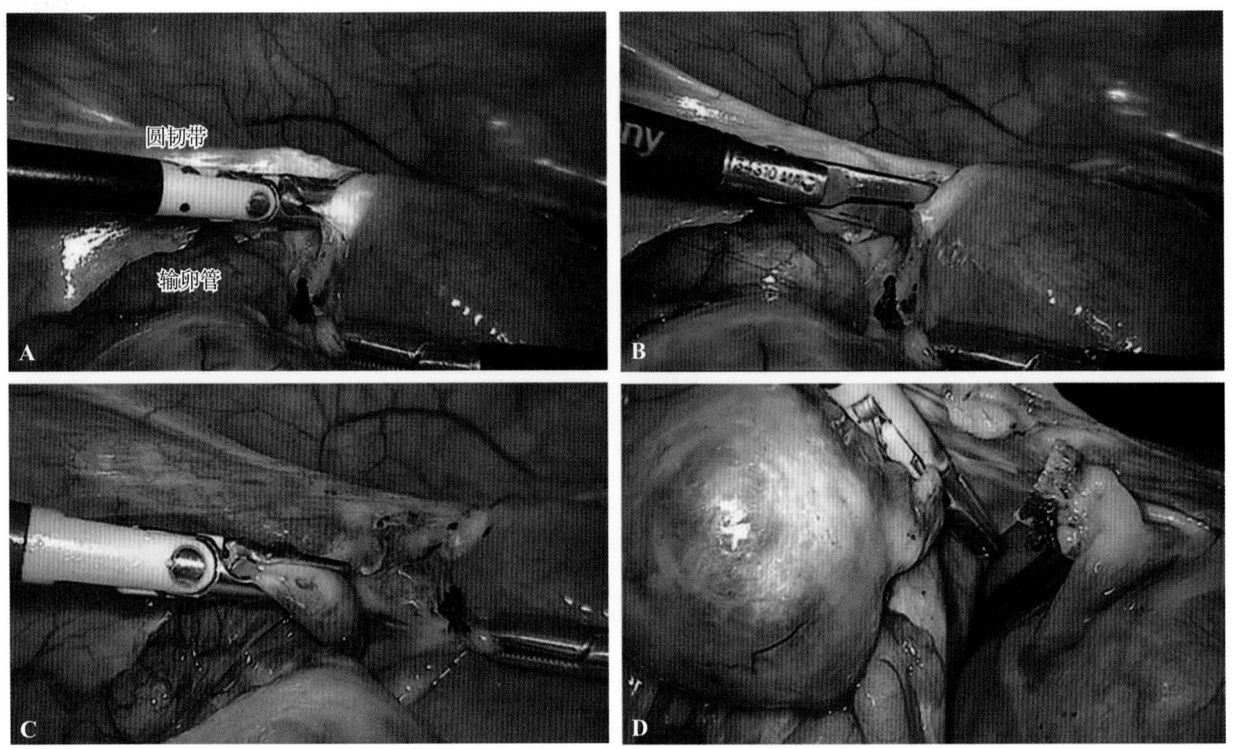


▲ 图 24-42　逐步凝固及切断左侧圆韧带及输卵管（A 至 C）及卵巢固有韧带（D）

A 和 B. 弯剪尖端远离子宫壁；C 和 D. 切断输卵管后，其下血管必须凝固后才能进一步切割；D. 对于侧方的肌瘤，可用钝性器械探查骶管韧带。此部分不需要电凝

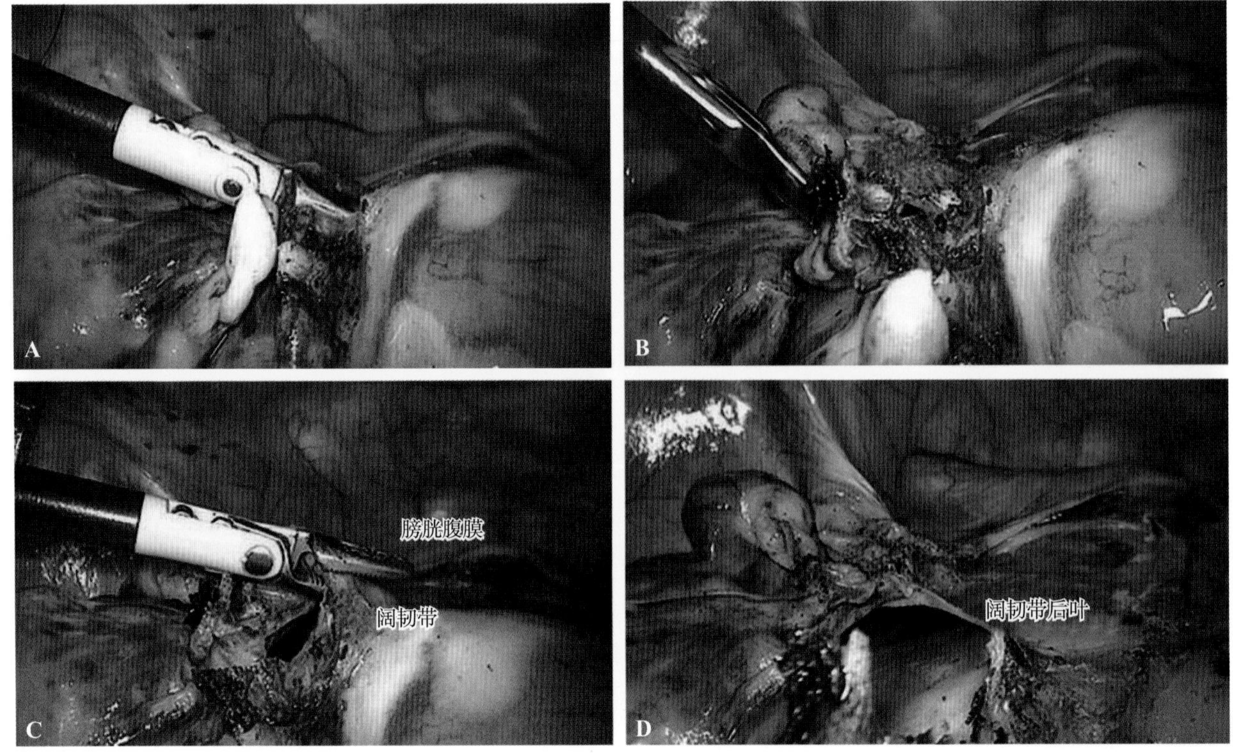


▲ 图 24-43　切开左侧膀胱腹膜及阔韧带前后叶；打开右侧膀胱腹膜（D）；阔韧带的后叶是子宫血管的解剖标志

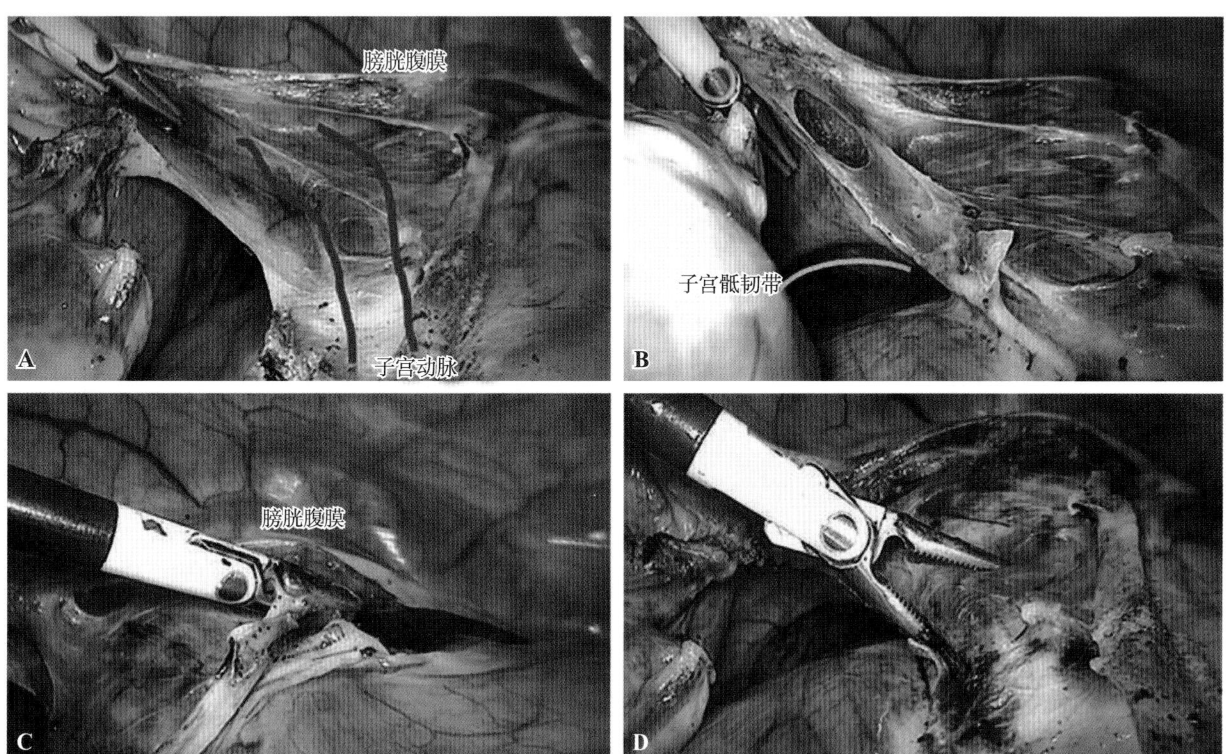


▲ 图 24-44　进一步开放膀胱腹膜和阔韧带（**A** 至 **C**），开始电凝左侧子宫血管（**D**）；子宫动脉起着解剖标志的作用，向下延伸（**A**）。查看子宫背面，可以看到切除的边缘位于子宫骶韧带连接处的上方

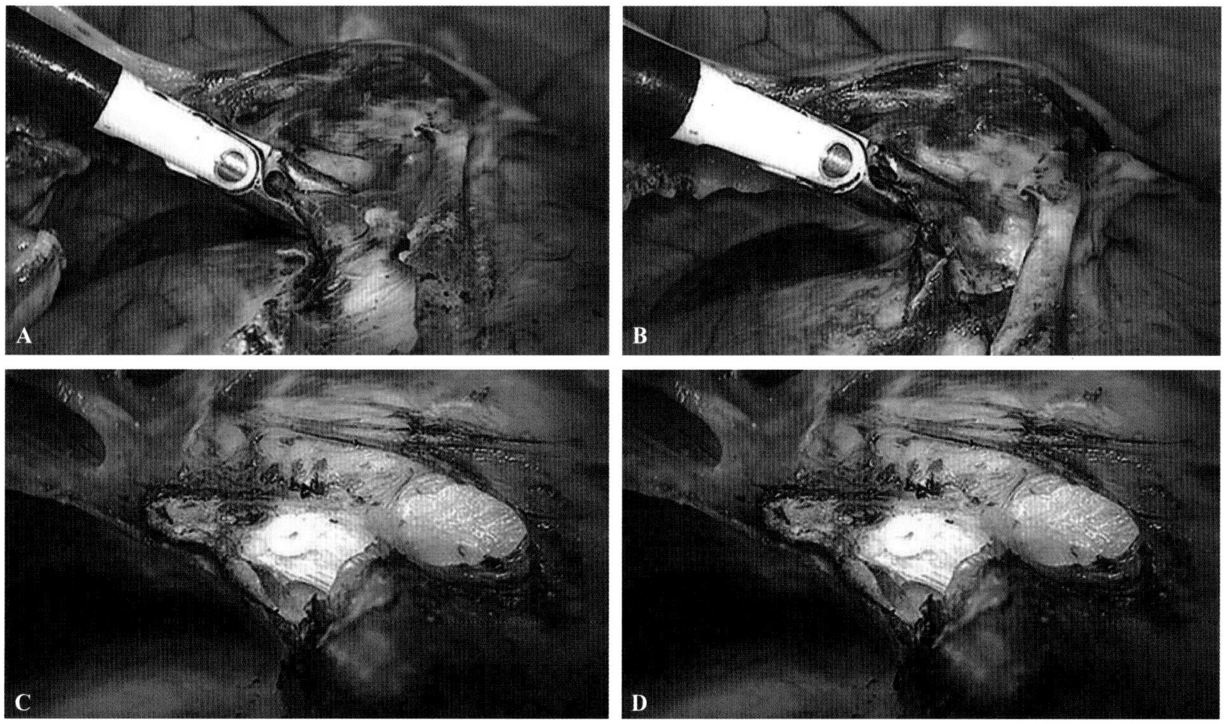


▲ 图 24-45　**A.** 双极电凝分离左侧子宫血管，电凝区域应包括动脉的上部，避免血管切断后出现逆向出血；**B.** 子宫颜色变为淡灰色；**C** 和 **D.** 避免使用钩剪进行深度切割；子宫动脉分两步分离。这可以进一步凝固位于动脉后面的组织，也可以避免静脉出血

5. 强调预防脱垂的闭合技术

一种稳固处理阴道或宫颈残端的技术，经 Schollmeyer 改进的 Te Linde 缝合技术用于阴道闭合术。已知子宫切除术会导致盆腔脏器脱垂风险升高，尤其是对于多产妇女。考虑到当前妇女的预期寿命延长，器官脱垂可能对术后生活质量造成很大影响，也给手术修复造成许多困难（血栓形成、栓塞和感染）[65]。

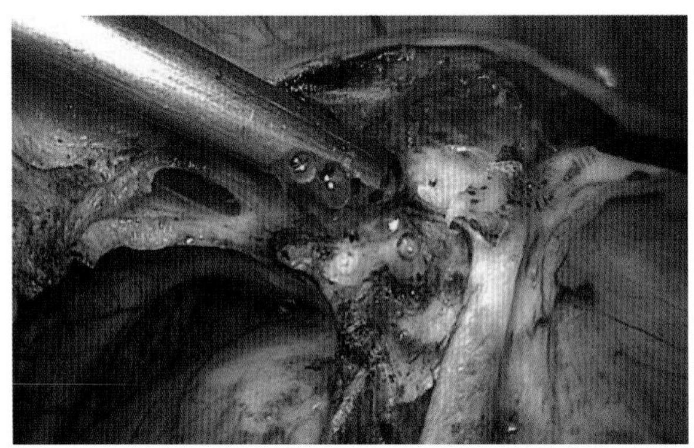

▲ 图 24-46 分离左侧子宫根部的视野。几滴生理盐水通过流动电解质有助于实现更有效的双极电凝，特别是当操作部位非常干燥时

经 Bruno van Herendael 改进后的 Te Linde 缝合技术（以经腹部子宫切除术封闭阴道而闻名）适用于腹腔镜手术，并经 Thoralf Schollmeyer 进一步改进[66, 67]。

(1) 先小心电凝阴道边缘[68]，然后再缝合阴道。电凝时应谨慎操作，避免术后阴道残端坏死。少量的残端出血可以通过缝合整个阴道壁来止血。切除子宫后，为避免气腹漏气，可将切除的子宫保留在阴道内，或在阴道内放置一个充满棉签的手套。通常采用弯针和 PDS1–0 单节缝合、体外和体内打结。雪橇针甚至直针可以方便地通过 5mm 戳卡进入腹腔。

PDS1–0 体外打结使用于以下情况：①单丝线很容易穿过组织，不会造成额外的损伤；②单丝 PDS 材料最大限度地降低了阴道残端感染的风险；③缝合材料的长半衰期使阴道残端裂开的风险降到最低；④体外结提供了额外的力量。

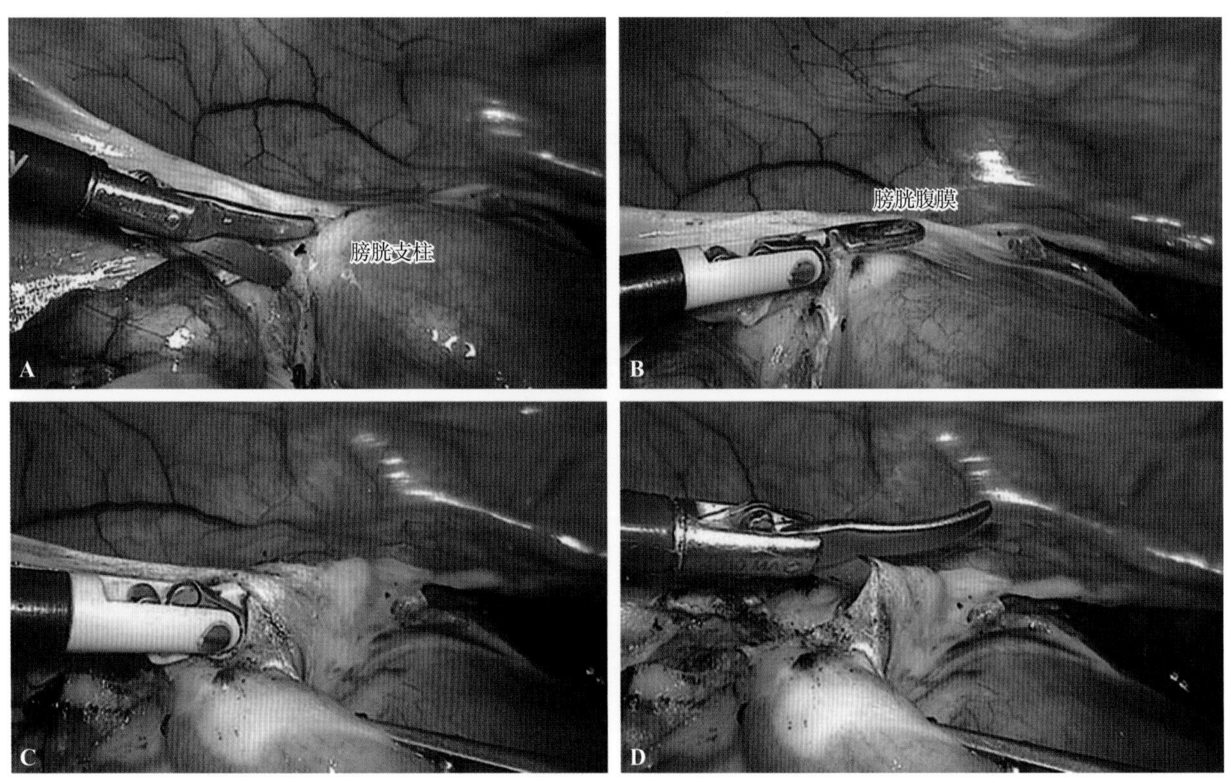


▲ 图 24-47 最后从左至右剪开膀胱支柱和膀胱腹膜，使 $CO_2$ 膨胀介质达到此处。将膀胱安全向下推出手术野，膀胱腹膜反折很容易识别

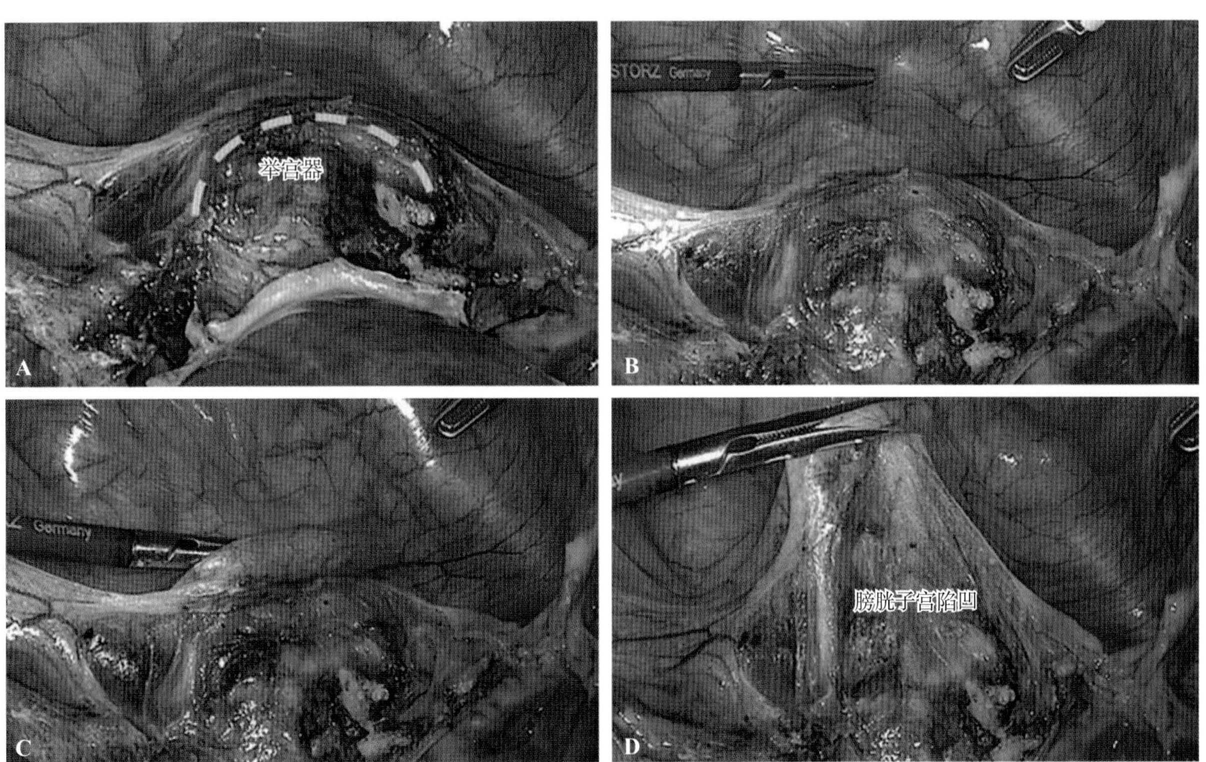


▲ 图 24-48 **A.** 宫内举宫器的视图，如插入位置；**B** 和 **C.** 当膀胱与子宫下段分界不清时，可以用钝性器械将疑似膀胱组织推向宫颈方向以定位膀胱，可以看到膀胱升高，打开膀胱子宫陷凹将膀胱进一步向下推；**D.** 此时可以看到膀胱位置升高，定位并打开膀胱腹膜反折，下推膀胱

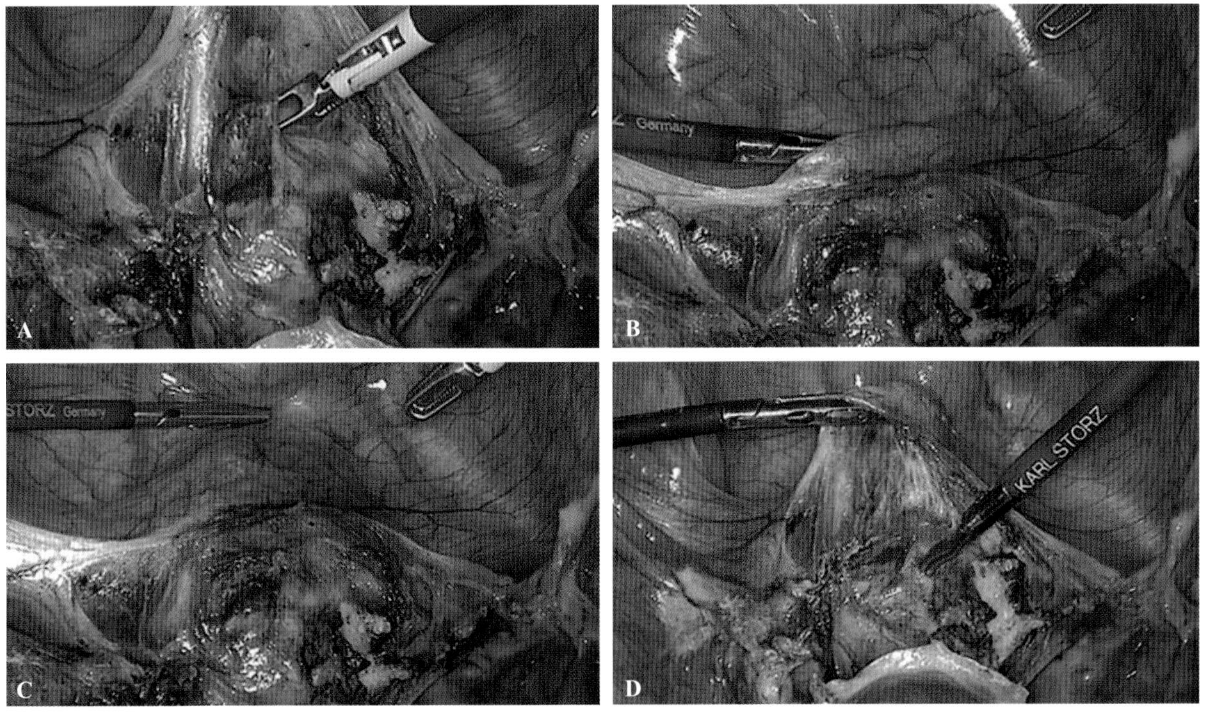


▲ 图 24-49 打开膀胱子宫陷凹时，最小限度地切开膀胱腹膜，**LSH** 时约 **1cm**，**LTH** 时 **2～3cm**。当阴道内放置举宫器，子宫颈向上推时，操作更容易，但也可以单独通过牵引来完成。一旦膀胱子宫陷凹被打开，建议用钝性器械分离，而且没有出血

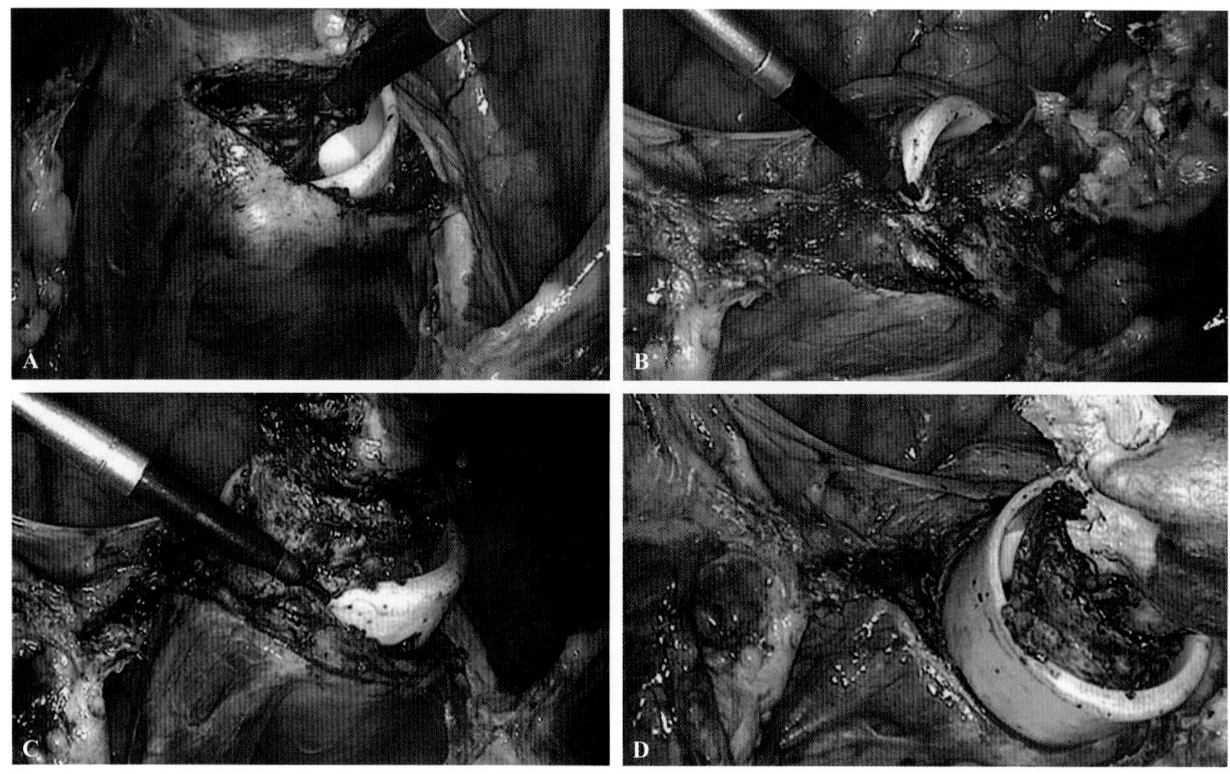

▲ 图 24-50　子宫颈处完全切开阴道，并开始经阴道用操作钳（宫颈钳）钳住回拉宫颈。由于单极电流会导致镜头起雾，而且单极钩非常锐利，所以保持视野充分显露至关重要。使用 30° 光学设备可以同时进行回收 / 操作。当二氧化碳气体通过阴道切口泄漏时，术者的视野可能会立即变差。这种情况会使视野受到严重阻碍并使单极操作变得危险

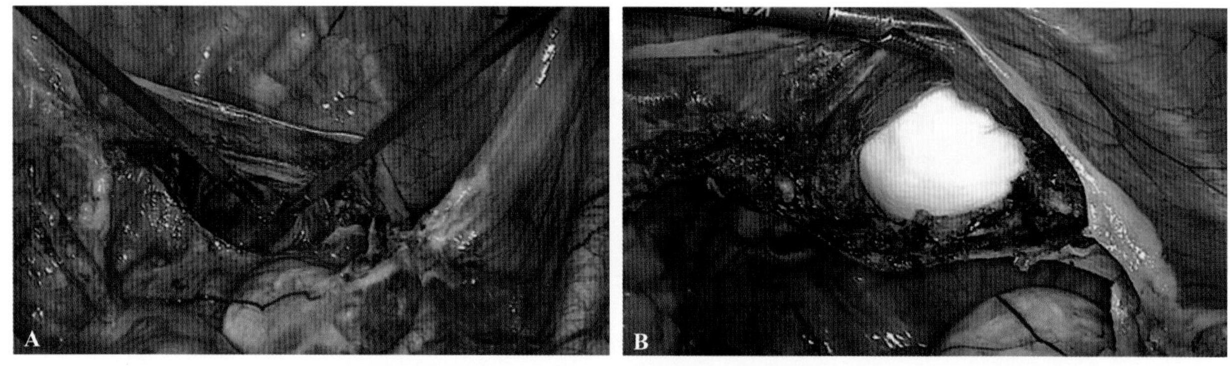

▲ 图 24-51　**A.** 通过阴道回收子宫；**B.** 将棉纱布填充的手套放置阴道防止气腹二氧化碳的流失

选择性手术，两侧子宫骶韧带可以连接到阴道后壁，以防止阴道脱垂（McCall 后穹隆成形术）。

(2) 角端缝合：在右侧阴道角处穿刺缝合，然后对齐阴道上皮缝合。进出针应与膀胱保持一定距离，以减少膀胱撕裂的风险。

(3) 第二步，在子宫血管的前方进针缝合主韧带中部，以保持阴道顶端的张力。用单丝线体外打结，可使术者在缝合时抓住较多的组织而不造成组织损伤。

(4) 随后缝针穿过阴道上皮反向缝合阴道，然后第三步穿过子宫骶韧带。最后再次缝合 1～2 次以缩短韧带（这一步可能会忽略）。对于已经存在的脱垂，这一步是绝对必要的。

取出针，用体外 Roeder 结完成缝合，体内

再打 2～3 个结加固（图 24–52 至图 24–58）。在对侧重复这一过程，以确保盆腔内所有筋膜（膀胱子宫韧带、主韧带和子宫骶韧带）连接在一起（图 24–59 至图 24–61）。

6. 阴道闭合

中间剩余的阴道口现在可以用两层 U 形或 Z 形缝合线闭合。这些方法确保了组织在垂直和水平方向得以缝合，并将阴道残端血肿的发生风险降到最低。术后既不需要腹膜透析，也不需要放置引流（图 24–62 至图 24–64）。术后创面腹膜再生往往在术后 2 周出现。额外腹膜缝合都可能导致渗出或出血的包裹，增加术后感染和疼痛的可能性。取出阴道内填充的子宫或装有纱布的手套。图 24–65 为保留宫颈及全子宫切术后的所见。

## （二）腹腔镜下次全子宫切除术

腹腔镜下次全子宫切除术是在手术中切除宫体。前面的步骤非常相似，除了不需要操作器，因为子宫是被牵拉上提的。用单极环切开子宫体，并电凝宫颈峡部以防止污染。由于上行感染的高风险，应封闭宫颈峡部。同时可以进行坚固的单丝线缝合和体外打结悬吊宫颈。剩下的子宫体需要在腹腔内粉碎后经腹壁取出（图 24–66 至图 24–72）。

## （三）特殊情况

传统的腹腔镜下子宫切除术在合并严重粘连或深部浸润子宫内膜异位症病例中必须进行改进。手术步骤与肿瘤手术非常相似，其中充分显露盆腔是关键（图 24–6、图 24–33、图 24–34 和图 24–36）。在严重的子宫内膜异位或子宫腺肌病中，粘连松解术范围可能非常广泛，需要打开后腹膜（图 24–73 至图 24–75）以定位输尿管和主要血管，显露子宫动脉交叉处（图 24–76）。在某些特殊情况下，可在子宫动脉与髂内动脉交点的后方凝切子宫动脉（图 24–77 至图 24–79），例如远端的子宫动脉裸化和分离困难，甚至无法显露。

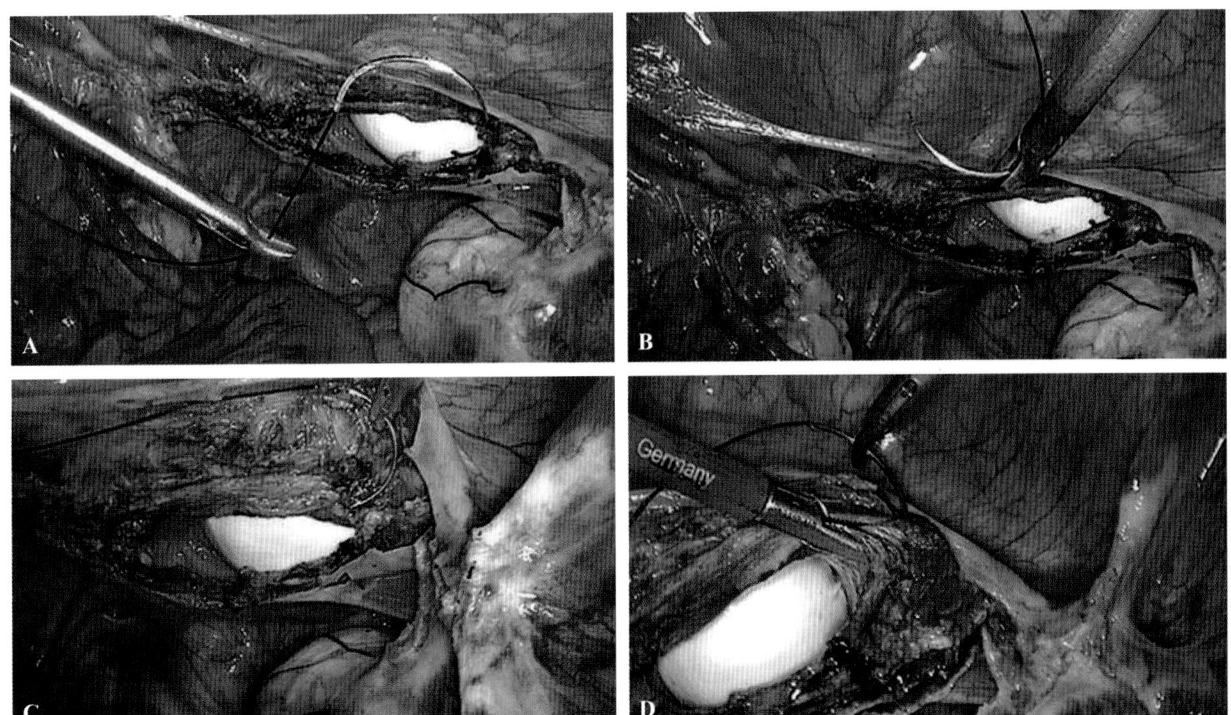


▲ 图 24–52　**LTH：右角联合缝合阴道前壁、后壁、后腹膜和右侧子宫骶韧带**

可在视野内忽略膀胱。钳子必须能够牢固地抓住阴道上皮。当缝合包括阴道壁但不包括上皮层时（不能全层缝合阴道壁及阴道上皮时），术后发生肉芽肿的可能性很高

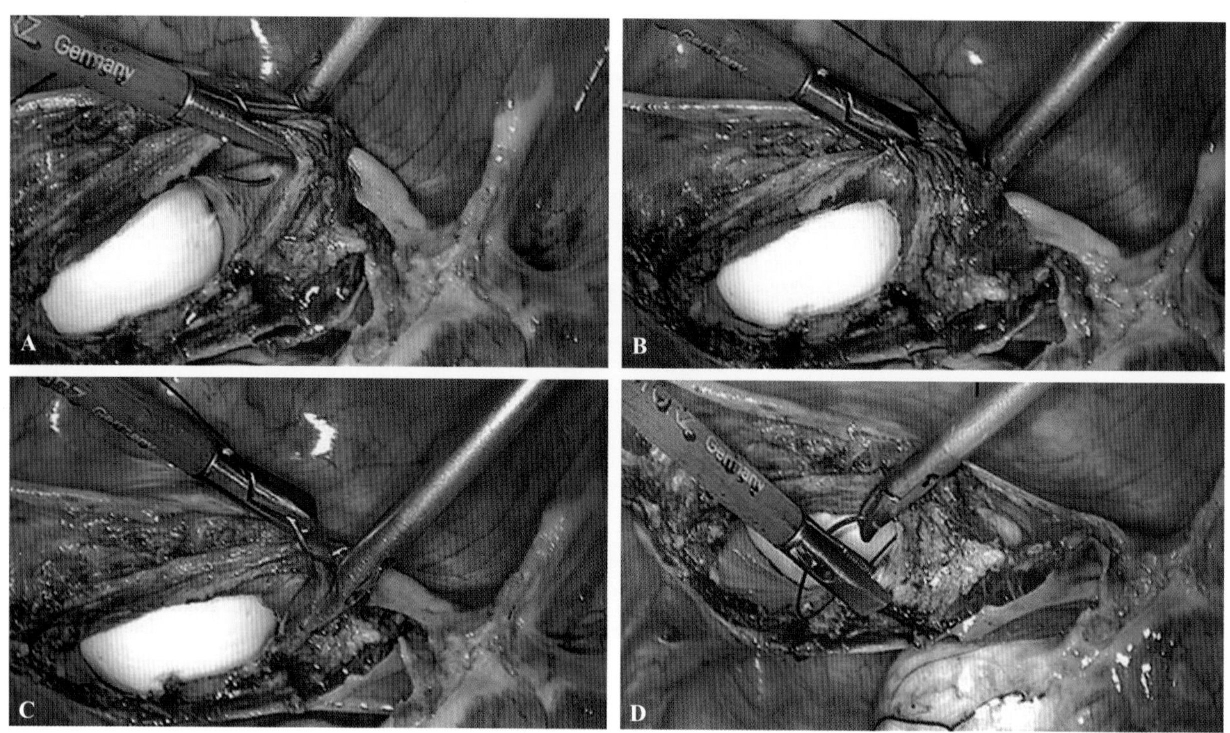

▲ 图 24-53　LTH：继续缝合右角

30° 光学装置允许从下方和上方观察阴道。强有力的阴道旁组织大部分被抓住

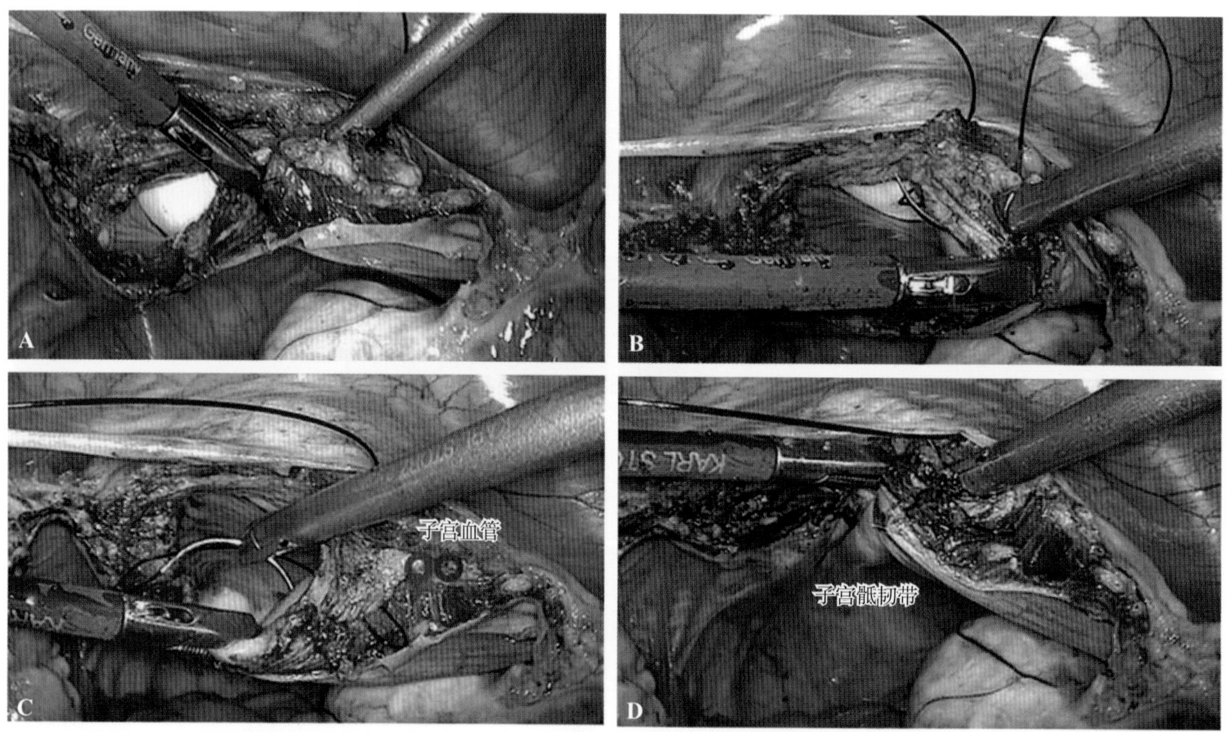


▲ 图 24-54　LTH：继续缝合右角，抓紧右侧子宫骶韧带。忽略血管残端并置于一侧。当使用这种类型的缝合时，血管受到机械性压迫

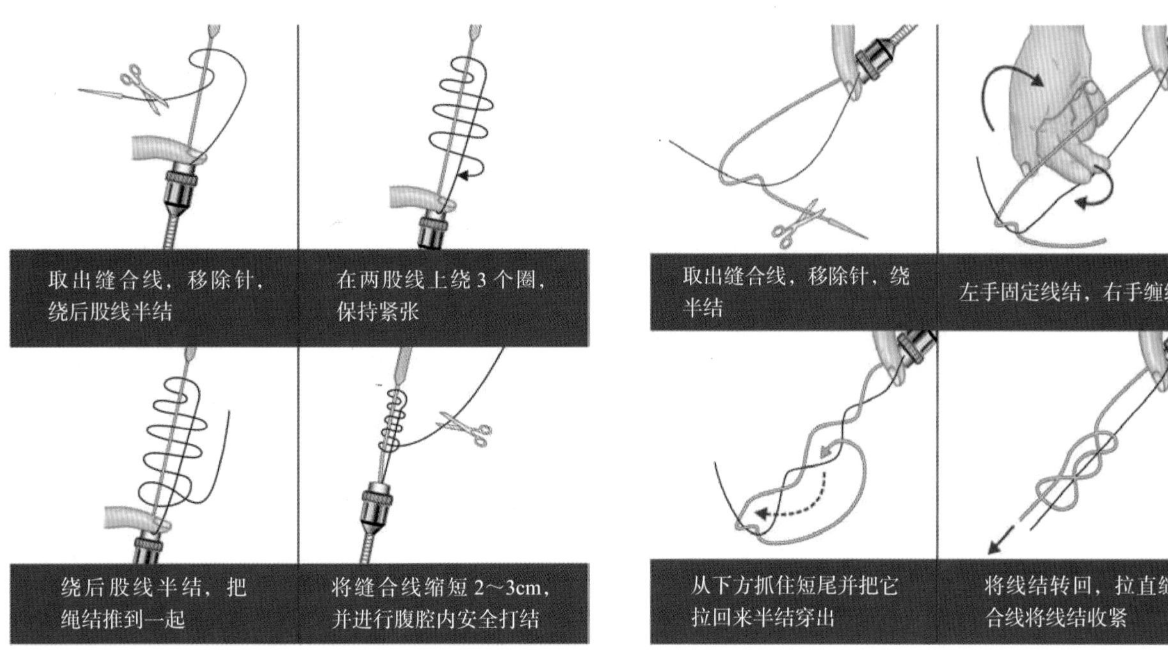


▲ 图 24-55　**LSH**：用 **Roeder** 结完成 **PDS** 缝合的体外打结

▲ 图 24-56　**Von Leffern** 结

▲ 图 24-57　**LTH**：用塑料推杆将 **Roeder** 结或 **von Leffern** 结向下推，完成体外打结。尾线被拉入腹部以保持阴道内的敏感性

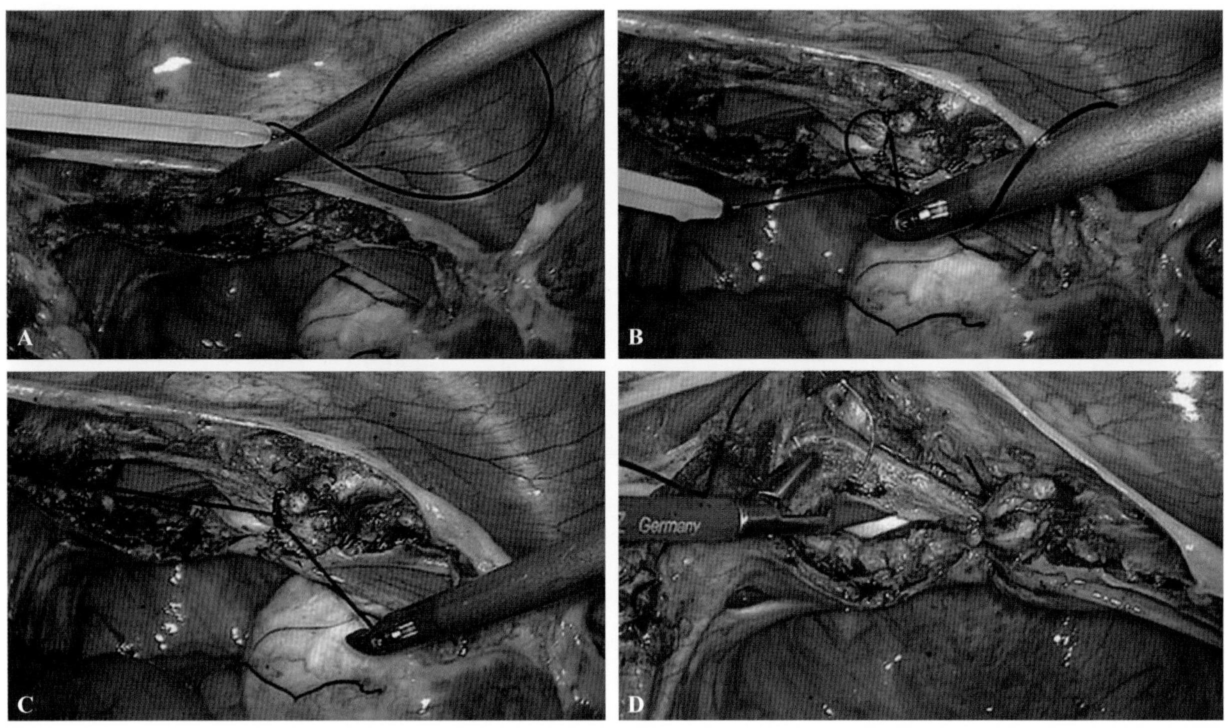


▲ 图 24-58 **LTH：在右角针进行体内打结，然后剪线**

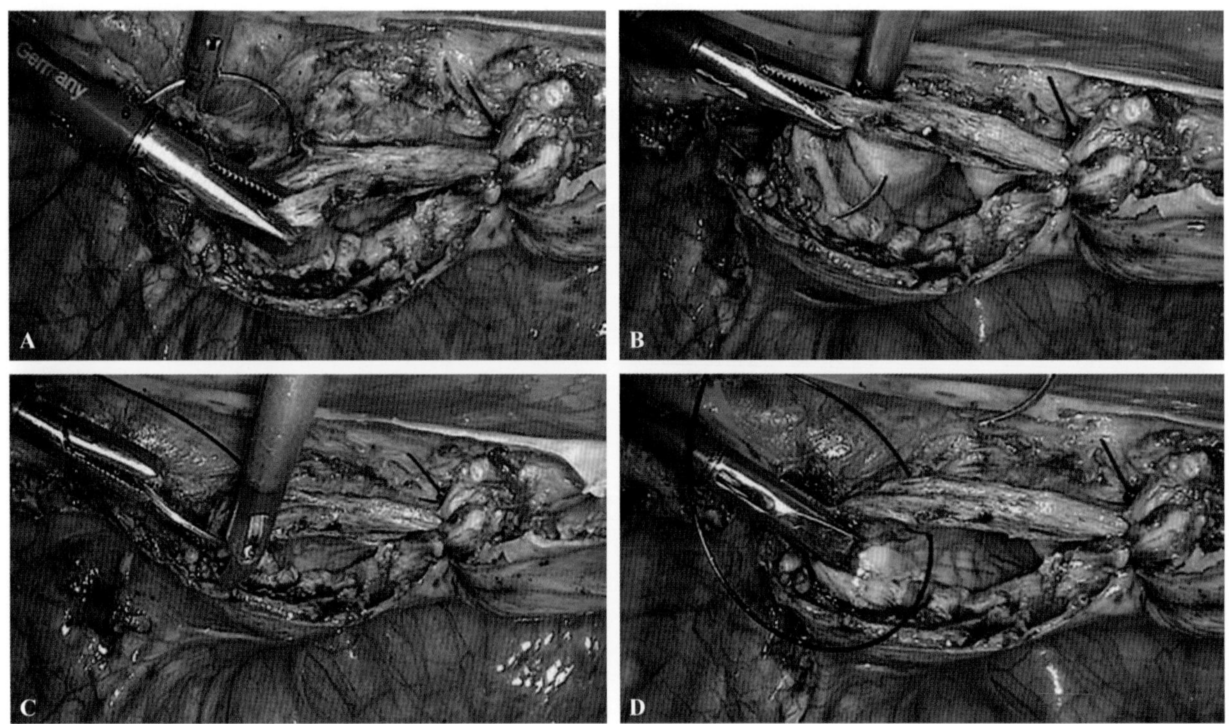


▲ 图 24-59 **LTH：左角联合缝合阴道前壁、后壁、后腹膜和左侧子宫骶韧带**

可在视野内忽略膀胱。钳子必须能够牢固地抓住阴道上皮。当缝合不能全层缝合阴道壁及阴道上皮时，术后发生肉芽肿的可能性很高

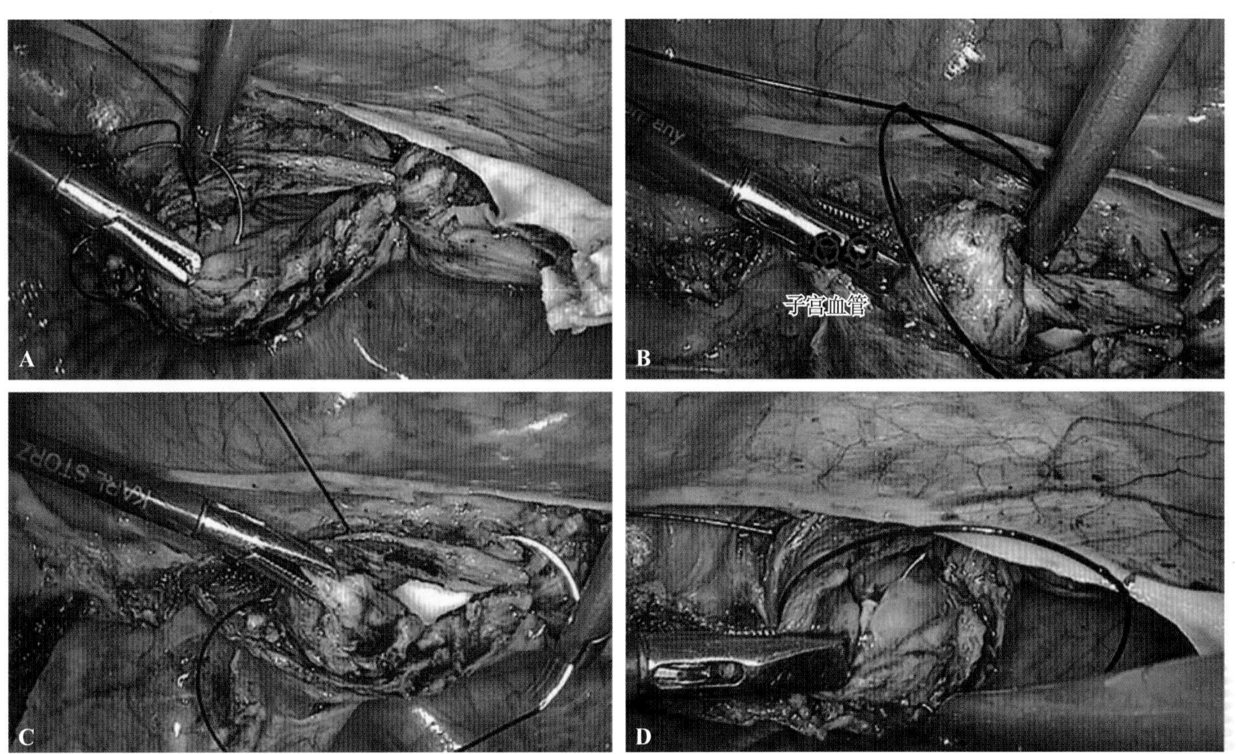


▲ 图 24-60　**LTH：继续缝合左角**

当使用这种缝合方式时，血管受到机械性压迫。应缝合至少约 1cm 的阴道壁

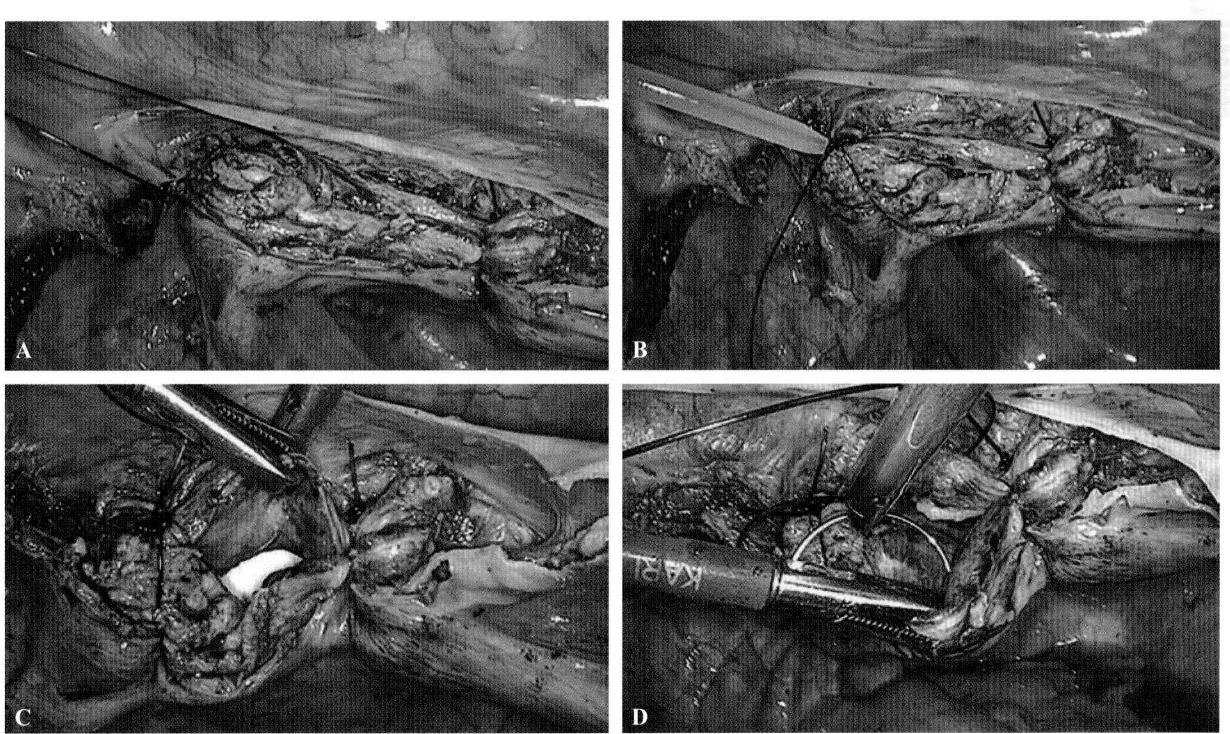

▲ 图 24-61　**LTH：完成左角缝合**

用推杆将体外结往下推（A 至 C），中间开始 U 形或 Z 形缝合（D）。当阴道口不完全干燥时更容易闭合边缘。出血在很大程度上自行停止，可以避免进一步的凝血。阴道壁严重电凝可增加阴道残端感染或裂开的风险

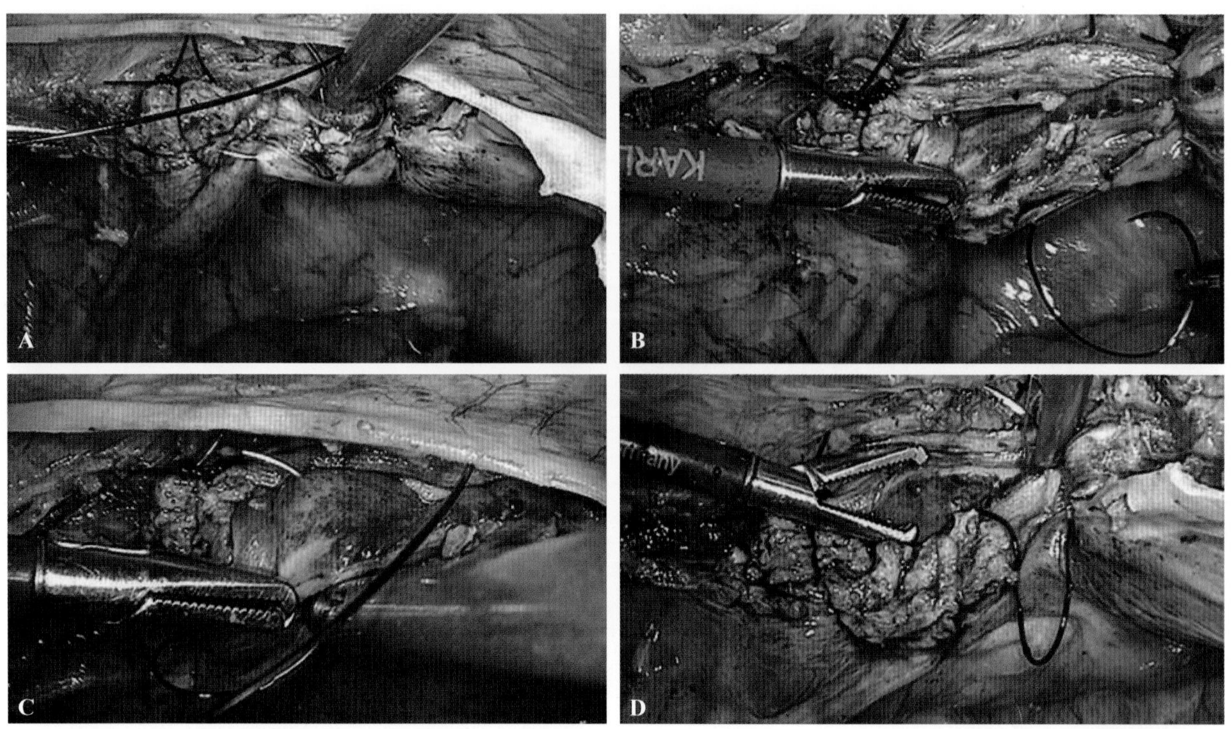


▲ 图 24-62 **LTH：**最后 U 形或 Z 形缝合闭合剩余的阴道口。U 形缝合时，缝合端应靠近膀胱，以防止肠道损伤

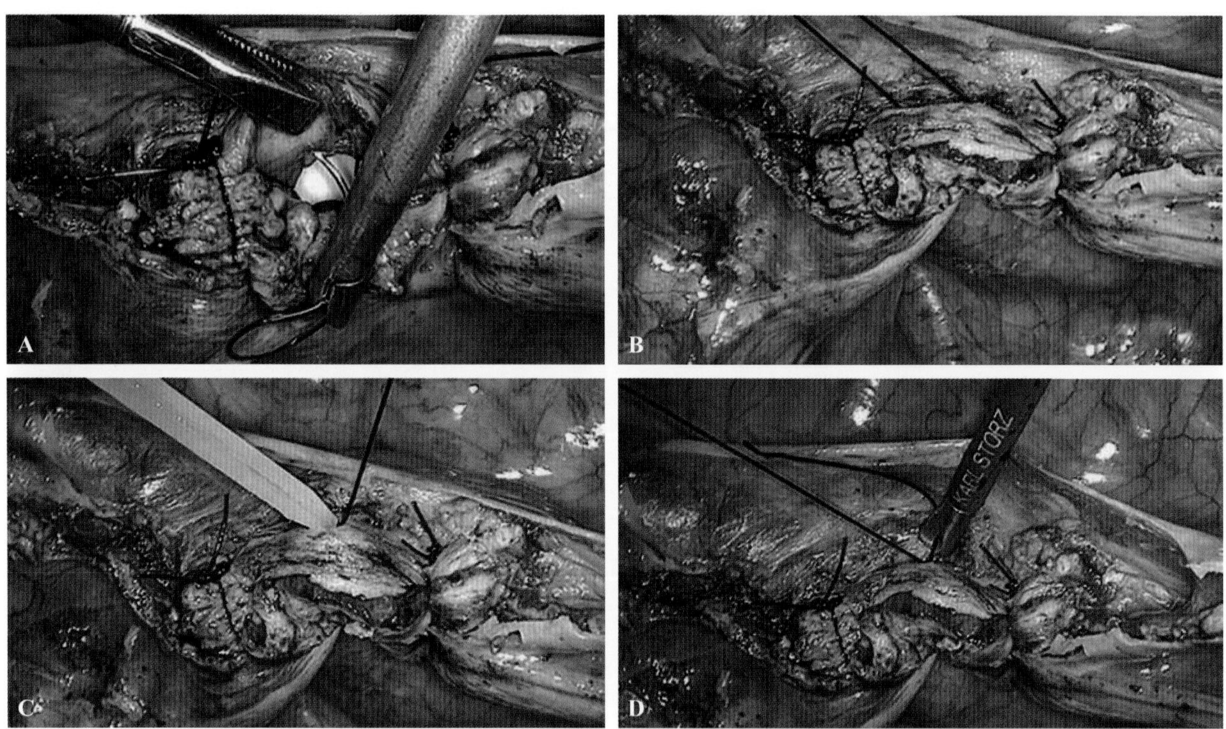


▲ 图 24-63 **LTH：**U 形或 Z 形完成中央缝合。体外缝合是没有必要的，因为缝合的位置和组织块是足够的

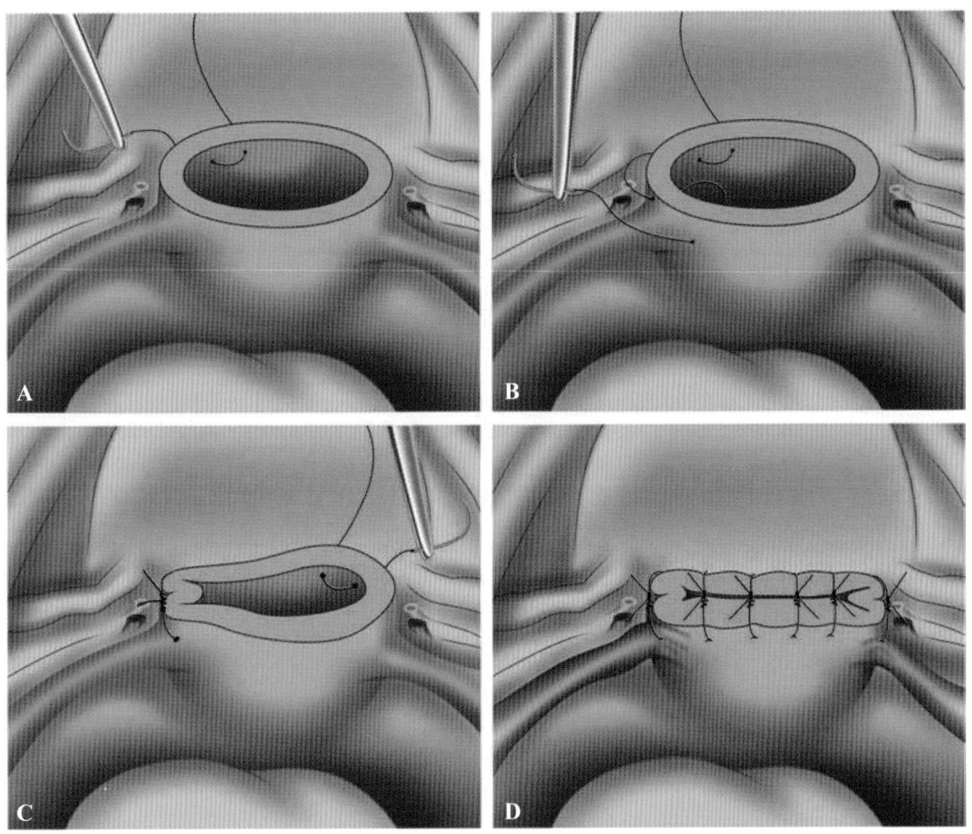

◀ 图 24-64　**Schollmeyer 修改后的 LTH 后阴道闭合示意图**

距阴道头缘 1cm 处穿过盆腔筋膜缝合。针从阴道腔内经阴道壁穿出，绕过子宫血管（阔韧带中间部位），再经阴道腔穿出。在缝合之前确定子宫骶韧带。针从阴道腔穿过阴道壁和直肠阴道隔，穿入子宫骶韧带。用单针、U 形针或 Z 形针关闭阴道顶端。缝合线穿过盆腔筋膜和阴道壁，然后从阴道壁和盆腔筋膜穿出

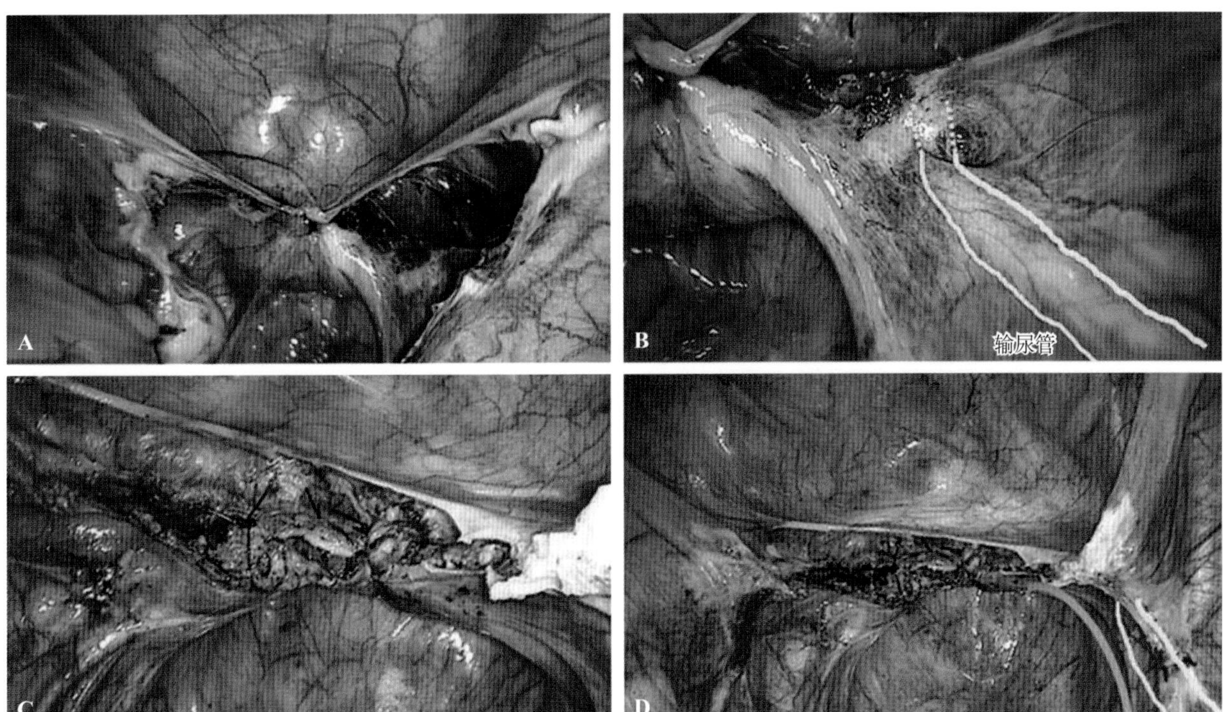


▲ 图 24-65　**A 和 B. LASH** 后的解剖位置。宫颈通道被腹膜所覆盖，两侧子宫骶韧带均有轻微张力，从而加固了中隔及宫颈环。**C 和 D. LTH** 后的解剖位置。阴道残端已被关闭，骶骨韧带已被两侧角缝合拉高。腹膜关闭宫颈通道，两侧均可引流。两侧子宫骶韧带都予以轻度拉紧，从而维持阴道的稳定。再腹膜化将在手术后约 **2** 周发生（术后 **2** 周创面腹膜化）。**PDS** 缝合线保证阴道残端安全闭合及愈合，因为线吸收只发生在约 **6** 个月后。子宫骶韧带和输尿管清晰可见。由于输尿管的解剖结构没有受到影响，腹膜后不需要打开或显露

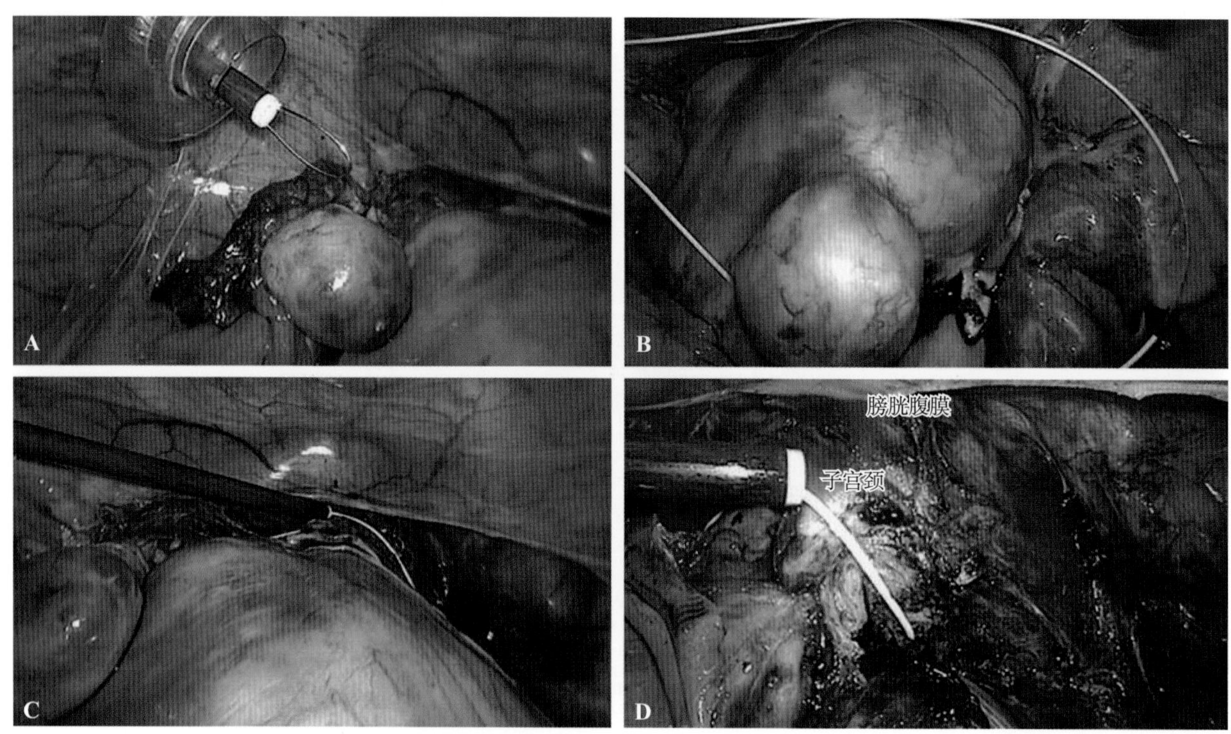


▲ 图 24-66　子宫颈单极切割环的置入和激活前的精确放置。白色的子宫被子宫环举起，子宫环被轻轻收紧。检查子宫动脉残端与子宫骶韧带连接上方的正确位置

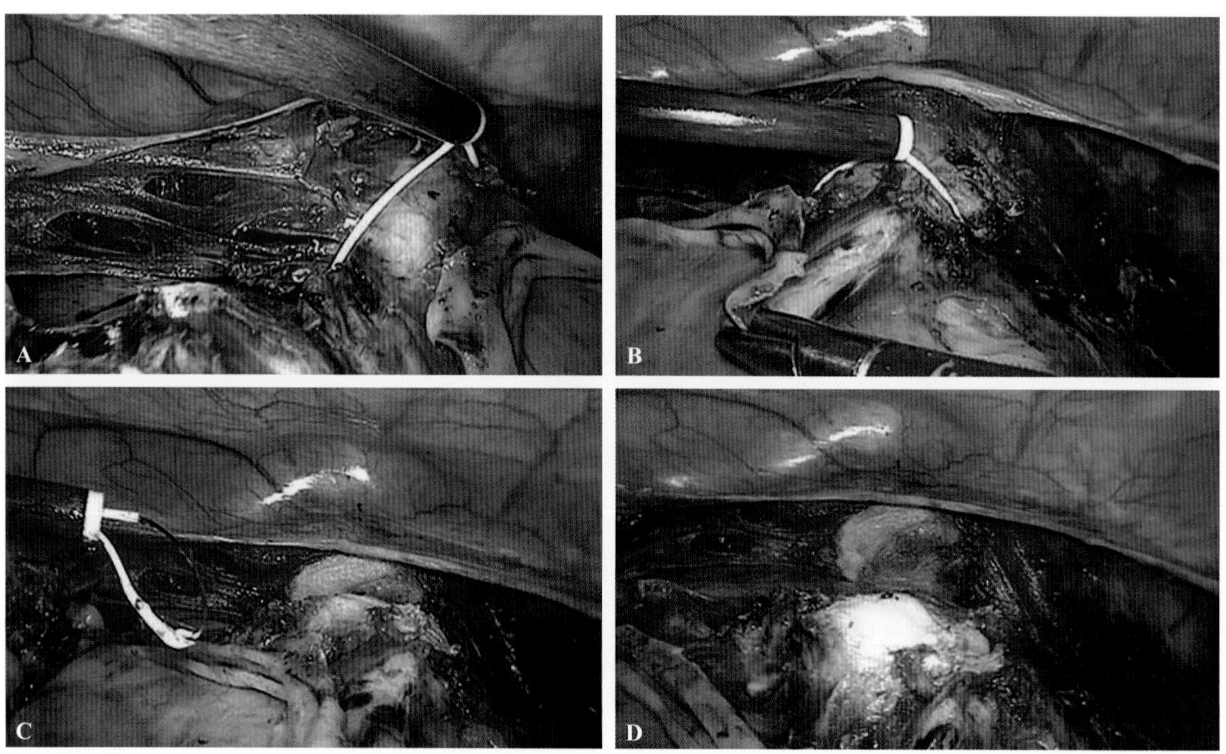


▲ 图 24-67　**A 和 B.** 将切割环置于子宫颈后段的切割点后，切除子宫体。监测子宫动脉残端与子宫骶韧带连接上方的正确位置。**C 和 D.** 分离子宫颈和子宫，在本例中，**LSH** 仅在非隔离区应用单极。**B 和 D.** 切割时，子宫体向上拉以呈现一个逆行圆锥

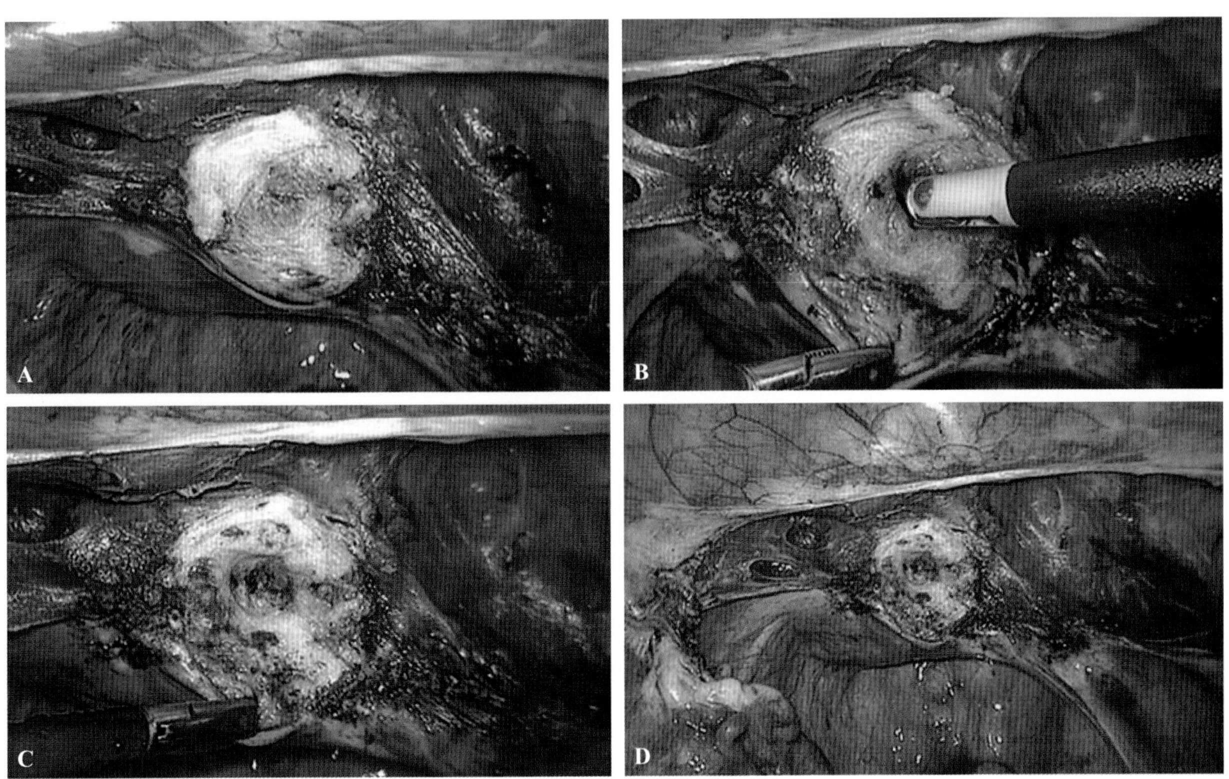

▲ 图 24-68 剩余子宫颈残端，特别是在出血性疾病、子宫腺肌病或子宫内膜异位症（**A** 至 **C**）时，应充分凝血；在切除子宫颈时向上拉子宫，以反圆锥（**D**）的形式进行切除

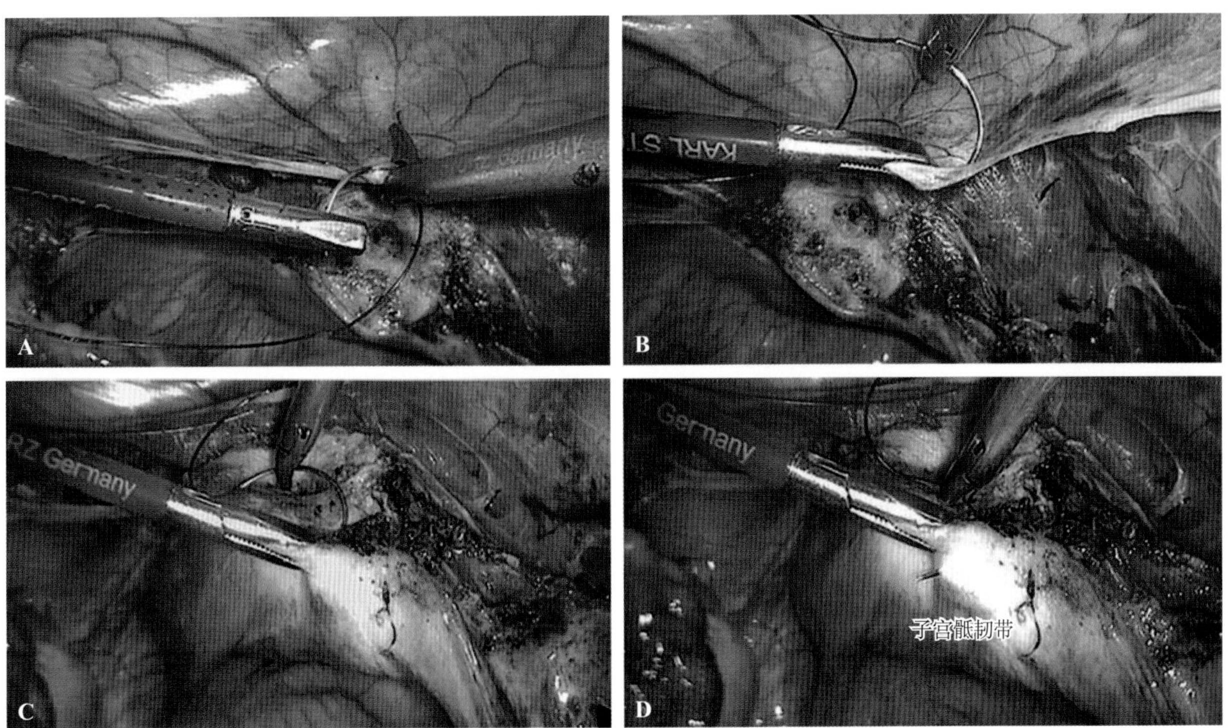


▲ 图 24-69 **LSH**：子宫骶韧带的连接被省略；将 **2** 根韧带夹住缝合以实现宫颈悬吊（**A**）。用荷包缝合以连接膀胱腹膜与后腹膜

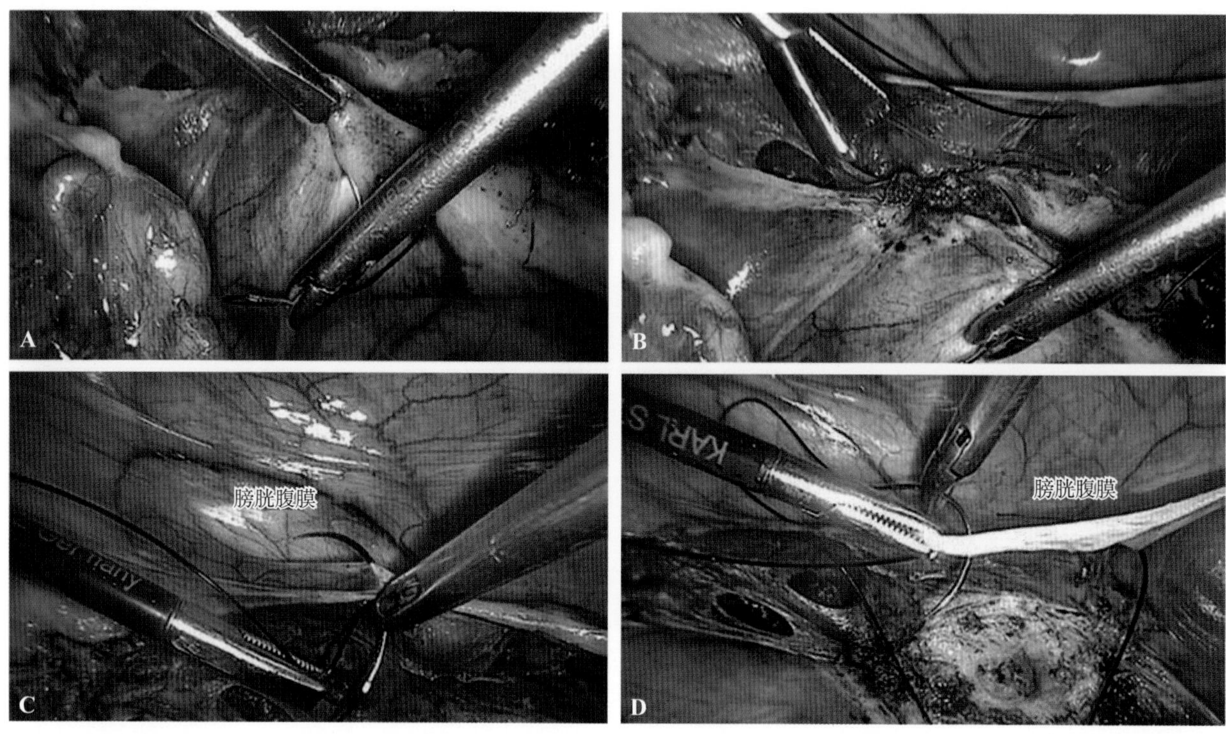


▲ 图 24–70　**A** 和 **B.** 识别子宫骶韧带并与子宫颈残端闭合；**C** 和 **D.** 由于术中已经下推膀胱，切除子宫体后有足够的腹膜组织用于关闭宫颈通道

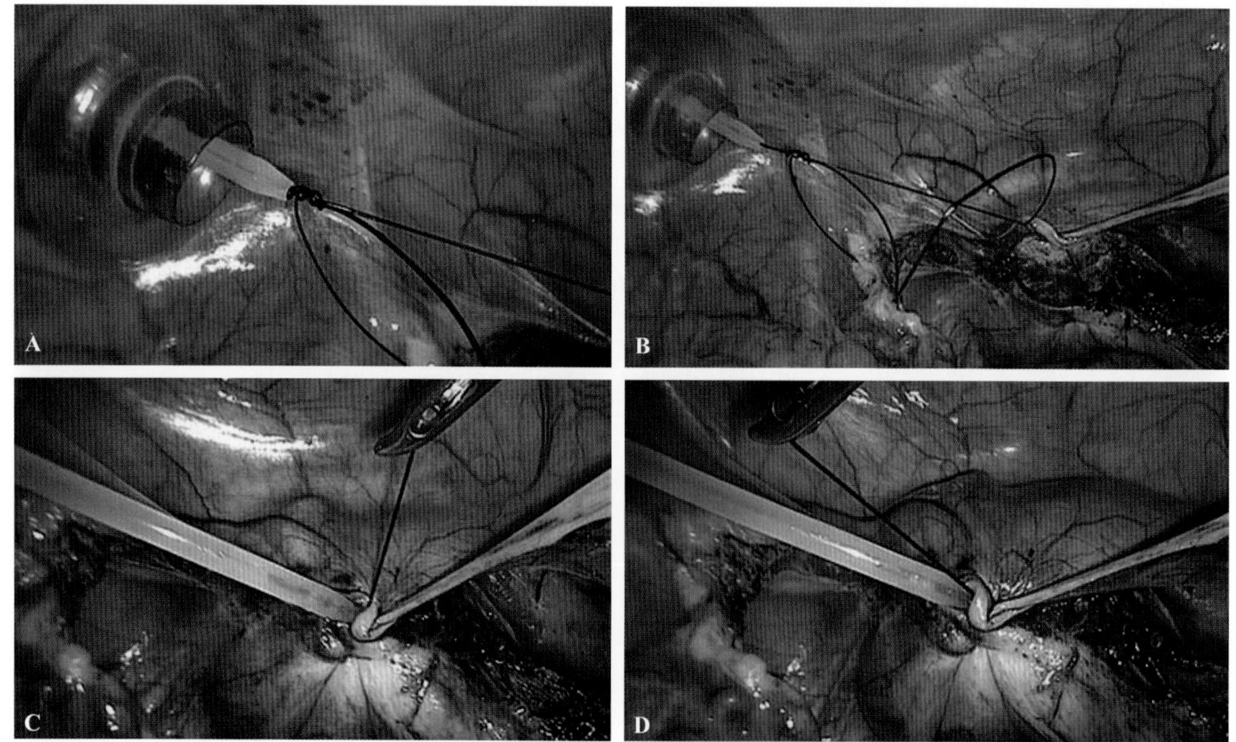


▲ 图 24–71　通过体外结，腹膜在功能上关闭了宫颈通道，从而使宫颈悬吊。然而，如果需要的话，两侧保持开放以便引流

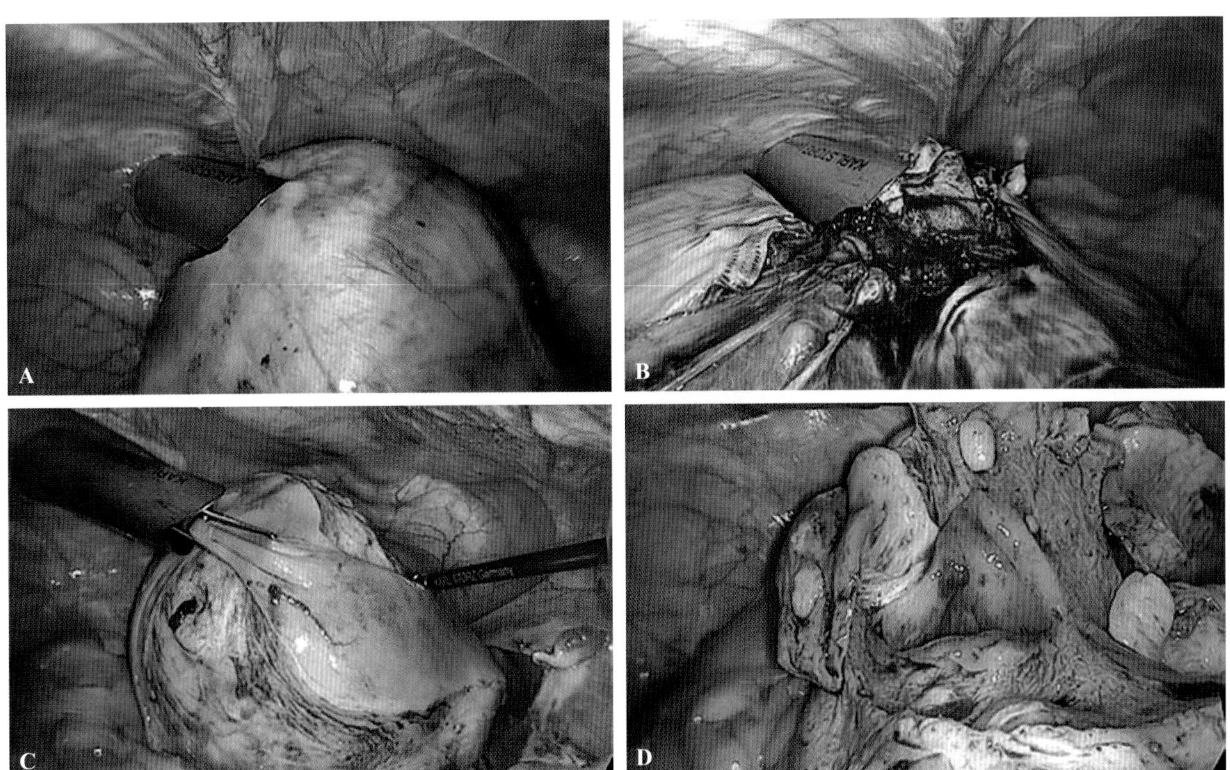

▲ 图 24-72 **LSH**：保持旋转切割器边缘和分割器的保护罩始终在视野内，进行分割肌瘤子宫（**850g**）。防护罩向上朝向腹壁，以避免损伤腹壁血管。然而，尤其是小肠等下腹组织，必须处于手术区域之外。术者必须有耐心，避免切到肠管，后者是 **LSH** 手术的主要并发症之一

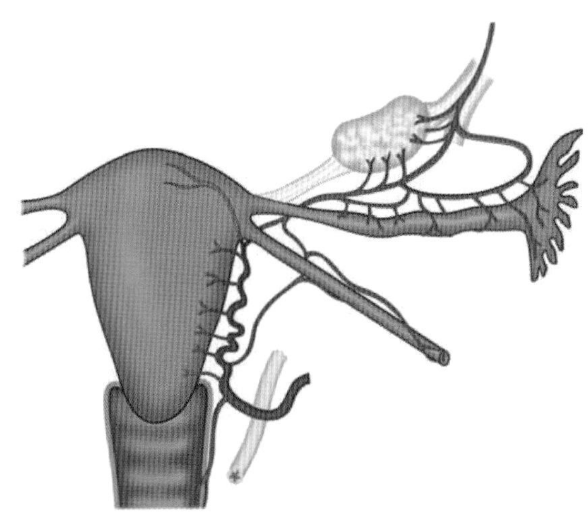

▲ 图 24-73 子宫动脉典型走行示意图

凝结子宫动脉最安全的地方是靠近子宫的上行支。其至输尿管的距离约为 2cm

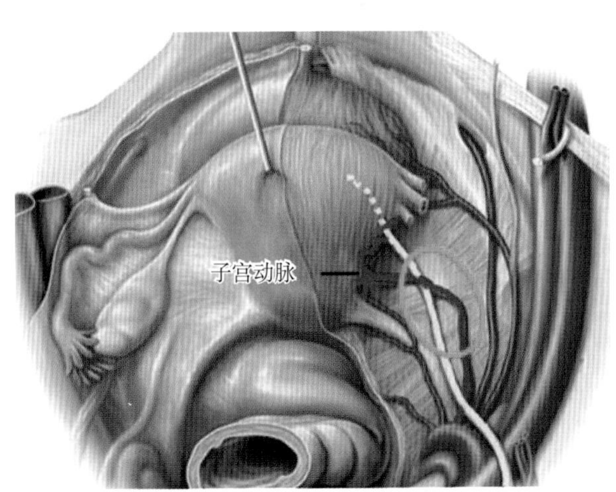


▲ 图 24-74 任何子宫病变都会影响子宫侧壁和子宫动脉上行支的显露。此外，根治性子宫切除术必须包括宫旁组织和涉及远端的边界切除。这可能需要打开后腹膜和定位显露子宫动脉从髂内动脉分出的走行

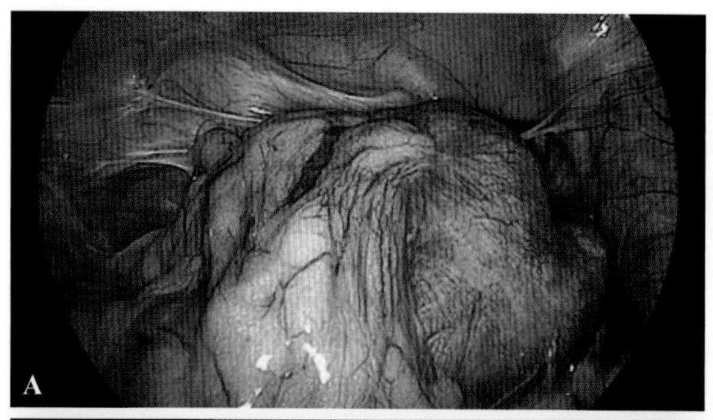
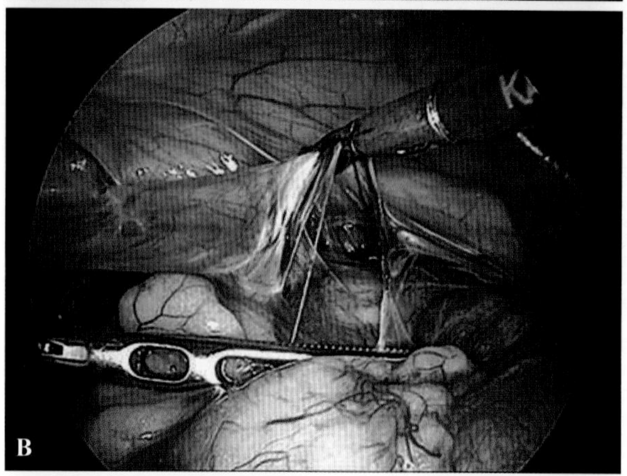
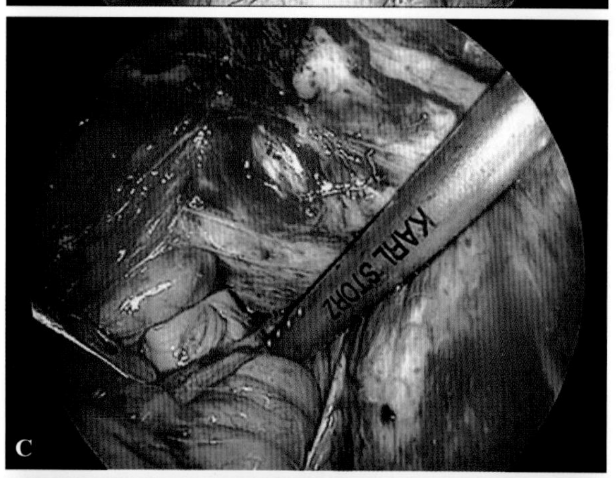

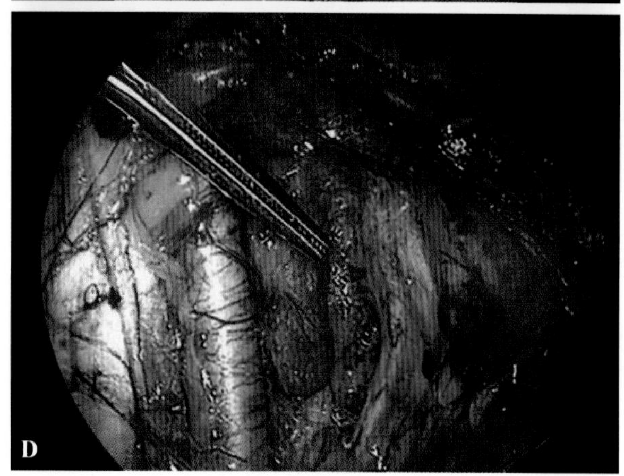

▲ 图 24–75　1 例严重的子宫腺肌病合并肠（A）和膀胱（B）腹膜粘连。子宫侧面封闭（C），需要腹膜后进入（D）

子宫内膜异位瘢痕或结节导致该区域的解剖结构发生改变，这可能会导致意料之外的出血，尤其是对于大子宫的患者。切除子宫动脉的起始部分可以减少术中出血。

若子宫动脉紧邻输尿管或双极器械热传导均可能导致输尿管的电凝损伤，但术中使用血管夹可以避免此类损伤。手术结束后，用生理盐水冲洗腹腔并吸净。通常不需要在原处放置引流（图 24–65）。

我们选择这种缝合技术是因为它可以提供稳定的阴道残端缝合，以及其他安全优势：①由于缝合平行于尿道，避免了输尿管的扭转。针线沿前后方向穿过主韧带的中部。②阴道壁和子宫动脉之间的小血管压迫在主韧带内可以减少出血的风险。③尽管悬吊良好，但没有相应的阴道后部移位，这可能会增加膀胱膨出的风险。

### （四）子宫切除术后检查

必须使用乳酸林格液或 Adept（Baxter）进行充分冲洗后检查盆底、膀胱、输尿管和肠管。输尿管的蠕动不能证明其完整性。如果怀疑在关闭阴道时输尿管受损或输尿管扭结，则必须打开腹膜并进行输尿管松解术直至输尿管在直视下顺利进入宫旁组织（图 24–79）。或者可以注入亚甲蓝，如果在腹腔内未见到染料，则严重损坏的可能性不大。在危重病例中，可以在手术后 2～3 天进行静脉肾盂造影来查看输尿管的完整性。

## 九、术后处理

拔除导尿管，只在特定的情况下选择保留导尿管。对于膀胱上半部分有严重的子宫内膜异位症或粘连的患者可进行术后膀胱镜检查。建议术后几小时早期下床。术后 6h 可以摄取液体，然后是清淡的饮食。适当的情况下，可进行血栓预防治疗（机械和医学治疗）。患者 8～12h 即可出

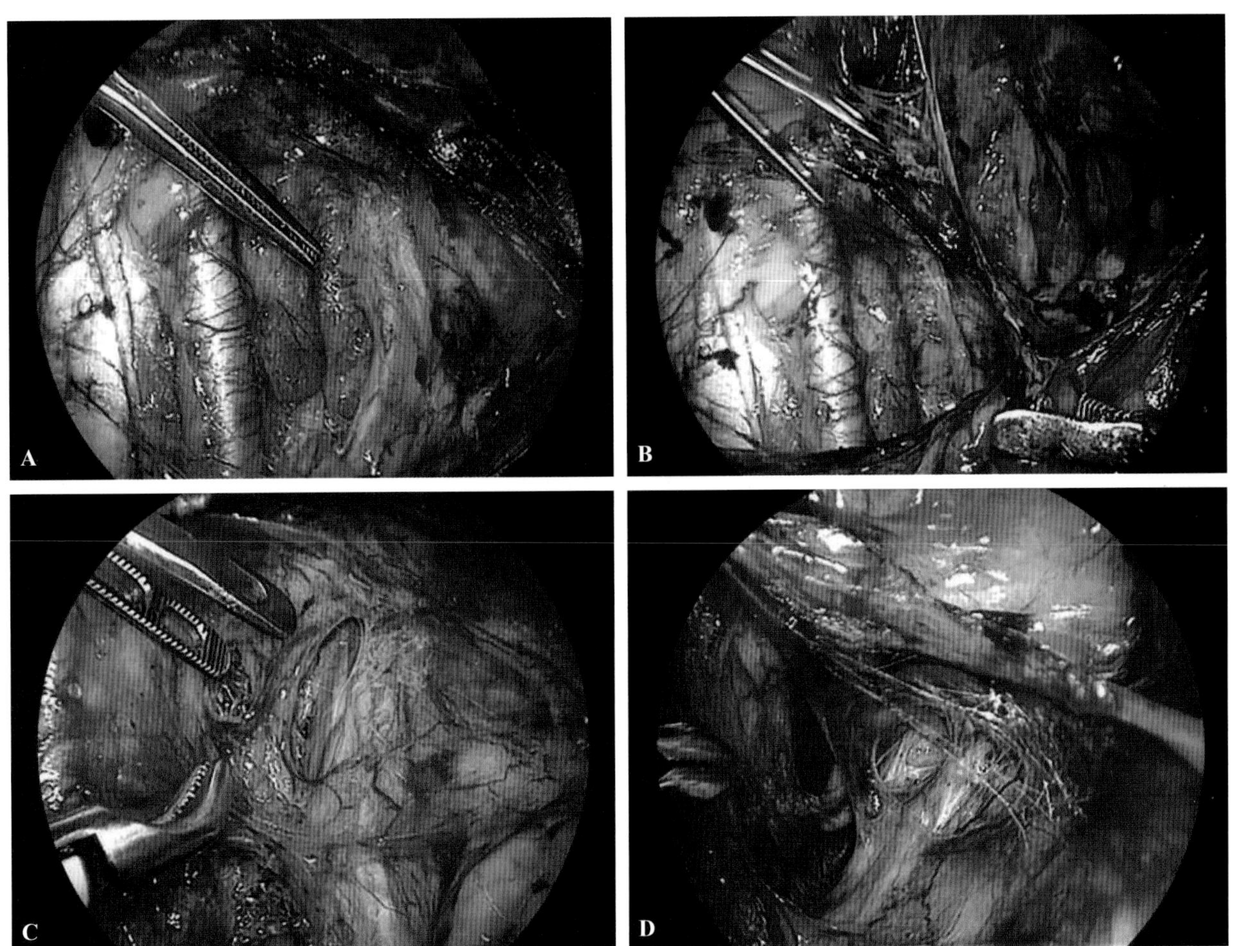


▲ 图 24-76 **A.** 髂外动脉定位后，输尿管常与腹膜粘连。在中间区域发现 1 个大的淋巴结；**B.** 打开直肠旁；**C.** 打开膀胱旁窝；**D.** 分辨出子宫动脉走行，保留输尿管外膜，避免骨化和裸露

院，术后需行肾盂盆腔超声检查。允许日常活动，4～5天后可恢复工作。6～8周内避免性生活、高强度运动和高负荷工作。

辅助治疗取决于患者术中情况和疼痛程度。

## 十、可预见的问题

必须在术后 8h 内仔细监测生命症状、疼痛和体温。提前出院的患者必须预留联系方式，以便需要时联系。术后不需要放置引流管。早期识别和处理发热、早期疼痛、腹胀、谵妄、尿量减少、休克指数和低血压等，因为这些可能是出现并发症的迹象。

## 十一、总结

除了众所周知的腹腔镜子宫内膜异位症手术和血液疾病的宫腔镜技术，腹腔镜下子宫次全切和全子宫切除术是子宫腺肌病明确的手术治疗方式。手术方式是由患者和医生共同决定的。本章所述的个别步骤有助于妇科医生实施令人满意的手术，并可靠地减轻已完成生育患者的临床症状。

## 十二、结论

- 子宫腺肌病是一种子宫内膜腺体和间质异位于子宫肌层的疾病。子宫内膜腺体引起

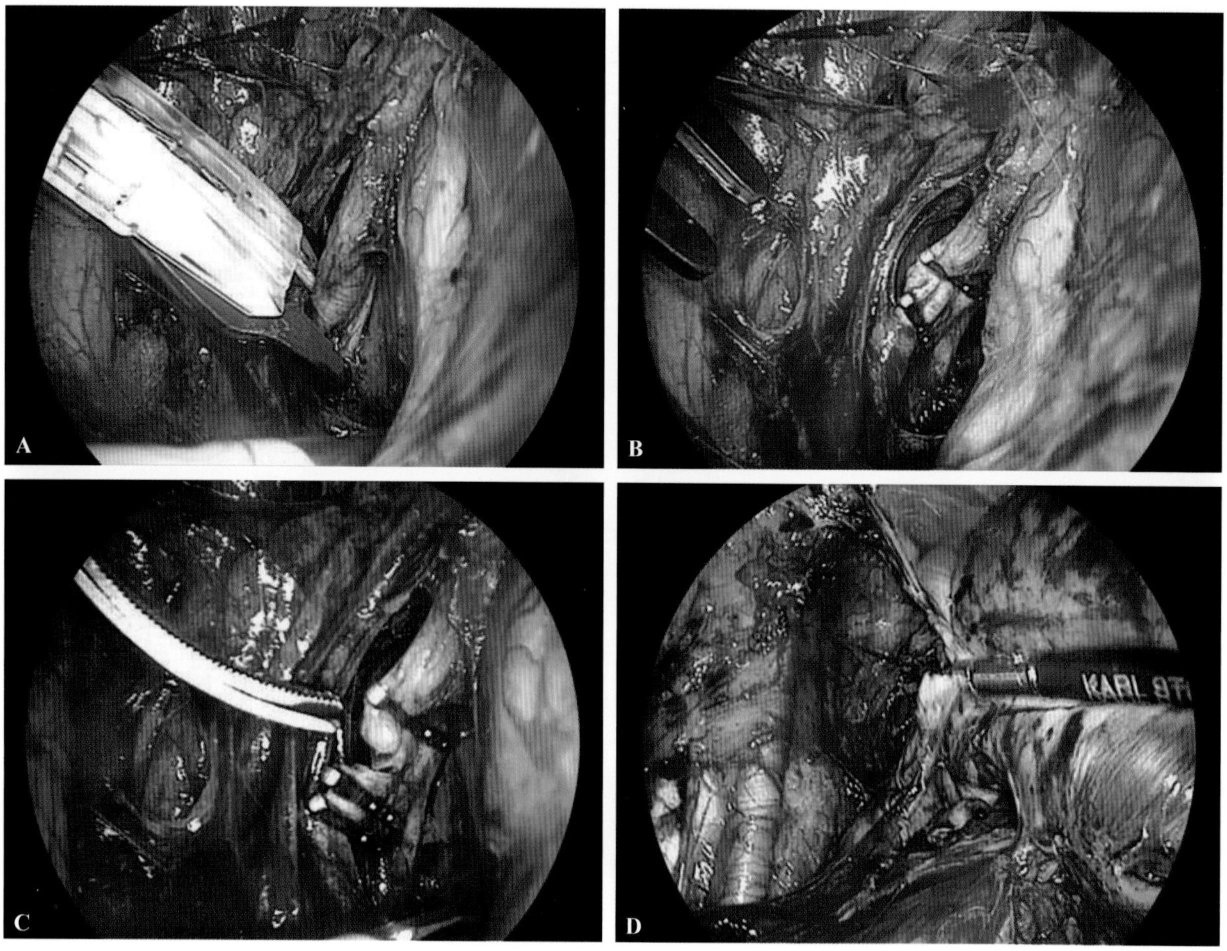

▲ 图 24–77 **A** 和 **B.** 放置血管夹子闭合和切断动脉；**C.** 子宫静脉（深）就在切断的动脉下面；**D.** 显露区域视野。右侧是未变色的子宫，在 **2** 条动脉闭合后

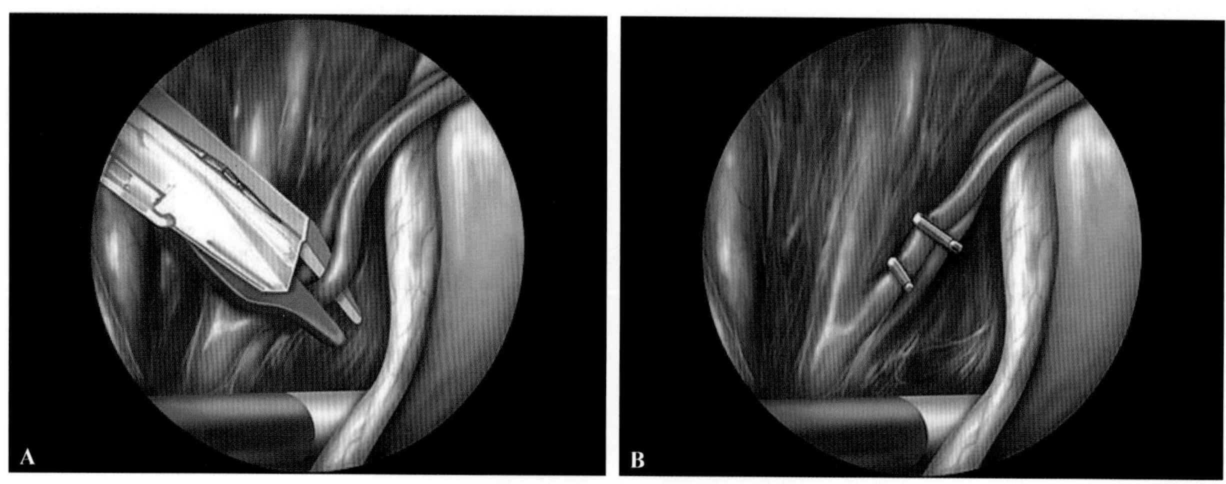

▲ 图 24–78 后腹膜区输尿管于子宫动脉下方穿过的示意图

子宫静脉分为浅静脉和深静脉。分离输尿管后可放置血管夹

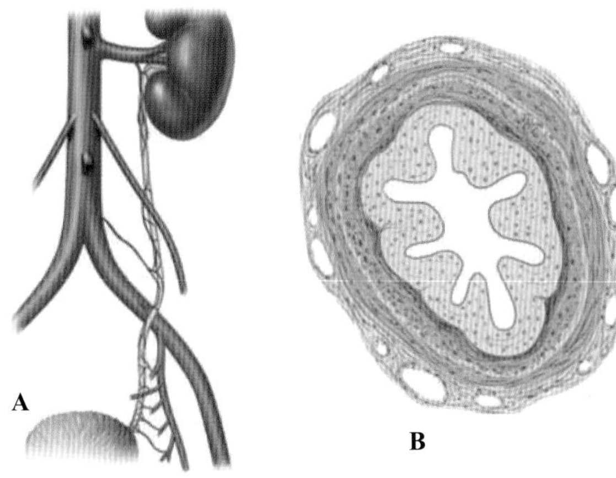


▲ 图 24-79　**输尿管的解剖结构提供了重要的信息**

A. 血管供应来源于上段，包括肾动脉、卵巢动脉和主动脉。下段输尿管由外侧部分（包括髂血管和子宫动脉）血管供应。钝性剥离导致可局部轻微出血。B. 组织学切片显示血管位于外膜。因此，电操作或机械操作损伤外膜后可能导致继发性瘘管和（或）漏尿

周围肌层的增生和肥厚，导致子宫增大和变软。

- 子宫腺肌病以月经过多和痛经为特征，子宫内膜异位症也经常出现。
- MRI 的敏感性和特异性高。然而，阴道超声是可选的诊断工具。最后的诊断是通过子宫标本的组织学检查来确定的。
- 子宫切除术仍然是已完成生育的有明显症状的妇女的治疗选择。对于那些有生育要求的患者，子宫腺肌病的治疗方法与一般的子宫内膜异位症相似，可能包括药物、手术或联合治疗。

## 参考文献

[1] Olive DL, Schwartz LB. Endometriosis. N Engl J Med. 1993;328(24):1759–69.

[2] Kennedy S, Bergquist A, Chapron C, et al. ESHRE guideline for the diagnosis and treatment of endometriosis. Hum Reprod. 2005;20(10): 2698–704.

[3] Sinaii N, Plumb K, Cotton L, et al. Differences in characteristics among 1,000 women with endometriosis based on extent of disease. Fertil Steril. 2008;89(3):538–45.

[4] Engemise S, Gordon C, Konje JC. Endometriosis. BMJ. 2010;340:c2168.

[5] Hughes E, Brown J, Collins JJ, et al. Ovulation suppression for endometriosis. Cochrane Database Syst Rev. 2007; 18(3):CD000155.

[6] Mahmood TA, Templeton A. The impact of treatment on the natural history of endometriosis. Hum Reprod. 1990;5(8):965–70.

[7] Templeman C. et al. Adenomyosis and endometriosis in the California Teachers Study. Fertil Steril. 2008; 90(2):415–24.

[8] Taran FA, Weaver AL, Coddington CC, et al. Understanding adenomyosis: a case control study. Fertil Steril. 2010;94(4):1223–8.

[9] Garavaglia E, Audrey S, Annalisa I, et al. Adenomyosis and its impact on women fertility. Iran J Reprod Med. 2015;13(6):327–36.

[10] Alkatout I, Mettler L (Eds). Hysterectomy–A Comprehensive Surgical Approach. London; Springer Science; 2016.

[11] Reinhold, C, Tafazoli F, Mehio A, et al. Uterine adenomyosis: endovaginal US and MR imaging features with histopathologic correlation. Radiographics. 1999;19(Suppl 1 Special issue):S147–60.

[12] Champaneria R, Abedin P, Daniels J, et al. Ultrasound scan and magnetic resonance imaging for the diagnosis of adenomyosis: systematic review comparing test accuracy. Acta Obstet Gynecol Scand. 2010;89(11):1374–84.

[13] Vercellini P, Consonni D, Dridi D, et al. Uterine adenomyosis and in vitro fertilization outcome: a systematic review and meta–analysis. Hum Reprod. 2014;29(5):964–77.

[14] Benagiano G, Brosens I, Habiba M. Adenomyosis: a life–cycle approach. Reprod Biomed Online. 2015; 30(3):220–32.

[15] Alkatout I, Egberts JH, Mettler L, et al. [Interdisciplinary diagnosis and treatment of deep infiltrating endometriosis.]. Zentralbl Chir. 2015;141(6); 630–8.

[16] Practice Committee of American Society for Reproductive Medicine. Treatment of pelvic pain associated with endometriosis. Fertil Steril. 2008;90(5 Suppl):S260–9.

[17] Schindler AE. Kombiniertes chirurgisch–hormonelles Management der Endometriose. Zentralbl Gynakol. 1999; 121(7):325–9.

[18] Zupi E, Marconi D, Sbracia M, et al. Add–back therapy in the treatment of endometriosis–associated pain. Fertil Steril. 2004;82(5):1303–8.

[19] Wong CL, Farquar C, Roberts H, et al. Oral contraceptive pill as treatment for primary dysmenorrhoea. Cochrane Database Syst Rev. 2009;(4):CD002120.

[20] Moore J, Kennedy S, Prentice A. Modern combined oral contraceptives for pain associated with endometriosis. Cochrane Database Syst Rev. 2000;(2): CD001019.

[21] Sheng J, Zhang WY, Zhang JP, et al. The LNGIUS study on adenomyosis: a 3–year follow–up study on the efficacy and side effects of the use of levonorgestrel intrauterine system for the treatment of dysmenorrhea associated with adenomyosis. Contraception. 2009;79(3):189–93.

[22] Mousa NA, Bedaiwy MA, Casper RF. Aromatase inhibitors

in the treatment of severe endometriosis. Obstet Gynecol. 2007;109(6):1421–3.

[23] Ferrero S, Camerini G, Seracchioli R, et al. Letrozole combined with norethisterone acetate compared with norethisterone acetate alone in the treatment of pain symptoms caused by endometriosis. Hum Reprod. 2009;24(12):3033–41.

[24] Alkatout I, et al. Die Rolle der Angiogenese und seiner Inhibitoren in der Gynäkologie. Der Gynäkologe. 2012.

[25] Clement PB. The pathology of endometriosis: a survey of the many faces of a common disease emphasizing diagnostic pitfalls and unusual and newly appreciated aspects. Adv Anat Pathol. 2007;14(4):241–60.

[26] Stegmann BJ, Sinali N, Liu S, et al. Using location, color, size, and depth to characterize and identify endometriosis lesions in a cohort of 133 women. Fertil Steril. 2008;89(6):1632–6.

[27] Wykes CB, Clark TJ, Khan KS. Accuracy of laparoscopy in the diagnosis of endometriosis: a systematic quantitative review. BJOG. 2004;111(11):1204–12.

[28] Buchweitz O, Poel T, Dierich K, et al. The diagnostic dilemma of minimal and mild endometriosis under routine conditions. J Am Assoc Gynecol Laparosc. 2003;10(1):85–9.

[29] Christensen B, Freie HM, Schindler AE. [Endometriosis–diagnosis and therapy. Results of a current survey of 6,700 gynecologists]. Geburtshilfe Frauenheilkd. 1995;55(12):674–9.

[30] Mettler L, Schollmeyer T, Alkatout I. Adhesions during and after surgical procedures, their prevention and impact on women©s health. Womens Health (Lond Engl). 2012; 8(5):495–8.

[31] Alkatout I, Schollmeyer T, Hawaldar NA, et al. Principles and safety measures of electrosurgery in laparoscopy. JSLS. 2012;16(1):130–9.

[32] Abbott J, Hawe J, Hunter D, et al. Laparoscopic excision of endometriosis: a randomized, placebocontrolled trial. Fertil Steril. 2004;82(4):878–84.

[33] Healey M, Ang WC, Cheng C. Surgical treatment of endometriosis: a prospective randomized doubleblind trial comparing excision and ablation. Fertil Steril. 2010; 94(7):2536–40.

[34] Jacobson TZ, Barlow DH, Garry R, et al. Laparoscopic surgery for pelvic pain associated with endometriosis. Cochrane Database Syst Rev. 2001;(4):CD001300.

[35] Crosignani PG, Vercellini P, Biffignandi F, et al. Laparoscopy versus laparotomy in conservative surgical treatment for severe endometriosis. Fertil Steril. 1996;66(5):706–11.

[36] Taylor E. Williams C. Surgical treatment of endometriosis: location and patterns of disease at reoperation. Fertil Steril. 2010;93(1):57–61.

[37] Yeung PP, Jr, Shwayder J, Pasic RP. Laparoscopic management of endometriosis: comprehensive review of best evidence. J Minim Invasive Gynecol. 2009;16(3):269–81.

[38] Alkatout I, Mettler L, Beteta C, et al. Combined surgical and hormone therapy for endometriosis is the most effective treatment: prospective, randomized, controlled trial. J Minim Invasive Gynecol. 2013; 20(4):473–81.

[39] Osada H, Silber S, Kakinuma T, et al. Surgical procedure to conserve the uterus for future pregnancy in patients suffering from massive adenomyosis. Reprod Biomed Online. 2011;22(1):94–9.

[40] Tsui KH, Lee FK, Seow KM, et al. Conservative surgical treatment of adenomyosis to improve fertility: controversial values, indications, complications, and pregnancy outcomes. Taiwan J Obstet Gynecol. 2015;54(6):635–40.

[41] Kovac SR. Route of hysterectomy: an evidencebased approach. Clin Obstet Gynecol. 2014;57(1): 58–71.

[42] Schollmeyer T, Elessawy M, Chastamouratidhs B, et al. Hysterectomy trends over a 9–year period in an endoscopic teaching center. Int J Gynaecol Obstet. 2014;126(1):45–9.

[43] Lefebvre G, Allaire C, Jeffery J, et al. SOGC clinical guidelines. Hysterectomy. J Obstet Gynaecol Can. 2002;24(1):37–61; quiz 74–6.

[44] Stang A, Merrill RM, Kuss O. Hysterectomy in Germany: a DRG–based nationwide analysis, 2005–2006. Dtsch Arztebl Int. 2011;108(30):508–14.

[45] Brummer TH, Seppala TT, Harkki PS. National learning curve for laparoscopic hysterectomy and trends in hysterectomy in Finland 2000–2005. Hum Reprod. 2008;23(4):840–5.

[46] Prevention, C.f.D.C.a., Women's Reproductive health: Hysterectomy Fact Sheet, D.o.R. Health, Editor. 2009: 160. Clifton Rd. Atlanta, GA 30333, USA.

[47] Hanstede MM, Burger MJ, Timmermans A, et al. Regional and temporal variation in hysterectomy rates and surgical routes for benign diseases in the Netherlands. Acta Obstet Gynecol Scand. 2012;91(2): 220–5.

[48] Alkatout I, Bojahr B, Dittmann L, et al. Precarious preoperative diagnostics and hints for the laparoscopic excision of uterine adenomatoid tumors: two exemplary cases and literature review. Fertil Steril. 2011;95(3):119.e5–8.

[49] Nieboer TE, Johnson N, Lethaby A, et al. Surgical approach to hysterectomy for benign gynaecological disease. Cochrane Database Syst Rev. 2009; (3):CD003677.

[50] Lethaby A, Ivanova V, Johnson NP. Total versus subtotal hysterectomy for benign gynaecological conditions. Cochrane Database Syst Rev. 2006;(2):CD004993.

[51] Thakar R, Ayers S, Clarkson P, et al. Outcomes after total versus subtotal abdominal hysterectomy. N Engl J Med. 2002;347(17):1318–25.

[52] Gorlero F, Lijoi D, Biamonti M, et al. Hysterectomy and women satisfaction: total versus subtotal technique. Arch Gynecol Obstet. 2008;278(5):405–10.

[53] Roovers JP, van der Bom JG, van der Vaart CH, et al. Hysterectomy and sexual wellbeing: prospective observational study of vaginal hysterectomy, subtotal abdominal hysterectomy, and total abdominal hysterectomy. BMJ. 2003;327(7418):774–8.

[54] Gimbel H. Total or subtotal hysterectomy for benign uterine diseases? A meta–analysis. Acta Obstet Gynecol Scand. 2007;86(2):133–44.

[55] Ascher–Walsh CJ, Tu JL, Du Y, et al. Location of adenomyosis in total hysterectomy specimens. J Am Assoc Gynecol Laparosc. 2003;10(3):360–2.

[56] Sarmini OR, Lefholz K, Froeschke HP. A comparison of laparoscopic supracervical hysterectomy and total abdominal hysterectomy outcomes. J Minim Invasive Gynecol. 2005;12(2):121–4.

[57] Alkatout I. [Communicative and ethical aspects of physician–patient relationship in extreme situations]. Wien Med Wochenschr. 2015;165(23–24):491–8.

[58] Reich H. Laparoscopic oophorectomy and salpingooophorectomy in the treatment of benign tuboovarian disease. Int J Fertil. 1987;32(3):233–6.

[59] Mettler L, Semm K, Lehmann-Willenbrock L, et al. Comparative evaluation of classical intrafascialsupracervical hysterectomy (CISH) with transuterine mucosal resection as performed by pelviscopy and laparotomy–our first 200 cases. Surg Endosc. 1995; 9(4):418–24.
[60] Semm K. Hysterectomy via laparotomy or pelviscopy. A new CASH method without colpotomy. Geburtshilfe Frauenheilkd. 1991;51(12):996–1003.
[61] Hohl MK, Hauser N. Safe total intrafascial laparoscopic (TAIL) hysterectomy: a prospective cohort study. Gynecol Surg. 2010; 7(3):231–9.
[62] Schüssler B, Scheidel P, Hohl MK. Hysterektomie Update. Frauenheilkunde aktuell, 2008;3:4–12.
[63] Veress J. Neues Instrument zur Ausführung von Brust- und Bauchpunktionen und Pneumo thoraxbehandlung. Deutsche medizinische Wochenschrift, 1938;64:1480–1.
[64] Alkatout I, Mettler L, Maass N, et al. Abdominal anatomy in the context of port placement and trocars. J Turk Ger Gynecol Assoc. 2015;16(4): 241–51.
[65] Altman D, Falconer C, Cnattinguis S, et al. Pelvic organ prolapse surgery following hysterectomy on benign indications. Am J Obstet Gynecol. 2008;198(5): 572.e1–6.
[66] Thompson JD, Warshaw J. Hysterectomy. In: Rock JA, Thompson, JD (Eds). Te Linde's Operative Gynecology. Philadelphia, PA: Lippincott Raven; 1996. p. 771–854.
[67] van Herendael B. Strategies to prevent vaginal vault descent during hysterectomy. In: Mettler L (Ed). Manual of New Hysterectomy Techniques. New Delhi: Jaypee Brothers Medical Publishers; 2007. p. 82–5.
[68] Hur HC, Guido RS, Mansuria SM, et al. Incidence and patient characteristics of vaginal cuff dehiscence after different modes of hysterectomies. J Minim Invasive Gynecol. 2007;14(3):311–7.

# 第 25 章　深部浸润子宫内膜异位症的诊断及治疗

# Surgical Aspects and Therapeutic Modalities of Deep Infiltrating Diagnosis

Ingo von Leffern　著

王邦国　译　　郑春花　校

## 一、概述

深部浸润子宫内膜异位症（deep infiltrating endometriosis, DIE）意味着不止一个组织被侵犯，包括腹膜及更深的腹膜后组织（如肌层或肠黏膜、腹膜后脂肪组织）、脐、神经、输尿管、膀胱、子宫骶韧带、直肠阴道间隙和阴道、横膈或心包膜。

腹膜深部子宫内膜异位症是指异位病灶浸润腹膜表面以下≥ 5mm [1]。DIE 手术治疗的方法和方式取决于子宫内膜异位病变的位置。

- 注意不同组织的特性！
- 每个解剖结构和每个器官都有其自身的优缺点！

在这一章中，对各种组织、解剖结构和器官及治疗方法进行了说明和图示。

### 基本注意事项

考虑到 DIE 的手术治疗具有一些技术挑战，并可能发生许多潜在的并发症 [2, 3]，首先要解决的问题是：为什么我们选择手术的方式？我们的目标是什么？

患者的主要治疗目标应根据生活质量、严重程度、症状持续时间和频率、患者的个人需要和严重并发症的预期风险来制订。

生活质量应包括性功能及其满意度。由 U. van den Broeck 等 [3] 进行的一项对照研究显示，手术后 6 个月，与未切除肠组相比，肠切除组在 Beck 抑郁量表（Beck Depression Inventory, BDI）中显著降低（$P$=0.05）。通过短期性功能量表（Short Sexual Functioning Scale，SSFS）进行评测发现，肠切除组性交痛和性高潮问题的发生率较低（$P$=0.05），严重的性高潮问题也降低了（$P$=0.05），这些数据表明，治疗子宫内膜异位症的根治性但保留生育能力的手术，无论是否切除肠，在抑郁水平、人际关系、满意度和性功能方面的心理效果都是相当好的。

好的生活质量也意味着摆脱疼痛。子宫内膜异位症根治性切除是治疗盆腔疼痛的有效方法 [4]。然而，有时候少即是多，或者换句话说，少即是好！

对于肠或膀胱子宫内膜异位症的手术治疗有两种选择，一种是保守的方法（肠或膀胱病灶剥除并保留相关器官），另一种是根治性方法（节段性肠切除或部分膀胱切除）[5]。

众所周知，当前文献中提出和讨论的外科治

疗方案在不断变化。当前，已经放弃了更激进的治疗方法，而采用了创伤较小的组织保留外科手术。近年来，剥除技术越来越受到人们的认可，正逐渐成为一线治疗方式，现在被广泛用于肠和（或）膀胱子宫内膜异位病灶切除的病例。目前，外科医生甚至开始将药物治疗作为有效缓解疾病相关症状的替代治疗方案[5]。

子宫内膜异位症，特别病变严重患者，需要由熟练的外科医生进行准确治疗。手术必须由专门治疗子宫内膜异位症的外科医生进行。在遵守解剖完整性和降低医源性生育损伤风险的同时，必须彻底切除病灶。

与大多数其他手术方法不同，DIE 的外科治疗应基于多学科协作的方式，使患者能得到由高水平的专家团队提供的最佳治疗。

对于那些有生育要求患者，应该个体化选择治疗方案。为了保持生殖器官的完整性，手术必须以一种更加保守和极其谨慎的方式完成，即采用分阶段手术的方法，以防止术后粘连的形成。

对于这类患者，我们在初次手术后 6～8 周进行第二次腹腔镜检查，并进行粘连松解、输卵管通液及预防粘连复发的治疗。

图 25-1 显示了二次手术后约 6 个月内妊娠的妇女在第一次和第二次手术后的手术部位情况。

谨记 DIE 是一种良性疾病。目前，并没有科学证据表明任何情况下都应将手术清除 100% 病灶视为主要目标。

- 是否需要完全切除？

此外，几乎不可能识别和清除每一个子宫内膜异位细胞。在大量的病例中，发现淋巴结内存在子宫内膜异位病变[6]。就我所知，这些病变不会引起任何疾病或疼痛，因此作者建议不要尝试系统切除。

目前对于是否应该切除不会引起疼痛的深部浸润性子宫内膜异位症结节还没有定论。除此之外，子宫内膜异位病灶残留是否可能是复发的原因也是困扰临床的一大难题。

然而，相反，目前对于有症状的子宫内膜异位症的患者在可行的范围内尝试几乎完全切除病灶是不存在争议的，其中包括不孕。

作者建议根除可见的子宫内膜异位病变，但是，在肠道区域要更加小心。肠道区域 DIE 的患者手术后严重并发症的发生率使我们在肠道部位根治性手术过程中更加谨慎中对这个部位进行了适当的控制。有时，为了避免损伤，将子宫内膜异位病变从肠道切除时可选择留下一层包裹结节的纤维包膜。

因复发性疾病最常见于阴道后穹隆[7]，且该区域的创面往往愈合良好，因此建议完整切除该区域的病灶。

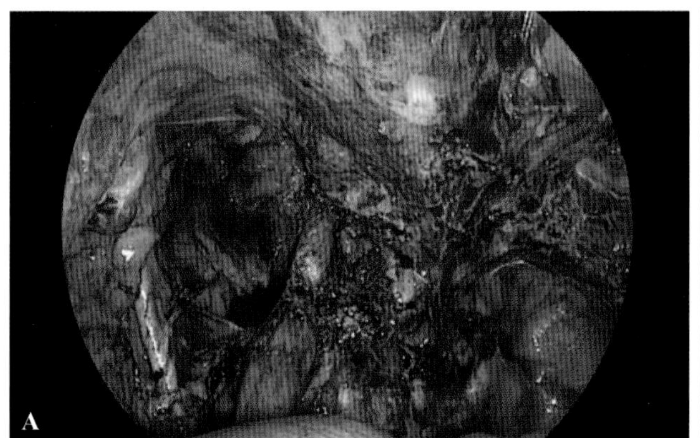


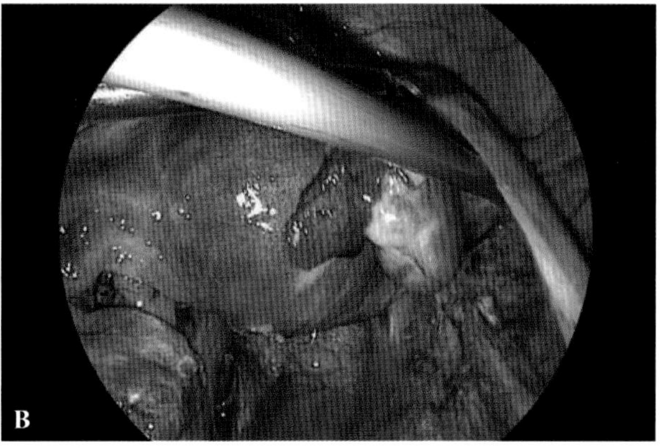


▲ 图 25-1　A. 首次术后部位情况；B. 二次手术部位情况

## 二、手术方法和仪器

在可能的情况下，应选择微创的腹腔镜方法。

熟练的腹腔镜手术技巧可以准确地治疗深部浸润子宫内膜异位症，且降低组织器官损伤的风险。

当无法实施腹腔镜手术，或者术中发现腹腔镜手术困难时，建议毫不犹豫中转剖腹手术。

### （一）卵巢和子宫固定术

举宫器（如 Valtchev 适配器）的使用为腹腔镜探查直肠、直肠子宫陷凹或直肠阴道间隙提供很大的帮助。

从作者的角度来看，临时使用厚的单丝缝合线进行经腹子宫固定术[8]（用一根长而直的针穿过腹壁，然后引导穿过宫底，再穿出腹壁，在腹壁外用 Kocher 钳夹住缝合线）是有一定帮助的。

临时子宫固定术可有效上提子宫，术中不需要放置举宫器。

同样的方法也可用于卵巢的临时悬吊，使其远离手术部位。一些外科医生使用这种方法来预防粘连，其选择术后保留缝合线 48～72h。但是到目前为止，还没有权威的证据支持这种方法在预防粘连形成中有效，仅有少量不具有代表性的案例报道，图 25-2 显示了腹壁外卵巢固定术技术。

### （二）器械

在本章无法提到腹腔镜手术治疗子宫内膜异位症的所有不同器械。

在接下来的文章中，作者将重点介绍具有争议性的单极钩 / 单极针状电极（图 25-3），这些一直是医生们争论的话题。它被一些外科医生所喜爱，同时又被另一些医生所排斥。

该仪器的优点在于其允许外科医生可同时切割和电凝，在无须电凝的情况下也可调整为纯切割模式，并且可以使用非常短间隔的间断切割电流进行精确到毫米的切割和电凝。

与激光手术类似，在高频电手术操作中，切割电流被用来切割组织，其几乎不会造成坏死，也不会导致周围组织电凝。

单极钩 / 针的另一个优点是切割组织无需额外的压力。当切割和电凝时，电极只需与目标组织近距离接触就可完成。当使用电凝模式时，仪器尖端与待处理组织之间根本不需要接触。

电极的质量很小，以至于它能在瞬间冷却。关闭电流后意外接触到邻近组织，不发生医源性烧伤。

然而，单极电极也有一些缺点。单极电流可能远远超出靶区到其他组织。它扩散的方向是外科医生无法控制的，并且受不同组织电导率的影响。

使用单极电流也有刺激远端神经的风险，可能导致自发的肌肉抽搐或身体抽搐。这在靠近大血管的手术中尤其危险。

注意：单极电流不能在任何神经附近使用，因为这可能导致医源性损伤！

如果遵守这些规则，该仪器在无创、快速、腔内操作方面是比较理想的。此外，它是非常便宜的。

## 三、深部浸润子宫内膜异位症和生育

子宫内膜异位症影响 10%～15% 的育龄妇女，其中 20% 甚至患有 DIE。

生育能力低下是子宫内膜异位症患者常见的问题。不幸的是，这种疾病的潜在病理机制还不明确。

对于子宫内膜异位症患者，不孕的管理包括手术、药物治疗及使用辅助生殖技术。在不孕方面，微创技术的使用已被证明比开放手术方法的效果更好。

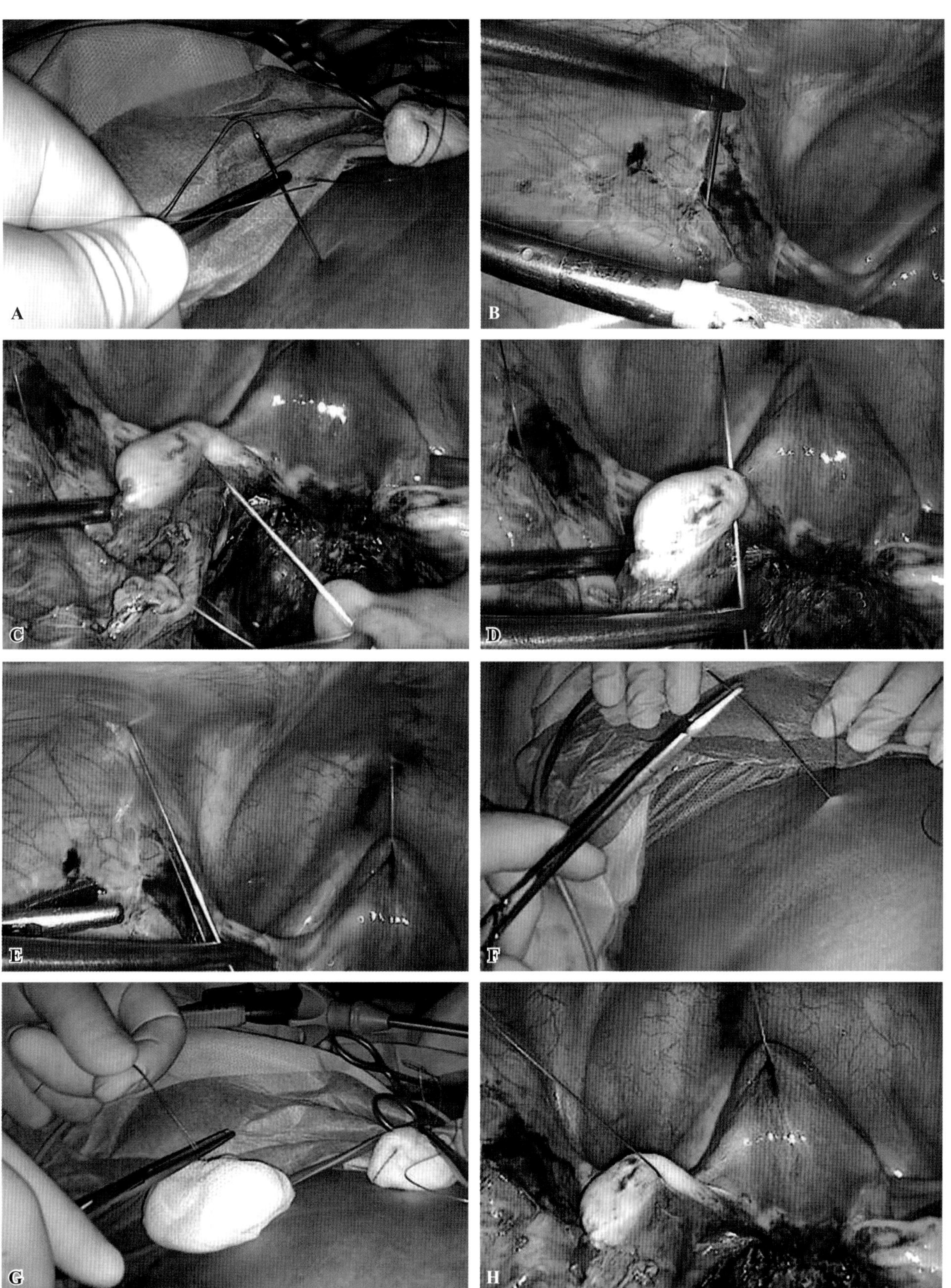


▲ 图 25-2　**A.** 针穿过腹壁；**B.** 从腹壁内部抓针；**C.** 针放置在卵巢；**D.** 针穿过卵巢；**E.** 针由内穿出腹壁；**F.** 拔出缝合线；**G.** 用 **Kocher** 钳夹住缝合线的两端；**H.** 最后完成子宫和左卵巢悬吊

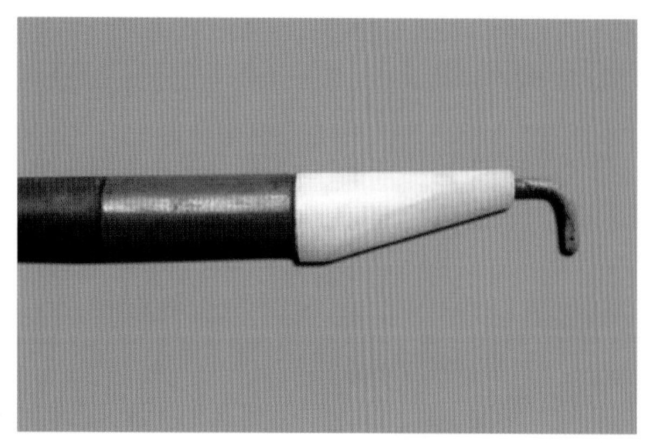

▲ 图 25-3　带陶瓷头的单极钩

根据目前的文献，腹腔镜切除技术已被证实其在治疗轻微和中度子宫内膜异位症中的优点。但是在严重的子宫内膜异位症病例中，现有的数据是不充分的。因重度子宫内膜异位症患者外科手术治疗过程中风险显著升高，因此对于治疗的主要目的是改善患者的生育状况的患者，行外科手术治疗是不合理的 [9]。

但是，Cohen 等的一篇回顾性研究表明，在无肠道受累的 DIE 病例中，只有手术治疗可提高自然妊娠率 [10]。

对于那些肠道受累的妇女，较低的自然妊娠率和相对较高的总体妊娠率表明，通过手术和药物联合辅助生殖（medically assisted reproduction，MAR）治疗可以获得益处。

Stepniewska 等 [11] 对三组患者术后情况进行了 4 年左右的观察，分析各组的月生殖率（monthly fecundity rate，MFR）。行结肠直肠节段切除的子宫内膜异位症患者的 MFR 为 2.3%。仅行子宫内膜异位病灶剥除未切除肠段的子宫内膜异位症患者的 MFR 仅为 0.84%。最后，没有任何肠道受累的 DIE 患者的 MFR 为 3.95%，具有显著差异。

与 Cohen 等的结果和结论一致 [10]，其认为为了提高生育能力最好切除受影响的肠。简而言之，累及肠道的 DIE 似乎与生育能力下降有关，可以通过适当的外科治疗来提高生育能力。

## 四、子宫骶韧带的深部浸润子宫内膜异位症

骶韧带是 DIE 最常累及的解剖区域之一。从这个位置，子宫内膜异位延伸到阔韧带、直肠阴道间隙、直肠旁间隙和输尿管周围区域。

由于其邻近输尿管、肠和盆腔丛神经，行子宫骶韧带病灶根治性切除手术尤其复杂，术中必须保持这些神经的完整性。医源性损伤可能导致泌尿系统功能障碍，甚至无法修补 [12, 13]。双侧韧带病灶的根治性切除可导致膀胱弛缓和排便困难。

难治性神经性膀胱弛缓可能需要永久性的自主导尿 [14]。这种严重的并发症将严重降低患者的生活质量，其程度甚至超过子宫内膜异位症本身。

膀胱功能障碍和神经性弛缓甚至发生在初次手术后数年。术后短时间内这些症状有时可能比较隐匿，因此负责后续管理的医生往往不能及时发现 [15]。

尽量保护输尿管周围组织的完整性，以防止盆腔丛的神经网受到损伤！如果可能的话，建议保留部分骶韧带和直肠旁的部分脂肪组织。

如果 2 个骶韧带都受到疾病的侵犯，建议留下部分子宫内膜异位病灶，放弃根治性切除术 [15]。

膀胱丛是骶神经丛的一部分，由非常纤细的神经组成，其很难定位。有时，可能需要首先追踪盆丛的较大部分，即骶神经根（图 25-4 和图 25-5A），然后跟踪它们的尾部寻找膀胱丛的细支。在输尿管内侧和骶韧带外侧进行分离可以确定骶神经根的位置（图 25-5B）。

在阔韧带中，应该可以看到位于血管下方子宫深静脉上神经部的小神经纤维（图 25-5C）。因此，子宫深静脉构成了子宫阔韧带血管部和神经部的边界。

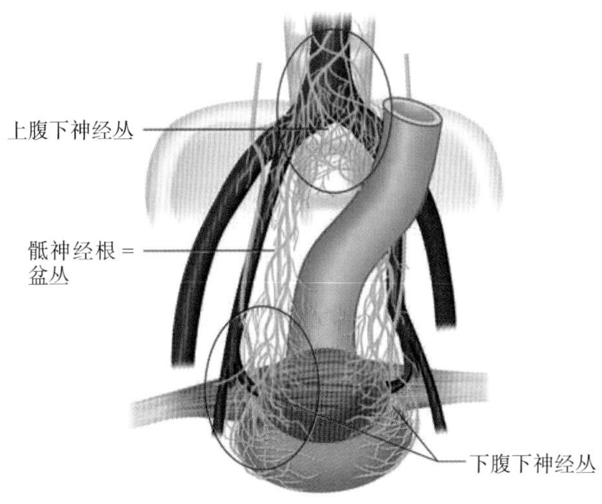


▲ 图 25-4　盆丛和腹下神经丛的示意图

## 五、神经受累的深部浸润子宫内膜异位症

偶尔，神经受到子宫内膜异位症的影响，如果涉及运动神经，可能导致肌肉功能障碍。如果感觉神经受累，这些神经的刺激则可能引起疼痛症状或感觉的不适。

目前有关于坐骨神经子宫内膜异位引起的周期性坐骨神经痛 [16]，以及许多其他神经受累的 DIE 病例的报道。文献中提及一些关于子宫内膜异位症沿自主神经向腰骶神经丛，远端至坐骨神经，近端至脊神经的神经周围扩散的案例。

子宫内膜异位还可能影响股神经 [17] 和盆腔侧壁神经，如闭孔神经（图 25-6）。如图 25-6 所示，切除腹膜延伸至髂骨的 DIE 病灶可见闭孔神经。可见输尿管内膜异位症及髂骨骨膜层受侵犯，但神经未受累。

如图 25-6 所示，采用分层神经松解术治疗子宫内膜异位相关的闭孔神经压迫。

腹膜后神经可以受累而腹膜上无明显的 DIE 征象。如图 25-7A 所示，仅在卵巢窝腹膜上可见少量纤维性回缩。患者患有严重的周期性坐骨神经痛。磁共振（MRI）扫描显示子宫内膜异位累及臀上神经和坐骨神经周围区域。打开腹膜发现一串瘢痕状

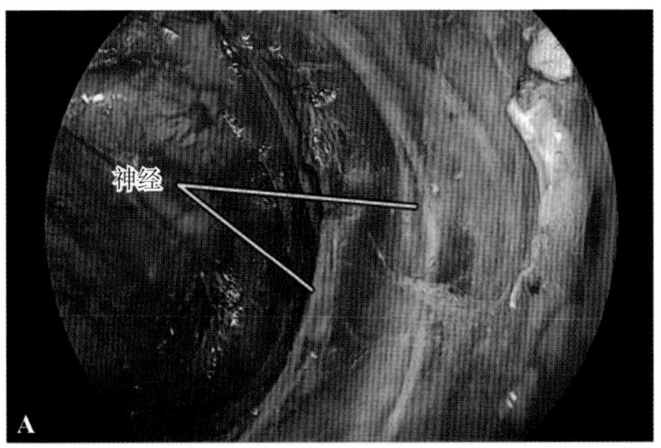


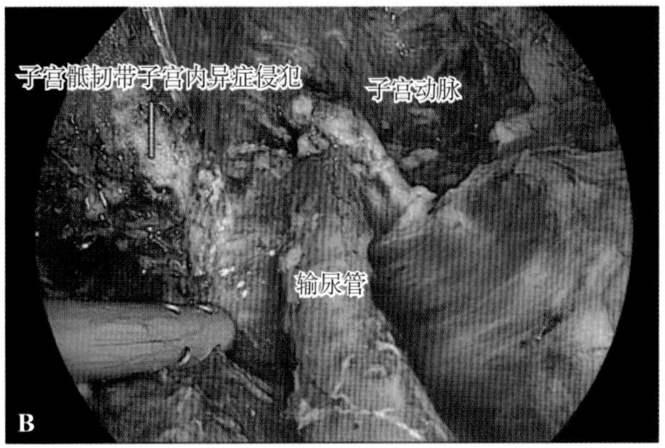


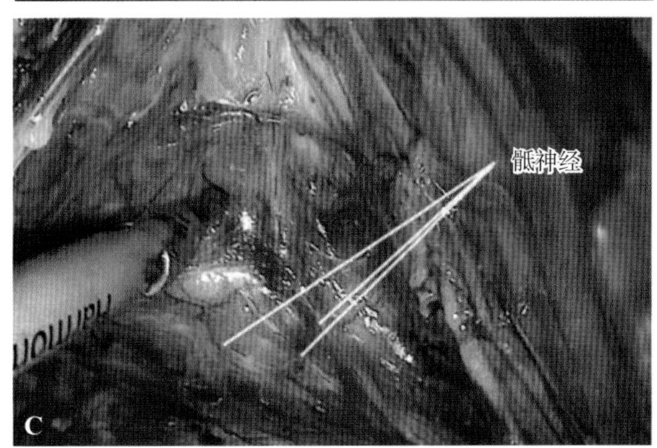


▲ 图 25-5　**A.** 骶神经根；**B.** 解剖标志；**C.** 下腹下神经丛的骶神经

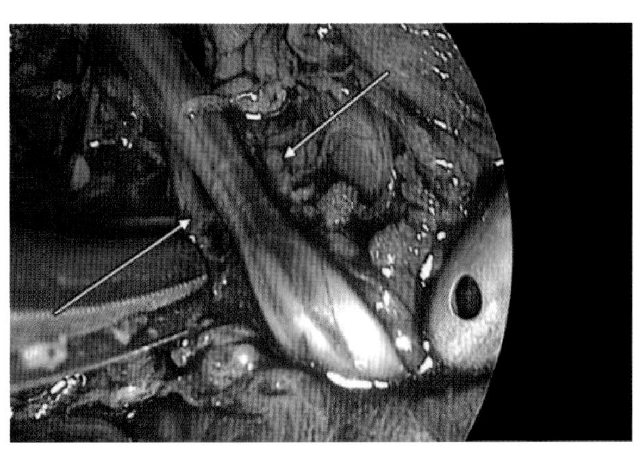

▲ 图 25-6　右闭孔神经受压征象

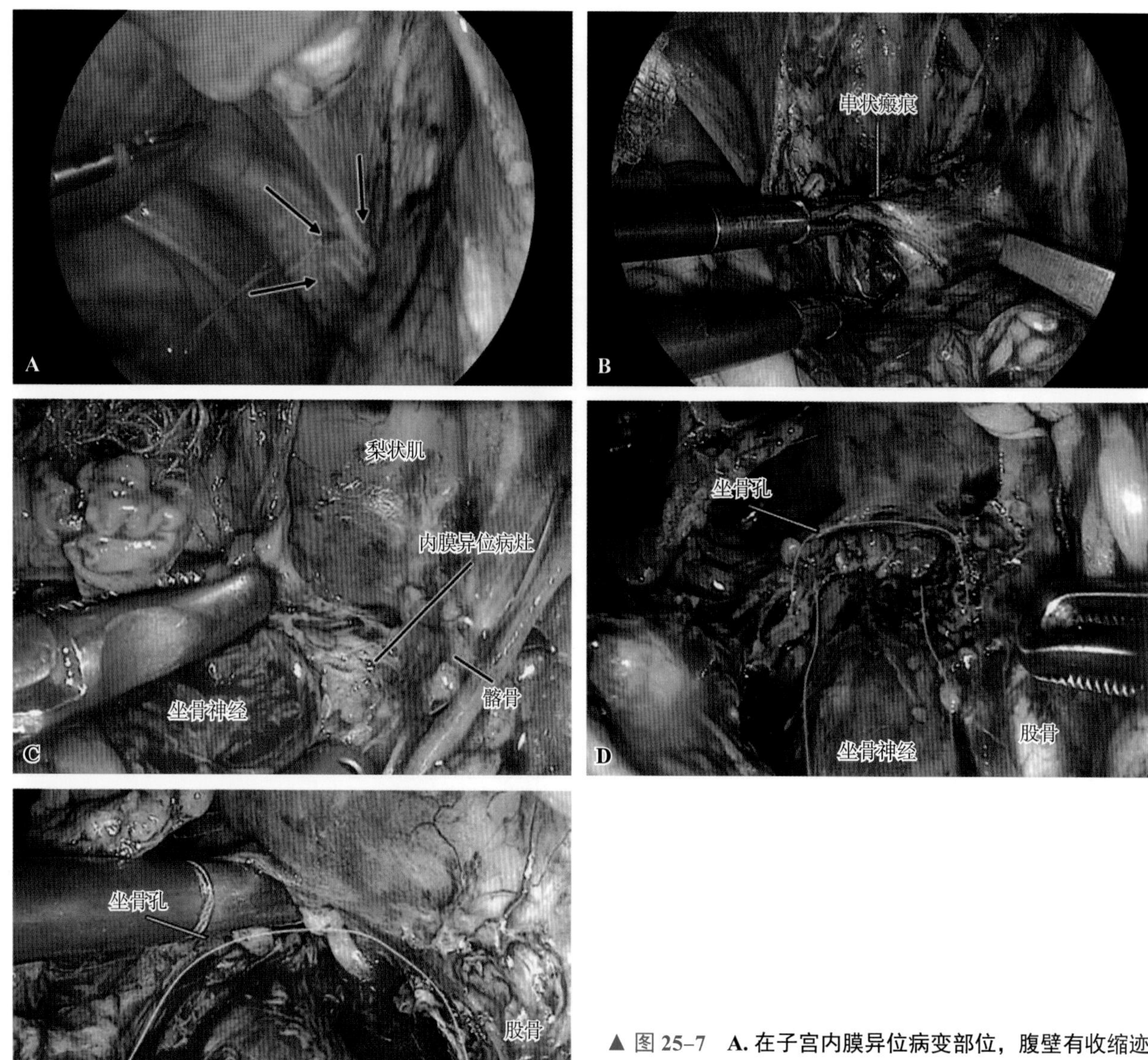


▲ 图 25-7 **A.** 在子宫内膜异位病变部位，腹壁有收缩迹象；**B.** 观察到有瘢痕的、线状的子宫内膜异位病变；**C.** 子宫内膜异位症压迫坐骨神经；**D.** 坐骨孔完全被子宫内膜异位症浸润；**E.** 无病灶的坐骨孔视图

病变（图 25-7B）附着在闭孔和髂骨上，特别是在坐骨大切迹周围。闭孔神经没有受到影响。

如图 25-7C 所示，坐骨神经被 DIE 包裹并收缩。一旦通过切除子宫内膜异位病变使该神经部分骨化（图 25-7D），坐骨神经则可能明显被包裹。但是通过冷剪刀切除子宫内膜异位病变后，坐骨神经孔打开，神经受压得以减轻（图 25-7E）。随访报告中患者无周期性坐骨神经痛症状。

在进行神经松解术时，不要使用电器械（单极或双极）或任何发热装置（如超声刀）。应直接或用冷剪刀进行分离病灶。有时可选用水切割。

## 六、输尿管深部浸润子宫内膜异位症

输尿管子宫内膜异位症常伴有腹膜 DIE。输尿管前方的腹膜区是盆腔侧壁子宫内膜异位的易发部位。

- 证据表明，子宫内膜异位症倾向于侵犯输尿管！

输尿管的子宫内膜异位可能只是表面的，但也可能是侵袭性的，并完全包围输尿管。随着疾病的进展，子宫内膜异位症可以深入到输尿管，这种情况称为内在输尿管子宫内膜异位症。

继发性输尿管闭锁或原发性输尿管闭锁可能导致肾积水，这是立即手术的绝对指征。

手术的目的是将输尿管从狭窄的组织中分离出来，并从根本上切除该区域的子宫内膜异位症以防止疾病的复发。

在输尿管粘连松解过程中要特别小心，尤其是在输尿管血液供应区域。应尽可能完整保留输尿管外膜层，并与伴随神经保持适当的距离。

图 25-8A 和 B 示一个受内在子宫内膜异位影响的输尿管，其管径发生明显改变。最明显的是严重狭窄的节段近端明显扩张。即使在手术前已经植入了支架，受影响的输尿管似乎仍发生了偏移。狭窄段和子宫内膜异位症部分必须完全切除。

在肾积水或输尿管狭窄的手术中，术前放置双 J 支架是必要的。一些外科医生选择在所有可能需要输尿管粘连松解的手术中使用支架。

大多数情况下输尿管的识别和解剖都相对很容易，建议多数情况下尽量避免放置支架。且放置支架后常常导致的疼痛和出血也是个棘手的问题。

### 输尿管部分切除

第一步，切除 3～4cm 的输尿管，然后端－端吻合[18]，其中重点是行无张力吻合。为了达到良好的效果，切除的节段不能太靠近膀胱，因为该区域血液供应不足。

如因切除部分长度问题或输尿管固定不动而不能进行端－端吻合，建议改用膀胱输尿管再植。

鉴于妇科医生常缺乏妇科泌尿方面的手术经验，强烈建议在这些情况下求助于泌尿科医生。在部分切除时，输尿管远端（图 25-8C）和近端（图 25-8D）的手术操作应使用冷剪横切，防止输尿管坏死风险。

接下来，将需要切除的中间部分去除（图 25-8E），并确保输尿管两端无瘢痕组织，无子宫内膜异位症征象，且血管供应良好。

第二步，在输尿管的远端和近端进行纵向切口切割，切口长度为 7～10mm，偏移 180°（图 25-9）。为了防止因瘢痕缩小而引起的输尿管狭窄，建议行竹片状切割。

随后，放置对角缝合线（图 25-8F、图 25-10 和图 25-11）。

建议使用细的可吸收缝合线（如 USP 5-0）。接下来，完成输尿管的吻合。可以进行连续对角缝合，也可以使用间断打结缝合（图 25-8G 和图 25-12）。

抓住角缝合线的短尾，使输尿管向任何需要的方向移动，使输尿管的整周都能清楚地看到。如有漏尿，可使用软导管并应放置 1～2 天。膀胱导管应放置 3 天，支架应在 2～4 周内取出。围术期建议只用 1 种注射用抗生素预防感染。

*风险和并发症*

尿性囊肿。

尿路感染。

输尿管狭窄复发。

## 七、膀胱深部浸润子宫内膜异位症

最常见的膀胱子宫内膜异位症可以通过超声成像很好地识别（图 25-13）。由于阴道超声探头其固有的动态特性，可用于移动膀胱壁、子宫甚至子宫内膜异位结节，以区分光滑、可移动的组织层与致密、粘连的组织。有时，MRI 检查可提供更完整的信息（图 25-14）。这在子宫内膜异位症病变、膀胱壁和子宫的超声密度相似的情况下尤其有用。

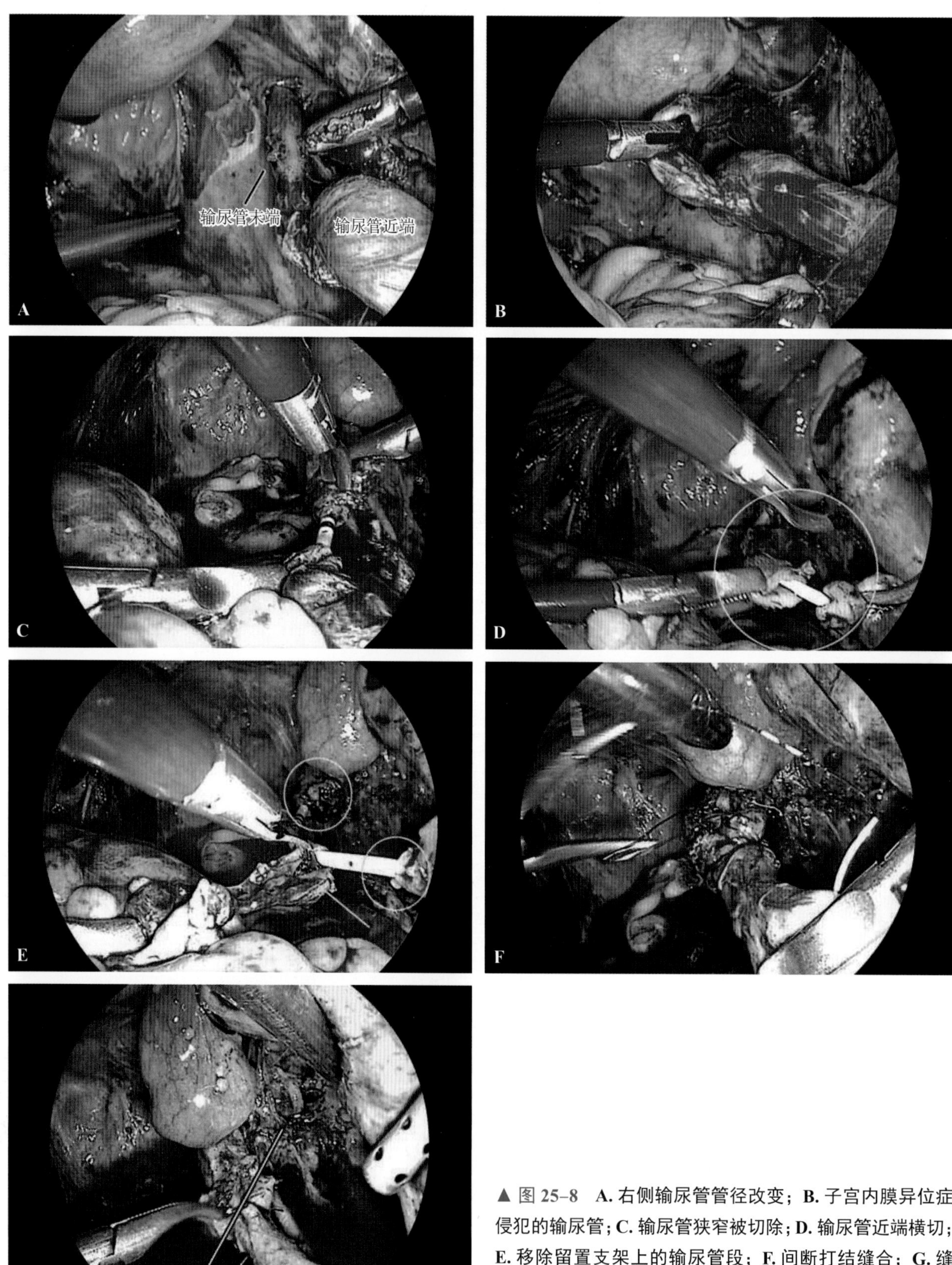


▲ 图 25-8 **A.** 右侧输尿管管径改变；**B.** 子宫内膜异位症侵犯的输尿管；**C.** 输尿管狭窄被切除；**D.** 输尿管近端横切；**E.** 移除留置支架上的输尿管段；**F.** 间断打结缝合；**G.** 缝合完成的最后外观

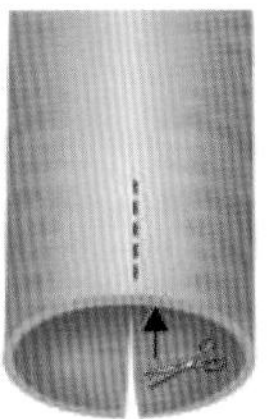

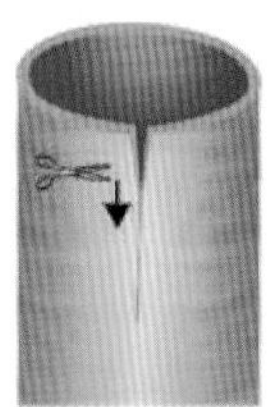

▲ 图 25-9 输尿管两端均为竹片状

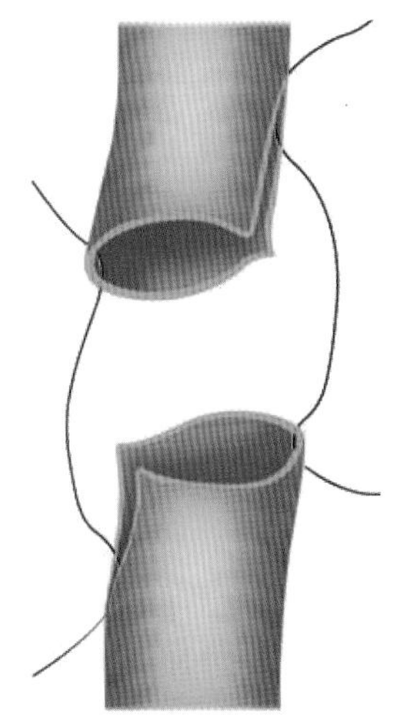

▲ 图 25-10 对角放置缝合线

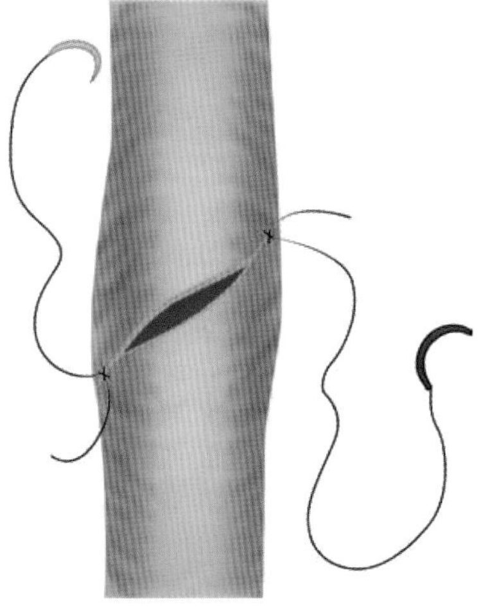

▲ 图 25-11 完成打结

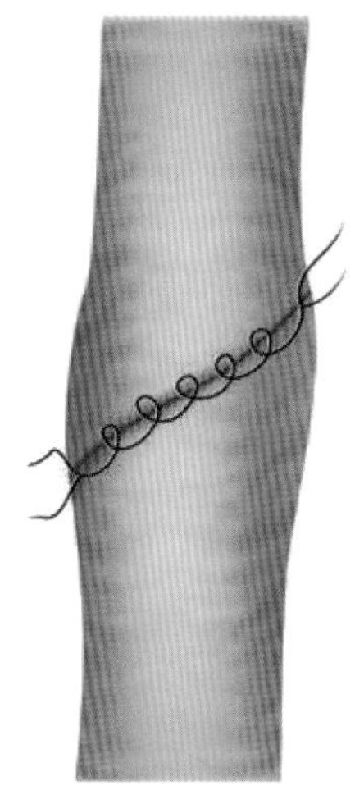

▲ 图 25-12 连续缝合

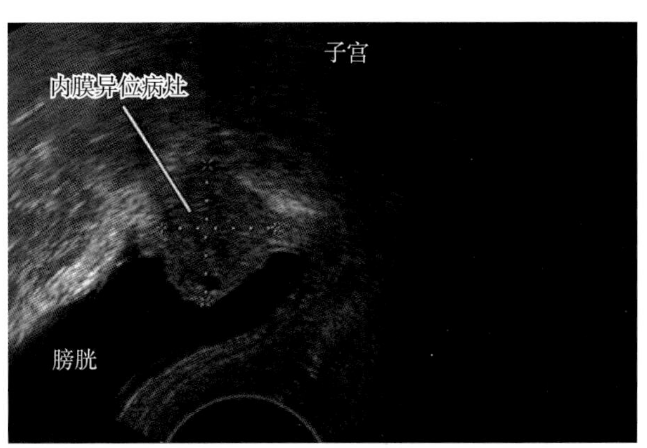


▲ 图 25-13 膀胱壁子宫内膜异位的超声图像

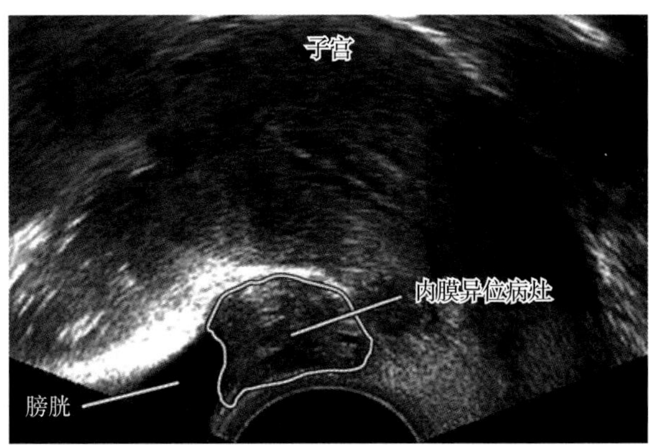


▲ 图 25-14 子宫与膀胱间子宫内膜异位的超声表现

膀胱深度浸润通常导致与月经周期同步的膀胱疼痛，有时表现为少量或大量血尿。偶尔可在膀胱镜检查中发现 DIE，但并非所有病例都如此。

通常，子宫内膜异位病灶位于子宫和膀胱之间的腹膜反折处（图25-15）。因此，在大多数情况下，病变可能侵犯膀胱的浆膜和膀胱顶。根据子宫内膜异位生长的程度，可累及输尿管口附近或输尿管本身。

为了保持输尿管及入口的完整性，在手术前应置入双侧输尿管支架，以便确定入口的位置。术前应尽可能充分获取有可能泌尿道异常的信息。

这些异常的发生率约是1/150。膀胱镜检查和输尿管支架置入可以发现未知的副输尿管。如图25-16所示，已开放的膀胱，右侧放置1个支架，左侧放置2个支架。

第3个支架及右输尿管近端非常接近被移除的病变。该支架有助于识别输尿管内口。部分膀胱壁可易于通过腹腔镜手术切除。

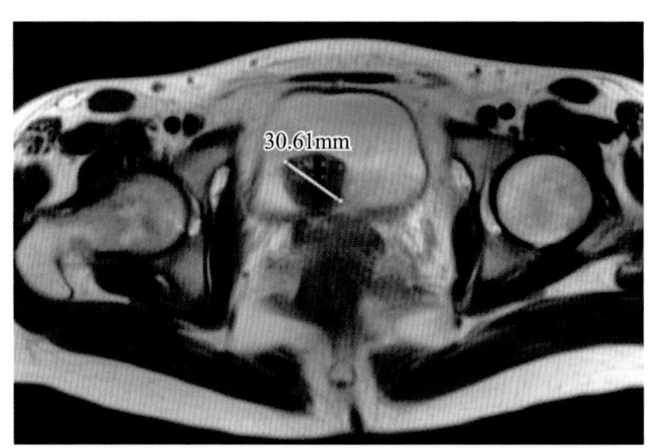


▲ 图25-15 横断面MRI显示子宫内膜异位症结节

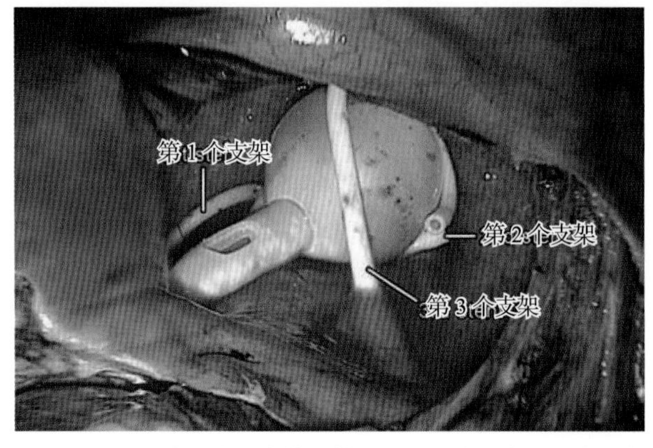


▲ 图25-16 膀胱内3个输尿管支架，左边1个，右边2个

在开始切除前，膀胱内灌注200～300ml水有助于显露子宫内膜异位病灶和健康膀胱壁的边界。可以用单极钩/针或超声刀切开膀胱。注意不要过度使用电凝止血和避免产生大面积坏死，术中逼尿肌的轻微出血无须特殊处理。

如果手术医生能够坚持非创伤性剥离、无张力接触伤口边缘和正确的缝合技术，膀胱修复的伤口通常愈合得很好。

有时病灶被健康的腹膜遮盖，很难被识别（图25-17A）。在这种情况下，通过参考术前超声或MRI图像追踪病灶位置。

打开腹膜后需确定病变的边缘，避免过度切除健康的膀胱组织（图25-17B）。术中应尽量完整切除病变，但是三角区及输尿管口需特别谨慎。建议在膀胱壁安全的位置切开膀胱（图25-17C），然后抽吸生理盐水并将腹腔镜置入膀胱（图25-17D）。

在沿着病变的边缘进行切除时，必须注意不要越过预定的边界。术中避免过度切除健康组织，防止术后缝合线有张力，从而避免其可能导致膀胱容量下降。

切除病灶后用USP 3-0可吸收编织线缝合膀胱切口。为了节省第1个结，可以在线的末端打一个小标记结（图25-17E）。

为了达到无张力缝合，在缝合膀胱造口前，可在膀胱腹膜反折处广泛打开腹膜，并从耻骨上分离膀胱进行膀胱游离。

确认了膀胱三角的位置后，建议从膀胱切口的右侧开始连续双侧缝合，首先关闭黏膜，后缝合浆肌层。膀胱闭合术采用双层缝合。应该注意的是，缝合过程中应保持相应的针距，每一针内的组织几乎相等，它们之间的间隔相似[19]。并指导助手在提拉缝合线时，将缝合线对齐并使缝合线处于中等张力（图25-17F）。

第二层用与第一层相同材料的缝合线加固并掩埋第一层缝合线。于第一层缝合线右侧边缘稍

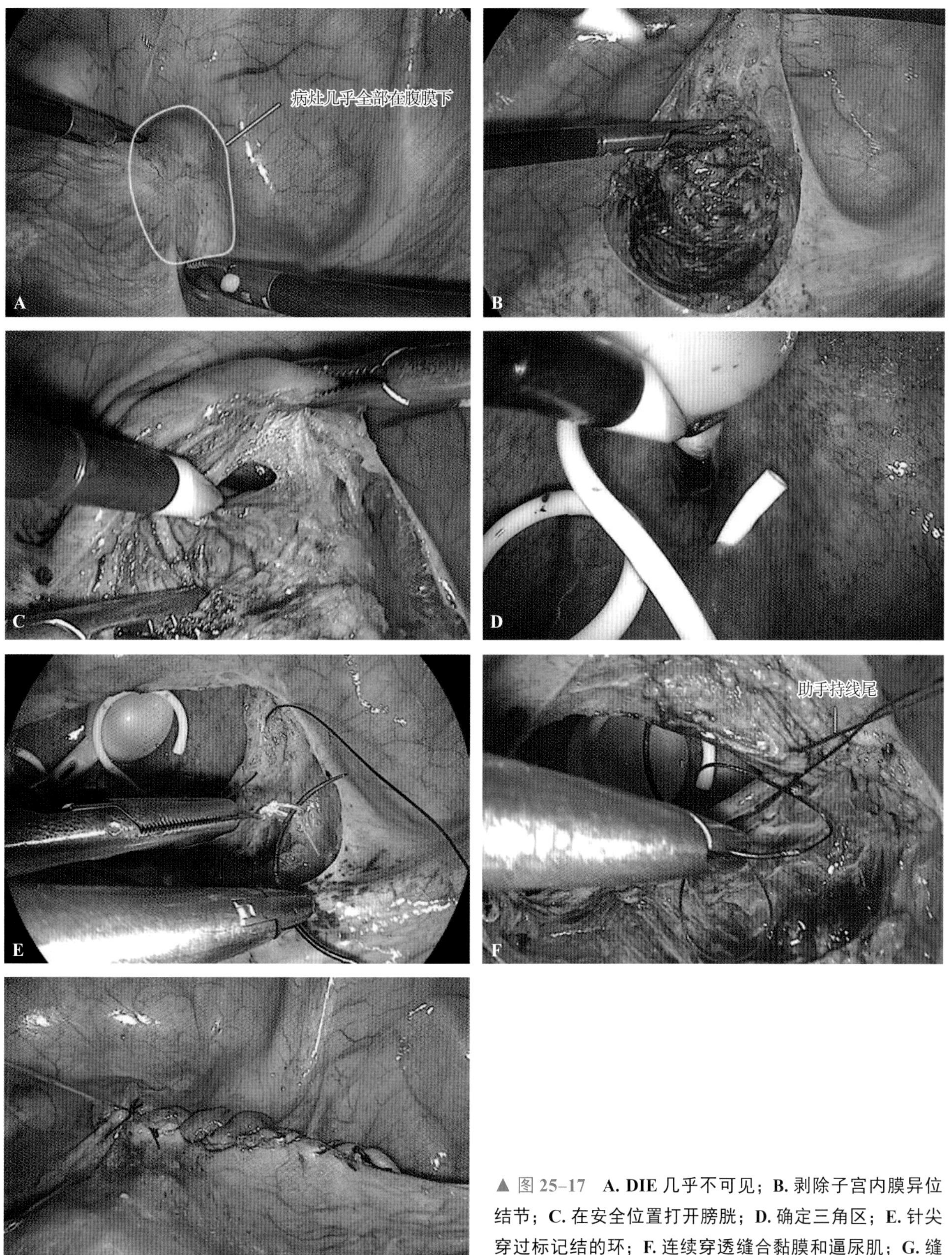


▲ 图 25-17　**A.** DIE 几乎不可见；**B.** 剥除子宫内膜异位结节；**C.** 在安全位置打开膀胱；**D.** 确定三角区；**E.** 针尖穿过标记结的环；**F.** 连续穿透缝合黏膜和逼尿肌；**G.** 缝合腹膜

外侧开始第二层缝合。贯穿逼尿肌全肌层，缝合过程应避免通过之前缝过的针道。确保第一层缝合被完全覆盖，以确保伤口闭合的密封性。

将200～300ml生理盐水注入膀胱，以评估缝合线的连续性。这个过程常不需要使用亚甲蓝就能达到这个目的。

可以打开腹膜让血液和凝血流出。如果切口没有任何出血的迹象，可以连续缝合关闭腹膜（图25–17G）。

放置Foley导管4～7天，以便发现继发性出血的任何迹象。这种预防措施替代了膀胱填塞，并有助于防止缝合线裂开。安排3～4周后进行膀胱镜检查，查看创面愈合情况并同时取出支架。

### 风险和并发症

- 尿路感染。
- 出血。
- 切口感染。
- 尿路囊肿。
- 膀胱填塞。
- 排尿功能障碍。

## 八、直肠阴道间隙和阴道深部浸润子宫内膜异位症

直肠阴道子宫内膜异位可从阴道后穹隆延伸至直肠前壁，并向外侧延伸至子宫骶韧带。直肠阴道间隙的手术治疗是妇科手术中最具挑战性的手术之一。研究发现这种子宫内膜异位症与控制膀胱、肠和性功能的神经紧密相连。浸润区域离肠道最近，其通常累及阴道，甚至可侵犯子宫颈。如果子宫颈受到浸润性子宫内膜异位症的影响，100%的手术切除是不可行的，除非是行子宫颈切除或全子宫切除术。特别是在生育潜力和性功能方面，这2个目标之间似乎是相互冲突的。

腹腔镜切除术是直肠阴道间隙DIE的首选治疗方法，有几位作者报道了关于痛经、性交困难和慢性盆腔疼痛症状得以改善的良好临床结局[13, 20–22]。

然而，需要注意的是，骨盆神经损伤会对患者的生活质量产生不利影响。

为了使受累阴道壁的切缘更清晰，应采用联合入路。通过阴道途径更容易触摸或看到小结节。因此，术前腹腔镜检查过程中用线结标记病灶是有帮助的（图25–18）。

如图25–18所示为切除线，划定边界以便完整切除DIE病灶。

在阴道被打开的情况下，作者建议使用单丝可吸收线（USP 0）连续缝合闭合切口，这是缝合并发症发生率最低的方法。

目前尚无关于缝合不足、缝合技术及术后相关处理的详细资料。根据作者的经验，充分的伤口愈合可能会带来一个问题，这就是为什么所有在作者的临床中心接受这种手术的患者术后8周内都被建议禁止性生活。除此之外，这一预防措施旨在防止肠或阴道破裂，因此，手术后不久妊娠的妇女建议行剖腹产分娩。

肠切除吻合术后可出现吻合口瘘、直肠阴道瘘等并发症。关于肠切除及全层盘状切除的文献报道[23]，吻合口瘘、脓肿形成及直肠阴道瘘的发生率分别为0.7%、0.3%和0.7%。

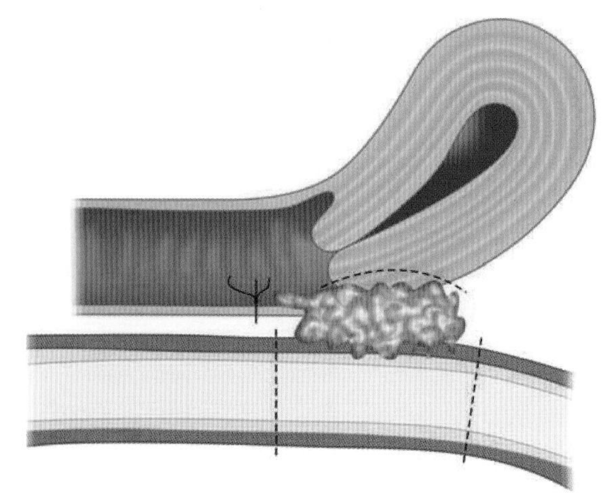

▲ 图25–18　直肠阴道间隙DIE

在此基础上，作者得出结论，肠切除可获得良好的手术效果，且主要并发症发生率尚可接受。

## 九、膈及心包膜深部浸润子宫内膜异位症

盆腔外子宫内膜异位（膈、脐）是很罕见的。虽然大多数侵犯是浅表的，不会引起任何不适，但也有可能是深度浸润的。膈深层浸润性子宫内膜异位可伴有胸痛、上腹疼痛和慢性肩尖痛[24]。

可以在膈上和膈内找到 DIE 病灶。膈神经主要来源于颈神经 $C_3$、$C_4$ 和 $C_5$。考虑到 $C_5$ 的常见神经支配，无临床表现年轻女性出现肩尖疼痛是一个重要的鉴别诊断。

然而，也有 2 个外周神经来源。肋间神经（$T_5$～$T_{11}$）和位于 $T_{12}$ 的肋下神经。因此，膈子宫内膜异位症最常见的症状包括呼吸困难、上腹痛、胸痛（胸膜痛）、肩痛和左侧或右侧上腹痛，表现为有 / 无周期性。所有的症状可能是周期性的，也可能不是。

盆腔外子宫内膜异位症的诊断常常被忽略，因为人们缺乏对这种疾病的认识。膈肌受累有时也会引起反复的与月经周期相关的气胸。有一些病例报道了由膈肌 DIE 引起的慢性右肩尖疼痛[25, 26]。

子宫内膜异位症的恶变是罕见的。目前有关于腹壁子宫内膜异位转化为透明细胞癌[27, 28]或乳头状浆液性癌的报道[29]。由于其极其罕见，腹壁子宫内膜异位症的恶变尚未被阐明。

### （一）手术治疗

Redwine[30]报道了一项对 8 例右后膈肌 DIE 患者的小范围研究，在所有病例中，从脐口位置并不容易看到右后膈肌 DIE，当使用位于右肋缘下的穿刺孔时，腹腔镜检查可以探查到子宫内膜异位病灶。

考虑到后部的浸润被肝脏遮挡，且存在全层浸润，8 例患者均不能接受腹腔镜治疗。行全层切除膈肌病灶，8 例患者中 7 例症状完全消失，1 例症状改善。

关于膈子宫内膜异位症的好消息是，研究显示经过合理的手术治疗，这种疾病复发的可能性比其他形式的 DIE 要小得多[26]。

不管使用的是汽化、消融、电切、冷剪切除还是超声刀，所有这些方法都被证明是同样有效的。

根据作者的临床中心的经验，单极钩用于膈部分（非肌性部分）切除无任何问题。但是在肌肉部分使用单极电流会导致膈抽搐，这可能导致胸膜破裂。

在腹腔镜检查过程中发生胸膜破裂并不是一个紧急事件，因为 $CO_2$ 很容易溶解在血液中被很快吸收。可以通过可吸收线连续缝合小缺口。

### （二）心包（视频 25-1）

与胸膜不同，心包破裂可能导致严重的并发症。病例报道极为罕见。其中一篇由 Banks-Venegoni 等[31]发表的文献中报道了在经内镜全肌层切开术中因心包破裂压塞引起了心搏骤停。

以下是一个发生在作者临床中心的心包破裂的病例报告。最后，将用一种聪明的方法来解释如何在腹腔镜手术中成功地处理这种特殊的并发症。

一位 30 岁左右的年轻患者，在自然分娩后 1 年出现右肩剧痛。回顾患者的病史，可以发现各种骨科诊断，并尝试了包括关节镜在内的多种无效治疗。不幸的是，她的妇科医生没有注意到一个关键线索，即患者的疼痛症状与其月经周期是同步的。

腹腔镜检查可用于任何提示子宫内膜异位症的患者。

在腹腔镜检查中，盆腔发现一些浅表的子宫内膜异位病变，并在横膈两侧发现多个结节。左

侧有 2 例表现为深部浸润型，侵犯后膈，紧邻肝脏及镰状韧带（图 25–19A）。

透过横膈可以看到心脏的搏动。发现子宫内膜异位浸润了心尖处膈肌膜部。用超声及单极电钩间断切除第 1 个结节（图 25–19B）。在摘除结节的过程中，可见一些小的子宫内膜异位囊肿（图 25–19C）。几乎全层完成切除，心包局部浆膜层显露（图 25–19D）。为了加固心包膜薄弱处，用 U 形针缝合缺损（图 25–19E），并在体外打一个滑动结。

在体外打结时，作者通常使用一种称为 von Leffern 结的自锁滑动结。使用一种单丝可吸收缝合线顺利穿过组织，避免张力过大导致切割组织。用闭合的打结器打结（图 25–19F 和 G）。

修复闭合第一个缺损后再次使用超声刀继续切除第二个缺损。结节也可以位于心包的膈部位。在这个病例中，子宫内膜异位已经浸润了全层组织，包括心包顶浆膜层，其指引我们做一个开口以便能够进入心包腔。

就在那时，发生了心包破裂，麻醉师注意到血压明显下降，心动过速伴低 QRS 波复合电压。

为了给麻醉师足够的时间来稳定患者，立即降低腹腔内二氧化碳压力。取出所有的器械和腹腔镜，同时确保所有戳卡阀处于打开状态。患者几分钟后就稳定下来了。

随后，继续通过腹腔镜彻底切除病变处心包膜全层。该缺损的直径约为 1.5cm（图 25–19H）。通过缺损处可以看到心脏的搏动。仔细检查心外膜及心包的浆膜层。

为了持续、持久地缓解疾病，在缺损周围荷包缝合，并通过体外打一滑结。接下来，在心包腔内插入一根吸引管，以吸引剩余的二氧化碳气体（图 25–19I）。

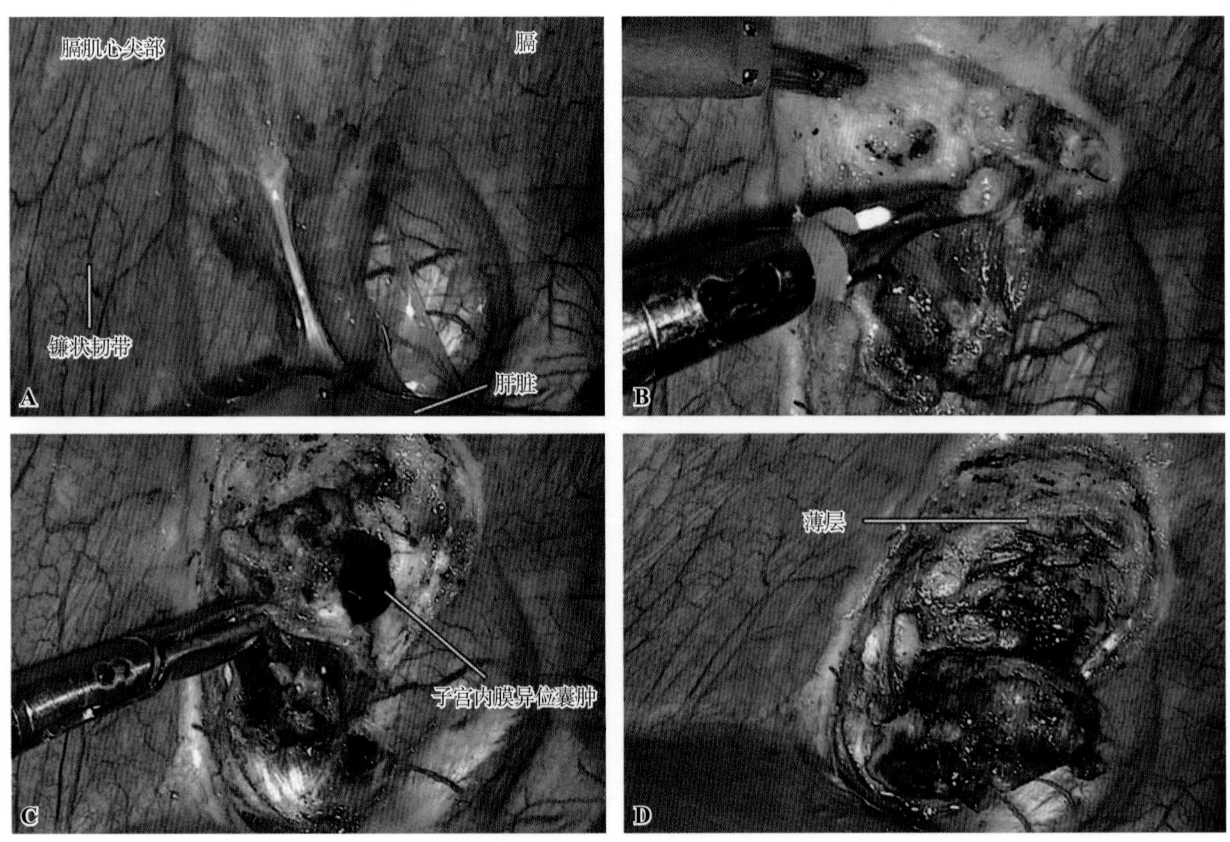


▲ **图 25–19 A.** 膈子宫内膜异位；**B.** 剥离子宫内膜异位结节；**C.** 打开囊性结节；**D.** 可以注意到心脏的搏动

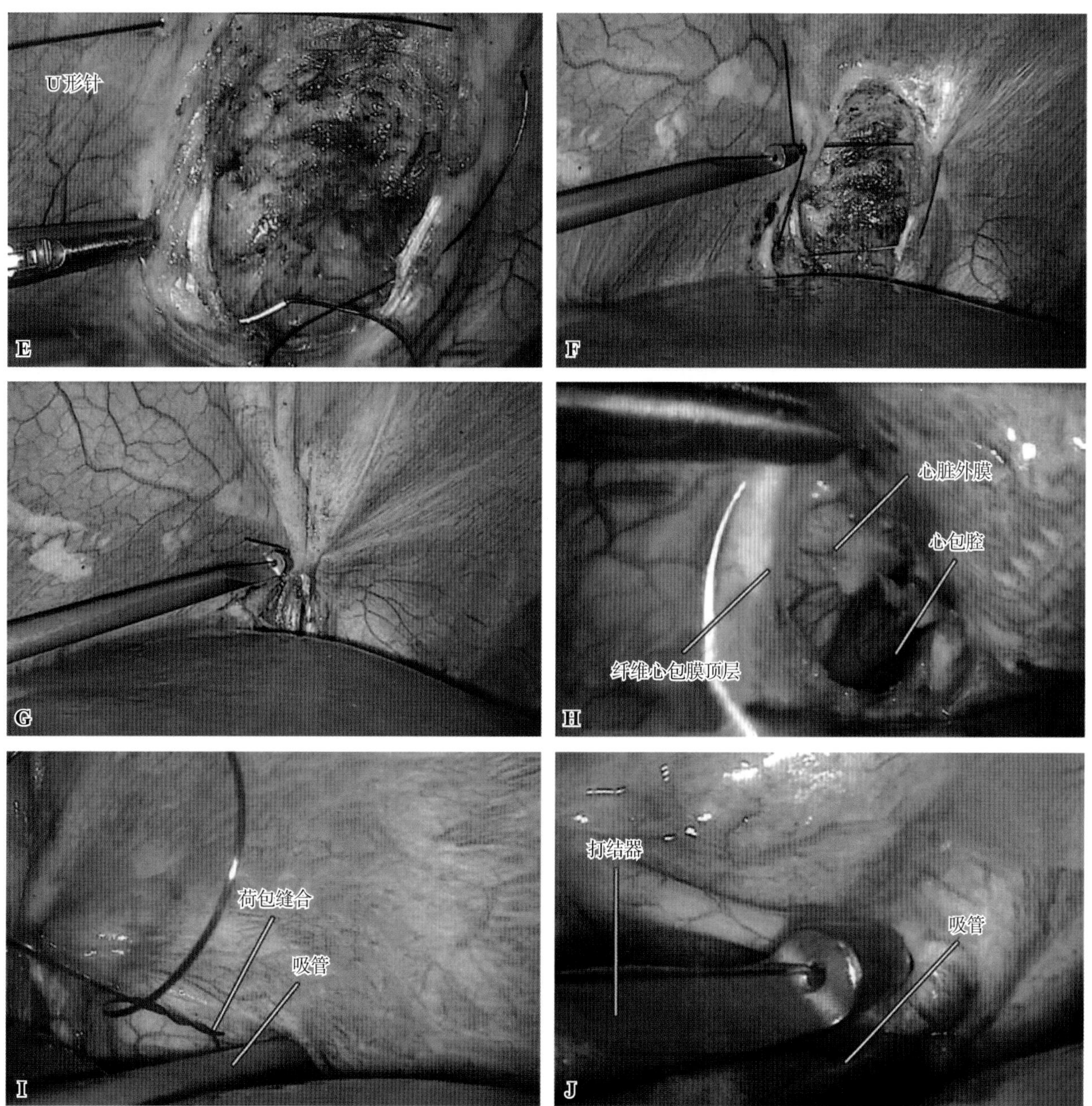


▲ 图 25-19（续） **E.** U 形针缝合；**F.** 用打结器打活结；**G.** 封闭病变；**H.** 心包破损并可见心包内腔；**I.** 体外打好结后将吸管插入心包腔；**J.** 吸净心包腔内剩余 $CO_2$ 气体后闭合缺损

在抽出吸引管时向下推线结，同时闭合缺陷（图 25-19J）。再次用单丝缝合线（USP 0）体外打结。因此，线长度至少为 90cm。

患者的心电图立即恢复正常，血压、脉搏和其他所有重要参数也恢复正常。患者术后第 3 天出院，术后恢复良好。10 周后随访检查，月经正常，痛经缓解，且无肩痛。

### （三）如何处理膈深部浸润子宫内膜异位症

首先，需要确定病变是属于胸膜还是心包膜。后者可以通过心脏的搏动来识别。除此之外，我们应该知道在哪里可以找到心包。如图 25-20 所示，心包位于镰状韧带附近，横膈后半部分，靠近肝脏的区域（位于红色虚线之间的区域）。一小部分心包位于右肝水平近镰状韧带上方。

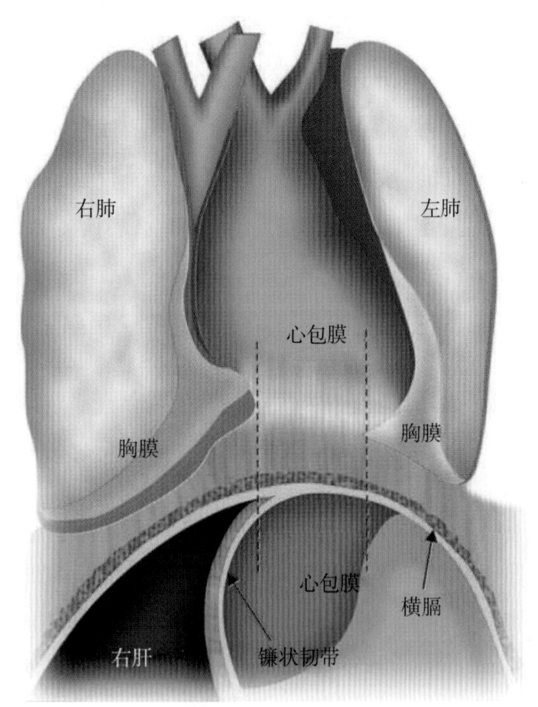


▲ 图 25-20　心包与邻近器官结构关系的正面观示意图

如果你清楚病变的位置，尽量不要打开心包腔。许多子宫内膜异位结节可以在不损伤浆膜层的基础上完整切除病灶。

术者必须时刻与麻醉师保持密切的沟通，以明确你下一步的手术计划及预防可能发生的并发症。

在肝脏、镰状韧带和膈肌之间的夹角完成缝合比较困难。如果你没有足够的腹腔镜缝合技术，改用剖腹手术相对安全[30]。

## 十、输卵管深部浸润子宫内膜异位症

使用导尿管进行输卵管重建术

对于一些严重的输卵管内子宫内膜异位，特别是内膜内异症病例需要重建输卵管。

虽然目前尚没有证据表明某种形式的输卵管固定是有效的，但是这符合理论逻辑。用一根 Forgarty 导管（如 5 号）固定完全切断的输卵管可以帮助你更好地精确地缝合重建。该导管有 80cm，其有足够的长度从外腹通过输卵管到达宫腔，这种导管常用于血管外科的栓子清除术。

它们可以用大口径塑料套管穿过腹壁置入，而不需要占用戳卡。然后可以从输卵管漏斗末端开始穿入导管。

将导管插入输卵管的远端后，将导管的尖端从输卵管的两断端间隙取出（图 25-21A）。然后将导管插入输卵管近端（图 25-21B）至宫腔。

然后用 1ml 或 2ml 盐水封堵插入宫腔内的导管尖端。对齐两端输卵管内腔并用 4/0 或 5/0 缝合线缝合（图 25-21C 和 D）。

留置导管几天使输卵管处于正确的位置和避免管腔狭窄有助于其更好地愈合。然后，解除导管尖端封堵后很容易通过腹壁移除导管。

根据输尿管缝合技术，将其作为一种可行的输卵管吻合方法。

## 十一、总结

深度浸润子宫内膜异位症的组织层次边界不清晰。因此，良好的手术操作原则与癌症手术的原则相似，然而，DIE 的手术操作可能更加困难。

许多其他疾病通常有明确的根治性手术指征，而 DIE 与其不同的是，DIE 手术治疗的外科医生需要考虑与患者生活质量相关的所有方面。

根治性手术治疗子宫内膜异位症有提高生活质量和妊娠率的潜力，但该手术也存在较大风险。因此，术前与患者进行充分对话获得患者的知情同意是至关重要的。

所有的外科医生都必须有足够的经验和技能，不仅在手术技术方面，而且在解剖和功能知识方面。DIE 的外科治疗通常是一个多学科的项目。

如前所述，每一层次、每一个间隙、每一个组织、每一个器官都有其特定的问题和特点。

外科医生应该知道这一点，并尊重不同解剖部位的子宫内膜异位组织的不同特性。

感谢我深爱的妻子 Barbara von Leffern 根据我的想法准备了这些解剖图！

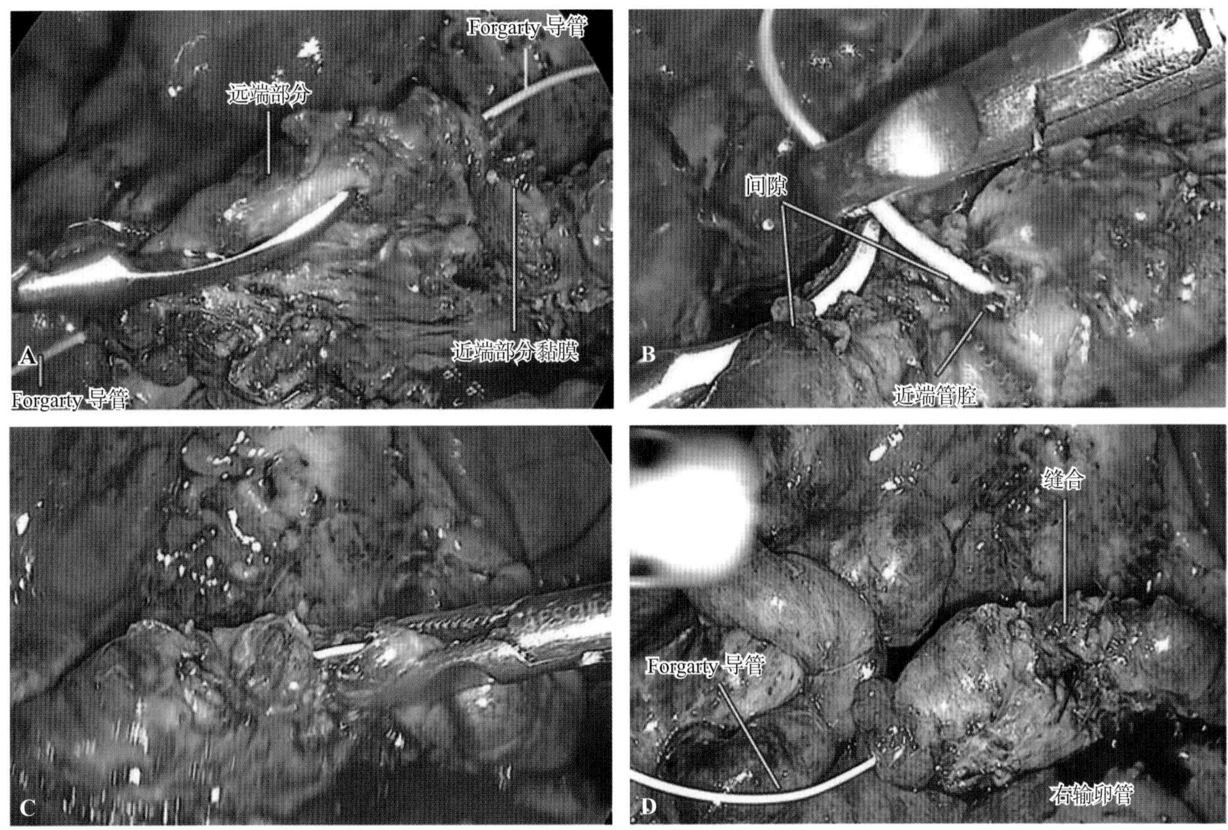


▲ 图 25-21 **A.** 远端置管；**B.** 将导管插入近端；**C.** 导管连接间隙；**D.** 缝合完毕，导管保留在原位

## 参考文献

[1] Koninckx PR, Martin D. Treatment of deeply infiltrating endometriosis. Curr Opin Obstet Gynecol. 1994;6(3):231–41.

[2] Kondo W, Bourdel N, Tamburro S, et al. Complications after surgery for deeply infiltrating pelvic endometriosis. BJOG. 2011;118(3):292–8.

[3] van den Broeck U, Meuleman C, Tomassetti C, et al. Effect of laporoscopic surgery for moderate and severe endometriosis on depression, relationship satisfaction and sexual functioning: comparison of patients with and without bowel resection. Hum Reprod. 2013;28(9):2389–97.

[4] Duffy JM, Arambage K, Correa FJ, et al. Laparoscopic surgery for endometriosis. Cochrane Database Syst Rev. 2014;(4):CD011031.

[5] Zupi E, Lazzeri L, Centini G. Deep endometriosis: Less is better. J Endometr Pelvic Pain Disord. 2015;7(1):1–2.

[6] Mechsner S. Lymphatische Ausbreitungswege der Endometriose. Gyn. 2013;18(6):444–8.

[7] Koninckx PR, Ussia A, Adamyan L, Wattiez A, Donnez J. Deep endometriosis: definition, diagnosis, and treatment. Fertil Steril. 2012;98(3):564–71.

[8] Ebert AD. Gynäkologische Laparoskopie: Ein Wegweiser für die Praxis ; inklusive der chirurgischen Anatomie des weiblichen Beckens, 2nd edn. Berlin: De Gruyter; 2014.

[9] Angioni S, Cela V, Sedda F, et al. Focusing on surgery results in infertile patients with deep endometriosis. Gynecol Endocrinol. 2015;31(8):595–8.

[10] Cohen J, Thomin A, Mathieu dE, et al. Fertility before and after surgery for deep infiltrating endometriosis with and without bowel involvement: a literature review. Minerva Ginecol. 2014;66(6):575–87.

[11] Stepniewska A, Pomini P, Bruni F, et al. Laparoscopic treatment of bowel endometriosis in infertile women. Hum Reprod. 2009;24(7):1619–25.

[12] Bokor A, Csibi N, Lukovich P, Brubel R, Joo JG, Rigo J. Importance of nerve-sparing surgical technique in the treatment of deep infiltrating endometriosis. Orv Hetil. 2015;156(48):1960–5.

[13] Wolthuis AM, Meuleman C, Tomassetti C, et al. Bowel endometriosis: colorectal surgeon's perspective in a multidisciplinary surgical team. World J Gastroenterol 2014;20(42):15616–23.

[14] Possover M. Pathophysiologic explanation for bladder retention in patients after laparoscopic surgery for deeply infiltrating rectovaginal and/or parametric endometriosis. Fertil Steril. 2014;101(3):754–8.

[15] Renner S, Burghaus S, Wimberger P, et al. Veranstaltungsbericht. Operative Verfahren bei Patientinnen mit Endometriose-Ergebnisse eines Expertenworkshops. Geburtshilfe Frauenheilkd.

2015;75(05):417–8.

[16] Capek S, Amrami KK, Howe BM, et al. Sequential imaging of intraneural sciatic nerve endometriosis provides insight into symptoms of cyclical sciatica. Acta Neurochir (Wien). 2016;158(3):507–12.

[17] Andrade C, Barata S, Antonio F, et al. Laparascopic Neurolysis of deep endometriosis infiltrating left femoral nerve: case report. Surg Technol Int. 2015;27:163–8.

[18] Manski D. Ureteroureterostomy: end–to–end anastomosis of the ureter. 2015. Available at: http://www. urology–textbook. com/ureteroureterostomy.html. Accessed January 24, 2016.

[19] Jain N. State of the Art Atlas and Textbook of Laparoscopic Suturing. New Delhi: Jaypee Brothers Medical Publishers; 2006.

[20] Meuleman C, Tomassetti C, D' Hooghe TM. Clinical outcome after laparoscopic radical excision of endometriosis and laparoscopic segmental bowel resection. Curr Opin Obstet Gynecol. 2012;24(4):245–52.

[21] Meuleman C, Tomassetti C, D'H oore A, et al. Surgical treatment of deeply infiltrating endometriosis with colorectal involvement. Hum Reprod Update. 2011; 17(3):311–26.

[22] Meuleman C, Tomassetti C, Wolthuis A, et al. Clinical outcome after radical excision of moderate– severe endometriosis with or without bowel resection and reanastomosis: a prospective cohort study. Ann Surg. 2014;259(3):522–31.

[23] Koh CE, Juszczyk K, Cooper MJ, et al. Management of deeply infiltrating endometriosis involving the rectum. Dis Colon Rectum. 2012;55(9):925–31.

[24] Freeston JE, Green MJ, King DG, et al. Chronic shoulder pain and diaphragmatic endometriosis. Rheumatology (Oxford). 2006;45(12):1533.

[25] Cooper MJ, Russell P, Gallagher PJ. Diaphragmatic endometriosis. Med J Aust. 1999;171(3):142–3.

[26] Nezhat C, Nezhat F. Protocols and best practices for treating diaphragmatic endometriosis. Available from: Available at: http://www.nezhat.org/file/ Diaphragmatic_Endometriosis_ Article.pdf. Accessed January 24, 2016.

[27] Bats AS, Zafrani Y, Pautier P, et al. Malignant transformation of abdominal wall endometriosis to clear cell carcinoma: case report and review of the literature. Fertil Steril. 2008;90(4):1197.e13–6.

[28] Banks–Venegoni AL, Desilets DJ, et al. Tension capnopericardium and cardiac arrest as an unexpected adverse event of peroral endoscopic myotomy (with video). Gastrointest Endosc. 2015;82(6):1137–9.

[29] Omranipour R, Najafi M. Papillary serous carcinoma arising in abdominal wall endometriosis treated with neoadjuvant chemotherapy and surgery. Fertil Steril. 2010;93(4):1347.e17–8.

[30] Redwine DB. Diaphragmatic endometriosis: diagnosis, surgical management, and long–term results of treatment. Fertil Steril. 2002;77(2):288–96.

[31] Banks–Venegoni AL, Desilets DJ, et al. Tension capnopericardium and cardiac arrest as an unexpected adverse event of peroral endoscopic myotomy (with video). Gastrointest Endosc. 2015;82(6):1137–9.

# 第 26 章 子宫腺肌瘤切除术治疗不孕症

## Adenomyoma Resection in Infertility

Sanjay Patel 著
王邦国 译 郑春花 校

## 一、定义

在基底层 2.5mm 外存在异位的功能正常的子宫内膜腺体和间质被称为子宫腺肌病。常见的病因有人工流产、扩宫、刮宫或以前任何的宫腔手术。

## 二、分类

根据其形态学表现，腺肌瘤分为局灶性腺肌瘤和弥漫性子宫腺肌病。

## 三、经阴道超声诊断

子宫腺肌瘤常通过超声诊断，病灶典型的超声表现为无包膜、不均匀的无回声区域。在月经期间进行超声检查，所有这些变化将更加明显。

在彩色多普勒检查中，它可能表现为弥漫性，病灶总体血管密度增加（PI > 1.18cm/s）。

## 四、腹腔镜探查下的腺肌瘤

子宫腺肌瘤在超声检查时可能被误诊为纤维瘤。若术中发现病灶无明显边界，则更可能是子宫腺肌瘤（图 26-1 至图 26-3）。肌层内甚至可能有巧克力色的液体积聚（肌层内囊肿）。

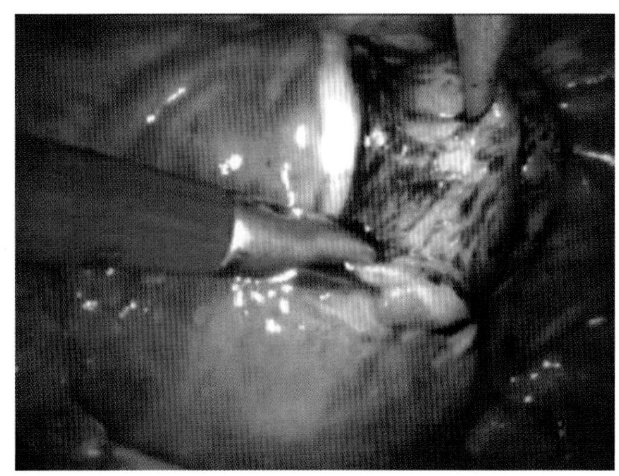

▲ 图 26-1 腺肌瘤摘除术中，界限不清，无包膜

## 五、宫腔镜检查下的腺肌瘤

宫腔镜检查可见子宫内膜血管增生。

## 六、并存的病变

子宫腺肌病和腺肌瘤可能与子宫内膜异位症、子宫平滑肌瘤、子宫内膜息肉 / 增生及宫腔粘连并存。

## 七、术前标注腺肌瘤

我们通常会在术前绘制简图来描述腺瘤的大小及位置。术中如有需要，也可进行阴道超声检查。

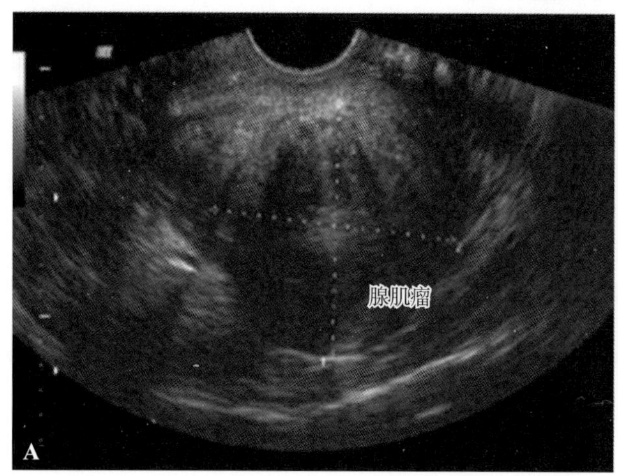


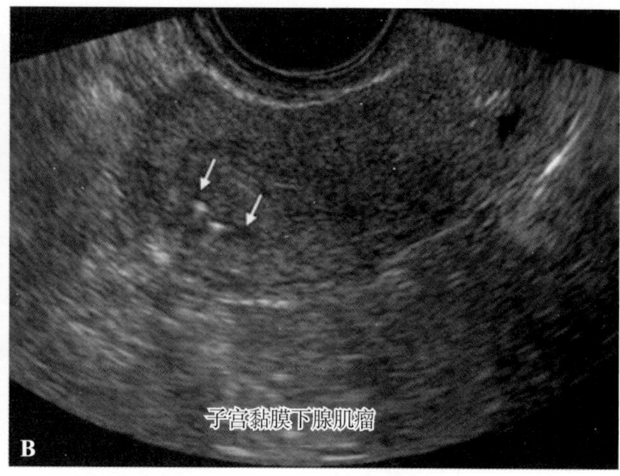


▲ 图 26–2 A. 阴道超声示腺肌瘤边缘不清；B. 阴道超声检查子宫黏膜下腺肌瘤

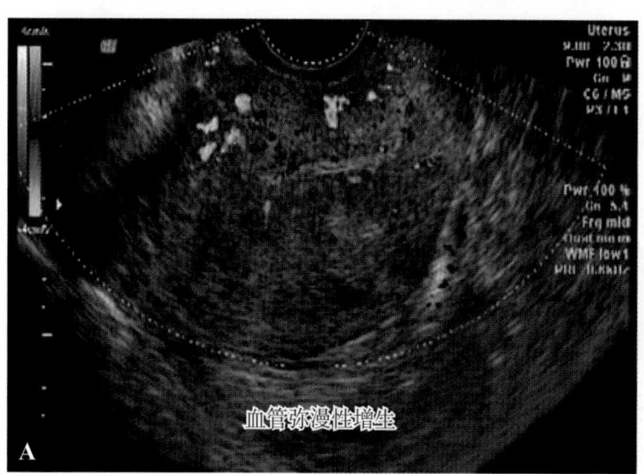


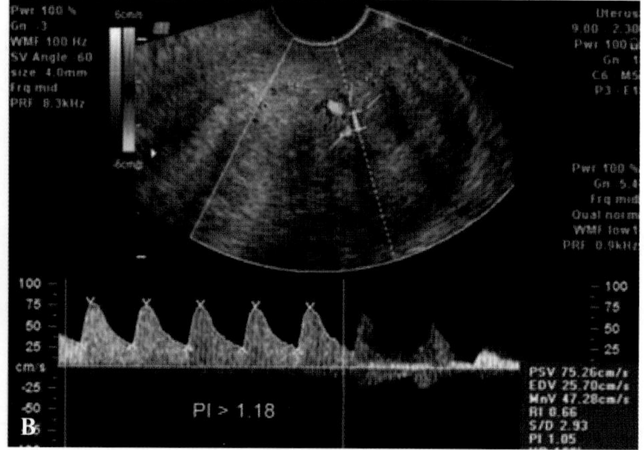


▲ 图 26–3 A. 阴道超声示弥散性血管增多；B. 回声区增加

## 八、腺肌瘤切除术的目的

腺肌瘤切除术后可以减少子宫的血流供应，从而改善疼痛、月经过多等症状和提高生育能力。由于腺肌瘤 / 腺肌症组织坚韧，使用单极电切除比使用剪刀切除的效果好。但是使用单极电切时将会产生大量烟雾，术中应定期排出。

## 九、腺肌瘤切除技术

腺肌瘤切除的三种技术如下所示。

1. 对于 I 级腺瘤，椭圆形切除。

相对纤维瘤样摘除术，椭圆形切除更适合于腺肌瘤。

切除手术过程中可能很难准确定位腺瘤，因此有必要在术中进行经阴道超声检查。

一般在腺肌瘤切除过程中出血很少。如果在腺肌瘤切除过程中出血较多，提示术者可能进入了正常的子宫肌层。腺肌瘤切除术是通过切除病灶的方式达到减少子宫肌层张力的目的（就像大脑良性胶质瘤的减瘤手术，术中不会损伤大脑的重要区域），有时可能需要切除多达 50% 的子宫（图 26–2 至图 26–14）。

2. 浆膜层未受累的 II 级腺肌瘤选用皮瓣覆盖技术。

3. 浆膜层受累的 II 级腺肌瘤选用片状切除术。

## 十、切除缝合技术：体内活结技术

子宫腺肌瘤切除术后可通过体内活结技术进行子宫肌壁的修复缝合。

首先，缝合右侧切缘全层，然后是左侧切缘。接着我们打第一个结，其上打第二个结。这使它成为一个方形的手术结。然后，把这个滑结推到底。这时候这个结是没有完全固定好的。它只是起着辅助的作用，帮我们把切缘汇拢在一起。

之后，我们在第一针下 1cm 用相同的方式缝第二针。

最后我们回到第一针，进一步完全收紧并对合肌层。这种缝合方法让整个肌层不留下任何无效腔。

## 十一、新进展

倒刺线的引入使子宫腺肌瘤切除术后缝合变得简单又省时。

## 十二、我们的经验

| 我们的数据 | 1996—2013 |
|---|---|
| 局限性腺肌瘤 | 285 例 |
| 弥漫性疾病 | 63 例 |
| 总计 | 348 例 |

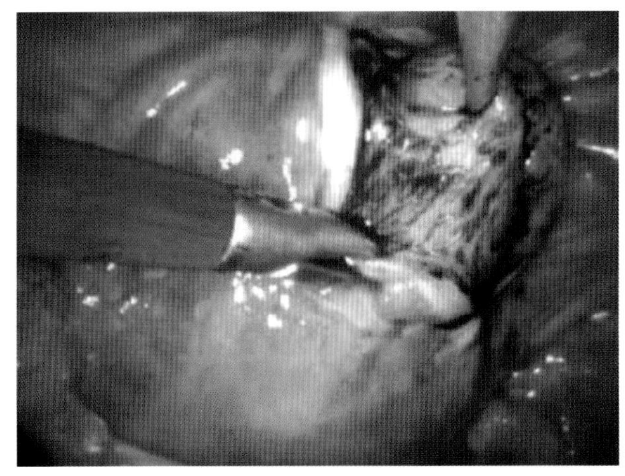

▲ 图 26-4　进一步摘除无边界的腺肌瘤

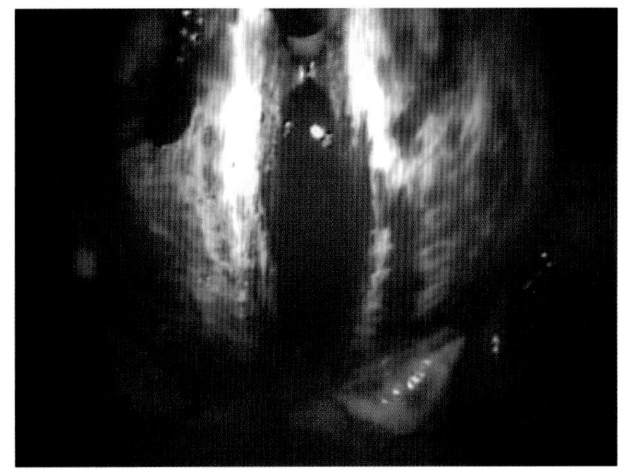

▲ 图 26-5　打开腺肌瘤可见巧克力样液

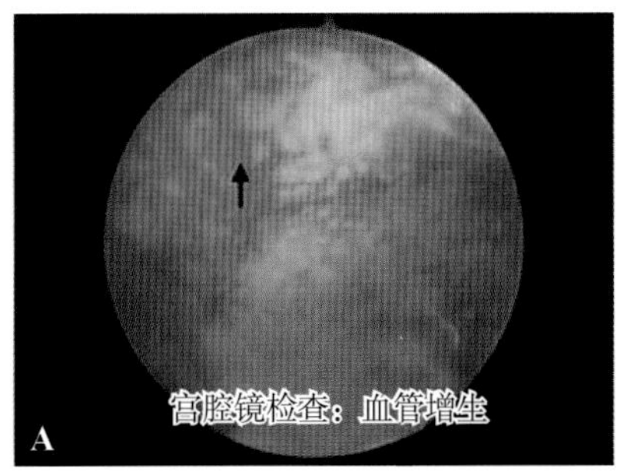


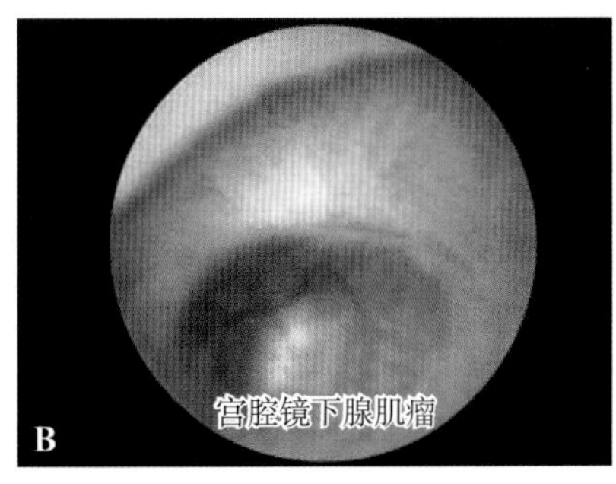


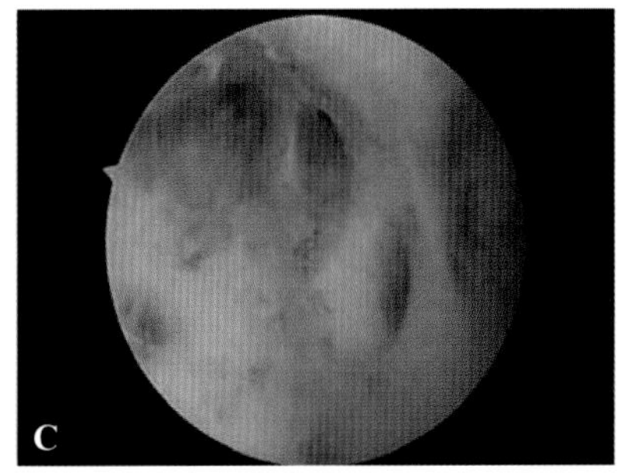

▲ 图 26-6　**A.** 宫腔镜下腺肌瘤表现；**B.** 宫腔镜检查子宫内膜下腺肌瘤；**C.** 子宫内膜因子宫腺肌病而形成褶皱（类似粘连）

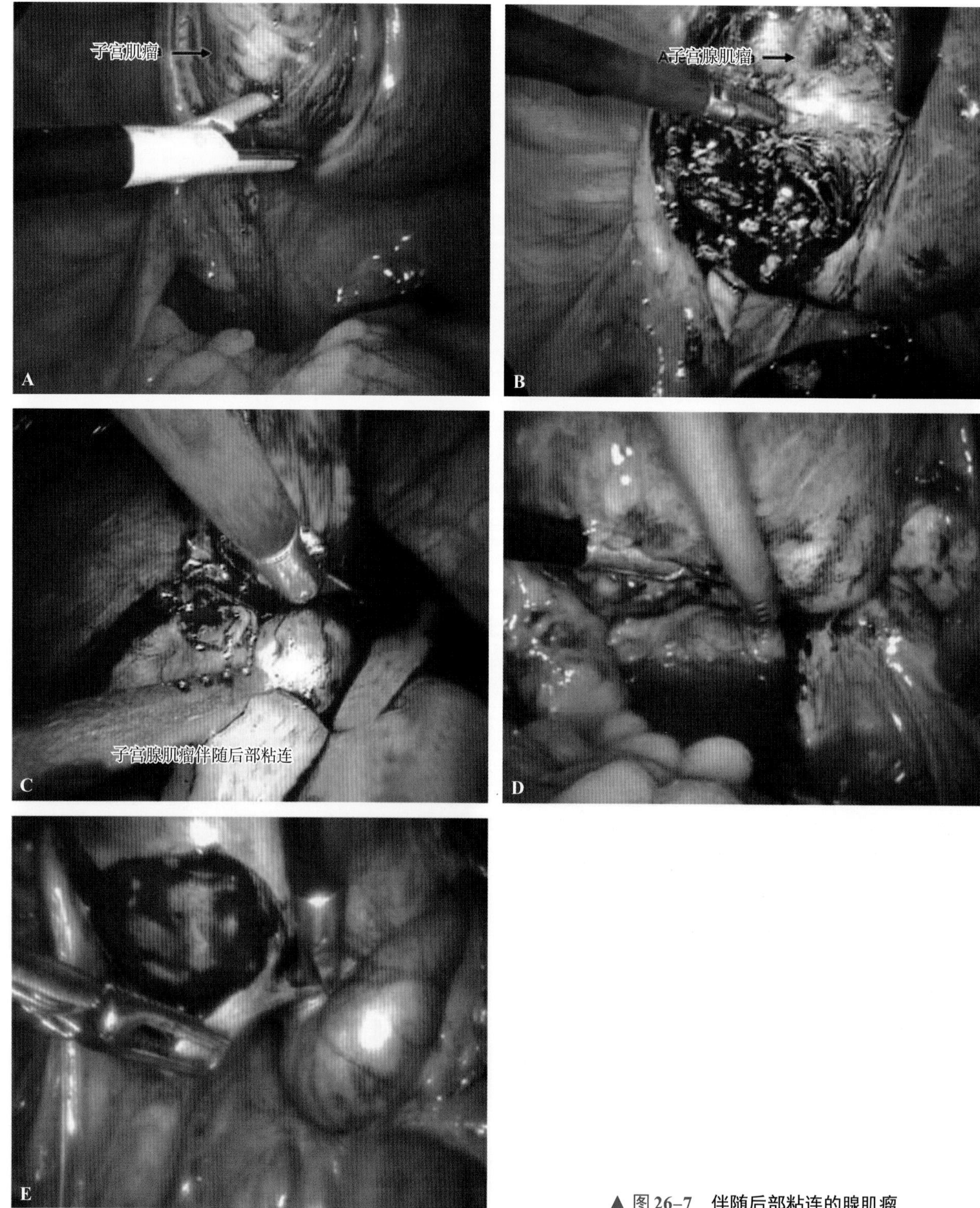


▲ 图 26-7 伴随后部粘连的腺肌瘤

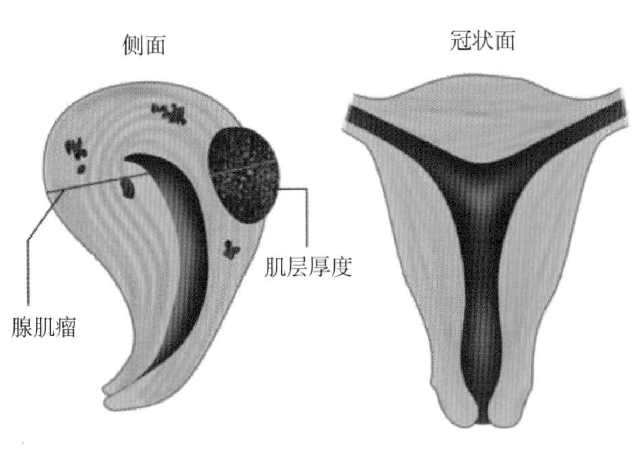


▲ 图 26-8　超声下腺肌瘤病变的侧面和冠状面图

## （一）症状改善

| 痛经 | 92% | 320 例 |
|---|---|---|
| 月经量减少 | 84% | 292 例 |
| 3 年后复发率 | 38% | 132 例 |

注 . Ⅱ级、Ⅲ级复发率较高

## （二）妊娠率

| 组　别 | 病例数 [ 例（%）] |
|---|---|
| 局限性腺肌瘤 | 115（40.4） |
| 弥漫性子宫腺肌病 | 12（19.04） |

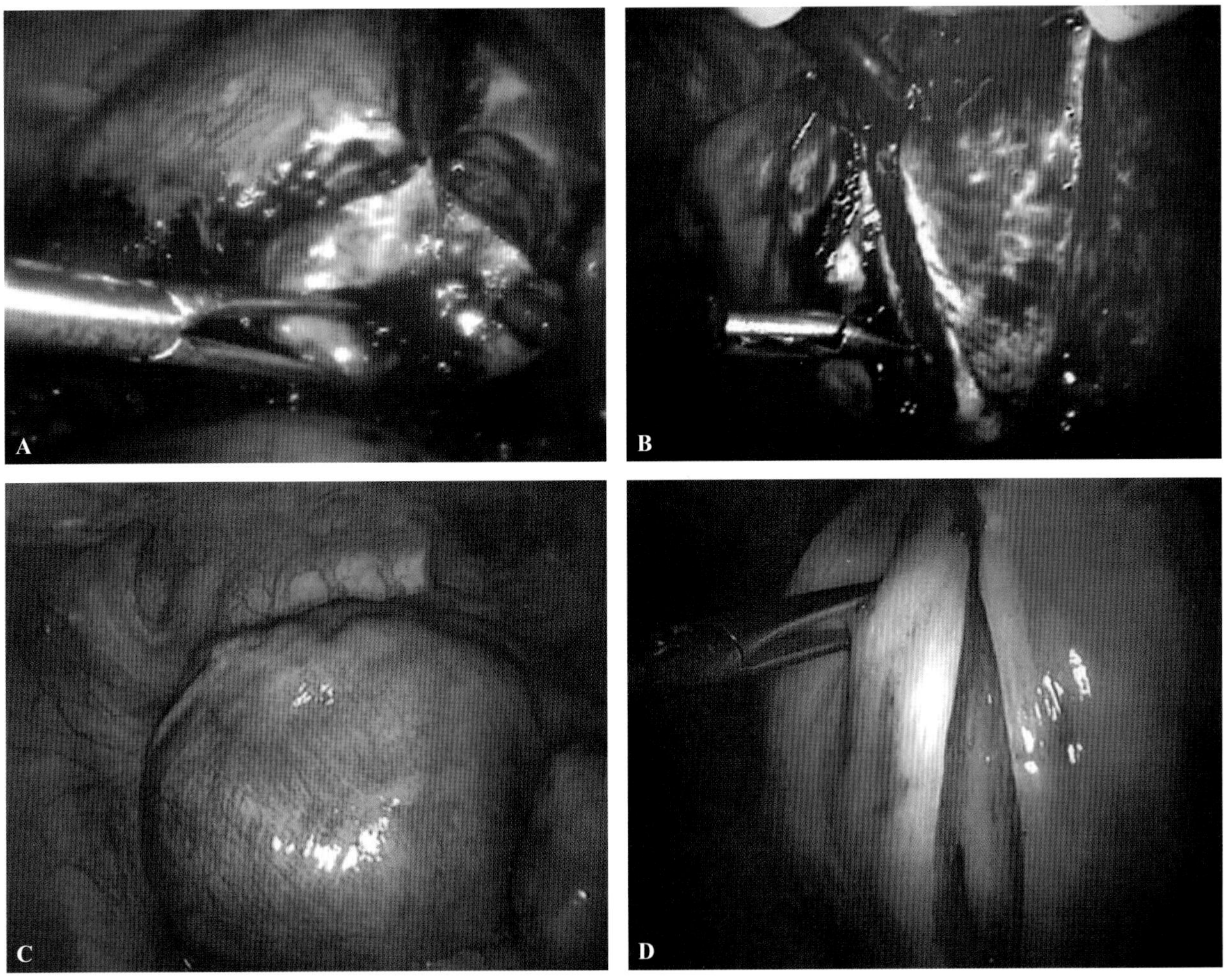

▲ 图 26-9　A 和 B. 刚切开的后壁肌瘤；C. 后壁腺肌瘤伴正常浆膜；D. 单极针切开

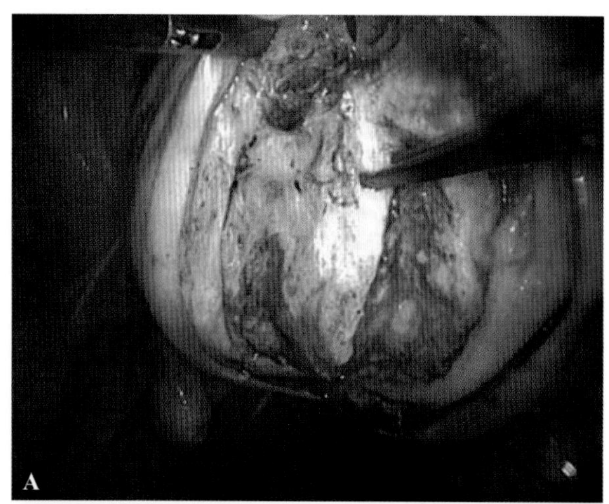

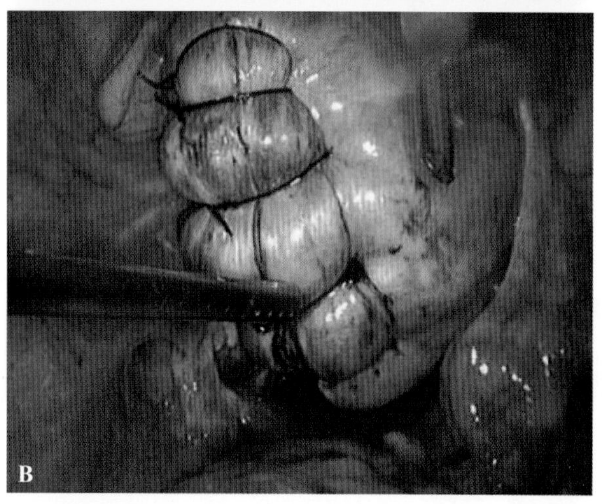

▲ 图 26-10　**A.** 在正常子宫浆膜下去除瘤核保留包膜；**B.** 用滑结技术缝合

## 十三、结论

腺瘤切除术在技术层面上是比较困难的。但是，对于那些不想切除子宫的早期患者，腺瘤切除术在提高生育能力和改善症状方面具有优势。

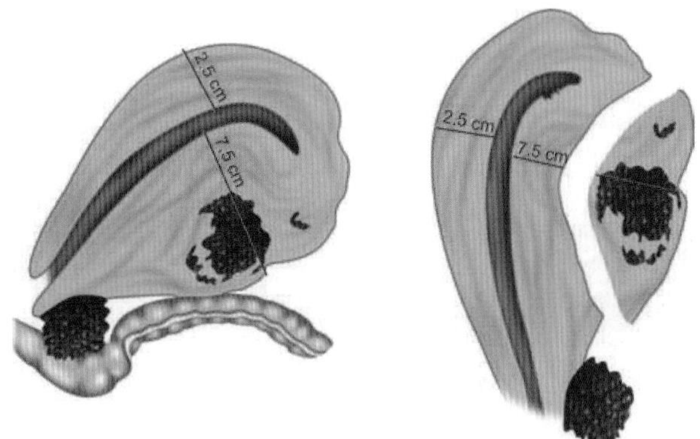


▲ 图 26-11　病变累及浆膜的后壁腺肌瘤

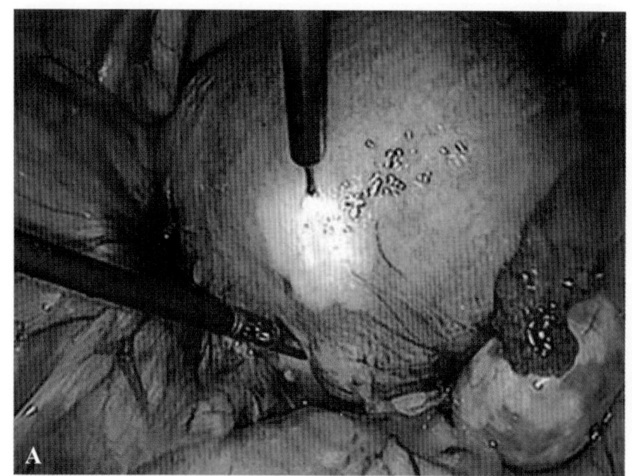

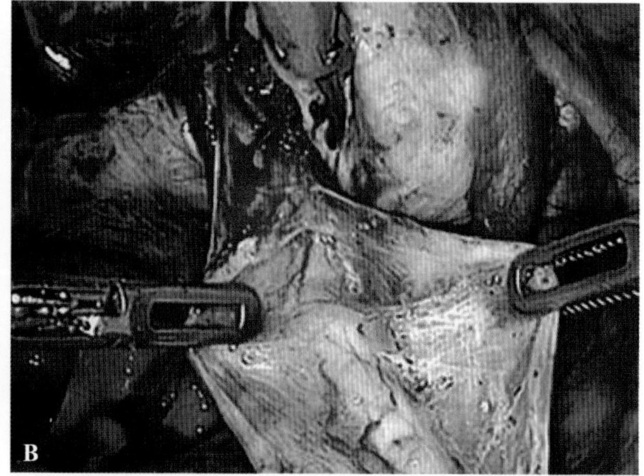

▲ 图 26-12　**A.** 腺肌瘤注射垂体后叶素 **1**：**200ml** 稀释液；**B.** 输尿管侧方活动输尿管

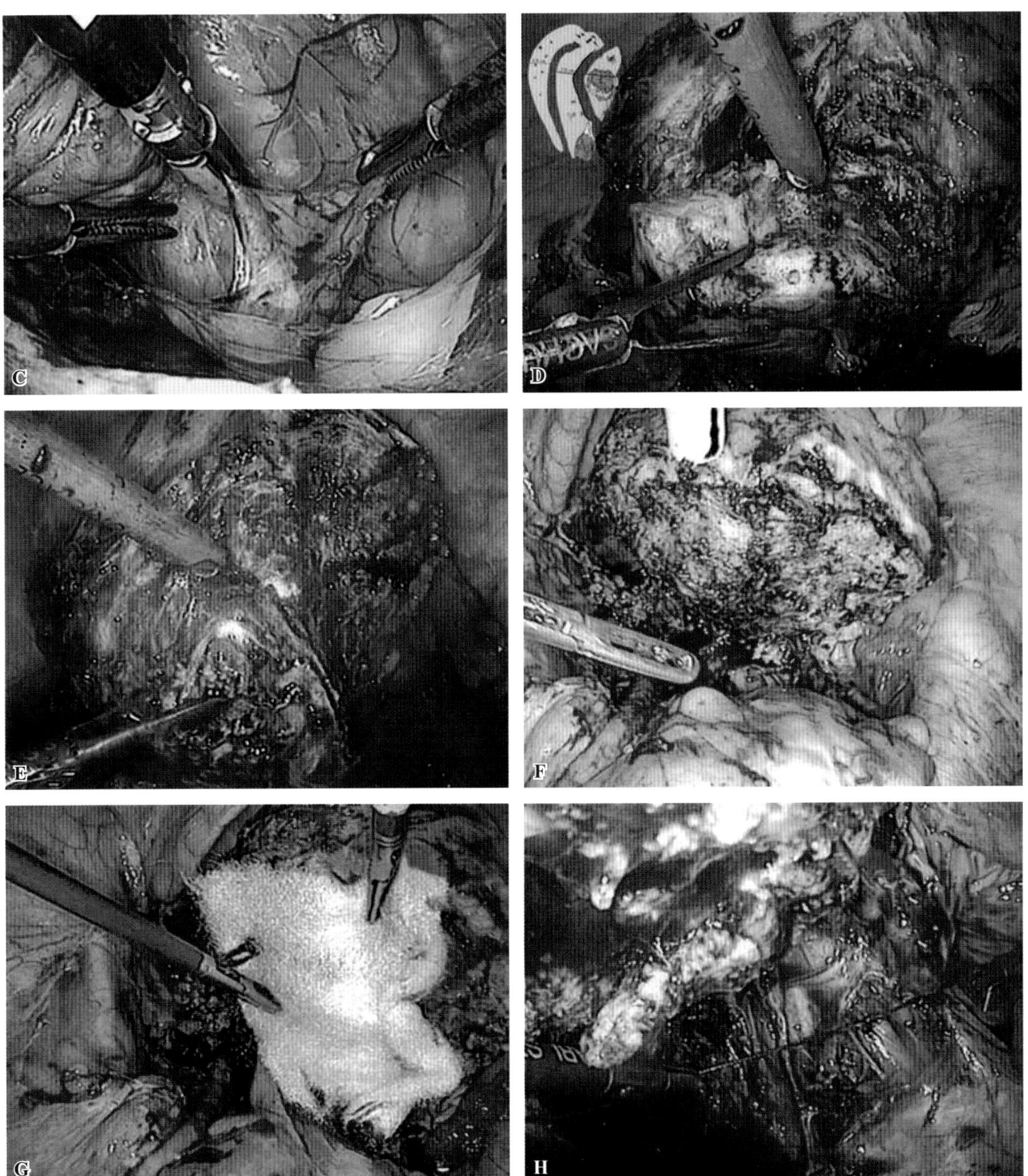

▲ 图 26-12（续） C. 在起点结扎子宫动脉；D. 切除腺肌瘤；E. 进一步切除腺肌瘤；F. 切除一半腺肌瘤样后壁；G. 创面上放置明胶（J&J）止血；H. 结扎髂内动脉止血

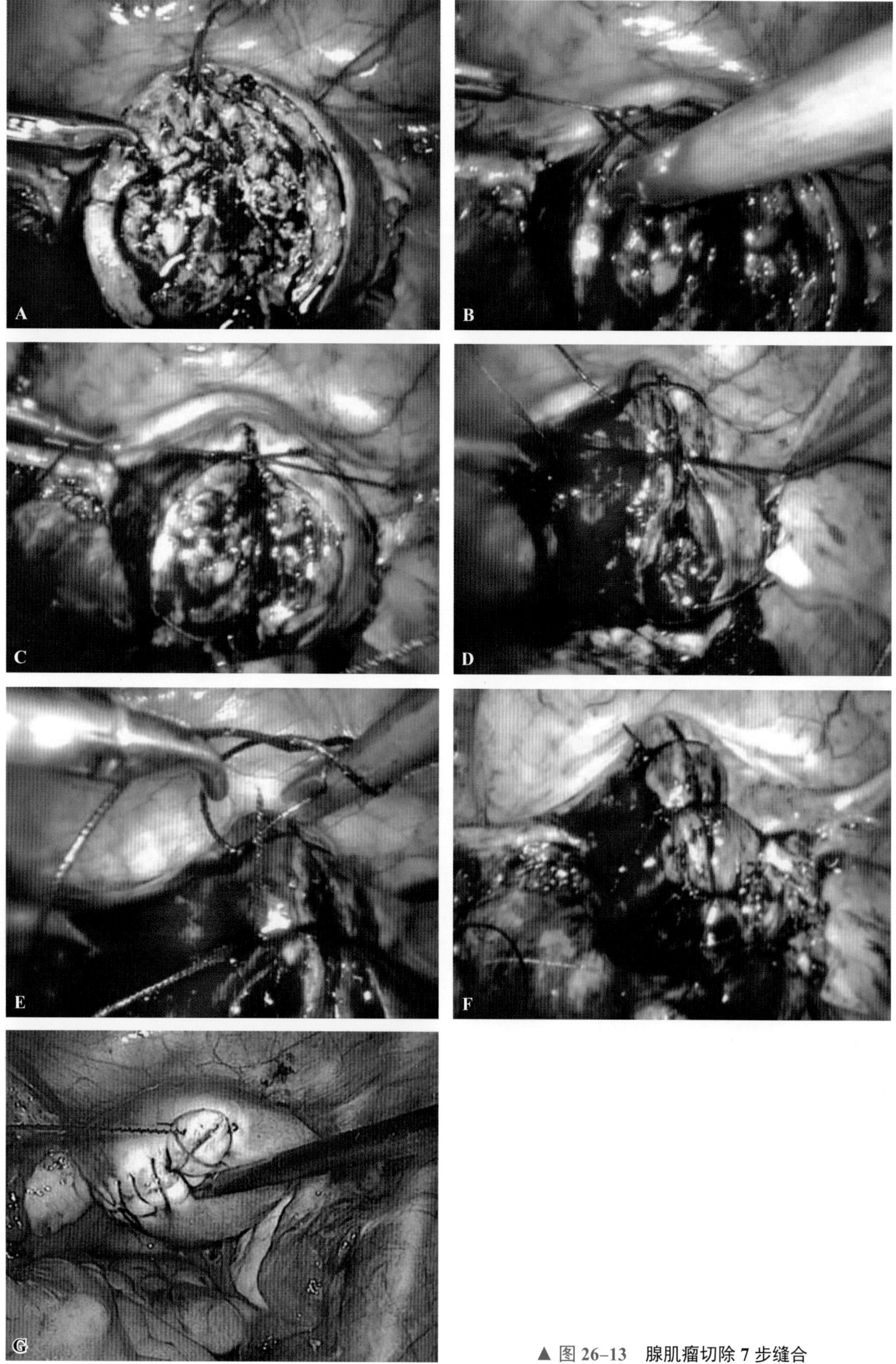

▲ 图 26–13 腺肌瘤切除 7 步缝合

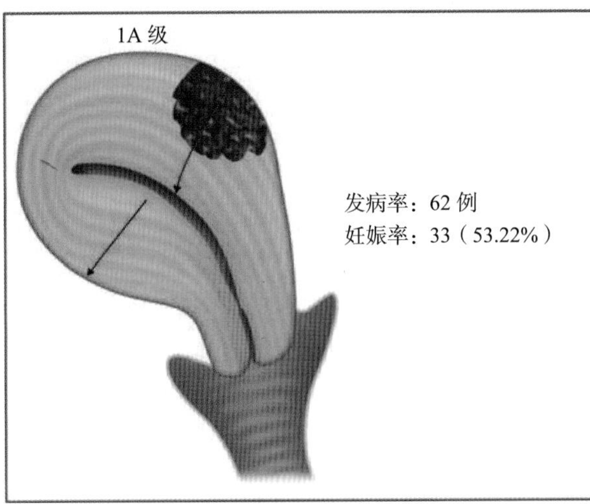


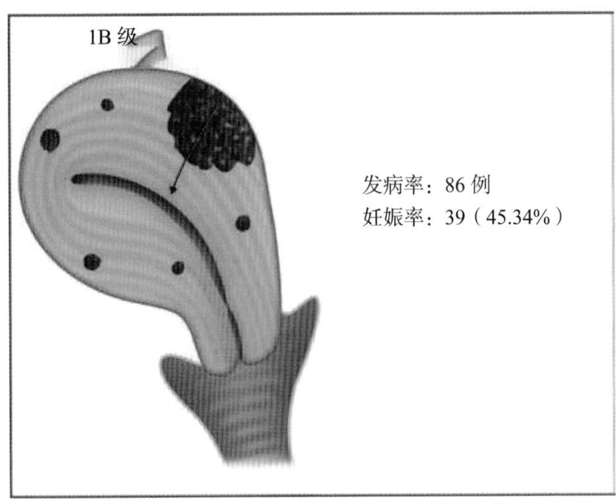


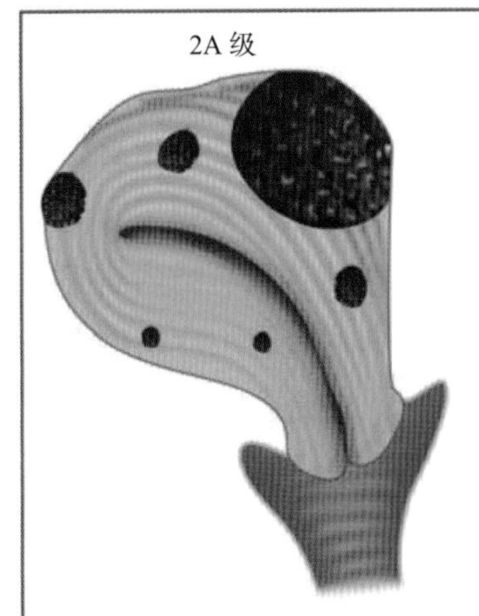


发病率：104 例
妊娠率：34（32.69%）

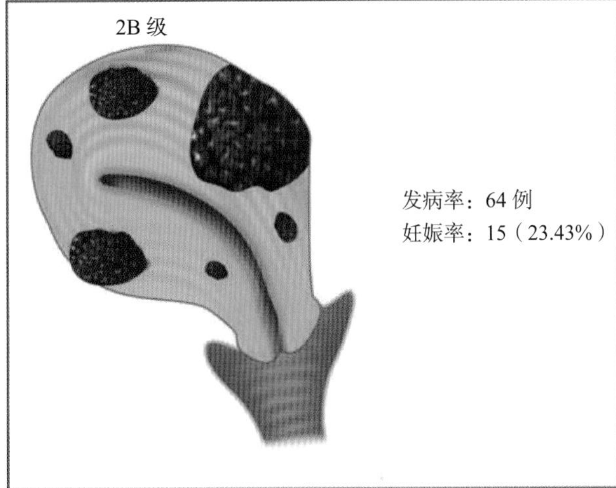


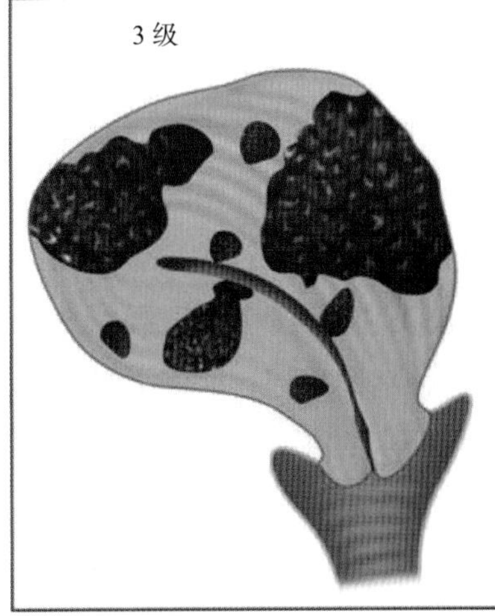


发病率：32 例
妊娠率：6（18.75%）

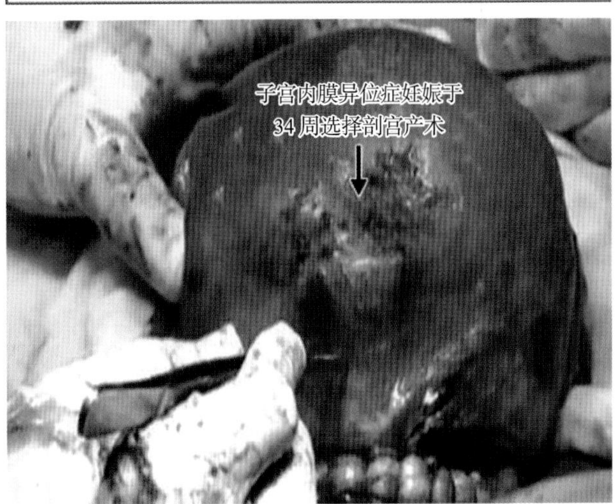


▲ 图 26-14　子宫内膜异位症妊娠于 **34** 周选择性剖宫产术中子宫内腺肌瘤的位置

# 第 27 章　肠道子宫内膜异位症的诊断

## Diagnosis of Bowel Endometriosis

J Marek Doniec　Mathias SS Löhnert　著

王邦国　译　　宋　娇　郑春花　校

## 一、概述

子宫内膜异位症是妇科最常见的疾病之一，子宫内膜异位症的治疗及复发是临床医生及患者长期面临的巨大挑战。子宫内膜异位症在育龄期女性患者中的发病率超过 10%，在不孕症患者中发生率为 15%～20% [1]。虽然这是一种良性疾病，但长期来看，疼痛和不适会严重影响患者的生活质量。

子宫内膜异位症的分期通常基于美国生殖医学学会（ASRM）的四部分类法 [2]。Ⅳ期患者常合并痛经，不孕，弥漫性腹壁、盆腔、肛门、腰部疼痛等。患者的症状呈慢性演变的过程，主要发生在月经期和月经前期 [3, 4]。如果涉及胃肠道，子宫内膜异位症最常累及直肠。常伴有肛门出血及相关疼痛 [5]，但是肛门出血并不是肠内子宫内膜异位症的特异症状。迄今为止，虽然腹腔镜手术是其他子宫内膜异位症患者的首选治疗方法，但直肠子宫内膜异位症的推荐治疗方案仍然是剖腹行肠切除 [3, 4, 6]。这强调了准确进行术前分期的重要性，包括精确定位子宫内膜异位病灶和是否累及直肠壁。

## 二、内镜筛查足够吗

伴有与排便相关盆腔疼痛、肛门坠胀和（或）肛门出血的女性应考虑患有直肠子宫内膜异位症，且后者有时与月经同步发生。直肠镜或结肠镜检查可发现黏膜内子宫内膜异位症，伴有黏膜下受累时，表现为囊性病灶引起的黏膜突起。黏膜内或黏膜下子宫内膜异位症占所有肠内病变的 20%，其中大多数直肠子宫内膜异位症病灶位于固有肌层或直接侵及肠壁。因此，约 80% 的肠内子宫内膜异位症无法通过指诊或内镜检查得以诊断。进一步行盆腔成像检查对于怀疑患有直肠子宫内膜异位症的患者是很有必要的。

磁共振（MRI）和计算机断层成像（CT）的骨盆影像检查对诊断直肠子宫内膜异位症浸润的准确性约 70% [7]。直肠腔内超声（endorectal ultrasound，ERUS）提供了高分辨率的直肠壁及直肠周围结构图像，可以准确地描绘出直肠壁的每一层。因此，ERUS 已被广泛作为直肠癌和肛门癌治疗前分期的一种辅助检查，其对局部恶性肿瘤壁内和壁外侵犯分期的准确率超过 85%。肠壁层次结构的不连续性是肠壁受侵犯的典型表现。在癌症手术中，ERUS 最大的缺点是它无法区分直接的癌症侵袭和直肠周围炎症改变，因为后者与深层的恶性侵袭非常相似。因此，ERUS 在检测黏膜下层和固有肌层的浸润时，准确性约降低 10%。当然，在癌症治疗中，$T_1$ 与 $T_2$ 对病变的分期直接影响手术方法的选择，包括有限切除或根治性手术。

子宫内膜异位病灶与炎症反应病灶鉴别很困难，但子宫内膜癌手术不需要切除直肠周围淋巴结，即便如此也并没有很大影响。因此，肠管子宫内膜异位症术中可以清楚地识别侵犯的肠壁，确定是否需要打开肠壁及或节段切除。

胃肠病学家更喜欢在软纤维镜顶端安装可弯曲探头行腔内超声，用于上消化道（gastrointestinal，GI）的超声内镜检查。柔性超声探头的使用扩大了结肠的接触范围，已成为胃肠科广泛接受的一种方式。结直肠外科医生喜欢使用一种可以直接或通过预置直肠镜引入的硬性探头。硬 ERUS 探头更便宜，不需要视频内镜，却能提供准确的病灶定位，而且能够测量病灶到肛门边缘和括约肌的距离，以规划括约肌保留手术。此外，使用硬性探头获取三维数据可以使子宫内膜异位病灶及其与直肠壁的关系更加直观。

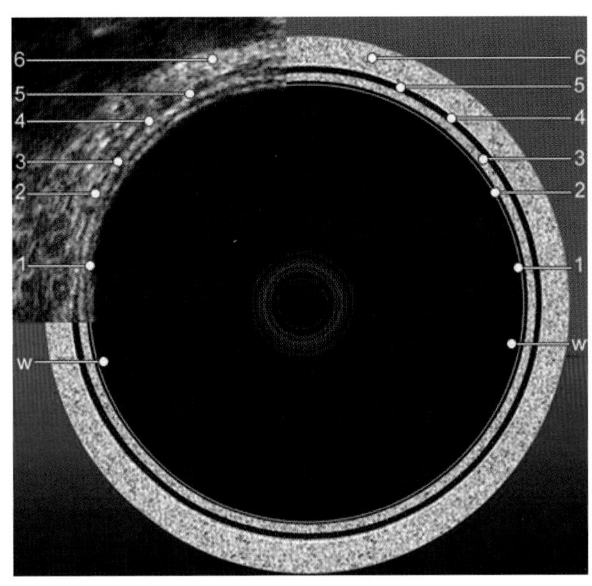


▲ 图 27–1　正常直肠内超声图

W. 水；1. 充水球囊与黏膜间高回声界面；2. 黏膜呈低回声；3. 黏膜下层及黏膜下层与固有肌层界面呈高回声；4. 固有肌层呈低回声；5. 固有肌层与直肠周围区或浆膜之间边界呈高回声；6. 脂肪组织

## 三、直肠内超声：子宫内膜异位症患者的解剖结构和表现

硬性超声探头是通过位于直肠乙状结肠交界处的直肠镜引入的。当使用 7.5MHz、10.0MHz 或 20.0MHz 探头时，超声图显示肠壁有 3 层解剖层和 2 层人工分层。从最内层（腔）开始，第 1 层为覆盖 ERUS 探头的充水球囊与黏膜交界面形成的高回声环状人工层。接下来是低回声环层（第 2 层），代表肠壁黏膜。第二高回声环层（第 3 层）由黏膜下层和黏膜下层与固有肌层之间的第二界面组成。第二低回声环层（第 4 层）与固有肌层相对应，外层（第 3 层）为高回声人工分层（第 5 层），由固有肌层与直肠周围脂肪或浆膜边界构成（图 27–1 和表 27–1）。

直肠周围子宫内膜异位的影像学表现取决于病变的活动性。活跃的子宫内膜异位症病变是低回声的，包括囊性改变，而不活跃的病变由于纤维化表现出不均匀的回声。常在同一位患者身上同时发现活动和不活动的病变。所以 ERUS 的表现通常是不规则的，低回声和高回声混合。绝经前妇女直肠周围结构的不均匀表现与混合回声常需警惕直肠周围子宫内膜异位症。通过联合超声检查及临床表现可以做出子宫内膜异位症的诊断。

ERUS 在子宫内膜异位症中的分期概述如下。

1 期：与直肠壁无关，直肠旁子宫内膜异位症，无直肠受累。ERUS 在直肠周围脂肪中表现为不均匀的混合回声，未见与肠壁结构直接接触。肠壁外高回声（第 5 层）未见破坏，未见壁内浸润。

2 期：子宫内膜异位组织与肠壁直接接触。但外层高回声层完整未被破坏，排除了直肠壁的累及（图 27–2）。

3 期：ERUS 可见肠壁浸润（注意浸润深度）。

- 固有肌层浸润：第 5 层的高回声破坏和第 4 层低回声（固有肌层）的增厚是固有肌层受累的特征。第 3 层的高回声（界面）保持完整，没有中断（图 27–3）。

表 27-1 术前评估盆腔子宫内膜异位症所用的诊断性影像学方法

| 诊断方式 | 优　点 | 缺　点 |
|---|---|---|
| 内镜 . | 腔内显示具有较高的准确性 | 周围或壁内肿块只能通过可见的肿块效应来检测。与邻近和浸润性肿瘤无法鉴别 |
| X 线 | 腔内显示具有较高的准确性 | 周围或壁内肿块只能通过可见的肿块效应来检测 |
| CT | 显示腔内及腔外影像 | 鉴别邻近侵袭性肠周围肿瘤的准确性差 |
| MRI | 准确描绘肿物位置及所累及的壁层。肠内和肠外肿块均可检测到 | 成本高。只有直肠内 MRI 探头的准确性可与内镜检查相媲美 |
| 软性 ERUS | 准确描绘肿物位置及所累及的壁层。肠内和肠外肿块均可检测到。可检测到结肠内病变 | 费用高，测量病灶到肛管的距离不准确。准确性依赖于检测者 |
| 硬性 ERUS | 准确描绘肿物位置及所累及的壁层。肠内和肠外肿块均可检测到。低成本，精确测量到肛管的距离 | 准确性依赖于检测者。扫描局限于直肠和直肠乙状结肠 |

CT. 计算机断层扫描；MRI. 磁共振成像；ERUS. 直肠内超声

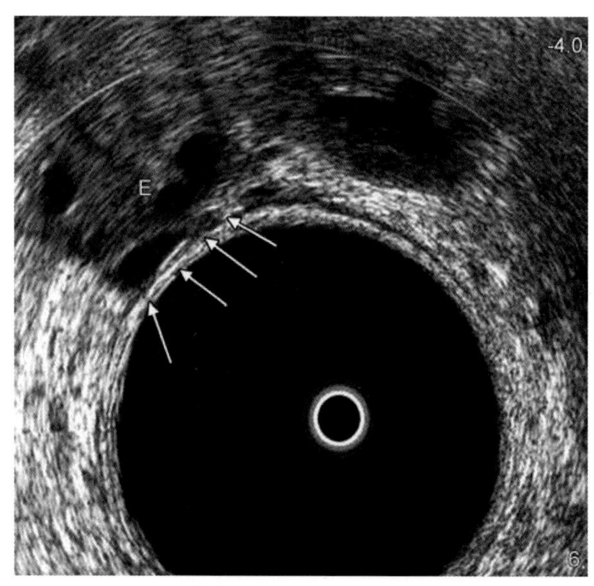


▲ 图 27-2 **子宫内膜异位团块（E）ERUS 图像（约 2cm），位于直肠壁附近的无效腔内。固有肌层与直肠周围之间的第三高回声层（⟹）完整，未增厚。图示排除了累及直肠壁**

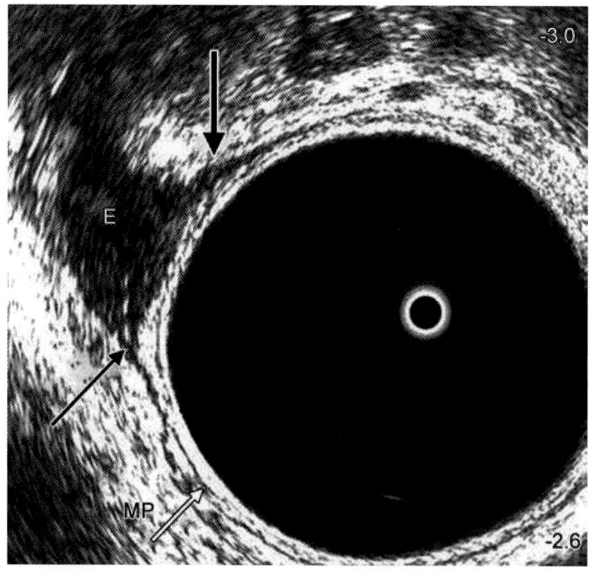


▲ 图 27-3 **子宫内膜异位团块（E）ERUS 图像（约 1.5cm），浸润直肠壁（⟶之间）。第三高回声层，固有肌层（MP，⟹）增厚，提示受累，不能与病灶区分开。这一发现提示直肠壁固有肌层受累浸润。正常固有肌层（MP，第二低回声层）**

- 黏膜下层浸润：可疑子宫内膜异位组织位于第三高回声层，或已直接通过外层扩散至第 3 层。在本例中，以第 3 层为代表的黏膜下层在高回声层中呈不规则形状的低回声区（图 27-4）。
- 黏膜浸润：子宫内膜异位症直接累及黏膜（第二低回声层）或黏膜下层（第二高回声层被低回声或异质结构破坏）。从外层到第二低回声层的全层浸润表明整个肠壁受累。

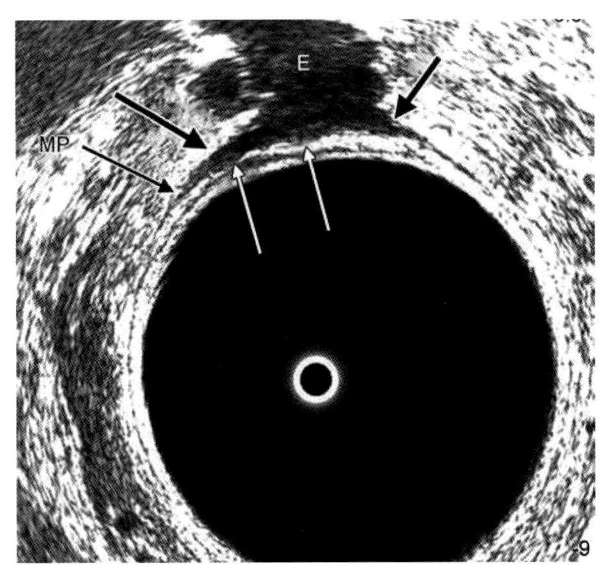


▲ 图 27-4　子宫内膜异位肿物的 **ERUS** 图像（**E**）（约 **2.5cm**），浸润直肠壁（⟶之间）。第三高回声层，固有肌层（**MP**，→）增厚，提示受累，不能与肿物区分开。第二高回声层不规则（⟹）。这些发现提示直肠壁固有肌层和黏膜下层浸润受累。固有肌层（**MP**，第三低回声层）正常

在我们自己的研究中，ERUS 成像对确定直肠壁浸润深度的敏感性为 76%（20/26）。固有肌层的敏感性为 97%（26/27）。直肠壁浸润的总敏感性为 97%（26/27）[8]。

## 四、直肠子宫内膜异位的管理

每位直肠出血的患者应进行完整的结肠镜检查以排除癌症、息肉和炎症性疾病。如果病史提示不排除子宫内膜异位症［与月经期相关的直肠出血、肛门 / 盆腔疼痛，或通过双合诊和（或）阴道超声发现可疑的直肠旁病变］，则应行 ERUS 检查以判断是否存在直肠旁的子宫内膜异位症。ERUS 结果与检查者的经验相关，因此需要经验丰富的结直肠外科医生进行 ERUS 检查。

如果 ERUS 表现为 1 期或 2 期子宫内膜异位症（与肠壁无关或与肠壁毗邻但不破坏外高回声层），首选的治疗方法是由妇科医生进行腹腔镜检查，往往无须结直肠科医生协助（表 27-2）。

如果 ERUS 怀疑直肠浸润（3 期），应在结肠直肠外科医生的协助下进行腹腔镜下直肠壁部分切除术。在某些病例中，如果子宫内膜异位症肿块直径＜ 10mm，可以用线性吻合器切除部分肠壁，同时吻合肠壁。

当子宫内膜异位肿块＞ 10mm 时，浸润深度不影响切除方式。在大多数情况下，若想完整切除病灶，建议行直肠前路切除术。有经验的结肠直肠外科医生可以通过腹腔镜进行低位直肠前切除术，因此首选的手术方式将在很大程度上取决于外科医生的手术技能。对于所有直肠下 1/3 广泛受累的晚期病例可考虑采用常规切除，以保留括约肌。

表 27-2　**85 例疑似直肠受累的子宫内膜异位症患者的 ERUS 及相关治疗（常规开腹、腹腔镜或无手术）数据结果。ERUS 对直肠壁受累的总敏感性为 97%**

| ERUS 发现 | 总　数 | 开　腹 | 腹腔镜 | 保守治疗 |
|---|---|---|---|---|
| 无异常 | 13 | 2 | 4 | 7 |
| 盆腔肿块未与直肠壁接触 | 21 | 6 | 10 | 5 |
| 肿块侵及直肠壁 | 12 | 4 | 7 | 1 |
| 直肠壁浸润 | 39 | 25 | 7 | 7 |
| 固有肌层 | 32 | 20 | 6 | 6 |
| 黏膜下层 | 7 | 5 | 1 | 1 |

如果ERUS证实子宫内膜病变局限于黏膜和（或）黏膜下层，而不影响固有肌层，则可考虑内镜检查。直径＜3cm的黏膜病变可通过内镜下黏膜切除进行治疗，类似于息肉切除。如果发现黏膜下多发病灶，建议内镜下行黏膜切除术。

## 五、结论

ERUS是一个有效的、无创的诊断子宫内膜异位症的工具，特别是在已证实或怀疑子宫内膜异位症累及肠壁的患者中。

ERUS可以进行安全分层，其适用于内镜入路、腹腔镜病灶切除、腹腔镜下肠段切除或常规直肠切除的病例。ERUS对直肠受累子宫内膜异位症具有高度的敏感性和特异性，被推荐用于所有怀疑有盆腔生殖器外内膜异位症的患者。

## 参考文献

[1] Farinon AM, Stroppa I, Chiarelli C. Therapy of colorectal endometriosis. Colo Proctol. 1992;14:230–4.
[2] The American Fertility Society. Revised American Fertility Society classification of endometriosis: 1985. Fertil Steril. 1985;43(3):351–2.
[3] Chapron C, Dubuisson JB. Management of deep endometriosis. Ann N Y Acad Sci. 2001;943:276–80.
[4] Koninckx PR, Martin DC. Surgical treatment of deeply infiltrating. In: Shaw RW, editor. Endometriosis. Current Understanding and Management. Oxford: Blackwell Scientific; 1995. p. 264–81.
[5] Zwas FR, Lyon DT. Endometriosis. An important condition in clinical gastroenterology. Dig Dis Sci. 1991;36(3):353–64.
[6] Schroder J, Lohnert M, Doniec JM, et al. Endoluminal ultrasound diagnosis and operative management of rectal endometriosis. Dis Colon Rectum. 1997;40(5): 614–7.
[7] Roseau G, Dumontier I, Palazzo L, et al. Rectosigmoid endometriosis: endoscopic ultrasound features and clinical implications. Endoscopy. 2000;32(7): 525–30.
[8] Doniec JM, Kahlke V, Peetz F, et al. Rectal endometriosis: high sensitivity and specificity of endorectal ultrasound with an impact for the operative management. Dis Colon Rectum. 2003;46(12):1667–73.

# 第 28 章　前哨淋巴结检测

## Sentinel Lymph Node Detection

Andreas Hackethal　Hans-Rudolf Tinneberg　著
张生澎　译　　宋　娇　王丽杰　校

## 一、背景

前哨淋巴结活检描述了一种操作，其中仅一个或几个特定的淋巴结被检测到并去除。它们反映了肿瘤淋巴转移的程度。Goulds 于 1960 年首次描述了这一点，当时他发现腮腺癌的前筋膜后静脉和后筋膜后静脉交界处正常出现的淋巴结在冰冻切片上含有转移性疾病[1]。他研究了 28 例腮腺肿瘤的前哨淋巴结，并且在淋巴结阴性的情况下不进行彻底的颈部淋巴结清扫。由于他的发现，他建议在冰冻切片的前哨淋巴结阴性的情况下放弃淋巴结清扫术。前哨淋巴结描述了肿瘤环境引流的第一级淋巴结（图 28–1）。前哨意为守望者。

前哨淋巴结的概念指出，前哨是淋巴结中从肿瘤接受淋巴回流的第一个节点。所以，如果前哨不包含转移，则该区域的其余部分淋巴结将对转移性疾病呈阴性，并且淋巴结清扫术不会增加诊断分期或治疗益处。相反，减少外科手术创伤是前哨淋巴结活检的主要优势，因此减少了对引流肿瘤区域的淋巴系统的影响，并减少了淋巴水肿的风险。

## 二、前哨淋巴结活检的临床应用

前哨淋巴结活检是乳腺癌和黑色素瘤治疗的

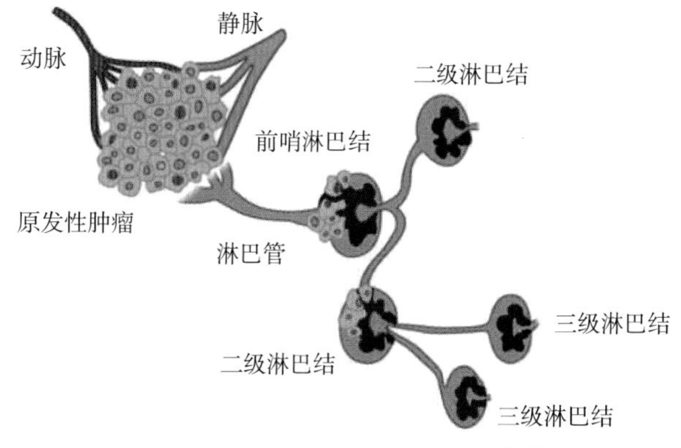


▲ 图 28–1　前哨淋巴结的概念

标准治疗方法。同样，在外阴癌中，随着 GOG-173 和 GROINSS Ⅴ-1 研究的发表，前哨概念得到了认可和广泛应用[2, 3]。前哨淋巴结活检的其他领域包括宫颈癌、子宫内膜癌和外阴癌、结直肠癌、头颈癌、非小细胞肺癌、甲状腺癌、胃和食管癌及阴茎癌（表 28–1）。

## 三、传统淋巴标记

为了检测前哨淋巴结，在原发癌的环境中注入了可追溯的材料，影像技术用于显示示踪剂在淋巴管和淋巴结内的引流情况。Xiong 等最近的文章，描述了淋巴成像的不同技术（图 28–2）。

在当今的医疗外科手术中，过滤后的硫胶体与 $^{99m}$Tc 结合，使用或不使用蓝色染料是最广泛使用的前哨标记。术前使用了淋巴成像技术，术中使用了伽马探针或 Geiger 探测仪识别前哨淋巴结。在过去的几年中，吲哚菁绿已成为前哨淋巴结活检的研究标记。

### 吲哚菁绿

自 20 世纪 50 年代以来，已经在医学中研究了吲哚菁绿（indocyanine green，ICG）。ICG 是一种三碳菁染料，是一种荧光标记，可以在 806nm 的近红外光中点亮。ICG 高度可溶并与白蛋白结合，因此在淋巴管内转运。视频－腹腔镜手术促进了将 ICG 用作前哨标志物，并于 2004 年首次在胃癌中进行了描述[15]。在过去几年中，许多研究报道了将 ICG 用作妇科前哨标志物，其中许多研究与 $^{99m}$Tc 和蓝色染料标记相比，报道的前哨检测率有所提高（表 28–2 显示了一些代表性研究）。

简而言之，将 ICG 稀释后，在 3 点和 9 点分别以 1mm 和 4mm 的深度向子宫颈中注入 2.5mg ICG。5min 后，可以用近红外光源和腹腔镜检查前哨淋巴结。精确定位系统（Novadaq）最有用，它可以同时处理正常腹腔镜图像和近红外图像的重叠图像（图 28–3）。精确定位系统还允许基于颜色的 ICG 浓缩模式。使用这种模式，可以更容易地检测到淋巴结（图 28–4）。

表 28–1 针对不同实体的首次发布的前哨淋巴结活检论文概述

| 参考文献 | 实 体 |
|---|---|
| [4] | 阴茎癌 |
| [5] | 黑色素瘤 |
| [6] | 乳腺癌 |
| [7] | 外阴癌 |
| [8] | 甲状腺恶性肿瘤 |
| [9] | 非小细胞肺癌 |
| [10] | 大肠癌 |
| [11] | 胃癌 |
| [12] | 宫颈癌 |
| [13] | 子宫内膜癌 |

淋巴结成像技术

- 直接技术
  - 淋巴管造影术
- 间接技术
  - 淋巴造影
  - 淋巴照相术和单光子发射计算机断层扫描（SPECT）
  - 脱氧葡萄糖正电子发射断层扫描（FDG-PET/CT、FDG-PET/MRI）
  - 磁共振淋巴管造影（MRL）
  - 超声和对比度增强超声（CEUS）
  - 近红外荧光引导成像技术

▲ 图 28–2 淋巴成像的直接和间接技术[14]

表 28–2 评估吲哚菁绿作为妇科恶性肿瘤的前哨淋巴结标记物的代表性研究

| 参考文献 | 位置 / 癌症 | 检测率 %（*n*/*n*） |
|---|---|---|
| [16] | 子宫颈 | 100（68/68） |
| [17] | 子宫内膜 | 100 |
| [18] | 外阴 | 100（21/21） |

## 四、妇科癌症

### （一）子宫内膜癌

子宫内膜癌是女性中最常见的癌症之一。子宫切除术 + 双侧输卵管切除术结合全面的盆腔和腹主动脉旁淋巴结切除术才能明确肿瘤的分期及分级[19, 20]。子宫内膜癌患者通常包括老年和伴肥胖并发症的女性。因此，如果可以实现类似的肿瘤学结果，那么就应该是最大限度地减少手术创伤。尽管自 2001 年以来已经对子宫内膜癌的前哨淋巴结活检进行了研究[13]，但其常规使用仍存在争议。Lin 等最近发表的 Meta 分析，分析了

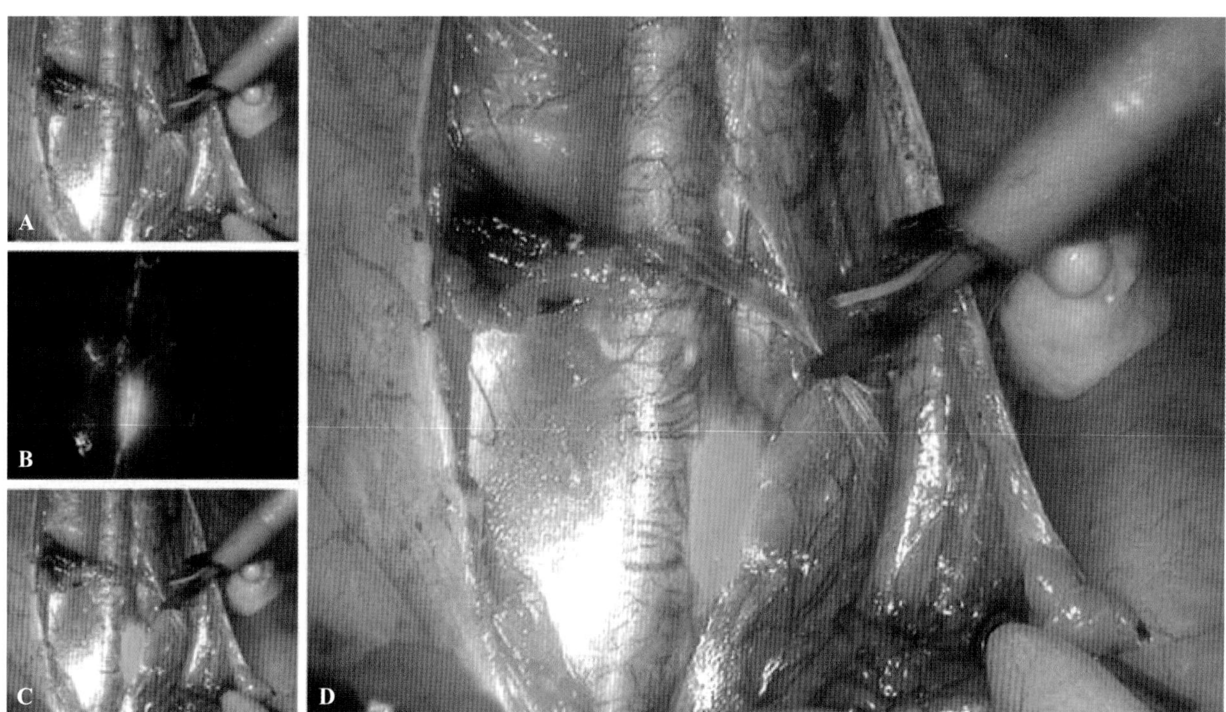

▲ 图 28-3 左盆腔前哨淋巴结清扫术中的腹腔镜视图，并贴有近红外图像

A. 常规的腹腔镜视图；B. 吲哚菁绿（ICG）阳性组织的近红外图片；C. 带有 ICG 荧光涂层的正常腹腔镜视图；D. 为 C 的放大图像

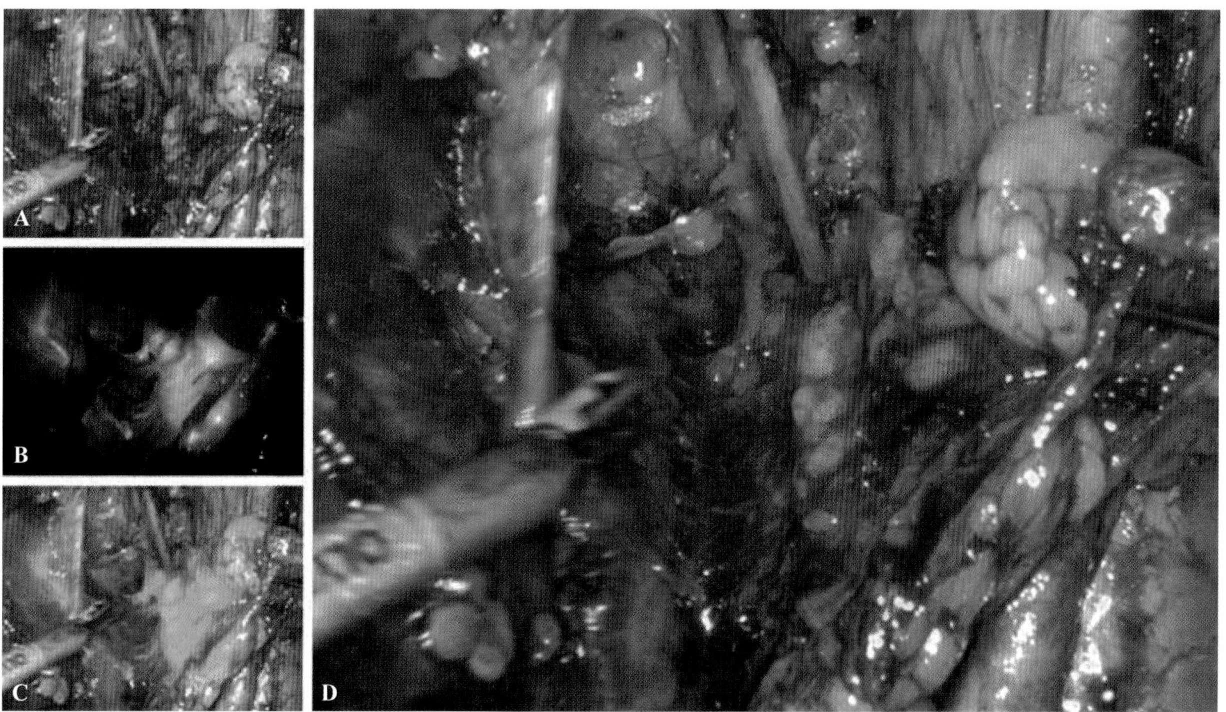

▲ 图 28-4 右盆腔前哨淋巴结清扫术中的腹腔镜视图，并贴有近红外图像

A. 常规腹腔镜视图；B. ICG 阳性组织的近红外图片；C. 带有 ICG 荧光涂层的正常腹腔镜视图；D. ICG 颜色集中模式，反映了红色区域（Novadaq）中的淋巴结

44 项针对 2236 例患者的研究[21]。他们的总检出率为 83%，敏感性为 91%。使用 ICG 可使整体检测率提高到 93%。有强有力的证据表明前哨淋巴结活检是评估子宫内膜癌淋巴结受累的一种准确可行的方法[21]。Bodurtha 等[22]也得出了这一结论，他发表了系统的综述和 Meta 分析，进行了 55 项研究和 4915 例患者数据的分析[22]。

### （二）宫颈癌

宫颈癌的治疗遵循高度个体化的方案。由于手术和放射治疗取得相似的结果，因此最重要的是评估各个肿瘤参数，从而最大限度地减少重复治疗（即手术和放射治疗）的风险。盆腔淋巴结清扫术可以认为是宫颈癌治疗的关键之一。如果可以完全切除肿瘤，则冷冻切片上的阴性结果可进行根治性子宫切除术。盆腔淋巴结阳性表明需要进行盆腔放射治疗。因此，不建议行子宫切除术，而建议行主动脉旁淋巴结清扫术来确定放射线范围。

对宫颈癌的盆腔淋巴结前哨活检进行了广泛研究，发现肿瘤＜ 2cm 时有最佳检出率和定位结果[23, 24]。指南规定肿瘤＜ 2cm 时考虑前哨淋巴结活检（NCCC 指南，AWMF）。但是，如果未发现任何前哨淋巴结，建议进行全面的淋巴结清扫术（NCCC，AWMF）。最近的一项 Meta 分析发现，使用 ICG 的检出率与 $^{99m}$Tc（带有或不带有蓝色染料）相似[25]。

除了在外科手术中最大限度地减少创伤外，前哨淋巴结的冷冻切片比全面的淋巴结清扫术还快，并且还可以减少手术室的时间和成本。

### （三）外阴癌

前哨淋巴结活检在外阴癌中的相关性已于 1994[7] 年提出。迄今为止，外阴癌中的前哨淋巴结概念被认为是全面淋巴结清扫术的替代方法，并已在大多数国际指南中采用[20, 25–27]。已发表的证据表明，最大尺寸＜ 4cm 的单灶性肿瘤可通过切除任一腹股沟（BGCS）中确定的前哨淋巴结来安全地处理。但是，术前应征得患者同意，如果未发现前哨淋巴结，应考虑进行全面的腹股沟淋巴结清扫术。德国 AWMF 指南及 BGCS 指出，外阴癌前哨淋巴结活检的要求应为：①最大尺寸小于 4cm 的癌症；②单灶癌；③没有临床或影像学证据可疑淋巴结转移；④使用专利蓝染料和（或）$^{99m}$Tc 没有已知的安全问题；⑤有足够的使用前哨淋巴结活检的经验；⑥患者知情同意并接受密切随访。

直到最近，一种新的混合示踪剂使用吲哚菁绿与 $^{99m}$Tc– 纳米胶体（ICG $^{99m}$Tc– 纳米胶体）来改善前哨淋巴结的术中可视性[28]。

## 五、展望

现代手术策略的重点是减少创伤，以达到相同甚至改善的手术效果。与随后进行的有效癌症治疗相关的前根治手术成为当今讨论的焦点。在目前的医学中，全面淋巴结清扫术在某些癌症中的益处受到质疑，甚至被放弃，因此，旨在减少组织切除和保存不受影响的淋巴管的技术受到高度赞赏。妇科癌症的前哨活检起着重要作用。因为 ICG 的前哨淋巴结活检的有效、简易、可行性和低医疗成本，它将成为我们日常临床工作的一项重大突破。

# 参考文献

[1] Gould EA, Winship T, Philbin PH, et al. Observations on a "sentinel node" in cancer of the parotid. Cancer. 1960;13:77–8.

[2] Van der Zee AG, Oonk MH, De Hullu JA, et al. Sentinel node dissection is safe in the treatment of early–stage vulvar cancer. J Clin Oncol. 2008;26: 884–9.

[3] Oonk MH, van Hemel BM, Hollema H, et al. Size of sentinel–node metastasis and chances of nonsentinel node involvement and survival in early stage vulvar cancer: results from GROINSS–V, a multicentre observational study. Lancet Oncol. 2010;11:646–52.

[4] Cabanas RM. An approach for the treatment of penile carcinoma. Cancer. 1977;39:456–66.

[5] Ross MI, Reintgen D, Balch CM. Selective lymphadenectomy: emerging role for lymphatic mapping and sentinel node biopsy in the management of early stage melanoma. Semin Surg Oncol. 1993;9:219–23.

[6] Krag DN, Weaver DL, Alex JC, et al. Surgical resection and radiolocalization of the sentinel lymph node in breast cancer using a gamma probe. Surg Oncol. 1993;2:335–9.

[7] Levenback C, Burke TW, Gershenson DM, et al. Intraoperative lymphatic mapping for vulvar cancer. Obstet Gynecol. 1994;84: 163–7.

[8] Kelemen PR, Van Herle AJ, Giuliano AE. Sentinel lymphade–nectomy in thyroid malignant neoplasms. Arch Surg. 1998;133 (3):288–92.

[9] Little AG, DeHoyos A, Kirgan DM, et al. Intraoperative lymphatic mapping for non–small cell lung cancer: the sentinel node technique. J Thorac Cardiovasc Surg. 1999;117:220–4.

[10] Joosten JJ, Strobbe LJ, Wauters CA, et al. Intraoperative lymphatic mapping and the sentinel node concept in colorectal carcinoma. Br J Surg. 1999;86:482–6.

[11] Maruyama K, Sasako M, Kinoshita T, et al. Can sentinel node biopsy indicate rational extent of lymphadenectomy in gastric cancer surgery? Fundamental and new information on lymph–node dissection. Langenbecks Arch Surg. 1999;384(2): 149–57.

[12] Medl M, Peters–Engl C, Schütz P, et al. First report of lymphatic mapping with isosulfan blue dye and sentinel node biopsy in cervical cancer. Anticancer Res. 2000;20:1133–4.

[13] Holub Z, Kliment L, Lukác J, et al. Laparoscopicallyassisted intraoperative lymphatic mapping in endometrial cancer: preliminary results. Eur J Gynaecol Oncol. 2001;22:118–21.

[14] Xiong L, Engel H, Gazyakan E, et al. Current techniques for lymphatic imaging: State of the art and future perspectives. Eur J Surg Oncol. 2014;40:270–6.

[15] Nimura H, Narimiya N, Mitsumori N, et al. Infrared ray electronic endoscopy combined with indocyanine green injection for detection of sentinel nodes of patients with gastric cancer. Br J Surg. 2004;91: 575–9.

[16] Buda A, Papadia A, Zapardiel I et al. From conventional radiotracer Tc–99(m) with blue dye to indocyaninee green fluorescence: a comparison of methods towards optimization of sentinel lymph node mapping in early stage cervical cancer for a laparoscopic approach. Ann Surg Oncol. 2016;23: 2959–65.

[17] Laios A, Volpi D, Tullis ID. A prospective pilot study of detection of sentinel lymph nodes in gynaecological cancers using a novel near infrared fluorescence imaging system. BMC Res Notes. 2015;8:608.

[18] Verbeek FP, Tummers QR, Rietbergen DD, et al. Sentinel lymph node biopsy in vulvar cancer using combined radioactive and fluorescence guidance. Int J Gynecol Cancer. 2015;25:1086–93.

[19] Colombo, N., Preti, E., Landoni, F. et al. Endometrial cancer: ESMO Clinical Practice Guidelines for diagnosis, treatment and follow–up. Ann Oncol. 2013;24:vi33–vi38.

[20] BGCS Guidelines. https://bgcs.org.uk/BGCS%20 Endometrial%20Guidelines%202017.pdf, access 23.4.2017.

[21] Lin H, Ding Z, Kota VG, Zhang X, et al. Sentinel lymph node mapping in endometrial cancer: a systematic review and meta–analysis. Oncotarget. 2017 Mar 29. doi: 10.18632/oncotarget. 16662. [Epub ahead of print] Review.

[22] Bodurtha Smith AJ, Fader AN, Tanner EJ. Sentinel lymph node assessment in endometrial cancer: a systematic review and meta–analysis. Am J Obstet Gynecol. 2016 Nov 18. pii: S0002–9378(16)32057–9.

[23] Cibula D, Abu–Rustum NR, Dusek L, et al. Prognostic significance of low volume sentinel lymph node disease in early–stage cervical cancer. Gynecol Oncol. 2012;124: 496–501.

[24] Cormier B, Diaz JP, Shih K, et al. Establishing a sentinel lymph node mapping algorithm for the treatment of early cervical cancer. Gynecol Oncol. 2011;122:275–80.

[25] Ruscito I, Gasparri ML, Braicu EI, et al. Sentinel node mapping in cervical and endometrial cancer: indocyanine green versus other conventional dyes–a meta–analysis. Ann Surg Oncol. 2016;23:3749–56.

[26] Cibula D, Oonk MH, Abu–Rustum NR. Sentinel lymph node biopsy in the management of gynecologic cancer. Curr Opin Obstet Gynecol. 2015;27:66–72.

[27] AWMF, German cervical cancer guidelines. http:// www.awmf.org/uploads/tx_szleitlinien/032–033OL1_ S3_ Zervixkarzinom_2014–10.pdf. Accessed March 23, 2017.

[28] AWMF, German vulvar cancer guideline. http:// www.awmf.org/uploads/tx_szleitlinien/015–059k_ S2k_Vulvakarzinom_ und_Vorstufen_Diagnostik_ Therapie_2016–11.pdf. Accessed April 24, 2017.

# 第 29 章　腹腔镜下子宫肌瘤切除术
# Laparoscopic Myomectomy

Alfonso Rossetti　Alessandro Loddo　著
孙宇婷　译　　徐　云　宋　娇　校

## 一、概述

子宫肌瘤是全球性的公共卫生问题。25—44 岁女性的子宫肌瘤诊断累积风险约为 30%。

子宫肌瘤是由纤维组织构成的实性肿瘤，亦称为纤维瘤。然而，“纤维瘤”的说法不准确。平滑肌瘤最适合描述所有平滑肌来源的良性肿瘤。

平滑肌瘤涵盖了此类肿瘤的主要成分及起源细胞。平滑肌瘤是否可转变为恶性表型的平滑肌肉瘤尚不可知。与绝经后老年妇女相比，绝经前妇女的平滑肌肉瘤的发病率极低，占子宫恶性肿瘤的＜ 1%。除了其致瘤性外，它们在细胞水平上与正常的肌层平滑肌细胞形态相似。平滑肌瘤可能有大小不一的单个或多个突变的平滑肌瘤结节附着在和（或）位于子宫肌层内，并由细胞外纤维结缔组织围绕。

子宫肌瘤一般为局限、假包囊、固体、白色或棕褐色的圆形肿块，可为单个结节或成簇生长，直径范围为 1mm～30cm 以上。

子宫肌瘤的病因尚未确定，但是大多数发生在育龄女性。人体在产生雌激素之前不会出现子宫肌瘤。在妊娠期间身体产生多余的雌激素时，肌瘤将会迅速生长。绝经以后，肌瘤将停止增长，且因雌激素消失而出现萎缩 [1]。

幸运的是，子宫肌瘤一般生长缓慢且无症状。无症状的肌瘤不需要治疗。约 25% 的肌瘤会引起症状，需要药物或手术治疗。

子宫肌瘤可能导致严重的症状，包括长期或严重的经量增多、贫血、压迫症状（腰骶和骨盆压迫或疼痛、尿频和便秘）、性交困难（性交时或性交后疼痛），以及罕见的生殖功能障碍。子宫肌瘤对卫生经济学和生活质量的影响都是巨大的。

手术是治疗子宫肌瘤的主要方式，子宫肌瘤也是子宫切除术的最常见原因。除了经腹子宫切除术和子宫肌瘤切除术外，越来越多的微创手段开始用于治疗子宫肌瘤 [2-4]。

腹腔镜下子宫肌瘤切除术现已成为标准术式。Kurt Semm 于 1979 年报道了第一例腹腔镜下子宫肌瘤切除术。但在拟切除子宫肌瘤的体积和数量，以及术后妊娠风险较高方面，仍然存在争议。此外，腹腔镜下子宫肌瘤切除术仍被认为是外科医生掌握高级腹腔镜的一项技术标准。由于内镜缝合在该手术中必不可少，在进行腹腔镜下子宫肌瘤切除术之前，必须对缝合进行系统的培训。过去 20 多年的经验使我们能够顺利处理原本被认为具有挑战性和风险性的肌瘤。此外，腹腔镜下子宫肌瘤切除术与传统的开腹手术相比，更具有微创手术的所有公认优势，如减少血红蛋白下降（2.17% vs. 1.33%，$P < 0.001$）、减少术后疼痛（$P < 0.05$）、降低发热发病率（26.2% vs. 12.1%，$P < 0.05$），以及术后恢复更快（$P < 0.05$）[5]。

腹腔镜及剖腹子宫肌瘤切除术在妊娠率和流

产率方面无显著差异[6]。近期研究表明，接受腹腔镜下子宫肌瘤切除术的妇女生育率有所提高，实际为与剖腹手术相比，腹腔镜下子宫肌瘤切除术可以降低术后粘连的风险（32.9% vs. 80%）。

## 二、手术指征

传统治疗中，经腹行子宫肌瘤切除术或子宫切除术主要用于有症状的子宫肌瘤。子宫切除术是全球最常见的主要妇科手术，通常用于治疗子宫肌瘤。

对于有妊娠需求或因其他原因保留子宫的妇女，子宫肌瘤切除术仍然为首选手术。为了降低大手术的成本、发病率和对生活质量的影响，近年来已经引进了各种微创手术技术，包括显微剖腹手术和手术内镜检查（腹腔镜或宫腔镜检查）。对于有些病例，药物治疗是有效的，而且可以维持一段时间，但不能治愈。

药物治疗包括口服短效避孕药、更年期激素疗法、GnRH（促性腺激素释放激素）激动药疗法、抗孕激素、含孕激素的子宫内节育装置（IUD）和非甾体抗炎药（NSAID）。

如果上述药物治疗子宫肌瘤效果不佳，也可使用治疗月经过多的标准药物进行治疗。前列腺素合成酶抑制药在一部分女性患者中效果良好，GnRH 激动药或达那唑对部分患者有效。

例如，GnRH 激动药一般作为术前辅助治疗。其可使雌激素受体的下调，减缓肌瘤的生长。GnRH 激动药疗法还有助于优化因肌瘤导致月经过多而造成的红细胞压积下降。

米非司酮是一种合成类固醇，可竞争性结合细胞内孕激素受体，从而阻断孕激素的作用，使肌瘤明显缩小。雷洛昔芬是一种选择性雌激素受体调节药（SERM），据报道可使肌瘤体积显著减少。

子宫肌瘤切除术的适应证包括不孕症、近期肌瘤体积明显增大和相关症状（盆腔疼痛或异常子宫出血）。纳入标准是至少存在 1 种症状性肌瘤＞4cm 且无黏膜下肌瘤，黏膜下肌瘤可通过宫腔镜将其去除。只要可以切除肌瘤，就没有肌瘤大小的上限。通常，肌瘤切除术的指征是肌瘤数目在 8 个以下的患者，必要时可切除更多肌瘤[7-12]。

虽然部分作者建议切除不超过 3 个或 4 个直径＜7～8cm 的肌瘤，但其他作者则认为应根据病理学发现和手术技巧进行个体化选择。在临床实践中，手术方法的选择很大程度上取决于手术经验。

我们的结论是，剔除肌瘤的上限主要取决于肌瘤的其他特征（即位置、侵犯深度、活动程度），而不仅仅是数量或大小。以往研究表明，肌瘤复发率尤其是多发性肌瘤的并发症发生率更高[13-15]。

通常在选择子宫切除术治疗子宫肌瘤时，也可为患者提供其他微创治疗方法，如冷冻消融或肌瘤消融术、子宫动脉栓塞（uterine artery embolization，UAE）或磁共振成像（MRI）引导的聚焦超声（MRgFUS）。

以上方法都可以切断肌瘤的主要供血，从而使肌瘤缩小 40%～80%。该手术旨在消除症状，而不能消除肌瘤。联合手术是一种经典的腹腔镜下子宫肌瘤切除术，采用了如 UAE 这样的有创性较小的方法，具有易于清除肌瘤、减少失血量、降低复发率和并发症发生率的优点。

子宫动脉栓塞术是由放射介入科医生执行的经皮图像引导手术。可供希望避免手术、手术条件差或希望保留子宫的女性选择，此为新型手术，很少有可用数据来估计复发、持续性、更年期的发生率、妊娠结局、生活质量和后续治疗的必要性[16]。

子宫动脉栓塞包括经股动脉入路将血管造影导管置入子宫动脉，并将栓塞剂（一般为聚乙烯醇颗粒或三丙烯酸明胶微球）注入双侧子宫动脉，直至血流缓慢。

子宫动脉栓塞机制为在小动脉水平阻塞以减少子宫血流，对肌瘤产生不可逆的缺血性损伤，使肌瘤坏死和萎缩，而正常的子宫肌层则能够恢复。正常的子宫肌层可从阴道和卵巢血管中获得新的血液供应，而肌瘤则无血管供应，其原因尚不清楚。

在 MRI 引导的聚焦超声中，临床医生使用 MRI 将超声能量（即来自超声的声波）直接引导至肌瘤。高度聚焦的超声波束（不同于成像研究的超声波）可使目标组织中的温度升高（55～90℃），足以在几秒钟内致其凝集性坏死。

在 MRI 检查过程中，临床医生可以监测肌瘤的热破坏，避免损坏附近的组织或结构。

使用 MRI 对组织温度的估计实时监测热破坏。每个肌瘤都需单独治疗，大多数女性的总治疗时间一般超过 1h。

如果是非常大的肌瘤，建议联合治疗（UAE，然后进行腹腔镜下子宫肌瘤切除术）。子宫肌瘤更易进行子宫肌瘤切除术，该术式缩短手术时间并且出血风险较小。

## 三、术前评估、检查和准备

常规的术前评估包括超声和宫腔镜检查。宫腔镜检查可评估黏膜下受累程度及宫腔镜治疗是否可行。超声检查应为外科医生提供肌瘤数目和位置。需特别注意肌壁间肌瘤距浆膜和子宫内膜的距离。超声可排除腺肌瘤和（或）肉瘤，在可疑病例中，必要时使用 MRI。子宫腺肌病的常见体征是在无肌瘤的情况下子宫增大、后壁或前壁不对称增大、无回声的腔隙或大小不等的囊肿、轮廓异常或肿块缺乏、高回声区域或结节、手指状突出 – 子宫内膜的条纹或线性条纹和回声纹理增加 [17]。

存在肌瘤时，脉管系统通常包绕肿块，而在弥漫性或局灶性子宫腺肌病患者中，血管结构并不明显，即使其血管的扩张程度比正常子宫动脉稍大，其血管也遵循垂直于子宫内膜面的正常过程。

病变部位的不确定性，尤其是子宫腺肌病的程度，使得在保留子宫时很难确定完全切除的可行性和准确性。除非像子宫腺瘤那样对子宫腺肌病明确定义，否则切除后无法完全治愈。通常，腺肌瘤（局部受累子宫）因与周围的正常子宫肌层融合而边缘不清。相反，肌瘤压迫周围的子宫肌层，边缘清晰，界限分明。肌瘤可以被摘除，而腺肌瘤则不能。实际上，肌瘤在正常的子宫肌层内生长，为良性肿瘤。去除肌瘤时，包膜将其与正常子宫肌层分开。然后修复空腔，使子宫基本恢复原样，但会留下瘢痕。子宫腺肌病浸润正常的子宫肌层，因此切除病变区域可从子宫总体积中减去子宫肌层肿块。产生的瘢痕可导致妊娠期间子宫肌层减少及抗张强度降低。

在鉴别诊断时必须特别注意肉瘤。如果肌瘤迅速生长或变性，尤其是对 GNRh 类似物疗法无反应时，建议采用 MRI 评估、总 LDH 和 LDH 同工酶 3 型试验 [18]。

所有新技术目前均可施用，但应研究其适用性。实际上，不可能在所有的病例中均使用 MRI 检查子宫病变。因此，应提倡术前评估，避免在术后病理报告中出现意料之外的平滑肌肉瘤（leiomyosarcoma，LMS）诊断。

术前评估应从可疑 LMS 的临床和超声检查结果开始。仅在高度怀疑的情况下，才应进行骨盆 MRI 检查。

表 29–1 展示了根据 ACOG 报告的临床风险标准 [19]。患者应通过经阴道和（或）经腹超声检查，采用灰阶三维成像、彩色和定向多普勒成像检查，使用凸透 2.5～5.5MHz 经腹换能器和 5.5～8.5MHz 阴道探头。必须报告每一个子宫肿块的数量，并测量纵向、横向和前后直径。肿块的体积（V）使用以下公式估算，即 V= 长 × 宽 × 直径 ×0.52。

表 29-1 根据 ACOG 声明的临床风险标准

| 临床风险标准 |
| --- |
| • 年龄：＞ 35 岁（35 岁以下的女性发病率最低。LMS 患者的平均年龄显著高于 LM 患者。65 岁以上的女性的子宫肉瘤发病率最高）<br>• 绝经后状态<br>• 子宫大小<br>• 子宫快速增大<br>• 某些治疗（他莫昔芬或盆腔放疗）<br>• 遗传状况（Lynch 综合征或遗传性平滑肌瘤病和肾细胞癌） |
| **症状** |
| • 特发性月经过多<br>• 生殖器异常出血<br>• 痛经<br>• 可触及腹部肿块<br>• 下腹痛<br>• 腰痛<br>• 压迫症状（尿频、排尿困难、肠道症状） |

LM. 平滑肌瘤；LMS. 平滑肌肉瘤

灰阶成像还用于评估是否存在钙化、囊性坏死或出血，并描述病变的回声模式（均匀或不均匀）。

用彩色多普勒图像（颜色评分）对受检病变内的血流量进行主观、半定量评估，以明显、中度、轻度或不明显的方式来描述病变中央和周围区域的血管（表 29-2）。

还建议所有患者均接受以下检查，即 LDH 和同工酶 3 测定、巴氏涂片检查和宫腔镜活检（如果有子宫出血）及 CA-125 测定。

经过血液评估和超声检查并已经过临床评估的患者，若提示低危风险，则无须进一步检查即可进行手术。

高危患者应进行 MRI 评估。MRI 可提供更好的图像来描述 LM 的确切位置和特征，但仅适用于经临床评估和骨盆超声检查后尚无法确定盆腔肿块的性质时。事实上，MRI 比超声昂贵很多，因此将其用作所有患者的检查是不切实际的。

所有 MRI 检查均以 1.5～3T 单位进行。获取 $T_1$、$T_2$ 加权和扩散加权成像图像；表观扩散系数图是从扩散加权图像得出的。常规 MRI 图像

表 29-2 超声评估风险评分标准，相关的临床风险得分＞ 19 需进行 MRI 检测

| 血流颜色分数 | |
| --- | --- |
| 1 | 找不到血流 |
| 2 | 仅检测到极少血流信号 |
| 3 | 仅检测到中度血流信号 |
| 4 | 存在大量血流 |
| 中部和周边区域的得分均与最大血管得分 8 分相结合 [21] | |
| Ⅱ级超声检查标准 | |
| 回声模式 | 均匀或不均匀，有混合回声和无回声部分 |
| 坏死、囊性、出血性改变 | |
| 单一病变 | |
| 是否存在中央血管形成 | |
| 肿瘤血管分布：高血管分布评分 | |
| 大小 | 直径＞ 8cm |
| 有无钙化 | |

对以下项目进行检查，即肿瘤大小（最大直径）、$T_1$ 和 $T_2$ 加权图像上的肿瘤信号强度、肿瘤边缘、子宫内膜受累、肿瘤内出血和肿瘤中未扩大的区域，还评估了肿瘤 - 子宫肌层对比度。

当弥散加权成像图像上的信号强度等于或高于子宫内膜时，则信号强度（SI）被判定为高强度。根据这一发现，将患者分为两组，弥散加权成像中、高强度组或弥散加权成像低强度组中。将扩散加权成像强度与相应的扩散系数值进行比较，可呈现明显差异。

为了排除或怀疑存在 LMS，需要评估常规 MRI 表现（$T_1$ 和 $T_2$ 加权图像）、弥散加权成像强度和相应的表观弥散系数（ADC）值之间的相关性。

只有在 MRI 成像提示风险低的患者中才可以进行腹腔内组织粉碎的微创手术（MIS），除非

可以装在一个袋子中进行粉碎。

必须获得患者知情同意，以解释肉瘤破裂和增加潜在风险，以及我们遇到的实际风险，必须进行风险分担。根据 AAGL 声明，应权衡这些风险与微创手术的益处。应注意剖腹手术的风险，包括伤口感染、输血、恢复时间更长，以及可能出现危及生命的并发症（如静脉血栓性疾病）[20]。

考虑到没有人质疑微创手术对患者的益处，并且食品药品管理局（FDA）在 2014 年 7 月 11 日进行的审核中提到，文献中的数据科学性差，必须设计新的前瞻性试验以获得更可靠的结论。同时，没有任何有力数据表明外科医生应该停止为年轻的不育患者采取腹腔镜下子宫肌瘤切除术。

另外，建议进行腹腔镜下全子宫切除术，而非进行宫颈上次全子宫切除术，同时将标本通过阴道分解取出，也可放入袋子中。

从远期而言，没有证据表明宫颈上次全子宫切除术比腹腔镜下全子宫切除术更好[21]。所有患者都必须进行巴氏涂片检查，至少美国二级检查，LDH 评估子宫出血的宫腔镜检查和子宫内膜活检（AUB）。

仅在评估患者的子宫内膜和 LDH 评估、二级 US 及巴氏涂片检查后进行盆腔器官脱垂（POP）修复的情况下，才更倾向于使用 SCH。已有研究在新型内镜保护袋中进行单口或多口腹腔镜粉碎的技术，但其安全性尚需研究。

根据在 FDA 引用的一些文章中已掌握的数据，腹腔镜腹腔粉碎后发现高估了意外肉瘤的风险，通常认为，女性患有子宫肌瘤怀疑的癌变的概率比过去假设的概率高。因此，我们需要更多的数据来显示诊断术前工具的安全性和可靠性，以便区分低风险和高风险患者。

仅为非常大的肌瘤患者进行 3 个月的 GnRH 激动药预处理。由于持续的月经过多而难以进行手术，或者在严重的贫血情况下很难在手术前提高血红蛋白浓度，至少在手术前 1 周收集自体输血。为患者提供标准的肠道准备和短期抗生素预防措施（如头孢西丁 2g）。

## 四、在手术室中的患者体位

在气管内全身麻醉下，将患者置于截石位（图 29–1），手臂夹在两侧，以允许外科医生自由移动并避免损伤臂丛神经。绑腿呈 90°。将 Foley 导管置入膀胱。用宫颈钳钳夹宫颈并使用举宫器（Valtchev™，Conkin Surgical Instruments，Toronto、Canada 或 MUR 18™，Sofar，Trezzano Rosa，Italy）（图 29–2）插入子宫颈以显露肌瘤，以及在包埋和缝合过程中提供牵拉力（框 29–1）。

在预先设定的第 1 个戳卡进入压力为 18mmHg 的情况下，向腹部注入 $CO_2$（图 29–3）。

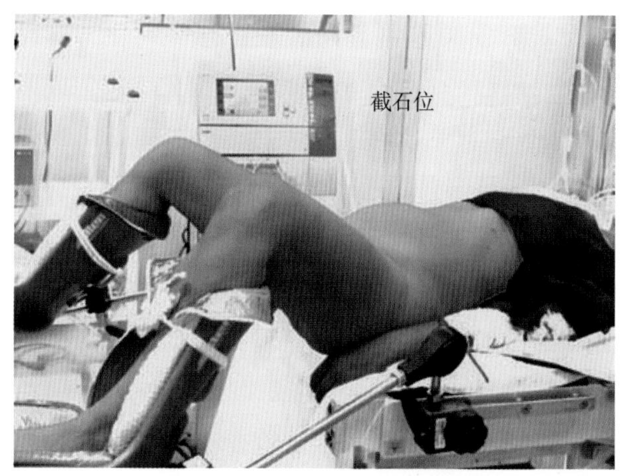


▲ 图 29–1 腹腔镜下子宫肌瘤切除术的正确患者体位

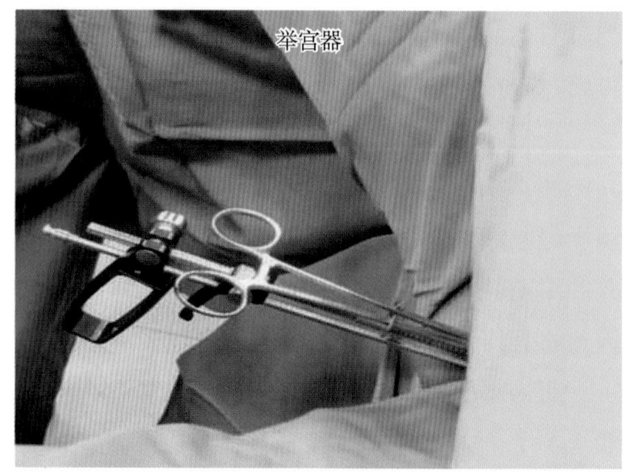


▲ 图 29–2 将 Valtchev™ 举宫器置入子宫颈

框 29-1 手术布局

- 截石位，腿外展，全身麻醉
- 患者脚下有 2 个显示器
- 外科医生位于患者左侧，第一助手位于右侧，第二助手位于两腿之间
- 1 个光学视管，耻骨上 2 个 5mm 戳卡，耻骨上 1 个 10mm 戳卡
- Foley 导管
- 举宫器

## 戳卡的定位和放置

通常，腹腔镜检查是在标准脐部位置使用 10mm 腹腔镜。子宫肌瘤切除术采用标准术式（3 个耻骨上辅助切口）进行（图 29-4 和图 29-5）。2 个耻骨上入路（5mm 和 10mm）置入腹壁下动脉的外侧，比平时稍高，实际上，应将辅助戳卡插入足够高的位置，以便腹腔镜器械接近肌瘤。将第 3 个戳卡（5mm）置入中线水平。

如果肌瘤非常大，则应更换戳卡置入部位。如果达到或超过子宫中线，应考虑选择开放式腹部入路的方法，以最大限度地减少子宫损伤的风险。使用 Palmer 点插入 Veress 针可能是另一种选择，尤其是在怀疑存在粘连时（图 29-6）。如果操作空间狭小，为了更好地显露和操作器械应将光学戳卡放置在脐部上方 10cm 处（脐上戳卡）（图 29-7 和图 29-8）。中间的戳卡应穿过脐部或更高。另外 2 个外侧戳卡应根据子宫肌瘤的大小

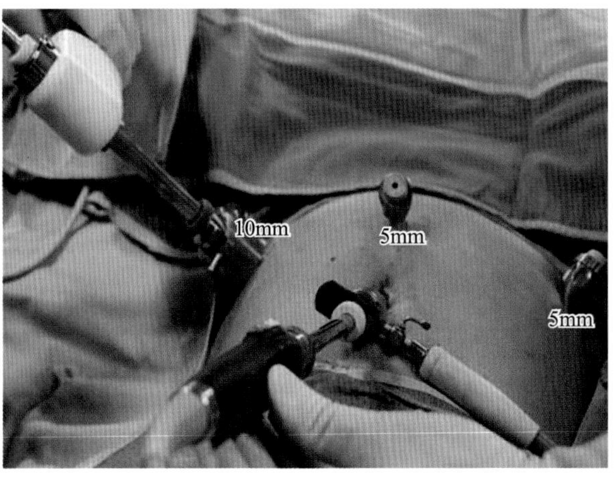


▲ 图 29-4 标准戳卡配置及位置

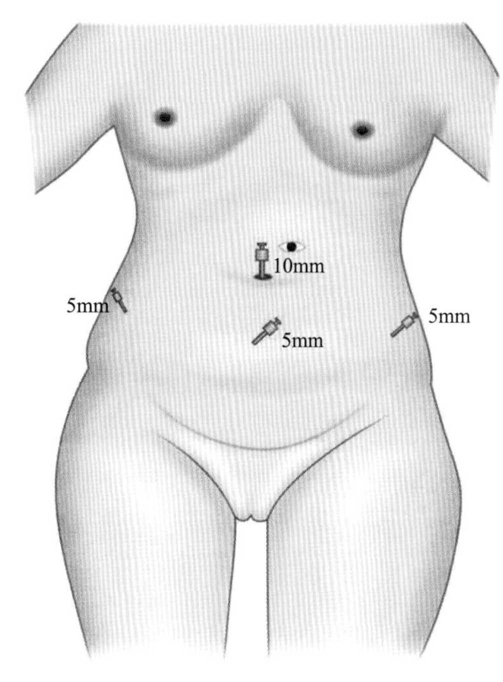


▲ 图 29-5 标准位置图

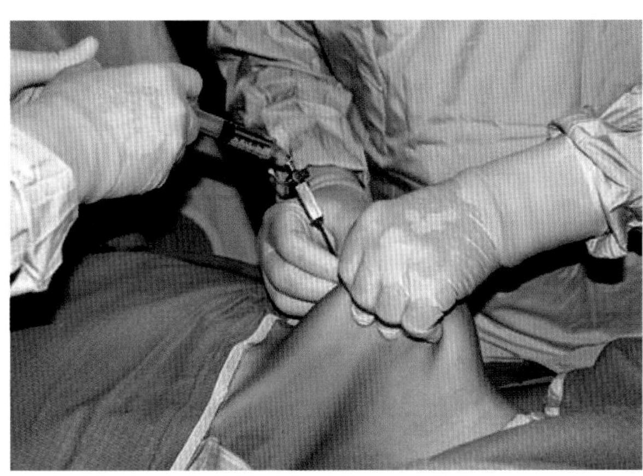

▲ 图 29-3 将 Veress 针插入盆腔

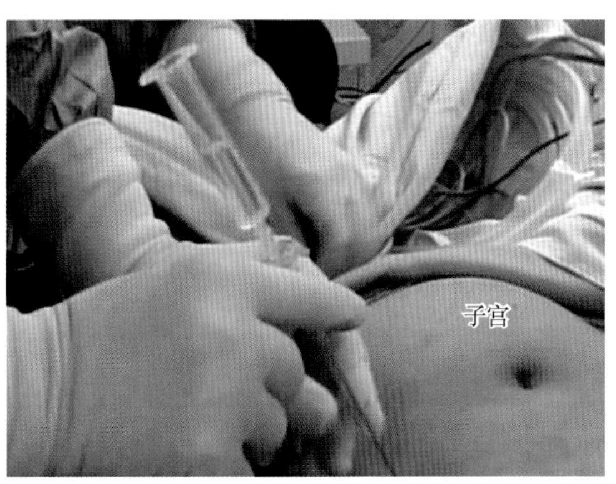


▲ 图 29-6 Palmer 点 Veress 针插入

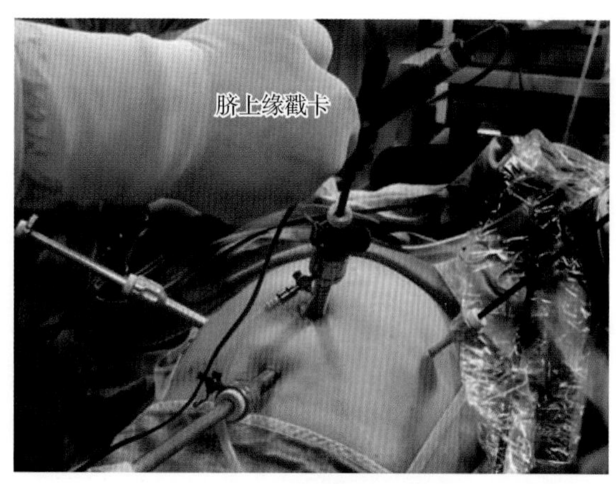


▲ 图 29–7　光学戳卡放置在脐上位置

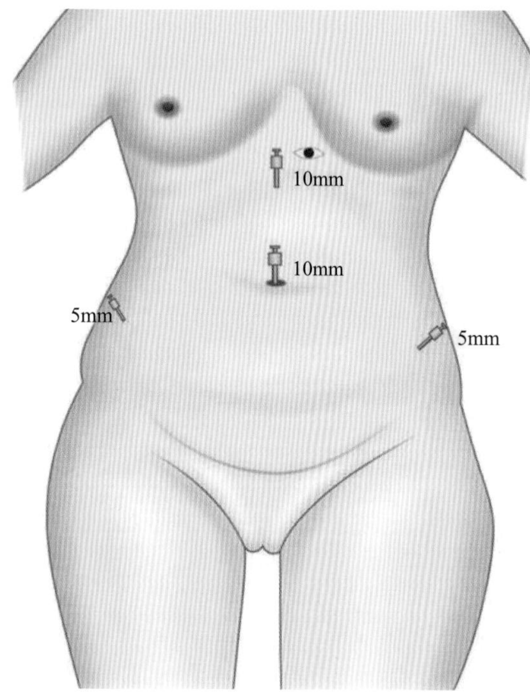


▲ 图 29–8　通过脐孔置入戳卡

和位置放置。子宫越高，则辅助戳卡应在脐水平甚至更高。

## 五、手术操作技术

双极电凝钳、单极钩、钩形剪刀、抓钳、触手（图 29–9）、鳄鱼钳（图 29–10）和肌瘤螺钻（图 29–11）、吸引式刨削探头，缝合装置和举宫器为子宫肌瘤切除术的基本装置。所有仪器都是可重复使用的。必须有电子刨削装置（框 29–2）。

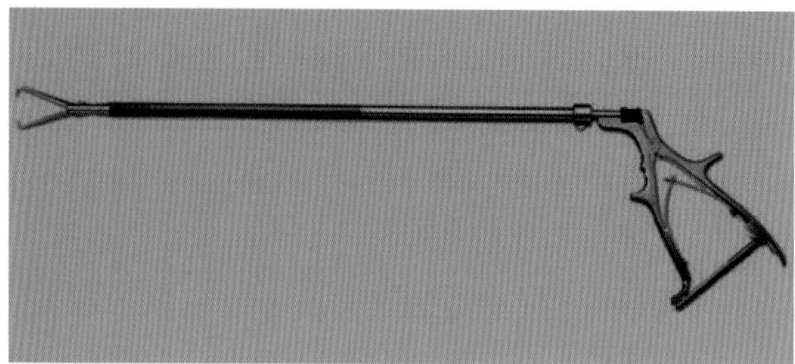

▲ 图 29–9　把持钳

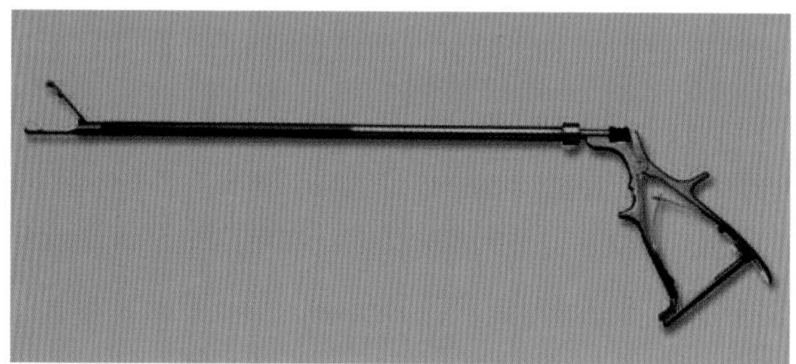

▲ 图 29–10　鳄鱼钳

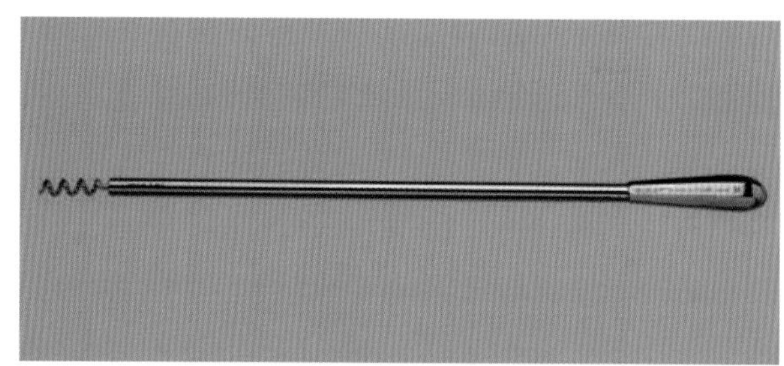

▲ 图 29–11　螺钻

框 29–2　子宫肌瘤切除术的基本器械

- 1 把弯剪
- 2 把抓钳
- 1 个单极电钩
- 1 个 10mm 的持钩或肌瘤螺钻
- 1 个冲洗吸引管
- 2 个持针器
- 1 个缝合针持
- 1 个推结器
- 1 个举宫器
- 电动刨削装置

## 六、手术步骤

### （一）带蒂肌瘤

对于较小的带蒂肌瘤，可使用双极钳和剪

刀。用抓钳夹住肌瘤，紧贴肌瘤电凝基底部，而不是在子宫上。电凝后切开浆膜和血管蒂。

对于较大的肌瘤，可以在使用相同的手术方法之前注射血管收缩药（图 29–12）。必须保持浆膜组织足够以便缝合。在其他情况下，可使用预先准备的圈套器或体外结扎环来固定肌瘤蒂（体外 Roeder 结可良好地固定肿瘤蒂）。然后用剪刀或单极电钩切断肌瘤蒂。最好将结留在根蒂部，随着肌瘤切开逐渐拉紧。必须在肌瘤面进行切割，以避免子宫肌层深层损伤，并有足够的子宫浆膜在横断的肌瘤蒂上进行缝合。进行缝合不仅可以达到最佳的止血效果，且避免形成粘连。

## （二）浆膜下和肌壁间肌瘤

剔除浆膜下和肌壁间肌瘤的手术包括 5 个步骤，即注射血管收缩药、切开、剔除、缝合、粉碎。

1. 注射血管收缩药

为减少血管形成减少和失血，我们注射了稀释的血管升压素或稀释的精氨酸加压素（20U：500ml）[22]。腹腔镜下用腹腔镜针注射血管收缩药（若无腹腔镜针，可经腹部使用硬膜外麻醉的针头）（图 29–13）。将血管收缩药注入子宫肌层和肌瘤包膜之间，在整个肌瘤周围寻找分离面，直到变白为止。直接将血管升压素注入肌瘤内是无效的。使用稀释血管收缩药可小规模使用电外科手术以实现止血和有利于锐利分离解剖。

2. 切口

对于浆膜下肌壁间肌瘤，均为前壁后壁肌瘤。垂直切开覆盖肌瘤的浆膜层（子宫切开术），并使用单极电钩或剪刀通过高切割电流穿过肌瘤假包膜（图 29–14）。这是肌瘤剔除术的关键点，继续切开直至发现分离面，大部分肌瘤表面从周围的肌层中显露出来。可重复使用的超声波能量（SonoSurg™，Olympus，Japan）和一次性的超声波能量（Ace™，J & J，Cincinnati，OH）（图 29–15 和图 29–16）可代替单极电钩。垂直切口有利于外科医生通过中线缝合。如果外科医生通过外侧口或在垂直区域缝合，则建议采用横向切口。

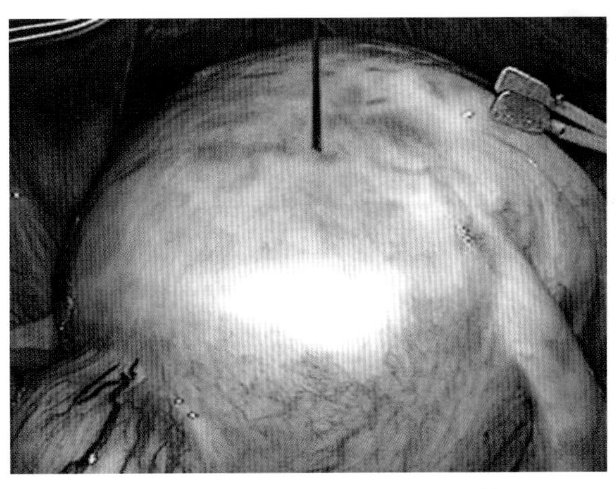

▲ 图 29–13　用腹腔镜针头进行注射

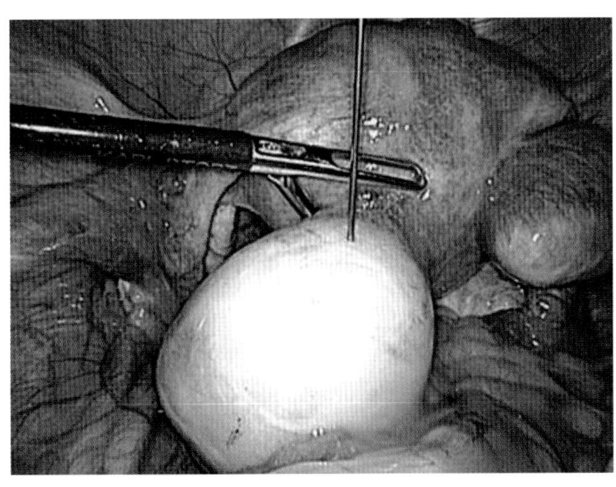

▲ 图 29–12　注射血管收缩药

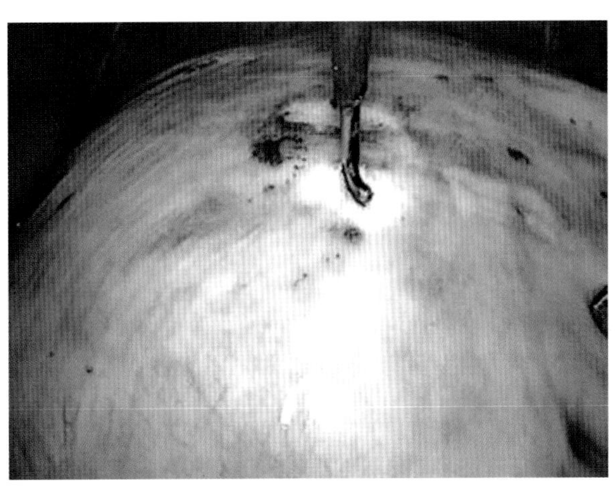

▲ 图 29–14　用单极电钩作垂直切口

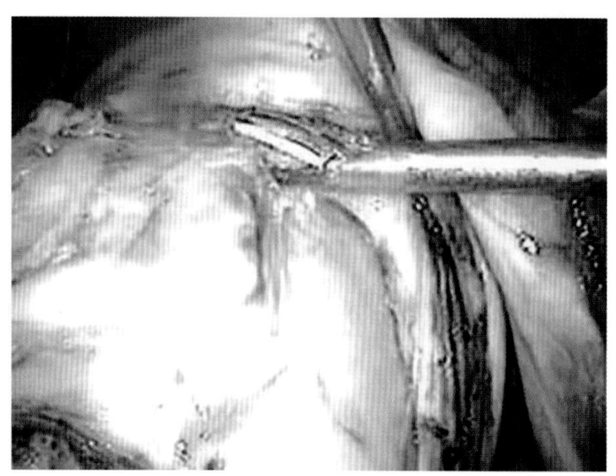

▲ 图 29–15　用超声刀进行切开和剥除

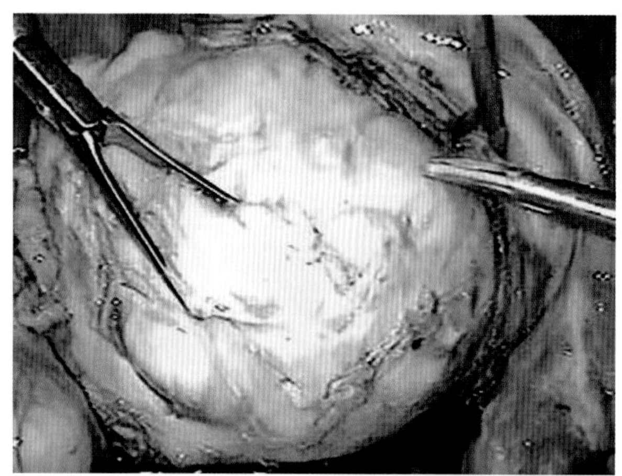

▲ 图 29–16　用把持钳牵引肌瘤

3. 剔除

显露肌瘤后，抓钳固定在肌瘤上施加牵引力并显露分离平面。用持钩或肌瘤螺钻对子宫肌瘤施加牵引力以便于分离。抓钳的动作不仅包括简单的拔出动作，还包括施加扭转力使肌瘤剥脱（图 29–17）。用钳子等作为肌瘤和子宫肌层之间的杠杆都可以实现相互作用，助手也可以通过举宫器进行辅助剥离。尽可能进行机械性剥除。用单极电钩或超声能量可将肌瘤周围的残留组织分离，超声能量具有减少组织焦化的优点。

该剥离技术的唯一例外是未预料的子宫腺肌病。子宫腺肌病不存在分离面，只能用单极电钩、锐器切割或超声能量装置进行切除。

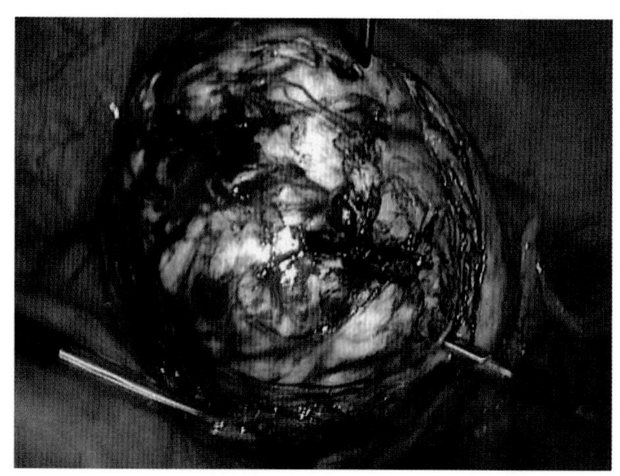

▲ 图 29–17　通过牵引和反牵引动作进行肌瘤剥除

4. 缝合

对于浆膜下或肌壁间肌瘤，通常根据切口深度缝合 1 层或 2 层。将子宫肌瘤切除部位边缘全层缝合，以防止血肿的形成。使用大号弯针（CT 1，30～40mm）及缝合线（1Vycril® 或 0Vycril®，Johnson & Johnson，Somerville，KY，USA）。对于单层缝合，可采用间断缝合、简单或多次交叉缝合、体内打结。一般在大多数情况下，有必要进行双层缝合。双层缝合时通常是在不同的平面上进行的，一根缝合线穿入深层，而另一根表层缝合线使浆膜隆起（图 29–18 至图 29–20）。对更深部肌层进行缝合之后，在确保止血效果的同时需避免组织受压坏死，建议采用内翻缝合。在靠近一侧边缘进针，在靠近另一侧边缘出针（图 29–21）。缝合方法因肌瘤位置而异。对于后壁肌瘤，在通过中线戳卡缝合时，将针头固定在持针器上，其凸面朝向子宫。此时针头的曲率向上指向骶骨。如果是前壁肌瘤，则将针头再次固定在持针器上，使凸面朝向子宫，在器械轴线上稍稍倾斜，但曲率向上指向腹壁。

为了便于缝合，助手应尽可能使子宫保持直立或更佳位置，通过翻转子宫使后壁肌瘤转换为前壁瘤。

对于双层缝合，也可以采用连续缝合法，首先在深层中，从子宫肌瘤切除术切口的尖端开始

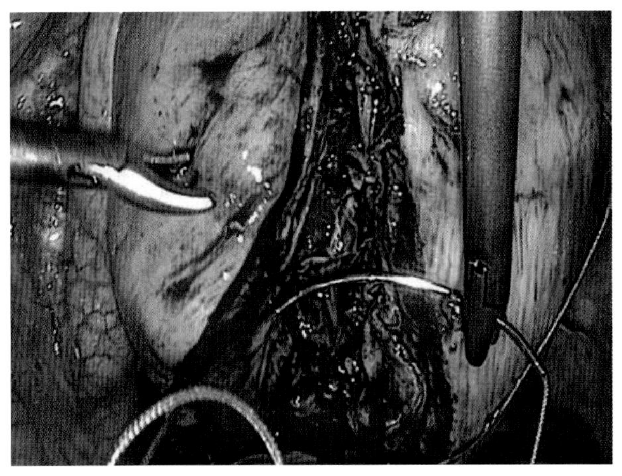

▲ 图 29–18　肌瘤剥除后用大弯针缝合

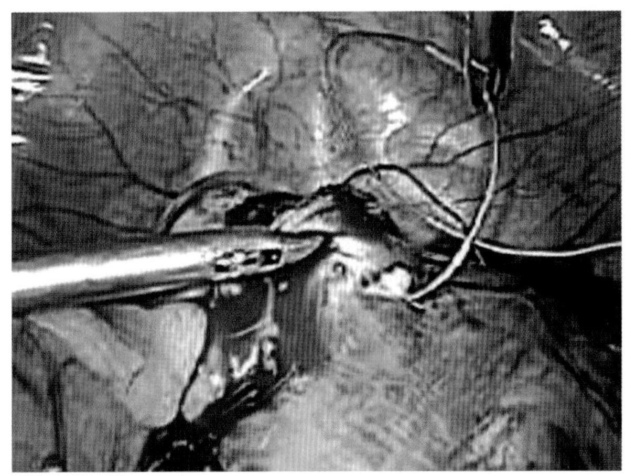

▲ 图 29–19　前壁肌瘤剥除后缝合

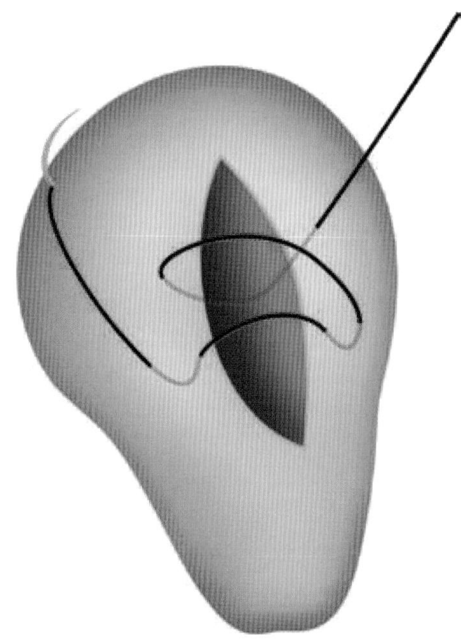

▲ 图 29–20　笔者的缝合技术

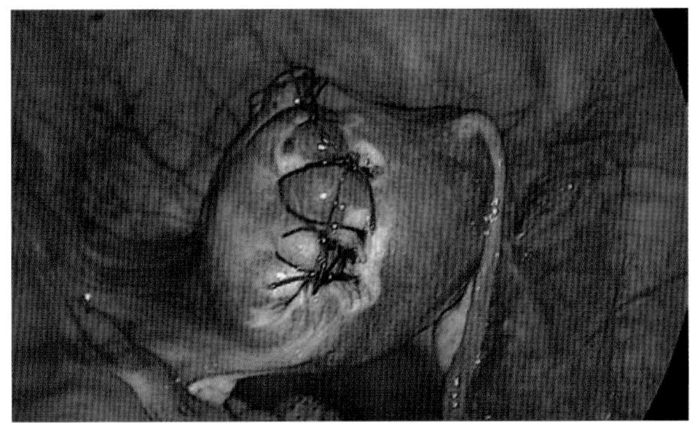

▲ 图 29–21　缝合完成后的子宫

直至基底部连续缝合，然后沿着浅层从基底部一直缝合到尖端。最终，缝合线尾端与正在走行的缝合线的尾端在体内打结。必须始终避免留下无效腔，无效腔可导致血肿，进而形成瘘管或凹痕。

近年来，已研发新产品来消除腹腔镜下子宫肌瘤切除术中子宫切开术部位的无效腔。最新的成功案例之一是单向或双向的无结带刺缝合线，这种缝合线的倒刺穿透组织并固定在适当的位置，从而无须打结即可结扎缝合线。

尽管尚需进一步的研究，但该产品可以在腹腔镜下子宫肌瘤切除术中促进子宫壁的闭合，减少缝合子宫壁缺损所需的时间、手术的总时间和术中失血量。

5. 粉碎

粉碎刀是带有可替换刀片的经典柳叶刀，能插入直径 10mm 戳卡的内镜器械。刀片具有自动缩回系统，将其设置在待机位置，则可以确保安全性。将待切割的肿块固定在 2 个抓钳之间，以便在视野范围内使用刀片粉碎。粉碎后，通过后切开术或通过扩大的端口进行肿块取出。刨削系统尽管价格便宜，但耗时明显，并且肿物提取方法更具损伤性。

自 1993 年以来，随着 Steiner 粉碎器的发展，已经出现了多种电子刨削系统。每个刨削系统将内端带有取芯刀或切割刀的圆筒放置在腹部戳卡套筒内，并通过连接到戳卡的电动微引擎使其旋转。从旋切标本中逐步旋切成圆柱形组织块，并拉动抓钳通过戳卡从腹腔内取出。

去除的组织必须行组织学检查。刨削系统可用于去除子宫肌瘤或子宫切除术后整个子宫的去除。刨削器旨在将肌瘤等椭圆体转变成圆柱体，以便通过戳卡从腹腔中取出。实际上，该过程受多种条件的影响。

6. 影响肌瘤粉碎的因素

影响肌瘤粉碎的因素有组织阻力、肌瘤体积、戳卡直径和扭转强度。

第一个可变因素归因于每个肌瘤的一致性和组织抵抗力。这种抵抗力取决于肌瘤的结缔组织成分和子宫肌层成分之间的比例及钙化的存在。对切割强度的抵抗力在于肌瘤本身内部变化，主要来自肌瘤。另一个重要因素是肌瘤直径。

将肌瘤视为球状体，其体积与直径呈指数增长（图29–22）。影响组织去除速度的另一个因素是切割戳卡的直径。实际上，被去除的圆柱形组织的体积随刀片的直径而变化，长度是恒定的。

必须强调的是，增加戳卡直径，将增加皮肤切口（尤其是筋膜切口）的长度。此外，皮肤切口将比插管直径宽约20%，从而导致术后更加不适。切割强度与刀片的转速密切相关。另外，施加在样本上的扭转应力的增加及组织阻力的不恒定可导致戳卡内圆柱体的撕裂，从而延长粉碎肌瘤的时间。

肌瘤粉碎的关键在于能够在肌瘤表面旋转使其剥离，同时将肌瘤切成条状。

市场上一种新型粉碎机是PKS™ PlasmaSORD™（Olympus，Japan）双极粉碎机，这是第一款完全采用无叶片的固体器官去除装置（SORD），其基于PK® 技术的使用，可提供专有的脉冲射频能量波形。使肌瘤在套管内汽化。

尽管刨削系统有所改进，但肌瘤粉碎仍是整个手术过程中最耗时的部分。手术时间与肌瘤直径和肌瘤数目明显呈正相关。

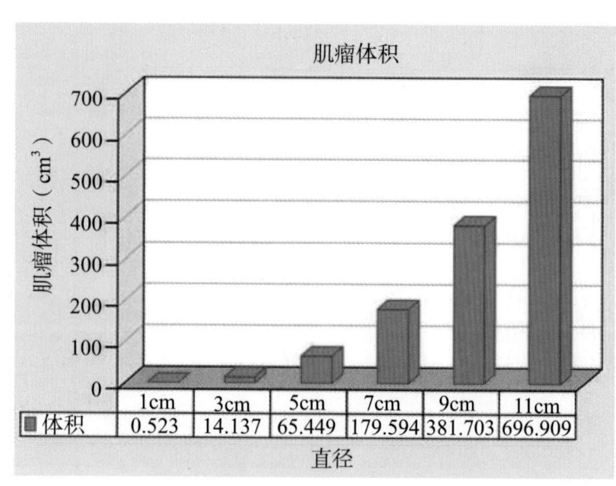


| | 1cm | 3cm | 5cm | 7cm | 9cm | 11cm |
|---|---|---|---|---|---|---|
| 体积 | 0.523 | 14.137 | 65.449 | 179.594 | 381.703 | 696.909 |

▲ 图29–22　肌瘤体积随直径增长呈指数增长

建议粉碎机的切口的关闭必须缝合筋膜。

## （三）阔韧带内肌瘤

阔韧带内肌瘤是发生在阔韧带的带蒂肌瘤或浆膜下肌瘤。可发生于阔韧带的前、后叶或双叶。根据它们的位置和与重要脏器的距离，很难将其移除。用冷剪刀和双极钳切开肌瘤周围的腹膜，使用剪刀、双极钳和抓钳，轻轻摘除肌瘤及周围的结缔组织。超声能量便于小血管止血，避免不断更换器械。另外，可双极凝结肌瘤的主要血管来达到止血目的，需注意输尿管或子宫血管等危险结构。在肌瘤的基底部用双极钳凝结供血血管。必要时，特别是当肌瘤具有浆膜下肌层成分时，应予缝合。

如果止血效果最佳，则无须关闭腹膜。

## （四）术后护理

术后过程是微创手术的典型特征。术后第1天取下Foley导管。大部分患者在手术24h后恢复肠功能。对术后发热的高风险患者予以抗生素治疗。患者通常在术后第1天或第2天出院，并休假2周后恢复工作。

## （五）特定手术并发症的管理

在2007年，我们发表了一项关于腹腔镜下子宫肌瘤切除术并发症的多中心研究。在 2050 例子宫肌瘤切开术中，总并发症发生率为 11.1%（225/2050 例）。

框 29–3 详细说明了在腹腔镜下子宫肌瘤切除术中和术后发生的轻微和主要并发症。轻微并发症 187 例（9.1%），主要并发症 38 例（2.02%）。其中，有 70 例患者（3.4%）感染了尿路感染，105 例患者（5.1%）出现原因不明的短暂性发热，据报道有 12 例器械损伤（0.6%）。在主要并发症中，有 14 例发生了术中出血（0.7%），其中 1 例需要输血。有 10 例（0.5%）患者术后经阴道超声检查发现子宫肌瘤切除术瘢痕处血肿。有 2 例严重的继发性出血，并接受输血（总计 0.14%）和再次手术（0.09%），其中 1 例因超声检查提示左侧子宫动脉严重出血，进行了腹腔镜下子宫切除术。另 1 例发生了阔韧带血肿，引流治疗。有 7 例（0.34%）患者未完成计划的手术，其中 1 例由于巨大的阔韧带内肌瘤占据了子宫的大部分侧面，子宫血管骨化，而转为腹腔镜下子宫切除术。由于麻醉困难，有 3 例患者改行了剖腹手术，其中 2 例是由于空间狭窄和肌瘤体积较大，而 1 例则是由于怀疑为肉瘤。在 1 例 10 年前曾进行过腹腔镜下子宫肌瘤切除术的患者中出现肠损伤（0.04%），并表现为腹膜平滑肌瘤伴有右圆韧带、右子宫骶韧带和 Douglas 陷凹的多发性肌瘤。肌瘤全部去除。患者在术后第 13 天出现晚期肠穿孔，并接受腹膜冲洗、腹腔镜缝合和引流，未行结肠造瘘术。腹膜播散性平滑肌瘤（leiomyomatosis peritonealis disseminata，LPD）是一种罕见的疾病。

框 29–3 并发症（总手术量：$N = 2050$）

| 主要并发症 | $N$ | % |
|---|---|---|
| 血肿 ** | 10 | 0.48 |
| 出血 | 14 | 0.68 |
| 肉瘤 | 2 | 0.09 |
| 二次手术 | 2 | 0.09 |
| 术后肾衰竭 | 1 | 0.04 |
| 肠损伤 | 1 | 0.04 |
| 子宫破裂 * | 1 | 0.26§ |
| 手术失败 | 7 | 0.34 |
| 总计 | 38 | 2.02 |
| 轻微并发症 | | |
| 膀胱炎 | 70 | 3.41 |
| 发热＞38℃ | 105 | 5.11 |
| 器械损伤 | 12 | 0.58 |
| 总计 | 187 | 9.11 |
| 总并发症 | 225 | 11.1 |

*. 子宫腺肌病

**. 双并发症 2 例

§. 以妊娠数（386 例）为分母报告子宫破裂数据

我们发现在 20 世纪 90 年代初曾进行过腹腔镜下子宫肌瘤切除术的患者中有 3 例 LPD 患者，当时仍采用人工粉碎，导致子宫肌瘤切除手术时间漫长。导致人们怀疑，粉碎时遗漏的肌瘤碎片不完全清除是否会导致肌瘤碎片在腹膜内再生。

我们有 2 例（0.09%）的意外肉瘤。其中 1 例立即冰冻切片病理为恶性肿瘤，并转为剖腹手术。另一例冰冻切片仍无法做出正确的诊断。尽管令人不安，但考虑到子宫肌瘤中平滑肌肉瘤的发生率估计为 0.13%～0.29%，且预估为良性疾病的患者行子宫切除术后，平滑肌肉瘤的组织学诊断为 0.49%，因此该发病率非常低。发病率较低的一部分是由于在安排腹腔镜下子宫肌瘤切除术之前进行了全面的诊断性检查（US、RMN、LDH 同工酶 3 分析）；另一部分是由于患者年龄较小，实际上，肉瘤的发病率从 40 岁至 70 岁逐步增长。也有报道称在阴道或腹腔镜下子宫切除术中有粉碎的情况。考虑到不适当行平滑肌肉瘤手术的患者，错误接受子宫粉碎治疗肉瘤后

3个月盆腔复发率增加，但这种差异无统计学意义。所有肉瘤患者的总体生存率和无病生存率相似。

在手术后的随访期间，有386例（22.9%）患者在腹腔镜下子宫肌瘤切除术后受孕，有妊娠需求的患者的妊娠率为69.8%。

一名患有8cm子宫腺肌瘤的患者（0.26%）在妊娠33周时出现自发性子宫破裂。在这种情况下，由于子宫腺肌病的特征是纤维组织与周围的子宫肌层融合在一起，从而不可能划定分离面并去除肌层肿块质量，因此不可能进行肌瘤的机械性剥除。实际上，子宫腺肌病浸润子宫正常肌层，因此切除病变区域可从子宫总体积中减去子宫肌层肿块，产生的瘢痕将导致妊娠期间的肌肉运动能力下降及抗张强度降低。迄今为止，已有19例报道了腹腔镜下子宫肌瘤切除术后子宫破裂的报道，很难评估确切的发生率。这些病例报道与进行的肌瘤切除术的实际数量无关，反映了腹腔镜下子宫肌瘤切除术早期经验中的个别病例。在一项针对一组100多例腹腔镜下子宫肌瘤切除术后分娩的研究中，子宫破裂率为1%。术者使用了过多的组织电凝，尽管使用恰当的缝合线型号（3–0和4–0），仍伴有壁内血肿、结扎线脱落和子宫瘘的风险。在1例4cm的浆膜下肌瘤缝合术中未进行缝合，采用双极钳进行了止血。另1例未进行子宫壁缝合，在自发性阴道分娩后发生子宫破裂。2例用双极钳将蒂横断后切除带蒂子宫肌瘤后未予缝合的患者出现子宫破裂。对于有妊娠需求的患者，该问题引起人们对腹腔镜下子宫肌瘤切除术后子宫壁坚固程度的质疑。近年来，腹腔镜辅助子宫肌瘤切除术（laparoscopic-assisted myomectomy，LAM）的技术要求较低且耗时较短，且缝合效果更佳，因此可有效预防愈合不良。

进行剖腹手术的情况下，即使是低风险，也会出现子宫破裂，结果表明在1500例妊娠中，每40～60例中就有1例发生子宫破裂。在一家教学医院开展了长达14年的妊娠回顾性研究中，既往有子宫肌瘤切除术瘢痕的患者子宫破裂的发生率为0.24%，而有原发性剖宫产的患者子宫破裂的发生率为4.1%。甚至出现无瘢痕子宫的子宫破裂或宫腔镜切除术后的子宫破裂的报道。剖腹子宫肌瘤切除术根据经验，应使子宫缝合尽可能细致，使用1号或0号缝合线，必要时在两个不同平面上使用“8”字缝合。使用稀释的POR8或垂体后叶素可低能量使用电外科以达到止血和剥离的目的，进行锐性剥离。通过这种方式，避免继发于组织坏死的瘢痕凹陷形成。与剖腹手术相比，0.26%的子宫破裂的风险是可以接受的，如先前报道，使用血管收缩药有效降低了子宫肌瘤切除术中出血的风险。

基于统计逻辑回归分析的结果表明，随着肌瘤数量、大小的增加（OR 2.11，$P<0.01$）及肌瘤的内膜位置（OR 2.19，$P<0.05$），并发症发生的概率显著增加（图29–4）（表29–3和表29–4）。

## 七、结果

腹腔镜手术后发热的发病率远低于常规手术。

腹腔镜手术的使用已被证明可以减少与子宫肌瘤切除术相关的出血风险。我们的系列结果证实了这一结果，只有0.68%的病例报道为重度失血，仅0.14%需输血治疗。386例（22.9%）患者于腹腔镜下子宫肌瘤切除术后受孕，其中有69.8%的患者有妊娠需求。流产率为20%，接近正常。81%的患者足月剖宫产分娩，其余阴道分娩正常。这些数据与妊娠结局的许多其他有利结果一致，这表明腹腔镜下肌瘤切除术后生育率有所提高。

我们通过经阴道彩色多普勒超声与对侧完整子宫肌层的血管相比，研究了腹腔镜手术后子宫伤口的血管形成情况。也便于在术后即刻检查子

表 29-3　根据 **Logistic** 回归分析计算的出现并发症的可能性（强调）

| 病例数：1827；并发症：225 | | | |
|---|---|---|---|
| 变　量 | 最终模型 | | |
| | OR | 95%CI | *P* 值 |
| **肌瘤大小** | | | |
| 1～5cm | 1 | | — |
| ＞ 5cm | 1.48 | 0.88～2.46 | 0.13 |
| **每位患者切除的肌瘤数量** | | | |
| 1 | 1 | | — |
| 2～3 | 1.73 | 1.07～2.82 | 0.02 |
| ＞ 3 | 4.46 | 2.59～7.66 | 0.001 |
| **浸润深度** | | | |
| 带蒂肌瘤 | 1 | | — |
| 浆膜下肌瘤 | 0.72 | 0.36～1.43 | 0.29 |
| 肌壁间肌瘤 | 1.48 | 1.05～2.20 | 0.05 |
| 阔韧带内肌瘤 | 2.36 | 1.22～4.59 | 0.01 |
| **手术期间的血管收缩药** | | | |
| 无 | 1 | | — |
| 有 | 0.94 | 0.56～1.59 | 0.82 |
| **年龄** | 0.98 | 0.94～1.01 | 0.29 |
| **手术前血红蛋白** | 1.29 | 0.87～1.92 | 0.38 |
| **手术后血红蛋白** | 1.63 | 1.06～2.51 | 0.02 |
| **手术时间** | 0.99 | 0.99～1.00 | 0.88 |

表 29-4　根据 **Logistic** 回归分析计算的出现重大并发症的可能性（强调）

| 病例数：总计 2050；主要并发症：38 | | | |
|---|---|---|---|
| 变　量 | 最终模型 | | |
| | OR | 95%CI | *P* 值 |
| **肌瘤大小** | | | |
| 1～5cm | 1 | | — |
| ＞ 5cm | 6.88 | 3.40～13.79 | 0.001 |
| **每位患者切除的肌瘤数量** | | | |
| 1 | 1 | | — |
| 2～3 | 1.01 | 0.70～2.12 | 0.39 |
| ＞ 3 | 1.31 | 1.09～2.66 | 0.01 |
| **浸润深度** | | | |
| 带蒂肌瘤 | 1 | | — |
| 浆膜下肌瘤 | 0.78 | 0.56～1.62 | 0.45 |
| 肌壁间肌瘤 | 1.20 | 0.66～21.09 | 0.14 |
| 阔韧带内肌瘤 | 6.44 | 3.20～10.82 | 0.03 |
| **手术期间的血管收缩药** | | | |
| 无 | 1 | | — |
| 有 | 0.20 | 0.06～0.62 | 0.005 |
| **年龄** | 0.98 | 0.93～1.05 | 0.93 |
| **手术前血红蛋白** | 0.50 | 0.35～0.71 | 0.001 |
| **手术后血红蛋白** | 2.71 | 0.77～9.45 | 0.12 |
| **手术时间** | 1.03 | 1.01～1.04 | 0.001 |

宫瘢痕愈合不良（血肿、凹陷）的情况。经阴道彩色血流多普勒仪用于研究肌层和肌瘤动脉供应。使用的设备是 Esaote Biomedica 彩色多普勒 AU4 IDEA，具有经阴道多频（5–6.5–7.5MHz）探头进行成像，并使用脉冲多普勒系统（3.5–4.7MHz）进行血流分析。壁式滤波器（100Hz）用于消除低频信号。在月经周期的第 5 天至第 8 天，术前计算以阻力指数（resistance index，RI）、搏动指数（pulsatility index，PI）和血流速度表示的血流阻抗，以研究肌瘤的主要供应血管和对侧子宫肌层。30 例患者被随机分为腹腔镜或剖腹子宫肌瘤切除术。在手术前、手术后 7～15 天及手术后

30～45 天进行检查。测量子宫肌瘤切除术伤口动脉和对侧肌层动脉血流量。进行一系列超声检查以确定瘢痕的形态和体积。

在子宫肌瘤切除术 7～15 天后进行超声检查显示瘢痕处血流显著增强，搏动指数（PI）和阻力指数（RI）略有降低。下列美国检查结果显示，术后 45 天血管增生逐渐减少，与周围子宫肌层的血管无区别。PI 和 RI 逐渐增加，与正常完整子宫肌层的指标相同。超声提示子宫肌瘤切除术切口回声增强且子宫肌层回声不均匀。据报道，瘢痕逐渐减少。此外，术后检查显示在子宫肌瘤切除术切口处无血肿。在美国腹腔镜或剖腹子宫肌瘤术后发现具有可比性（*P*=0.2）。腹腔镜下子宫肌瘤切除术后的愈合过程和剖腹子宫肌瘤切除术后同样安全平稳，子宫伤口的大小从术后第 2 天至 30～40 天稳步减小。腹腔镜和剖腹子宫肌瘤切除术瘢痕部位的血管增生也具有可比性。这项研究的结果证实，子宫破裂的风险与错误的组织凝结技术密切相关，而非腹腔镜缝合本身。

我们对患者进行了为期 14 年的前瞻性随访，复发率达到 21.3%（图 29–23）。

在美国，复发大多数发生在术后平均 29 个月（±29SD）（范围 2～105）。根据其他作者的结果，根据各种考虑的预后因素对复发风险的定量评估表明，肌瘤切除的数量和穿透深度与复发风险呈正相关。随着摘除肌瘤的数量增加，肌瘤残留和复发的风险趋于增加。

另一个独立的危险因素是手术前使用 GnRH 类似物。术中超声引导有助于发现和切除较小的肌瘤（图 29–24）。实际上，患者出现肌瘤残留的发生率与囊性肌瘤的数量有关，表明肌瘤残留发生率随肌瘤数量的增加而增加，几乎所有具有 10 个及以上肌瘤的患者都存在肌瘤残留。

## 八、结论

腹腔镜下子宫肌瘤切除术是一种安全的手术，其失败率低（0.34%），在妊娠结局（有妊娠需求的患者的妊娠率为 65%）和肌瘤复发率方面，效果良好。

与剖腹子宫肌瘤切除术后报道的并发症发生率（12%～39%）相比，腹腔镜下子宫肌瘤切除术的术后并发症发生率（10.5%）是可以接受的。不可宣称腹腔镜下子宫肌瘤切除术比剖腹子宫肌瘤切除术更安全，因为两者没有可比性，但就手术安全性而言，腹腔镜手术至少可以与传统手术竞争。

考虑到剖腹手术的高复发率及再次手术的风险，应该为患者尽可能提供微创的手术方法。

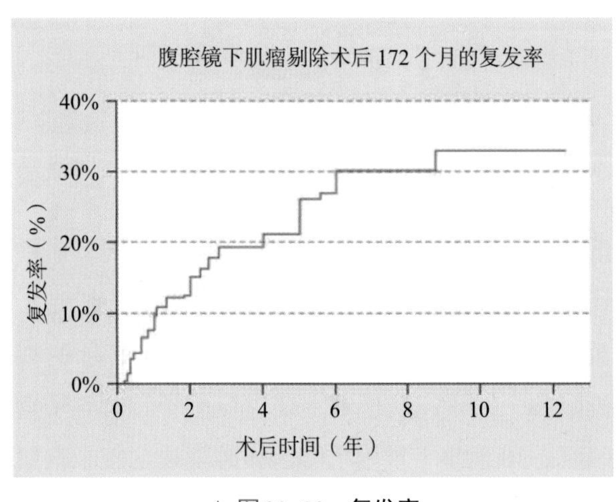


▲ 图 29–23　复发率

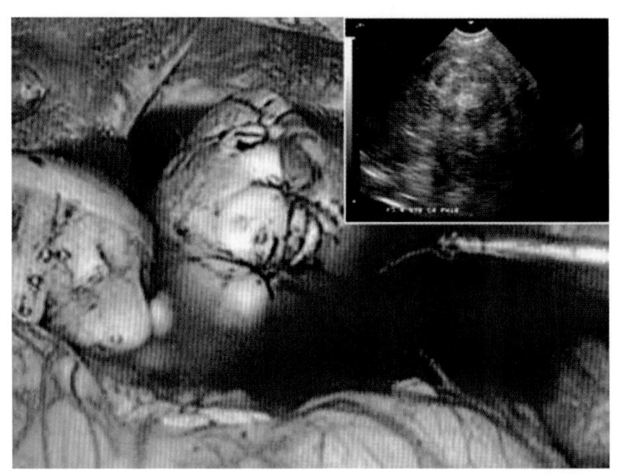

▲ 图 29–24　术中超声引导

## 参考文献


[1] Blake RE. Leiomyomata uteri: hormonal and molecular determinants of growth. J Natl Med Assoc. 2007;99(10):1170–84.

[2] Viswanathan M, Hartmann K, McKoy N, et al. Management of uterine fibroids: an update of the evidence. Evid Rep Technol Assess. 2007;154:1–122.

[3] Lumsden MA. Embolization versus myomectomy versus hysterectomy. Which is best, when? Hum Reprod. 2002; 17(2):253–9.

[4] Tropeano G, Amoroso S, Scambia G. Non–surgical management of uterine fibroids. Hum Reprod Update. 2008;14(3):259–74.

[5] Mais V, Ajossa S, Guerriero S, et al. Laparoscopic versus abdominal myomectomy: a prospective, randomized trial to evaluate benefits in early outcome. Am J Obstet Gynecol. 1996;174(2):654–8.

[6] Seracchioli R, Rossi S, Govoni F, et al. Fertility and obstetric outcome after laparoscopic myomectomy of large myomata: a randomized comparison with abdominal myomectomy. Hum Reprod. 2000;15(12): 2663–8.

[7] Dubuisson JB, Chapron C. Laparoscopic myomectomy today. A good technique when correctly indicated. Hum Reprod. 1996;11(5):934–5.

[8] Dubuisson JB, Chapron C, Verspyck E, et al. Laparoscopic myomectomy. 102 cases. Contracept Fertil Sex. 1993; 21(12):920–2.

[9] Miller CE, Johnston M, Rundell M. Laparoscopic myomectomy in the infertile woman. J Am Assoc Gynecol Laparosc. 1996;3(4):525–32.

[10] Dubuisson JB, Chapron C, Fauconnier A, et al. Laparoscopic myomectomy fertility results. Ann N Y Acad Sci. 2001; 943:269–75.

[11] Takeuchi H, Kuwatsuru R. The indications, surgical techniques, and limitations of laparoscopic myomectomy. JSLS. 2003; 7(2):89–95.

[12] Dubuisson JB, Chapron C, Fauconnier A. Laparoscopic myomectomy. Operative technique and results. Ann N Y Acad Sci. 1997;828:326–31.

[13] Malzoni M, Sizzi O, Rossetti A, Imperato F. Laparoscopic myomectomy: a report of 982 procedures. Surg Technol Int. 2006;15:123–9.

[14] Sizzi O, Rossetti A, Malzoni M, et al. Italian multicenter study on complications of laparoscopic myomectomy. J Minim Invasive Gynecol. 2007;14(4):453–62.

[15] Rossetti A, Sizzi O, Chiarotti F, et al. Developments in techniques for laparoscopic myomectomy. JSLS. 2007; 11(1):34–40.

[16] Donnez J, Dolmans MM. Uterine fibroid management: from the present to the future. Hum Reprod Update. 2016;22(6):665–86.

[17] Dartmouth K. A systematic review with meta–analysis: the common sonographic characteristics of adenomyosis. Ultrasound. 2014;22(3):148–57.

[18] Goto A, Takeuchi S, Sugimura K, et al. Usefulness of Gd–DTPA contrast–enhanced dynamic MRI and serum determination of LDH and its isozymes in the differential diagnosis of leiomyosarcoma from degenerated leiomyoma of the uterus. Int J Gynecol Cancer. 2002;12(4):354–61.

[19] Bogani G, Cliby WA, Aletti GD. Impact of morcellation on survival outcomes of patients with unexpected uterine leiomyosarcoma: a systematic review and meta–analysis. Gynecol Oncol. 2015; 137(1):167–72.

[20] Brown J. AAGL advancing minimally invasive gynecology worldwide: statement to the FDA on power morcellation. J Minim Invasive Gynecol. 2014;21(6):970–1.

[21] Kives S, Lefebvre G, Wolfman W, et al. Supracervical hysterectomy. J Obstet Gynaecol Can. 2010;32(1): 62–8.

[22] Rossetti A, Paccosi M, Sizzi O, et al. Dilute ornitin vasopressin and a myoma drill for laparoscopic myomectomy. J Am Assoc Gynecol Laparosc. 1999;6(2):189–93.

# 第 30 章　子宫肌瘤切除术的特点

## Specific Features of Myomectomy

Ibrahim Alkatout　Liselotte Mettler　著

孙宇婷　译　　湛艳瑞　宋　娇　校

## 一、总论

子宫肌瘤是女性生殖道中最常见的良性肿瘤。肌瘤与多种临床症状有关，如疼痛和压迫症状、异常出血等大量相关症状或不孕症。对于女性希望保留自己的子宫，子宫肌瘤可使用宫腔镜、腹腔镜或剖腹手术来切除。如今虽有多种治疗方法可保留子宫，但子宫切除术仍然是唯一的标准解决方案。在考虑其他治疗方法（如期待治疗、药物治疗或放射介入方法）且征得患者的知情同意后，必须仔细考虑特定治疗的适应证。最佳治疗方法需考虑患者的意愿及临床实践中的实际可行性。子宫手术亦有风险，可导致严重的并发症，因此手术技能和经验至关重要。恰当的手术方法有利于改善初始病情。如果不希望子宫切除，微创的腹腔镜、宫腔镜手术，以及适当的仪器、缝合技术可以确保子宫肌瘤的最佳手术效果。

## 二、概述

子宫肌瘤多种治疗方法包括所有腹腔镜手术、药物或介入技术，以及腹腔镜下全子宫切除术（total laparoscopic hysterectomy，TLH）或腹腔镜下次全子宫切除术（subtotal laparoscopic hysterec-tomy，SLH）。由于 SLH 的损伤性小得多，因此许多肌瘤患者可以考虑腹腔镜下次全子宫切除术。但是，只有 TLH 才能 100% 有效避免肌瘤新发、远期肉瘤形成、不可控性出血、宫颈癌和子宫内膜癌或子宫引起的任何其他疾病。

虽然子宫肌瘤形成的病因存在多种说法，但具体病因尚不明确。由于非洲多发性肌瘤的发生率远高于高加索人，遗传学研究对患和不患肌瘤的患者基因的某些上调因素和下调因素进行了研究。目前尚无明确的预防肌瘤的指南。遗传性平滑肌瘤病和肾癌综合征是一种罕见的和肌瘤有关的综合征。体内存在导致平滑肌瘤的基因可增加患肾细胞癌（乳头状肾细胞癌）的罕见病例的风险。

了解哪些基因和肌瘤有关并不能告诉我们肌瘤如何发生或如何控制它们。从肌瘤行为中，我们可以推测到包含雌激素或孕激素产生、代谢或作用的基因。大部分猜测的候选基因被证明是错误的，仍然需要进行大量研究来探索这些基因如何导致疾病。基因中微小的变异称为多态性，可影响肌瘤的风险。多态性和突变都是基因序列的变化，但差异在于变化的程度。突变使基因发生重组变化，从而导致该基因编码的蛋白质发生变化。例如，它可以将氨基酸从丙氨酸变为甘氨酸，或导致该蛋白质被过早切断。

## 三、肌瘤的遗传学、基因型和表型

DNA 结构的发现者 Watson 和 Crick 彻底改

变了生物学和医学领域。他们发现，DNA 以双螺旋结构承载着生命的代码。如今，众所周知，一个人的基因长度相当于地球到月球距离的 40 万倍或地球到太阳距离的 1000 倍，总计 1500 亿千米 [1, 2]。

在进一步研究之前，基因型和表型的定义很重要。基因型是人继承遗传基因的模式。例如，人的眼睛颜色棕色是显性基因，由 B 表示。蓝色是隐性基因，由 b 表示。因此，一个人可以有 BB、bb 或 Bb 作为眼睛颜色的基因型。每个人都会具有该基因的 2 个分型，1 个来源于母亲，另 1 个来源于父亲。显性基因将永远占主导地位。显性基因可压制隐性基因表现。表型是基因型的物理表现或最终结果。虽然存在 3 种不同的基因型（BB、bb 或 Bb），但只有 2 种表型，即棕眼和蓝眼。BB 或 Bb 基因型的人眼睛是棕色的，因为棕色是显性特征。只有 bb 基因型的人有蓝眼睛。

我们认为肌瘤是普通表型，代表许多不同的潜在的基因型。换句话说，我们认为，肌瘤可以通过多种途径产生。在这种情况下，Bb 可能代表编码雌激素受体 β 的 2 个不同基因，这会影响雌激素对肌瘤组织的作用。B 基因可能会使肌瘤对该激素更敏感，因此更有可能生长。此外，可能有多个基因共同影响肌瘤，因此除了血红蛋白外，还可为孕激素受体提供 Pp，为纤维化因子提供 Ff 等。这些信息有助于推进治疗，使患有复发性肌瘤的风险高且无生育需求的妇女除行子宫切除术外，还有更多的机会选择其他的手术。我们目前有一些临床信息（根据医生对许多患者的临床经验）来预测子宫肌瘤切除术后复发的预后，但是其他治疗方式的临床数据有限。

### （一）基因在肌瘤发育和生长中作用的证据

对患肌瘤女性的研究表明基因在肌瘤形成中可能起着一些作用。同卵双胞胎中接受与子宫肌瘤相关的子宫切除术的可能性是异卵双胞胎（不相同基因）中的 2 倍。同卵双胞胎共享其基因的 100%，而异卵双胞胎仅共享其基因的 50%。这表明同卵双胞胎共享的基因使他们更有可能形成肌瘤，因为两者都是相同的，而异卵双胞胎对环境因素的暴露也相同。在接受子宫切除术的一般女性人群和患有肌瘤导致子宫切除术的女性人群中，观察到同卵双胞胎和异卵双胞胎之间的这种差异 [3, 4]。

还有证据表明，有近亲患肌瘤的女性，如母亲或姐妹，自身患肌瘤的可能性更高 [5, 6]。这种倾向被称为家族聚集性遗传。就像乳腺癌一样，如果亲属患有肌瘤，则患病的风险可能会增加。

### （二）肌瘤基因的分子遗传学和全基因组扫描

在分子遗传学时代，我们可以扫描人类完整 DNA 或基因组的标记，以发现与特定疾病相关的遗传变异。此过程称为全基因组扫描。这是在复杂疾病（如糖尿病、哮喘和心脏病）中寻找基因的常用方法。有专家招募了均患有肌瘤的同胞姐妹参加全基因组扫描研究。对其 DNA 中常见的基因进行了研究。如果研究数百名女性，则可以检查每个染色体的各个区域，并可以确定哪些基因由肌瘤表型共享但在其他方面表现不同。这种方法通常会产生以前认为不参与疾病过程的新基因 [7–10]。

## 四、显微镜下情况和平滑肌瘤生存能力

肌瘤主要由平滑肌细胞组成。子宫、胃和膀胱都是由平滑肌组成的器官。平滑肌细胞的排列方式可以使器官伸展，而非如手臂和腿部骨骼肌细胞以纤维结构排列并向特定的方向牵拉。患有肌瘤的子宫内膜组织在显微镜下看似正常。但黏

膜下肌瘤中存在不常见的子宫内膜类型，无正常腺体结构。这种异常现象称为腺功能障碍性子宫内膜（无腺体的功能性子宫内膜），患者出现异常出血是医生发现黏膜下肌瘤的临床线索[11]。子宫内膜的另一种模式是慢性子宫内膜炎，也可提示存在黏膜下肌瘤，这种模式也可能与妊娠残留物和各种宫内感染等其他问题有关。子宫切除术不是治疗肌瘤的唯一方案。必须根据肌瘤大小、位置和外观等制订最佳治疗方案，也可解释为什么部分女性出现严重出血，而另一部分肌瘤大小相同的女性却没有类似症状。

## 五、治疗成本

准确记录子宫肌瘤的全部治疗成本有助于我们研究更多、更有效的创新疗法。在决定是否启动新疗法时，公司通常会查看当前用于其他治疗的费用。本文从子宫切除术的医疗费用的角度探讨了子宫切除术的经济学，其费用昂贵。根据最新估计，在美国，仅子宫肌瘤每年的住院费用超过20亿美元[12]。此外，一项研究估计，每位女性在子宫肌瘤方面产生的医疗保健费用每人每年超过4600美元[13]。

但是，如果将肌瘤的全部治疗费用都包括在内，治疗方法就变得更加重要。让我们总结一下产生的成本：①子宫肌瘤切除术、子宫动脉栓塞（UAE）和其他微创治疗的费用；②用于控制出血的避孕药和其他激素治疗费用；③卫生棉条、卫生巾和成人尿垫的费用；④替代疗法和补充疗法的费用；⑤误工费（对许多妇女而言，可能会失去工作或在其工作期间工作效率较低）。

## 六、子宫肌瘤患者为何采取子宫切除术

当有多种替代治疗方法时，患者为何要进行子宫切除术？在一定程度的子宫增大的情况下，腹腔镜下次全子宫切除术可以完全解决该问题，如果患者期望避免复发性肌瘤的风险，子宫切除术是唯一选择。子宫切除术还可解决并存的问题，如子宫腺肌病、子宫内膜异位、子宫内膜息肉和宫颈异型增生，并且消除肉瘤或癌的危险。

## 七、子宫肌瘤所有保留子宫治疗方法的回顾

肌瘤的手术治疗可分为有创性较小的外科手术和有创性较大的外科手术。需单独选择治疗的时间和类型，并取决于患者和妇科主治医生（表30–1和表30–2）。

表30–1　子宫肌瘤或肌瘤子宫

| 无症状的 | 有症状的 |
|---|---|
| 保守治疗 | 手术治疗 |
| 不需紧急手术 | 急需采取手术 |
| 药物治疗 | 初级手术治疗 |
| 期待疗法 | 药物预处理延迟手术治疗 |

### （一）预期管理

如果患者无症状，拒绝接受医学或外科手术治疗或存在治疗的禁忌证，则可以采取期待治疗。然而，现有数据证明肌瘤可通过改善内分泌失调（如甲状腺功能减退症）或在产后期明显缩小[14, 15]。

为了追求预期管理理念，必须将肌瘤与卵巢肿块严格区分。全血细胞计数（complete blood count，CBC）应该是正常的，尤其是在月经过多或痛经等严重症状的患者中。必须告知女性患子宫肌瘤可增加妊娠期间流产、早产和分娩、胎位异常和胎盘早剥的风险[16]。

表 30-2　子宫肌瘤的治疗选择

| 替代治疗 | 手术治疗 | | | | | | |
|---|---|---|---|---|---|---|---|
| 子宫动脉栓塞 | 肌瘤切除术 | | | 子宫切除术 | | | |
| 高强度聚焦超声 | 宫腔镜 | 腹腔镜 | 开腹手术 | 机器人辅助 | 阴式 | 腹腔镜 | 开腹手术 |
| 其他方法（肌瘤凝固肌消融术） | | | | - 次全切<br>- 全切 | | | |

## （二）药物治疗

难以证明药物治疗对女性症状性子宫肌瘤有益。药物治疗可明显缓解月经过多等症状。在长期治疗中，症状改善的效果降低，因此超过 50% 的患者会在 2 年内接受手术治疗 [17]。

然而，传统的观念发生转变，即子宫肌瘤的药物治疗仅基于类固醇激素的治疗。对与平滑肌瘤病相关的特定基因或途径的更深入分析和理解可能为预防和医疗开辟新的途径 [18]。

在过去的 2 年中，使用选择性孕激素调节药（如每天 5～10mg 醋酸乌利司他）的激素治疗主要作为一种术前治疗方法广泛应用于减少肌瘤患者的大量出血 [19-21]。

## （三）替代治疗方法

如果患者不愿采取手术或有手术禁忌证，则可以选择其他手术，如下所示。

子宫动脉栓塞术（UAE）：这种微创治疗选择性闭塞肌瘤供血动脉。在局部麻醉下通过股动脉插管，并注入栓子以阻止血液流向肌瘤。对于想要保留子宫、手术有禁忌，并且再无妊娠需求的患者，此为有效的治疗选择。可使肌瘤缩小达 46%。然而，介入后并发症的发生率仍然很高 [22, 23]。

磁共振引导聚焦超声（MgRf-US）：这是绝经前妇女子宫肌瘤的一种最新治疗方法。再无妊娠需求的患者可采用此项技术。在这种非侵入性热消融技术中，多个超声能量波汇聚在一小块组织上，从而导致最大的热破坏。其限制因素是大小、血管和通路 [24, 25]。

## （四）子宫肌瘤的保留子宫的外科治疗

适应证

手术切除肌瘤仍然是平滑肌瘤的主要治疗手段。子宫切除术是唯一的标准治疗方案，可以进行次全子宫切除术或全子宫切除术。子宫肌瘤切除术可以通过宫腔镜手术、常规腹腔镜手术或机器人辅助腹腔镜，以及通过剖腹或阴道途径进行替代手术。

子宫肌瘤手术治疗的适应证包括：①异常子宫出血疾病（月经过多、痛经、月经紊乱和子宫不规则出血）；②大量相关症状；③原发性或继发性不孕症和反复流产。

# 八、咨询和知情同意

对于拟行手术的患者必须告之相关风险和潜在的并发症及其他手术方法。术前咨询应包括有关手术入路和相关风险的讨论，如肠、泌尿道、血管、网膜和其他周围器官的损伤，以及术后伤口感染、粘连性疼痛和疝气形成。

咨询需要根据患者的体重指数（BMI）整合个体风险。根据病史，重点考虑解剖畸形、阴道分娩次数、腹部中线切口、腹膜炎或炎症性肠病 [26]。

## 九、子宫肌瘤切除术

对于尚未完成计划生育的妇女或由于其他原因希望保留子宫的妇女，子宫肌瘤切除术是一种手术治疗选择。任何摘除肌瘤的术式均可有效治疗异常出血或解除盆腔压力。但术后仍存在复发的风险。此外，如果其他病理原因是症状的起因或仅是症状的共同原因（如子宫腺肌病），则这些问题将继续存在[27]。肌瘤剔除的并发症和妊娠相关并发症已得到广泛研究。所有手术的可能，剖腹手术与腹腔镜手术的可行性，特别是对机器人辅助腹腔镜下子宫肌瘤切除术进行了评估。子宫破裂或子宫裂开罕见，在腹腔镜病例中发生率仅为1%，在机器人辅助腹腔镜手术病例中很少发生。仔细的患者选择和准备及缝合技术是育龄期女性子宫肌瘤切除术中最重要的因素[28, 29]。在多发肌瘤的子宫中，子宫小动脉和小静脉数目增加。因此，子宫肌瘤切除术可导致大量失血，应做出相应的准备[30]。

### （一）宫腔镜下子宫肌瘤切除术

黏膜下肌瘤起源于子宫内膜下的肌层细胞，约占所有肌瘤的15%～20%。在使用宫腔镜作为一种微创、有效的治疗方法之前，黏膜下肌瘤采取子宫切开术甚至子宫切除术来切除此类肌瘤。随着外科手术培训的增加、技术的改进，以及宫腔镜下子宫肌瘤切除术的广泛使用，宫腔镜成为一种安全、快速、有效且廉价的子宫肌瘤切除术，同时又能保留子宫[31]。

宫腔镜适应证为黏膜下肌瘤和部分肌壁间肌瘤，肌瘤表面超过50%凸入子宫腔。深层肌壁间肌瘤需要更娴熟的手术技巧，其围术期并发症和不完全切除的风险增加。灌流液吸收量与子宫肌瘤浸润肌层的深度有关[32, 33]。鲜有数据表明使用宫腔镜治疗子宫肌瘤的大小上限。欧洲宫腔镜学会建议将切除肌瘤的大小限制为4cm，但鲜有数据证明＞3cm的肌瘤并发症增加明显。手术技能决定了可以切除的肌瘤的大小和数量[34]。

在宫腔镜手术之前了解患者的病史很重要，如剖宫产史或其他影响解剖的病史。必须进行阴道超声检查以确定子宫的位置、大小及所有宫颈和子宫的病变[35]。条件允许下应进行液体灌注的子宫超声检查，以更好地区分平滑肌瘤与子宫腔和子宫肌层的关系。不需要使用预防性抗生素来预防手术感染。

手术第一步是用宫颈扩张棒扩张宫颈，直至9号扩宫棒。最常用的肌瘤剔除器械是单极或双极电切环。使用单极设备必须使用非电解质膨宫液体；使用双极设备时，使用等渗性液体作为膨宫介质[36]。膨宫介质连续流动可清除血液，使手术视野清晰。此外，切除的组织碎片必须回收。肌瘤剔除的表面及所需的时间增加了灌流液过吸收的风险[37]。

将电切镜通过子宫颈置入宫腔，并在充注膨宫液体后仔细检查子宫腔。单极电切镜需要60～120W切割电流。双极电切镜可同时切割和电凝。电切环通电后极易穿过组织。切口起始于肌瘤的最高点。只有带蒂的肌瘤才能首先从蒂部切开。然后使用弹簧装置将电切环朝手术医生方向移动，同时将整个电切镜轻轻向后拉。整个过程中，电切环必须朝向手术医生移动。重复该动作，直到切除了整个肌瘤并且可以区分周围的子宫肌层（深度）和子宫内膜（侧面）为止。将切除的标本送病理学检查。如果出血严重使手术视野模糊，则必须重新检查子宫内膜和切割表面。可使用电凝止血。

在接下来的几周内，切除的区域将通过周围的子宫内膜覆盖恢复。并发症发生率很低（0.8%～2.6%）[37, 38]。可能发生的并发症是子宫穿孔或灌流液过吸收，尤其是在广泛切除后。灌流液过吸收可导致低钠血症或容量超负荷[39]。随访3年以上，复发率约为20%[34]。

### （二）腹腔镜下子宫肌瘤切除术

随着腹腔镜技术和技能的提高，大多数肌瘤可以通过腹腔镜进行切除。腹腔镜手术通常用于肌壁间或浆膜下肌瘤。与经腹子宫肌瘤切除术相比，其主要优点是发病率降低，恢复期缩短。然而，腹腔镜下子宫肌瘤切除术受到外科专业知识尤其是腹腔镜缝合技术的限制[40, 41]。腹腔镜下子宫肌瘤切除术的选择标准是肌瘤的位置、大小和数量。然而，这些特征相对于外科专业知识是可变的。阴道超声检查术前成像以评估平滑肌瘤的确切特征[30, 35, 42, 43]。

腹腔镜下子宫肌瘤切除术从放置光学视管和戳卡开始。将最初的戳卡位于脐部或中线以上的位置后，根据肌瘤的大小，将 2 个或 3 个辅助戳卡放置在下腹腔中髂嵴内侧约 2cm 处[30, 44, 45]。子宫肌瘤切除术可导致严重出血，使术野模糊，从而增加手术难度。血管出血可使用双极电凝。使用升压素或其他血管收缩药可减少术中出血。稀释升压素（如 20U 溶于 100ml 生理盐水中），然后注射至手术部位。升压素可收缩毛细血管、小动脉和小静脉壁的平滑肌。手术医生应在插入针头后回抽注射器，以检查针头是否插入血管内[46–48]。或者可以使用米索前列醇在手术前 1h 经阴道给药，以减少失血[49]。

最好作垂直子宫切口，使缺损缝合更符合人体解剖。用单极电钩直接在肌瘤上切开，并进行深切直至达到整个肌瘤组织为止（图 30–1 至图 30–6）。

肌瘤显露后，用抓钩或锋利的钳子抓住肌瘤，并施加牵引力和反牵引力。通过钝器和锐利的手术器械子宫肌瘤很容易剔除。如果牵引不成功则双极凝结剩余的子宫肌瘤壁时难度增加，因此在完全切除肌瘤之前，应先对包膜血管进行凝

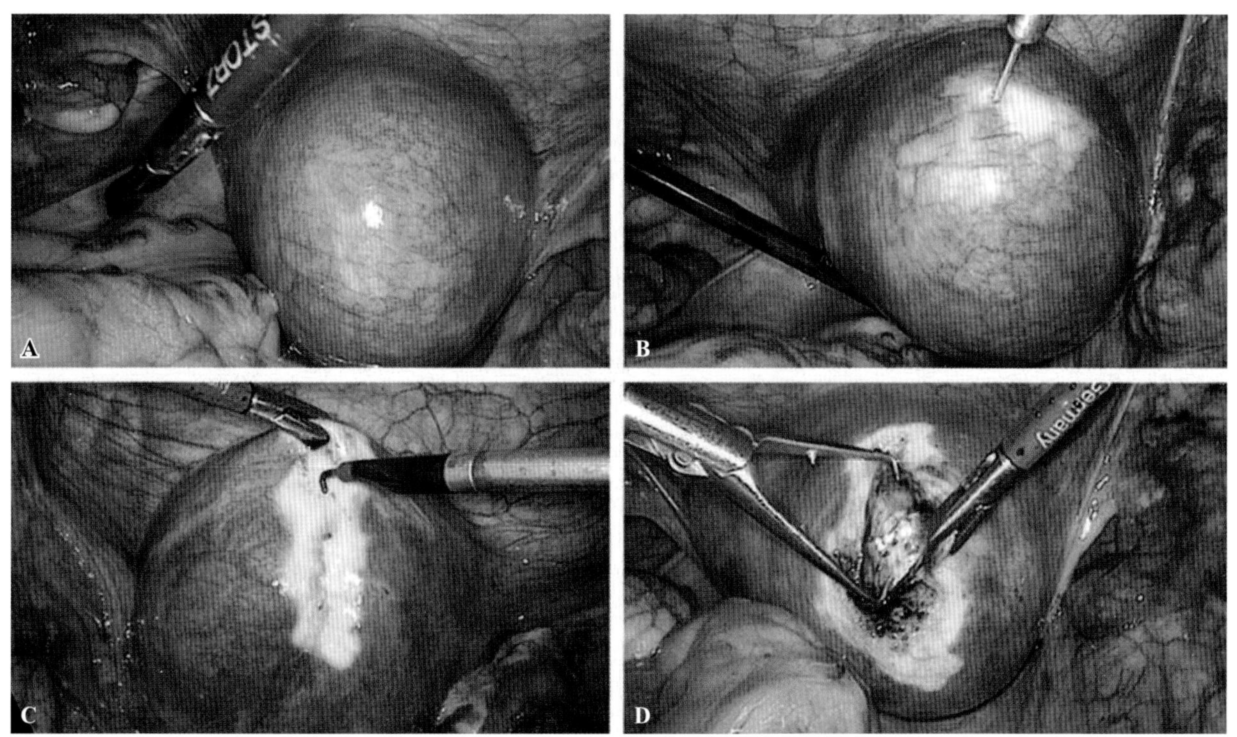

▲ 图 30–1　腹腔镜下肌瘤切除术

A. 宫底 / 前壁肌瘤的位置；B. 用 1：100 稀释的升压素溶液（gylcilpressin）进行预防性止血。注射旨在将假包膜与肌瘤分开并减少出血；C. 使用双极电凝纵向凝固切开表面血管，并使用单极电钩切开直至子宫肌瘤表面；D. 钳夹肌瘤开始肌瘤剔除。直接下推囊壁，将其保留在子宫肌壁内

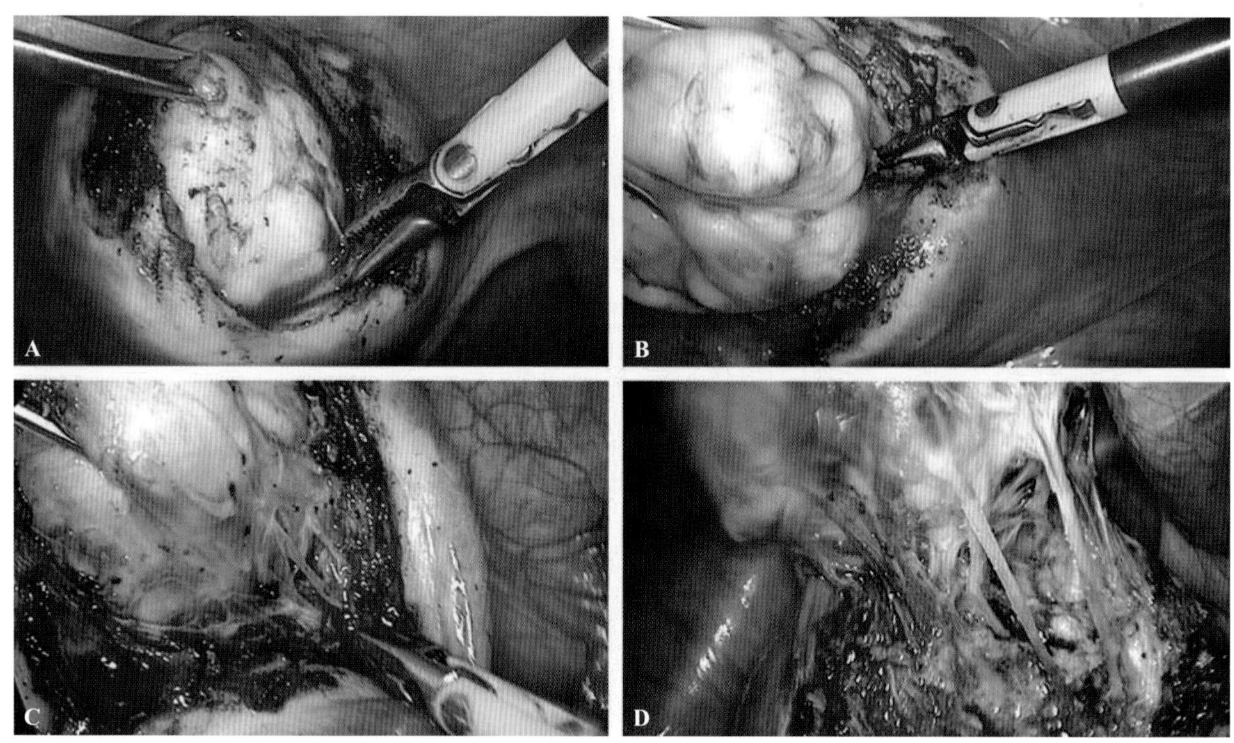

▲ 图 30-2　腹腔镜下肌瘤切除术

A. 用把持钳牵引肌瘤并从包囊中钝性剥离；B. 底部血管局部双极电凝；C. 肌瘤在牵引作用下缓慢剥除，对含有血管的囊壁组织进行双极电凝；D. 放大将要凝结和切割的剩余囊状组织

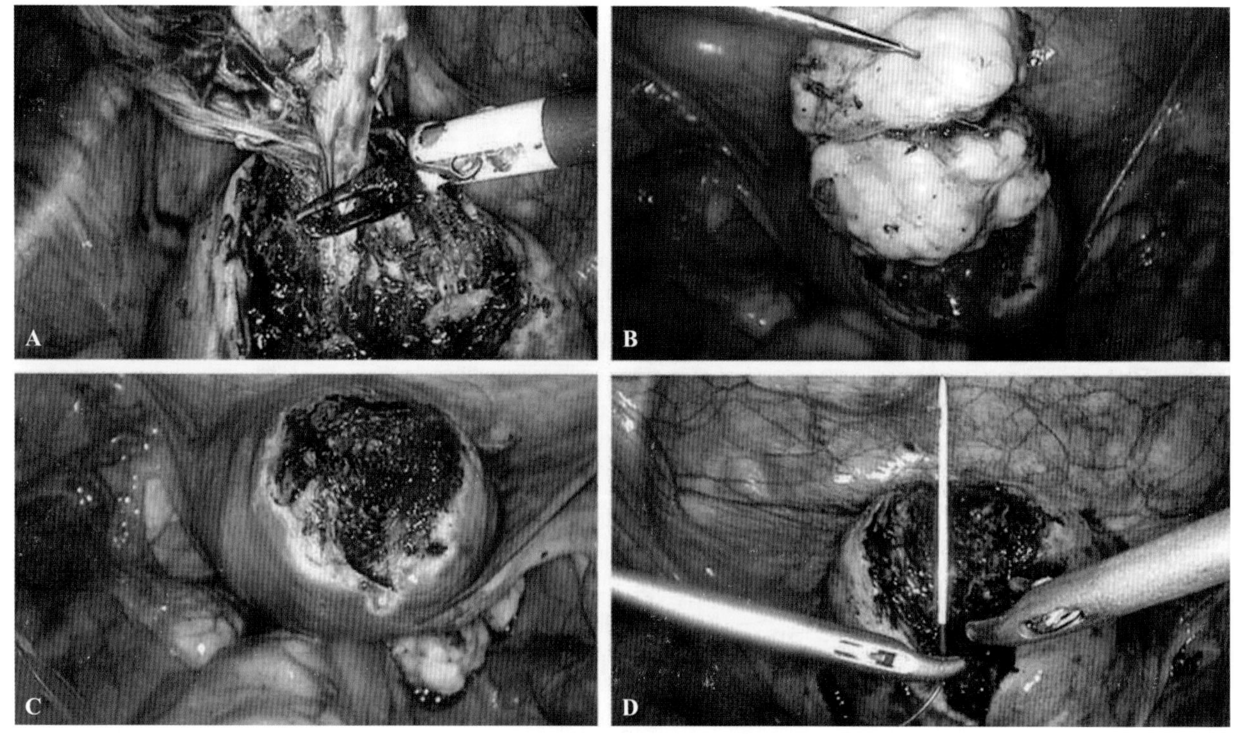

▲ 图 30-3　腹腔镜下肌瘤切除术

A. 囊壁血管的双极电凝；B. 双核肌瘤完全剔除后；C. 在冲洗下寻找出血血管，双极电凝；D. 用直针或圆针、可吸收缝合线将肌瘤囊壁边缘缝合

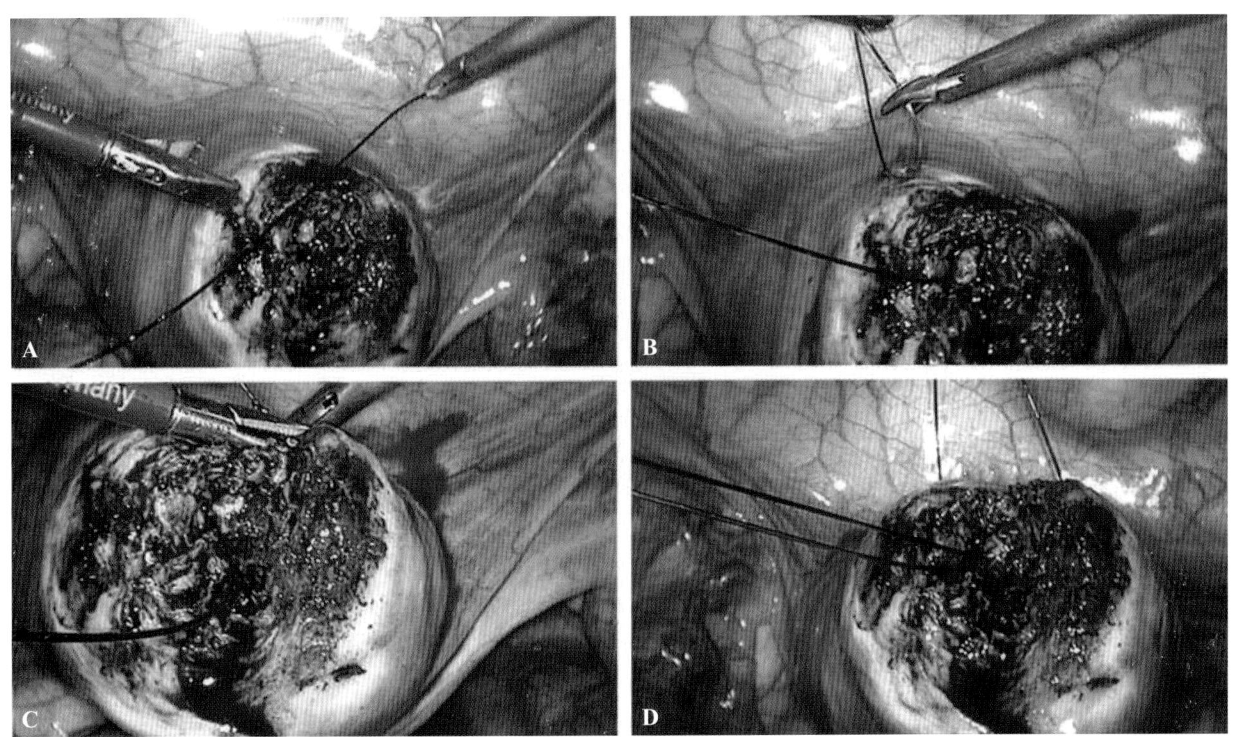


▲ 图 30-4 **腹腔镜下肌瘤切除术**

A. 圆针的优点。用 Manhes 钳将伤口安全抬起。使用圆针可便捷缝合子宫肌层的较深层。B. 出针，使用右侧持针器重新缝合。C. 最后一针把线引出。D. 拔针完成体外结，准备将体外结推入

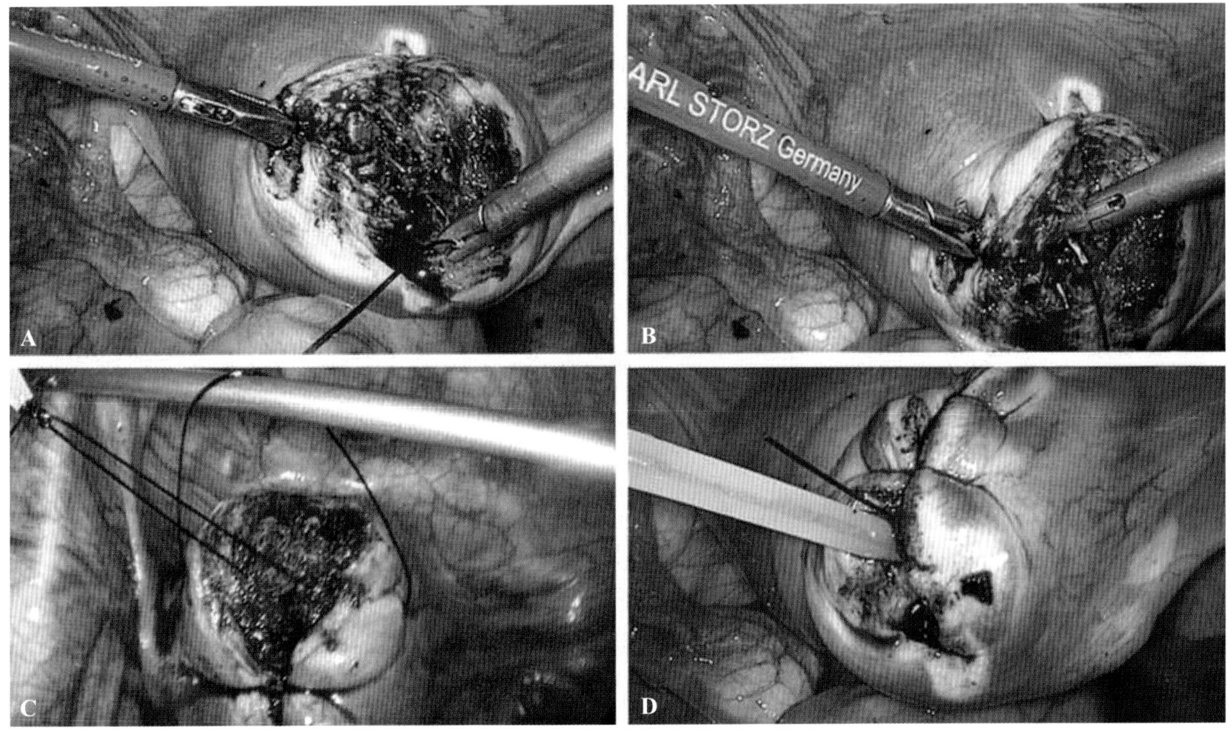


▲ 图 30-5 **体外“von Leffern”结的性能**

A. 拉出缝合线，剪掉缝针，打半结；B. 用左手握住结，右手推结；C. 将半结推到底，拉紧双线；D. 保持缝合线笔直并拉紧结

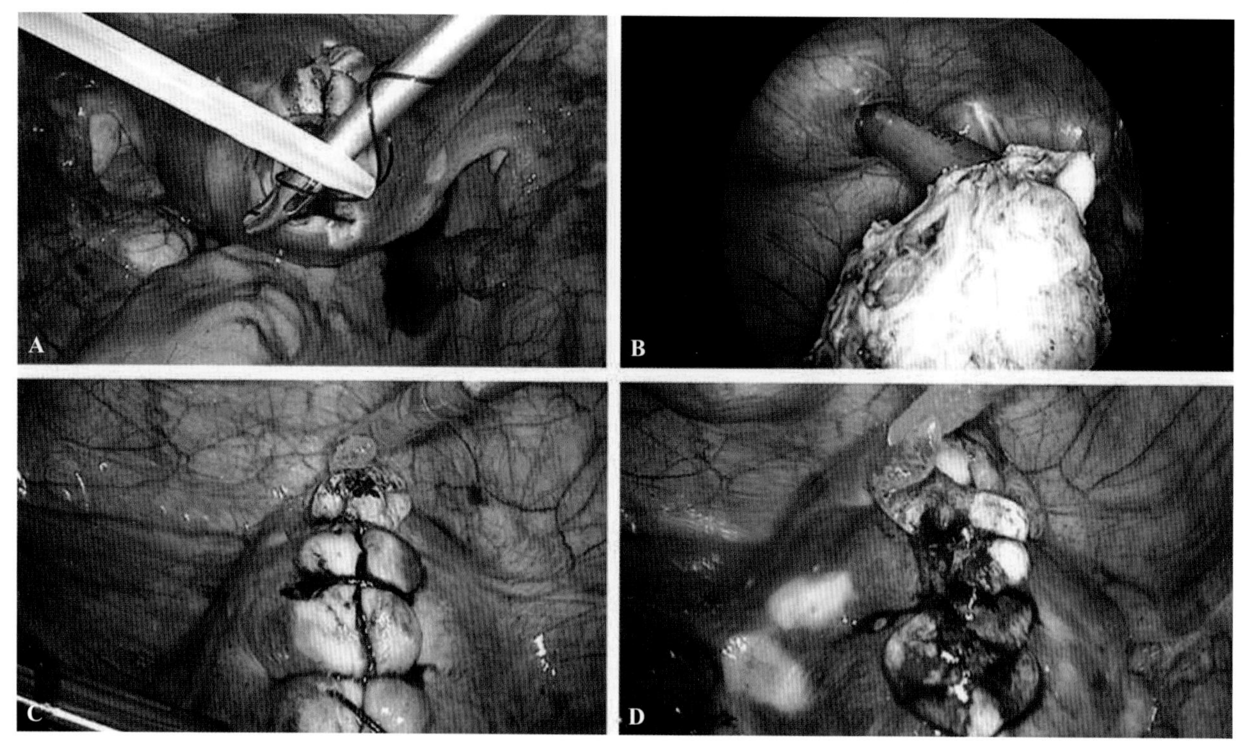

▲ 图 30-6　腹腔镜下肌瘤切除术

A. 从子宫切口开始尽可能深地进行第二针。B. 左侧切口边缘处出针（紧靠 Manhes 钳）。C. 完成缝合并准备体外 vonLeffern 结。用持针器将线抬高，以避免在拉动单丝线（PDS）时使子宫壁撕裂。D. 用塑料推杆向下推体外结，致切缘最深处

结。切除后，在电镜直视下将肌瘤进行移动，并与所有解剖结构（如小肠）保持安全距离，以避免产生意外伤害。取出肌瘤组织并报送病理评估。子宫缺损可用 1 层或 2 层延迟吸收的缝合线闭合，具体取决于子宫肌层缺损的深度。重要的是，应从最深处开始缝合，以避免子宫壁形成薄弱的空腔。此外，采用体外打结，以便可以将结全力推入深层（图 30-7）。

或者可以使用带倒刺的缝合线（如 V-lock）来收紧组织，或者可以插入第 3 个辅助戳卡以拉紧缝合线。子宫闭合的紧密性与随后妊娠子宫破裂的风险有关。可以使用不同种类的防粘连屏障（图 30-8）[50-52]。术后应至少等待 4～6 个月后才能尝试受孕 [53]。

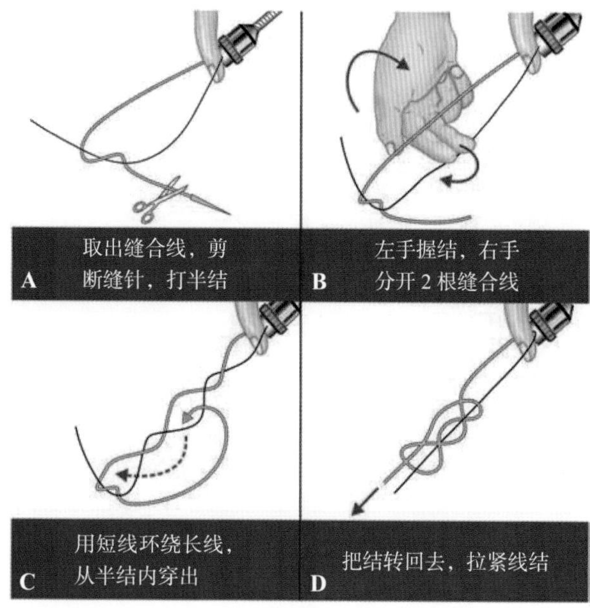


▲ 图 30-7　腹腔镜下肌瘤切除术

A. 体外进行体内安全打结；B. 用 Rotocut 粉碎器（Storz）以苹果去皮的方式粉碎肌瘤；C. 最终的位置显示了适应子宫伤口边缘的体外缝合；D. 透明质酸屏障（Nordic Pharma）在预防粘连中的应用

### （三）开腹肌瘤切除术

经腹或开放式子宫肌瘤切除术起源于 20 世

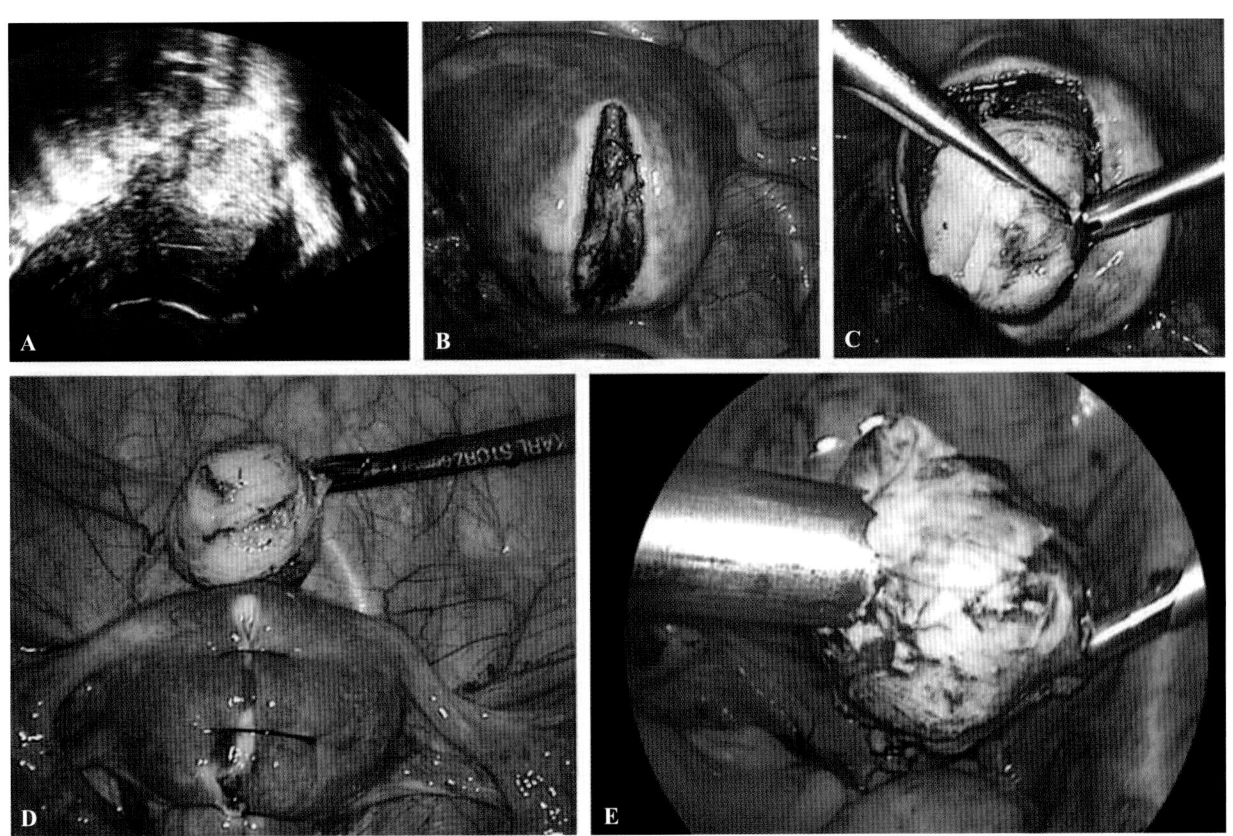


▲ 图 30-8 **A.** 经阴道超声检查显示子宫后壁有 3.5cm 壁内肌瘤。**B.** 注射升压素后，在肌瘤上方切开。用单极电钩切开子宫肌层和肌瘤囊。可以区分不同的组织层。**C.** 术中见到肌瘤及其周围的血管化包膜。**D.** 剔除肿瘤后缝合子宫壁。**E.** 通过粉碎去除肌瘤

纪初期，是一种保留子宫的手术。

现主要用于治疗肌壁间或浆膜下肌瘤，很少用于黏膜下肌瘤。自从引入微创技术，开腹子宫肌瘤切除术的适应证已经很少见。在无法进行宫腔镜或腹腔镜下子宫肌瘤切除术，或者由于其他原因需要进行开腹手术时，可选择此手术方式。必须严格排除子宫肉瘤，子宫肉瘤是一种非常罕见的恶性肿瘤，临床诊断为肌瘤后肉瘤的发生率很低。与宫腔镜或腹腔镜下子宫切除术相比，开腹手术的严重并发症的风险更高。开腹肌瘤手术均应给予预防性抗生素 [54, 55]。Pfannenstiel 式切口切开后，进行纵向或横向子宫切开术 [56]。肌瘤摘除术使用 Allis 钳牵引子宫肌层边缘。肌瘤显露后，可以进行剔除。直接切开假包膜，多层缝合子宫创缘以达到止血目的，避免过多的双极电凝止血。

### （四）机器人辅助腹腔镜下子宫肌瘤切除术

机器人辅助腹腔镜下子宫肌瘤切除术是一种相对新型的方法。机器人手术的优势在于三维成像、机械改进（包括每种器械的 7 个自由度）、器械在手术野的稳定性提高，以及为外科医生带来更多的舒适性。与传统的腹腔镜检查相比，机器人辅助腹腔镜下子宫肌瘤切除术更易缝合，手术难度有所降低。然而，将机器人辅助与常规腹腔镜下子宫肌瘤切除术进行比较的数据很少 [57–59]。与剖腹肌瘤剔除术相比，机器人辅助腹腔镜下子宫肌瘤切除术的优点是减少失血量并缩短恢复时间。然而，手术时间和手术费用比传统手术更昂贵。此外，机器人设备巨大且笨重。机器人手术由于缺乏触觉反馈而受限，必须进行团队培训以最大限度地降低机械故障的风险 [60]。与传统腹腔

镜检查相比，在失血或手术时间方面尚无优势。尚未证实其肌层缝合更安全。机器人辅助手术有益于肥胖患者[61]。

## 十、子宫切除术治疗子宫肌瘤

子宫肌瘤是子宫切除术的最常见指征（白种人中子宫切除术占30%，黑种人中子宫切除术占50%），本章重点关注子宫切除术。多发性肌瘤行子宫切除术取决于患者的意愿、健康状况、有无生育需求，以及与医生共同决定。当患者患有大出血时，需要在术前更详细地检查该疾病，可能提示为子宫内膜癌或子宫肉瘤。术前MRI和肿瘤标记物的联合评估，对于子宫肌瘤或附件肿瘤中快速增长的子宫肿块或附件的诊断更为明确。仅在不怀疑恶性肿瘤的情况下，才建议使用单一的TLH或SLH，否则必须选择肿瘤学方法。

TLH或SLH子宫切除术推荐用于以下适应证：①急性出血使用其他治疗无效；②无生育要求及减少其他疾病的风险，如宫颈上皮内瘤变、子宫内膜增生或子宫癌或卵巢癌的风险，子宫切除术适应证的前提是子宫切除术可以消除或降低这些风险；③既往治疗失败；④无生育要求且症状明显（如多发性肌瘤或子宫腺肌病），以及期望最终根治性解决方案。

子宫切除术相对于其他治疗方法的主要优点是可彻底消除现有症状和复发风险。但是，如果尚未完成生育或患者排斥摘除女性生殖器官，将难以实施子宫切除术作为最佳治疗方案[62]。这些问题必须在术前进行讨论，并与患者共同商讨。此外，对于单一的黏膜下、浆膜下、带蒂或黏膜内肌瘤，必须将子宫切除术与子宫肌瘤切除术的并发症发生率进行比较。必须将手术风险与宫腔镜检查、腹腔镜下肌瘤切除术或保守治疗的风险进行比较。随着子宫颈癌筛查技术的进步，预防宫颈疾病或子宫疾病不再是子宫切除术的相关指征。该决定必须针对每个患者的需求量身定制。

1989年首次引进腹腔镜下子宫切除术的目标是将腹式子宫切除术的发病率和死亡率降低到阴式子宫切除术的水平。并且有利于进行粘连松解、同时治疗子宫内膜异位症、需要治疗大的平滑肌瘤，以及确保更容易且安全地切除附件。如果可行，与开放式或腹腔镜手术相比，阴式子宫切除术恢复快、痛苦少，并且廉价[63]。

### （一）子宫切除术时应切除还是保留卵巢和（或）输卵管

1. 卵巢

通常，当因子宫肌瘤进行子宫切除术时，不会切除卵巢。仅切除子宫便可治愈由肌瘤引起的出血和与大小相关的症状。在治疗肌瘤时，不必切除卵巢或输卵管，有时在治疗其他疾病（如子宫内膜异位或妇科癌症）时，需切除卵巢或输卵管。

许多医生被教导应建议35—50岁的患者在手术中切除卵巢。一般绝经后卵巢没有任何功能，而卵巢癌的风险会随着年龄的增长而增加，因此在绝经时切除卵巢是不二之选。如果可以使用激素替代疗法来帮助年轻女性过渡到自然更年期的时间，则治疗效果更佳。

但是，最近的研究表明，尽管绝经后卵巢会产生少量雌二醇（绝经前女性中主要的雌激素），但同时会产生大量的雄激素（通常被认为是雄性激素）[64]。雄激素对维持情绪和性欲很重要[65-67]。此外，激素替代治疗的风险更加明显，许多女性在绝经后选择使用激素治疗[68, 69]。大多数女性都意识到Women's Health Initiative研究证实的绝经后激素替代疗法的重大并发症。但是，对于没有子宫的可单独服用雌激素的妇女而言，其风险较低[69]。最近，研究表明卵巢早衰可增加心脏疾病风险[70]。

综合考虑，尽可能保留卵巢。进行肌瘤手

术时切除卵巢的主要原因是患者罹患卵巢癌的风险高。

2. 输卵管

根据 2013 年美国妇产科学院年度临床会议上提出的新研究，认为在子宫切除术中进行双侧输卵管切除术并保留卵巢可有效减少卵巢浆液性癌的发生（最常见的卵巢癌类型）。越来越多的证据指向输卵管卵巢癌的起源。切除输卵管不会导致如切除卵巢那样进入更年期。

子宫切除术或绝育术预防性切除输卵管可避免日后发生输卵管病变，例如，在子宫切除术后多达 30% 的女性中观察到输卵管积水。而且，即使保留卵巢，这种干预也可为日后肿瘤发展提供大力保护。因此，建议子宫切除术应联合进行输卵管切除术。进行子宫切除术而保留输卵管或进行绝育的妇女，其随后进行输卵管切除术的风险至少增加了 1 倍。因此，建议在进行子宫切除术时切除输卵管 [71, 72]。

育龄女性无生育需求时应切除输卵管，同时保留卵巢以维持女性健康。超过生育年龄，也需将输卵管切除，而如前所述，仅在 65 岁以上患者才常规切除卵巢。

### （二）剖腹子宫切除术

由于在良性疾病中进行剖腹子宫切除术的指征已经非常少见，因此在本章中不予讨论 [73]。

### （三）阴式子宫切除术

进行阴道子宫切除术之前，先进行双合诊盆腔检查，以评估子宫的活动度和是否脱垂，并排除附件病变。从而决定是采用阴式还是腹式手术。手术从进入 Douglas 陷凹或膀胱阴道皱襞开始。在此描述为腹膜后开口。识别并钳夹子宫骶韧带，包括主韧带的下部。下一步打开膀胱阴道皱襞，在确认腹膜反折后将其切开，并结扎主韧带和子宫血管。通过抓住卵巢并钳夹漏斗骨盆韧带来去除附件。然后可以在距膀胱安全距离的位置，剪开腹膜反折逐步摘除子宫。腹膜可以是封闭的，也可以是开放的，阴道组织可以垂直或水平重新缝合。

子宫肌瘤的子宫往往需要粉碎取出。必要时先剔除大的肌瘤或进行子宫肌层内粉碎，特别是在子宫弥漫性增大的情况下 [74, 75]。

### （四）腹腔镜下次全子宫切除术

Semm 在 1990 年首次描述了子宫次全切除术，Lyons 在另一项手术中对此进行了描述。手术技术类似于腹腔镜下全子宫切除术。在关闭子宫动脉的上升支后切除子宫体，并向下延伸到宫颈内管 [76]。对于 SLH 和 TLH，戳卡的放置与腹腔镜下子宫肌瘤切除术相同，取决于子宫的大小（参考上文）。在手术开始时无须进行输尿管分离，如果靠近子宫壁进行缝合，则输尿管处于相对安全距离。从骨盆侧壁分离漏斗骨盆韧带和圆韧带，如果保留附件，则将附件与子宫分离。然后打开阔韧带，解剖并分别凝结前后叶。通过打开膀胱子宫韧带并向下推动膀胱 1～2cm，将膀胱与子宫分离。接下来是子宫动脉上升支和子宫体的切除，同样对左附件进行逐步解剖。然后对子宫颈进行彻底检查。借助一次性电切环等切割工具将宫颈与子宫分离。随后对宫颈管进行凝结，并在宫颈残端关闭腹膜以预防感染和粘连。根据外科医生的习惯，腹膜也可以保持开放状态。然后，进行子宫体的粉碎，如果同时切除了附件，则应将其放入袋中后取出。

由于粉碎技术在本书其他各章中都有详细介绍，此处不再讨论此技术的重要性。

### （五）腹腔镜下全子宫切除术

如果怀疑子宫腺肌病，则应避免进行腹腔镜下次全子宫切除术（SLH），因为子宫内膜腺的一部分会保留在宫颈和宫颈旁通道中。这可能会导致症状复发或持续存在，尽管现有数据很少，无法直接证实这种观点[77, 78]。

手术步骤与LSH相同，唯一的区别是手术前将子宫杯放入阴道。膀胱与子宫分离后，下推膀胱并分离2～3cm，以清楚地看到子宫杯的边缘。如果曾经剖宫产，则可能需要钝性和锐性分离膀胱与子宫的粘连。向上推动使子宫偏向一侧，在子宫颈附近解剖凝结子宫动、静脉及侧支血管。用单极电钩从宫颈切割阴道，方法是将子宫杯推向头侧，并小心地进行筋膜内剥离，使骶韧带完全分离。这符合Kurt Semm提出的CISH技术[79]。子宫缩回阴道，但仍固定在子宫杯上。如果子宫太大，则必须在腹腔内或经阴道切开子宫。骶外侧韧带和阴道缝合，以防止术后阴道脱垂或肠鞘形成。不需要腹膜化和引流。

随着腹腔镜手术的改进，尤其是腹腔镜缝合技术的改进，腹腔镜辅助阴式子宫切除术的技术已经过时，且该技术不包括悬吊主韧带和子宫骶韧带。

## 十一、结论

子宫平滑肌瘤的治疗选择有所不同。选择治疗方案时应考虑以下因素：①患者因出血性疾病或因疼痛而遭受的痛苦程度；②生育愿望；③患者对不同治疗方案的偏好。

对于无症状的女性，建议期待治疗，但对于有生育要求并伴有肾积水压迫症状的患者行宫腔镜切除黏膜下肌瘤。

未接受激素治疗的绝经后妇女的肌瘤通常会萎缩且无症状。因此，可选择期待疗法。但是，如果绝经后妇女出现新的或增大的盆腔肿块，则应排除肉瘤。如果平滑肌瘤有症状，则可以选择手术治疗。如果有手术禁忌证或患者因个人原因拒绝进行子宫切除术，则可以考虑任何其他治疗选择（药物、栓塞或超声聚焦）。

若绝经前妇女希望保留其生育能力或有症状（如出血、流产），应行经宫腔镜下黏膜下平滑肌瘤切除。希望保留生育能力的女性的肌壁间和浆膜下平滑肌瘤可以通过腹腔镜切除。高超的微创手术技术是必要的。如果不能确保，则建议行剖腹子宫肌瘤切除术或转诊至腹腔镜中心，以在子宫重建后最大限度地提高妊娠的可能性和安全性。需要告知患者子宫肌瘤切除术后妊娠子宫破裂的风险。

机器人辅助便于腹腔镜缝合，并提供三维视野。但其成本昂贵。机器人辅助技术的进一步发展包括作用力反馈功能，应引起广泛关注。

对于再无生育要求的妇女，子宫切除术是缓解症状和预防肌瘤复发的确切方法。随着腹腔镜下子宫切除术经验的增加，其不良反应的风险变得可控。关于患者的依从性和个体化，合适的解决方案可以是腹腔镜下全子宫切除术或腹腔镜下次全子宫切除术。

## 参考文献

[1] Watson JD, Crick FH. Molecular structure of nucleic acids; a structure for deoxyribose nucleic acid. Nature. 1953;171(4356):737–8.

[2] Watson JD Crick FH. Genetical implications of the structure of deoxyribonucleic acid. Nature. 1953;171(4361):964–7.

[3] Treloar SA, et al. Pathways to hysterectomy: insights from longitudinal twin research. Am J Obstet Gynecol. 1992;167(1):82–8.

[4] Snieder H, MacGregor AJ, Spector TD. Genes control the cessation of a woman's reproductive life: a twin study of hysterectomy and age at menopause. J Clin Endocrinol Metab. 1998;83(6):1875–80.

[5] Vikhlyaeva EM, Khodzhaeva ZS, Fantschenko ND. Familial predisposition to uterine leiomyomas. Int J Gynaecol Obstet. 1995;51(2):127–31.

[6] Van Voorhis BJ, Romitti PA, Jones MP. Family history as a risk

factor for development of uterine leiomyomas. Results of a pilot study. J Reprod Med. 2002;47(8):663–9.

[7] Al-Hendy A, Salama SA. Catechol-Omethyltransferase polymorphism is associated with increased uterine leiomyoma risk in different ethnic groups. J Soc Gynecol Investig. 2006;13(2):136–44.

[8] Tsibris JC, Segars J, Coppola D, et al. Insights from gene arrays on the development and growth regulation of uterine leiomyomata. Fertil Steril. 2002;78(1):114–21.

[9] Wang H, Mahadevappa M, Yamamoto K, et al. Distinctive proliferative phase differences in gene expression in human myometrium and leiomyomata. Fertil Steril. 2003;80(2):266–76.

[10] Gross K, Morton C, Stewart E. Finding genes for uterine fibroids. Obstet Gynecol. 2000;95 (4 Suppl 1):60.

[11] Patterson-Keels LM, Selvaggi SM, Haefner HK, et al. Morphologic assessment of endometrium overlying submucosal leiomyomas. J Reprod Med. 1994;39(8):579–84.

[12] Flynn M., Jamison M, Datta S, et al. Health care resource use for uterine fibroid tumors in the United States. Am J Obstet Gynecol. 2006;195(4):955–64.

[13] Hartmann KE, Birnbaum H, Ben-Hamadi R, et al. Annual costs associated with diagnosis of uterine leiomyomata. Obstet Gynecol. 2006;108(4):930–7.

[14] Peddada SD, Laughlin SK, Miner K, et al. Growth of uterine leiomyomata among premenopausal black and white women. Proc Natl Acad Sci USA. 2008;105(50):19887–92.

[15] Laughlin SK, Hartmann KE, Baird DD. Postpartum factors and natural fibroid regression. Am J Obstet Gynecol. 2011;204(6):496 e1–6.

[16] Zaima A, Ash A. Fibroid in pregnancy: characteristics, complications, and management. Postgrad Med J. 2011; 87(1034):819–28.

[17] Marjoribanks J, Lethaby A, Farquhar C. Surgery versus medical therapy for heavy menstrual bleeding. Cochrane Database Syst Rev. 2006;(2):CD003855.

[18] Al-Hendy A, Lee EJ, Wang HQ, et al. Gene therapy of uterine leiomyomas: adenovirus-mediated expression of dominant negative estrogen receptor inhibits tumor growth in nude mice. Am J Obstet Gynecol. 2004;191(5):1621–31.

[19] Donnez J, Tatarchuk TF, Bouchard P, et al. Ulipristal acetate versus placebo for fibroid treatment before surgery. N Engl J Med. 2012;366(5):409–20.

[20] Donnez J, Vazquez F, Tomaszweski J, et al. Long-term treatment of uterine fibroids with ulipristal acetate. Fertil Steril. 2014;101(6):1565–73 e1–18.

[21] Donnez J, Hudecek R, Donnez O, et al. Efficacy and safety of repeated use of ulipristal acetate in uterine fibroids. Fertil Steril. 2015;103(2):519–27.e3.

[22] Edwards RD, Moss RG, Lumsden MA, et al. Uterineartery embolization versus surgery for symptomatic uterine fibroids. N Engl J Med. 2007;356(4):360–70.

[23] van der Kooij SM, Bipat S, Hehenkamp WJ, et al. Uterine artery embolization versus surgery in the treatment of symptomatic fibroids: a systematic review and metaanalysis. Am J Obstet Gynecol. 2011;205(4):317.e1–18.

[24] Kim HS, Baik JH, Pham LD, et al. MR-guided highintensity focused ultrasound treatment for symptomatic uterine leiomyomata: long-term outcomes. Acad Radiol. 2011;18(8):970–6.

[25] Funaki K, Fukunishi H, Sawada K. Clinical outcomes of magnetic resonance-guided focused ultrasound surgery for uterine myomas: 24-month follow-up. Ultrasound Obstet Gynecol. 2009;34(5):584–9.

[26] Royal College of Obstetricians and Gynecologists. Preventing entry-related gynaecological laparoscopic injuries. RCOG Green-top Guideline. 2008;49:1–10.

[27] Wallach EE, Vlahos NF. Uterine myomas: an overview of development, clinical features, and management. Obstet Gynecol. 2004;104(2):393–406.

[28] Kim MS, Uhm YK, Kim JYm et al. Obstetric outcomes after uterine myomectomy: laparoscopic versus laparotomic approach. Obstet Gynecol Sci. 2013;56(6):375–81.

[29] Lonnerfors C, Persson J. Pregnancy following robotassisted laparoscopic myomectomy in women with deep intramural myomas. Acta Obstet Gynecol Scand. 2011;90(9):972–7.

[30] Mettler L, Schollmeyer T, Tinelli A, et al. Complications of uterine fibroids and their management, surgical management of fibroids, laparoscopy and hysteroscopy versus hysterectomy, haemorrhage, adhesions, and complications. Obstet Gynecol Int. 2012:2012;791248.

[31] Di Spiezio Sardo A, Mazzon I, Bramante S, et al. Hysteroscopic myomectomy: a comprehensive review of surgical techniques. Hum Reprod Update. 2008;14(2):101–9.

[32] Emanuel MH, Hart A, Wamsteker K, et al. An analysis of fluid loss during transcervical resection of submucous myomas. Fertil Steril. 1997;68(5):881–6.

[33] Wamsteker K, Emanuel MH, de Kruif JH. Transcervical hysteroscopic resection of submucous fibroids for abnormal uterine bleeding: results regarding the degree of intramural extension. Obstet Gynecol. 1993;82(5):736–40.

[34] Hart R, Molnar BG, Magos A. Long term follow up of hysteroscopic myomectomy assessed by survival analysis. Br J Obstet Gynaecol. 1999;106(7):700–5.

[35] Mettler L, Sammur W, Alkatout I, et al. Imaging in gynecologic surgery. Womens Health (Lond Engl). 2011;7(2):239–48; quiz 249–50.

[36] Varma R, Soneja H, Clark TJ, et al. Hysteroscopic myomectomy for menorrhagia using Versascope bipolar system: efficacy and prognostic factors at a minimum of one year follow up. Eur J Obstet Gynecol Reprod Biol. 2009;142(2):154–9.

[37] Loffer FD, Bradley LD, Brill AI, et al. Hysteroscopic fluid monitoring guidelines. The ad hoc committee on hysteroscopic training guidelines of the American Association of Gynecologic Laparoscopists. J Am Assoc Gynecol Laparosc. 2000;7(1):167–8.

[38] Jansen FW, Vredevooqd CB, van Ulzen K, et al. Complications of hysteroscopy: a prospective, multicenter study. Obstet Gynecol. 2000;96(2):266–70.

[39] Propst AM, Liberman RF, Harlow BL, et al. Complications of hysteroscopic surgery: predicting patients at risk. Obstet Gynecol. 2000;96(4):517–20.

[40] Parker WH, Rodi IA. Patient selection for laparoscopic myomectomy. J Am Assoc Gynecol Laparosc. 1994;2(1):23–6.

[41] Lefebvre G, Vilos G, Allaire C, et al. The management of uterine leiomyomas. J Obstet Gynaecol Can. 2003;25(5):396–418; quiz 419–22.

[42] Alkatout I, Bojahr B, Dittmann L, et al. Precarious preoperative diagnostics and hints for the laparoscopic excision of uterine adenomatoid tumors: two exemplary cases and literature review. Fertil Steril. 2011;95(3):1119 e5–8.

[43] Dueholm M, Lundorf E, Hansen ES, et al. Accuracy of

magnetic resonance imaging and transvaginal ultrasonography in the diagnosis, mapping, and measurement of uterine myomas. Am J Obstet Gynecol. 2002;186(3):409–15.
[44] Alkatout I, Schollmeyer T, Hawaldar NA, et al. Principles and safety measures of electrosurgery in laparoscopy. JSLS. 2012;16(1):130–9.
[45] Alkatout I, Stuhlmann–Laeisz C, et al. Organpreserving management of ovarian pregnancies by laparoscopic approach. Fertil Steril. 2011;95(8): 2467–70.e1–2.
[46] Kongnyuy EJ, Wiysonge CS. Interventions to reduce haemorrhage during myomectomy for fibroids. Cochrane Database Syst Rev. 2011;(11):CD005355.
[47] Zhao F, Jiao Y, Guo Z, et al. Evaluation of loop ligation of larger myoma pseudocapsule combined with vasopressin on laparoscopic myomectomy. Fertil Steril. 2010;95(2):762–6.
[48] Tinelli A, Mettler L, Malvasi A, et al. Impact of surgical approach on blood loss during intracapsular myomectomy. Minim Invasive Ther Allied Technol. 2013;23(2);87–95.
[49] Celik H, Sapmaz E. Use of a single preoperative dose of misoprostol is efficacious for patients who undergo abdominal myomectomy. Fertil Steril. 2003;79(5):1207–10.
[50] Mettler L, Sammur W, Schollmeyer T, et al. Crosslinked sodium hyaluronate, an anti–adhesion barrier gel in gynaecological endoscopic surgery. Minim Invasive Ther Allied Technol. 2013;22(5):260–5.
[51] Mettler L, Schollmeyer T, Alkatout I. Adhesions during and after surgical procedures, their prevention and impact on women's health. Womens Health (Lond Engl). 2012;8(5):495–8.
[52] Tulandi T, Murray C, Guralnick M. Adhesion formation and reproductive outcome after myomectomy and second–look laparoscopy. Obstet Gynecol. 1993;82(2):213–5.
[53] Tsuji S, Takahashi K, Sugimura K, et al. MRI evaluation of the uterine structure after myomectomy. Gynecol Obstet Invest. 2006;61(2):106–10.
[54] D'Angelo E, Prat J. Uterine sarcomas: a review. Gynecol Oncol. 2009;116(1):131–9.
[55] Mukhopadhaya N, De Silva C, Manyonda IT. Conventional myomectomy. Best Pract Res Clin Obstet Gynaecol. 2008;22(4):677–705.
[56] Discepola F, Valenti DA, Reinhold C, et al. Analysis of arterial blood vessels surrounding the myoma: relevance to myomectomy. Obstet Gynecol. 2007;110(6):1301–3.
[57] Pundir J, Pundir V, Walavalkar R, et al. Roboticassisted laparoscopic vs abdominal and laparoscopic myomectomy: systematic review and meta–analysis. J Minim Invasive Gynecol. 2013;20(3):335–45.
[58] Barakat EE, Bedaiwy MA, Zimberg S, et al. Roboticassisted, laparoscopic, and abdominal myomectomy: a comparison of surgical outcomes. Obstet Gynecol. 2011;117(2 Pt 1):256–65.
[59] Mettler L, Clevin L, Ternamian A, et al. The past, present and future of minimally invasive endoscopy in gynecology: a review and speculative outlook. Minim Invasive Ther Allied Technol. 2013;22(4):210–26.
[60] Schollmeyer T, Mettler L, Jonat W, et al. Roboterchirurgie in der Gynäkologie. Der Gynäkologe. 2011;44(3):196–201.
[61] George A, Eisenstein D, Wegienka G. Analysis of the impact of body mass index on the surgical outcomes after robot–assisted laparoscopic myomectomy. J Minim Invasive Gynecol. 2009;16(6):730–3.
[62] Falcone T, Parker WH. Surgical management of leiomyomas for fertility or uterine preservation. Obstet Gynecol. 2013;121(4):856–68.
[63] Garry R, Fountain J, Brown J, et al. EVALUATE hysterectomy trial: a multicentre randomised trial comparing abdominal, vaginal and laparoscopic methods of hysterectomy. Health Technol Assess. 2004;8(26):1–154.
[64] Adashi EY. The climacteric ovary as a functional gonadotropin–driven androgen–producing gland. Fertil Steril. 1994;62(1):20–7.
[65] Shifren JL. The role of androgens in female sexual dysfunction. Mayo Clin Proc. 2004;79(4 Suppl):S19–24.
[66] Buster JE, Kingsberg SA, Aquirre O, et al. Testosterone patch for low sexual desire in surgically menopausal women: a randomized trial. Obstet Gynecol. 2005;105(5 Pt 1):944–52.
[67] Nyunt A, Stephen G, Gibbin J, et al. Androgen status in healthy premenopausal women with loss of libido. J Sex Marital Ther. 2005;31(1):73–80.
[68] Manson JE, Hsia J, Johnson KC, et al. Estrogen plus progestin and the risk of coronary heart disease. N Engl J Med. 2003;349(6):523–34.
[69] Anderson GL, Limacher M, Assaf AR, et al. Effects of conjugated equine estrogen in postmenopausal women with hysterectomy: the Women's Health Initiative randomized controlled trial. JAMA. 2004;291(14):1701–12.
[70] Parker WH, Broder MS, Liuz Z, et al. Ovarian conservation at the time of hysterectomy for benign disease. Obstet Gynecol. 2005;106(2):219–26.
[71] Dietl J, Wischhusen J, Hausler SF. The postreproductive Fallopian tube: better removed? Hum Reprod. 2011; 26(11):2918–24.
[72] Guldberg R, Wehberg S, Skovlund CW, et al. Salpingectomy as standard at hysterectomy? A Danish cohort study, 1977–2010. BMJ Open. 2013;3(6):pii e002845.
[73] AAMIG, W. AAGL position statement: Roboticassisted laparoscopic surgery in benign gynecology. J Minim Invasive Gynecol. 2013;20(1):2–9.
[74] Meeks GR, Harris RL. Surgical approach to hysterectomy: abdominal, laparoscopy–assisted, or vaginal. Clin Obstet Gynecol. 1997;40(4):886–94.
[75] Mazdisnian F, Kurzel RB, Coe S, et al. Vaginal hysterectomy by uterine morcellation: an efficient, non–morbid procedure. Obstet Gynecol. 1995;86(1):60–4.
[76] Jenkins TR. Laparoscopic supracervical hysterectomy. Am J Obstet Gynecol. 2004;191(6):1875–84.
[77] Berner E, Ovigstad E, Myrvold AK, et al. Pelvic Pain and patient satisfaction after laparoscopic supracervical hysterectomy: prospective trial. J Minim Invasive Gynecol. 2014;21(3):406–11.
[78] Alkatout I, Mettler L, Betata C, et al. Combined surgical and hormone therapy for endometriosis is the most effective treatment: prospective, randomized, controlled trial. J Minim Invasive Gynecol. 2013;20(4):473–81.
[79] Semm K. Hysterectomy via laparotomy or pelviscopy. A new CASH method without colpotomy. Geburtshilfe Frauenheilkd. 1991;51(12):996–1003.

# 第31章　子宫肌瘤的腹腔镜治疗
## Laparoscopic Myoma Therapy

Garri Tchartchian　Bernd Bojahr　Khulkar Abdusattarova　De Wilde RL　著
孙宇婷　译　　徐　云　宋　娇　校

## 一、腹腔镜下子宫肌瘤切除术后子宫成形术

子宫肌瘤术后子宫成形术（plastic uterus reconstruction，PUR）是一种特殊且操作复杂的外科手术。PUR多用于多发性、大肌瘤和深部肌壁间肌瘤的子宫肌层切除术后恢复子宫。子宫成形术对有妊娠需求的患者意义重大[1]。此外，PUR可用于已完成生育并希望保留子宫的患者。目的是完全恢复子宫的解剖结构和功能。因此，必须利用多种外科手术和器官保留技术。

PUR手术既可通过腹腔镜手术也可通过剖腹手术来完成，手术入路并不影响PUR手术[2]。开放式子宫肌瘤切除术后形成粘连的风险较高[3]，因此当治疗效果相似时，首选腹腔镜下子宫肌瘤切除术[4, 5]。缝合技术是相同的，以确保有效的成功缝合，腹腔镜手术双层缝合必须像开放的显微外科一样进行。

### （一）PUR手术的基本规则

- 必须保护子宫组织以避免术后并发症。因此，应使用器械触摸和抬举子宫[6, 7]。子宫组织损伤可导致粘连、疼痛、感染，以及缝合不足。
- 双极电凝不应在浆膜附近使用[8]。双极电外科手术部位的并发症是坏死，继而可能导致粘连形成和上述并发症。
- 应最大限度地保护和保留天然子宫肌层，从而更好地缝合伤口和充分愈合[9]。
- 子宫切开术后，仅应从子宫肌层内部非创伤性接触子宫。应采取预防措施以确保最大限度地保护子宫浆膜。
- 应当进行仔细的止血，同时尽量减少对子宫肌层的热损伤。
- 应避免组织干燥，伤口表面应使用乳酸盐林格溶液连续冲洗，类似于通过剖腹手术进行显微外科手术[10]。
- 应像显微外科手术一样进行双层缝合[11]。使用0–1号缝合线进行肌层间断缝合或连续缝合。使用2/0～4/0号缝合线连续缝合使浆膜层闭合。
- 必要时可在子宫缝合部位使用预防粘连剂。
- 应当进行严格止血，并冲洗腹腔以清除任何残留的血液。子宫腔出血区域应完全止血。
- 直肠子宫陷凹引流可以放置24h，监测术后出血情况。

### （二）PUR手术流程

- 戳卡置入术（图31–1）：对于7cm以内的肌瘤，可在脐部作光学戳卡的通道。对于较大和多发性肌瘤，可以选择放置于上

腹部，以获得最佳手术视野及操作空间。PUR 技术需要 3 支戳卡，左下腹部和右下腹各 1 支戳卡，中部 1 支戳卡。肌瘤的大小决定了戳卡的位置，即肌瘤越大，戳卡插入的位置越高。

- 器械的分配：通常，经左戳卡插入肌瘤粉碎机。经右戳卡插入钳子。经中部戳卡插入双极钳，并置入可同时进行水分离肌瘤的抓钳。
- 止血：为了尽可能减少出血，用盐水稀释的血管升压素［10U 血管升压素（20U），用 100ml 盐水稀释］或使用稀释的肾上腺素溶液。
- 子宫切开术（图 31–2）。
- 子宫壁显露：使用肌瘤钻固定肌瘤（图 31–3）。

经右戳卡插入钳子抓住子宫壁，并从子宫肌层内部显露子宫壁（图 31–4）。

止血用的双极钳（图 31–5）和水分离肌瘤抓钳，交替插入中戳卡。

水分离肌瘤抓钳是专门为解剖肌瘤与肌层之间平面的水分离技术而设置。可在进行水分离的同时使用机械性抓持进行显露。这样，子宫肌层和子宫腔可得到最大限度的保护（图 31–6）。

- 对侧子宫壁显露：完全显露整个子宫壁后，左右戳卡中的器械互换，必要时左子宫壁以镜面方式操作。
- 中间戳卡进行双极电凝和水分离切割。
- 子宫肌瘤切除术：随后，在保护子宫肌层和子宫腔的同时进行子宫肌瘤切除术，必要时使用水分离肌瘤抓钳（图 31–7）。
- 插入缝合设备：首先，尖钳经右戳卡进入腹腔（图 31–8）。

尖钳抓住一条粗细为 0～1、长度为 20～25cm 的缝合线的中间部分，在没有左戳卡的情况下一次性拉入腹腔。由于针的形状呈圆形，可安全地顺着缝合线进入腹腔（图 31–9）。

- 双层缝合：肌层的第一层以单纯间断缝合或连续缝合，而不会穿透宫腔。针头避开浆膜层（图 31–10）。
- 浆膜缝合以强度 2/0 的缝合线连续缝合(图 31–11）。
- 冲洗：接下来，对腹部进行大范围的冲洗，以避免在子宫切开部位形成粘连。
- 直肠子宫陷凹引流：直肠子宫陷凹放置 24h 引流管以监测术后出血。

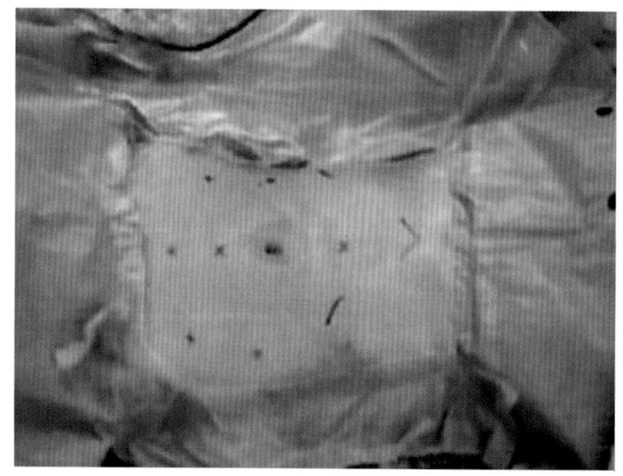

▲ 图 31–1　戳卡放置

子宫成形术使用了 3 个戳卡，将光学戳卡插入脐部或上腹部区域，并在左右下腹部引入 2 个操作戳卡

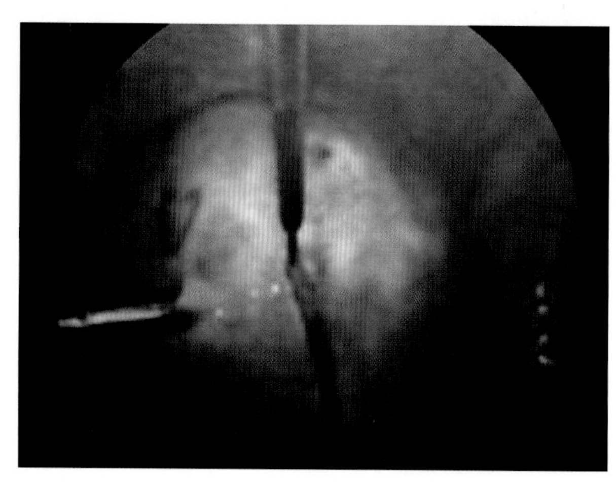

▲ 图 31–2　单极电钩子宫切开术

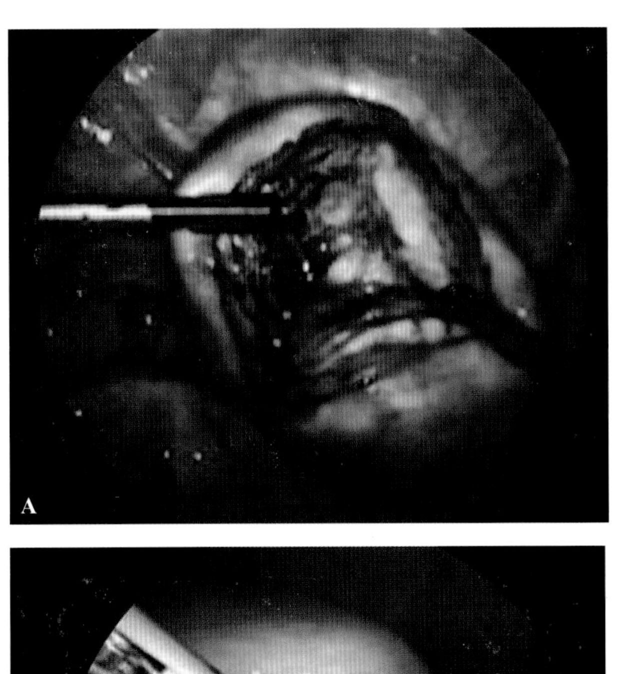


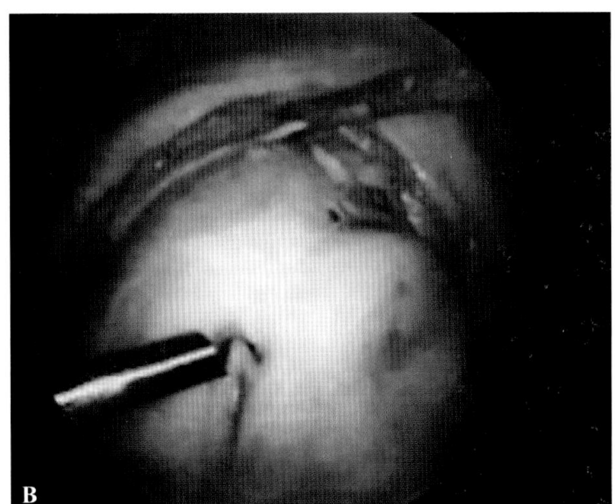


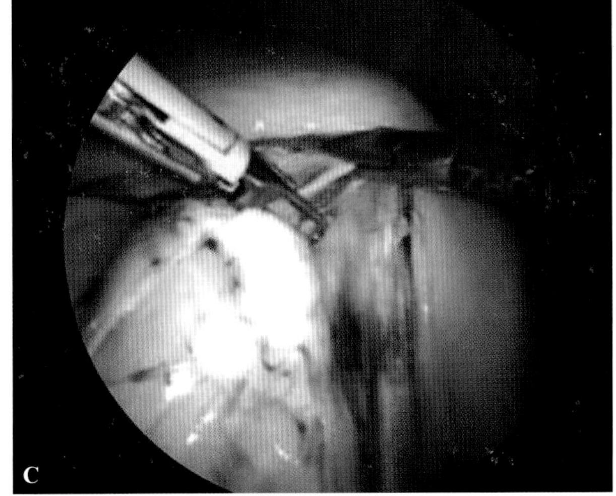


▲ 图 31-3　肌瘤钻固定肌瘤

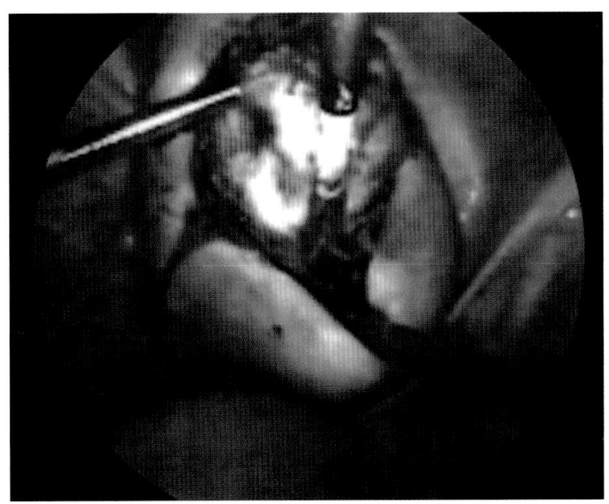

▲ 图 31-4　显露子宫壁

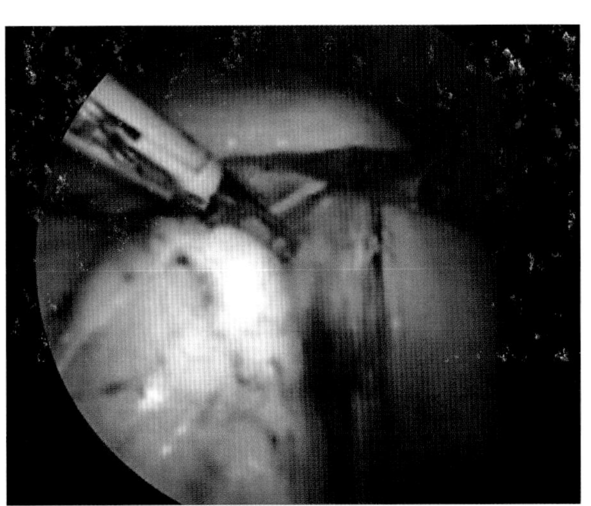

▲ 图 31-5　双极钳用于电凝和止血

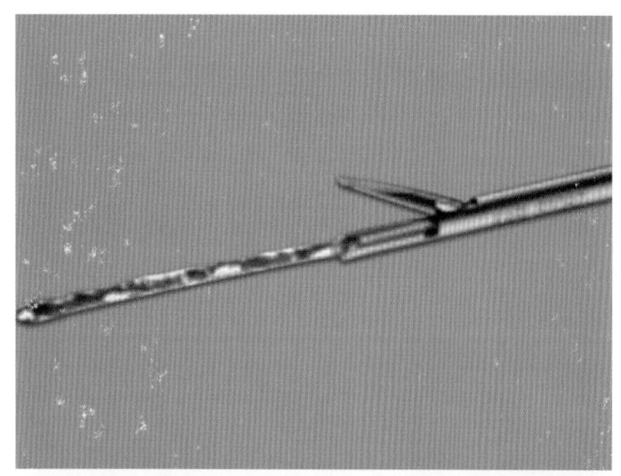
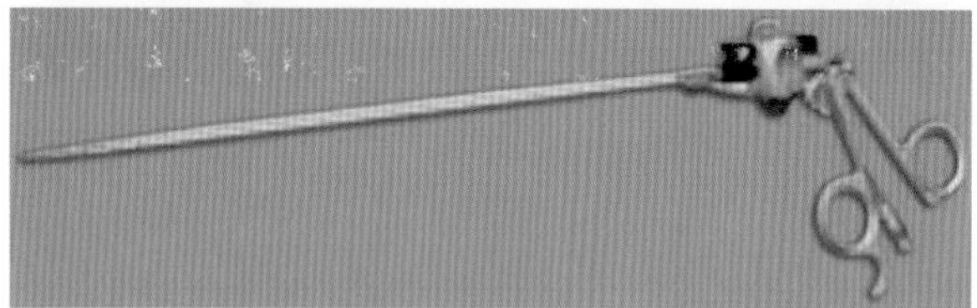
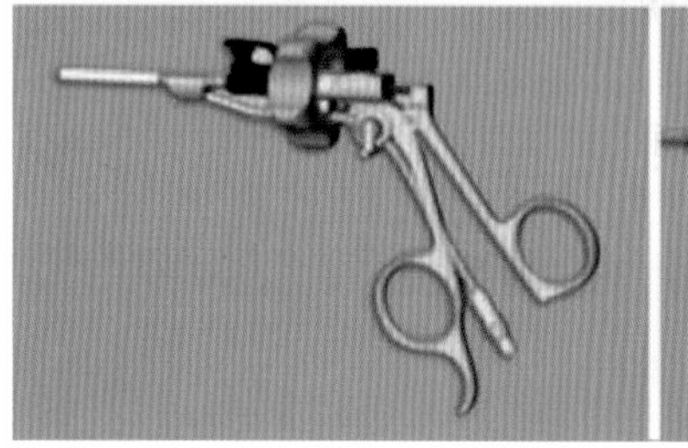
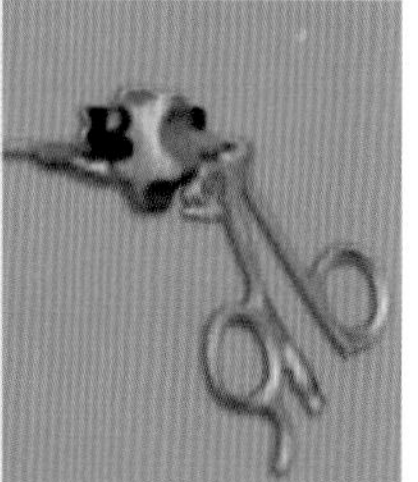

▲ 图 31-6　带有冲水功能的抓钳

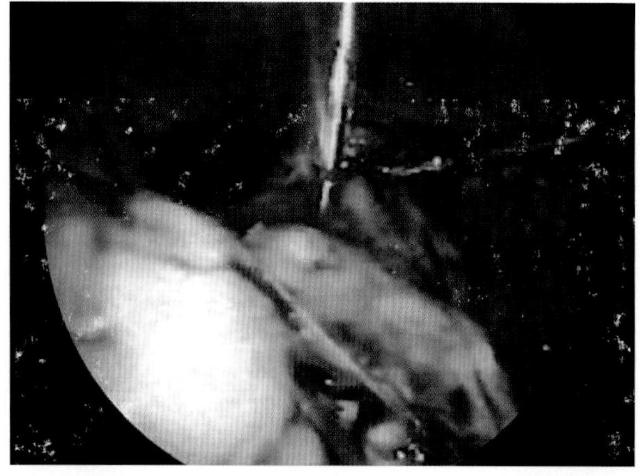

▲ 图 31-7　使用插入式抓钳进行子宫肌瘤切除术

### （三）术后管理

使用 PUR 技术进行腹腔镜肌瘤切除术的患者应在术后至少观察 24～48h。检查循环和炎症参数及术后出血迹象，以尽早发现血肿形成、炎

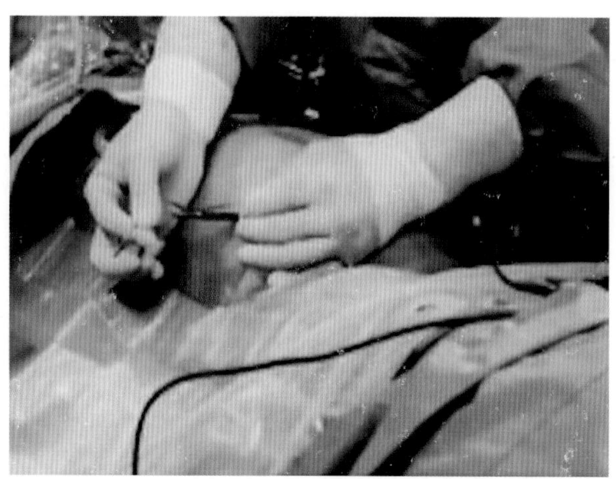

▲ 图 31-8　通过适合的戳卡插入尖头钳

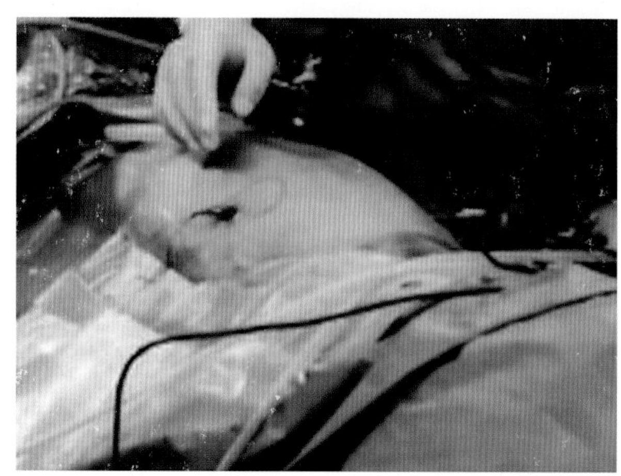

▲ 图 31-9　插入针和线

症或术后出血等潜在并发症。子宫肌层缝合不足会增加妊娠和分娩期间子宫破裂的风险[12]。在术后的第 1 天、第 2 天或第 3 天，必须监测实验室参数。使用 PUR 技术进行剖腹子宫肌瘤切除术后，患者随后出院。

术前和术后应告知患者有关手术的不良反应及后果。应解释妊娠期间及产时子宫破裂的患病率。根据肌瘤的数量、大小和位置，建议选择计划剖宫产。

## 二、腹腔镜辅助宫腔镜联合治疗较大子宫

在过去的几十年中，由于恢复期短，创伤

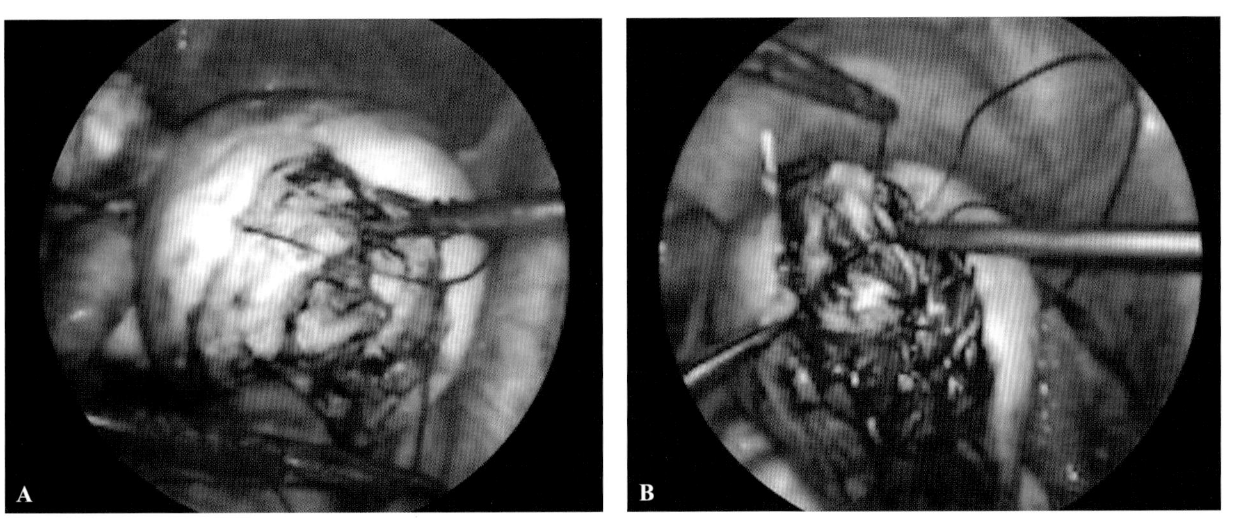

▲ 图 31-10　用缝合线单纯间断缝合以闭合第一层肌层，避开浆膜

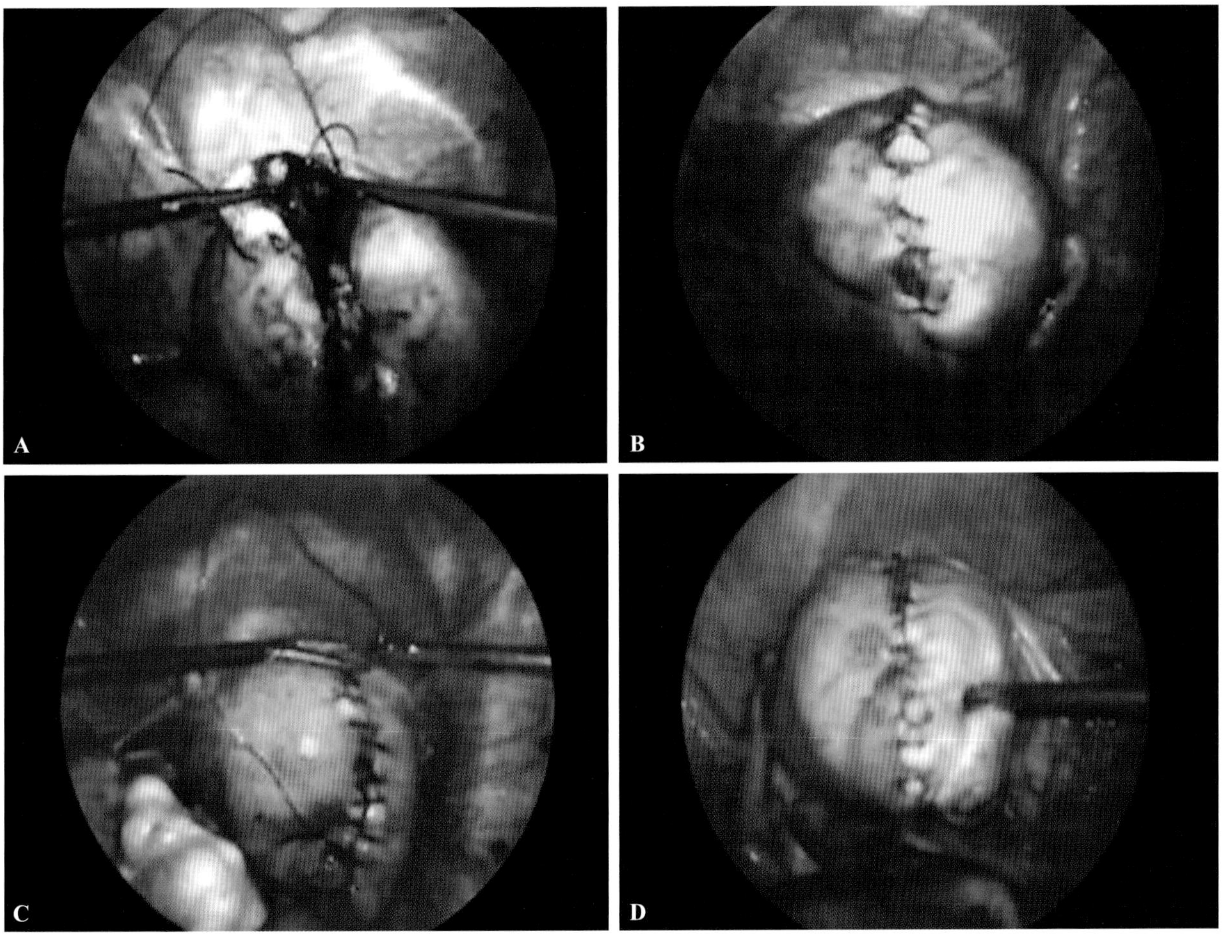

▲ 图 31-11　连续缝合闭合浆膜层

小和痛苦少等优点，人们更倾向使用腹腔镜下子宫切除术。对困难病例［如子宫很大和（或）未经阴道分娩］进行全子宫切除术，一般行剖腹子宫切除术（AH）[13]。腹腔镜辅助阴道子宫切除术（laparoscopy-assisted vaginal hysterectomy，LAVH）的前提是要有足够的阴道操作空间，且

子宫大小合适，估计重量 400g 以内 [14]。此外，也应避免进行腹腔镜下全子宫切除术（TLH），其并发症发生率更高 [15]。为此开发了一种用于腹腔镜切除巨型子宫的特殊外科手术技术，即具有转换技术的腹腔镜联合子宫切除术（laparoscopic combined hysterectomy，LACH）。对于腹腔镜下子宫切除术和子宫粉碎术，LACH 方法使用转换技术，即团队的位置从患者的左侧更改为右侧。完成腹腔镜手术后经阴道切除子宫颈，可延长 10min 的手术时间。这项技术可以将阴式子宫切除术（VH）和腹腔镜辅助次全子宫切除术（LASH）的并发症发生率结合起来 [16]。在使用 LASH 治疗复杂病例时也可以使用转换技术（请参阅下一章）。

### （一）LACH 手术步骤

在插入导尿管和阴道消毒后，将患者置于头低足高位。外科医生和助手在子宫左侧开始手术。用 Veress 针确保腹膜内腹腔内压力为 15mmHg。在具有转换技术的 LACH 中，最好从 Palmer 点插入光学戳卡。将 2 个 5mm 的戳卡放置在腹部的左腋线上子宫底高度处，与低位戳卡距离 8～10cm（图 31–12）。在患者左侧放置 3 个戳卡可以更好地显示左侧宫旁组织、左附件和左圆韧带的区域。在这类手术中，主要使用抓钳、双极电凝器、Metzenbaum 剪刀和触诊探针 4 种器械。抓钳经上戳卡进入，用于控制子宫的位置、操纵附件，并在子宫近端切除圆韧带。圆形韧带、输卵管和卵巢韧带在双极电流凝结后再离断。

接下来，切开膀胱左半部三角皱襞并向尾部推移。为避免输尿管和膀胱损伤，建议在切除宫旁组织之前对输尿管进行可视化检查。宫旁组织切除后，用双极电流凝结左侧子宫血管，然后用剪刀离断。与单极电流相反，使用双极电流和剪刀进行剥离，可控性高，从而提高安全性。完成左侧操作后，在腹腔镜直视下将第 2 个光学视管于右肋弓下方的 Palmer 点对称放置。然后，手术团队在转换技术的第二阶段转换为患者的右侧。再次沿着右腋线放置 2 个工作戳卡（图 31–12），执行相同的手术步骤。在 LASH 摘除子宫体后凝固宫颈管，宫颈可腹膜化。但在 LACH 中，一般将宫颈经阴道切除。将左切口延长至 15mm 后粉碎子宫体并从腹腔中取出。接下来进入手术的阴道阶段。环切宫颈阴道部，将膀胱推向头侧并切开直肠子宫陷凹。切除子宫骶韧带、宫旁组织和子宫血管。用结扎线代替止血钳结扎的附件残端可腹膜化。最后，使用单纯间断缝合闭合阴道残端。

### （二）结论

当子宫大或未生育的患者需要进行全子宫切除术时，由于 TLH 泌尿系统并发症风险较高，则通常认为 AH 是 LAVH 的替代方法 [17]。然而，剖腹子宫切除术的并发症发生率仍高于 VH 或 LSH [18]。VH 和 LASH 这 2 种并发症风险低的手术技术的结合，是 TLH 和 AH 的一种安全且低风险的替代方法。在我们将 LACH 与 LAVH 进行比较的 101 例前瞻性研究中，证实并发症的发生率非常低（不到 0.4% 的受试者）。无须转为剖腹手术、无须输血或再次手术。此外，由于采用了微创方法，与 AH 相比，减少疼痛症且恢复期较短。

我们可以得出结论，使用转换技术的 LACH 是一种安全且低风险的手术技术，可用于大子宫肌瘤的全子宫切除术 [19]。

## 三、腹腔镜辅助次全子宫切除术

从剖腹子宫切除术向腹腔镜下子宫切除术的转变日渐显著，微创方法也在不断完善 [11]。此处所描述的转换技术是一种手术技术，适用于增大

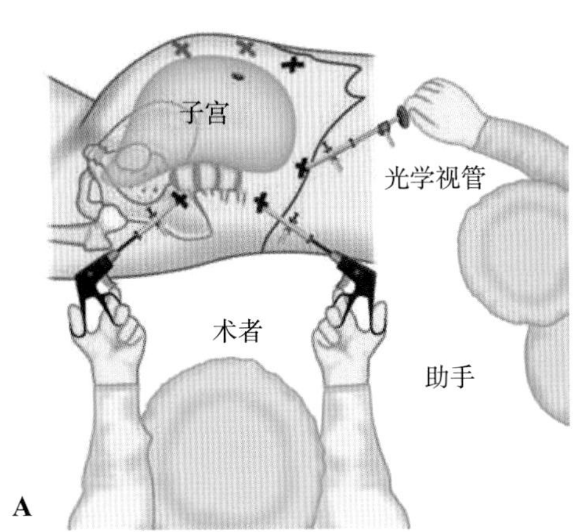


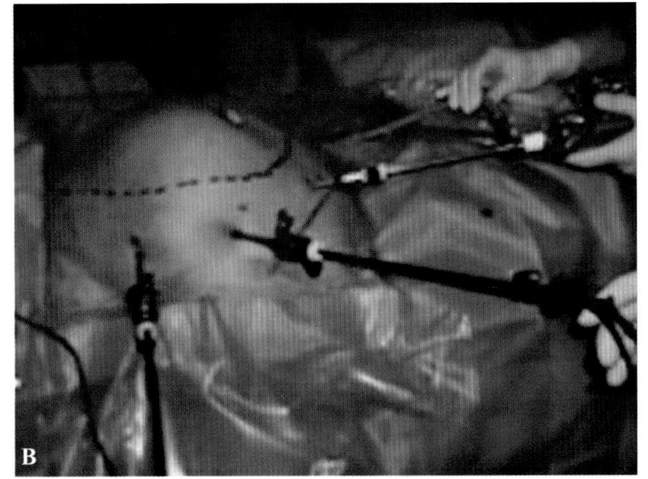


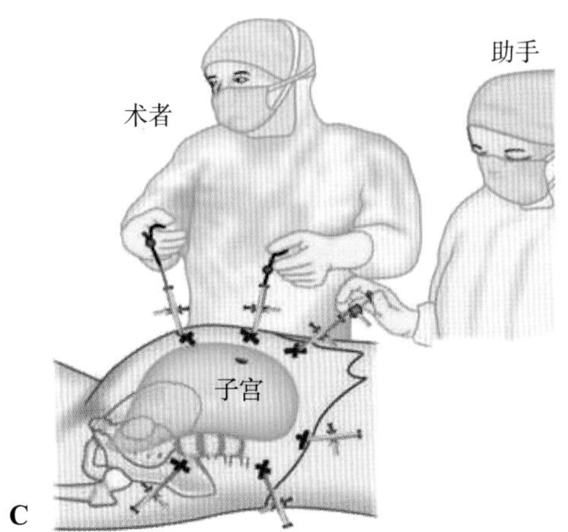


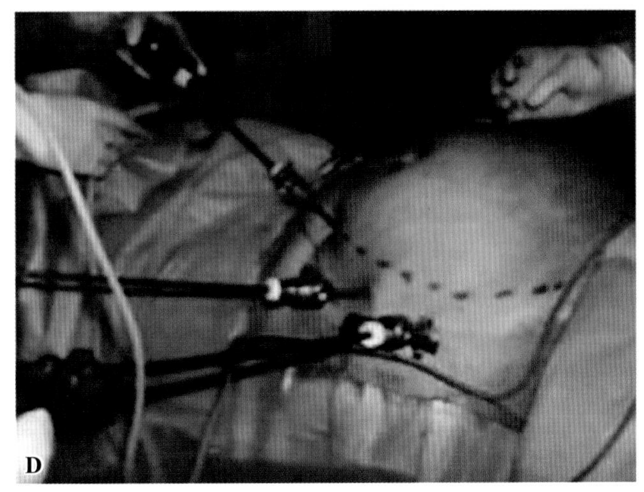


▲ 图 31-12　**戳卡放置**

光学视管自 Palmer 点插入。A 和 B. 将 2 个 5mm 的戳卡放置在腹部的左腋线上，平子宫底高度，与低位戳卡距离 8～10cm；A. 示意图；B. 实景图片；C 和 D. 在右腋线上同样放置另外 2 个操作戳卡；C. 示意图；D. 实景图片

的病变。在以下示例性案例中将转换技术用于子宫的 LASH 治疗，范围已超出脐部，直至肋下。

### （一）案例介绍

1 例 47 岁患有子宫肌瘤的未产妇患者。病史记载肌瘤 12 年来持续增长。该患者拒绝接受手术治疗。我们建议患者使用 LASH，并告知其风险、不良反应和替代方法，获得患者同意后计划手术。手术前，我们通过腹部计算机断层扫描（CT）进行了影像学诊断（图 31-13）。

### （二）使用“转换技术”的 LASH 的手术步骤

预计手术时间约 3h，将患者置于平卧位。此外，为避免术中发生隔室综合征采取预防性措施，腿部平放，腿部定期运动，位置规律变化和循环的机械激活。

按照转换技术插入 6 个戳卡。左侧包括左下腹部的 1 支戳卡、中腹部的 1 支戳卡和上腹部的 1 支戳卡（图 31-14）。

右侧的 3 个戳卡以镜面形式放置。左上腹部的戳卡位于肋弓区域，用于引入摄像装置（图 31-15）。

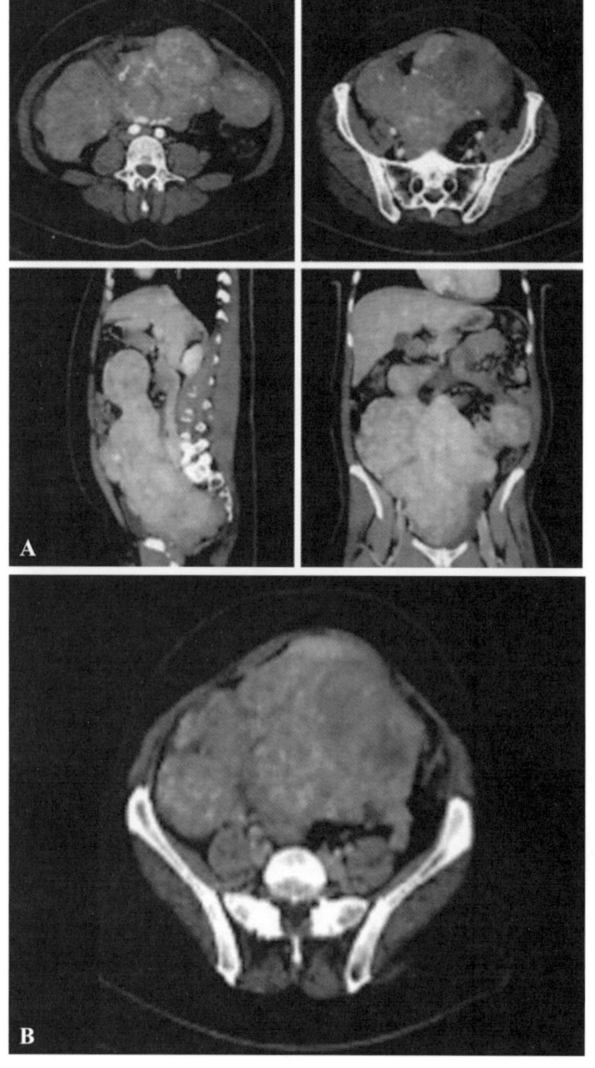

▲ 图 31-13 1例47岁未产妇的巨大子宫肌瘤的CT扫描

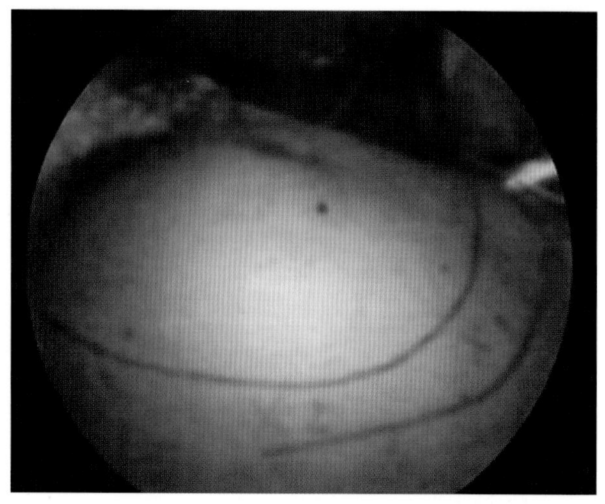
▲ 图 31-14 患者左侧位置3个戳卡

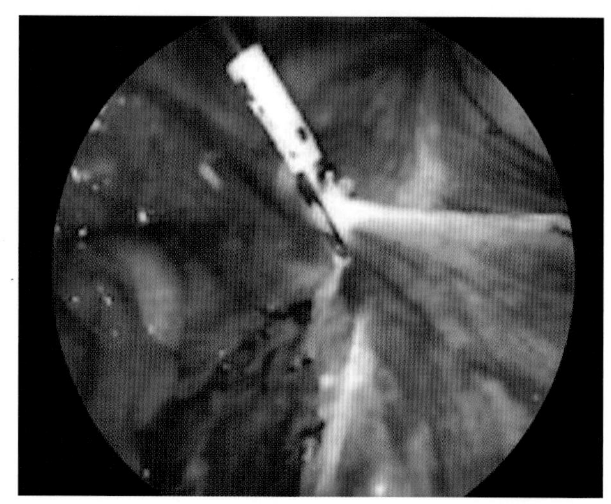
▲ 图 31-15 上腹部的戳卡用于置入光学视管

在左侧开始手术。剥离附件和宫旁组织后，显露膀胱外皱襞。向尾侧推动子宫膀胱后，手术团队将其位置从患者的左侧切换到右侧。先前已经在右侧（下腹部和中腹部）放置了2个工作戳卡，而通过右上腹引入了光学戳卡。手术类似左侧进行。如CT扫描所见（图31-13），患者右侧存在多发结节、原发性和宫旁组织肌瘤。直视下对右附件、宫旁组织和血管进行剥离，进一步对输尿管显露和保护（图31-16）。

接下来，将子宫体切除，并用荷包缝合将宫颈腹膜化（图31-17）。

通过动力粉碎将子宫体从腹腔中移出（图31-18）。

## （三）术后注意事项

取出标本的组织学分析未发现恶性肿瘤。子宫的总重量为4065g。术后无并发症发生，患者可在术后第4天转为门诊治疗。术后影像学诊断未发现任何明显的腹腔内发现，且提示尿路和膀胱完好无损。

## （四）结论

在柏林的MIC诊所，我们定期采用转换技术切除大子宫。到目前为止，无须进行开腹手术。

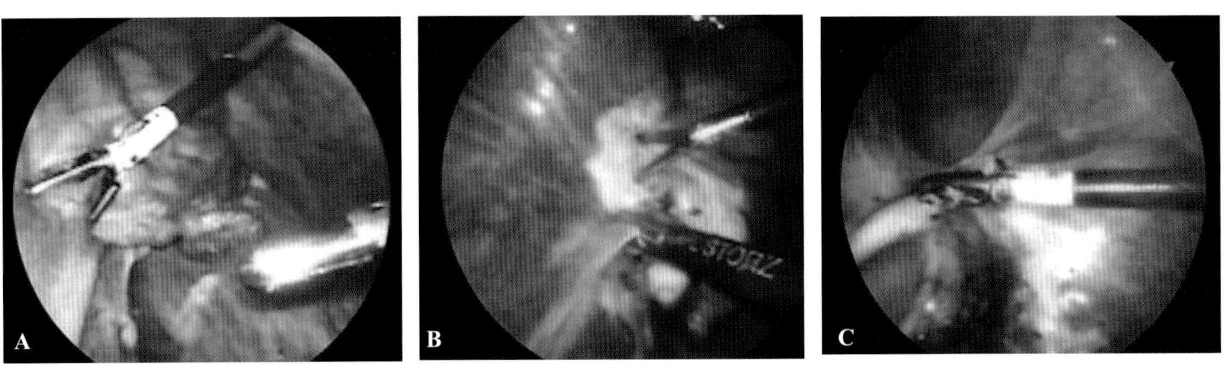

▲ 图 31-16　从患者的右侧进行子宫的显露及右侧附件和血管的显露

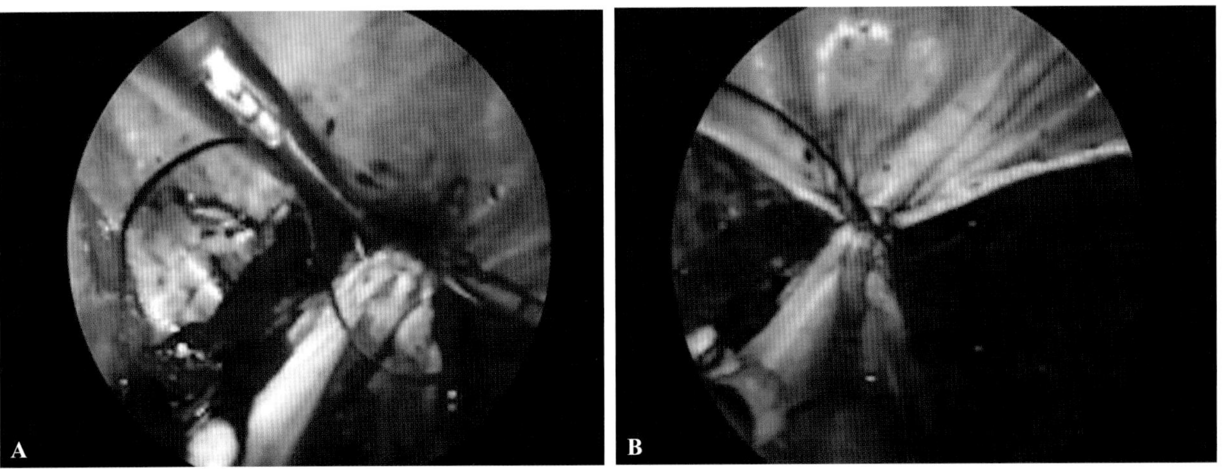

▲ 图 31-17　用荷包缝合法闭合宫颈的腹膜

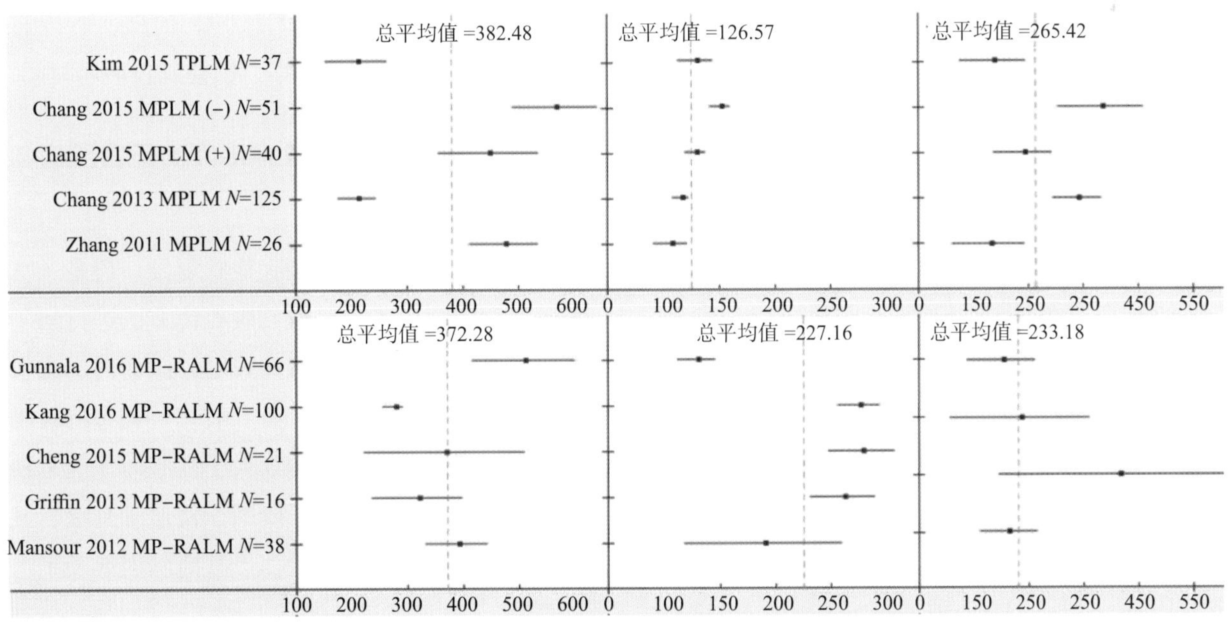


▲ 图 31-18　腹腔镜和机器人子宫切开术治疗大子宫肌瘤（平均数和 **95%CI**）的多项研究

当子宫重量很大时，将转换技术用于全子宫切除术或次全子宫切除术是有意义的。

## 四、讨论

### （一）腹腔镜下子宫肌瘤切除术与先进技术

患子宫肌瘤的妇女保留生殖功能的问题值得特别关注，由于有妊娠需求的中年妇女人数增加，这一话题的社会重要性日益提高。腹腔镜下子宫肌瘤切除术（LM）被认为是保留子宫的金标准手术方法，并有效地降低患者病死率和缩短住院时间[11]。但是，使用腹腔镜方法治疗大子宫肌壁间肌瘤是技术要求高且耗时的高质量手术。LM治疗大肌壁间肌瘤的问题包括粉碎困难、需对子宫切口进行分层紧密缝合和组织提取。此外，对LM围术期危险因素的评估表明，子宫体积≥750cm$^3$，主要肌瘤直径≥12cm，以及手术时间的长短是并发症的独立预测因素[20, 21]。近年来，机器人辅助腹腔镜下子宫肌瘤切除术（RALM）已用于治疗大肌壁间肌瘤。然而，这种手术的围术期和远期治疗效果尚有争议[22]。

这里集中性回顾了治疗平均直径超过7.5cm的大肌壁间肌瘤病例中LM与RALM的比较[22-30]。LM中取出的肌瘤的总平均重量为(382.48±267.17)g，而RALM组中为（372.28±368.86）g。RALM的平均手术时间为（227.16±103.80）min，明显长于LM的平均手术时间（126.57±42.36）min。此外，RALM的总平均估计失血量比LM略低，分别为（233.18±276.28）ml和（265.42±244.16）ml。常规LM和RALM的术中并发症发生率分别为6.4%和6.3%。此外，RALM中的转换率略高于LM（0.82%和0.71%）。LM的术后并发症发生率为2.8%，RALM为2.9%。因此，对520例病例的回顾研究表明，常规LM和RALM治疗大肌壁间肌瘤是安全可行的。围术期和术后并发症的发生率接近，但RALM的转化率略高。然而，RALM手术时间明显延长。没有未诊断的子宫恶性肿瘤的病例。

此外，粘连是子宫肌瘤切除术的常见后遗症，可能是长期并发症（如腹痛或盆腔痛、生育力低和肠梗阻）的原因，并且在辅助生殖过程中可增加技术难度[31]。迄今为止，已引入多种外科技术和各种药理学、非药理学方法预防粘连形成。在我们的经验中，使用了一种新的器械，即带有冲水功能的抓钳（KARL STORZ®），以减少组织解剖过程中的手术创伤，并通过减少腹腔镜手术中的电凝作用来保持血管完整性。组织的水切割可以降低围术期出血和远期术后粘连形成的风险。此外，我们进行了一项随机临床研究，以测试一种新开发的可吸收生物抗粘连剂Actamax™。这项研究的结果表明，水凝胶可有效减少粘连，尤其是在子宫肌瘤切除术后[32]。

总之，即使存在较大的肌壁间肌瘤，腹腔镜下子宫肌瘤切除术与子宫成形术也是一种安全可靠的方法。此外，采用新的先进技术，如冲水抓钳和外科技能的培训，可以减少与腹腔镜下子宫肌瘤切除术相关的并发症。另外，抗粘连剂可降低肌瘤术后形成粘连的风险。同样，可以将RALM视为LM的代替方案，但会延长手术时间。

### （二）微创子宫切除术治疗大子宫肌瘤和巨大子宫肌瘤[1]

子宫切除术可完全消除症状复发，仍是子宫肌瘤治疗的金标准。将微创腹腔镜方法进行的子宫切除术与剖腹手术进行比较时，患者的病死率和死亡率降低[33]。迄今为止，有多种类型的腹腔镜下子宫切除术可用于治疗大子宫肌瘤。但每种方法都存在技术挑战，即凝固子宫血管有限、显露不良导致并发症的风险、子宫摘除困难及手术时间长。

在这篇综述中，因大子宫肌瘤而接受微创子宫切除术的妇女总数为1600例，大多数患者（1303或81.43%）的平均子宫重量在500～1000g，而279例患者（17.43%）的平均子宫重量在1000～5500g[34-48]。在这1303例患者中，有568例是腹腔镜下次全子宫切除术（LSH），558例是腹腔镜下全子宫切除术（TLH），177例是腹腔镜辅助阴式子宫切除术（LAVH）（图31-19）。与TLH和LSH治疗的病例［分别为（717.69±345.93）g和（734.77±443.75）g］相比，LAVH治疗的平均子宫总重量更高［（827.00±269.72）g］。LSH［（127.82±52.53）min］的手术时间最短，而TLH［（143.09±58.27）min］和LAVH［（132.40±53.80）min］则需要更长的手术时间。与TLH（5.7%）和LSH（4.5%）相比，LAVH组（2.3%）由于较高的子宫重量和技术挑战等原因转为剖腹手术的比率显著降低。此外，Schöller等在2017年报道了在LSH（16.5%）和TLH（41.4%）术中向剖腹手术的转换率很高。

LSH的总并发症发生率为4.6%，而TLH为6.1%。TLH的术中并发症发生率为2.9%，其中1.4%因出血需要输血，0.35%为肠损伤，0.17%为膀胱损伤，0.35%为血管损伤和0.53%为皮下气肿。TLH术后并发症发生率为3.2%，阴道残端感染为1.25%，尿潴留率为0.34%，肠梗阻为0.53%，脐带疝为0.17%，盆腔血肿为0.17%，阴道残端裂开为0.17%，盆腔感染为0.34%，肺水肿为0.17%，下肢静脉血栓形成率为0.17%。

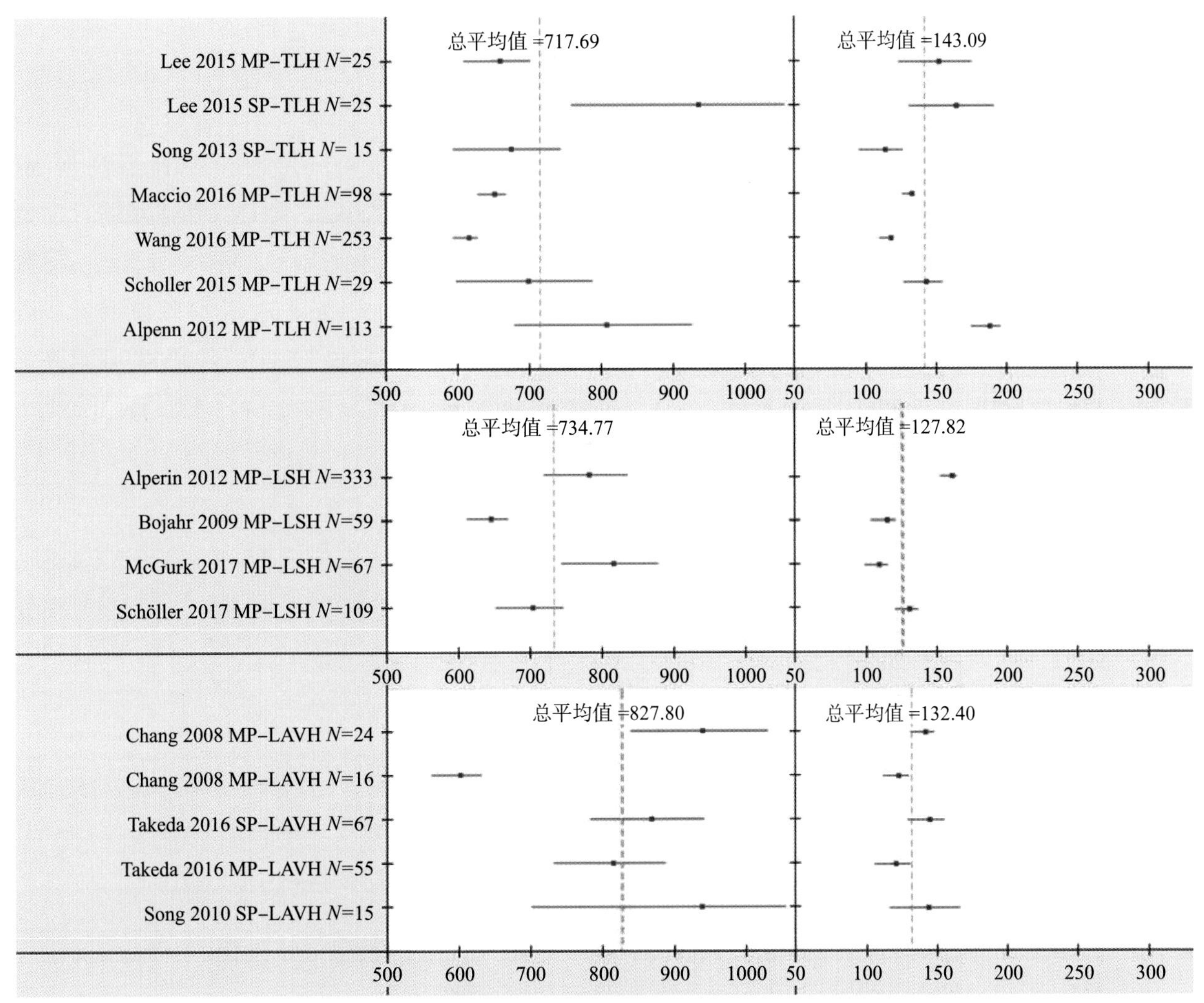


▲图31-19 腹腔镜下子宫切除术中大子宫肌瘤的手术时间和重量（平均数和95%CI）的多项研究

LSH 并发症发生率为 4.6%，其中术中发生率占 2.4%，出血导致需要输血的概率为 1.8%，内脏损伤的发生率为 0.42%。LSH 术后并发症发生率为 2.2%，其中尿潴留为 0.89%，嵌顿疝为 0.18%，肠梗阻为 0.18% 和伤口感染为 0.89%。虽然 LAVH 的总并发症发生率为 7.7%，高于 TLH 组和 LSH 组，但可解释为这一组患者人数少。在 LAVH 组，术中并发症发生率为 1.3%，其中出血性疾病占 0.74%，膀胱损伤占 0.56%。LAVH 的术后并发症发生率为 6.4%，阴道流血为 2.46%，肠梗阻为 2.25% 和盆腔脓肿为 1.69%。此外，对 279 例患者进行了微创治疗性子宫切除术（图 31–20）。大多数病例通过腹腔镜手术（229 例）或机器人辅助技术（42 例）进行全子宫切除术。平均子宫重量为（1568.45 ± 675.33）g。手术的平均持续时间为（189.92 ± 83.25）min。然而，机器人辅助子宫切除术的手术时间明显延长。术中并发症发生率为 3.74%，其中 2.02% 为需要输血的出血和 1.72% 为肠损伤。术后并发症发生率为 6.2%，大多数病例并发症为输血（3.53%），其次是下尿路感染（0.67%）、阴道穹隆血肿（0.67%）、手术部位感染（0.67%）、尿潴留（0.33%）和阴道出血（0.33%）。转换为剖腹手术的总转换率为 5.9%。因此，在腹腔镜下子宫切除术治疗大子宫过程中，由于其技术上的挑战，如手术范围有限、器械的运动范围受限及难以进入子宫血管蒂，因此向剖腹手术的转换率很高。为了克服这些限制，应该对大子宫的腹腔镜下子宫切除术进行改良。

因此，新开发的腹腔镜联合子宫切除术（LACH）技术是一种选择。LACH 融合了 2 种手术方法的优点，即 LSH 泌尿系统和血管损伤的风险低，手术时间短，并且使用 VH 的自然阴道通道。101 例平均子宫重量为 738.61g 的 LACH 与 LAVH 对比分析表明，术中和术后结局无显著差异，并且 LACH 的手术时间明显缩短。此外，无转换为剖腹手术病例，也无尿路损伤或严重的围术期并发症。

## 五、结论

我们的结果表明，当存在 LAVH 禁忌时，对经验丰富的术者而言，LACH 被认为是治疗大子宫肌瘤的一种安全可行的方法，具有比 AH 和 TLH 更显著的优势。此外，在腹腔镜下子宫切除术治疗子宫大肌瘤时，LACH 可将与技术挑战相关的转换、围术期和术后并发症的风险降到最低。

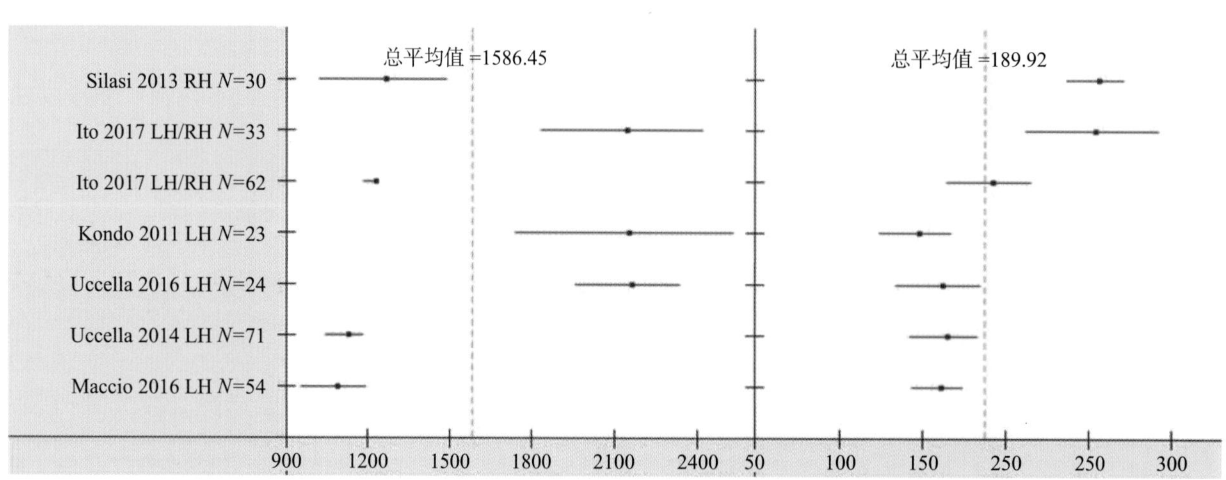


▲ 图 31–20 腹腔镜和机器人辅助子宫切除术中超大子宫肌瘤的手术时间和重量（平均数和 **95%CI**）的多项研究

# 参考文献


[1] Hirschelmann A, De Wilde RL. Plastic and reconstructive uterus operations by minimally invasive surgery? A review on myomectomy. GMS Interdiscip Plast Reconstr Surg DGPW. 2012;1:Doc09.

[2] Hackethal A, Westermann A, Tchartchian G, et al. Laparoscopic myomectomy in patients with uterine myomas associated with infertility. Minim Invasive Ther Allied Technol. 2011;20(6):338–45.

[3] De Wilde RL, Bakkum EA, Brolmann H, et al. Consensus recommendations on adhesions (version 2014. for the ESGE Adhesions Research Working Group (European Society for Gynecological Endoscopy): an expert opinion. Arch Gynecol Obstet. 2014; 290(3):581–2.

[4] Tchartchian G, Hackethal A, Herrmann A, et al. Evaluation of Spray Shield Adhesion Barrier in a single center: randomized controlled study in 15 women undergoing reconstructive surgery after laparoscopic myomectomy. Arch Gynecol Obstet. 2014;290(4): 697–704.

[5] Hirschelmann A, Tchartchian G, Wallwiener M, et al. A review of the problematic adhesion prophylaxis in gynaecological surgery. Arch Gynecol Obstet. 2012;285(4):1089–97.

[6] Rakotomahenina H, Rajaonarison J, Wong L, et al. Myomectomy: technique and current indications. Minerva Gynecol. 2017;69(4):357–69.

[7] Tchartchian G, Hackethal A, Bojahr B, De Wilde RL. The new surgical instrument in peritoneal endometriosis resection. Surg Sci. 2012;3:403–5.

[8] Brahmbhatt JV, Gudeloglu A, Liverneaux P, et al. Robotic microsurgery optimization. Arch Plast Surg. 2014;41(3):225–30.

[9] Roeder HA, Cramer SF, Leppert PC. A look at uterine wound healing through a histopathological study of uterine scars. Reprod Sci. 2012;19(5):463–73.

[10] Litta P, Pluchino N, Freschi L, et al. Evaluation of adhesions after laparoscopic myomectomy using the Harmonic Ace and the auto-crosslinked hyaluronan gel vs Ringer's lactate solution. Clin Exp Obstet Gynecol. 2013;40(2):210–4.

[11] Dubuisson JB, O'L eary T, Feki A, et al. Laparoscopic myomectomy. Minerva Ginecol. 2016;68(3):345–51.

[12] Kim HS, Oh SY, Choi SJ, et al. Uterine rupture in pregnancies following myomectomy: a multicenter case series. Obstet Gynecol Sci. 2016;59(6):454–62.

[13] Kho RM, Abrao MS. In search for the best minimally invasive hysterectomy approach for the large uterus: a review. Clin Obstet Gynecol. 2017;60(2): 286–95.

[14] Mettler L, Ahmed-Ebbiary N, Schollmeyer T. Laparoscopic hysterectomy: challenges and limitations. Minim Invasive Ther Allied Technol. 2005; 14(3):145–59.

[15] Harmanli OH, Tunitsky E, Esin S, et al. A comparison of short-term outcomes between laparoscopic supracervical and total hysterectomy. Am J Obstet Gynecol. 2009;201(5):536e1–7.

[16] Tchartchian G, Heldmann P, Bojahr B, et al. The laparoscopic-assisted combined hysterectomy: a new surgical concept compared to the classical laparoscopic-assisted vaginal hysterectomy by a prospective study. Gynecol Obstet Invest. 2017; 82(3):223–9.

[17] Tan-Kim J, Menefee SA, Reinsch CS, et al. Laparoscopic hysterectomy and urinary tract injury: experience in a health maintenance organization. J Minim Invasive Gynecol. 2015;22(7):1278–86.

[18] Tchartchian G, Dietzel J, Bojahr B, et al. No more abdominal hysterectomy for myomata using a new minimally-invasive technique. Int J Surg Case Rep. 2010;1(1):7–8.

[19] Cohen SL, Ajao MO, Clark NV, et al. Outpatient hysterectomy volume in the United States. Obstet Gynecol. 2017;130(1):130–7.

[20] Vargas MV, Moawad GN, Sievers C, et al. Feasibility, safety, and prediction of complications for minimally invasive myomectomy in women with large and numerous myomata. J Minim Invasive Gynecol. 2017;24(2):315–22.

[21] Watrowski R, Jager C, Forster J. Predictors of postoperative hemoglobin drop after laparoscopic myomectomy. Wideochir Inne Tech Maloinwazyjne. 2017;12(1):81–7.

[22] Zhang P, Song K, Li L, Yukuwa K, et al. Application of simultaneous morcellation in situ in laparoscopic myomectomy of larger uterine leiomyomas. Med Princ Pract. 2011;20(5):455–8.

[23] Sankaran S, Odejinmi F. Prospective evaluation of 125 consecutive laparoscopic myomectomies. J Obstet Gynaecol. 2013;33(6):609–12.

[24] Chang WC, Chu LH, Huang PS, et al. Comparison of laparoscopic myomectomy in large myomas with and without leuprolide acetate. J Minim Invasive Gynecol. 2015;22(6):992–6.

[25] Kim SM, Baek JM, Park EK, et al. A comparison of single-, two- and three-port laparoscopic myomectomy. JSLS. 2015;19(4):pii: e2015.00084.

[26] Kang SY, Jeung IC, Chung YJ, et al. Robot-assisted laparoscopic myomectomy for deep intramural myomas. Int J Med Robot. 2017;13(2): Epub 2016. Mar 16.

[27] Mansour FW, Kives S, Urbach DR, et al. Robotically assisted laparoscopic myomectomy: a Canadian experience. J Obstet Gynaecol Can. 2012;34(4):353–8.

[28] Cheng HY, Chen YJ, Wang PH, et al. Robotic-assisted laparoscopic complex myomectomy: a single medical center's experience. Taiwan J Obstet Gynecol. 2015;54(1):39–42.

[29] Griffin L, Feinglass J, Garrett A, et al. Postoperative outcomes after robotic versus abdominal myomectomy. JSLS. 2013;17(3):407–13.

[30] Gunnala V, Setton R, Pereira N, et al. Robotassisted myomectomy for large uterine myomas: a single center experience. Minim Invasive Surg. 2016;2016:4905292.

[31] Bruggmann D, Tchartchian G, Wallwiener M, et al. Intraabdominal adhesions: definition, origin, significance in surgical practice, and treatment options. Dtsch Arztebl Int. 2010;107(44):769–75.

[32] Trew GH, Pistofidis GA, Brucker SY, et al. A firstin- human, randomized, controlled, subject- and reviewer-blinded multicenter study of Actamax Adhesion Barrier. Arch Gynecol Obstet. 2017;295(2): 383–95.

[33] Neis KJ, Zubke W, Romer T, Schwerdtfeger K, et al. Indications and Route of hysterectomy for benign diseases. Guideline of the DGGG, OEGGG and SGGG (S3 Level, AWMF Registry No. 015/070, April 2015). Geburtshilfe Frauenheilkd. 2016;76(4):350–64.

[34] Lee J, Kim S, Nam EJ, et al. Single-port access versus

conventional multi–port access total laparoscopic hysterectomy for very large uterus. Obstet Gynecol Sci. 2015;58(3):239–45.

[35] Song T, Lee Y, Kim ML, et al. Single–port access total laparoscopic hysterectomy for large uterus. Gynecol Obstet Invest. 2013;75(1):16–20.

[36] Maccio A, Chiappe G, Kotsonis P, et al. Surgical outcome and complications of total laparoscopic hysterectomy for very large myomatous uteri in relation to uterine weight: a prospective study in a continuous series of 461 procedures. Arch Gynecol Obstet. 2016;294(3):525–31.

[37] Wang H, Li P, Li X, et al. Total laparoscopic hysterectomy in patients with large uteri: comparison of uterine removal by transvaginal and uterine morcellation approaches. Biomed Res Int. 2016;2016:8784601.

[38] Scholler D, Taran FA, Wallwiener M, et al. Laparoscopic supracervical hysterectomy and laparoscopic total hysterectomy in patients with very large uteri: a retrospective single–center experience at a major university hospital. Geburtshilfe Frauenheilkd. 2017; 77(3):251–6.

[39] Alperin M, Kivnick S, Poon KY. Outpatient laparoscopic hysterectomy for large uteri. J Minim Inv Gynecol. 2012;19(6):689–94.

[40] Bojahr B, Tchartchian G, Ohlinger R. Laparoscopic supracervical hysterectomy: a retrospective analysis of 1000 cases. JSLS. 2009;13(2):129–34.

[41] McGurk L, Oliver R, Odejinmi F. Laparoscopic supracervical hysterectomy for the larger uterus (>500 g): a case series and literature review. Arch Gynecol Obstet. 2017;295(2):397–405.

[42] Chang WC, Huang SC, Sheu BC, et al. LAVH for large uteri by various strategies. Acta Obstet Gynecol Scand. 2008;87(5):558–63.

[43] Takeda A, Hayashi S, Imoto S, et al. Gasless singleport laparoscopic–assisted vaginal hysterectomy for large uteri weighing 500g or more. Eur J Obstet Gynecol Reprod Biol. 2016;203:239–44.

[44] Silasi DA, Gallo T, Silasi M, et al. Robotic versus abdominal hysterectomy for very large uteri. JSLS. 2013;17(3):400–6.

[45] Ito TE, Vargas MV, Moawad GN, et al. Minimally invasive hysterectomy for uteri greater than one kilogram. JSLS. 2017;21(1):pii: e2017.00045.

[46] Uccella S, Casarin J, Marconi N, et al. Laparoscopic versus open hysterectomy for benign disease in women with giant uteri (>/=1500 g): feasibility and outcomes. J Minim Invasive Gynecol. 2016;23(6):922–7.

[47] Uccella S, Cromi A, Serati M, et al. Laparoscopic hysterectomy in case of uteri weighing >/=1 kilogram: a series of 71 cases and review of the literature. J Minim Invasive Gynecol. 2014;21(3):460–5.

[48] Kondo W, Bourdel N, Marengo F, et al. Is laparoscopic hysterectomy feasible for uteri larger than 1000 g? Eur J Obstet Gynecol Reprod Biol. 2011;158(1):76–81.

# 第 32 章　增强生育能力的内镜手术

## Fertility-enhancing Endoscopic Surgeries

Meenu Agarwal　著

孙宇婷　译　陈　瑛　帅　蓉　校

“在所有妇女的权利中，最伟大的是成为一名母亲。”

——Lin Yutang

## 一、概述

我们倾尽全力让患者在辅助生殖技术（assistant reproductive technology，ART）周期中获得最大的成功机会。ART 的失败对于患者而言是心理、身体和经济上的灾难，并且对于临床医生而言也会受挫。在某些情况下，可通过外科手术途径改善 ART 的结局。

Swolin 和 Gomel 早在 19 世纪 70 年代就认识到了外科手术在提高生育力中的作用[1]。在 20 世纪 80 年代，腹腔镜手术因其创伤小、康复快、术后疼痛更少、住院时间更短而被推广。同时 ART 技术的发展进步，也进一步改善了生殖结局。手术和 ART 不可互相代替，而是相互配合才能为患者带来最大利益。

增强生育力的内镜手术不仅可以提高 ART 的成功率，而且还有助于自然受孕，减缓肌瘤或子宫内膜异位症等疾病的进展，并改善伴随症状，如疼痛和出血。内镜手术的各种适应证将在下文介绍。

## 二、多囊卵巢综合征

Stein 和 Leventhal 在 1935 年的报道中提出，几例接受卵巢楔形切除术（从双侧卵巢扩大的活检开始）的妇女恢复排卵。这归功于这种手术减少了增生的卵巢间质（图 32–1）。此后很多年，卵巢楔形切除术作为外科手术用于多囊卵巢综合征不孕症患者的促排手段。然而，随着枸橼酸氯米芬和促性腺激素的出现，卵巢楔形切除术的使用逐渐降低。1984 年，据报道在患有多囊卵巢综合征（PCOS）的女性中，腹腔镜手术时对卵巢囊肿进行电灼可提高排卵率和妊娠率。

### 操作

用抓钳固定卵巢

用单极针垂直于卵巢表面在没测卵巢上打孔 3～4 次，深度 4～10mm。其目的是减少卵巢间质，而不是刺破卵巢表面的囊肿（图 32–2）。

松开卵巢之前，须用生理盐水冲洗冷却卵巢。

悬着合适的患者：在决定采用腹腔镜下卵巢打孔术（LOD）之前，患者应接受充分的药物治疗。

## 三、盆腔粘连

粘连是组织和器官之间以纤维粘连带形式出

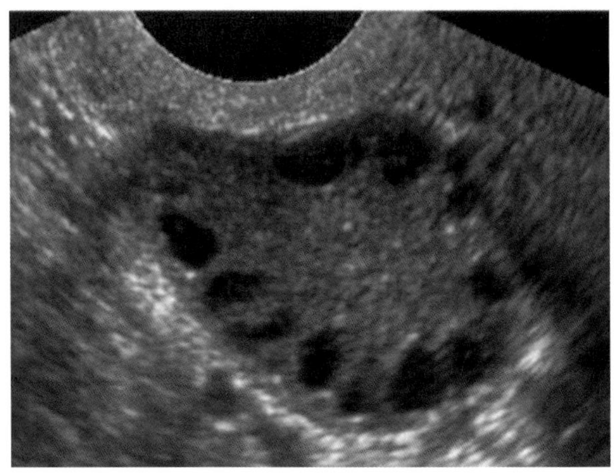
▲ 图 32–1 超声下多囊卵巢的表现

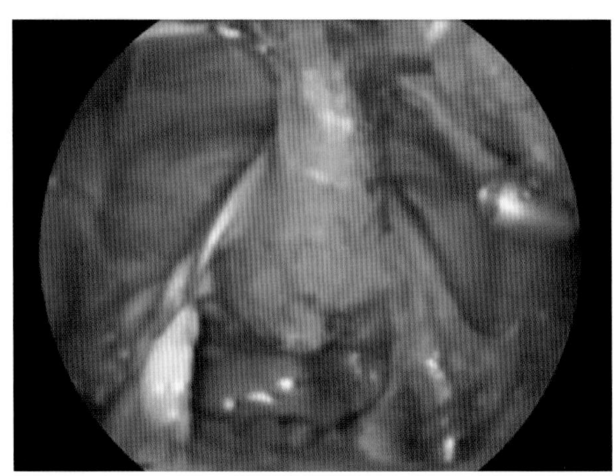
▲ 图 32–3 子宫底部粘连至腹壁

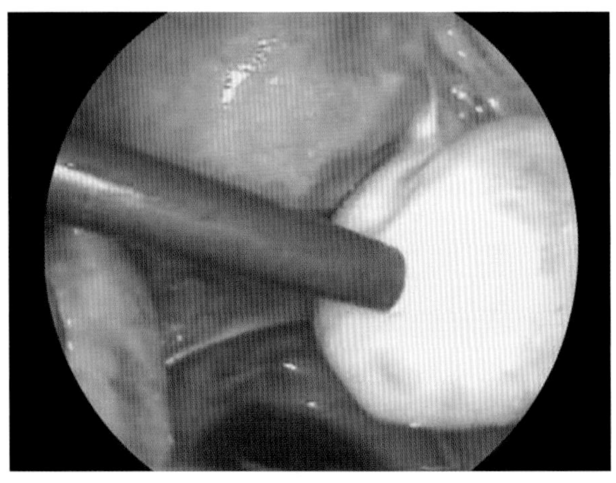
▲ 图 32–2 腹腔镜下卵巢打孔

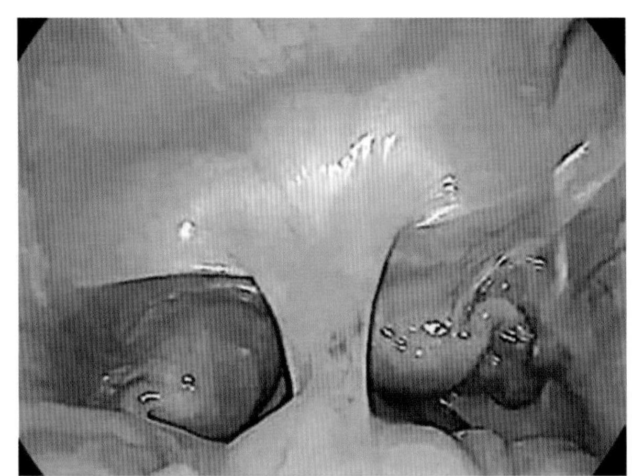
▲ 图 32–4 双角子宫之间的先天性前后结构粘连带

现的异常结缔组织（瘢痕组织带）。正常情况下，内部器官和组织的表面很光滑，但是粘连会致使其活动受限、疼痛和不孕。盆腔粘连是由于感染、炎症、创伤（如手术后）引起的组织刺激而形成（图 32–3 至图 32–5）。

Hulka 率先根据卵巢受累程度（表面积百分比）和粘连性质发表了盆腔粘连的分类[2]。我们发现盆腔粘连是不孕的原因，而粘连松解可以改善卵巢功能，从而促进自然受孕。在许多情况下，盆腔粘连的患者可以通过促进取卵（ovum pickup，OPU）和胚胎移植程序，从而提高临床妊娠率（clinical pregnancy rate，CPR）和出生率。

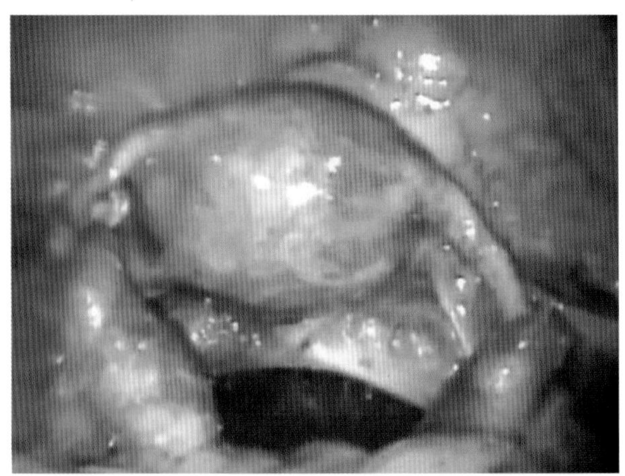
▲ 图 32–5 1 例盆腔结核患者，双侧输卵管粘连

### 技巧

锐性分离粘连是降低粘连再形成的主要技术。用钳子在粘连上施加张力，并用剪刀剪开（图 32–6）。使用一把单关节的钝剪刀或圆形剪刀来快速分开粘连。钩形剪刀对粘连的剥离效果欠佳。

我们可在剪刀上使用单极电流，可灵活地切割。超声刀的使用广受欢迎，因为它可以同时抓取、电凝、切割，从而减少所需的器械进出穿刺口的次数。

从简单的粘连开始，然后再分解复杂的粘连。开始任何外科手术之前，请务必首先熟知解剖结构以尽可能使解剖结构恢复正常。肠管轻微粘连一般不影响生育力，此时不应冒险分离。

## 四、子宫肌瘤

子宫肌瘤是育龄妇女中最常见的良性肿瘤（图 32–7）。患有不孕症的患者中有 5%～10% 存在肌瘤。然而，子宫肌瘤作为不孕的唯一确定病因的患者仅占 1%～2.4%[3]。据 Somigliana 等所述，肌瘤可降低妊娠率[4]，黏膜下肌瘤严重影响妊娠。从统计学上看，肌壁间的肌瘤对妊娠影响不明显。总体上说，肌瘤影响更多的是出生率而不是临床妊娠率。浆膜下肌瘤基本不对生育造成影响。

许多研究表明，肌瘤的大小与植入失败率呈正相关，特别是当肌瘤的直径＞ 4cm 时[5]。

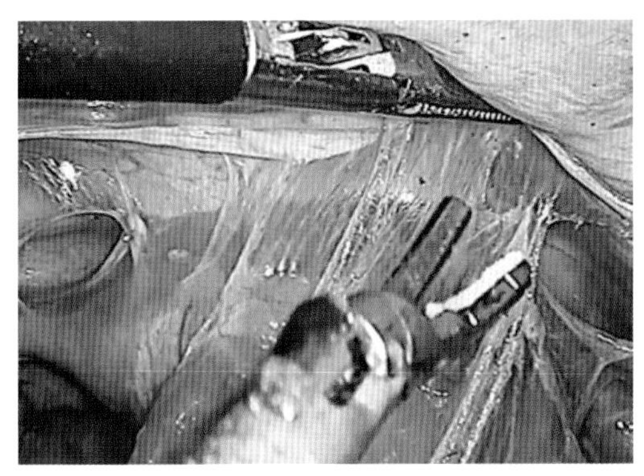

▲ 图 32–6　子宫和膀胱之间的粘连

子宫肌瘤切除术后，约有 50% 的不孕合并肌瘤的女性妊娠。

描述肌瘤的确切数目、大小和位置，有助于制订手术计划（图 32–8 和图 32–9）。

### 技巧

- 如果使用同侧辅助穿刺点，则在瘤体表面做横向切口。

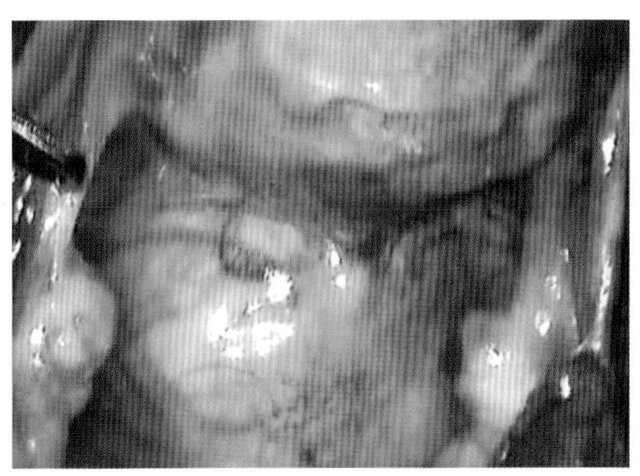

▲ 图 32–7　宫颈肌瘤

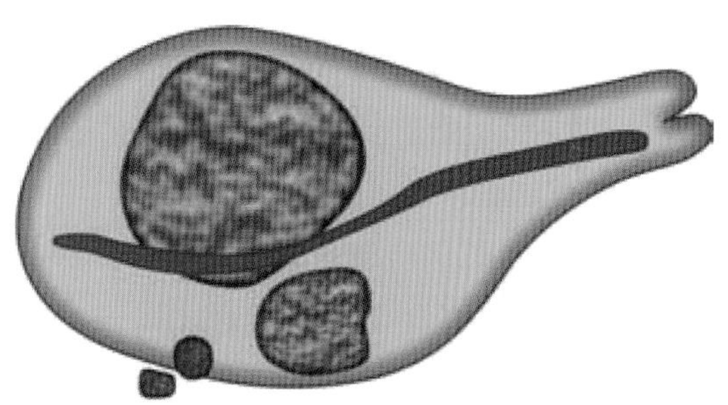



▲ 图 32–8　壁内肌瘤的定位

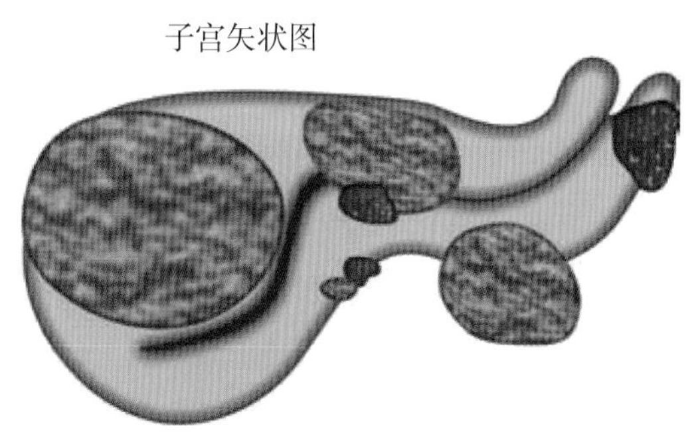



▲ 图 32–9　大的壁内肌瘤压迫宫腔

- 注射稀释的升压素（在100ml生理盐水中使用6滴）。
- 在大肌瘤中，我们可以在子宫动脉和骨盆漏斗韧带两侧应用血管夹，在手术结束时可将其去除。这样可以减少手术期间的出血，有报道显示这样做肌瘤的复发率较低。
- 用单极电刀或超声刀线性地切开，显露子宫肌瘤。
- 肌瘤组织与子宫肌层不同，重点是切开子宫肌层直至可见肌瘤，然后用肌瘤螺旋器或把持钩（首选把持钩）抓住肌瘤，用双极缓慢电凝，轻轻地推动子宫肌层并同时电凝组织。外科医生也可以根据自己的习惯，在这里使用超声刀或双极和剪刀相互配合。
- 通过向子宫腔内注入亚甲蓝稀释液来检查子宫内膜腔的完整性。
- 如果子宫内膜腔开放，在缝合中必须确保缝合线不要穿透子宫内膜，因为这样会引起子宫内膜微血管瘤，从而增加瘢痕妊娠的风险。
- 根据缝合组织的厚度决定缝合1层或2层。可以用vicryl 1–0缝合线或倒刺线进行间断、连续或8字缝合。当使用倒刺线缝合时，用vicryl 1–0缝合线覆盖倒刺线缝合的层面，以防止日后肠道并发症。

## 五、子宫内膜异位症

许多研究表明，在生育年龄组中子宫内膜异位症的患病率为11%。子宫内膜异位症女性最常见的症状是进行性痛经和不孕。腹腔镜检查是诊断子宫内膜异位症的金标准。

长期以来，腹腔镜手术对微小和轻度子宫内膜异位症的治疗效果是公认的。也有证据表明，在体外受精（in vitro fertility，IVF）之前，术中对微小和轻度子宫内膜异位症病灶消融会获得更高的活产率。

对于子宫内膜异位囊肿的治疗，尽管卵巢囊肿切除术优于引流术，但与手术后的抗缪勒管激素（AMH）显著降低有关。

在因中度至重度子宫内膜异位症而导致的不孕症情况下，直接进行体外受精和手术之间存在争议。是否手术应根据患者的年龄、AMH、不孕时间、其他相关的不孕因素、产科病史，以及经过详细咨询后患者夫妇的决定而行个体化选择。

### 技巧

在轻中度子宫内膜异位症中，可用剪刀切除病变。如果病变覆盖于输尿管等重要结构的表面，仅仅用生理盐水冲洗都有可能改善其功能并达到保护重要结构的作用。

如果有散在的内膜异位结节，可以用双极电凝灼烧（图32–10）。我们必须检查卵巢的背面和直肠子宫陷凹是否存在子宫内膜异位结节，如果有的话，将其电凝。通常我们还需对这些结节进行活检，以确认组织病理学诊断。

对于子宫内膜异位囊肿，在切开引流与切除术之间存在争议，前者复发的机会更高，而后者减少了卵巢储备。一种折中的方法是切除基底部之外的囊肿，然后在基底部的囊壁做电凝处理，大多数外科医生首选这种方法（图32–11）。

如果出现双侧输卵管阻塞或男性不育因素，在这种情况下是否手术需要进行明智的选择。在这种情况下，只有在囊肿可能干扰经阴道穿刺取卵、既往植入失败和囊肿较大（＞4cm）时，才建议进行腹腔镜手术。如果可能的话，先进行胚胎冷冻，再进行手术，然后下调卵巢功能和胚胎移植。

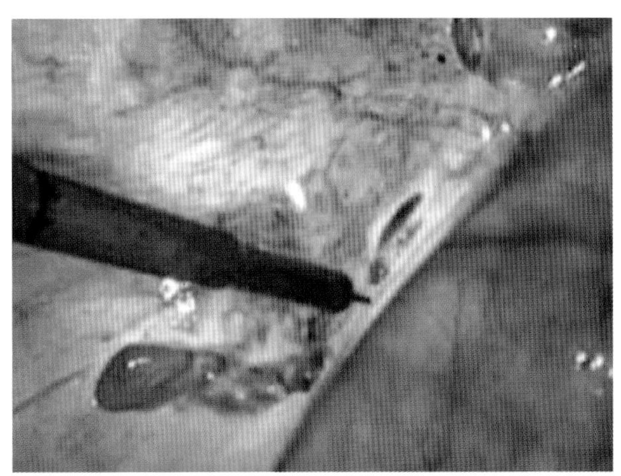

▲ 图 32-10　切除散在的子宫内膜异位症结节

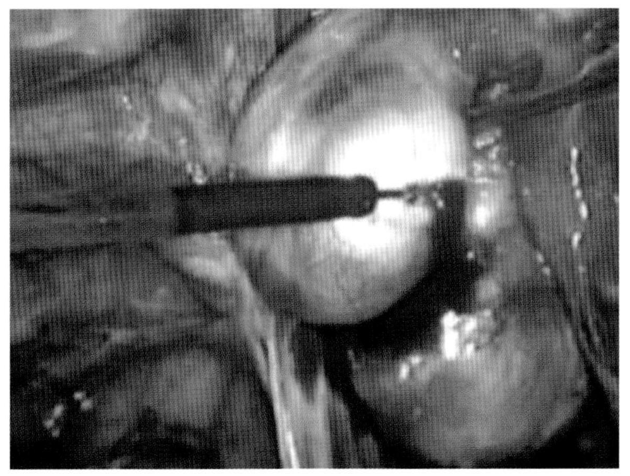

▲ 图 32-11　小型的子宫内膜异位囊肿实施剥离切除

在中至重度子宫内膜异位症且有不孕症的情况下，决定手术或接受 IVF 将取决于患者的临床病史、年龄和卵巢储备功能。目前，在这种情况下，尚无 IVF 或直接进行 IVF 的内镜不孕手术结果的随机对照试验。如果先前因Ⅲ级或Ⅳ级子宫内膜异位而进行 IVF 植入失败，则需要进行腹腔镜手术干预。手术时，清除所有粘连并恢复正常的解剖结构是手术的目的。必须在手术前后进行卵巢储备检测，如 AFC 计数、AMH 检测和周期第 2 天血清 FSH 检测，将其记录并告知患者。

## 六、输卵管积水

在不孕症患者中，输卵管积水很常见。在超声检查（ultrasonography，USG）中，表现为管腔内充满液体，呈串珠样改变。这些病变看似具有分隔的椭圆形囊肿。USG 确诊输卵管积水最好在月经周期中期进行，因为在卵泡期液体会积聚。卵泡中期，子宫内膜腔内液体的存在也可能导致怀疑亚临床输卵管积水。

输卵管积水可以在多个方面降低妊娠率，必须在 IVF 之前进行治疗。它可能会对胚胎产生直接影响，也可能影响着床。胚胎毒性的机制源于液体从输卵管流入子宫腔。这种液体不仅可能对胚胎有害，而且可能对子宫的容受性和植入产生影响。除了通过去除患病的输卵管来提高总体妊娠率外，与未治疗的输卵管相比，输卵管积水治疗可以减少流产率[6]。

一项系统性研究证实，IVF 之前腹腔镜输卵管结扎术的妊娠概率增加（OR=1.75，95%CI 1.07～2.86），持续妊娠或活产的概率也有所增加（OR=2.13，95%CI 1.24～3.65）。所有这些数据表明，腹腔镜下输卵管切除术是提高妊娠率的首选方法。

### 技巧

可以使用双极电凝和剪刀或超声刀将其切除。从伞端开始，直到输卵管峡部（图 32-12）。

切开系膜时应尽量靠近输卵管，以免损害卵巢的血液供应。输卵管切除后，应对输卵管的近端残端进行电凝处理，以防止残端异位妊娠（图 32-13 和图 32-14）。

在困难的情况下（或有时甚至在详细咨询后患者仍不希望输卵管切除术的情况下），可在双侧输卵管峡部用双极进行电凝并用剪刀（图 32-15）切断。

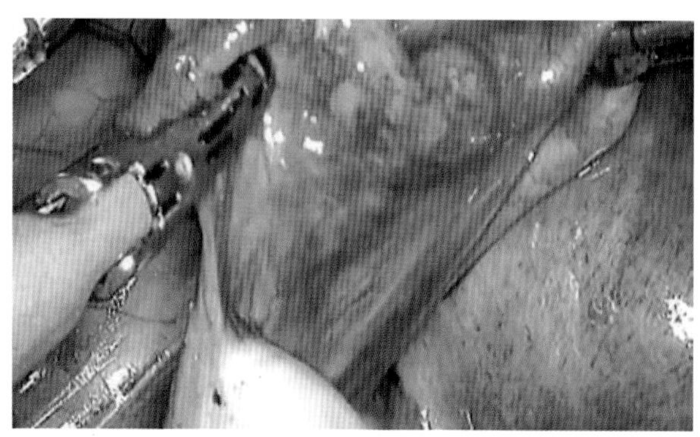

▲ 图 32-12　从伞端紧贴输卵管切开输卵管系膜

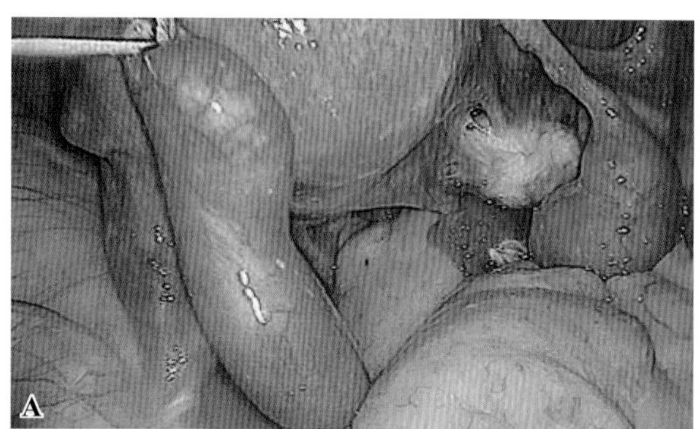

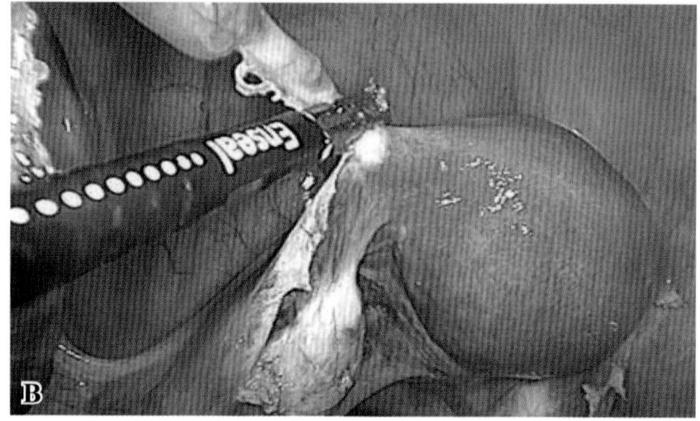


▲ 图 32-13　切除积水的输卵管

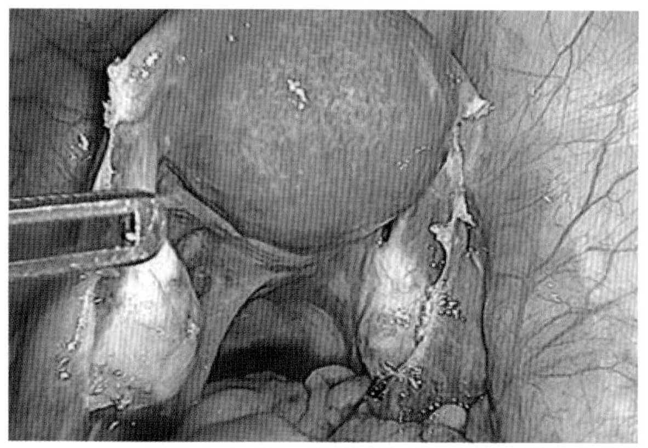

▲ 图 32-14　双侧输卵管切除术

## 七、宫腔镜手术

- 子宫纵隔切除术。
- 宫腔粘连松解术。
- 黏膜下肌瘤切除术。
- IVF 前宫腔镜例行检查及内膜搔刮。

### （一）子宫纵隔切除术

子宫纵隔是最常见的先天性异常，会导致生殖功能下降，引起反复流产和早产（图 32-16）。

技巧

子宫纵隔切除术是宫腔镜手术中最令人满意的手术方法。我们可以使用剪刀、单极或双极电针或者电切环。在标准手术操作中，用 Hegar 扩张器逐渐扩张宫颈以置入电切镜。能量方面采用纯切割电流，开始手术之前，应先观察 2 个输卵

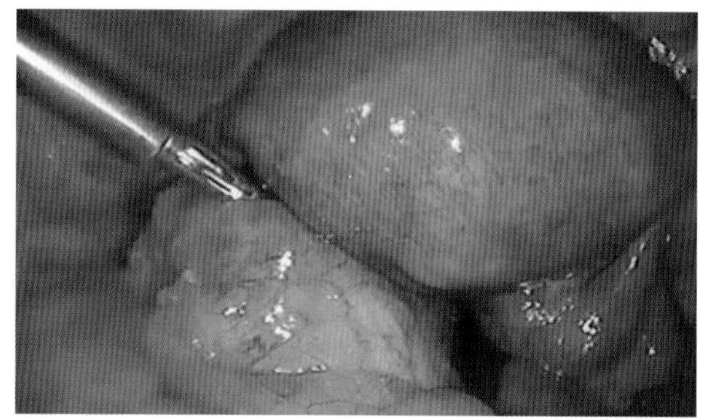

▲ 图 32-15　在输卵管峡部电凝切断输卵管

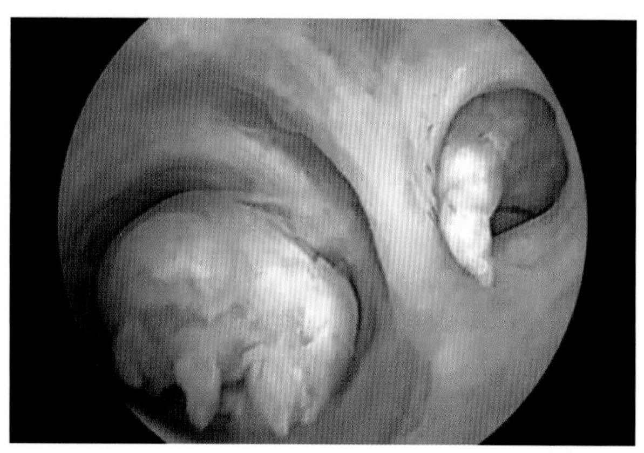

▲ 图 32-16　纵隔子宫的双侧宫腔内均有内膜息肉

管开口。从隔体的尖端开始从中间把隔体切成上下两部分，切开的时候从一侧宫腔切向另一侧。随着切除的进行，子宫腔逐渐可见，直到达终点为止，此时在同一视野中可见双侧输卵管开口，切除完成的时候可能会有轻微的出血，这意味着切开的深度已经到达了子宫肌层。

### （二）宫腔侧壁整形

在子宫发育不全和 T 形子宫的女性中，宫腔整形手术增大了宫腔的容积，并改善了临床妊娠率和活产率。如果患者正在口服避孕药，则应在月经后或下个周期内的任何时间施术。

技巧

宫颈扩张后，使用带有 5Fr 操作通道（插入 5 French 单极电钩）的手术宫腔镜（4mm）。用甘氨酸作为扩张介质，从宫底至峡部切开子宫侧壁，从宫底至峡部切口的深度逐渐减小（图 32–17）。

通常，在相同深度切开 2～3 个切口（图 32–18）。然后在子宫的另一侧壁上重复该过程。在手术结束时，应在同一宫腔镜视野中见到双侧输卵管开口。我们还可以使用剪刀或双极或单极电切针来做宫腔侧壁成形术，但需要略多的操作技巧。

术后患者口服雌激素约 2 周或直到月经来潮。对该患者进行阴道 3D 超声检查，评估宫腔情况。

### （三）宫腔镜黏膜下子宫肌瘤电切术

对于合并不孕的黏膜下肌瘤妇女，宫腔镜子宫肌瘤电切术是首选治疗方法。对于 0 型和 1 型（欧洲宫腔镜分类协会）黏膜下子宫肌瘤，可以通过宫腔镜切除，提高生育能力。

重要的是，较小的黏膜下肌瘤手术创伤小，其基底部较小，前壁或后壁肌瘤穿透肌层的机会较少。较大的黏膜下肌瘤（＞ 5cm），基底部较宽可考虑通过腹腔镜手术切除。

传统上，该过程是使用电切镜进行的，可由单极或双极电切完成。这项技术借鉴于泌尿外科。1976 年 Neuwirth 和 Amin [11] 报道了使用电切镜治疗的第 1 例黏膜下肌瘤患者，泌尿科医生使用该设备已有数十年的历史。

技巧

如果患者服用口服避孕药，则应在月经后或下一周期内的任何时间施术。因为子宫内膜薄化可使术野清晰。

宫颈扩张后，置入宫腔镜。借助电切环，将肌瘤一点一点地切除，直至基底为止。在此过程中，可取出宫腔镜，然后双手子宫按摩几秒钟。或者可以使用催产素滴注以帮助子宫收缩，让肌瘤突入宫腔，以便于医生将其完全切除。

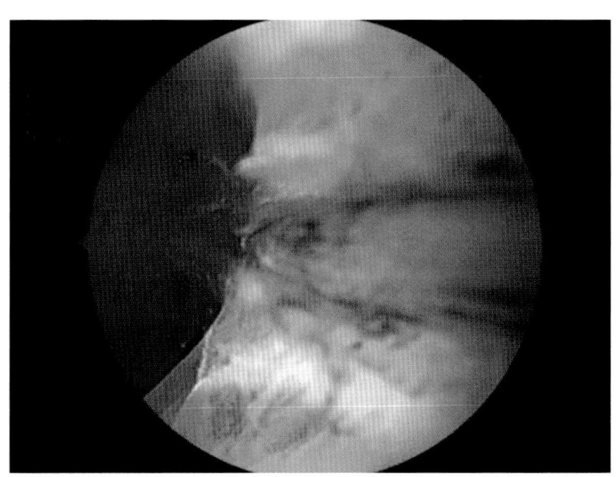

▲ 图 32–17 通过单极电钩进行侧壁切开

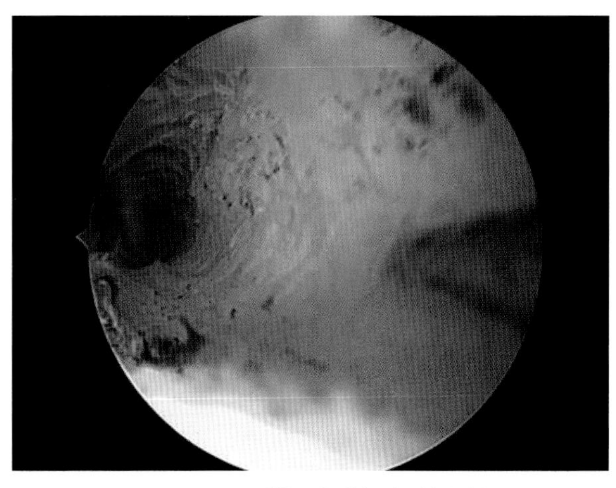

▲ 图 32–18 同样深度进行宫腔侧壁切开

术中在宫颈的3点钟、6点钟、9点钟、12点钟的位置注射用生理盐水稀释的血管升压素可有助于减少出血。

### （四）宫腔粘连

宫腔镜检查是诊断和治疗宫腔粘连的金标准（图32–19和图32–20）。

缺乏对照试验来评估ART周期之前粘连的影响和手术治疗的疗效。对于某些患者，我们需要多次手术以获得最佳效果。术后可使用雌激素治疗，以促进子宫内膜的生长并减少粘连的再生成[7]。雌激素替代疗法尚未在设计合理的临床试验中进行评估，我们仍处于研发新型抗粘连制剂的初级阶段。

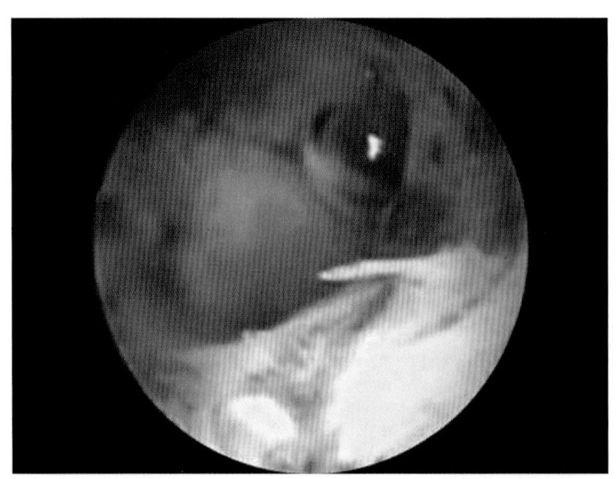

▲ 图32–19　子宫侧壁上的粘连

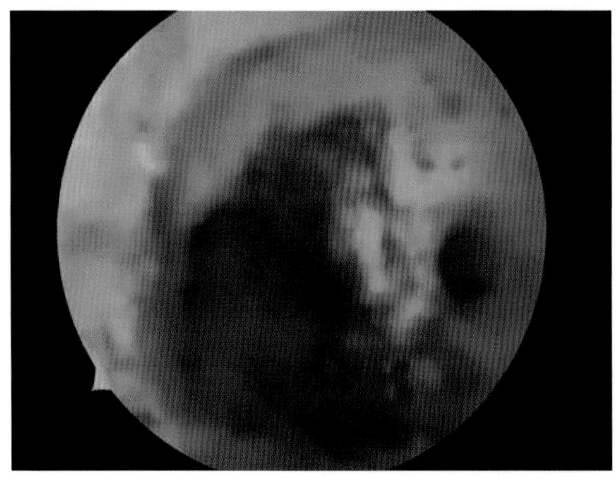

▲ 图32–20　宽大的宫腔前后壁粘连带

与疾病的严重性相比，我们更应该看重最终的妊娠的结果，以确定是否开始进行IVF，或者在适当的情况下可以为妇女提供代孕服务（译者注：与国内政策法规不符，仅供参考）。

技巧

通常用剪刀作为标准操作程序解除粘连，这种操作也可以在诊室内完成。

我们还可以用单极的电切针来分离粘连。由于印度生殖器结核的发病率很高，因此须将子宫内膜送去进行组织病理学/PCR DNA/培养以用于Kochs培养。

### （五）IVF前常规宫腔镜下子宫内膜搔刮

在不同IVF人群的临床研究中发现了子宫内膜搔刮与成功植入之间的关系[8]。这种关系可能是由于局部炎症所致，内膜局部的损伤和炎症可能有利于胚胎植入。最近的证据表明，内膜局部损伤使接受试管婴儿的妇女的活产率翻了1倍[9]。

最近的系统性评估纳入591名女性，结果表明前一周期的黄体期行子宫内膜搔刮显著增加了活产的概率[10]。

技巧

在计划IVF周期前一月经周期的黄体期进行。这项技术可以和内膜活检作为标准程序，并在诊室或门诊手术室完成。操作方法可以是通过宫腔镜完成或者类似胚胎移植的操作方法。通过宫腔镜检查镜的5Fr操作通道，置入一个微型抓钳，并轻轻移动其尖端，以触碰并搔刮宫底内膜。通过控制宫腔镜在水平面内的轻微移动，让抓钳前端可以自由移动从而完成操作。

## 八、技巧与窍门

- 仅在其他的医疗手段失败后，才应考虑对患者进行卵巢打孔。

- 每次仅3～4个刺孔，深度为4mm。目的是穿刺卵巢间质，而不是穿刺囊肿。
- 手术结束之前，务必通过彻底冲洗使卵巢冷却。
- 外科医生的技术水平影响粘连形成。轻柔地处理组织，减少失血量，使用抗粘连屏障和微创手术可降低形成粘连的风险。
- 对于卵巢子宫内膜异位症，切除子宫内膜异位囊肿而不是切开和引流，会增加妊娠率并降低复发率。
- 在严重的Ⅲ级或Ⅳ级子宫内膜异位症中，应在手术和IVF之间明智地进行选择。
- 当肌瘤使子宫腔或肌壁变大及增厚时，应手术将其切除。
- 当附件肿物超过5cm并持续3个月以上时，应手术切除。
- 输卵管积水患者进行IVF前，应建议行输卵管切除术或钳夹输卵管，这将提高植入率。
- 宫腔镜下黏膜下肌瘤电切术期间，在12点钟、3点钟、6点钟和9点钟位置在宫颈注入生理盐水稀释的血管升压素有助于减少术中失血量。
- 建议所有宫腔粘连的女性在ART前常规进行宫腔镜下粘连电切术。
- 进入IVF周期前一月经周期的黄体期进行宫腔镜下子宫内膜搔刮可以改善胚胎植入成功率。

## 参考文献

[1] Gomel V. Salpingostomy by microsurgery. Fertil Steril. 1978; 29(4):380–7.

[2] Hulka JF. Adnexal adhesions, a prognostic staging and classification system based on a 5 year survey of fertility surgery. Am J Obstet Gynecol. 1982;144(2): 141–8.

[3] Benecke C, Kruger TF, Siebert TI, et al. Effect of fibroids on fertility in patients undergoing assisted reproduction. A structured literature review. Gynecol Obstet Invest. 2005;59(4):225–30.

[4] Somigliana E, Vercellini P, Daguati R, et al. Fibroids and female reproduction: A critical analysis of evidence. Hum Reprod. 2007;13(5):465–76.

[5] Eldar–Geva T, Meagher S, Healy DL, et al. Effect of intramural, subserosal, and submucosal uterine fibroids on the outcome of assisted reproductive technology treatment. Fertil Steril. 1998;70(4):687–91.

[6] Spielvogel K, Shwayder J, Coddington CC. Surgical management of adhesions, endometriosis, and tubal pathology in the woman with infertility. Clin Obstet Gynecol. 2000;43(4):916–28.

[7] Kodaman PH, Arici A. Intra–uterine adhesions and fertility outcome: how to optimize success? Curr Opin Obstet Gynecol. 2007;19(3):207–14.

[8] El–Toukhy T, Sunkara S, Khalaf Y. Local endometrial injury and IVF outcome: a systematic review and metaanalysis. Reprod Biomed Online. 2012;25(4):345–54.

[9] Narvekar SA, Gupta N, Shetty N, et al. Does local endometrial injury in the nontransfer cycle improve the IVF–ET outcome in the subsequent cycle in patients with previous unsuccessful IVF? A randomized controlled pilot study. J Human Reprod Sci. 2010;3(1): 15–9.

[10] Nastri CO, Gibreel A, Raine–Fenning N, et al. Endometrial injury in women undergoing assisted reproductive techniques. Cochrane Database Systematic Rev. 2012;7: C0009517.

[11] Neuwirth RS, Amin HK. Excision of submucous fibroids with hysteroscopic control. Am J Obstet Gynecol. 1976; 126(1):95–9.

# 第 33 章　髂内水平子宫血管离断和使用举宫器的腹腔镜下全子宫切除术

# Technique of Routine Total Laparoscopic Hysterectomy with a Dissection of Uterine Vessels at Internal Iliac Level and Using a Uterine Manipulator

Bernd Holthaus　Susanne Denny　著

孙宇婷　译　　陈　瑛　谢　晶　校

## 一、准备

将患者置于腹腔镜手术台上，双臂放在两侧，然后进行消毒、铺巾，膀胱内留置标准 Foley 导管。阴道放置窥器后，将宫颈钳钳夹宫颈前唇以轻轻拉动子宫，并在宫颈管中插入探针测量子宫长度。根据子宫腔的阴道宽度和长度，将 Hohl 举宫器（图 33-1）组装置入阴道和宫颈管中，去除宫颈钳[1]。穹隆杯需要紧贴在宫颈上，这样才能将阴道穹隆彻底地撑起。为了保持穹隆杯的正确位置，必须始终保持举宫器向上推的状态。

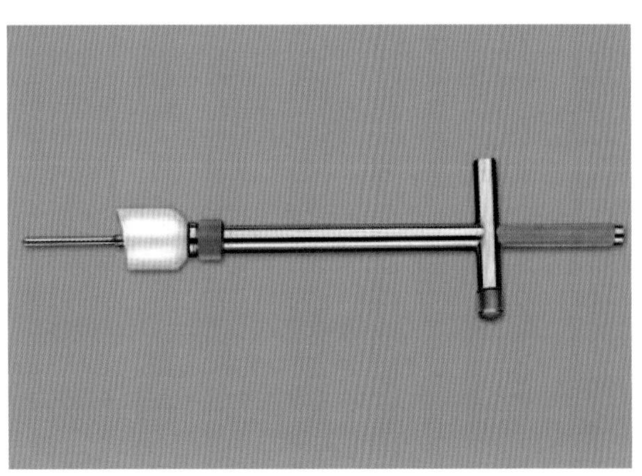

▲ 图 33-1　举宫器（Prof Hohl K Storz, Tuttlingen）

举宫器的目的之一是在腹腔内操纵移动子宫，让子宫和周围器官分离的时候以最佳方式显露子宫各个侧面。因此，需要将患者臀部置于手术台的末端，以使举宫器下压倾斜，最大限度地抬高子宫[2]。

## 二、戳卡、器械的选择和手术的开始

与 10mm 脐孔一起使用的是 3 个 5mm 器械孔，其中 1 个在耻骨上约 2cm，另 2 个在左右髂窝。首选使用的器械包括可重复使用的分离钳、双极钳、连接单极电极的 Metzenbaum 剪刀、单极钩形电极和 2 个持针器。举宫器穹隆杯的边缘有 2 种定位方式：①用分离钳的尖端沿着宫颈阴道区域轻轻敲打，将感觉出穹隆杯在阴道组织下的坚硬表面。②通常，在下推膀胱组织到杯缘下方之后，通常可以看到被撑起的阴道穹隆。接下来就可以实施腹腔镜下子宫切除了。

## 三、骨盆侧壁开口

完全探查腹腔后（图 33–2），在距离骨盆侧壁内侧 2cm 处切断圆韧带（图 33–3A）。从这里开始，打开阔韧带的前叶并向膀胱子宫腹膜返折切开腹膜。接着，提起膀胱腹膜返折，下推膀胱，显露出杯缘下方 1～2cm 的阴道前壁（图 33–3B）。

## 四、髂内水平子宫血管的识别与解剖

现沿着阔韧带的切口继续向头侧延伸（图 33–4A），即从圆韧带到与髂血管交叉处的骨盆漏斗韧带。适当地向内侧推开骨盆漏斗韧带，显露腹膜后结缔组织的“蜘蛛网”。用分离钳轻轻钝性地分离，显露髂内外血管和输尿管（图 33–4B）。沿着髂内动脉的分叉向末端分离探查，子宫动脉的起始部很快显露出来。

将输尿管拨开，在髂内动脉的起始点正中间凝固和切断子宫动脉（图 33–5）。通常会显露 1 条或 2 条子宫静脉，一并凝固和切断。

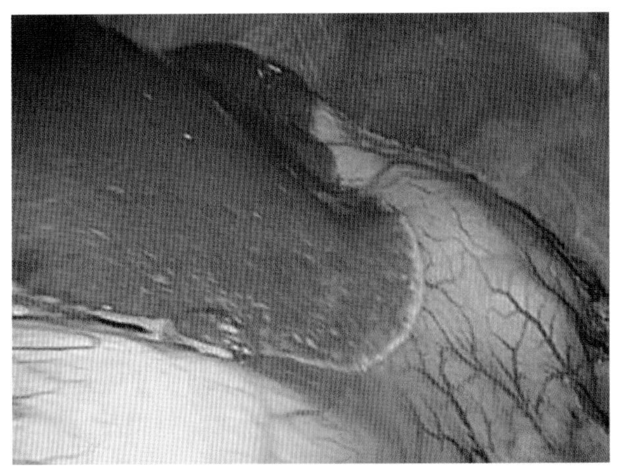

▲ 图 33–2　上腹部

## 五、宫旁与骶韧带切除

在这一步中，子宫端圆韧带已被切断，从而显露出的是阔韧带后叶。打开阔韧带后叶，将输尿管安全的推向侧方，从而可以轻松地对宫旁组织进行电凝和切断。这时候就可以凝固和切断膀胱宫颈韧带和子宫血管了。用举宫器抬高子宫体显露骶韧带使其易于切断。

由于在盆腔侧壁水平已将子宫血管电凝并切断，所以之后切开宫旁和骶韧带时失血的风险很低。当然，可以省略此操作（在盆壁切断子宫血管），这将缩短 5～15min 的手术时间。

在切开阴道之前充分下推膀胱，使输尿管与子宫血管在宫颈阴道水平处分开并保持一定距离，牢牢地用举宫器把子宫摆到操作的对侧，这

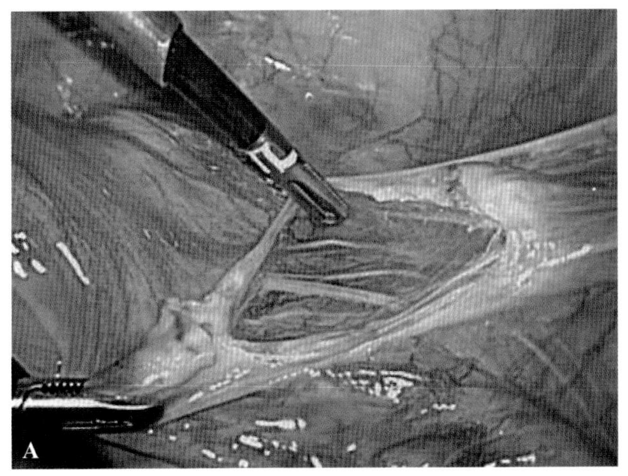


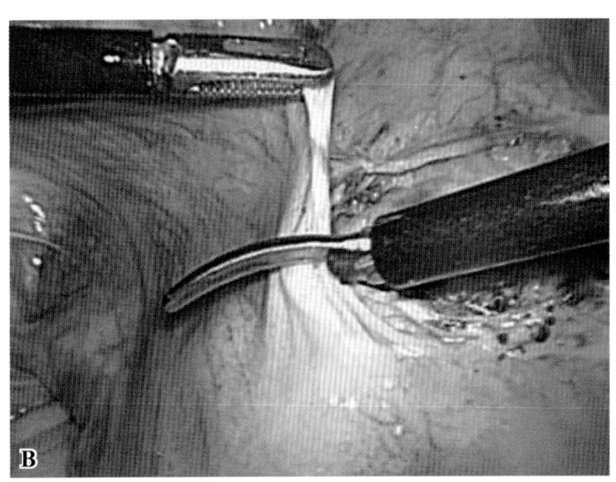


▲ 图 33–3　**A.** 离断圆韧带；**B.** 下推膀胱

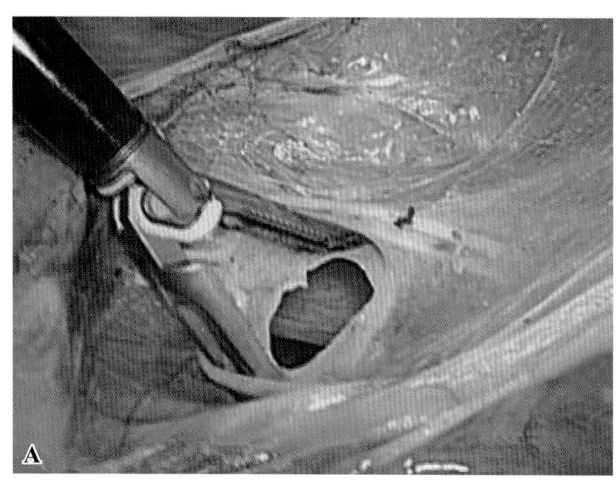


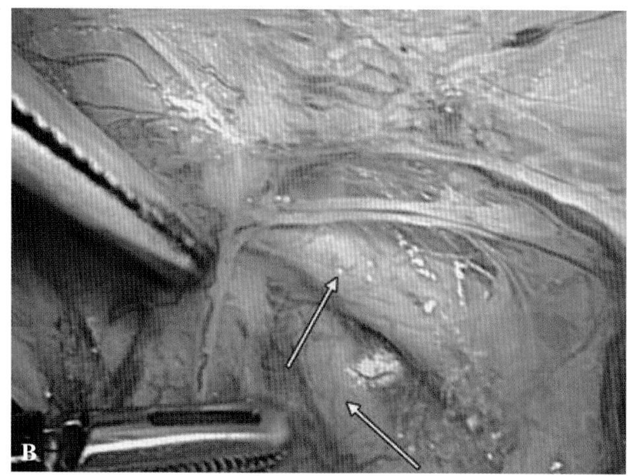


▲ 图 33-4　**A.** 打开阔韧带；**B.** 子宫动脉越过输尿管右侧

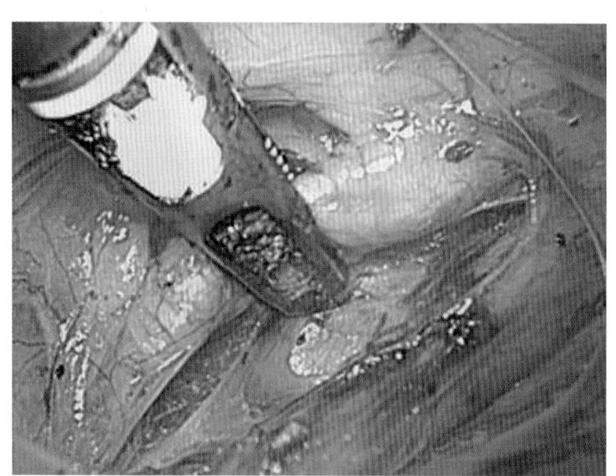

▲ 图 33-5　凝闭左侧子宫动脉

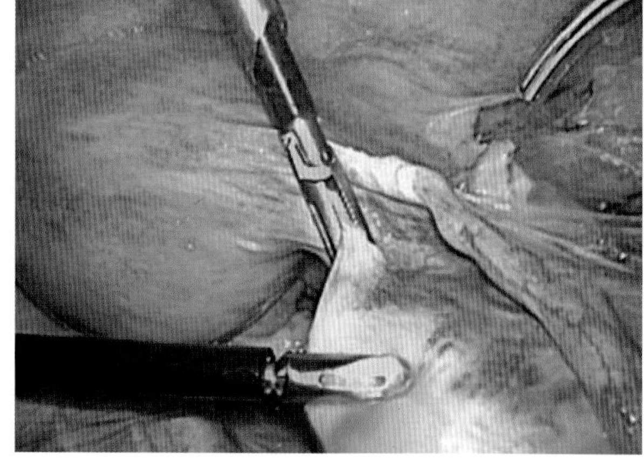

▲ 图 33-6　切断附件

些都是保证手术安全的关键要素。

## 六、切除或不切除双侧输卵管及卵巢

如果保留附件骨盆漏斗韧带，会在靠近子宫的地方凝固和切断输卵管及卵巢固有韧带，在之前开窗的地方切开阔韧带（图 33-6），如果需要双侧输卵管卵巢切除术（bilateral salpingo-oophorectomy，BSO），则在靠近卵巢的位置电凝切断骨盆漏斗韧带。再次强调，打开阔韧带对保护输尿管是非常有利的。

## 七、子宫切除术

使用单极钩电极切开阴道穹隆，沿着举宫器的陶瓷边缘切开（图 33-7）。

将子宫拉入阴道。为了防止腹腔内压力的丧失，子宫可以留在阴道内，直到用 0 号 Vicryl 缝合线 8 字缝合 2～4 针。或者切除子宫后，用一个大的、湿润的纱布塞子堵住阴道来维持气腹（图 33-8）。

也可以将双侧骶韧带缝至阴道后壁以防止阴道顶端脱垂（McCall-culdoplasty）。此外，盆腔腹膜可以用 3-0 Vicryl 缝合线连续锁边闭合。手术结束时，用生理盐水冲洗腹腔并引流。通常不

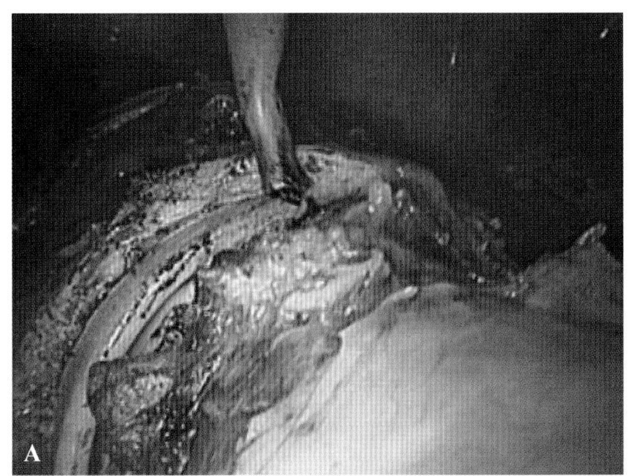

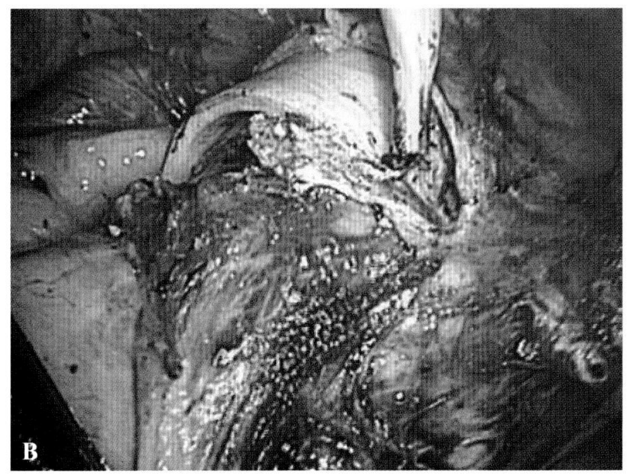

▲ 图 33-7　用单极电钩剥离附件并切开阴道

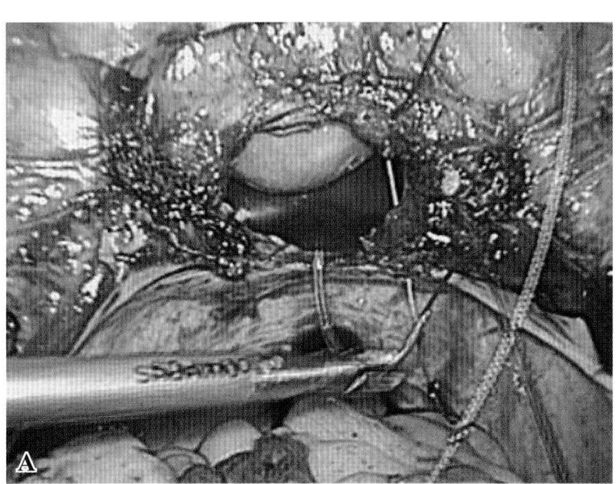

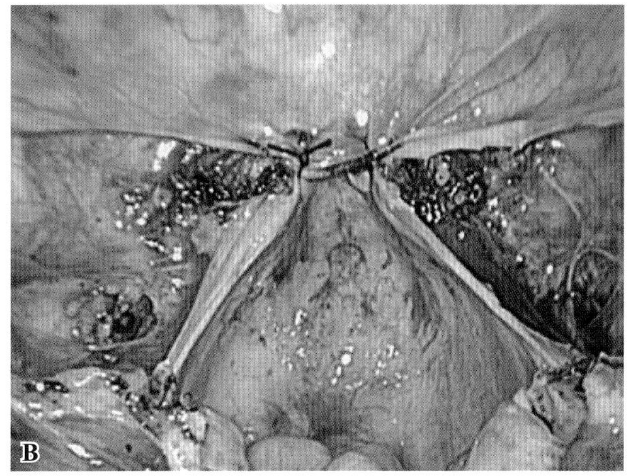

▲ 图 33-8　缝合阴道断端

保留引流管。

## 八、结果

自 2008 年以来，我们用这项技术实施了约 2000 例手术。以下数据是回顾性分析。

平均患者年龄为 45.03 岁，未产妇为 15.9%，而多产组的平均子女数量为 1.7。平均体重指数（BMI）为 271.1 ± 4.8。患者中 66% 有手术史。

平均子宫重量为 191.46g，范围为 27～1222g（图 33-9）。

随着时间的进展，平均手术时长从 80min 降低到 55min，手术时长范围为 25～285min（图 33-10）。

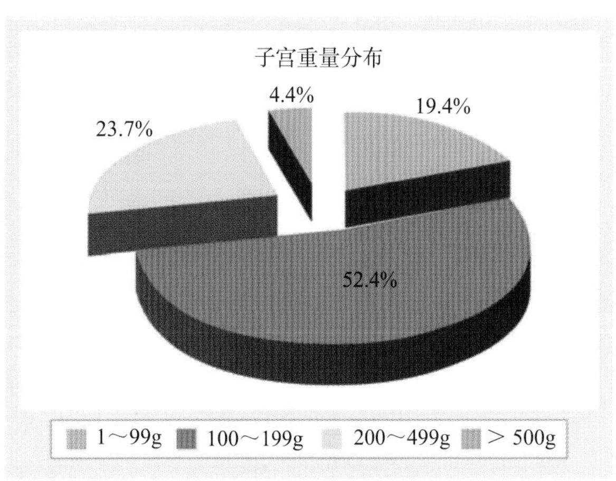


▲ 图 33-9　子宫重量

手术时长不仅取决于外科医生的经验，还取决于既往手术的次数、患者的子宫重量和体重指数（BMI）等因素。我们根据定义的 4 组子宫重量显示了手术时间，即第一组 1～99g、第 2 组 100～199g、第 3 组 200～500g 和第 4 组超

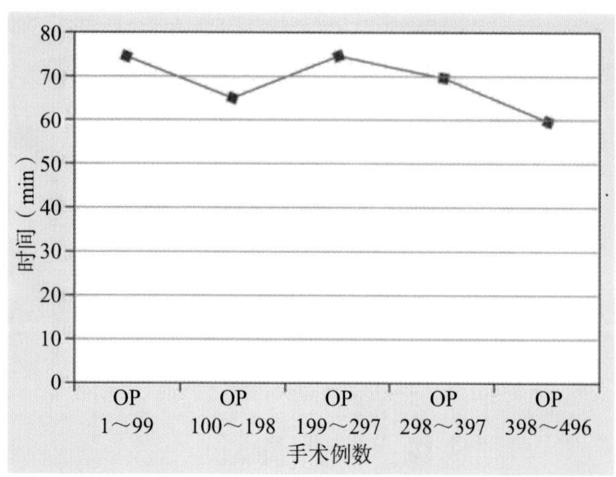


▲ 图 33-10 随着手术例数的增加手术时间缩短（以分钟为单位）

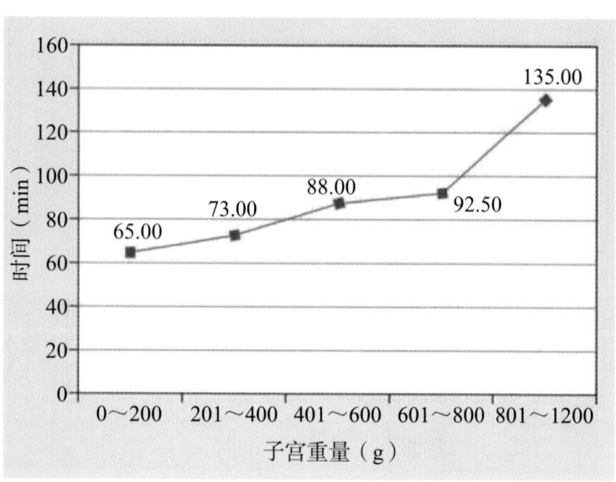


▲ 图 33-11 不同子宫重量对应的手术时间（以分钟为单位）

过 500g（图 33-10）。从第 1 组到第 4 组，平均手术时间从 65min 增加到 135min（平均）（图 33-11）。

根据血红蛋白（Hb）的下降评估失血量。Hb 的平均下降为 1.02g/dl（范围 0.3～4.7g /dl）。无患者需要输血。平均住院时间为 3.7 天（范围 1.4～8）。

并发症定义为轻度或严重（图 33-12）。轻度的并发症是阴道缝合处的血肿、血栓形成、缝合线裂开和感染。

严重的并发症包括膀胱、输尿管、肠和血管损伤，瘘管形成和剖腹手术。

在 92.6% 的手术中没有发生任何并发症。在 5.8% 的病例中有轻度的并发症，即 12 例患者在阴道缝合水平上出现了血肿。在将缝合技术从连续缝合更改为 8 字形缝合之后，未再发生血肿。另有 12 例患者发生了某种形式的感染，其中 4 例患者发生了深静脉血栓栓塞。有 2 例患者出现了阴道缝合线裂开。

1.6% 的患者（$n$=8）经历了严重的并发症，即 4 例膀胱损伤、2 例输尿管病变，以及 2 例患者发展为阴道瘘。这种情况下，我们不得不转换为剖腹手术。所有这些患者术前均有手术史。

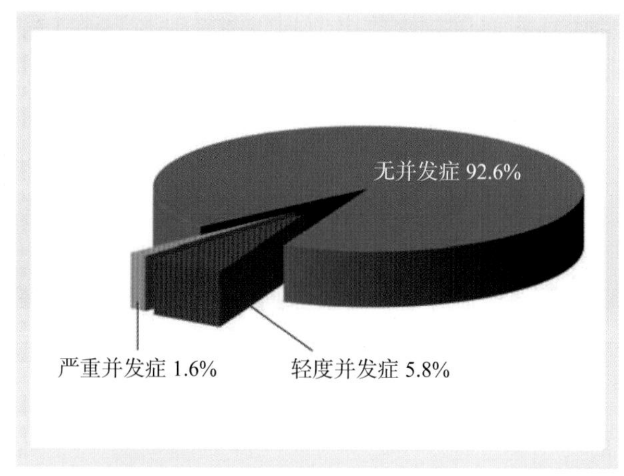


▲ 图 33-12 并发症发生率

## 九、技巧与窍门

有一种简单的方法可将大号缝针置入腹腔[3]。用持针器（在腹腔外）在距离针 2cm 的位置夹住缝合线。然后，从 5mm 的切口处直接用持针器尖端将缝针带入腹腔。这种方法缝合线可以毫无问题地将缝针带进腹腔，用大号缝针缝合阴道会更加容易。

## 十、结论

我们认为，上述全腹腔镜下子宫切除术是一种安全有效的方法，与传统的剖腹式技术相比，有经验的医生在合理的手术时间内可能会降低总体并发症发生率，而且缩短术后出院时间。显然，整个手术团队都需要一定的学习曲线，但是对于内镜经验丰富的外科医生来说，这是一种易于学习的技术。在我们部门，经腹腔镜下子宫切除术已成为子宫切除术的标准形式，几乎不采用传统剖腹子宫切除术（TAH）。

## 参考文献

[1] Hohl MK. Der Uterus manipulator n. Hohl. Endo World Gyn Nr. 16 D, Tuttlingen, Deutschland; Karl Storz Ltd; 2001.

[2] Mueller A, Oppelt P, Ackermann S, et al. The Hohl instrument for optimizing total laparoscopic hysterectomy procedure: J Minim Invasive Gynecol. 2005:12(5);432–5.

[3] Alkatout I, Mettler L, editors. Hysterectomy, A Comprehensive Surgical Approach. Berlin: Springer; 2017. 1577 p.

# 第 34 章　腹腔镜下全子宫切除术

# Total Laparoscopic Hysterectomy

Liselotte Mettler　Ibrahim Alkatout　Mohamed Elessawy　著

孙宇婷　译　　陈　瑛　帅　蓉　校

## 一、过去和现在的教学

子宫切除术是标准的妇科手术，在教学训练过程中分为经阴道和经腹部子宫切除术。

根据我个人的日常教学经验表明，剖腹子宫切除术向腹腔镜下子宫切除术的转换不仅困难，而且复杂。要避免这些困难需要操作更加系统化并尽早进行培训[1]。

### （一）子宫切除术的经典教学

大多数妇科手术医生在专业教师的监督下从经腹子宫切除术开始临床培训。由于是剖腹手术，可以很容易地切除大子宫，而不会危及重要解剖结构，如子宫动脉和膀胱。

此阶段之后是阴式子宫切除术，这对手术医生来说更具挑战性。解剖结构突然颠倒过来，并且开口很小，手术医生需要依靠训练有素的助手来获得良好的解剖视野。

一个新的关注点在阴式和腹腔镜手术方法中变得越来越重要，即正确的把握手术适应证可以避免中转剖腹手术。

以下初判因素对于手术医生至关重要。

- 子宫切除的主要适应证是什么？
- 阴道条件如何？
- 患者是否已生育？子宫是否已经脱垂？
- 在剖宫产中可能发生过什么情况？
- 附件可以显露吗？
- 子宫脱垂必须治疗吗？
- 大子宫怎么处理？
- 如何在阴道内完成子宫粉碎术？

阴式子宫切除术只有在考虑了上述因素后才可以实施。

在临床训练期结束时，进行阴式和腹式子宫切除术的手术医生应该已经获得足够的专业知识来应对大多数子宫切除术。

### （二）目前的教学方法

如今，在大型医疗机构的培训沿着完全不同的轮转方式进行。

一方面，受训人员几乎没有腹式或阴式子宫切除术的经验；另一方面，普遍缺乏扩展腹腔镜手术的经验，这与本书大多数作者开始腹腔镜训练的情况截然不同。

与腹腔镜下次全子宫切除术（LSH）和腹腔镜辅助阴式子宫切除术（LAVH）相比，应将腹腔镜下全子宫切除术（TLH）视为一项独特的手术方法，并且应由经验丰富的手术医生进行授课（视频 34–1）。

系统回顾[2, 3]分析发现 TLH 会增加并发症的发生率，尤其是泌尿系统并发症，出血风险增加和手术时间相对较长，建议仅将其作为次要选择。

但是，这些问题在经验丰富的中心不会发生[4]，因为由经验丰富的外科医生进行的腹腔镜手术中，TLH 并发症的发生率与其他腹腔镜手术相同。

Hohl 报道，如果按照规范步骤教授 TLH，经验丰富和经验不足的外科医生所做 TLH 的并发症发生率都非常低（2.7%）[1]。

因此，手术医生应该为他们的下级制订简化的培训计划，该计划应结合所有手术医生的经验，为受训者提供良好的学习曲线。

因此，本章的重点更多地放在教学领域上，而不是为有经验的外科医生展示特定内容。

### （三）Kiel 学校的腹腔镜下全子宫切除术的概念

Kiel 学校的 TLH 技术的开发基于 Kiel 的 Semm 和 Mettler 的工作，但结合了其他中心的重要发展[5, 6]。

这形成了一种规范化的技术，可以在其所有单独的步骤中重复使用。

1. 筋膜内子宫切除术和全无创腹腔镜（TAIL™）子宫切除术

腹腔镜下子宫切除术的基本概念是由 Kurt Semm 提出的[5, 7]。尽管如此，当时使用的仪器和技术（腔内热凝和 loop 电切环）与经典的筋膜内子宫切除术（classic intrafascial supracervical hysterectomy，CISH）的概念并不一致，这是该技术未能适当推广的主要原因。此外，当时的大多数妇科医生还没有准备好接受腹腔镜下子宫切除术。

仪器的进步和不断的培训大大改善了这种状况。

感谢 Hohl 接受了经典的筋膜内子宫切除术的概念，并通过发明举宫器得以进一步发展这一手术。该技术开发始于 1992 年，自 2002 年以来，Hohl 举宫器（Karl Storz，Tuttlingen，Germany）就已经投放市场。Hohl 称之为 TAIL 子宫切除术。Kiel 学校很快决定将这一程序纳入其课程。

2. 预防脱垂

筋膜内子宫切除术（TAIL™）的概念已经包括通过保留韧带结构来预防脱垂的第一步。由于接受子宫切除术，患者容易发生膀胱脱垂。许多研究证明，这种担心是合理的，这表明在阴式子宫切除术（所有专业协会的首选方法）中对于脱垂的预防并不充分[8, 9]。

因此，将预防脱垂纳入其概念是 Kiel 学校的主要任务。这通过 van Herendael 对 Te Linde 的阴道缝合方式的修改来实现[10]。有关更多详细信息，请参阅“子宫切除术时防止穹顶下降的策略”一章。

3. 阴道穹隆脱垂的治疗

目前已经有一些成熟的方法（Amreich-Richter 和骶韧带悬吊）可治疗中盆腔缺陷，而另一种方法是 Noé 的使用网片的髂耻肌固定，其操作更容易，也更容易学习[11]。

有实施过大子宫切除术经验的医生知道，切除大子宫之后，由于无张力的韧带营养不足，无法正常行使其功能，因此常常会发生中盆腔的松弛。

总之，在腹腔镜下子宫切除术中，可以采用不同的方式来保存重要的韧带及固定和重建被切断的结构。

## 二、如何学习腹腔镜下子宫切除术

TLH 可以通过多种方式实施完成。这取决于外科医生的技能和经验[12, 13]。有关 TLH 和子宫切除术的所有其他外科手术过程的全面概述，建议您阅读我们的新书《子宫切除术——一种全面的手术方法》[14]。从第 4 步开始，LSH 将会采取新的技术。

虽然方法众多，但基本上就是以下的几个步骤。

1. 腹腔镜下全子宫切除术的准备。
2. 戳卡的放置。
3. 附件与子宫或盆壁的分离。
4. 打开阔韧带。
5. 打开膀胱腹膜反折。
6. 解剖子宫动脉。
7. 子宫切除术。
8. 子宫取出或粉碎。
9. 阴道闭合。
10. 操作结束。

在接受腹腔镜训练的手术医生应该时刻熟悉这些步骤。根据外科医生的经验，在培训过程中，难度风险从步骤 4 开始，到步骤 10 结束。所以非常有必要单独探讨分析 TLH 的每一个步骤。

### （一）步骤 1：准备进行腹腔镜下全子宫切除术

在准备进行 TLH 手术时，外科医生必须仔细考虑自己预期会遇到情况。他必须考虑患者的体重、感染、子宫内膜异位或粘连的存在。重点放在与子宫切除术直接相关的可变因素上。

1. 子宫有多大

子宫的大小决定了戳卡的位置和口径。

在子宫较大的情况下，戳卡（包括镜孔）应向头部移动。更多细节请参阅腹腔镜联合子宫切除术章节，使用“技术的转变”应对子宫大肌瘤。

戳卡的口径也十分的关键，如果子宫过大无法从阴道取出，那么就意味着需要使用组织粉碎器。

应该根据子宫的大小选择粉碎器的口径。如果子宫较大无法从阴道取出，则应使用较大口径的组织粉碎器，这样能更高效地旋切。

这样，左下腹的操作孔一开始就可以使用 10mm 的戳卡来代替 5mm 的戳卡，便于之后粉碎器的置入，同时也方便缝合阴道残端的弯针的进入。

术前对所用戳卡的这些考量，可以让手术进展的更顺畅、更高效，Kiel 学校的手术医生在日常工作中使用 3 种不同的戳卡（表 34–1）。这些细节都很重要，可以让助手和护士有一种安全感，也最大限度地减少了手术中消耗的材料。

2. 助手的协助

手术医生的手术操作质量很大程度上取决于助手在术中的协助。

如果助手没有经验，并且在他 / 她是刚刚开

表 34–1　戳卡的设置

| 病灶大小 | 镜孔 30°（mm） | 左下操作孔（mm） | 右下操作孔（mm） | 优　势 |
|---|---|---|---|---|
| 小子宫（使用双极电凝和剪刀） | 5/10 | 5 | 5 | 戳卡造成的创伤最小<br>经阴道取出子宫<br>+<br>筋膜无须缝合，痛苦更少 |
| 中子宫 | 5/10 | 10 | 5 | 组织粉碎器计划在左下操作孔进入腹腔<br>+<br>容易置入弯的缝合针 |
| 大子宫 | 10 | 10 | 10 | 组织粉碎器可以从双侧下腹部穿刺孔进入<br>+<br>可以允许使用更多的器械组合模式（NightKNIFE® 10mm） |

始练习持镜者，手术者必须自己执行所有操作步骤。经验不足的扶镜者只能做到保持静止不动，全过程聚焦在屏幕中间，保持光学视管清洁，并在操作过程中利用 30° 镜头特性显露术野。如果有经验的医生作为助手，在术中可做到身兼两职。可以拿着镜头的同时使用剪刀或分离钳协助操作，而主刀医生，除了可以使用左侧的操作孔外还可以右手同时使用耻骨上的操作孔。更多细节，请参阅在髂血管水平离断子宫血管并使用举宫器的全腹腔镜下子宫切除术章节。

3. 举宫器

使用 Hohl 举宫器是 Kiel 学校标准设置的一部分（图 34–1）。

在操作过程中，举宫器可以由助手或外科医生操作。当子宫经阴道移出时，关键时刻要求拿举宫器的左手和做切割操作的手（持单极钩的右手）之间进行精确的相互配合（图 34–2）。

指导经验不足的助手正确使用举宫器是手术医生的责任。在手术过程中，手术医生应控制并重新调整举宫器的活动，否则会危及操作的视野和安全性。

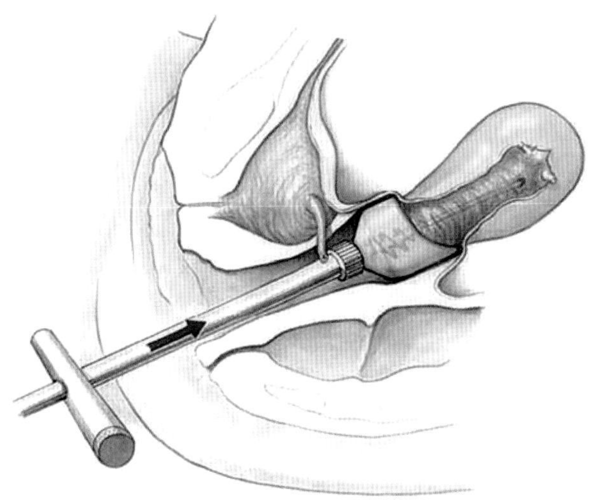

▲ 图 34–1　**Hohl 举宫器的使用。推开相邻的重要结构，创建安全的手术切除平面**

引自 MK Hohl.

4. Mangeshikar 举宫器

在过去的 2 年中，我们更喜欢使用 Mangeshikar 举宫器，它具有很多的优点。

Mangeshikar 举宫器的设计是在多轴或多方向上使子宫的灵活操作实现最大化，以利于在腹腔镜下全子宫切除术和阴道切开术中进行极好的手术解剖显露（图 34–3）。

5. 是否需要使用举宫器

每个经验丰富的外科医生都知道使用举宫器不是强制性的。但是，在 Kiel 学校手术医生出于

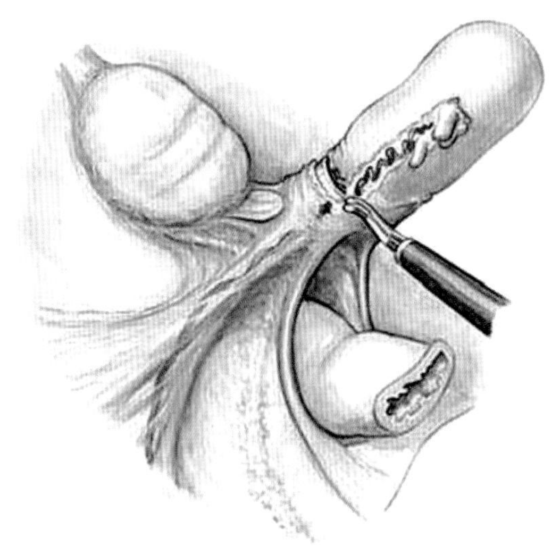

▲ 图 34–2　**游离显露子宫动脉，可安全凝固并切断，通过使用 Hohl 举宫器，让子宫动脉离断平面与膀胱之间有足够的距离**

引自 MK Hohl.

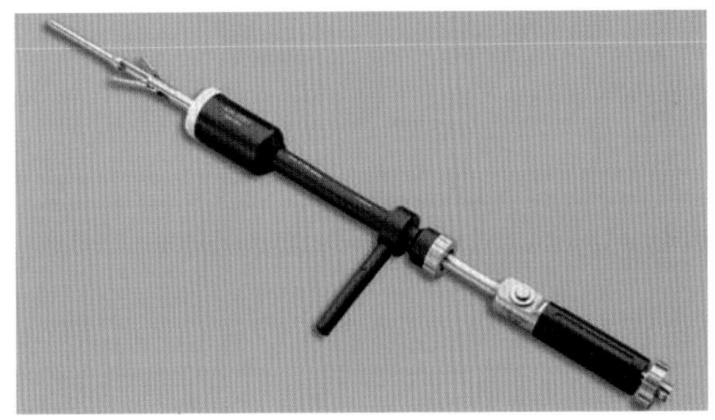

▲ 图 34–3　**Mangeshikar 举宫器灵活控制子宫的方位**

（译者注：图题有误，已修改）

以下原因决定使用举宫器：① Hohl 举宫器易于操作，可重复使用且经久耐用；②子宫可以在所有方向上移动（图 34–4）；③陶瓷杯提供一个平坦的表面以进行操作；④由于举宫杯的作用，很少或几乎不需要分离膀胱；⑤有过剖宫产史的患者，在术中应用举宫器协助下推分离膀胱是更安全有效的；⑥举宫器的使用模仿了腹部和阴式子宫切除术中的经典操作，从而使输尿管远离手术区域；⑦举宫杯可用于筋膜内子宫切除术，从而保留韧带并避免阴道缩短；⑧光滑平整的阴道切缘更有利于阴道残端的缝合。

6. 还需注意的几点

举宫器的陶瓷杯上可使用单极进行切割。但超声能量会破坏该设备。筋膜内子宫切除术会保留圆韧带，从而导致阴道开口的大小明显减小。所以遇到大子宫的时候需要使用碎宫器进行更多次的旋切。

基于以上几点，使用举宫器的优点胜过任何缺点。

7. 准备（放置举宫器）

手术开始时，医生应该用窥器检查阴道壁（排除新鲜的或未发现的子宫内膜异位症）。

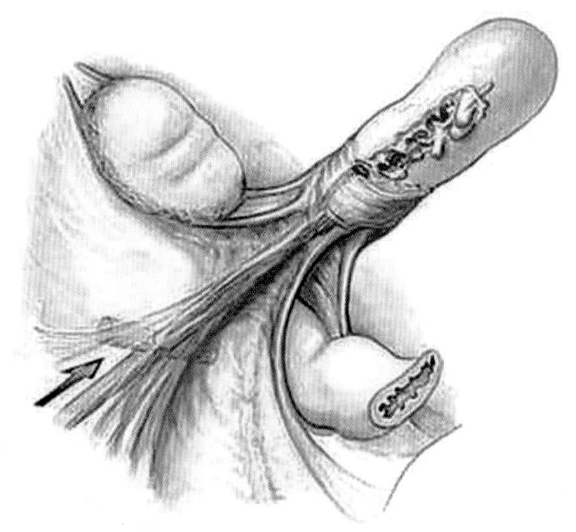

▲ 图 34–4　**通过移动 Hohl 举宫器，可以清楚地显示韧带，并且可以在筋膜内子宫切除术中保留这些韧带**

引自 MK Hohl.

消毒阴道，膀胱排空或插入 Foley 尿管后，进行阴道检查。

对子宫的大小、性质和活动性及附件的性质进行评估。还要仔细对骶韧带和宫颈后方触诊。

在麻醉下进行检查是一种快速、有效、廉价的方法，除了简单的妇科检查外，还可以对患者进行进一步的评估。

接下来是举宫器的放置，这在技术上很容易。其中两点很重要，即宫颈的直径和子宫的长度。进行了这些测量，可以对举宫器进行单独调整（视频 34–2）。

## （二）步骤 2：放置腹部穿刺器（戳卡）

戳卡的定位已经在前面进行了讨论。所有戳卡都应在可视的情况下置入。可以使用戳卡系统，该戳卡系统可以固定在腹壁上，以防止其滑动并确保手术顺利进行。特别推荐用于耗时长的手术中。

## （三）步骤 3：将子宫附件与子宫或盆侧壁分离

在对手术区域进行 360° 观察后，将肠管从盆腔中拨至腹腔，以便子宫切除。应对包括膀胱表面、直肠子宫陷凹和附件在内的手术区域进行检视。

保留附件：从右侧开始。向左推动子宫以伸展右附件。

创建凝结标记：如果使用 2 个 5mm 器械，则在右圆韧带上形成凝结标记很有用。然后使用 Manhes 钳从左侧抓住子宫。

圆韧带横断术：下一步是将圆韧带中部电凝分离。注意，由于圆韧带下有 1 条小动脉（Sampson 动脉，与子宫动脉吻合的卵巢动脉分支）也必须凝固（图 34–4），因此必须分两步进行。

输卵管分离：将输卵管凝闭并与下方系膜内的血管电凝后切断，以防止过多的出血［输卵管吻合口与输卵管下的网状窦（图 34–5）]。

输卵管的预防性切除将在单独的章节中讨论。

闭合工具的使用：之后的手术步骤取决于所使用的手术器械。如果使用的是能量闭合器械，可以直接凝闭宫旁组织直至举宫杯上缘。在这个步骤中，需要先打开阔韧带的前后两层腹膜，下推膀胱。然后才可以显露子宫血管并凝闭，同时切断子宫动脉的上行支。

切除附件

从右侧开始：将子宫向左推动以伸展右侧附件。

向头侧及右侧牵拉附件，以伸展骨盆漏斗韧带，与输尿管之间有较宽且安全的距离。通常不需要进一步游离输尿管。

如果出现明显的粘连（由感染或子宫内膜异位症引起），则输尿管损伤的风险非常高，因此游离并显露输尿管非常重要。

继续头侧伸展附件，凝固并切除其结构，直至附件从子宫中取出。

附件切除术可以在手术开始时作为一个单独的步骤执行，以保持清晰的视野。最后，2 个附件都通过阴道取出。优点在于可以更好地观察子宫后区域。

### （四）步骤 4：解剖阔韧带

通过使用经典器械分离阔韧带，前后叶分别电凝切开。

在经腹部子宫切除术中，外科医生总是在子宫下缘放置血管夹，以防止子宫动脉出血。腹腔镜下子宫切除术不是这种情况，因为可以清楚地看到动脉并保持安全距离。在阔韧带中间切开可与子宫动脉保持安全距离。

手术中最重要的步骤之一是阔韧带的前后叶打开后，显露子宫动脉并切断（图 34–6）。

根据他们在 LSH 手术中的经验，Kiel 的外科医生在将子宫动脉分为子宫支和阴道支之前，先对其进行凝结。

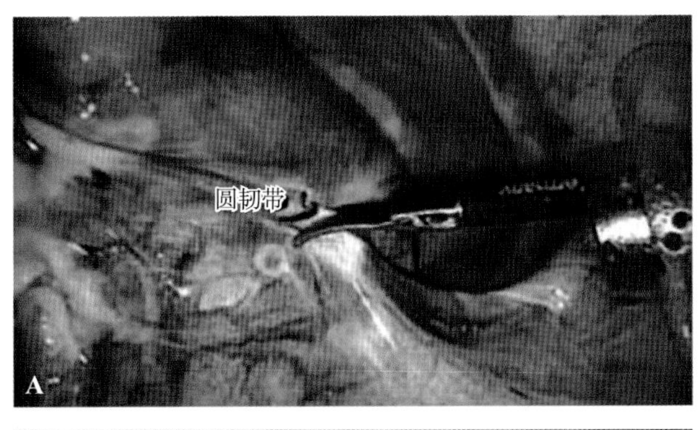


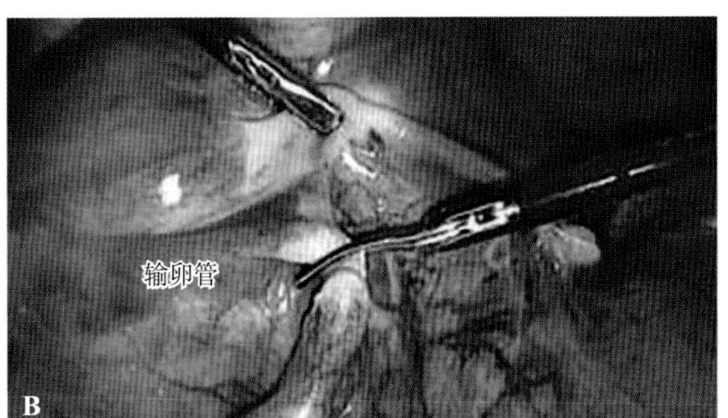


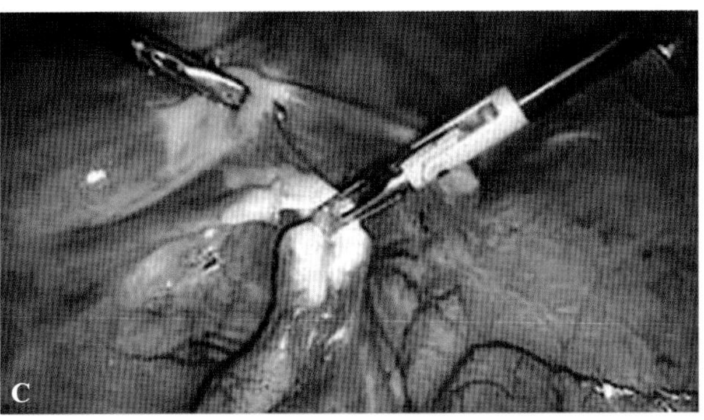


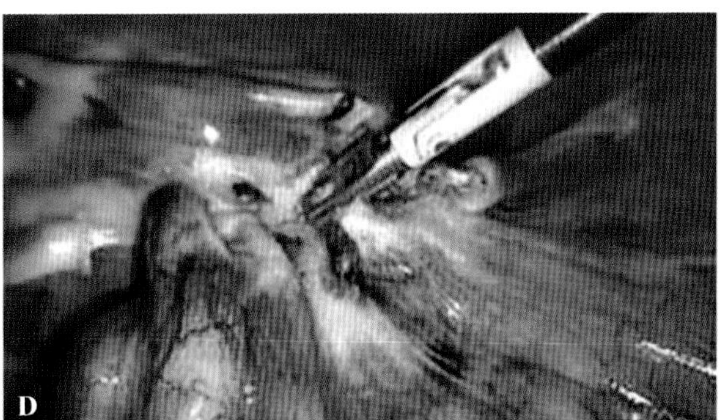


▲ 图 34–5　切断圆韧带和输卵管

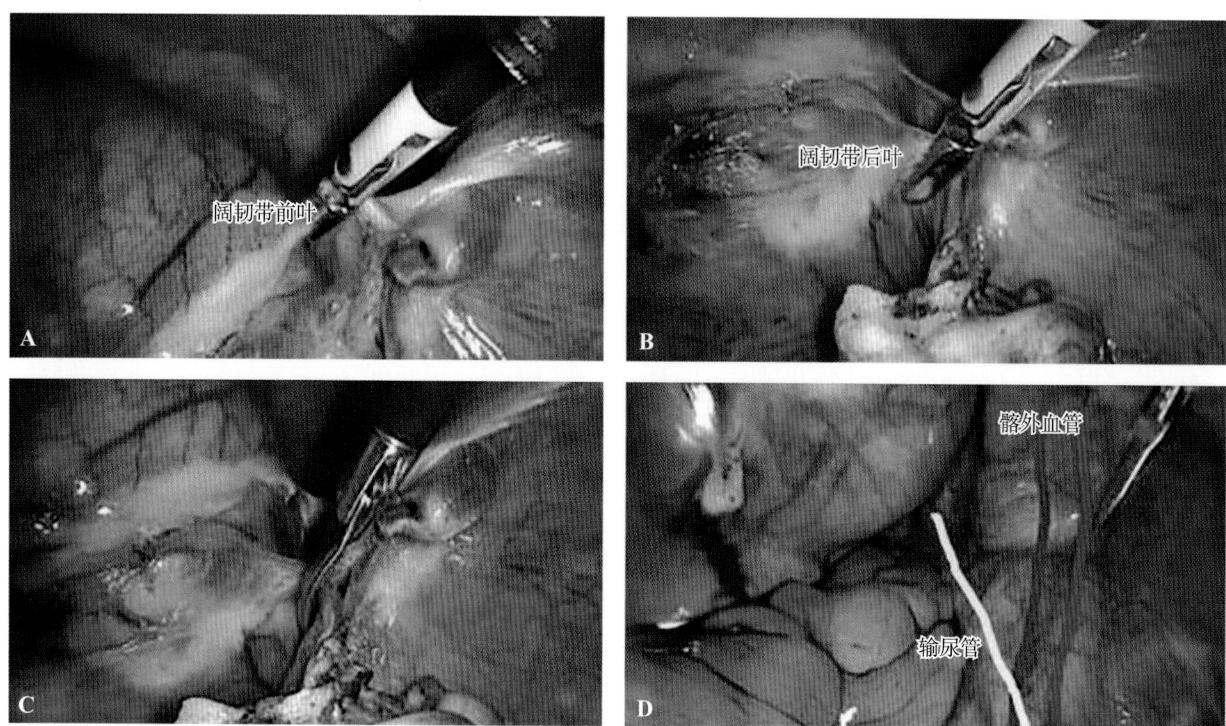


▲ 图 34-6　切开阔韧带

优点可总结如下：①操纵并显露子宫的侧面，这种摆位可自动显露阔韧带的切口并远离输尿管（图 34-7）。②操纵 Hohl 举宫器，使子宫动脉与输尿管保持一定的间距。③保持子宫血管与输尿管之间的安全距离，让血管断端的长度足够实施凝闭和切断，以预防在子宫动脉出血的时候，因电凝导致的输尿管热损伤（图 34-8）。④在阴道穹隆做相对大的开口，较大的阴道开口便于将子宫从阴道中移出，并防止已经凝结的血管意外开放（图 34-10 和图 34-12）。

### （五）步骤 5：分离膀胱腹膜

如果使用 TAIL™ 的原始方法，放置了 Hohl 举宫器之后，则在大多数 TLH 病例中无须进行膀胱分离。但是，在这里应该进行解释，如果之前有过剖宫产手术史，可能有必要分离膀胱，如果忽略以下几点，则会增加膀胱受伤的风险。

1. 检视膀胱

对于没有经验的手术医生，下推分离膀胱可能会带来问题。但是，第一步比较简单，而且没有危险。①首先，可以将 Hohl 举宫器稍微向后缩回。膀胱的边缘可见。②恢复正常的解剖结构后，可用钝器推动膀胱。在大多数情况下，膀胱的上边缘变得可见。③在可疑情况下，可以用液体（最好是亚甲蓝）充盈膀胱，以在大量粘连的情况下迅速发现并修补膀胱的缺损。

2. 下推膀胱

解剖下推膀胱应使用锋利的剪刀进行，切勿一刀见底（图 34-7）。尽量减少用电，以防止膀胱壁的热损伤。剪刀尖端朝向阴道边缘，即从上到下分离膀胱反折腹膜。最重要的步骤是提起膀胱，只有这样，才能从前阴道壁中央分离膀胱。这种解剖的优点是在手术结束时有足够的组织用于阴道缝合。

### （六）第 6 步：解剖子宫动脉

TLH 的关键点是子宫动脉的凝闭和切断。在此过程中，血管应始终处于视野范围内（图

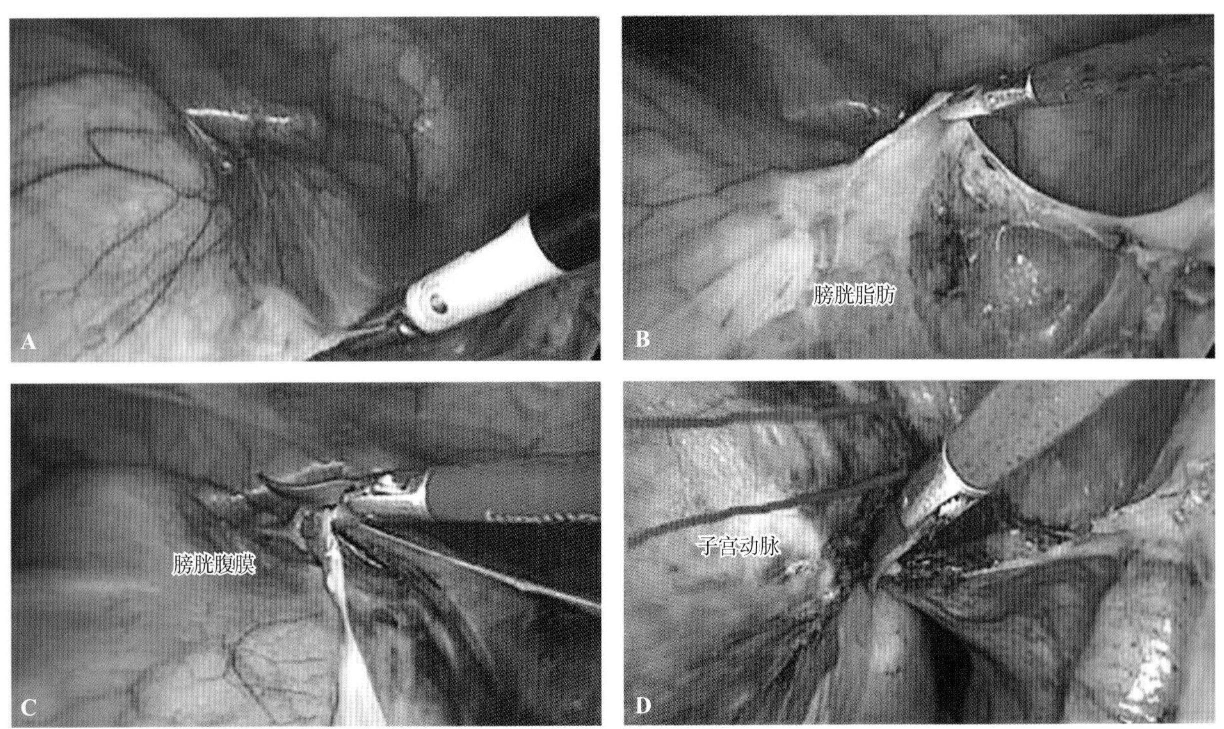


▲ 图 34-7　电凝并切断子宫动脉

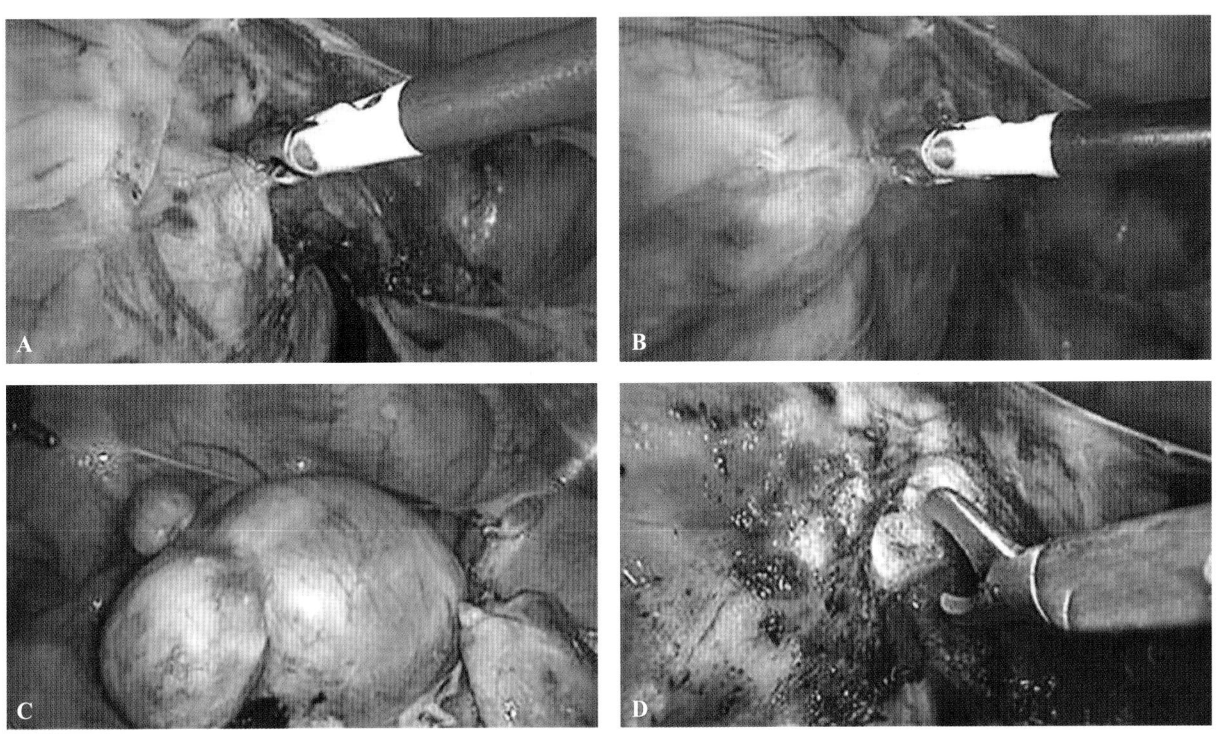

▲ 图 34-8　打开膀胱腹膜

34-9）。一次性凝闭整个血管束组织结构有很多缺点。这种方法无法获得清晰的解剖结构。在结构较厚的情况下，电能不足以立即闭合血管组织束，则必须反复凝固。

如果在凝闭过程中透热能无法有效发挥作用，那可能是由于组织中过于干燥和电解质耗竭所致。这样就不再有电流。最好是要用盐水润湿或谨慎地清洗后再进一步凝闭。

一定要另外凝闭子宫侧的回流血，以防止子宫出血过多。

充分电凝后，可以剪刀切断动脉（图34-9和图34-10），通过其光滑的切面来识别血管。然后，以相同的方式解剖伴随静脉。彻底仔细的解剖可防止子宫切除过程中不必要的出血。

子宫的血液供应完全阻断后，子宫呈现紫蓝色。

### （七）步骤7：切除子宫

在将子宫从阴道顶端切除时，Hohl举宫器具有多个优点。除了上述举宫器对解剖结构的影响之外（远离输尿管），也不会缩短阴道，因为弧形的杯缘适合于阴道切开。同时适合使用单极电钩，安全有效地工作。最好横向使用电能，可防止阴道上皮进一步受损，并降低阴道末端伤口愈合延迟的风险。

手术医生从12点钟开始切开，以便同时可以看到膀胱的情况（图34-11）。首先，向右切开阴道壁。如果术者自己同时操作举宫器，则只需用电钩做最较少的动作。

接着，在子宫动脉断端之间横向切开阴道（图34-12）。

这时候，可以稍微旋转举宫杯以便在杯缘最高点处切开，沿举宫杯支撑面顺利地进行切割。

然后，切开右侧骶韧带的附着部位。在这里，重要的是要从阴道顶端切开阴道，以保持韧带结构并提供良好的阴道末端牵拉张力。韧带不用像传统子宫切除术那样被分开。

进一步切除阴道直到后穹隆的中间点。然后将单极电钩放在左侧，并在左侧重复从12点钟位置开始的过程，直到完全切除。

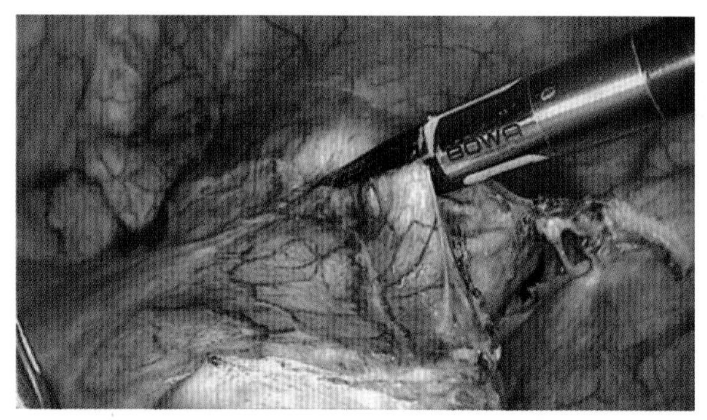


▲ 图34-9　切断子宫动脉

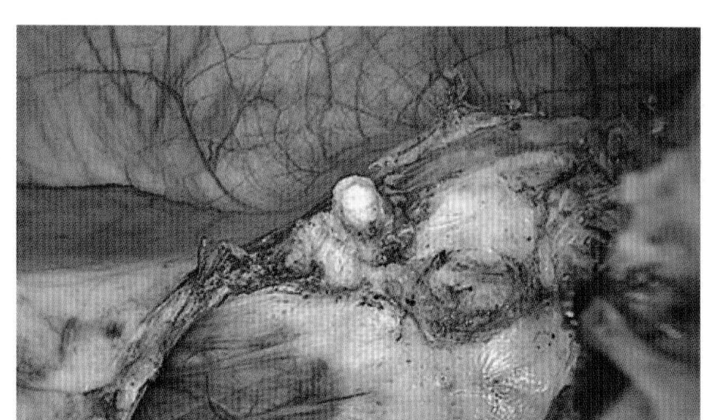

▲ 图34-11　在举宫杯边缘打开阴道

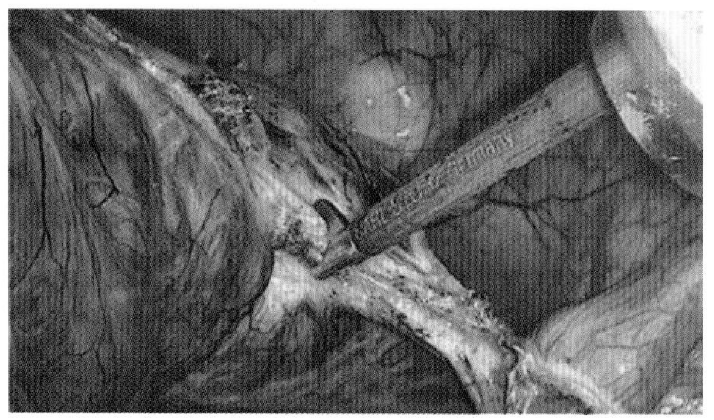

▲ 图34-10　已显露好的间隙和杯缘是切开左侧阴道的标志

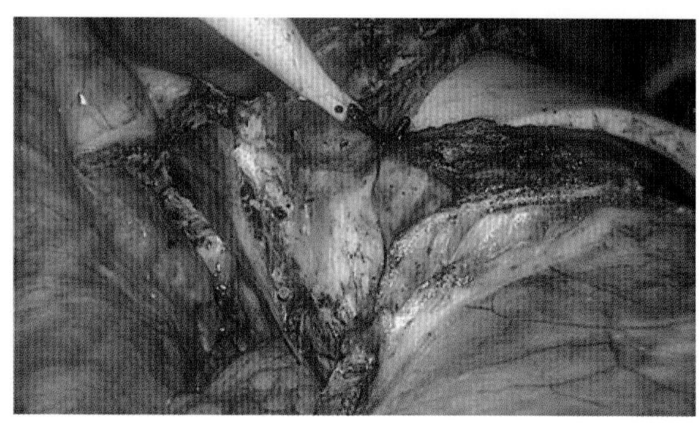

▲ 图34-12　使用间隙和标志打开阴道

### （八）步骤 8：摘除还是粉碎子宫

1. 子宫摘除

将中小子宫拉入阴道并取出（图 34–13）。然后将阴道密闭并维持气腹。

如果子宫很小并且不能产生气密性密封，则可以将其取出。手套里面装 2～3 块润湿纱布后置于阴道中后即可发挥此功能。许多情况下，阴道开口的比例和子宫的大小不适合子宫从阴道移除。

因此，必须决定（如在阴式子宫切除术之后）如何取出子宫。腹腔镜粉碎术通常是更快、更容易的解决方案。

强行从阴道拉出子宫会增加出血的风险，需要再次进行子宫血管或阴道壁的止血。

2. 子宫粉碎

如果子宫大而无法经阴道取出，则需要在腹腔内粉碎后取出。这就涉及使用碎宫器。在 Kiel 学校，手术医生使用 Rotocut G1（Karl Storz，Tuttlingen，Germany）。

在腹腔内使用碎宫器操作器械时要特别注意。在整个手术过程中，外科医生应始终使器械的末端处于视野下，以免意外损伤肠。对于持镜者而言，这相当具有挑战性。

可以从左下腹角的区域置入碎宫器。有时穿刺点切口必须在监视下拓宽。可以非创伤性地置入普通的钝头扩张棒。

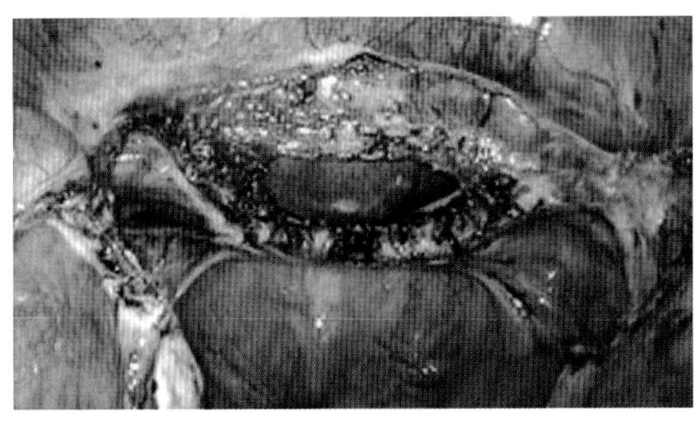

▲ 图 34–13　下推子宫并置于阴道中

将 Rotocut G1 置入左下腹穿刺点，可以将其固定在腹壁上。套筒的设计可在子宫肌瘤或子宫表面上很好地切割。

用抓钳持续牵拉组织并让刀片以恒定速度进行切割，这样可最大限度地取出更多的组织。组织撕脱通常发生在组织性质改变时（如从纤维瘤到肌层，反之亦然）。

必须彻底清除组织残留物。彻底缝合筋膜并闭合阴道切口。

### （九）步骤 9：关闭阴道

对于初学者，腹腔镜阴道闭合是 TLH 的最困难步骤之一，其原因为：①阴道垂直开口与器械（持针器）之间形成的钝角。②带线针和垂直缝合区域之间存在夹角。③操作区域的相对距离 / 深度较宽。④缝合和打结技巧不足。

阴道边缘谨慎电凝止血后，即可开始缝合。外科医生主要使用弯针和聚二氧环己酮（PDS）2–0 进行体外结和体内安全结的单结缝合，原因如下：①单丝线很容易在组织中滑动，不会造成其他损害。②单丝 PDS 材料最大限度地降低了阴道感染的风险。③线的长半衰期可防止早期阴道裂开的风险。④体外结提供额外的力量。

角部缝合：手术医生首先从阴道右侧角缝合宫颈周围环开始，然后是相应的阴道壁。缝合要与膀胱保持距离，以最大限度地减少缝合过程中膀胱损伤的风险（图 34–14）。

在第二步中，针穿过主韧带的内侧子宫血管（图 34–15）。第二步关系着提供阴道顶端悬吊张力的结构。随后对阴道进行反向缝合，将针穿过阴道黏膜，然后在第三步中穿过骶韧带。最后一步涉及穿透韧带 1～2 次以缩短韧带。如果没有脱垂，则没有必要。

随后可以取出针，用一个体外 Roeder 结完成缝合，并用 2～3 个体内结打结（图 34–16）。

在对侧重复该过程（图 34–17）。

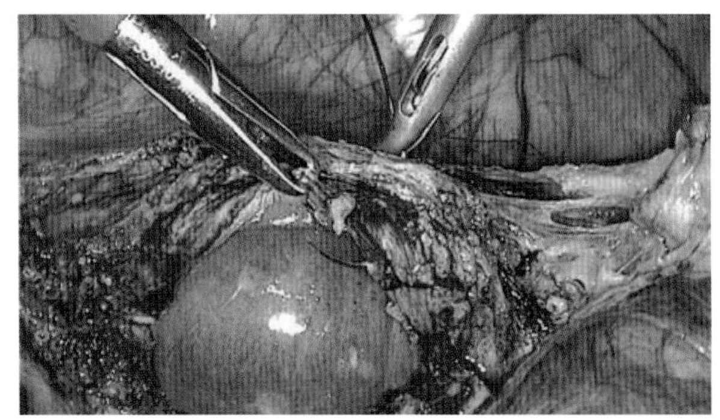

▲ 图 34-14 在阴道残端右侧角部缝合第 1 针

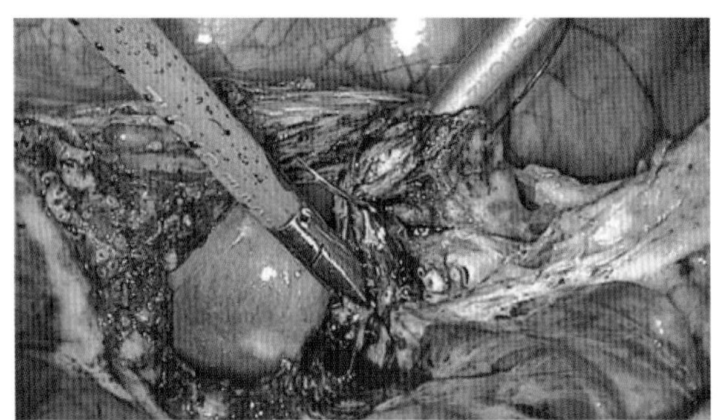

▲ 图 34-15 阴道残端右侧的第 2 针穿过主韧带的内侧部分，使用的是 van Herendael 缝合线

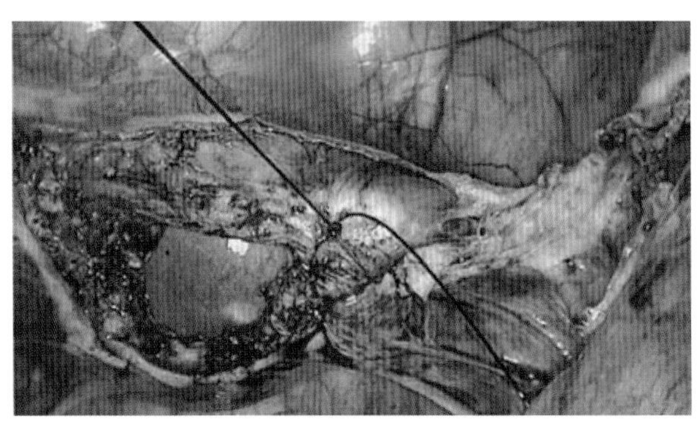

▲ 图 34-16 缝合阴道残端的右侧

其余的阴道开口可以用 2 个 Z 形针闭合。这些保证了组织的垂直和水平压缩，并使阴道血肿形成的风险降到最低（图 34-18）。

不需要腹膜化或引流。如果子宫仍在阴道内，则应从阴道取出子宫或纱布条及手套。

### （十）步骤 10：操作结束

手术结束时，对整个手术区域进行 360° 检查，以检视并清除粉碎后可能散落的任何组织。最后冲洗腹腔以清除所有残留的血液并彻底止血。

在取下器械之前，应检查是否有血尿存在。

检查所有切口后即可将器械取出。

首先用双极前叉闭合腹膜，然后在直视下用单结 Vicryl 缝合线闭合筋膜，然后缝合皮肤。

## 三、结论

### （一）总则

- 进行手术前的初步考虑：适应证、个人的手术设置（持镜者、助手）。
- 在麻醉下检查患者，以免出现意外情况。
- 检查术中器械设置。
- 减少器械数量。
- 置入举宫器，指导初学者，操作过程中控制举宫器。

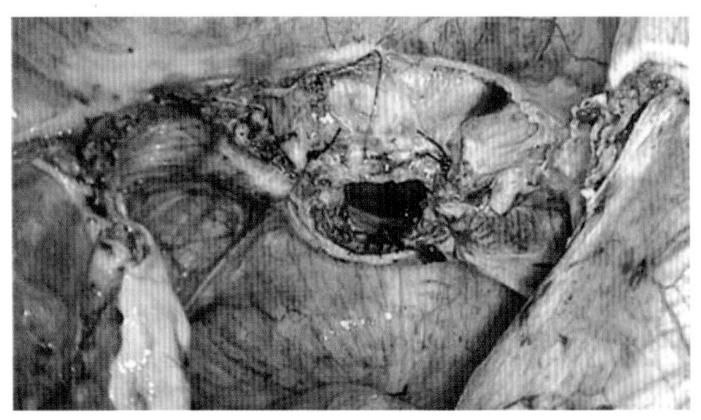

▲ 图 34-17 缝合阴道残端的左右两侧

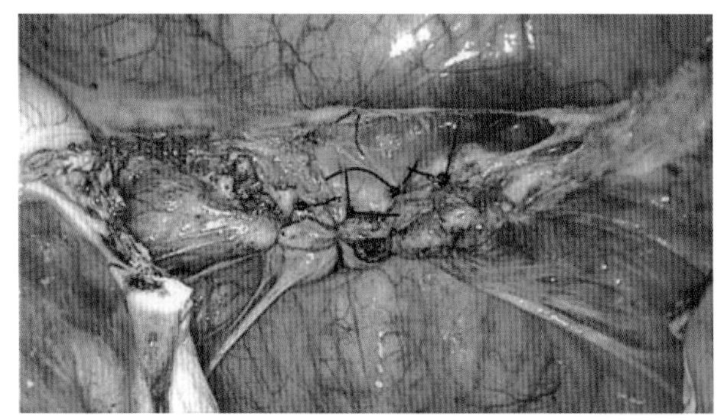

▲ 图 34-18 通过体外打结技术闭合阴道残端

## (二)手术过程

- 从圆韧带的中部开始，可确保与上行的子宫血管保持安全距离，并显著降低出血风险。
- 裸化子宫动脉并留下清晰可见的断端。
- 仅在必要时进行膀胱分离，并采取锐性分离。
- 使用举宫器。可使操作更容易，降低损伤风险，并可以保留韧带结构。
- 术前在合适的模型上练习缝合和打结以用于闭合阴道。
- 始终将粉碎器放在视野中，以防止肠损伤。

## 参考文献

[1] Hohl MK, Hauser N. Safe total intrafascial laparoscopic (TAIL) hysterectomy: a prospective cohort study. Gynecol Surg. 2010;7(3):231–9.

[2] Donnez O, Donnez J. A series of 400 laparoscopic hysterectomics for benign disease: a single centre, single surgeon prospective study of complications confirming previous retrospective study. BJOG. 2010;117(6): 752–5.

[3] Nieboer TE, Johnson N, Lethaby A, et al. Surgical approach to hysterectomy for benign gynecological disease. Cochrane Database Syst Rev. 2009;(3): CD003677.

[4] Brummer TH, Seppälä TT, Härkki PS. National learning curve for laparoscopic hysterectomy and trends in hysterec- tomy in Finland 2000—2005. Hum Reprod. 2008;23(4):840–5.

[5] Hirst A, Dutton S, Wu O, et al. A multi–center retrospective cohort study comparing the efficacy, safety and cost–effectiveness of hysterectomy and uterine artery embolisation for the treatment of symptomatic uterine fibroids. The HOPEFUL study. Health Technol Assess. 2008;12(5):1–248.

[6] Semm K. Hysterectomy via laparotomy or pelviscopy. A new CASH method without colpotomy. Geburtshilfe Frauenheilkd. 1991;51(12):996–1003.

[7] Mettler L, Sammur W, Schollmeyer T. Hysterectomy for uterine disease in 2010: from past to future. Clinical Medicine Insights: Reproduc Health. 2010;4: 7–22.

[8] Semm K. [CISH (pelviscopic intrafascial hysterectomy–without colpotomy), TUMA (total uterine mucosa ablation) and IVH (intrafascial vaginal hysterectomy)]. Gynakologe. 1993;26(6):378–84.

[9] Cruikshank SH, Kovac SR. Randomized comparison of three surgical methods used at the time of vaginal hysterectomy to prevent posterior enterocele. Am J Obstet Gynecol. 1999;180(4):859–65.

[10] RCOG. Management of Posthysterectomy Vaginal Vault Prolapse. Green–top Guideline, 2007.

[11] van Herendael B. Strategies to prevent vaginal vault descent during hysterectomy. In: Mettler L (Ed). Manual of New Hysterectomy Techniques. New Delhi: Jaypee Brothers Medical Publishers (P) Ltd; 2007. pp. 82–5.

[12] Banerjee C, Noé KG. Laparoscopic pectopexy: a new technique of prolapse surgery for obese patients. Arch Gynecol Obstet. 2011;284(3):631–5.

[13] Elessawy M, Schollmeyer T, Mettler L, et al. The incidence of complications by hysterectomy for benign disease in correlation to an assumed preoperative score. Gynecol Obstet. 2015;292(1): 127–33.

[14] Alkatout L, Mettler L, editors. Hysterectomy: A Comprehensive Surgical Approach. Cham, Switzerland: Springer; 2017.

# 第 35 章　腹腔镜下全子宫切除手术步骤
## Stepwise Approach to Total Laparoscopic Hysterectomy

Ibrahim Alkatout　Liselotte Mettler　著
曹雨停　译　　陈　瑛　曾晓峰　校

## 一、背景

腹腔镜下子宫切除术的基本概念由 Kurt Semm 和 Liselotte Mettler 在 20 世纪 80 年代提出。但是，当时所使用的仪器和技术（如热凝器和切割环）在之后的筋膜内子宫切除术中已经不再使用了。仪器、技术和持续培训的进步大大改善了手术的过程。

针对常规大小子宫，腹腔镜下全子宫切除术已成为标准术式，并发症低，学习曲线固定。腹腔镜下子宫切除术可以减少出血，缩短住院时间，更早恢复正常活动并减少了感染等相关并发症。与阴式子宫切除术相比，它的主要优势是可以同时治疗并发症，如子宫内膜异位症或盆腔粘连。也可以选择腹腔镜下次全子宫切除术。术前要向患者交代子宫次全切除的优点和缺点，与患者讨论后由医生和患者共同做出是否保留宫颈的决定。

所有类型的子宫切除术均应预防性地使用抗生素。手术中第一步是正确评估子宫的大小和位置（借助临床查体和超声检查）。第二步是确定戳卡和举宫器的位置。在做这些准备的过程中，必须明确以下几个问题：①是否需要一次性器械？②是否需要 2 个以上的辅助戳卡？应该使用哪种直径的戳卡？放置戳卡的最佳位置是哪里？③手术中是否必须进行碎宫，还是选择通过阴道取出子宫？④是否需要考虑其他手术步骤，如子宫内膜异位症、附件包块或盆腔粘连的治疗？⑤如何关闭阴道残端？

手术前应考虑到是否同步切除卵巢和输卵管，应在与患者的沟通中说明这么做的优缺点。

## 二、概述

子宫切除术是妇科手术中最常见的手术。国际妇科协会建议将阴式子宫切除术作为最广为接受的技术。然而，在过去的 20 年中，内镜手术已获得广泛接受，并且比传统的剖腹和阴式子宫切除术起着更为重要的作用。关于对良性疾病进行的子宫切除术，剖腹子宫切除术的数量在减少，阴道子宫切除术的数量变化不一，但是腹腔镜和机器人辅助的腹腔镜手术正在增加[1]，这种趋势在世界范围内是显而易见的（图 35-1）[2]。

子宫切除术最常见的适应证是子宫平滑肌瘤（图 35-2 至图 35-7）、子宫腺肌病（图 35-8 至图 35-11）、子宫腺肌瘤（图 35-12）、弥漫性子宫内膜异位症（图 35-13 至图 35-18）、子宫脱垂和难治性特发性异常出血。这些占子宫切除术适应证的 60% 甚至更多[3]。在过去 10 年中，德国[4]和其他国家[5]已经开展了替代治疗策略，如子宫动脉栓塞术或超声治疗。保守的手术管理和醋酸乌利司他的使用减少了子宫切除术的数

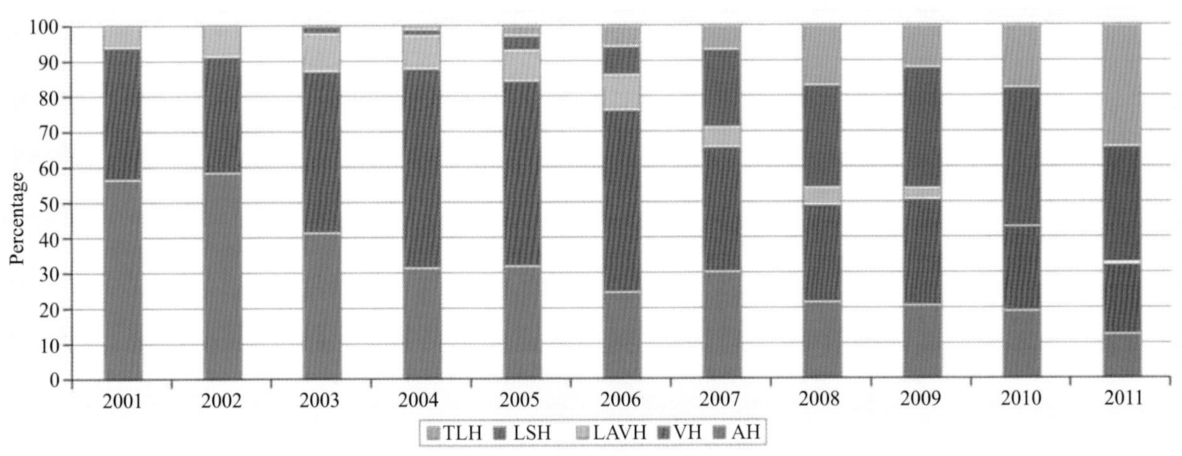


▲ 图 35–1　**2002—2010 年德国 Kiel 大学妇产科的手术技术的发展情况**

AH. 经腹子宫切除术；LAVH. 腹腔镜辅助阴式子宫切除术；LSH. 腹腔镜下次全子宫切除术；TLH. 腹腔镜子宫全切术；VH. 阴式子宫切除术

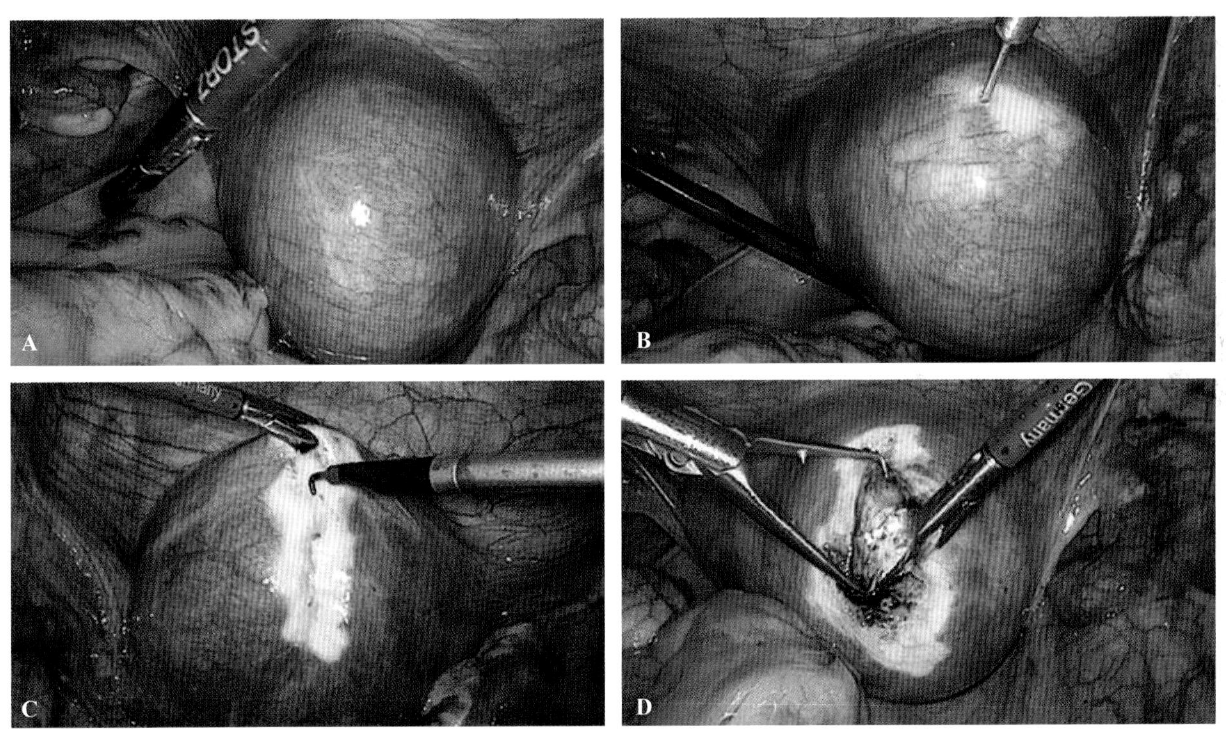


▲ 图 35–2　**腹腔镜肌瘤摘除术**

A. 底部 / 前壁肌瘤的位置。B. 在子宫肌层的浅表正常组织与包膜 / 肌瘤表面之间的空隙中，用 1∶100 稀释的血管升压素溶液（Gylcylpressin）预防止血。注射的目的是将假包膜与肌瘤分开并减少出血。C. 纵向切口端进行双极浅层凝结，并用单极电钩或针打开肌瘤上方的子宫壁，直至肌瘤为止。D. 钳夹肌瘤并开始摘除。将子宫壁内的假包膜钝性推开

量。子宫切除率不仅取决于适应证，还取决于年龄组、计划生育和患者所就诊医疗单位的水平。除此之外，子宫切除术的适应证还应根据患者保留子宫的意愿来决定 [6, 7]。子宫切除术还可以用于治疗内生殖器官（子宫内膜或宫颈、卵巢和输卵管）的恶性疾病。内镜手术仅用于子宫内膜癌和宫颈癌。表 35–1 总结了子宫切除术的适应证。

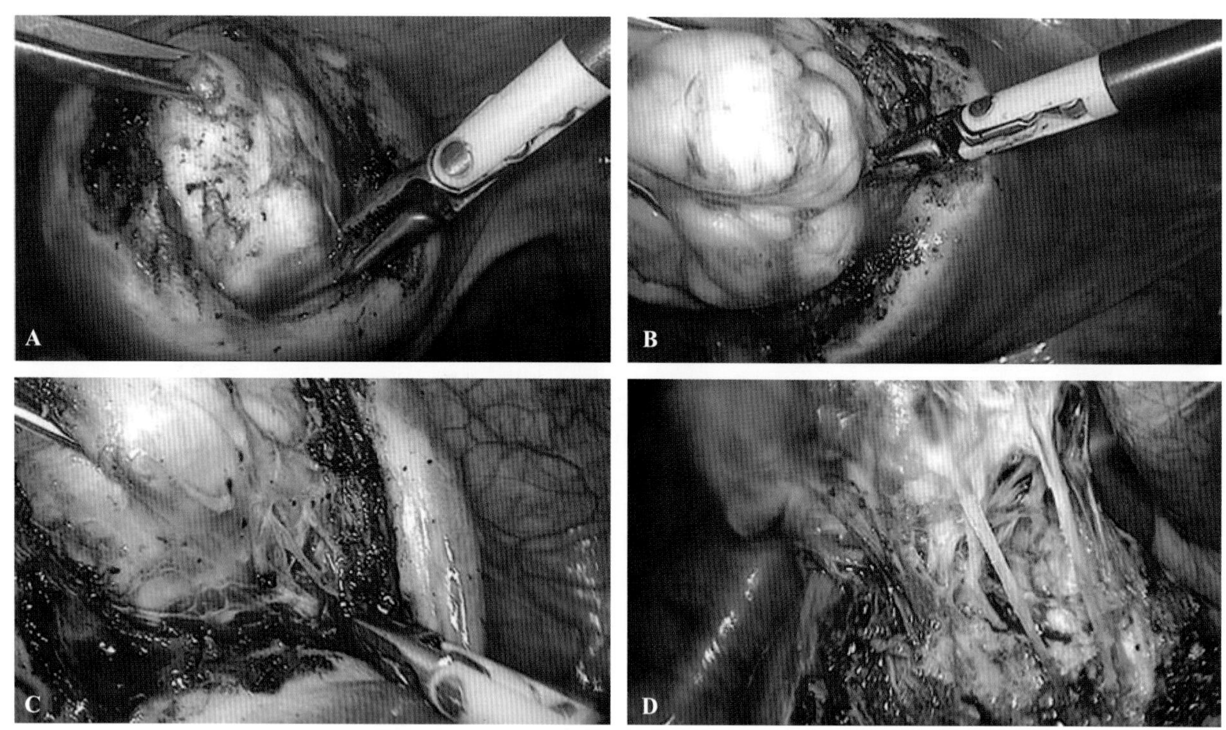

▲ 图 35-3　腹腔镜肌瘤摘除术

A. 用包囊牵引肌瘤并将其从包囊中钝性分离；B. 血管局部双极凝结；C. 牵引下肌瘤的连续摘除和含有囊状纤维的血管的特异性凝结；D. 展开残留的肌瘤包膜有助于凝结和切断

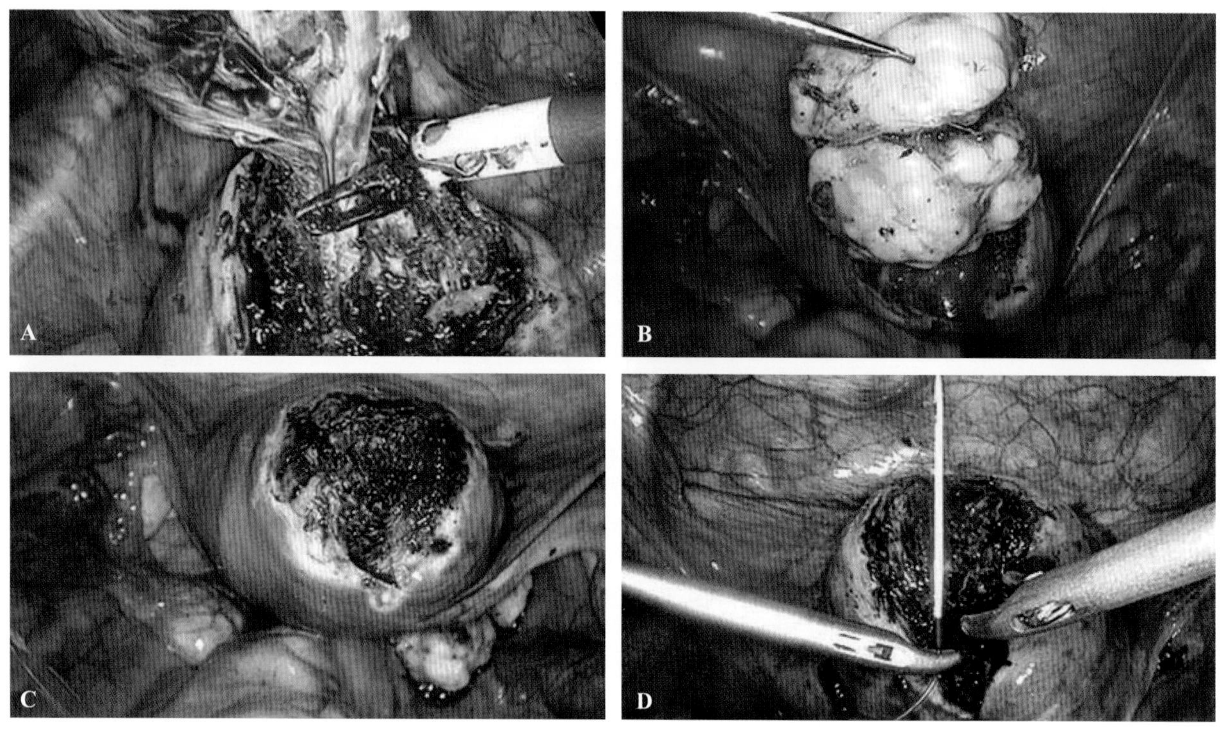

▲ 图 35-4　腹腔镜肌瘤摘除术

A. 最后凝结囊状血管；B. 双结节肌瘤完全摘除后；C. 在抽吸和冲洗下对出血血管的微小凝结；D. 用笔直或圆形的锋利针和单丝可吸收缝合线使切口边缘对合

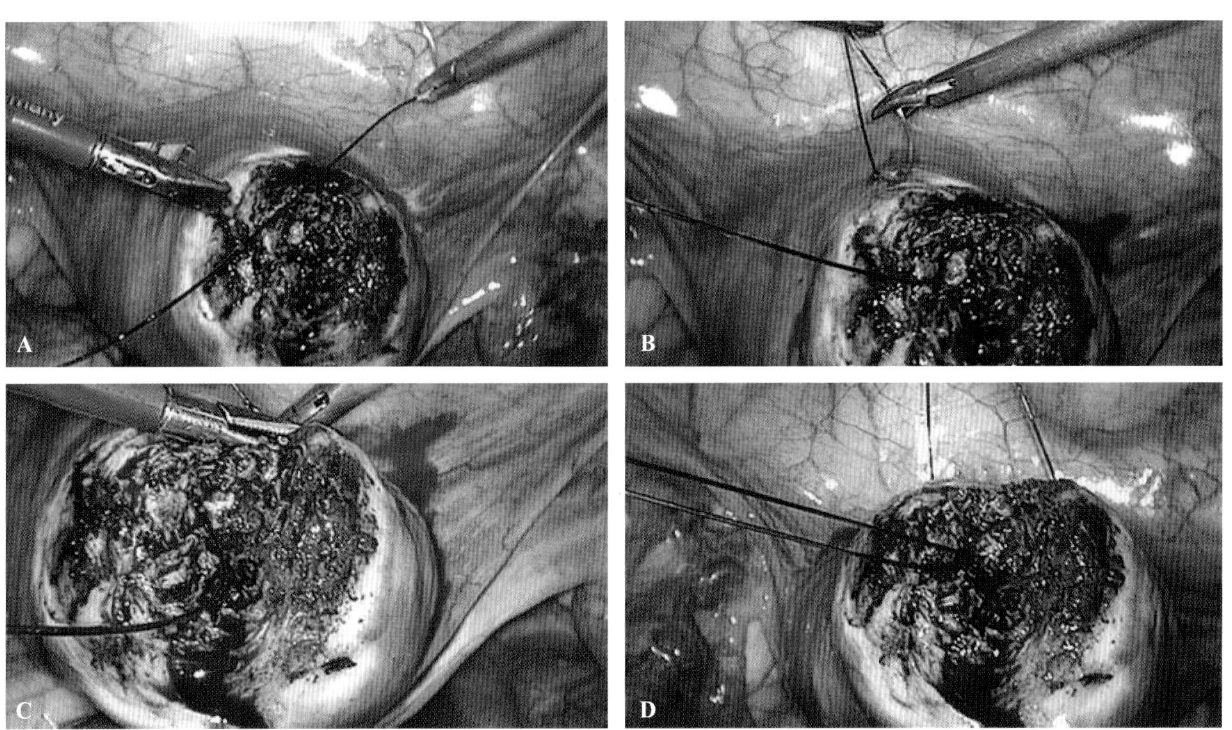

▲ 图 35-5 腹腔镜肌瘤摘除术，圆针缝合法的优点

A. 用镊子将切口角完全提起；B. 用圆针更容易抓住子宫肌层的较深层，出针，并使用右持针器简化了重新抓取操作；C. 最后缝合打结；D. 拔除针头，完成体外打结，并准备下推体外结

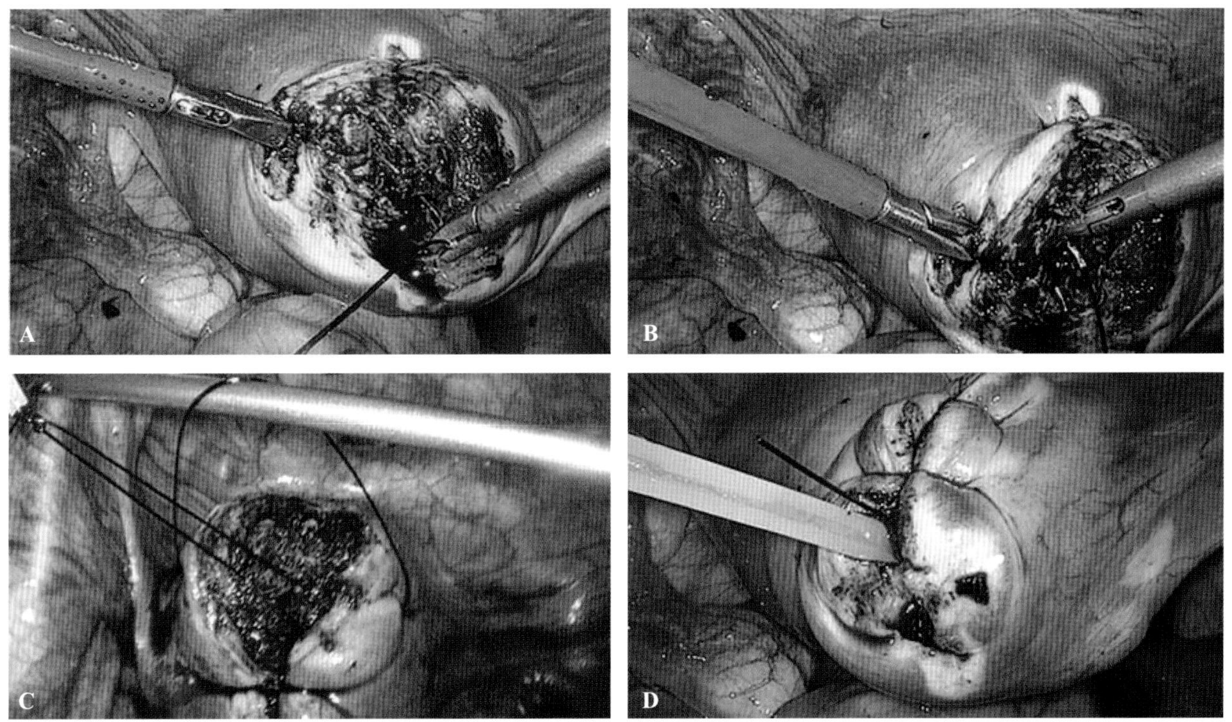

▲ 图 35-6 体外“von Leffern”结

A. 拉出缝合线，取下针头，半结；B. 左手握住结，用右手伸开；C. 从下方抓住短端并将其引回，在半挂结之前退出；D. 扭转结，保持笔直的缝合线并拧紧结

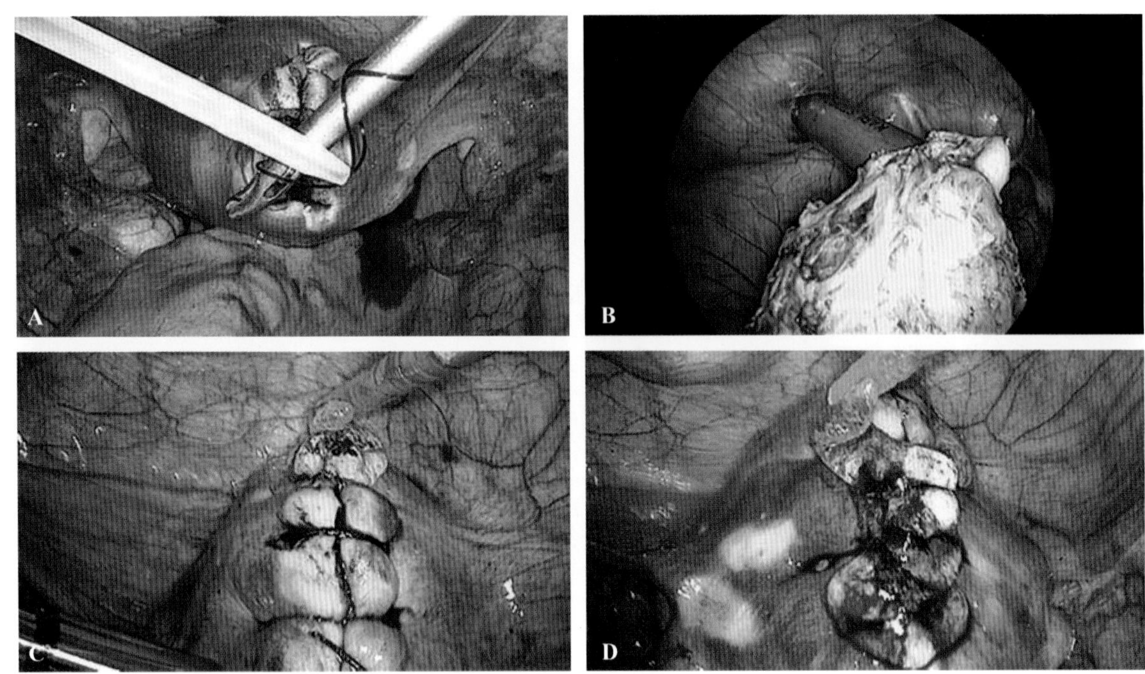

▲ 图 35-7 腹腔镜肌瘤摘除术

A. 第二条单针缝合线应尽可能在子宫伤口处深处开始；B. 针自左侧伤口边缘起始，同时配合手术钳操作；C. 完成缝合和体外 von Leffern 结。持针器将线拉起，同时避免牵拉线结时子宫壁撕裂（PDS）；D. 用塑料推杆将体外结压入伤口深处打结处，拉紧组织

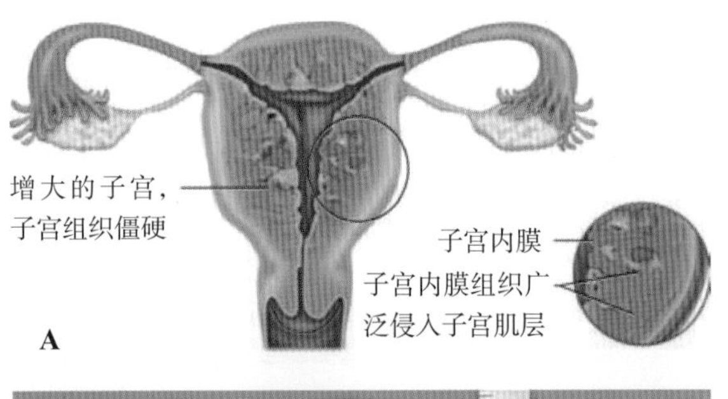


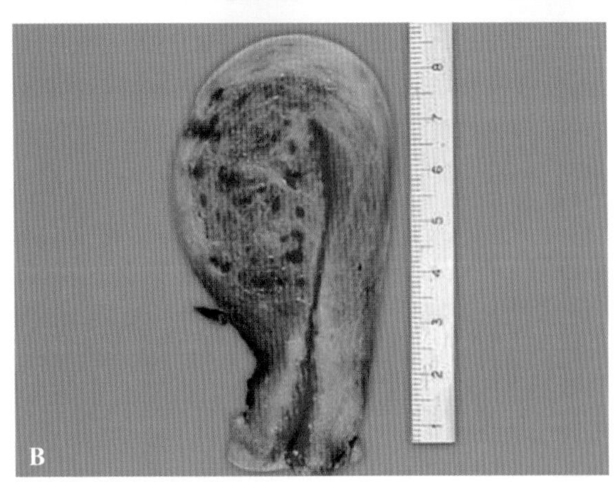


▲ 图 35-8 **A. 增大的子宫腺肌病的子宫示意图。子宫内膜异位灶散布在子宫肌层中。B. 矢状切开的解剖标本。后壁比前壁明显增厚，子宫内膜异位灶在子宫肌层壁中扩散分布**

表 35-1 **构成子宫切除术指征的 5 个主要诊断类别**

- 子宫平滑肌瘤
- 子宫内膜异位症和子宫腺肌病
- 盆腔器官脱垂
- 盆腔疼痛或感染（子宫内膜异位症除外）：盆腔炎、粘连
- 已知和未知起源的异常子宫出血
- 恶性疾病及其癌前病变

一旦决定进行子宫切除术，医生和患者必须决定是通过剖腹、阴式还是腹腔镜或机器人进行手术协助 [8-10]。每一种法都有其优点和缺点，术前必须向患者说明（图 35-19）。选择何种手术方式，还需要考虑到医生的技术和医院的硬件条件等因素（表 35-2）。

内镜治疗的最大优势在于，外科医生能够同时处理其他腹腔内并发症，如邻近器官的子宫内膜异位症或严重子宫腺肌病［骶韧带、主韧带、膀胱和（或）肠］及盆腔粘连。针对子宫腺肌病，尽管仍在讨论保留子宫的手术策略，且结论仍不明确，目

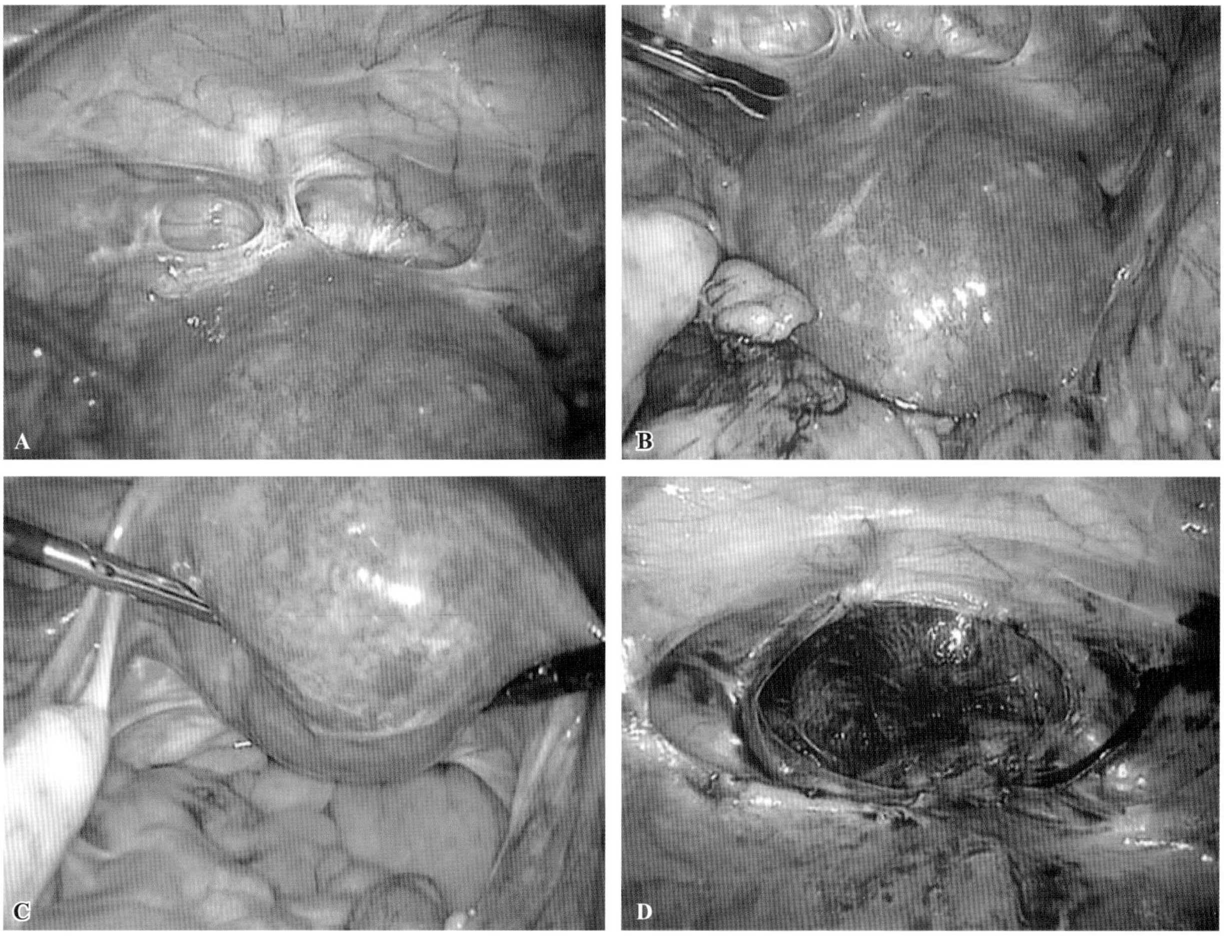

▲ 图 35-9　**A.** 严重痛经患者的腹腔镜表现；**A** 至 **C.** 大而柔软的子宫，前壁与膀胱腹膜广泛粘连；**D.** 粘连松解后，感觉子宫腺肌病已经通过子宫壁生长到了相邻的膀胱中

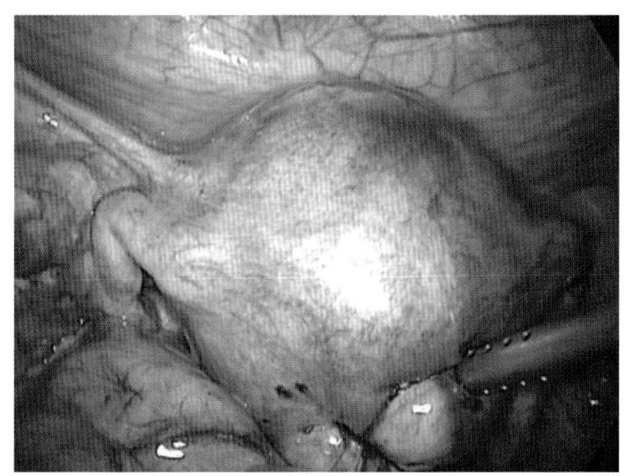

▲ 图 35-10　严重的痛经和性交困难的患者。蓝色染料注射显示了壁内血管，血管大量增加。这张照片也是典型的子宫腺肌病

前来看唯一可靠的治疗方法仍然是全子宫切除术。由于子宫腺肌病仅限于子宫，因此可以保留卵巢。

在许多情况下，保守治疗或保守性手术治疗意味着患者的治疗不足，患者随后可能需要再次手术。子宫次全切除术是一种折中方案，可以同时满足患者、社会和医生的需求。

这是子宫切除术中侵入性最小的方法。但是，必须向患者提供有关保留宫颈缺点的知情同意书。只有腹腔镜下全子宫切除术（LTH）才能从根本上预防肌瘤复发，并预防后续宫颈癌变或肉瘤等癌变，防止在切开子宫体和肌瘤粉碎术时细胞溢出，以及预防无法控制的出血和其他由子宫引起的问题。子宫腺肌病次全子宫切除术后相关症状的持续或复发仍然是有争论的话题。

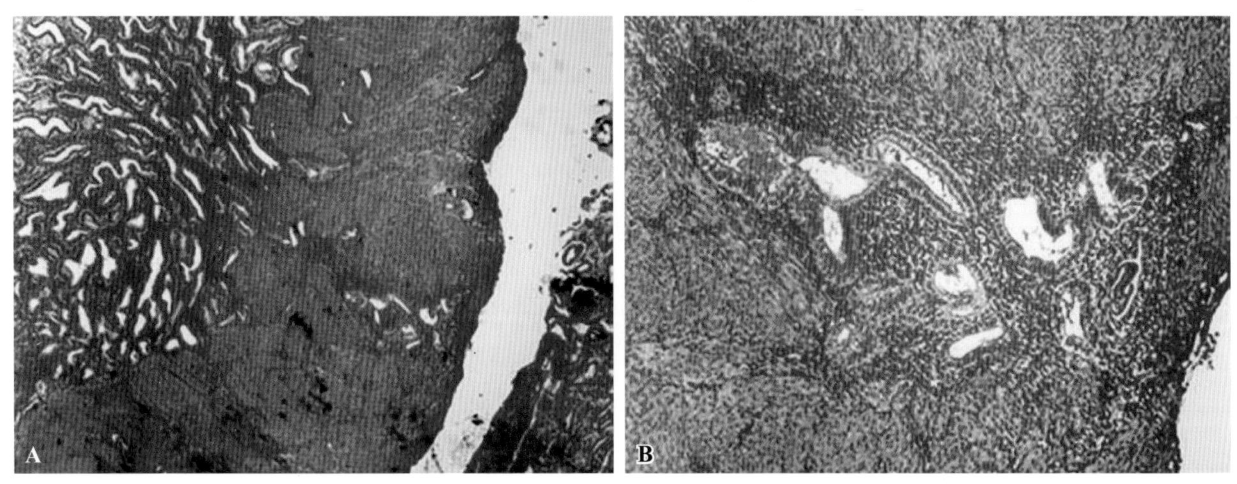

▲ 图 35–11 **A.** 在早期分泌阶段，低倍放大切除的子宫内膜及其附近的子宫肌层组织；**B.** 子宫肌层间质中的子宫内膜分泌腺岛，与子宫腔无关。显然，子宫内膜完全参与了内分泌循环

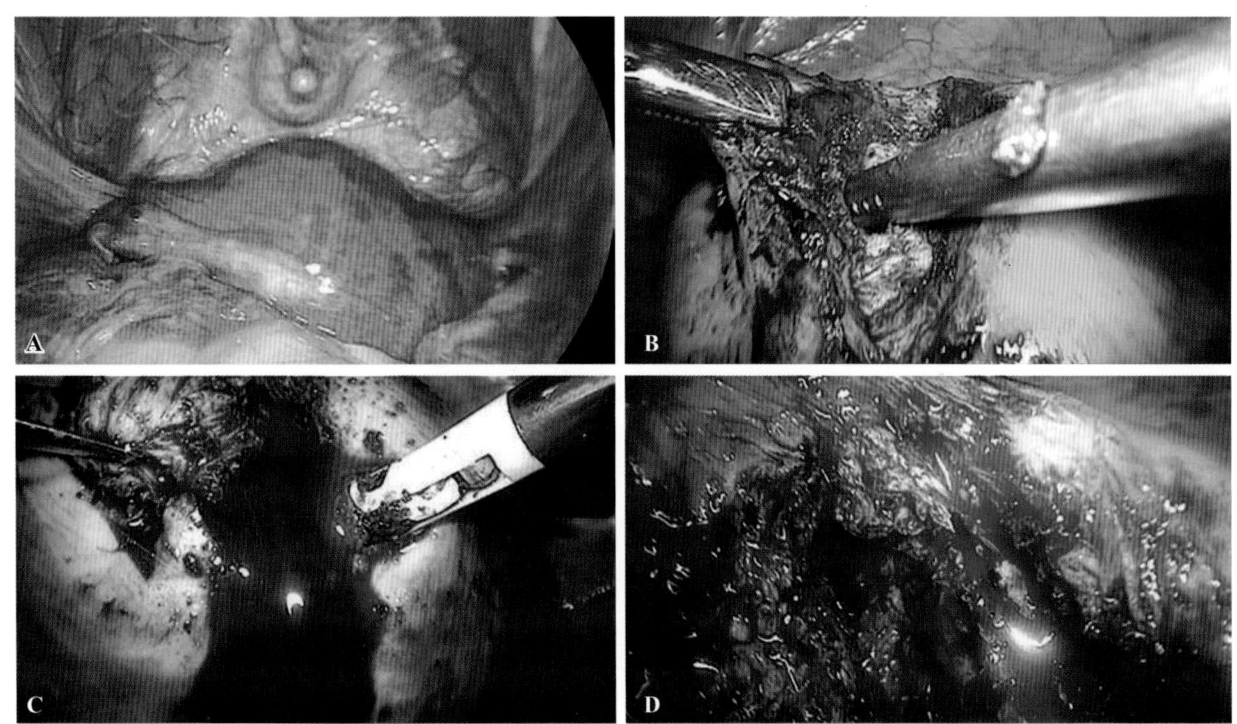

▲ 图 35–12 **A.** 不对称子宫，怀疑子宫内膜异位在左侧输卵管，可见中央占位性病变；**B.** 打开怀疑是肌瘤的中央壁内病变；**C.** 进入子宫腺肌瘤后的巧克力样液体；**D.** 在放大后甚至可以看到包括子宫内膜中层组织在内的肌壁层

## 三、腹腔镜下全子宫切除和次全子宫切除

内镜手术不依赖外科手术技术（次全子宫切除术或全子宫切除术），是理想手术目标。一些妇女希望保留宫颈，认为这可能会影响子宫切除术后的性满意度。切除宫颈会导致过度的神经和解剖学上的破坏，从而导致更大的手术和术后并发症，如阴道缩短、穹隆脱垂、异常残端肉芽组织及输卵管脱垂倾向。系统地回顾三项针对良性妇科疾病行全子宫切除术与次全子宫切除术的随机对照试验。结论如下所示[11]。

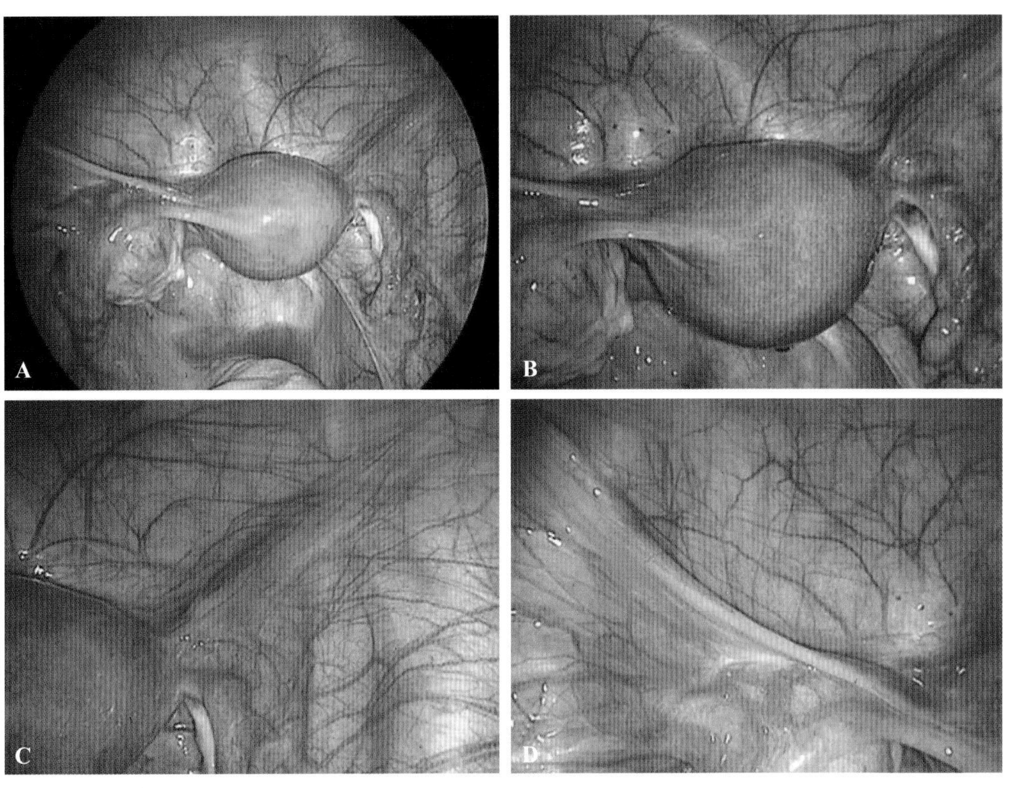

▲ 图 35-13　痛经患者的腹腔镜表现

A 和 B. 子宫增大且不规则，浆膜血管丰富。慢性疾病引起圆韧带的不对称。C. 右侧较短；D. 左侧

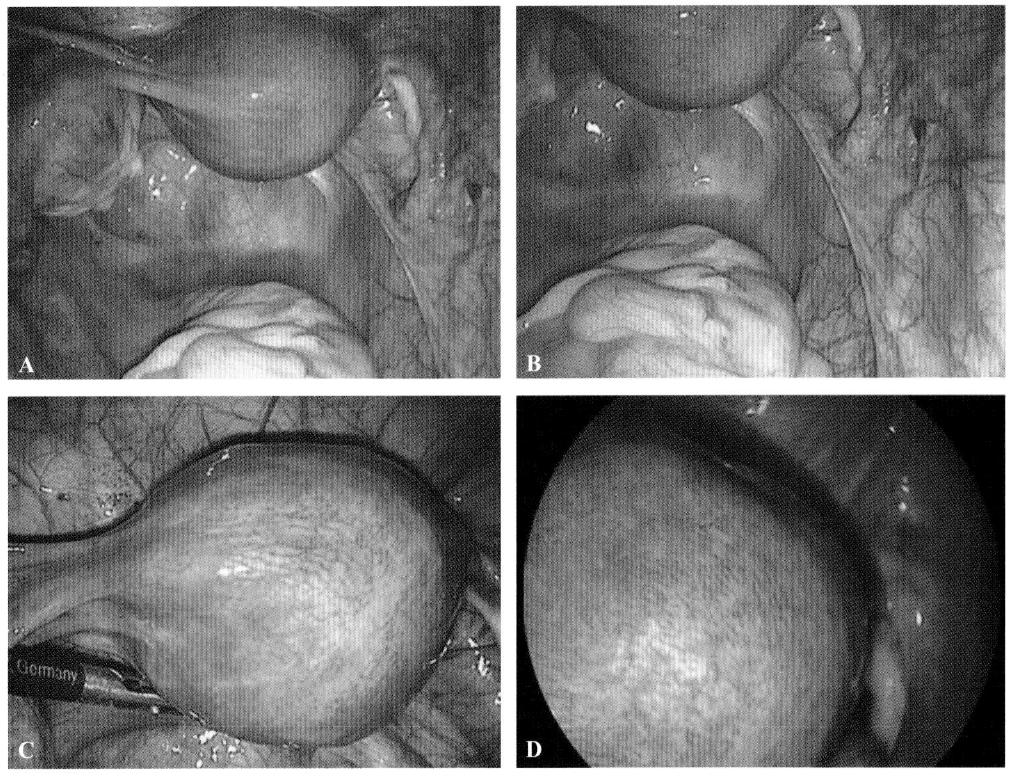


▲ 图 35-14　**A** 和 **C.** 子宫似乎活动性较差，以某种方式固定在骨盆中；**B.** 输尿管上方的腹膜处于紧张状态，可从骶韧带上划出界线；**C.** 子宫表面血管丰富；**D.** 管道的流出端似乎很陡

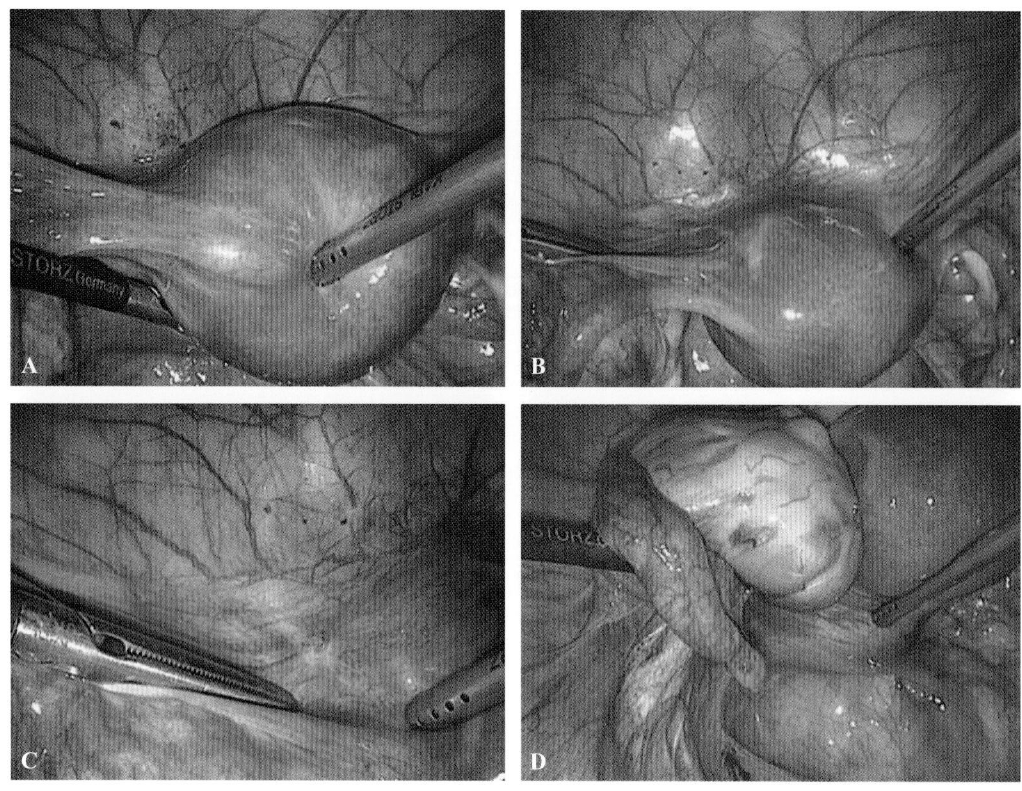

▲ 图 35-15 **A.** 用钝器拍打子宫表明其弹性较差；**B.** 结构紧密但血管丰富；**C.** 子宫前下壁的子宫内膜异位结节；**D.** 卵巢窝固定和左卵巢囊性增大。输尿管在腹膜后可见，可提起至固定区域

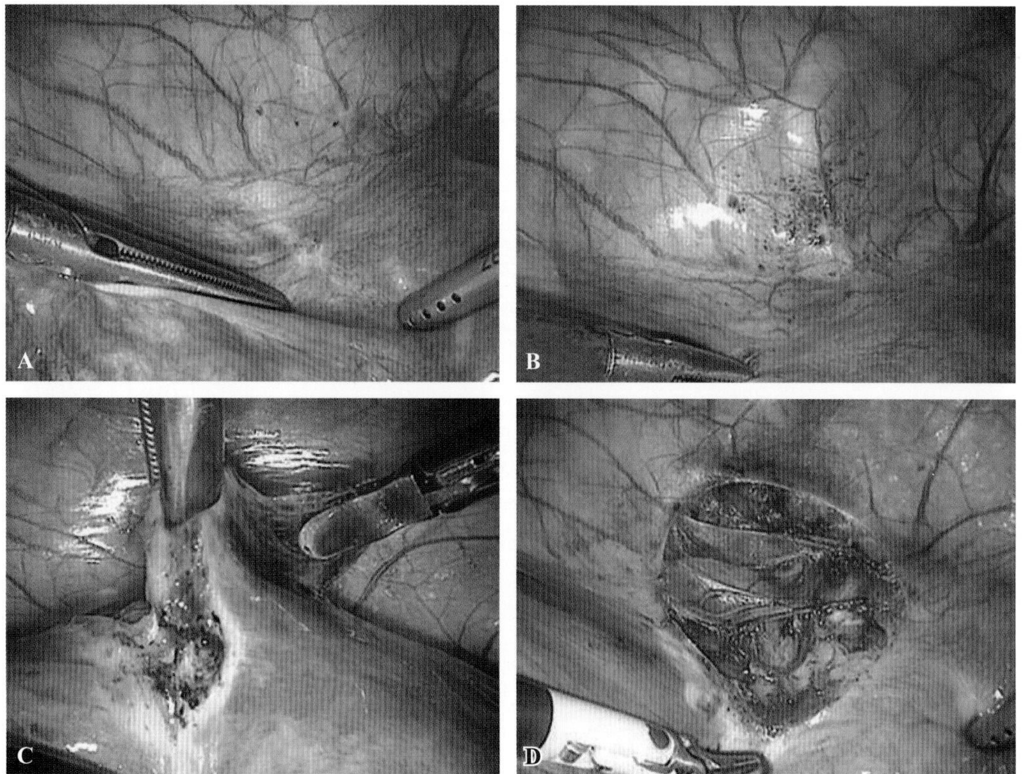

▲ 图 35-16 切除子宫下前下壁的子宫内膜异位结节；**B.** 因其血管丰富且易碎，以至于邻近的膀胱腹膜也受到了影响

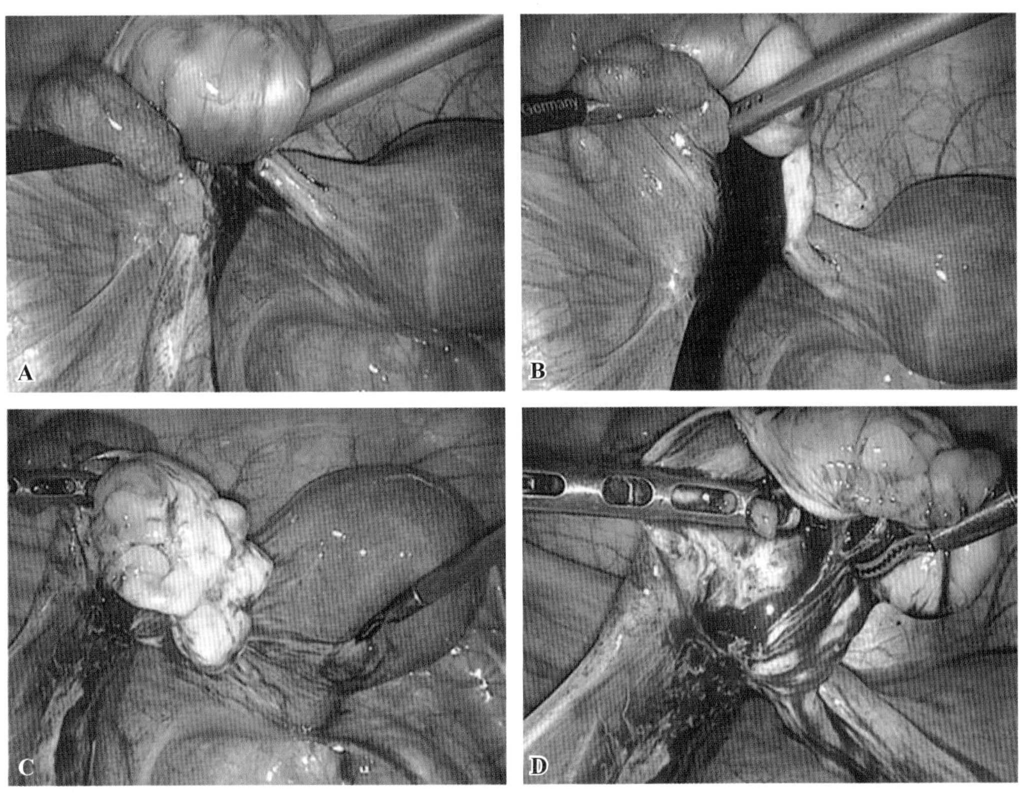


▲ 图 35-17 **A** 和 **B.** 将卵巢从卵巢窝中取出并将其从腹膜粘连中松解开，发现子宫腺肌瘤。**C** 和 **D.** 以腹膜结节为界限，卵巢窝的深度受疾病影响。这些结节通常与主韧带或子宫骶韧带相连

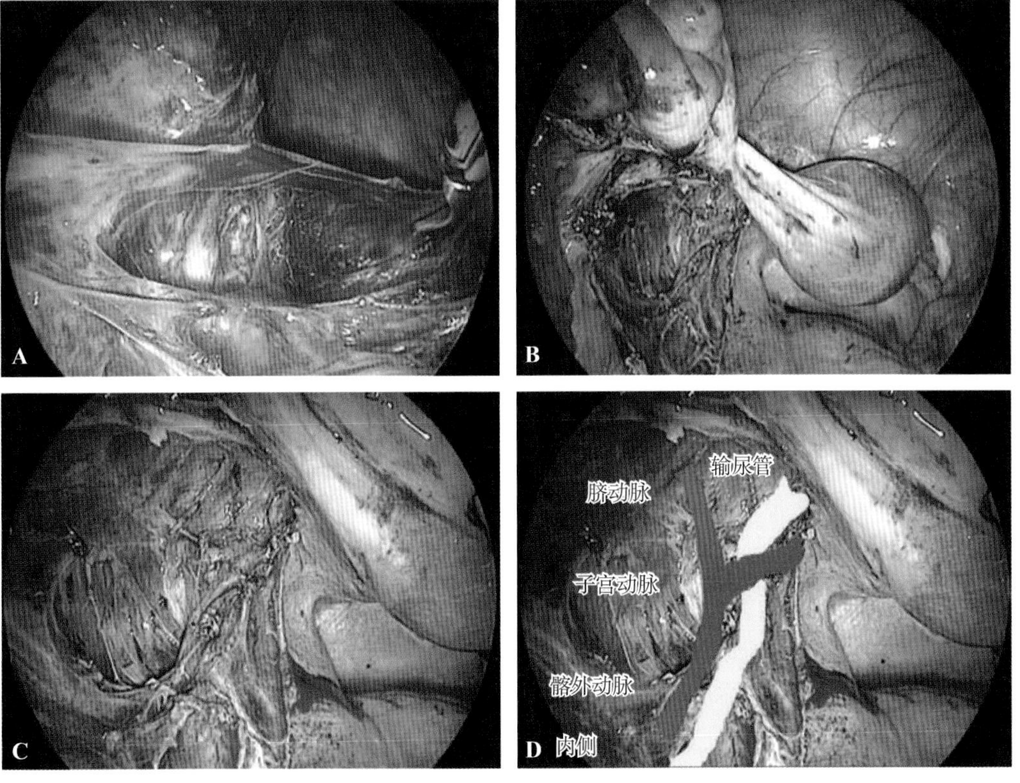


▲ 图 35-18 打开腹膜壁以切除有症状的子宫内膜异位结节。盆腔壁的输尿管和血管可以与腹膜和子宫内膜异位结节完全分开。输尿管或血管本身很少侵犯。如果被侵犯则需要特殊的手术治疗

- 大小便失禁、便秘或性功能测量（性满意度、性交困难）无明显差异。
- 与全子宫切除术相比，次全子宫切除术的手术时间和术中失血量明显减少。但是，患者需要输血的可能性没有差异。

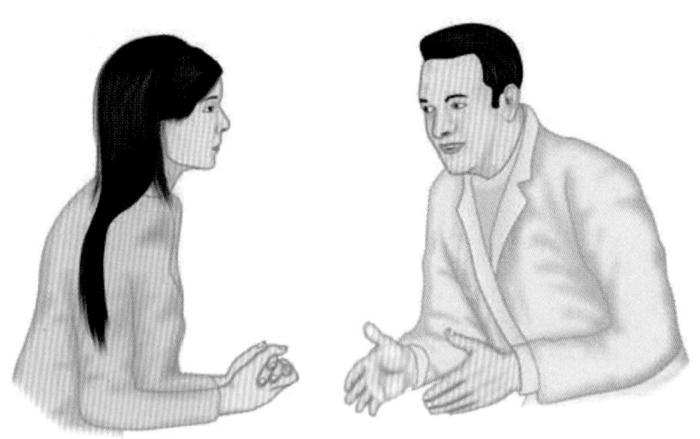

▲ 图 35-19 **真正的善解人意的术前咨询必须包括对患者的理解和尊重**

- 子宫次全切除术后，发热的可能性较小，术后1年持续的周期性阴道出血发生率可能性更高。
- 其他并发症发生率、手术恢复率或再次入院率没有差异。

随机试验表明，在短期内，宫颈的保存或切除不会影响随后的盆腔器官脱垂的速度。

宫颈的解剖学和功能优势在于其主韧带和骶韧带均保留在原位（图35-20至图35-24）。

腹腔镜保留宫颈的子宫切除术与剖腹子宫切除术相比，优势包括更短的手术时间和更短的住院时间。此外，进行全子宫切除术的患者由于没有阴道残端开裂的风险，因此能够更早地承受负荷[12]。一些研究报道了部分子宫切除术后恢复期较短，但是随机试验的数据并不支持。在一项前瞻性队列研究中，与全子宫切除术相比，保留宫

表 35-2 **阴式、剖腹和腹腔镜下子宫切除术的比较***

| | |
|---|---|
| **阴式子宫切除术与剖腹子宫切除术的比较** | |
| 优点 | • 住院时间短（平均相差1天，95%CI 0.7～1.2）<br>• 恢复正常活动的速度更快（平均相差9.5天，95%CI 6.4～12.6）<br>• 更少的感染或发热（OR=0.42，95%CI 0.21～0.83）<br>• 局部麻醉的可能性 |
| 缺点 | • 不能同时进行并发症手术<br>• 同时行附件手术困难 |
| **腹腔镜下子宫切除术与剖腹子宫切除术的比较** | |
| 优点 | • 失血量少（平均相差45.3ml，95%CI 17.9～72.7）<br>• 住院时间短（平均相差2天，95%CI 1.9～2.2）<br>• 恢复正常活动的速度更快（平均相差13.6天，95%CI 11.8～15.4）<br>• 更少的伤口感染或发热（OR=0.32，95%CI 0.12～0.85） |
| 缺点 | • 更长的手术时间（平均相差10.6min，95%CI 7.4～13.8）<br>• 尿路损伤更多（OR=2.61，95%CI 1.22～5.60） |
| **腹腔镜下子宫切除术与阴式子宫切除术的比较** | |
| 优点 | • 可以同时进行并发症手术<br>• 几乎不需要术前评估 |
| 缺点 | • 除了更长的手术时间外，结果相似（平均相差41.5min，95%CI 33.7～49.4）<br>• 更贵 |

*. 机器人辅助的腹腔镜下子宫切除术属于腹腔镜下子宫切除术的范畴

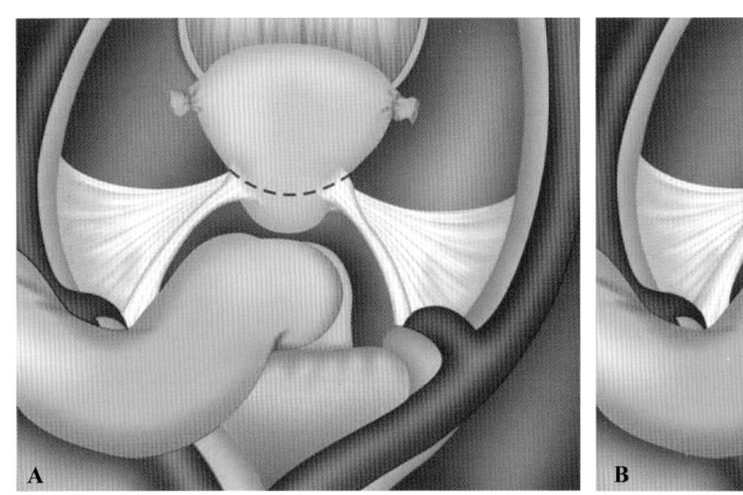
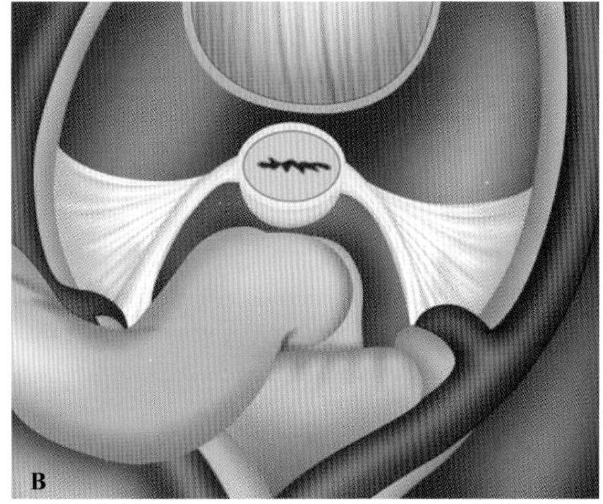

▲ 图 35–20 留有宫颈残端的次全子宫切除术或宫颈上方子宫切除术的示意图。骶韧带和主韧带保持不变。内侧室未打开

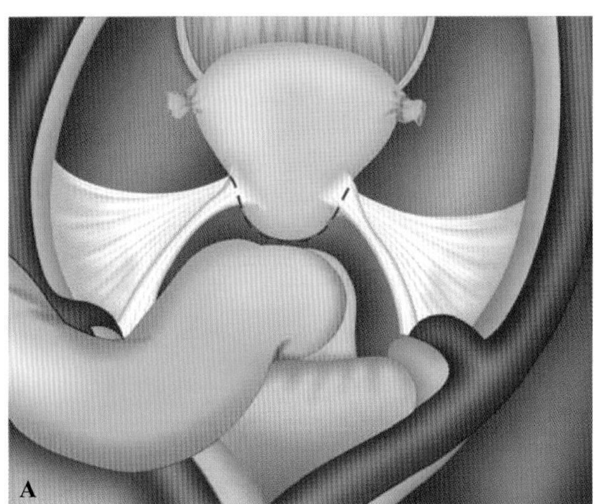
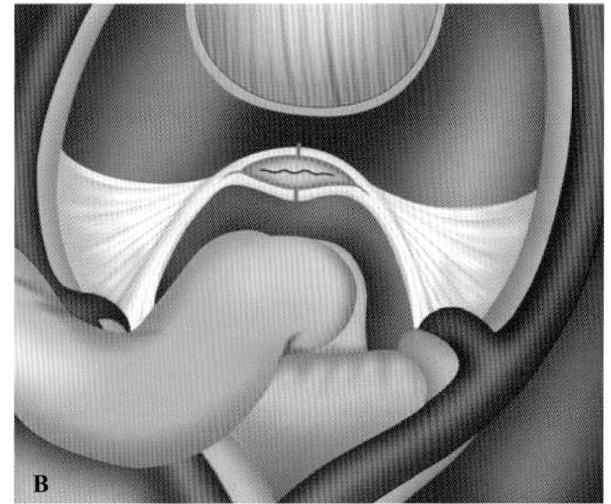

▲ 图 35–21 相比之下，在腹腔镜下全子宫切除术中，中间腔室被打开，宫颈从中摘除。在筋膜内子宫切除术中，周围的韧带保持完整，阴道残端得以保留

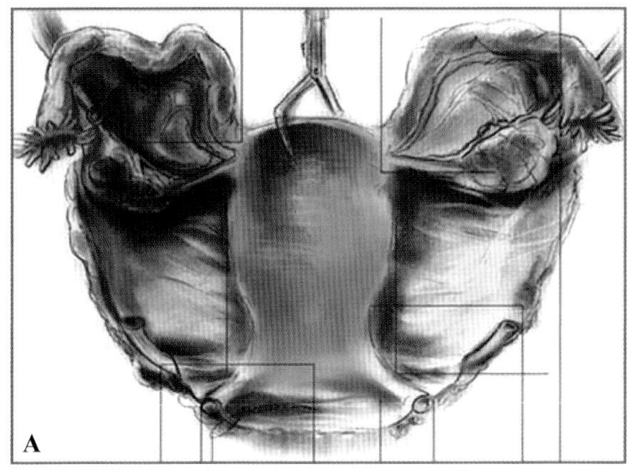
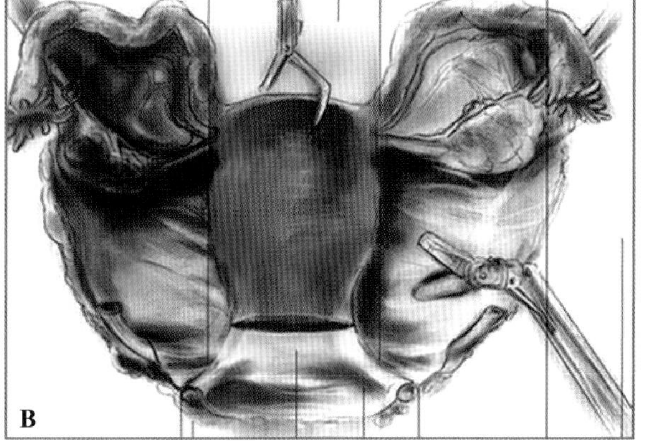

▲ 图 35–22 参照周围组织进行的子宫次全切除和全子宫切除的概述。**2** 种方法均省略骶韧带

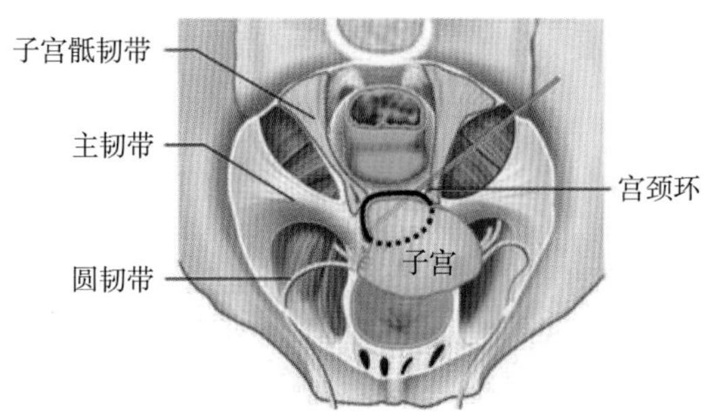


▲ 图 35-23　假想横断面，显示 3 个空腔和宫颈环，在整个腹腔镜下子宫切除术中将其他部分去除。闭合阴道残端时必须重建解剖结构

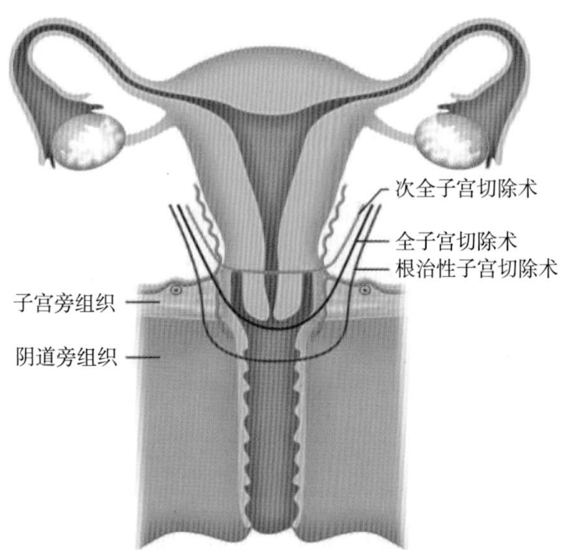


▲ 图 35-24　次全、全和根治性腹腔镜下子宫切除术中的切除线示意图

在良性情况下可以使用举宫器，只有子宫动脉的上升支需要凝结并切断。当严格遵守该手术的技术要求时，输尿管距凝结区安全距离约 2cm。所有根治性操作都有高风险

颈的子宫切除术在短期生活质量评分方面的改善更大，但是术后疼痛或恢复日常活动的时间没有差异 [13]。在全子宫切除术中，可能会损伤尿道，因尿道离宫颈距离较盆壁更近。但是，尚未进行旨在证明该临床观察结果的临床试验。

其他差异包括子宫切除术后的身体形象和健康状况。与接受全子宫切除术的女性相比，接受部分子宫切除术的女性的身体形象和健康相关的生活质量明显更好。两组都报道了性满意度得到改善 [14]。

次全子宫切除术的唯一绝对禁忌证是子宫体或宫颈的恶性病变或癌前病变。广泛性子宫内膜异位症是相对的禁忌证，因为这些妇女在保留宫颈后可能会经历持续的性交困难。迄今为止，仍低估了子宫腺肌病的特殊性。子宫在腹腔内粉碎时，如果没有将粉碎的子宫收集在袋子中，子宫腺肌病可能扩散到腹腔中。患者可能会发生小腹的持续性疼痛。在腹腔镜保留宫颈子宫切除术（LSH）中，宫颈或宫颈后 / 宫颈前间隙的累及被忽略，常常导致通往卵巢窝的骶韧带或外侧主韧带也受到影响。在这些情况下，子宫腺肌病已通过子宫壁生长到邻近器官，或伴有子宫内膜异位症。为了排除引起症状的所有原因，建议去除所有可见的子宫内膜异位相关病灶。如果正确操作 LTH，则很少有其他风险或不良反应。因此，在子宫腺肌病的情况下，我们会向患者详细说明情况并建议 LTH（个人观点）。支持 LTH 的要点包括尿失禁病例较少，脱垂和子宫颈残端问题发生较少。但是，在大多数情况下，次全子宫切除术速度更快，并且术中和术后并发症较少。我们缺乏同时切除宫颈的令人信服的数据。该疾病很少侵及宫颈 [15, 16]。

择期行保留宫颈的子宫切除术之前应先进行宫颈细胞学检查，以确认不存宫颈上皮内瘤变（PAP 涂片）。进行了保留宫颈的子宫切除术的女性应根据其年龄和危险状况的标准指南筛查宫颈癌。对于子宫出血异常（尤其是子宫出血）的患者，在进行保留宫颈的子宫切除术之前应排除子宫内膜癌或任何类型的肉瘤。

有时宫颈需要在以后单独进行手术。因为常发生解剖空间不能被清楚地显露并且粘连，所以肠和膀胱损伤频繁。但是，这种方法很容易被接受，因为与随后的手术相比，第一次手术的风险较小。希望最大限度降低后续手术可能性的患者可能更喜欢 LTH。

## 四、子宫切除术同时需要切除输卵管或卵巢吗

根据有关预防卵巢癌和输卵管疾病的现有数据，我们建议在适当咨询后同时进行输卵管切除术。

尽管有上述事实，但近年来，世界范围内骨盆底矫正的数量已显著增加。这是人口变化的结果。2000 年，在美国，年龄在 65 岁以上的女性为 3480 万（占 12.7%）。到 2030 年，这一数字将上升到 7030 万（20%）。预计德国将发生类似的人口变化[17]。2011 年，年龄在 65 岁以上的妇女占总人口的 20%，到 2060 年，这一比例将上升到 35%。在欧洲国家，英国、法国、荷兰和瑞典[17]，65 岁及以上女性盆腔器官脱垂（pelvic organ prolapse，POP）修复率为 30%～50%[18]；在 80 岁以上的女性中，这一比例仍为 11%[19]。

子宫切除术后脱垂的发生率有所不同。据报道，子宫切除术后 3 年的累积风险为 1%，15 年后的累积风险约为 15%。进行全子宫切除术时，患病风险高 5.5 倍。其报道发病率为 46%[19-22]。除了既往存在的脱垂风险外，是随着寿命的每 10 年增长，阴道分娩和年龄的风险增加 1 倍[23]。显然，应用手术技巧及一些预防脱垂的策略也会影响脱垂的发生率[24]。

腹腔镜下全子宫切除术涉及子宫和宫颈的切除，整个过程在腹腔镜下进行。通常可以通过阴道穹隆取出标本。腹腔镜辅助阴式子宫切除术（LAVH）已完全被腹腔镜技术所取代，腹腔镜缝合技术学习曲线的缩短已使其成为一种标准术。腹腔镜手术存在的优势包括住院时间更短、康复更快、美观、感染更少。应讨论的下一个问题是 LSH 术后保留盆底的现有结构或对其进行重建，是否可以减少脱垂的风险。在已有缺陷的情况下，LTH 可以充分固定骨盆底，从而最大限度地减少子宫切除术后脱垂的风险。可以在 2 种手术中同时使用网状植入物，如用于阴道 – 骶骨固定术的网状植入物。

我们的腹腔镜筋膜内子宫切除术的多模式概念旨在完整切除病灶，同时降低子宫切除术后脱垂的风险。

- 清除所有存在的病灶，如粘连或子宫内膜异位症，并界定子宫腺肌病的程度。
- 筋膜内子宫切除术中保留宫颈周围筋膜，而在腹腔镜下全子宫切除术中切除了这些筋膜结构。
- 技术 1：原发性子宫动脉夹闭 / 结扎。
- 技术 2：经典筋膜内子宫切除术。
- 封闭阴道残端的技术。

## 五、腹腔镜下子宫切除术技术的发展和仪器

在 Harry Reich 最初报道该手术后，腹腔镜下子宫切除术的普及率逐渐上升[25, 26]。随后出现了许多方法，如腹腔镜辅助阴式子宫切除术（LAVH）、LSH、LTH 和腹腔镜筋膜内子宫切除术。LTH 的学习难度更大，最初并发症发生率相当高[5]。新仪器的开发和持续培训改善了这种情况。举宫器的引入有助于经典的筋膜内概念。如今，这已成为每位妇科医生进行 TLH 手术的目标术式。Hohl 使用了 Kurt Semm 的经典筋膜内保留宫颈的子宫切除术（CISH）[27] 的手术，在使用举宫器的同时进行了进一步开发[28]。大多数可用的机械手由于易于操作、可重复使用和耐用而被广泛认可。子宫可以向各个方向移动，而举宫器的椭圆形长尖端可以使腹腔的阴道和阴道旁组织松动。在用单极电钩将子宫从阴道上切下并对准举宫器尖端时，可以将举宫器笔直推向手术领域。

绝大多数机械手都配有一个陶瓷帽，该陶瓷帽可形成一个光滑的工作平面。因此，通常不需

要分离膀胱。应当指出，即使在剖宫产后，使用举宫器进行膀胱解剖也是有用且安全的。举宫器的应用复制了腹部子宫切除术中的经典操作，输尿管不进入手术范围。通过帽盖可进行筋膜内子宫切除术，从而保留韧带并避免阴道缩短。光滑的切割边缘有利于阴道闭合（图 35–25）。

要考虑的要点包括：①陶瓷盖上可以使用单极性电流。双极电流会引起较大的损伤，存在随后伤口愈合问题和阴道残端裂开的风险。在子宫切除术中使用超声刀进行解剖时，需要注意超声

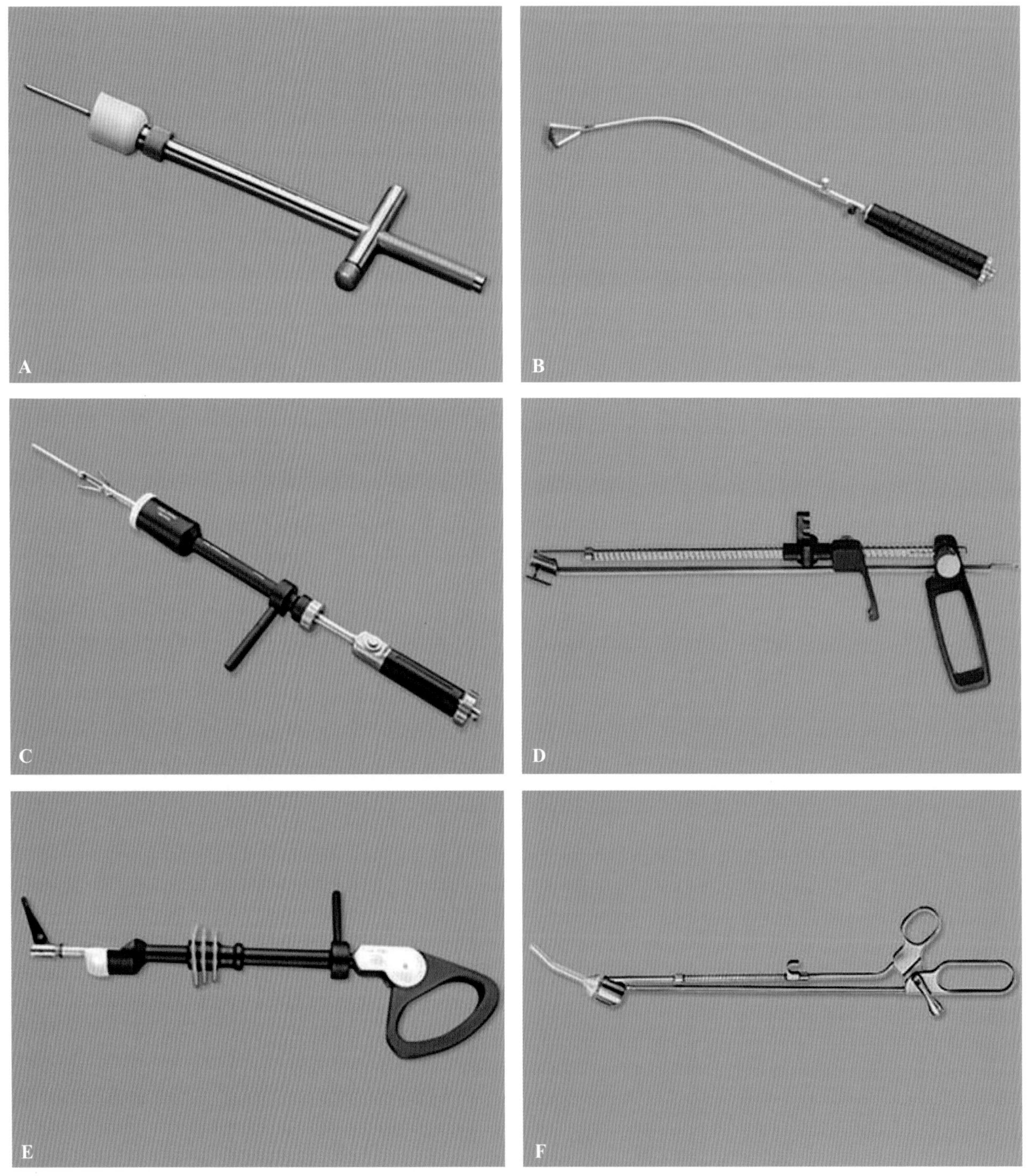

▲ 图 35–25 **A. Hohl 举宫器（Storz）；B. Dionisi 举宫器（Storz）；C. Mangeshikar 举宫器（Storz）；D. RfQ 举宫器；E. Clermont–Ferrand 举宫器（Storz）；F. Braun 举宫器**

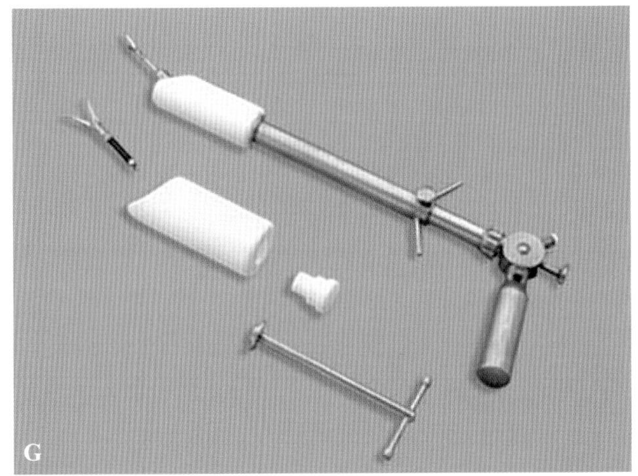

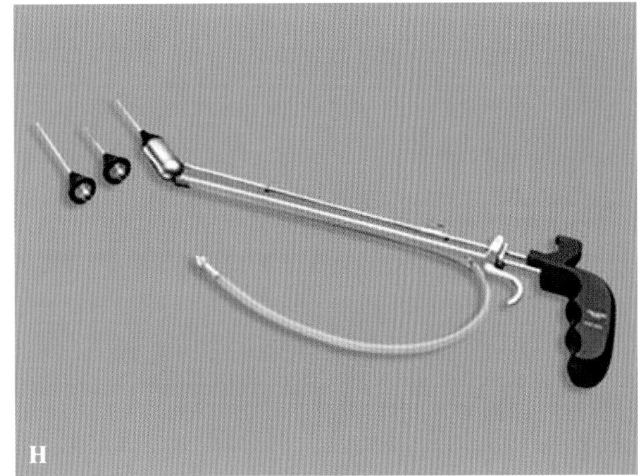

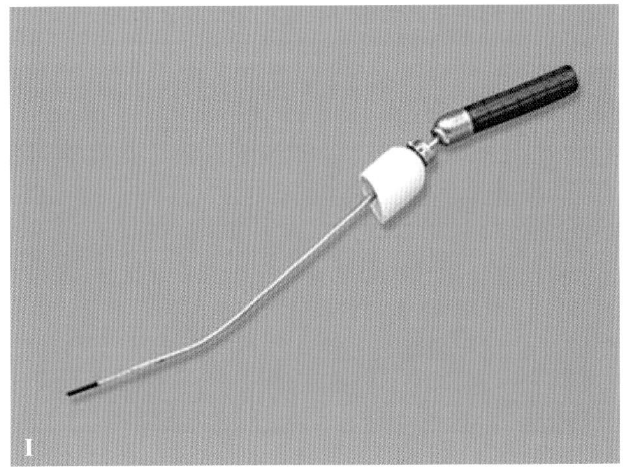

▲ 图 35-25（续） **G. Koninckx** 举宫器（**Storz**）；**H. Tintara** 举宫器（**Storz**）；**I. Donnez** 举宫器（**Storz**）

对设备的破坏效果。②筋膜内子宫切除术中的阴道开口非常小，并保留了圆韧带。大子宫可能需要粉碎。广泛的子宫内膜异位或腺肌病可能侵及圆形韧带，发现后必须切除[28]。

其他器械可以是一次性的或可重复使用的。一次性组织闭合器械更快，不需要经常更换。但是器械昂贵，并且组织层的融合导致解剖结构不清晰。双极钳是必不可少的。体外缝合（PDS 1.0）很有帮助，尽管体内缝合（Vicryl）足以闭合阴道。单极电钩有助于清除子宫内膜异位病灶并将子宫从举宫器上移除，也可以用双极钳和剪刀代替。如果子宫较大，则可使用抓钳将子宫提起。粉碎器可以避免一些粉碎子宫过程中的问题。

## 六、术前注意事项和准备

如果在阴道检查和超声检查中怀疑患者患有严重的子宫内膜异位症（图 35-26 和图 35-27），且患者有病史，则有必要进行进一步的诊断检查，如 MRI、膀胱镜检查、直肠镜检查或内镜检查（图 35-28 和图 35-29）。然后才可考虑进行择期跨学科手术（图 35-30 至图 35-32）。

子宫切除术必须应用抗生素预防感染，如第二代头孢菌素。如果怀疑肠受累，则必须注射 1 次甲硝唑。抗生素应在手术开始前约 30min 使用。

仪器包括戳卡、举宫器（仅适用于 LTH）、持针器和缝合线。另外，还需要用于凝结的器械、抓钳、剪刀、窗钳和抽吸冲洗装置。如果可以使用自动装置，则必须对器械进行相应的调整。可选择使用带有电凝刀的热装置。

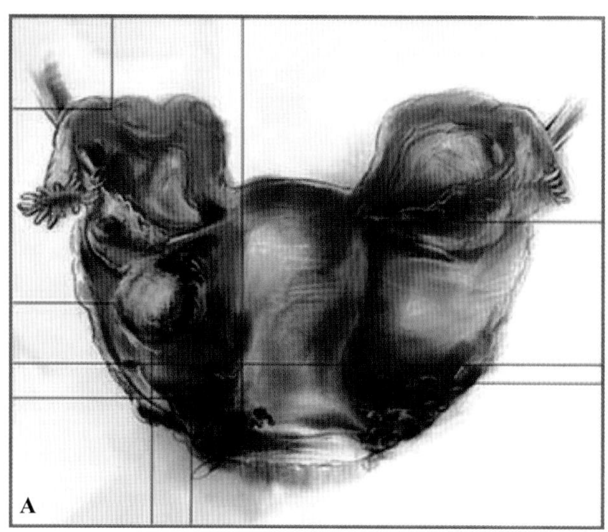


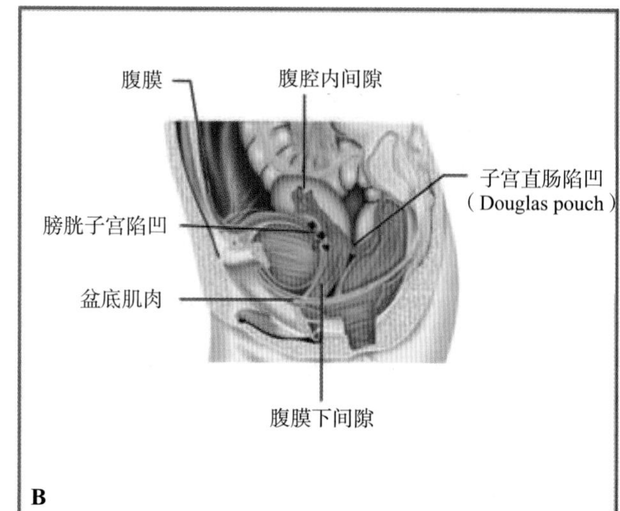


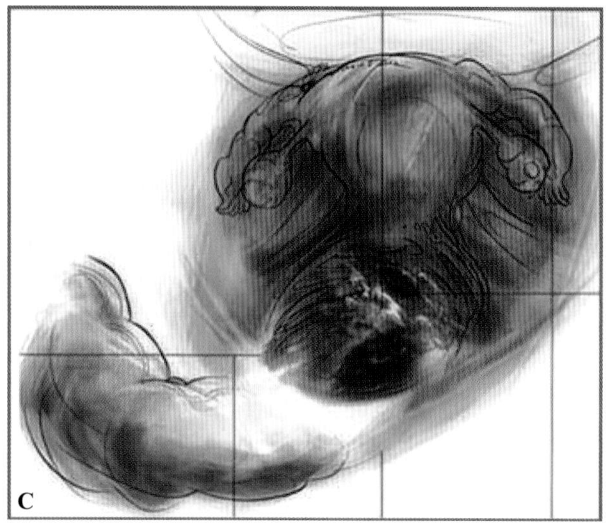


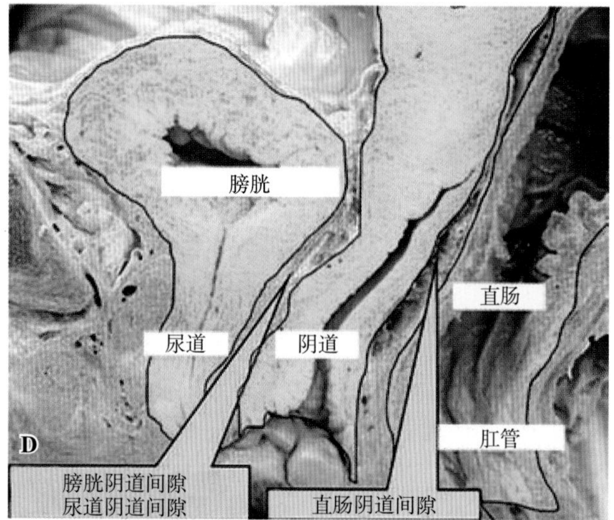


▲ 图 35–26　与解剖标志有关的严重子宫内膜异位

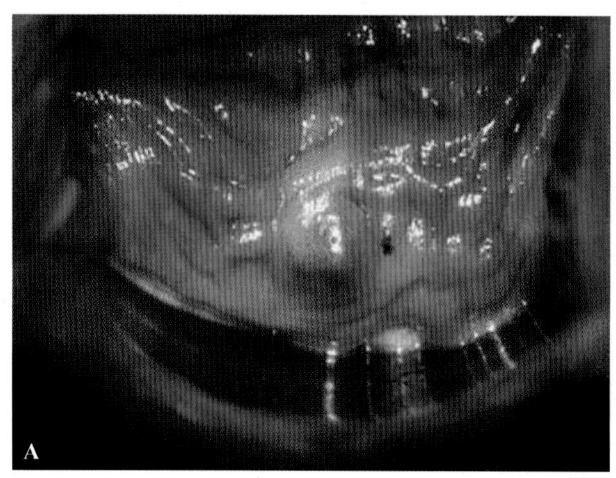


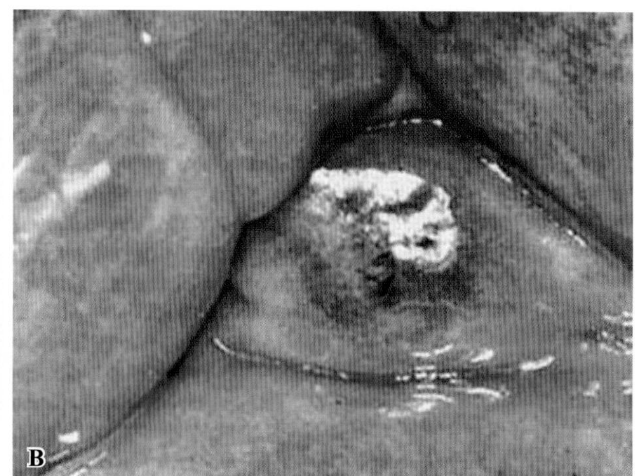


▲ 图 35–27　阴道壁后小的子宫内膜异位结节和另一例严重阴道深部浸润性子宫内膜异位症

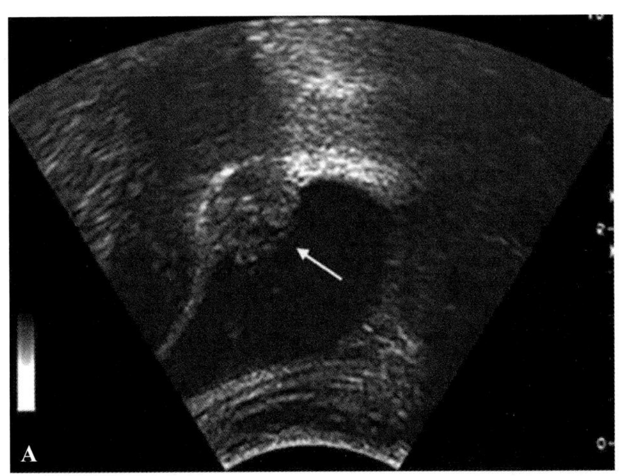


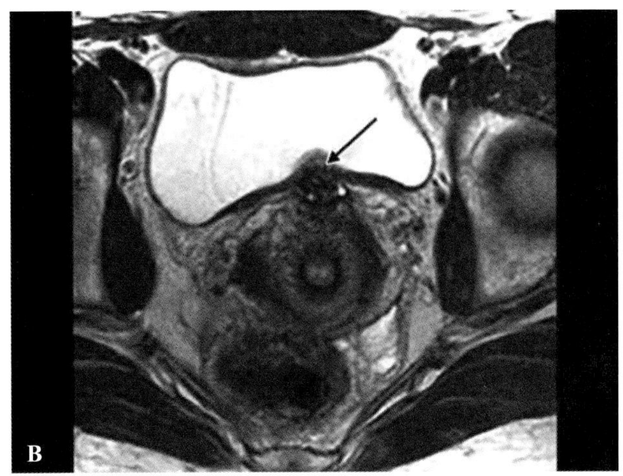


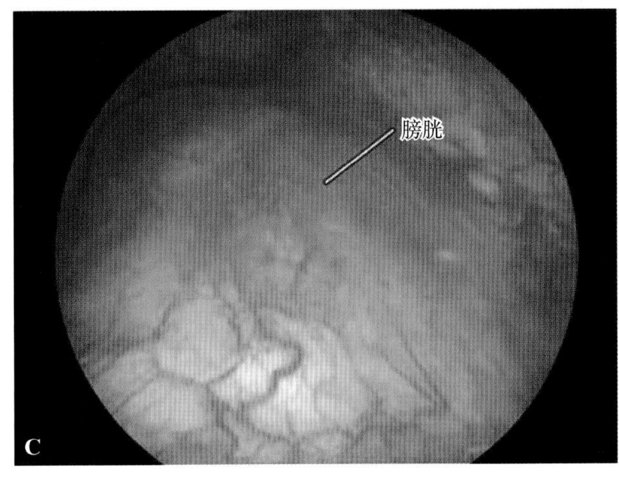


▲ 图 35-28　A. 阴道超声检查子宫前壁与膀胱之间的孤立结节（膀胱阴道间隙）；B.MRI 扫描；C. 同一患者的膀胱镜检查

## 七、前提条件

肥胖或并发症、大子宫或多发性肌瘤的子宫不是腹腔镜手术的禁忌证。但是，在这些情况下，必须事先与患者讨论术前评估和麻醉程序。可能需要将戳卡放置在腹壁的更高位置，并且外科医生可能需要比通常的 2 个辅助戳卡更多的器械。如果子宫较大，则必须向患者解释粉碎的必要性及其风险。

### （一）保留现有结构的筋膜内子宫切除术

腹腔镜下全子宫切除术的手术步骤

步骤 1：首先在麻醉后进行进一步的阴道检查，当没有发现阴道或直肠病变时置入举宫器。

步骤 2：端口放置——手术的第一步是举宫器的放置（图 35-25）[29]。有许多种进入技术可供使用。在最近几年中，更习惯在直视下操作。尽管如此，此处显示了 Kiel 大学 Schleswig-Holstein 大学医院的 Kurt Semm 和 Liselotte Mettler 在 19 世纪 80 年代描述的传统进入技术，在 Kiel 妇科内镜学校仍使用该方法。

### （二）光学戳卡

气腹针技术及 $CO_2$ 气体

插入气腹针时，手术台需要处于水平位置。形成气腹后头高臀低位倾斜。气腹针最常见的进入部位是脐区域。由于在此水平上腹壁最薄，因此切开深切口可确保进入腹膜腔。在切开皮肤之前，建议先触摸主动脉的走向并确定分支。这样可以进行检查和腹部触诊，以发现任何异常肿块（图 35-33 至图 35-35）[30]。

必须对气腹针进行测试，以确保阀弹起，并

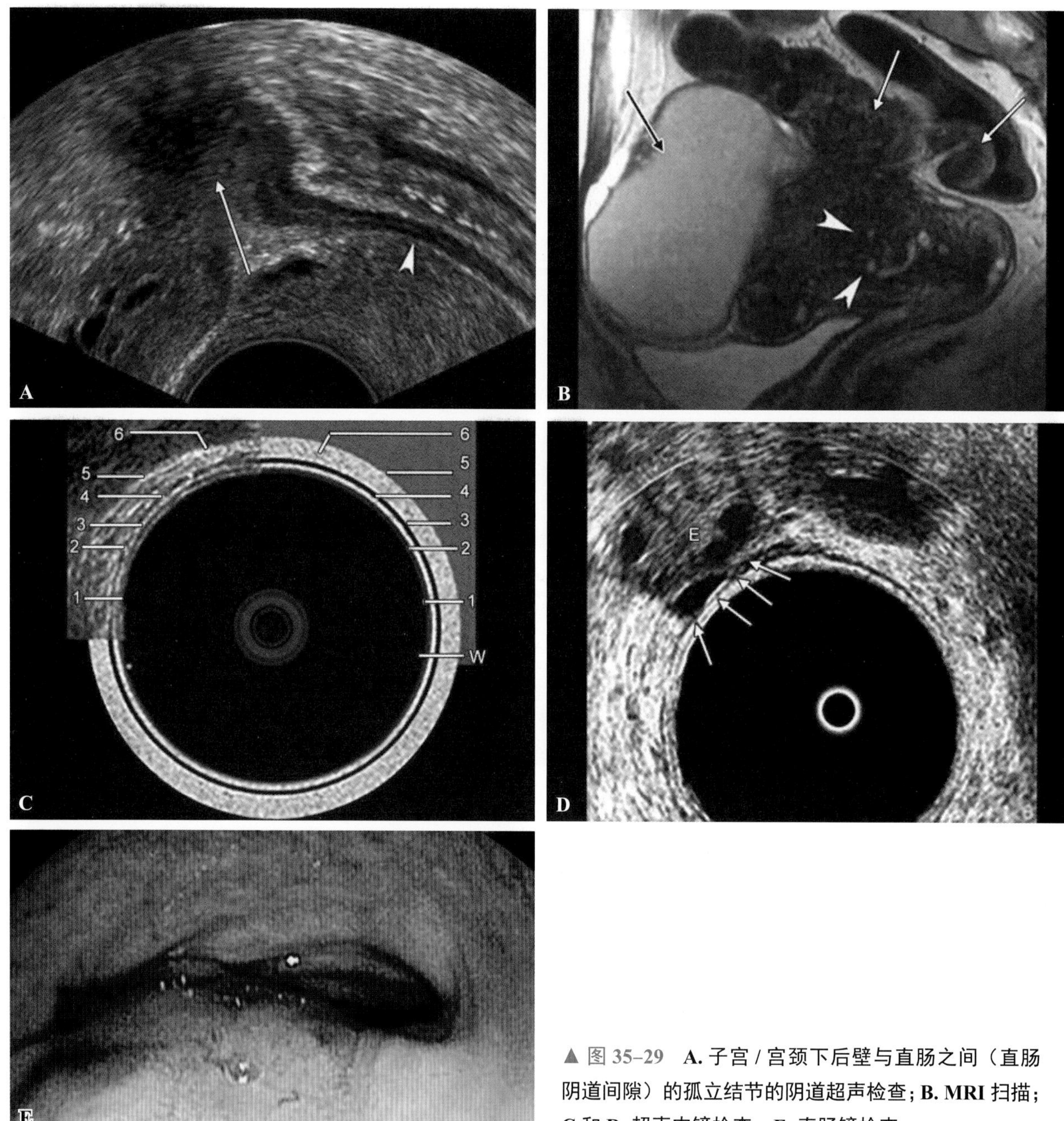


▲ 图 35-29 **A.** 子宫 / 宫颈下后壁与直肠之间（直肠阴道间隙）的孤立结节的阴道超声检查；**B.** MRI 扫描；**C** 和 **D.** 超声内镜检查；**E.** 直肠镜检查

且气流在 6～8mmHg。在该位置，将主器械与子宫成 45° 角插入时，腹膜后向下的主要血管受损风险最小。插入仪器之前，应提起腹壁。在肥胖患者中，插入角度接近 90°，而在苗条患者中，插入角度接近 45°。如果第一次尝试失败，则在选择替代入口之前进行第二次尝试。在放置气腹针头之前，应进行多次安全检查，以最大限度地降低并发症的风险。

2 次咔嗒声：通常听到 2 次咔嗒声，第 1 次是在肌肉筋膜穿透之后，第 2 次是在腹膜穿透之后。将气腹针保持在拇指和示指之间，以确保正确放置针。

抽吸试验：正确放置气腹针头并产生带血迹的抽吸物时，注射 5～10ml 生理盐水会导致抽吸不良。当针头放置在血管或肠管中时，会溢出内容物。

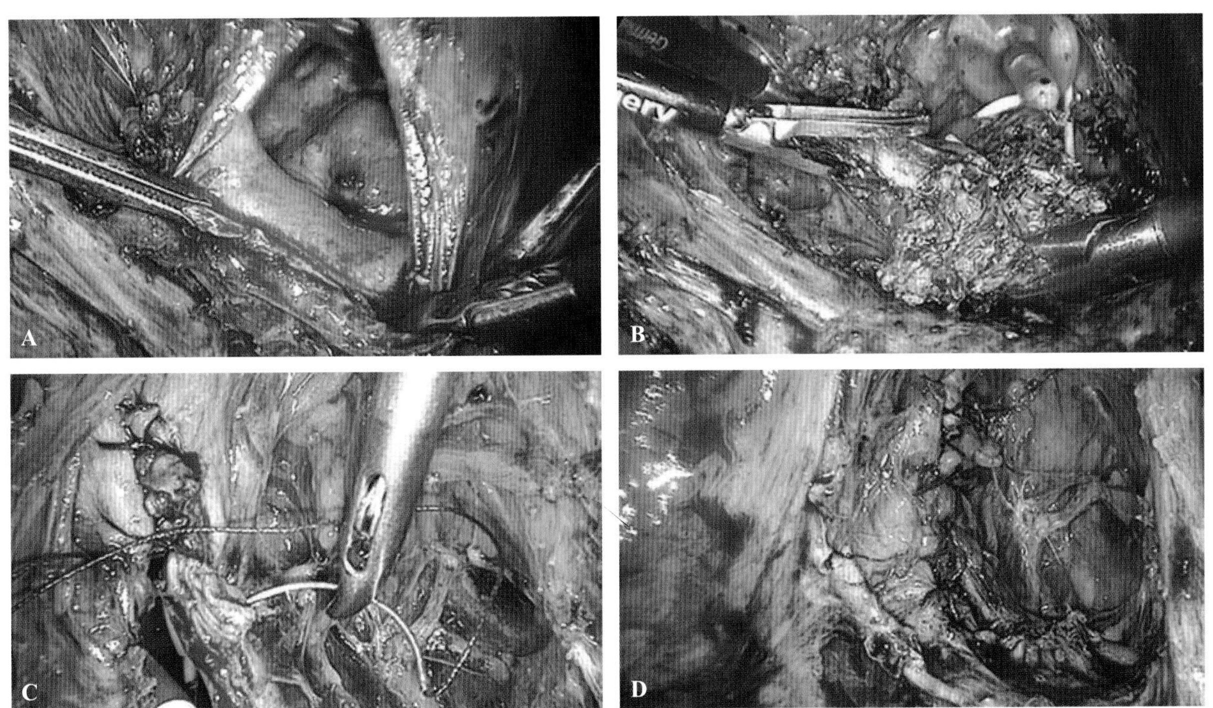

▲ 图 35-30　切除膀胱中的子宫内膜异位症的孤立结节

A. 打开膀胱后可见结节，以便在 2 个输尿管中放置 2 个双 J 导管；B. 结节可用能量装置切开；C 和 D. 闭合两层膀胱

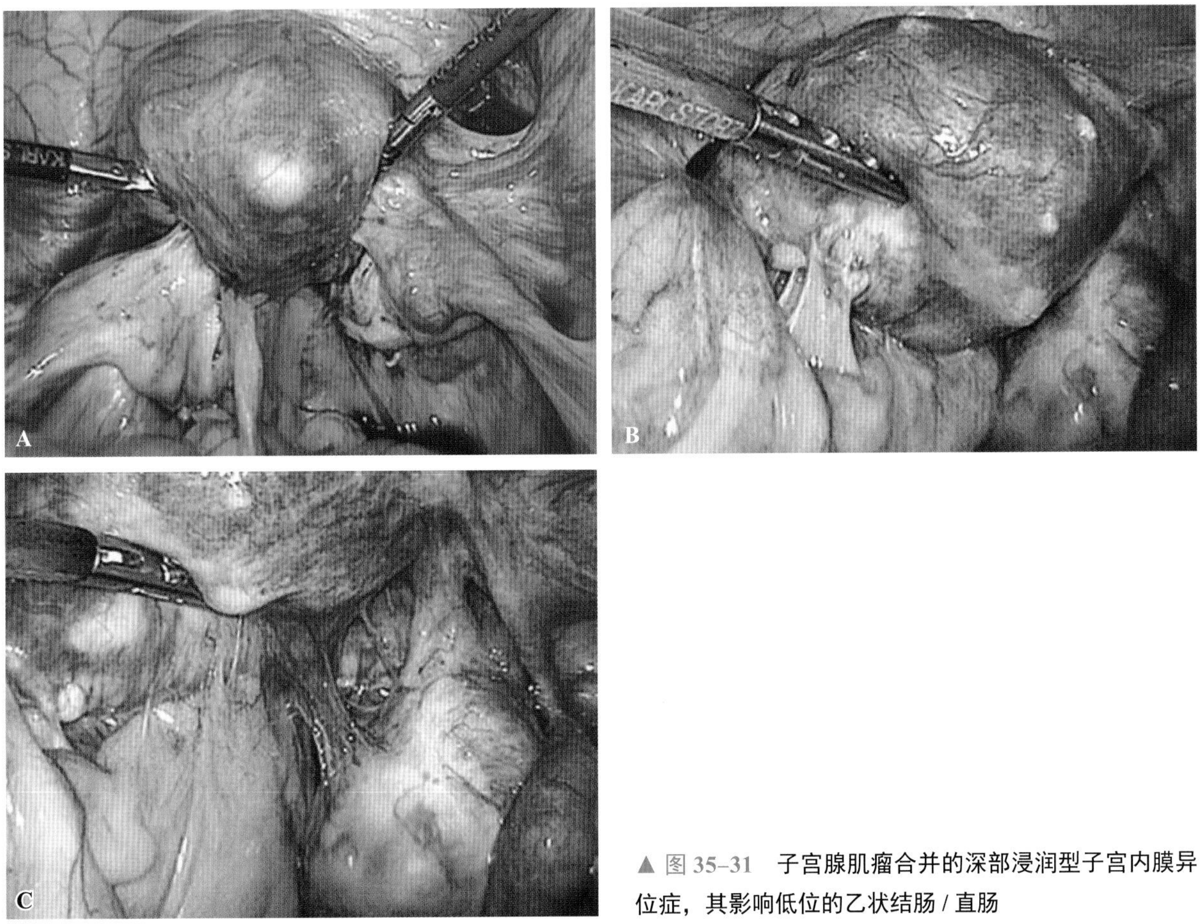

▲ 图 35-31　子宫腺肌瘤合并的深部浸润型子宫内膜异位症，其影响低位的乙状结肠 / 直肠

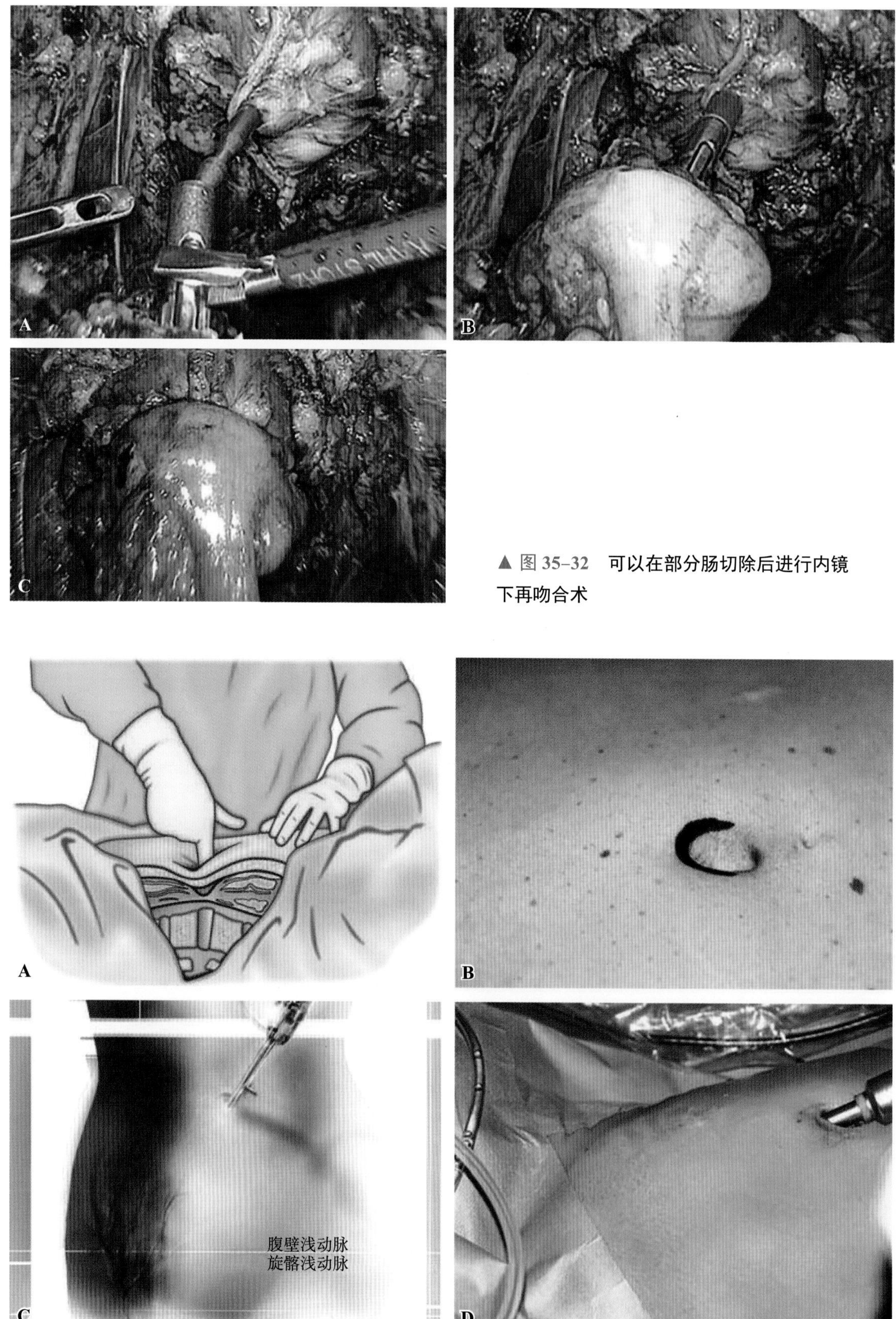


▲ 图 35–32　可以在部分肠切除后进行内镜下再吻合术

▲ 图 35–33　**A.** 在脐下区域的经典触诊点。指尖指向骶岬。**B** 至 **D.** 脐下切口和局部触诊显示了从皮肤到脊柱的短距离。腹腔镜检查照亮了辅助戳卡的插入区域，同时观察腹壁浅动脉和旋髂浅动脉

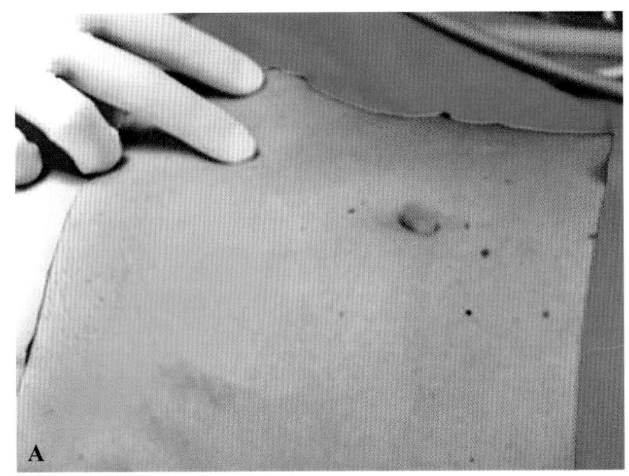
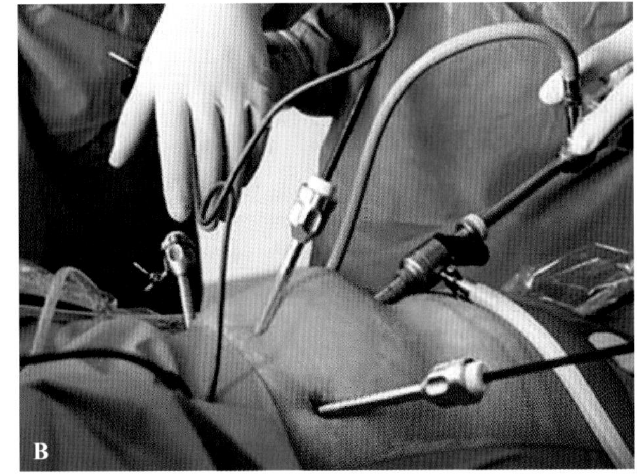
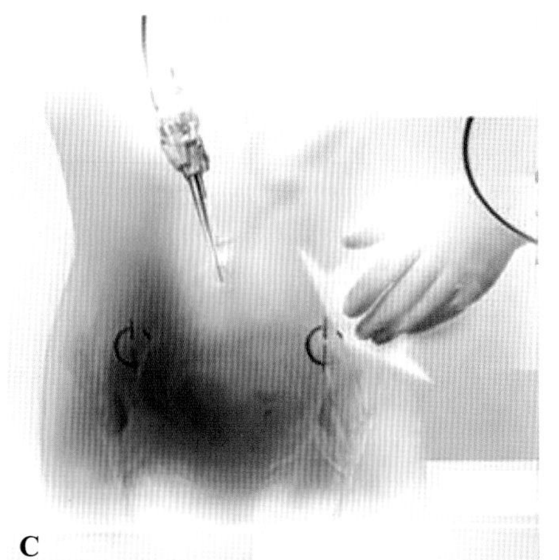
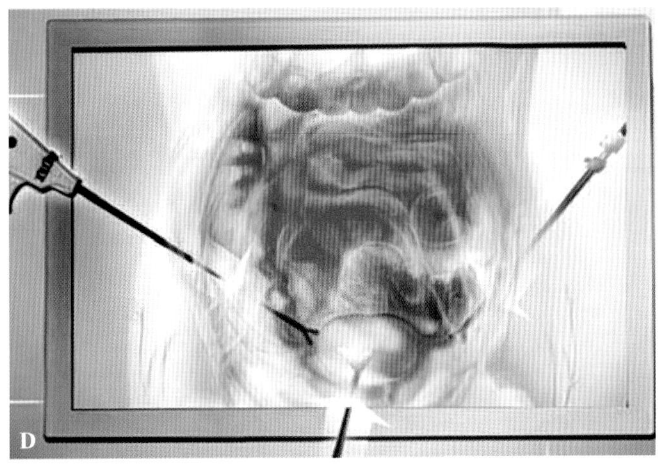

▲ 图 35-34　**A 和 C. 从外部插入的点（2 个拇指位于髂前上棘内侧），与表面成 90° 角，并插入腹壁的所有层。戳卡插入部位位于脐部外侧。B 和 D. 插入腹腔镜和 3 支辅助戳卡后的全貌**

悬垂试验和“流体流动”：将气腹针放在腹腔中，抬起腹壁会产生负的腹腔内压力。然后将一滴水放在气腹针的开口端。如果针头正确定位，水将沿轴下降。

必须避免放置后针头的任何移动，因为这可能会将针尖上的小损伤转化为复杂的威胁性撕裂。确保气腹针头正确放置后，开始充气。一旦达到足够的气体流量和压力，就可以增加流入量，以便产生 2～3L 的二氧化碳，根据患者的体型和肥胖情况，可达到每分钟可注入 3～6L 的气体。在吹入约 300ml 的气体后，对肝脏区域进行敲击将确认肝浊音界消失，这是正确放置气腹针头和产生气腹的可靠标志。然后，在插入主戳卡之前，应将腹压增加至 20～25mmHg，因为这样才能让腹壁与盆腔组织器官充分分离（图 35-36）[27]。

光学戳卡分两步插入。第一步，插入 1 个 5mm 的光学戳卡和腹腔镜，以确认气腹和不存在局部粘连。第二步，无论是直视下还是盲目地进行操作，均需要将其扩大至 10mm，从而确保最佳的可视性。

步骤 1：按以下方式通过 Z 技术进入手术视野，将戳卡向前推进约 1.5cm 后，将尖端以 90° 角向右约 1.5cm。用与插入气腹针时相同的方式提起腹壁，然后优势手以 90° 角笔直地将戳卡朝骶骨方向拧入腹壁。

当气体通过戳卡的打开阀逸出时，嘶嘶声表示戳卡的放置正确。然后取下闭孔器，将戳卡固

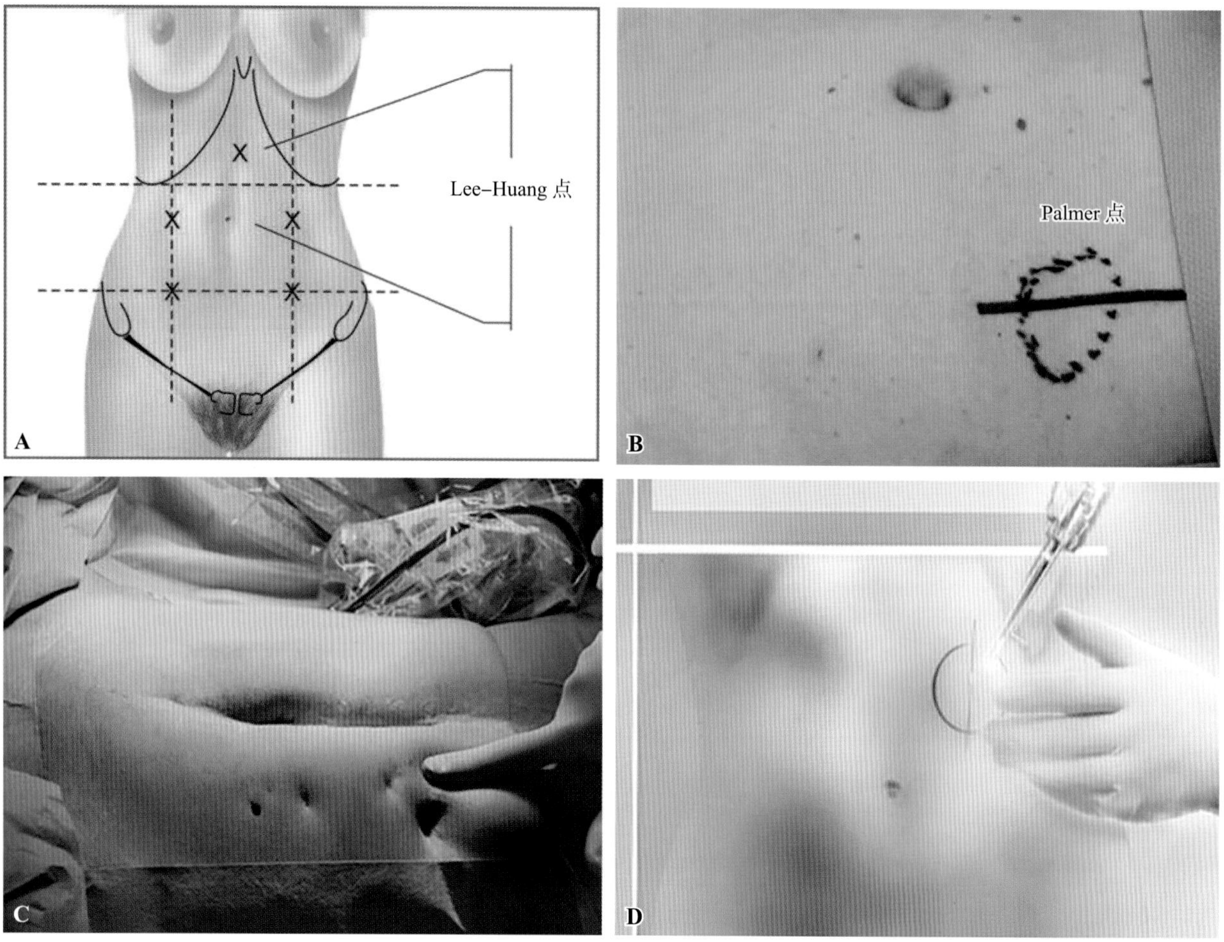

Lee-Huang 点

A

Palmer 点

B

C

D

▲ 图 35-35　替代入路

A. 如果子宫较大，特别是在脐水平或以上，则使用 Lee-Huang 点。建议在电视辅助腹腔镜检查中使用这一点。C. 如果预期在 Palmer 点附近出现粘连；B 至 D. Palmer 点位于锁骨中线，距肋缘约 3cm

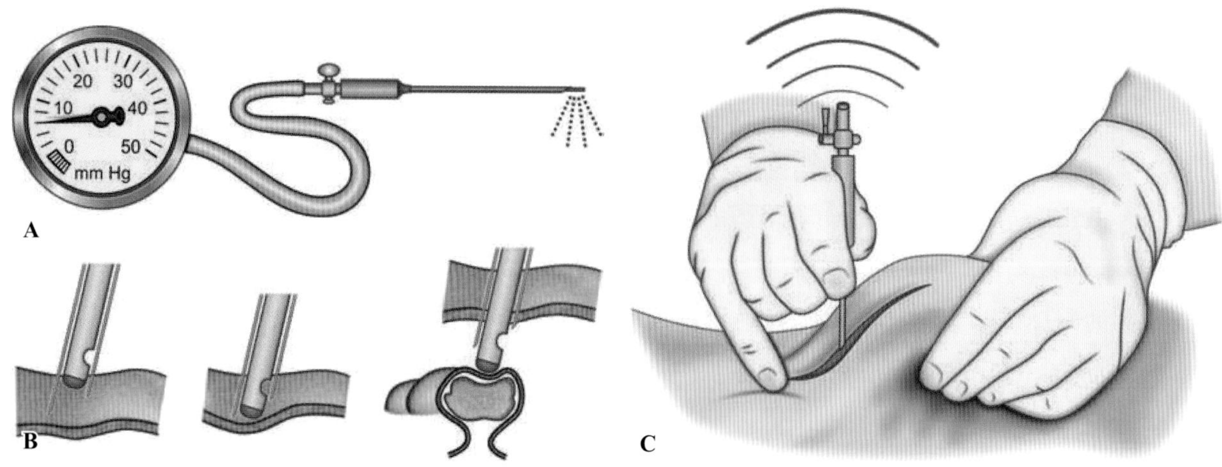


▲ 图 35-36　气腹针及其插入，安全机制可避免对肠管或血管的损坏或伤害

定到位。在扩张至10mm之前，先引入5mm腹腔镜并旋转360°以目视检查是否有出血、腹腔内异常或粘连的肠成环状。如果外科医生怀疑肠粘连在脐部，则必须使用5mm腹腔镜从次要端口部位（如下腹壁）观察戳卡的主要部位。

步骤2：将钝触诊探头放在5mm的戳卡中，将轴拉过触诊探头并取出。然后将10mm的戳卡拧入腹腔[27]。

### （三）肋下充气技术（Palmer点或Lee Huang点）

没有一种进入技术可以完全避免发生气体栓塞或对血管、肠道或尿道造成伤害的风险。Palmer点是最安全的腹腔镜检查切入点，因为它受粘连的可能性最小。

具有较高黏附风险的患者，如有腹部手术史，包括剖宫产、子宫大肌瘤、脐疝、卵巢大囊肿，易出现腹膜前气体供应不足或脐带入路失败。Palmer在1974年描述腹部入路在锁骨中线，在肋缘下方约3cm处。Palmer的尖端可用于放置气腹针及小型戳卡。如果怀疑在左侧肋下区域有粘连，则可以适当选择中线的Lee Huang点（图35–35）[27]。

### （四）辅助戳卡

在直视下，必须以15～20mmHg的腹腔内压力插入所有辅助戳卡。腹腔镜下可以看到下腹壁血管，而透视下可以看到浅表血管。

戳卡的尖端刺入腹膜后，应在可视控制下沿子宫的方向成角度进入，直到放置正确端口并可以除去尖锐的尖端。

在插入任何辅助戳卡之前，将患者移至头低足高位。过早定位为头低足高可能会增加腹膜后血管损伤的风险，因为髂血管恰好位于预先设想的45°插入角的轴上，特别是在腹膜后脂肪少的苗条患者中。辅助戳卡的数量是可变的。所有这些都必须在直视下插入。如果需要2个戳卡，则从内部看，应将它们放置在下象限区域，中线侧方至上腹部深血管外侧之间的下象限中。从外部观察，将戳卡放在髂前上棘的内侧2指之上。必须避免2条主要的浅表血管，即上腹部浅动脉和浅表弯曲的髂血管。这些血管可以通过透照镜观察。当需要第3个辅助戳卡时，耻骨上中线是最常见的部位。肥胖患者常无法依靠透视检查来定位深血管（图35–37和图35–38）。

可以通过从外部轻敲手指来验证戳卡的校正位置。插入戳卡套管之前，应先做一个小的皮肤切口。必须以最短的路径将戳卡插入与皮肤表面成90°角的位置，以最大限度地减少在通往腹壁的过程中损伤结构的风险。在中线插入戳卡时，必须安置Foley导管，以避免意外的膀胱穿孔[27, 31]。

手术步骤——子宫内膜异位切除术：子宫切除术的主要目的是去除所有可见的子宫内膜异位点。这些可能是表浅的、易于切除的（图35–15和图35–16），或者是附着在更复杂的结构上并且难以清除的（图35–17和图35–18）。

## 八、腹腔镜下全子宫切除术

在接受手术分期的患者中，除了腹腔镜下子宫切除术之外，外科医生还将能够评估腹部、骨盆，进行骨盆冲洗，行输卵管卵巢切除术，淋巴结清扫，组织活检和网膜切除术。

### （一）技术1：原发性子宫动脉结扎

下一步是凝结并分离骨盆侧壁附近的圆韧带（图35–39A）。然后进一步切开腹膜。阔韧带的前叶向膀胱返折打开，并向下推动膀胱。可见阔韧带的后叶，输尿管被横向化。然后显露腹膜后间隙，显示输尿管的走向，并观察子宫动脉从髂内动脉的出口位置（图35–39B）的交叉点。子宫动脉和输尿管交叉处被显露，子宫动

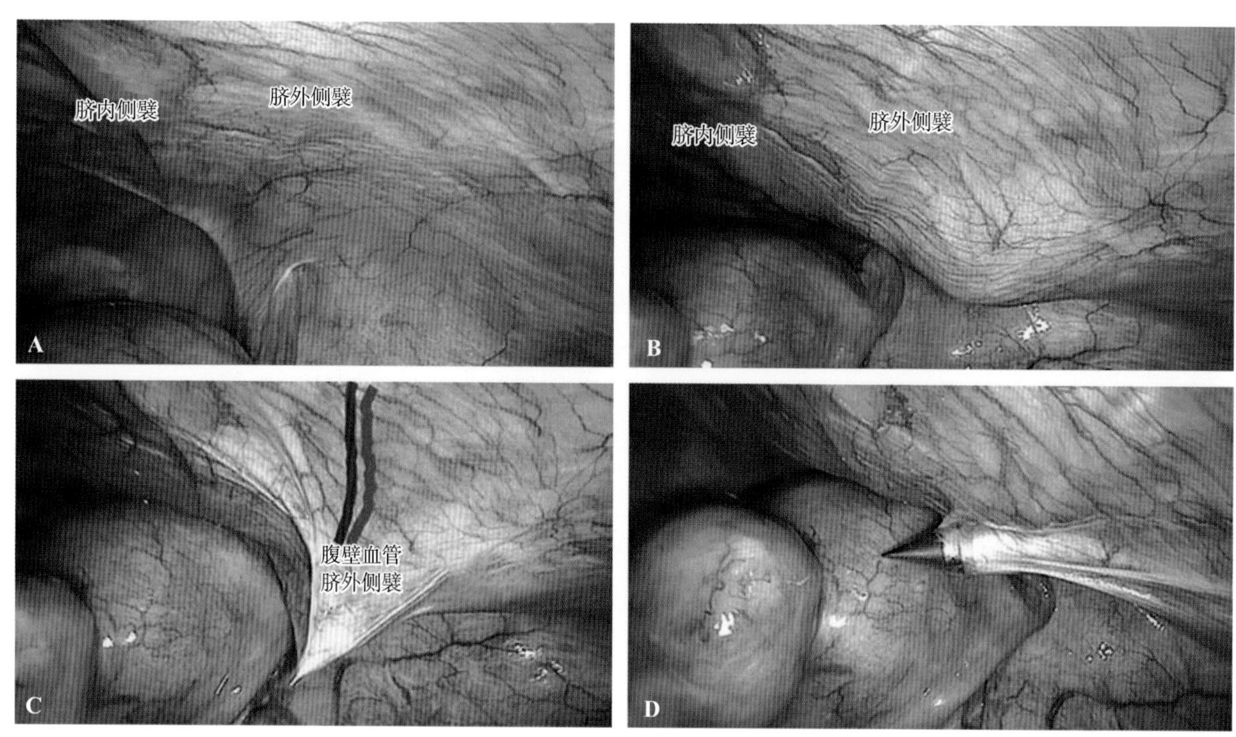


▲ 图 35-37　**放置辅助戳卡，进入右下腹部**

A. 可看见 3 个不同的皱襞；B. 触诊手指显示出脐外侧襞外侧的区域；C. 在脐外侧襞外侧插入尖锐的辅助戳卡；D. 一旦腹膜被穿透，戳卡指向子宫的底部，以避免损伤主要血管和肠

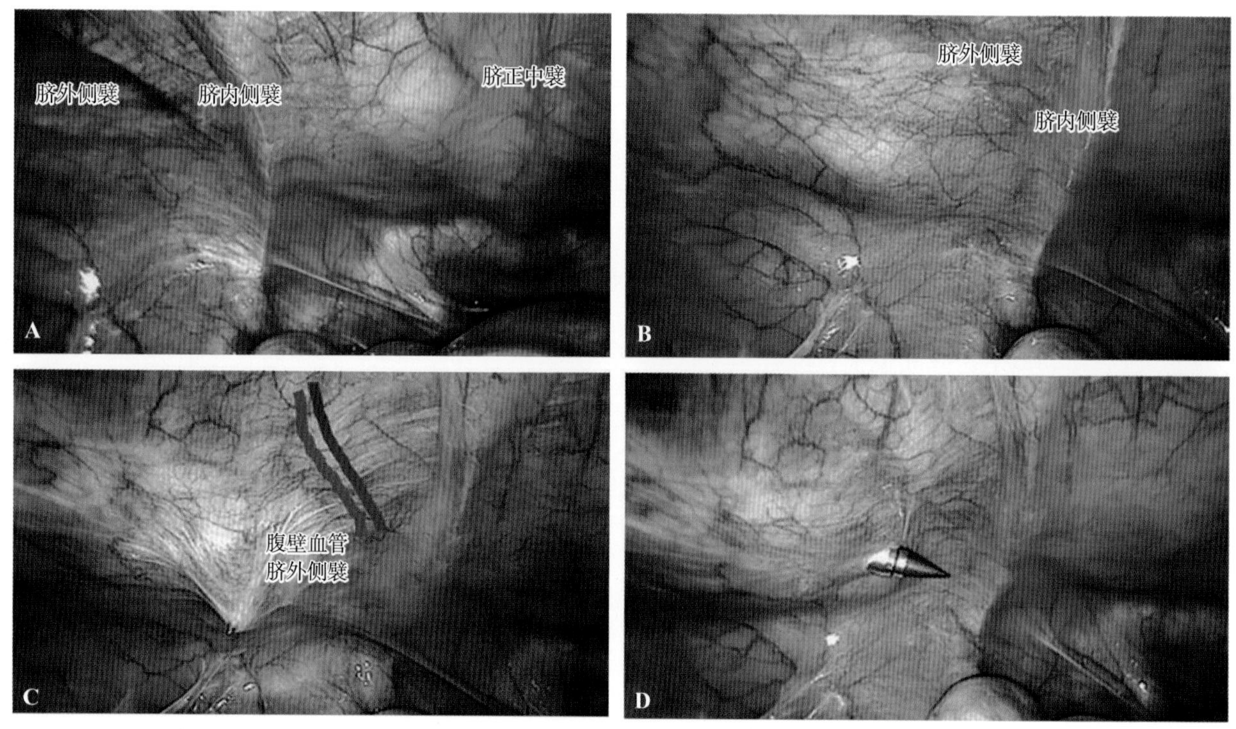


▲ 图 35-38　**放置辅助戳卡，进入左下腹**

A. 可见 3 个皱襞；B. 触诊手指显示脐外侧襞外侧的区域；C. 在脐外侧襞外侧插入尖锐的辅助戳卡；D. 一旦腹膜穿透，戳卡指向子宫的底部，以避免损伤主要血管和肠

脉凝结（图 35-39C）。识别膀胱柱，进行凝结和分离。然后将卵巢和输卵管与子宫分离。如果要确保与输尿管有足够的距离后将附件与子宫一起分离，应将骨盆漏斗韧带凝固，并沿开窗方向分离输卵管系膜和卵巢系膜。开窗术的作用是保护输尿管[32-34]。

### （二）技术 2：经典筋膜内子宫切除术

手术步骤如下所示。

1. 检查骨盆，追踪输尿管走行并准备手术（图 35-40 和图 35-41）。

2. 从右侧开始。以相反的方向推动子宫，在子宫内举宫器的辅助或牵引下，将附件或韧带从骨盆侧壁分离（图 35-42 和图 35-43）。

3. 从骨盆侧壁分离骨盆漏斗韧带和圆韧带，或当保留附件时，将附件与子宫分离（图 35-44 至图 35-48）。

4. 阔韧带的解剖：阔韧带被打开，前后叶分别凝结（图 35-49 至图 35-51）。因为阔韧带的前后叶粘连在一起，不能使用切割闭合器。

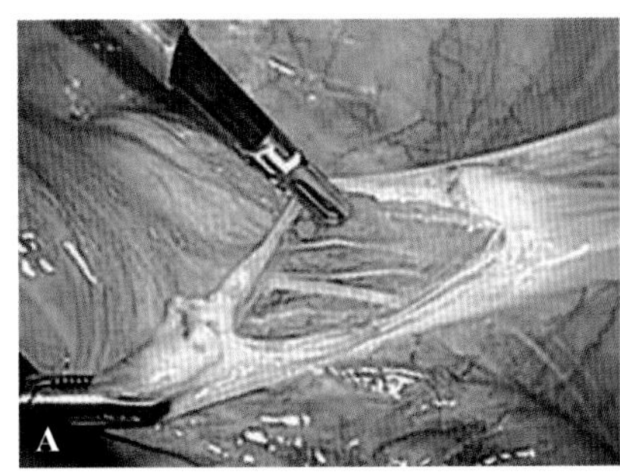

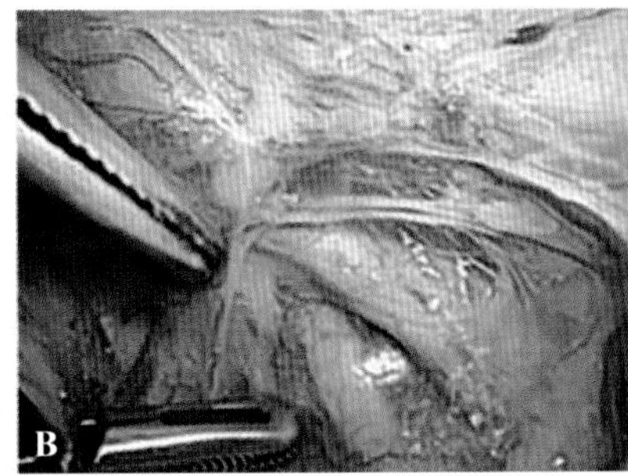

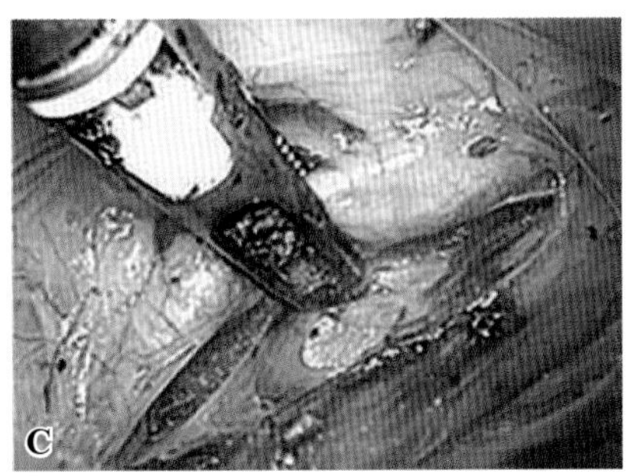


▲ 图 35-39 **技术 1**

A. 第一步包括打开阔韧带的前叶；B. 圆韧带保持完整，确定输尿管和子宫动脉的下交叉点；C. 子宫动脉从髂内动脉离开后可立即凝固

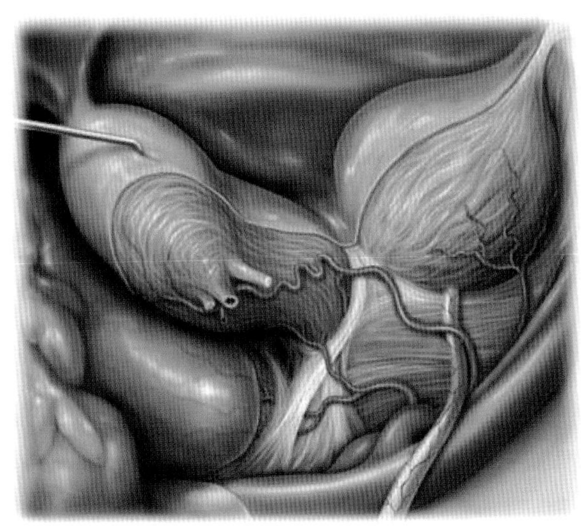

▲ 图 35-40 **解剖图显示了子宫血管与盆腔壁输尿管之间的关系，与其在子宫附近的位置相比。子宫动脉上升支的螺旋动脉很容易被追踪。子宫、膀胱和直肠通过韧带嵌入盆底**

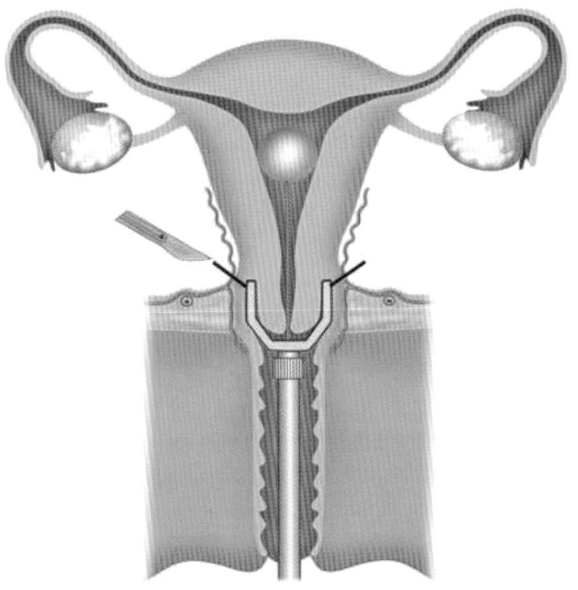

▲ 图 35-41 **腹腔镜下全子宫切除术示意图**

只有子宫动脉的上升支需要凝结并在举宫器上切除。当严格遵守该手术技术时，输尿管距凝结区的安全距离约为 2cm

显露的方向应尽可能靠近子宫，但要尽可能保持一定距离，从而避免靠近侧壁和输尿管部位（图 35-52）。

5. 通过打开膀胱子宫反折并向下推动膀胱约 1～2cm，将膀胱与子宫分离（图 35-51B 和 C）。

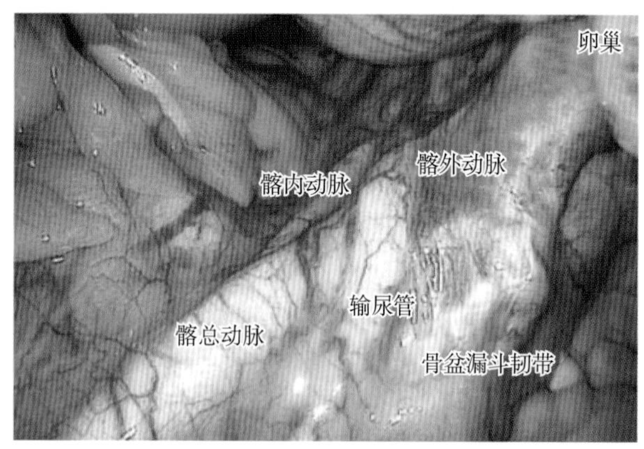


▲ 图 35-42　**子宫和周围器官的初步检查**

下部骨盆及韧带、血管和输尿管可依据子宫区分。在苗条的患者中，可看到输尿管和髂总动脉的交叉。确定骨盆漏斗韧带并保持朝向侧壁，以便更好地了解手术领域

6. 确认子宫动脉上升分支和分离子宫蒂（图 35-53）。

7. 左附件的完全相同的逐步解剖（图 35-54 和图 35-55），膀胱腹膜和阔韧带的开口（图 35-56）及左侧子宫血管的解剖（图 35-57 和图 35-58）。对宫颈进行彻底检查。

8. 膀胱与子宫分离后，将膀胱下推并向下解剖 2～3cm，可以清晰地看到宫颈帽的边缘。如果进行剖宫产，则应进行仔细、轻柔的钝性解剖（图 35-59 至图 35-61）。

9. 在通过向上推动举宫器使输尿管侧倾的同时，子宫动脉和静脉及其侧支在宫颈附近完全凝结并分离。

关键步骤是在切口前将膀胱从前阴道穹顶向下推开，并在宫颈 / 阴道水平上将输尿管与子宫血管分开，可通过将举宫器向头侧并向显露的对侧用力来确保手术安全。

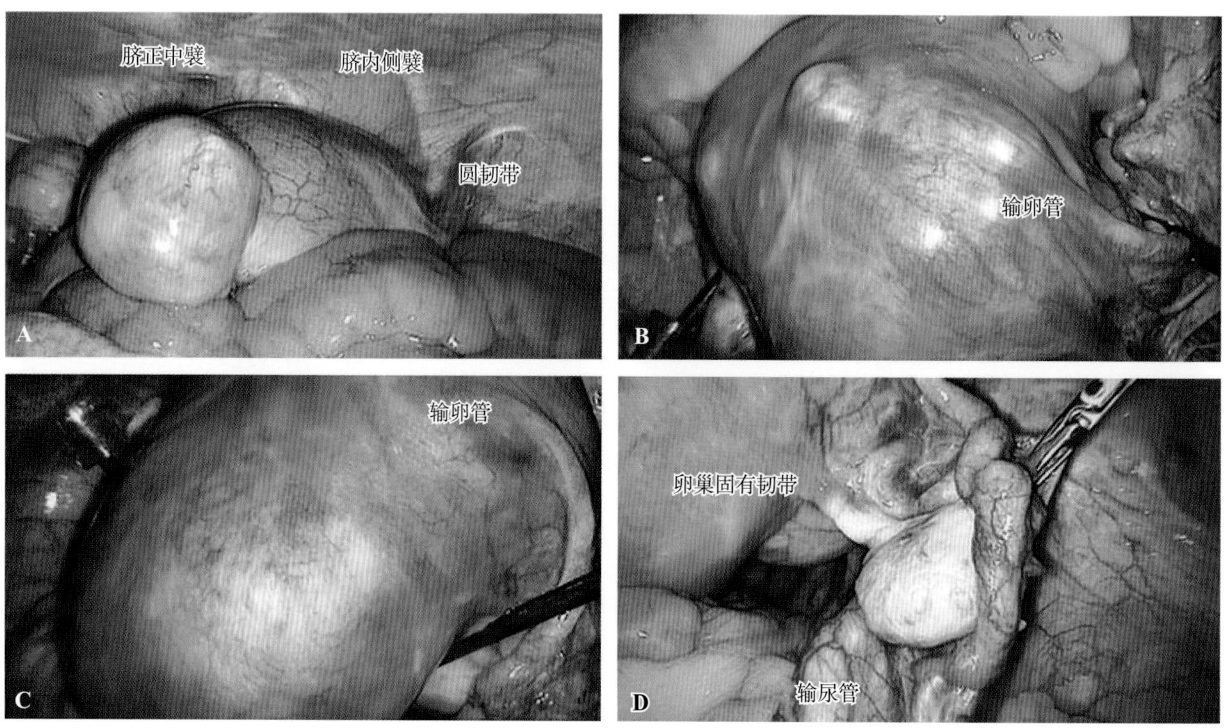


▲ 图 35-43　**重建右骨盆壁的解剖结构**

髂总动脉的分叉及其与输尿管的交叉清晰可见。骨盆漏斗韧带和卵巢血管位于输尿管的外侧。骨盆漏斗韧带可能固定在肠上（特别是在左侧），显露附件时会造成困难

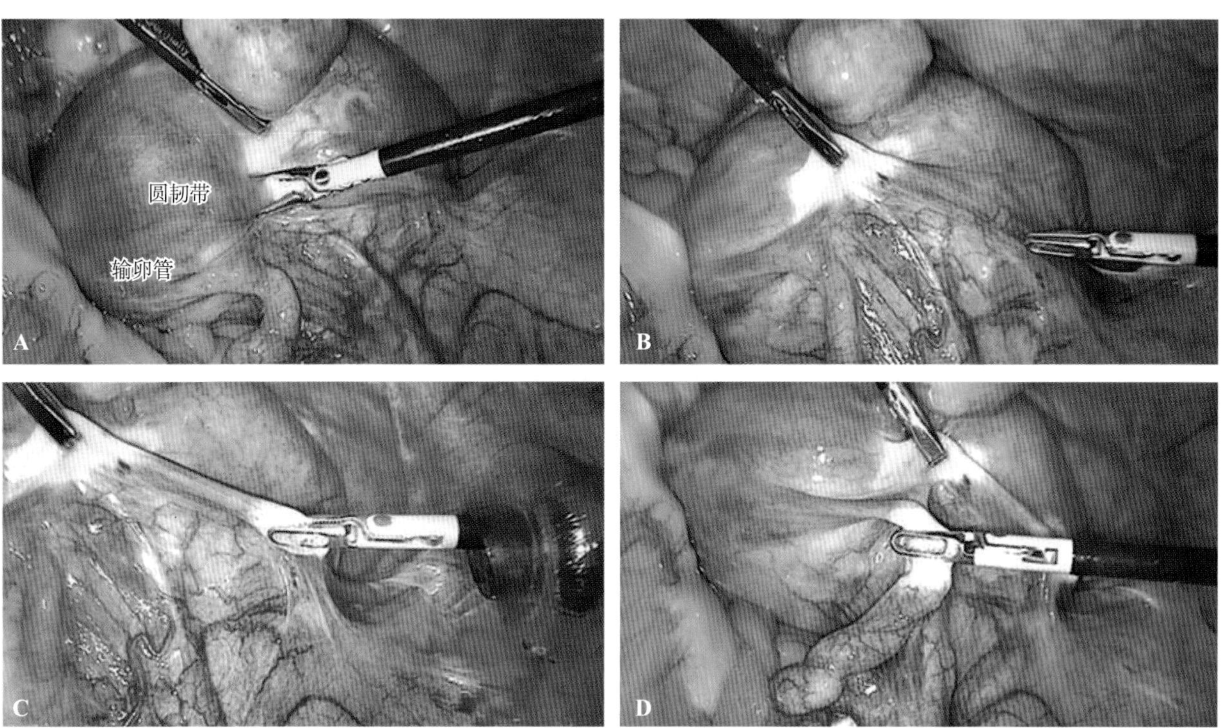


▲ 图 35-44 逐步双极凝结右侧输卵管和右圆韧带

圆韧带凝结后，可以使用锋利的器械拉动组织，不会引起可能妨碍视野的出血

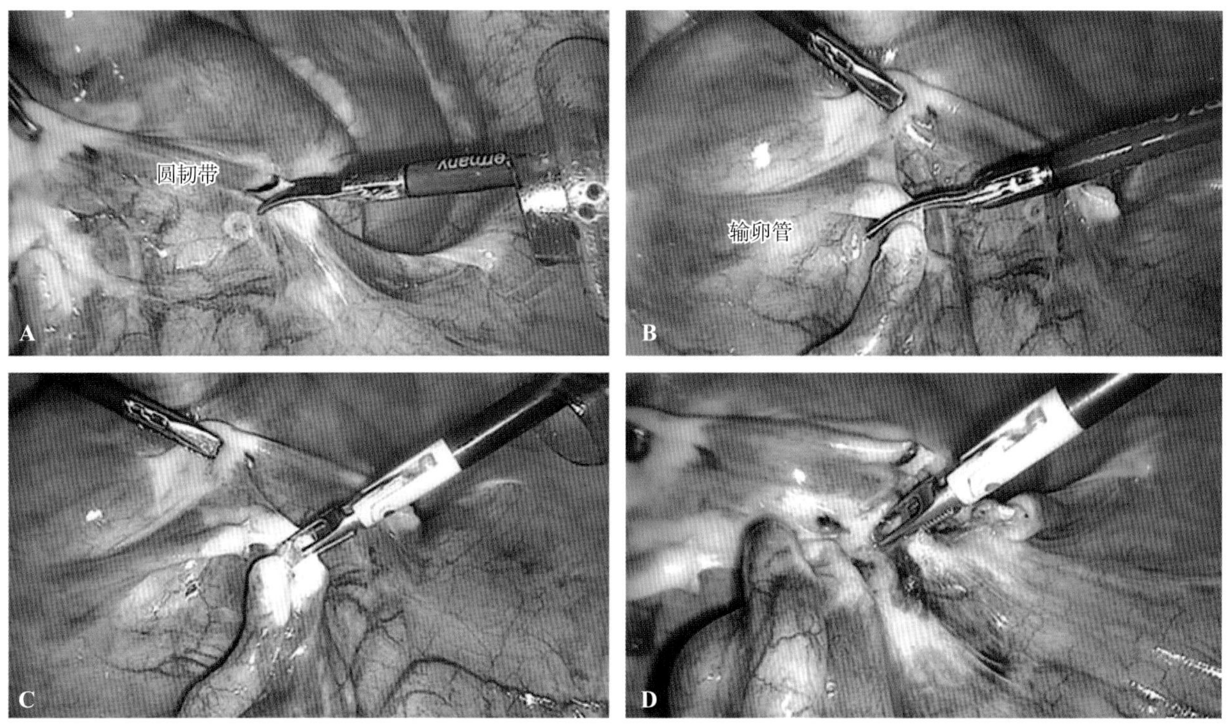


▲ 图 35-45 逐步解剖右侧输卵管和圆韧带

A 和 B. 握住弯曲的剪刀，使其尖端远离子宫壁。解剖输卵管后；C 和 D. 在进一步切割之前，必须凝结下面的血管

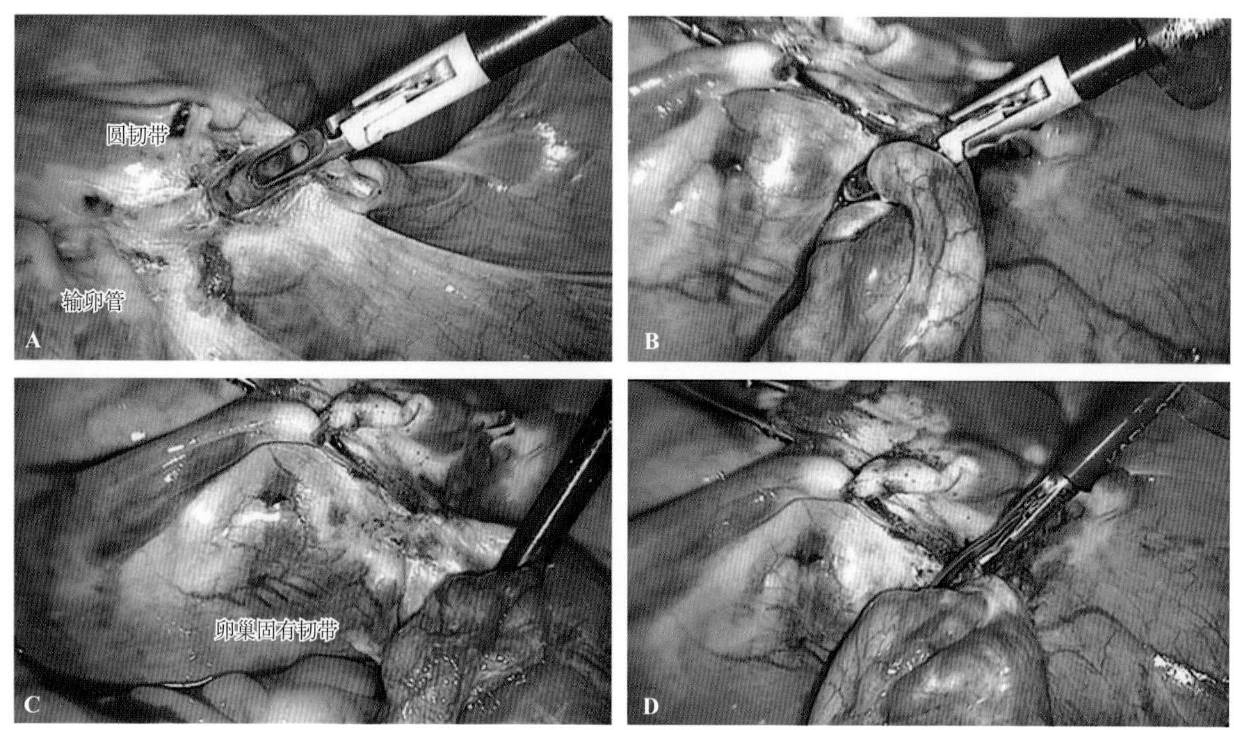


▲ 图 35-46　连续逐步解剖和显露，以打开阔韧带

A 和 C. 通过牵引组织，可以轻松显露界限；B 和 D. 凝结包括整个组织，清楚的界限避免了子宫壁被凝结。此步切除输卵管可以提供更好的视野，子宫切除后可以很容易地取出输卵管

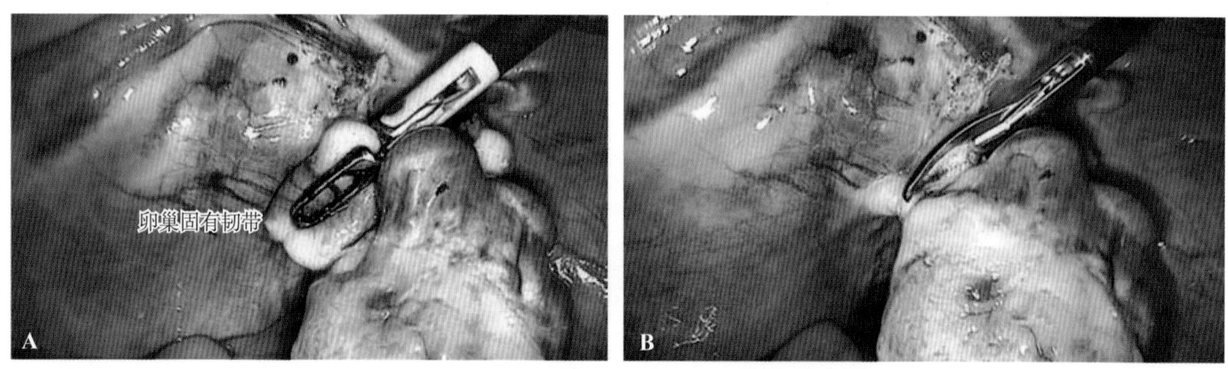


▲ 图 35-47　不累及子宫或卵巢情况下，凝结卵巢固有韧带并分离

步骤 1：如下所示。

① 在腹腔镜下次全子宫切除术中，在此手术阶段进行子宫体切除。到这一点为止，显露的步骤非常相似，除了不需要举宫器和通过牵引使子宫升高以外。用单极电钩环切开子宫体，并凝结宫颈通道以防止污染。由于有上行感染的危险，应关闭宫颈通道。同时可以使用结扎力强的单丝缝合线打体外结阻断宫颈感染（图 35-62 和图 35-63）。

② 通过牢固地操纵举宫器，用单极电钩从子宫颈切开阴道。进行筋膜内解剖，将骶韧带几乎完全留在原位（图 35-64 至图 35-66）。

然后，通过阴道抽出子宫或将放置在阴道中，在仍固定在举宫器上的情况下防止降低腹腔内压力（图 35-67）。大子宫必须通过腹腔内或阴道切开取出。如果是良性病变的大子宫，则可摘除可见的肌瘤，或将子宫切成小块，然后从阴道中取出。

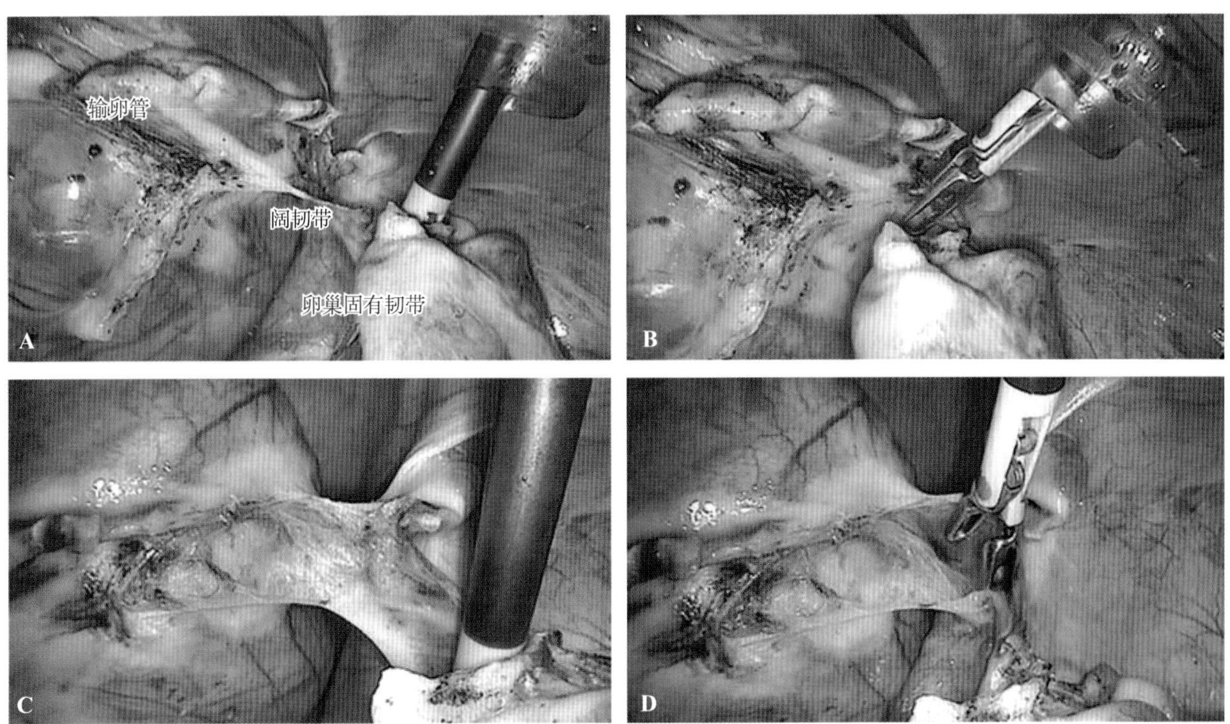


▲ 图 35-48 分离卵巢固有韧带并打开阔韧带

A. 分离卵巢固有韧带后，附件下降至外侧；B 至 D. 识别阔韧带并将其分成两叶

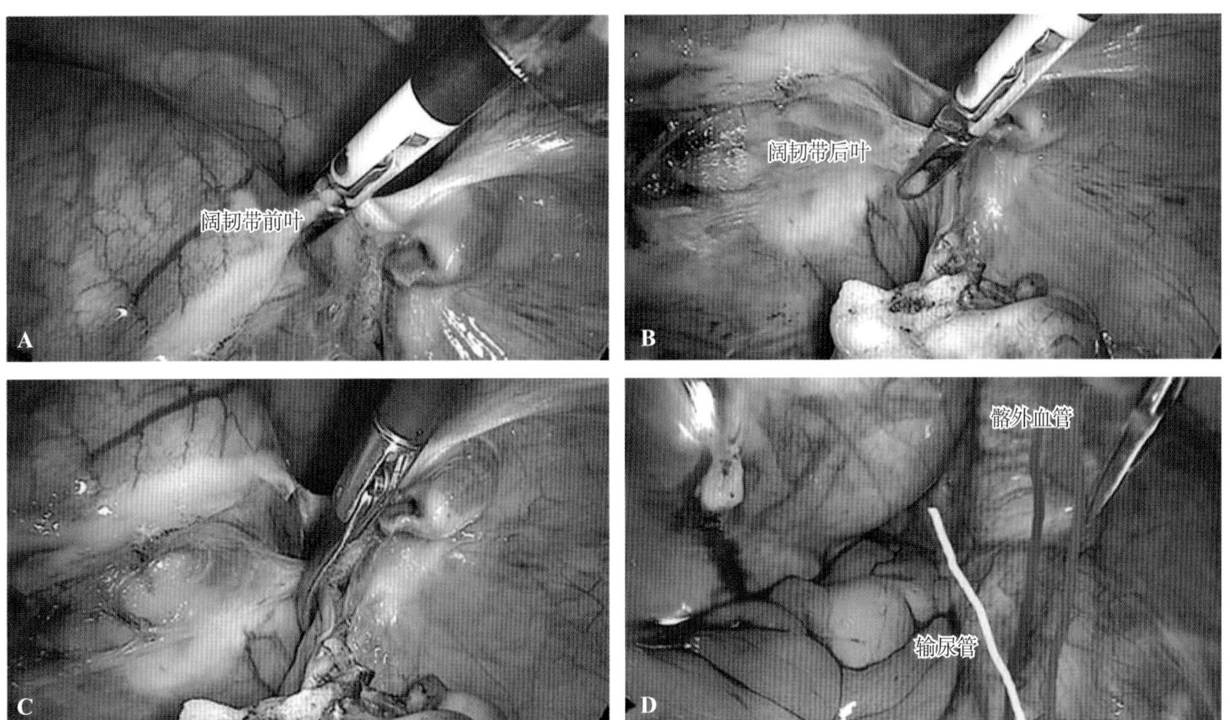


▲ 图 35-49 **A 至 C.** 相对于阔韧带的前叶和后叶的分离；在不影响子宫动脉的情况下，应尽可能贴着子宫将阔韧带凝结并解剖。由于两叶是分开的，因此子宫动脉的上升支很容易看到并避开。使用弯曲的剪刀，尖端严格指向远离子宫壁的方向；**D.** 输尿管和骨盆血管

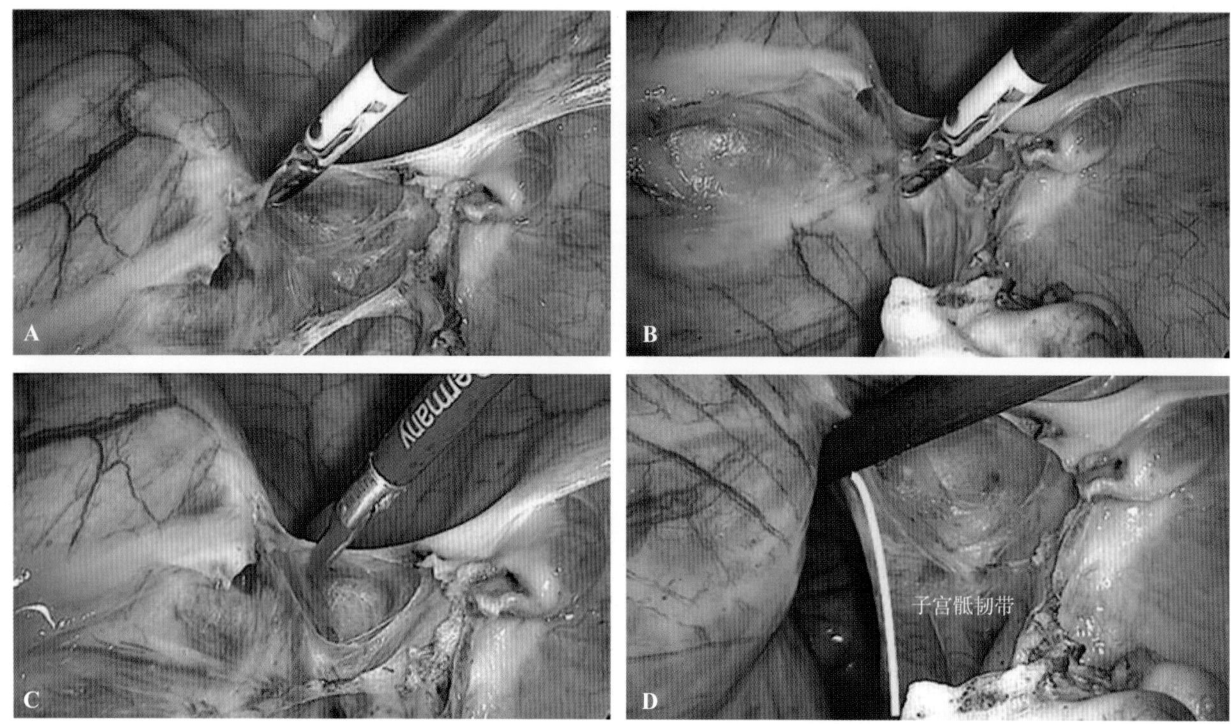


▲ 图 35-50 **A 至 C.** 靠近盆底的阔韧带的最终分离；**D.** 子宫骶韧带。子宫被推向左侧，膀胱腹膜附近。通过钝器操作，可以看到子宫骶韧带的走向

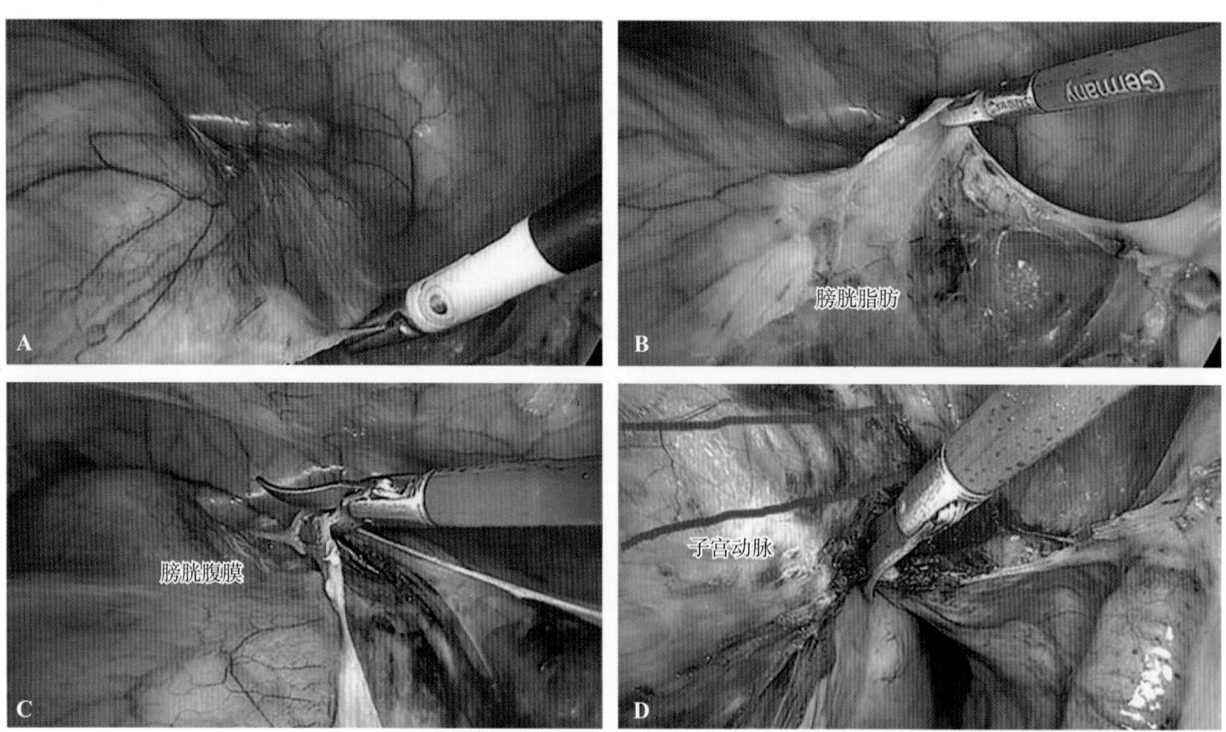


▲ 图 35-51 **A 至 C.** 从右侧打开膀胱腹膜。膀胱腹膜的起点很容易确定，切割线既不应在该区域之上，也不应在尾部方向太远。气体进入所形成的空间并显示出膀胱柱的起点。**D.** 通过在其上方和下方进行凝结和解剖来游离子宫血管。输尿管位于此显露区域的横向安全距离

下腹部的切口不必超过 5mm，使术后疼痛或疝的风险降至最低。或者使用 10～12mm 的电粉碎器粉碎组织，然后通过腹壁将其取出。在粉碎期间，粉碎器的刀刃必须始终在视野之中。必须通过适当的术前诊断调查，尽早获得无恶性肿瘤的证据。必须事先告知患者，根据子宫体积的大小，子宫可能需要粉碎的事实。

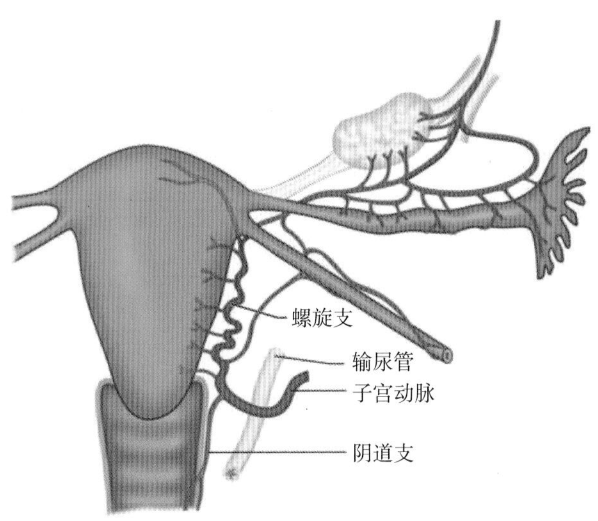


▲ 图 35-52 **显示子宫动脉上升支螺旋结构的解剖示意图**

太靠近子宫可能引起动脉出血，只有在对侧子宫动脉完全凝结后才能停止。出血会极大地干扰手术区域。输尿管仅在最下部靠近手术区域。将子宫推开会使输尿管侧向倾斜

步骤 2：（常规闭合）取出子宫后，用 2 根 Vicryl 0 Z 形缝合线或者用带或不带侧边缘单独打结的连续缝合线缝合阴道残端和腹膜。缝合可以在腹内或腹外进行。这种简单而经济的方式几乎适用于所有开放式手术技术。

步骤 3：（强调预防脱垂的替代闭合技术）。

① 稳定阴道或宫颈残端固定的技术。

② 阴道封闭采用 Schollmeyer 改良的 Te Linde 缝合技术。

子宫切除术与骨盆器官脱垂的高风险有关。该风险在多产女性中尤其高。可能需要进行盆腔器官脱垂手术。鉴于目前女性的预期寿命很高，器官脱垂可能会影响患者术后生活质量，且增加手术修复难度（血栓形成、栓塞和感染）[35]。

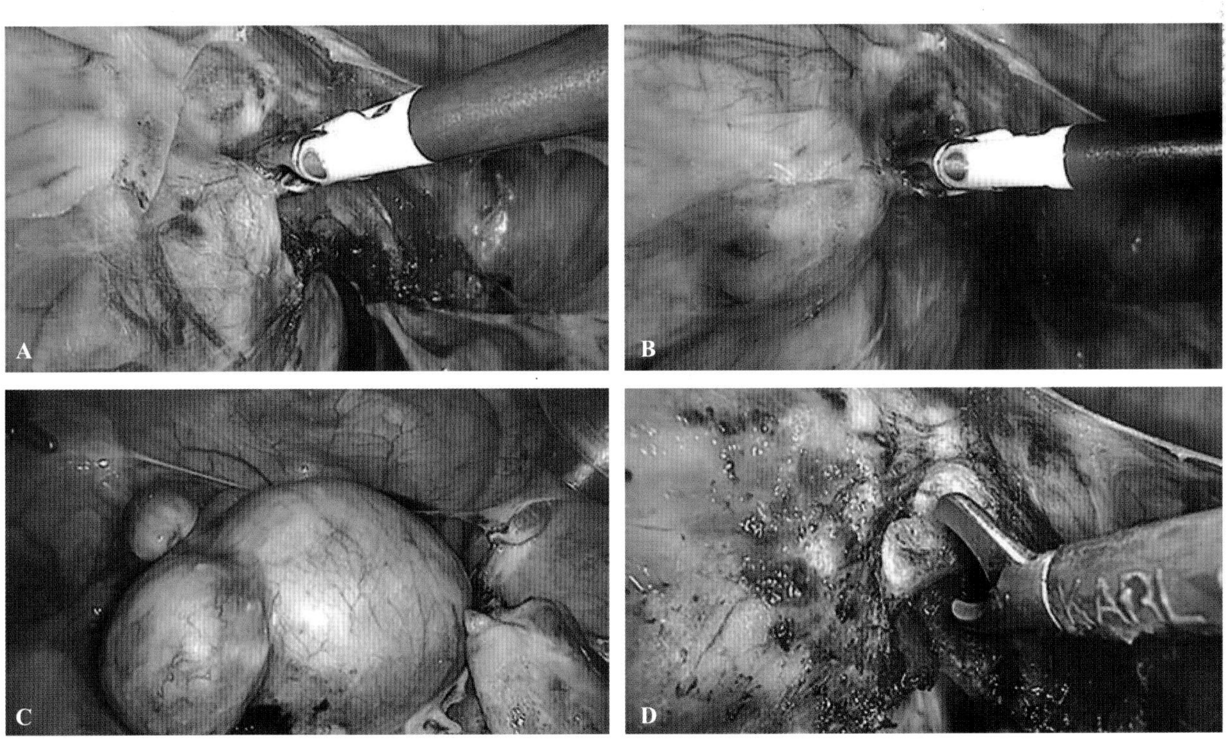


▲ 图 35-53 **子宫血管的双极电凝和分离**

A 和 B. 凝结区域必须包括动脉的上部，以避免解剖血管后逆行性出血；C. 子宫的颜色变为白色 / 灰色；D. 使用弧形剪刀可以避免切口过深；子宫动脉分两步分离。这样可以进一步凝固位于动脉后面的组织，并避免复杂的静脉出血

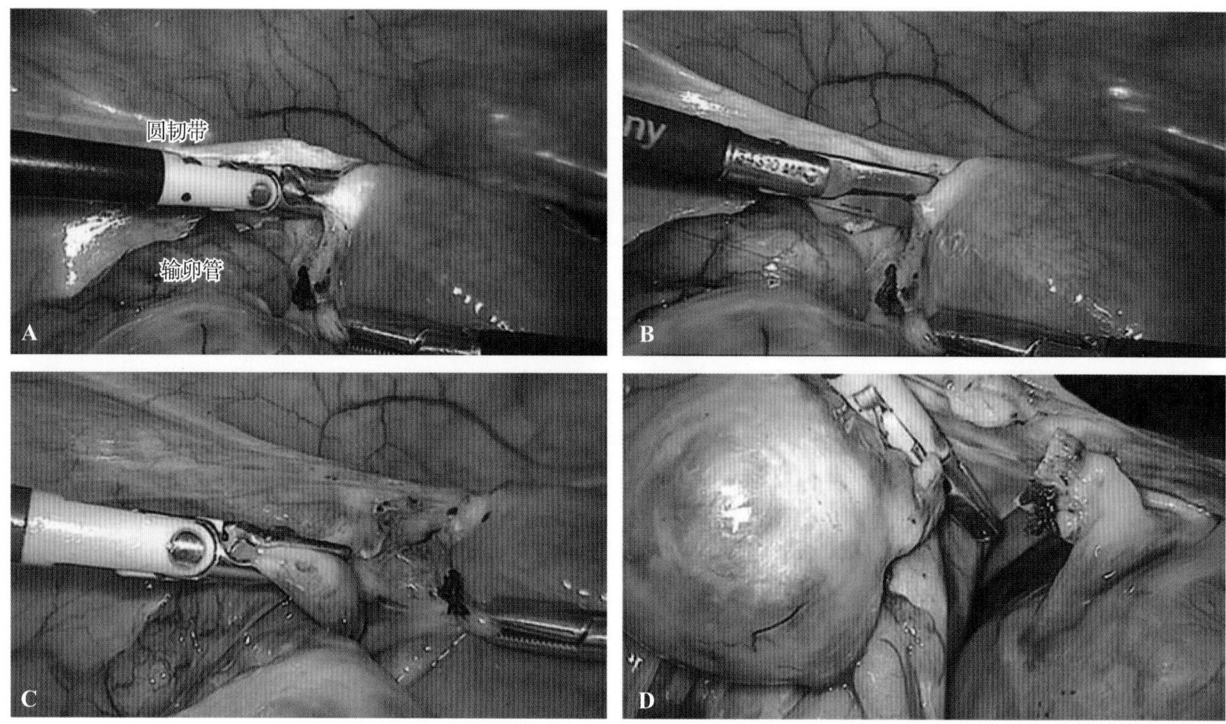


▲ 图 35-54　**A 至 C.** 左侧圆韧带和输卵管的逐步凝固和分离；**D.** 卵巢韧带；**A** 和 **B.** 握住弯曲的剪刀，使其尖端远离子宫壁；**C** 和 **D.** 切开输卵管后，必须将凝固在下面的血管凝结，然后再进一步切割；**D.** 通过钝器操作，在患有外侧肌瘤的患者中可以看到韧带和子宫的走向。此部分凝血线应省略

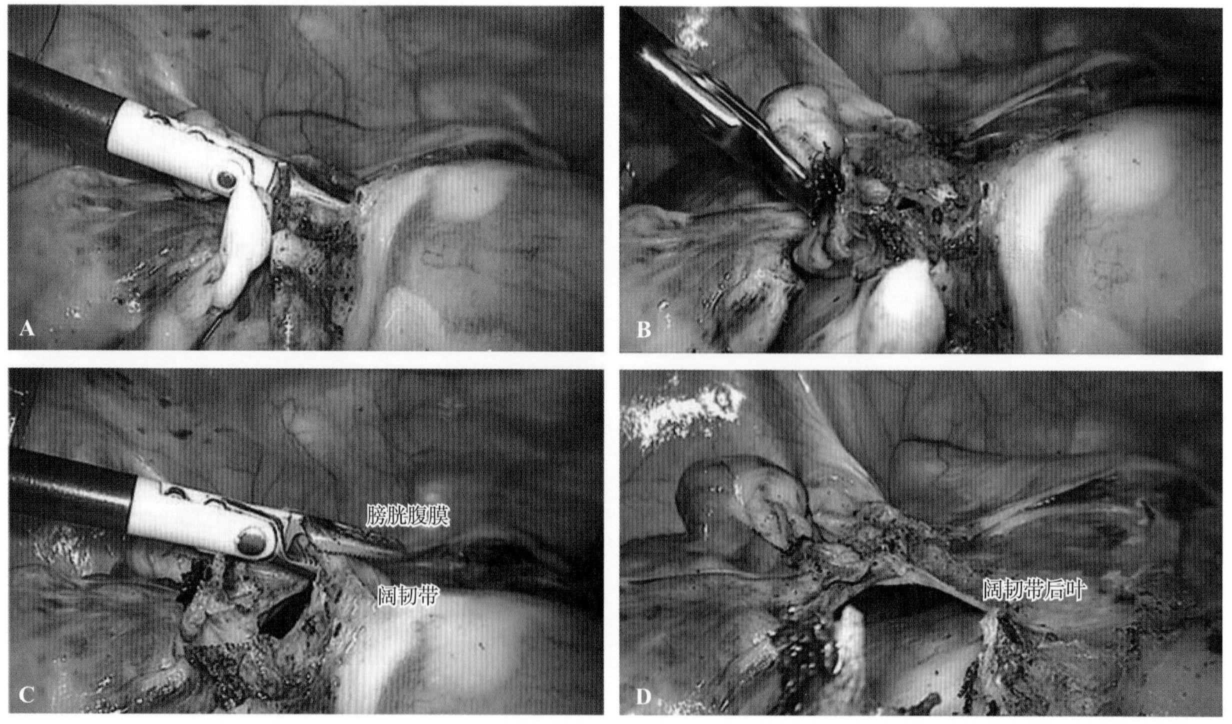


▲ 图 35-55　剪开膀胱腹膜及左侧宽韧带的前后叶；膀胱腹膜已经从右侧打开，阔韧带的后叶作为子宫血管的解剖标志

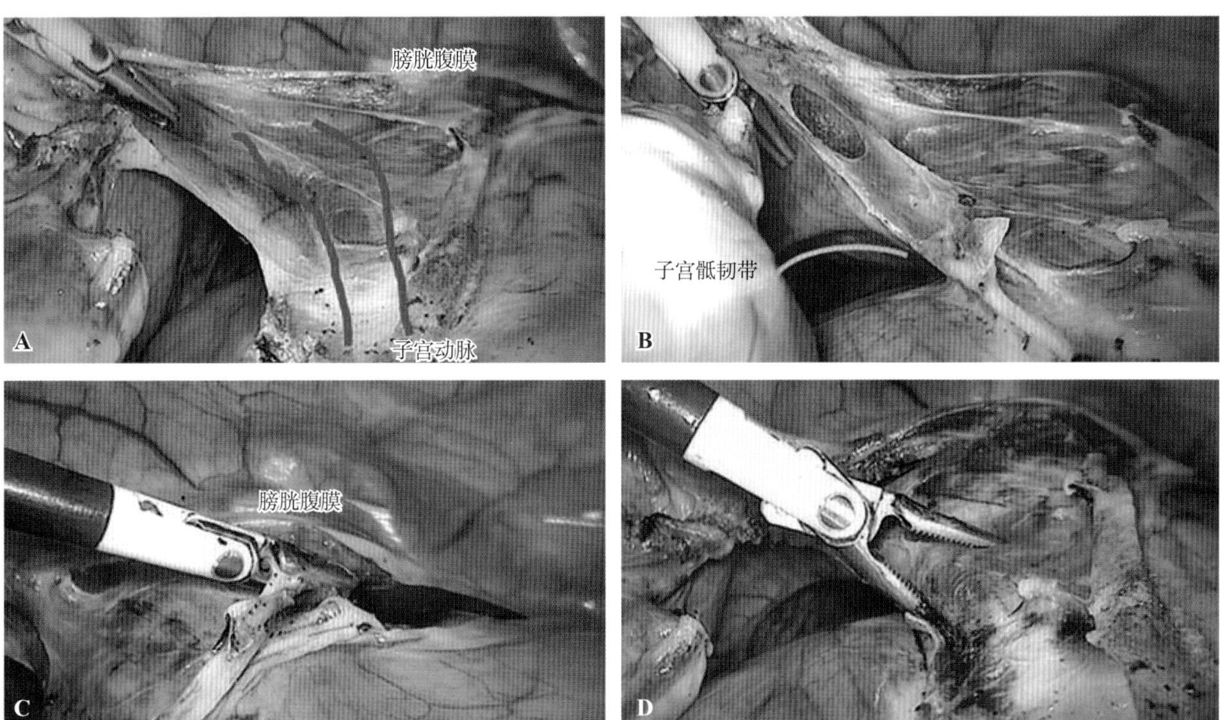


▲ 图 35-56 **A** 至 **C.** 进一步打开膀胱腹膜和阔韧带；**D.** 左侧子宫血管开始凝结；**A.** 子宫动脉向下延伸的解剖标志。子宫后部的切口边缘在子宫骶韧带的连接处上方

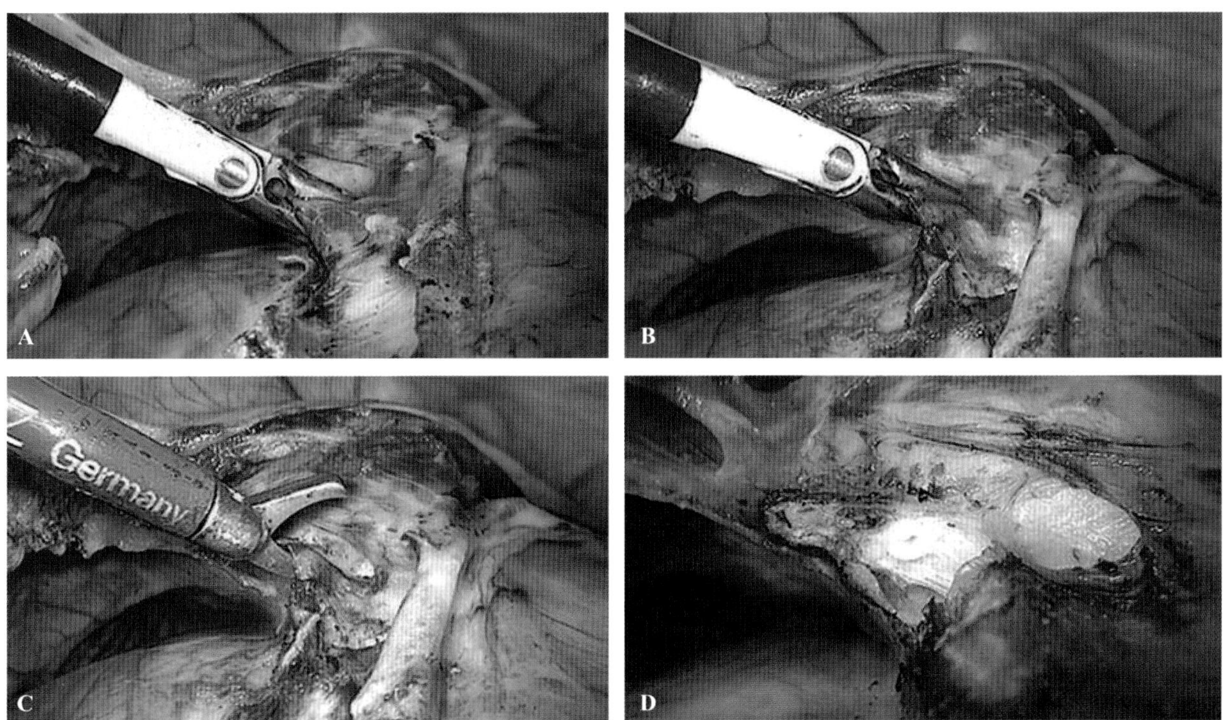


▲ 图 35-57 **A.** 左侧子宫血管的双极凝结和分离；**B.** 凝血区域应包括动脉的上部，以免在解剖血管后发生进行性出血。子宫的颜色变为白色 / 灰色；**C** 和 **D.** 使用钩形剪刀可以避免切口过深；子宫动脉分两步解剖。这使动脉后组织进一步凝结，避免复杂的静脉出血

TeLinde 的缝合技术在剖腹子宫切除术中用于闭合阴道，后来由 Bruno van Herendael 修改为腹腔镜使用，并由 Thoralf Schollmeyer 进一步修改[36, 37]。

阴道缝合后，阴道边缘谨慎电凝止血[38]。电凝止血应该非常小心，以免术后阴道残端坏死，通过缝合整个阴道壁可解决轻微的残留出血。子宫仍在阴道中或将装有棉纱的手套放在阴道中，以免气腹丢失。通常使用弯针和 PDS 1–0 进行单结缝合，并采用体外结和体内安全结。或者，雪橇针甚至直针可以使用针头轻松地将其插入和拔出 5mm 戳卡。

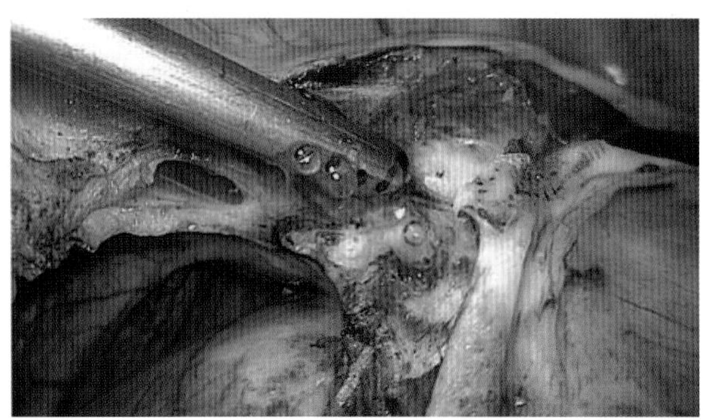

▲ 图 35–58　可以看见左侧分离的子宫底。滴入几滴生理盐水溶液，尤其是在操作区域非常干燥的情况下，电解质流动使双极凝结更加有效

使用 PDS1–0 体外打结的原因如下。

- 单丝线很容易在组织中滑动，不会造成其他损坏。
- 单丝 PDS 材料可最大限度地减少阴道残端感染的风险。
- 缝合线材料的半衰期长，可最大限度地降低阴道残端裂开的风险[38]。
- 体外打结可提供额外的强度。

2 个骶子宫韧带都可以连接到阴道后壁，以防止阴道脱垂（McCall 后穹隆成形术）。

- 角线缝合：先在右阴道角进行缝合，然后再插入相应的阴道上皮，刺穿宫颈环。缝合线应与膀胱保持一定距离，以最大限度地减少膀胱撕裂的风险（图 35–68 和图 35–69）。

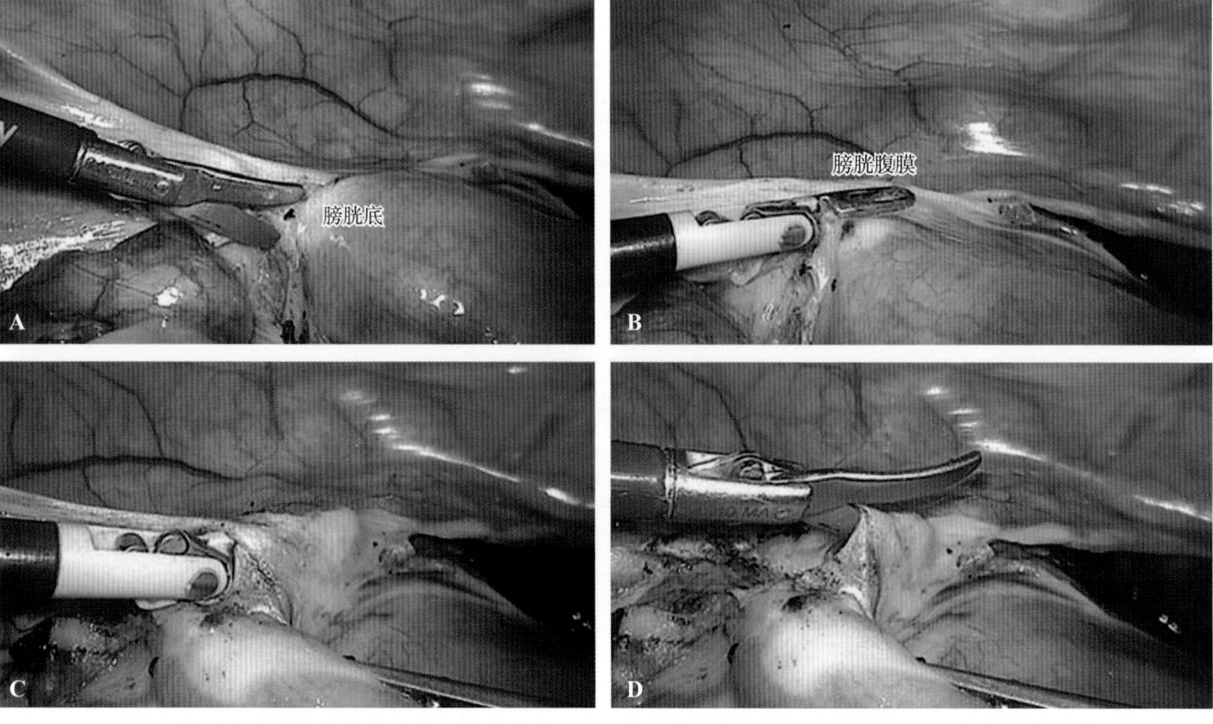


▲ 图 35–59　最后从左到右分离膀胱底和膀胱腹膜，$CO_2$ 扩张介质得以显示。从手术区域将膀胱安全地向下推，很容易识别膀胱子宫陷凹的腹膜线

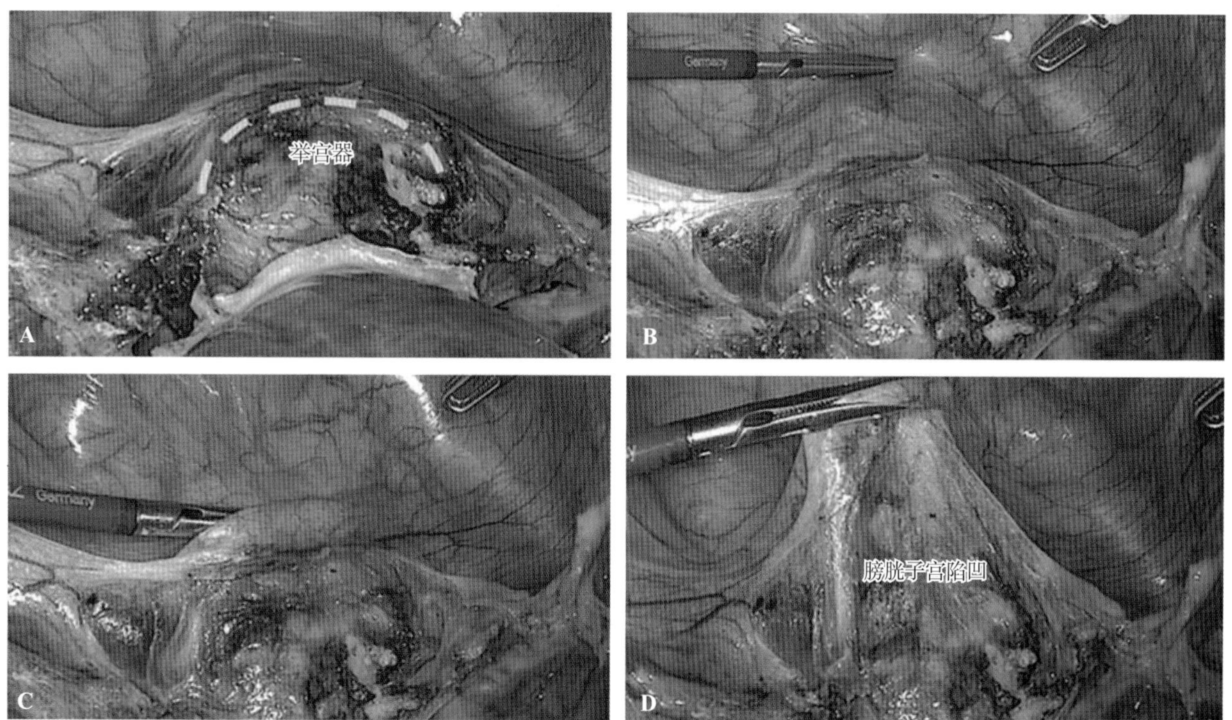


▲ 图 35-60 **A.** 可以看见举宫器（如果已插入）。**B** 和 **C.** 无法在所有情况下立即识别出膀胱并安全地避开。当使用钝器将可疑膀胱从 **Foley** 导管的球囊推向子宫颈时，可以准确定位膀胱。**D.** 一旦确定了膀胱，便将其提起。探及膀胱子宫陷凹后可以进一步向下推动膀胱

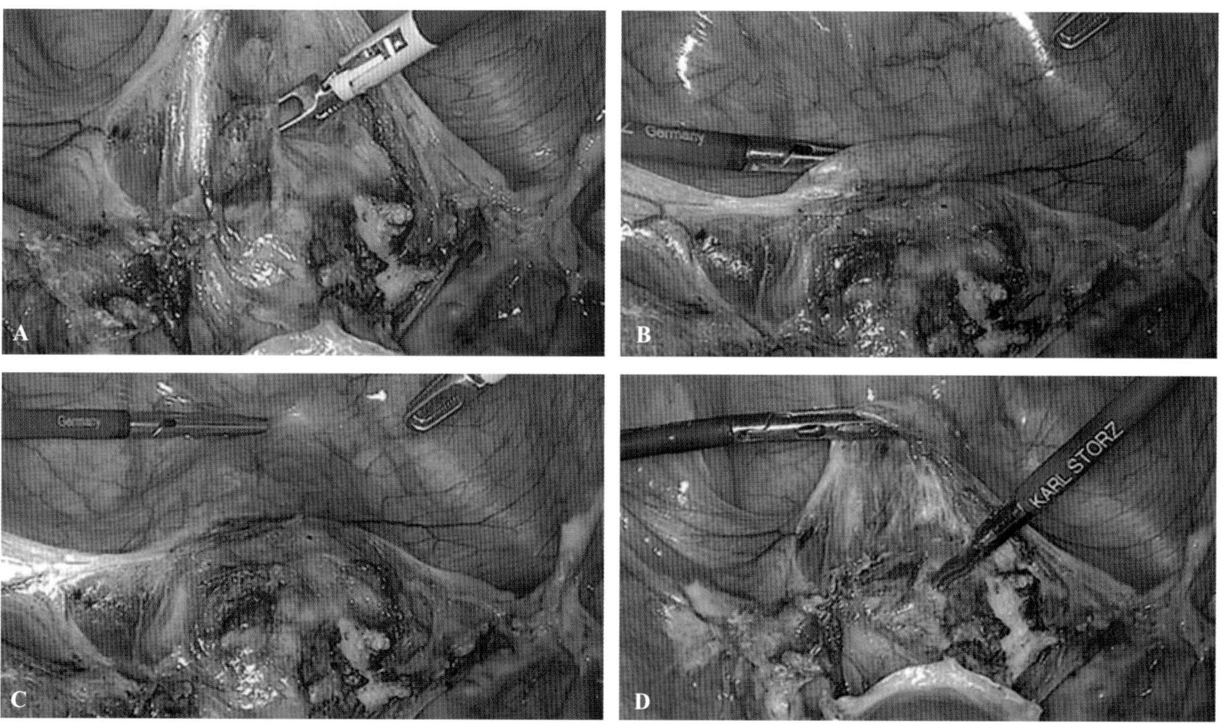


▲ 图 35-61 打开膀胱子宫陷凹后，**LSH** 术中至少切开膀胱腹膜约 **1cm**，**LTH** 术中 **2～3 cm**。当举宫器位于阴道内并且宫颈被向上推时会使此步骤更容易。该步骤也可仅通过牵引来执行。一旦打开了膀胱子宫间隙，就可以使用钝器轻松地进行显露，同时避免出血

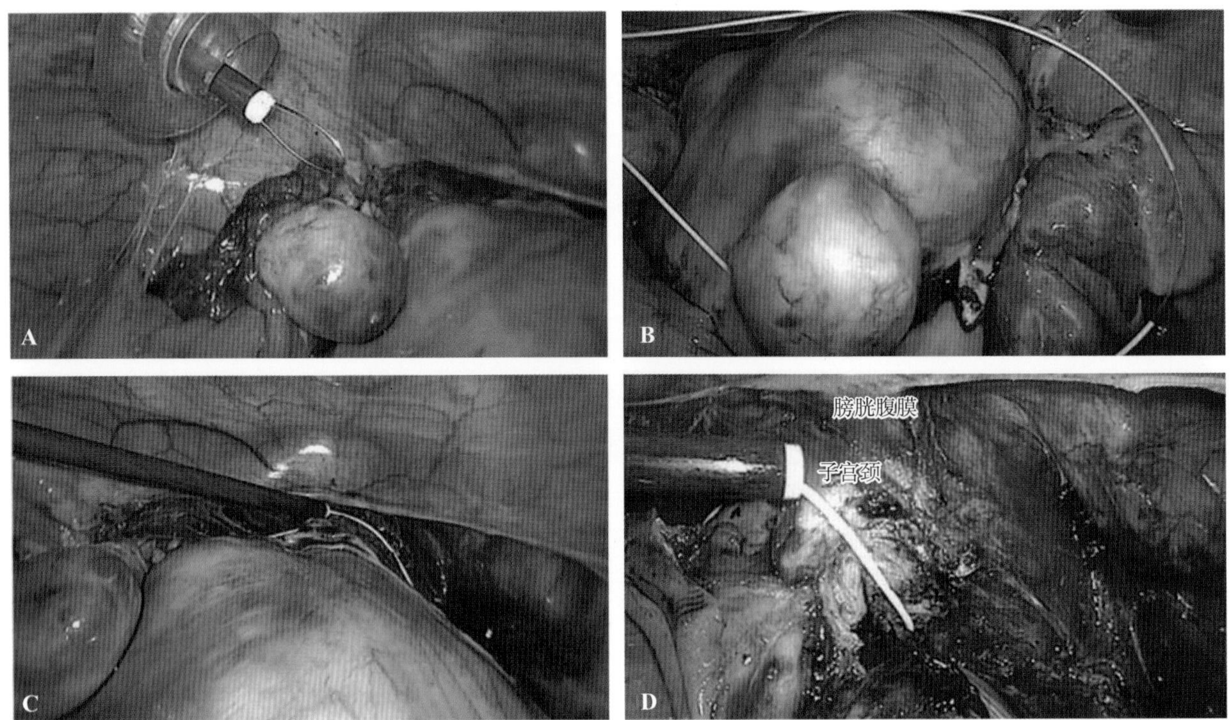


▲ 图 35-62 单极切割环切除子宫颈，正确放置之后方可激活使用。发白的子宫被举宫器提起，检查子宫动脉残端和骶子宫韧带连接处上方间的正确切除位置

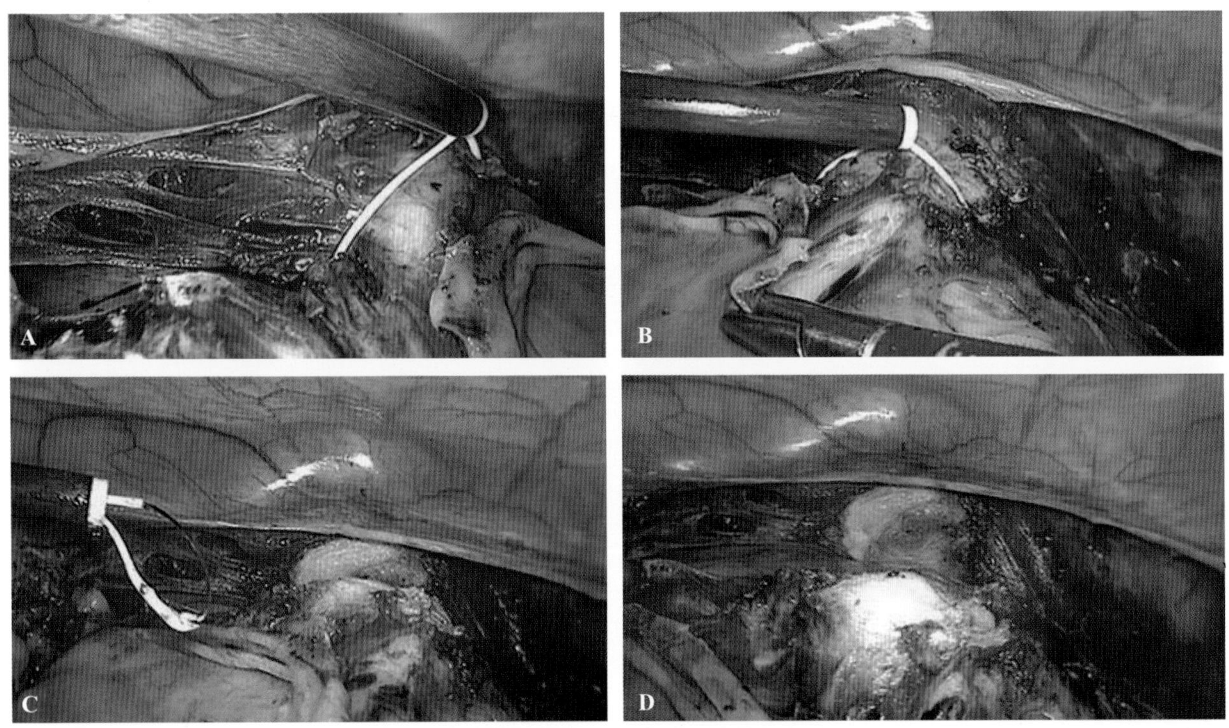

▲ 图 35-63 **A 和 B.** 在将切割环放置于子宫颈后部的情况下，从子宫颈切除子宫体。正确放置在子宫动脉残端之间和子宫骶韧带连接处上方；**C 和 D.** 在 **LSH** 中仅在非隔离区使用单极电流进行切割，进行子宫颈和子宫体的分离；**B 和 D.** 将子宫体向上拉以形成逆行圆锥

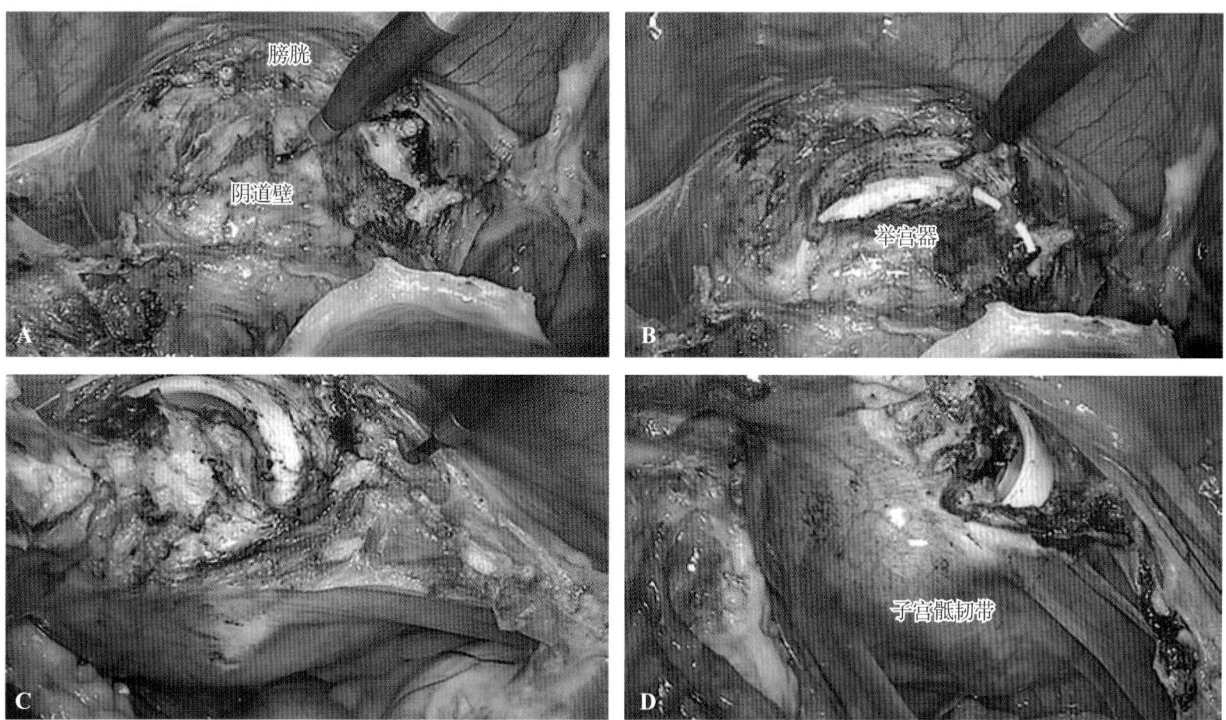


▲ 图 35-64　**A.** 在 **LTH** 的情况下，由于膀胱腹膜显露，因此阴道和膀胱之间的距离增加；**B** 至 **D.** 将举宫器牢固地放置在腹部中，并逐步从阴道处分离子宫。子宫骶韧带的连接处留在原处

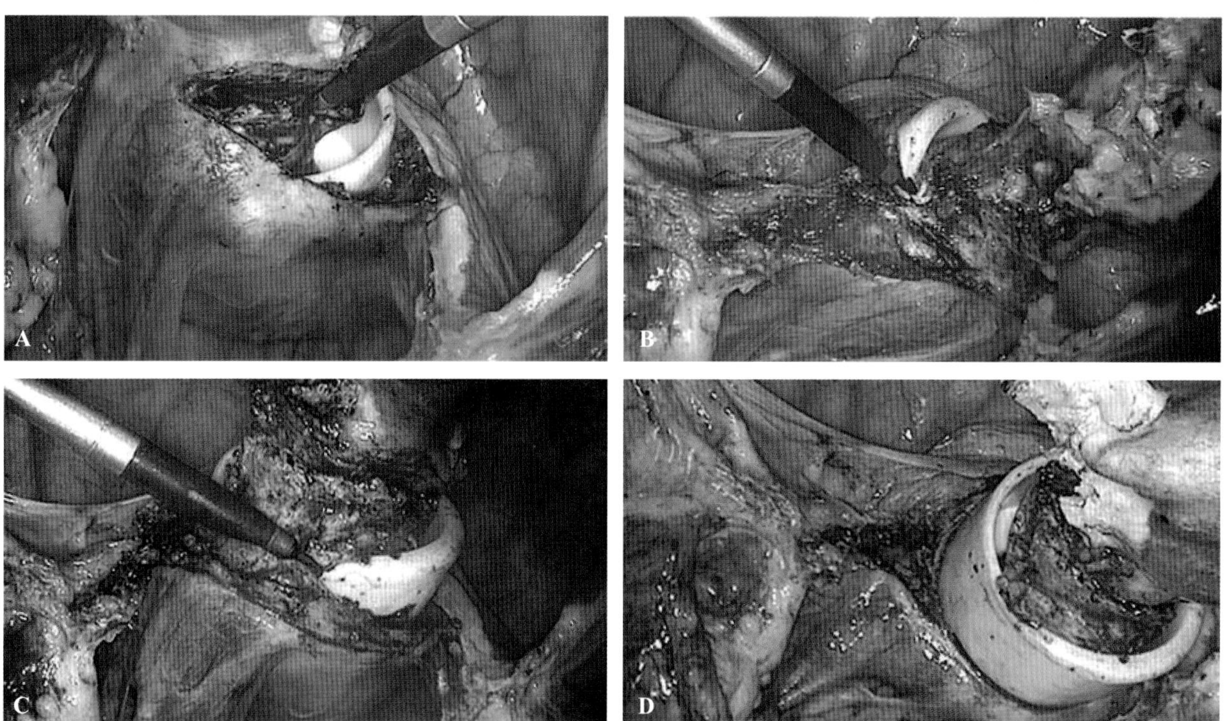

▲ 图 35-65　**A** 至 **C.** 完成阴道从子宫颈处的分离，开始宫颈回缩，仍由操纵钳经阴道抓紧。单极电流和尖锐的电钩导致镜头过度起雾，因此有必要在全视野下进行精确的曝光。这可以通过使用 **30°** 光学装置在同时回缩 / 操作期间完成。当行阴道切开时会出现 $CO_2$ 气体泄漏，视野可能会立即恶化。**D.** 可见度可能会变得非常差，并且使用单极能量会造成损伤

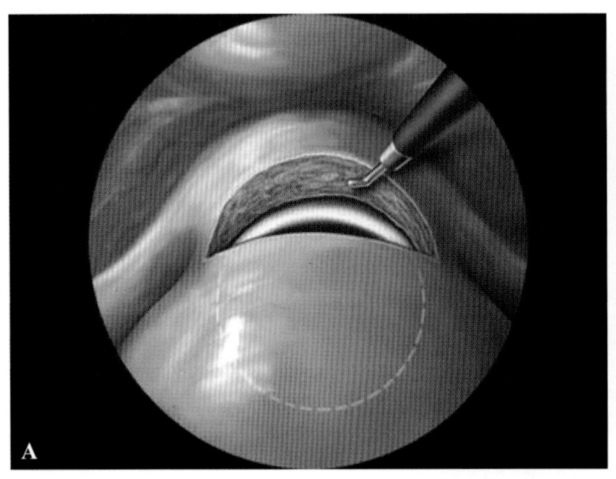
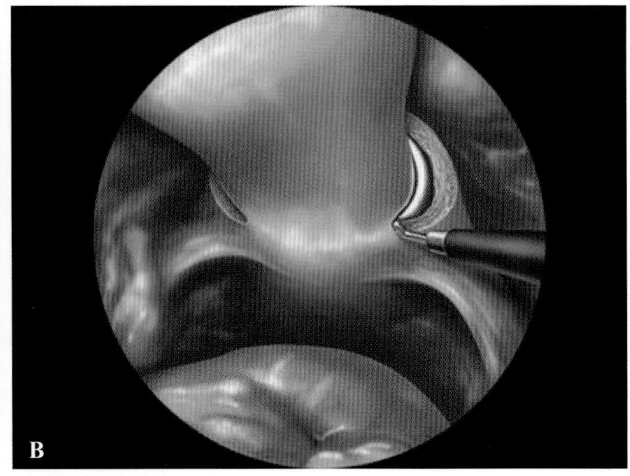

▲ 图 35-66　子宫解剖的示意图

A. 阴道切开术通常始于举宫器的前部；B. 在视野范围内，筋膜内子宫切除术可以保留子宫骶韧带

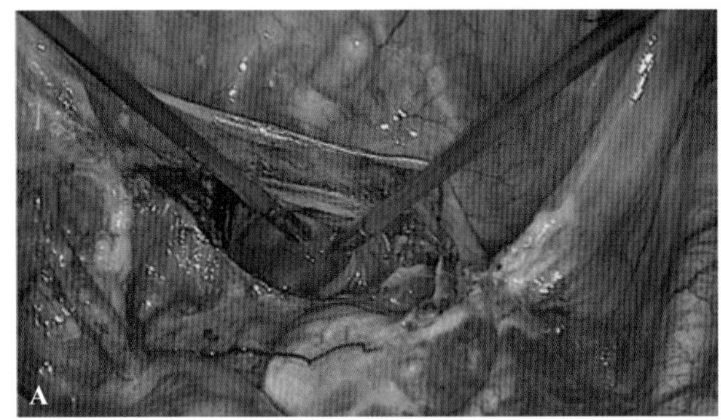
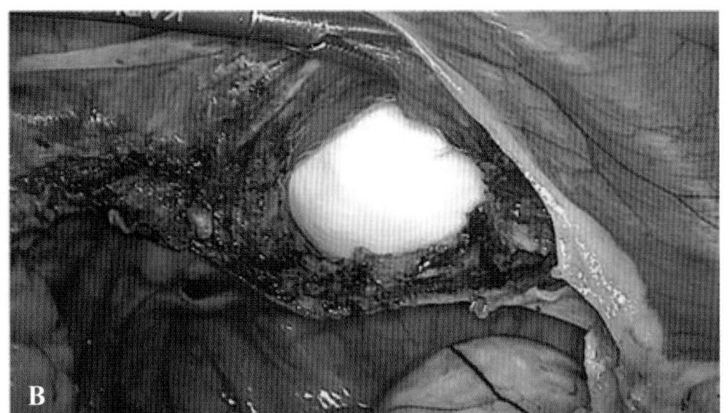

▲ 图 35-67　**A.** 子宫通过阴道取出；**B.** 经阴道引入棉签填充的手套，以防止 $CO_2$ 气腹消失

- 在第二步中，将针头穿过子宫主韧带在子宫血管前方的内侧（图 35-70）。第二步涉及支撑阴道壁游离的结构。借助深而结实的单丝缝合线进行体外打结，使缝合可以抓住大量组织并顺利滑过组织而不会造成损害（图 35-71 至图 35-73）。
- 将针头穿过阴道上皮，然后在第三步中通过骶子宫韧带结扎，随后进行阴道反向缝合。当韧带再次缝合 1 次或 2 次以缩短时，可以省略最后一步。在已经存在脱垂的情况下，这是绝对必要的。

现在可以拔出针头，并用一个体外 Roeder 结完成缝合，该结是在体内打 2～3 个结（图 35-74）。在对侧重复此步骤，并确保盆腔内筋膜的所有部分（膀胱子宫陷凹、主韧带和骶子宫韧带）均已连接（图 35-75 至图 35-77）。

步骤 4：阴道闭合。剩下的阴道中间开口可用两个 U 形或 Z 形缝合。这确保了组织的垂直和水平闭合，并使阴道残端血肿的风险最小化。不需要腹膜化或引流（图 35-78 和图 35-79）。生理性腹膜化发生在手术后的前 2 周。任何额外的腹膜缝合可能会导致血清瘤或血肿的包裹，并增加术后感染和疼痛的可能性。将子宫或棉纱手套从阴道中取出。图 35-80 提供了该过程的概述。

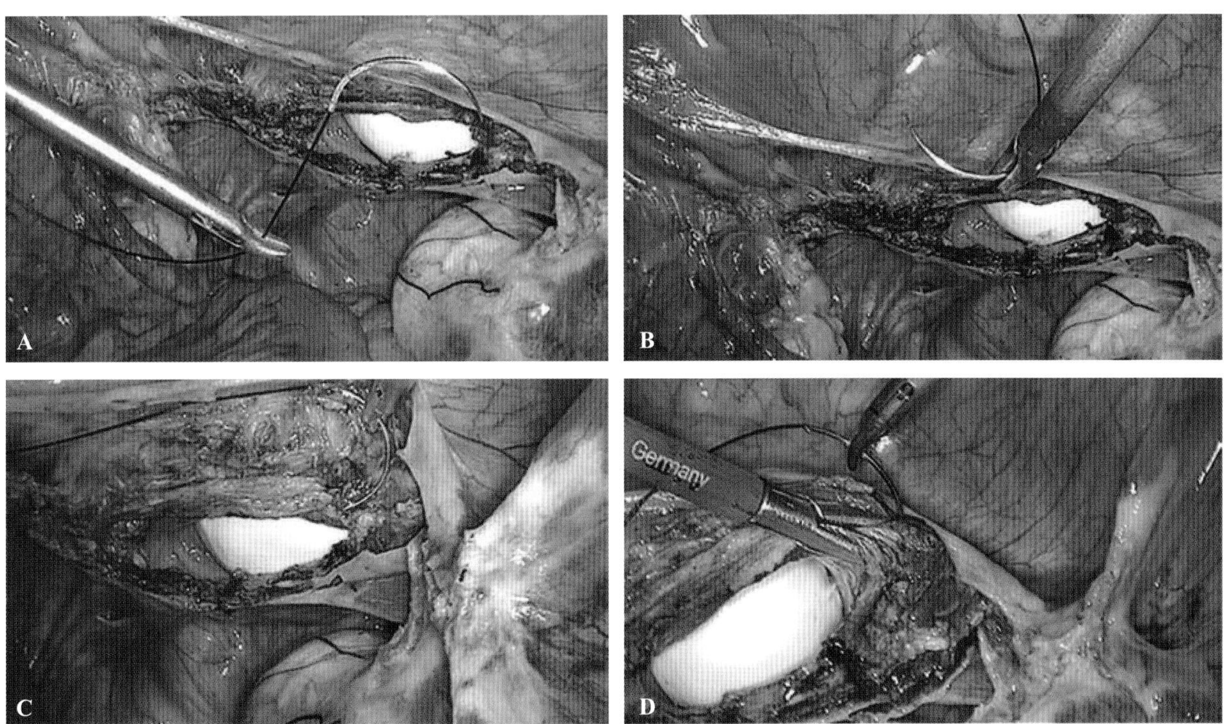

▲ 图 35-68　**LTH**：右角缝合线将阴道前壁和后壁、腹膜后壁和右侧骶韧带结合在一起。在可见的情况下可避开膀胱。镊子必须锋利才能牢固地抓住阴道上皮。当缝合未包括上皮仅包括阴道壁时，术后肉芽肿的可能性很高

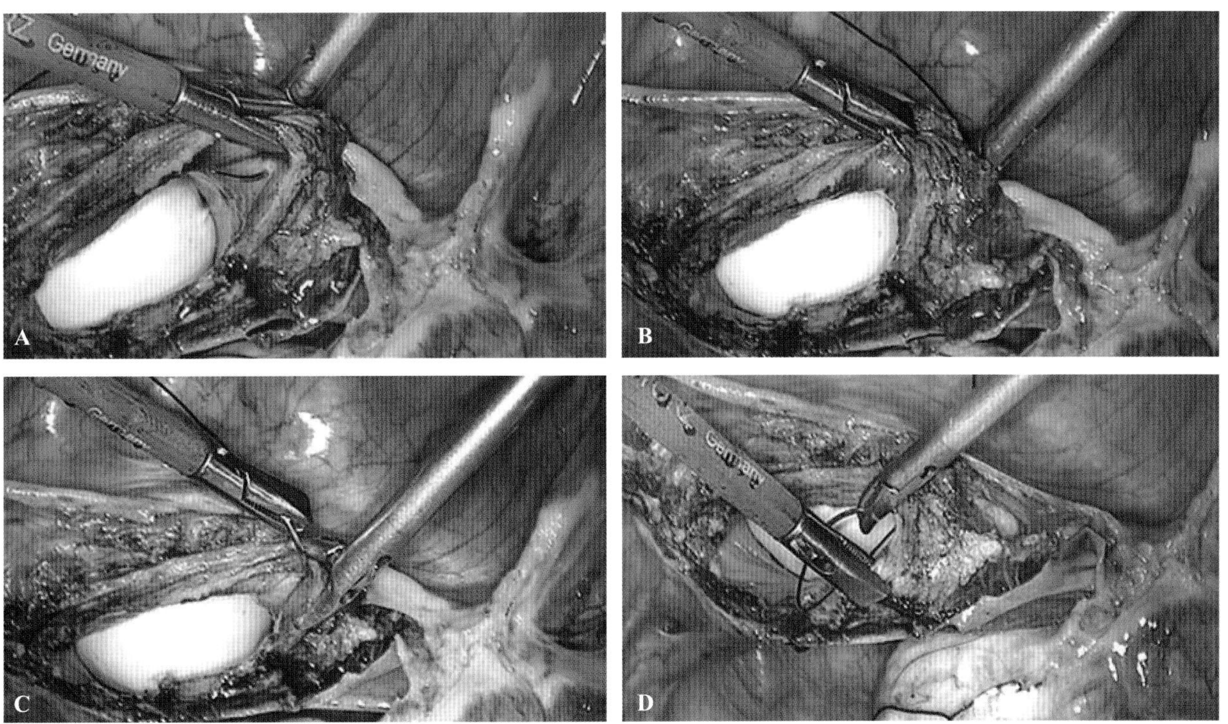

▲ 图 35-69　**LTH**：继续右上角缝合。**30**° 光学装置可帮助从下方和上方观察阴道。大量的阴道旁组织被紧紧抓住

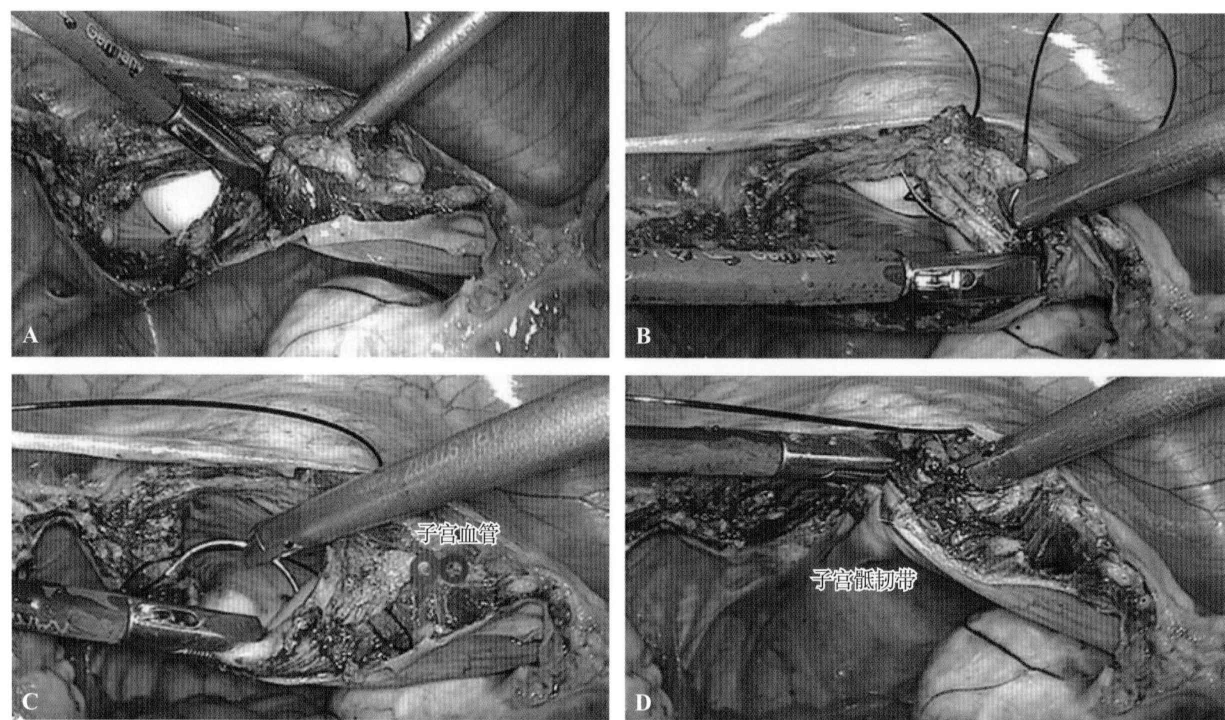


▲ 图 35-70 **LTH**：抓住右侧圆韧带的同时继续右角缝合。避开血管残端并将其边缘化。当使用这种类型的缝合线时，可机械地压缩血管

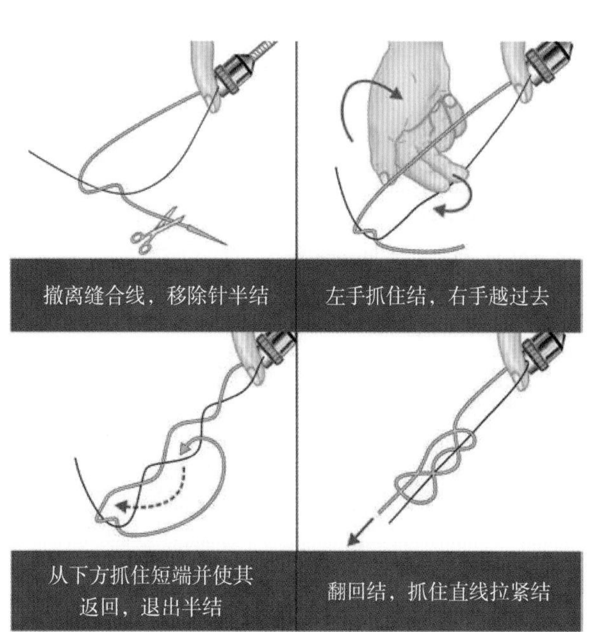


▲ 图 35-71 **LSH**：**PDS** 的体外结使用“**von Leffern**”结缝合

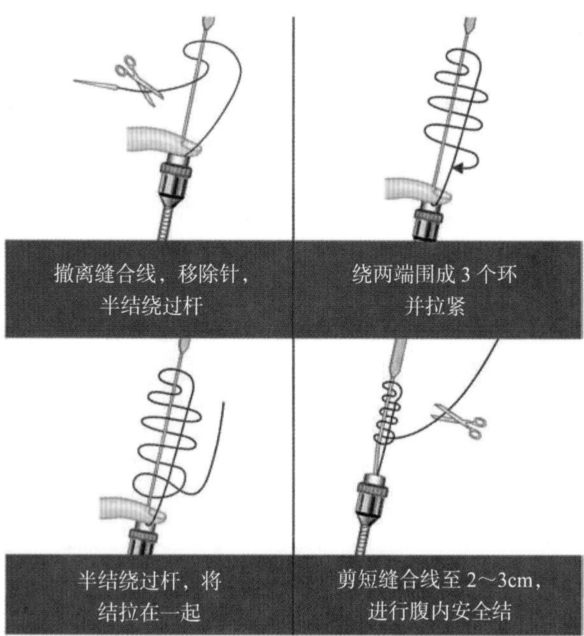


▲ 图 35-72 **LSH**：通过使用“**Roeder**”结完成 **PDS** 缝合线的体外结

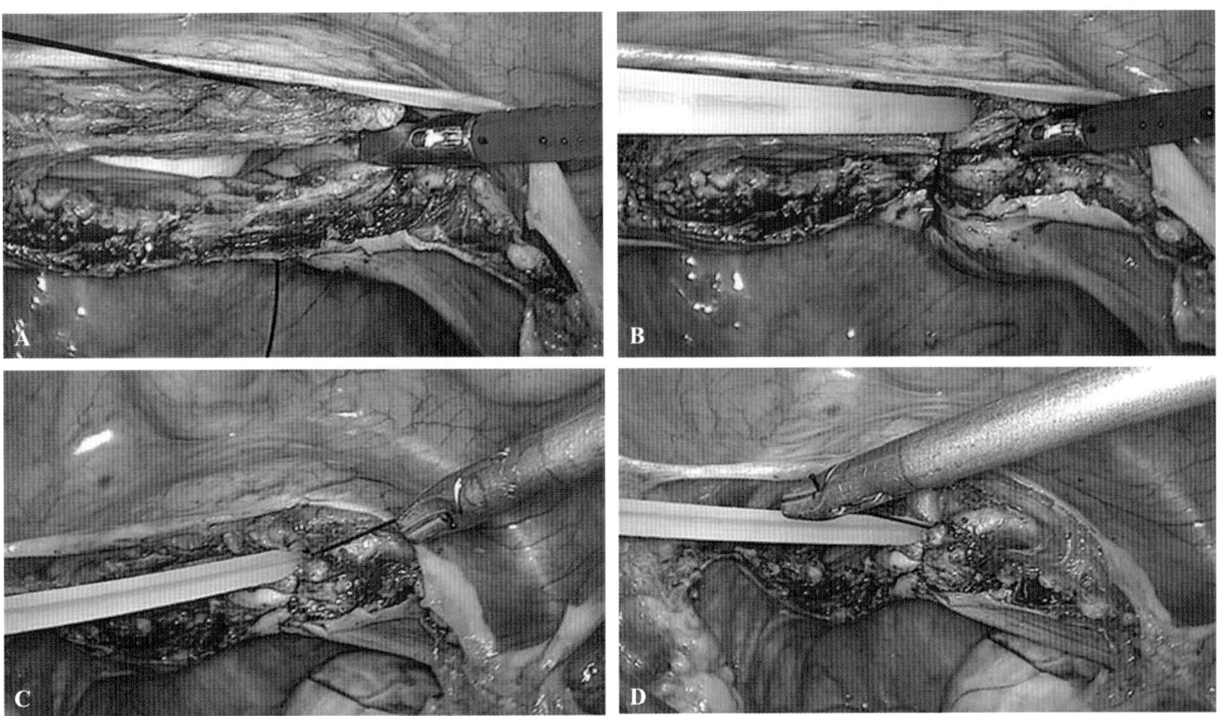


▲ 图 35-73　**LTH**：用塑料推杆将其推下，以完成体外“**Roeder**”结或“**von Leffern**”结。将边缘拉入腹部，以避免阴道内干扰

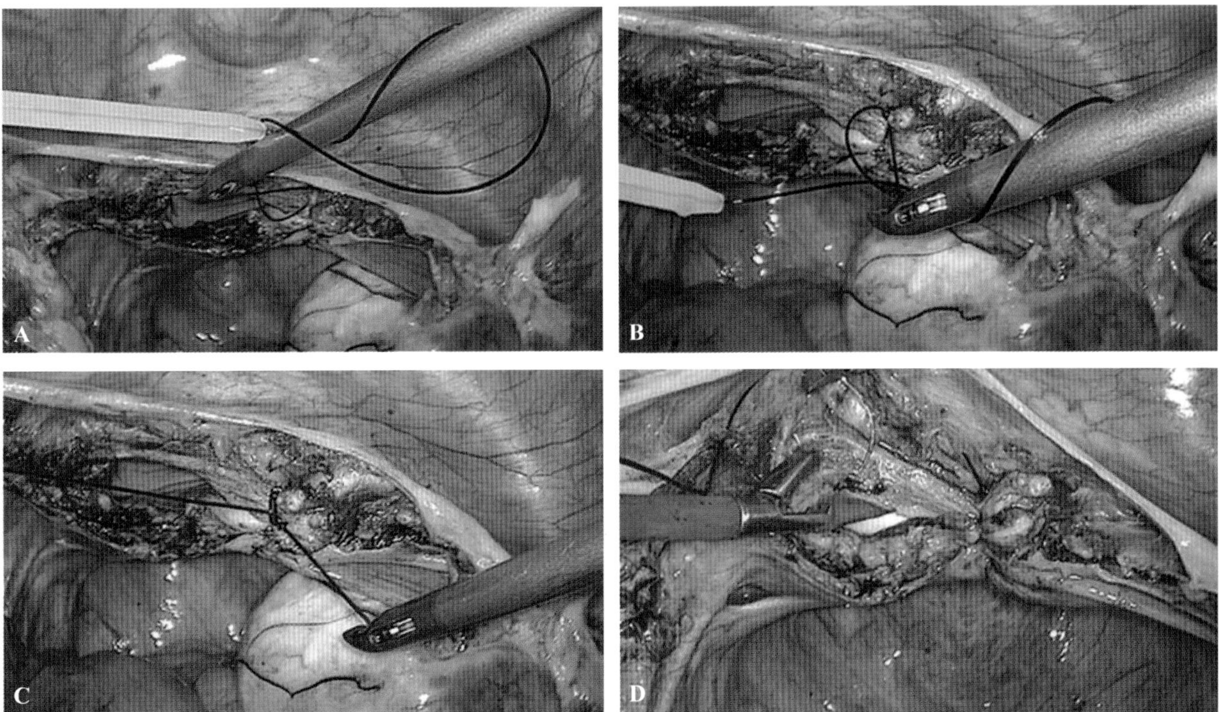


▲ 图 35-74　**LTH**：在右上角的针脚上体内安全打结并剪线

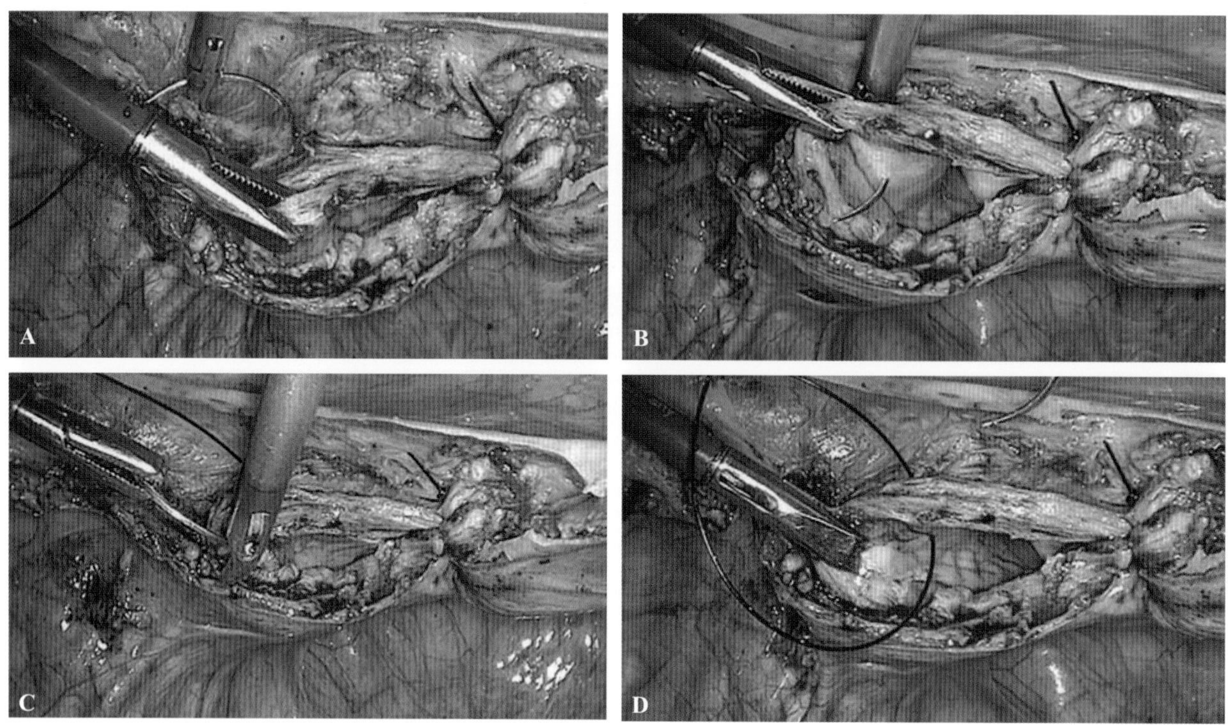

▲ 图 35–75 **LTH**：左角缝合将阴道前壁和后壁、腹膜后壁和左侧子宫骶韧带结合在一起。在可见的情况下可以避开膀胱。镊子必须锋利才能牢固地抓住阴道上皮。当缝合不包括上皮仅包括阴道壁时，术后肉芽肿或出血的可能性就很高

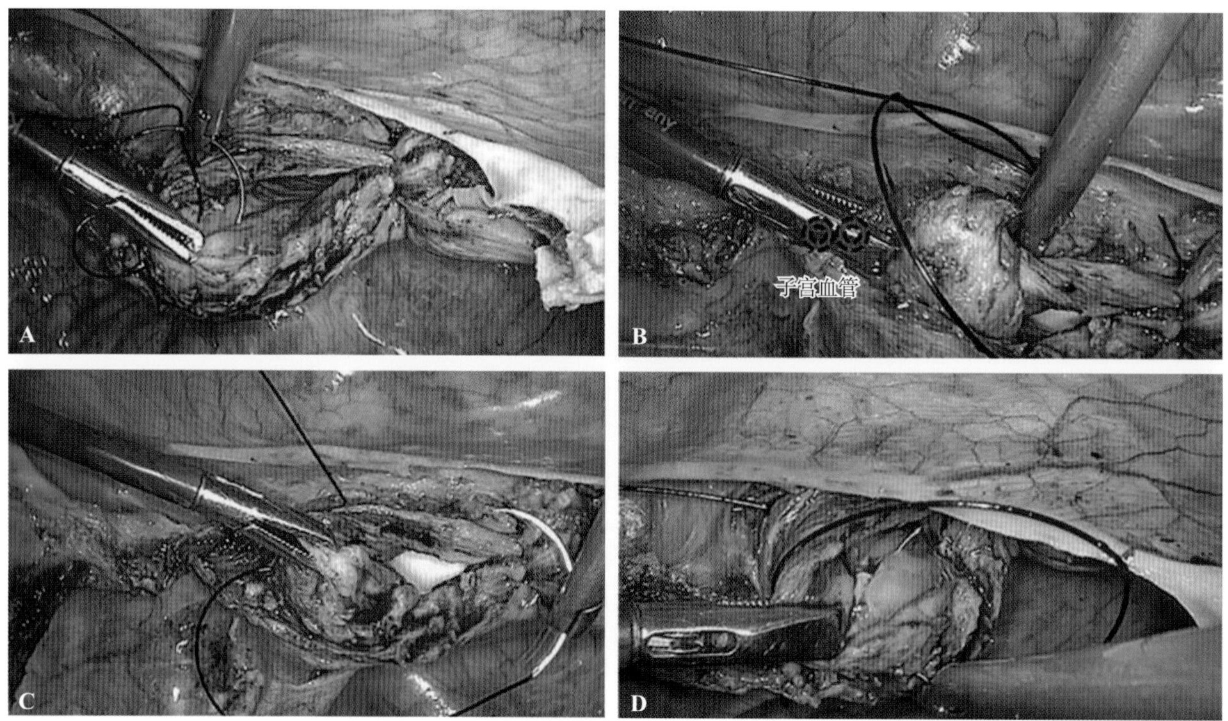


▲ 图 35–76 **LTH**：继续左角缝合。当使用这种类型的缝合线时，无法对血管残端进行机械压缩。缝合线中应包括约 **1cm** 的阴道壁

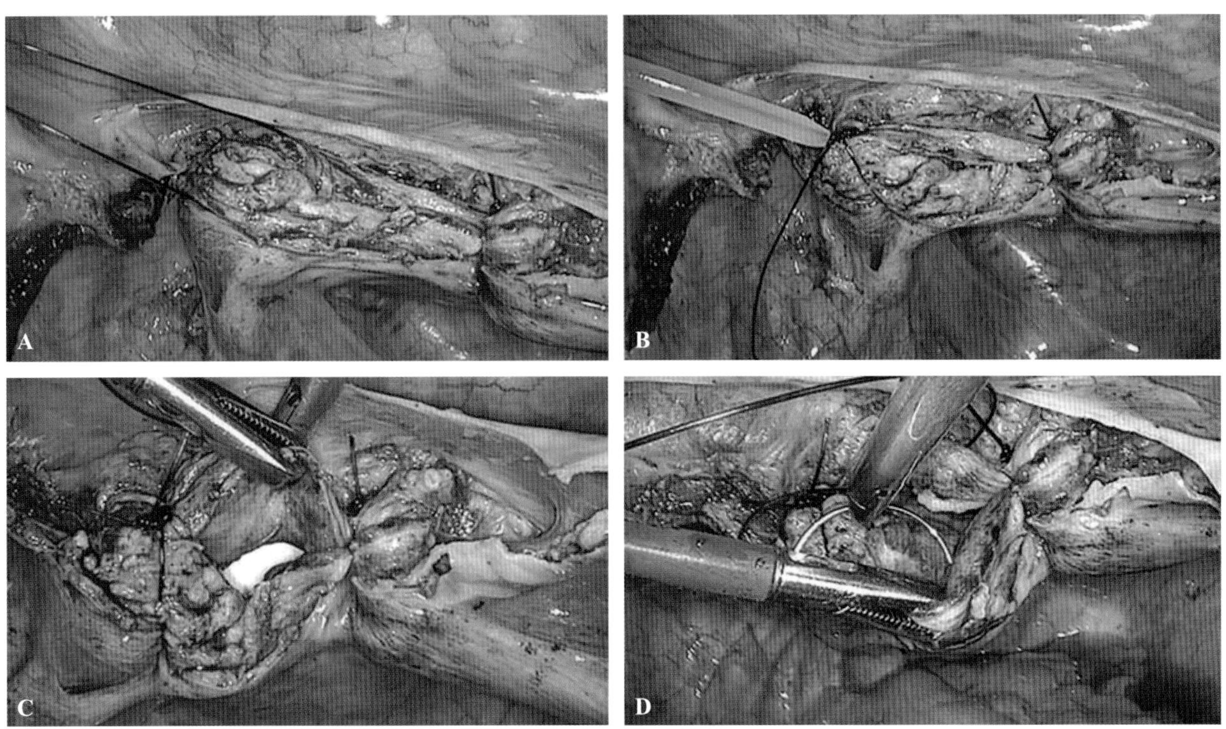

▲ 图 35-77　**LTH：左角缝合完成**

A 至 C. 体外结被推杆向下推；D. 在中间开始 U 形缝合或 Z 形缝合。当阴道边缘没有完全干燥时，先闭合边缘会更容易。然后大部分出血会自动停止，无须进一步凝结。过度凝结阴道壁可能会增加阴道残端感染或裂开的风险

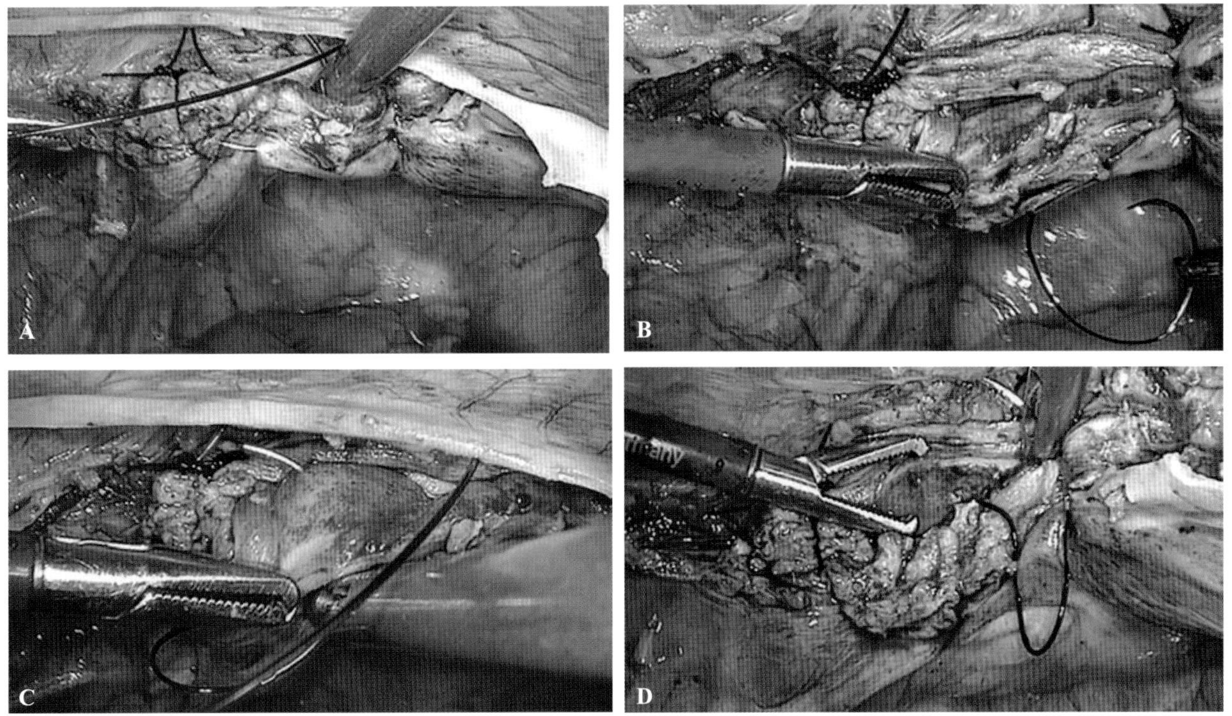

▲ 图 35-78　**LTH：最终使用 U 形缝合或 Z 形缝合关闭剩余的阴道开口。使用 U 形缝合时，缝合线末端应到达膀胱，以防止肠损伤**

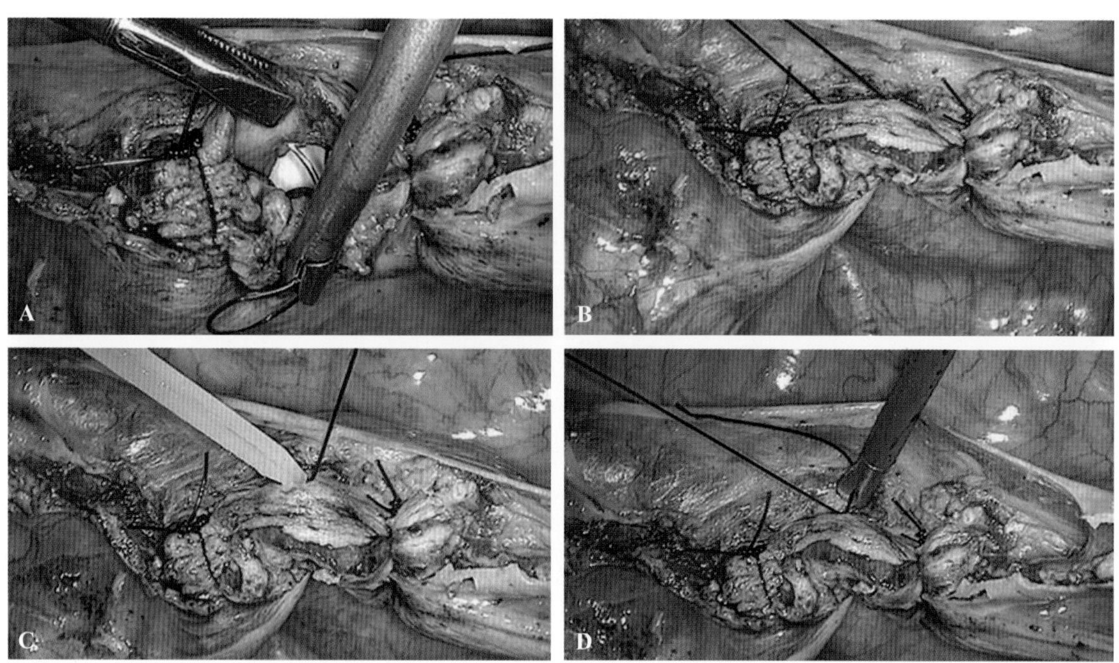

▲ 图 35-79 **LTH：使用 U 形缝合或 Z 形缝合完成中央缝合。由于选择合适的缝合线且组织量充足，因此无须进行体外缝合**

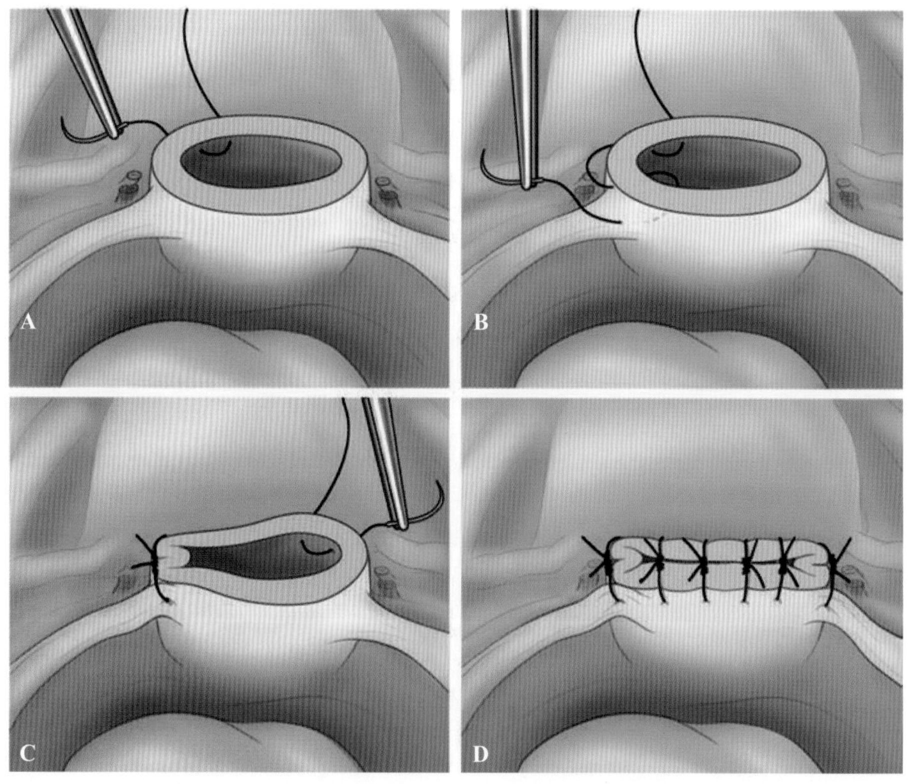

▲ 图 35-80 **由 Schollmeyer 修改的 LTH 后阴道闭合的示意图**

缝合线穿过骨盆内筋膜的阴道上皮的顶端边缘下方 1cm。针从阴道腔中穿过阴道壁，穿过子宫血管（阔韧带的中部）之间，然后通过阴道腔返回。在缝合线通过之前识别子宫骶韧带。将针从阴道腔中穿过，穿过阴道壁和直肠阴道隔，并刺穿子宫骶韧带。单针缝合、U 形缝合或 Z 形缝合闭合阴道穹隆。缝合线穿过盆腔内筋膜和阴道壁，然后从阴道壁和盆腔内筋膜抽出

## 九、腹腔镜下次全子宫切除术

在腹腔镜下次全子宫切除术中，前面的步骤非常相似，除了不需要举宫器，因为子宫可以通过牵引而升高。用单极环切开子宫体，并凝固宫颈通道以防止污染。由于上行感染的高风险，应关闭宫颈通道。同时，可以用强力的单丝缝合线和体外打结悬挂子宫颈。剩余的子宫体需要在腹腔内粉碎（图 35–81 至图 35–86）。图 35–87 显示了次全子宫切除和全子宫切除的结果。

### （一）特殊情况

如果发生严重粘连或伴有深层浸润性子宫内膜异位症，则必须改变传统的腹腔镜下子宫切除术。手术步骤与肿瘤手术非常相似。盆腔根治术至关重要（图 35–17、图 35–18 和图 35–40）。在严重子宫内膜异位或子宫腺肌病进行广泛粘连松解后，打开后腹膜（图 35–52、图 35–88 和图 35–89）。定位输尿管和主要血管，并观察和显露其与子宫动脉的交叉点（图 35–89）。在某些情况下，由于以下原因，将子宫动脉从髂内侧血管分出之后将其夹闭（图 35–90 至图 35–93）。

- 在子宫动脉的远端并将其暴露可能是困难的，甚至是不可能的。
- 子宫内膜异位瘢痕和结节容易改变该区域的解剖结构。这可能导致意外的出血，尤其是在子宫较大的情况下。夹闭子宫动脉的初始部分将使术中出血最小化。
- 子宫动脉靠近输尿管和双极器械的热扩散可能会引起输尿管的继发性凝结损伤，这可以通过使用血管夹来避免。

手术结束时，用生理盐水溶液冲洗腹腔并排干水分。通常不需要保留引流管（图 35–89）。

我们建议这种缝合技术的原因是，它除了提供安全优势之外，还可以稳定地固定阴道残端。

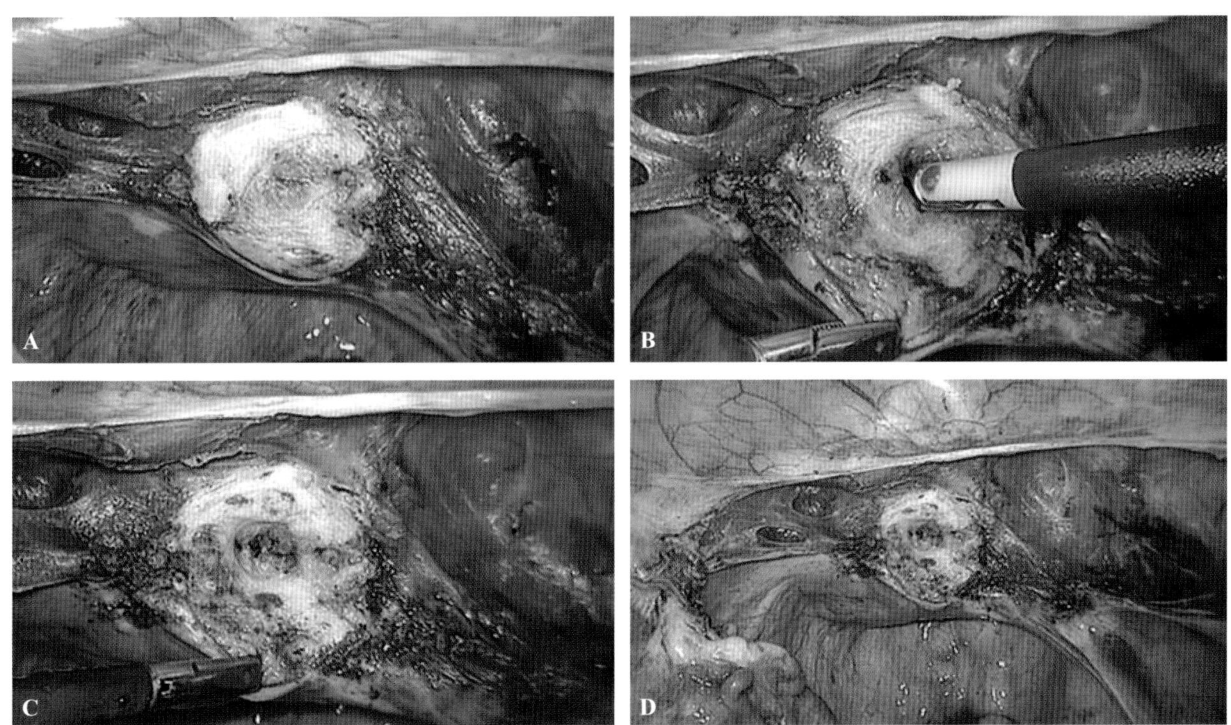

▲ 图 35–81　**A** 至 **C.** 剩余的子宫颈残端。特别是在出血性疾病、子宫腺肌病或子宫内膜异位症的情况下，应加强子宫颈的凝固。**D.** 如果以倒圆锥形切除子宫颈，切开子宫颈时向上拉动子宫

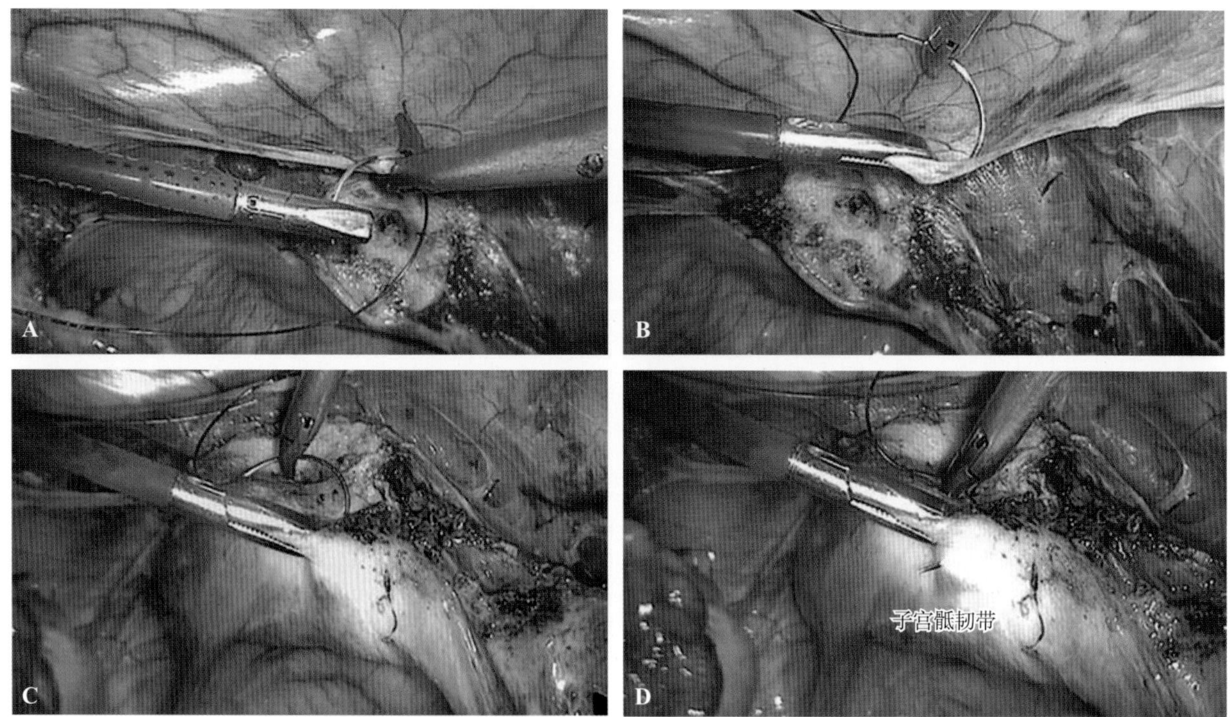


▲ 图 35-82 **LSH**：省略子宫骶韧带的缝合，抓住两侧韧带，缝合以实现宫颈悬吊。借助荷包缝合法将膀胱腹膜连接至后腹膜

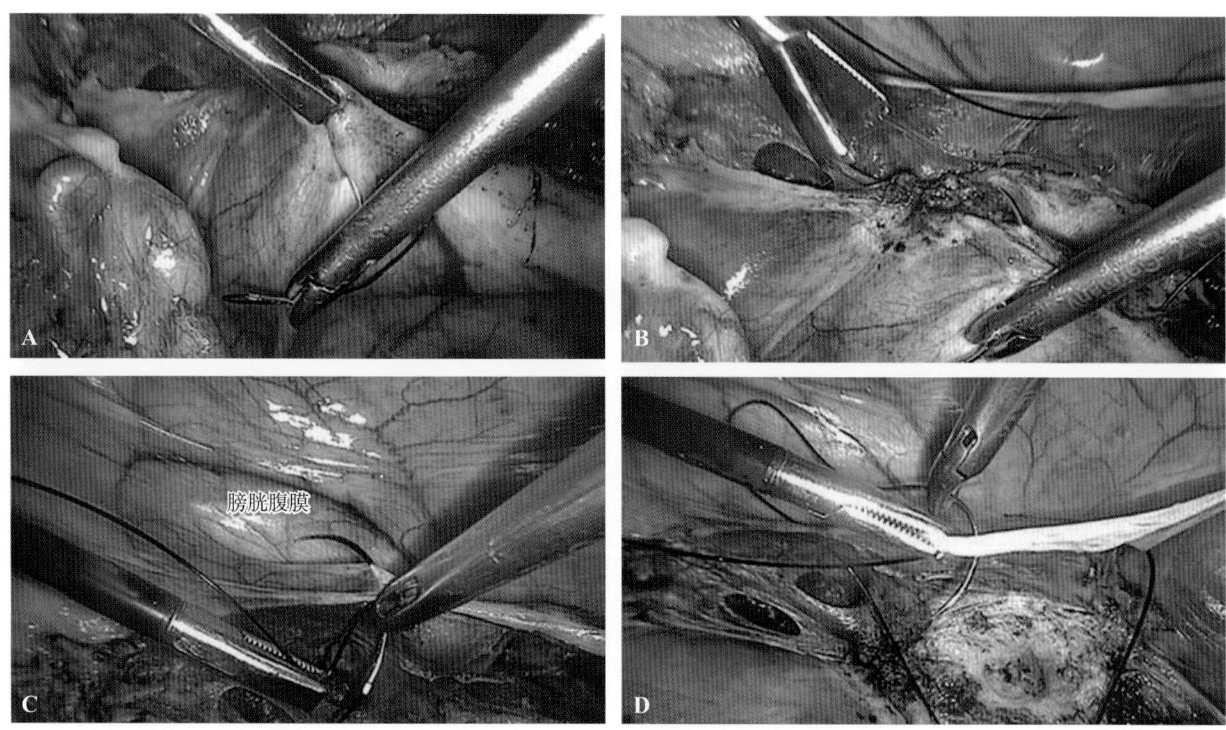


▲ 图 35-83 **A** 和 **B.** 找到子宫骶韧带并将其包含在闭合的宫颈残端中；**C** 和 **D.** 由于在此过程中膀胱已被轻微显露，因此有足够的组织关闭宫颈

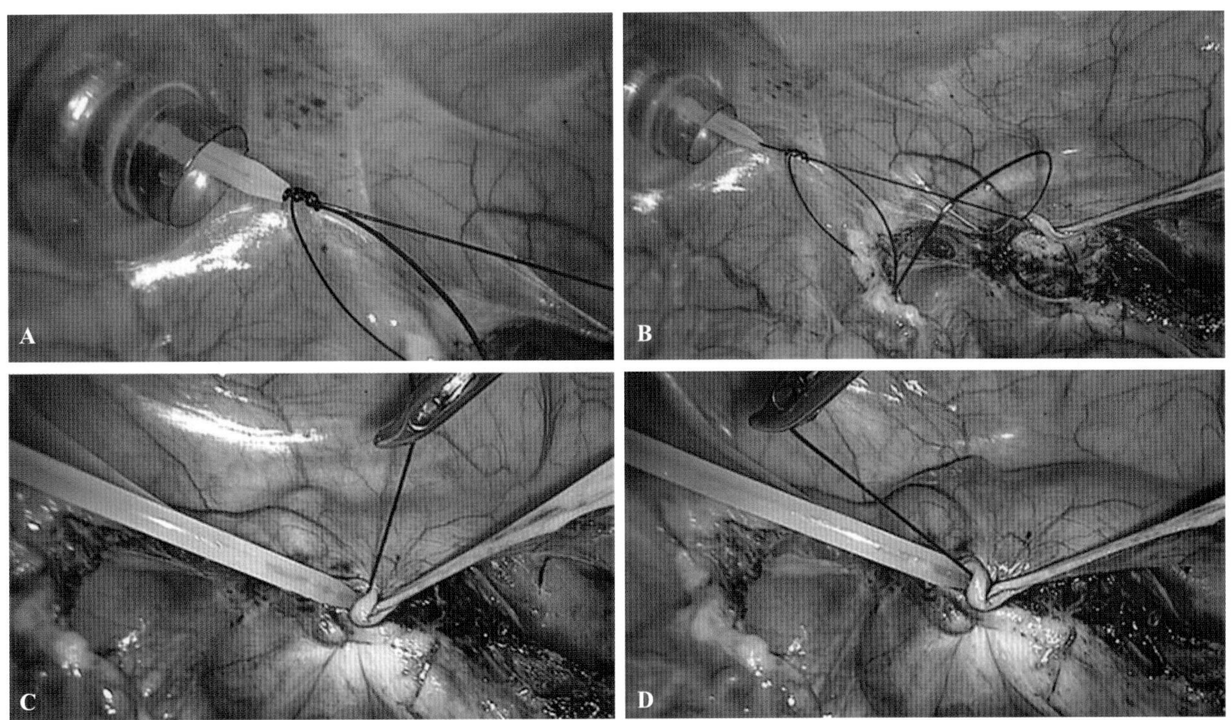

▲ 图 35-84 使用体外结时，腹膜关闭子宫颈通道，从而导致子宫颈悬吊。如果需要，从侧面仍可进行引流

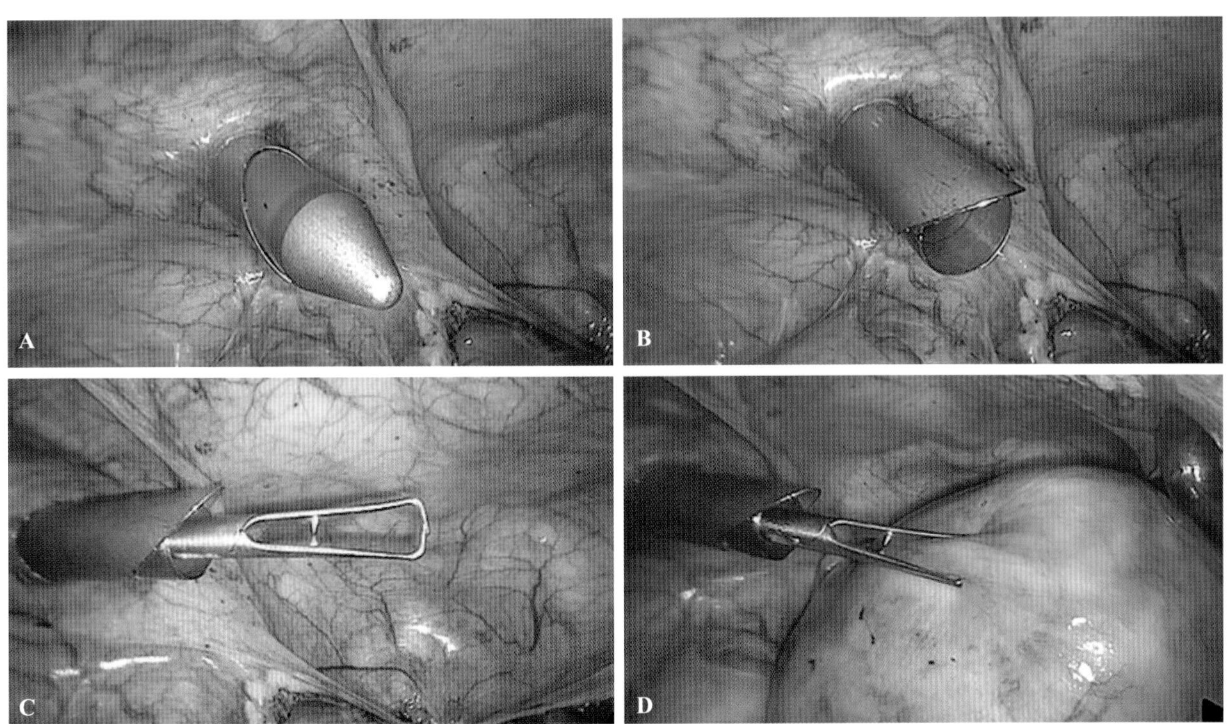

▲ 图 35-85 介绍了 **Roto-Cut** 粉碎机，其直径为 **12mm** 和 **15mm**。无论子宫的大小如何，刀都应由保护罩保护，并且钳端应在直视下使用

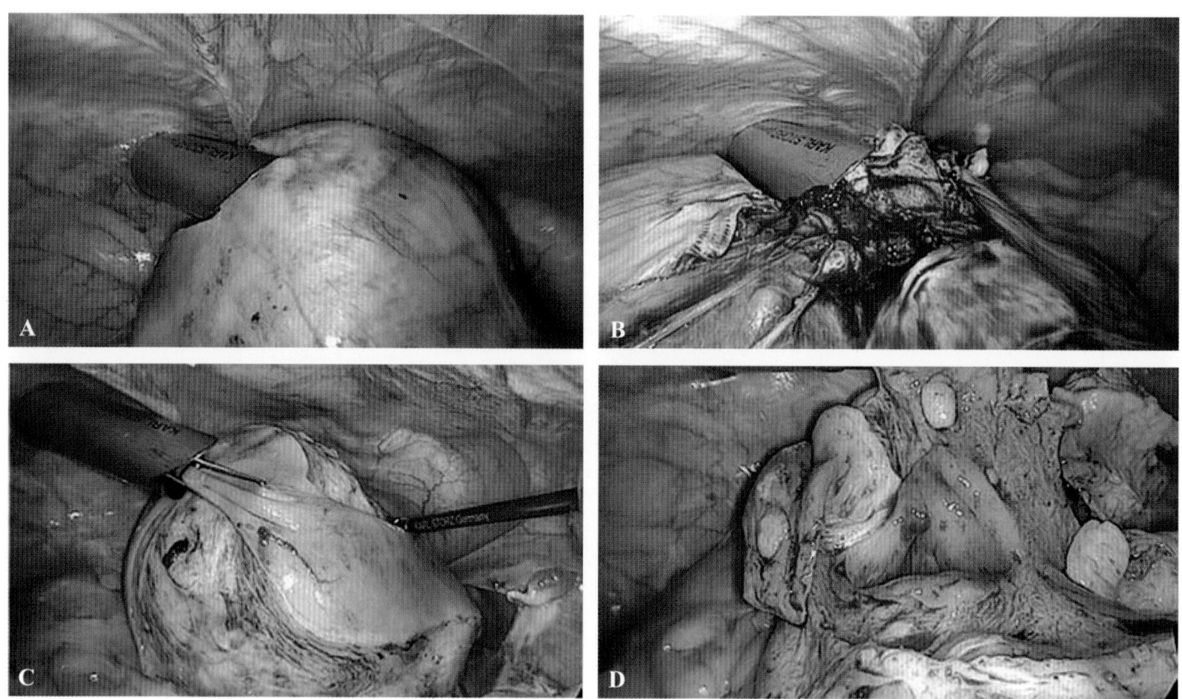

▲ 图 35-86 **LSH**：旋转的刀头和粉碎器的保护罩应一直在视野中，才能进行子宫肌瘤的粉碎（**850g**）。保护罩应向上指向腹壁，以免割伤腹壁的血管。然而，下部，特别是小肠，必须显露并在手术范围之外。外科医生必须有耐心和观察力，以免割伤肠管，这是 **LSH** 手术的主要并发症之一

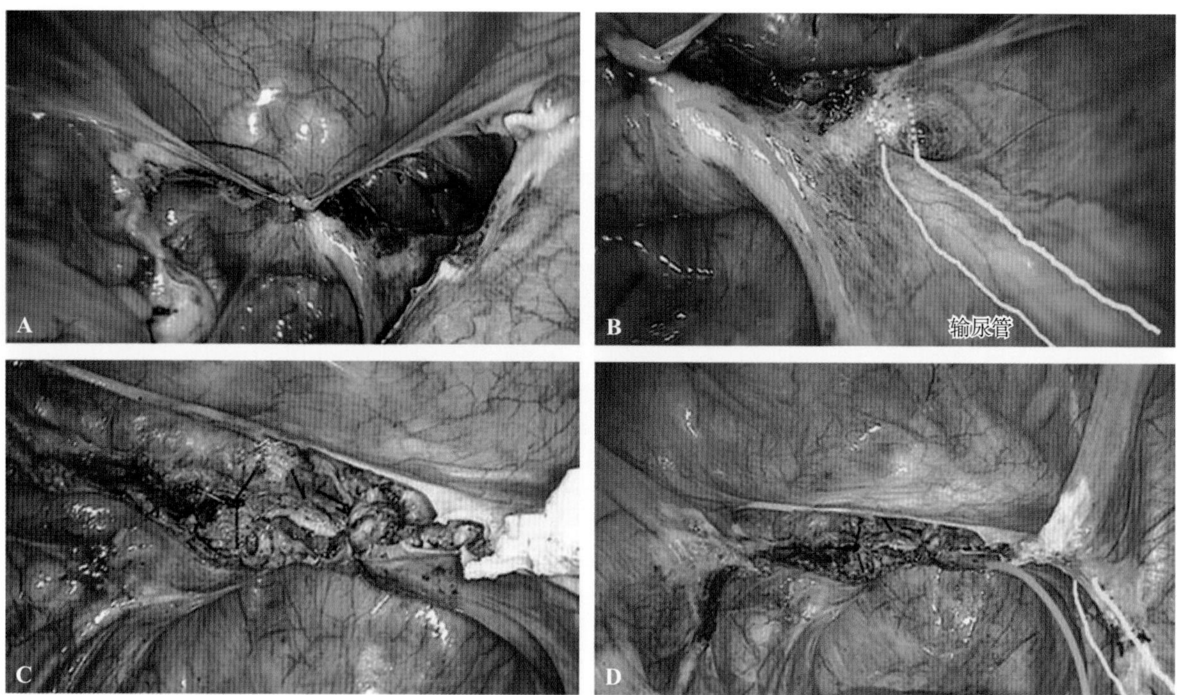


▲ 图 35-87 **A** 和 **B. LASH** 之后的最终情况。子宫颈通道被腹膜覆盖，**2** 条子宫骶韧带均受到轻微牵拉，从而固定了中隔室和子宫颈。**C** 和 **D. LTH** 后的最终情况。已关闭阴道残端；两侧子宫骶韧带已通过两角缝合线抬高。腹膜遮盖宫颈，两侧均可引流。两侧子宫骶韧带都受到轻微拉紧，从而达到悬吊结果。腹膜化将在手术后约 **2** 周发生。**PDS** 缝合线可以使阴道残端安全地闭合并痊愈，吸收大概在 **6** 个月后发生。子宫骶韧带和输尿管可以清楚地识别。由于输尿管的解剖结构未受影响，因此无须打开腹膜后并在直视下观察

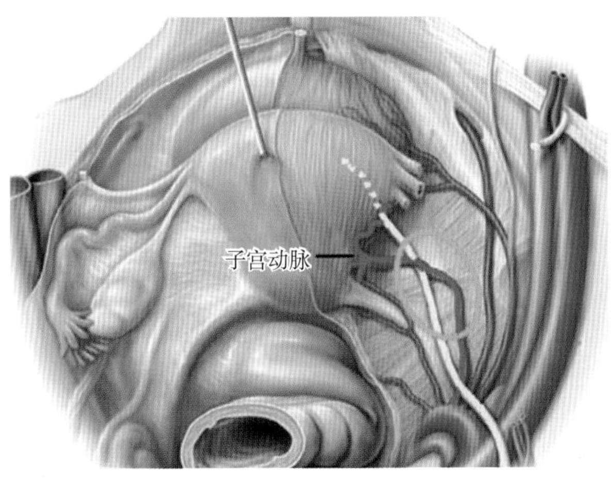


▲ 图 35-88　任何子宫病变都可能在显露子宫侧壁和子宫动脉上升支时造成重大困难。此外，所有根治性子宫切除术包括子宫旁组织，意味着远端边缘的切除。这可能有必要显露腹膜后并定位子宫动脉从髂内血管的分支处

- 由于缝合线平行于尿道，避免了输尿管的扭曲打结。线沿着前、后通道穿过主韧带的内侧部分。
- 在主韧带内阴道壁和子宫动脉之间的小血管受压，可最大限度地减少出血风险。
- 尽管悬吊良好，但阴道背侧没有相应移位，这可能会增加膀胱膨大的风险。

## （二）子宫切除术后检查

椎弓根、膀胱、输尿管和肠管必须在林格液或 Adept（Baxter）连续冲洗下进行检查。输尿管运动不能证明其完整性。如果在闭合阴道时怀疑输尿管受损或输尿管扭曲打结，则必须打开后腹膜并游离输尿管直至输尿管进入子宫旁组

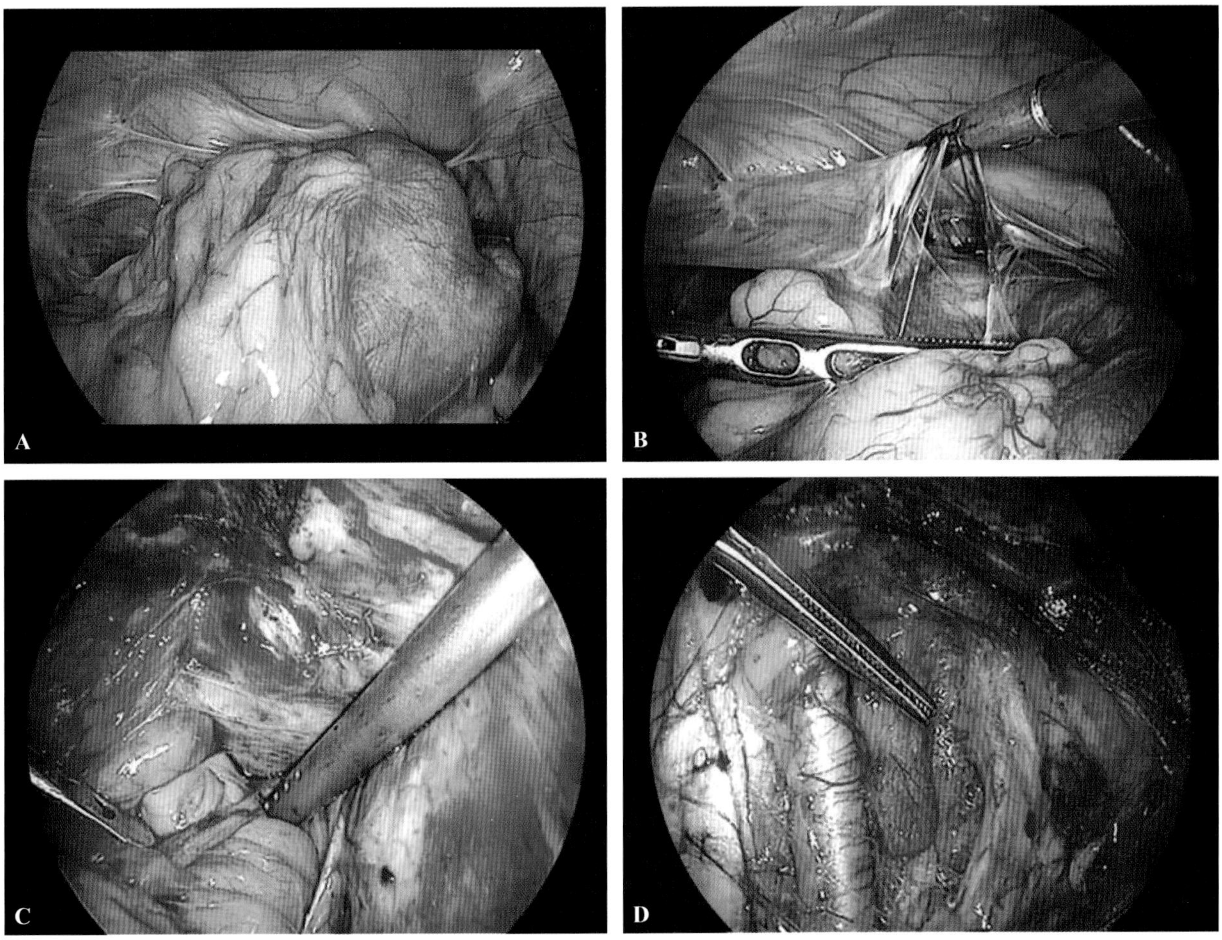

▲ 图 35-89　**A.** 严重子宫腺肌病及随后出现肠粘连的病例；**B.** 膀胱；**C.** 腹膜，子宫侧面的通道是封闭的；**D.** 腹膜后入路是必要的

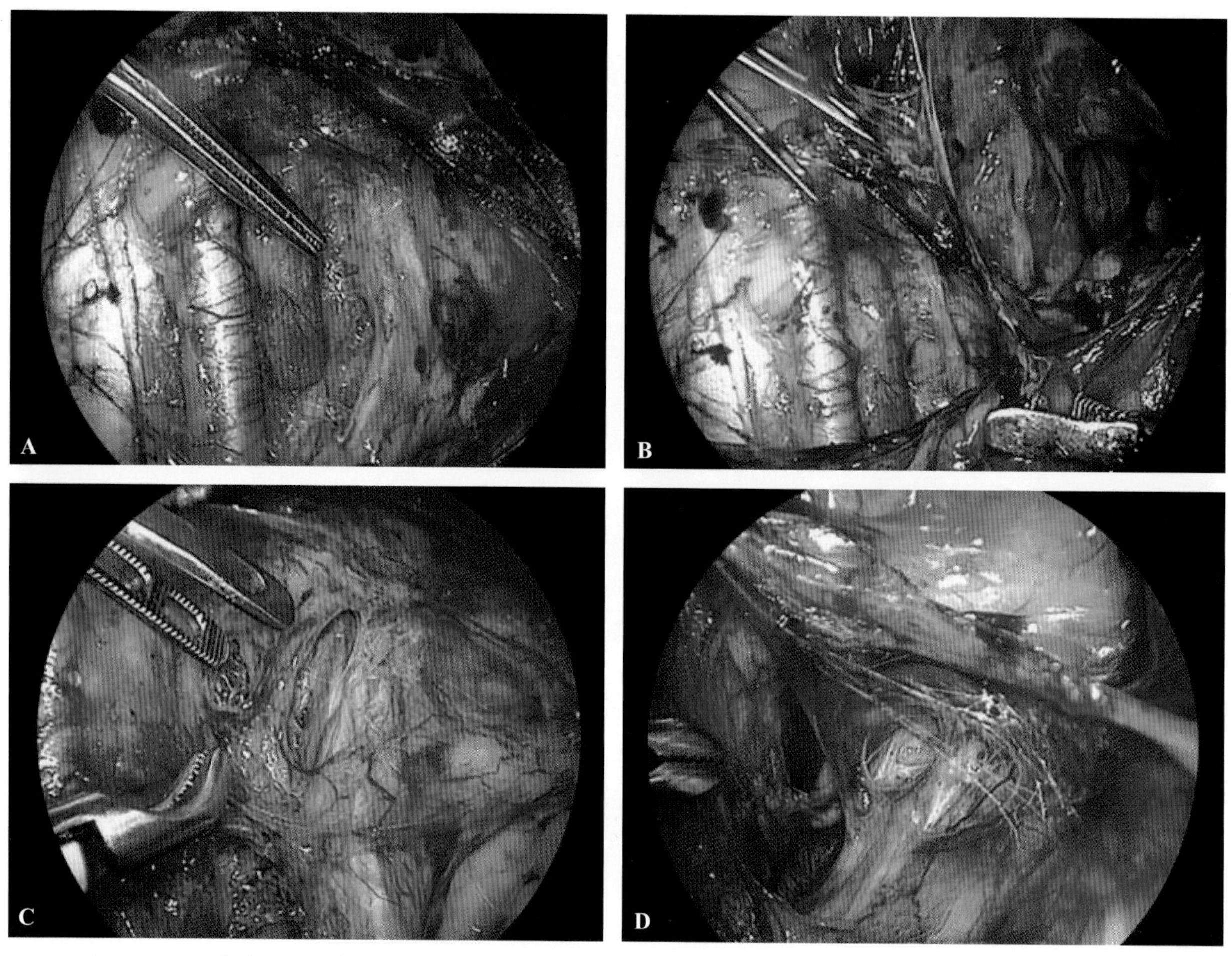

▲ 图 35-90 **A.** 定位髂外动脉后，通常发现输尿管黏附在腹膜上。大部分的淋巴结介于两者之间；**B.** 打开直肠旁窝；**C.** 打开膀胱旁窝；**D.** 划定子宫动脉与输尿管的交叉点，输尿管留在外膜中以避免骨骼化和剥蚀

织，以可视化输尿管（图 35-93）。或者可以注射亚甲蓝。如果在腹腔内看不见亚甲蓝，则严重损害的可能性不大。在严重的情况下，可以在手术后 2～3 天进行静脉肾盂造影来证明输尿管的完整性。

### （三）术后管理

术后取下导尿管，它仅在特定情况下保留。术后膀胱镜检查是在严重子宫内膜异位或膀胱上部粘连的情况下进行。推荐术后数小时提早下床。术后 6h 可以进饮，然后清淡饮食。在适当的情况下必须使用血栓预防措施（机械的和医疗的）。患者可以在 8～12h 后出院。术后应进行肾盂超声检查。允许进行普通的轻度活动，并且患者可能在 4～5 天后恢复工作。在 6～8 周内应避免进行性活动、剧烈运动和繁重的工作。

## 十、预期的问题

在最初的 8h 内，必须仔细监测重要的症状、疼痛和体温。必须为早出院的患者提供电话号码，以便在遇险或疼痛时可以拨打该电话。不需要留置引流管。必须早期识别发热、疼痛、腹胀、谵妄、尿量减少、休克指数和低血压等，并立即予以治疗，因为这些可能是并发症的征兆。

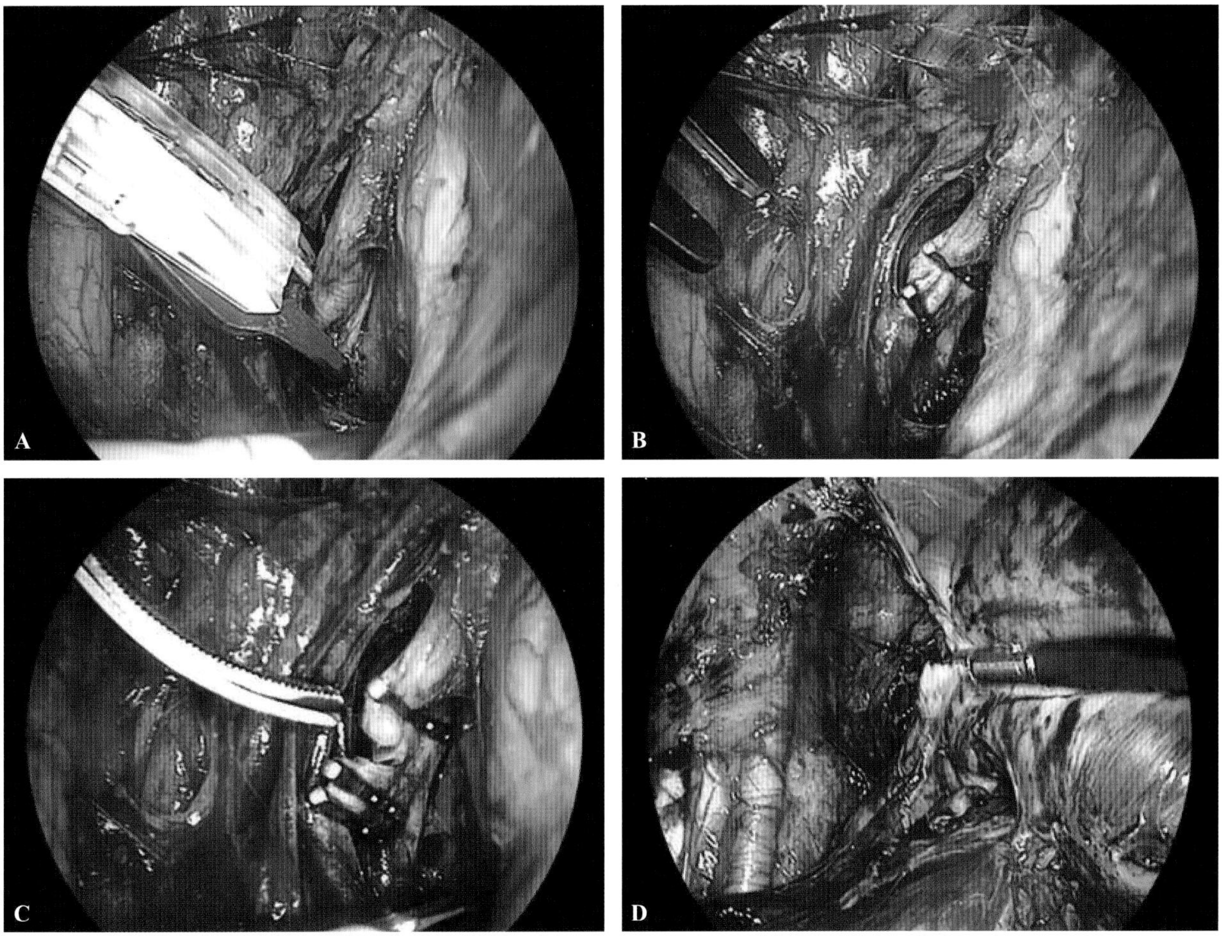

▲ 图 35-91　**A** 和 **B.** 可以插入夹钳，闭合和切断动脉；**C.** 在切开的动脉正下方可以看到子宫静脉（深）；**D.** 显露部位的概况。在右侧可看到 **2** 条动脉闭合后未变色的子宫

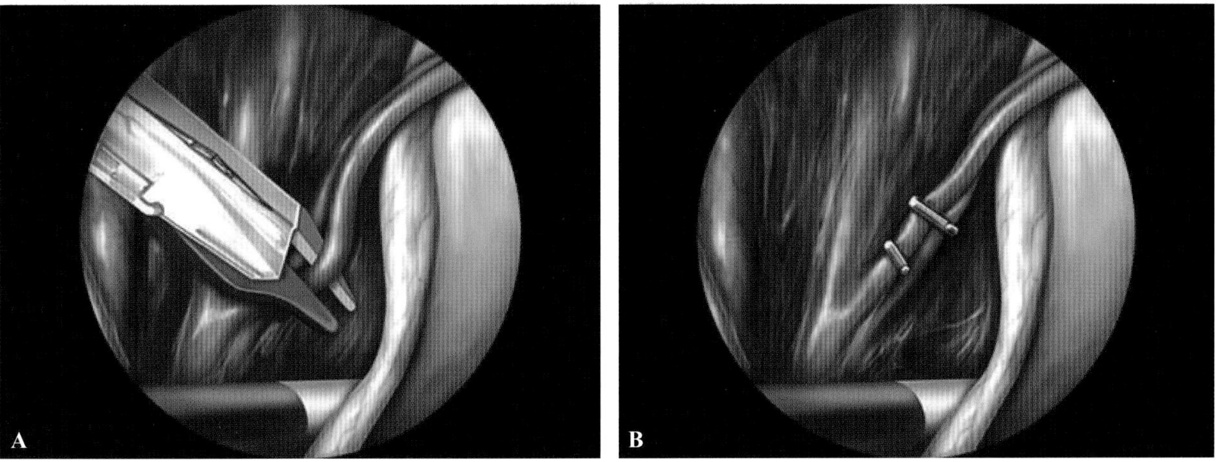


▲ 图 35-92　输尿管穿过子宫动脉的腹膜后区域示意图。子宫通常分为表面部分和深层部分。游离输尿管之后可以使用夹钳

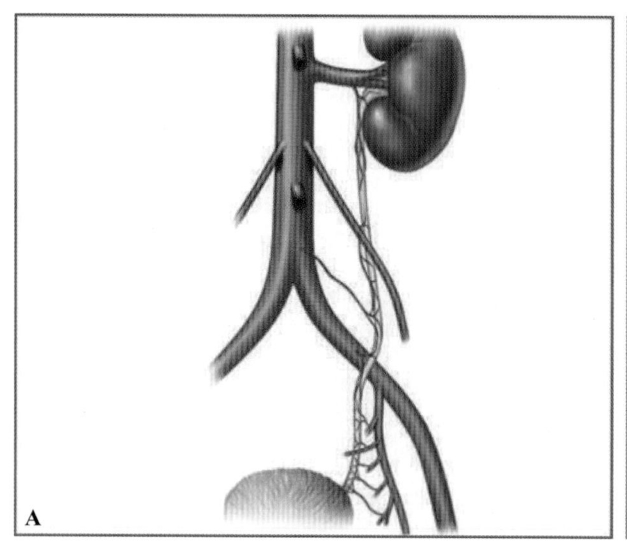


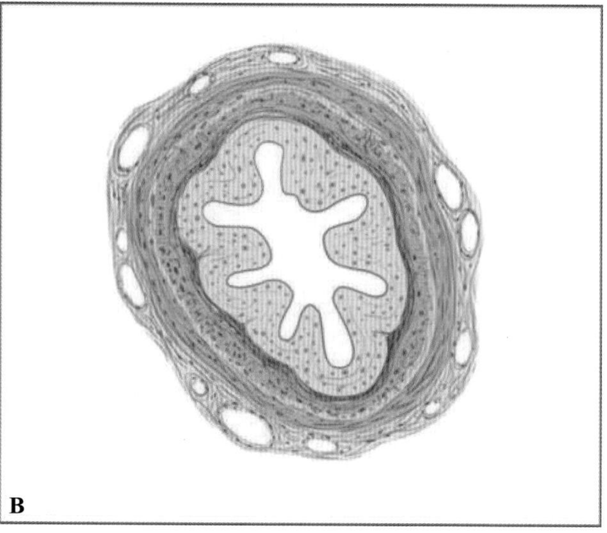


▲ 图 35-93 输尿管的解剖结构提供了关键信息

A. 血管丛是从上部形成的，即肾动脉、卵巢动脉和主动脉。在下部，输尿管由侧血管供应，即髂血管和子宫动脉。钝性分离会导致相应部位轻微出血。B. 组织学横截面显示血管供应位于动脉外膜。因此，导致动脉外膜破坏的电损伤或操作可能引起继发性瘘管和（或）渗漏

## 十一、总结

除了众所周知的用于子宫肌瘤切除术的腹腔镜技术和用于黏膜下肌瘤切除术的宫腔镜技术之外，腹腔镜下次全子宫切除术和腹腔镜下全子宫切除术也是治疗多种肌瘤的手术选择。手术由患者和医生共同决定。本章中介绍的各个步骤可帮助妇科医生进行满意的手术，并消除那些已经完成家庭计划生育的子宫多发肌瘤患者的负担。

## 十二、结论

从经典的筋膜内子宫切除术转变为腹腔镜下全子宫切除术，甚至完全无创伤性筋膜内腹腔镜下子宫切除术（TAIL）是预防脱垂的第一步。举宫器和规范的手术步骤使腹腔镜下子宫切除术成为更安全的选择[28]。

通过比较各种避免阴式子宫切除术后脱垂的方法，MaCall 后穹隆成形术被证明是短期和 3 年后最有效的技术[39]。经腹子宫切除术也采用了类似的方法[40, 41]。由 Harry Reich 修改后，该方法适用于腹腔镜手术。它的缺点之一是中线的 2 条侧缝合线一致，导致阴道顶点非生理性变窄。由于输尿管换位有扭曲打结的风险，因此建议使用 van Herendael 改良的缝合技术，以避免这种风险[37]。

## 参考文献

[1] Kovac SR. Route of hysterectomy: an evidence-based approach. Clin Obstet Gynecol. 2014;57(1):58–71.

[2] Schollmeyer T, Elessawy M, Chastamouratidhs et al. Hysterectomy trends over a 9-year period in an endoscopic teaching center. Int J Gynaecol Obstet. 2014;126(1):45–9.

[3] Lefebvre G, Allaire C, Jeffery J, et al. SOGC clinical guidelines. Hysterectomy. J Obstet Gynaecol Can. 2002;24(1):37–61; quiz 74–6.

[4] Stang A, Merrill RM, Kuss O. Hysterectomy in Germany: a DRG-based nationwide analysis, 2005—2006. Dtsch Arztebl Int. 108(30):508–14.

[5] Brummer TH, Seppala TT, Harkki PS. National learning curve

for laparoscopic hysterectomy and trends in hysterectomy in Finland 2000—2005. Hum Reprod. 2008;23(4):840–5.
[6] Centers for Disease Control and Prevention. Women's Reproductive Health: Hysterectomy Fact Sheet.
[7] Hanstede MM, Burger MJ, Timmermans A, et al. Regional and temporal variation in hysterectomy rates and surgical routes for benign diseases in the Netherlands. Acta Obstet Gynecol Scand. 2012;91(2): 220–5.
[8] Alkatout I, Bojahr B, Dittmann L, et al. Precarious preoperative diagnostics and hints for the laparoscopic excision of uterine adenomatoid tumors: two exemplary cases and literature review. Fertil Steril. 2011;95(3):1119.e5–8.
[9] Alkatout I, Schollmeyer T, Hawaldar NA, et al. Principles and safety measures of electrosurgery in laparoscopy. JSLS. 2012;16(1):130–9.
[10] Hughes E, Brown J, Collins JJ, et al. Ovulation suppression for endometriosis. Cochrane Database Syst Rev. 2007;(3):CD000155.
[11] Lethaby A, Ivanova V, Johnson NP. Total versus subtotal hysterectomy for benign gynaecological conditions. Cochrane Database Syst Rev. 2006;(2):CD004993.
[12] Thakar R, Ayers S, Clarkson P, et al. Outcomes after total versus subtotal abdominal hysterectomy. N Engl J Med. 2002;347(17):1318–25.
[13] Gorlero F, Lijoi D, Biamonti M, et al. Hysterectomy and women satisfaction: total versus subtotal technique. Arch Gynecol Obstet. 2008;278(5):405–10.
[14] Roovers JP, van der Bom JG, van der Vaart CH, et al. Hysterectomy and sexual wellbeing: prospective observational study of vaginal hysterectomy, subtotal abdominal hysterectomy, and total abdominal hysterectomy. BMJ. 2003;327(7418): 774–8.
[15] Ascher–Walsh CJ, Tu JL, Du Y, et al. Location of adenomyosis in total hysterectomy specimens. J Am Assoc Gynecol Laparosc. 2003;10(3):360–2.
[16] Sarmini OR, Lefholz K, Froeschke HP. A comparison of laparoscopic supracervical hysterectomy and total abdominal hysterectomy outcomes. J Minim Invasive Gynecol. 2005;12(2):121–4.
[17] BMI, Demography Report: Report of the German federal government on the demographic situation and future development of the country 2011. German Federal Ministry of the Interior.
[18] Nygaard I, Bradley C, Brandt D, Women's Health Initiative. Pelvic organ prolapse in older women: prevalence and risk factors. Obstet Gynecol. 2004; 104(3):489–97.
[19] Olsen AL, Smith VJ, Bergstrom JO, et al. Epidemiology of surgically managed pelvic organ prolapse and urinary incontinence. Obstet Gynecol. 1997;89(4):501–6.
[20] Symmonds RE, Pratt JH. Vaginal prolapse following hysterectomy. Am J Obstet Gynecol. 1960;79:899–909.
[21] Toozs–Hobson P, Boos K, Cardozo L. Management of vaginal vault prolapse. Br J Obstet Gynaecol. 1998; 105(1):13–7.
[22] Marchionni M, Brocco GL, Checcucci V, et al. True incidence of vaginal vault prolapse. Thirteen years of experience. J Reprod Med. 1999;44(8):679–84.
[23] Swift SE, Pound T, Dias JK. Case–control study of etiologic factors in the development of severe pelvic organ prolapse. Int Urogynecol J Pelvic Floor Dysfunct. 2001;12(3):187–92.
[24] Elessawy M, Schollmeyer T, Mettler L, et al. The incidence of complications by hysterectomy for benign disease in correlation to an assumed preoperative score. Arch Gynecol Obstet. 2015;292(1): 127–33.
[25] Reich H. Laparoscopic oophorectomy and salpingooophorectomy in the treatment of benign tuboovarian disease. Int J Fertil. 1987;32(3):233–6.
[26] Mettler L, Semm K, Lehmann–Willenbrock L, et al. Comparative evaluation of classical intrafascialsupracervical hysterectomy (CISH) with transuterine mucosal resection as performed by pelviscopy and laparotomy–our first 200 cases. Surg Endosc. 1995; 9(4):418–23.
[27] Semm K. [Hysterectomy via laparotomy or pelviscopy. A new CASH method without colpotomy]. Geburtshilfe Frauenheilkd. 1991;51(12):996–1003.
[28] Hohl MK, Hauser N. Safe total intrafascial laparoscopic (TAIL) hysterectomy: a prospective cohort study. Gynecol Surg. 2010;7(3):231–9.
[29] Schüssler B, Scheidel P, Hohl MK. Hysterektomie Update. Frauenheilkunde aktuell, 2008;3:4–12.
[30] Veress J. Neues Instrument zur Ausführung von Brust– und Bauchpunktionen und Pneumothoraxbehandlung. Deutsche medizinische Wochenschrift. 1938;64:1480–1.
[31] Alkatout I, Mettler L, Maass N, et al. Abdominal anatomy in the context of port placement and trocars. J Turk Ger Gynecol Assoc . 2015;16(4):241–51.
[32] Kramer L. Mixed reviews on removing fallopian tubes to prevent ovarian cancer. CMAJ. 2013;185(9):E391–2.
[33] Kurman RJ, Shih Ie M. Molecular pathogenesis and extraovarian origin of epithelial ovarian cancer–shifting the paradigm. Hum Pathol . 2011;42(7):918–31.
[34] Caceres A, McCarus SD. Fallopian tube prolapse after total laparoscopic hysterectomy. Obstet Gynecol. 2008;112(2 Pt 2):494–5.
[35] Altman D, Falconer C, Cnattingius S, et al. Pelvic organ prolapse surgery following hysterectomy on benign indications. Am J Obstet Gynecol. 2008;198(5): 572.e1–6.
[36] Thompson JD, Warshaw J. Hysterectomy. In: Rock JA, Thompson JD (Eds). Te Linde's Operative Gynecology. Philadelphia, PA: Lippincott Raven; 1996. pp. 771– 854.
[37] van Herendael B. Strategies to prevent vaginal vault descent during hysterectomy. In: Mettler L, editor. Manual of New Hysterectomy Techniques. New Delhi: Jaypee Brothers Medical Publishers (P) Ltd; 2007. pp. 82–85.
[38] Hur HC, Guido RS, Mansuria SM, et al. Incidence and patient characteristics of vaginal cuff dehiscence after different modes of hysterectomies. J Minim Invasive Gynecol. 2007;14(3):311–7.
[39] Cruikshank SH, Kovac SR. Randomized comparison of three surgical methods used at the time of vaginal hysterectomy to prevent posterior enterocele. Am J Obstet Gynecol. 1999; 180(4):859–65.
[40] Wall LL. A technique for modified McCall culdeplasty at the time of abdominal hysterectomy. J Am Coll Surg. 1994;178(5):507–9.
[41] Ostrzenski A. A new, simplified posterior culdoplasty and vaginal vault suspension during abdominal hysterectomy. Int J Gynaecol Obstet. 1995; 49(1):25–34.

# 第36章 子宫切除术：腹腔镜下次全子宫切除术
## Hysterectomies: Laparoscopic Subtotal Hysterectomy

Bernd Bojahr Pasacica　Garri Tchartchian　Khulkar Abdusattarova 著
曹雨停 译　宋 娇　曾晓峰 校

## 一、概述

本章的目的是展示在德国柏林的微创外科诊所（MIC Klinik）开发的一种标准化、安全且微创的腹腔镜下次全子宫切除术（LSH）。基于11 598次LSH手术的经验，即使在子宫体积非常大的困难情况下，也有技巧可以预防并发症的发生。基于这种技术的改变可以避免剖腹子宫切除术。我们对所描述的手术技术并发症发生率的结果与文献进行了比较和讨论。

通过对47项前瞻性随机试验的Meta分析证实了腹腔镜下子宫切除术相对于剖腹子宫切除术的优势[1]。此外，一些研究表明LSH和腹腔镜下全子宫切除术（TLH）都是有效的方法，但LSH组与TLH组相比，平均手术时间和住院时间更短，血红蛋白水平和并发症发生率更低[2, 3–5]。由于其术中及术后并发症的低发生率，对于非恶性疾病，LSH可以作为TLH的替代手术[6]。各种妇科良性疾病是LSH的适应证，如有症状的子宫肌瘤、月经失调、子宫腺肌病、子宫内膜异位和月经过多[7–9]。

LSH比TLH更受青睐，因为从技术上讲，可以完整保留宫颈。使用该技术，可以避免TLH的2个弊端，即子宫血管出血和输尿管损伤。与全子宫切除术相比，LSH还可以降低膀胱功能障碍和肠功能障碍，并为骨盆底的完整性提供更好的保护[9, 10]。

尽管腹腔镜手术已为世界各地的妇科医生所接受，但由于其技术要求高，德国的腹腔镜下子宫切除术仍仅由少数几位专家进行。德国柏林的MIC Klinik诊所的外科医生是LSH的领先专家。1998年至2014年12月，在该诊所进行的11 598次LSH手术中，有909例切除的子宫重量超过500g，切除的最大子宫重量为4065g。本章详细介绍了LSH的手术技术，对并发症进行了阐述，并提供实施手术的一些提示和建议。

## 二、手术过程

插入尿管并阴道消毒后，患者取平卧位，双腿伸直（图36–1）。外科医生、助手、器械护士和器械台位于患者的左侧，面对着监视器和内镜设备，电子设备位于患者右侧（图36–2）。不需要举宫器。通过切口置气腹针于脐窝中，使用$CO_2$建立气腹，至腹腔内压力15mmHg。30°光学镜通过5mm戳卡置于腹腔。

提示：（Karl Storz）数码三芯片照相机和30°镜可提供高质量的图像，特别是在形态多样的子宫多发肌瘤或子宫部位模糊的情况下，这是一个巨大的优势。

然后将患者置于头高臀低位，即最大（斜面）位置。下腹部还需要另外2个5mm的穿刺部位

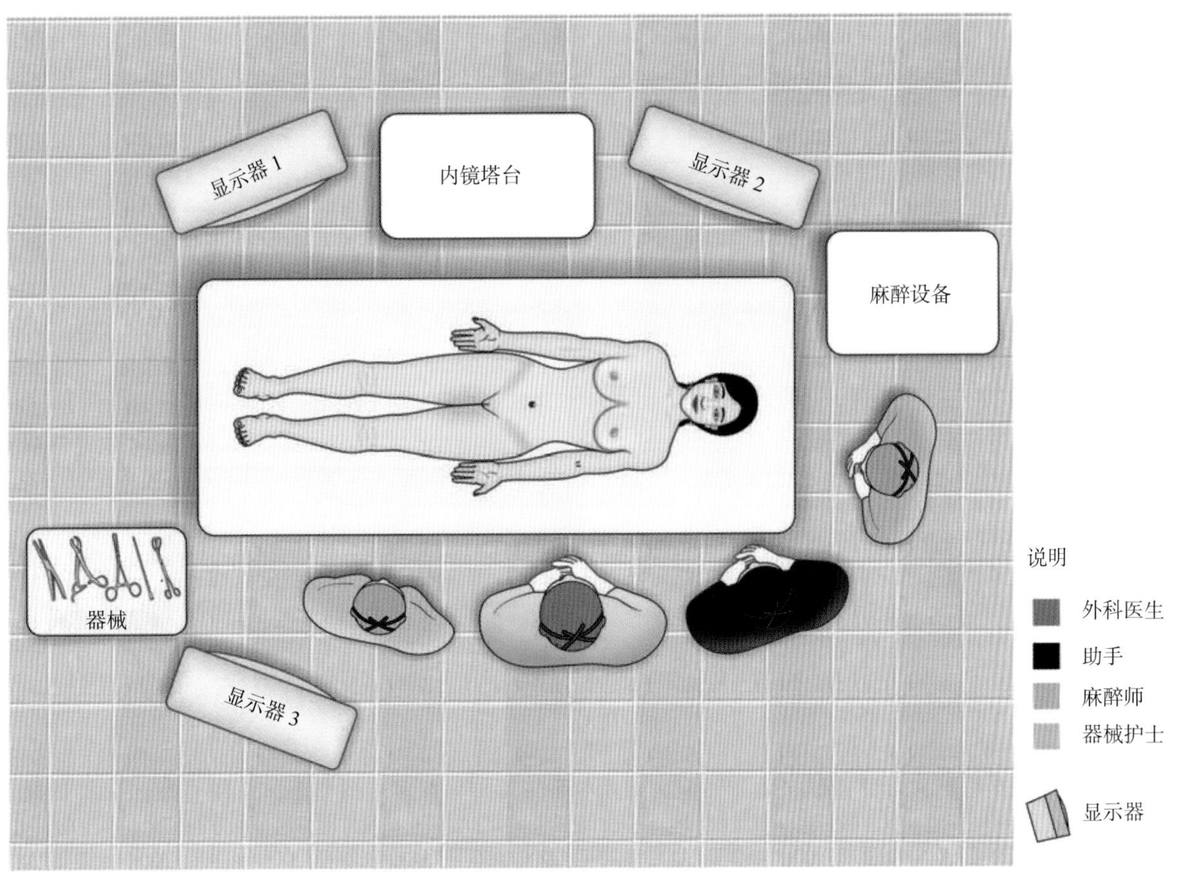


▲ 图 36–1 柏林 MIC Klinik 诊所的患者体位和手术室设备

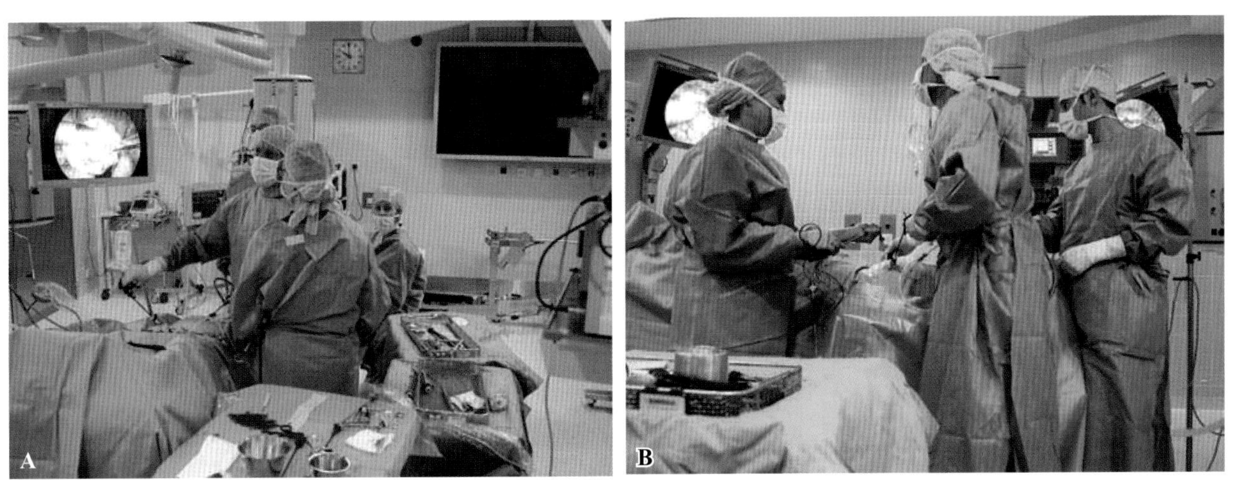


▲ 图 36–2 外科医生、助手、器械护士和器械台位于患者的左侧

(图 36–3)，具体位置取决于子宫的大小。如果子宫大小正常，则在耻骨联合区域的上腹血管外侧左右插入另外 2 个戳卡。子宫越大，耻骨联合上方的位置就越需要放置戳卡。如果子宫延伸至脐部，则在左侧肋弓下方或在脐部插入戳卡，进行充气。根据子宫大小，戳卡的位置也相应地改变，以便分离附件（图 36–4）。

提示：子宫肌瘤较大（图 36–5），这 2 个戳卡在下腹中的定位取决于子宫的大小。通常将它们放在耻骨边缘上方 2～3cm 处。第 4 个戳卡应

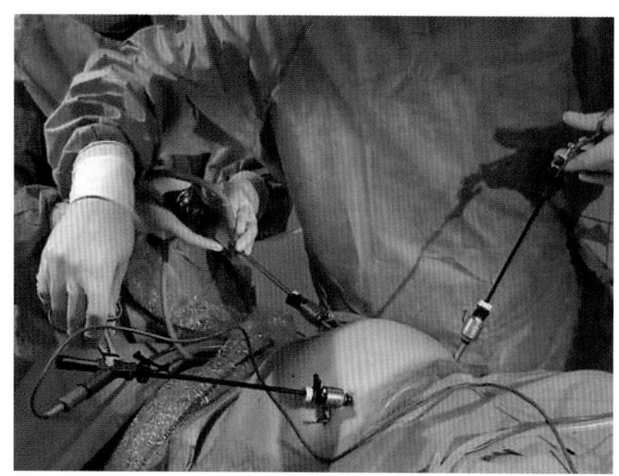

▲ 图 36-3　LSH（正常大小子宫）的戳卡放置

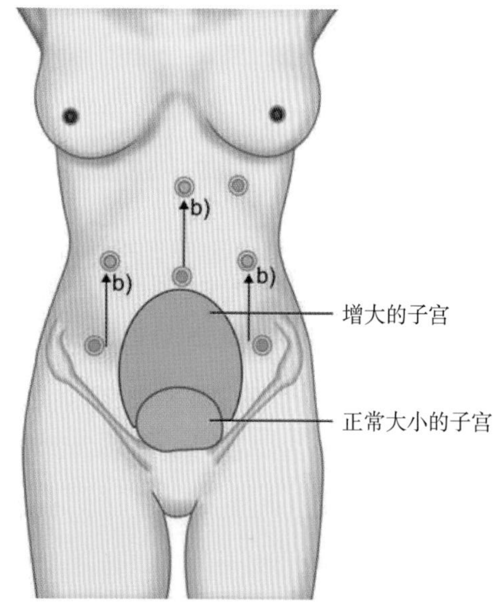


▲ 图 36-4　子宫增大时，放置戳卡的位置发生变化

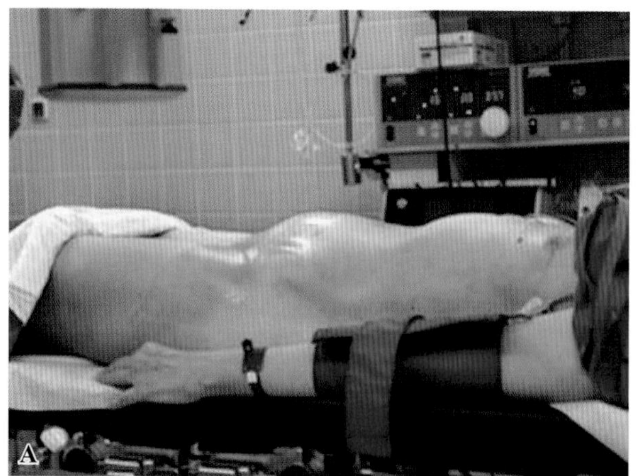

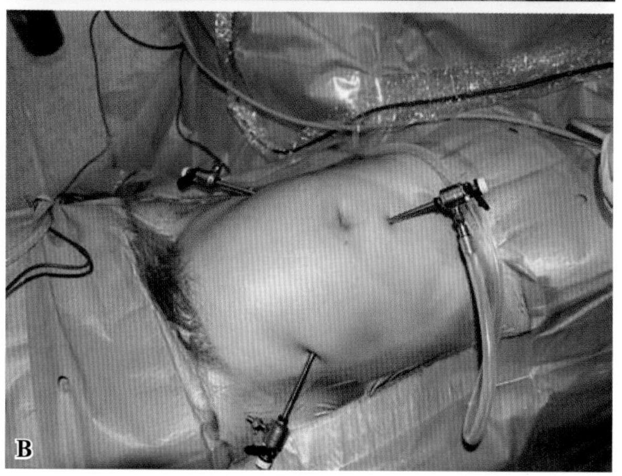

▲ 图 36-5　子宫重 1107g

A. 外观；B. 戳卡放置位置

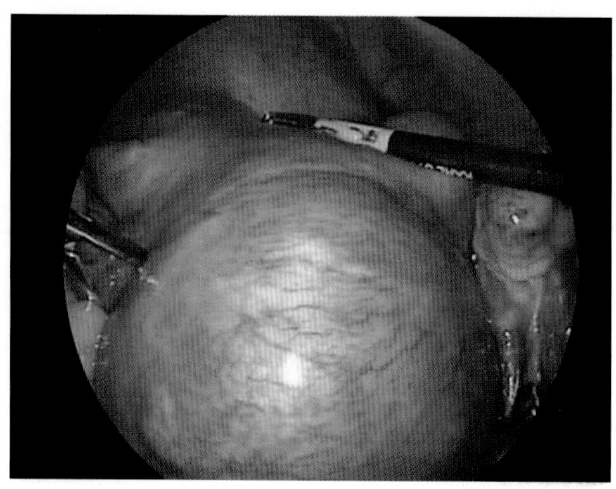

▲ 图 36-6　子宫重量 1107g（从内部观察）

该放置在左侧，光学镜头通常从肋弓下方或脐上方进入，这里有更好的视角观察子宫，视野更清晰（图 36-6）。

然后可以使用触诊探头向右或向左按压子宫，以便从侧面切除附件。使用 30° 镜观察解剖更加清晰，对避免不必要的出血至关重要。

LSH 唯一需要额外使用的可重复使用器械包括双极电凝钳、Metzenbaum 剪刀、3 个不同的抓钳、持针器、单极电钩和吸引器。使用双极钳将圆韧带、输卵管和卵巢固有韧带凝固，以游离子宫（图 36-7），然后在直视下使用 Metzenbaum 剪刀进行分离（图 36-8）。

提示：可以使用超声刀来游离子宫。这样就不需要频繁更换仪器了。还介绍了使用超声器械、单极剪刀和单极环切除子宫体的方法[11, 12]。

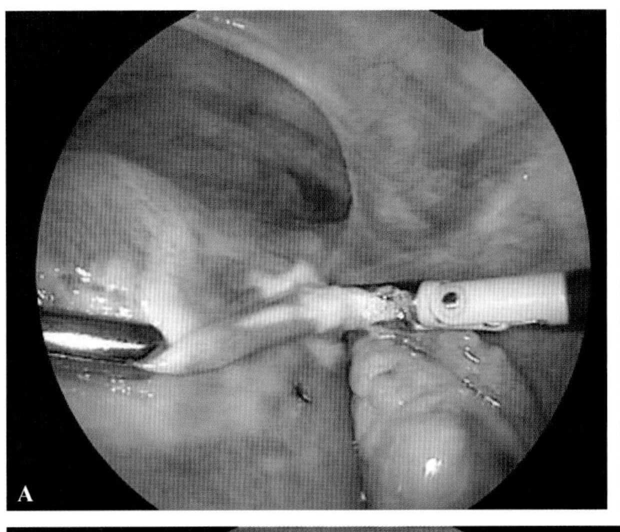


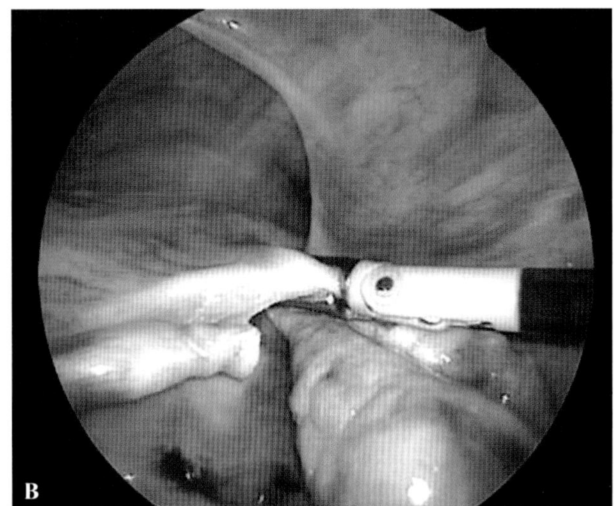


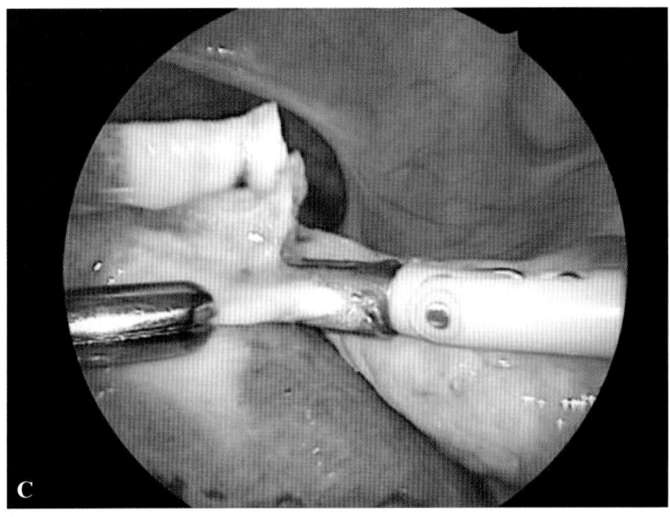


▲ 图 36-7　输卵管、圆韧带和卵巢固有韧带的双极电凝

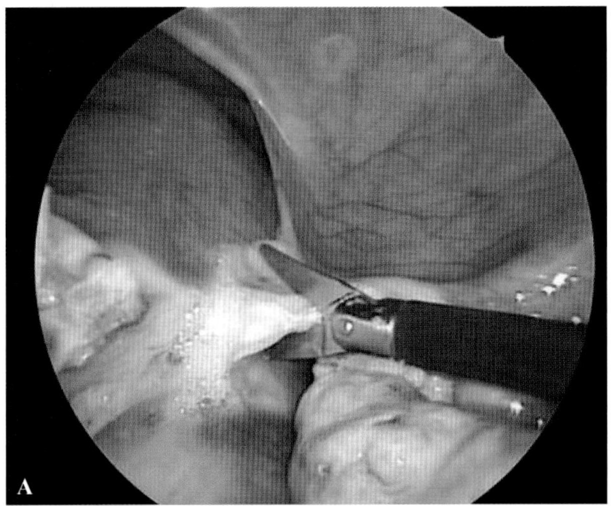


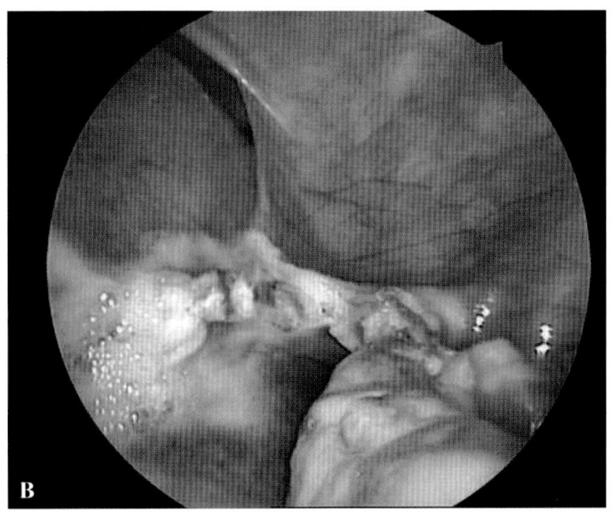


▲ 图 36-8　从右侧分离圆韧带、输卵管和卵巢固有韧带

A. 用剪刀剪；B. 分离后

安全、操作精确、减少和缩短手术时间是单极环路的绝对优势 [13]。

提示：对于阔韧带内肌瘤，基本要求是，一方面能彻底止血，另一方面是贴着肌瘤进行手术分离操作。大多数肌瘤可以用钝器分离。如果肌瘤一直延伸到骨盆壁，则在切除时和切除后都必须检查输尿管。如果存在子宫内膜异位病灶，无论它们位于直肠子宫陷凹、圆韧带区域还是膀胱腹膜区域，都必须完全切除这些病灶，以确保术前的相关症状不会再复发。

在确定子宫血管并使其裸化后，通过双极电凝来控制出血，在右侧使用 Metzenbaum 剪刀分离血管（图 36-9）。用抓钳将子宫拉向对侧。将子宫与卵巢和输卵管分离，并沿左侧圆韧带分离（图 36-10），将子宫血管凝固并分离（图 36-11），双极电凝沿着膀胱反折腹膜间隙电凝（图 36-12）。剪刀剪开膀胱反折腹膜，推开圆韧带，并稍向下推膀胱。与全子宫切除术相反，没有必要推开膀胱。用单极电钩或一把剪刀（图 36-13）对子宫体上 1/3 进行切除分离，子宫骶韧带与宫颈分离。如果从左侧向上拉动，则使用抓钳将子宫紧贴前壁，向上拉动。由于子宫牵拉到另一侧（要进行手术分离），因此可以在宫颈区域和输尿管中留出空隙来识别子宫血管。如果在靠近宫颈的位置进行子宫血管的凝血和分离，我们将无法看到输尿管。在处理宫颈肌瘤时，子宫向对侧牵拉对分

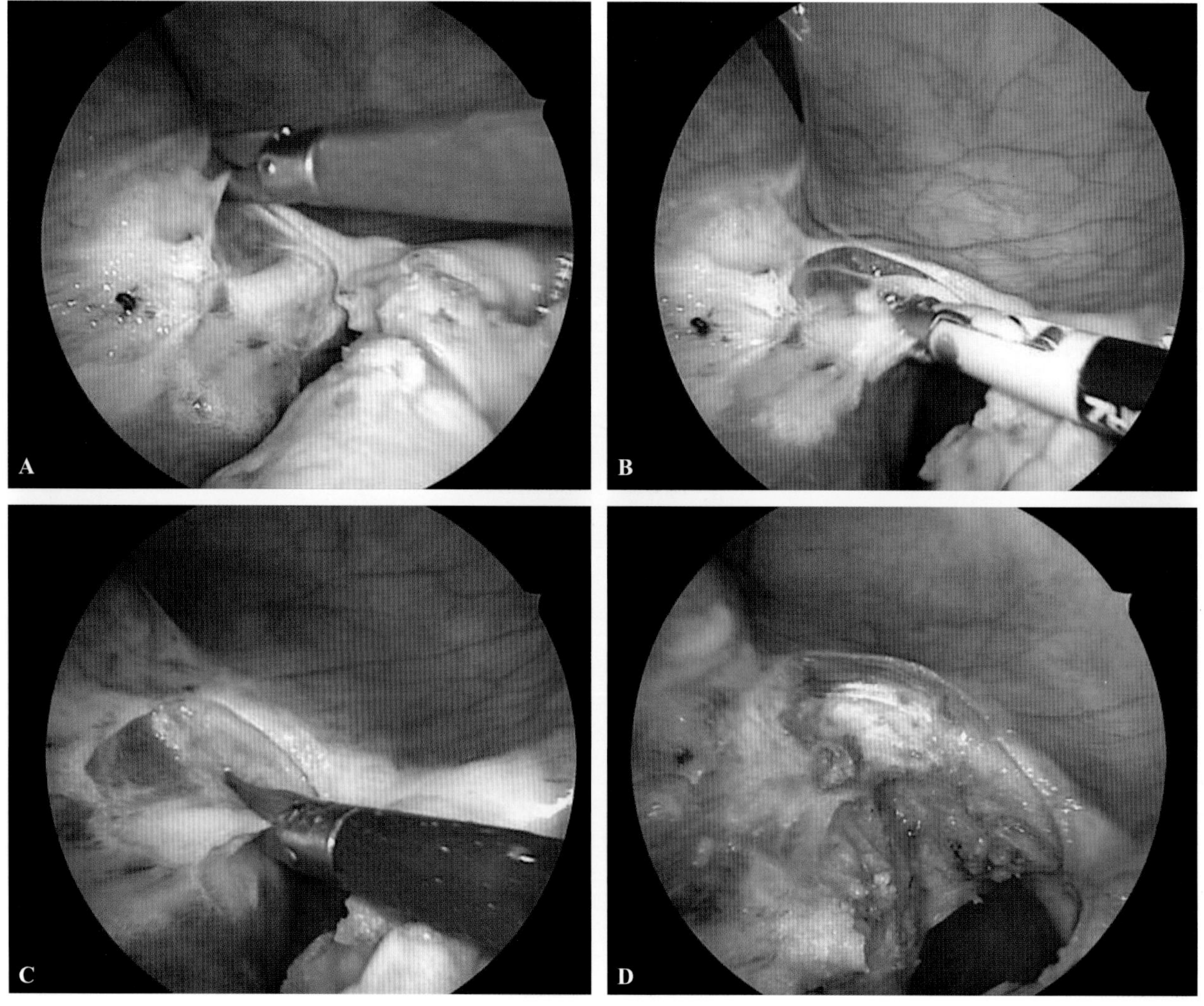


▲ 图36-9 右侧子宫血管的识别和裸化，双极电凝和分离

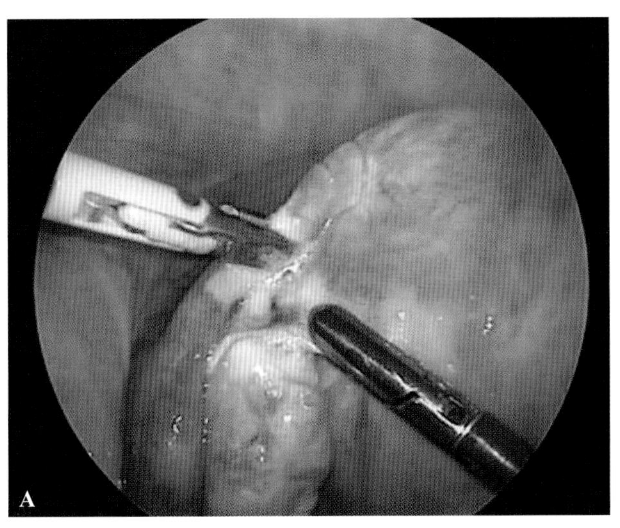
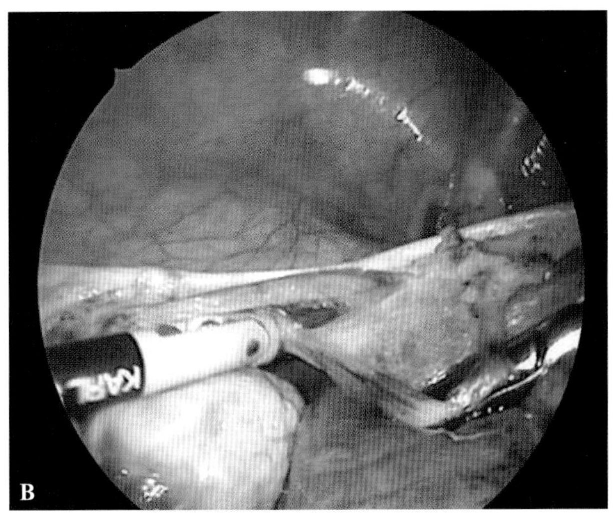

▲ 图 36-10　从左侧进行圆韧带、输卵管和卵巢固有韧带的双极电凝和分离

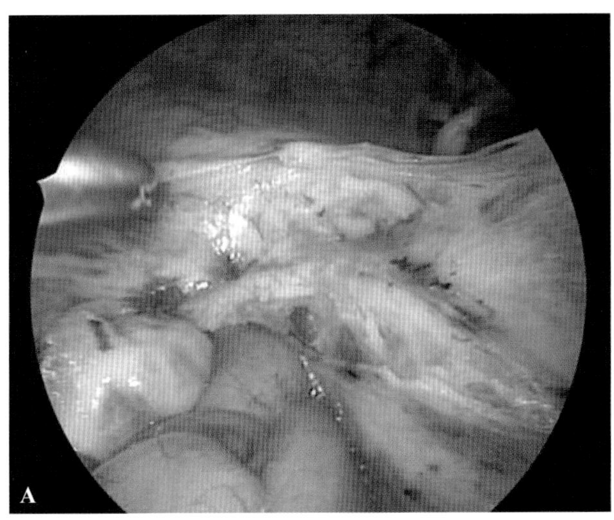
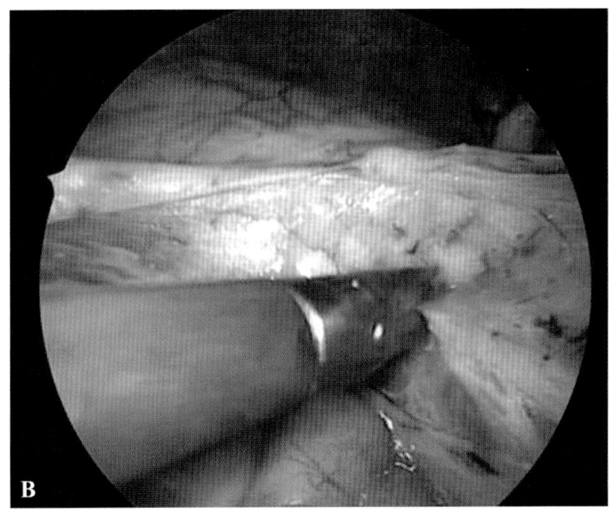

▲ 图 36-11　识别左侧子宫血管并裸化，双极电凝和分离

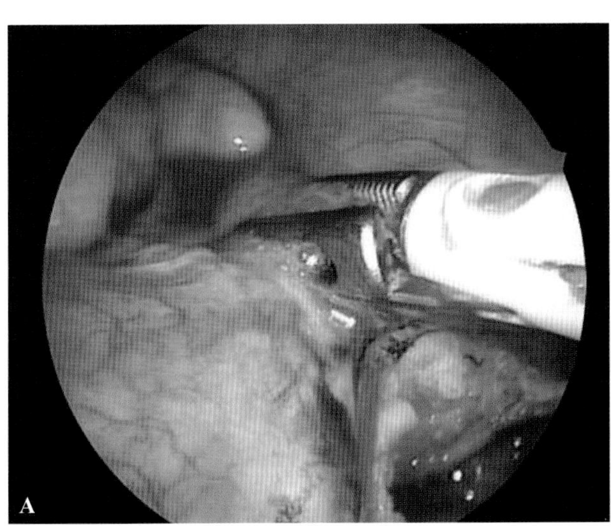
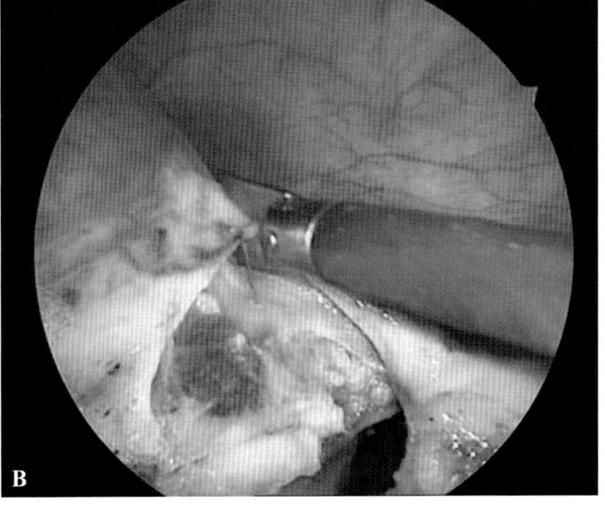

▲ 图 36-12　**A.** 在膀胱反折腹膜上形成一个凝结区；**B.** 识别并打开膀胱反折腹膜

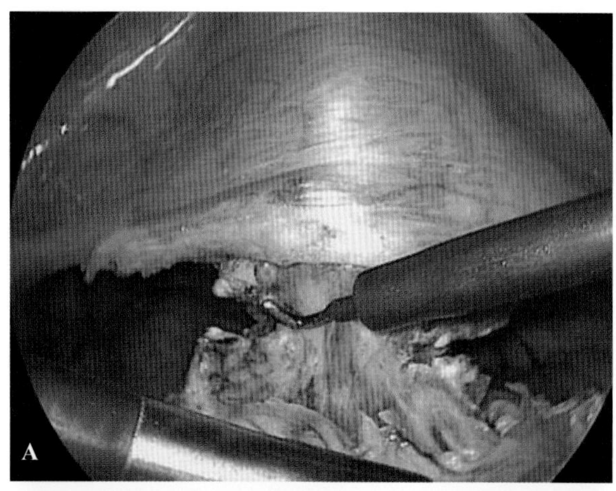

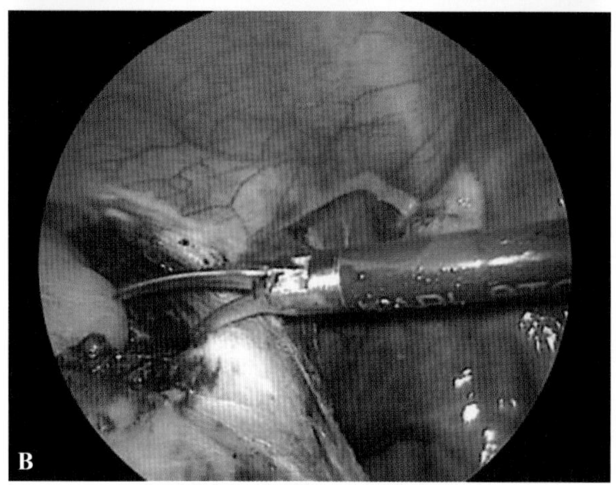

▲ 图 36–13　子宫体的横切

A. 单极电钩电切；B. 剪刀剪断

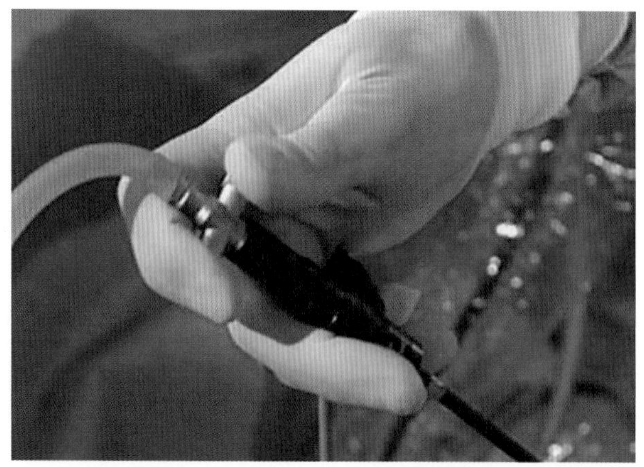

▲ 图 36–14　吸引装置连接到单极电钩上

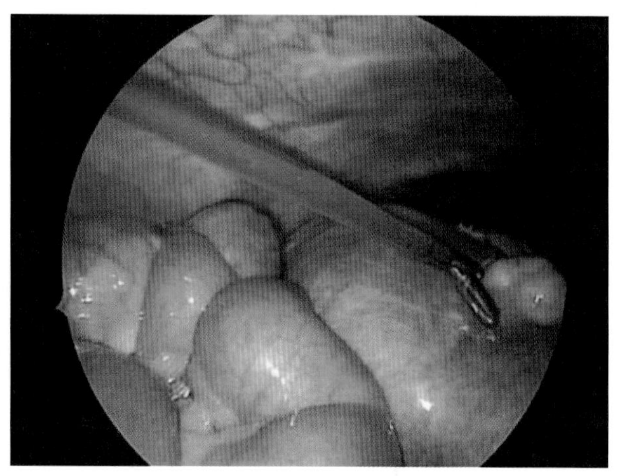

▲ 图 36–15　进行横断的位置在脐部右侧

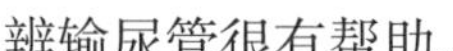

辨输尿管很有帮助。

使用单极电钩从右开始逐步进行电切。在这一操作中，外科医生需要有清晰的视野以防止对邻近器官的损伤。通过开启连接在电钩上的吸引器，可以防止过量烟雾的产生（图 36–14）。分离的子宫体位于脐部右侧，可在创面止血（图 36–15），在有效止血后对宫颈管残端进行双极电凝（图 36–16 和图 36–17）。

提示：如果难以识别宫颈管，则可以在用钳端或双极镊子搜寻宫颈管入口的同时，用镊子从左侧握住宫颈。通过打开并同时旋转宫颈管来进行电凝。

缩短到约器械长度的 Vicryl 线用于宫颈残端的腹膜化。在直视下通过 5mm 切口引入圆针（图 36–18）。然后行连续荷包缝合（包括 2 条子宫骶韧带）用腹膜覆盖宫颈残端（图 36–19）。在准备好的 3 个结后，将腹膜拉在一起，并用第 4 个结固定缝合线（图 36–20）。左下腹切口扩大至 10～20mm，以取出切除的子宫。在左侧切口皮下注入局部麻醉药后，在直视下置入电动粉碎器（Storz® 或 Wisap®）（图 36–21）。然后将子宫从左侧抓起并置入粉碎器，该粉碎器通过手或脚踏板启动。至关重要的是，始终保持锐利的旋转刀片在腹腔镜图像的中心，以免造成伤害（图 36–22）。要在一块组织中去除部分组织，用右手钳子抓紧组织有助于切碎过程，使刀片始终在子宫表面可见（图 36–23），在子宫外部进行粉碎。然后子宫像土豆一样被有效地去皮。

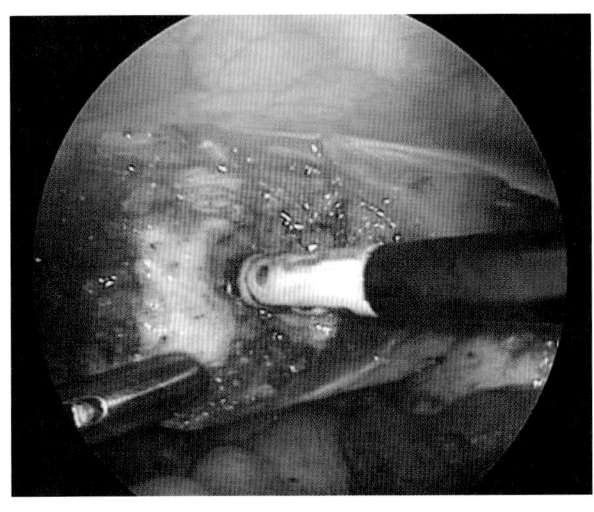

▲ 图 36-16　子宫颈管残端的双极电凝

提示：在粉碎中确保全景非常重要，在大子宫的情况下也可以使用 20mm 的粉碎器。

由于大部分子宫都以这种方式去除，因此导致操作时间缩短。取出子宫后，使用 10mm 抓匙钳取回剩余的子宫或小子宫肌瘤块（图 36-24 和图 36-25）。

手术结束后，要进行冲洗并最终检查宫颈残端（图 36-26）。使用双极电凝从内部封闭 15mm 或 20mm 切口区域的腹膜。为了避免切口疝，也需要关闭筋膜。然后使用单结缝合线闭合皮肤。正常大小子宫的最终腹部位置有 2 个 5mm 的切

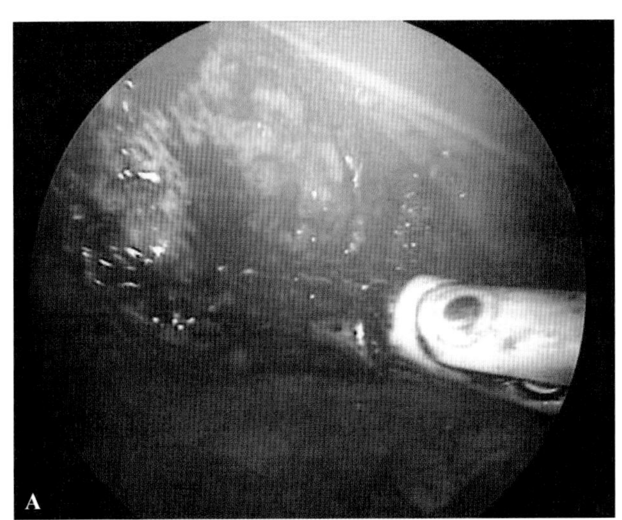

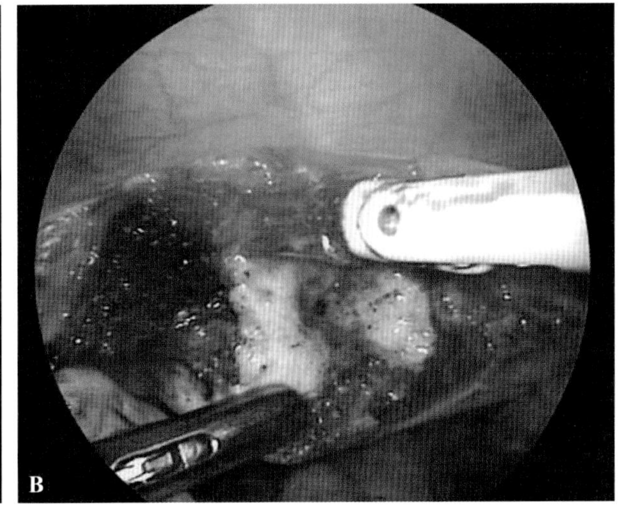

▲ 图 36-17　子宫颈管残端区域的止血

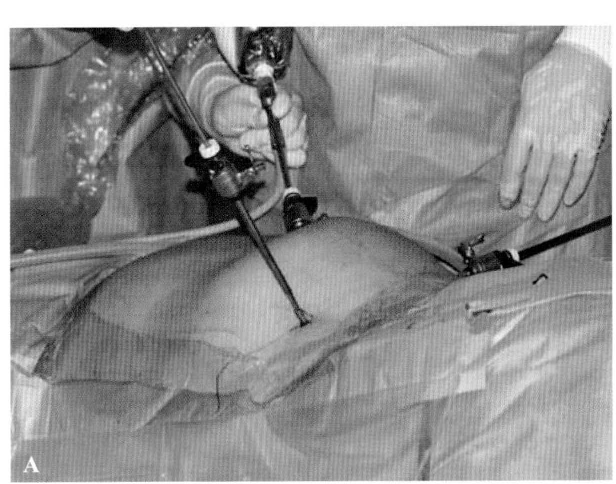

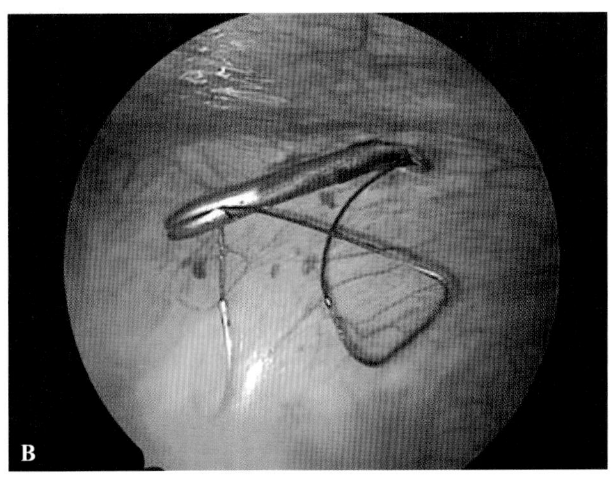

▲ 图 36-18　引入圆针

A. 内镜视图；B. 外观

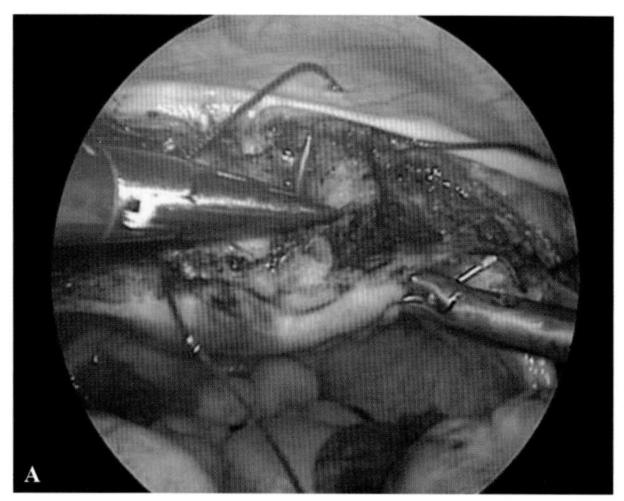


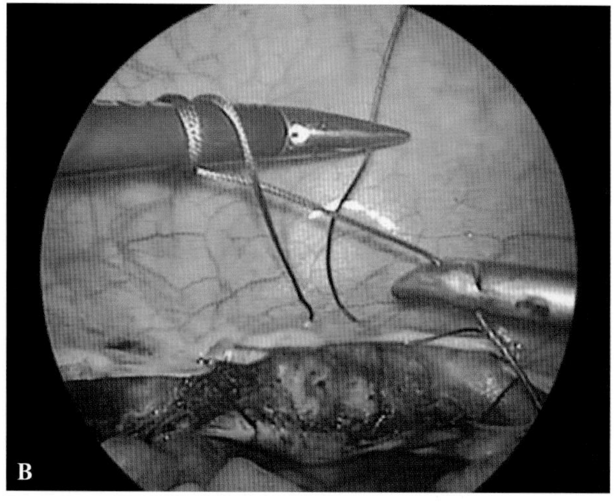


▲ 图36–19　连续荷包缝合

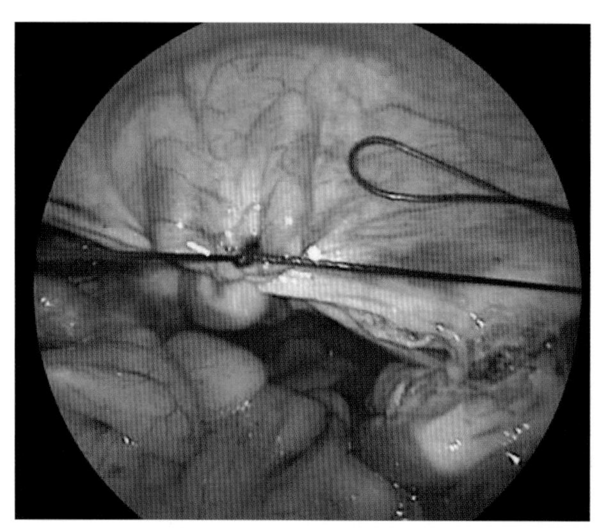

▲ 图36–20　宫颈残端腹膜化

口，1个在脐部，1个在小腹右侧，1个15mm的切口在左侧（图36–27）。如果子宫明显扩大，则可能需要额外的5mm和20mm的切口以进行粉碎。

## 三、并发症

### （一）围术期和短期术后并发症

在我们对18项研究的回顾中，接受LSH治疗良性子宫疾病的妇女总数为11 616 [2–6, 9, 14–25]（图36–28）。术中并发症的总发生率为0%～6.56%。此外，最常报道的术中并发症，如膀胱损伤和输尿管损伤，发生率分别为0%～1.84%和0%～0.37%。膀胱损伤最常发生在分离宫颈和膀胱期间，这是由于先前有剖宫产史的患者膀胱和子宫峡部之间的广泛粘连所致。仅在5项研究中观察到肠损伤的发生率为0%～1%。在3项研究中记录了血管损伤，其发生率为0%～0.48%。

此外，大多数术中并发症是直接在术中治疗的。短期术后并发症的发生率，如宫颈残端感染、腹部伤口感染、尿潴留、肠梗阻、脓肿和继发性出血，发生率为0%～13.6%。但是，在2项分别由1706例患者和1658例患者组成的大型单中心研究中，短期术后并发症分别为1.18%和1.4%（图36–29）。术中转换为剖腹手术的比率为0%～4.62%。转剖腹的危险因素是粘连广泛、子宫体积和重量很大，这导致在腹腔镜手术过程中操作空间较小和视野受限（图36–30）。

### （二）子宫次全切术后宫颈残端症状

子宫次全切除术后，无论是进行开放手术还是腹腔镜手术，都可以观察到宫颈残端的症状，如阴道出血和骨盆疼痛。但是，在长期结局分析中，这些危险因素似乎并未影响LSH后患者的满意度 [25, 26]。

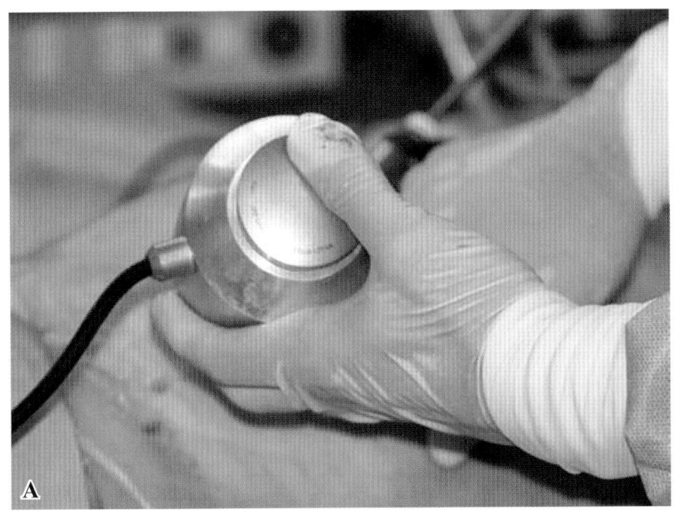

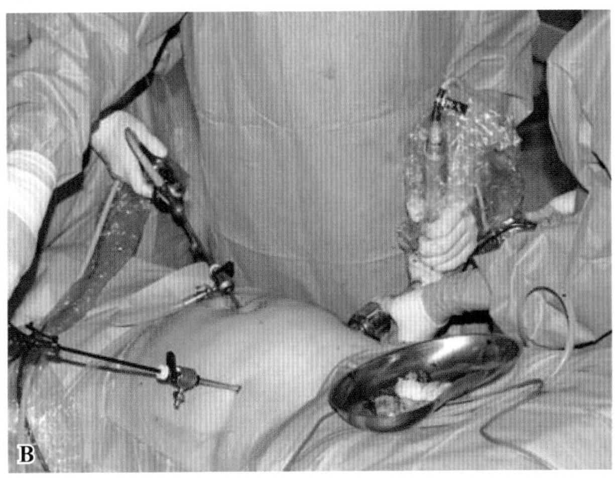

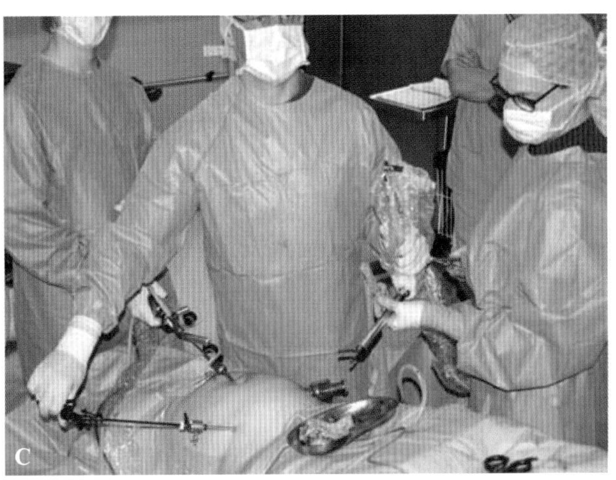

◀ 图 36-21　**A. 介绍 15mm 的 Rotocut 电粉碎器（Storz）；B 和 C.20mm 的 WISAP 粉碎器**

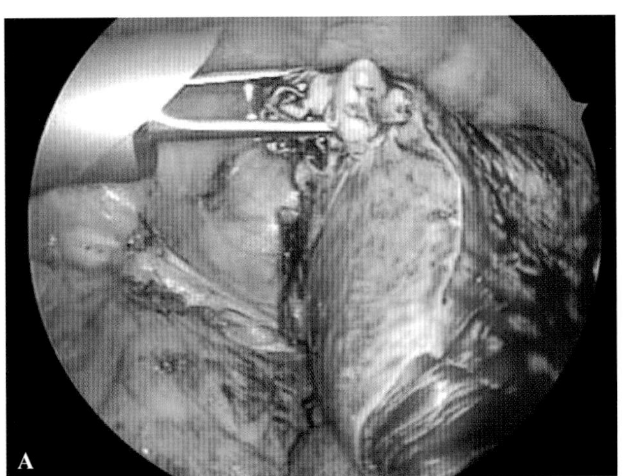

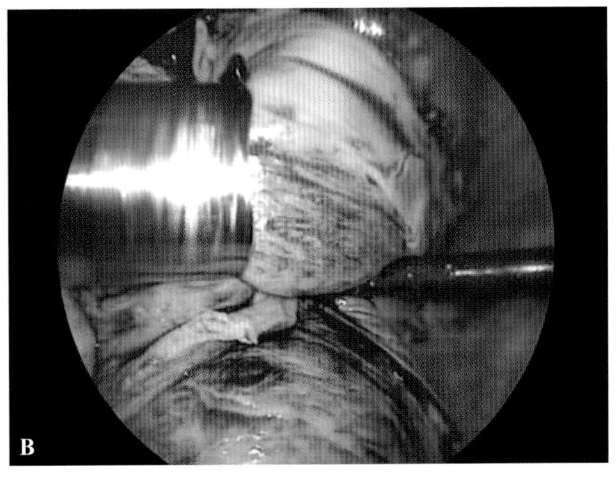

▲ 图 36-22　在粉碎期间可以看到粉碎器锋利的旋转刀片

A. Rotocut 电粉碎机（Storz）；B. WISAP 电粉碎机

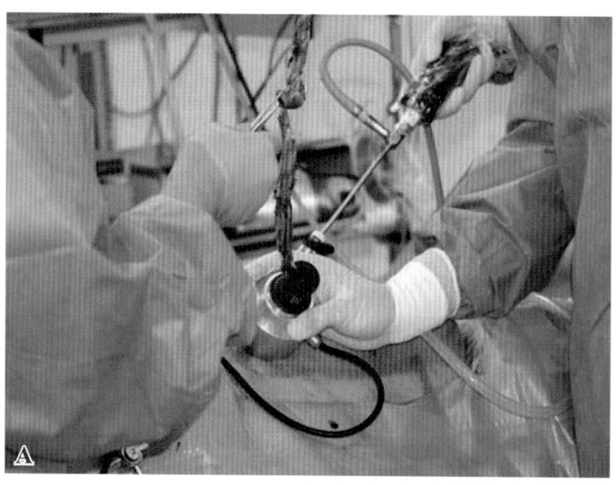
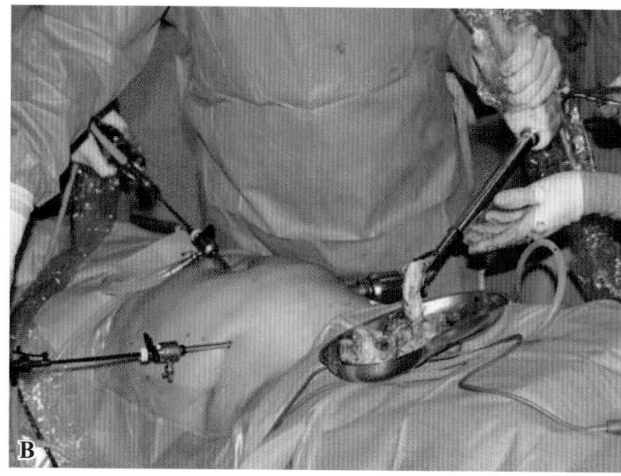

▲ 图 36-23　粉碎器外观

A. 使用 Rotocut 电动粉碎器（Storz）；B. 使用 WISAP 电粉碎器

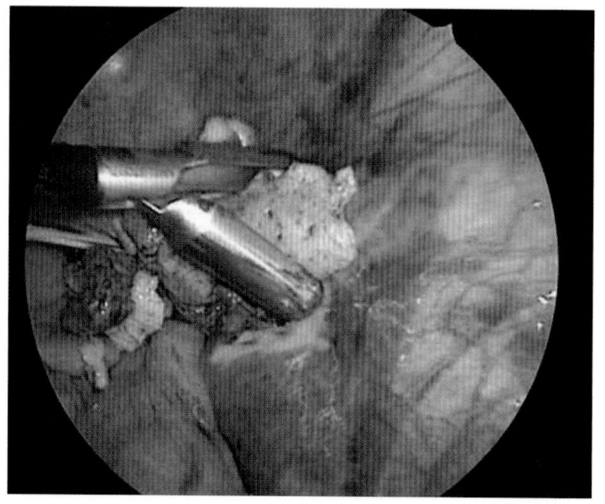

▲ 图 36-24　使用 **10mm** 抓匙钳取出较小的碎片

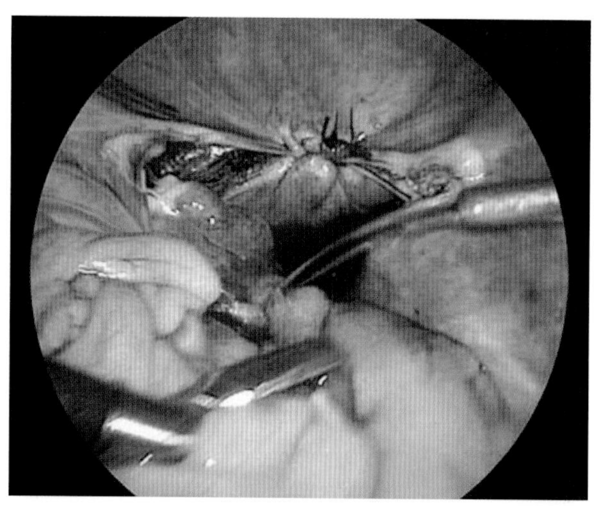

▲ 图 36-26　冲洗腹部

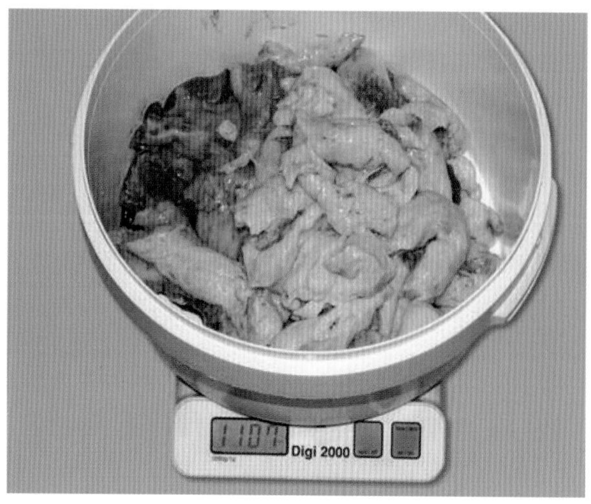


▲ 图 36-25　**1107g** 子宫的碎片

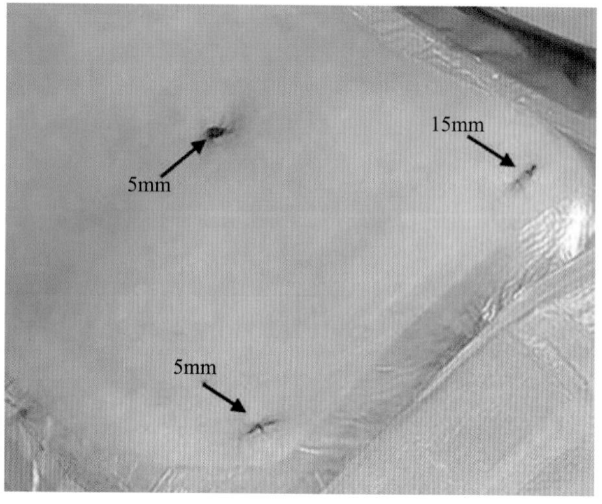


▲ 图 36-27　戳卡在腹部的最终位置

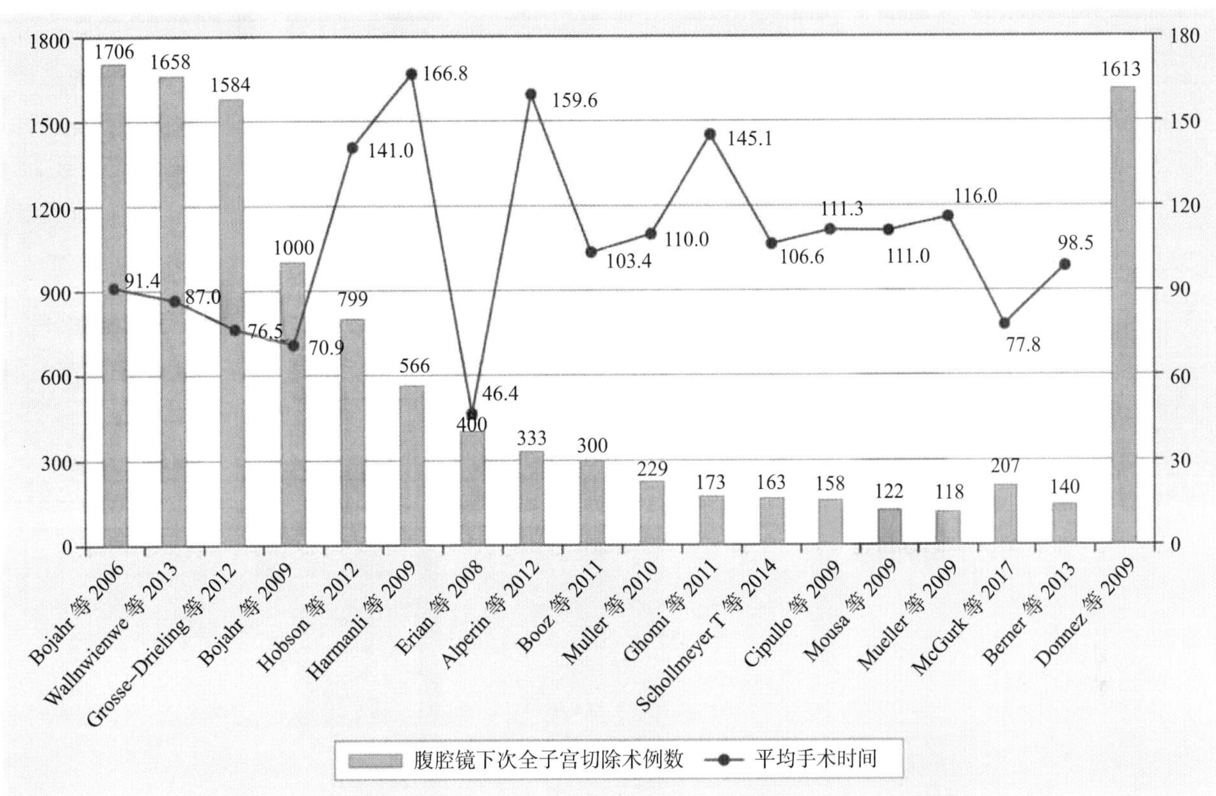


▲ 图 36-28 不同研究显示的腹腔镜下次全子宫切除术（LSH）总例数和平均手术时间

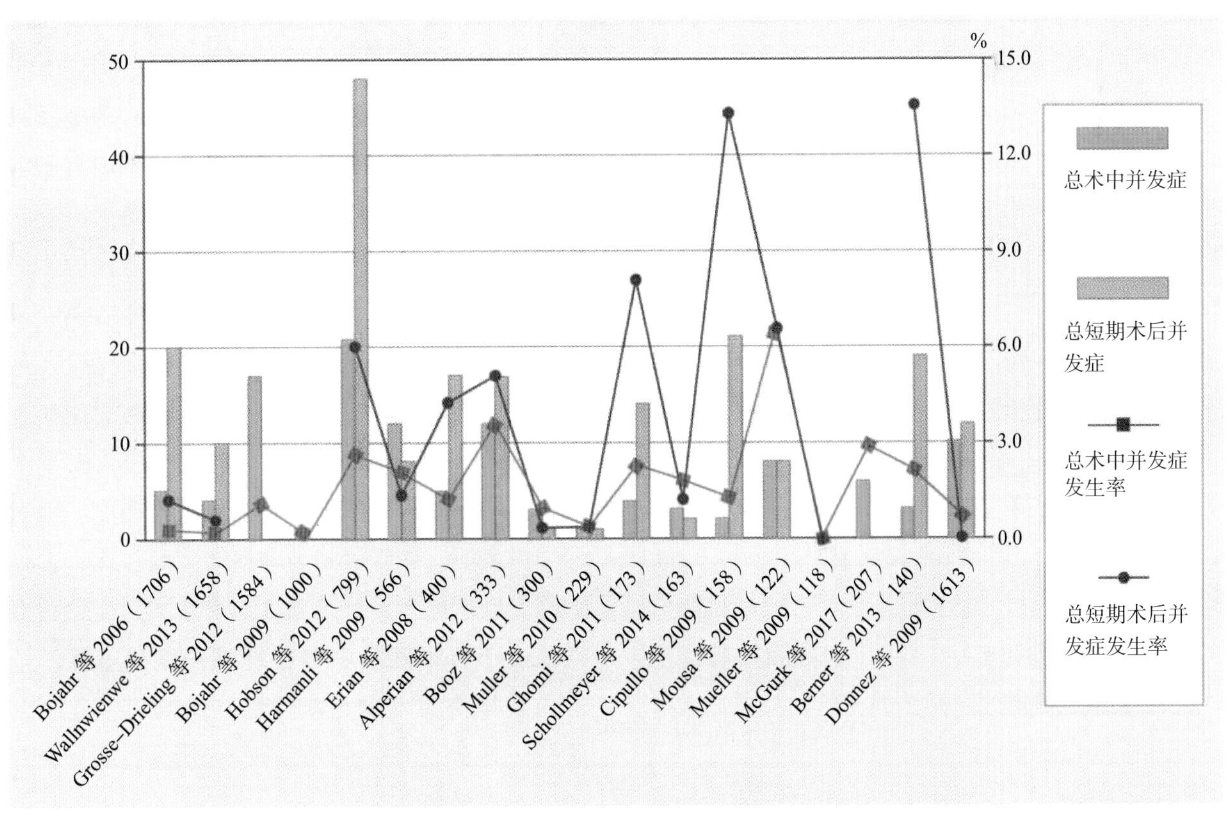


▲ 图 36-29 不同研究的术中和术后短期并发症

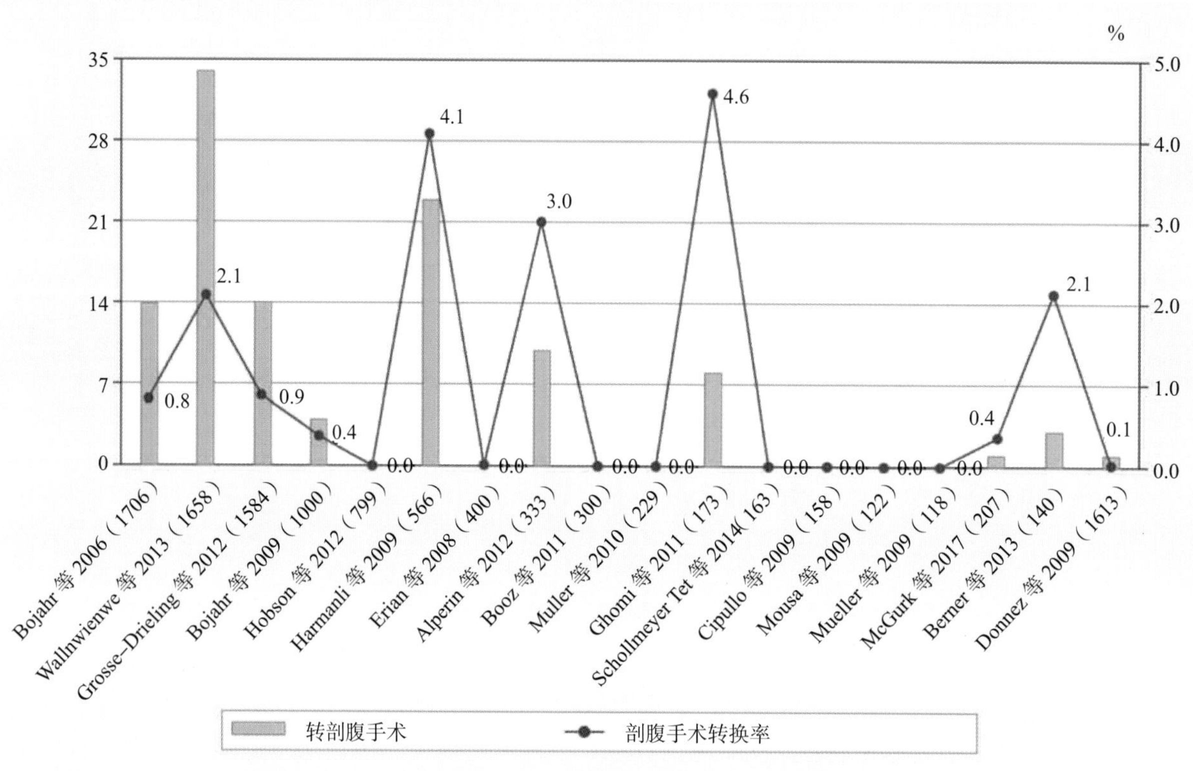


▲ 图 36-30 不同的研究中将腹腔镜下次全子宫切除术转换为剖腹术

1998—2004 年，在柏林的 MIC Klinik 诊所接受 LSH 治疗的 2334 例患者中，术后宫颈残端出血的发生率为 21.4% [27]。迄今为止，导致 LSH 术后周期性出血的因素仍存在争议。有观点认为，LSH 术后宫颈上的残留子宫内膜组织可能是 LSH 术后复发性出血的原因。Berner 等（2013）比较了 LSH 术后切除和不切除宫颈内膜的阴道出血率。通过反向锥切术去除宫颈内膜。该研究未发现，2 个治疗组在 LSH 后的 12 个月内发生阴道出血情况并没有显著差异 [24]。但是，Schmidt 等（2011 年）表明，与对照组相比，行宫颈内膜切除术的患者术后出血事件明显减少（1.4% vs. 10.7%）[28]。目前，没有证据表明任何一种特殊的手术技术在预防 LSH 术后出血方面具有优越性 [12]。出血的原因之一可能是子宫内膜在激素水平周期性变化下子宫内膜再生 [29]。

有子宫次全切除术史的女性保留宫颈残端对疼痛结局的影响是一个讨论的话题，因为子宫次全切除术后发生子宫颈残端疼痛的原因和确切机制尚不清楚。Berner 等 [30] 分析了 LSH 术后 12 个月周期性盆腔痛的发生率、强度和减轻程度及患者满意度。所有 113 例研究患者，包括患有子宫内膜异位或子宫腺肌病的妇女，术前均患有周期性盆腔痛。术后结果显示观察到周期性盆腔疼痛有 34（32.4%）例，然而，疼痛的强度明显降低了 [30]。另外，Berner 等 [31] 证实，术前抱怨这种症状的女性在术后 12 个月，在减轻周期性盆腔疼痛方面 TLH 和 LSH 没有差异 [31]。Yunker 等 [32] 报道了切除的宫颈残端中的神经纤维密度。他们的结果表明，疼痛症状与非疼痛症状相比，去除的宫颈残端的神经纤维密度显著增加。他们还报道，由于宫颈残端中神经纤维密度的增加，子宫内膜异位症可能是术后盆腔痛的独立危险因素 [32]。因此，应彻底切除子宫内膜异位病变，否则可能需要进一步手术 [33]。

## 四、宫颈癌的风险

2012 年，德国约有 4600 名女性被诊断出患有宫颈癌，按年龄标准化的发病率是每 100 000 名女性中 11.3 名。子宫颈最常见的浸润性癌是鳞状细胞癌，其次是腺癌 [34]。在新诊断的宫颈癌病例中，大多数患者没有进行规律的防癌筛查 [35]。Hellström 等 [36] 报道称，在 1959—2004 年接受浸润性宫颈癌治疗的 8028 名妇女中，宫颈残端癌的发生率为 2% [35]，子宫次全切除术和残端癌表现之间的平均时间间隔为 17.6 年。最重要的是要在行次全子宫切除术之前进行宫颈筛查 [36]。ACOG 指南（2014 年）建议患有宫颈不典型增生、子宫内膜增生和怀疑妇科癌症的女性不宜进行次全子宫切除术。但是，不能用宫颈残端癌的低风险来阻止进行正常宫颈涂片检查和 HPV 检测正常的患者进行子宫次全切除术 [37]。宫颈残端中发生癌症的风险极少发生，但应告知患者，在子宫次全切除术后进一步进行宫颈筛查是必不可少的。

## 五、发生未知恶性疾病的风险

自 2014 年以来，由于进行腹腔镜手术的患者存在意外发生恶性肿瘤的风险，美国食品药品管理局（FDA）仍然担心电粉碎的安全性 [38]。因此，我们进行了回顾性研究，以评估在 1998—2014 年行 LSH 后的子宫恶性肿瘤隐匿性的发生率。结果显示，在 10 731 名接受 LSH 治疗、考虑为良性子宫疾病的妇女中，未知的子宫肉瘤的发生率为 0.06%，子宫内膜癌的发生率为 0.07% [39]。未知的恶性肿瘤的发生率较低，但对恶性肿瘤风险的担忧可能会降低子宫良性病变患者的腹腔镜手术频率，这可能会对临床结果产生负面影响 [40, 41]。Harris 等 [42] 对 18 299 例子宫切除术进行了比较分析。至 2014 年 4 月 FDA 安全通报开始的 15 个月及之后的 8 个月。结果显示，采取剖腹子宫切除的比例增加了（1.7%），阴式子宫切除术的比例增加（2.4%），腹腔镜下子宫切除术比例下降了（4.1%）。在 FDA 安全通报之日，并发症的总体发生率从 2.2% 上升至 2.8%，并且 30 天内的再住院率也从 3.4% 上升至 4.2% [42]。德国妇产科协会强调在许多情况下电粉碎对子宫良性疾病的治疗很重要 [43]。此外，在子宫肉瘤等罕见病理情况下，必须在术前告知接受 LSH 的患者发生未知的恶性疾病最小的风险。

## 六、结论

LSH 通常伴有最低的发病率和较低的并发症发生率。子宫切除术的主要并发症是膀胱和输尿管损伤及阴道残端感染。由于保留了宫颈，可以大大降低这些风险，这反映在较低的术中并发症发生率和较少的术后并发症上。与剖腹或经阴道子宫切除术相比，术后并发症发生率更低，住院时间更短，患者恢复得更快，恢复后可以进行正常工作。而且，患者对于 LSH 手术后长期结果的满意度很高。此外，与剖腹子宫切除术相比，腹腔镜下子宫切除术更具成本效益，且创伤更小 [44]。

# 参考文献


[1] Aarts JW, Nieboer TE, Johnson N, et al. Surgical approach to hysterectomy for benign gynaecological disease. Cochrane Database Syst Rev. 2015;(8): CD003677.

[2] Wallwiener M, Taran FA, Rothmund R, et al. Laparoscopic supracervical hysterectomy (LSH) versus total laparoscopic hysterectomy (TLH): an implementation study in 1,952 patients with an analysis of risk factors for conversion to laparotomy and complications, and of procedure-specific re-operations. Arch Gynecol Obstet. 2013: 288(6):1329–39.

[3] Hobson DT, Imudia AN, Al-Safi ZA, et al. Comparative analysis of different laparoscopic hysterectomy procedures. Arch Gynecol Obstet. 2012;285(5):1353–61.

[4] Boosz A, Lermann J, Mehlhorn G, et al. Comparison of re-operation rates and complication rates after total laparoscopic hysterectomy (TLH) and laparoscopyassisted supracervical hysterectomy (LASH). Eur J Obstet Gynecol Reprod Biol. 2011;158(2):269–73.

[5] Mueller A, Renner SP, Haeberle L, et al. Comparison of total laparoscopic hysterectomy (TLH) and laparoscopy-assisted supracervical hysterectomy (LASH) in women with uterine leiomyoma. Eur J Obstet Gynecol Reprod Biol. 2009;144(1):76–9.

[6] Bojahr B, Raatz D, Schonleber G, et al. Perioperative complication rate in 1706 patients after a standardized laparoscopic supracervical hysterectomy technique. J Minim Invasive Gynecol. 2006;13(3):183–9.

[7] Neis KJ, Zubke W, Römer T, et al. Indications and route of hysterectomy for benign diseases. Guideline of the DGGG, OEGGG and SGGG (S3 Level, AWMF Registry No. 015/070, April 2015). Geburtshilfe Frauenheilkd. 2016;76(4):350–64.

[8] Desai VB, Guo XM, Fan L, et al. Inpatient laparoscopic hysterectomy in the united states: trends and factors associated with approach selection. J Minim Invasive Gynecol. 2017; 24(1):151–8.e1.

[9] Bojahr B, Tchartchian G, Ohlinger R. Laparoscopic supracervical hysterectomy: a retrospective analysis of 1000 cases. JSLS. 2009;13(2):129–34.

[10] Mettler L, Ahmed-Ebbiary N, Schollmeyer T. Laparoscopic hysterectomy: challenges and limitations. Minimally Invasive Therap Allied Technol. 2005;14(3);145–59.

[11] Brucker S, Rothmund R, Krämer B, et al. Cervical detachment using monopolar supra loop™ electrode versus monopolar needle in laparoscopic supracervical hysterectomy (LSH): an interventional, comparative cohort study. Geburtshilfe Frauenheilkd. 2013;73(11):1121–7.

[12] Nesbitt-Hawes EM, Maley PE, Won HR, et al Laparoscopic subtotal hysterectomy: evidence and techniques. J Minim Invasive Gynecol. 2013;20(4):424–34.

[13] Erian J, El-Shawarby SA, Hassan M, et al. Laparoscopic subtotal hysterectomy using the plasma kinetic and lap loop systems: an alternative approach in the surgical management of women with uterine fibroids. Eur J Obstet Gynecol Reprod Biol. 2008;137(1):84–7.

[14] Grosse-Drieling D, Schlutius JC, Altgassen C, et al. Laparoscopic supracervical hysterectomy (LASH), a retrospective study of 1,584 cases regarding intraand perioperative complications. Arch Gynecol Obstet. 2012;285(5):1391–6.

[15] Harmanli OH, Tunitsky E, Esin S, et al. A comparison of short-term outcomes between laparoscopic supracervical and total hysterectomy. Am J Obstet Gynecol. 2009;201(5):536.e1–7.

[16] Erian J, Hassan M, Pachydakis A, et al. Efficacy of laparoscopic subtotal hysterectomy in the mana gement of menorrhagia: 400 consecutive cases. BJOG. 2008;115(6):742–8.

[17] Alperin M, Kivnick S, Poon KY. Outpatient laparoscopic hysterectomy for large uteri. J Minim Invasive Gynecol. 2012;19(6):689–94.

[18] Müller A, Thiel FC, Renner SP, et al .Hysterectomy-a comparison of approaches. Dtsch Arztebl Int. 2010;107(20): 353–9.

[19] Ghomi A, Cohen SL, Chavan N, et al. Laparoscopicassisted vaginal hysterectomy vs laparoscopic supracervical hysterectomy for treatment of nonprolap sed uterus. Minim Invasive Gynecol. 2011; 18(2):205–10.

[20] Schollmeyer T, Elessawy M, Chastamouratidhs B, et al. Hysterectomy trends over a 9-year period in an endoscopic teaching center. Int J Gynaecol Obstet. 2014;126(1):45–9.

[21] Donnez O, Jadoul P, Squifflet J, et al. A series of 3190 laparoscopic hysterectomies for benign disease from 199. to 2006: evaluation of complications compared with vaginal and abdominal procedures. BJOG. 2009;116(4):492–500.

[22] Mousa A, Zarei A, Tulandi T. Changing practice from laparoscopic supracervical hysterectomy to total hysterectomy. Obstet Gynaecol Can. 2009;31(6):521–5.

[23] McGurk L, Oliver R, Odejinmi F. Laparoscopic supracervical hysterectomy for the larger uterus (>500 g): a case series and literature review. Arch Gynecol Obstet. 2017;295(2):397–405.

[24] Berner E, Qvigstad E, Langebrekke A, et al. Laparoscopic supracervical hysterectomy performed with and without excision of the endocervix: a randomized controlled trial. J Minim Invasive Gynecol. 2013;20(3):368–75.

[25] Cipullo L, De Paoli S, Fasolino L, et al. Laparoscopic supracervical hysterectomy compared to total hysterectomy. JSLS. 2009;13(3):370–5.

[26] Brucker SY, Taran FA, Bogdanyova S, et al. Patientreported quality-of-life and sexual-function outcomes after laparoscopic supracervical hysterectomy (LSH) versus total laparoscopic hysterectomy (TLH): a prospective, questionnaire-based follow-up study in 91. patients. Arch Gynecol Obstet. 2014;290(6):1141–9.

[27] Tchartchian G, Gardanis K, Bojahr B, et al. Postoperative patient satisfaction after laparoscopic supracervical hysterectomy. JSLS. 2013;17(1):107–10.

[28] Schmidt T, Eren Y, Breidenbach M, et al. Modifications of laparoscopic supracervical hysterectomy technique significantly reduce postoperative spotting. J Minim Invasive Gynecol. 2011;18(1):81–4.

[29] Mutlu L, Hufnagel D, Taylor HS. The endometrium as a source of mesenchymal stem cells for regenerative medicine. Biol Reprod. 2015;92(6):138.

[30] Berner E, Qvigstad E, Myrvold AK, et al. Pelvic pain and patient satisfaction after laparoscopic supracervical hysterectomy: prospective trial. J Minim Invasive Gynecol. 2014;21(3):406–11.

[31] Berner E, Qvigstad E, Myrvold AK, et al. Pain reduction after total laparoscopic hysterectomy and laparoscopic supracervical hysterectomy among women with dysmenorrhoea: a randomised controlled trial. BJOG. 2015;122(8):1102–11.

[32] Yunker A, Curlin H, Banet N, et al. Does the uterine cervix become abnormally reinnervated after subtotal hysterectomy and what is the association with future trachelectomy? J Minim Invasive Gynecol. 2015;22(2):261–7.

[33] Tsafrir Z, Aoun J, Papalekas E, et al. Risk factors for trachelectomy following supracervical hysterectomy. Acta Obstet Gynecol Scand. 2017;96(4):421–5.

[34] Association of Population–Based Cancer Registries (GEKID) and the Robert Koch Institute (RKI). Cancer in Germany 2011/2012. http://www.krebsdaten.de.

[35] Schneider V. Cervical cancer screening in Germany. Current status. Pathologe. 2012;33(4):286–92.

[36] Hellström AC, Hellman K, Pettersson BF, et al. Carcinoma of the cervical stump: fifty years of experience. Oncol Rep. 2011;25(6):1651–4.

[37] AAGL practice report: practice guidelines for laparoscopic subtotal/supracervical hysterectomy (LSH). J Minim Invasive Gynecol. 2014;21(1):9–16.

[38] Barron KI, Richard T, Robinson PS, et al. Association of the U.S. food and drug administration morcellation warning with rates of minimally invasive hysterectomy and myomectomy. Obstet Gynecol. 2015; 126(6):1174–80.

[39] Bojahr B, De Wilde RL, Tchartchian G. Malignancy rate of 10,731 uteri morcellated during laparoscopic supracervical hysterectomy (LASH). Arch Gynecol Obstet. 2015;292(3):665–72.

[40] Kho KA, Lin K, Hechanova M, Richardson DL. Risk of occult uterine sarcoma in women undergoing hysterectomy for benign indications. Obstet Gynecol. 2016;127:468–73.

[41] Pritts EA, Vanness DJ, Berek JS, et al. The prevalence of occult leiomyosarcoma at surgery for presumed uterine fibroids: a meta–analysis. Gynecol Surg. 2015;12(3):165–77.

[42] Harris JA, Swenson CW, Uppal S, et al. Practice patterns and postoperative complications before and after US food and drug administration safety communication on power morcellation. Am J Obstet Gynecol. 2016;214(1):98.e91–98.e13.

[43] Beckmann M, Juhasz–Böss I, Denschlag D, et al. Surgical methods for the treatment of uterine fibroids–risk of uterine sarcoma and problems of morcellation: position paper of the DGGG. Geburtshilfe Frauenheilkd. 2015;75(2):148–64.

[44] Rutstein SE, Siedhoff MT, Geller EJ, et al. Costeffectiveness of laparoscopic hysterectomy with morcellation compared with abdominal hysterectomy for presumed myomas. J Minim Invasive Gynecol. 2016;23(2):223–33.

# 第 37 章　经阴道自然腔道的内镜手术

# Transvaginal Natural Orifice Transluminal Endoscopic Surgery

Jan F Baekelandt　著

李　靖　译　　徐　云　王丽杰　校

## 一、概述

本章讨论的是经阴道自然腔道进行妇科手术的技术。

自然腔道内镜手术（natural orifice transluminal endoscopic surgery，NOTES）是指进行内镜手术时通过自然腔道操作，没有可见的瘢痕。在进行单纯 NOTES 操作中不会在腹部做切口，但是在混合 NOTES 操作中则做 1 个或多个腹部小切口。NOTES 手术可以使用不同的自然腔道，最常见的是阴道、肛门、口腔和尿道。对于妇科手术，经阴道通过直肠子宫陷凹（POD）进行手术最常用，而有些手术则经胃进行[1]。本章重点介绍单纯的 vNOTES。

在 vNOTES 操作中，通过 POD 进入腹腔。vNOTES 可以使用各种不同的戳卡或装置，最常见的是利用单孔腹腔镜手术（singleincision laparoscopic surgery，SILS）装置来操作[2]。可将装置放置在 3 个不同位置：主要是利用 POD；经阴道 NOTES 全子宫切除术（total vaginal NOTES hysterectomy，TVNH）[3]；环绕子宫颈进行的阴道辅助 NOTES 子宫切除术（vaginally assisted NOTES hysterectomy，VANH）[2]。

在发达国家，常用的装置是可以购买到的，如 Gelpoint（提供医疗用）。然而在资源缺乏的情况下也可以进行所有 vNOTES 手术。给贫困人群行 NOTES 手术可使用自制的手套装置和可重复使用的内镜仪器。通过将可重复使用的戳卡插入外科手套的手指中并将手套绑到保护器上来构造手套端口（图 37–1）[4, 5]。

## 二、手术

### （一）生育探索

1. 概述

D Von Ott 是 vNOTES 的鼻祖，1902 年他发表了第一例 “ventroskopie”，作为通过 POD 路径的诊断性手术[6]。近年来，在日常实践中，生殖医生是引入经阴道腹腔镜检查的先驱。S Gordts 认为经阴道注水腹腔镜检查（transvaginal hydrolaparoscopy,

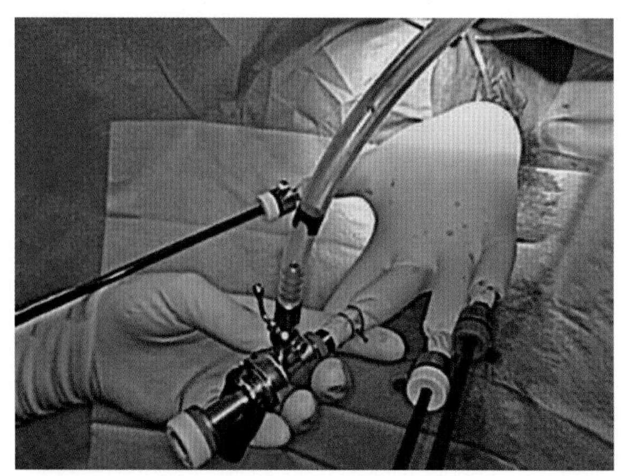

▲ 图 37–1　用于贫困患者的 NOTES 方法的自建手套端口的图像

THL）技术为诊断生殖技术方面提供了探索。

2. 技术

THL 可以在局部麻醉或全身麻醉下进行。患者采取膀胱截石位，放置窥器，宫颈钳钳夹宫颈。使用弹簧针系统，将 3mm 的戳卡插入 POD。30° 2.9mm 光镜置入戳卡，同时将盐水注入 POD。可以看到腹腔并检查盆腔器官。用导管通过宫腔注入亚甲蓝染料来评估输卵管的通畅性。输卵管镜检查可以将 2.9mm 光学镜插入输卵管腔来进行。通过同一狭窄的戳卡孔，可以进行子宫内膜异位症的腹膜活检，并可以通过激光或单极电极进行卵巢打孔。在该过程结束时，排出盐溶液并除去戳卡。POD 中的小孔不需要缝合。

3. 证据

在生殖研究中，THL 是可以替代 HSG 的，联合宫腔镜检查，THL 和输卵管亚甲蓝通液比 HSG 花费的时间长，但是可以发现更多的盆腔异常，且减少术后疼痛 [7]。THL 和腹腔镜一样准确的发现盆腔异常，如子宫内膜异位和粘连 [8]。在生殖研究方面，THL 可避免 93% 的女性进行腹腔镜检查 [9]。THL 足够可以用作生殖的一线研究。腹部腔镜检查用于 THL 发现腹腔异常的患者 [10]。

4. 结论

在许多生殖中心，THL 已经成为生殖检查的标准手术。后来通常联合宫腔镜检查，输卵管通液和输卵管镜检查称为生殖镜检查 [9]。由于经阴道操作，使输卵管镜检查更为方便，通过 THL 行粘连松解、卵巢打孔、子宫内膜异位病灶消融而使腹部没有切口。THL 比腹腔镜检查更具吸引力。正如我们将在第 38 章中看到的那样，THL 可以用作诊断的首选检查，在将 POD 中的切口从 4mm 扩展到 2.5cm，可以通过各种器械进行 vNOTES 手术。

## （二）异位妊娠

1. 概述

腹腔镜仍是诊断和治疗异位妊娠的金标准。近年来，因为 vNOTES 损伤性较小，在异位妊娠治疗中替代输卵管造口或输卵管切除术 [11-13]。对于不能明确位置的妊娠（pregnancy of unknown location，PUL），有创性最小的方法是在 POD 中通过 4mm 的穿孔进行 THL，当异位妊娠已明确时，NOTES 将 POD 中的切口延长至 2.5cm 以治疗异位妊娠（图 37-2）。

2. 技术

如果通过超声诊断为异位妊娠，患者全身麻醉，并采取膀胱截石位。宫颈钳抓住子宫颈的后唇，并在阴道后穹隆切一个 2.5cm 的横向切口。打开后穹隆，并放置 1 个 NOTES 装置（Gelpoint Mini 或用于贫困人群 NOTES 方法的自建手套装置）。患者被置于头低足高位，注入二氧化碳并插入内镜。清理积血并冲洗。明确输卵管妊娠位置。决定行输卵管切除术或输卵管造口术。如果行输卵管切除术，使用双极钳和内镜剪刀将输卵管系膜电凝和切断，然后将输卵管从根部切断，并通过 NOTES 装置将其取出。如果行输卵管造口术，在输卵管浆膜切一小口，注入盐溶

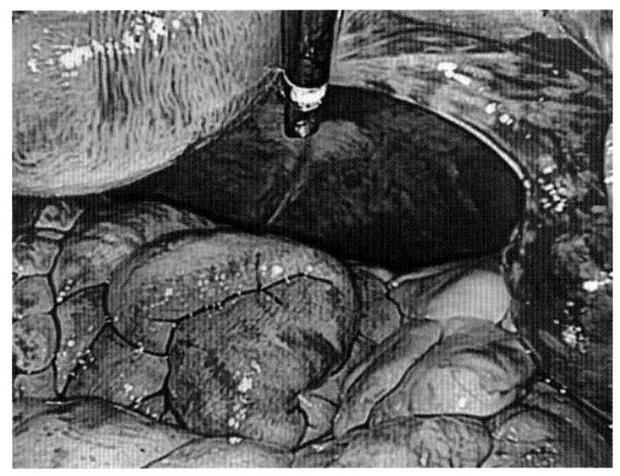

▲ 图 37-2　通过 vNOTES 的图像与标准腹腔镜图像相反。此图像显示子宫的后方和左侧异位妊娠

液，从输卵管中将妊娠物排出。手术结束时，将 NOTES 装置拿掉，并使用可吸收缝合线关闭阴道壁。

在超声不能明确部位妊娠（PUL）的病例中，为探索生育方面，THL 作为一种技术被研究，如果异位妊娠已明确诊断，将 THL 端口拿掉，并将 POD 中的切口延长至 2.5cm 以进行 vNOTES 操作。如果 THL 探查结果为阴性，则停止手术，并进一步观察，如果 THL 探查尚无定论，则将盐溶液排空，并通过 4mm THL 装置注入二氧化碳。同样，如果探查结果是阴性的，则应停止手术并随访患者。如果诊断异位妊娠，可以通过 vNOTES 进行上述治疗（流程图 37–1）。

3. 证据

通过 NOTES 治疗异位妊娠已经发表了 4 项研究 [11–14]，总共 41 例。一项是前瞻性随机研究 [12]；另一项是回顾性研究。研究证明，vNOTES 治疗异位妊娠是可行的，并且具有比常规腹腔镜更低有创性的潜在优势，同时可以提供更好的美容效果。

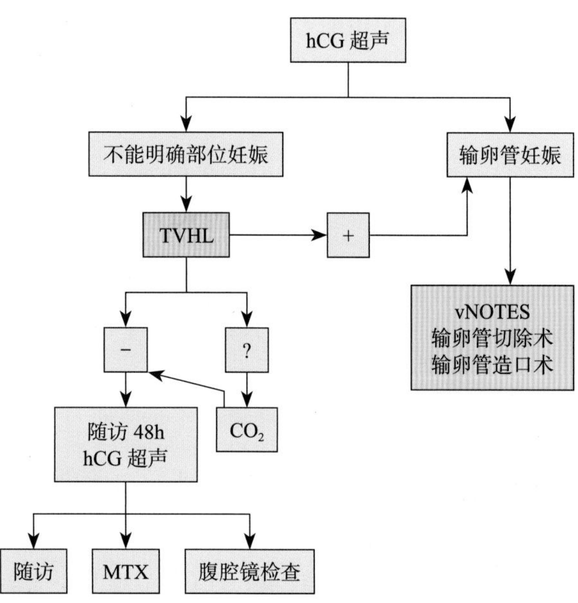


▲ 流程图 37–1 **IMELDA 治疗异位妊娠的方法**

hCG. 人绒毛膜促性腺激素；TVHL. 经阴道腹腔镜检查；MTX. 甲氨蝶呤；vNOTES. 经阴道自然腔道的内镜手术

4. 结论

这些初步研究表明，vNOTES 可以治疗异位妊娠，但证据仅限于 4 项小型研究。IMELDA 经阴道手术治疗异位妊娠，使外科医生能够探索 PUL 和治疗异位妊娠，而且腹部不留下切口。它表明 THL 和 vNOTES 是互补的微创技术，THL 阴性检查仅在 POD 中留下 4mm 的穿孔，不需要缝合，而 vNOTES 治疗异位妊娠仅在 POD 留下 2.5cm 的切口。

### （三）附件手术

1. 概述

腹腔镜手术是良性附件手术的标准术式。近年来，vNOTES 已成为卵巢囊肿切除术和输卵管卵巢切除术（或附件切除术）的潜在有创性较小的替代方法。

2. 技术

患者在全身麻醉下采取膀胱截石位。宫颈钳抓住宫颈的后唇，并在阴道后穹隆上切一个 2.5cm 的横向切口。打开后穹隆，并放置一个 NOTES 装置（Gelpoint Mini 或用于贫困人群 NOTES 方法的自建手套装置）。患者取头低足高位，注入二氧化碳并插入内镜。

对于卵巢囊肿切除术，使用标准内镜器械切开卵巢皮质并解剖囊肿。使用标准的双极钳可实现卵巢止血。

对于附件切除术，首先确定输尿管，必要时将其解剖。通过用标准的双极钳和冷剪刀对骨盆漏斗韧带和卵巢固有韧带及输卵管进行解剖来进行附件切除术。

可以通过 NOTES 端口将小样本取出来，大样本放入取物袋中。

使用可吸收缝合线封闭切口。

3. 证据

已经发表的 6 篇通过 vNOTES 关于附件手术的研究，其中 3 篇是关于附件切除术的病例[5, 15, 16]，总共 30 例患者。一项研究包括 4 例卵巢囊肿切除术患者[11]；一项匹配研究包括 34 例卵巢囊肿切除术[17]。一项研究主要针对阴道子宫切除术时的附件切除术，其中包括 6 例尸体病例和 2 例活体病例[18]。

4. 结论

vNOTES 用于附件手术是可行的，其潜在的好处是术后疼痛更小、美容效果更好和手术效率更高。但是，目前病例数仍较少。目前正在进行一项前瞻性随机对照试验（NOTABLE 试验，已在美国国立卫生研究院临床试验中心注册，注册号 NCT 02630329），用于比较 vNOTES 附件切除术与腹腔镜附件切除术的优点。

### （四）子宫切除术

1. 概述

根据 Cochrane 数据库，子宫切除术的首选是阴道子宫切除术。当不能经阴道行子宫切除术时，腹腔镜下子宫切除术相对于经腹子宫切除术具有明显的优势（减轻疼痛、失血、发热和感染，改善生活质量，更早出院并更快地恢复正常活动），但要增加尿路损伤和更长的手术时间[19]。

通过 vNOTES 进行的新式子宫切除技术利用了内镜手术的优势，扩大了阴道子宫切除术的适应证。

在本章中，我们将讨论纯 vNOTES 的 4 种新的子宫切除技术，如下所示。

- VANH：阴道辅助 NOTES 子宫切除术。
- TVNH：经阴道 NOTES 全子宫切除术。
- RVANH：机器人辅助经阴道 NOTES 子宫切除术。
- RTVNH：机器人经阴道 NOTES 全子宫切除术。

2. 阴道辅助 NOTES 子宫切除术

(1) 技术：使用冷剪刀在宫颈周围做一个环形切口。使用冷剪刀打开后穹隆和膀胱子宫反折腹膜。使用剪刀剪断 2 条子宫骶韧带，并使用 Vicryl-1 缝合线将其结扎。将 NOTES 装置插入腹腔，并充入 $CO_2$ 气体（图 37–3）。插入光学镜头并检查腹腔。患者放在头低足高（Trendelenburg）的位置，排开小肠显露盆腔。

明确输尿管位置，不用常规解剖。双极电凝并切断子宫动脉。双极钳将卵巢动脉和输卵管的中段凝结并切断。在需要进行附件切除术的患者中，使用双极电凝漏斗骨盆韧带并切断。检查止血并冲洗腹膜腔。经阴道 NOTES 端口取出子宫，放气。使用可吸收缝合线封闭切口。

(2) 证据：已经发表了 7 篇有关 VANH 的研究，包括 731 例患者[20]。在这些研究中，使用不同的名称来描述相同的手术。没有随机对照试验。有一项临床前期研究描述了在女性尸体上经阴道 NOTES 子宫切除术的技术可行性[21]。有一项前瞻性研究[22]和两项回顾性比较研究[23, 24]。其中三项研究是病例系列[25–27]。

这些研究证实了 vNOTES 对良性疾病进行子宫切除术的可行性，但是要得出结论，需要进行进一步的前瞻性研究。

(3) 结论：这些研究证明了 VANH 的可行性。尽管前期研究似乎表明将来这种手术是趋势，但仍缺乏前瞻性随机研究来推荐该技术作为经腹腹

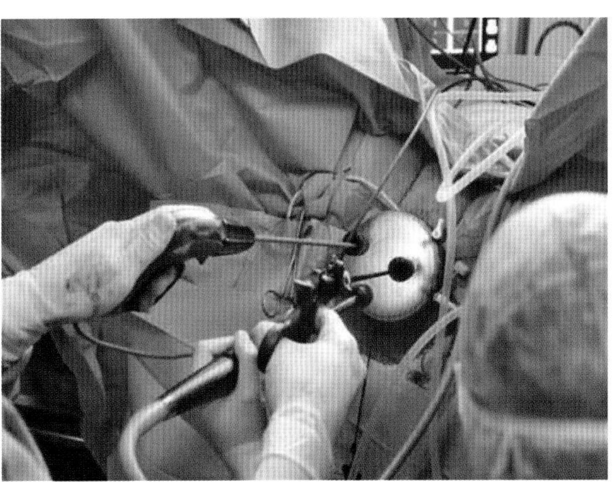

▲ 图 37–3 **Gelpoint（Applied Medical）是 VANH 的合适装置**

腔镜下子宫切除术的替代方法。

3. 经阴道 NOTES 子宫切除术

(1) 技术：将一个 vNOTES 装置插入阴道，并注入 $CO_2$ 使阴道充满气体。光学镜头置入充气的阴道。使用单极腹腔镜电钩在宫颈周围进行环形切口，剪刀打开 POD。使用腹腔镜剪刀打开子宫反折腹膜。使用腹腔镜双极将 2 条子宫骶韧带凝结并切断。现在患者置于头低足高位，排开小肠显露盆腔。

明确输尿管位置，不用常规解剖。使用双极电凝并切断子宫动脉。使用双极电凝卵巢动脉和输卵管的中段并切断。在需要进行附件切除术的患者中，使用双极电凝漏斗骨盆韧带并切断。检查止血并冲洗腹腔。经阴道 NOTES 装置取出子宫，放气。使用可吸收缝合线封闭切口。

TVNH 与 VANH 的主要区别在于前、后腹膜的切口及子宫骶韧带的切断。这完全在内镜下进行，而在 VANH 中通过经典的阴道手术进行。因此，TVNH 技术还可用于未产妇、无子宫脱垂的患者及阴道狭窄的患者，在这些患者中经典的阴道手术可能更具挑战性 [22, 28]。

(2) 证据：包括 10 例患者在内的一项研究证明了 TVNH 在未产妇中均可行。使用了自制的 NOTES 装置和传统的可重复使用的腹腔镜仪器。没有转为经腹腔镜或剖腹手术。无重大并发症，手术时间合理。

(3) 结论：目前的证据仅表明了 TVNH 的可行性。需要进一步的随机研究证明该术式是腹腔镜子宫全切除术的标准替代方法。这种技术对于阴道狭窄且未生育的患者似乎很有希望，这些患者的常规阴道子宫切除术和 VANH 可能非常具有挑战性。

4. 机器人阴道 NOTES 子宫切除术

Jan Baekelandt 在 2015 年 6 月的第七届 SERGS 妇科外科机器人年度会议上介绍了经阴道机器人手术的首例病例报道 [29]。RVANH 与 VANH 技术类似，但是内镜部分由机器人执行，而不是通过传统的腹腔镜器械进行。

(1) 技术：与经典的阴道子宫切除术一样，将患者置于截石位。环形切开宫颈，打开前后腹膜及切断骶骨韧带，以上均通过经典的阴道手术进行。NOTES 装置是通过组装手术手套、切口保护套、4 把 Da Vinci 8mm 戳卡和 1 根可重复使用的 5mm 戳卡来构造的。将切口保护套经阴道插入腹膜腔内以产生气腹。一个 Da Vinci Xi 外科手术机器人在患者的双腿之间对接，3 个臂连接到 NOTES 装置中的戳卡（图 37-4）。不使用第 4 臂。使用 30° 光学镜，一个功能强大的双极和一个血管封闭器，经阴道进行 NOTES 操作。随后，使用相同的方法进行双侧附件切除术。子宫和双侧附件切除术完成后，将机器人和手套口移开。当子宫太大而无法从子宫中取出时，将其粉碎，以便可以将其从阴道中取出。后穹隆与传统的阴道手术一样是关闭的。没有腹部切口。

(2) 证据：一项病例系列（包括 5 例患者）证明了经阴道机器人手术是可行的，并且可以使

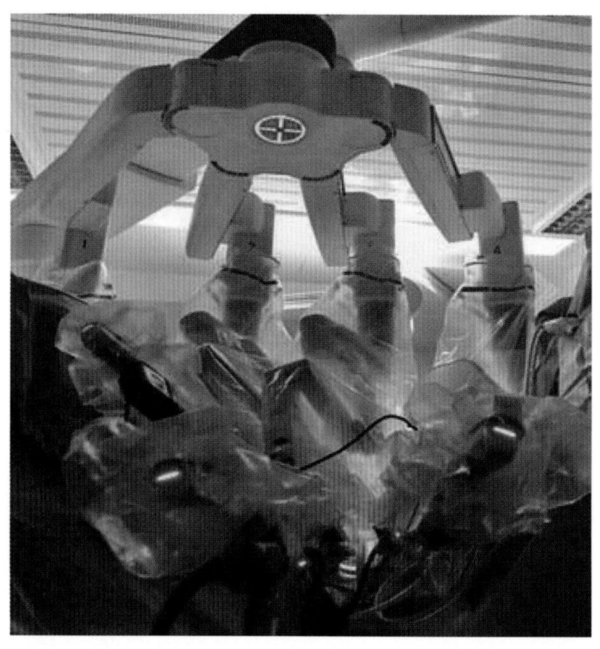

▲ 图 37-4 **Da Vinci Xi 手术机器人在患者的双腿之间进行 RVANH**

用该技术进行子宫切除术[30]。

(3) 结论：目前的证据仅表明 RVANH 的可行性[30]。在将该技术视为腹腔镜或经腹机器人子宫全切术的标准替代方法之前，需要进一步的前瞻性随机研究以验证该技术。与 VANH 相比，权衡它的潜在优势，即更好的影像控制、改进的人体工程学和关节运动，同时要考虑更高的成本和更长的设置时间。当前机器人手臂碰撞的问题将需要通过机器人技术的进一步发展来克服。

5. 机器人操作阴道 NOTES 子宫切除术

Jan Baekelandt 于 2015 年开发并首次完成了机器人 TVNH 技术。

(1) 技术：NOTES 装置是通过组装手术手套、切口保护套、3 把 Da Vinci 8mm 戳卡和 1 根可重复使用的 5mm 戳卡来构造的。将切口保护套插入阴道，给予阴道充满气体。一台 Da Vinci Xi 手术机器人靠在患者的双腿之间，3 只手臂连接到手套中的戳卡。不使用第 4 臂。使用 30° 光学镜、有孔双极钳和单极剪，手术机器人通过经阴道 NOTES 进行子宫切除术。输卵管和子宫一起切除。当需要时，也可切除卵巢。子宫切除术完成后，将机器人和手套装置移开。当子宫太大而无法取出时，将其手动粉碎，以便它可以通过阴道取出。阴道缝合与传统的阴道手术一样。腹部没有切口。

(2) 证据：只发表了一项病例系列，将 8 例 RTVNH 与 8 例 RVANH 进行了比较[31]。

(3) 结论：目前的证据仅表明 RTVNH 的可行性[31]。在将该技术视为腹腔镜或经腹机器人子宫全切术的标准替代方法之前，需要进行进一步的前瞻性随机研究以验证该技术。与 TVNH 相比，需权衡其潜在优点，即更好的影像控制、改进的人体工程学和关节运动，同时要考虑其更高的成本和更长的设置时间，这项技术对于阴道狭窄的未产妇患者来说是很有前途的，而传统的阴道子宫切除术和（R）VANH 可能会非常具有挑战性。

6. vNOTES 子宫切除术的讨论

在计划行子宫切除术时，我们可以选择不同的技术。Cochrane 数据库告诉我们尽可能选择常规的阴道子宫切除术。对于不能行阴道子宫切除术的患者，腹腔镜手术可以帮助避免剖腹子宫切除术[19]。事实证明，即使通过经阴道子宫切除术也可以切除大子宫[32]，而且可以在未产妇中安全地进行经阴道子宫切除术[28]。然而，多年来，经阴道和经腹子宫切除术的数量有所下降，而腹腔镜和机器人子宫切除术的数量有所增加[33]。子宫切除术的选择取决于患者和外科医生，选择子宫切除术的方式时，重要的决定因素是外科医生的经验、阴道的可行性和疾病本身[34]。不同技术在不同国家及外科医生之间进行的子宫切除术所占比例明显不同，这在很大程度上取决于外科医生的培训和患者的期望。在确定哪种技术最适合特定患者时，vNOTES 子宫切除术的问世增加了其他（4 个）选择（表 37–1）。它与传统的阴式子宫切除术一样具有无明显瘢痕的优点。

在未产妇中，阴式子宫切除术引起并发症的风险更高[28]。阴道狭窄的妇女进行阴道子宫切除术更具挑战性[33, 34]。对于阴道狭窄的患者 TVNH 和 RTVNH 可以克服这个缺点，由于气体扩充，扩大了阴道手术的适应证。可视化的改进和 $CO_2$ 压力有助于识别和解剖平面，并有助于剖宫产后和未产患者的前后穹隆切开术。

在 VANH 中，首先结扎子宫血管，和经腹腹腔镜切除较大的子宫比较，VANH 可以减少出血，而腹腔镜手术只有在多次操作后才能实现对血管的阻塞[22, 27]。与腹腔镜手术相比，VANH 还避免了在进行过腹部手术的粘连患者行盆腔粘连松解。

vNOTES 无需在腹壁上行切口，从而减少了手术的有创性，能为医生提供在良好的内镜视野下进行手术的舒适性。vNOTES 子宫切除术的良好视野还有助于切除输卵管（有时为卵巢），这

表 37-1 子宫切除术类型

| 缩 写 | 名称说明 | 描 述 |
|---|---|---|
| TAH | 经腹子宫切除术 | 利用常规外科器械剖腹在直视下行全子宫切除 |
| H | 经阴道子宫切除术 | 利用常规外科器械在直视下经阴道行全子宫切除 |
| LASH | 腹腔镜辅助次全子宫切除术 | 经腹腔镜子宫体切除 |
| LAVH | 腹腔镜辅助阴式子宫切除术 | 全子宫切除，包括上半部分腹腔镜下进行，下半部分经阴道在直视下进行（包括子宫血管） |
| LH | 腹腔镜下子宫切除术 | 全子宫切除，包括上半部分腹腔镜下进行（包括子宫血管），下半部分经阴道在直视下进行 |
| TLH | 腹腔镜下全子宫切除术 | 全子宫切除，完全经腹腔镜进行 |
| RH | 机器人子宫切除术 | 全子宫切除，完全由机器人经腹腔镜操作 |
| VANH | 阴道辅助 NOTES 子宫切除术 | 全子宫切除，子宫下半部分经阴道在直视下解剖，其余部分经阴道使用内镜进行 NOTES |
| RVANH | 机器人辅助经阴道 NOTES 子宫切除术 | 全子宫切除，子宫下半部分经阴道在直视下解剖，其余部分由机器人使用 NOTES 经阴道切除 |
| TVNH | 经阴道 NOTES 全子宫切除术 | 全子宫切除，使用内镜相机和内镜器械，经阴道 NOTES 行子宫切除 |
| RTVNH | 机器人经阴道 NOTES 全子宫切除术 | 机器人经阴道 NOTES 行子宫切除 |

NOTES. 经自然腔道内镜手术

在常规的阴道子宫切除术中可能具有挑战性。

进行 vNOTES 子宫切除术的潜在风险可能是由于通过阴道注入 $CO_2$ 而引起感染。然而，研究表明，使用预防性抗生素时，发生术后盆腔感染风险减少[22, 35]。预计 vNOTES 子宫切除术与阴道子宫切除术后发生性交困难的风险没有差异，因为关闭的方法是相同的。

vNOTES 利用内镜手术的优势扩大了阴道子宫切除术的适应证。潜在优势是恢复更快、术后疼痛更少。当前的研究证明了这 4 种 vNOTES 子宫切除术的可行性，但还需要进一步的研究来验证它们。目前正在进行第 1 个前瞻性随机对照试验（HALON 试验，已在美国国立卫生研究院临床试验 .govNCT02631837 进行了比较），将 vNOTES 子宫切除术与全腹腔镜下子宫切除术进行了比较，预期结果将于 2017 年底公布[36]。

## 三、结论

妇科手术传统上是剖腹子宫切除术，也可以是经阴式手术。在 19 世纪 80 年代末和 90 年代，随着腹腔镜手术的引入，发生了第一次重大的模式转变。由于有更好的可视摄像头，结合内镜仪器，能够通过几个小切口而不是一个大切口来执行妇科手术。事实证明，这种方法创伤小，并且可以使患者恢复快并获得更具吸引力的美容效果。虽然早期被质疑，现在它已经是大多数发达国家妇产科中常规手术。

阴道腹腔镜检查的先驱者和早期采用者现在将 vNOTES 视为下一个转变模式，在过去的 5 年中，已经发表了许多小型 IDEAL［理念（Idea）、发展（development）、探索（exploration）、评估（assessment）、长期研究（long-term study）］

的第 1 阶段和第 2a 阶段研究[37]。自 2015 年底以来，前瞻性随机对照试验（例如 HALON 和 NOTABLE 试验）已将对 vNOTES 的研究转移到理想阶段 2b。vNOTES 外科医生的数量正在增加，重要的数据正在国际 NOTES 学会的前瞻性并发症数据库中收集，外科医生可以注册其所有不同的 NOTES 前瞻性研究，并根据 IDEAL 原则正确引入新的手术技术，vNOTES 逐渐成为腹部和腹腔镜妇科手术的现实选择。

在资源不足的情况下，vNOTES 技术，如贫困人群的 NOTES[4, 5]和子宫切除术[38]，在无法获得常规腹腔镜设备的地区，通过进行阴道内镜手术作为剖腹手术的替代方法，可以显著降低手术的有创性。

vNOTES 不会留下明显的瘢痕，因此具有明显的美容优势。同时，它可以保持内镜优越的直观性，并具有许多其他潜在的优势，即术后疼痛更小、与戳卡相关的并发症更少、没有腹壁疝、以前进行腹部手术的患者更容易接受、伤口感染更少、手术时间更短、恢复更快、住院时间更短。

尽管早期研究看起来很有希望，但仍需等待前瞻性随机对照试验的结果以验证 vNOTES 与腹腔镜检查相比的价值。

目前的证据表明，vNOTES 手术对少数专家而言是安全的。打算进行 vNOTES 手术的妇科医生须对腹腔镜手术和常规阴道手术均熟练。以往单孔腹腔镜手术（single incision laparoscopic surgery，SILS）的经验将有助于缩短学习曲线。在执行第一个 vNOTES 病例之前，由经验丰富的 vNOTES 外科医生进行培训，压力会小很多。

## 参考文献

[1] Hornemann A, Suetterlin M, Trunk MJ, et al. Pure natural orifice transluminal endoscopic surgery (NOTES) involving peroral endoscopic salpingooophorectomy (POESY). Int J Gynecol Obstet. 2014;125(1):86–88.

[2] Baekelandt J, Cavens D. GelPOINT (Applied Medical) is a suitable port for transvaginal NOTES procedures. J Gynecol Surg. 2016;32(5):257–62.

[3] Baekelandt J. Total vaginal NOTES hysterectomy: a new approach to hysterectomy. J Minim Invasive Gynecol. 2015;22(6):1088–94.

[4] Baekelandt J. Poor man's NOTES: can it be a good approach for adhesiolysis? A first case report with video demonstration. J Minim Invasive Gynecol. 2015;22(3):319.

[5] Reynders A, Baekelandt J. Adnexectomy by poor man's transvaginal NOTES. Gynecol Surg. 2015;12(3):900.

[6] Von Ott D. Die Beleuchtung der Bauchhohle (Ventroskopie) als Methode bei Vaginaler Coeliotomie. Abl Gynakol. 1902;231:817–23.

[7] Cicinelli E, Matteo M, Causio F, et al. Tolerability of the mini–pan–endoscopic approach (transvaginal hydrolaparoscopy and minihysteroscopy) versus hysterosalpingography in an outpatient infertility investigation. Fertility Steril. 2001;76:1048–51.

[8] Campo R, Gordts S, Rombauts L, et al. Diagnostic accuracy of transvaginal hydrolaparoscopy in infertility. Fertil Steril. 1999;71(6):1157–60.

[9] Watrelot A, Nisolle M, Chelli H, et al. Is laparoscopy still the gold standard in infertility assessment? A comparison of fertiloscopy versus laparoscopy in infertility: Results of an international multicentre prospective trial: The "FLY" (Fertiloscopy– Laparoscopy) study. Hum Reprod. 2003;18(4):834–9.

[10] Hu X, Xu H, Wang D, et al. [Application of fertiloscopy in infertile women]. Zhonghua Fu Chan Ke Za Zhi. 2005;40(12):840–3.

[11] Lee CL, Wu KY, Su H, et al. Transvaginal naturalorifice transluminal endoscopic surgery (NOTES) in adnexal procedures. J Minim Invasive Gynecol. 2012;19(4):509–13.

[12] Xu B, Liu Y, Ying X, et al. Transvaginal endoscopic surgery for tubal ectopic pregnancy. J Soc Laparoendosc Surg. 2014;18(1):76–82.

[13] Van Peer S, Baekelandt J. Natural orifice transluminal endoscopic surgery (NOTES) salpingectomy for ectopic pregnancy: a first series demonstrating how a new surgical technique can be applied in a lowresource setting. Gynecol Surg. 2015;12(4):299–302.

[14] Baekelandt J, Vercammen J. IMELDA transvaginal approach to ectopic pregnancy: Diagnosis by transvaginal hydrolaparoscopy and treatment by transvaginal natural orifice transluminal endoscopic surgery. Fertil Steril. 2017;107(1):e1–2.

[15] Yang YS, Hur MH, Oh KY, et al. Transvaginal natural orifice transluminal endoscopic surgery for adnexal masses. J Obstet Gynaecol Res. 2013;39(12):1–6.

[16] Ahn KH, Song JY, Kim SH, et al. Transvaginal singleport natural orifice transluminal endoscopic surgery for benign

uterine adnexal pathologies. J Minim Invasive Gynecol. 2012;19(5):631–5.

[17] Wang CJ, Wu PY, Kuo HH, et al. Natural orifice transluminal endoscopic surgery–assisted versus laparoscopic ovarian cystectomy (NAOC vs. LOC): a case–matched study. Surg Endosc Other Interv Tech. 2016;30(3):1227–34.

[18] Jallad K, Siff L, Thomas T, et al. Salpingooophorectomy by transvaginal natural orifice transluminal endoscopic surgery. Obstet Gynecol. 2016;128(2):293–6.

[19] Aarts JWM, Nieboer TE, Johnson N, et al. Surgical approach to hysterectomy for benign gynaecological disease. Cochrane database Syst Rev. 2015; 8:CD003677.

[20] Baekelandt J, De Mulder PA, Le Roy I, et al. Postoperative outcomes and quality of life following hysterectomy by natural orifice transluminal endoscopic surgery (NOTES) compared to laparoscopy in women with a non–prolapsed uterus and benign gynaecological disease: a systematic review and meta–analysis. Eur J Obstet Gynecol Reprod Biol. 2017;208:6–15.

[21] Atallah S, Martin–Perez B, Albert M, et al. Vaginal access minimally invasive surgery (VAMIS): a new approach to hysterectomy. Surg Innov. 2015;22(4):344–7.

[22] Lee CL, Wu KY, Su H, et al. Hysterectomy by transvaginal natural orifice transluminal endoscopic surgery (NOTES): a series of 137 patients. J Minim Invasive Gynecol. 2014; 21(5):818–24.

[23] Wang CJ, Huang HY, Huang CY, et al. Hysterectomy via transvaginal natural orifice transluminal endoscopic surgery for nonprolapsed uteri. Surg Endosc Other Interv Tech. 2014;29(1):100–7.

[24] Yang YS, Kim SY, Hur MH, et al. Natural orifice transluminal endoscopic surgery–assisted versus Single–port laparoscopic–assisted vaginal hysterectomy: a case–matched Study. J Minim Invasive Gynecol. 2014;21(4):624–31.

[25] Chen Y, Yen M, Tsai H, et al. Transvaginal natural orifice transluminal endoscopic surgery (NOTES) hysterectomy and bilateral salpingoovariectomy for female–to–male transsexuals. J Minim Invasive Gynecol. 2012;19:S123–50.

[26] Lee C–L, Wu K–Y, Su H, et al. Natural orifice transluminal endoscopic surgery in gynecology. Gynecol Minim Invasive Ther. 2012;1(1):23–6.

[27] Su H, Yen CF, Wu KY, et al. Hysterectomy via transvaginal natural orifice transluminal endoscopic surgery (NOTES): feasibility of an innovative approach. Taiwan J Obstet Gynecol. 2012;51(2):217–21.

[28] Agostini A, Bretelle F, Cravello L, et al. Vaginal hysterectomy in nulliparous women without prolapse: a prospective comparative study. BJOG An Int J Obstet Gynaecol. 2003;110(5):515–8.

[29] Baekelandt J. Transvaginal robotic surgery: the first case reports of robotic NOTES hysterectomy. SERGS. Conference: 7th Annual SERGS Meeting on Robotic Gynaecological Surgery, At Istanbul, Turkey, 2015.

[30] Baekelandt J. Robotic vaginally assisted NOTES hysterectomy: the first case series demonstrating a new surgical technique. Gynecol Surg. 2016;13(1): 57–62.

[31] Baekelandt J. Robotic vaginal NOTES hysterectomy: two new surgical techniques. J Gynecol Surg. 2016;32(5):270–7.

[32] Hwang J–L, Seow K–M, Tsai Y–L, et al. Comparative study of vaginal, laparoscopically assisted vaginal and abdominal hysterectomies for uterine myoma larger than 6 cm in diameter or uterus weighing at least 450 g: a prospective randomized study. Acta Obstet Gynecol Scand. 2002;81(12):1132–8.

[33] Wasson MN, Hoffman MK. Impact of a robotic surgical system on hysterectomy trends. Del Med J. 2015;87(2):45–50.

[34] Chakraborty S, Goswami S, Mukherjee P, et al. Hysterectomy… hich route? J Obstet Gynecol India. 2011;61(5):554–7.

[35] Zornig C, Mofid H, Siemssen L, et al. Transvaginal NOTES hybrid cholecystectomy: feasibility results in 68 cases with mid–term follow–up. Endoscopy. 2009;41(5):391–4.

[36] Baekelandt J, De Mulder PA, Le Roy I, et al. HALON–hysterectomy by transabdominal laparoscopy or natural orifice transluminal endoscopic surgery: a randomised controlled trial (study protocol). BMJ Open. 2016;6(8):e011546.

[37] McCulloch P, Altman DG, Campbell WB, et al. No surgical innovation without evaluation: the IDEAL recommendations. Lancet. 2009;374(9695): 1105–12.

[38] Baekelandt J, Bosteels J. Hysterectomy through the looking glass: iHysterectomy frugal by iPhone. BMJ Innov. Online. February 14, 2017.

# 第 38 章　内镜下盆底缺陷修复的概述

## Overview of Endoscopic Pelvic Floor Defect Corrections

Guenter K Noé　著

李海霞　译　　刘小春　王丽杰　校

## 一、概述

由于传统的盆底修复技术（如曼氏手术、骶骨固定术、阴道自身组织修复等）远期疗效较差，21 世纪初，工业化网片（Mesh）技术开始广泛应用于盆底修复。大多数已发布的新方法是基于 Petros 和 Ulmsten 提出的“整体理论”。

Petros 和 Ulmsten 试图阐述对盆底器官功能产生影响的盆底荷载向量，但是该理论并未说明骨盆筋膜本身的向量。从解剖学角度来看，聚丙烯网片可以替代盆底筋膜，但是无法代替组织本身的动力学功能。网片已被应用于多种缺少远期数据的盆底修复技术中，其风险已经明确。最终，这导致巨大的并发症发生率，美国食品药品管理局（FDA）对盆底网片植入发出警告。

有关网片的应用仍在不断讨论中。随着讨论和法律问题的增加，医生对经腹腔镜盆底修复术的兴趣日益增强。

腹腔镜下盆底修复是基于传统的骶骨固定术这一金标准，数十年来，有关骶骨固定术已有大量的单中心研究。另外，该术式尚未标准化，且术式亦存在很大的变迁。

如同在腹腔镜技术领域一样，更多基于单中心、经验性、无随机对照试验的术式已有报道。本章概述不同术式在盆底修复中的应用。由于术式研究的不断增多，本章讨论的术式可能并不全面。

## 二、骶骨固定术

Nezaht 和 Dorsey 是最早提出腹腔镜骶骨阴道固定术的学者之一[1]。他们采用传统开放手术入路，将骶前固定点定为骶椎 $S_1$～$S_2$。骶椎 $S_1$～$S_2$ 位于阴道生理轴线上，因此可避免阴道生理轴的偏斜。

在骶前区，术者需要处理相互交叉的血管，以减少术中严重出血。因此，目前多数术者使用骶岬作为固定区域，采用手术钉在骶骨固定，以便快速完成手术。

过去几年，引入了双侧入路技术，包括采用盆底隧道入路、使用标准手术器械及开发用于盆底隧道的手术器械。

这种方法减少了 Mesh 网片放置后的缝合，但是，直到现在，有关输尿管或腹下神经的处理仍缺乏可靠的研究数据。双侧入路方法减少了在牵拉作用下双侧网片关闭直肠窝的风险，类似于声门的闭合。

骶骨固定就像是将子宫固定，不同术式有所差异。多数术者环绕宫颈环放置网片以固定子宫。亦有将从子宫后方固定于骶骨韧带或直接固定于宫颈本身。

另一术式是将子宫固定与直肠固定结合。网片材料广泛使用的同时带来了相应的风险。这些术式在会议有演示并有报道，但目前仍无可靠的数据。

## 三、双侧悬吊术

过去几年中，许多非骶骨固定的双侧悬吊术式涌现。将网片置于子宫 / 阴道顶端结构，两端展平经腹膜外固定于两侧腹壁。这种术式是根据 20 世纪 50 年代，Williams 和 Richardson 的报道而改良的[3]。

2008 年，Dubuisson 发表了该术式[4]，即采用 Mesh 网片覆盖整个阴道前后壁。同时，亦有术者在该术式中使用不同网片材料。该术式至今仍缺乏可靠研究数据。

Dubuisson 的双侧悬吊术操作显得容易，但远期疗效尚不确定。该术式网片两端提拉得很高，因此悬吊效果与 Williams 和 Richardson 所报道的相当。

1993 年，Joshi 报道了使用耻骨梳韧带作为开放入路固定子宫。远期效果已有报道。但是，其缺点和额外所需的治疗尚未详细阐述。有外科医生在腹腔镜术中采用该方法。

Joshi 的术式于脐内侧韧带显露耻骨梳韧带尾侧，再使用不可吸收吊带从两端固定子宫。其横向固定点接近顶端水平。悬吊过紧则导致顶端偏斜。

2007 年，我们开展了腹腔镜下从腰大肌水平行髂耻韧带悬吊术。在第 1 骶椎水平像吊床样固定聚丙烯（PVDF）吊带。

## 四、自体组织修复

### （一）阴道悬吊术

阴道悬吊术可用于治疗尿失禁及侧方缺陷。20 世纪 50 年代，有报道将盆侧壁筋膜与白线缝合[5]。文献关于白线缝合的报道存有争议。建议使用盆底筋膜。因此，盆底筋膜缝合至骶韧带提供了最大的侧向稳定效果[6]。腹腔镜可以探查腹膜内外解剖结构。对于年轻患者来讲，该术式可作为非网片悬吊的一种替代方式。

### （二）阴道前壁缝合术

2015 年始，我们开展了腹腔镜下盆底筋膜重建术。显露筋膜组织，采用连续缝合或单纯间断缝合方法缝合筋膜 5～7 次而加固。与阴道入路相比，优点是阴道黏膜不与筋膜分开。该术式结果令人鼓舞，但目前尚未发表。

图 38-1 至图 38-19 示盆底修复步骤。

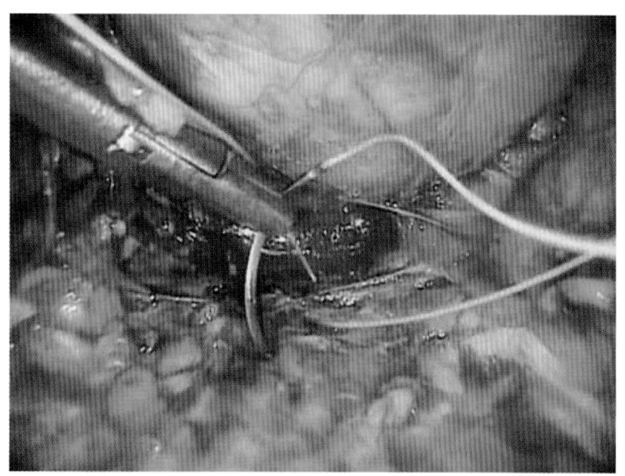

▲ 图 38-1 在第 1 骶椎水平缝合。由于前纵韧带薄弱，手术器械与骶骨的角度不合适，故手术钉不易放置[2]

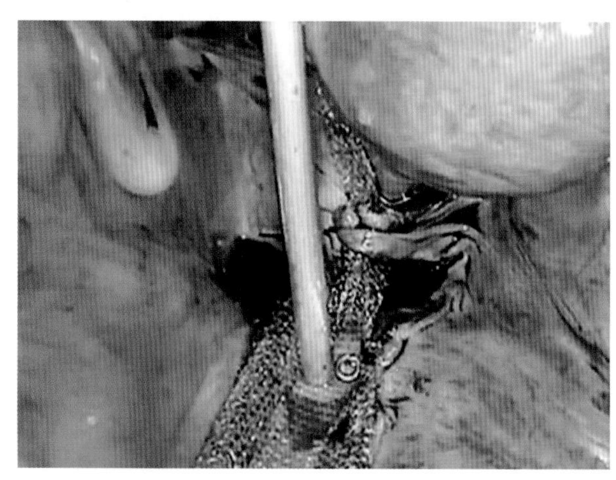

▲ 图 38-2 手术钉将网片固定于骶岬

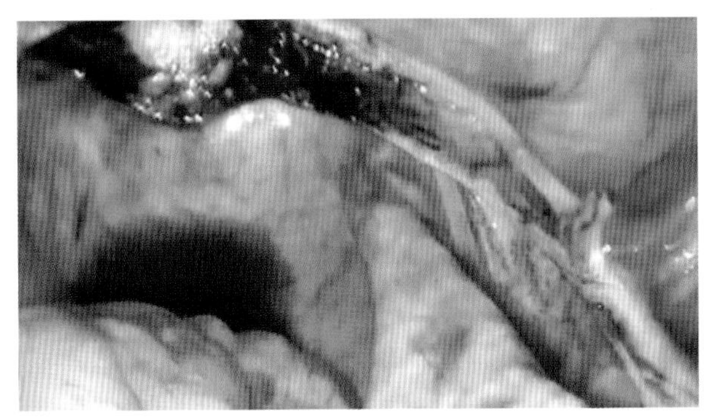

▲ 图 38-3　使用抓钳从腹膜后打开隧道

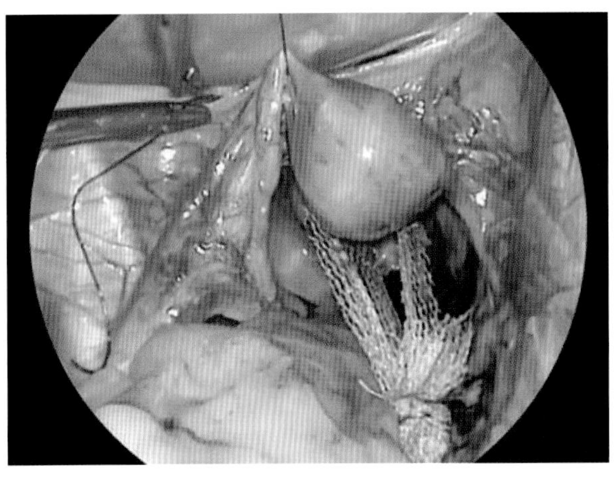

▲ 图 38-7　直肠和子宫联合固定

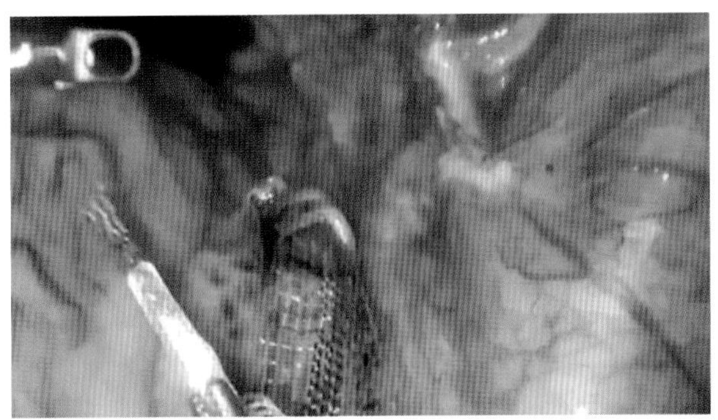

▲ 图 38-4　将网片一端经隧道穿行腹膜下方

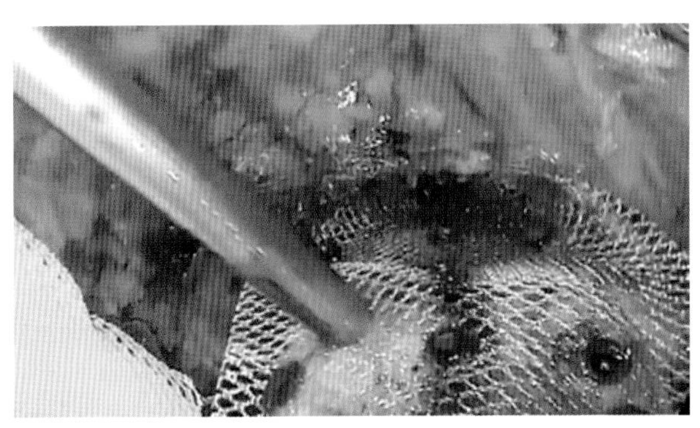

▲ 图 38-8　将网片固定于隧道头侧

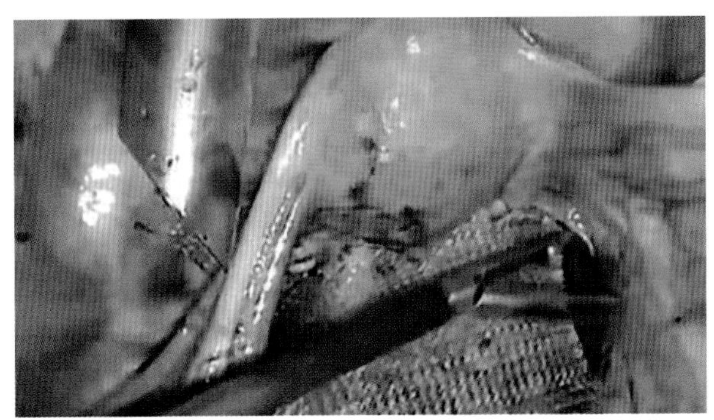

▲ 图 38-5　经两侧腹膜将网片牵拉展平

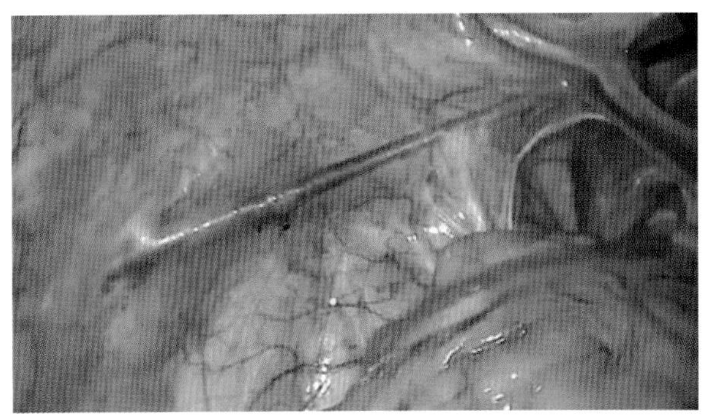

▲ 图 38-9　腹膜后阴道壁抓钳

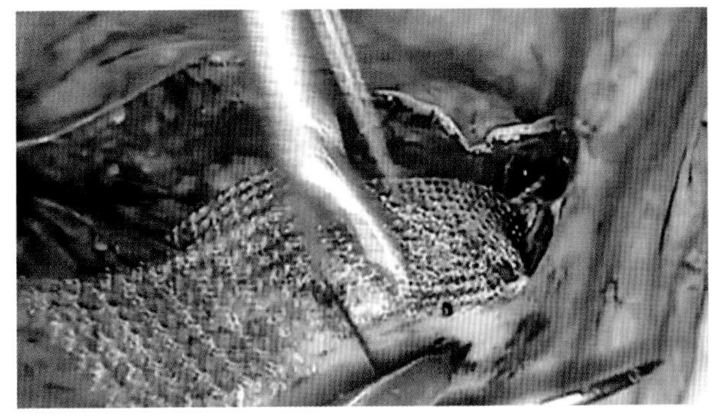

▲ 图 38-6　从子宫颈前方将网片两臂固定

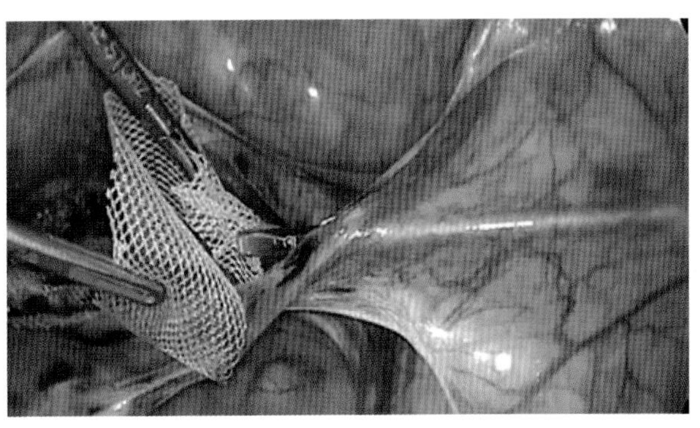

▲ 图 38-10　放置网片两臂

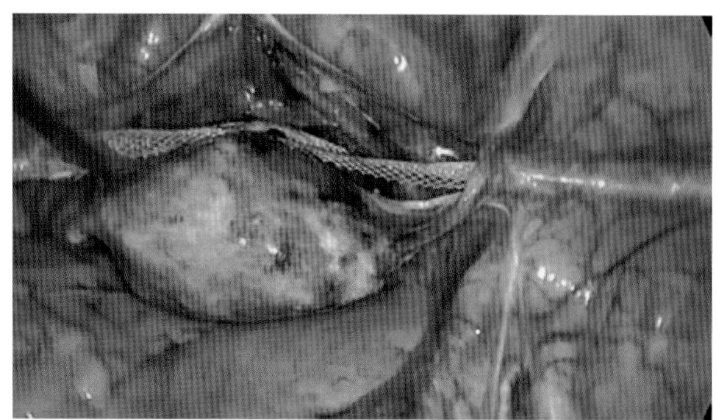

▲ 图 38–11　固定后的网片位置

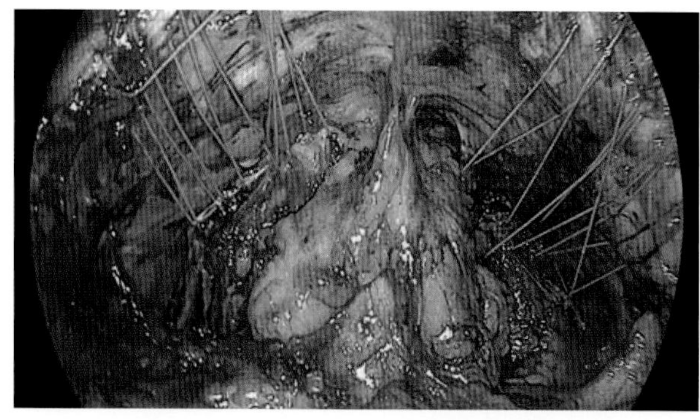

▲ 图 38–15　腹膜外双侧阴道悬吊 / 侧向修补

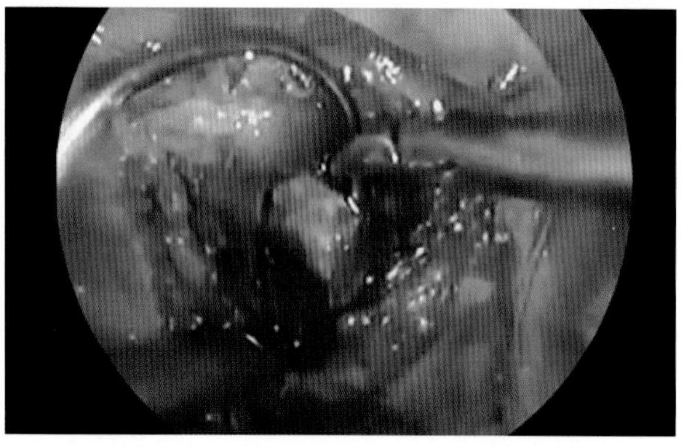

▲ 图 38–12　将网片固定于右侧耻骨梳韧带

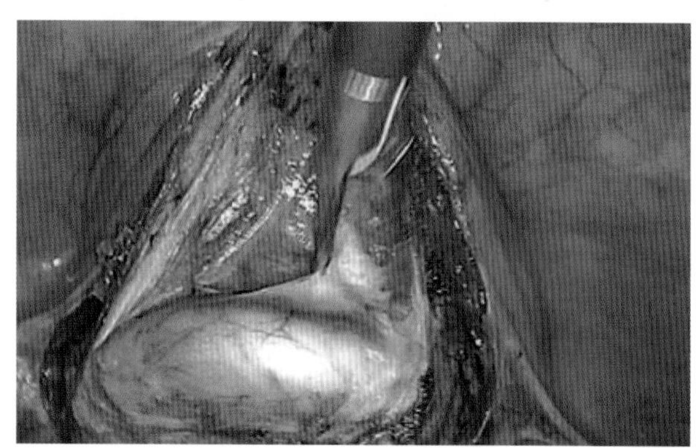

▲ 图 38–16　阴道前壁准备

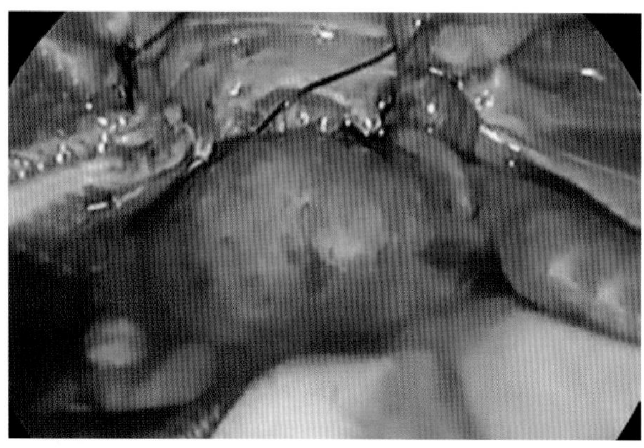

▲ 图 38–13　最终位置

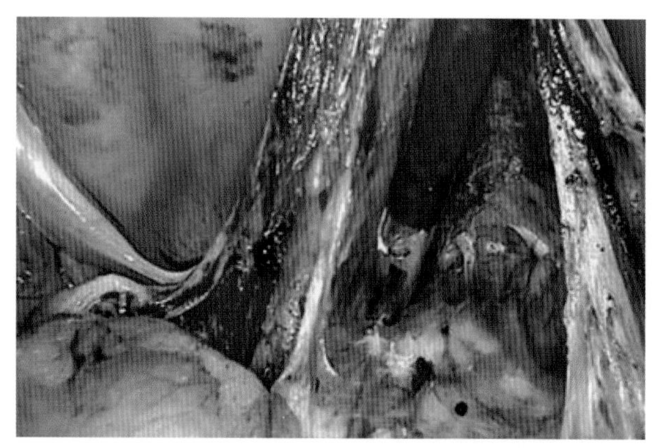

▲ 图 38–17　分离疏松结缔组织，直至输尿管隧道水平

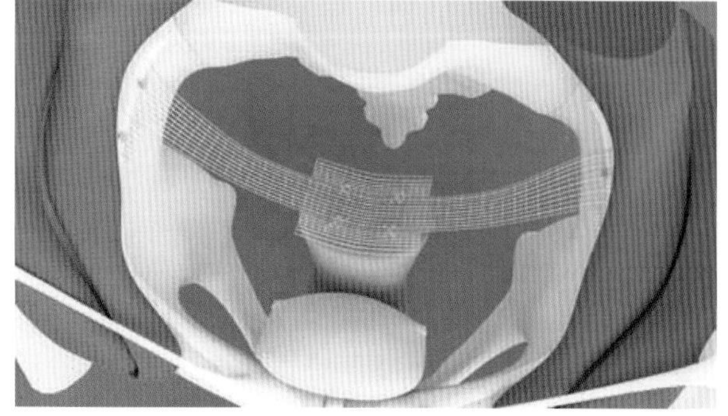

▲ 图 38–14　将 **PVDF** 吊带固定于两侧耻骨梳韧带

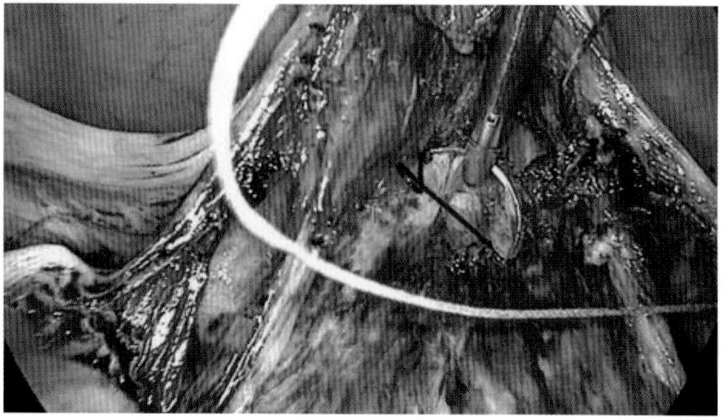

▲ 图 38–18　加固缝合第一层

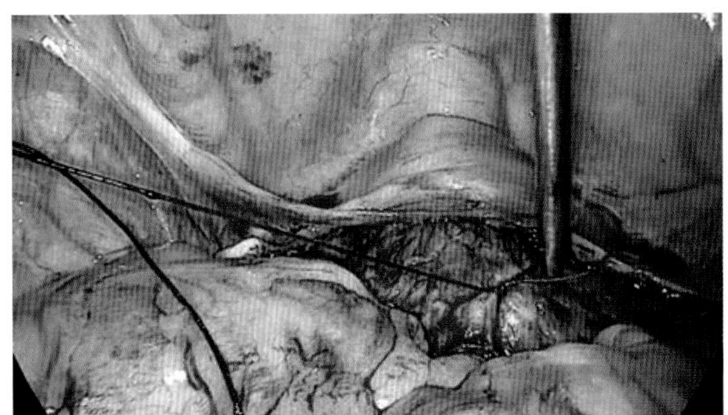

◀ 图 38-19 连续缝合后完全压紧加固的筋膜

## 参考文献

[1] Nezhat CH, Nezhat F, Nezhat C. Laparoscopic sacral colpopexy for vaginal vault prolapse. Obstet Gynecol. 1994;84(5):885–8.

[2] Banerjee C, Noé KG. Die laparoskopische Sakropexie–eine unterrepräsentierte Methode der Deszensus–Chirurgie. Geburtshilfe Frauenheilkd. 2008;68(5): 492–6.

[3] Williams GA, Cullen Richardson A. Transplantation of external oblique aponeurosis: an operation for prolapse of the vagina following hysterectomy. Am J Obstet Gynecol. 1952;64:552–8.

[4] Dubuisson JB, et al. Treatment of genital prolapse by laparoscopic lateral suspension using mesh: a series of 73 patients. J Minim Invasive Gynecol. 2008;15(1):49–55.

[5] Richardson AC, Edmonds PB, Williams NL. Treatment of stress urinary incontinence due to paravaginal fascial defect. Obstet Gynecol. 1981;57(3): 357–62.

[6] Banerjee C, Noé GK. Endoscopic cystocele surgery: lateral repair with combined suture/mesh technique. J Endourol, 2010;24(10):1565–9.

# 第 39 章　网片支持的阴式和内镜盆底手术的初探

# Critical Evaluation of Mesh-supported Vaginal and Endoscopic Pelvic Floor Surgery

Bernd Holthaus　Haytham Elmeligy　著
李海霞　译　　刘小春　王丽杰　校

女性一生中发生盆腔器官脱垂（pelvic organ prolapse，POP）的风险为 30%～50%，其中 2% 的女性出现症状[1]。总之，女性一生中因为 POP 或压力性尿失禁而需要手术治疗的风险为 11%[2]。随着美国食品药品管理局（FDA）关于阴道网片安全性的警告，POP 的手术治疗发生了重大变化。

## 一、症状

盆腔器官脱垂可严重影响患者生理、心理和社会健康，并影响与大量健康资源相关的医疗服务[3]。脱垂的一般症状表现为盆腔下坠、阴道肿物膨出、阴道坠胀感或腰酸。膀胱、肠道和性生活障碍相关症状也比较常见（图 39–1）。

## 二、诊断

病史采集很多时候未受到足够的重视。医生必须询问患者的主诉，盆腔器官的脱垂如何影响她的生活质量，以及她对治疗后的期望。

诊断主要依据临床检查。需要评估图 39–2

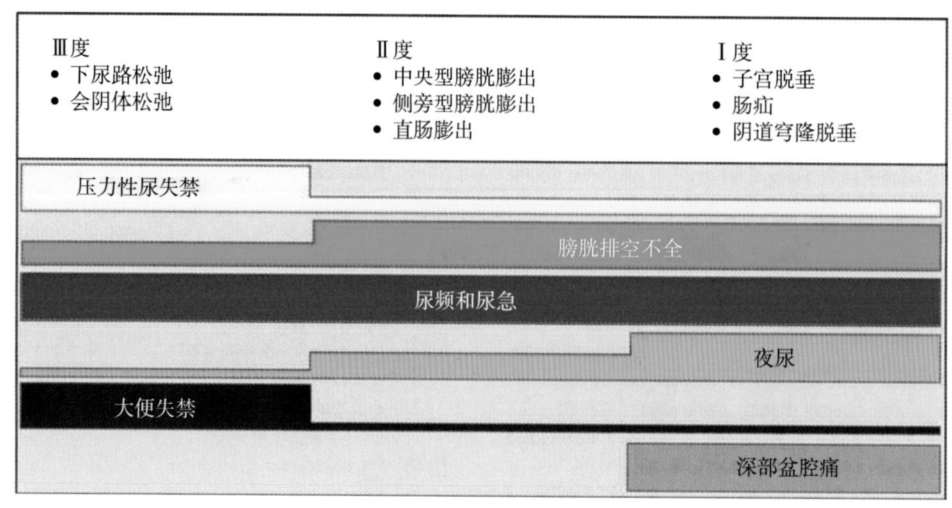


▲ 图 39–1　盆腔脱垂症状

中所包含的所有内容。

定量评估脱垂程度可依据 POP-Q 评分系统（图 39–3）。

经阴道超声进行评估有便利和成本低的优势，可用于评估咳嗽、增加腹压等不同情况下，膀胱颈和尿道的应力反应[4]。此外，在生物反馈治疗中，超声也使患者对盆底肌肉有了更好的了解。

尿动力学检查和磁共振检查也是很有价值的检查手段。

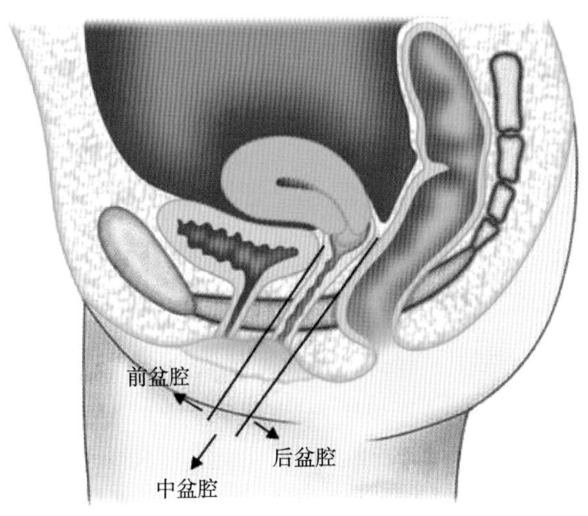


▲ 图 39–2　**盆底结构三腔室**

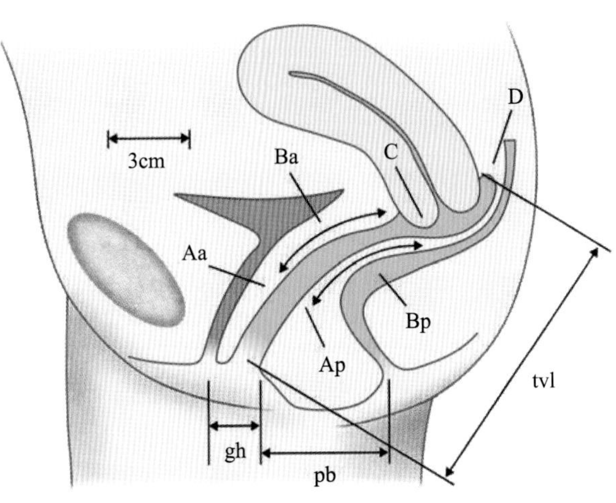


▲ 图 39–3　**POP–Q 分期的指示点与标记线**

Aa. 前壁指示点 A；Ap. 后壁指示点 A；Ba. 前壁指示点 B；Bp. 后壁指示点 B；C. 子宫颈或子宫切除术后阴道顶端；D. 有子宫颈时的阴道后穹隆；gh. 阴裂；pb. 会阴体；tvl. 阴道总长度[4]

## 三、治疗

患者对治疗的期望包括消除症状、改善受累器官（膀胱、阴道、直肠和尿道）的功能、降低不良反应和并发症、恢复远期解剖学和功能，以及无新发症状出现，如新发压力性尿失禁或性交困难。

盆腔器官脱垂的治疗取决于脱垂严重程度、症状、患者的一般状况及手术医生的专业技能。可供选择的治疗方式包括以下方式。

保守治疗：如盆底肌训练或生物反馈治疗。盆底肌锻炼可以使患者的 POP 分期降级，促进器官功能病状的改善[5, 6]。

机械治疗：如子宫托、阴道圈或阴道栓。最常见的不良反应是阴道分泌物异味、出血、糜烂、溃疡、新发尿失禁、性交障碍，因此，部分患者最终还需选择手术治疗[7]。

## 四、手术治疗

随着技术的发展及对女性盆底功能性解剖更深入的认识，人们对盆腔脏器脱垂的生理病理学有了更精确的了解，有助于特定部位手术的设计。根据缺陷部位的不同，有相应不同的手术方法与技术，联合手术提供了良好的解决方案。因此，有必要进行适当的外科训练，以提高手术能力，进行安全和正确的修复[8]。

- 前盆腔。
  - 有或无网片的阴道前壁修补术。
  - 侧旁修补术。

用于阴道旁缺陷的修复。通过使用 Richardson 最初描述的经腹或经腹膜外内镜方法，采用不可吸收缝合线将阴道筋膜缝合至盆筋膜腱弓[9]。

- 中盆腔（图 39–4）。
  - 经阴道骶骨固定术。
  - 腹腔镜骶骨固定术 / 子宫固定术，被认

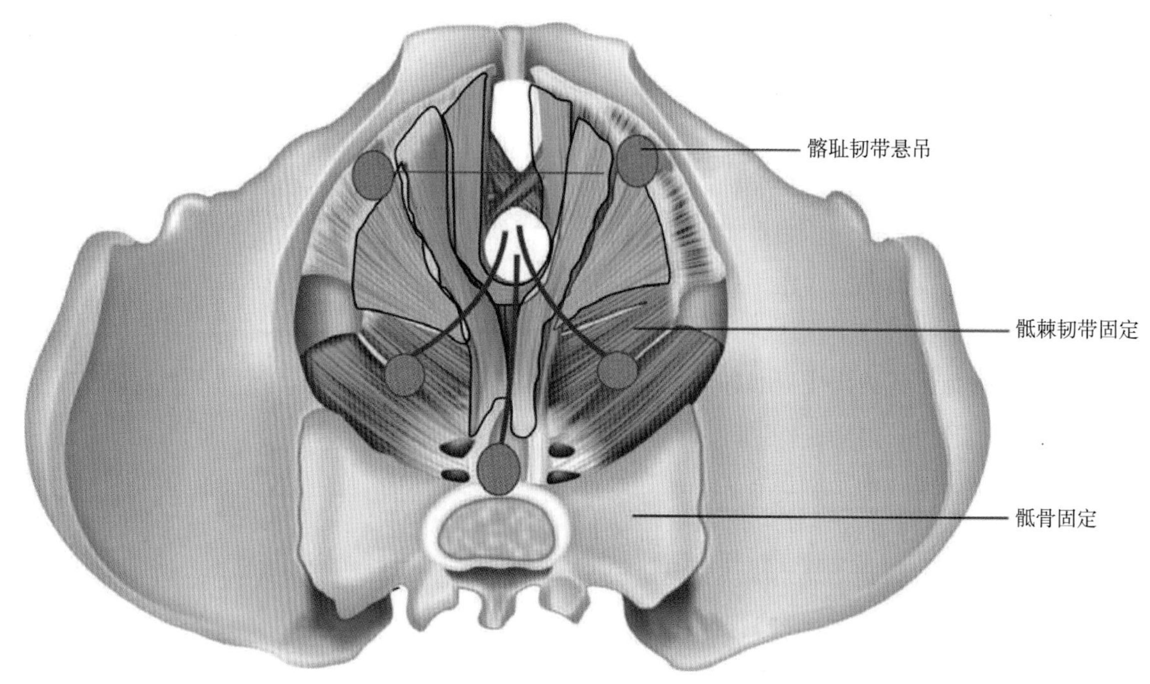


▲ 图 39-4 **中盆腔手术和固定点**

图片由 Alkatout I. 提供

为是治疗中盆腔缺陷的金标准。

- 腹腔镜骶骨固定联合阴道前壁修补，前盆腔缺陷与中盆腔缺陷的联合修补能够降低复发率。
- 腹腔镜骶骨固定术联合阴道后壁修补。腹腔镜下通过肛提肌无张力固定阴道后壁进行后盆腔缺陷修补，同时在骶岬水平行中央固定，这样可以对阴道后壁提供良好的支撑，而不破坏阴道黏膜。
- 腹腔镜双侧骶骨固定（细吊带）。
- 腹腔镜下髂耻韧带固定术。两侧髂耻韧带的外侧部分作为耻骨降支的网片固定点[10]。

• 后盆腔。

- 有或无网片的阴道后壁修补术。

• 尿失禁手术。

- Burch 阴道悬吊术。腹膜外内镜技术可改善手术视野、减少出血风险、术后恢复快，但是需要高水平的手术培训。
- TVT 悬吊带术。

## 五、网片评价

手术网片在经腹 POP 修补术（骶骨固定术）中已应用数十年。在过去 10 年中，经阴道 POP 修补术中网片的应用日益增加，但是其安全性受到质疑。使用自体组织进行标准的经阴道手术，还是使用网片经阴道或经腹进行修补手术，需要做出选择[7]。

### （一）前盆腔

脱垂的认识：自体组织修补术的女性对脱垂更有认识，如果 13% 的使用网片的女性对脱垂有所认识的话，那么该数据在自体组织修补术女性中的比率为 18%～30%。

因脱垂再次手术：在自体组织修补术后更常见。

前盆腔脱垂复发：在自体组织修补术后更易复发。

因脱垂、压力性尿失禁或网片显露再次手术：证据表明，如果 10% 的使用聚丙烯网片修补术后的患者需要再次手术，则 4%～8% 的使用自体组织修补的患者需要再次手术。

新发压力性尿失禁手术：尚无证据表明因新发压力性尿失禁而需要再次手术的发生率在两组中存在差异。

新发性交困难：证据表明性交困难在两组中差异很小或无差异 [11]。

### （二）中盆腔

有一致和可重复的证据表明，与经阴道手术相比，使用网片经腹骶骨固定术成功率更高，术后性交困难发生率低。一些关于经腹 / 经阴道的骶骨固定术的随机对照研究证实，无论是解剖学还是功能学，经腹术式均得以显著恢复 [12, 13]。

加拿大泌尿协会目前不建议常规采用经阴道网片行盆腔脱垂修补术。该建议并未限制在微创或剖腹骶骨固定术中使用经腹网片 [11]。

### （三）后盆腔

至今，尚无研究证实网片在后盆腔修补术中的益处。传统的中线筋膜折叠缝合具有 80%～90% 的解剖学治愈率 [7]。

## 六、德国指南

### （一）前盆腔

- 基本采用有或无网片的阴道前壁修补术。
- 前壁修补术结合顶端悬吊使成功率大幅提升。
- 在了解再次手术的风险和并发症的基础上，应探讨网片的选择，以达到更好的解剖效果，降低复发率。

### （二）中盆腔

- 骶棘韧带固定和骶骨固定对于治疗中盆腔缺陷成功率达 90% 以上。
- 经腹骶骨固定术一直是颇具价值的手术之一，经腹腔镜骶骨固定术的成功率与经腹骶骨固定术相当。
- 保留子宫的手术应加以讨论。

### （三）后盆腔

- 基本采用阴道后壁修补术。
- 目前尚无随机对照研究支持大部分情况使用网片。
- 现有的回顾性和前瞻性非随机对照研究提示使用网片手术有较低复发率，但网片侵蚀与盆腔疼痛的发生率较高 [14]。

## 七、结论

知情决策是成功治疗盆腔脱垂的关键。患者必须了解各种手术方式的益处和风险，并参与决策。

腹腔镜技术为盆底修复提供了很多选择，由于其技术含量高、视野清晰、解剖效果好，可以提供更好的盆腔缺陷手术。

目前仍需要更进一步的培训和更多的随机对照研究来评估腹腔镜下应用网片在治疗前盆腔和后盆腔缺陷中的效果。

## 参考文献

[1] Samuelsson EC ea. Signs of genital prolapse in a Swedish population of women 20 to 59 years of age and possible related factors. Am J Obstet Gynecol. 1999:299–305.

[2] Clark AL, Gregory T, Smith VJ, et al. Epidemiologic evaluation of reoperation for surgically treated pelvic organ prolapse and urinary incontinence. Am J Obstet Gynecol. 2003;189(5):1261–7.

[3] Giarenis I, Robinson D. Prevention and management of pelvic organ prolapse. F1000Prime Rep. 2014;6:77.

[4] Danforth TL, Aron M, Ginsberg DA. Robotic sacrocolpopexy. Indian J Urol. 2014;30(3):318–25.

[5] Braekken IH, Majida M, Engh ME, et al. Can pelvic floor muscle training reverse pelvic organ prolapse and reduce prolapse symptoms? An assessor–blinded, randomized, controlled trial. Am J Obstet Gynecol. 2010;203(2):170.e1–7.

[6] Hagen S, Stark D, Glazener C, et al. Individualised pelvic floor muscle training in women with pelvic organ prolapse (POPPY): A multicentre randomised controlled trial. The Lancet 2014;383(9919):796–806.

[7] Dällenbach P. To mesh or not to mesh: a review of pelvic organ reconstructive surgery. Int J Womens Health 2015;7:331–43.

[8] González–Enguita C, Gennaro–DellaRossa N, López– López E, et al. Estado actual de la Colposacropexia Laparoscópica (CSPL) en la corrección del Prolapso de Órganos Pélvicos (POP). Arch Esp Urol. 2017;70(4): 400–11.

[9] Chinthakanan O, Miklos JR, Moore RD. Laparoscopic Paravaginal Defect Repair: Surgical Technique and a Literature Review. Surg Technol Int. 2015;27: 173–83.

[10] Banerjee C, Noé KG. Laparoscopic pectopexy: a new technique of prolapse surgery for obese patients. Arch Gynecol Obstet. 2011; 284(3):631–5.

[11] Welk B, Carlson KV, Baverstock RJ, et al. Canadian Urological Association position statement on the use of transvaginal mesh. Can Urol. Assoc. J 2017; 11(6Suppl2):S105–7.

[12] Nygaard IE, McCreery R, Brubaker L, et al. Abdominal sacrocolpopexy: a comprehensive review. Obstet Gynecol. 2004;104(4):805–23.

[13] Roovers J–PWR, van der Vaart CH, van der Bom JG, van Leeuwen JHS, Scholten PC, Heintz APM. A randomised controlled trial comparing abdominal and vaginal prolapse surgery: effects on urogenital function. BJOG 2004;111(1):50–6.

[14] Baessler K. Diagnosis and treatment of the pelvic organ prolaps. Guideline of the German society of Gynecology and Obestetrics: S2e level, AAWMF registry N0. 015/006. April 2016 [cited 2017 Aug 15].

# 第 40 章　盆底缺损手术

# Surgery for Pelvic Floor Defects

Shanti I Mohling　CY Liu　著
李海霞　译　　刘小春　杨胜华　校

## 一、概述

盆腔脏器脱垂（POP）影响全世界女性，在发达地区，出生体重过大增加 POP 的风险；在贫困地区，营养不良导致盆底组织薄弱（图 40-1）。盆底缺损修补手术逐年增加，美国每年近 300 000 例抗 POP 或抗尿失禁手术[1]。Olsen 等报道提示女性一生中经历盆腔脱垂修补手术的风险为 11%，而且其中 30% 的女性最终经历再次手术[2]。POP 的病理生理学机制是复杂且多因素的、遗传易感，加之基础疾病和分娩都会导致盆底脱垂[3]。

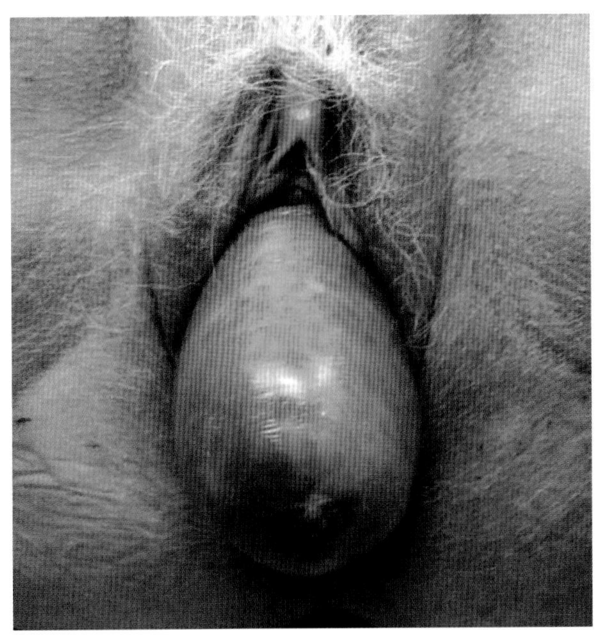

▲ 图 40-1　子宫阴道完全脱垂

手术治疗 POP 的目的是缓解症状、恢复正常解剖结构。一般来讲，有症状的脱垂应该进行手术纠正。尽管有多种关于 POP 的手术方式，与经阴道和经腹相比，腹腔镜手术具有清晰、放大的手术视野，且出血少、恢复快等优势。

顶端支撑是 POP 手术成功的关键，如果阴道顶端缺少足够的支撑，即使是最佳的阴道前壁和后壁手术修补也是注定失败的。

目前关于 POP 顶端支撑的手术方式包括子宫骶韧带悬吊术、骶骨固定术和骶棘韧带固定术，这 3 种术式均可在腹腔镜下完成。尽管以上 3 种术式对于修补 POP 各具优势，但是不推荐腹腔镜下骶棘韧带悬吊术来进行阴道顶端支撑。与腹腔镜下骶棘韧带悬吊相比，经阴道骶棘韧带悬吊操作更简单、手术时间更短、手术并发症更少。然而，根据我们的经验，腹腔镜下子宫骶韧带悬吊术优于经阴道骶韧带悬吊术。

本章节重点讨论腹腔镜下子宫骶韧带悬吊术，该术式采用自体组织，无须使用网片。因此，本章节对腹腔镜下使用合成网片的手术，如腹腔镜下骶骨固定术、腹腔镜下会阴 - 阴道 - 子宫骶骨固定术不做讨论。

## 二、解剖学

盆底支持结构的功能动态解剖学复杂，然

而，腹腔镜的可视化可在视觉上放大内部器官缺陷，并在进行阴道手指触诊时提供引导。

POP 手术实质是修复、重建和恢复盆腔内筋膜结构完整性。对盆腔内筋膜的外科解剖学深入理解是盆底修复成功的关键，包括盆底支持系统中盆腔内筋膜各组成部分的结构和特定作用，以及其在盆腔的精确位置及与骨盆重要解剖标志的关系。

下面我们简要探讨盆腔筋膜解剖，但是，鼓励读者通过其他方式更深入学习盆腔解剖。主韧带起始于坐骨大孔前缘。女性站立时，主韧带沿着髂内血管向坐骨棘呈 90°。因此，主韧带实际上是髂内血管的周围结缔组织。在坐骨棘水平主韧带继续与子宫血管一起前行至宫颈和阴道上部，在此与子宫骶韧带汇合，形成子宫骶主韧带复合体（图 40–2）。该复合体环绕宫颈和阴道上部，形成支持宫颈和阴道上部的宫颈环状结构。在前面，该宫颈周围环形成耻骨宫颈筋膜，用于支持阴道前壁、膀胱和尿道的正常位置。耻骨宫颈筋膜在骨盆筋膜腱弓水平（白线）附着于骨盆内侧壁。通过耻骨联合尾端后，其与泌尿生殖膈融合。在后面，宫颈周围环形成支持阴道后壁的直肠阴道隔。直肠阴道隔附着于骨盆侧壁肛提肌内侧筋膜和骨盆筋膜腱弓（白线）上，并且尾端与会阴体融合。因此，从坐骨大孔前缘到内侧，骨盆筋膜用连续坚韧的鞘状筋膜来支持女性盆底。骨盆底的主动支持源于肛提肌的动力学功能。肛提肌的动力学功能不属于本章讨论范围，我们鼓励读者通过其他学习途径来研究这一内容。

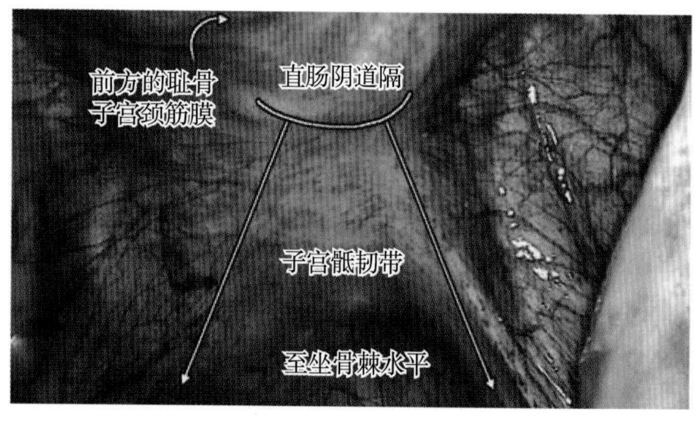


▲ **图 40–2　健康无脱垂女性子宫颈周围环**

该图显示了无脱垂女性完整盆底筋膜之间的相互关系。从图中可以看出子宫骶韧带筋膜和直肠阴道筋膜在子宫颈和坐骨棘水平融合

在 POP 手术时，必须特别注意宫颈周围环，这是支持宫颈与阴道顶端的重要结构，其位置位于坐骨棘水平。

近期许多研究强调了盆腔器官支撑中顶端悬吊的关键作用。Lowder 等在一组Ⅱ度及以上脱垂患者中的研究证实，同时顶端悬吊使 55% 的前壁脱垂患者和 30% 后壁脱垂患者恢复至 0 度或Ⅰ度脱垂[4]。利用动态磁共振扫描来评估静息状态和 Valsalva 动作时已知的 POP，Summer 等认为前盆腔 50% 的支撑来源于阴道前壁[5]，因此在盆底重建过程中获得良好的阴道顶端支撑，对于取得令人满意的结果至关重要。

宫颈周围环的修复不仅能恢复正常的阴道长度，而且最有可能恢复阴道轴向。从解剖学上讲，耻骨宫颈筋膜、直肠阴道隔和子宫骶韧带复合体在坐骨棘水平构成了宫颈周围环。手术中应拓宽对宫颈周围环的认识。不能仅认为其是一个环形结构，必须认识到宫颈周围环实质上是跨越两侧坐骨棘之间的坚韧结缔组织和肌肉组成的坚固的带状结构。因此，从手术角度来看，外科医生最好将尾骨肌和骶棘韧带纳入宫颈周围环的概念之中。宫颈周围环组成了盆腔筋膜的最坚韧的部分，位于骨盆最狭窄的空间（双侧坐骨之间）。在临产和分娩过程中，特别是在第二产程中，当胎头通过骨盆最狭窄部分时，宫颈周围环的坚韧筋膜不可避免地受到损伤，使得盆底支持减弱，从而导致未来的盆腔器官脱垂。

综上所述，从手术解剖学角度来看，成功和持久的 POP 手术最重要的两个方面为：①深入了解宫颈环解剖学；②外科医生应有能力知道如何在手术中正确识别盆腔内筋膜各个部分及其缺陷，并且能够充分修复缺陷，以恢复阴道管壁纤维肌性的完整性。

## 三、术前评估

从全面的门诊评估开始。一份完整的患者病史应包括详细的既往产科病史、医疗条件、外科手术史（尤其是女性盆底重建患者）、目前使用的药物和辅助治疗手段，泌尿、排便及性生活情况。对患者进行站立位和平卧位全面的体格检查，以便发现盆底缺损。骨盆检查包括双合诊和三合诊，评估盆底肌肉力量，采用 Baden-Walker 系统或 POP-Q 系统客观记录盆腔脱垂程度。压力性尿失禁的临床评估必须检测术后残余尿量。实验室检测包括全血细胞计数、血清肌酐和电解质、尿液分析，必要时尿培养。如果临床需要明确非典型 POP 病例，则可能需要进行辅助检查，如多通道尿动力学检测、盆底肌电图检查、经阴道和肛门超声检查及动态磁共振成像。

评估完成后，向患者提供并讨论非手术治疗或手术治疗方案。如果选择手术干预，则告知手术风险和可替代方案，并获得患者对手术的知情同意。由于 POP 不会危及生命，外科医生应向患者强调 POP 的外科手术修复是一项选择性操作，而并非必需的或强制性的手术，手术旨在恢复正常的解剖结构，并可能缓解令人烦恼的症状。本章重点讨论不使用网片的脱垂修补，但是如果使用合成网片，尤其是经阴道网片，必须仔细对患者进行相关风险咨询。最后，外科医生应就合理的手术期望向患者提供详细的咨询，切勿保证手术能够令人满意地恢复解剖结构或缓解症状。

## 四、盆腔脱垂术前对肠疝的认识

POP 手术失败的一个常见的重要原因是对已有肠疝的漏诊和漏补。阴道是由阴道上皮覆盖的盆腔筋膜包裹的纤维肌性管道。正常情况下，盆腔内筋膜穿行于阴道上皮和盆腹膜之间，贯穿整个阴道，使盆腹膜和阴道上皮分开，两者彼此无直接接触。盆腹膜和阴道上皮之间应该始终有筋膜。

骨盆内筋膜由平滑肌、纤维蛋白、胶原蛋白和弹性蛋白组成。这种结构在生物力学上脆弱，无法过度拉伸，在恒定的张力或压力下会发生断裂。而盆腔腹膜和阴道上皮在张力或压力下可以无限伸展。当阴道筋膜断裂时形成一个空隙，使盆腔腹膜和阴道上皮直接接触。在这个筋膜断裂的区域，在张力或压力作用下，腹膜和阴道上皮都会延展并隆起进入阴道，从而形成肠疝。

肠疝可以根据其位置来分类，前壁肠疝是指宫颈周围环的耻骨宫颈筋膜断裂或撕裂。后壁肠疝是指直肠阴道隔从宫颈周围环断裂，中央肠疝是指耻骨宫颈筋膜和直肠阴道隔从阴道顶端子宫骶韧带脱离。肠疝的其他分类，如推拉性或牵引性肠疝，可能基于其疝出程度、形状和其他并存的相关脱垂。

必须识别并修补所有的肠疝。在 POP 手术中，漏诊和未能成功修复小到中等程度的肠疝较常见，也是导致手术效果不佳的主要原因。

## 五、腹腔镜下骶韧带悬吊术

### 概述

2004 年密歇根大学的 John DeLancey 研究组发表了一篇关于子宫骶韧带定量分析的文章，即磁共振成像定位其起点和终点。该研究使用磁共振技术检查了 62 名未产妇的子宫骶韧带，发现超过 82% 的子宫骶韧带最终融入骶棘韧带 / 尾骨肌，11% 融入坐骨棘和梨状肌，仅有 7% 融入骶骨。该研究和后续的其他研究都证实一个事实，即骶韧带和骶棘韧带 / 尾骨肌在坐骨棘水平融合在一起，形成宫颈周围环的一部分，支持阴道顶端和宫颈[6]。随后对骶韧带的研究表明，骶韧带在坐骨棘水平融入筋膜肌肉组织。

对 POP 患者，在坐骨棘水平悬吊阴道顶端至骶韧带是一种简单、有效的方法，可在不使用网片的情况下解决顶端支撑。Lin 等对 133 例Ⅱ度及以上有症状的脱垂患者进行回顾性研究，结果表明随访 2.0～7.3 年，客观成功率达 87%[7]。与此类似，Seman 等证实 47 例有症状的 POP 患者接受腹腔镜下骶韧带悬吊术，术后随访 2 年的客观成功率达 90%。此外，患者满意度很高，85% 的患者会向朋友推荐这种手术方式[8]。

以下是腹腔镜骶韧带阴道穹隆或子宫悬吊术治疗 POP 重要的手术步骤。

- 通过识别和修复并存的肠疝来恢复阴道纤维肌性的完整性。
- 在坐骨棘水平从两侧将阴道顶端或子宫颈悬吊于骶韧带。
- 必要时，进入耻骨后间隙进行腹腔镜下阴道旁缺陷修补；必要时行 Burch 阴道悬吊术。
- 如果未行腹腔镜 Burch 和阴道旁修补术，对于压力性尿失禁的患者则应进行尿道中段悬吊带术来抗尿失禁。
- 必要时行经阴道低位直肠膨出修补和会阴体修补。
- 膀胱镜检查。

## 六、方法

### （一）患者准备

患者接受常规的气管插管麻醉。取膀胱截石位，麻醉下进行检查，并与术前评估进行比较。腹部、会阴和阴道都做好准备，铺无菌单，放置 Foley 尿管。在手术过程中，手术医生能方便接触到会阴十分重要，以便随时可以进行阴道或直肠检查，调整举宫器或调整阴道或直肠探头。

腹腔镜下穿刺入路可根据手术医生的喜好来完成。脐部为直径 10～12mm 大小的穿刺孔，在直视下，2 个直径 5mm 的穿刺孔位于腹壁下象限血管外侧，在脐水平腹直肌外侧增加 1 个或 2 个直径 5mm 的穿刺孔。然后仔细探查盆腹腔。在陡峭的头低臀高位置，小肠向头侧右侧结肠旁沟缩回，直肠乙状结肠向头侧缩回。在某些特殊情况下，特别是对于肥胖患者，可能需要将乙状结肠缝合到侧腹壁，以增加深骨盆的显露。

1. 步骤 1：输尿管盆段的识别和显露

在经阴道骶韧带悬吊术中，输尿管损伤或扭结的发生率为 2%～11%[9]，建议腹腔镜下行骶韧带悬吊术时应识别和游离双侧输尿管，以防止输尿管损伤。

在实施悬吊术时，对于预防输尿管损伤或走行扭曲，经腹膜分离尿道优于腹膜后入路。腹腔镜下可以看到双侧输尿管走行（图 40-3）。从侧盆壁覆盖输尿管的腹膜上切开，向尾端游离至输尿管隧道水平。解剖学上，输尿管隧道位于两侧的坐骨棘水平（图 40-4）。手术开始时，进行这项简单操作可以避免悬吊缝合时输尿管的损伤。过去 25 年，在骶韧带悬吊术中，我们没有 1 例输尿管损伤或走行改变，这证实在每次实施修补术开始前进行输尿管游离这一简单操作的重要性。

2. 步骤 2：显露直肠阴道隔和耻骨筋膜

充分显露输尿管后，必须识别和修补肠疝。

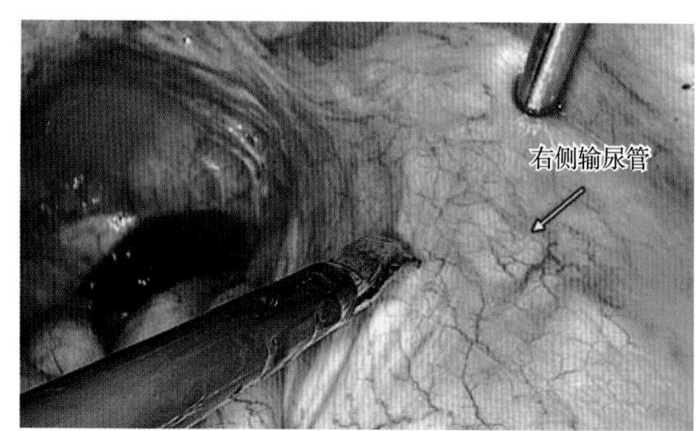


▲ 图 40-3　经腹膜观察右侧输尿管跨过骨盆入口

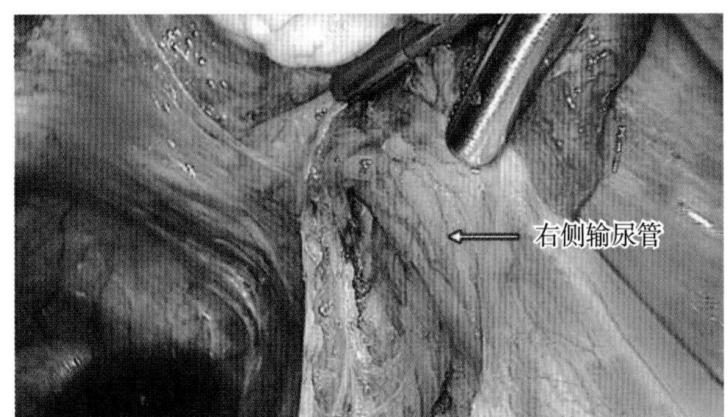


▲ 图 40-4　腹膜下显露右侧输尿管

必须首先通过显露直肠阴道隔和耻骨宫颈筋膜来恢复阴道纤维肌性的完整性。肠疝在术前盆腔检查中可能会漏诊，阴道探子是识别肠疝的一种很好的方法。明亮雪白、顶端装有突出部件的阴道探子非常有用（图 40-5）。将探子放入阴道，腹腔镜下肠疝呈半透明外观（图 40-6）。当打开疝囊表面腹膜并向后解剖时，可以很容易地划出盆腔内筋膜断裂的边缘（图 40-7）。小的疝囊可以切除，用永久性不可吸收缝合线双侧缝合筋膜两侧缘（图 40-8）。

通常首先显露直肠阴道隔（图 40-9）。直肠探子或端 - 端吻合器（EEA）可放置在直肠中，以帮助识别直肠并使之远离手术区域。在右侧直肠旁间隙腹膜上进行纵向切开，并向直肠阴道间隙延伸，同法处理左侧。直肠探子对于缺乏经验的手术医生十分重要，但是对于腹腔镜技术经验丰富的医生则不是必需的。这些外科医生通常非常熟悉和有能力处理困难手术，如在严重的子宫内膜异位症时，解剖直肠阴道间隙。进入直肠阴道间隙时，必须向两侧和向下广泛地解剖，直到充分显露并识别出直肠阴道隔断端。可以腹腔镜下抓取直肠阴道隔并拖拽，以确认其是否坚韧（图 40-10）。

经阴道将手术医生的示指和中指放在阴道后壁上，来感知腹腔镜下牵拉假定的直肠阴道隔时是否阴道后壁被整体向上提拉，来进一步确认阴道直肠隔。进入宽阔且深在的膀胱宫颈和膀胱阴

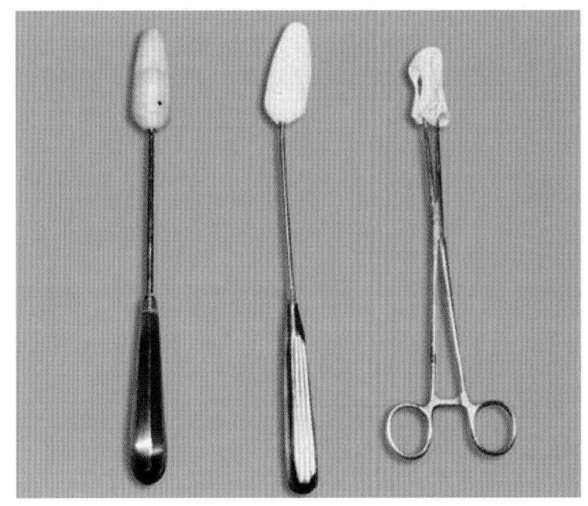

▲ 图 40-5　用于指示肠疝的阴道探子

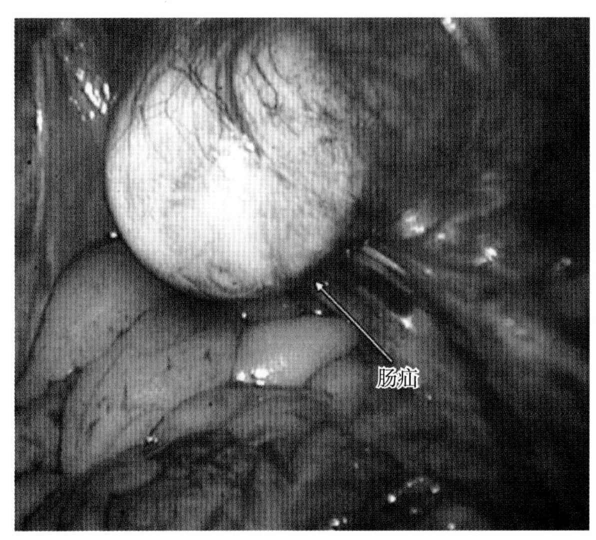


▲ 图 40-6　阴道探子指示的阴道肠疝，可见薄的腹膜和阴道黏膜组织，而无筋膜

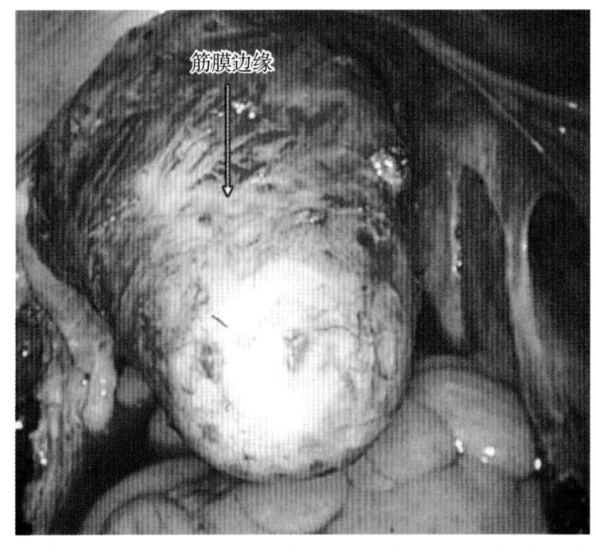


▲ 图 40-7　切开腹膜，显露出周围筋膜断裂的阴道黏膜

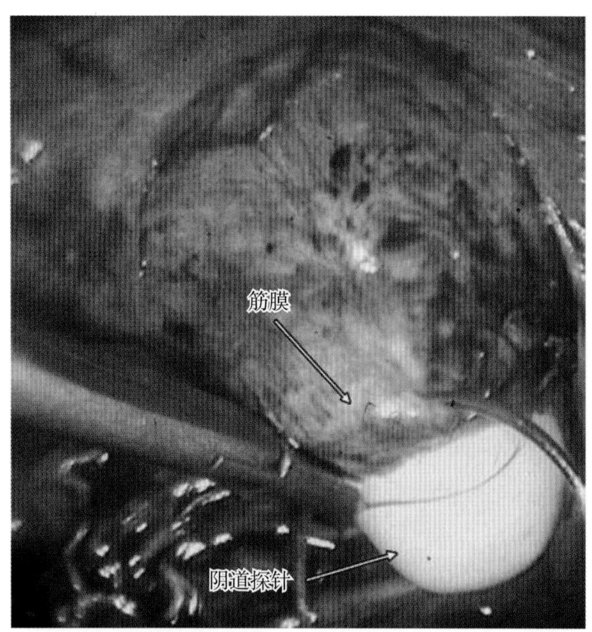

▲ 图 40-8　采用不可吸收缝合线深部大针缝合断裂的筋膜，使筋膜彼此接近

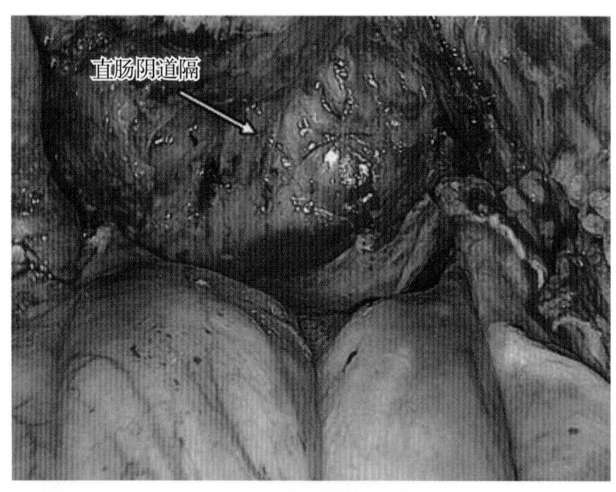

▲ 图 40-9　显露直肠阴道隔

道间隙后，可以用同样的方法确认耻骨宫颈筋膜（图 40-11）。

输尿管弯曲穿过阴道前外侧穹隆进入膀胱，修补前肠疝时必须特别注意输尿管的走行。在腹腔镜下同时牵拉假定的耻骨宫颈筋膜过程中，手术医生的 2 根手指可以放在阴道前壁上，感受整个阴道前壁被有力牵拉。如果在从宫颈和阴道上端分离膀胱的过程中出现大出血，通常因为膀胱与耻骨筋膜之间的空隙相对狭窄，很可能是分离膀胱时偏离了合适的平面。如果发现出血过多或可疑膀胱损伤，则可膀胱灌注 200～300ml 染色的生理盐水来确定其完整性。手术结束时，行膀胱镜检查以确认膀胱完好无损。

耻骨宫颈筋膜和直肠阴道隔必须重新与宫颈连接或彼此重新连接（子宫切除术后患者），以恢复阴道筋膜的完整性。至少 0.5～1cm 的筋膜缺损需用永久性不可吸收缝合线缝合。

3. 步骤 3：重建并重悬宫颈周围环（骶韧带悬吊）

在纤维肌性阴道完整性恢复后，在坐骨棘水平，将宫颈或阴道顶端（子宫切除术后患者）悬吊于两侧骶韧带。手术医生通过阴道触诊坐骨棘，同时腹腔镜下观察手指在坐骨棘的运动，以确定坐骨棘位置（图 40-12）。放置直肠探子，将直肠向对侧推移。使用大号不可吸收缝合线（如

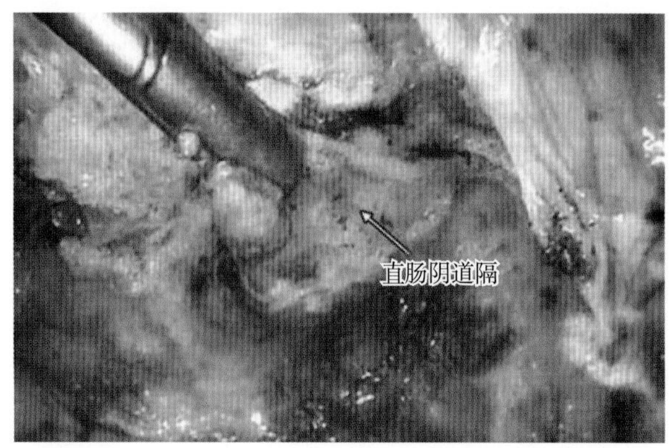

▲ 图 40-10　腹腔镜下抓钳钳夹牵引直肠阴道隔，以确保组织健全、完整

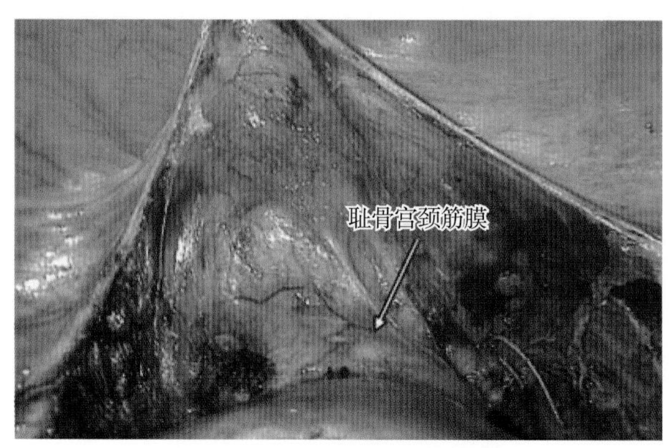

▲ 图 40-11　显露耻骨宫颈筋膜

0-Ethibond 或 CV-0 Gore-Tex），于坐骨棘后内侧 1.5～2cm 处双重缝合骶韧带（图 40-13）。

必须深部大针缝合，拉紧缝合线，以确保骶韧带有足够的强度。如果高于坐骨棘水平悬吊，则有可能抓到梨状肌，梨状肌有坐骨神经的分支，会导致术后臀部疼痛，并放射至患者的大腿后部。如果发生这种情况，在患者出现症状后，应立即返回手术室拆除缝合线，重新评估坐骨棘位置，并固定新的悬吊缝合线。当悬吊位置不超过坐骨棘高度时，不会有神经损伤的风险。通过缝合阴道前后筋膜或宫颈后外侧，将阴道顶端缝合至两侧悬吊针处（图 40-14 和图 40-15）。必须特别小心，在阴道顶端进行足够深的大针筋膜缝合，同时避免穿透阴道。穿过阴道上皮的永久性不可吸收缝合线会导致肉芽组织变长，并导致令人烦恼的阴道分泌物产生。同法在对侧重复这些步骤。悬吊线在无组织张力下缝合，组织之间必须靠近，不留任何缝合间隙。为了达到缝合组织靠近且不产生过度张力和缝合间隙的目的，可能

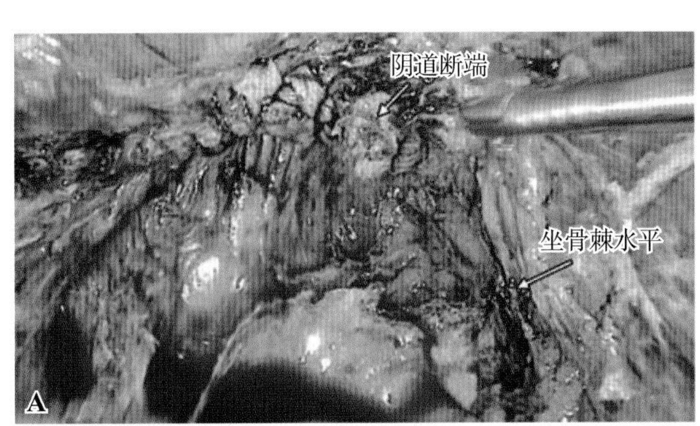


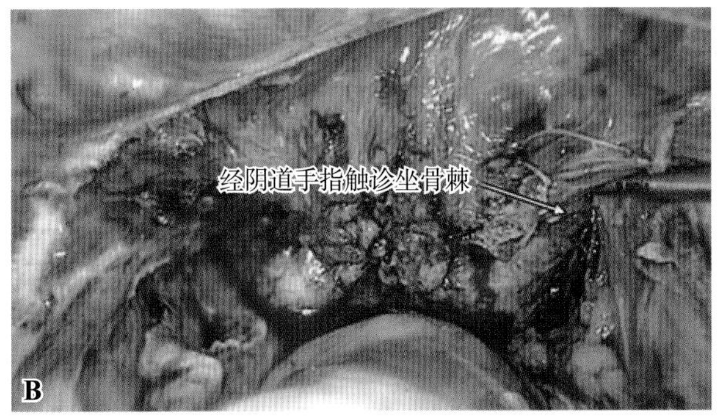


▲ 图 40-12　**A.** 阴道断端和无手指触诊时的坐骨棘；**B.** 手指触诊右侧坐骨棘，以确定近端子宫骶韧带缝合起点

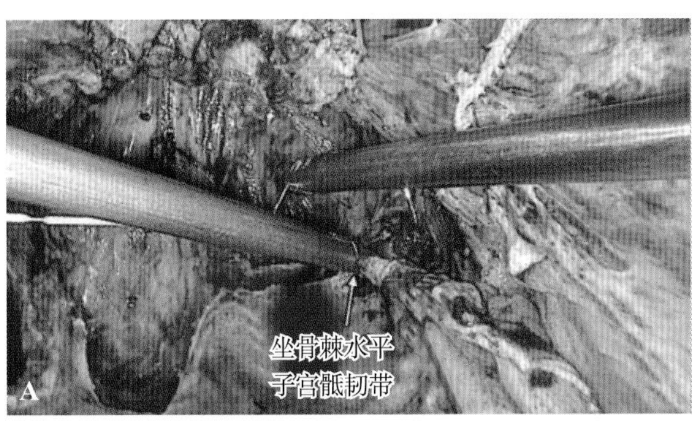


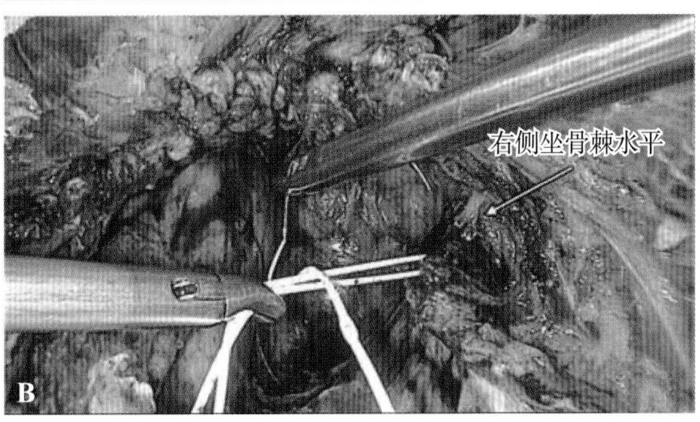


▲ 图 40-13　**A.** 在坐骨棘水平缝合右侧子宫骶韧带（第 **1** 针缝合）；**B.** 通过提拉第 **1** 针缝合线以确保更深的右侧子宫骶韧带缝合（第 **2** 针缝合）

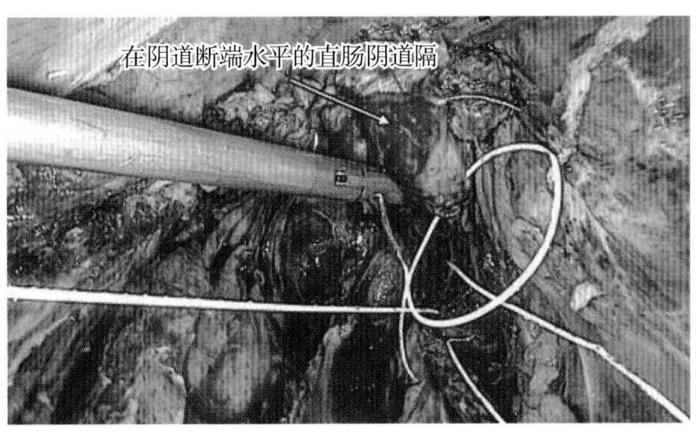


▲ 图 40-14　在阴道顶端悬吊直肠阴道隔

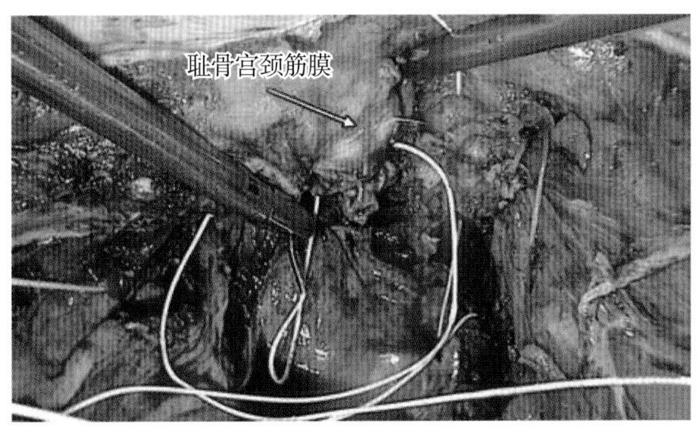


▲ 图 40-15　在阴道顶端悬吊耻骨宫颈筋膜

需要额外的缝合（图 40–16）。

4. 步骤 4：再次评估盆底支持

进行阴道检查来确认阴道顶端得到良好支撑，并确保在阴道内未触及缝合线材料。

### （二）膀胱镜检查

悬吊术完成后进行膀胱镜检查。将膀胱镜置入膀胱，并仔细检查膀胱黏膜是否有膀胱切开和异物缝合的痕迹。靛蓝胭脂红可静脉注射，从输尿管开口喷射靛蓝胭脂红染色的尿液证实输尿管通畅。然而，其他证实输尿管通畅的方法也有报道，如使用荧光素染料、D50 右旋糖或非那吡啶。另外，在生理盐水中观察浓缩尿液的喷出也可以证实输尿管的通畅。

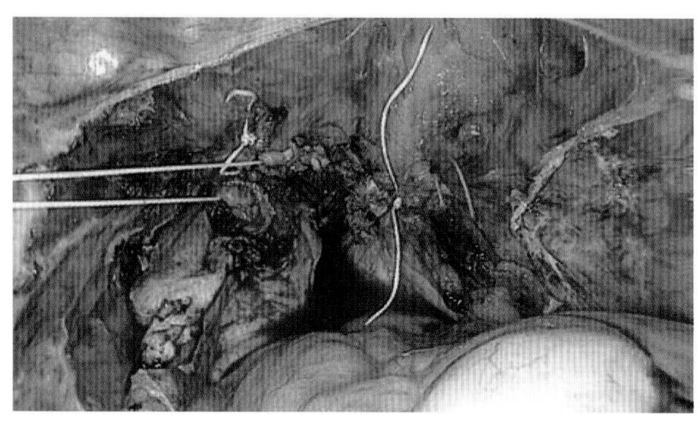

▲ 图 40–16　将双侧子宫骶韧带、直肠阴道隔和耻骨筋膜缝合，完成悬吊术

## 七、术后考虑

患者一般都可耐受腹腔镜下骶韧带悬吊术，在手术当天或术后第 1 天即可出院。术后从臀部到大腿后部的疼痛和麻木可能是阴部和（或）坐骨神经受到压迫或损伤，需要立即调整骶韧带缝合。出院前可能需要进行排尿试验，以评估尿潴留，特别是同时进行了抗尿失禁手术的手术患者。

术后建议患者限制负重活动和骨盆休息 6～8 周。一般而言，患者在术后会报告一天比一天感觉良好。术后在 6 周、3 个月和 6 个月进行随访，此后每年随访 1 次。

## 参考文献

[1] Boyles SH, Weber AM, Meyn L. Procedures for pelvic organ prolapse in the United States, 1979–1997. Am J Obstet Gynecol. 2003;188(1):108–15.

[2] Olsen AL, Smith VJ, Bergstrom JO, et al. Epidemiology of surgically managed pelvic organ prolapse and urinary incontinence. Obstet Gynecol. 1997;89(4): 501–6.

[3] Weber AM, Richter HE. Pelvic organ prolapse. Obstet Gynecol. 2005;106(3): 615–34.

[4] Lowder JL, Park AJ, Ellison R, et al. The role of apical vaginal support in the appearance of anterior and posterior vaginal prolapse. Obstet Gynecol. 2008;111(1):152–7.

[5] Summers A, Winkel LA, Hussain HK, et al. The relationship between anterior and apical compartment support. Am J Obstet Gynecol. 2006; 194(5):1438–43.

[6] Umek WH, Morgan DM, Ashton–Miller JA, et al. Quantitative analysis of uterosacral ligament, origin and insertion points by MRI. Obstet Gynecol, 2004; 103(3):447–51.

[7] Lin LL, Phelps JY, Liu CY. Laparoscopic vaginal vault suspension using uterosacral ligaments: a review of 133 cases. J Minim Invasive Gynecol. 2005;12(3): 216–20.

[8] Seman EI, Cook JR, O' Shea RT. Two–year experience with laparoscopic pelvic floor repair. J Am Assoc Gynecol Laparosc. 2003;10(1):38–45.

[9] Shull BL, Bachofen C, Coates KW, et al. A transvaginal approach to repair of apical and other associated sites of pelvic organ prolapse with uterosacral ligaments. Am J Obstet Gynecol. 2000;183(6):1365–73; discussion 1373–4.

# 第 41 章 腹腔镜下髂耻韧带固定术

## Laparoscopic Pectopexy

Guenter K Noé 著
李海霞 译 刘小春 杨胜华 校

## 一、概述

骨固定术是盆腔脱垂手术的金标准。20 世纪，腹腔镜手术成为重要的手术路径，但是尚未普及[1-5]。我们认为，由于阴道网片市场的成功推广，腹腔镜有所低估。FDA 建议，不应将阴道网片作为一线治疗手段，这对于提倡腹腔镜手术非常重要。

腹腔镜手术在术后舒适度、恢复时间、手术瘢痕、疼痛、住院时间方面具有许多优势[6]。我们通常在固定点使用网片以减少张力[5, 6]。

骶骨阴道固定术的主要问题是骨盆下部空间较小，易引起肠梗阻、排便困难。由于肥胖是阴道顶端脱垂的主要危险因素之一，这对于手术是个挑战。乙状结肠经常被脂肪组织扩大，这种情况下，阴道和骶骨之间放置网片的空间愈加减小。

肥胖增加女性生殖道脱垂的风险。极度肥胖的患者越来越多[7]。对于术后发病率和伤口愈合而言，肥胖患者特别受益于腹腔镜手术。但是，腹腔镜手术可能会受到因为肥胖所致的术野局限、显露困难等的限制。因此，在遇到肥胖患者术中困难情况时，需要新的修补技术，并结合腹腔镜的优势。

下文中，我们介绍了一种利用耻骨韧带内侧固定进行脱垂手术的新方法（图 41-1）。在肥胖等导致的术野局限、显露困难的病例中，这种新的技术更加简单安全。阴道功能如阴道大小、倾斜度和深度与骶骨固定术相似。在 Burch 手术[8]中，应用耻骨韧带已有很久的历史，同样在髂耻固定术中也来利用耻骨韧带。我们在两侧均使用耻骨韧带固定网片，不受网片限制[10]。自 2007 年以来，我们已有 1000 多例采用这种手术方式的经验。

我们认为在肥胖或其他限制进入骨盆或前纵韧带的情况下，腹腔镜下髂耻固定术可以替代骶骨固定术。髂耻固定术手术适应证与骶骨固定术相同。

## 二、术前注意事项

由于该术式有其独自的手术路径，因此它可

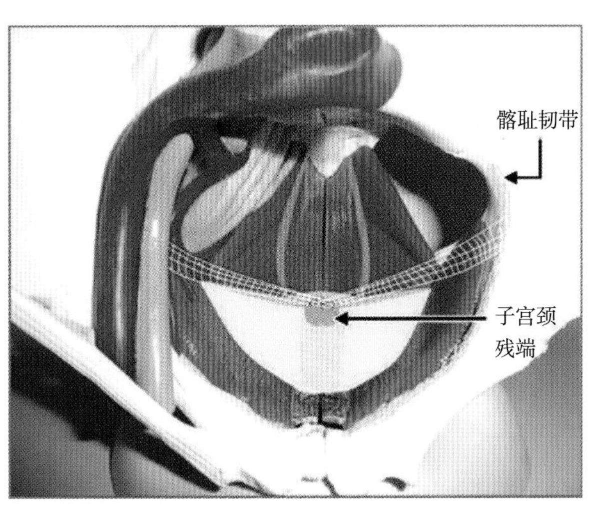


▲ 图 41-1 网片在盆腔中的位置

以与大多数其他的抗脱垂与抗尿失禁手术相结合。手术无须特殊饮食和肠道准备。术前一晚，常规皮下注射低剂量抗血栓药物。术前 20min，常规单次注射抗生素（头孢呋辛钠 1.5g、甲硝唑 0.5g）。

## 三、手术步骤

### （一）步骤 1：患者准备

患者取膀胱截石位，两臂分别置于身体两侧。如果预期手术时间（超过 1h）或为第二次手术（如阴道悬吊术），采用带有 10ml 球囊的 16G 导尿管持续导尿。全身麻醉下手术。

### （二）步骤 2：置入内镜

通常我们喜欢于脐部正中切开一穿刺孔，插入一个直径 12mm 的套管鞘，置入腹腔镜。接上注气管，向腹腔注入 $CO_2$，压力达 12mmHg。分别在两侧髂前上棘内上方 2～4cm 和耻骨联合上 2～3cm 处行 3 个 5mm 的穿刺孔（图 41–2）。

### （三）步骤 3：髂耻韧带准备

以子宫圆韧带作为第 1 个解剖标志，脐内侧韧带作为第 2 个解剖标志。这两种结构通常形成一个三角形，该三角形填充了腹膜下耻骨韧带内侧部分（图 41–3）。

紧邻圆韧带浅层切开腹膜层（图 41–4）。严格地浅层切开腹膜非常重要，可以降低神经和血管的意外损伤。

钝性处理盆壁软组织后，即可识别耻骨梳韧带。有时可能会遇到一些淋巴结，这种情况下，应推开淋巴结，凝固淋巴管。

显露并推开髂外血管，即可发现约 3.5cm 长的髂耻韧带。在左侧重复该步骤。显露腰大肌（图 41–5 至图 41–7）。

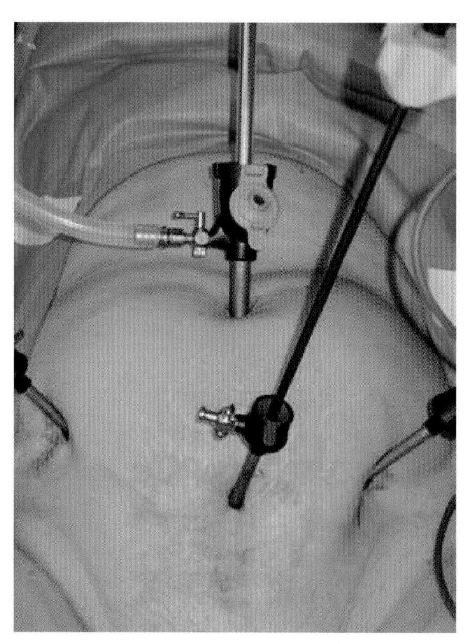

▲ 图 41–2　穿刺孔位置

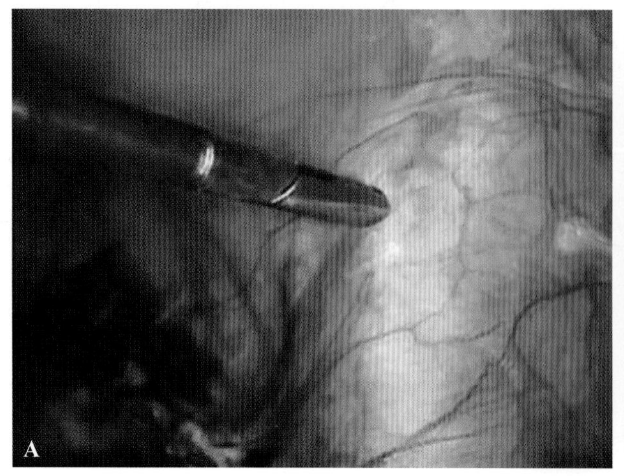



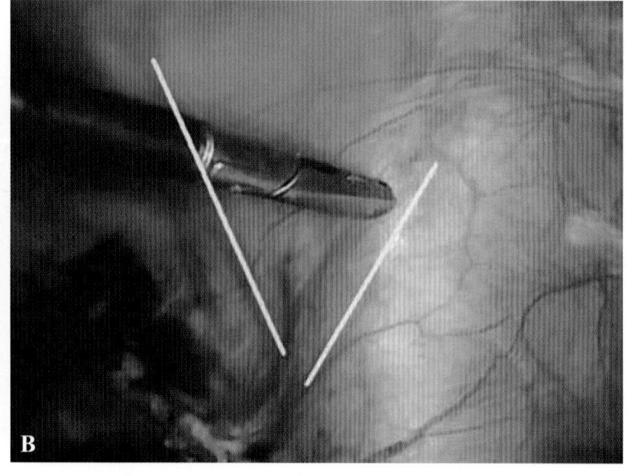



▲ 图 41–3　A. 圆韧带；B. 圆韧带和脐内侧韧带

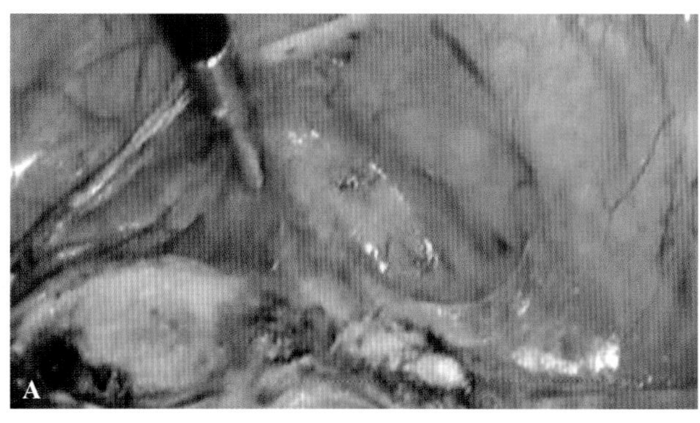

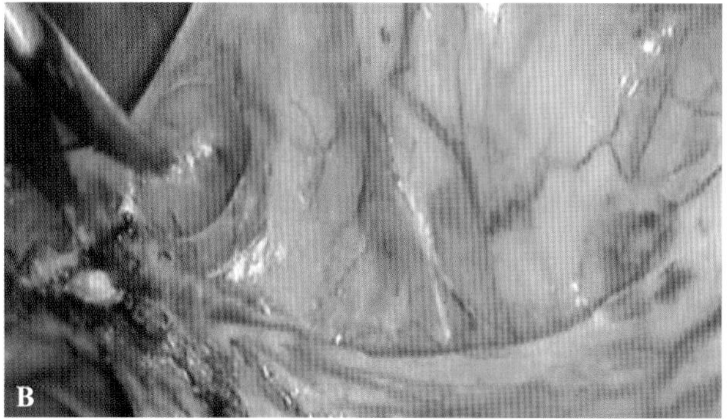


▲ 图 41-4 **A.** 腹膜内侧浅层切开；**B.** 侧向浅层分离

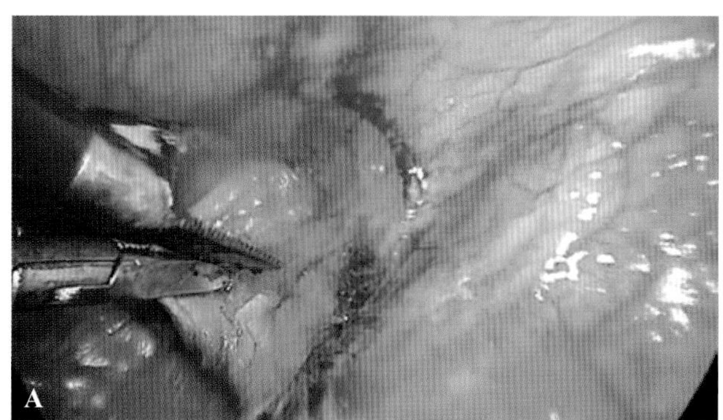

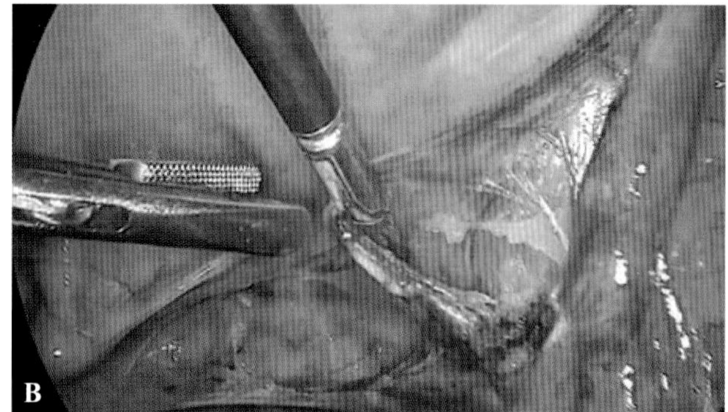


▲ 图 41-5 **A.** 切开浅层脂肪组织；**B.** 牵拉脐内侧韧带

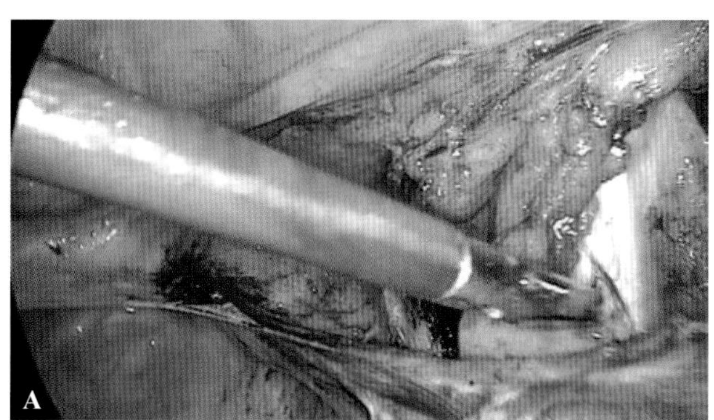

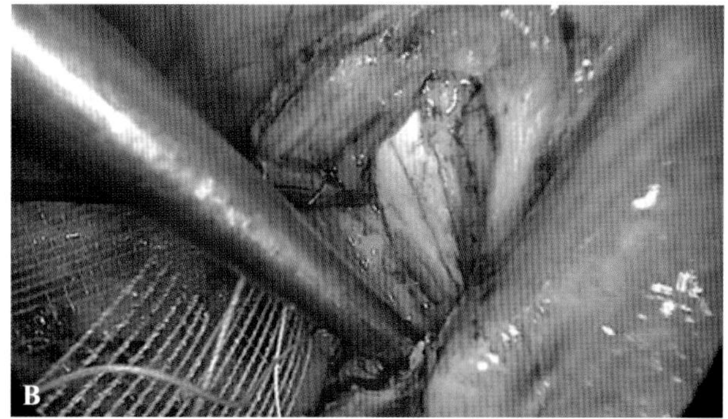


▲ 图 41-6 **A.** 分离淋巴干；**B.** 韧带、腰大肌、髂血管

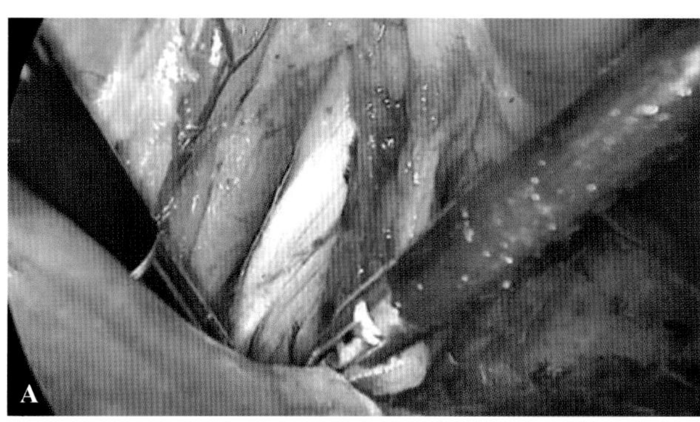

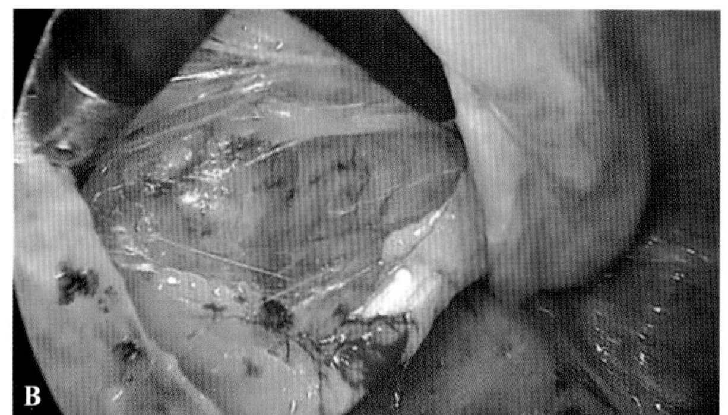


▲ 图 41-7 **A.** 左侧耻骨韧带；**B.** 牵引左侧脐内侧韧带

### （四）步骤4：腹膜和阴道顶端/宫颈残端准备

如果在子宫切除中未打开腹膜，那么必须打开至阴道顶端。如果可能，我们希望在宫颈残端固定网片。宫颈残端前后缘是良好的、稳固的锚定组织。

对于全子宫切除术的患者，直接固定至阴道顶端。因此，使用Breisky阴道窥器可以很容易显露阴道残端。显露面积为4cm×4cm。

### （五）步骤5：网片固定

采用不可吸收缝合线（0号带针线）固定聚偏氟乙烯（PVDF）单股网片（如DynaMesh®PRP，3cm×15cm）。通过12mm穿刺孔引入针和网片。

在右侧髂耻韧带缝合2针，固定网片一端。

同法处理左侧。网片固定位置尽可能朝向头侧方向。因此，在缝合时，助手应推开髂静脉来扩大手术视野。

通过体内打结技术完成4个结。如有宫颈残端，应采用不可吸收缝合线行中央固定。聚二氧烷PDS®（2–0号）缝合线亦证明是可行的。采用单股缝合线固定阴道很重要。子宫切除术后阴道组织只有1～2mm厚度，很难避免穿透阴道组织。如果穿透阴道组织，由于芯吸效应，多股缝合线可能会加速感染。

阴道顶端或宫颈残端提拉至预期的无张力位置，并连续缝合2排固定，避免起皱。网片平行放置于支撑底座上（图41–8）。

如果网片太长，很容易通过两侧将其缩短。因此建议使用不可吸收缝合线。网片太短很少见。如发生这种情况，应在网片中间剪开，然后和另一块网片对接缝合。网片固定后，建议从右到左连续缝合（Vicryl 2–0线，35cm），关闭腹膜，以避免疝或粘连（图41–9至图41–11）。

最后取出缝针、排出$CO_2$气体。腹腔内放置引流。

## 四、术后治疗

根据患者健康状况，术后住院时间为3～5天。患者于术后第2天开始进行轻度盆底运动。非甾体抗炎药可以减轻术后疼痛。不需要清洁肠道或继续使用抗生素。

## 五、设备

### 高清0°镜

套管鞘：2～3个5mm套管鞘，1个12mm套管鞘。

器械：1把剪刀、2把通用（钝性）抓钳、1把双极钳、1把持针器、PVDF网片（15cm×3cm，如Dynamesh® PRP）。

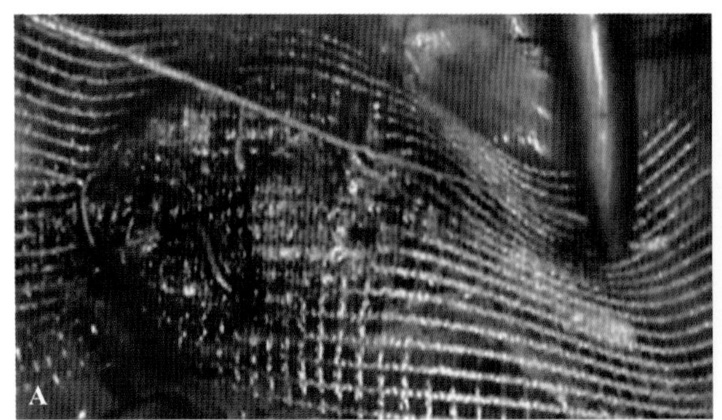

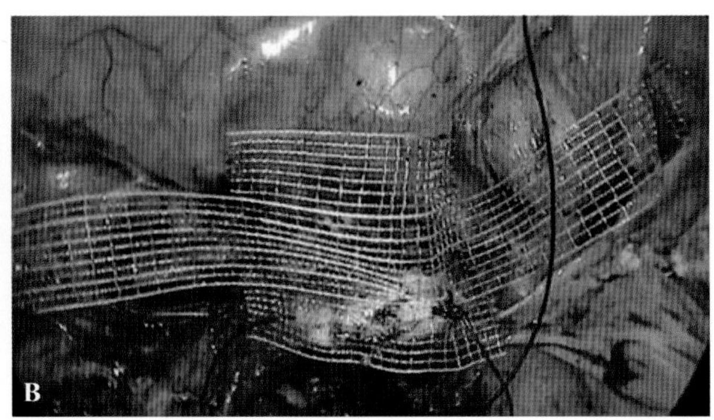

▲ 图41–8 A. 在子宫颈残端固定；B. 在阴道残端固定

侧面固定（即髂耻韧带侧固定）：2 根缝合线（2–0 号 15cm 不可吸收带针缝合线，尾端带 6 个结）。

尾侧固定（即宫颈残端或阴道顶端固定）：宫颈残端固定为 1 根缝合线（2–0 号 25cm 不可吸收带针缝合线）；阴道顶端固定为 1 根 PDS 缝合线（2–0 号 25cm 不可吸收带针缝合线）。

腹膜：1 根缝合线（2–0 号 35cm 可吸收带针缝合线）。

我们认为，对于有经验的外科医生来说，髂耻韧带固定术简单易学。因此，该技术扩大了外科手术选择范围，尤其是由于术野问题，其他术式施行困难的情况下。

腹腔镜髂耻固定术在一个良好的张力调控下，为脱垂的阴道或子宫提供稳定的支持，避免了过度矫正和由此带来的不良反应。腹腔镜手术

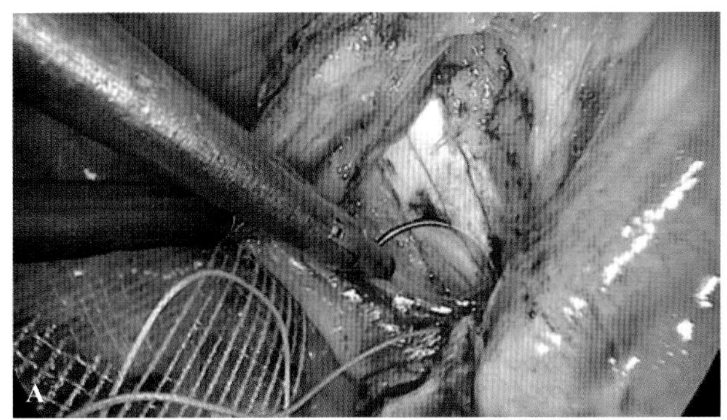

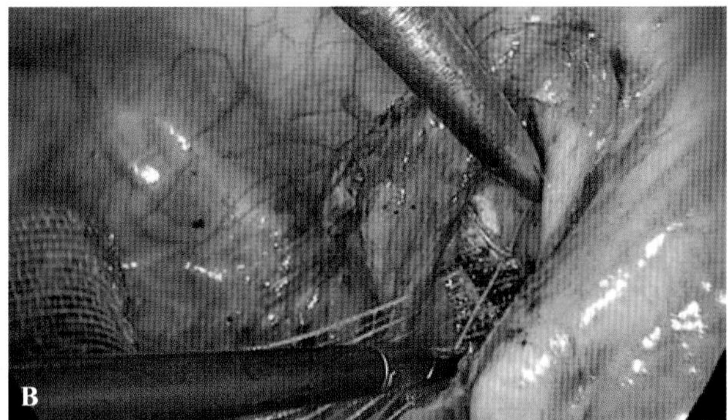

▲ 图 41–9　**A.** 右侧耻骨韧带缝合第 **1** 针；**B.** 第 **2** 针缝合后打结

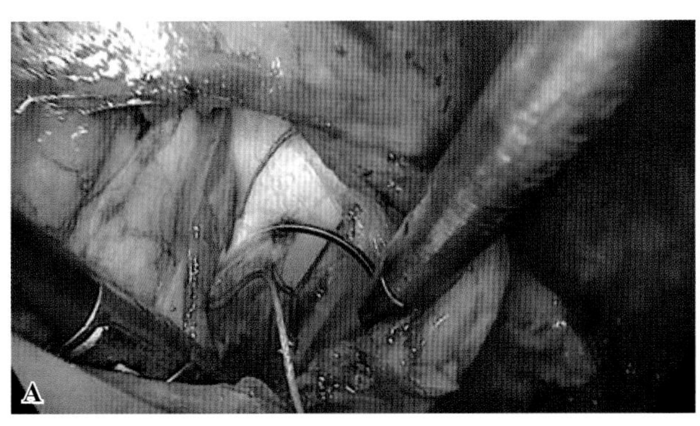

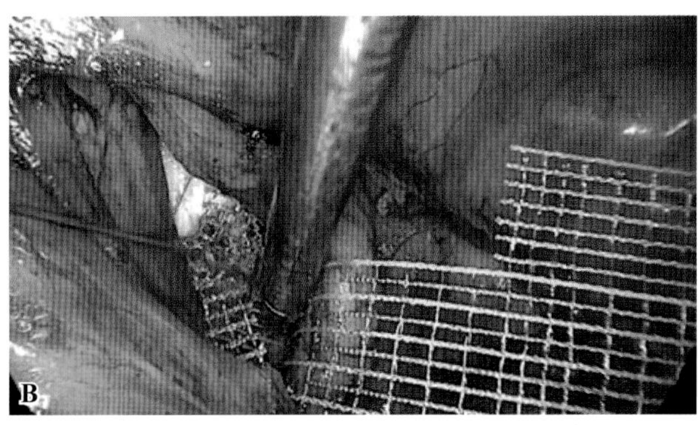

▲ 图 41–10　**A.** 左侧耻骨韧带缝合第 **1** 针；**B.** 左侧打结

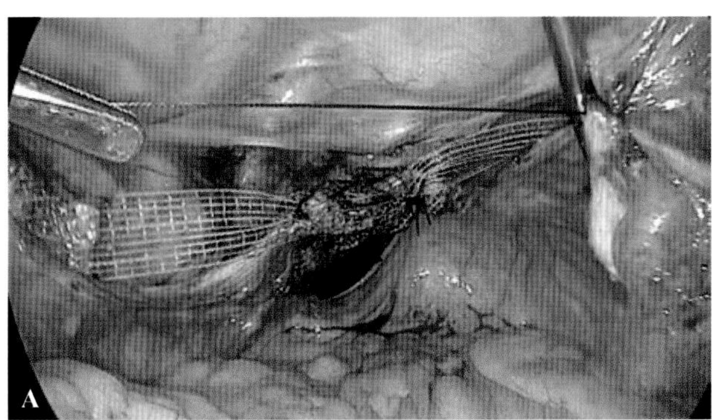

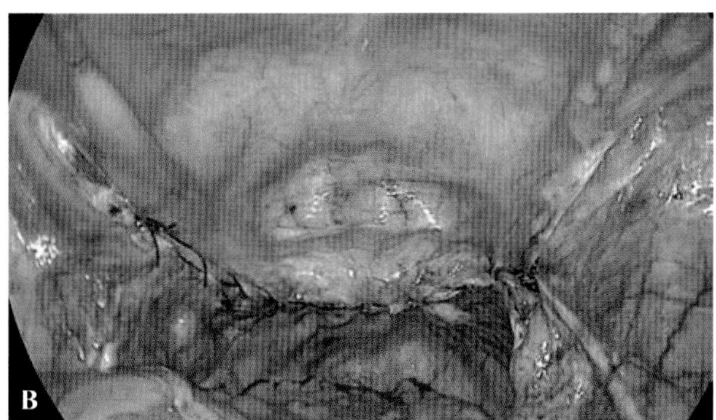

▲ 图 41–11　**A.** 关闭腹膜；**B.** 腹膜关闭后效果

术后并发症发病率低，因此患者接受度高，对于困难病例，增加了新的治疗选择。需要不依赖手术条件进行长期随访来确定其适应证。

Cosson 等 [9] 研究表明，耻骨韧带比骶棘韧带和盆筋膜腱弓更坚韧，这种差异具有统计学意义。因此，我们期望耻骨韧带具有坚固的悬吊作用。

第一步切开腹膜时有引起出血和器官损伤的风险。在三角区钝性分离不会引起不可控制的大出血。应小心处理这 2 种解剖结构。缝合时，应保护髂静脉，最好由有经验的手术医生完成。闭孔神经位于三角区的深部。该术式无须进行深部解剖，但是如果术者愿意的话，可以用同样的路径往下钝性分离，闭孔神经即可显露，这种操作损伤风险很低。其他器官如膀胱和输尿管不会涉及，所以不需要特别的预防措施。

外科医生应接受腹腔镜缝合和打结技术培训，并掌握腹膜后解剖结构。

目前为止，未发现严重并发症。仅在联合手术（经阴道入路或阴道悬吊术）后发现轻微的并发症，如尿路感染、术后排尿功能障碍。目前完成的 1000 多例手术中，有 4 例因固定点血肿再次手术。

一项前瞻性随机对照试验证实，术后有新的风险发生。在髂耻韧带固定组未见新发排便障碍发生，而在骶骨固定组有 19% 的发生率。另外，髂耻固定似乎对于新发的侧位缺损具有保护作用 [11, 12]。

## 六、技巧与窍门

- 对于次全子宫切除术后，可以小心在阴道内填充海绵或小的无菌纱布卷来显露、调整宫颈残端位置，这样可以很容易在腹腔内准确地定位（图 41–12）。
- 全子宫切除术后妇女，阴道残端边缘很薄。缝合时即便穿入也没有关系。单股可吸收缝合线可避免感染。
- 在分离腹膜和膀胱时，阴道残端（头侧）的高张力使层次更容易找到。
- 圆韧带是最重要的解剖标志。如果脂肪组织过厚，无法触及耻骨联合。浅层切开腹膜后沿着圆韧带推开脂肪组织，其起始于圆韧带最外侧点。
- 如果第 1 针缝合位于髂静脉下方，则可以获得网片最佳角度。针尖向内，以减少损伤静脉的风险。
- 初始几次手术的模型训练有利于术中正确定位和缓解术中压力。我们有简易的木制盆腔学习模型，可使用石膏模拟韧带。
- 所有缝合均通过中间的穿刺孔来完成。我建议在成功完成前 10 次手术之前不要偏离这种方式。
- 亦可以从中间（阴道顶端或宫颈残端）开始固定 PRP 网片，这可直接确定合适的网片长度。

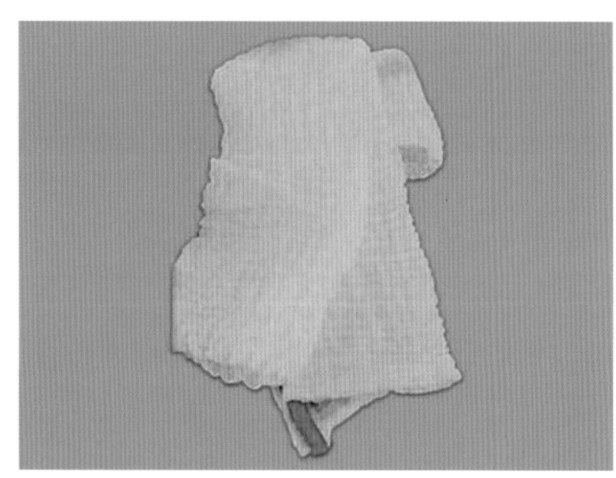

▲ 图 41–12　将小的无菌纱布卷置入阴道至预估长度

# 参考文献


[1] Nygaard IE, McCreery R, Brubaker L, et al., Pelvic Floor Disorders Network. Abdominal colpopexy: a comprehensive review. Obstet Gynecol. 2004; 104(4): 805–23.

[2] David–Montefiore E, Barranger E, Dubernard G, et al. Functional results and quality of life after bilateral sacrospinous ligament fixation for genital prolapse. Eur J Obstet Gynecol Reprod Biol. 2007;132(2): 209–13.

[3] Maher C, Baessler K, Glazener C, et al. Surgical management of pelvic organ prolapse in women. Cochrane Database of System Rev. 2004;4:233–46.

[4] Beer M, Kuhn A. Surgical techniques for vault prolapse: a review of the literature. Eur J Obstet Gynecol. 2005;119(2):144–55.

[5] Rivoire C, Botchorishvili R, Canis M, et al. Complete laparoscopic treatment of genital prolapse with meshes including vaginal promontofixation and anterior repair: a series of 138 patients. J Min Invas Gynecol. 2007;14(6):712–8.

[6] Gadonneix P, Ercoli A, Salet–Lizeé D. Laparoscopic sacrocolpopexy with two separate meshes along the anterior and posterior vaginal walls for multicompartment pelvic organ prolapse. J Am Assoc Gynecol Laparosc. 2004;11(1):26–35.

[7] Irvine L, Shaw R. The effects of patient obesity in gynaecological practice. Curr Opin Obstet Gyn. 2003;13:179–84.

[8] Miklos J, Kohli N. Laparoscopic paravaginal repair plus Burch colposuspension: review and descriptive technique. Urology. 2000;56(6 Suppl 1):64–9.

[9] Cosson M, Boukerrou M, Lacaze S, et al. A study of pelvic ligament strength. Eur J Obstet Gynecol Reprod Biol. 2003;109(1):80–7.

[10] Banerjee C, Noé KG. Laparoscopic pectopexy: a new technique of prolapse surgery for obese patients Arch Gynecol Obstet. 2011;284(3):631–5.

[11] Noe KG, Spuntrup C, Anapolski M. Laparoscopic pectopexy: a randomised comparative clinical trial of standard laparoscopic sacral colpo–cervicopexy to the new laparoscopic pectopexy. Short–term postoperative results. Arch Gynecol Obstet. 2013; 287(2): 275–80.

[12] Noe KG, Schiermier S, Alkaout I, et al. Laparoscopic pectopexy: a prospective, randomized, comparative clinical trial of standard laparoscopic sacral colpocervicopexy with the new laparoscopic pectopexypostoperative results and intermediate–term follow–up in a pilot study. J Endourol. 2015;29(2): 210–5.

# 第 42 章　盆底修复的美学方面

## Esthetic Aspects of Pelvic Floor Repair

Rupinder Kaur Ruprai　Alexandros Bader　著

李海霞　译　　刘小春　谢　晶　校

## 一、概述

对女性来说，随着年龄的增长，生殖器官的生理也随之变化。老年女性会出现盆底松弛，阴道张力缺失，阴阜随着脂肪沉积和松弛逐渐增大，大阴唇体积缩小，视觉上显得更加松弛。而小阴唇肥大可继发于性交/手淫、分娩、淋巴结炎、骨髓增生症及慢性皮炎/尿失禁等的刺激，遗传因素亦可能是其中的一个因素。

阴道及其支持组织可进行重塑来应对不同环境的刺激。结构蛋白的合成、降解结构蛋白的蛋白水解酶活性及蛋白水解酶抑制剂之间的平衡是盆腔器官脱垂（POP）发病的重要机制。据估测，50 岁以上妇女约 50% 患有 POP，女性终生的发病率为 30%～50% [1]。

女性生殖整复手术（female genital cosmetic surgery，FGCS）兼有美容作用和功能恢复两方面，包括传统的阴道脱垂手术、外阴和阴道整形手术。整形和治疗并没有明确的区分。虽然微创领域已经取得重大进展，为整形提供了更好的选择，但在盆底修复中并未得到广泛应用，目前最常见的情况是盆底修复采用传统缝合技术，而且往常忽略了组织的瘢痕化和外观的美观性。对于选择 FGCS 的妇女，应评估盆腔支持障碍情况［POP 和压力性尿失禁（stress urinary incontinence，SUI）］，且让患者自由选择，而非由伴侣或外科医生决定。本章将探讨盆底修复（pelvic floor repair，PFR）的美学问题，旨在帮助 PFR 术中和术后获得一个良好的结局，并对组织重塑期间分子生物学变化的研究进展做一综述。

## 二、盆底和组织重塑

### （一）盆底结缔组织

阴道壁由 4 层组织组成，即表层的复层鳞状上皮层、上皮下致密结缔组织层（主要由胶原和蛋白组成）、平滑肌层（肌层）和外膜层（由疏松结缔组织组成）。阴道上皮下层和肌层一起在阴道上皮下形成纤维肌层，提供纵向和中央支撑。

阴道壁结缔组织含有相对较少的细胞，除脂肪细胞和肥大细胞外，主要是产生细胞外基质（extracellular matrix，ECM）的成纤维细胞。所有组织成分都嵌入 ECM 中，而 ECM 是由嵌入在非纤维弹性基质/底物（蛋白聚糖、糖蛋白和透明质酸）中的纤维组织（胶原和弹力纤维）组成，这些组织中含有大量的平滑肌细胞（除骨盆筋膜腱弓外）[2]。阴道壁中的纤维成分对组织生物力学具有重要作用，而 ECM 起到了被动支撑作用。胶原蛋白和弹力蛋白是盆底结缔组织 ECM 的 2

个主要成分，分别具有抗拉伸和抵抗其他张力，以及赋予组织弹力和弹性的功能，而结构糖蛋白则可增强组织的凝聚力。阴道组织的 ECM 在很大程度上决定了其组织的抗张强度，其力学稳定性由成纤维细胞来维持。结缔组织中 ECM 蛋白的产生与降解之间的微妙平衡对骨盆底的完整性至关重要[3]。

### （二）胶原蛋白

胶原蛋白共有 28 种。胶原蛋白Ⅰ、Ⅲ和Ⅴ存在于阴道及其支持组织中，是软组织强度的主要决定因素。Ⅰ型胶原纤维普遍存在，是具有高抗张性和抗拉伸性的粗大纤维。胶原蛋白Ⅲ是比Ⅰ型小的纤维，抗张强度比较低，主要存在于需要增加柔韧性和扩张性并且承受周期性压力的组织中，是阴道主要的胶原蛋白亚型[4]，也是阴道支持组织中主要的胶原蛋白亚型。Ⅴ型胶原蛋白是抗张强度低的小纤维，其在阴道及支持组织中的作用尚未阐明。Ⅲ型和Ⅴ型胶原纤维与Ⅰ型胶原共聚，形成直径和拉伸强度可控的纤维。这些纤维影响特定组织的生物力学特性。Ⅰ型胶原纤维 / Ⅲ型胶原纤维比值越高，组织抗拉强度越高。Ⅲ型和Ⅴ型胶原通过减小纤维大小来降低结缔组织的机械强度[5]。赖氨酰氧化酶（lysyl oxidase，LOX）家族使原弹性蛋白和前胶原交联，形成成熟的功能性胶原和弹性蛋白纤维[6]。

成熟、代谢缓慢的胶原蛋白易受非酶交联作用的影响，即糖基化 /Maillard 反应。随着年龄增长，这些老化的胶原蛋白的糖基化终末产物（advanced glycated end products，AGE）会逐渐积累，过度成熟的胶原更坚硬和更脆[7]。这是胶原组织实质性的功能障碍的主要原因，也是导致老年结缔组织疾病的原因。

### （三）弹性蛋白

弹性蛋白是一种不溶性聚合物，通过赖氨酰氧化酶（LOX）对弹性蛋白单体组装而成。弹性蛋白可在无需能量的前提下，使组织伸展并恢复原状。在大多数器官中，弹性蛋白的生物合成仅限于短暂的发展时期，当原弹性蛋白合成停止时，弹性纤维的组装就完成了。在不受外界干扰的组织中，在妊娠晚期的胎儿产生的弹性纤维可以维持其终生[7]。在女性生殖道中，弹性纤维的断裂与再生贯穿其一生，其中 LOX 对弹性纤维内环境的稳定至关重要[8]。Fibulin-5（对弹性纤维组织具有重要作用的弹性结合蛋白）[9] 作为细胞和原弹性蛋白之间的桥梁，可有效地交联原弹性蛋白，并将其组装成成熟的弹性纤维。原弹性蛋白和 Fibulin-5 合成可增强对阴道壁弹性纤维断裂的抵抗，使弹性纤维再生。弹性纤维的合成和组装是盆底损伤后盆腔器官支持恢复的关键。

胶原蛋白和弹性蛋白的数量和质量是通过合成、成熟和降解之间的精确平衡来调节的，是导致盆底组织结构不断重塑的动态过程，对于维持组织的完整性和张力非常重要。它们根据机械刺激和生物化学刺激重塑周围的基质。前体胶原蛋白和弹性蛋白由成纤维细胞合成，后作为原纤维组装的原料分泌到 ECM 中。这些机械诱导的细胞产生合成代谢蛋白，如胶原蛋白，并激活分解代谢 / 蛋白水解酶，如基质金属蛋白酶（matrix metalloproteinases，MMP）。降解取决于 MMP 的联合活性及其对生长因子、生长因子结合蛋白、细胞表面受体和细胞 – 细胞黏附分子的释放、活化或螯合的调节[7]。MMP 降解 ECM 成分（胶原蛋白、弹性蛋白、蛋白多糖和糖蛋白），降低胶原纤维强度，导致组织完整性丧失。而 MMP 活性又受到组织金属蛋白酶抑制剂（tissue-derived inhibitors of metalloproteinases，TIMP）的抑制[7]。

转化生长因子 –1（TGF-1）作为纤维化代谢的重要调节因子，参与纤维化和退行性纤维化疾病[10]，诱导成纤维细胞分化，通过抑制 MMP 和上调 TIMP 促进胶原蛋白和弹性蛋白的合成并减少降解[11]。TGF-1降低胶原酶mRNA的水平并提高TIMP mRNA的水平[12]。

$\alpha_2$–巨球蛋白（$\alpha_2$-M）是一种细胞外全蛋白酶抑制剂，在ECM中具有广泛特异性的蛋白酶抑制能力[13]。通过ECM中蛋白水解和$\alpha_2$-M抑制活性之间的精确平衡，可以维持骨盆支持组织中胶原蛋白、弹性蛋白和其他成分的数量和质量。$\alpha_2$-M表达和蛋白酶抑制活性降低导致更高的蛋白水解活性。$\alpha_2$-M也是组织修复生长因子的载体，如TGF-$\beta_1$[14]。

## 三、分子生物学改变及临床影响

卵巢生理性激素变化[6]调节阴道中胶原蛋白和（或）弹性蛋白合成/降解的特定酶的表达。雌激素受体（estrogen receptors，ER）存在于支持盆腔器官（包括阴道）的结构中，证实了卵巢激素对盆底组织结构的调节作用。绝经后POP妇女中雌激素和孕激素受体水平降低。雌激素和孕激素可以调控阴道中的胶原代谢，而雌激素的环境可以通过MMP1/TIMP1内环境稳定来防止胶原降解。在体外培养的人阴道成纤维细胞中，雌激素介导的TIMP1表达增加[15]，并且在月经周期的增殖期，胶原蛋白代谢增加。与分泌期相比，在雌激素占主导的增殖期，LOXL4 mRNA表达显著增加[16]，与阴道ECM代谢相关的基因受月经周期激素水平的调节[6]。

成纤维细胞合成ECM受机械拉伸的影响。机械牵拉破坏了成纤维细胞维持细胞骨架结构的能力。雌激素不能逆转牵拉过程或保护细胞免受牵拉的影响，但能显著增加成纤维细胞的增殖率，提示雌激素在愈合过程中的作用[7]。

### （一）原因/影响因素：年龄、基因、辐射、饮食、锻炼、手术[1, 17]

盆底缺陷可表现为阴道前壁和（或）后壁隆起，伴有SUI、排便不完全/大便失禁、慢性盆腔疼痛、阴道松弛、性功能障碍和社交障碍。在某些情况下，也可能只有一种主诉。

POP发生的因素可分为遗传性因素和后天获得性因素。后天性因素包括妊娠、产次、肌肉病变和神经病变。肥胖、吸烟、肺部疾病和便秘是POP发生的诱因。随着衰老和更年期的到来，具有这些危险因素的患者往往更容易发生POP。

当盆底肌肉衰弱时，与年龄和更年期相关的盆底结缔组织弹性降低可能促使症状性POP发生。年龄是POP发生的危险因素，每增长10年增加10%的发病风险[18]。初次POP和尿失禁手术的发生率从20—29岁组的0.1%增加到70—79.19岁组的11.1%，其中膀胱膨出的发生率最高[19]。POP是生育后女性妇科手术最常见的原因之一。手术失败率相对较高，约30%妇女需要再次手术[20]。如果使用不可吸收的聚合物网片替代组织功能，生物力学微环境可能会得到改善[21]。

遗传易感性也起到一定作用。当母亲患有POP时，女儿发展为POP的相对风险为3.2。如果姐妹有POP病史，那么患有POP的相对危险度为2.4。

产次是POP发生的最重要因素。在盆底损伤（如分娩）之后，阴道壁的支撑性结缔组织会自行重塑，以适应拉伸应力。分娩时会发生神经肌肉损伤，肛提肌的直接损伤不仅会导致机械性破坏，而且还会损害神经支配，尤其是阴部神经，从而导致其无法收缩。当盆底肌肉松弛或受损时，悬吊的韧带会在短时间内承受盆腔器官的负荷，如果盆底肌肉不能及时闭合盆底，结缔组织就会持续被拉伸并最终丧失功能。柔韧性增加和抗拉强度降低与Ⅲ型胶原蛋白增加、弹性蛋白水平降低有关，可促进POP的发展。与脱垂有关的其他与分娩相关的因素包括婴儿出生体重过高、第二产程延长及初次分娩时的年龄小于25岁。

骨盆手术：耻骨后尿道固定术或悬吊术可导致阴道前壁更向前倾斜，从而改变阴道壁的受力分布。顶端和阴道后壁可能容易形成支持缺陷，如肠疝或直肠膨出。

腹腔内压力升高：重体力劳动者 / 工厂工人、慢性便秘患者、慢性阻塞性肺疾病的女性，可能会导致阴部神经牵拉损伤。

体重指数（BMI）增加：BMI ＞ 25kg/m$^2$ 的女性患 POP 的风险是非肥胖女性的 3 倍。关节过度活动的女性 POP 患病率显著增高，与结缔组织因子有关。胶原蛋白异常的女性可能会代谢胶原蛋白，导致Ⅰ型胶原蛋白减少、Ⅲ型胶原蛋白增加。

### （二）盆腔器官脱垂中的盆底结缔组织

支撑阴道和盆底器官的组织可分为悬吊系统部分（De Lanceys Ⅰ级和Ⅱ级）和支持部分（Ⅲ级）[22]。不同组织中胶原、弹性蛋白和平滑肌细胞数量、类型不同[23]。与阴道组织相比，骶韧带和主韧带的组成成分不同[24]。

在盆腔器官脱垂（POP）和（或）压力性尿失禁（SUI）患者中，总胶原蛋白含量减少，未成熟胶原比例高，更容易受损[23]，细胞外基质（ECM）成分缺乏[13, 24]。SUI 和（或）POP 患者盆腔支持组织中 ECM 重塑加快。POP/SUI 患者阴道壁组织中基质金属蛋白酶（MMP）相对活性增加，其抑制剂（TIMP-1）减少[13]。细胞外基质合成 / 降解的平衡失调、成熟胶原纤维成分变化、结缔组织质量受损，均导致脱垂。总胶原含量降低，交联的未成熟胶原含量相对增加，新形成的胶原蛋白比老的糖基化胶原更容易降解，导致大量缺乏糖基化、老的、脆弱的、不易降解而易于受机械张力拉伸发生断裂的胶原产生[7]。这部分缺乏糖基化的老胶原很容易断裂，是 POP 的重要病因。

### （三）盆腔脱垂器官中的胶原蛋白合成及其亚型

Ⅲ型胶原蛋白增加[7]，导致Ⅰ型 / Ⅲ型比值降低。Ⅲ型胶原的增加和基质金属蛋白酶 9（MMP-9）的增加是典型的创伤后组织重塑或适应逐渐增加的机械负荷的组织重塑[25]。肌层内Ⅲ型胶原的增加似乎发生在没有细胞凋亡的情况下，是平滑肌细胞向肌成纤维细胞表型转换的结果[26]。在患有 POP 的妇女中，MMP-9 的增加与组织重塑相关[7]。

### （四）MMP 抑制剂

脱垂组织中胶原代谢持续加速（MMP-2 和 MMP-9 升高），促进了 POP 患者阴道和支持组织中结缔组织的降解（MMP 表达增加，TIMP-1 表达降低）[7]。

### （五）盆腔脱垂器官中弹性蛋白代谢

弹性纤维的合成不足和降解可能与 POP 相关[7, 24]。

盆腔脱垂器官中成纤维细胞

POP 患者的结缔组织中细胞的数量（支持性细胞、收缩性细胞、成纤维细胞）和质量（成纤维细胞的功能）可能发生异常改变。这与阴道成纤维细胞合成 / 加工前胶原蛋白能力的缺陷无关。POP 中阴道（肌）成纤维细胞的可收缩性降低，可能导致胶原蛋白不足[7]。

压力负荷的差异可以上调不同的蛋白质。POP 妇女中Ⅲ型胶原的表达上调[11]。分娩过程中的机械压力具有诱发因素，可能导致阴道前壁肌层的 SMC 收缩功能降低，并获得合成表型，导致过量 ECM 沉积，最终损害盆底的功能。

POP 患者阴道前壁形态学改变的特征是肌层结构紊乱[26]。胶原纤维松散地分布在杂乱的细胞束中。在阴道肌层中，较细弱的Ⅲ型胶原蛋白的表达增加，而较粗厚且坚韧的Ⅰ型胶原蛋白的表达减少。POP 中平滑肌细胞失去结构，更加紊乱。Ⅲ型胶原蛋白沉积及弹性纤维缺乏，散在于肌纤维束之间，区别于典型的波浪样结构，导致正常肌层结构改变。由血小板源性生长因子β（platelet-derived growth factor β，PDGF-β）驱动的细胞，可调控表型（从静止收缩表型向成纤维细胞样增殖合成状态的异常转变）。在向合成表型转变的过程中，活化的肌成纤维细胞合成了 ECM，引起组织重塑 [26]。

血小板源性生长因子（PDGF）在 POP 中过表达，可能参与了平滑肌细胞向肌成纤维细胞的转化和分化。正常情况下，PDGF 表达较低，但在某些病理情况下，其表达增加。机械和生理应激激活平滑肌细胞中的 PDGF 信号通路，从而导致肌肉重塑。PDGF 促进成纤维细胞迁移，引起 ECM 过度沉积，从而导致器官纤维化异常，对局部和全身造成严重影响 [26]。POP 患者阴道前壁肌层内结缔组织水平异常与 MMP 表达增加有关，并可能与基质重塑有关 [27]。

Ⅲ型胶原蛋白和 MMP 活性增加、TIMP 活性降低与盆腔结缔组织过度拉伸引起的应激机制有关，从而导致组织重塑和适应 [3, 6, 26]。盆腔内筋膜和阴道壁中，弹性蛋白浓度降低、活性升高 [26, 28]。

阴道壁组织 $\alpha_2$-M mRNA 和蛋白表达降低及蛋白酶抑制活性降低可能促进 SUI 发生。低水平的 $\alpha_2$-M 通过降低 TGF-$\beta_1$ 导致 ECM 合成减少。导致弱化的结缔组织失去了抗张强度和机械稳定性，从而加速了 SUI 的发展 [13]。

绝经后 POP 的分子机制和绝经前妇女不同。SUI 和 POP 患者的盆腔组织显示出异常 ECM 重塑的遗传倾向，这是由生殖激素、创伤、机械应力负荷和衰老调节。POP 患者中具有 POP 阳性家族史及伴发 SUI 的概率显著增高，提示其病理生理过程中可能存在相关的家族遗传基因。ECM 代谢受生殖激素和选择性雌激素受体调控 [10]。卵巢激素的生理变化可调节 ECM 降解蛋白。

已知卵巢激素缺乏和衰老会影响盆底组织的质量。绝经前后 POP 患者阴道 ECM 缺陷的分子机制不同。在老年 POP 患者中，年龄和绝经影响其阴道组织 ECM 生物合成和重塑相关基因的表达，编码 MMP、TIMP 和 LOX 酶的基因表达发生改变。

所有 MMP 在绝经后妇女中表达明显下调。绝经后 POP 患者阴道组织活检显示 TIMP 表达降低，提示其调节机制与绝经状态无关。POP 患者中与月经周期的分泌期相比，增殖期卵巢激素对无症状妇女 ECM 调节酶的保护作用丧失 [6]，可能是由于获得性影响或导致 POP 的盆底机械负荷增加相关的危险因素所致 [3]。

LOX、LOXL1 和 LOXL3 基因及蛋白在绝经前 POP 中的表达减少 [6]，LOXL2 酶在绝经后与绝经前相比显著上调。LOX 酶及其底物弹性蛋白的表达也随着年龄的增长而减少。这种相关性反映了老年妇女中盆底障碍性疾病发生率的增加。LOXL2 基因在绝经后重度 POP 患者阴道壁中显著下调。

## 四、组织重塑中组织学变化 [29]

绝经前阴道黏膜以非角化鳞状复层上皮和固有层伸入上皮下表面为特征，乳头内有丰富的小血管。结缔组织富含纤维和非纤维成分（如上所述），并在血管中以毛细血管的形式渗透到乳头内，为中间和表层细胞层提供代谢支持（营养、氧和其他分子）。基质的高渗透性通过 ECM 维持组织水合作用，使水、离子、营养物质和信号分子易于扩散。上皮细胞从基底层增殖，因为其分化并向黏膜表面移动并最终脱落。由中间细胞合成的糖原储存在表层细胞中，最终被乳酸杆菌利用并释放，维持阴道酸性 pH 值。

绝经后阴道黏膜以组织萎缩为特征，随着上皮层的减少，黏膜明显变薄，细胞更新缺失，无浅表细胞脱落。由于乳头和血管的减少和（或）缺失，上皮－结缔组织界面变得光滑，纤维成分的数量和质量明显下降。成纤维细胞的特点是细胞质较小，细胞显示出较低数量的细胞器，特别是粗面内质网（rough endoplasmic reticulum，RER）和高尔基体（Golgi）都参与了 ECM 分子成分的合成和转换。

## 五、传统的盆底修补术：缺损修补确保阴道长度

传统的 PFR 手术是尽可能进行解剖矫正，通常包括阴道前壁缝合和（或）阴道后壁缝合，以及阴道侧壁 / 特定部位的缺损修补。修补包括确保足够阴道长度的步骤，目的不仅在于确保阴道长度以提供结构支撑，还要确保性功能。一般情况下，对性功能重视不够，在修补过程中未测量阴道口径，结果导致性交困难，甚至组织纤维化而无法获得最佳效果。

## 六、外生殖器：解剖与血管标志概述 [30]

随着对阴唇成形术、阴道成形术和阴道再重建的需求不断增加，全面了解局部解剖学至关重要，以避免意外的神经血管结构损伤，获得最佳效果和了解解剖学中发生的正常生理变化。提供支持的肌肉、韧带和筋膜之间的密切关系对于修补脱垂或美观的手术过程也很重要。内、外生殖器与肌肉、筋膜密切相关，是一个功能单元。女性外生殖器包括耻骨、大阴唇和小阴唇、阴蒂、有腺体的阴道前庭、会阴体，以及围绕这些结构的肌肉和筋膜。通过会阴隔和会阴体，这些结构与肛提肌及深筋膜有关，肛提肌与尾骨一起形成盆底，为会阴提供支持和稳定。围绕盆腔器官的盆腔内筋膜与附在会阴隔上的尿道旁和阴道旁筋膜是连续的。阴道、尿道和直肠穿过肛提肌形成的骨盆横膈进入前庭，残余处女膜环绕着阴道口周围，前庭两侧和会阴体的后方被小阴唇和大阴唇包围。会阴体是会阴浅层肌、肛提肌和会阴隔的交汇点，为该区域提供稳定性。会阴隔是一个三角形的纤维肌性结构，从坐骨结节侧面延伸到耻骨外侧。

### （一）外生殖器

外生殖器的血供来源于阴部内动脉和阴道外动脉多方侧支。

- 解剖学与组织学：生殖器皮肤由表皮、真皮和皮下组织组成。表皮为复层鳞状上皮，包括基底细胞（形成角化细胞）和角化细胞。细胞在基底层分裂并向上移动，导致表皮层细胞不断更新。角化细胞合成不溶性蛋白质，成为角质层。真皮上层为薄的乳头层，由稀疏排列的胶原纤维组成，深部为网状层，由密集的胶原纤维平行于皮肤表面排列组成 [31]。大阴唇的侧面由干燥的、角化的、有毛发的皮肤覆盖。内侧和整个阴唇为湿润的黏膜层，由部分角化上皮组成，其中含有细微的毛囊、汗腺和皮脂腺。在每个阴唇的内侧底部可以看到 Hart 线，作为分界线，分隔小阴唇黏膜与阴道前庭。位于 Hart 线内侧的组织为未角化、不含黏液分泌腺毛囊的上皮。
- 阴阜呈倒三角形，从阴蒂延伸到耻骨线（三角形的基底部）。由覆盖筋膜的疏松脂肪组织构成，是 Colles 筋膜和 Scarpa 筋膜的延续。
- 大阴唇位于外阴和会阴之间，是由脂肪组织、毛囊和皮脂腺组成的突出的皮肤皱褶。大阴唇在前面会合形成前联合，在后

面会合形成后联合，外表面为含有腺体和阴毛的色素沉着的皮肤，内面光滑，粉红色，无毛。以脂肪为主的Camper筋膜位于浅层。较厚的Colles筋膜位于深层，对应于腹壁Scarpa筋膜。Colles筋膜下方附着于坐骨支，后方附着于泌尿生殖膈，缺乏前方附着。这样可以防止血肿和感染扩散到大腿，但也可能发生扩散到前腹壁。子宫圆韧带和闭塞的神经鞘状突终止于大阴唇。

- 小阴唇是缺乏脂肪的皮肤皱褶，位于大阴唇内侧，富含皮脂腺，其核心是结缔组织和带有感觉神经末梢的血管勃起组织。双侧小阴唇在阴蒂周围向前分开，与对侧结合，包绕阴蒂，在阴蒂上方和下方分别形成包皮和系带。Lloyd等测量并绘制了女性外生殖器和内生殖器图谱，报道阴蒂之间差异较大，为7mm～5cm，平均宽度为2cm [32]。基底到顶端的最大距离＞4cm的肥大阴蒂是手术矫正的指征。
- 阴蒂源于未分化的阴茎，胚胎时期等同于男性阴茎，是一种高度神经血管性勃起结构，含有8000多个神经末梢，由成对的体部、前庭球和阴蒂头组成。阴蒂体沿坐骨–耻骨支分叉。阴蒂中阴蒂头富含丰富的神经支配。在性交时，阴蒂由浅的和深的悬吊韧带提供稳定的悬吊。浅悬吊韧带附着在阴蒂头、阴蒂体的深筋膜上，伸入大阴唇；深悬吊韧带起源于耻骨联合，附着于耻骨体、前庭球和阴蒂头，准确认识其相互关系和神经血管供应，对于在不影响性功能的前提下进行手术以获得正常形态非常重要。保留与腹侧关系密切的勃起组织对性功能很重要，悬吊韧带对维持解剖位置很重要 [33]。
- 前庭是从阴蒂延伸到两个小阴唇之间的菱形区域，包括阴道口、尿道外口、前庭球、2个前庭腺的开口、分泌黏液的前庭腺。浅前庭窝位于阴道口和小阴唇系带之间。前庭球是一对细长的勃起组织，位于球海绵体肌下方，长约3cm。巴氏腺/前庭大腺位于阴道口的两侧，腺管长约2cm，开口于处女膜和小阴唇之间的沟内。

### （二）外生殖器神经血管供应

不正确的手术技术导致的失败主要是由于缺乏解剖学知识导致的去神经/去血管。外阴血供来源于阴部内、外动脉，血管沿阴部神经走行，供应会阴浅横肌和外生殖器。直肠下动脉供应肛门；会阴动脉供应会阴浅横肌、阴唇后支、前庭球动脉、阴蒂背动脉和深动脉；尿道动脉供应各自的结构。阴部外浅、深动脉（股动脉分支）分布于大阴唇，与阴部内动脉分支吻合。整个外生殖器可见动脉分支间的吻合。

会阴神经分布于球海绵体、坐骨海绵体、会阴浅横肌、大阴唇、小阴唇、前庭内侧皮肤。直肠下神经分布于肛周皮肤和肛门外括约肌。阴部神经是会阴的主要感觉和运动神经，起源于$S_2$～$S_4$的腹支，从梨状肌下方，经坐骨大孔出骨盆，在坐骨肌后方经坐骨小孔进入骨盆。然后在闭孔筋膜腹侧至骶骨结节韧带的Alcock（阴部）管中穿行。进入会阴时，位于坐骨直肠窝外侧壁，分为直肠下神经、会阴神经和阴蒂背神经3支。阴蒂背神经沿坐骨耻骨支和阴蒂前外侧面分布于会阴隔上，每侧各1条，为阴蒂提供神经支配。另外，神经支配也来自皮肤分支髂腹股沟神经皮肤支、生殖股神经生殖支、股后皮神经会阴支 [34]。

### （三）盆底筋膜和肌肉

盆底是由带筋膜的肛提肌和尾骨肌组成的骨盆横膈膜、会阴隔、会阴深浅肌肉及会阴体一起构成。

1. 筋膜

筋膜是由弹性蛋白、胶原、脂肪组织和神经血管组织构成的疏松组织。盆腔内筋膜（盆腔器官周围的筋膜）将器官连接到骨盆外侧壁。阴道旁结缔组织是盆腔内筋膜的一种延伸，其将阴道前壁附着于骨盆筋膜腱弓，并将阴道后壁附着于肛提肌。

2. 肌肉

骨盆内肌肉分为两组。肛提肌和尾骨肌形成盆膈肌，尿道、阴道和直肠通过泌尿生殖道裂孔，梨状肌和闭孔内肌形成骨盆侧壁。覆盖肛提肌的筋膜与盆腔内筋膜在上方，会阴筋膜在下方，闭孔筋膜在侧面连续。

- 骨盆筋膜腱弓（arcus tendinous fascia pelvis，ATFP）是闭孔筋膜的显著增厚，从耻骨前方延伸至坐骨棘，并与阴道旁结缔组织相连。
- 肛提肌腱弓，即肛提肌筋膜增厚，起源于耻骨上的同一相似位置，但延伸到高于ATFP 的位置。

肛提肌由耻尾肌、髂尾肌和耻骨直肠肌 3 个部分组成，提供主要支持。耻尾肌进一步分为耻骨肌、耻骨阴道肌和耻骨肛门肌。耻尾肌起源于耻骨内侧前方，进入会阴体、阴道壁尿道中段水平和肛门外括约肌的棘间沟。耻尾肌提升各级结构，为盆底提供稳定基石。耻骨直肠肌起源于耻骨，在直肠周围形成吊带，在肛门失禁中发挥作用。髂尾肌起源于肛提肌腱弓，在肛尾缝（提肌板）处与其对应融合，在肛门和尾骨之间形成支持性横膈。肛提肌筋膜覆盖肛提肌，并与会阴隔融合。肛提肌由臀下动脉、膀胱下动脉和阴部动脉供血。神经支配来自 $S_2$～$S_4$ 的腹神经根。

会阴是位于会阴隔表面的菱形结构，其内包括外阴、肛门，由耻骨联合、坐骨支、骶结节韧带和尾骨连接。2 个坐骨结节之间的连线将会阴分成 2 个三角区，前三角区为泌尿生殖三角，后三角区为肛门三角。泌尿生殖三角位于女性外生殖器前部，有会阴隔，分为会阴浅间隙和会阴深间隙；肛门三角包括肛门和会阴后部。在临床上，会阴是位于阴道口和肛门之间的区域。

会阴隔（泌尿生殖膈）由致密的纤维肌层组织组成，纤维肌组织横向附着于坐骨支，后面附着于会阴体，内侧附着于阴道和尿道侧壁，顶端附着于耻骨弓状韧带。女性横纹状泌尿生殖道括约肌（深部横向会阴）由尿道括约肌、尿道阴道括约肌和尿道收缩肌组成。在与盆腔相连的会阴深间隙，这些肌肉位于会阴隔之上。这些肌肉上的筋膜与骨盆筋膜连续。会阴浅间隙位于会阴隔和皮下组织之间，包括阴蒂、球海绵体（球海绵体肌）、坐骨海绵体肌肉和前庭球。

泌尿生殖三角的 Colles 浅筋膜在会阴前部皮肤下形成一个清晰的平面，并在会阴浅横肌和会阴隔上牢固地附着在会阴筋膜后方。从侧方附着于坐骨耻骨支边缘，直至坐骨结节，然后在泌尿生殖三角区的皮肤表面延伸，附着于外生殖器内，向前进入下腹壁皮肤，与膜性 Scarpa 筋膜连续。

会阴隔由腹侧部分和背侧部分组成。腹侧部分与尿道旁和阴道旁结缔组织及 ATFP 相连，并与女性横纹状泌尿生殖道和前庭球相连。阴蒂融合到其下表面。背侧部分在外侧附着于耻骨坐骨支，内侧附着于阴道和会阴体。肛提肌附着于其上表面和会阴体。分娩时会阴体损伤导致会阴隔分离、肛提肌移位、生殖道裂孔扩大。阴道后壁修补术恢复会阴体解剖，重建会阴肌和肛提肌功能。

会阴浅横肌是从两侧坐骨结节内侧面插入会阴体（中央腱）的细条肌肉。坐骨海绵体起源于坐骨结节，沿耻骨降支前行，并插入阴蒂体内。球海绵体向前经阴道两侧附着于阴蒂体，向后附着于会阴体。阴部内外血管提供血供，下方的阴部神经会阴支和上方的骶丛及盆内脏神经进行神经支配。

会阴体（会阴中心腱）是纤维肌组织的聚集，位于阴唇系带和肛门之间的中线，曾经被认为是球海绵体肌、肛门外括约肌、阴道肌层、会阴浅横肌、会阴隔和肛提肌的插入点。现在认为会阴体是会阴肌肉从一侧交叉到另一侧而不插入某一特定部位的区域。

## 七、手术矫正：盆底修复目的

### （一）不仅是解剖修复，更注重看起来好且感觉好（功能、美学）

女性生殖器美容手术旨在主观上改善外观，并潜在地为性刺激和性满足提供心理和功能上的改善。在现代社会中，身体不适或难看的外观是越来越多女性寻求手术矫正的主要原因。随着生活方式和抗衰老药物的发展，阴道美容外科（以PFR为主体）手术应运而生，不仅可以改善外表，还可以改善性功能。女性出于美容和功能，寻求女性生殖整复手术（FGCS）的原因包括性交痛或运动引起的疼痛、外阴刺激、擦伤和内衣不适感。性功能障碍带来的尴尬，包括强烈希望改善紧张关系的愿望是女性寻求FGCS的常见原因。目前耻骨脱毛发展的趋势使外阴可视化更加容易，许多人会将自己的生殖器视为异常。对理想的女性外生殖器的认识因国而异，历史上和跨文化上对理想的生殖器也可能有所不同。在非洲部分地区，拉长的小阴唇被认为是有吸引力的，并被认为可以优化性交，而且从年轻时就开始故意拉长（Kudenga）；在莫桑比克，小阴唇甚至被认为是谦逊的象征；在日本，蝴蝶形外观被认为是性感的，而在西方国家，这则被认为缺乏吸引力[35, 36]。

### （二）一般原则

生殖器美容手术和生殖器再造手术之间并无明确的区分。大多数情况下，手术适应证是部分重建（功能学/医学指征）和美观。随着上提下降，阴道轴变得更加垂直，以致影响性高潮和性享受，而这些都被忽略了。另一个被忽略的事实是，女性的性享受是由其生殖器的自我心像所介导的[37, 38]。但是当整个焦点都集中于膨出上，膨出症状缓解后，意图通过外科手术来诊断和治疗性享受实际上变得不可预测。在传统的修复中，未考虑或解决性或身体心像问题。性功能和身体心像评估是评估、治疗方案选择和成功治疗的关键问题。尽管阴道会阴修补缝合术增加性交困难，但其在多方面改善性功能[39]。建议在POP术后应关注、探讨其对性功能和身体心像的影响。临床医生需要更加关注性功能、美学、肌力的恢复，并采用个性化修复技术，以获得更大的成功率[40]。

对于功能性症状，外科手术修复包括阴道解剖结构重建和泌尿和（或）排便障碍的矫正手术，称为盆底修复术（PFR），同时能改善生殖器的外观，甚至可以改善性功能。阴道成形术本身并不是为了矫正盆底缺陷，但是，这些修补术是对传统阴道修补术的改进，经常与脱垂的重建手术一同进行，通过缩小阴道下1/3的直径和重建会阴体来改变阴道解剖直径。阴道全长成形术累及下2/3的阴道，直至坐骨棘。手术的预期结果包括改善外观美感和增加性交时的摩擦力。阴唇整形术通常需要外科手术来减少或增加硅胶/脂肪注射。有时与处女膜成形术（在某些文化中可能需要）同时进行，并增强G点/O点，这些手术统称为阴道修复术[35]。

### （三）适应证

- 生殖器肥大或明显不对称。
- 运动或穿衣时不适感，或性交时阴道受到压迫。
- 因生育或产科损伤而影响外观及愉悦的性

交感觉或性交功能导致的生殖器改变。

手术指征应建立在相互理解上。目前所患妇科疾病、吸烟、不切实际的期望和性功能障碍都是相对禁忌证。患者应该意识到，FGCS 本身具有手术风险和并发症，最终可能导致功能减退。

## 八、常见外科矫正手术

### （一）术前细节

患者站立时进行评估，并取截石位进行标记。不应在术前即刻去毛，以免增加感染风险。关于术后期望，与患者沟通十分重要，在患者生殖器上的规划和绘制手术切口线是最重要的步骤之一。应在干燥的皮肤上、在局部麻醉注射之前，用轻微的力量使用无菌标记笔标记。在皮肤冗余的情况下，可以使用点而不是画一条线。

### （二）阴唇成形术

广义上，阴唇成形术是指缩小和（或）增大小阴唇（注射填充剂或自体脂肪转移）。"芭比娃娃外观"是这样一种外阴生殖器的俗称，其特征是尽量缩减小阴唇组织（因为它有时可能延伸到大阴唇之外），而阴道口则呈细垂直线（图 42-1）。

因为小阴唇可以保护阴道免于干燥，并通过其形成漏斗状的尿流，在排尿中起重要作用，因此最小的小阴唇宽度应为 1cm [41]。如果从基底部到边缘的最大距离＞4cm [31, 42]，则阴唇被视为肥大。青春期激素变化导致外生殖器的生长，内阴唇比外阴唇更长。

Davison 和 West 对小阴唇肥大进行了客观测量分级系统 [43]，如下所示。

- 无：小阴唇长度不超过大阴唇。
- 轻 / 中度：小阴唇超过大阴唇 1～4cm。
- 重度：小阴唇超过大阴唇 4cm 以上。

### （三）小阴唇缩小

自 1971 年以来，医学文献报道了阴唇整复成形术。小阴唇成形术包括缩小尺寸和（或）改变形状以达到美观或功能的目的，女性寻求阴唇成形术的原因各不相同 [44, 45]。越来越多的女性纯粹出于审美原因要求手术，而且随着耻骨脱毛的增加，她们的意识也逐渐增强。功能性指征包括穿着或运动时的不适、因阴唇内陷而引起的性交困难。

标准术式包括弯曲的线性切除 / 截留、中央 / 后楔形切除、上皮切除和 W 形阴唇切除。由于激光 / 射频工具在阴蒂区域可以精确切割，且安全，因而被认为是有益的。小阴唇外阴上皮具有

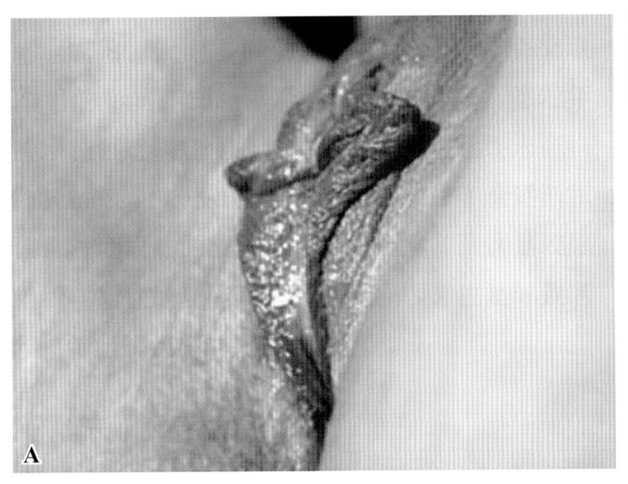


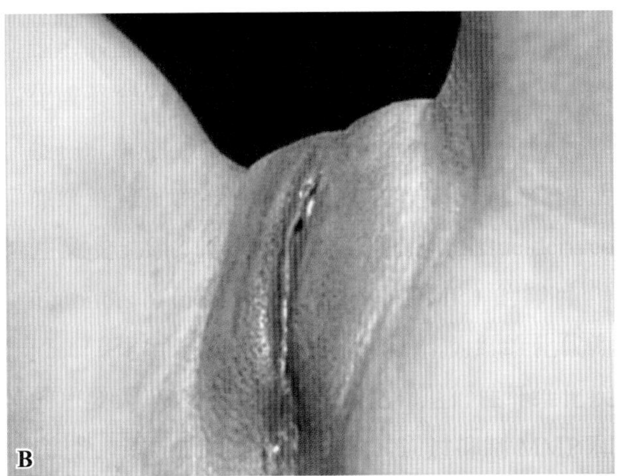


▲ 图 42-1 小阴唇成形术通过尽量缩减小阴唇以形成"芭比娃娃外观"。$CO_2$ 共聚焦激光头用于完成这一术式

神经支配且高度敏感，在性唤起期间，阴唇会产生强烈的性感觉和快感。手术操作可能会降低这种敏感性。迄今，已有关于术后神经瘤样超敏反应的报道 [31, 41]。去上皮化旨在保留小阴唇的自然游离边缘和神经血管供应，超过 90% 的病例需要缩小过长的阴唇包皮。

阴唇弧线状切除 / 截留（图 42–2）是最简单的一种手术方式，即对长度上多余的阴唇组织进行完全切除，切除边缘，然后用可吸收缝合线缝合，通常采用连续缝合。缺点是游离缘的自然颜色轮廓丢失，显露的粉红色给人一种不自然的感觉，且必须限制切除程度，保持最小边距宽度至少 1cm。宽度太窄可能导致过度狭窄的瘢痕，导致性交困难、感觉丧失或慢性疼痛 [41]。

去表皮上皮化技术是从两侧阴唇中央部分去除上皮，保留阴唇血管或神经，然后使两侧阴唇缺损上皮边缘重新对合。保留了游离缘的敏感性，并且减少了垂直长度。但是，这种方式不能缩短游离缘的长度，可能会导致冗余的外观。其他缺点包括阴唇厚度增加，中央实质保留，缝合线颜色突变 [41, 46]。这更适用于阴唇较薄而不是肥大的患者。去上皮化技术结合钳夹切除适用于皮肤过多的患者。

楔形切除阴唇成形术包括楔形切除中央或后部 / 前部小阴唇。尽管在阴唇顶部有潜在的感觉丧失，但这种术式保留了自然轮廓、游离边缘色素沉着和神经血管 [46, 47]。有 3 种中央楔形切除术，第 1 种是中央楔形的去上皮化，并保留黏膜下层；第 2 种是 V 形楔形切除全层多余的阴唇组织，保持自然的边缘，减少瘢痕；第三种是 90° Z 形成形术，减少缝合线的张力，减少瘢痕。在阴唇下部切除后，使用阴唇上半部分剩余的肌瓣重建阴唇 [48]。

### （四）术中细节

阴唇成形术可以在局部麻醉（local anesthesia，LA）、镇静或全身麻醉（general anesthesia，GA）下成功进行。在 GA 和镇静麻醉期间应使用 LA，以增加血管收缩和术后疼痛控制。首先标记切除线，然后浸润到皮肤下和黏膜层内。切开内表层和外表层的标记线是为了尽可能保留皮下层，因为它通常会收缩。避免过度牵引，保持缝合线张力相等。使用激光前，将湿润的 4cm × 4cm 纱布放在小阴唇后面，以防止多余的热量传递到周围组织。从系带下方 1cm 的上方开始，到标记线的远端。

保守性修剪：注意不要将阴唇切除至菱形区域，使阴唇宽度保持在 1cm [45]。最常见的并发症是切除过多，因为小阴唇的外侧面附着（阴唇间

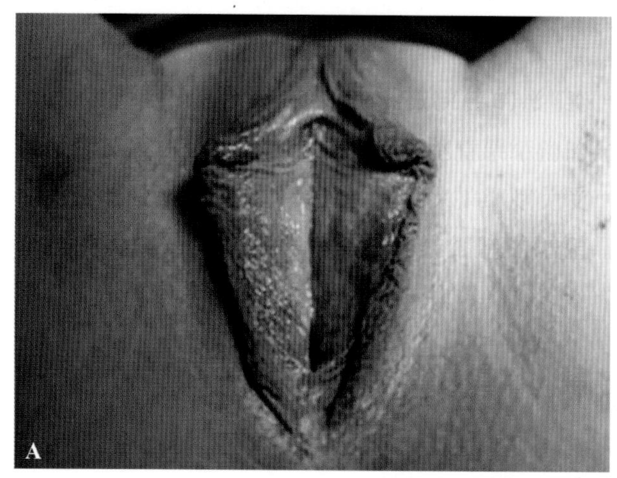


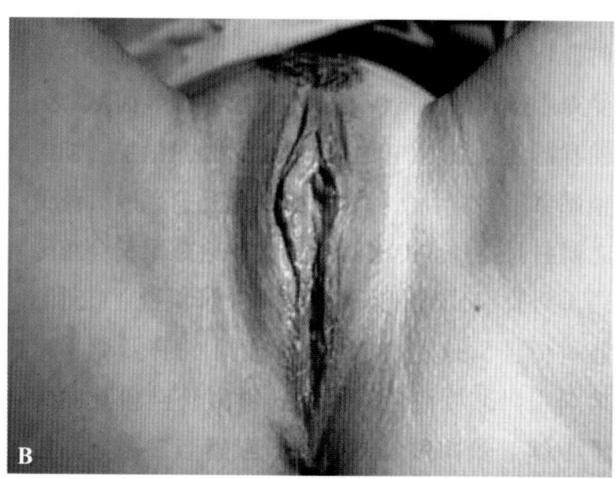


▲ 图 42–2　小阴唇成形术采用改良曲线切除术。RF 头用于完成这一术式

皱襞）远短于黏膜面，而且，任何在阴唇上的拉伸都会进一步扭曲解剖结构。切割时只能看到内侧 / 黏膜，没有标记，内部向 Hart 线内侧移动，会导致不良结果。在距阴唇间皱襞 1/2～1cm 无张力的情况下标记外侧，并在切除过程中不断评估外侧边缘。先尝试较大、较难的一面，然后将较小的一面与较大的一面相匹配。少切才是明智的，要切记这一点。

没有一种手术适合所有患者。因此，可能必须使用特定的或联合手术。从阴蒂包皮到小阴唇的过渡部分上残留的多余组织均被切除。完美止血非常重要，因为血肿会导致缝合线牵拉、伤口裂开、阴唇不对称和（或）外观欠美观的风险。由于术后有出血的风险，因此强烈建议使用手持式电凝术来减少切除黏膜边缘引起的出血风险。

皮下层的精细缝合对于防止伤口裂开和瘘管的形成是很重要的[41, 48]。深层使用 4–0 或 5–0 的 Monocryl 缝合线缝合。必要时，阴唇边缘用 5–0 的 Vicryl Rapide 缝合；或者可以选择使用真皮胶水。皮下用 5–0 Vicryl Rapide 或 5–0 快速吸收缝合线缝合皮肤。

皮下缝合很难闭合 V 形楔形切除，并有裂开的风险。采用间断缝合，必须小心避免边缘内卷。褥式缝合可以减少这种风险。外部连续缝合会导致小阴唇游离缘不美观，而连续包埋缝合则能形成光滑的游离缘。从外观上看，这种扇形的游离边缘看起来没有吸引力，而且很难纠正。Alinsod 博士描述了使用单极射频的羽化技术来纠正这一问题[49]。

术后会出现一些肿胀。术后首次随访通常安排在 1 周左右，如果出现肿胀、疼痛或血肿则应尽早随访。患者可在 3～4 天后恢复工作。在伤口完全愈合之前（约 6 周），应避免性交、骑自行车和剧烈运动。

不良反应包括出血、感染、医源性不对称、伤口愈合不良、可能需再次手术或医疗干预的矫正不足 / 过度矫正、术后不美观，甚至继发性性交困难[46]。如果阴唇的黏膜面和侧面之间存在颜色差异，沿手术线会有一条彩色线，通常这会在 1 年内消失并融合。

## （五）缩小大阴唇

大阴唇的问题主要有两方面，即脂肪萎缩和皮肤过多。应区分原发性大阴唇肥大（体积过大）和继发性大阴唇肥大（皮肤过剩）。解决方法分别是脂肪移植和手术切除[50]。当真正的体积过于肥大时，可以通过吸脂来减小大阴唇体积。然而，这可能会造成松弛下垂和皮肤过剩。

大阴唇修复是沿小阴唇内侧边缘长边，垂直椭圆形楔形切除大阴唇皮肤[51]。使用皮下叠层缝合线（单丝 3–0 至 5–0 皮下缝合线 / 间断尼龙线）在阴唇皱褶中（有或无部分 Colles 筋膜内的脂肪组织皮肤）行最后一次缝合。如果发现 Colles 筋膜撕裂，可用精细的合成非活性可吸收缝合线修复。缝合线可能部分隐藏在层间褶皱中，也可以通过注射自体脂肪移植 / 合成填充剂来实现。外部应用具有加热和潜在变性 / 收缩基底层胶原的射频能量，从而适度减少冗余，可在 18 个月后每月进行一次补给。

准备 / 设置 / 麻醉：应在手术前 1 周或术前即刻进行修剪、剃毛或其他脱毛术（以避免可能的毛囊炎）。通常建议患者进行永久性激光脱毛，因为这可以防止任何可能的毛发向阴道口生长。在内收位进行评估和规划。适当的皮肤准备后，用无菌记号笔画出切口线。如果是局部麻醉（LA），最好使用绝对上限为 30ml 的 0.5% 布比卡因。使用 1.5 英寸 25G 针头注入 0.15～0.2ml 碳酸氢钠 /10ml 麻醉药的缓冲液，从椭圆切口最低点注入一皮丘，在切口线外连续使用小剂量麻醉药。这一区域以纤维状上皮为主，有丰富的神经供应。

切开和切除：从内侧开始画切口线，于毛发区和无毛区的交界处垂直画线，即阴唇皱褶的外侧。切口线的外部以曲线方式延伸，包括大多数多余的阴唇上皮。从底部（2～3mm 深）开始切口，直到顶部，以避免血流遮挡切口线。用解剖剪刀 / 电灼 / 微波止血形式进行浅表皮肤切除，注意勿破坏 Colles 筋膜。如果要切除毛囊泡，可以使用手术刀，用锋利的边缘去除泡状毛囊，或直接烧灼。

修复：必须止血。小静脉和小动脉出血可以用局灶性电灼止血点凝，大血管和动脉出血采用缝合止血（4–0 或 5–0 多丝或单丝延迟吸收线）。Colles 筋膜上的任何破损都应修补。采用间断 / 连续 4–0 编织 / 单丝翻转缝合线皮下缝合，注意包括浅筋膜和少量或无脂肪层，以提供无或最小化张力以减少无效腔。采用 5–0 Monocryl 缝合线皮下 / 间断褥式皮肤缝合，7～10 天拆线。对于皮下缝合，采用（5–0 Vicryl Rapide）间断缝合皮肤。也可使用 SteriStrips/Dermabond®。

术后并发症是出血和短暂超敏反应，持续 4～6 周 [42]。术后 1 个月后恢复全部活动，从审美上，无法看出切口线需要 6～12 个月。

### （六）大阴唇整形填充（图 42–3）

如果患者大阴唇中有脂肪萎缩，则向两侧大阴唇各注射 10～15ml 脂肪，其中 40%～60% 脂肪细胞存活 [52]。大阴唇填充可以掩盖小阴唇肥大。手术可通过自体脂肪注射或脂肪填充进行，可以从腹部或大腿内侧来获取脂肪 [51]。

### （七）阴道成形术

高达 76% 的女性阴道感觉下降，最常见的是阴道变宽 / 阴道松弛。阴道感觉的下降来自于阴道变宽，导致摩擦减少 [53]。自 19 世纪 50 年代中期以来，阴道收紧手术就已开始，在分娩后修复阴道和会阴撕裂时，使用额外的缝合线将阴道口收紧 [54]。目的是缩紧阴道下 1/3 和抬高会阴体。阴道成形术不同于传统的阴道后壁成形术，前者不进行肛提肌折叠，而是采取若干步骤以达到会阴区美学效果。

### （八）阴道成形术：手术技巧

美容性阴道成形术包括阴道前壁成形术、阴道后壁成形术，利用手术刀、针状电极、激光或联合手术切除阴道外侧黏膜 [55]。阴道后壁成形术包括直肠阴道肌层的折叠，形成一个较窄的直径。有时，也会进行肛提肌折叠术，但这可能会导致严重的性交困难，不建议用于阴道整形手术。从阴道穹隆旁切开黏膜（阴道旁成形术）可以缩小阴道直径及内口和会阴，这样造成的瘢痕

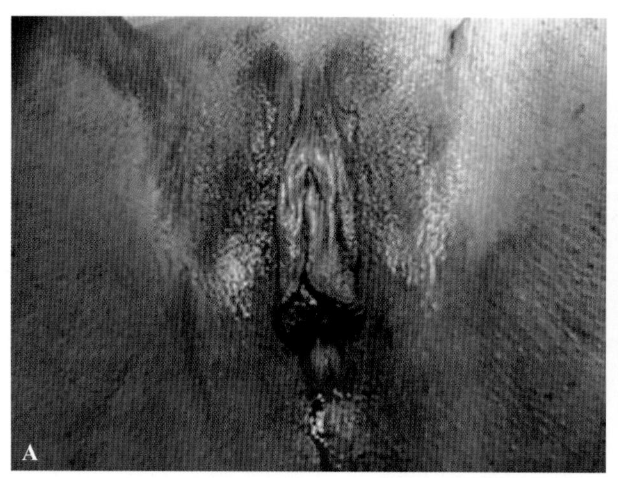


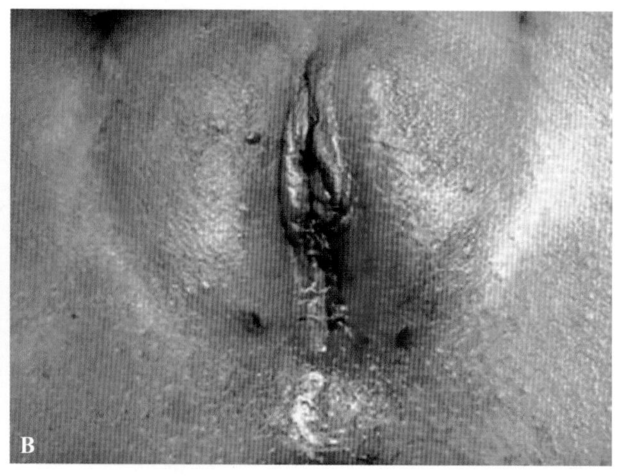


▲ 图 42–3　通过自体脂肪来填充大阴唇，离心后每侧使用 20ml 纯脂肪

较少，但不能充分解决骨盆缺陷。大多数情况下，简单地条形切除黏膜，利用可吸收的缝合线缝合。一些研究表明，阴道旁成形术是一种更有效的技术，可以缩小阴道的大小，而不会在敏感度最高的区域留下瘢痕，从而减少性交不适。

术后 6 个月，95% 的患者认为性敏感度改善，并且阴道紧缩度有所提高[54–56]。目前已知的并发症是局部感染和阴道出血。阴道紧缩手术的风险包括性交不适、伤口裂开和新发尿失禁。

单线阴道拉紧术（图 42–4）是一种新技术（由 Alexander Bader 博士首先报道），使用两端各有 2 针的带有倒刺的单股缝合线。带刺线通常长 30cm。这项技术通过无打结方式，最大限度地减少筋膜层和黏膜层坏死，缝合线在 120 天内吸收。使用 1 根线可以将整个手术时间缩短到 30min。值得注意的是，外科医生也可以用这种线来矫正内脏缺陷和会阴瘢痕（如果有的话）。

激光阴道再生术（laser vaginal rejuvenation，LVR）（商标术语）指采用 980nm 半导体接触光纤激光，进行传统的阴道前后壁成形，从而改变外阴和阴道。设计的激光阴道成形术（designer laser vaginoplasty，DLV）（商标术语）是指外阴的整形和重塑，包括阴蒂包皮成形、小阴唇和大阴唇的成形、阴唇填充成形及外阴和阴阜吸脂。

有文章报道可注射自体脂肪或填充剂（如透明质酸）用于阴道紧缩。透明质酸会随着时间吸收，可能需要多次注射才能达到预期效果。虽然可能存在黏膜萎缩，但也有肉芽肿形成的风险[57]。

处女膜成形术是采用可吸收缝合线间断缝合处女膜残留的外科手术，以缩小阴道口。在某些文化中，完整的处女膜是家庭荣誉的象征，然而，处女膜的缺如并不意味着失去贞洁[58]。多达 52% 的有性生活的女孩，处女膜可以保持完整。处女膜是一种相对不容易流血的膜，即使撕裂也不大可能明显出血。提倡完整的处女膜作为处女的标志，这不过是神话的延续。

### （九）阴蒂成形术

减少阴蒂包皮的目的是使阴蒂体更多地显露，以改善性刺激和改善生殖器部位外观。女性之所以要求这样做，可能是因为阴蒂埋在包皮下面，导致直接刺激很少，或者是因为女性觉得包皮皱褶不美观 / 使人难堪[44, 51]。手术通常是通过外侧的前包皮或中央的皮下进行简单的皮肤切除来完成的。应避免在中线切开，因为可能会留下瘢痕和导致随后的功能障碍。这个手术可以联合阴唇成形进行。切勿靠近阴蒂边缘切除，因为靠近阴蒂的瘢痕会导致性功能障碍。

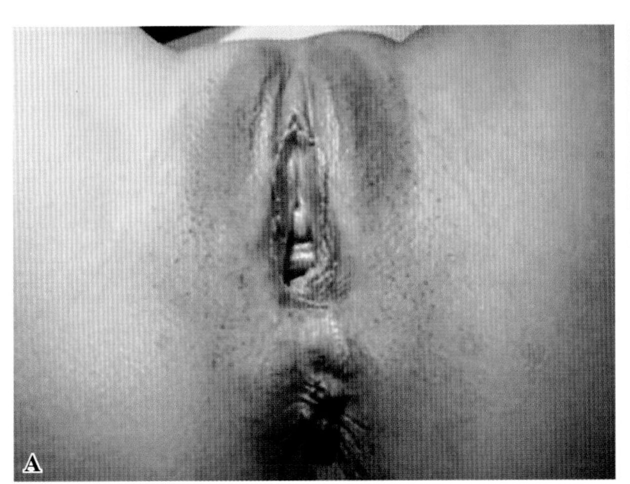


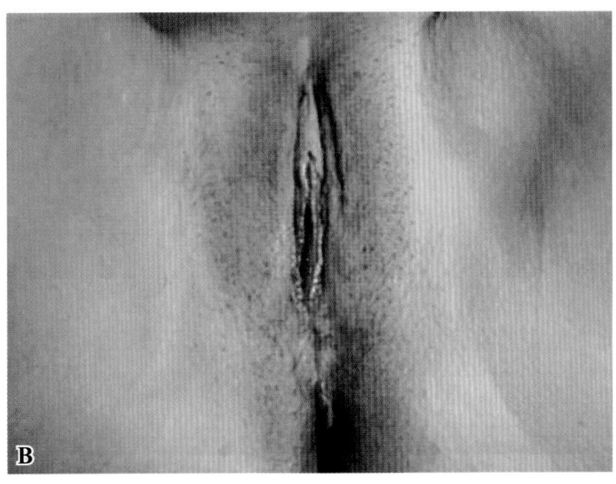


▲ 图 42–4　使用单股缝合线缝合行阴道成形术

阴唇缩小复位是为了确保对称的结果，并结合阴蒂包皮切除 [59]（图 42–5）。过度显露导致阴蒂高度敏感 [60]，以及出现阴蒂发育不良。典型的阴蒂包皮切除是一种改良的 Y 至 V 技术，切开阴蒂包皮，阴蒂两侧多余的组织被切除。

阴蒂包皮切除的另一种方法是收紧阴蒂包皮 [50]。与中央楔形结合，阴唇前翼向后移，阴蒂向后收紧到裂隙中。

## （十）阴蒂固定术

阴蒂固定术包括阴蒂 V 至 Y 成形术，将阴蒂及其附着的小阴唇沿前上的方向移动。于阴蒂内外侧，而不是在含有神经血管的中线区域，从阴蒂的悬韧带到耻骨筋膜 / 骨膜进行深层缝合固定。

## （十一）阴蒂缩小

阴蒂肥大可能是原发性或继发性激素或遗传异常［性发育障碍（disorders of sex development DSD）］。阴蒂缩小术不同于阴蒂固定术，前者真正减少了阴蒂轴和（或）头的长度，同时保持了敏感性。这往往是一个功能重建的过程，而不是美容手术。

会阴整形术（图 42–6）指低位后盆腔修补来重建阴道口、肛提肌加固，目的是使会阴上提

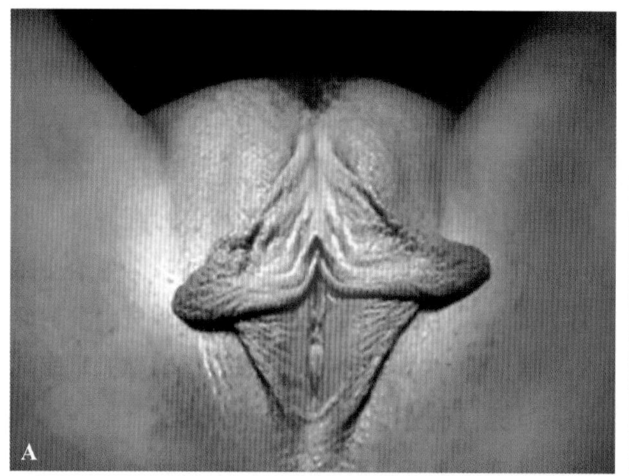


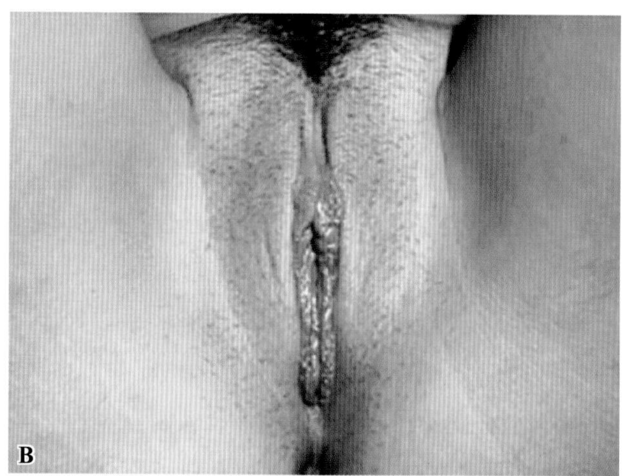


▲ 图 42–5　改良线性切除术联合阴蒂成形术来缩减小阴唇。$CO_2$ 激光和 RF 用于完成这一术式

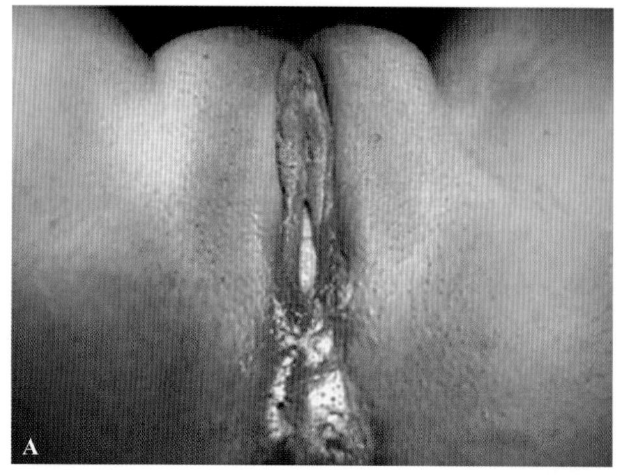


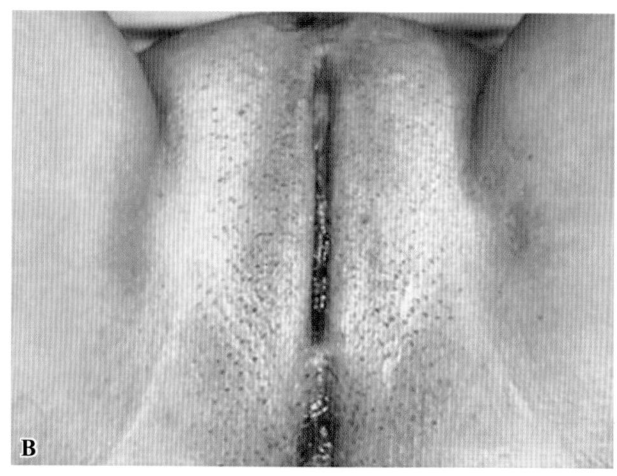


▲ 图 42–6　会阴成形术

手术采用 $CO_2$ 共聚焦激光进行，楔形切除后用可吸收缝合线缝合

和加固会阴体，改善性功能[44]。手术切除菱形组织，上端在阴道后壁下 1/3 处，最低点在会阴高于肛门处。

## 九、耻骨上阴阜整形美容术

### （一）阴阜成形术

阴阜一直是 FGCS 研究的热点。采用楔形切除方法，可减少大面积的阴阜[43]。对于减重患者，该手术可与阴唇成形术和（或）腹部整形术联合进行。

### （二）耻骨提升

通过横向楔形切除来减小阴蒂或多余组织的阴阜，通常是与腹部整形术联合或作为其一部分进行[51]。

### （三）耻骨抽脂

阴阜吸脂术对没有过多皮肤的患者有效。在腹部整形术中，通过下腹部切口楔形切除脂肪垫[51]。

## 十、常见外科修复术中的手术技巧

最终令人满意的结果取决于术前标记、成形术精密器材、4–0 和 5–0 眼科缝合线、精确的缝合技术、手术中对细节的细致关注，以及术前接受关于患者术后护理的学习培训。

### （一）组织处理

以最小创伤来处理、切割和使组织重新贴近是成功的关键之一。

1. 准备

患者取膀胱截石位。使用聚维酮碘消毒阴道和外阴。为了减轻术后疼痛，在开始手术前，双侧给予阴部阻滞（5ml 0.5% 可卡因加肾上腺素），也可以沿手术线进行局部浸润。

2. 术中标记

擦干，以便绘制手术线。使用无菌标记笔，根据患者的需求和个人解剖情况绘制切口线。对于阴唇成形术，要注意保守，于黏膜表面 Hart 线之外，在阴唇皱褶内侧。绘制标记时，注意不要拉长阴唇，记住要把线弯曲，在头侧保留更多的组织。将线斜切入下降的阴蒂包皮皱褶，或将皱褶并入切口线。

### （二）手术器械

最好使用短柄设备（约 5 英寸），即 5 英寸持针器、Adson 钳、婴儿 Metzenbaum/Kaye 锯齿状剪刀、4–1/2 英寸弯钳、缝合剪、2 个蚊式钳、Allis 钳、纱条或夹子，以保证悬垂；无菌细尖记号笔、50ml 麻醉药杯、11 号刀片。对于阴道收紧手术，增加 2～4 个 Allis-Adair 或 T 形钳、较重的 Metzenbaum/Mayo 解剖剪。Heany 弯持针器。

### （三）缝合材料和缝合针

1. 小阴唇成形术与阴蒂包皮切除术

- 皮下缝合：PC–5 带针缝合线，线为 5–0 Monocryl；SH–I 带针缝合线，线为 5–0 或 4–0 Vicryl。
- 皮肤缝合（皮内或间断褥式缝合）：PC–3 带针缝合线，线为 5–0 Vicryl Rapide 或 5–0 Vicryl。

2. 大阴唇成形术

- 皮下缝合：SH 或 SH–I 带针缝合线，线为 4–0 Vicryl、4–0 Moncryl 或 4–0PDS。
- 皮肤缝合：PC–5 带针缝合线，线为 5–0 Moncryl，用于皮内缝合；或 PS–3 带针缝合线，线为 5–0，用于皮肤缝合。

3. 会阴和阴道成形术

- 深层（提肛器、会阴体）用 CT–2 针和 2–0

Moncryl。

- 第二层（直肠阴道筋膜）用 SH 或 CT-2 针和 3-0 或 4-0 Moncryl。
- 阴道黏膜和会阴缝合：SH-I 带针缝合线，线为 3-0 或 4-0 Vicryl。

可以用手术刀、电刀、精细手术剪、激光或射频针状电极来进行切割和电灼（如婴儿 Metzenbaums、Kaye 等），电外科设备具有针尖切割和烧灼功能。射频和激光都是精密切割工具。剪刀、激光或射频手术理念一致。

4. 激光

铒和二氧化碳（$CO_2$）激光都可以使用。可能的益处是减少失血和促进伤口愈合。这种技术的局限是形成表皮潴留囊肿的风险较高。据报道，与传统手术相比，带有接触式 $CO_2$ 激光器的 LVR 与标准的烧灼联合运用可降低发病率、减少瘢痕，在阴道口直径方面有较好的结果，但尚无研究证实激光或射频切割术比传统手术刀、剪刀、电灼具有优越性。

射频（radiofrequency，RF）设备[61]可切开、微光滑切割和表面修整。其能有效熨烫粗糙的表面、抚平不平整的边缘、切除组织、凝闭小血管。与低频电外科手术器械相比，单极射频治疗降低组织电阻，最大限度地控制精确切割，并可收紧组织，使起皱皮肤变平滑。射频装置使用单极或双极能量切割和凝固软组织，并能够进行精确的显微外科操作，以闭合开放的小血管，最小的横向热损伤为 20～40μm。细线切割刀头有笔直和 30° 弯曲的形状。通过刺激凝结，可连接球形电极头促进软组织收缩和皮肤收紧。单极射频手术热量较少，热扩散到组织中的程度可忽略不计，从而在切除外阴皮肤或使外阴皮肤平整过程中减少烧灼或炭化。

5. 辅助皮肤镇痛的其他方法

手术前 1h 使用 4% Emla 乳膏或 5% 利多卡因凝胶涂在该区域，塑料薄膜覆盖，或局部注射前，皮肤喷洒氯乙烯或局麻药。当评估患者、准备和做标记时，止痛效果就消失了。用碳酸氢钠缓冲麻醉药可以最大限度减轻注射引起的疼痛。

### （四）局部麻醉

1. 注射液

(1) 小阴唇 / 阴蒂包皮局部注射技术。

- 0.25%、0.5% 布比卡因加 / 不加 1：100 000 肾上腺素，或 1～2ml 0.25% 含肾上腺素的马卡因，或 1% 含肾上腺素的利多卡因，或 1% 含 50/50 肾上腺素的二甲苯卡因和 1% 马卡因，0.15～0.2ml 碳酸氢钠缓冲液 / 10ml。
- 可使用局部麻醉药［BLT 乳膏：苯佐卡因（20%）、利多卡因（6%）和丁卡因（4%）］，注射局部麻醉药后阴唇的薄层黏膜可快速渗透，使局部麻醉维持 2h[50]。
- 18G 或 20G 针头用于抽吸溶液，1.5 英寸的 25G 或 27G 针头用于注射。
- 剂量：两侧总计使用 6～10ml。如果使用局部剂量超出该剂量，那么组织平面解剖和小血管止血会扭曲和（或）破坏手术部位。
- 小阴唇处麻醉药从基底部渗透。所有注射建议在解剖线内侧进行。这将最小限度地减少外科解剖线扭曲，提供麻醉、止血和组织平面。
- 每次进样的时间间隔限制为 20s。在皮肤切开之前，用镊子检查切口。至少等待 5min，以使肾上腺素作用并诱导血管收缩。

(2) 大阴唇局部注射技术。

- ＜ 25G 注射针头难以穿透大阴唇上皮。
- 总剂量：两侧总量为 8～10ml。
- 注射剂应在切口线之外。

(3) 会阴成形术和处女膜成形术局部注射技术（门诊病例，局部皮下麻醉）。

- 总剂量：20～30ml，平均 15～25ml 用于会阴成形术，4～5ml 用于处女膜成形术。
- 仅用于会阴成形术：0.5% 布比卡因。如果混合，0.5% 与 0.25% 布比卡 50/50 混合，获得 0.375% 溶液（最大剂量 45ml），或使用 0.25% 布比卡因。

2. 注射技术

(1) 初次注射：于切口线下注射皮丘。所有随后的进针都是通过这个皮丘或进入先前麻醉的区域。注射是仅在切口线内部形成缓慢的最小麻醉带。在开始切开前用镊子检测麻醉效果。

(2) 切开和止血：可以用解剖剪刀、激光、射频或电流进行切除。必须注意止血。即使是很小的血肿也会扩大修复范围，影响手术效果。通过针状电凝以确保细致止血。所有静脉出血必须局部点凝。小动脉出血应仔细定位和结扎（4–0 Vicryl 间断褥式缝合），小的出血可以电凝。重要的是保持干燥，避免喷凝止血。小阴唇下部的静脉出血通常用皮肤缝合线控制，必要时锁紧。

(3) 皮肤闭合：闭合的关键是使用无张力缝合线消除所有无效腔，使边缘闭合无张力，翻出边缘并闭合。可吸收单丝或多丝（不含铬）皮下缝合线（3–0 至 5–0）用于减少无效腔和提供额外的支持。皮下缝合线必须是无组织反应性的且直径小的缝合线（4–0 或 5–0 多纤维 / 单纤维可吸收缝合线）。5–0 Monocryl 难以看到且使用不便，PDS 或许可以作为替代品（4–0 或 5–0）。

在小阴唇整形术中，皮下闭合适用于线性切开技术，但对 V 形切开术来说在技术上有困难。最好使用 5–0 Vicryl Rapide 线间断缝合，针距 2～3mm，最好使用褥式缝合防止边缘内卷。阴唇边缘不应使用连续缝合。如果连续缝合或缝合紧密（有时会出现瘢痕和变形）关闭边缘，边缘高度敏感，或在系带或阴蒂附近进行切除，则会出现更多的扇形突起，引起疼痛伴有生殖器兴奋。

(4) 敷料：伤口上涂有抗菌药膏，并用不粘敷料（Telfa 等）、纱布和一次性内裤敷盖。术后应缓慢分阶段进行活动，以避免在接受 1～2.5h 截石位患者中出现低血压。

在 4～6 周时，可获得初步结果，可以恢复一切活动，包括性活动。然而，最终结果将在 3～6 个月后才能显示出来。

## （五）术后护理

术后立即将局部抗生素软膏涂在切口上，并持续 5 天。在切口愈合之前，可以一直使用卫生护垫。术后疼痛有时需要适量麻醉药。

对于阴唇手术来说，术后减轻水肿是非常重要的，术后水肿可能通过对伤口缝合处施加过大的张力而导致伤口裂开，并可能损害美观效果。建议术后 48～72h 每小时用冰袋冷敷阴唇 15～20min。患者在术后 6 周内，应穿着宽松的内衣、避免磨蹭手术区域、避免性交和在阴道内放置任何东西，可以淋浴（禁盆浴）。缝合线溶解后，患者会出现瘙痒，如果排除假丝酵母菌，告知患者这种情况是暂时的，可服用抗组胺药来缓解这些症状。

对于阴道成形术，术后填塞阴道纱布，并在出院前将其取出。对患者进行阴道手术的常规指导，并在术后 4 周或更早的时间进行随访。评估阴道口和阴道直径。

## （六）随访

术后 1 周和 1 个月进行随访。患者可在术后 3～4 天内恢复正常工作，避免使用棉条或紧身衣，4 周内禁止性生活。

术后指导

术前和术后给予患者书面指导，这些内容患者应在术前阅读并签字。

- 最初 48h，应进行以问题为导向的指导，使用新孢霉素和过氧化物用以防止阴唇边缘相互粘连。

- 淋浴指导，可以使用肥皂水滴和如何及时地晾干。
- 对于 42 岁或 43 岁以上患者，局部应外用雌二醇乳膏（0.01%～0.02%），或雌二醇乳膏与铜肽乳膏（Cu–3）混合物。
- 建议患者不要经常查看手术区，永远不要拉拽起手术区来观察。
- 在第 1 个 48～72h 使用冰袋冷敷，必要时持续冷敷。如果持续肿胀，建议在 72h 后热敷。
- 3 周内勿跑步、跳跃、有氧运动、下半身运动或游泳。
- 28 天内不建议使用卫生棉条。
- 21 天后可以浸泡。
- 禁止性生活 5～6 周。

### （七）矫正

在大多数情况下，至少应在距离初次手术 3～4 个月（许多情况下术后 6 个月）后再次修补，因为至少需要 3 个月才能使组织完全愈合。在此之前，软化和其他的组织变化持续进行。此外，血管重建至少需要 3～6 个月才能达到伤口正常愈合。

会阴整形术过紧

在 10%～15% 的病例中，阴道远端 1/3～1/2 处过度收紧（会阴或阴道成形术进行 V 形切除阴唇成形术时更常见）。通常情况下，使用渐进式阴道扩张器，从 2.5～3cm 开始，可在 2～4 周内解决问题。绝经前后女性，阴道用雌二醇预处理 2～3 周，之后渐进式扩张后，可获得最佳效果。

在阴道中部或中部与远端交界处，用力收缩肛提肌而使阴道壁过度收紧的情况下，在可能触碰缝合线的部位切开，仔细向下解剖并离断缝合线，以进行矫正。另一种方法是等到缝合线完全吸收（8～10 周），然后开始仔细检查并渐进性扩张。

矫正率不到 6%，总满意度为 92%。

## 十一、从美学到功能的桥梁：组织重塑

### （一）能量器械作用 [29]

当吸收足够量时，光能可引起皮肤和黏膜基质的变化。激光设备允许以可控的方式将光传送到皮肤上。过去的 10 年中，能量型设备（energy-based devices，EBD）（分级激光和射频）的技术进步迅猛，这些设备作用于阴道壁，以逆转其与年龄相关的组织重塑。阴道壁上传递的热能刺激新生血管的形成、胶原蛋白形成，以及富含糖原的上皮细胞增殖，导致自然润滑和尿失禁得到改善。

电磁波谱波长的吸收因不同组织（包括血红蛋白、黑色素和水）发色团的不同而不同 [62]。靶组织的明显生理特性和能量装置的技术参数影响细胞水平的相互作用。其中包括激光波长、能量密度、脉冲持续时间、光斑直径、组织吸收、水合作用、氧合作用、血液供应、角质化程度和绝缘性能（脂肪沉积）。

除其他因素外，必须在阴道组织中使用可控制的能量，阴道组织中含水量和细胞成分随年龄而变化，并受激素的影响 [63]。

### （二）皮肤光学 [64]

深入了解光与生物组织之间的相互作用对于选择激光设备及有效安全地使用设备至关重要。吸收光的分子称为发色团，如黑色素、氧合血红蛋白和水，它们经常成为靶标。吸收到目标发色团中的光会转换为热能，从而导致发色团加热和破坏。

## 十二、治疗参数

波长和脉冲持续时间是控制激光对皮肤影响

的重要参数。能量密度、辐照度和光斑大小是影响临床结局的其他因素。

- 波长：发射光决定了其穿透皮肤的深度。长波长的光比短波长的光能更深入地渗透到皮肤中。发色团可有效吸收不同波长的光。为发挥最大的影响，波长应该接近目标生色团的最大吸收，并且应该具有足够的长度以穿透组织达到目标深度。因为光散射随着波长的增加而减小，所以更长的光波长可实现更大的穿透力。相比之下，表皮中的水分子对光的高吸收明显限制了中红外光［2940nm 铒：钇铝（Er：YAG）］和远红外光（10 600nm $CO_2$）发射光的穿透深度。
- 脉冲持续时间：设定值由目标发色团的热松弛时间决定。
- 热松弛时间：即加热后目标温度恢复至环境温度所需的时间[65]。如果物体被加热的时间等于或短于其热松弛时间，则累积热量和由此产生的伤害仅限于目标对象。这种选择性光热分解显著降低瘢痕形成的风险。二氧化碳激光穿透皮肤的深度为 0.05mm，而组织厚度的热松弛时间约为 1ms[66, 67]。
- 能量密度：是对所输送的能量或单位面积的量度。
- 辐照度：功率描述能量的传输速率以焦 / 秒（瓦特）为单位。辐照度将此测量值与已处理区域的大小相关联，并描述了能量传输速率 / 单位面积（$W/cm^2$）[68]。辐照度根据激光功率输出和光斑大小计算得出，是能量输送强度的一种度量。很高的辐照度使加热速度比低辐照度更快。在不改变能量的情况下，降低激光设备的脉冲持续时间会导致较高的辐照度。缓慢加热（低辐照度）可使组织凝结，而快速加热（高辐照度）可使组织蒸发。
- 光斑大小：是指发射到皮肤表面的光束直径。通过小光斑传输的光比通过大光斑传输的光更容易散射。当瞄准真皮中层或深层结构时，首选较大的光斑。对于表面目标，光斑大小不太重要。

基本上有 3 个变量可以控制，即功率（W）、光斑大小（$mm^2/cm^2$）及曝光时间或脉冲持续时间（数秒）。根据光斑大小和曝光时间不同，功率保持恒定不变，影响范围也可以很大。辐照度（$W/cm^2$）是一种更有用的测量光束在焦点处的强度，因为它考虑了光斑的表面积。通过改变暴露时间（脉冲宽度），可以改变传递到目标组织的能量。穿透深度由能量密度决定，广泛的表皮消融模式局限于表皮和表面乳头状真皮。通过控制脉冲的数量、每个脉冲的密度和能量，可以控制组织热损伤程度[69]。

选择性光热分解是指利用光能选择性地破坏皮肤的特定结构，同时尽量减少对其他组织的损伤。下列原理构成了选择性光热分解理论[65]。

- 光的波长应优先被目标生色团吸收，并充分穿透皮肤达到其深度。
- 光必须在足够短的时间内传递，以防止过度热量传递到相邻组织。
- 单位面积的能量（能量密度）必须足以发挥预期的治疗效果，但其水平应尽量减少周围组织损伤。

部分光热分解是一种对激光损伤程度进行严格控制的方法。该技术包括利用被水充分吸收的红外光来凝固 / 消融被称为微热区（microthermal zones，MTZ）的狭窄组织柱[70]。形成数千个 MTZ（直径约 0.1mm）的图案。一般来说，损伤组织占皮肤或黏膜表面的 10%～50%。柱之间皮肤无损伤（图 42-7）。邻近激光损伤部位的未受损皮肤储存层可在治疗后通过存活细胞迁移到损伤部位，进行快速重塑上皮。当伤口愈合时，受

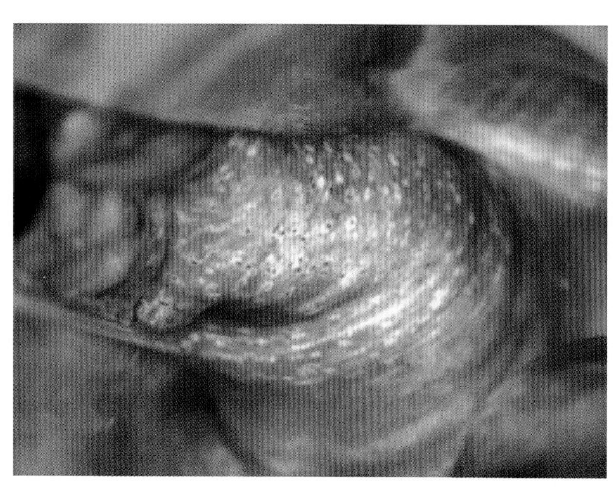

▲ 图 42-7 点阵 $CO_2$ 激光运用于阴道前壁。这张照片是在能量应用之后立即拍摄的

影响的表皮和真皮的重塑有助于皮肤的外观或质地的改变[71]。

## 十三、设备分类

3 大类激光器包括连续波激光器、脉冲激光器和分次激光器。只要按下脚踏开关或手指开关，连续和准连续波激光器就会发出连续激光束。扫描设备并不总是有效地防止皮肤损伤。因此，连续波激光器已被脉冲激光器取代。

### （一）脉冲激光器

脉冲激光器产生的激光束以短脉冲发射，脉冲间隔（0.1～1s）。$CO_2$ 和 Er 脉冲消融：YAG 激光用于皮肤表面修复[66]。它们可用于精确消融浅表皮肤病变，同时又可保留下非常狭窄的热损伤区域。

### （二）分次激光器

对于分次光热分解，最常用于皮肤表面处理和瘢痕[72, 73]，分为非消融设备和消融设备。

1. 非消融分次激光器

通过近红外激光（1320nm、1440nm、1540nm、1550nm 和 1927nm）热凝固表皮狭窄的垂直柱和真皮的可变部分。这些激光发射的光被皮肤中的水吸收的程度比用于分次消融的中红外、远红外激光要少。治疗后，热凝表皮迅速脱落，2～3 天内完成上皮再生。热凝的真皮逐渐被新的胶原沉积和胶原重塑所取代。通常需要一系列治疗来逐步重塑整个皮肤表面。

2. 消融分次激光器

通过中红外（2940nm 或 2790nm）和远红外（10 600nm）激光器输送在皮肤中产生消融的 MTZ，并延伸到真皮，它们发出的光被水强烈吸收[74, 75]。消融区周围也出现热凝结区。在 Er：YAG（2940nm）激光照射下，外周凝结区非常狭窄，导致治疗过程中频繁出现针尖出血。$CO_2$（10 600nm）激光产生较厚的凝结区，可减少出血。上皮化再生通常发生在分次 Er：YAG 激光治疗后 4 天左右，分次 $CO_2$ 激光治疗后 7 天左右。与传统的脉冲 $CO_2$ 或 Er：YAG 激光表面修复术相比，上皮化再生时间相对较短，需要 7～10 天的愈合时间。

蓝色或红色发光二极管（light-emitting diode，LED）光源、各种可见光激光器和强脉冲光（intense pulsed light，IPL）器件都已用作光动力治疗的光源。光动力疗法已用于治疗光化性角化病、皮肤癌和痤疮及光子嫩肤[76, 77]。

## 十四、能量设备在女性生殖器中的临床应用

### （一）适应证和应用

- 阴道干燥、灼痛 / 瘙痒。
- 失去弹性和张力（松弛 / 阴道松弛综合征）。
- 压力性尿失禁。
- 鹅口疮和膀胱感染。
- 性交痛。
- 阴道或外阴疼痛。

- 轻度脱垂。
- 性欲和性唤起降低。
- 萎缩性硬化性苔藓。
- 外阴皮肤修复瘢痕、组织松弛或皮肤再生。

## （二）阴道萎缩

$CO_2$ 微创激光治疗后，许多患有慢性尿路感染（urinary tract infections，UTI）或泌尿症状的患者病情有所改善，其尿急、尿频和尿路感染减少。理想的患者是绝经后女性，伴有性交困难或阴道干燥，有或无下尿路症状，尤其是并不真正适合传统疗法（如阴道雌激素）的乳腺癌患者。乳腺癌患者服用抗肿瘤药（如芳香酶抑制药）后，生殖器组织严重萎缩。大多数乳腺癌患者由于缺乏雌激素和服用预防乳腺癌复发的药物而增加了绝经期泌尿生殖系统综合征（genitourinary syndrome of menopause，GSM）的发病率[78]。EBD（能量型设备）是一种非常快速、相对无痛的方法，可以诱发阴道皮肤的变化。润滑剂不是一种治疗方法，而是缓解症状的药物。润滑剂和阴道保湿剂确实可以缓解性交困难。

激光阴道应用的重点是通过逆转年龄或机械应力导致松弛的阴道重塑来恢复功能。阴道紧缩的外科手术目的是改善阴道口径，但没有改变阴道黏膜的质量和（或）其功能。显微激光、射频和高强度聚焦超声（high-intensity focused ultrasound，HiFU）设备可引起浅表组织萎缩和黏膜下层 ECM 层的深度刺激[79-82]。经 $CO_2$ 激光治疗后，绝经后阴道黏膜萎缩的组织学明显改变[83-85]。新生胶原、ECM 基质成分的产生、上皮内和上皮表面糖原和酸性黏蛋白的产生，将黏膜从萎缩状态转变为健康的绝经前状态（图 42-8）[85]。利用逆转录酶实时聚合酶链反应（rt-PCR）技术和免疫组织化学（IHC）研究激光治疗对人体皮肤的影响有大量可靠的科研数据支持[86]。

## （三）分次激光治疗后的黏膜反应

$CO_2$ 分次激光治疗后，复层的鳞状上皮增厚，由 20～40 层细胞层组成，这些细胞层为分化和表面脱落提供细胞。基底层细胞呈层状紧密排列。基底层有毛细血管的乳头状突起增多，该突起突出于上皮的下表面并带有凹痕。中间层细胞增大，细胞核被富含糖原的宽大细胞质包围。可见表皮的上皮细胞在糖原作用下向阴道脱落。阴道乳酸杆菌依赖于表浅上皮细胞脱落的糖原，使阴道黏膜表面的渗出液酸化，使阴道 pH 恢复到绝经前的酸性状态，防止病原体定植[87, 88]。结缔组织中血管增加（毛细血管穿透上皮下新形成的

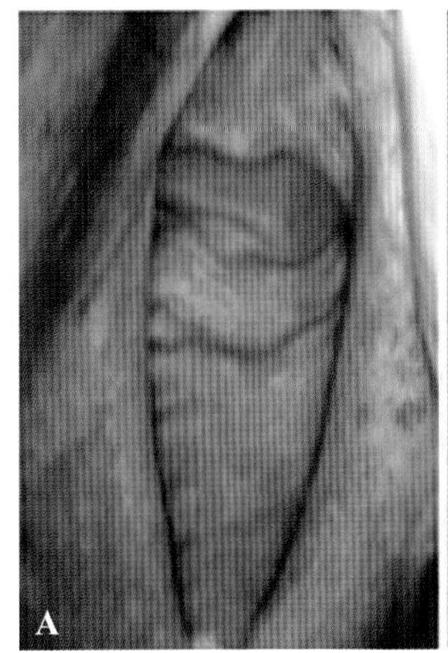
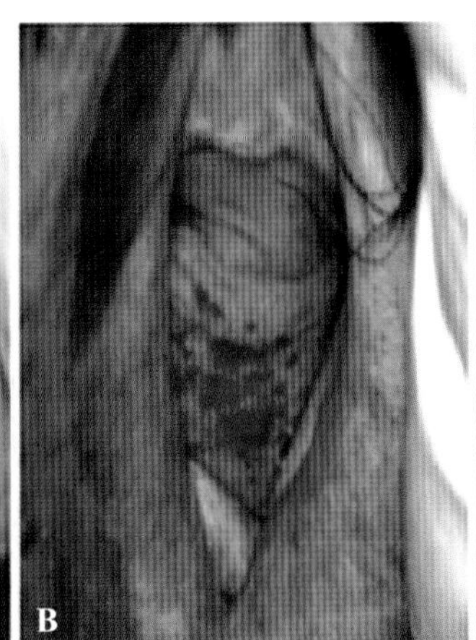
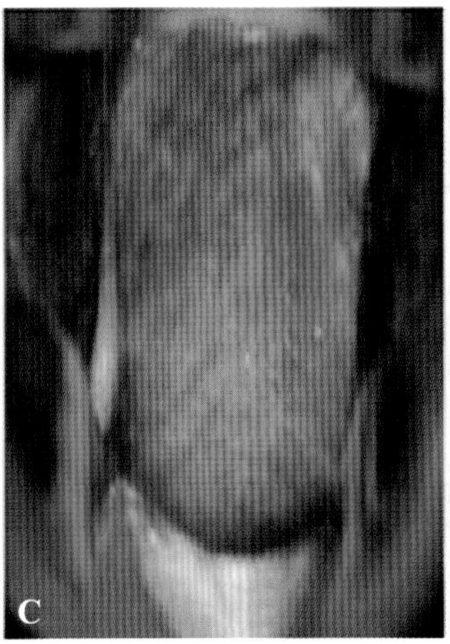
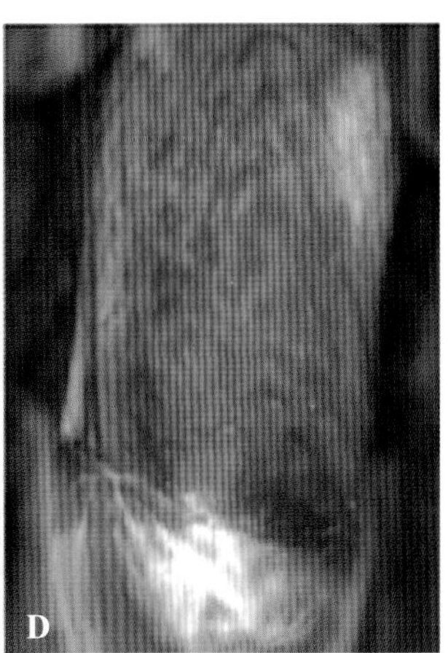

▲ 图 42-8 观察点阵 $CO_2$ 激光治疗萎缩的阴道前壁的效果

这一系列图片分别是应用前、应用后立即拍摄、应用后 3 个月和应用后 6 个月的效果图

乳突）支持成纤维细胞的更新活性，并为上皮细胞增殖和分化提供支持。

### （四）EBD 对阴道黏膜的生物学分子作用

结缔组织中细胞因子或生长因子活化，进一步刺激新的胶原合成和富含纤维和非纤维成分的基质生成，并增加血管生成，从而改善细胞外基质（ECM）的水合和渗透性，导致新的活跃上皮细胞层数增加、脱落。这增加了结缔组织内及新生血管与上皮间的分子运输，从而恢复相关上皮功能（增殖、分化、糖原合成和脱落）。

固有层成纤维细胞具有较高的细胞器含量、RER（前胶原合成部位）和发达的高尔基体［多糖合成部位和基质（糖蛋白、蛋白聚糖和黏附糖蛋白）蛋白质成分糖基化部位］[89, 90]。这些结构为 ECM 的纤维和基质成分的合成提供支持。Ⅰ型胶原诱导因子是临床疗效最直接的预测指标。激光照射后，前胶原、基质金属蛋白酶、白细胞介素 –1b（IL-1b）、肿瘤坏死因子 –α（TNF-α）和转化生长因子 –$b_1$ 的 mRNA 水平显著升高（这是能量依赖性的），提示刺激了组织再生机制。

- 成纤维细胞对结缔组织重塑的刺激与热休克蛋白（HSP）反应的激活应答有关，至少持续治疗 3 个月[91]。HSP 被激活，其他生长因子也开始诱导 1 型胶原和 3 型胶原。RER 中的 HSP47 在治疗后胶原生物合成早期阶段起重要作用[92–97]。
- 急性炎症在很大程度上是固有免疫的一种表达，诱导刺激单核细胞和中性粒细胞的内流和活化细胞因子、趋化因子和抗菌肽。不同细胞因子的局部增加，特别是转化生长因子 –β（TGF–β，刺激胶原蛋白）、碱性成纤维细胞生长因子（βFGF，通过内皮细胞迁移和增殖刺激血管生成活性）、表皮生长因子（EGF，刺激上皮化再生）、血小板源性生长因子（PDGF，刺激成纤维细胞产生细胞外基质成分），肿瘤坏死因子 –α（TNF–α）与血管内皮生长因子（VEGF，调节血管生成和生成血管）。它们的表达开始于上皮基底上层（糖原合成）和结缔组织中，刺激成纤维细胞活性并形成新血管[98]。
  - 中性粒细胞和巨噬细胞是参与伤口修复初期的重要细胞类型。治疗后 24h 内可以观察到 2 种细胞类型的流入。第 3 天，在整个真皮层可以观察到大量中性粒细胞和巨噬细胞的聚集。治疗后第 7 天，这 2 种细胞类型明显减少。
  - IL–1b（主要细胞因子）在治疗后第 1 天显著升高，在治疗后 3 天内恢复到基线水平。
  - 趋化因子 IL–8（在固有免疫中起重要作用的中性粒细胞趋化因子）治疗后 1 天内显著增加，治疗后 1 周内恢复至基线水平。
  - 抗菌肽（AMP）在固有免疫反应中起重要作用，防止皮肤感染。治疗后诱导 AMP 的基因表达，在第 1 周表达最高。
  - 随着真皮重塑的发生，包括 $CD3^+$ 和 $CD20^+$ 细胞在内的炎症性浸润在清除热改变的组织中起着重要作用。
- 炎症介质诱导酶（MMP–1、MMP–3 和 MMP–9）在 1 天内显著降解真皮富含胶原的 ECM。这种降解有助于真皮内的免疫细胞运动，并为重塑阶段产生新的 ECM 奠定基础。MMP–1 引起胶原纤维的断裂，并被 MMP–3 和 MMP–9 进一步降解。在整个上皮中观察到 MMP–1 和 MMP–3，在治疗后的第 1 周保持高水平，第 2 周急剧下降，而 MMP–9 的高水平表达至少持续 2 周。MMP–9 基因（储存在中性粒细胞分泌颗粒内）的表达以延迟的方式增加，在治疗后第 1 周内观察到最显著的染色，与中性粒细胞弹性蛋白酶一致，在治疗后 2～3 周达到高峰[98]。

在伤口愈合的炎症期后，真皮成纤维细胞产生新的 ECM，主要由Ⅰ型和Ⅲ型胶原纤维组成。激光分次治疗可显著诱导Ⅰ型前胶原 mRNA 和蛋白质产生。在治疗后第 2 周，Ⅰ型和Ⅲ型前胶原 mRNA 含量显著增加，并且在治疗后至少持续 5 周仍保持高水平。$CO_2$ 激光分次治疗后诱导的平均峰值可达 8.4 倍[98]。此外，真皮损伤修复增加血管生成。$CO_2$ 分次激光治疗后 3 周和 5 周，CD31 阳性血管和内皮细胞密度增加。

长脉冲非消融模式对阴道黏膜深层具有热效应能力。通过将重复的 Er：YAG 激光脉冲叠加在同一组织部位进行深度凝固已有报道[99]。该模式在深层中产生热变化，表面只有轻微的表面消融（5μm），但具有足够的热效应来改变发色团。使用较大的光斑（> 5mm），可实现加热，并通过重复曝光（堆叠），将固有层的热效应加深到至少 500～1000μm（取决于组织水化程度），对阴道黏膜造成焦耳效应（光热和热化学效应）。随着温度的局部升高，缓激肽和组胺释放，毛细血管松弛和血管舒张，这种现象称作热再灌注现象[100-102]。

### （五）压力性尿失禁

利用能量设备对尿道下组织产生热效应，可以改善尿道支持。大量研究证实[103-109]，采用 Er：YAG 激光、$CO_2$ 激光和 RF 治疗后，控尿改善，所有这些都激发了阴道前壁内 0.5mm 深的光热效应，并导致组织体积减少 30%。热诱导的新胶原蛋白生成可改善阴道壁的厚度、弹性和牢固性，并在尿道下神经丛水平局部发挥作用[104, 105]。

### （六）EBD 在外生殖器中的应用

适应证

- 皮肤老化。
- 创伤、会阴修补术后瘢痕组织。
- 硬化性苔藓。
- 外阴疼痛。

### （七）皮肤随年龄的变化

随着时间变化，衰老会导致皮肤变化，如色差、皱纹、结构改变和皮肤松弛。从 20 岁到 30 岁初，皮肤开始出现衰老迹象。长期暴露于紫外线（光损伤）也会促进真皮损伤，临床表现为皱纹和皮肤松弛，组织学上表现为无序的胶原纤维和异常弹性物质[110]。

老化特征：真皮基质（胶原蛋白、弹性蛋白和基底物质）流失。表皮趋于增厚，皮下纤维连接性降低，软组织体积减小，软组织下垂。表皮－真皮变化包括变色、色斑、色素沉着、红斑、毛细血管扩张、酒糟鼻和黑色素沉着，尤其是在光损伤的皮肤中[81]。

常见的组织学和分子水平的特征包括减少胶原蛋白含量、胶原纤维断裂、弹力纤维变性、MMP（特别是 MMP-1 和 MMP-2）上调、真皮血管扩张和扭曲、表皮萎缩和极性紊乱[111, 112]。

为了逆转皮肤和表皮的光老化和时间老化迹象，目前医学上有如下几种方式。主要理念是去除表皮，诱导皮肤损伤的可控形式，促进胶原合成和真皮基质重塑。最常用的干预措施是使用维 A 酸、磨皮、化学换肤和 $CO_2$ 激光、Er：YAG 激光或组合激光进行表面处理[113-115]。非消融性皮肤修复的目的是在不破坏表皮的情况下改善光老化和时间老化的皮肤[116, 117]。

### （八）外阴痛和前庭激发性痛

激发性局部前庭痛（provoked，localized vestibulodynia，PVD）以前称为外阴前庭炎综合征，在 3 次点阵微消融 $CO_2$ 激光治疗后，PVD 对其显示出明显良好反应[118]。点阵 $CO_2$ 激光在产后性交困难和会阴疼痛中也证实有效[119]。

### （九）硬化性苔藓

生殖区硬化性苔藓（lichen sclerosus，LS）可导致外阴瘢痕形成、小阴唇部分或全部丧失（再吸收）、阴蒂粘连和性交不适。如果不进行治疗，可能会导致外阴结构的逐渐破坏，或导致外阴鳞状细胞癌（squamous cell carcinoma，SCC）[120]。使用极低能量的点阵 $CO_2$ 激光，4～6 周进行 3 个疗程（每个疗程 3 次）表面消融 LS [121–125]，愈合期为数周。第 3 个疗程后可以看到皮肤颜色、弹性和血管等症状明显改善，并保持 6 个月以上。激光治疗后的组织学评估证实了愈合的过程。

### （十）激光皮肤再生

激光依靠不同的技术对表皮和真皮产生热损伤，导致组织消融和胶原蛋白增生。每种激光在治疗强度、疗效和不良反应方面各不相同。

激光的选择：对于一个给定的设备，消融程度取决于多种因素，包括影响程度、重复率、设备的覆盖程度、患者的皮肤类型和解剖部位，无论是消融、部分消融还是非消融。消融激光器包括连续波 $CO_2$ 激光器、短脉冲 $CO_2$ 激光器、高峰值功率 $CO_2$ 激光器、快速扫描 $CO_2$ 激光器、聚焦 $CO_2$ 激光器和传统 Er：YAG 激光器。与传统的 $CO_2$ 激光相比，传统的 Er：YAG 激光需要更多的激光次数（在同一处理过程中对同一区域进行重复处理）以达到相似的消融深度 [126, 127]。Er：YAG 激光与 $CO_2$ 激光相比，形成瘢痕的风险更低。非消融激光也用于皮肤再生，但效果较差 [128]。

高能短脉冲激光提供可控的皮肤消融，并且基于选择性光热分解，$CO_2$ 激光系统和 Er：YAG 激光系统靶向表皮和真皮，可实现有效的皮肤消融，且对周围组织损伤最小。表皮中的水吸收光能会导致热量快速积聚，进而导致表皮的蒸发。热损伤超出了光的穿透范围，称为残余热损伤（residual thermal damage，RTD）。组织消融数量和 RTD 区对激光表面消融的效果都有重要影响 [129–131]。残余热损伤代表了真正损伤的深度，是起效的主要因素 [132]。随着能量的增加，残余热损伤增加 [133–134]，而能量密度增加导致消融深度增加。传统 $CO_2$ 激光器的 RTD 深度为 100～150μm，传统 ER：YAG 激光器的 RTD 深度为 10～40μm [23]。传至真皮底层胶原蛋白的热量有助于胶原收缩和重塑，以及临床上明显的皮肤紧致 [132, 135–138]。

$CO_2$ 激光通过发射 10 600nm 光脉冲，引起细胞内和细胞外水汽化，从而导致组织消融。$CO_2$ 激光在液态水中的吸收系数为 770/cm，相比之下，其在任何组织材料中的散射系数都可以忽略不计。它具有最小的焦斑直径，在 0.5mm 或更小的血管中达到止血作用 [139]。为了实现消融且不产生过多的热损伤，必须在＜ 1ms 的脉冲持续时间（通常商定的皮肤热松弛时间）内提供 $5J/cm^2$ 的能量。在 $5J/cm^2$ 和＜ 1ms 的脉冲时间内，$CO_2$ 激光穿透深度为 20～30μm。根据暴露时间和强度、皮肤消融深度和对周围组织的损伤而不同 [140]。

5～$15J/cm^2$ 的能量水平通常用于 Er：YAG 激光消融表面。水分子对 Er：YAG 激光器发出的光具有更大的亲和力，吸收深度更浅，每焦耳平方厘米的深度仅为 1～3μm。这样可以减少 RTD 并加快愈合速度，但 Er：YAG 对真皮胶原重塑效果较差，其对皮肤的影响不如 $CO_2$ 激光显著。最有效的 Er：YAG 激光器使用更长的脉冲持续时间来增加残余热损伤深度 [141]。

真皮中血管直径的大小随着穿透深度的增加而增大。汽化区域周围的胶原蛋白变性有助于闭合部分血管以控制出血。$CO_2$ 激光与 Er：YAG 消融表面重塑相比，这方面具有显著的优势，后者缺乏促进止血的凝血区 [142]。与 $CO_2$ 激光相比，较小的 RTD 区也会限制 Er:YAG 表面重塑的效果 [143]。

## （十一）激光表面热处理

激光作用下胶原的热收缩

皮肤吸收激光产生的热量会导致胶原纤维收缩。胶原蛋白热收缩发生在 55～58℃。胶原蛋白变性发生在 60～70℃ [132]。一旦变性，胶原会迅速收缩至其长度的 1/3 [144]。尽管细胞内水分蒸发和消融可导致皮肤紧致，但是胶原收缩是皮肤紧致的主要机制。当激光照射皮肤时，所观察到的收缩是由于干燥引起的，即当表皮中水含量从 70% 降低到较低值时，组织中结构基质成分收缩 [139]。随后，伤口愈合阶段开始出现，以高水平的 MMP 为特征 [145]。激光作用后从邻近表皮细胞快速重建表皮，这与传统表面修复术后的愈合形成对照，传统表面修复术后，新的表皮来自于皮肤附属结构迁移的细胞。皮肤新胶原形成的持续时间至少为 6 个月 [86]。

过度的热量传递到真皮会导致不良反应，如瘢痕和永久性色素减退。为了最大限度减少这种风险，激光束与皮肤接触的时间（即脉冲持续时间）应该要短于组织热松弛时间。高能脉冲 $CO_2$ 激光（脉冲持续时间＜ 1ms）和短脉冲 Er：YAG 激光（脉冲持续时间 250～350μs）引起消融，同时保持对光传输的持续时间的严格控制，并降低意外损伤的风险。快速扫描 $CO_2$ 激光器利用计算机扫描机制，限制激光束与所作用皮肤的接触时间，是脉冲设备的替代产品。

在深色皮肤中，激光诱导的色素沉着是主要问题，随着基础皮肤色素沉着，激光诱导的色素沉着风险增加。所有形式的激光消融皮肤都可能发生色素沉着和色素沉着过度，但这种风险最有可能在传统的 $CO_2$ 激光治疗后发生 [126, 146-148]。点阵消融激光可能是这类人群中较佳的选择 [146, 148]。

点阵激光已成为皮肤激光再生的奠基石。已证明点阵激光治疗会导致胶原重塑和真皮胶原增厚。临床证据表明，部分表皮修复后，色素沉着和结构异常得到改善。组织学研究表明，真皮的热损伤引发一系列炎症反应，包括成纤维细胞增殖和胶原蛋白表达上调，然后，胶原蛋白与表皮板平行方向沉积，导致真皮增厚 [149]。

Er：YAG 和 $CO_2$ 点阵激光是点阵消融表皮处理系统，广泛用于改善皮肤外观和萎缩性瘢痕。激光分次消融对皮肤紧致的效果超过了传统激光消融，此外，其恢复期相对较短，减少了点阵消融激光相关的不良反应的风险，使其成为激光消融皮肤的首选 [71]。点阵的表面积在不同设备之间无法比较。也并不是说，如果一组参数设定到影响皮肤表面的 10%，那么则需要 10 程才会达到完全消融，可能只需要非常少的程数即可达到局部热消融 [150]。

## （十二）点阵激光消融机制

点阵消融换肤装置产生消融和凝固的区域 [151]，用于点阵激光的目标发色团是水。消融和热凝固区的显微阵列是利用一系列激光参数产生的。皮肤上有一个逐渐变细的消融区，内衬一层薄薄的焦痂，周围有热凝固区域，共同构成了 MTZ。点阵激光传送的 MTZ 直径通常＜ 400μm，深度可达 1300μm，点阵激光的类型和特定的激光设置决定了 MTZ 的大小 [152]。微观治疗区构成了宏观治疗效果的基础。微表皮坏死碎片（microepidermal necrotic debris，MEND）是一个球体或纽扣状的坏死碎片集合，位于完整的角质层正下方的每个真皮伤口上方（即每个 MTZ）。当 MTZ 网格间距大于单个 MTZ 直径的 2 倍（即＞ 200μm）时，涉及表皮和真皮隔层直至中层网状真皮的光热组织坏死在临床上表现出良好的耐受性 [70]。消融部分表皮显示出更快速的上皮化再生。48h 时至治疗后 7 天，基底膜完全上皮化、修复明显。治疗后 4～7 天内红斑消退 [91]。

### （十三）热休克蛋白

- Hsp72是皮肤热损伤的早期应答物[153]。治疗后48h表达显著上调，并在治疗2～7天后达到高峰。其在真皮中梭形细胞持续存在，与持续的成纤维细胞反应一致。
- Hsp47表达的增加是延迟的，在治疗后7天首次出现，并且至少在3个月内保持升高。Hsp47似乎在伤口的长期愈合中扮演着更重要的角色，作为一种前胶原伴侣促进新胶原形成[154]。治疗后3个月，Hsp47在真皮中呈弥漫性表达，说明在治疗组织和未治疗组织中都有成纤维细胞的激活。Hsp47表达的弥漫性上调提供了确凿的证据，表明新胶原蛋白形成在治疗后至少3个月内持续存在。
- MTZ修复真皮成分是一个相对较长的过程，包括去除和替换坏死的细胞物质和变性的ECM，该过程似乎不涉及伤口修复的经典“炎症”阶段。3个月后基质成分重塑明显。在治疗后的皮肤上可以发现更多起伏的网纹图案增加[70]。点阵消融换肤治疗导致长期的皮肤重塑，胶原合成增加。

点阵消融换肤处理也去除了相对较大体积的真皮组织，达到传统的$CO_2$激光和Er：YAG激光表面处理以前无法达到的深度，且不会造成不良反应。深度为（659±69）μm的真皮组织可通过30mJ消融去除，随着脉冲能量的增加，点阵换肤处理时深度比宽度有更大的能量增加趋势[91]。这意味着消融区的长宽比（即消融深度与宽度之比）随着脉冲能量的增加而增大，这种现象在非点阵消融换肤治疗中未观察到[155]。因此，其优势在于，点阵消融在换肤处理后，可以去除更多不需要的深层皮肤物质[151]。用点阵消融激光治疗后，皮肤也会出现紧致效应，即时和延迟的胶原收缩和胶原重塑可能有助于改善皮肤松弛[156]。

### （十四）不良反应

皮肤激光消融术后发生并发症的风险受激光程数、所用能量密度、脉冲/扫描重叠程度、术前皮肤状况、皮肤类型和要进行表面重建的解剖区域的影响。几乎所有的患者最初都会出现严重的红斑、水肿、浆液性分泌物和结痂。由于上皮化再生速度较慢（8.5天 vs. 5.5天，$CO_2$激光vs. Er：YAG激光），这些反应在$CO_2$激光后更强烈和持久。不良反应轻重不一。轻度反应包括长期红斑、痤疮或粟粒形成、接触性皮炎或瘙痒。中度并发症包括病毒感染、细菌感染或真菌感染、炎症后色素沉着（postinflammatory hyperpigmentation，PIH）和迟发性色素沉着。罕见且最严重的并发症包括肥厚性瘢痕形成、外翻及播散性感染。

有瘢痕疙瘩病史，近年来口服异维A酸治疗，涉及待治疗部位的硬化性疾病的患者禁用传统的激光消融皮肤。与传统激光消融皮肤相比，点阵激光消融并发症较少严重且少见。

预期会出现治疗性红斑，并且通常会在几天内消退。约12%的患者出现持续超过1个月的红斑[157]，但通常在3个月内可以消退。

约30%的患者出现短暂性炎症后色素沉着（PIH），并且更可能发生在Ⅲ型或更高级别皮肤光型的患者中[158-160]。随着皮肤色素沉着的增加，PIH的风险增加。但是，使用小剂量激光治疗的患者持续时间和严重程度往往较轻[157]。更长的治疗间隔、能量和密度参数调整，可能有助于减少色素沉着的发生概率[157, 146]。点阵激光消融处理后色素沉着很少见。

色素减退在浅肤色人群中更常见，可能在术后数月才出现[149]。与其他形式的激光相比，$CO_2$激光消融更容易出现色素减退。

瘢痕形成比较少见，一旦发生，可能造成严重后果[161, 162]。瘢痕的最初症状表现为在治疗几周后出现的局灶性、持续性红斑或硬结。

病毒、细菌或真菌感染可在治疗后发生。局部激光皮肤治疗后，单纯疱疹病毒（herpes simplex virus，HSV）感染的风险低于传统的激光皮肤治疗（0.3%～2% vs. 2%～7%）[157]，HSV 感染可能仅表现为治疗区的非特异性浅表糜烂。治疗前 1 天，预防性使用阿昔洛韦 200mg 每天 2 次、伐昔洛韦 500mg 每天 2 次或泛昔洛韦 500mg 每天 2 次，并应在治疗后持续 5～7 天。

其他并发症包括短暂的痤疮样爆发、粟粒和外翻。在有眼睑手术史或眼睑区皮肤弹性降低的患者中容易发生睑外翻[157]。

### （十五）治疗前患者评估

选择合适的患者对于激光皮肤治疗至关重要。应将预期的治疗结果、预期的恢复期和治疗风险充分告知患者。影响选择合适激光皮肤处理技术的因素很多，包括光损伤的严重程度和位置、患者的肤色，以及患者对愈合所需的时间的偏好。在大多数情况下，治疗可使光老化皮肤症状轻中度改善。

### （十六）术前注意事项

- 开始激光治疗前使用雌激素，每周 1 次，共 2 周。
- 治疗前 1 周停用维 A 酸，因为其可以减弱热休克反应，后者有助于组织损伤后迅速上皮化再生[149]。
- 表面麻醉通常用于点阵非 $CO_2$ 设备。$CO_2$ 分次激光器通常比非 $CO_2$ 激光器引起更多不适感，这是由于对 C 型疼痛纤维组织的加热作用[62]。可以用 1%～2% 利多卡因和 1∶100 000 或 1∶200 000 的肾上腺素实现神经阻滞，用 0.5% 布比卡因，1∶10 的 8.4% $NaHCO_3$ 和透明质酸酶来增强神经阻滞作用。从穿刺点进入后扇形或径向间隔皮下注射是有用的。
- 随着皮肤色素沉着程度的增加，色素异常和 PIH 风险亦增加[163]。这是深色皮肤（Ⅳ～Ⅵ型）最常见的并发症。少数民族患者皮肤存在更高风险的色素沉着，点阵 $CO_2$ 和非点阵 $CO_2$ 对这类人群的治疗应减少侵袭性操作，以尽量减少这种风险。PIH 的发生率与能量和治疗密度成正比[146]。因此，最初采用保守的低密度和低强度对此类患者进行治疗很重要（即使使用非消融皮肤修复技术）。由于使用 $CO_2$ 激光治疗色素沉着的风险最大，一般避免使用 $CO_2$ 激光对Ⅳ型或更高类型的皮肤进行修复，而首选点阵消融或传统的 Er：YAG 激光。建议使用局部维 A 酸预处理以改善愈合时间[164-170]。为了降低 PIH 的发生率，许多人主张在术前和术后使用对苯二酚、维 A 酸和（或）乙醇酸（尽管尚不明确其预防功效）[163, 171]。在治疗阶段使用皮肤美白产品（10% 乙醇酸乳膏，或 4% 对苯二酚乳膏加上 0.025% 维 A 酸乳膏）没有任何益处[170]，但可以在治疗后使用。这些药物与非消融设备结合使用，可能在预防和治疗色素沉着方面更有用。
- 部分 $CO_2$ 皮肤修复装置可能会出现瘢痕。部分点阵设备已用于治疗许多类型的瘢痕（痤疮、外科、创伤）。由于血管减少和皮肤变薄，某些部位特别容易形成瘢痕。为了降低这种风险，可使用低通量，同时减少表面积覆盖，并通过对同一位置进行多次重复处理避免多程次和热堆积。因为这些方法可能会对真皮深层造成损伤，应考虑患者和设备的特定因素。有些患者可能是不太适宜的病例，需要跟他们强调这一点。潜在的胶原血管疾病，以及之前的表面处理操作可能会因部分激光而形成瘢痕。例如，先前的苯酚去皮或磨皮可能会使患者的皮肤更敏感，即使设定了中等程度的参数，点阵激光处理可能会比预期的消融深度更深。一台设备5%的消融覆盖面积可能相当于另一台设备15%的覆盖面积，这可能会影响治疗结果[149]。

1. 术中注意事项

临床医生必须熟悉所使用的设备。通常，使用较高的能量和较小的光斑会增加激光伤害的深度。脉冲持续时间的增加会增大MTZ的直径，并可能增加消融深度[172]。也可以更改密度设置（MTZ之间的间距）。建议在并发症风险较高的区域，降低密度设置。深度较深的MTZ与较高的激光注量（即较大的深度）联合可能更有利于诱导真皮胶原蛋白的凝结和新胶原蛋白的生成，更可能达到皮肤紧致和改善痤疮瘢痕形成作用[173]，而覆盖范围较浅但覆盖面更广（即更大的密度）、更低的激光注量可能会更好地改善精细的光损伤和色素沉着。点阵激光参数设置的变化会明显影响治疗结果，可以根据所需效果来选择参数设置[140]。

重要的是要记住，真正的Fitzpatrick型患者可能并不总是基于对肤色的随意检查而在临床上出现[149]。在肤色较深的患者中，光损伤可以用强度较小、密度较低的激光治疗，因为这可以减轻PIH。例如，患有光损伤的亚洲的患者接受高能量、低密度治疗（平均通量16.3mJ，密度1000MTZ/cm$^2$）比接受低能量、高密度治疗（通量8.2mJ，密度2000MTZ/cm$^2$）的患者色素沉着的患病率低[146]。

应使用温和的清洁剂彻底清洁皮肤。因为激光治疗会引起疼痛，所以在治疗前1h应行局部麻醉，并在治疗过程中使用冷空气进一步提高患者的舒适感[174]。许多人提倡通过连续的低至中通量激光束去除表皮，并用机械方法清创干燥的表皮碎屑。在无血管表皮中吸收激光产生热量的益处是创造一个微型的变化，该变化将组织间隙的水分迅速汽化而导致表皮剥离。使用$CO_2$激光时，必须去除坏死组织，因为它会吸收10 600nm的激光，但是无水组织中的温度会保持在100℃。除非发现皮肤结痂，否则没有必要用Er：YAG激光，因为这种皮肤在2940nm的激光处吸收很低。

2. 术后护理

术后立即正确处理伤口，对表皮再生至关重要。在最初的48h内规律使用促进愈合的软膏，冷、湿敷布和冰袋进行治疗，可以加速患者短期恢复过程。治疗后应立即冰镇湿敷。术后个人护理包括温和的皮肤清洁和反复涂抹软膏，以保持皮肤持续湿润，直到结痂停止（通常持续至术后第3天）[135]。至于瘙痒，最常发生在术后第3天，用一种中效的局部皮质类固醇软膏，每天2次，连续使用几天即可好转。治疗后几天脱皮是正常的。应避免划伤或摩擦皮肤。根据治疗的程度和强度，大部分患者可以在点阵$CO_2$激光换肤后4～10天内恢复工作。点阵Er:YAG激光换肤后，恢复周期为1～3天。每日涂抹苯二酚乳膏、类维生素A和（或）低效力的脱皮剂如乙醇酸等可加快恢复[126, 160]。如果耐受，可局部涂抹类维生素A软膏。

### （十七）术后注意事项

尽管点阵换肤的不良事件很少见，但早期发现可以减轻延迟愈合、感染、和色素异常的风险。

红斑和水肿是部分表皮再生的预期并发症。在治疗时使用较低的能量密度可以避免长时间的红斑、色素交错和瘢痕形成。但是，延迟愈合（每月超过3天或4天使用非消融器械进行消融表皮处置）可能是潜在感染的迹象[175]。为促进伤口愈合，可用皮质类固醇类药物、冷敷和醋浸泡后持续使用凡士林涂抹。

虽然由病毒、细菌和真菌引起的并发症很少见，但一般术前 2 天至术后 5 天进行抗菌和抗病毒治疗预防感染。单纯表皮修复术较易发生的感染是单纯疱疹病毒感染（0.3%～2%）[157]。细菌感染占 0.1%。念珠菌感染可引起极度瘙痒[176]。醋浸泡可以起到舒缓皮肤作用，并保护皮肤免受真菌感染。

### （十八）治疗计划

达到良好的临床效果需要多种治疗方法，6 次或更多的非 $CO_2$ 激光点阵治疗是一种相对常见的治疗方案。虽然临床症状的改善程度取决于多种因素，包括设备类型、手术技巧、皮肤类型、治疗部分所占表面积比例，但通常需要多次治疗才能显著改善[149]。

### （十九）外生殖器瘢痕

$CO_2$ 点阵激光是一种潜在的有效而安全的治疗增生性瘢痕的方法，特别是在柔韧性方面[177]。点阵消融 $CO_2$ 激光通过靶向治疗异常胶原蛋白的皮肤水（发色团）含量来改善胶原蛋白的厚度、柔韧性、疼痛、瘙痒和紧致性，从而选择性重塑胶原蛋白。

小瘢痕的麻醉通过表面麻醉结合局部注射麻醉药物来实现。移植和创伤部位通常是感觉不到的，疼痛通常局限于对正常边缘皮肤的深达 5mm 的治疗，因为瘢痕的紧绷程度可以延伸到这些亚临床区域[69]。更大的融合区域的烧伤瘢痕需要全身麻醉。应选择 $CO_2$ 点阵激光治疗参数，以避免瘢痕组织的大量加热破坏。

一般原则包括最小消融阈值为 5J/cm$^2$，较短的脉冲宽近似于皮肤的热弛豫时间（＜ 1ms）和相对较窄的光束（＜ 500μm）保持消融，限制过多的热副损伤，以降低延迟愈合、进一步形成瘢痕的危险。可以用较低的脉冲能量和较高的密度来治疗纹理、色素异常或萎缩的孤立区域，而较肥厚的瘢痕则需要较高的脉冲能量和较低的治疗密度[69]。治疗后红斑一般仅持续几小时。治疗间隔一般为 3 个月。术后护理方案包括每天用抗菌药和润肤乳液涂抹，并使用凡士林或石油基软膏，直至治疗部位完全上皮化（通常发生在治疗后 5 天内）。对有感染风险的患者给予预防病毒和抗生素治疗，如有瘙痒症状，予 1% 氢化可的松治疗。可以在术后立即恢复正常活动，但要避免接触热水。

点阵消融技术是通过产生超快脉冲的能量进行消融，并产生最小的能量积蓄，从而实现上皮组织快速形成，使新组织的Ⅰ型胶原蛋白代替陈旧的Ⅲ型胶原蛋白[91]。Ⅲ型胶原特异性 MMP-1 和 microRNA 表达上调，同时伴有Ⅰ型和Ⅲ型前胶原 mRNA 水平、TGF-β1～3 和碱性成纤维细胞生长因子（bFGF）表达改变，并伴有分离的 MTZ 成纤维细胞凋亡[178-180]。因此，微穿孔也可能导致瘢痕和底层组织之间的黏附减弱，有助于功能恢复[181]。

理论上讲，将点阵光疗应用于烧伤可以避免过度热损伤、长期红斑、色素沉着和严重的瘢痕形成[158, 182-188]。瘢痕特征、功能和症状的改善在第 1 次疗程后的前 2 周内最为明显，随后的治疗中改善幅度较小。治疗会带来内在风险，最明显的是与伤口延迟愈合有关，包括业已存在瘢痕的不断恶化，或新瘢痕的形成，或永久性色素沉着。

### （二十）松弛组织的嫩肤

#### 1. 烧蚀化学和磨皮技术

在标准化学消融中，化学试剂会导致非热化学溶解和相关皮肤蛋白的凝结，伤口在数周内愈合，产生新的胶原蛋白、弹性蛋白，紧致皮肤。比较旧的化学烧蚀技术和超大型磨皮术被消融性激光换肤技术所取代，如 $CO_2$ 激光和 Er：YAG 激光[183, 189]。IPL、脉冲染料、IR 二极管和 IR 加热灯的波长和能量不消融表皮真皮交界处组织，而真皮层水分是 IR 装置的主要发色体。血红蛋白和黑色素是近红外和不可见皮肤紧致光照明设备的发色团。非消融技术和紧致往往需要多次治疗，而且皮肤纹理的不均匀通常是最细微[81]。这些非消融激光和光设备通过光子与皮肤发色团相互作用而起效。这些非消融激光和光设备选择性的光热重塑过程通常会需要几个月才能完成，由于设备不同，在一些细微的紧肤或改善纹理、减轻黑色素和（或）色素沉着方面略有不同。这些设备包括早期的红外设备及 IPL 和脉冲染色激光技术。通常，将肉毒杆菌毒素、软组织填充剂、微晶换肤术和其他微创技术结合起来使用，以达到令人满意的美容效果[81]。

如果将能量源（无论是基于激光的设备还是基于射频设备）放置在真皮下，可以在不进行表皮消融的情况下诱发明显的软组织皮肤收缩和纠正皮肤松弛。所有这些设备将与真皮水分相互作用，导致光热反应。通常，激光或光子装置的烧蚀程度越高，紧致效果就会越好。皮肤收紧装置分为 2 大类，即经皮能量输送和皮下能量输送（表 42–1）。

**表 42–1　基于能量的皮肤紧缩设备分类**

| | |
|---|---|
| 经皮能量传输 | • 红外线技术，700～2000nm<br>• 单极射频能量<br>• 双极射频能量与其他光源结合<br>• 多极经皮皮肤紧缩射频装置<br>• 强脉冲光（IPL） |
| 经皮部分能量传输 | • 经表皮部分 $CO_2$ 置换<br>• 红外波长的经皮部分传输<br>• Er-YAG Er：YSGG（钇 – 钪 – 镓 – 石榴石）的部分红外传输<br>• 部分经皮射频能量 |
| 皮下传输能量 | • 光导纤维激光能量的皮下传输<br>• 射频能量的皮下传输 |

点阵 $CO_2$（10 600nm）激光消融术和 Er：YAG（2940nm）激光消融术是通过光子被皮肤水吸引的光热分解过程，导致消融性和非消融性凝固性破坏，是治疗严重光损伤和组织松弛的一种非常有效的方法[131, 183, 189]。两者具有更强的选择性深度控制和精确伤害。通过胶原立即收缩和长期的胶原重塑来实现的胶原蛋白三螺旋结构，实现显著的组织紧缩。破坏胶原蛋白三维结构可立即达到表皮紧缩的效果，然后在继发性新胶原蛋白、弹性蛋白和基质物质产生的 6 个月内产生二次紧致效应[189, 190]。已经发现一种更安全、无创的治疗方法，称为点阵深度真皮消融术（FDDA™）。通过深层真皮组织消融导致临床观察到的皮肤紧致。48h 内发生组织胶原重塑和快速组织再生上皮化，改善皮肤质地，与传统的消融性换肤有关的瘢痕化和色素沉着的风险在 2 年内未见报道[143]，提高了患者和医生的满意度。

2. 射频紧肤

在不破坏表皮与真皮连接的情况下，通过非消融射频紧致皮肤技术，可以看到明显紧致皮肤的效果。低量射频可透过表皮与真皮交界处而传送到真皮层，除传统的生色团（血红蛋白、黑色素或水）之外，射频通路中的所有分子均以 100 万～600 万次 / 秒的频率振荡[190, 191]。组织抵抗射频通过，从而导致分子震荡，产生热量。射频，无论是消融性或非消融性，可以选择不同深度的真皮，并与其他能源结合[190, 191]。在 3 个月内可以达到 15%～30% 以上的线性收缩，平均面积收缩 40%～60%[192–195]。将表皮温度保持在 40～42℃，皮下温度保持在 50～55℃，结果深层网状胶原纤维发生非消融性、凝固性破坏。随后的 3～6 个月活检证实新胶原纤维重建，皮肤和组织可见较明显的紧收。近 90% 的患者观察到皮肤立即紧绷，超过 90% 的患者在治疗 6 个月后出现较明显的中度皮肤紧绷。超过 94% 的人认为治疗符合他们的期望[192]。新型射频电极（三极、四极和八极）用于传输射频能量和提高治疗效果[192-200]。经皮 RF 可产生神经毒素，可在同一疗程或随访过程中与 IPL 源相结合及微晶磨皮术，增强并促进提升美容效果[81]。

### （二十一）激光紧致外阴松弛[201]

与其他老化的人体组织一样，大阴唇的萎缩涉及组织萎缩和血液循环不良，这与雌激素降低有关，或者在妊娠、分娩和年轻女性体重减轻后，导致阴唇体积减小、松弛和下垂。另外，隆起的大阴唇会导致性功能障碍、不便于清洁、影响内衣和运动服的选择，并对自信心和自我形象产生负面影响。严重的皮肤松弛通常可以通过干预得到很好的控制，如可注射的组织填充剂和手术。大阴唇成形术可能与神经末梢损伤、特殊的解剖畸形、瘢痕形成和朝向阴道的毛发生长有关，这可能进一步加剧患者的不适感和不满感。作为一种外科手术替代方法，使用 EBD 再生治疗大阴唇松弛症是首选方法，它既可以使用激光消融（图 42-9 和图 42-10），也可以使用 RF 来缓慢的传递热量，并通过新生胶原蛋白重塑组织[200]。

方法：使用 27G 针注射局部麻醉药［将 2%

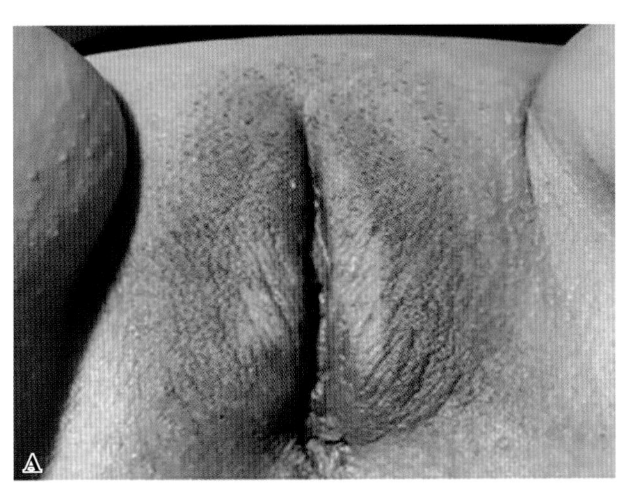


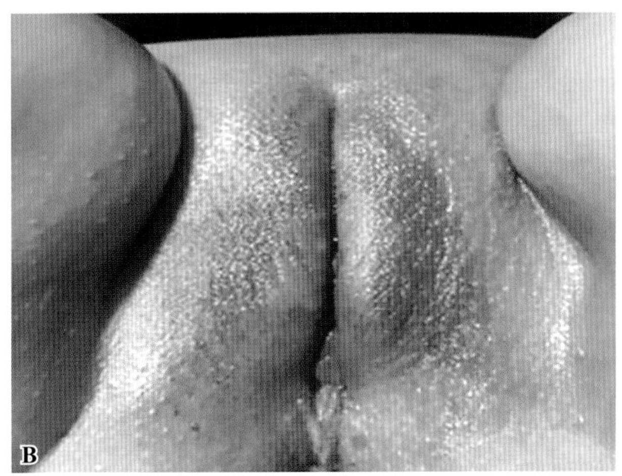


▲ 图 42-9　使用 $CO_2$ 聚焦激光头紧致大阴唇皮肤

通常情况下，1 个疗程后的效果是显著的

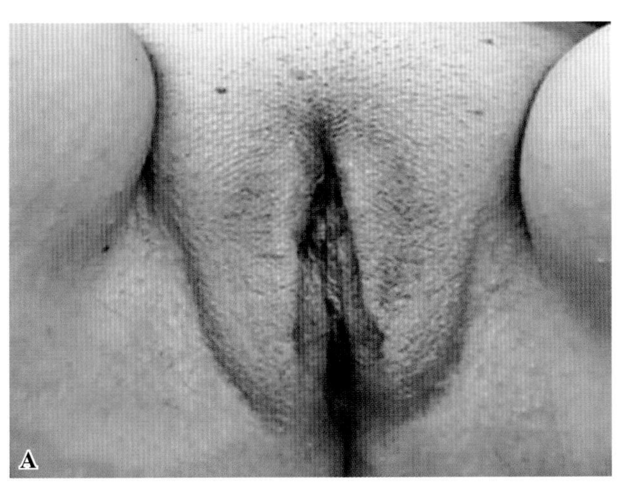


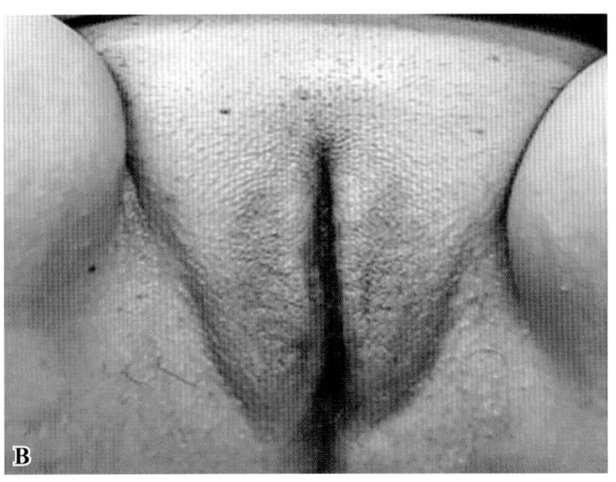


▲ 图 42-10　使用 $CO_2$ 聚焦激光头紧致大阴唇皮肤

通常情况下，1 个疗程后的效果是显著的。该技术通常还可以改善会阴部皮肤，在增强功能及美学方面都有重要的影响

的利多卡因溶于 0.9% 生理盐水（1：1 配比）] 并用无碘消毒剂清洁该区域并干燥。在目标区域上涂一层薄薄的耦合剂，然后将设备以圆周运动的方式在皮肤上移动 5s 以上，以确保温度不超过 42℃（设备监视器指示）。人体组织可耐受的最高温度为 45℃。超过这些阈值，细胞活力发生不可逆转的降低。治疗后立即补水，共持续 5 天。患者手术过程耐受好而不暂停的话，治疗后立即见效，治疗后 3～6 个月内可见症状持续改善，这是根据新胶原再生估计的时间[98]。建议 6 个月后进行随访，每年进行一次巩固治疗。

## 十五、使用激光的注意事项

- 在治疗前几分钟使用麻醉凝胶，然后在插入探针之前擦干。
- 用油（矿物油 / 婴儿油）而不是水 / 水性凝胶润滑阴道探头，以避免激光能量损失，因为其在水中的吸收率较高。
- 为了使阴道恢复弹性，请确保探头到达阴道顶部，以便于与阴道穹隆 / 宫颈接触。
- 探头以每隔 1cm 的间隔逐渐撤出。
- 许多患者由于合并外阴和阴道萎缩或放疗后，在肛门区域出现更严重的萎缩。应使用中等设置，从 3 点到 9 点治疗前庭，包括骶骨部至会阴上部。
- 对于阴毛过多的患者，建议在涂抹麻醉凝胶之前修剪一下阴毛。
- 确保在适合激光治疗的房间进行操作。
- 确保所有人员的安全，所有人员（包括患者）在房间内佩戴正确的激光护目镜。

### 光生物调节或低强度光疗嫩肤

光生物调节，也称为低强度光疗（low-level light therapy，LLLT），是一种使用发光二极管（LED）刺激细胞功能的无创性无痛治疗。光子被皮肤细胞中的线粒体色素团吸收。因此，电子传递、腺苷三磷酸（ATP）一氧化氮释放、血流量、活性氧种类增加，多种信号通路被激活。干细胞被激活，从而促进组织修复和愈合。通过增加 ATP 和各种转录因子[202]，最终，促进合成蛋白质、生长因子，调节炎症介质，促进组织氧化、修复。

作为一种非烧蚀性非热疗的皮肤再生光源，它可有效改善皱纹和皮肤松弛[203-213]。加热对结缔组织有双重作用，在宏观组织水平方面，热量会增加循环和新陈代谢，而在微观组织水平方面，会诱导胶原分子本身发生变化。当热源引起组织温度达到 40～42℃时，化学键会发生变性和重构，胶原纤维的弹性和强度会增加。皮肤暴露于 LLLT 下时，可发现胶原前体、胶原蛋白、碱性成纤维细胞生长因子（bFGF）的表达增加，成纤维细胞增殖。它可增加皮肤的微循环、血管灌注，改变 PDGF、转化生长因子（TGF-1），并抑制细胞凋亡[202]。LED 光疗后的组织学和超微结构改变为[214]：① MMP 和 TIMP 的变化；②促炎症细胞因子 IL-1β、TNF-α 的 mRNA 水平升高（并可能进一步诱导 MMP），而 IL-6 水平降低；③胶原蛋白数量增加。

治疗可以诱发具有治愈作用的生理反应，包括组织修复和再生、改善神经功能、伤口愈合及减轻炎症或慢性疼痛。阴道内应用 LLLT、加热和治疗振动可通过积极适应结缔组织和 ECM 改善尿失禁症状和性功能，此外还可以增加微循环并发挥消炎作用。LLLT 利用 662nm（红色）和 855nm（红外）光谱的光，这两部分正常广谱光上调肌肉、神经和结缔组织的功能，从而有助于润滑、胶原蛋白和弹性蛋白的产生，利于神经愈合和增强自主的肌肉控制。LLLT 增强了神经的反馈回路，以保持骨盆底肌肉的非自主（基线）张力，并提供这些肌肉更好的自主控制，对膀胱控制产生积极影响。

LLLT 用于肥厚性瘢痕和瘢痕疙瘩

肥厚性瘢痕和瘢痕疙瘩 2 个主要特征是成纤维细胞增生和过多的胶原蛋白沉积[215]，且胶原蛋白生物合成速率和个体遗传易感性叠加及失衡与其发病机制有关。其中白介素（IL）–6 信号通路失调和 TGF-$\beta_1$ 的表达起重要作用。LLLT 会降低 IL-6 mRNA 的水平，调节 PDGF、TGF-β、白介素（IL-13 和 IL-15）MMP[202]。LLLT 可通过改变伤口的愈合过程，用于预防、避免或减弱肥厚性瘢痕或瘢痕增生[215]。为了预防和治愈瘢痕，建议至少在手术前 1 天和手术后连续 3 天或更长时间进行治疗[202]。

## 十六、优化美学效果

### （一）改善或增强效果的辅助工具

1. 皮肤填充物[215]

软组织填充物可通过补充因老化、创伤而丢失的组织体积来减少轮廓缺陷。它们可以单独使用，也可以与其他结合使用。皮肤填充物（可注射植入物 / 软组织填充物）是指注入或放置在真皮中以增加组织体积的医疗植入物。植入物种类繁多，包括可生物降解的产品（透明质酸、胶原蛋白、羟基磷灰石钙和聚 –1– 乳酸）、永久性产品（聚甲基丙烯酸甲酯微球、水凝胶聚合物和有机硅）和自体脂肪。可降解填充剂最终会被人体吸收，而永久性填充物不会被组织吸收。有的试剂主要通过体积填充而起作用，如可注射的胶原蛋白和透明质酸；其他则充当内源性胶原蛋白形成的支架，包括羟磷灰石钙和聚 –1– 乳酸填充剂。

透明质酸是一种天然存在的糖胺聚糖，是真皮细胞外基质的重要组成部分，它在维持皮肤结构和功能中起着关键作用。其较高的亲水性对于维持皮肤中的水分具有重要意义，临床效果通常会持续 6～12 个月[216]，而天然或未交联的透明质酸会于几天内在皮肤中降解。因此，大多数透明质酸都是通过交联制备的，这种交联使分子能够抵抗透明质酸酶和皮肤中其他因子对其的降解。凝胶中未交联（可溶）和交联（不溶）透明质酸的量会影响凝胶黏度。降低交联凝胶的比例有助于降低产品的黏性，并使注射过程更顺畅，亦可降低凝胶的硬度，但可能会缩短疗效持续时间。成纤维细胞的机械张力与胶原蛋白合成的调节有关，因此刺激胶原蛋白合成可能有助于加强治疗效果，并且可能有助于加强填充剂的临床效果[217]。

对皮肤进行消毒后，使用线性、扇形或交叉影线技术（图 42–11）注入填充剂。手术后，对该区域进行按摩，以确保填料分布均匀并避免填料结块。建议患者在 24h 内避免剧烈运动，不穿紧身内衣，禁止性生活。

2. 不利影响

与透明质酸填充剂相关的最常见不良反应是短暂且轻微的，包括注射部位的疼痛、擦伤、水肿和红斑。使用扇形针头，快速注射（＞0.3ml/min）和大剂量注射可增加不良反应发生率。当注射太浅时，会发生非炎症性结节或皮肤发蓝变色。对透明质酸填充剂的迟发型超敏反应和肉芽反应很少见，占治疗的 0.02%。延迟反应通常表现为注射后数周至数月出现的炎症性丘疹或结节。如细菌和分枝杆菌感染或导致组织坏死的血管闭塞等并发症也不常见。

3. 可逆性

注射透明质酸酶可以治疗透明质酸填充剂注射错位或注射过多。其优点包括耐受性良好，局部注射部位反应很少，荨麻疹、血管性水肿或过敏反应很少发生。由于可能存在潜在的过敏反应，应在注射前对患者进行评估，以评估其是否有速发型超敏反应。目前尚无透明质酸酶的最佳剂量标准，一般从少于 5U 到每个注射部位 75U

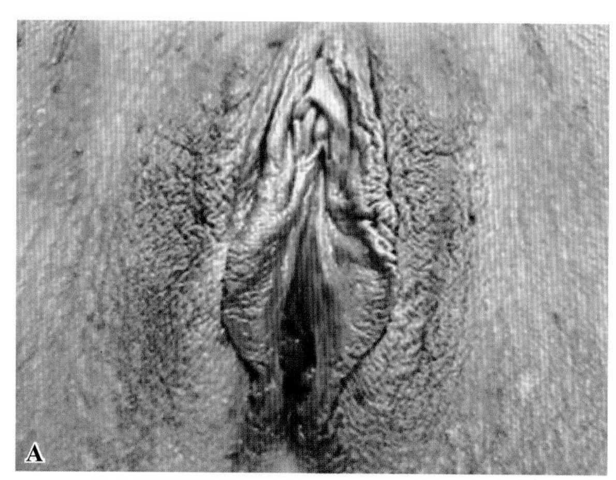
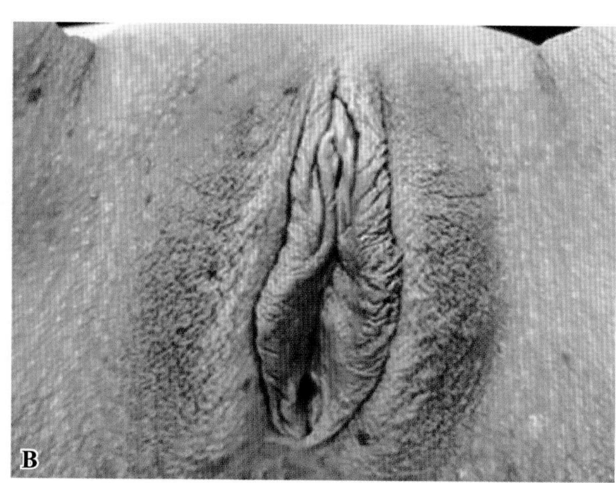

▲ 图 42-11　**用透明质酸填充大阴唇**

用线性技术按照该区域正常解剖结构注射该材料，会阴体的改善是显著的

（10U 剂量开始生效）。透明质酸酶也可用于填充剂引起的肉芽肿反应、皮质类固醇注射失败或透明质酸栓塞。

不推荐使用胶原蛋白，因为胶原蛋白的作用时间相对较短，并且在使用之前需要进行皮肤测试。

羟基磷灰石钙悬浮在羧甲基纤维素水溶液中合成，由均匀且光滑的羟基磷灰石钙微球组成[218]。一旦注入，载体凝胶将逐渐被吸收，剩余的羟基磷灰石钙微球会刺激内源性胶原蛋白的局部产生。最终，微球被降解为钙和磷酸根离子并被排泄。与透明质酸和人类胶原蛋白填充剂相比，它的作用时间更长。它以凝胶的形式预装在注射器中，使用 25～27G 的针头。注射前先与利多卡因预混以减轻患者不适感，注射深度可达皮下。注射时应避免过度校正。注射后立即按摩注射部位促进产品的均匀分布。

大颗粒羟基磷灰石钙（Coaptite）[219]：FDA 仅批准其对尿失禁的治疗。还需要进行更多研究来探索这种试剂作为填充剂的功效和安全性。这种填充剂通常耐受性良好。注射部位的反应包括短暂性红斑、水肿、瘀斑，注射时疼痛和瘙痒是最常见的不良反应。治疗后可能发生继发于填充剂聚集的非炎症性结节，结节可以随着时间的流逝而消退。按摩、穿刺或手术切除可加快分解。很少出现皮肤坏死和局部血管闭塞。

聚 -1- 乳酸包含聚 - 乳酸（PLLA）生物相容性和可生物降解的合成聚合物微粒[220]：它不能用于填充皮肤。注射后，PLLA 会诱发亚临床炎症反应，刺激成纤维细胞增殖和胶原蛋白形成，导致真皮体积逐渐增加。PLLA 可在 9～24 个月内逐渐降解[217]，持续时间超过了透明质酸和胶原蛋白填充剂。注射前至少 2h 必须用无菌水将其复溶，以确保产品完全水合。注射时应使用 26G 或更大的针头将注射剂置于深层真皮或皮下脂肪中。由于治疗效果会随着时间的推移逐步改善，因此，纠正不足是我们针对此项治疗最重要的目标。注射后可能会立即出现短暂性组织水肿，需要完全矫正。随后的治疗间隔至少为 3 周，以便评估疗效。禁止对有瘢痕疙瘩或肥厚性瘢痕病史的患者和对任何产品成分过敏的患者进行治疗。注射剂的潜在不良反应包括血肿、淤血、水肿、不适、炎症和红斑，另一个常见的并发症是治疗后数周至数月出现皮下丘疹。适当稀释、避免注射技术不当（如浅表注射、过度矫正）和注射后立即进行手动按摩，可减少这种不良结节形成的风险。结节通常无须干预即可自发消退，无法自行消退的结节可能需要消融（用针破坏丘疹）、切除或病灶内糖皮质激素治疗。在少数患者中也有肉芽肿反应延迟出现的报道。

自体脂肪[221]：自体脂蛋白与其他软组织填充剂比较，主要优点是没有超敏反应或异物反应的风险。脂肪的保留率估计在 20%～80%[222-224]。包括收集技术、植入的脂肪类型、注射部位和注射技术在内的多种因素都会影响治疗的效果。新的收集和加工技术，例如在移植的脂肪中添加富含血小板的血浆或脂肪干细胞，可能会提高生存能力[225-229]。脂肪转移过程中可能因为供体部位发病率、长时间水肿、感染、轮廓不规则及注射的脂肪坏死或钙化而变得复杂。已有脂肪栓塞导致脑卒中和视力丧失的报道[230-239]。

关于其他永久性软组织填充剂的讨论不在本章范围之内。

### （二）G 点扩增

最早在 19 世纪 50 年代描述的 G 峰或 G 点是阴道内高度敏感的区域，给予直接刺激时会增大。其位于阴道前壁尿道走行上，类似于阴茎海绵体。通常位于耻骨和宫颈之间，距离阴道外口 2～5cm 处，具体位置因人而异[240, 241]。许多人认为其并不存在，而另一些人则通过超声扫描证实其有效性[242]。

### （三）G 点改善

脂肪移植物和填充物均可应用于前阴道壁，以增强 G 点的感知。G 点增强（G-shot™ 首先由 Matlock 于 2001 年描述）[243] 即通过使 G 点（3～5mm）更突出以增强性刺激，从而改善功能。在非增强状态下，G 点位于阴道壁下方，当投射到阴道内时，更容易直接刺激。向 G 点注射填充剂和（或）胶原蛋白会增加体积，进而增加性快感，可以通过注射胶原蛋白或透明质酸来实现（需要患者首先要通过触诊确定其所在部位）。但效果并不是永久的，可持续 4～6 个月。目前已知的并发症包括超敏反应、尿路感染或尿潴留、尿道刺激征、尿道周围假性囊肿形成、尿道阴道瘘、术后出血和 G 点的破坏及开放性溃疡和瘢痕，如果不小心注射到静脉，则还可发生栓塞。

## 十七、性激素作为组织调节剂的作用

类固醇性激素是组织参数的重要调节剂，可能最终影响阴道的血流动力学和感觉唤醒。卵巢切除术或停经会对阴道形态产生显著影响，而雌二醇可逆转这些变化。绝经后卵巢类固醇激素的减少会诱发阴道的结构变化[244, 245]，并有助于生殖器的病理生理学。类固醇激素减少的病理生理学表现包括阴道的缩短和变窄、色素减退、变薄、弹性较小且阴道褶皱消失，上皮表面变平并角化，阴道上皮的层数减少，包括中间细胞的丢失，从而导致上皮厚度的整体降低[246]。此外，还有胶原蛋白含量和透明化程度降低，弹性蛋白降低，平滑肌的外观和功能改变，结缔组织密度和血管减少，血流减少，分泌物减少，阴道穹隆的弹性降低，组织变得更脆弱，阴道菌群从乳酸杆菌占优势的菌群转移到厌氧革兰阴性菌和革兰阳性球菌菌群，pH 升高。在 POP 女性绝经后，不用雌激素替代治疗者，阴道平滑肌的含量减少最多[247]。

雌二醇的剂量依赖性反应，亚生理剂量会引起上皮增生和非血管平滑肌增生。类固醇性激素在阴道中有不同的作用：睾丸激素刺激表层细胞中黏液产生，但不刺激角蛋白产生；雌酮导致上皮表层消失，同时基底细胞增加和角质化[248]。较高剂量的雌酮（100g/d）仅引起基底细胞和角蛋白形成的增加，而组合蛋白睾丸激素（1mg）和雌酮（1g）引起上皮分层、黏蛋白减少、角蛋白的生成和停止[248]。

性类固醇会影响阴道组织结构并在神经递质

表达中发挥作用[249]。神经上皮内的纤维仅在子宫口可见，大多数纤维在穿透上皮高度的2/3后终止。在上皮细胞正下方可见较小的纤维网络，普遍分布于远端区域，前壁和后壁中数量更多。在所有区域的深层黏膜下层都可见到神经支配的血管[250]。尽管孕酮和睾丸激素似乎对阴道形态没有很大影响，但睾丸激素的独特作用是增加了肾上腺小神经纤维。

### （一）雌激素在POP胶原代谢中的作用

已在结缔组织和膀胱三角区、尿道、阴道黏膜、提肛肌间质和子宫韧带的平滑肌细胞核中鉴定出雌激素受体（estrogen receptors，ER）。这些受体通过增加或减少胶原蛋白合成和其他ECM蛋白的分解来参与维持骨盆的支持系统[251]。已发现POP患者的雌激素受体表达降低，同时血清中的雌激素水平较低[252, 253]。雌激素替代疗法已被用来改善骨盆组织的结构完整性，并对尿失禁产生有利影响[254–256]。据报道，在雌激素替代疗法中，Ⅰ型和Ⅲ型胶原的mRNA表达增加[257–259]。表明雌激素可促使盆底结缔组织恢复胶原蛋白代谢至绝经前状态[7]。

在绝经后雌二醇（$E_2$）治疗的SUI中，未成熟的交联增加，表明存在胶原蛋白新合成。但是，Ⅰ/Ⅲ型胶原蛋白的比例没有变化，总胶原蛋白含量明显降低。MMP-2和MMP-9的含量也增加，这导致总胶原蛋白含量降低[260]。此外，雌激素对MMP的上调和对TIMP的抑制导致ECM分解的增加[261]。据报道，雌激素疗法对MMP有抑制作用[262, 263]。$E_2$与孕激素结合会降低MMP-1的活性形式，这表明这2种激素对于维持骨盆底的完整性都是必需的。

### （二）雌激素和成纤维细胞

17β–雌二醇可能对POP中的成纤维细胞增殖具有抑制作用。因此，它可能通过负面影响成纤维细胞在盆腔结缔组织中的聚集来诱导POP[264]。因此，雌激素治疗可诱导胶原蛋白的更新。随着激素替代疗法进行，Ⅰ型和Ⅲ型胶原蛋白的mRNA表达增加，同时这些胶原蛋白类型的合成也随之增加。但是，同时亦发现MMP活性增加，导致胶原蛋白降解增加[7]。

## 十八、再生医学的作用：干细胞、富含血小板的血浆

近年来，再生医学的使用及其在美学和功能医学中的应用技术迅速增长。富含血小板的血浆（platelet-rich plasma，PRP）和干细胞（脂肪来源或骨髓来源）的使用已在美学效果方面取得了显著改善[225–229]。PRP或干细胞方法的使用范围已扩展到硬化性苔藓，以恢复外阴和阴道黏膜活力。这些操作可以单独使用，也可以与其他医学美容操作结合使用。通常，在使用基于能量的设备后效果可叠加。

基于细胞的组织工程策略为当前的POP外科手术重建提供了替代方案[265]。将生物材料与自体细胞（成纤维细胞或干细胞）结合，或从阴道组织中诱导出多能干细胞系[266]可以刺激阴道组织修复。这些组织的ECM变化是POP的获得性缺陷[267]。因此，在大多数情况下，基于自体细胞的疗法可被视为替代疗法[21]。

有人建议用自体干细胞治疗POP。这些干细胞被刺激分化为成纤维细胞样细胞，产生胶原蛋白，并可以接种在生物相容性材料上，作为生物活性支架[7]。干细胞已被用于体外产生横纹括约肌，自尿道外侧注射自体成肌细胞和成纤维细胞以治疗尿失禁[268–270]。应该有可能开发出具有适当机械特性的可生物相容和可生物吸收的支架，使干细胞能够通过增殖和分化来促进组织再生，形成（肌）成纤维细胞，从而形成结缔组织[7]。

阴蒂 – 尿道 – 阴道复合体放大（O–shot™）

Charles Runels 首次报道了 O-shot 使用 PRP 来增加阴蒂 – 尿道 – 阴道复合体[271, 272]。该操作革新了性审美习惯，致力于女性性功能障碍。据报道，正在进行的试验中其成功率超过 85%（www.oshot.org）。

## 十九、结论

女性生殖器手术主要由阴唇成形术或阴道紧缩术组成，这些方法接受度高。经过 6～42 个月的随访，超过 90% 的患者对手术结果感到满意。可以看出，女性及其性伴侣的性功能均在主观上得到了显著提高。

随着盆底修复美学的迅速发展，拥有易于获得的资源和创新对我们专业的发展至关重要。该领域能够为患者提供多种治疗选择，并为他们的功能和美学需求提供最佳解决方案。我们每个人都应该成为自己的探索者，自己决定哪种处置最为适宜。这就需要确定给定的操作或技术是否已被真正验证为安全有效。女性在自己的身体和医疗方面的任何决定都应得到尊重。对于每个新的专业，都需要建立指导方针并进行长期研究。

### （一）利益冲突声明

作者声明在本章研究中，作者身份和（或）出版方面没有潜在的利益冲突。

### （二）伦理批准

作者确认本章已从患者处获得了必要的书面知情同意。

## 参考文献

[1] Subak LL, Waetjen LE, van den Eeden S, et al. Cost of pelvic organ prolapse surgery in the United States. Obstet Gynecol. 2001;98(4):646–51.

[2] Goh JT. Biomechanical and biochemical assessments for pelvic organ prolapse. Curr Opin Obstet Gynecol. 2003;15(5):391–94.

[3] Alarab M, Kufaishi H, Lye S, et al. Expression of extracellular matrix–remodeling proteins is altered in vaginal tissue of premenopausal women with severe pelvic organ prolapse. Reprod Sci. 2014; 21(6): 704–15.

[4] Bailey AJ. Molecular mechanisms of ageing in connective tissues. Mech Ageing Dev. 2001;122(7): 735–55.

[5] Birk DE, Fitch JM, Babiarz JP, et al. Collagen fibrillogenesis in vitro: interaction of types I and V collagen regulates fibril diameter. J Cell Sci. 1990;95(Pt 4):649–57.

[6] Shynlova O, Bortolini MAT, Alarab M. Genes responsible for vaginal extracellular matrix metabolism are modulated by women's reproductive cycle and menopause. Int Braz J Urol. 2013;39(2): 257–67.

[7] Kerkhof MH, Hendriks L, Brölmann HAM. Changes in connective tissue in patients with pelvic organ prolapse–a review of the current literature. Int Urogynecol J Pelvic Floor Dysfunct. 2009;20(4): 461–74.

[8] Alperin M, Debes K, Abramowitch S, Meyn L, Moalli PA. LOXL1 deficiency negatively impacts the biomechanical properties of the mouse vagina and supportive tissues. Int Urogynecol J Pelvic Floor Dysfunct 2008;19:977–986.

[9] Nakamura T, Lozano PR, Ikeda Y, et al. Fibulin–5/ DANCE is essential for elastogenesis in vivo. Nature. 2002;415(6868):171–5.

[10] Chen B, Yeh J. Alterations in connective tissue metabolism in stress incontinence and prolapse. J Urol. 2011;186(5):1768–72.

[11] Liu et al. TGF–b1 Is a potential therapeutic target for pelvic organ prolapse. Int J Molec Med. 2017;40: 347–56.

[12] Overall CM, Wrana JL, Sodek J. Transcriptional and post–transcriptional regulation of 72–kDa gelatinase/ type IV collagenase by transforming growth factor–beta 1 in human fibroblasts. Comparisons with collagenase and tissue inhibitor of matrix metalloproteinase gene expression. J Biol Chem. 1991;266(21):14064–71.

[13] Wen et al. Is a2–macroglobulin important in female stress urinary incontinence? Hum Reproduc. 2008;23(2):387–93.

[14] Ma H, Li R, Zhang Z, et al. mRNA level of alpha–2–macroglobulin as an aging biomarker of human fibroblasts in culture. Exp Gerontol. 2004;39(3):415–21.

[15] Chen B, Wen Y, Wang H, et al. Differences in estrogen modulation of tissue inhibitor of matrix metalloproteinase–1 and matrix metalloproteinase–1 expression in cultured fibroblasts from continent and incontinent women. Am J Obstet Gynecol. 2003;189(1):59–65.

[16] Mogami H, Keller P, Acevedo JF, et al. Differential regulation of lysyl oxidases in uterine and cervical tissues during pregnancy, parturition, and the puerperium. Reprod Sci. 2010;17(Suppl 3):76A.

[17] Amy JP, Tristi WM, Marie FRP. Clinical manifestations, diagnosis, and nonsurgical management of posterior vaginal

defects. UpToDate. September 8, 2015.
[18] Swift S, Woodman P, O' Boyle A, et al. Pelvic Organ Support Study (POSST): the distribution, clinical definition, and epidemiologic condition of pelvic organ support defects. Am J Obstet Gynecol. 2005; 192(3):795–806.
[19] Olsen AL, Smith VJ, Bergstrom JO, et al. Epidemiology of surgically managed pelvic organ prolapse and urinary incontinence. Obstet Gynecol. 1997;89(4): 501–6.
[20] Lensen EJM, Withagen MIJ, Kluivers KB, et al. Surgical treatment of pelvic organ prolapse: a historical review with emphasis on the anterior compartment. Int Urogynecol J. 2013;24(10):1593–602.
[21] Ruiz–Zapata AM, Kerkhof MH, Zandieh–Doulabi B, et al. Functional characteristics of vaginal fibroblastic cells from premenopausal women with pelvic organ prolapse. Molec Hum Reprod. 2014;20(11):1135–43.
[22] Delancey JO. The anatomy of the pelvic floor. Curr Opin Obstet Gynecol. 1994;6(4):313–6.
[23] Moalli PA, Shand SH, Zyczynski HM, et al. Remodeling of vaginal connective tissue in patients with prolapse. Obstet Gynecol. 2005;106(5 Pt 1):953–63.
[24] Karam JA, Vazquez DV, Lin VK, et al. Elastin expression and elastic fibre width in the anterior vaginal wall of postmenopausal women with and without prolapse. BJU Int. 2007;100(2):346–50.
[25] Chiquet M. Regulation of extracellular matrix gene expression by mechanical stress. Matrix Biol. 1999;18(5):417–26.
[26] Vetuschi A, D' Alfonso A, Sferra R, et al. Changes in muscularis propria of anterior vaginal wall in women with pelvic organ prolapse. Eur J Histochem. 2016;60(1):2604.
[27] Shapiro SD. Metalloproteinase degradation of extracellular matrix: biological consequences. Curr Opin Cell Biol. 1998;10(5):602–8.
[28] Landsheere L, Blacher S, Munaut C, et al. Changes in elastin density in different locations of vaginal wall in women with pelvic organ prolapse. Int Urogynecol J. 2014;25(12):1673–81.
[29] Tadir Y, Gaspar A, Lev–Sagie A, et al. Light and energy based therapeutics for GSM: consensus and controversies. Lasers Surg Med. 2017;49(2):137–59.
[30] Yavagal S, de Farias TF, Medina CA, et al. Normal vulvovaginal, perineal, and pelvic anatomy with reconstructive considerations. Semin Plastic Surg 2011;25(2):121–9.
[31] Mirowski GW, Edwards L. Geniatl anatomy. In: Edwards L (Ed). Genital Dermatology Atlas. Philadelphia, PA: Lippincott Williams and Wilkins; 2004. pp 1–8.
[32] Lloyd J, Crouch NS, Minto CL, et al. Female genital appearance: "normality" unfolds. BJOG. 2005;112(5): 643–6.
[33] Lean WL, Hutson JM, Deshpande AV, et al. Clitoroplasty: past, present and future. Pediatr Surg Int. 2007;23(4):289–93.
[34] Shafik A, el–Sherif M, Youssef A, et al. Surgical anatomy of the pudendal nerve and its clinical implications. Clin Anat. 1995;8(2):110–5.
[35] Dobbeleir JM, Landuyt KV, Monstrey SJ. Aesthetic surgery of the female genitalia. Semin Plastic Surg. 2011;25(2):130–41.
[36] Miklos J, Moore R. Vaginal reconstruction and rejuvenation surgery: is there data to support improved sexual function? Am J Cosmetic Surg. 2012;29:97–113.
[37] Pujols Y, Meston CM, Seal BN. The association between sexual satisfaction and body image in women. J Sex Med. 2010;7(2 Pt 2):905–16.
[38] Shick VR, Calabrese SK, Rima BN, et al. Genital appearance dissatisfaction: implications for women's genital image self–consciousness, sexual esteem, sexual satisfaction, and sexual risk. Psychol Women Q. 2010;34(3):394–404.
[39] Azar M, Noohi S, Radfar S, et al. Sexual function in women after surgery for pelvic organ prolapse. Int Urogynecol J Pelvic Floor Dysfunt. 2008;19(1):53–7.
[40] Goodman MP, Bachmann G, Johnson C, et al. Is elective vulvar plastic surgery ever warranted, and what screening should be conducted preoperatively? J Sex Med. 2007;4(2):269–76.
[41] Choi HY, Kim KT. A new method for aesthetic reduction of labia minora (the deepithelialized reduction of labioplasty). Plast Reconstr Surg. 2000;105(1):419–22; discussion 423–4.
[42] Di Saia JP. An unusual staged labial rejuvenation. J Sex Med. 2008;5(5):1263–7.
[43] Davison SP, Baker CL, West JE. Labiaplasty and labia minora reduction. Medscape Reference. Available at http://reference.medscape.com/article/1372175– overview.
[44] Goodman MP, Placik OJ, Benson RH III, et al. A large multicenter outcome study of female genital plastic surgery. J Sex Med. 2010;7(4 Pt 1):1565–77.
[45] Miklos JR, Moore RD. Labiaplasty of the labia minora: patients' indications for pursuing surgery. J Sex Med. 2008;5(6):1492–5.
[46] Paarlberg KM, Weijenborg PT. Request for operative reduction of the labia minora: a proposal for a practical guideline for gynecologists. J Psychosom Obstet Gynaecol. 2008;29(4):230–4.
[47] Giraldo F, Gonzalez C, de Haro F. Central wedge nymphectomy with a 90–degree Z–plasty for aesthetic reduction of the labia minora. Plast Reconstr Surg. 2004;113(6):1820–5; discussion 1826–7.
[48] Munhoz AM, Filassi JR, Ricci MD, et al. Aesthetic labia minora reduction with inferior wedge resection and superior pedicle flap reconstruction. Plast Reconstr Surg. 2006;118(5):1237–47; discussion 1248–50.
[49] Alinsod R. Radiofrequency resurfacing and revision of deepithelialized labia minora labiaplasty: review of literature and case study. Pelviperineology. 2013;32: 106–9.
[50] Gress S. Composite reduction labiaplasty. Aesthetic Plast Surg. 2013;37(4):674–83.
[51] Kolb S. Plastikos Surgery Centre, Atlanta. Aesthetic female genital surgery: expanding your practice. Available at: http://www.labiaplastysurgeon.com/ sexual–enhancement.html.
[52] Coleman SR. Fat augmentation of the anterior vaginal wall: a novel use of fat augmentation in enhancing the female sexual experience. Am J Plast Surg. 28: 171–6.
[53] Schultz W, vande Wiel H, Klatter J, et al. Vaginal sensitivity to electric stimuli: theoretical and practical implications. Arch Sex Behav 1989;18(2):87–95.
[54] Green FJ. From clitoridectomies to "designer vaginas": The medical construction of heteronormative female bodies and sexuality through female genital cutting. Sexualities Evol Gender. 2005;7(2):153–87.
[55] Goodman MP. Female cosmetic genital surgery. Obstet Gynecol. 2009;113(1):154–9.
[56] Ciro A, Corvi M. Cosmetic mucosal vaginal tightening (lateral colporrhaphy): improving sexual sensitivity in women with a sensation of wide vagina. Plast Reconstr Surg 2009;123(6):212–3.
[57] Brambilla M. Intramuscular–submucosal lipostructure for

the treatment of vaginal laxity. Paper presented at Congresso Internazionale di Medicina Estetica, October 10, 2008, Milan, Italy.
[58] Raveenthiran V. Surgery of the hymen: from myth to modernization. Indian J Surg. 2009;71:224–6.
[59] Hamori CA. Postoperative clitoral hood deformity after labiaplasty. Aesthet Surg J. 2013;33(7):1030–6.
[60] Alter GJ. A new technique for aesthetic labia minora reduction. Ann Plast Surg. 1998;40(3):287–90.
[61] Alinsod R. Awake In–Office Barbie Labiaplasty, Awake In–Office Labia Majora Plasty, Awake In–Office Vaginoplasty, Awake In–Office Labial Revision. Congress on Aesthetic Vaginal Surgery (CAVS), Tucson, AZ, November 2011.
[62] Alexiades–Armenakas MR, Dover JS, Arndt KA. The spectrum of laser skin resurfacing: nonablative, fractional, and ablative laser resurfacing. J Am Acad Dermatol. 2008;58 (5):719–37, quiz 738–40.
[63] Lev–Sagie A. Vulvar and vaginal atrophy: physiology, clinical presentation, and treatment considerations. Clin Obstet Gynecol. 2015;58(3):476–91.
[64] Hruza GJ. Laser and intense pulsed light for cutaneous lesions. UpToDate. March 13, 2017.
[65] Anderson RR, Parrish JA. Selective photothermolysis: precise microsurgery by selective absorption of pulsed radiation. Science. 1983;220(4956):524.
[66] Lowe NJ, Lask G, Griffin ME, et al. Skin resurfacing with the ultrapulse carbon dioxide laser. Observations on 100 patients. Dermatol Surg. 1995;21(12):1025.
[67] Teikemeier G, Goldberg DJ. Skin resurfacing with the erbium:YAG laser. Dermatol Surg. 1997;23(8):685.
[68] Nelson JS, Berns MW. Basic laser physics and tissue interactions. Contemp Dermatol. 1988;2:1.
[69] McGoldrick RB, Theodorakopoulou E, Azzopardi EA, et al. Lasers and ancillary treatments for scar management. Scars Burns Healing. 2017;2:1–7.
[70] Manstein D, Herron GS, Sink RK, et al. Fractional photothermolysis: a new concept for cutaneous remodeling using microscopic patterns of thermal injury. Lasers Surg Med. 2004;34(5):426–38.
[71] Tierney EP, Eisen RF, Hanke CW. Fractionated $CO_2$ laser skin rejuvenation. Dermatol Ther. 2011;24(1):41–53.
[72] Kono T, Chan HH, Groff WF, et al. Prospective direct comparison study of fractional resurfacing using different fluences and densities for skin rejuvenation in Asians. Lasers Surg Med. 2007;39(4):311.
[73] Sherling M, Friedman PM, Adrian R, et al. Consensus recommendations on the use of an erbium–doped 1,550–nm fractionated laser and its applications in dermatologic laser surgery. Dermatol Surg. 2010; 36(4):461.
[74] Hunzeker CM, Weiss ET, Geronemus RG. Fractionated $CO_2$ laser resurfacing: our experience with more than 200. treatments. Aesthet Surg J. 2009;29(4):317.
[75] Mahmoud BH, Srivastava D, Janiga JJ, et al. Safety and efficacy of erbium–doped yttrium aluminum garnet fractionated laser for treatment of acne scars in type IV to VI skin. Dermatol Surg. 2010;36(5):602.
[76] Alster TS, Tanzi EL, Welsh EC. Photorejuvenation of facial skin with topical 20% 5–aminolevulinic acid and intense pulsed light treatment: a split–face comparison study. J Drugs Dermatol. 2005;4(1):35.
[77] Kawada A, Aragane Y, Kameyama H, et al. Acne phototherapy with a high–intensity, enhanced, narrowband, blue light source: an open study and in vitro investigation. J Dermatol Sci. 2002; 30(2):129.
[78] Alster TS, Lupton JR. Treatment of complications of laser skin resurfacing. Arch Facial Plast Surg. 2000;2(4):279–84.
[79] Gaspar A, Addamo G, Brandi H. Vaginal fractional $CO_2$ laser: a minimally invasive option for vaginal rejuvenation. Am J Cosmetic Surg. 2011;28(3):156–162.
[80] Millheiser LS, Pauls RN, Herbst SJ, et al. Radiofrequency treatment of vaginal laxity after vaginal delivery: nonsurgical vaginal tightening. J Sex Med. 2010;7(9):3088–95.
[81] Mulholland RS. Radio frequency energy for noninvasive and minimally invasive skin tightening. Clin Plast Surg. 2011;38(3):437–48.
[82] Alinsod RM. Transcutaneous temperature controlled radio–frequency for orgasmic dysfunction. Lasers Surg Med. 2016;48(7):641–5.
[83] Salvatore S, Leone Roberti Maggiore U, Athanasiou S, et al. Histological study on the effect of microablative fractional $CO_2$ laser on atrophic vaginal tissue: an ex vivo study. Menopause. 2015;22(8):845–9.
[84] Zerbinati N, Serati M, Origoni M, et al. Microscopic and ultrastructural modifications of postmenopausal atrophis vaginal mucosa after fractional carbon dioxide laser treatment. Lasers Med Sci. 2015;30(1): 429–36.
[85] Salvatore S, Nappi RE, Zerbinati N, et al. A 12–week treatment with fractional $CO_2$ laser for vulvovaginal atrophy: a pilot study. Climacteric. 2014;17(4):363–9.
[86] Orringer JS, Kang S, Johnson TJ, et al. Connective tissue remodeling induced by carbon dioxide laser resurfacing of photodamaged human skin. Arch Dermatol. 2004;140(11):1326–32.
[87] Mac Bride MB, Rhodes DJ, Shuster LT. Vulvovaginal atrophy. Mayo Clin Proc. 2010;85(1):87–94.
[88] Athanasiou S, Pitsouni E, Antonopoulou S, et al. The effect of microablative fractional $CO_2$ laser on vaginal flora of postmenopausal women. Climacteric. 2016; 19(5):512–8.
[89] Stephens DJ. Cell biology: collagen secretion explained. Nature 2012;482(7386):474–5.
[90] Alberts B, Johnson A, Lewis J. Transport from the ER through the Golgi apparatus. Molecular Biology of the Bell, 4th edition. New York: Garland Science; 2002. pp. 775–81.
[91] Hantash BM, Bedi VP, Kapadia B, et al. In vivo histological evaluation of a novel ablative fractional resurfacing device. Lasers Surg Med. 2007;39(2):96–107.
[92] Ishida Y, Nagata K. Hsp47 as a collagen–specific molecular chaperone. Methods Enzymol. 2011;499: 167–82.
[93] Tasab M, Batten MR, Bulleid NJ. Hsp47: a molecular chaperone that interacts with and stabilizes correctlyfolded procollagen. EMBO J. 2000;19(10):2204–11.
[94] Dafforn TR, Della M, Miller AD. The molecular interactions of heat shock protein 47 (Hsp47) and their implications for collagen biosynthesis. J Biol Chem. 2001;276(52): 49310–9.
[95] Prignano F, Campolmi P, Bonan P, et al. Fractional $CO_2$ laser: a novel therapeutic device upon photobiomodulation of tissue remodeling and cytokine pathway of tissue repair. Dermatol Ther. 2009;22(Suppl 1): S8–15.
[96] Nowak KC, McCormack M, Koch RJ. The effect of superpulsed carbon dioxide laser energy on keloid and normal

dermal fibroblast secretion of growth factors: a serum–free study. Plast Reconstr Surg. 2000;105(6):2039–48.

[97] Manolis EN, Kaklamanos IG, Spanakis N, et al. Tissue concentration of transforming growth factor b1 and basic fibroblast growth factor in skin wounds created with a $CO_2$ laser and scalpel: a comparative experimental study, using an animal model of skin resurfacing. Wound Repair Regen. 2007;15(2):252–7.

[98] Orringer JS, Sachs DL, Shao Y, et al. Direct quantitative comparison of molecular responses in photodamaged human skin to fractionated and fully ablative carbon dioxide laser resurfacing. Dermatol Surg. 2012;38:1668–77.

[99] Reinisch L. Scatter–limited phototherapy: a model for laser treatment, of skin. Lasers Surg. Med. 2002;30(5):381–8.

[100] Lukao M, Mqjaron B, Rupnik T. Ablative and thermal effects of Er:YAG laser on human tissue. In: Waidelich W, Waidelich R, Waldschmidt J, editors. Lasers in Medicine. Berlin: Springer; 1998. pp. 566–72.

[101] Majaron B, Plesteniak Lukaĉ M. Thermo–mechanical laser ablation of soft biological tissue: modeling the micro explosions. Appl Phys B. 1999;69(1):71–80.

[102] Gaspar A, Brandi H, Gomez V, et al. Efficacy of erbium: YAG laser treatment compared to topical estriol treatment for symptoms of genitourinary syndrome of menopause. Lasers Surg. Med. 2016;49(2):160–8.

[103] Fistonic N, Fistonic I, Lukanovic A, et al. First assessment of short term efficacy of Er:YAG laser treatment on stress urinary incontinence in women: Prospective cohort study. Climacteric. 2015;18(Sup 1): 37–42.

[104] Ogrinc BU, Sencar S. Novel minimally invasive laser treatment of urinary incontinence in women. Lasers Surg Med. 2015;47:689–97.

[105] Fistonic N, Fistonic I, Findri Gustek SS, et al. Minimally invasive, non–ablative Er:YAG laser treatment of stress urinary incontinence in women–a pilot study. J Laser Med Sci. 2016;31(4):635–43.

[106] Pardo J, Sola V, Morales A. Treatment of female stress urinary incontinence with erbium YAG laser in nonablative mode. Eur J Obstet Gynecol Reprod Biol. 2016;204:1–4.

[107] Tien YW, Hsiao SM, Lee CN, et al. Effects of laser procedure for female urodynamic stress incontinence on pad weight, urodynamics, and sexual function. Int Urogynecol J. 2016;28(3):469–76.

[108] Pitsouni E, Grigoriadis T, Tsiveleka A, et al. Microablative fractional $CO_2$–laser therapy and the genitourinary syndrome of menopause: an observational study. Maturitas. 2016;94:131–6.

[109] Leibaschoff G, Izasa PG, Cardona JL, et al. Transcutaneous temperature controlled radiofrequency (TTCRF) for the treatment of menopausal vaginal/genitourinary symptoms. Surg Technol Int. 2016;26(XXIX):149–59.

[110] Alexiades M. Nonablative skin resurfacing for skin rejuvenation. UpToDate. Aug 15, 2017.

[111] Kligman LH. Photoaging. Manifestations, prevention, and treatment. Clin Geriatr Med. 1989;5(1):235–51.

[112] Takema Y, Yorimoto Y, Kawai M, et al. Age–related changes in the elastic properties and thickness of human facial skin. Br J Dermatol. 1994; 131(5):641–8.

[113] Branham GH, Thomas JR. Rejuvenation of the skin surface: chemical peel and dermabrasion. Facial Plast Surg. 1996;12(2):125–33.

[114] Airan LE, Hruza G. Current lasers in skin resurfacing. Facial Plast Surg Clin North Am. 2005;13(1):127–39.

[115] Paasch U, Haedersdal M. Laser systems for ablative fractional resurfacing. Expert Rev Med Devices. 2011;8(1):67–83.

[116] Weiss RA, McDaniel DH, Geronemus RG. Review of nonablative photorejuvenation: reversal of the aging effects of the sun and environmental damage using laser and light sources. Semin Cutan Med Surg. 2003; 22(2):93–106.

[117] Hardaway CA, Ross EV. Nonablative laser skin remodeling. Dermatol Clin. 2002;20(1):97–111.

[118] Murina F, Karram M, Salvatore S, et al. Fractional $CO_2$ laser treatment of the vestibule for patients with vestibulodynia and genitourinary syndrome of menopause: A pilot study. J Sex Med. 2016; 13(12):1915–7.

[119] Filippini M and Farinelli M: Use of the MonaLisaTouch® Treatment for post–partum dyspareunia. A pilot study. Social Security Institute San Marino, December 2014.

[120] Cooper SM, Arnold SJ. Vulvar lichen sclerosus. UpToDate 2016. June 6, 2016.

[121] Kartamaa M, Reitamo S. Treatment of lichen sclerosus with carbon dioxide laser vaporization. Br J Dermatol 1997; 136(3):356–9.

[122] Windahl T. Is carbon dioxide laser treatment of lichen sclerosus effective in the long run? Scand J Urol Nephrol. 2006;40(3):208–11.

[123] Peterson C, Lane J, Ratz J. Successful carbon dioxide laser therapy for refractory anogenital lichen sclerosus. Dermatol Surg. 2004;30(8):1148–51.

[124] Lee A, Lim A, Fischer G. Fractional carbon dioxide laser in recalcitrant vulval lichen sclerosus. Australas J Dermatol. 2016;57(1):39–43.

[125] Baggish M. Fractional $CO_2$ laser treatment for vaginal atrophy and vulvar lichen sclerosus. J Gynecol Surg 2016;32(6): 309–317.

[126] Alster TS, Lupton JR. Erbium:YAG cutaneous laser resurfacing. Dermatol Clin. 2001;19(3):453.

[127] Riggs K, Keller M, Humphreys TR. Ablative laser resurfacing: high–energy pulsed carbon dioxide and erbium:yttrium–aluminum–garnet. Clin Dermatol. 2007;25(5):462.

[128] Tierney EP, Kouba DJ, Hanke CW. Review of fractional photothermolysis: treatment indications and efficacy. Dermatol Surg. 2009;35(10):1445.

[129] Ross VE, Miller C, Meehan K, et al. One–pass $CO_2$ versus multiple–pass Er:YAG laser resurfacing in the treatment of rhytides: a comparison side–by–side of pulsed $CO_2$ and Er:YAG lasers. Dermatol Surg. 2001;27(8):709–15.

[130] Tanzi EL, Alster TS. Single–pass carbon dioxide versus multiple–pass Er:YAG laser skin resurfacing: a comparison 24. of postoperative wound healing and side–effect rates. Dermatol Surg. 2003;29(1):80–4.

[131] Sapijaszko MJ, Zachary CB. Er:YAG laser skin resurfacing. Dermatol Clin. 2002;20(1):87–96.

[132] Ross EV, McKinlay JR, Anderson RR. Why does carbon dioxide resurfacing work? A review. Arch Dermatol 1999;135(4):444–54.

[133] Bernstein EF, Brown DB, Kenkel J, et al. Residual thermal damage resulting from pulsed and scanned resurfacing lasers. Dermatol Surg. 1999;25(10):739–44.

[134] Saluja R, Khoury J, Detwiler SP, et al. Histologic and clinical

response to varying density settings with a fractionally scanned carbon dioxide laser. J Drugs Dermatol. 2009;8(1):17–20.
[135] Brightman LA, Brauer JA, Anolik R, et al. Ablative and fractional ablative lasers. Dermatol Clin. 2009; 27(4):479–89.
[136] Fulton JE Jr, Barnes T. Collagen shrinkage (selective dermaplasty) with the high–energy pulsed carbon dioxide laser. Dermatol Surg. 1998;24(1):37.
[137] Ross EV, Yashar SS, Naseef GS, et al. A pilot study of in vivo immediate tissue contraction with $CO_2$ skin laser resurfacing in a live farm pig. Dermatol Surg. 1999;25(11):851.
[138] Walia S, Alster TS. Prolonged clinical and histologic effects from $CO_2$ laser resurfacing of atrophic acne scars. Dermatol Surg. 1999;25(12):926.
[139] Study Guide for the Basic Laser Science, Tissue Interaction and Laser Safety. Written Examinations. Americal Board of Laser Surgery. 2012 edition.
[140] Ramsdell WM. Fractional carbon dioxide laser resurfacing. Semin Plast Surg. 2012;26(3):125–30.
[141] Ross EV, McKinlay JR, Sajben FP, et al. Use of a novel erbium laser in a Yucatan minipig: a study of residual thermal damage, ablation, and wound healing as a function of pulse duration. Lasers Surg Med. 2002;30(2):93–100.
[142] Papadavid E, Katsambas A. Lasers for facial rejuvenation: a review. Int J Dermatol. 2003;42(6):480.
[143] Rahman Z, McFalls H, Jiang K, et al. Fractional deep dermal ablation induces tissue tightening. Lasers Surg Med. 2009;41(2):78–86.
[144] Gardner ES, Reinisch L, Stricklin GP, et al. In vitro changes in non–facial human skin following $CO_2$ laser resurfacing: a comparison study. Lasers Surg Med. 1996;19(4):379–87.
[145] Fisher GJ, Varani J, Voorhees JJ. Looking older: fibroblast collapse and therapeutic implications. Arch Dermatol. 2008;144(5):666–72.
[146] Chan HH, Manstein D, Yu CS, et al. The prevalence and risk factors of post–inflammatory hyperpigmentation after fractional resurfacing in Asians. Lasers Surg Med. 2007;39(5):381–5.
[147] Kim YJ, Lee HS, Son SW, et al. Analysis of hyperpigmentation and hypopigmentation after Er:YAG laser skin resurfacing. Lasers Surg Med. 2005;36(1): 47–51.
[148] Tan KL, Kurniawati C, Gold MH. Low risk of postinflammatory hyperpigmentation in skin types 4 and 5 after treatment with fractional $CO_2$ laser device. J Drugs Dermatol. 2008;7(8):774.
[149] Shah S, Alam A. Laser resurfacing pearls. Semin Plast Surg. 2012;26(3):131–6.
[150] Alam M, Dover JS, Arndt KA. To ablate or not: a proposal regarding nomenclature. J Am Acad Dermatol. 2011;64(6):1170–4.
[151] Hantash BM, Bedi VP, Sudireddy V, et al. Laserinduced transepidermal elimination of dermal content by fractional photothermolysis. J Biomed Opt. 2006; 11(4):041115.
[152] Bogdan Allemann I, Kaufman J. Fractional photothermolysis–an update. Lasers Med Sci. 2010; 25(1):137.
[153] Keagle JN, Welch WJ, Young DM. Expression of heat shock proteins in a linear rodent wound. Wound Rep Reg. 2001;9(5):378–85.
[154] Razzaque MS, Foster CS, Ahmed AR. Role of collagenbinding heat shock protein 47 and transforming growth factor–beta1 in conjunctival scarring in ocular cicatricial pemphigoid. Invest Ophthalmol Vis Sci. 2003;44(4):1616–21.
[155] Bedi VP, Chan KF, Sink RK, et al. The effects of pulse energy variations on the dimensions of microscopic thermal treatment zones in fractional photothermolysis. Lasers Surg Med. 2007;39(2):145–55.
[156] El–Domyati M, Abd–El–Raheem T, Abdel–Wahab H, et al. Fractional versus ablative erbium:yttriumaluminum–garnet laser resurfacing for facial rejuvenation: an objective evaluation. J Am Acad Dermatol. 2013;68(1):103–12.
[157] Metelitsa AI, Alster TS. Fractionated laser skin resurfacing treatment complications: a review. Dermatol Surg. 2010;36(3):299–306.
[158] Ross EV, Grossman MC, Duke D, et al. Long–term results after $CO_2$ laser skin resurfacing: a comparison of scanned and pulsed systems. J Am Acad Dermatol. 1997;37(5 Pt 1):709–18.
[159] Shah S, Alster TS. Laser treatment of dark skin: an updated review. Am J Clin Dermatol. 2010;11(6):389–97.
[160] Alster TS, Garg S. Treatment of facial rhytides with a high–energy pulsed carbon dioxide laser. Plast Reconstr Surg. 1996;98(5):791.
[161] Fife DJ, Fitzpatrick RE, Zachary CB. Complications of fractional $CO_2$ laser resurfacing: four cases. Lasers Surg Med. 2009;41(3):179–84.
[162] Ross RB, Spencer J. Scarring and persistent erythema after fractionated ablative $CO_2$ laser resurfacing. J Drugs Dermatol. 2008;7(11):1072–3.
[163] W, Triwongwaranat D, Varothai S, Eimpunth S, et al. Efficacy and safety of a carbon–dioxide ablative fractional resurfacing device for treatment of atrophic acne scars in Asians. J Am Acad Dermatol. 2010;63(2):274–83.
[164] Orringer JS, Kang S, Johnson TM, et al. Tretinoin treatment before carbon–dioxide laser resurfacing: a clinical and biochemical analysis. J Am Acad Dermatol. 2004;51(6):940–6.
[165] Hevia O, Nemeth AJ, Taylor JR. Tretinoin accelerates healing after trichloroacetic acid chemical peel. Arch Dermatol. 1991;127(5):678–82.
[166] Mandy SH. Tretinoin in the preoperative and postoperative management of dermabrasion. J Am Acad Dermatol. 1986;15(4 Pt 2):878–9.
[167] Vagotis FL, Brundage SR. Histologic study of dermabrasion and chemical peel in an animal model after pretreatment with Retin–A. Aesthetic Plast Surg. 1995;19(3):243–6.
[168] Mandy SH. Dermabrasion. Semin Cutan Med Surg. 1996;15(3):162.
[169] Drake LA, Dinehart SM, Goltz RW, et al. Guidelines of care for chemical peeling. Guidelines/Outcomes Committee: American Academy of Dermatology. J Am Acad Dermatol. 1995;33(3):497–503.
[170] West TB, Alster TS. Effect of pretreatment on the incidence of hyperpigmentation following cutaneous $CO_2$ laser resurfacing. Dermatol Surg. 1999;25(1):15–7.
[171] Sriprachya–anunt S, Marchell NL, Fitzpatrick RE, et al. Facial resurfacing in patients with Fitzpatrick skin type IV. Lasers Surg Med. 2002;30(2):86–92.
[172] Tierney EP, Hanke CW, Petersen J. Ablative fractionated $CO_2$ laser treatment of photoaging: a clinical and histologic study. Dermatol Surg. 2012; 38(11):1777.
[173] Alam M, Hsu TS, Dover JS, et al. Nonablative laser and light treatments: histology and tissue effects–a review. Lasers Surg Med. 2003;33(1):30–9.

[174] Tierney EP, Hanke CW. The effect of cold–air anesthesia during fractionated carbon–dioxide laser treatment: prospective study and review of the literature. J Am Acad Dermatol. 2012;67(3):436–45.

[175] Fisher GH, Geronemus RG. Short–term side effects of fractional photothermolysis. Dermatol Surg. 2005;31(9 Pt 2):1245–9, discussion 1249.

[176] Alam M, Pantanowitz L, Harton AM, et al. A prospective trial of fungal colonization after laser resurfacing of the face: correlation between culture positivity and symptoms of pruritus. Dermatol Surg. 2003;29(3):255–60.

[177] Choi, JE, Oh, GN, Kim JY, et al. Ablative fractional laser treatment for hypertrophic scars: comparison between Er:YAG and $CO_2$ fractional lasers. J Dermatolog.Treat. 2014:25(4):299–303.

[178] Qu L, Liu A, Zhou L, et al. Clinical and molecular effects on mature burn scars after treatment with a fractional $CO_2$ laser. Lasers Surg Med. 2012;44(7):517–24.

[179] Grunewald S, Bodendorf M, Illes M, et al. In vivo wound healing and dermal matrix remodeling in response to fractionated $CO_2$ laser intervention: clinicopathological correlation in non–facial skin. Int J Hyperthermia. 2011;27(8):811–8.

[180] Helbig D, Bodendorf M, Grunewald S, et al. Immunohistochemical investigation of the wound healing response to fractional photothermolysis. J Biomed Opt. 2009;14(6):064044.

[181] Kroonen L, Shumaker PR, Kwan JM, et al. Treatment of split–thickness skin graft–related forearm scar contractures with a carbon dioxide laser protocol: 3 case reports. J Hand Surg Am. 2013 38(11):2164–8.

[182] Schwartz RJ, Burns AJ, Rohrich RJ, et al. Long–term assessment of $CO_2$ facial laser resurfacing: aesthetic results and complications. Plast Reconstr Surg. 1999;103(2):592–601.

[183] Fitzpatrick RE. $CO_2$ laser resurfacing. Dermatol Clin. 2001;19(3):443–51, viii.

[184] Duke D, Khatri K, Grevelink JM, et al. Comparative clinical trial of 2 carbon dioxide resurfacing lasers with varying pulse durations: 100 microseconds vs 1 millisecond. Arch Dermatol. 1998;134(10):1240–6.

[185] Apfelberg DB, Smoller B. UltraPulse carbon dioxide laser with CPG scanner for deepithelialization: clinical and histologic study. Plast Reconstr Surg. 1997;99(7):2089–94.

[186] Trelles MA, Rigau J, Mellor TK, et al. A clinical and histological comparison of flashscanning versus pulsed technology in carbon dioxide laser facial skin resurfacing. Dermatol Surg. 1998;24(1):43–9.

[187] Taub AF. Fractionated delivery systems for difficult to treat clinical applications: acne scarring, melasma, atrophic scarring, striae distensae, and deep rhytides. J Drugs Dermatol. 2007;6(11):1120–8.

[188] Alster TS, Tanzi EL. Hypertrophic scars and keloids: etiology and management. Am J Clin Dermatol. 2003;4(4):235–43.

[189] Fitzpatrick RE, Goldman MP, Satur NM, et al. Pulsed carbon dioxide laser resurfacing of photo–aged facial skin. Arch Dermatol. 1996;132(4):395–402.

[190] Sukal SA, Geronemus RG. Thermage: the nonablative radiofrequency for rejuvenation. Clin Dermatol. 2008;26(6):602–7.

[191] Dover JS, Zelickson BD. Results of a survey of 5,700 patient monopolar radiofrequency facial skin tightening treatments: assessment of a low–energy multiple–pass technique leading to a clinical end point algorithm. Dermatol Surg. 2007;33(8):900–7.

[192] Blugerman G, Shavelzon D, Paul M. A safety and feasibility study of a novel radiofrequencyassisted liposuction technique. Plast Reconstr Surg. 2010;125(3):998–1006.

[193] Paul M, Mulholland RS. A new approach for adipose tissue treatment and body contouring using radiofrequency assisted liposuction. Aesthetic Plast Surg. 2009;33(5):687–94.

[194] Paul M, Blugerman G, Kreindel M, et al. Threedimensional radiofrequency tissue tightening: a proposed mechanism and applications for body contouring. Aesthetic Plast Surg. 2011;35(1):87–95.

[195] Mulholland RS. An in–depth examination of radiofrequency assisted liposuction (RFAL). J Cosmetic Surg Med. 2009;4:14–8.

[196] Kreindel M, Mulholland RS. Radiofrequency energy. Body Language. 2009;29:23–4.

[197] Paul MD. Radiofrequency assisted liposuction comes of age: an emerging technology offers an exciting new vista in nonexcisional body contouring. Plastic Surgery Pract. 2009;2:18–9.

[198] Mulholland RS. The latest technologies to fight the bulge. Healthy Aging. 2009;4:7–11.

[199] Brightman L. RFAL Arm study Am Society Lasers Med and Surg annual meeting. Kissimmee (FL), June 2010.

[200] Vicariotto F, Raichi M. Technological evolution in the radiofrequency treatment of vaginal laxity and menopausal vulvo–vaginal atrophy and other genitourinary symptoms: first experiences with a novel dynamic quadripolar device. Minerva Ginecologica. 2016;68(3):225–36.

[201] Bader A. Non–invasive labia majora tightening and skin rejuvenation with $CO_2$ laser femitight Alma Surgical.

[202] Avci P, Gupta A, Sadasivam M, et al. Low–level laser (light) therapy (LLLT) in skin: stimulating, healing, restoring. Semin Cutan Med Surg. 2013;32(1):41–52.

[203] Dierickx CC, Anderson RR. Visible light treatment of photoaging. Dermatol Ther. 2005;18(3):191–208.

[204] Weiss RA, Weiss MA, Geronemus RG, et al. A novel non–thermal non–ablative full panel LED photomodulation device for reversal of photoaging: digital microscopic and clinical results in various skin types. J Drugs Dermatol. 2004;3(6):605–10.

[205] Weiss RA, McDaniel DH, Geronemus RG, et al. Clinical experience with light–emitting diode (LED) photomodulation. Dermatol Surg. 2005;31(9 Pt 2): 1199–1205.

[206] Weiss RA, McDaniel DH, Geronemus RG, et al. Clinical trial of a novel nonthermal LED array for reversal of photoaging: clinical, histologic, and surface profilometric results. Lasers Surg Med. 2005; 36(2):85–91.

[207] Bhat J, Birch J, Whitehurst C, et al. A single–blinded randomised controlled study to determine the efficacy of Omnilux Revive facial treatment in skin rejuvenation. Lasers Med Sci. 2005;20(1):6–10.

[208] Russell BA, Kellett N, Reilly LR. A study to determine the efficacy of combination LED light therapy (633 nm and 830 nm) in facial skin rejuvenation. J Cosmet Laser Ther. 2005;7(3–4):196–200.

[209] Barolet D, Roberge CJ, Auger FA, et al. Regulation of skin

collagen metabolism in vitro using a pulsed 660 nm LED light source: clinical correlation with a singleblinded study. J Invest Dermatol. 2009;129(12):2751–9.
[210] Abergel RP, Lyons RF, Castel JC, et al. Biostimulation of wound healing by lasers: experimental approaches in animal models and in fibroblast cultures. J Dermatol Surg Oncol. 1987;13(2):127–33.
[211] Yu W, Naim JO, Lanzafame RJ. The effect of laser irradiation on the release of bFGF from 3T3 fibroblasts. Photochem Photobiol. 1994;59(2):167–70.
[212] Schindl A, Heinze G, Schindl M, et al. Systemic effects of low– intensity laser irradiation on skin microcirculation in patients with diabetic microangiopathy. Microvasc Res. 2002;64(2):240–6.
[213] Ben–Dov N, Shefer G, Irintchev A, et al. Low–energy laser irradiation affects satellite cell proliferation and differentiation in vitro. Biochim Biophys Acta. 1999;1448(3):372–80.
[214] Lee SY, Park KH, Choi JW, et al. A prospective, randomized, placebo–controlled, double–blinded, and split–face clinical study on LED phototherapy for skin rejuvenation: clinical, profilometric, histologic, ultrastructural, and biochemical evaluations and comparison of three different treatment settings. J Photochem Photobiol B. 2007;88(1):51–67.
[215] Uitto J, Kouba D. Cytokine modulation of extracellular matrix gene expression: relevance to fibrotic skin diseases. J Dermatol Sci. 2000;24(Suppl 1):S60–9.
[216] Duranti F, Salti G, Bovani B, et al. Injectable hyaluronic acid gel for soft tissue augmentation. A clinical and histological study. Dermatol Surg. 1998;24(12):1317–25.
[217] Alastair Carruthers. Injectable soft tissue fillers: temporary agents. UpToDate. January 19, 2017.
[218] Radiesse® Injectable Implant: Instructions for Use. Franksville, WI: BioForm Medical, Inc.; 2008.
[219] Alam M, Havey J, Pace N, et al. Large–particle calcium hydroxylapatite injection for correction of facial wrinkles and depressions. J Am Acad Dermatol. 2011;65(1):92–6.
[220] Sculptra® (injectable poly–l–lactic acid) Prescribing Information. Bridgewater, NJ: Dermik Laboratories; 2006.
[221] Alastair Carruthers. Injectable soft tissue fillers: Permanent agents. July 7, 2017.
[222] Coleman SR. Long–term survival of fat transplants: controlled demonstrations. Aesthetic Plast Surg. 1995;19(5):421–5.
[223] Fulton JE, Suarez M, Silverton K, et al. Small volume fat transfer. Dermatol Surg. 1998;24(8):857–65.
[224] Fournier PF. Fat grafting: my technique. Dermatol Surg. 2000;26(12):1117–28.
[225] Cervelli V, Palla L, Pascali M, et al. Autologous platelet–rich plasma mixed with purified fat graft in aesthetic plastic surgery. Aesthetic Plast Surg. 2009;33(5):716–21.
[226] Alexander RW. Use of platelet–rich plasma to enhance effectiveness of autologous fat grafting. In: Shiffman MA, editor. Autologous Fat Transfer: Art, Science, and Clinical Practice. Heidelberg: Springer; 2010. p. 87.
[227] Yoshimura K, Sato K, Aoi N, et al. Cell–assisted lipotransfer for facial lipoatrophy: efficacy of clinical use of adipose–derived stem cells. Dermatol Surg. 2008. 34(9):1178–85.
[228] Sterodimas A, de Faria J, Nicaretta B, et al. Cellassisted lipotransfer. Aesthet Surg J. 2010;30(1):78–81.
[229] Sterodimas A, de Faria J, Nicaretta B, et al. Tissue engineering with adipose–derived stem cells (ADSCs): current and future applications. J Plast Reconstr Aesthet Surg. 2010;63(11):1886–92.
[230] Teimourian B. Blindness following fat injections. Plast Reconstr Surg. 1988;82(2):361.
[231] Dreizen NG, Framm L. Sudden unilateral visual loss after autologous fat injection into the glabellar area. Am J Ophthalmol. 1989;107(1):85–7.
[232] Egido JA, Arroyo R, Marcos A, et al. Middle cerebral artery embolism and unilateral visual loss after autologous fat injection into the glabellar area. Stroke. 1993;24(4):615–6.
[233] Feinendegen DL, Baumgartner RW, Schroth G, et al. Middle cerebral artery occlusion and ocular fat embolism after autologous fat injection in the face. J Neurol. 1998;245(1):53–4.
[234] Yoon SS, Chang DI, Chung KC. Acute fatal stroke immediately following autologous fat injection into the face. Neurology. 2003;61(8):1151–2.
[235] Thaunat O, Thaler F, Loirat P, et al. Cerebral fat embolism induced by facial fat injection. Plast Reconstr Surg. 2004;113(7):2235–6.
[236] Mori K, Ohta K, Nagano S, et al. [A case of ophthalmic artery obstruction following autologous fat injection in the glabellar area]. Nippon Ganka Gakkai Zasshi. 2007;111(1):22–5.
[237] Park SH, Sun HJ, Choi KS. Sudden unilateral visual loss after autologous fat injection into the nasolabial fold. Clin Ophthalmol. 2008;2(3):679–83.
[238] Gleeson CM, Lucas S, Langrish CJ, Barlow RJ. Acute fatal fat tissue embolism after autologous fat transfer in a patient with lupus profundus. Dermatol Surg. 2011;37(1):111–5.
[239] Park YH, Kim KS. Images in clinical medicine. Blindness after fat injections. N Engl J Med. 2011; 365(23):2220.
[240] The Esybron Institute 2007. The female genital system. Available at: http://www.esybron.org/index. phtml?p=female.
[241] Goldstein I, Meston C, Davis S. Women's Sexual Function and Dysfunction: Study Diagnosis and Treatment. London: Taylor and Francis; 2006.
[242] Burri AV, Cherkas L, Spector TD. Genetic and environmental influences on self–reported G–spots in women: a twin study. J Sex Med. 2010;7(5):1842–52.
[243] Physician info, the G–shot: overview. Available at: www.thegshot.com.
[244] Forsberg JG. A morphologist's approach to the vagina–age–related changes and estrogen sensitivity. Maturitas. 1995;22(Suppl):S7–15.
[245] Park K, Ahn K, Lee S, et al. Decreased circulating levels of estrogen alter vaginal and clitoral blood flow and structure in the rabbit. Int J Impot Res. 2001;13(2):116–24.
[246] Zaino R. Diseases of the vagina. In: Kurman, RJ, editor. Blaustein's Pathology of the Female Genital Tract. New York: Springer–Verlag; 2002. pp. 132–6.
[247] Boreham MK, Wai CY, Miller RT, et al. Morphometric analysis of smooth muscle in the anterior vaginal wall of women with pelvic organ prolapse. Am J Obstet Gynecol. 2002;187(1):56–63.
[248] Huggins C, Jensen EV, Cleveland AS. Chemical structure of steroids in relation to promotion of growth of the vagina and uterus of the hypophysectomized rat. J Exp Med. 1954;100(3):225–40.
[249] Pessina MA, Hoyt RF Jr, Goldstein I, et al. Differential effects of estradiol, progesterone, and testosterone on vaginal structural integrity. Endocrinology. 2006;147(1):61–9.

[250] Hilliges M, Falconer C, Ekman-Ordeberg G, et al. Innervation of the human vaginal mucosa as revealed by PGP 9.5 immunohistochemistry. Acta Anat (Basel). 1995;153(2):119–26.

[251] Da Chung J, Bai SW. Roles of sex steroid receptors and cell cycle regulation in pathogenesis of pelvic organ prolapse. Curr Opin Obstet Gynecol. 2006; 18(5):551–4.

[252] Bai SW, Chung DJ, Yoon JM, et al. Roles of estrogen receptor, progesterone receptor, p53 and p21 in pathogenesis of pelvic organ prolapse. Int Urogynecol J. 2005;16(6):492–6.

[253] Lang JH, Zhu L, Sun ZJ, et al. Estrogen levels and estrogen receptors in patients with stress urinary incontinence and pelvic organ prolapse. Int J Gynaecol Obstet. 2003;80(1):35–9.

[254] Savvas M, Bishop J, Laurent G, et al. Type III collagen content in the skin of postmenopausal women receiving oestradiol and testosterone implants. Br J Obstet Gynaecol. 1993;100(2):154–6.

[255] Brincat M, Moniz CF, Kabalan S, et al. Decline in skin collagen content and metacarpal index after the menopause and its prevention with sex hormone replacement. Br J Obstet Gynaecol. 1987;94(2):126–9.

[256] Brincat M, Kabalan S, Studd JW, et al. A study of the decrease of skin collagen content, skin thickness, and bone mass in the postmenopausal woman. Obstet Gynecol. 1987;70(6):840–5.

[257] Clark AL, Slayden OD, Hettrich K, et al. Estrogen increases collagen I and III mRNA expression in the pelvic support tissues of the rhesus macaque. Am J Obstet Gynecol. 2005;192(5):1523–9.

[258] Falconer C, Ekman-Ordeberg G, Ulmsten U, et al. Changes in paraurethral connective tissue at menopause are counteracted by estrogen. Maturitas. 1996;24(3):197–204.

[259] Rizk DE, Hassan HA, Al Marzouqi AH, et al. Combined estrogen and ghrelin administration restores number of blood vessels and collagen type I/III ratio in the urethral and anal canal submucosa of old ovariectomized rats. Int Urogynecol J Pelvic Floor Dysfunct. 2008;19(4):547–52.

[260] Jackson S, James M, Abrams P. The effect of oestradiol on vaginal collagen metabolism in postmenopausal women with genuine stress incontinence. Br J Obstet Gynaecol. 2002;109(3):339–44.

[261] Helvering LM, Adrian MD, Geiser AG, et al. Differential effects of estrogen and raloxifene on messenger RNA and matrix metalloproteinase 2 activity in the rat uterus. Biol Reprod. 2005;72(4):830–41.

[262] Brincat M, Versi E, Moniz CF, et al. Skin collagen changes in postmenopausal women receiving different regimens of estrogen therapy. Obstet Gynecol. 1987; 70(1):123–7.

[263] Moalli PA, Klingensmith WL, Meyn LA, et al. Regulation of matrix metalloproteinase expression by estrogen in fibroblasts that are derived from the pelvic floor. Am J Obstet Gynecol. 2002;187(1):72–9.

[264] Liu YM, Choy KW, Lui WT, et al. 17beta-estradiol suppresses proliferation of fibroblasts derived from cardinal ligaments in patients with or without pelvic organ prolapse. Hum Reprod. 2006;21(1):303–8.

[265] Boennelycke M, Gras S, Lose G. Tissue engineering as a potential alternative or adjunct to surgical reconstruction in treating pelvic organ prolapse. Int Urogynecol J. 2013;24(5):741–7.

[266] Wen Y, Wani P, Zhou L, et al. Reprogramming of fibroblasts from older women with pelvic floor disorders alters cellular behavior associated with donor age. Stem Cells Transl Med. 2013;2(2): 118–28.

[267] Kerkhof MH, Ruiz-Zapata AM, Bril H, et al. Changes in tissue composition of the vaginal wall of premenopausal women with Prolapse. Am J Obstet Gynecol. 2013; 210(2):168.e1–9.

[268] Cannon TW, Lee JY, Somogyi G, J et al. Improved sphincter contractility after allogenic muscle-derived progenitor cell injection into the denervated rat urethra. Urology. 2003;62:958–63.

[269] Strasser H, Marksteiner R, Margreiter E, et al. Stem cell therapy for urinary incontinence. Urologe A. 2004; 43(10):1237–41.

[270] Strasser H, Marksteiner R, Margreiter E, et al. Autologous myoblasts and fibroblasts versus collagen for treatment of stress urinary incontinence in women: a randomised controlled trial. Lancet. 2007; 369(9478): 2179–86.

[271] Puppo V. Anatomy and physiology of the clitoris, vestibular bulbs, and labia minora with a review of the female orgasm and the prevention of female sexual dysfunction. Clin Anat. 2013;26(1):134–52.

[272] Runels C, Melnick H, Debourbon E, et al. A pilot study of the effect of localized injections of autologous platelet rich plasma (PRP) for the treatment of female sexual dysfunction. J Women Health Care. 2014;3:169.

# 第43章 卵巢肿瘤手术

# Oncologic Surgery on the Ovary

Ivo Meinhold-Heerlein 著

马子茹 译 李晶华 袁 金 校

## 一、概述

腹腔镜应用于妇科肿瘤的诊断和治疗可以追溯到20世纪60年代。Zoeckler和Hegstrom [1] 报道了腹腔镜应用于腹部恶性疾病，Miniconi等 [2] 报道了腹腔镜手术在腹部癌症诊断中的价值，Lacey等 [3] 报道了腹腔镜应用于60例已知或疑似妇科肿瘤患者的评估。他的团队进行治疗前的腹腔镜分期检查及评估治疗效果的腹腔镜监测。后者被称为腹腔镜二次探查，直到20世纪90年代该方法仍应用于评估晚期卵巢癌对抗癌药物的反应。从单纯的腹腔镜诊断到妇科恶性肿瘤的腹腔镜手术，这是一条艰难的道路。一些发明如二氧化碳的自动注入、腹腔镜缝合技术及用于电凝的能量设备等的发展都奠定了妇科恶性肿瘤治疗的基础。Canis等 [4] 发表了其第一例根治性子宫切除术的研究，除了在内镜手术中的这一里程碑，Canis等在1994年谨慎地表示 [5]，此方法可以作为剖腹手术的另一种选择方式之前还需要进行更多的临床研究。11年后，他得出结论，妇科恶性肿瘤所有的手术都可以通过内镜完成 [6]。此外，又有多个团队成功地证实了在内镜下对妇科癌症进行分期手术，并建立了自己的手术流程 [7-17]，这些手术包括腹腔镜下全子宫切除术（TLH）、腹腔镜下根治性全子宫切除术（LRH，Wertheim式腹腔镜）、输卵管切除术和卵巢切除术、盆腔（髂部）和主动脉旁淋巴结清扫术、大网膜切除术、（前/后）盆腔脏器切除术。

虽然缺乏前瞻性随机试验比较腹腔镜和剖腹手术患者预后情况（总体生存率、无瘤生存率），但是腹腔镜技术的优势（如手术及住院时间短、失血少、生活质量更好、术后疼痛少、术中及术后并发症少）在众多的随机队列研究和病例对照研究中得到彰显。肿瘤的安全性（淋巴结数目、切除切缘情况）研究表明，某些有手术指征的病例，如早期宫颈癌、子宫内膜癌及卵巢交界性肿瘤，腹腔镜手术可以安全地替代剖腹手术 [18]。

在所有妇科恶性肿瘤中，卵巢癌的预后最差，因为其缺乏早期症状和早期有效的筛查方法，75%以上的病例诊断时已处于晚期。通常偶然被发现的早期卵巢癌预后要比晚期好得多。超声检查提示可疑的卵巢囊肿，通常在组织学上证实为早期癌症或卵巢交界性肿瘤。如果没有明显的恶性征象，大多数可疑附件包块都可行腹腔镜手术。如果该肿块被诊断为恶性，问题是如何选择分期手术方式，腔镜还是剖腹手术？由于尚无临床随机对照试验对比卵巢癌的腹腔镜手术治疗和剖腹手术治疗，也没有对早期与晚期浸润癌及无浸润的交界性肿瘤的研究，无法明确哪种手术方式更好。然而，腹腔镜探查用于诊断和预防手术已被广泛接受。对于浸润性癌症的治疗，剖腹是优选的。

本章的目的是阐明卵巢恶性肿瘤腹腔镜手术难点，总结有关卵巢恶性肿瘤腹腔镜手术的知识和已发表的数据，包括预防性手术、交界性肿瘤的诊断和治疗、早期浸润癌的诊断和治疗、早期浸润癌的诊断和治疗，以及腹腔镜操作的适应证（包括术前检查）的建议，系统描述腹腔镜手术流程，展示如何避免和处理典型的并发症。

## 二、卵巢恶性肿瘤的腹腔镜手术

### （一）预防性手术

女性罹患卵巢癌的风险较高，如BRCA1/2突变或遗传性非息肉性结直肠癌（hereditary nonpolyposis colorectal cancer，HNPCC）综合征（也称为Lynch综合征），可预防性地行腹腔镜双侧附件切除术。该手术可使BRCA1/2突变患者乳腺癌风险降低约50%，输卵管癌或卵巢癌风险降低约80%。研究表明BRCA1/2突变携带者的附件恶性肿瘤起源自输卵管而不是卵巢表面（图43-1）。因此，预防性输卵管切除术可能是有益的，是否有效须在将来对其进行评估。如今，在40岁后及完成生育后行腹腔镜双附件切除术已成为预防高危妇女发展成附件恶性肿瘤的金标准[19, 20]。

### （二）交界性肿瘤

大部分已发表的早期卵巢恶性肿瘤病例包括低度恶性潜能（low malignant potential，LMP）的卵巢肿瘤，即所谓的交界性肿瘤（图43-2）。许多团队已经证明了通过腹腔镜手术治疗LMP肿瘤的可行性。手术包括双侧附件切除术、子宫切除术、结肠下网膜切除术和腹膜活检[17, 21–23]。部分研究者发表了LMP肿瘤腹腔镜手术后出现穿刺孔转移的病例，这些病例中的大多数与肿瘤粉碎相关，这在任何卵巢肿瘤中都是禁忌的，且在手术过程中应该避免肿瘤包膜破裂[24]。与早期浸润性癌症一样，LMP肿瘤少见，并且缺乏对比手术方式及生存结局的前瞻性随机试验。然而，数据和经验表明，进行腹腔镜LMP肿瘤手术需要掌握腹腔镜手术必备的专业知识，并且遵循剖腹手术的肿瘤学标准[24–26]。如果有生育要求，可以进行保守手术，包括囊肿剥除术（图43-3）或（部分或全部）单侧附件切除术、胃下网膜切除术、

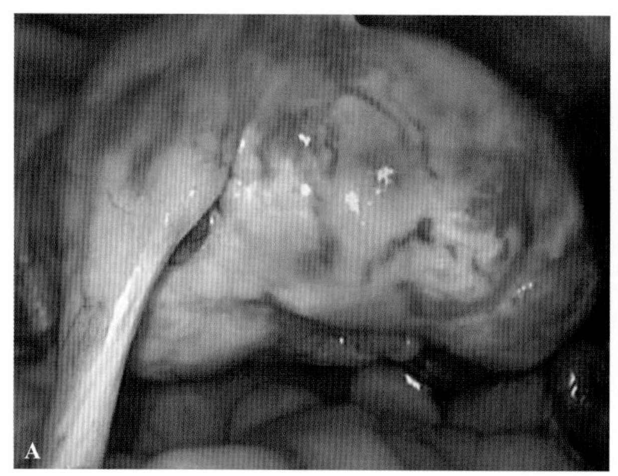


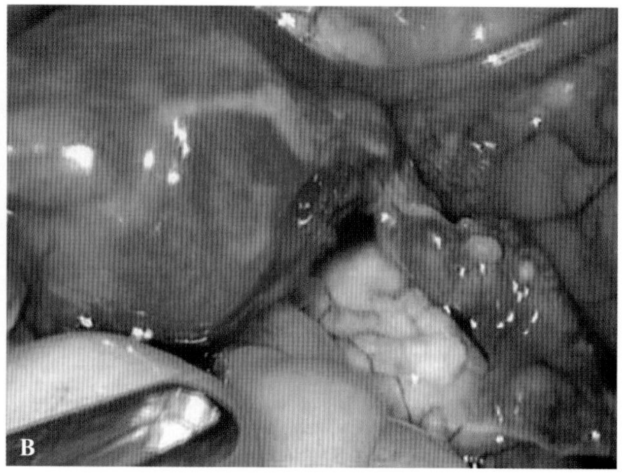


▲ 图43-1　左卵巢癌

1例有乳腺癌家族史的47岁患者，镜下肉眼呈正常卵巢外观，接受了预防性附件切除术。组织学结果显示左卵巢高级别浆液性卵巢癌。A. 左卵巢；B. 右卵巢。如果是家族性乳腺癌患者或突变基因携带者行预防性附件切除术，必须完全切除输卵管，因为这些患者的恶性肿瘤会出现在输卵管而不是卵巢表面

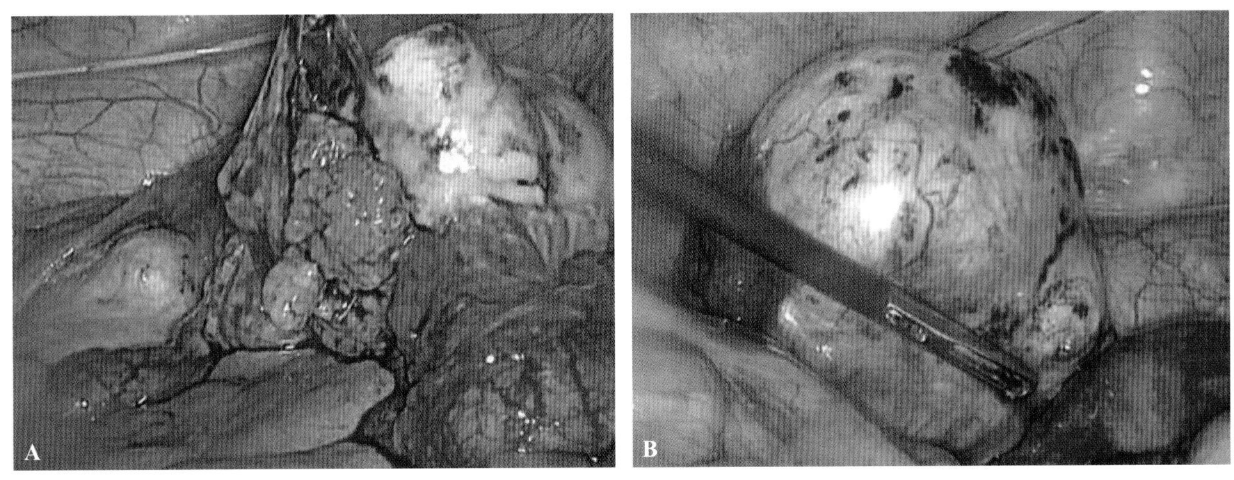

▲ 图 43-2　双侧卵巢浆液性交界性肿瘤

A. 右卵巢；B. 左卵巢

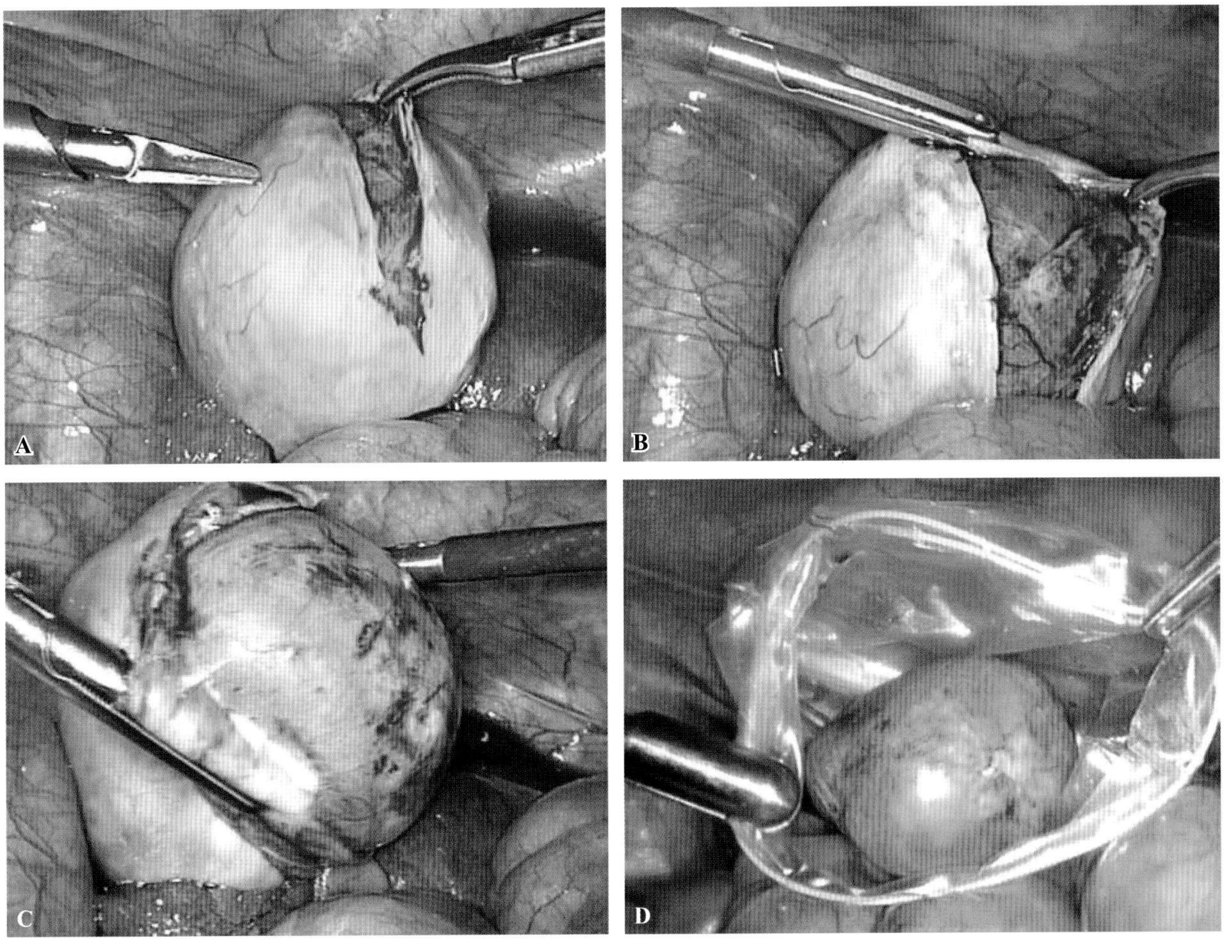

▲ 图 43-3　左卵巢皮样囊肿剥除术

A. 电凝并切开囊肿囊壁，以防止囊肿破裂；B. 小心分离卵巢组织与囊肿，需要双手操作；C. 沿其自身轴线旋转抓钳以便剥离囊肿；D. 标本在回收袋内。具有良性临床外观的囊肿也应避免破裂，以防有时组织学结果显示出恶性结果

腹膜活检和腹膜冲洗。然后需要告知患者由于交界性肿瘤的保守手术带来的更高的复发风险 [27]。最近，妇科肿瘤学工作（Arbeitsgemeinschaft Gynäkologische Onkologie，AGO）研究小组（德国）进行了一项队列研究（ROBOT 研究），该研究表明卵巢交界性肿瘤的复发率和预后取决于手术的标准性。作者还表明，腹腔镜手术或剖腹手术中进行分期手术没有明显区别。因此，在遵守肿瘤学原则时，腹腔镜检查对于治疗交界性肿瘤是安全且有益的 [28]。

### （三）早期浸润癌

早期浸润癌的手术（无论是剖腹还是腹腔镜）包括全子宫切除术、双侧附件切除术、网膜切除术、盆腔和主动脉旁淋巴结切除术、腹膜冲洗和活检。最近发表的 Cochrane 分析评估了 1990—2007 年的 706 项研究，结果发现只有 3 项有价值的观察性研究涉及了腹腔镜和剖腹在卵巢癌手术中的比较 [23, 29–31]。Tozzi 等 [23] 发表的队列研究描述了 24 例卵巢癌 FIGO Ⅰ A～B 的患者，他们接受了腹腔镜手术作为首要治疗方法（13/24）或以二次手术完成分期手术（11/24）。初次手术的平均手术时间为 182min，分期手术的平均手术时间为 166min。术中无重大并发症，无穿刺孔肿瘤转移。5 例患者接受了辅助化疗的中位术后时间是 7 天。2 例患者复发。中位随访时间为 46 个月，无病生存率为 91.6%，总生存率为 100%。

Ghezzi 等进行了一项病例对照研究，将早期卵巢癌的腹腔镜分期与进行传统手术分期进行了比较。研究将 15 例接受腹腔镜分期的患者与 19 例接受常规剖腹手术分期的历史对照进行比较。两组之间在淋巴结中位数和明确的疾病转移发生率方面无显著差异。腹腔镜检查组术中未发生中转剖腹，也未发生术中并发症。与剖腹手术组相比，腹腔镜手术组的手术时间明显更长［（377 ± 47）min vs.（272 ± 81）min，$P$=0.002］。腹腔镜检查组中的 1 例患者在术后发现腹膜后血肿，因此需要进行剖腹手术。腹腔镜检查组的 1 例患者和剖腹手术组的 8 例患者发生了较小的术后并发症（$P$=0.047）。腹腔镜检查组的住院时间明显缩短［3（2～12）天 vs.7（4～14）天，$P$=0.001］。腹腔镜手术组和剖腹手术组的中位随访时间分别为 16（4～33）个月和 60（32～108）个月。接受腹腔镜治疗的 11 例患者和 13 例常规手术的患者接受了辅助治疗。虽然腹腔镜手术组的术后随访时间为 16 个月，但很难与历史对照进行比较，作者认为，早期卵巢癌的腹腔镜分期手术与标准化的剖腹分期手术一样安全和充分 [30]。

一篇实际评论文章描述了微创手术治疗早期上皮性卵巢癌的有效性和安全性的调查研究。其中包括 3065 例患者，其中 1450 例接受了腹腔镜手术，1615 例接受了剖腹手术。两组的生存结果无显著差异，汇总数据表明，微创方法可能是等效的。但是，作者承认所纳入的研究证据水平较低，因此有必要进行进一步的随机试验 [32]。

因此，2008 年发表的 Cochrane 分析仍然有效，该分析表明，迄今为止尚无法评估腹腔镜检查对早期卵巢癌的治疗价值。分期手术的标准仍然是通过中线切口进行剖腹手术，直到随机对照试验表明 2 种手术技术的相似性为止 [31]。

Nezhat 等 [17] 最新发表了一项分析，比较了 36 例早期卵巢恶性肿瘤患者的手术和生存结局，其中包括 20 例浸润性上皮肿瘤、11 例交界性肿瘤和 5 例非上皮性肿瘤。盆腔平均淋巴结节数为 12.23 及腹主动脉旁淋巴结平均数为 14.84，83% 的患者接受了腹腔镜网膜切除术，7 例患者接受了更进一步治疗。术后并发症包括 1 例小肠梗阻、2 例盆腔淋巴结肿大和 1 例淋巴囊肿。在 55.9 个月的随访中，没有复发。作者总结了由有丰富腹腔镜经验的妇科肿瘤科医生进行腹腔镜手术的可行性和安全性 [17]。

自从有作者描述了腹腔镜卵巢癌手术后穿刺孔转移[33-35]，有人开始质疑腹腔镜手术后穿刺孔处腹壁内肿瘤细胞转移是否比剖腹手术后切口处转移更频繁。实际表明，穿刺孔转移的发生率与肿瘤级别和腹水量呈正相关。总体发生率估计在 0～2.3%[17]。一些作者认为，$CO_2$ 灌注可能会损害腹膜的完整性，从而诱导血管生成反应［如血管上皮生长因子（VEGF）］并吸引肿瘤细胞附着在腹壁。在这方面，外科医生小心地关闭腹膜切口和腹壁并未发现穿刺孔有转移[17]。此外，术中紫杉醇治疗可降低腹水的 VEGF 水平，进而降低裸鼠模型上穿刺孔转移的风险[36]。然而，尽管一些研究有的结果有所争议，但穿刺孔转移与总生存或无进展生存无关[25]。不言而喻的是，仔细处理取物袋中的标本以防止肿瘤细胞溢出是最重要的。Zivanovic 等[37]评估了 2251 例患有恶性疾病的女性在腹腔镜手术后移植部位肿瘤的发生率，并得出结论，这种肿瘤的发生率很低，并且几乎总是同步发生于晚期的腹腔转移或远处转移病例中。他们确认转移部位的存在提示了其为晚期疾病，并建议不应将穿刺部位转移当作反对妇科恶性肿瘤腹腔镜手术的理由[36]。

### （四）晚期浸润性肿瘤

国际上已达成共识，晚期肿瘤应采用中线剖腹手术治疗，以便在辅助化疗之前完成分期手术并清除肿瘤。如果在腹腔镜手术中偶然发现晚期卵巢癌，外科医生应中转剖腹并完成手术。如果术中情况不允许完成完整的剖腹分期手术，则应终止腹腔镜手术，并应在 1 周之内重新完成分期手术。

在过去的几年中，几个小组成功地使用了腹腔镜来评估其实现彻底甚至满意减瘤（肿瘤包块＜ 1cm）的可行性。Rutten 及其同事[38]从他们的随机对照试验中得出结论，腹腔镜检查可以减少晚期卵巢癌患者无效的剖腹手术次数。

随着术前应用新辅助化疗的临床试验越来越多，分期腹腔镜检查已成为获取腹水样品和组织活检的一种方式，从而组织学确诊恶性肿瘤。如果这种全身性治疗可以像局部晚期乳腺癌一样成为规范，那么术前腹腔镜检查可能会对转移性和晚期卵巢癌的治疗产生影响。腹腔镜检查之所以比开放手术更可取，是由于其切口小，进而新辅助全身治疗可较早开始。除治疗标准外，还有几组在新辅助化疗后进行了腹腔镜分期手术。一项回顾性队列研究比较了新辅助化疗后间断减瘤情况，纳入了 3071 例患者，其中 450 例接受了腹腔镜手术。这项研究表明两组在满意减瘤或生存方面无显著差异[39]。

此外，如果出现 CUP 综合征（目前基本未知），即在腹腔外部位检测到转移，而原发肿瘤消失，则需要进行诊断性腹腔镜检查[40]。

## 三、适应证和术前准备

如果通过妇科检查和经阴道超声检查发现可疑的卵巢肿瘤，那么需要解决的问题是进行腹腔镜手术还是开腹手术以下方面可能有助于手术方式选择。

腹腔镜检查可能是首选方式，如果有以下方面存在。

- 肿瘤直径小于 5cm。
- 单侧或双侧肿瘤是可移动的，并且术中可以去除肿瘤且没有破裂。
- 肿瘤标志物 CA-125 为阴性。
- 没有或有很少的腹水。
- 数月的监测下肿瘤大小和形态无明显变化。
- 可能额外的 MRI 或 CT 扫描或 PET–CT 并未显示出恶性肿瘤和（或）（淋巴结或远处）转移可能。
- 新辅助化疗前需要进行活检。

- 如果有 CUP 综合征则行分期手术。
- 当怀疑或确诊为早期交界性肿瘤，外科医生的技术和理论使其可以对交界性肿瘤进行完全分期手术。

剖腹手术可能会作为首选，如果有以下方面存在。

- 肿瘤高度怀疑浸润性癌且肿瘤标志物 CA-125 升高超过 100U/L。
- 怀疑肿瘤期别较高。
- 有较多腹水。
- 肿瘤（或包块）> 5cm。
- 明显的腹膜癌（腹部、直肠）或在超声、MRI 或 CT 扫描中可见。
- 肿瘤生长迅速。
- 已经在组织学上确认了交界性肿瘤，但是 FIGO 分期为晚期。

## 四、腹腔镜手术

卵巢恶性肿瘤的手术方法包括输卵管卵巢切除术（附件切除术）、网膜切除术、腹膜冲洗和活检术、全子宫切除术、盆腔和腹主动脉旁淋巴结清扫术，以及对于黏液性肿瘤类型的阑尾切除术。由于在本书的其他各章对后 4 个过程进行了描述，因此在此处将省略后 4 个过程。

当进行肿瘤实体的腹腔镜手术时，必须确保最佳手术准备和状态。这包括完整的肠道准备（3L KleanPrep，peglec 或类似）。推荐使用硬膜外导管，因为：①交感神经保持肠管收缩，并且在头低足高位后，小肠保持在骨盆外头侧；②术中和术后对阿片类药物的需求减少，因此降低了肠便秘的风险；③术后镇痛药使用较少。

### （一）输卵管卵巢切除术（附件切除术）

基本上可以用 3 个戳卡进行手术，即脐下戳卡和阴毛上缘以下的 2 个工作通路（在髂前上棘与耻骨联合连线上，腹壁上动脉外侧，可以通过腹腔镜观察）。我们更喜欢 10mm 而不是 5mm 的镜头，因为它带来了更好的光线和更广阔的视野，因此操作起来更加舒适。手术首先要检查整个腹腔，包括肝脏、胃、脾脏（如果可见）、大网膜和所有腹膜表面、横膈膜、阑尾，将患者调整到头低足高位检查盆腔器官。必须检查子宫、卵巢和输卵管、直肠子宫陷凹及膀胱区域。除了恶性组织，还必须注意子宫内膜异位症。重要的是要记住，在子宫内膜异位的情况下，肿瘤标志物 CA-125 可以轻度升高（最多可达 150U/L），并且卵巢子宫内膜异位与子宫内膜样卵巢癌有关。必须从直肠子宫陷凹中吸出积液。最好用钝的抽吸装置抽吸液体。如果没有液体，则用 10～20ml NaCl 溶液进行腹膜清洗。假设外科医生和擦洗护士都站在患者的左侧，则应于左戳卡使用电凝装置和剪刀。如果护士站在左侧，则通过左戳卡更容易更换器械（如双极电凝仪和剪刀）。以下描述适用于左侧附件切除术。在这种情况下，将通过右戳卡插入钝性抓钳，将附件从左盆壁拉开。这很重要，因为从侧壁拉开附件可以远离输尿管，通常在其蠕动时可以看到。另外，显露的几厘米距离有助于凝结内含卵巢动脉的骨盆漏斗韧带。如果无法正确看到骨盆漏斗韧带和输尿管，则需要用剪刀切开（至少部分）乙状结肠的胚胎粘连。然后，由于卵巢血管容易流血，因此至少要紧接着 3 次电凝。依次进行几次电凝 + 切割，直至圆韧带为止。然后，抓钳牵拉附件，显露出输卵管的峡部及卵巢韧带，该韧带含有子宫动脉的卵巢分支。仔细凝结并切割这 2 个结构。标本保存在直肠子宫陷凹中。用 10mm 的工作戳卡替代左侧的 5mm 工作戳卡，并为标本引入一个回收袋（或由无菌手套制成的袋子）。避免肿瘤溢出非常重要。对于较大的标本，可能需要用刀扩大皮肤切口，并用示指扩大筋膜和腹膜。不要拉太大，.因为袋子可能会破裂。同样在良性情况下，如皮样囊肿也应避免溢出。这种情况下有 2 种选择处理对侧（即右侧）附件，右戳卡引入抓器，向内侧拉动附件并保持经左戳卡进行凝结和切割。或者，经左戳卡引入操纵抓取器，经右戳卡进行凝结和切割。2 种选择都可显示最佳结果。如果手术完成，腹膜组织将通过双极电凝闭合。在浸润性肿瘤的情况下，这可以降低任何穿刺孔转移的风险。筋膜缝合应采用 0 号缝合线。根据常规手术方式完成所有其他操作步骤。

### （二）大网膜切除术

尽管几乎不可能通过腹腔镜进行胃下网膜切除术，但可行的是进行结肠下网膜切除术。后一种手术的指征通常针对卵巢交界性肿瘤的手术。对于此操作，外科医生需要 2 名助理外科医生，即 1 名持镜助手和 1 名手术助手。建议使用 S.Puntambekar 在“子宫肿瘤手术”一章中所述的戳卡放置方法。但是，情况存在一些差异，即外科医生站立在患者双腿之间。下腹部的 10mm 工作戳卡用于放置镜头。如果工作戳卡在左下腹部，则手术医生将使用右下和左脐旁的戳卡进行手术。助手使用脐下和右脐下戳卡抬高横结肠。如果使用双极或超声刀装置进行闭合血管，则网膜切除术会容易得多。然后，外科医生可以用一只手拉动大网膜，另一只手进行一体式凝切。在横结肠的中间部分开始准备，并沿着横结肠下部位逐步将大网膜从横结肠分离到两侧比较容易。电凝不能太靠近肠壁，以免造成热损伤。大网膜与肠分离时，应将其放入骨盆。然后，团队根据标准设置重新安排。如前所述，引入了一个取物袋。如果在相同的手术中进行子宫切除术，则可以从阴道取回标本。如果子宫已事先取出或进行了交界性肿瘤的保留生育能力的手术，则应按照前一节所述进行取出。

### （三）腹膜冲洗和活检

手术开始时，必须从直肠子宫陷凹中抽吸腹腔积液或腹膜冲洗液，因之后囊肿破裂可能会干扰细胞学结果。腹膜活检应从结肠旁腹壁、膀胱腹膜、卵巢窝，以及（如果可能的话）从膈肌下膜腹取样。一只手用抓钳牵拉腹膜，另一只手用双极剪刀或超声刀切取腹膜进行活检。镜头必须始终跟随抓钳头部的标本，直到通过戳卡取出标本为止。腹膜切口的小出血用双极凝血。

## 五、并发症和处理

### （一）囊肿破裂

囊性肿瘤可能会破裂，这取决于它被膜的大小和强度、潜在的粘连和小心处理。如果是侵袭性肿瘤，肿瘤溢出可能会促进肿瘤局部复发，并可能恶化预后，因此必须避免这种情况。所以应避免囊性卵巢肿瘤破裂。

### （二）出血

不同程度的出血可能会使腹腔镜手术复杂化。戳卡进入过程中可能会损伤上腹动脉（尤其是当使用带有刀片的尖锐戳卡压迫筋膜和腹壁时）。从腹腔内可以看到腹壁下动脉，因此应在可视下引入下腹戳卡。在戳卡进入过程中和标本取出过程中，腹壁的多条动脉和静脉可能会受损。因此，应在透照试验无血管区插入戳卡。卵巢血管（骨盆漏斗韧带和卵巢韧带）如果切割时没有充分的凝血，可能会出血。在切割韧带之前应执行沿着骨盆漏斗韧带连续 3 钳夹电凝步骤。如果患者术中血压过高，腹膜血管可能会出血。麻醉师需引起注意，维持理想的血压在 90/50～110/60mmHg。如果网膜血管未充分凝结，因其直径较大而容易出血。大网膜的处理应缓慢且耐心。

### （三）意外发现浸润性癌

如果在腹腔镜手术中怀疑或发现了浸润性癌，应进行活检。如果可能的话，可以进行附件切除术。另外，必须进行腹膜清洗。在任何情况下，所有动作均应小心进行，以免发生任何解剖学变化，并为再次开放手术保留几乎原始的解剖关系。

### （四）意外发现深层浸润性子宫内膜异位症

如果发现深层浸润性子宫内膜异位症，可能会终止手术。必须提供详细病史，患者需要决定是否进行更广泛的盆腔手术，如切除直肠阴道隔、盆腔去腹膜化或肠切除。腹腔镜再次手术的术前评估包括直肠内镜、乙状结肠镜检查和术前肠道准备。手术期间，应放置硬膜外导管。

### （五）肠穿孔

如果既往手术或感染而导致肠粘连，在进腹（开放式或用 Verress 针）过程中可能出现肠穿孔。如果怀疑有粘连，腹部进入通路应在 Palmer 点进行。当使用尖锐的抓持器（应避免使用）移动肠道时也可能发生穿孔。如果麻醉深度不够，患者可能会移动并导致肠道靠近尖锐器械或电凝器械而损伤。因此，外科医生需要告知麻醉师其对手术解剖位置的贡献有多重要。

### （六）输尿管病变

骨盆漏斗韧带凝结期间可能发生输尿管热损伤。在凝结和切割卵巢血管之前，必须先检查输尿管，因为这些结构彼此密切相关。如果需要识别输尿管，有一点须记住，输尿管在骶岬水平跨过髂总动脉。在左侧，可能需要先去除乙状结肠和骨盆侧壁之间的粘连，然后才能识别输尿管。此外，输卵管附着在卵巢窝子宫内膜异位病变处时可能会受到损伤。在凝结和切割任何相邻组织之前，需要对其进行识别并仔细分离。

### （七）伤口感染

必须遵循与开放手术相同的消毒标准和无菌规则。通常，脐部位需要仔细清洗和消毒。在肥胖患者、糖尿病患者和免疫系统受到抑制的患者及长时间手术（超过 1h）的情况下，单次应用抗生素以防止伤口感染。

## 六、技巧与窍门

- 使用取物袋。袋子必须足够大以容纳标本。如果无法购买到市售的袋子，则可以使用无菌手套作为袋子。可能切开手套和（或）用缝合线打结袋子的一端。切勿过度拉扯袋子，因其可能会破裂。宁可扩大腹部切口。如果标本较大且难以放入袋中，建立第 3 个工作穿刺孔，1 个抓紧器可以将标本固定在下腹壁附近，而剩下的 2 个抓紧器可以将袋子从背侧向腹侧套在标本上。
- 保护输尿管。附件处操作时请务必识别输尿管。如果附件包块很大，请使用腹膜后方法，即打开腹膜后间隙，找到并把输尿管与卵巢分离开，然后利用双极电凝和切割去除附件包块。如果怀疑输尿管有热损伤，请泌尿科医生预防性地放置 DJ 支架，该支架可能会保留 3～6 周。如果怀疑有穿孔，静脉注射亚甲蓝染料来辨别是否损伤。然后请泌尿科医生帮助您处理损伤。可能仅将 DJ 支架放置几周就足够了。
- 保护膀胱。如果在先前的手术中进行了子宫切除术，可能总是很难找到合适的平面进行附件切除术。困难在于缺乏清晰的解剖结构（如卵巢韧带和输卵管的峡部）。于阴道向头端推动棉签的操作可能会容易地识别出阴道和膀胱。如果怀疑有膀胱穿孔，则应在膀胱中充满200～300ml亚甲蓝染色的NaCl溶液。简单的膀胱穿孔可以在内镜下分2层缝合，即黏膜组织用3.0 vicryl线连续缝合及肌肉组织用2.0 vicryl线间断缝合。

- 保护直肠。如果怀疑直肠穿孔，则应在盆腔内注入NaCl溶液，并从肛管注入空气。气泡可能会证实直肠穿孔。然后，您应该请普通外科医生帮助您处理肠并发症。
- 肥胖患者该如何处理？手术期间，请一位经验丰富的麻醉师对患者进行管理，因为您将需要患者保持良好的肌肉松弛及头低足高体位。应当放置硬膜外导管。手术前1天应进行充分的肠道准备（如3L溶液）。较低的戳卡应放置在较高的位置（McBurney点及其对面），以防止外科医生在移动器械时对抗腹壁。由于执行操作的空间有限，请缓慢而精确地使用内镜器械！

## 七、总结

数十年来，关于妇科癌症的腹腔镜治疗一直存在争议。腹腔镜技术上已取得了很大进展，使经验丰富的内镜外科医生能够执行大多数妇科肿瘤手术，如双侧输卵管卵巢切除术、全子宫切除术、根治性全子宫切除术、盆腔和主动脉旁淋巴结清扫术、网膜切除术，以及前、后和全盆腔廓清术。

尽管腹腔镜手术在肿瘤安全性和患者预后方面的价值尚未最终在前瞻性随机临床试验中得到证实，但许多针对数千名患者的研究显示，与剖腹手术相比，腹腔镜手术具有可行性及相似的肿瘤学结局。此外，与剖腹手术相比，腹腔镜肿瘤手术显示了其较短的住院时间、较少的失血量、较低的短期发病率，并且能更快地恢复工作。因此，腹腔镜方法已被广泛接受作为某些肿瘤的适应证，尤其是对早期癌症病例治疗。

## 参考文献

[1] Zoeckler SJ, Hegstrom GJ. Peritoneoscopy in malignant lesions of the abdomen. J Am Med Assoc. 1953;152(17):1617–8.

[2] Miniconi P, Salasc J, et al. [Value of laparoscopy in the diagnosis of peritoneal carcinosis.]. Alger Medicale. 1960;64:809–10.

[3] Lacey, CG, Morrow CP, Disaia PJ, et al. Laparoscopy in the evaluation of gynecologic cancer. Obstet Gynecol. 1978;52(6):708–12.

[4] Canis M, Mage G, Wattiez A, et al. [Does endoscopic surgery have a role in radical surgery of cancer of the cervix uteri?]. J Gynecol Obstet Biol Reprod (Paris). 1990;19(7):921.

[5] Canis M, Mage G, Wattiez A, et al. The role of laparoscopic surgery in gynecologic oncology. Curr Opin Obstet Gynecol. 1994;6(3):210–4.

[6] Canis M, Farina M, Jardon K, et al. [Laparoscopy and gynecologic cancer in 2005]. J Gynecol Obstet Biol Reprod (Paris). 2006;35(2):117–35.

[7] Querleu D. Laparoscopic paraaortic node sampling in gynecologic oncology: a preliminary experience. Gynecol Oncol. 1993;49(1):24–9.

[8] Querleu D. Laparoscopic radical hysterectomy. Am J Obstet Gynecol. 1993;168(5):1643–5.

[9] Nezhat C, Nezhat F, Burrell MO, et al. Laparoscopic radical hysterectomy with paraaortic and pelvic node dissection. Am J Obstet Gynecol. 1994;170(2):699.

[10] Nezhat C, Nezhat F, Teng NN, et al. The role of laparoscopy in the management of gynecologic malignancy. Semin Surg Oncol. 1994;10(6):431–9.

[11] Pomel C, Canis M, Mage, G, et al. [Laparoscopically extended hysterectomy for cervix cancer: technique, indications and results. Apropos of a series of 41 cases in Clermont]. Chirurgie. 1997;122(2):133–6; discussion 136–7.

[12] Possover M, Krause N, Künhe-Heid R, et al. Value of laparoscopic evaluation of paraaortic and pelvic lymph nodes for treatment of cervical cancer. Am J Obstet Gynecol. 1998;178(4):806–10.

[13] Possover, M, Krause N, Plaul K, et al. Laparoscopic para-aortic and pelvic lymphadenectomy: experience with 150 patients and review of the literature. Gynecol Oncol. 1998;71(1):19–28.

[14] Altgassen C, Possover M, Krause N, et al. Establishing a new technique of laparoscopic pelvic and paraaortic lymphadenectomy. Obstet Gynecol. 2000;95(3): 348–52.

[15] Puntambekar SP, Palep RJ, Puntambekar SS, et al. Laparoscopic total radical hysterectomy by the Pune technique: our experience of 248 cases. J Minim Invasive Gynecol.

2007;14(6):682–9.

[16] Nezhat F, Yadav J, Rahaman J, et al. Analysis of survival after laparoscopic management of endometrial cancer. J Minim Invasive Gynecol. 2008;5(2):181–7.

[17] Nezhat FR, Ezzati M, Chuang L, et al. Laparoscopic management of early ovarian and fallopian tube cancers: surgical and survival outcome. Am J Obstet Gynecol. 2009;200(1):83.e1–6.

[18] Mettler L, Meinhold–Heerlein I. The value of laparoscopic surgery to stage gynecological cancers: present and future. Minerva Ginecol. 2009;61(4): 319–37.

[19] Kurman RJ, Shih IeM. Molecular pathogenesis and extraovarian origin of epithelial ovarian cancer–shifting the paradigm. Hum Pathol. 2011;42(7): 918–31.

[20] Domchek SM, Rebbeck TR. Prophylactic oophorectomy in women at increased cancer risk. Curr Opin Obstet Gynecol. 2007;19(1):27–30.

[21] Querleu D, Papageorgiou T, Lambaudie E, et al. Laparoscopic restaging of borderline ovarian tumours: results of 30 cases initially presumed as stage IA borderline ovarian tumours. BJOG. 2003;110(2): 201–4.

[22] Camatte S, Morice P, Thoury A, et al. Impact of surgical staging in patients with macroscopic stage I ovarian borderline tumours: analysis of a continuous series of 101 cases. Eur J Cancer. 2004;40(12):1842–9.

[23] Tozzi, R., C. Kohler, Ferrara A, et al. Laparoscopic treatment of early ovarian cancer:surgical and survival outcomes. Gynecol Oncol. 2004;93(1):199–203.

[24] Vaisbuch E, Dgani R, Ben–Arie A, et al. The role of laparoscopy in ovarian tumors of low malignant potential and early–stage ovarian cancer. Obstet Gynecol Surv. 2005; 60(5):326–30.

[25] Schlaerth AC, Abu–Rustum NR. Role of minimally invasive surgery in gynecologic cancers. Oncologist. 2006;11(8): 895–901.

[26] Lee CL, Kay N, Chen HL, et al. The roles of laparoscopy in treating ovarian cancer. Taiwan J Obstet Gynecol. 2009;48(1):9–14.

[27] Trillsch F, Mahner S, Ruetzel J et al. Clinical management of borderline ovarian tumors. Expert Rev Anticancer Ther. 2010;10(7):1115–24.

[28] du Bois A, Ewald–Riegler N, de Gregorio N, et al. Borderline tumours of the ovary: a cohort study of the Arbeitsgemeinschaft Gynäkologische Onkologie (AGO) Study Group. Eur J Cancer. 2013;49(8):1905–14.

[29] Hua KQ, Jin FM, Xu H, et al. (2005). [Evaluation of laparoscopic surgery in the early stage–malignant tumor of ovary with lower risk.]. Zhonghua Yi Xue Za Zhi. 2005;85(3):169–72.

[30] Ghezzi F, Cromi A, et al. Laparoscopy versus laparotomy for the surgical management of apparent early stage ovarian cancer. Gynecol Oncol. 2007;105(2): 409–13.

[31] Medeiros LR, Rosa DD, Bozzetti MC, et al. Laparoscopy versus laparotomy for FIGO stage I ovarian cancer. Cochrane Database Syst Rev 2008;(4):CD005344.

[32] Bogani G, Borghi C, Leone Roberti Maggiore U, et al. Minimally invasive surgical staging in early–stage ovarian carcinoma: a systematic review and metaanalysis. J Minim Invasive Gynecol. 2017;24(4): 552–62.

[33] Martinez J, Targarona EM, Balagué C, et al. Port site metastasis. An unresolved problem in laparoscopic surgery. A review. Int Surg. 1995;80(4):315–21.

[34] Nagarsheth NP, Rahaman J, Cohen CJ, et al. The incidence of port–site metastases in gynecologic cancers. JSLS. 2004;8(2):133–9.

[35] Ramirez, PT, Frumovitz M, Wolf JK, et al. Laparoscopic port–site metastases in patients with gynecological malignancies. Int J Gynecol Cancer. 2004;14(6): 1070–7.

[36] Yen CF, Lee CL, Murk W, et al. Reducing peritoneal vascular endothelial growth factor concentration and inhibiting cancer scattering in a mouse model of laparoscopy. Am J Obstet Gynecol. 2008;198(4): 423.e1–7.

[37] Zivanovic O, Sonoda Y, Diaz JP, et al. The rate of portsite metastases after 2251 laparoscopic procedures in women with underlying malignant disease. Gynecol Oncol. 2008;111(3):431–7.

[38] Rutten MJ, van Meurs HS, van de Vrie R, et al. Laparoscopy to predict the result of primary cytoreductive surgery in patients with advanced ovarian cancer: a randomized controlled trial. J Clin Oncol. 2017;35(6): 613–21.

[39] Melamed A, Nitecki R, Boruta DM 2nd et al. Laparoscopy compared with laparotomy for debulking ovarian cancer after neoadjuvant chemotherapy. Obstet Gynecol. 2017; 129(5):861–9.

[40] Gultekin M, Diribas K, Buru E, et al. Interval debulking in epithelial ovarian carcinomas: the past, present and the future. Eur J Gynaecol Oncol. 2008;29(3): 242–5.

# 第 44 章　子宫肿瘤手术

# Oncologic Surgery on the Uterus

Shailesh Puntambekar　Seema Puntambekar　RM Sathe　Sambit Nanda　Raviraj Tiruke
Tejashree Bakre　Meenakshi Chate　Aishwarya Puntambekar　著
马子茹　译　　李晶华　袁　金　校

## 一、概述 [1，2]

子宫恶性肿瘤是最常见的癌症，在全世界女性癌症死因排序中位居第二。近年来，由于认识和筛查手段的增加，其发病率似乎有所上升。子宫恶性肿瘤治疗的金标准是根治性全子宫切除术。自从 1895 年 Clark 进行第一例根治性全子宫切除术和 1898 年 Wertheim 的根治性全子宫切除技术问世以来，根治性全子宫切除术已经发展成为一种更简单的手术方法，且外科手术方法在一段时间内也已转变为高度专业化且微创的治疗方式。随着技术的进步，我们现在可以使用微创技术（如腹腔镜和机器人技术）进行根治性全子宫切除术。这些手术方式的优势是减少患者术后的痛苦，由于切口较小而使患者早日康复，从而使患者可以尽早接受辅助治疗，并总体上享有良好的生活质量。因此，近年来接受微创手术的人数有所增加。

在本章中，作者对腹腔镜下根治性全子宫切除术的“Pune 技术”进行了描述，并将手术步骤标准化，这使得该技术易于复制，因此被普遍接受。本章还介绍了机器人根治性全子宫切除术、骨盆腔切除术和单孔腹腔镜手术的应用。

## 二、经腹腔镜根治性全子宫切除术 [3-9，13]

### （一）适应证

- 宫颈癌 $1A_2$～2A 期。该组还包括具有高度淋巴结扩散风险的 $1A_1$ 期病例。
- 子宫内膜癌≤ 2 期。

术前放疗并不是腹腔镜手术的禁忌证。

### （二）禁忌证

- 肿瘤最大直径＞ 4cm。
- 有证据显示腹膜种植转移或远处转移性疾病。
- 有证据显示严重累及淋巴结。

### （三）术前

- 手术前 1 天流质饮食。
- 手术前 1 天晚上用聚乙二醇做肠道准备，以利于充分显露手术区域。
- 应避免灌肠和洗肠，因其会导致乙状结肠扩张。

### （四）麻醉

联合使用局部麻醉和全身麻醉。局部麻醉通

过阻断交感神经活动使小肠收缩并使之远离手术区域。

### （五）患者体位

患者保持改良膀胱结石体位。在髂前上棘的水平处有一个支撑，使骨盆抬高，肠管向头端移动。阴道放置一块纱布，防止阴道切开后腹腔气体丢失。

### （六）穿刺孔位置（图44-1）

经腹腔镜根治性全子宫切除术总共使用5个穿刺点，如下所示。

- 脐部有1个10mm的内镜穿刺点。
- 右侧McBurney点的10mm操作穿刺点。
- 在锁骨中线于脐水平处的1个5mm穿刺点。
- 左侧另外2个5mm穿刺点与右侧位置对应。

### （七）步骤

子宫内膜恶性肿瘤出现子宫粘连或宫颈恶性肿瘤，则使用肌瘤螺钉，从左上穿刺点置入并旋入宫底部进行子宫手术操作。

1. 步骤一：直肠子宫陷凹"U形切口"（图44-2）

子宫前倾。正确的输尿管位于骶岬水平的腹膜下方。借助超声刀切除其上的腹膜以显露输尿管。该切口一直延伸至直肠子宫陷凹，使输尿管位于一侧且一直处于视野内。左侧重复相同的步骤，并将两侧腹膜切口与直肠子宫陷凹（pouch of Douglas，POD）相连，形成直肠子宫陷凹U形切口（图44-3和图44-4）。

2. 步骤二：解剖直肠阴道间隙（图44-5和图44-6）

将直肠子宫陷凹的腹膜拉到头侧，并在超声刀的帮助下切开。在两层后腹膜之间进行解剖（图44-6）。注意脂肪和阴道后壁之间的脂肪属于直肠范畴（图44-5）。

3. 步骤三：解剖直肠旁间隙（图44-7）

左输尿管向内拨开，切除输尿管上方阔韧带后叶。切口向下延伸至膀胱。输尿管形成直肠

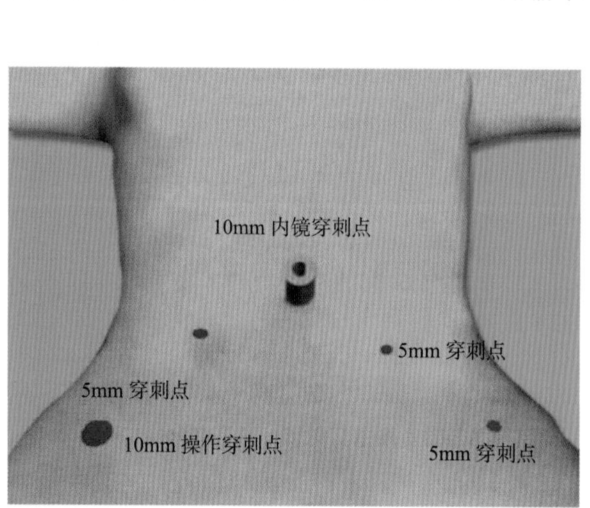

▲ 图44-1 穿刺点位置

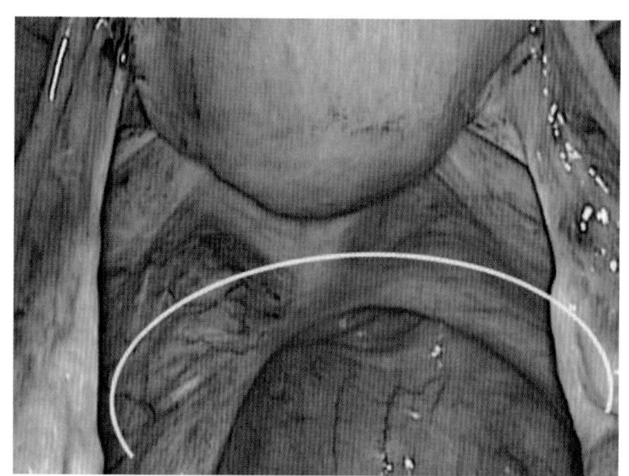
▲ 图44-2 直肠子宫陷凹"U形切口"

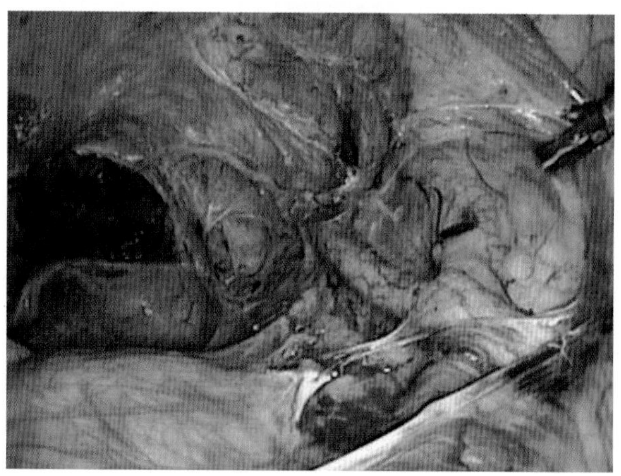
▲ 图44-3 右输卵管在骶岬水平跨过髂总动脉分叉

旁间隙的内侧边界，髂内动脉形成外侧边界。输尿管向内牵开后平行于输尿管进行解剖，打开直肠旁间隙。子宫动脉横向穿过直肠旁间隙。打开子宫动脉前部和闭塞的髂内动脉前干内侧的间隙。一直分离到膀胱旁间隙及肛提肌。在动脉下方可见子宫静脉。分别将动脉和静脉离断或结扎后切断。输尿管向内牵拉，露出呈单扇形结构的主韧带和骶韧带。然后用超声刀向下肛提肌方向切断。在右侧重复相同的步骤（图 44-8）。

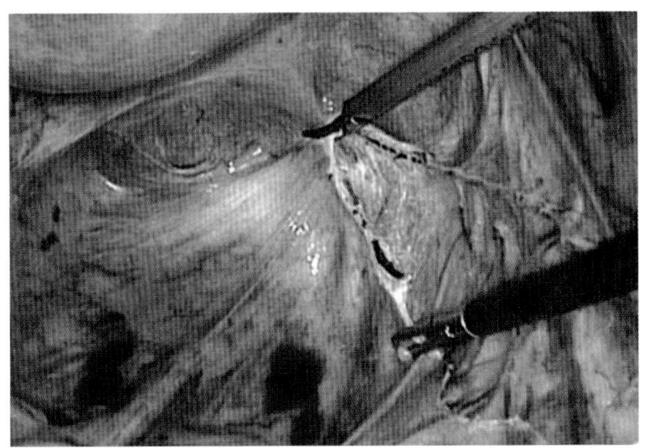
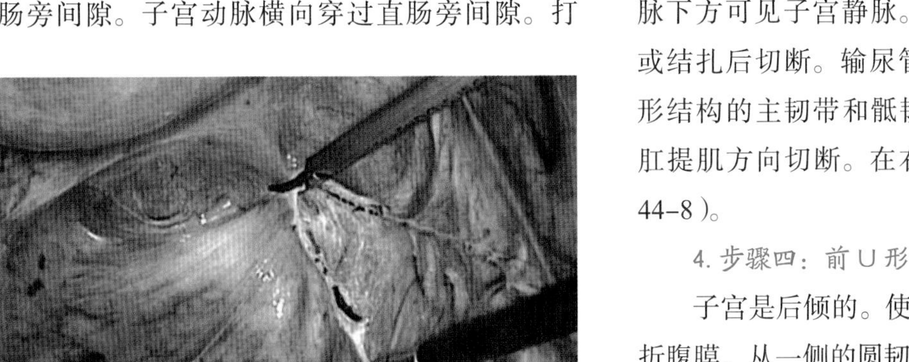

▲ 图 44-4 **U 形切口向直肠子宫陷凹延伸**

4. 步骤四：前 U 形切口（图 44-9 和图 44-10）

子宫是后倾的。使用超声刀切开子宫膀胱返折腹膜，从一侧的圆韧带到另一侧，形成前 U 形切口。打开膀胱和子宫之间的筋膜平面时。腹膜切口进一步延伸至骨盆漏斗韧带。在阔韧带上切开，即可以通过阔韧带窗口看到输尿管。

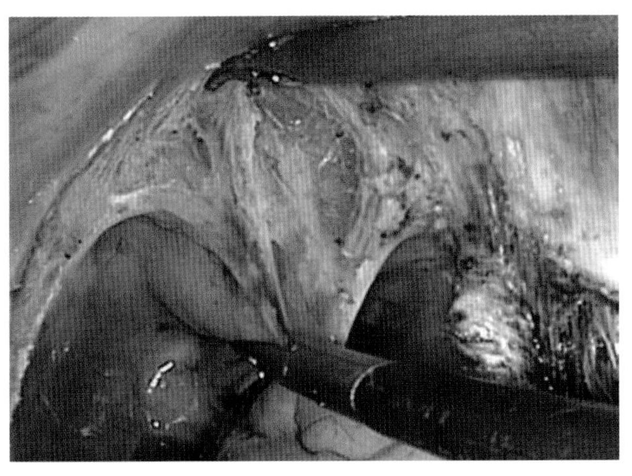

▲ 图 44-5 **直肠子宫陷凹（POD）的解剖。肠系膜脂肪层，真假平面的分界**

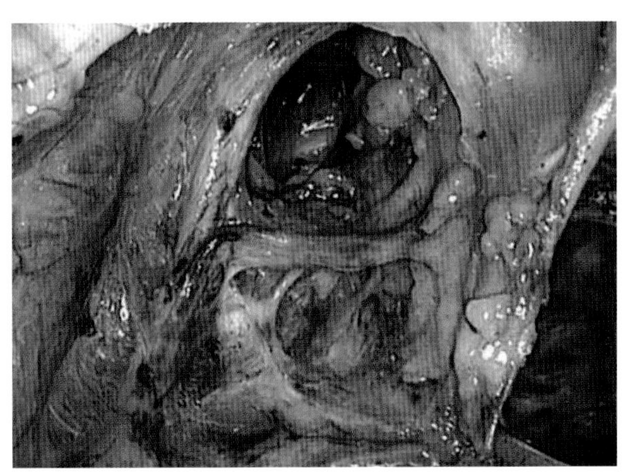

▲ 图 44-7 **左直肠间隙、子宫动脉和静脉**

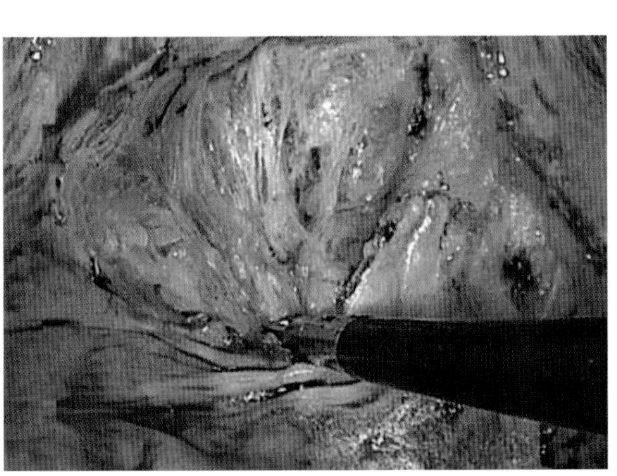

▲ 图 44-6 **直肠子宫陷凹（POD）的解剖。Denon-Viller 筋膜的两层**

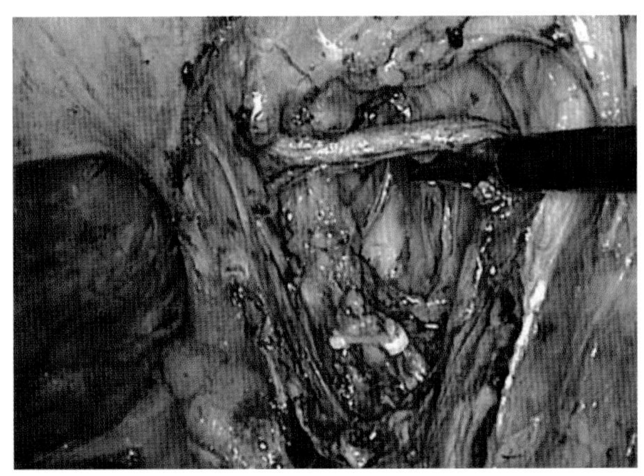

▲ 图 44-8 **右主韧带似单个扇形结构**

5. 步骤五：解剖输尿管通道（图 44–11）

子宫向右牵拉。沿左侧输尿管探查进入膀胱。向上提拉膀胱腹膜保持膀胱向上回缩。显露出输尿管走行。用 Maryland 弯钳分离输尿管。输尿管顶端有 2 条静脉，可以分离后切断。将输尿管进一步向侧面推动。可见输尿管在子宫膀胱交界处进入膀胱。进一步向下推膀胱至入口下以形成良好的袖状阴道。然后尽可能横向打开阴道旁区域。这些步骤可确保我们充分地显露阴道旁和阴道边缘。在右侧重复相同的步骤，使三角形区域可见。阴道切开术是在超声刀的帮助下完成的（图 44–12 和图 44–13）。然后切开骨盆漏斗韧带，将整个标本分开并放入取物袋中（图 44–14）。

6. 步骤六：淋巴清除术（图 44–15）

淋巴结清扫从髂总动脉分叉处开始。在吸引器的帮助下进行分离，因为其相对无创。这里不使用能量器械。剥离所有髂外血管的纤维脂肪组织，沿平行于血管的方向清扫淋巴结直至髂骨，形成分离的侧向界限。内侧界限由髂内动脉形成，下限为闭孔神经。两侧都进行了类似的解剖（图 44–16）。将切除的整个淋巴结组织放入取物袋中。

将取物袋从阴道中取出。术野止血。用生理盐水冲洗创面。使用从 10mm 工作口引入的 vicryl 2–0 缝合线镜下连续锁边缝合阴道残端（图 44–17）。无须放置任何腹腔内引流。在视野下将套管移除，缝合穿刺点皮肤。

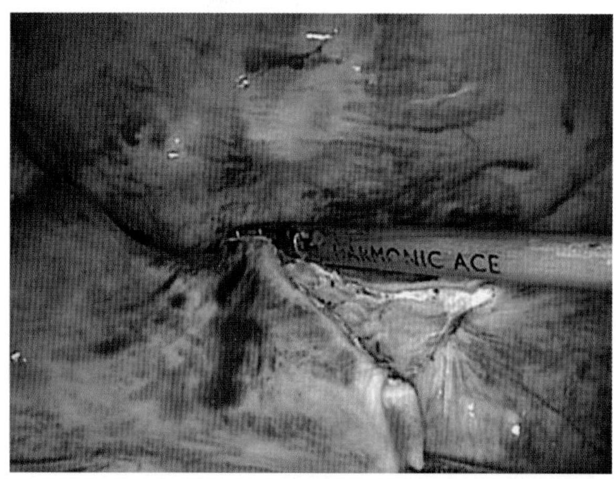


▲ 图 44–9 子宫膀胱 U 形切口

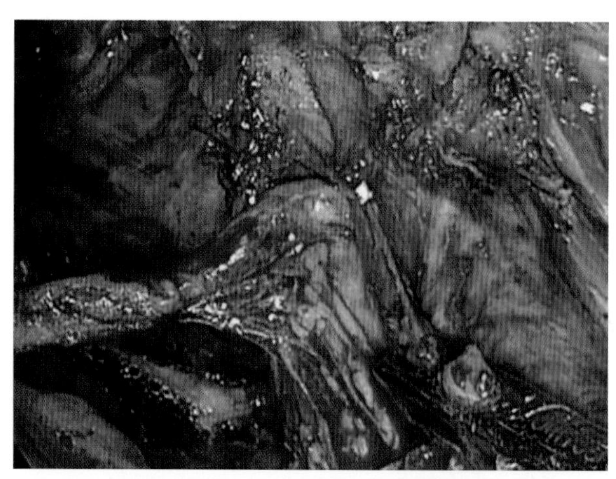

▲ 图 44–11 左输尿管走行解剖

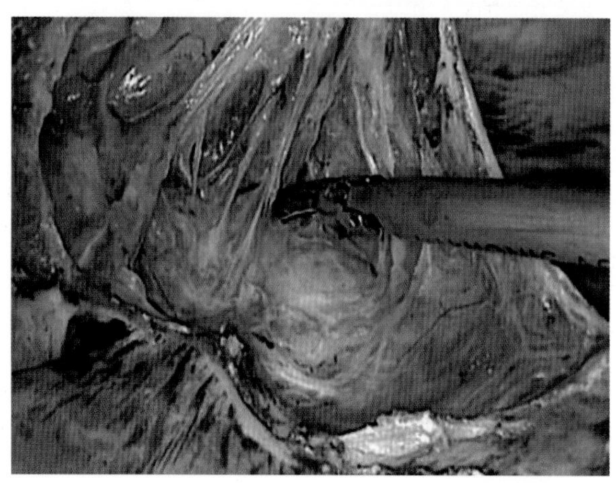

▲ 图 44–10 子宫膀胱 U 形切口。解剖至膀胱底

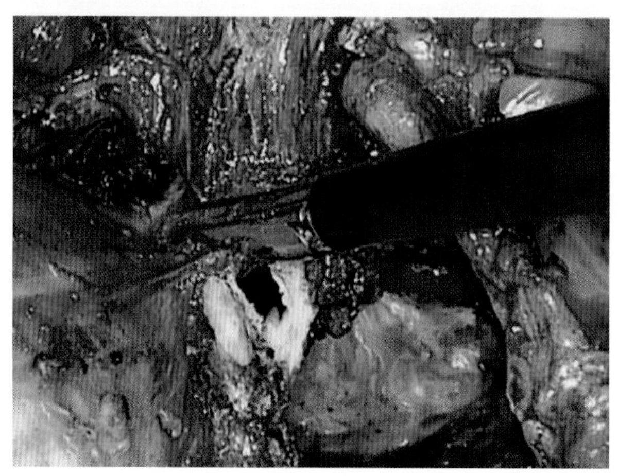

▲ 图 44–12 切断阴道残端

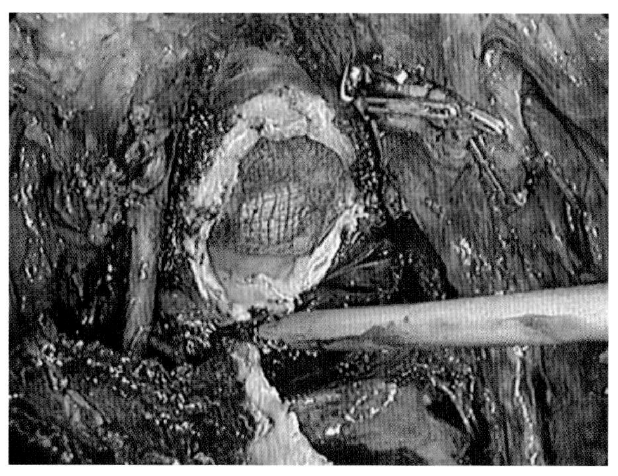

▲ 图 44-13 完全切断阴道残端

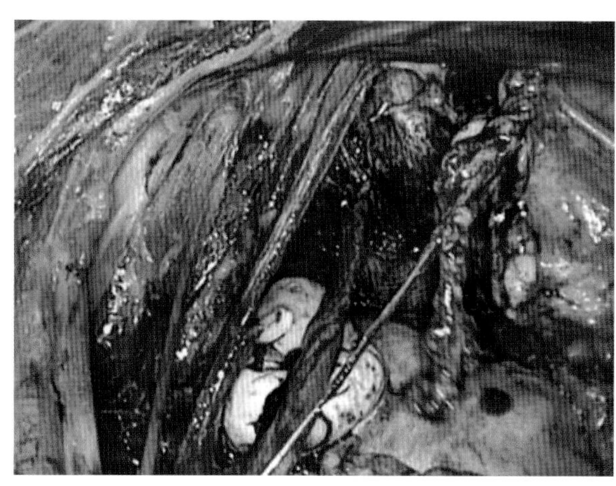

▲ 图 44-16 完成左盆腔淋巴结清扫

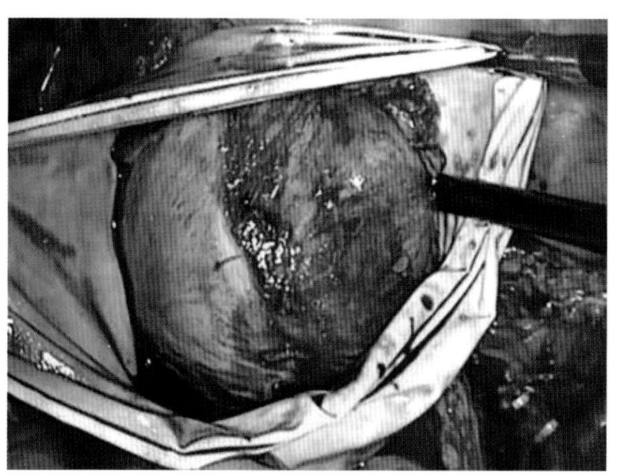

▲ 图 44-14 标本装入袋中

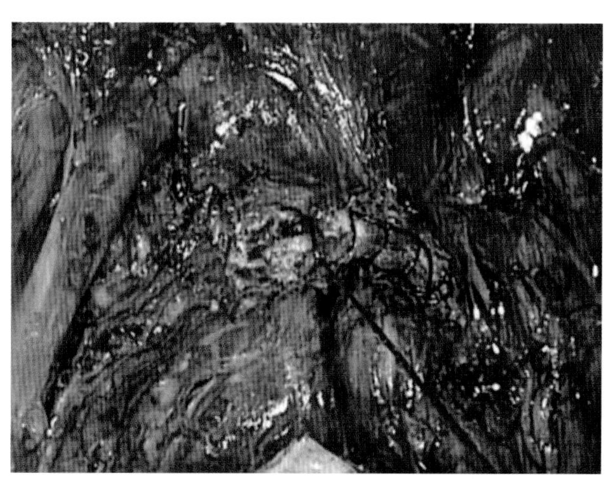

▲ 图 44-17 内镜操作下缝合阴道残端

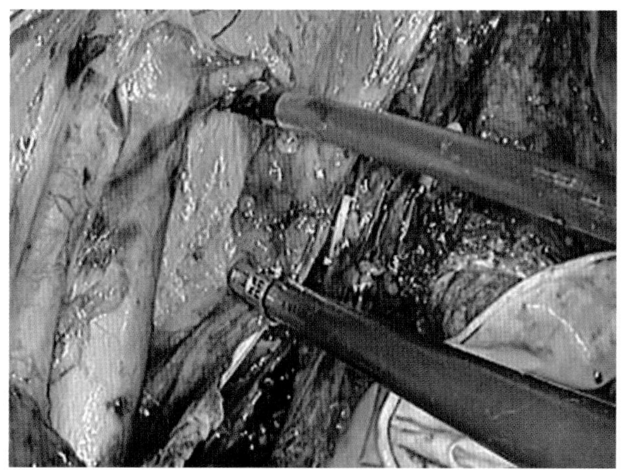

▲ 图 44-15 左盆腔淋巴结清扫

标本：这项技术实现了 Pivers Ⅲ型根治性全子宫切除术（Querlow 和 Moore 的 C2 型）并清扫宫颈旁间隙超过 3cm，阴道远端切缘超过 2.5～3cm，淋巴结清除至少 18～20 个（图 44-18）。

### （八）并发症

- 大出血。
- 膀胱损伤。
- 输尿管损伤。
- 肠损伤。
- 瘘管。

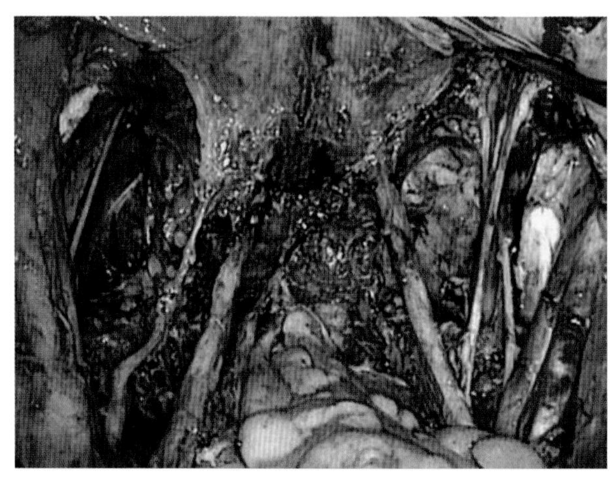

▲ 图 44-18　手术完成后盆腔组织图

## 三、腹腔镜保留神经根治性全子宫切除术（图 44-19 至图 44-22）

腹腔镜根治性全子宫切除术的主要缺点是膀胱功能障碍。这是由于自主神经损伤，失去了膀胱颈的支持，以及过度的膀胱扩张而引起的。保留神经的根治性全子宫切除术包括保留腹上、腹下神经丛和盆腔内脏神经丛，从而克服了膀胱功能障碍的并发症。

该操作类似于腹腔镜根治性全子宫切除术。腹下神经丛位于子宫骶韧带的外侧（图 44-20）。因此，在子宫骶韧带水平解剖时要小心完成。该神经位于子宫骶韧带外侧及输尿管内侧。进入子宫的腹下神经分支位于阴道后外侧的结缔组织中，选择地切断这些分支，神经平面在后侧偏斜。腹下神经丛的膀胱分支由于使神经平面和输尿管侧面化而得以保留。膀胱子宫韧带的后叶含有流入子宫深静脉的血管，单独剪断这些血管。膀胱下静脉下方通过的膀胱分支也得到保留。前部的腹下神经丛子宫和宫颈分支也被选择性切除。在阴道切开术中，神经在输尿管的外侧，而在解剖的初期，腹下神经和腹下神经丛在解剖上是在输尿管的后内侧。其余步骤的完成方式与之前解释的腹腔镜根治性全子宫切除术相同[10, 12, 15, 20]。

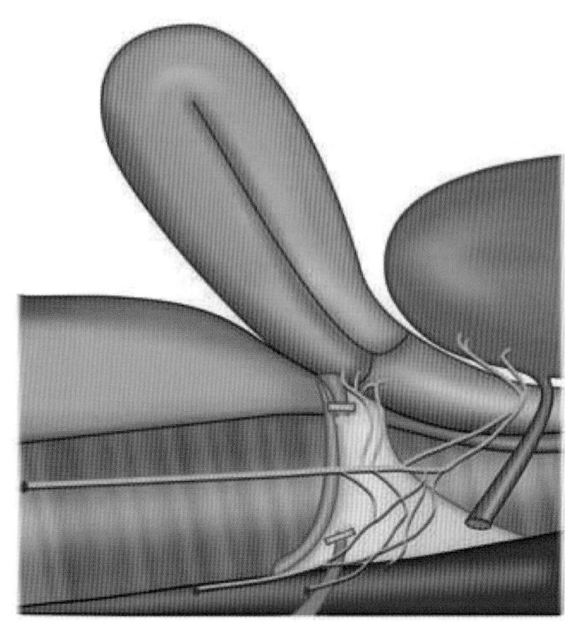

▲ 图 44-19　盆神经示意图

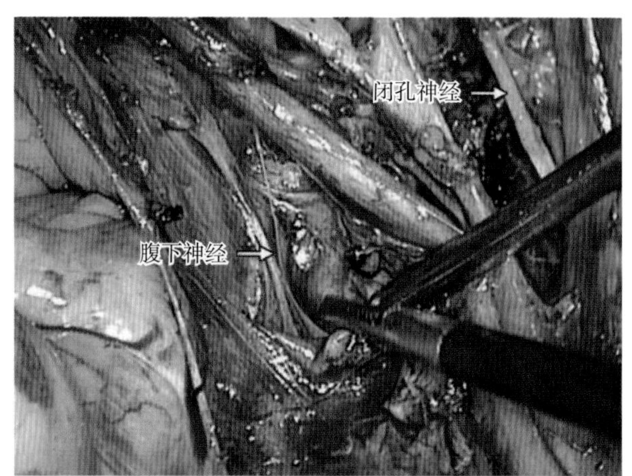


▲ 图 44-20　腹下神经丛

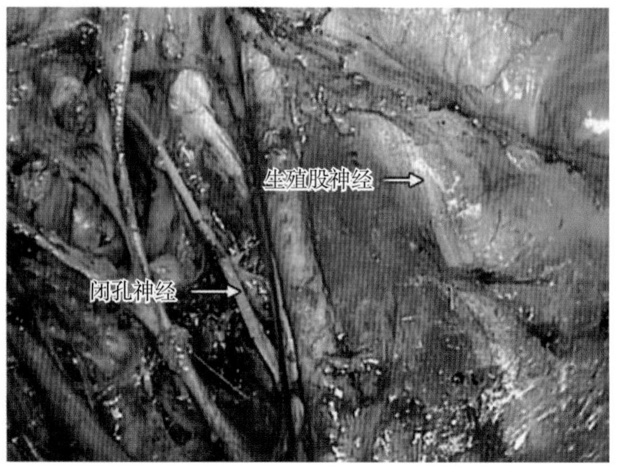


▲ 图 44-21　盆神经

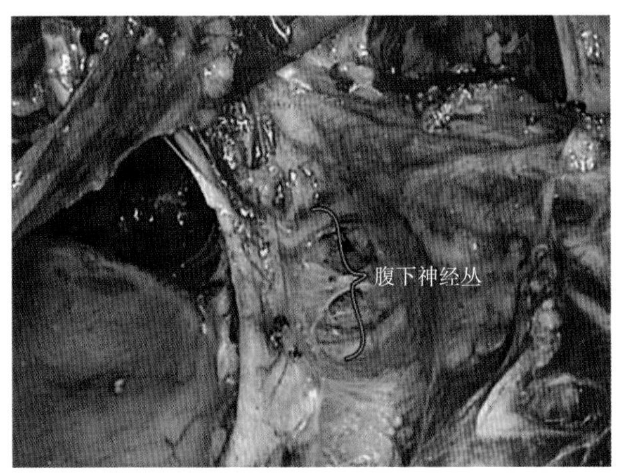


▲ 图 44-22　**腹下神经丛**

术后 48h 将 Foley 导管拔出。如果出现尿潴留，则再次放置 Foley 导尿管，每 7 天对患者进行一次重新评估。

## 四、前盆廓清术（图 44-23 至图 44-40）[14, 22]

目前，前盆廓清术是针对患有晚期疾病且有或没有并发症的原发性癌症患者提供的一种治疗方法。最初被认为是姑息治疗，有报道称，这些患者的 5 年生存率为 40%～60%。腹腔镜在廓清术中的优势是失血少、恢复快、术后疼痛少、粘连形成率低，以及腹腔镜术后由于没有切口而较早应用辅助放化疗。

前盆腔脏器切除术涉及膀胱、下输尿管、膀胱周围残端、子宫、卵巢和淋巴结的切除，直至骨盆边缘。

在应用这种广泛且损伤严重的手术作为治疗手段之前，患者的选择很重要。应使用以下标准来确定可操作性。

- 明显癌性肿块的组织学病理。
- 无肿瘤扩散至子宫旁或盆腔侧壁。
- 无直肠受累。
- 无盆腔或腹主动脉旁淋巴结肿大。
- 无腹膜种植或肠管受累。
- 无远处转移的证据。

手术的绝对禁忌证如下所示。

- 单侧或双侧足部水肿。
- 坐骨神经痛或骨痛。
- 医疗条件差。

术前检查，如全面检查、麻醉下盆腔检查（examination under anesthesia，EUA）和膀胱镜检查、CT 扫描或 MRI 和超声检查有助于确定患者的手术可行性。

麻醉、患者体位和穿刺孔位置与腹腔镜根治性全子宫切除术相同。

1. 步骤 1：借助肌瘤螺钉固定子宫。右侧的输尿管在骶岬水平处的腹膜下方，用超声刀切开上方的腹膜。直肠旁间隙平行于输尿管进行分离。确定髂内动脉，前部分支剪去或结扎后切断。识别、修剪和切断子宫动脉和静脉。解剖向前进行至膀胱侧窝，向后至肛提肌。在左侧重复同样的步骤[14]。

2. 步骤 2：直肠子宫陷凹中的后路解剖与腹腔镜根治性全子宫切除术相似。因此，直肠和阴道后壁分开。如根治性全子宫切除术中所述，进行后 U 形切口。将输尿管向内推，显露、切开两侧的主韧带和子宫骶韧带。末端边界是肛提肌。

3. 步骤 3：前部切开阔韧带的前叶和右侧的圆韧带。切开闭合的髂内动脉前干的内侧腹膜，并将腹膜切口延伸至前腹壁，以使膀胱与腹前壁分离。在左侧重复类似的步骤（图 44-23）。

4. 步骤 4：然后膀胱从前腹壁向下进入耻骨后腔，即膀胱前间隙（图 44-24）。切除尿道和阴道前后的组织。尿道从前面进入。切开尿道后壁和阴道前壁。显露出低于总长的足够长度的阴道。目的是为了形成 2.5～3cm 的远端袖口状阴道。

5. 步骤 5：进行阴道切开术。在两侧进行髂闭孔淋巴结清扫术，并将组织放入取物袋中。经阴道取出标本。重新堵住阴道以防止漏气。

尿路成形术的类型对生活质量起着重要作用。可以进行的各种类型的尿路改道术有回肠导管、输尿管乙状结肠吻合、回肠重建膀胱植入和 Indiana 膀胱术。输尿管乙状结肠造口术和回肠导管可以完全通过腹腔镜完成，而 Indiana 膀胱术和新膀胱必须通过剖腹来完成。在这里，作者描述了输尿管乙状结肠吻合术，即自制袋状结构。

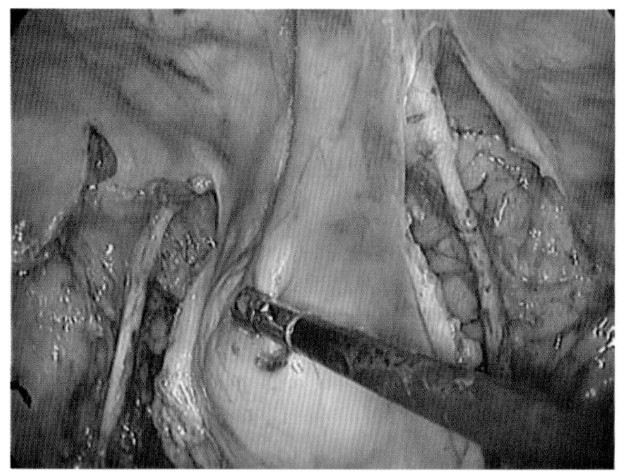

▲ 图 44-23　打开并分离壁腹膜，向下至膀胱前壁

6. 步骤 6：切开右输尿管，然后将其固定在乙状结肠的结肠带前（图 44-27）。缝合线固定后抬起，以便充分显露。将输尿管切开成鱼嘴状（图 44-28）。切开覆盖结肠带的乙状结肠前部（图 44-29）。近端全层缝合，在结肠上从外到内进针，并从内到外穿过输尿管进行缝合（图 44-30）。将 5 号或 6 号婴儿喂食管插入其中以充当吻合口的支架。将其从近端放入输尿管，直至肾盂。记录管中尿液流出情况，以确定是否放置于合适的位置。将其远端插入乙状结肠的开口中（图 44-31）。支架放置好后，用 3-0 Vicryl 缝合

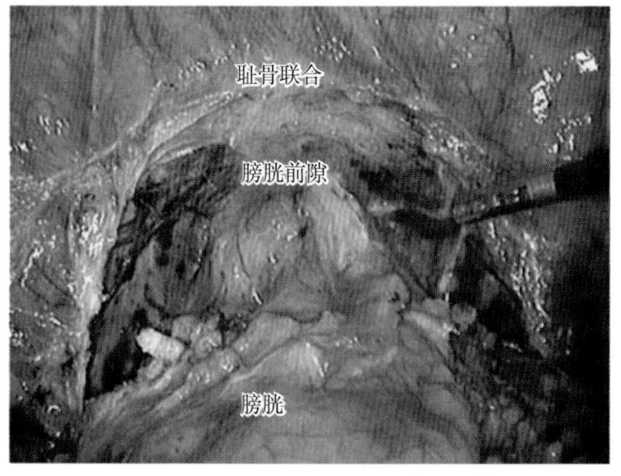


▲ 图 44-24　膀胱前隙和膀胱腹膜反折

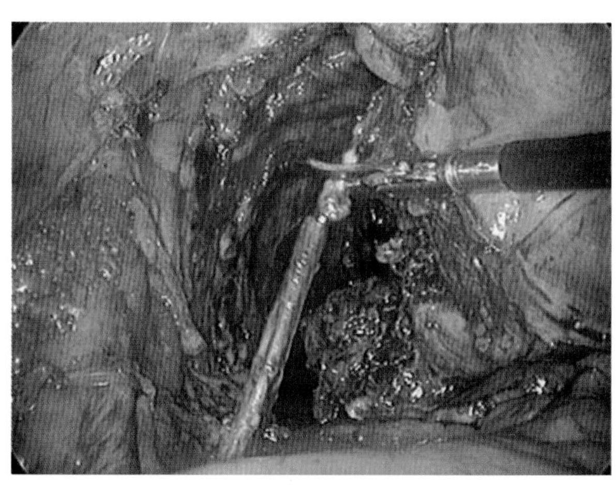

▲ 图 44-26　剪断左输尿管

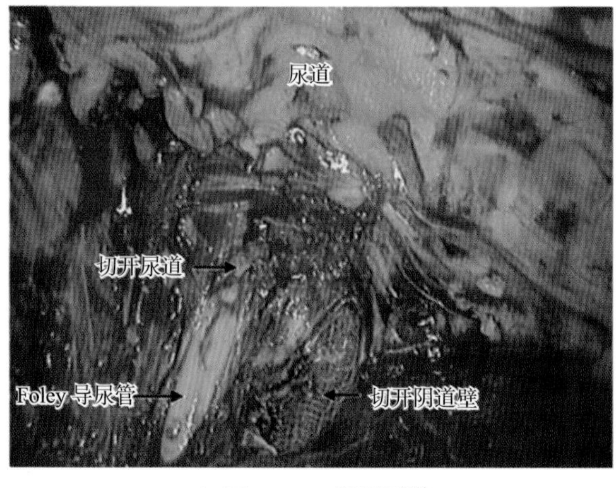


▲ 图 44-25　切开尿道

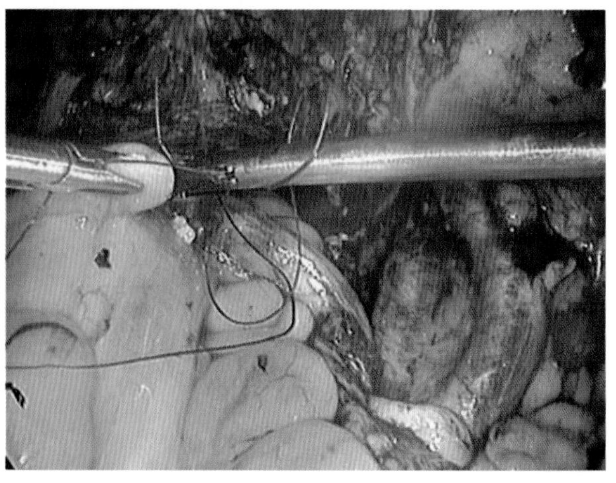

▲ 图 44-27　将右输尿管固定至乙状结肠处

线连续缝合输尿管边缘（图 44–32）。在吻合的一侧，从近端到远端进行全层连续缝合。在吻合的另一侧，从远端到近端采用相同的缝合方法。缝合输尿管乙状结肠吻合术的右边缘（图 44–35）。缝合线从输尿管下方带出，并与左侧尾线打结（图 44–36）。进行穿透缝合（图 44–37）。切除输尿管多余的尖端（图 44–38）。将左输尿管带入结肠下方，然后移至右侧（图 44–39）。

7. 步骤 7：然后用 2–0 Vicryl 缝合线连续内镜下缝合阴道残端。术野止血。通过右侧穿刺点放置腹腔引流管。然后在可视状态下将套管取下并缝合穿刺点皮肤。

## 五、后盆廓清术 [16-18]

后盆廓清术是在直肠受累的晚期宫颈癌病例中进行的一种姑息且广泛的手术。它包括切除直肠、子宫、阴道和外阴，以及沿髂外血管和闭孔神经的所有纤维脂肪淋巴管组织。

可操作性标准如下所示。

- 明显癌灶的组织学资料。
- 肿瘤未扩散至子宫旁或盆腔侧壁或远处转移，腹主动脉旁淋巴结未受累。

术前检查，如全面的临床检查以确定直肠受累的程度、腹部和骨盆的计算机断层扫描（CT）

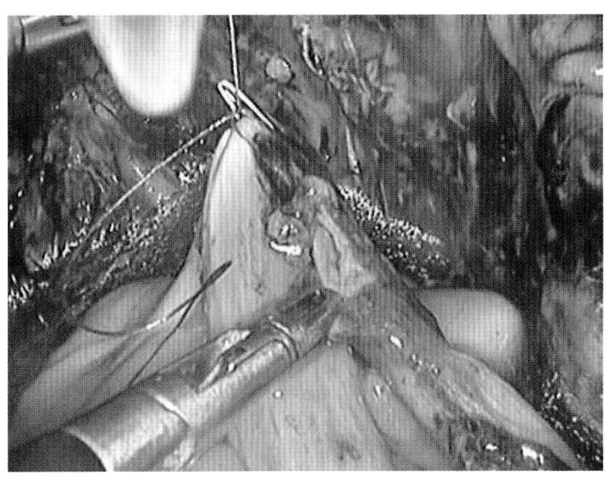

▲ 图 44–28 将输尿管切开成鱼嘴状，助手固定缝合线

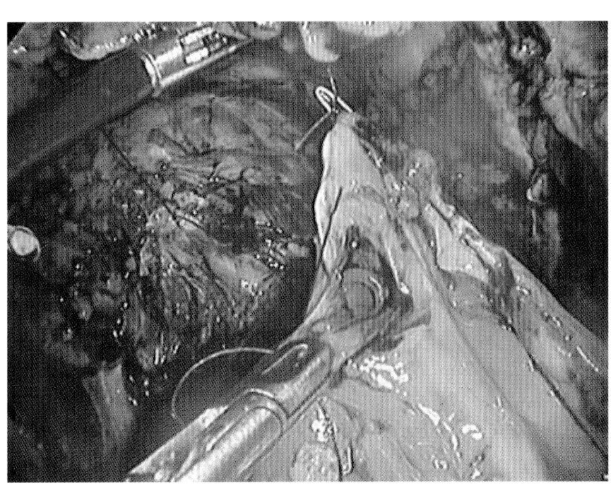

▲ 图 44–29 切开乙状结肠

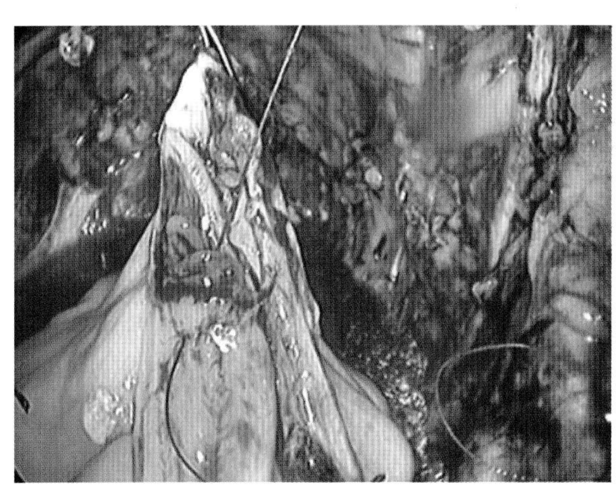

▲ 图 44–30 近端进针，将输尿管缝合于乙状结肠上，全层缝合

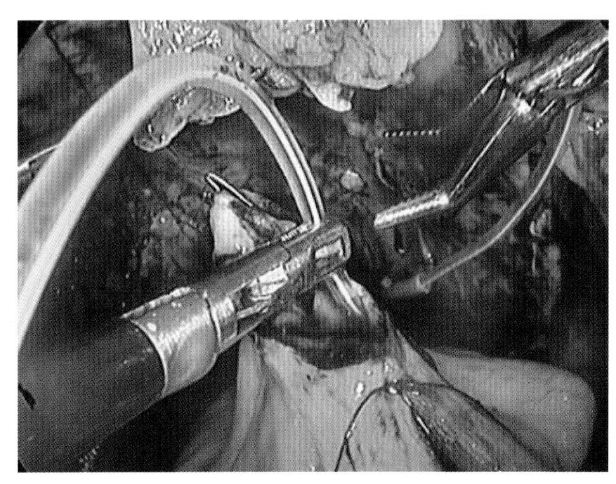

▲ 图 44–31 5 号或 6 号婴儿喂食管可作为吻合口的支架。近端从输尿管放入，到达肾盂。远端送至乙状结肠

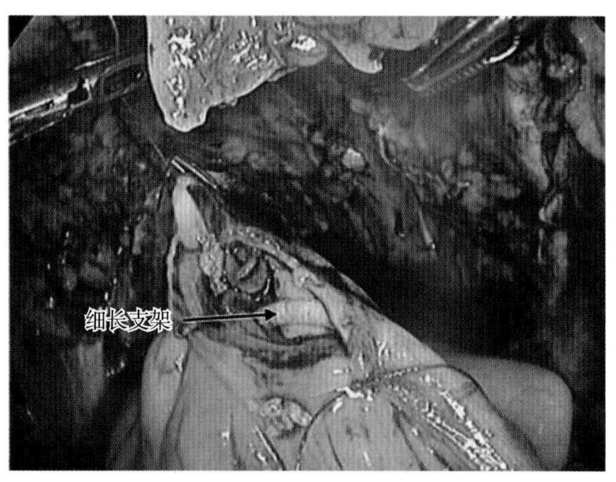


▲ 图 44-32 支架放置好后，用 **3-0 Vicryl** 缝合线连续缝合输尿管边缘

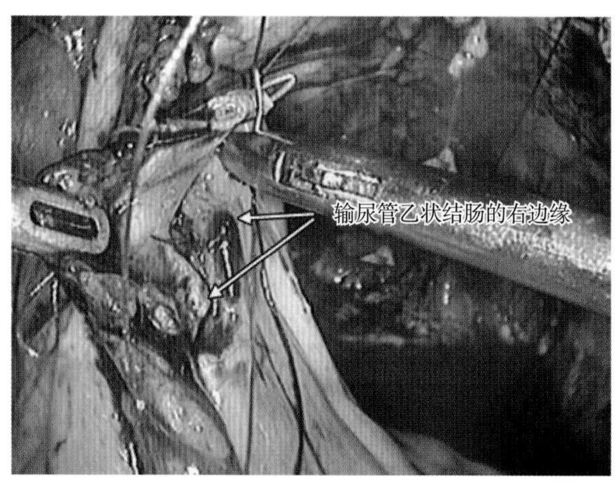


▲ 图 44-35 缝合输尿管乙状结肠吻合的右侧缘

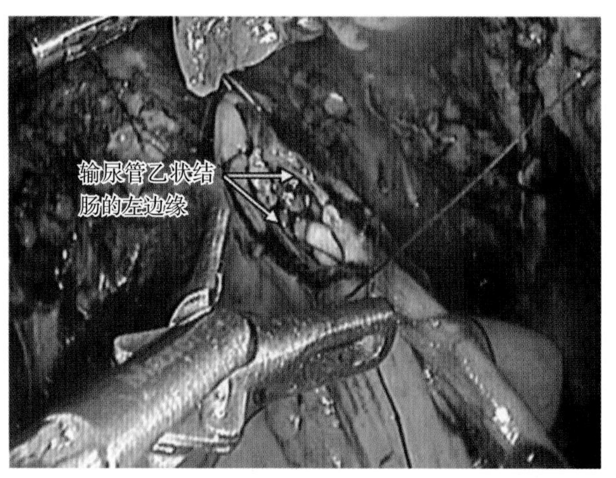


▲ 图 44-33 输尿管乙状结肠吻合术

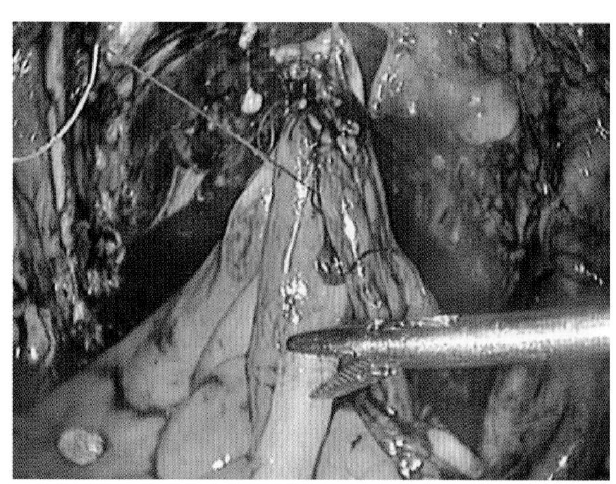

▲ 图 44-36 缝合线从输尿管下面绕过，与左侧的尾线打结

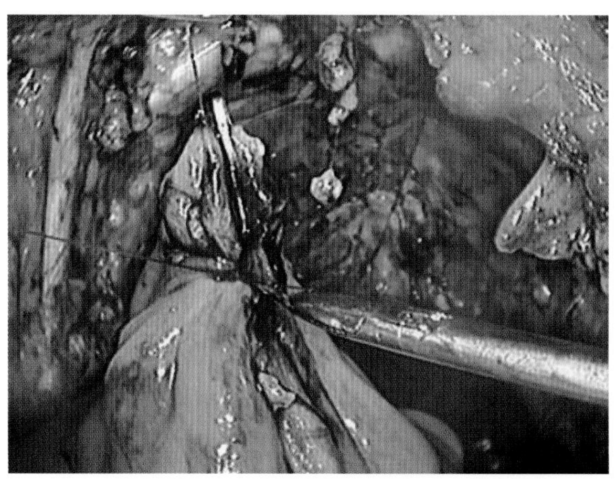

▲ 图 44-34 绕过输尿管乙状结肠吻合口的顶点

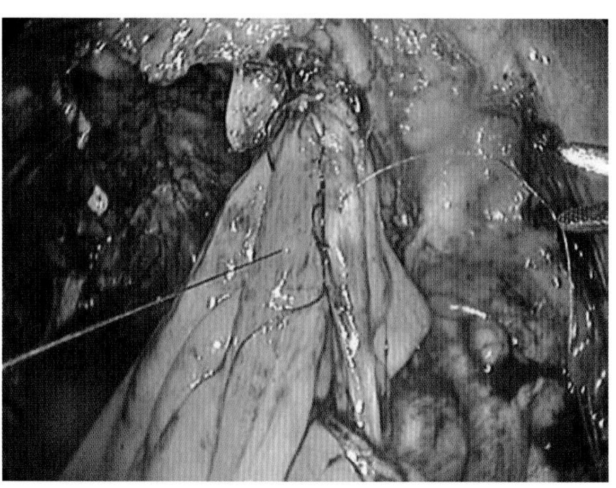

▲ 图 44-37 穿透缝合

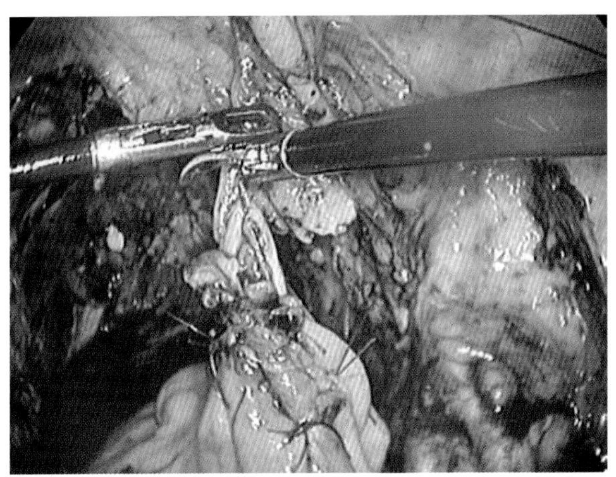

▲ 图 44-38　剪断输尿管多余的尖端

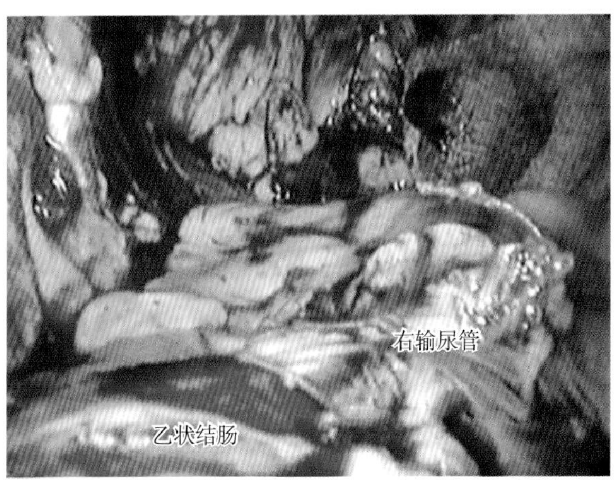


▲ 图 44-39　完整的输尿管乙状结肠走行

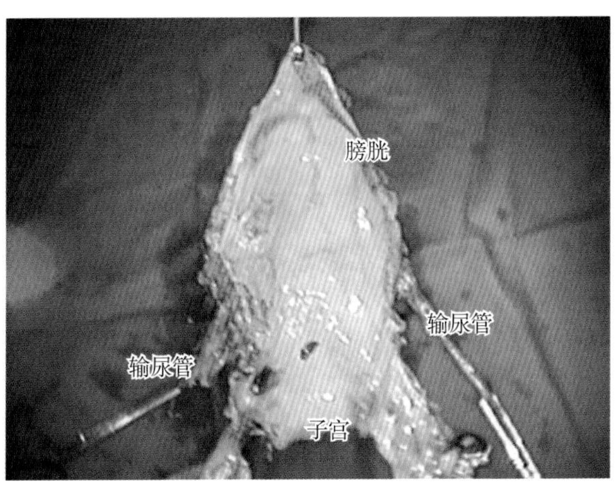


▲ 图 44-40　切除标本前轮廓图

扫描、胸部 X 线检查、肝功能检查、膀胱镜检查、直肠镜检查和麻醉下盆腔检查以便于明确手术可行性。

患者的位置和麻醉与腹腔镜根治性全子宫切除术相同。

### （一）穿刺孔位置

- 脐部有 1 个 10mm 的内镜穿刺点。
- 右侧 McBurney 点 1 个 10mm 操作穿刺点。
- 锁骨中线在垂直方向上有 1 个 5mm 穿刺点。
- 左侧对称位置 1 组 5mm 穿刺点。
- 耻骨联合上方约 2cm 处的 12mm 穿刺点用于内固定装置。

### （二）步骤

1. 步骤 1：子宫固定在腹壁前壁上。

2. 步骤 2：在骶骨角水平确定输尿管。与腹腔镜根治性全子宫切除术一样，解剖两侧直肠旁间隙。

3. 步骤 3：解剖子宫动脉前的膀胱旁间隙，以到达肛提肌，这是解剖的远端界限。剪断或结扎子宫动脉和静脉。两侧的主韧带均被电凝并切开。

4. 步骤 4：如腹腔镜根治性全子宫切除术，从一侧圆韧带切到另一侧圆韧带将前部 U 形切开，将膀胱分开并向下推。

5. 步骤 5：在直肠和骶前筋膜之间的无血管骶前间隙进行剥离，即两层 Denon Villiers 筋膜。解剖平面向远侧直至肛提肌。

6. 步骤 6：在直肠广泛受累涉及括约肌复合体的情况下，直肠远端受累水平是决定是否可以通过上提肌切除术或下提肌切除术实现直肠连续性的标准。

7. 步骤 7：低位阴道切开术。在阴道切开术之后，通过堵塞阴道来维持气腹。直肠远端肿瘤变得可见，从而可以通过内吻合装置进行横断。

8. 步骤 8：将两侧的骨盆漏斗韧带凝固并切开。

9. 步骤 9：在肠系膜下动脉的起点处将其剪断。

10. 步骤 10：然后移动近端大肠。

11. 步骤 11：在耻骨联合上方约 2cm 处建 1 个 12mm 的孔，通过该孔引入梯形吻合器。移动近端结肠后，发射吻合器。

12. 步骤 12：有 2 种方法可以进行结肠吻合术。可以进行下腹中线小切口剖腹术，以进行标本提取，近端肠横断和放置 EEA 吻合器的砧座。另一种方法是从阴道取出标本。将近端结肠通过肛管引出，从而可以插入吻合器的砧座。

13. 步骤 13：进行环形吻合钉吻合术。

14. 步骤 14：完成双侧髂闭孔淋巴结清扫术。

15. 步骤 15：施行临时横结肠造口术。放置腹腔引流，缝合穿刺点皮肤。

## 六、全盆脏器廓清术 [11]

在子宫颈癌晚期扩散到膀胱或直肠的情况下，此手术可作为改善生活质量的缓解方法。麻醉、患者位置和端口位置与腹腔镜根治性全子宫全切术的情况相同（图 44–41）。

### 步骤

1. 步骤 1：通过 10mm 脐孔引入了一个视野镜头。进行腹腔镜分期检查，以通过观察疾病的程度、肿瘤在骨盆侧壁的固定性及髂血管的累及情况来评估手术可行性。

2. 步骤 2：右侧的输尿管位于骶岬的水平，上方的腹膜用超声刀切开。将输尿管居中，并分离直肠旁间隙。识别髂内动脉，并剪除或结扎其前分支。确定子宫动脉。

3. 步骤 3：在子宫动脉前方及脐侧韧带内侧分离膀胱旁间隙直至上达肛提肌。输尿管向内牵拉，子宫骶韧带和主韧带被凝结和切割。在左侧执行相同的步骤。

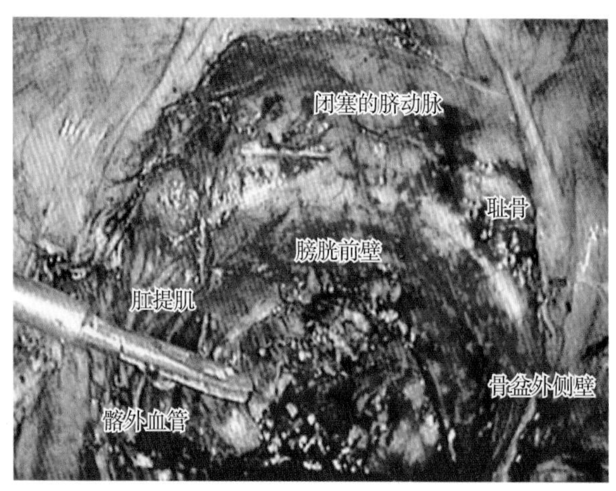


▲ 图 44–41 切除膀胱、子宫与双附件、旁结肠、阴道上半部和直肠后的骨盆。耻骨在前，肛提肌在下，髂血管在侧面呈现出良好清晰的区域

4. 步骤 4：切下右圆韧带，并向前延伸，内侧至闭脐侧韧带。从前腹壁解剖膀胱，进入膀胱前间隙。用超声刀将尿道旁组织和尿道分离。

5. 步骤 5：进行阴道切开术。切开骨盆漏斗韧带。

6. 步骤 6：输尿管被剪断。乙状结肠系膜打开，进入直肠后的骶前间隙。结扎肠系膜下血管并切断。继续进行乙状结肠的分离，直至肛提肌。然后从骨盆侧壁分离乙状结肠，后用线性吻合器吻合肿瘤远端的直肠并切开。近端结肠被结扎在 2 个地方，并在结扎之间切开。活动脾曲。

7. 步骤 7：髂闭孔淋巴结清扫术完成。将标本放在取物袋中。

8. 步骤 8：腹部切开 5～6cm 的小切口，即中线垂直或横切肌肉。在切口处将袋口拉出，将标本一块一块地从袋中取出，避免污染。

9. 步骤 9：用 2–0 Vicryl 缝合线在内镜下缝合阴道残端。结直肠吻合术是通过将圆形吻合器的砧座插入结肠的近端切割末端来完成的。吻合器的头部经直肠插入远侧残端。通过该切口将输尿管取出，体外将其植入回肠。进行临时的横结肠造口术。也可以将输尿管植入乙状结肠，并进行湿式结肠造口术。

## 七、机器人根治性全子宫切除术（图 44-42 至图 44-50）[21]

随着妇科肿瘤学中的微创手术越来越流行，新技术不断涌现。宫颈癌机器人手术就是这样的里程碑，它改变了微创手术的整体前景。它克服了腹腔镜手术的困难和局限性，同时具有开放手术的优点。尽管存在一些缺点，如腹内运动范围有限（仅 4 个自由度）、触觉反馈的损失、笨重的机械臂，以及由于三维视图、器械的灵活性和成本有限而导致的各种器械和成本有限。即使没有任何腹腔镜检查经验，也可以更快地学习机器人手术，许多外科医生正在适应这种微创技术。在这里，作者介绍了使用 3- 臂 Da Vinci 机器人系统（Intuitive Surgical，Sunnyvale，CA，美国）进行机器人根治性全子宫切除术，采用与腹腔镜根治性全子宫切除术相同的 Pune 技术。

患者的适应证、禁忌证和术前准备与腹腔镜根治性全子宫全切术相同。

麻醉：局部麻醉和全身麻醉的组合。

患者体位：改良膀胱截石位，在髂前上棘放置支撑。阴道中放置一块纱布，以防止阴道切开术后气腹丢失。

### （一）穿刺点位置

- 脐上放置 1 个 12mm 内镜穿刺点。
- 左侧有 1 个 8mm 机械手穿刺点，侧面 10cm，尾侧距镜头穿刺点 5cm。
- 右侧机械手穿刺点是左侧机械手穿刺点的镜像。
- 2 个辅助 10mm 穿刺点在内镜穿刺点的水平方向上垂直放置

### （二）过程

机器人车停靠在双腿之间。子宫内膜癌则固

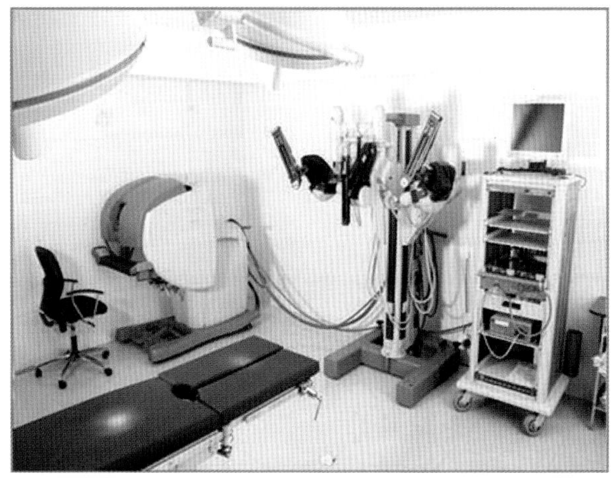

▲ 图 44-42　机械人装置

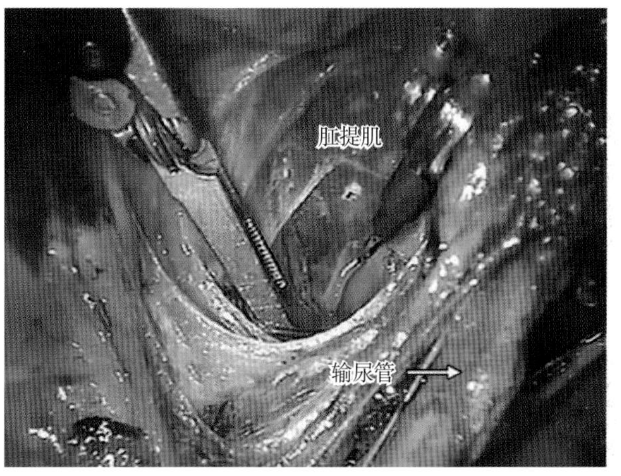


▲ 图 44-43　解剖直肠旁间隙

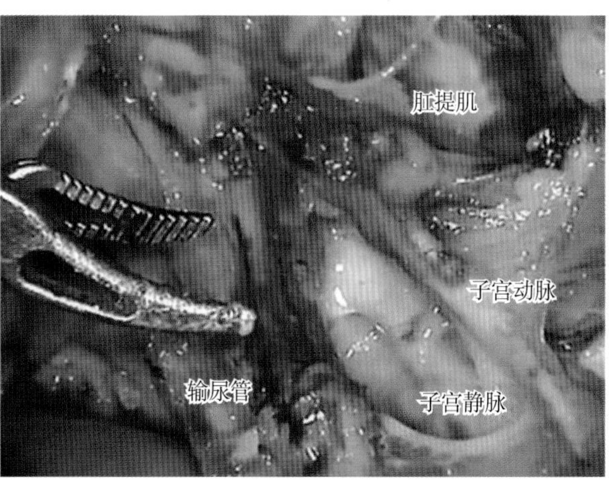


▲ 图 44-44　右直肠旁间隙

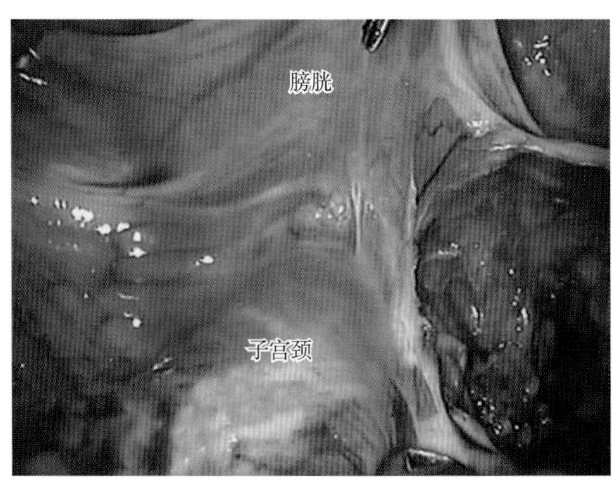


▲ 图 44-45　子宫膀胱 U 形切口

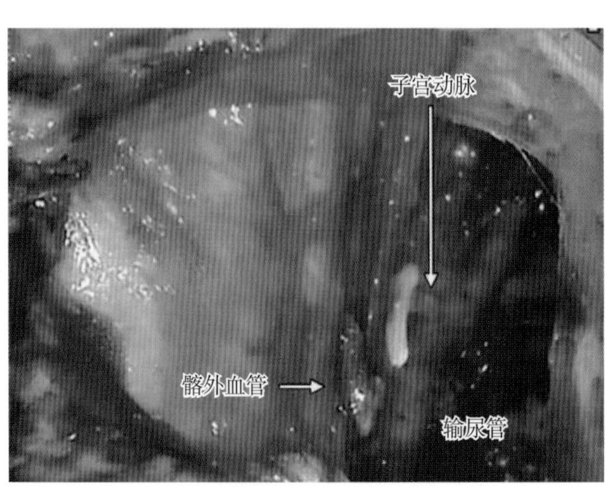


▲ 图 44-46　切除左直肠旁间隙和左子宫动脉

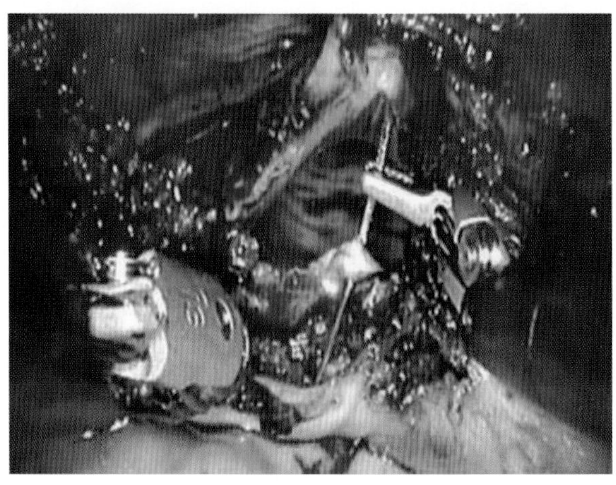

▲ 图 44-47　内镜下缝合阴道残端

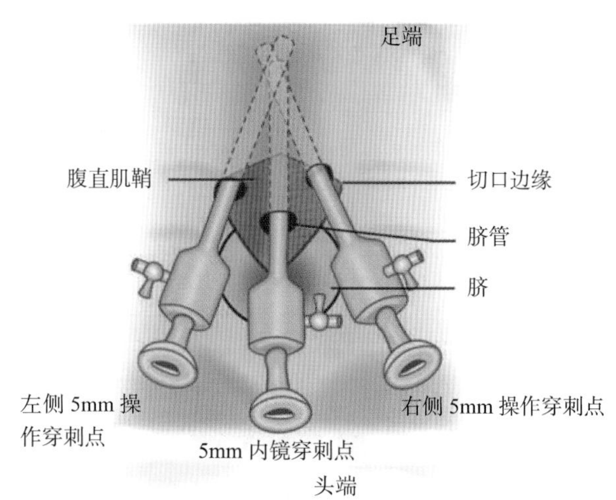


▲ 图 44-48　穿刺点位置

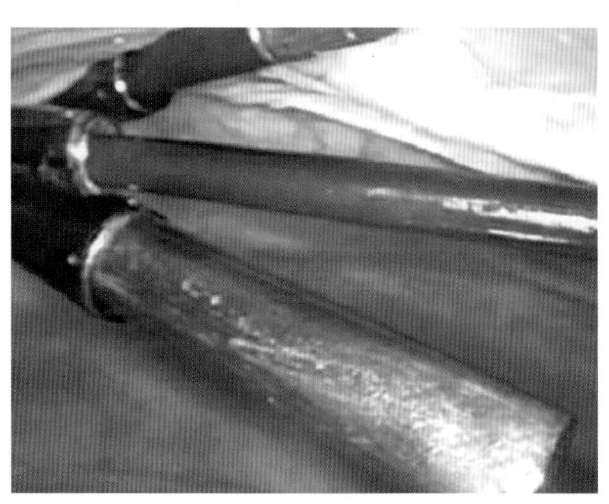

▲ 图 44-49　戳卡的内部视图

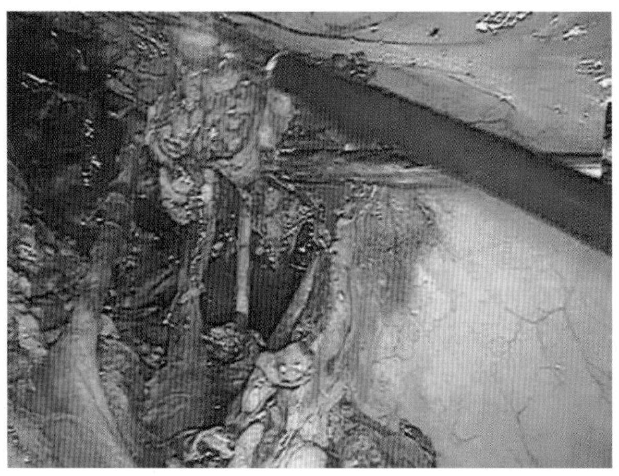

▲ 图 44-50　淋巴结清扫术

定子宫。宫颈癌则使用肌瘤螺钉通过左上辅助穿刺点进行子宫操控。使用双极仪器和剪刀。

1. 步骤 1：做后 U 形切口。明确输尿管位置后，从骶岬水平的右侧骨盆漏斗骨韧带处切除腹膜。切开一直延伸至直肠子宫陷凹。在左侧执行类似的步骤，2 个切口相连，形成 U 形切口。

2. 步骤 2：分离 POD。解剖 2 层 Denon Villiers 筋膜之间的平面，将直肠从阴道后壁推开。

3. 步骤 3：随着输尿管向内回缩，平行于输尿管进行解剖来打开直肠旁间隙。该解剖末端至肛提肌。识别、切断子宫血管。

4. 步骤 4：然后将子宫主韧带和子宫骶韧带横向分开。在另一侧重复相同的步骤。

5. 步骤 5：将子宫后倾。从一侧圆韧带到另一侧圆韧带行腹膜前 U 形切口。然后将整个膀胱从阴道前壁分离。

6. 步骤 6：分离输尿管隧道。阔韧带的前叶打开，显露下面的输尿管。沿输尿管追溯到它们进入膀胱的位置。将输尿管隧道暴露并分开，从而进一步使输尿管裸化。

7. 步骤 7：在明确远端阴道边缘后进行阴道切开术。

8. 步骤 8：双侧髂闭孔淋巴结清扫的方法与腹腔镜检查相同。从髂总动脉分叉开始，清除髂外动脉和闭孔神经表面的所有纤维脂肪组织结节。髂内动脉是我们解剖的内侧界限，而髂骨是我们解剖的外侧界限。

9. 步骤 9：将分离的标本和全部淋巴结组织放入取物袋中，并从阴道中取出。

10. 步骤 10：通过内镜下缝合，最好使用 2–0 Vicryl 缝合线缝合阴道残端。

对这些步骤的了解是成功进行腹腔镜前廓清术 [23] 和子宫移植术的基础，然而，这需要多学科团队的合作，且在我们的机构也已成功开展。

## 八、单切口腹腔镜根治性全子宫切除术 [19]

微创手术方式正朝着更适合美容的手术发展，如单孔腹腔内镜手术（LESS）和自然腔道内镜手术（NOTES）。在这里，作者描述了单切口腹腔镜根治性全子宫切除术。

麻醉和患者位置与腹腔镜根治性全子宫切除术中所述相同。

1. 步骤 1：据肿瘤边缘 3cm 处切开阴道形成阴道袖口，然后用 Vicryl 缝合线缝合。这有助于了解我们的解剖范围。

2. 步骤 2：镜头通过经脐的 5mm 的主穿刺点进入。如图 44–48 所示，在主穿刺点的两侧插入了 2 个 5mm 的戳卡。左端口用于非创伤性抓钳，右端口用于超声刀、双极钳子或剪刀。在脐和左侧髂前上棘连线的内侧 2/3 和外侧 1/3 的交界处引入了 1 个 5mm 的穿刺点，用于收缩膀胱。

3. 步骤 3：将子宫固定在腹壁前壁上。

4. 步骤 4：使用 Pune 技术进行根治性全子宫切除术。

5. 步骤 5：从阴道中取出标本。阴道残端的缝合可以在内镜下完成，但由于操作空间有限，因此非常麻烦且耗时。建议从阴道口缝合阴道残端。

患者的术后恢复与腹腔镜根治性全子宫切除术后的恢复相似。

现在已经认识到单孔手术的优点，并将其应用于越来越多的妇科手术。与传统的微创手术相比，该技术具有许多优势，即美容优势及与伤口感染、术后疼痛和康复有关的优势。当然也有缺点，如器械的碰撞、有限的工作区域、手术医生的手和举镜医生之间发生干扰。这可以通过更多的经验来克服。

# 参考文献

[1] GLOBOCAN 2008 (IARC) Section of Cancer Information. Accessed March 7, 2012.

[2] Canis M, Mage G, Wattiez A, et al. Does endoscopic surgery have a role in radical surgery of cancer of the cervix uteri? J Gynecol Obstet Biol Reprod (Paris). 1990;19:921.

[3] Nezhat CR, Burrell MO, Nezhat FR, et al. Laparoscopic radical hysterectomy with para–aortic and pelvic node dissection. Am J Obstet Gynecol. 1992;166:864–5.

[4] Ramirez PT, Slomovitz BM, Soliman PT, et al. Total laparoscopic radical hysterectomy and lymphadenectomy: The M.D. Anderson Cancer Center experience. Gynecol Oncol. 2006;102:252–5.

[5] Gil–Moreno A, Diaz–Feijoo B, Roca I, et al. Total laparoscopic radical hysterectomy with intraoperative sentinel node identification in patients with early invasive cervical cancer. Gynecol Oncol. 2005;96: 187–93.

[6] Pomel C, Atallah D, Le Bouedec G, et al. Laparoscopic radical hysterectomy for invasive cervical cancer: 8–year experience of a pilot study. Gynecol Oncol. 2003;91:534–9.

[7] Abu–Rustum NR, Gemignani ML, Moore K, et al. Total laparoscopic radical hysterectomy with pelvic lymphadenectomy using the argon–beam coagulator: Pilot data and comparison to laparotomy. Gynecol Oncol. 2003;91:402–9.

[8] Spirtos NM, Eisenkop SM, Schlaerth JB, et al. Laparoscopic radical hysterectomy (type III) with aortic and pelvic lymphadenectomy in patients with stage I cervical cancer: Surgical morbidity and intermediate follow–up. Am J Obstet Gynecol. 2002;187:340–8.

[9] Kim DH, Moon JS. Laparoscopic radical hysterectomy with pelvic lymphadenectomy for early, invasive cervical carcinoma. J Am Assoc Gynecol Laparosc. 1998;5:411–7.

[10] Krause N, Schneider A. Laparoscopic radical hysterectomy with para–aortic and pelvic lymphadenectomy. Zentralbl Gynakol. 1995;117: 346–8.

[11] Brunschwig A. Complete excision of pelvic viscera for advanced carninoma, Cancer 1948;1:177–83.

[12] Brunschwig A. What are the indications and results of pelvic exenteration? JAMA 1965;194:274.

[13] Puntambekar S, Palep R, Puntambekar S, et al. Laparoscopic total radical hysterectomy by the Pune technique: Our experience of 248 cases. J Minim Invasive Gynecol. 2007; 14:682–9.

[14] Puntambekar SP, Kudchadkar RJ, Gurjar AM, et al. Laparoscopic pelvic exenteration for advanced pelvic cancers: a review of 16 cases. Gynecol Oncol. 2006;102(3):513–6.

[15] Caceres A, Mourton SM, Bochner BH, et al. Extended pelvic resections for recurrent uterine and cervical cancer: out–of–the–box surgery. Int J Gynecol Cancer. 2008;18:1139–44.

[16] Bannura GC, Barrera AE, Cumsille MA, et al. Posterior pelvic exenteration for primary rectal cancer. Colorectal Dis. 2006;8:309–13.

[17] Tixier H, Fraisse J, Chauffert B, et al. Evaluation of pelvic posterior exenteration in the management of advanced–stage ovarian cancer. Arch Gynecol Obstet. 2010;281:505–10.

[18] Costa SR, Antunes RC, Paula RP, et al. Pelvic exenteration for T4 rectal cancer: a series of 15 resectable cases. Arch Gastroenterol. 2007;44:284–8.

[19] Puntambekar SP, Puntambekar SS, Patil MA, et al. Testing the limits of single incision laproscopy: First ever radical hysterectomy attempted through single incision–ABSTRACT PRESENTED AT AAGL 2014.

[20] Puntambekar SP, Wagh GN, Puntambekar SS, et al. A novel technique of total laparoscopic hysterectomy for routine use: evaluation of 140 cases. Int J Biomed Sci. 2008;4(1):38–43.

[21] Puntambekar SP, Agarwal GA, Joshi SN, et al. Robotic radical hysterectomy: applying principles of the laparoscopic Pune technique. J. ROBOTIC SURG. 2010 DEC (4):259–64.

[22] Puntambekar S, Sharma V, Jamkar AV, et al. Our experience of laparoscopic anterior exenteration in locally advanced cervical carcinoma. J Minim Invasive Gynecol. 2016:396–403.

[23] Puntambekar S, Telang M, Kulkarni P, et al. Laparoscopic–assisted uterus retrieval from live organ donors for uterine transplant. J Minim Invasive Gynecol. 2017. (Epub ahead of print) PMID 29133152.

# 第 45 章 机器人辅助妇科手术

# Robot-assisted Surgery in Gynecology

Kubilay Ertan 著

马子茹 译 李晶华 李亚楠 校

## 一、概述

在引入 DaVinci S® 系统 2006 和 DaVinci Si® 系统 2009 之后，DaVinci Xi® 系统于 2014 年发布（图 45-1 和图 45-2）。

新系统增加了几个新功能，如 DaVinci® 视觉系统中集成了 HF 手术的能源、Crystal Clear 3D HD 视觉系统，以及所谓的 Firefly® 功能，这些功能在未来还可以进一步扩展。外科医生控制台和患者侧推车功能的增强与开发（图 45-3 和图 45-4）带来了重大的创新，现在的机械臂能够通过平台的垂直调整和旋转调整准确地对接至戳

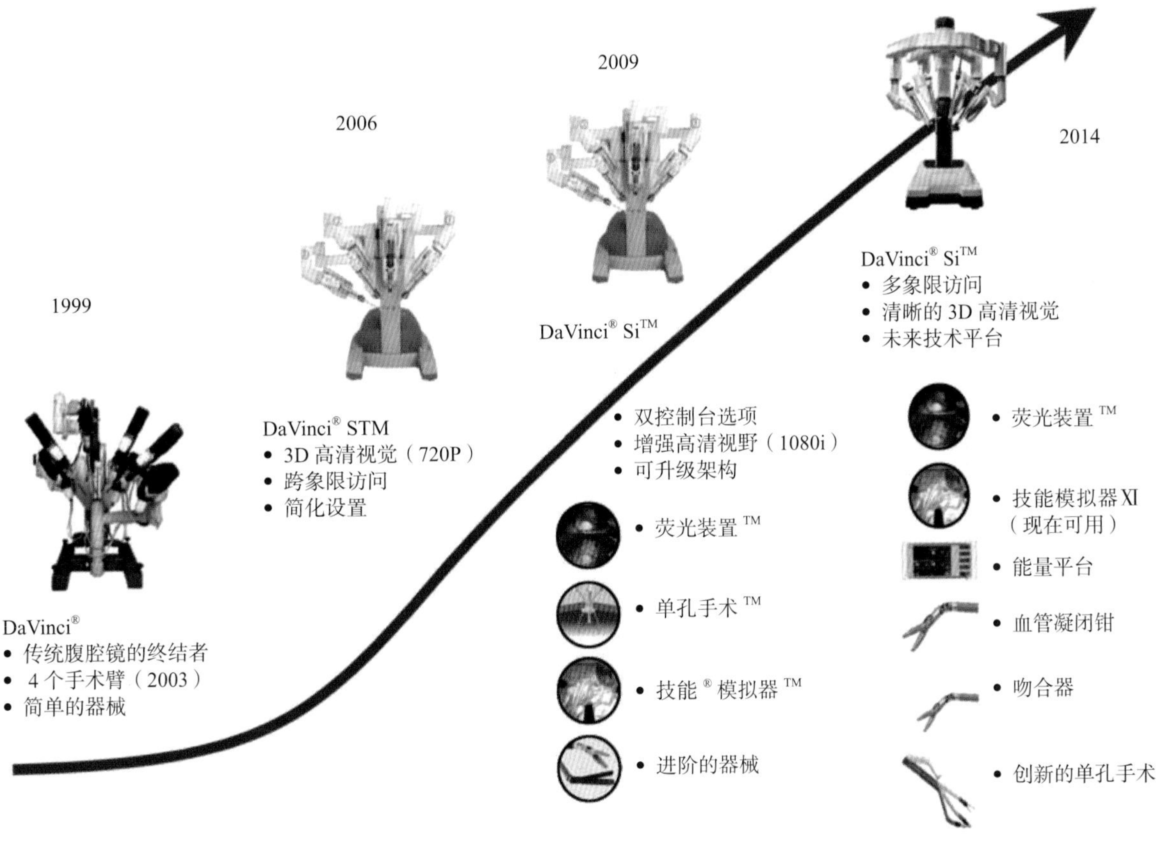


▲ 图 45-1 1999—2014 年 DaVinci® 系统的演变

引自 Intuitive Surgical，Sunnyvale，CA.

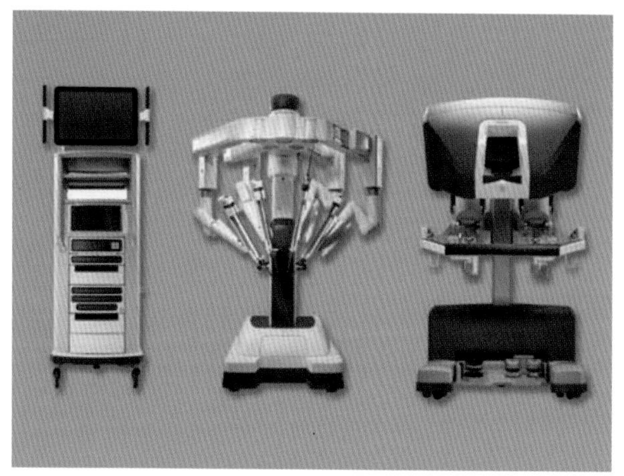

▲ 图 45–2 **DaVinci Xi® 系统组件**
从左到右示影视系统、患者侧推车、外科医生控制台。引自 Intuitive Surgical，Sunnyvale，CA.

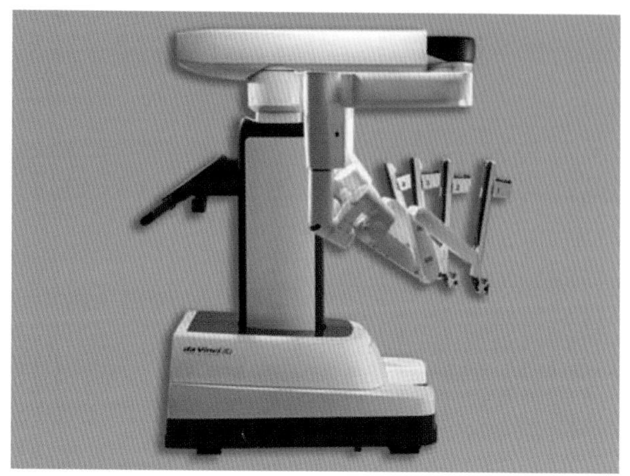

▲ 图 45–4 **DaVinci Xi® 系统的患者侧推车：可旋转平台上的机械臂，该平台具有垂直可调节的类似绞架的装置——固定位置**
引自 Intuitive Surgical，Sunnyvale，CA.

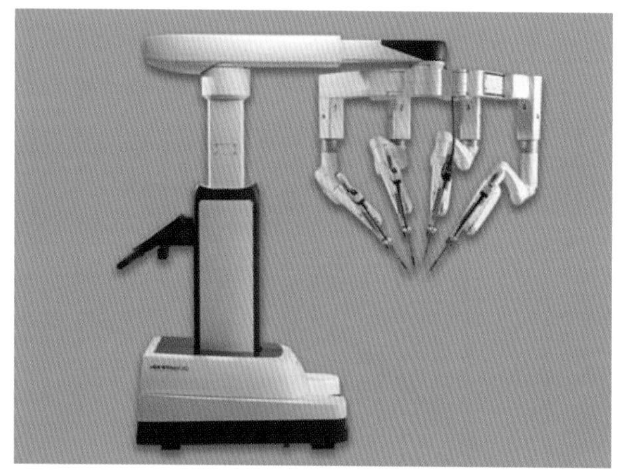

▲ 图 45–3 **DaVinci Xi® 系统的患者侧推车：可旋转平台上的机械臂，该平台具有垂直可调节的类似绞架的装置——初始位置**
引自 Intuitive Surgical，Sunnyvale，CA.

卡，平台固定在触手状的支臂上，并由激光瞄准器进行对位（通过激光对位，准确地从各个角度瞄准解剖结构）。

无论是对接操作还是手术过程中，机器人手臂的激光引导放置准确可靠，自动化的过程快速并且准确，因此，大大简化了对接操作（只需按一下按钮即可开始），最大限度上避免了其他因素的干扰，如患者的位置和台上用品、手术室的构造特点、外科助理的站位、麻醉师团队和器械台（包括刷手护士和手术的目标区域等因素）。

患者侧推车还保证了术者能自由选择手术的目标区域并扩大了腹腔内的手术的空间，从而扩大了手术范围，这在肿瘤手术中尤其重要。例如，在妇科手术联合肠切除术和肠吻合术的情况下，涉及多个手术区域，机器人手术中对主动脉旁淋巴引流区和肠道手术区域的显露更好，机器人设备可以在手术的不同阶段之间进行术中操作野和设备摆位的改变。基于这些优势，目前正在开发能够整体协调平行运动或共同运动的操作系统［集成工作台运动功能（integrated table motion function，ITM）］。

DaVinci Xi® 平台启用了“术中图像引导”功能。最重要的是，实时荧光成像功能已经作为常规技术，通过特定的硬件和软件集成到 DaVinci® 系统中。在此过程中，通过兴奋性激光光源（使用 803nm 波长的近红外技术）将通过血管注入后分布在血管和淋巴管区的能与白蛋白结合的吲哚菁绿（ICG）可视化。这可通过外科医生控制台视野中的特定过滤器系统实时切换及集成开关的激活和关闭（图 45–5）。荧光显像附加的图像信息能更好地识别在正常图像中不可见或尚未描绘和显露的解剖结构（如输尿管、血管等的呈现）（图 45-6）；组织和器官边界可以更好地进行识别，这在基于隔室的操作［如宫颈癌的全系膜内切除术（total mesometrial resection in cervical cancer，TMMR）］中可能会很有帮助。此外，通过这种方式，可以更容易地检测到淋巴结，尤其是前哨淋巴结，因此，可以促进选择性切除。此外，还可以更好地显示肿瘤边界（图 45-6）。

图像引导技术也可将其他图像信息叠加到手术控制台的视野中［例如，通过术中使用的经阴道超声探头进行的实时超声检查，或计算机断层扫描和磁共振断层扫描（MRI）的图像］，因此可直接提供给外科医生（图 45-7）。

对于机器人辅助手术技术的进一步发展而言，外科器械的创新也很重要，这些创新可确保与 DaVinci® 系统的最高兼容性，并使外科医生具有更大的灵活性，并最大限度地利用与组织操作、解剖和准备相关的可能的手术技术和特征。这包括推出具有抽吸和冲洗功能、血管封闭器功能、施夹器和谐波功能（超声能量系统）的 EndoWrist® 仪器；此外，还提供激光和氩等离子体凝结系统（图 45-8 至图 45-12）。

目前 DaVinci® 系统能适合于较为传统的单孔腹腔镜操作（图 45-13），适合简单的妇科手术，而不太适用于复杂的妇科手术。即将推出扩展型单孔机器人手术系统，能够在 25mm 戳卡中置入高清 3D 摄像头及 3 个完全铰接的操作器械（图 45-14 和图 45-15），这是一项引人入胜的创新，它允许通过 1 个穿刺孔实施复杂的肿瘤手术，让手术更加贴近 NOTE 手术的模式。

DaVinci® 系统缺乏触觉反馈，一直被认为是机器人辅助手术的缺点，DaVinci® 系统的不断进步仍然未能解决这一问题。改善可视化在机器人系统的所有技术创新中占有主导地位。这似乎不仅可以补偿触觉的缺失，而且似乎使其越来越不那么重要。

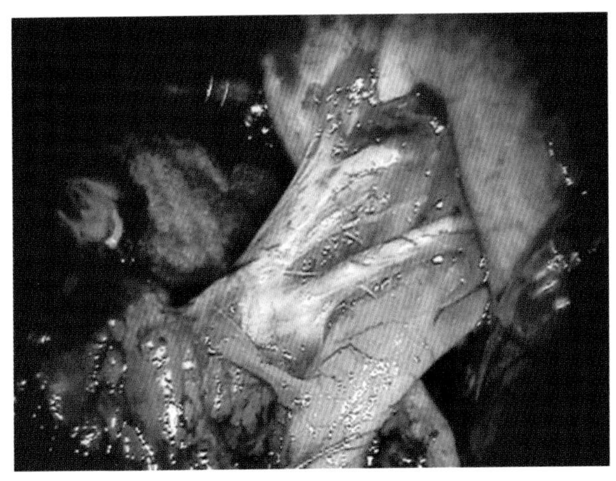

▲ 图 45-6 使用吲哚菁绿后，近红外波长（803nm）的集成荧光成像的示例；此处为部分肾切除术中血管描绘的肾门环

引自 Intuitive Surgical，Sunnyvale，CA.

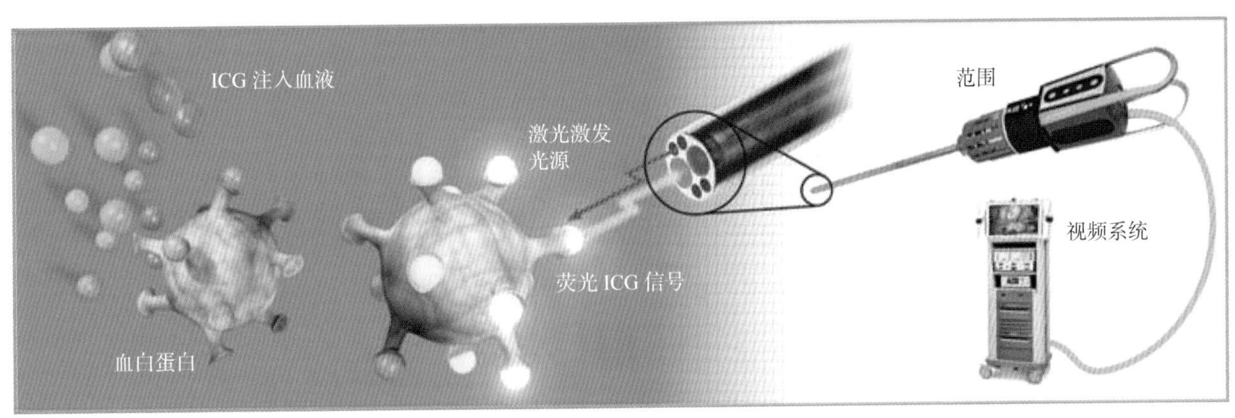


▲ 图 45-5 使用吲哚菁绿近红外波长（803nm）的集成荧光成像

引自 Intuitive Surgical，Sunnyvale，CA.

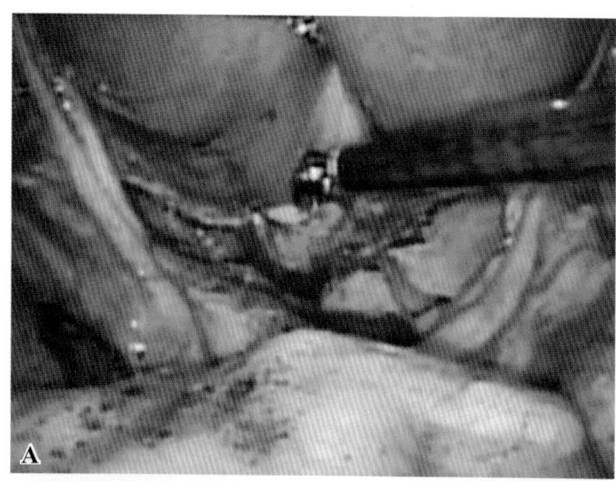


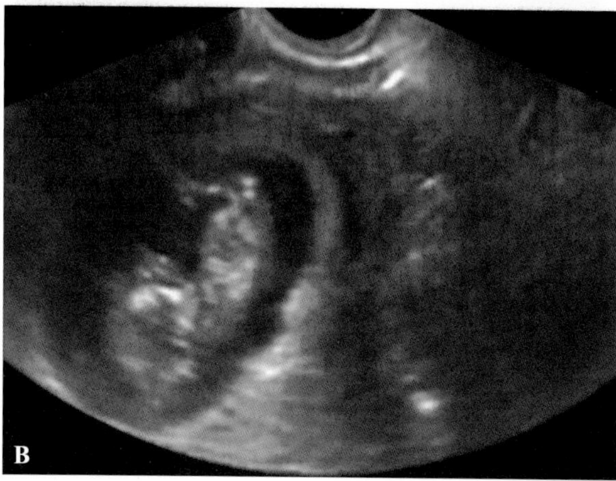


▲ 图 45-7　位于外科医生控制台上的视觉面板，叠加了其他图像信息（此处为机器人辅助的腹腔镜环扎术中的经阴道超声检查）

引自 M Borahay, UTMB, Galveston, TX.

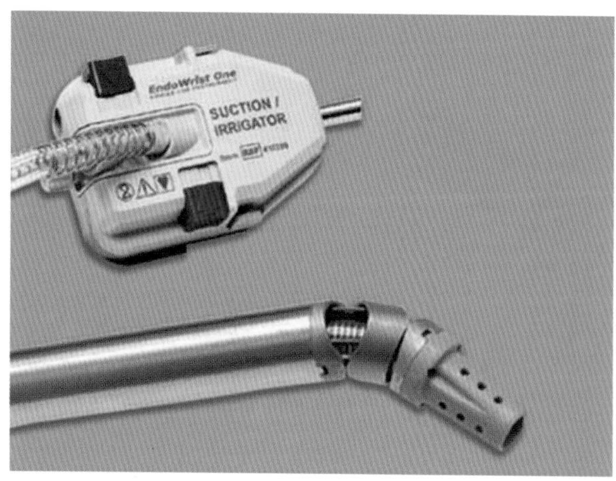


▲ 图 45-8　**EndoWrist®** 器械的创新：抽吸和冲洗系统

引自 Intuitive Surgical, Sunnyvale, CA.

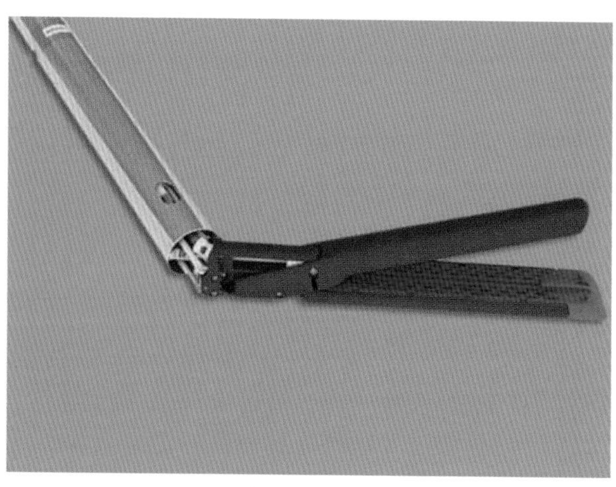

▲ 图 45-9　**EndoWrist®** 器械的创新：线性吻合器

引自 Intuitive Surgical, Sunnyvale, CA.

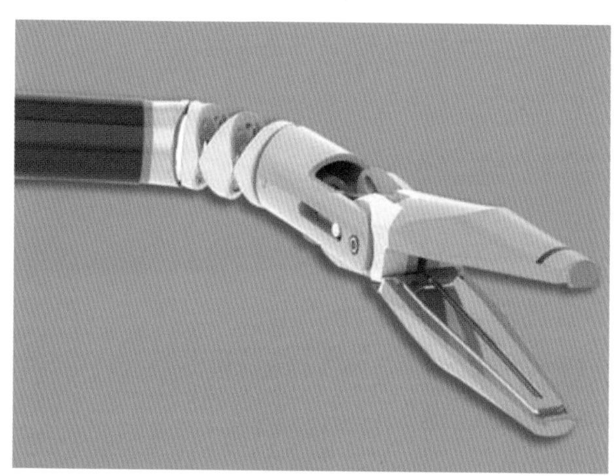

▲ 图 45-10　**EndoWrist®** 器械的创新：密封仪器

引自 Intuitive Surgical, Sunnyvale, CA.

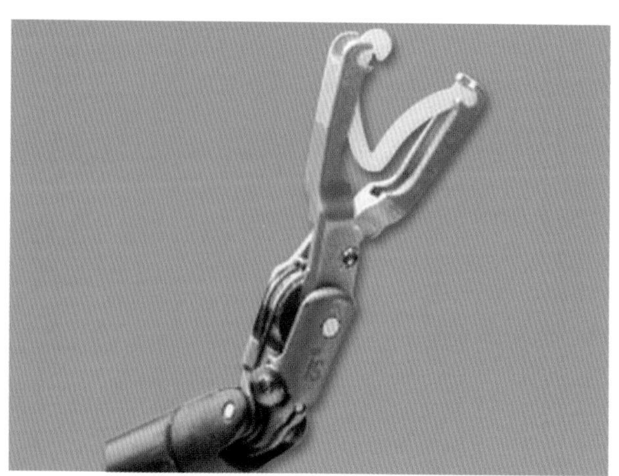

▲ 图 45-11　**EndoWrist®** 器械的创新：施夹器

引自 Intuitive Surgical, Sunnyvale, CA.

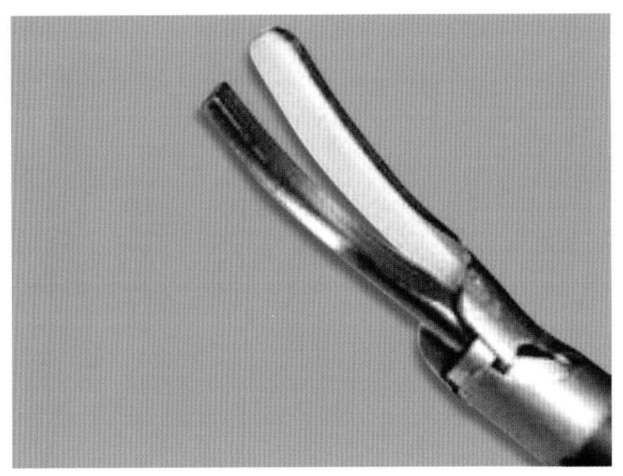

▲ 图 45–12 **EndoWrist® 器械的创新：超声波密封和解剖仪器（谐波）**

引自 Intuitive Surgical，Sunnyvale，CA.

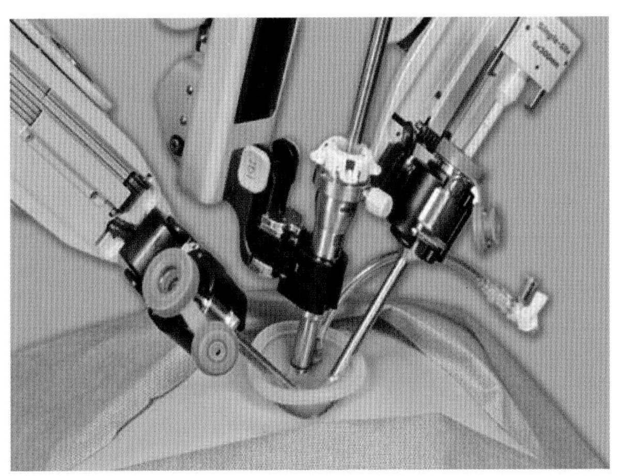

▲ 图 45–13 **DaVinci® 单孔系统；在 1 个脐通道中安装了 3 个机械臂和 3 个戳卡**

引自 Intuitive Surgical，Sunnyvale，CA.

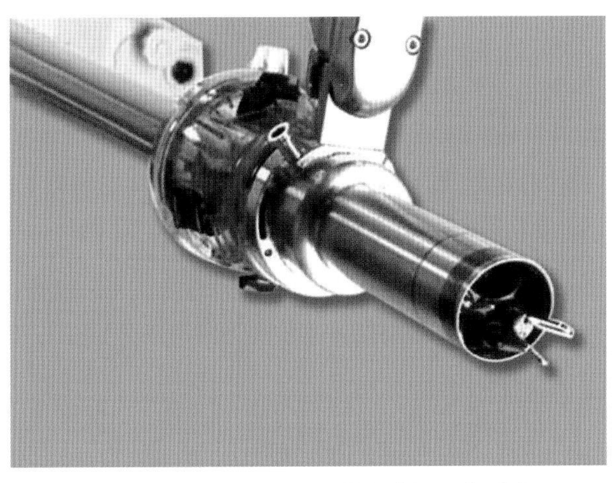

▲ 图 45–14 **DaVinci Sp® 单孔机器人系统**

引自 Intuitive Surgical，Sunnyvale，CA.

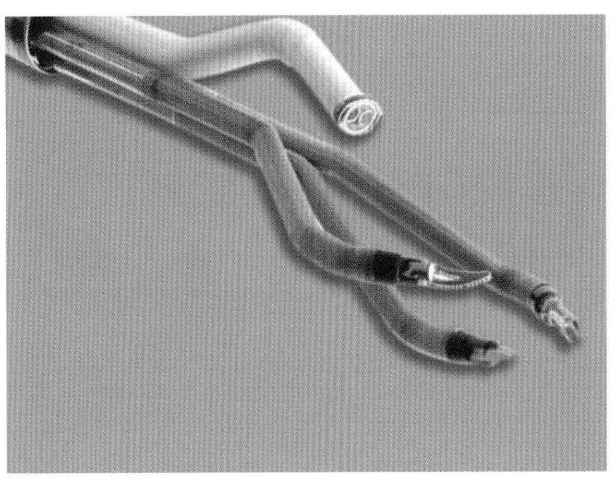

▲ 图 45–15 **DaVinci Sp® 单孔机器人系统——移出的摄像头（在顶部）和手术器械**

引自 Intuitive Surgical，Sunnyvale，CA.

## 二、DaVinci® 系统的全球应用

开发 DaVinci® 系统的 Intuitive Surgical 成立于 1995 年，全球已开展了超过 300 万个 DaVinci® 手术（截至 2016 年 6 月）。大约有 2/3 的 DaVinci® 系统分布在美国（美国为 2474；美国以外为 1271），在欧洲，该系统的数量在 2011—2016 年增加了 1 倍以上（图 45–16 和图 45–17）。大约 50% 的 DaVinci® 手术应用于妇科。在美国已经发现，在 2004—2015 年，在子宫恶性疾病中开放腹部手术的百分比从 90% 降低至 10%，而子宫恶性肿瘤手术中，有 80% 以上是由机器人辅助完成的。而在欧洲，子宫恶性肿瘤的手术仍以剖腹和腹腔镜为主，这归因于医生对传统腹腔镜手术具有更加熟练和有效的手术操作。尽管如此，在美国以外的地区，机器人手术的数量仍在持续增长（图 45–18）。因此，采用 DaVinci® 系统的机器人辅助腹腔镜手术技术为进一步发展和进步提供了途径，尤其是在妇科外科手术中，这种方法以最小的侵入性干预取得了最大的进步，在这种手术中，最大范围的手术为机器人的重要优势提供协助。而且，DaVinci® 系统的不同世代仍然是唯一可用且高效的机器人系统，

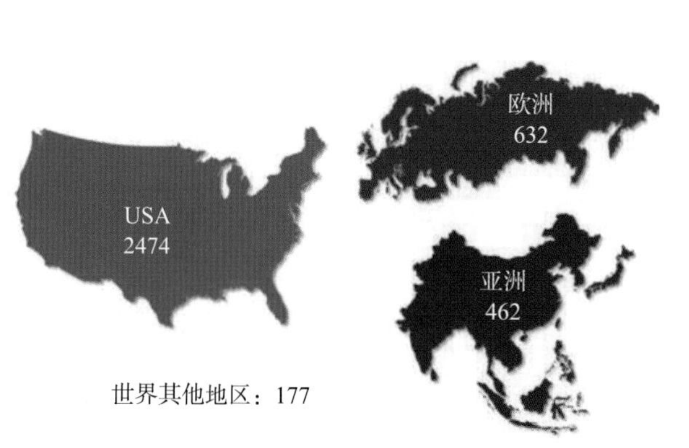


▲ 图 45-16　已安装的 DaVinci® 系统，安装 DaVinci-Systeme 程序，状态 06/2016

引自 Intuitive Surgical，Sunnyvale，CA.

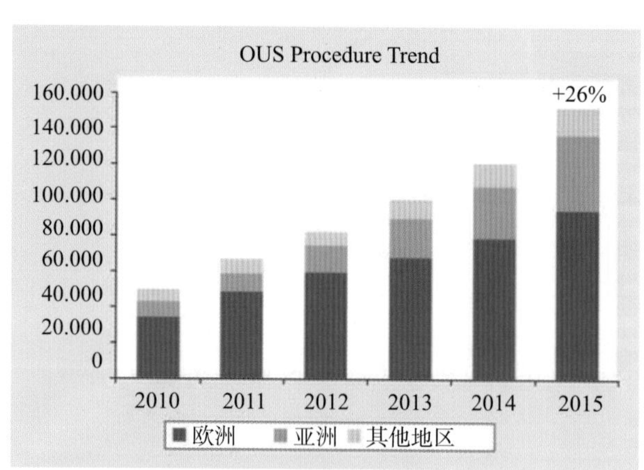


▲ 图 45-18　美国以外的 2010—2015 年机器人手术的增加情况

引自 Intuitive Surgical，Sunnyvale，CA.

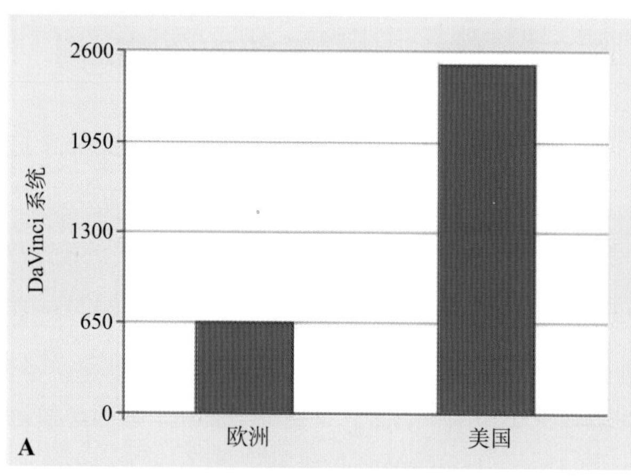


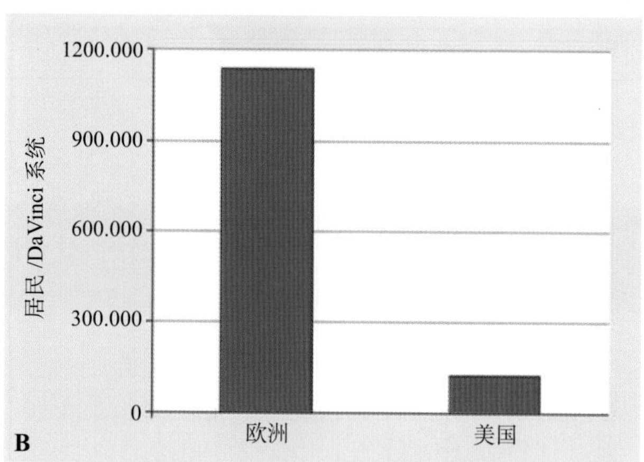


▲ 图 45-17　A. 欧洲与美国的 DaVinci® 系统的数量比较（状态 06/2016）；B. 欧洲与美国居民 DaVinci® 系统的数量比较（状态 06/2016）

引自 Intuitive Surgical，Sunnyvale，CA.

因此专业协会和有关机器人辅助操作的专业文献中的论述都不可避免的提到了 DaVinci® 技术。

## 三、DaVinci® 操作的最新文献

因此，随着过去几年 DaVinci® 系统的不断增加，有关妇科机器人辅助操作的出版物越来越多。有关机器人技术出版物的主要涉及子宫内膜癌、肥胖患者问题的复杂性、子宫内膜恶性肿瘤、子宫颈癌、妇科肿瘤学、成本分析、对医疗系统的影响等相关的话题，以及阴道切开术和宫颈阴道切开手术（代表泌尿妇科手术的标准腹部入路）等手术步骤的讨论。越来越多的临床试验涉及良性妇科疾病（如肌瘤中的单纯子宫切除术或子宫肌瘤切除术）的机器人辅助手术，这些研究表明良性疾病手术并不是机器人手术的理想指征。另一类出版物可以描述为关于非常罕见的疾病和实体的病例报道，最后还有一组论文涉及技术创新的可行性分析。

成本分析大部分表明，机器人手术显然更昂贵［DaVinci 系统的当前成本为 18 500～23 000 美元；仪器成本为 2200～3200 美元（每 10 次使

用）]，成本效益分析的结果取决于分析单程费用或包括总体机器人费用、因资本购置而发生的机器人手术费用、有限的仪器使用、团队培训费用、设备维护和维修及手术室设置时间。与常规腹腔镜手术相比，每例病例的费用高出约 2000 美元。较高的成本是推行机器人手术的最大不利因素，由于行业竞争尚未开始，目前的手术仍需要承担较高的成本，估计实施 100～250 例机器人手术后，单个手术成本与总体成本之间会达到折中。几乎所有大样本的机器人在妇科手术中的研究，都是回顾性和短期观察结果（与手术时间、住院时间长短、失血量、围术期并发症等有关），没有随机对照试验，经常没有适当的对照组，并且尚无长期数据结果。同样在 Meta 分析中，仅对围术期获得的数据进行比较、匹配和总结。长期使用机器人辅助手术会比使用开放式腹部手术或传统腹腔镜手术使患者感觉更好、寿命更长或更佳的问题没有得到解答。

下面精选的 12 个最新出版物，反映了普遍存在的问题和一些针对性的问题。

### （一）机器人辅助手术的外科手术技术注意事项

在 Tse 等[1]（中国香港皇后医院）的评论文章中，作者论述了机器人辅助操作的复杂性及如何预防它们。他们得出的结论是，机器人辅助手术可使妇科恶性肿瘤患者的手术更加精确。与传统的腹腔镜和剖腹手术相比，并发症的发生率可能更低。并发症的主要预防策略是充分了解腹部和骨盆的解剖结构、操纵机器人系统、经验丰富的团队，以及对器械的小心操作。为了提高治疗质量并确保适当的肿瘤学结果，需要对手术并发症和长期生存率进行持续分析。作为一种操作技术，妇科肿瘤学中的机器人辅助手术是安全的，并发症的发生率很低，并且并发症的发生主要是由于患者的体位摆放、戳卡的置入、器械操作不当、隔离错误，以及外科医生之间的沟通不良导致。

在机器人辅助操作中，血管损伤被认为是主要的死亡原因。对解剖学、对牵引力的基本外科手术原理的利用，以及对沿组织边界的反作用力和解剖学的全面了解将是预防并发症的关键，同样，一支经验丰富的团队非常重要。没有说服力的证据表明术前预防性输尿管支架插入、开放式入路技术和机械性肠道准备可以预防输尿管、肠和血管损伤。此外，尚无明确的科学证据证明，使用倒刺缝合线缝合阴道残端可防止残端裂开。

为了进行进一步的研究和试验，需要做以下工作，与传统的腹腔镜和开腹手术相比，分析患有子宫癌、宫颈癌和卵巢癌的患者的长期生存数据，在行子宫全切除术之前使用预防性输尿管支架置入术，机器人手术中的机械肠道准备，机器人辅助操作后尤其是卵巢癌患者中机器人辅助手术后切口部位转移的意义、影响和后果，以及机器人辅助手术的基于患者的结果评估（所谓的患者报告结果，如生活质量、患者喜好和患者满意度）。

### （二）子宫内膜癌的机器人手术

在 2016 年[2]（中国山西）的 Meta 分析中，比较机器人辅助腹腔镜手术与传统腹腔镜手术对子宫内膜癌的分期，涉及手术时间和取回的淋巴结数目，两组之间无显著差异（机器人辅助手术，*n*=912；传统腹腔镜手术，*n*=1193）。住院时间、总失血量和剖腹手术的转换率存在显著差异，每项在机器人辅助手术中的效果都更好。特别是，术中平均失血量差值约为 80ml，这样的出血差异似乎并不重要。但是，该结果的表现是有临床症状的，并在许多研究中有近似的结果，因此认为出血量在不同手术方式间有显著差异。实际上，仅理论上的差异对患者的状况、预后、生活质量或长期总体健康没有影响。作者在这项 Meta 分析中得出结论，机器人辅助替代传统腹腔镜手术在临床上是安全有效的，并且有必要进行进一步研究以具体确定机器人辅助手术的潜在优势或劣势。作者还强调，除了缺乏前瞻性评估的数据外，长期对治疗质量和结果的最重要分析（无病生存期和总体生存期）及这些患者的生活质量被完全忽略了。

在Park等[3]（韩国首尔，2016年）的进一步Meta分析中，参考了24项比较子宫内膜癌机器人辅助子宫切除术和开放式子宫切除术的研究及另外24项比较机器人子宫切除术与传统的腹腔镜下子宫切除术的研究。生存数据的结果无显著差异。机器人辅助手术后，住院时间、失血量、并发症发生率、输血和再次住院的发生率显著降低。但是总体手术时间和阴道袖口裂开的发生率较高。在这24篇报道中仅有1篇显示基于患者的结果（即与患者相关的结果），显示了机器人辅助操作的显著优势。因此，作者原先认为机器人技术普遍好于剖腹手术的结论未能得到证实。这些问题还需要对长期数据进行分析的进一步前瞻性试验。

Xie等[4]（中国北京，2016）的另一项Meta分析参考了19项研究，包括3056例子宫内膜癌患者，研究对机器人手术和传统腹腔镜手术进行了比较，得出的结果几乎相同。假定了机器人辅助子宫切除术的优越性，但作者的结论要求对此假设进行验证。由于这项Meta分析的弱点，因此未纳入随机、前瞻性和对照试验，也没有相关的生存率长期随访数据。仅在3项研究中给出了生存数据，其中机器人辅助操作的中位随访时间少于3年。因此，与传统腹腔镜手术相比，在更长的随访数据方面尚无与之相当的肿瘤学安全性。

## （三）宫颈癌的机器人辅助手术

在Liu等[5]（中国北京，2016年）进行的Meta分析中，比较了宫颈癌患者的机器人辅助手术与传统手术（剖腹手术和传统腹腔镜手术），该分析纳入了19个研究。结果表明与开放腹部手术相比，机器人宫颈癌手术在住院时间、并发症发生率、失血量和输血次数有优势。与传统的腹腔镜手术相比，机器人辅助手术的手术时间更长、失血更多、住院时间更短。这些研究的质量被认为是不足的。表现为纳入的研究证据量很少，报告的标准较低。此外，入选的研究有明显偏倚的风险。因为在外科领域进行前瞻性随机对照试验是可行的，所以将来需要对其进行更好的评估，尤其是在评估结果的方法和外科医生经验的限定范围方面。也有人批评说，研究中没有关于机器人手术后的膀胱、性功能等术后功能结果的报道，而且缺少了特定手术方式预后的研究。

显然，在上述Meta分析中未注意到对Mendivil等[6]（2015，Newport Beach，CA，USA）的评论。在此，一项回顾性研究分析了宫颈癌患者的5年生存率。宫颈癌患者可通过开放式腹腔镜、传统腹腔镜或机器人辅助子宫切除术进行治疗。但是，该评估涉及49例腹腔镜（LRH）、58例机器人辅助（RRH）和39例开放腹部（ORH）手术患者的病例数相对较低。60个月后，无进展生存率分别为89.8%（LRH）、89.7%（RRH）和84.6%（ORH）；总生存率为95.9%（LRH）、96.6%（RRH）和92.3%（ORH）。有理由认为，早期接受宫颈癌根治术治疗的宫颈癌患者的5年无病率和总生存率具有可比性，而与手术技术或更准确地说是手术无关。

在对2017年外科手术的回顾中，Park等[7]（韩国首尔）得出的结论是，与开放式腹部手术相比，机器人辅助手术具有多种优势。在常规列出围术期收益方面，它们是成功的。与传统的腹腔镜手术相比，机器人辅助干预具有同等效果。暂时的假设是，随着机器人辅助平台的发展，机器人辅助手术无疑将是比常规腹腔镜手术更好的宫颈癌手术方法，这一点没有得到进一步证实，或者说没有根据数据得到证实。这里也没有确定是否有良好设计的前瞻性研究比较了腹部开放手术和常规腹腔镜手术与宫颈癌患者的机器人辅助手术。此外，由于短期实施机器人辅助技术，尚无法获得关于宫颈癌（OS，DFS）预后的长期结果。因此，进一步的临床试验应评估宫颈癌机器人辅助手术后的长期生存率（研究议程：比较 RRH 与 ORH 或 LRH 在宫颈癌治疗中的前瞻性随机试验；评估长期生存率的临床试验结果）。

在 Sert 等[8]（挪威奥斯陆，2016 年）的一项双年度回顾性多中心试验中，分析了 419 例早期宫颈癌患者的数据。在 2005—2011 年，对 259 例患者进行了机器人辅助的根治性子宫切除术（RRH），对 232 例患者进行了开放性根治性子宫切除术（ORH）。围术期参数显示了机器人辅助的根治性子宫切除术的独特优势，2 个研究组之间的总体并发症发生率没有显著差异，并且机器人组的术中并发症显然更为罕见。在中位随访的 39 个月内，2 组的复发率和死亡率无显著差异。结论是，目前的数据“缺乏与 ORH 进行随机对照比较，这样的结果在一定条件下会影响目前的临床治疗”，并且“该研究的结果应在具有成熟手术经验的更大的多中心环境中进一步评估”。我们迫切的期待 2020 年[9]看到一项从 2008 年就开始的，针对 RRH、LRH、ORH 进行Ⅲ期试验的结果。

### （四）卵巢癌的机器人辅助手术

在一篇综述[10]（2017）中，机器人辅助技术在早期卵巢癌治疗中的应用受到了积极评价。在卵巢癌患者的治疗中或在手术分期范围内，机器人辅助操作被低估了。当然，从文献中获得的数据显示的证据很少。与其他技术相比（腹腔镜手术、传统腹腔镜检查）的比较表明，在不影响生存率的情况下，机器人辅助操作具有不同的优势。要强调的是，必须仔细选择适合机器人辅助操作的患者。特别是在卵巢癌早期的患者中，机器人辅助手术将是传统腹腔镜手术的可行替代方案，而在围术期和肿瘤学结局方面没有相关差异。在晚期卵巢癌的情况下，只有一部分经过高度筛选的患者才有资格进行机器人辅助手术，这关系到腹膜癌变有限或孤立和局部复发的肿瘤患者。在此分析中，完全缺少预期和随机数据。现在，在具有弥漫性腹膜癌变和多象限受累、上腹部弥漫性转移等的卵巢癌中，没有采用机器人辅助的手术方法。但是，将来，新的机器人技术可以克服目前在晚期卵巢癌手术治疗中机器人辅助手术的局限性。

### （五）泌尿妇科疾病的机器人腹腔镜手术

在 Pan 等[11]（2016）的回顾和 Meta 分析中，比较了关于机器人辅助和传统腹腔镜骶阴道固定术（RALSC vs. LSC）的研究。这项分析包括 7 个研究，其中包括 264 个 RALSC 和 257 个 LSC。RALSC 和 LSC 之间的临床结果具有可比性，但无显著差异。但是，在成本和操作时间方面，RALSC 的效率较低。机器人辅助手术在并发症发生率及解剖和功能结果方面的优势仍然不清楚，作者建议在泌尿妇科手术中谨慎使用机器人技术。值得注意的是，在已经分析了有关脱垂复发和患者满意度的长期结果（通过多种方法和问卷进行评估）的研究中，没有发现机器人辅助和传统腹腔镜方法之间的差异。

### （六）机器人系统技术创新评估

在 Rocha 等[12]（葡萄牙波尔图，2016 年）的一篇综述中，研究了借助荧光成像［吲哚菁绿（ICG）］对子宫内膜癌和宫颈癌进行前哨淋巴结活检的技术。共有 10 项研究纳入了 422 例患者，进行了综述。这些患者中有 368 例接受了机器人辅助手术，39 例接受了剖腹手术，15 例接受了传统的腹腔镜手术。ICG 注射入子宫颈对前哨淋巴结的检出率为 78%～100%，宫腔镜应用技术检出率为 33%～100%。敏感性和阴性预测值在

50%～100% 和 88%～100%，在宫颈的 2 个象限中注射时，报告的检出率最高。没有出现 ICG 应用操作带来的并发症。结论是，ICG 荧光技术在机器人辅助手术中的应用是可行的（有关该主题的现有文献中表明，荧光显像在机器人外科手术领域非常实用），与开放式手术、传统的腹腔镜手术中一样，荧光显像安全且省时，是在早期宫颈癌和子宫内膜癌中主要检出盆腔和主动脉旁淋巴结的可靠方法。

针对使用机器人进行前哨淋巴活检，从目前现有的数据和文献中无法得出任何有意义的结论。所以，我们还需要包括更多患者例数的随机试验。机器人手术中使用 ICG 和荧光的淋巴结活检的患者比例很高，该技术已经成为机器人手术中的一种选择。

### （七）妇科机器人辅助腹腔镜手术综述

在 2017 年[13]的最新综述（以色列海法）中，总结并评估了机器人辅助手术在妇科中的所有应用。尽管该出版物的标题是“未来就在这里”，但仍希望对机器人辅助手术技术进行积极的评估，而对于远期生存率、肿瘤的复发率和生活质量，以及良性妇科条件下机器人手术的长期成功率仍然证据不足。结论是，随机对照临床试验（RCT）应将机器人辅助手术作为主要技术，并明确在妇科疾病中的权重和优先原则。作者列出了 11 个 RCT 索引，用于研究不同妇科手术领域中的几组问题。

总之，目前的研究应侧重于长期随访的数据。此外，对于肿瘤学研究而言，需要关注有关生活质量、生存和复发率有关的信息；对于非恶性肿瘤手术的研究，需要关注生活质量和手术的长期有效性。这些信息最好应在前瞻性对照和随机试验中获得。

## 四、妇科机器人辅助腹腔镜手术的现状

虽然采用 DaVinci® 系统的机器人在大多数欧洲国家已经很成熟。但与美国相比，装机密度仍较低。医学进步是昂贵的（如细胞毒性药物），机器人技术在患者长期健康中具有决定性的优势，我们必须接机器人手术带来的额外费用。

DaVinci® 系统和技术是一项先进技术，并且得到了迅速发展、增强和完善。因此，由于不存在价格上的竞争，因此至少在未来 10 年内不可能降低机器人手术的成本。在多个方面不断优化 DaVinci® 操作技术是非常必要的（如培训专门的机器人外科医生、正确选择复杂的病例、限制使用的仪器数量、多学科使用、减少住院时间等）。我们仍需要前瞻性的 RCT 来比较不同手术方法和不同操作之间的成本，以确定可以经济有效地使用机器人技术（如肥胖患者）。此外，前瞻性研究必须证明机器人手术在长期随访和生活质量观察中的功效，因此，如果这种方法能为患者提供最佳的护理（成本的社会因素），那么甚至更高的成本也将是合理的。

对于不愿接受高级腹腔镜手术的外科医生，机器人手术可能是日常患者治疗中的另一种选择，因为这些外科医生可能会在以前采用剖腹手术的案例中为其患者提供微创手术。对于经验丰富的腹腔镜外科医生，机器人手术可以进一步提高精度，并减少身体工作量。

随着机器人变得越来越小、更容易操作，外科医生将获得更好的机器人手术表现，机器人技术的前景一片光明。采用机器人手术的决定不仅要考虑成本分析，还要考虑技术特征、对患者的可能影响和医院的组织框架。拒绝机器人技术可能与采用机器人技术一样冒险。

# 参考文献

[1] Tse KY, Ngan HYS, Lim PC. Robot–assisted gynaecological cancer surgery and complications and prevention. Best Pract Res Clin Obstet Gynaecol. 2017. April 23. Online.

[2] Chen SH, Li ZA, Huang R, et al. Robot–assisted versus conventional laparoscopic surgery for endometrial cancer staging: a meta–analysis. Taiwan J Obstet Gynecol. 2016;55(4):488–94.

[3] Park DA, Lee DH, Kim SW, et al. Comparative safety and effectiveness of robot–assisted laparoscopic hysterectomy versus conventional laparoscopy and laparotomy for endometrial cancer: a systematic review and meta–analysis. Eur J Surg Oncol. 2016;42(9): 1303–14.

[4] Xie W, Cao D, Yang J, et al. Robot–assisted surgery versus conventional laparoscopic surgery for endometrial cancer: a systematic review and metaanalysis. J Cancer Res Clin Oncol. 2016;142(10): 2173–83.

[5] Liu Z, Li X, Tian S, et al. Superiority of robotic surgery for cervical cancer in comparison with traditional approaches: a systematic review and meta–analysis. Int J Surg. 2017;40:145–54.

[6] Mendivil AA, Rettenmaier MA, Abaid LN, et al. Survival rate comparisons amongst cervical cancer patients treated with an open, robotic–assisted or laparoscopic radical hysterectomy: a five–year experience. Surg Oncol. 2016;25(1):66–71.

[7] Park JY, Nam JH. Role of robotic surgery in cervical malignancy. Best Prac Res Clin Obstet Gynaecol. 2017. April 24. Online.

[8] Sert BM, Boggess JF, Ahmad S, et al. Robot–assisted versus open radical hysterectomy: a multi–institutional experience for early–stage cervical cancer. Eur J Surg Oncol. 2016;42(4):513–22.

[9] Obermair A, Gebski V, Frumovitz M, et al. A phase III randomized clinical trial comparing laparoscopic or robotic radical hysterectomy with abdominal radical hysterectomy in patients with early stage cervical cancer. J Minim Invasive Gynecol. 2008;15(5):584–8.

[10] Lucidi A, Chiantera V, Gallotta V, et al. Role of robotic surgery in ovarian malignancy. Best Pract Res Clin Obstet Gynaecol. 2017. May 10. Online.

[11] Pan K, Zhang Y, Wang Y, et al. A systematic review and meta–analysis of conventional laparoscopic sacrocolpopexy versus robot–assisted laparoscopic sacrocolpopexy. Int J Gynecol Obstet. 2016;132(3): 284–91.

[12] Rocha A, Domínguez AM, Lécuru F, et al. Indocyanine green and infrared fluorescence in detection of sentinel lymph nodes in endometrial and cervical cancer staging–a systematic review. Eur J Obstet Gynecol Reprod Biol. 2016; 206: 213–9.

[13] Lauterbach R, Matanes E, Lowenstein L. Review of robotic surgery in gynecology–the future is here. Rambam Maimonides Med J. 2017;8(2):e0019.

# 第三篇

# 宫腔镜检查的具体步骤

## Specific Hysteroscopic Procedures

# 第 46 章　门诊宫腔镜检查及诊断

# Diagnostic and Office Hysteroscopy

Lotte Clevin　著

孙宇婷　译　　谢　晶　李亚楠　校

## 一、概述

本章节讨论了使用微型宫腔镜实施诊断，以及在诊室内针对宫内微小病变的治疗。

## 二、仪器设备

### （一）微型宫腔镜

文献中没有明确规定微型宫腔镜的尺寸限制。作者介绍了一种直径< 5mm 的微型宫腔镜，无须麻醉和宫颈扩张即可通过宫颈管进入宫腔。微型宫腔镜的研究大多集中在这一类范围。一些微型宫腔镜的横切面呈椭圆形，内部操作系统也呈椭圆形。

如果有宫颈管狭窄或患者在通过宫颈管时感到剧烈疼痛，无论是否扩张宫颈都可能需要给予宫颈阻滞麻醉。

大多数微型宫腔镜的工作通道为 5～7Fr，用于插入抓握器、剪刀、息肉圈套或电极。

膨宫液的通道有不同的类型，建议采用连续灌流系统（图 46–1A 和 B）。随着手术宫腔镜越来越细，更小的电切环和各种工作电极的出现，微型宫腔镜已经可以胜任切除性的宫腔镜手术。虽然单极和双极能量都是可以选用的，但推荐使用双极能量，因为使用盐水作为膨宫介质是最安全的，并且水中毒的风险也较低。尤其是在对绝经后出血患者的子宫内膜进行活检的时候，使用生理盐水可以在视觉上有着更大更深的视野范围，提高活检的敏感性和特异性（图 46–1C 和 D）。

### （二）膨宫

宫腔的检查和手术需要持续的液体流动（通常是无菌的生理盐水）来扩张宫腔。持续流动的液体可使手术视野清晰，并冲走黏液、血液和组织碎片。

空腔通常在 50～80mmHg 的流体压力下撑开宫腔。在能达到膨宫效果的前提下建议使用尽可能低的流速。过高的压力会导致子宫收缩（疼痛）和液体通过输卵管进入腹腔。有时需要 125mmHg 的压力才能获得清晰的视野。

对于门诊宫腔镜检查，用手动加压袋加压 1L 袋装生理盐水即可满足宫腔镜检查和活检的需求。这种方法需要由护士控制加压袋，并在整个过程中维持恒定的压力。在宫腔镜检查开始时，压力通常设定在 125mmHg 左右。

液体膨宫泵可以保持足够的压力，以提供清晰的视野。开始时，压力设定为 50～80mmHg，随后可根据需要增加压力。

无菌生理盐水是首选的膨宫介质，因为水中毒的风险低，并且支持使用双极能量的宫腔手术。用于电切和组织气化的双极电极需要导电离子或富含电解质的膨宫介质来完成活性电极和回流电极之间的电流回路（图 46–2）。

## （三）宫腔镜器械

杯状活检钳和剪刀这 2 种器械适用于活检和从腔中取出病变组织或异物。

双极电极用于切割和组织气化。同样还有像组织旋切器或息肉切割套圈（图 46–3）这样的器械可供使用。

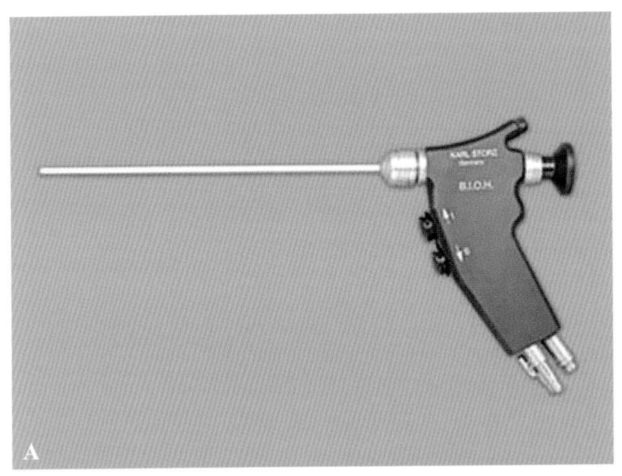
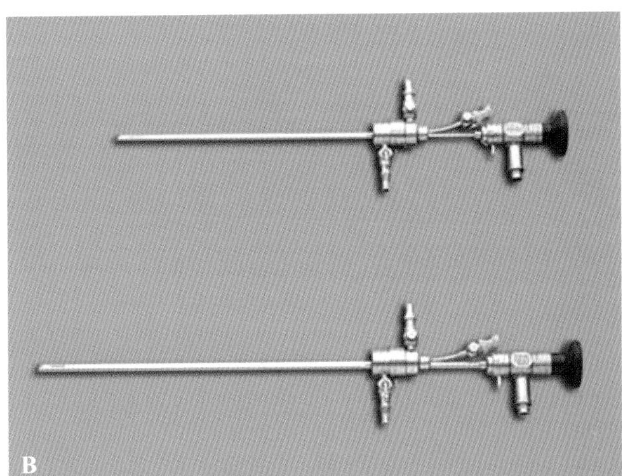
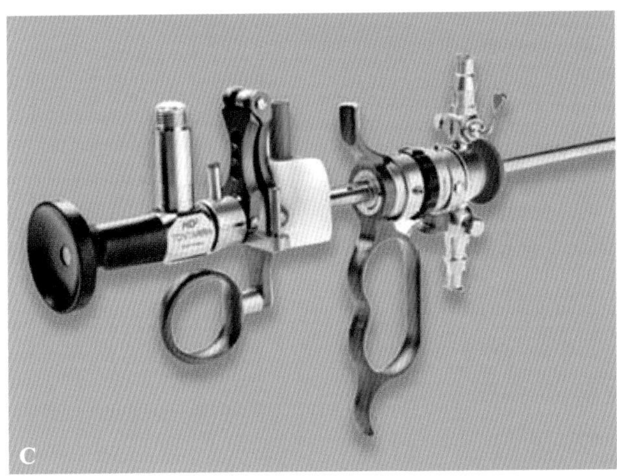
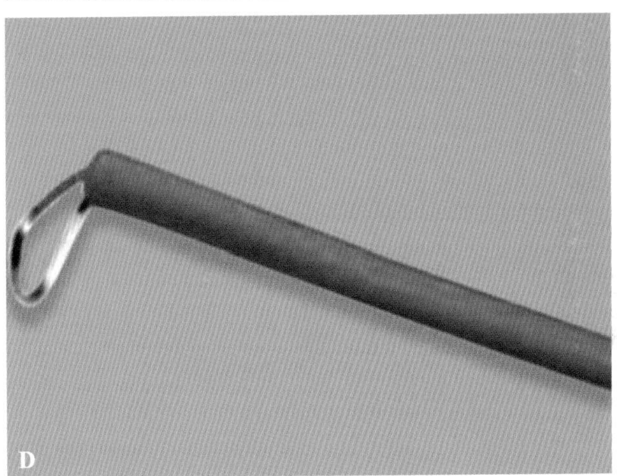

▲ 图 46–1　**A. Bettocchi® 多用途集成门诊宫腔镜（Karl Storz）；B. Bettocchi® 宫腔镜（Karl Storz）；C. Gubini 微型切除镜，2.9mm 内镜，5Fr 工作通道，椭圆形镜体截面；D. 用于活检和微型切除手术的电切环**

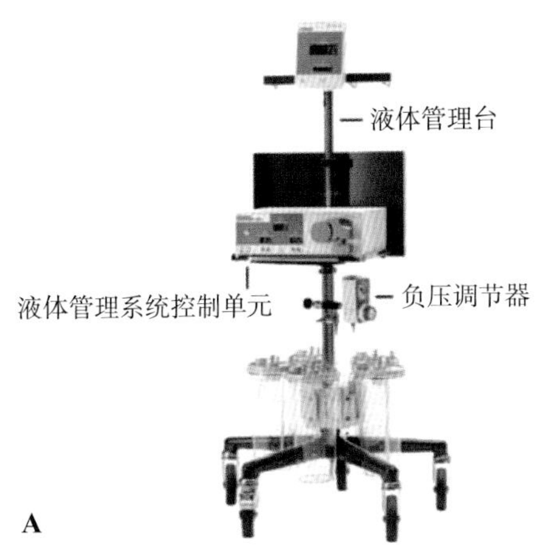

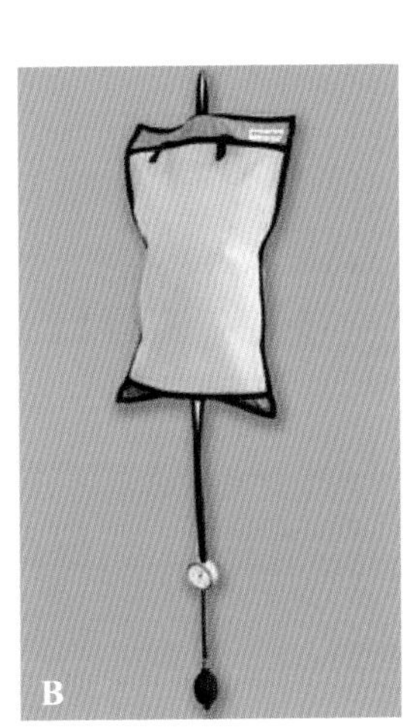

◀ 图 46–2　**A. 宫腔镜泵；B. 加压袋**

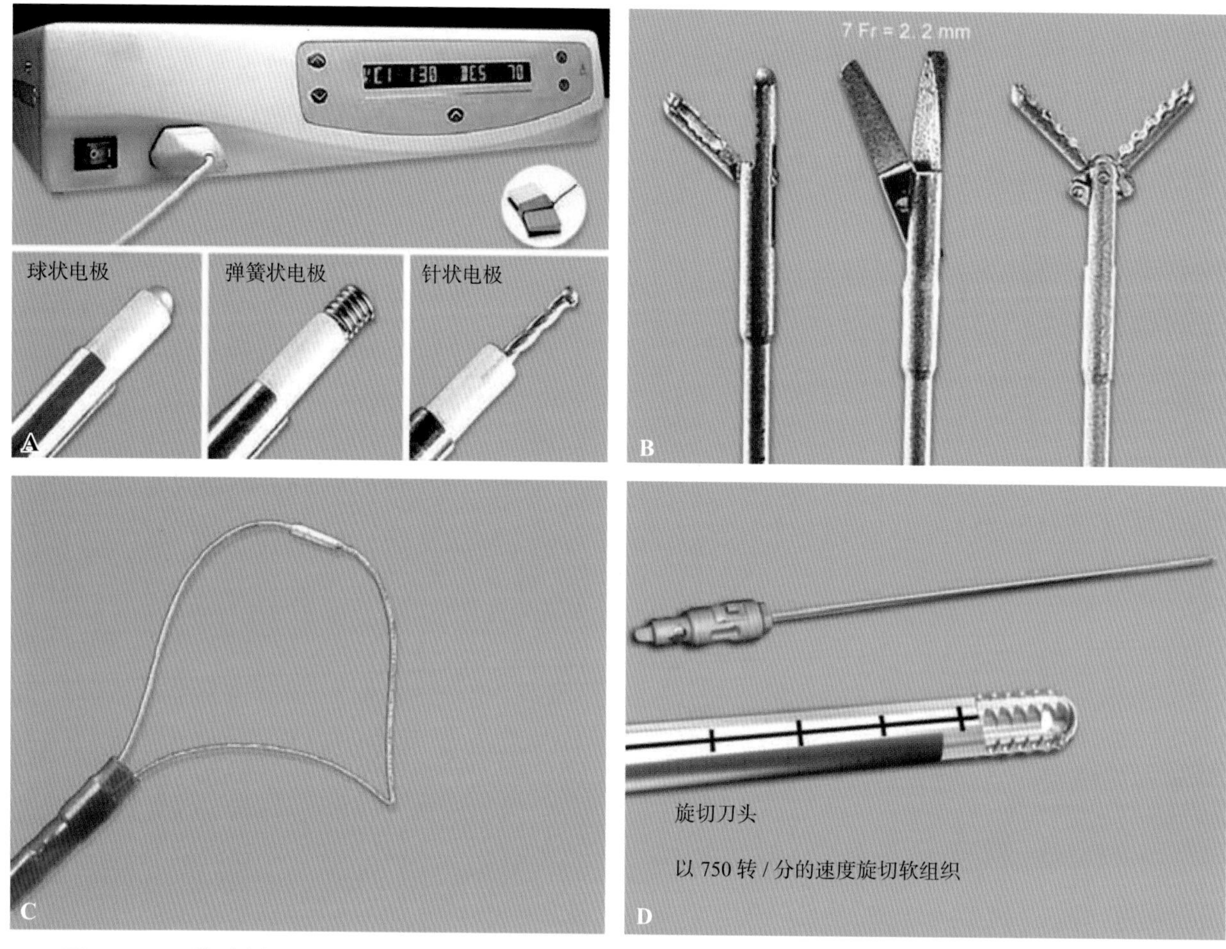


▲ 图 46-3 **A.** 微型电极的双极能量平台；**B.** 杯装活检钳、剪刀、抓钳；**C.** 单极息肉圈套；**D.** 宫腔镜组织旋切装置

### （四）电外科

双极微型电极（5Fr）可以用于宫腔内微小病变的切除和气化消融。在生理盐水中使用双极能量进行手术是一种安全的方法。手术器械需要有 5～7Fr 的工作通道、1 台双极能量平台、1 个脚踏板和 1 根连接电缆。双极电极有的可重复使用，有的仅能做一次性使用。图 46-3 中所展示的电极为一次性使用电极，是因为该类型电极同时具有切割和组织气化的功能。

### （五）内镜台车

与所有其他内镜手术一样，需要以下设备来提供最佳的手术视野。

- 摄像头和摄像模块。
- 光源模块和导光束（白光）[有的光源系统带有窄带成像（narrow band imaging，NBI）功能]。
- 医用监视器。

能量平台 / 电极线缆和膨宫泵（见上文）（图 46-4）。

## 三、术前准备

### （一）术前诊断

在使用微型宫腔镜进行检查和手术之前，预估宫腔病变的病理类型和大小是很重要的。在不扩张宫颈管的前提下，小口径的微型宫腔镜只能切除一些小的病变，在使用微型宫腔镜的时候，

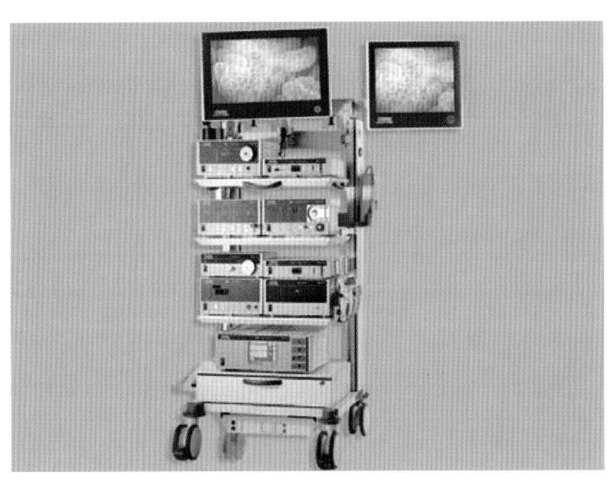

▲ 图 46-4 用于妇科内镜手术（腹腔镜和宫腔镜）的内镜台车，包括电外科单元、$CO_2$ 气腹机、光源、高清晰度成像（HDTV）监视器（Karl Storz 3D 系统）及宫腔镜手术控制单元（Karl Storz）

会有以下一些限制。

- 息肉最大径线不超过 20mm。
- 0 型和 1 型黏膜下肌瘤，隔膜不超过 18mm（非常规限制）。

宫底的病变有时候切除比较困难，需要特殊的技巧（见下文）。较大的病变进行切除时耗时会增加，从而导致子宫内膜的水肿，影响手术的视野。

经阴道超声（transvaginal ultrasound scan，TVS）尤其是盐水灌注超声（saline infusion sonography，SIS）是宫腔镜术前评估腔内条件的金标准。

一种低成本的 SIS 检查方法是将直径为 1～1.5mm 的婴儿鼻饲管通过宫颈口插入腔内。在实施 TVS 时，护士用注射器注射无菌生理盐水。通过这种方式，打开宫腔，可以评估病因、大小和类型。推注过程中逐渐地、缓慢地增加压力，患者不会感觉到疼痛（图 46-5）。

### （二）手术时间

在非绝经妇女中，子宫内膜在接近月经期时变得肥厚蓬松。微型宫腔镜由于直径小，视野容易被遮挡，如息肉可能会消失在增厚的子宫内膜中。这样就影响了我们在息肉的蒂部进行切除。因为进出水通道较细小，冲洗效率降低，如果术中有出血也容易引起手术视野的模糊。为了避免这些困难，我们应该选择在月经出血结束后实施微型宫腔镜手术。用药物薄化子宫内膜也是一种选择。连续口服避孕药 2～3 个月或放置左炔诺孕酮宫内节育系统（曼月乐）6 个月，可使子宫内膜充分变薄。

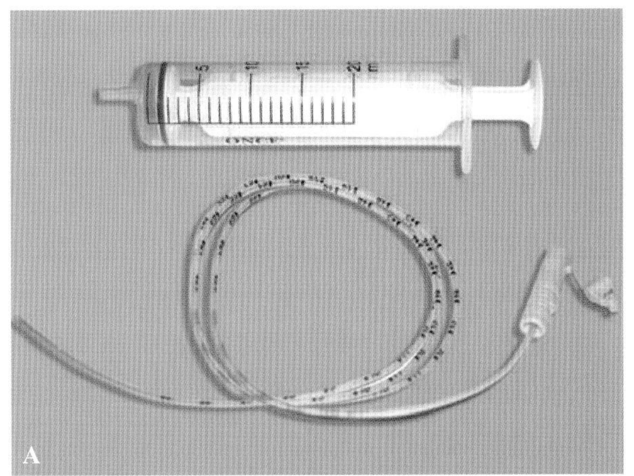

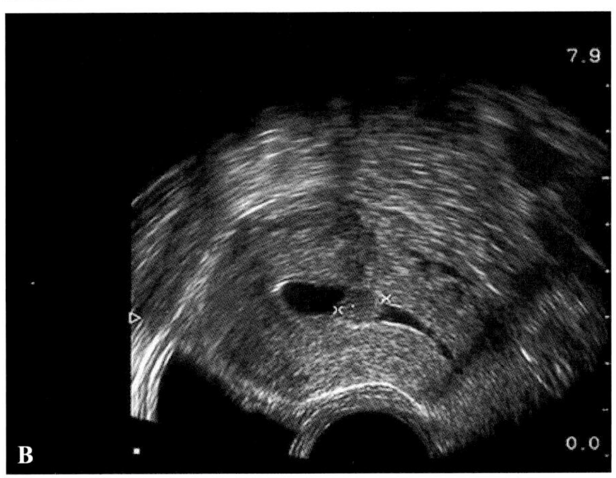


▲ 图 46-5 盐水灌注超声设备：无菌注射器（20ml）

### （三）患者的准备

事先对患者进行充分的告知，让患者对整个操作过程有着充分了解和认知。如果患者能清楚地知道她自己可以控制整个进程，可以在不舒服的时候叫停操作，让她有调整情绪和呼吸的间歇，那么，这种状态将是最有利于医生实施无麻醉门诊宫腔镜手术的。即便是患者由于子宫收缩出现了一定的疼痛感，只要降低膨宫压力，等待患者的疼痛消失，通常手术的其余部分都可以毫无不适地完成。

### （四）止痛药

言语交流是指一种转移患者注意力的有效方式，护士在患者旁边，询问患者除手术或疼痛以外的任何问题。当患者被要求谈论她的工作或假期时，她不再关注手术本身或可能出现的痛苦，而是集中精力回答问题。这将为外科医生提供更好的工作条件，并能为患者提供满意的服务。

然而，无论是否实施宫颈扩张，都会有 10% 的患者存在宫颈管狭窄或阻塞的情况，这些患者需要实施宫颈阻滞麻醉以便宫腔镜进入宫腔。可以用 27G 针头将丁卡因（4～6 安瓿）注射于宫颈，等待 5min，再次置入宫腔镜。还有其他应对宫颈管狭窄的方法（图 46-6）。

术前 30min 口服 1g 对乙酰氨基酚和 400mg 布洛芬，可预防术后子宫收缩引起的不适。

### （五）患者的位置和设备，包括外科医生

患者采取膀胱截石位，臀部下方垫有塑料袋收集液体（图 46-7）。

内镜设备、膨宫泵（液体袋）和带器械的手术台位于患者左侧，以方便外科医生（当外科医生为左撇子时反之亦然）。如果所有的电缆和导管都在一侧，这会使操作更容易，同时也不影响患者上下手术床。

在手术过程中，为了保持手部的稳定，外科医生可以坐在带轮子的转椅上，将腋下的部分放在椅背上。通过这种方法，可以避免宫腔镜在宫腔中意外移动。

### （六）阴道冲洗

不需要阴道清洗。数篇文献报道表明，在实施微型宫腔镜检查中感染的风险是非常小的。

由于微型宫腔镜是采取阴道内镜技术进入宫腔的，所以无须使用窥器或阴道壁拉钩。

### （七）阴道内镜技术

通过利用水流和镜下视觉的指引，镜体沿着阴道移动至宫颈外口，通过宫颈管进入宫腔。抬手让镜体向下进入阴道顶端，至宫颈外口后，压手并向上，使镜体通过宫颈管后进入子宫（在前倾子宫中）（图 46-8），观察内镜的运动。

### （八）诊断性宫腔镜检查

在利用阴道内镜技术实施宫腔镜检查的时

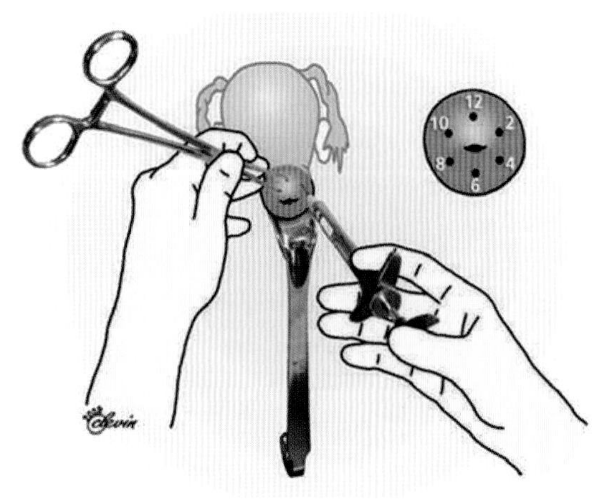


▲ 图 46-6　宫颈阻滞麻醉

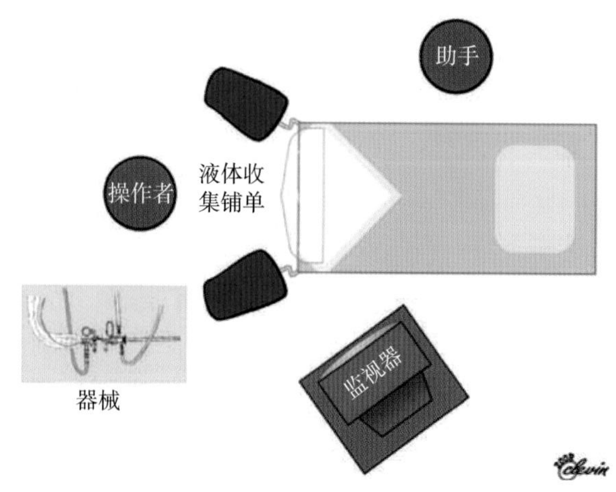


▲ 图 46-7　所有设备都放在患者左侧

候，如果在找寻宫颈和宫颈外口时有困难，那么可以先让镜头进入后穹隆并寻找宫颈的黏液，顺着黏液找到宫颈外口。如果遇到非常前倾的子宫，对于初学者来说这一步可能会有点困难（图 46–9）。如果所使用的宫腔镜镜体截面是椭圆形的，可以将宫腔镜镜体轴向旋转 90° 以适合宫颈外口的形状。

与其他检查不同的是，宫腔镜检查可以通过特写镜头进行检查和记录以下部位的信息，其中包括阴道黏膜，宫颈外观和宫颈管外口，宫颈管和宫颈管内口，以及宫腔、内膜、两侧输卵管开口情况。

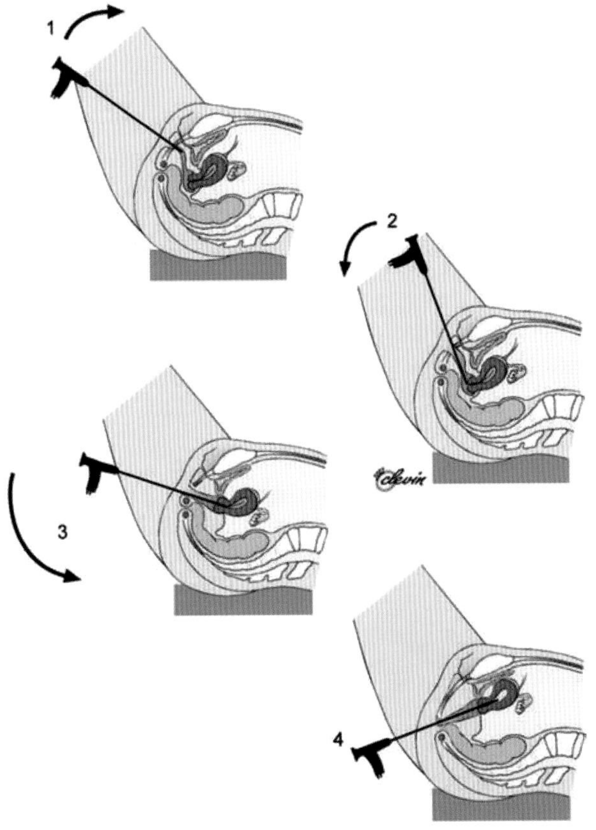


▲ 图 46–8　通过阴道内镜技术置入宫腔镜

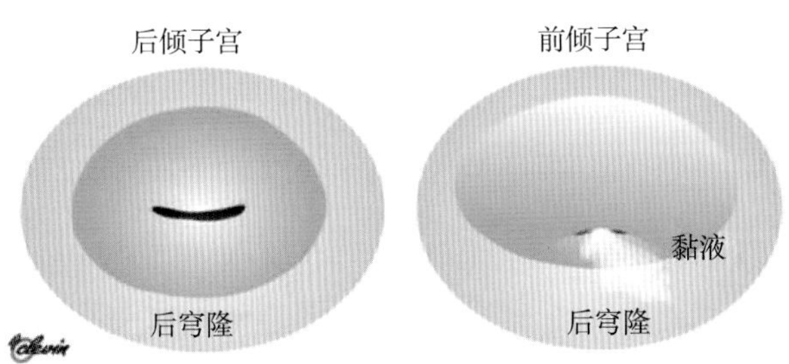


▲ 图 46–9　前倾的子宫通过寻找黏液来定位子宫颈外口

杯状活检钳活检可以通过工作通道进入宫腔，在视觉引导下取子宫内膜进行活检。明确的宫腔镜诊断标准尚未制订。对不同的宫内病理学改变没有具体的描述标准。提示内膜癌变或复杂不典型增生的组织在外观表现上各不相同。然而，形态上不规则的病变、多发性的病变、显著和（或）奇异的血管和易碎 / 坏死组织是高度提示内膜恶变的。应该活检或局灶切除。不建议对任何子宫内膜病变进行气化，因为这样失去了获得组织学确认的机会。

应特别注意激素类药物史，特别是黄体酮，它会导致子宫内膜假蜕膜化，从而表现出瘤样变的特征。

### （九）小型病灶的切除

使用微型宫腔镜切除病灶，始终要考量器械的大小和宫颈口没有经过扩张的因素，小的病灶可以通过机械性器械如剪刀和抓钳摘除，或结合双极电极来移除病灶。

以下病变可以成功切除：子宫内膜息肉（纤维瘤）；膜状粘连；先天性畸形，如子宫纵隔；残留组织，特别是流产后的残留组织；异物，如宫内节育器。

影响宫颈条件的相关因素有宫颈狭窄（宫颈息肉）、宫颈癌和下段剖宫产瘢痕缺陷。

### （十）手术技巧

在微型宫腔镜手术里，一切都是小巧精致的。在子宫腔内使用这些器械，手术变得容易得多，而且不会给患者带来不适。置入器械要达到最佳视觉效果，保持器械的尖端是可见的。操作中使用整个镜体进行前后、左右移动或旋转。这种操作方式更加合理和安全。

微型宫腔镜的工作通道是 5Fr 或 7Fr。因此，当用杯状活检钳或抓钳取出组织时，不可能通过工作通道取回组织。取而代之的是将器械留在通道中，然后将整个手术镜和器械一起取出。

### （十一）子宫内膜活检

为了收集子宫内膜活检进行病理诊断，采用刮擦技巧。置入杯状活检钳，打开钳口，在活检区域向前推刮，然后关闭钳口，连同活检钳撤出整个镜体（图46-10）。

### （十二）切除病灶

1. 子宫内膜息肉

可以用剪刀或杯状活检钳在息肉的蒂部切开或抓出息肉。较大的息肉必须使用电极棒进行切割，可以使用一次性使用的针状电极或可重复使用的双极电极，把电极的尖端进行弯曲用于切开宫底的息肉。

针状电极是可以弯曲的，将其穿过工作通道，再拧弯尖端，将电极缩回至镜头前端，然后将镜体整体置入宫腔（图46-11）。

要在内膜息肉的底部，也就是在子宫内膜水平处切除息肉，不可过深。较大的息肉必须先切分成较小息肉，否则不能通过未经扩张的宫颈内口（图46-12）。不要一次切除整个息肉，否则息肉会因为持续流动的液体而漂浮在宫腔内，很难被捕获。应该留下一小片组织与内膜相连接，然后用抓钳抓住息肉，再将镜体连同活检钳整体撤出（图46-13）。

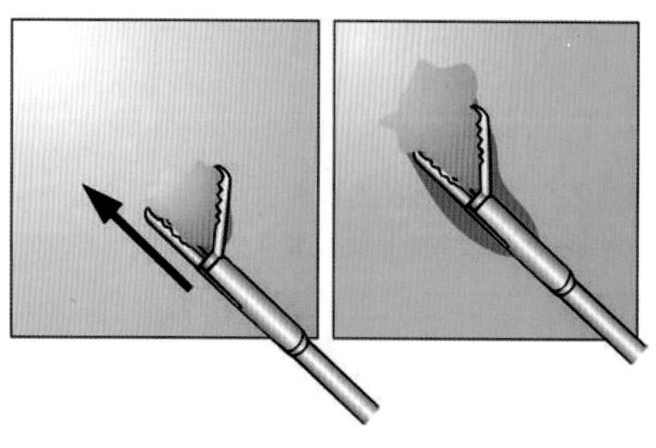

▲ 图46-10　采用刮擦技巧进行子宫内膜活检

为了防止息肉复发，息肉根部的子宫内膜组织可以用球状或弹簧状电极适度电凝。

息肉也可以用单极的息肉圈套进行切除，单极能量需要使用甘氨酸或山梨醇作为膨宫介质。

最后，新的设备，如宫腔镜，可以使用，但这项技术需要一个特殊的宫腔镜。

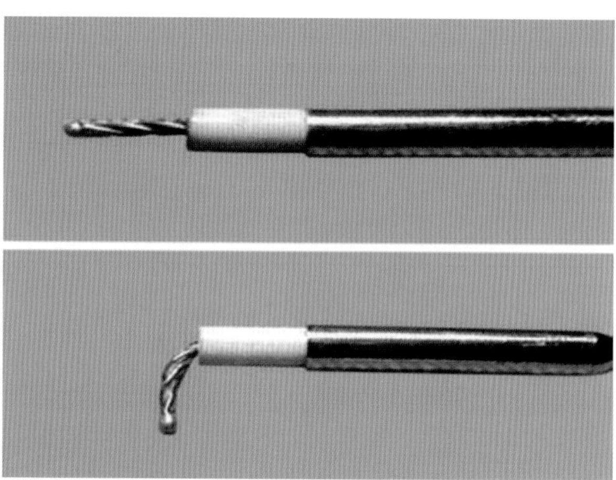

▲ 图46-11　前端弯曲的针状电极

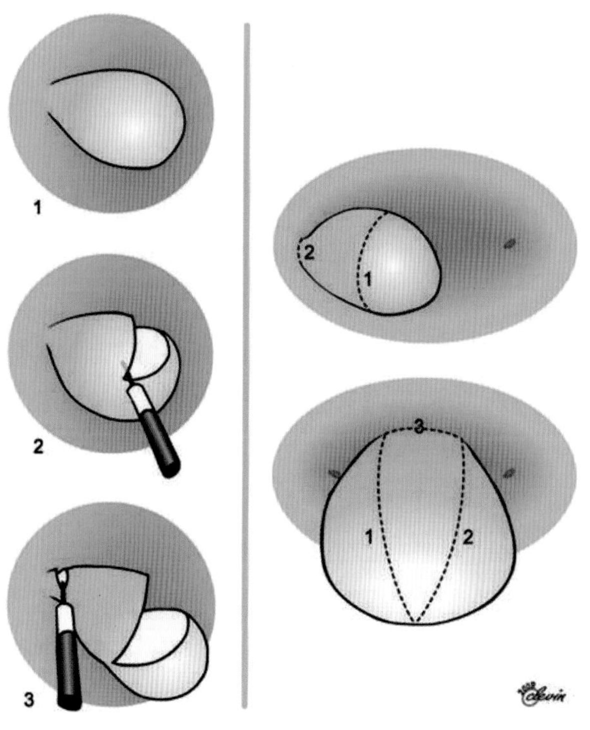


▲ 图46-12　2种切开技巧

2. 子宫黏膜下肌瘤

将较大的病灶切片取出的方法也可用于子宫黏膜下肌瘤。将肌瘤组织切成碎片，使得组织片的大小可以通过宫颈管内口。杯状活检钳由于钳嘴向内凹陷的设计是取出组织的最佳选择。使用抓钳抓取组织经过宫颈管的时候通常较为困难。

宫底残留的少量肌瘤组织碎片最终都会消失。

本文介绍了一种特殊的切除 2 型黏膜下肌瘤的技巧。首先将子宫肌瘤上方的子宫内膜切开，用针状电极或另外一个电极去剥离肌瘤，然后将肌瘤从子宫肌层取出。这种技巧很少使用在较小的没有症状的 2 型黏膜下肌瘤上。

3. 膜状粘连

对于生育期患者刮宫（无论是人工流产还是产后出血）均可以导致宫腔的粘连，这些患者在手术中应避免使用热器械，以便子宫内膜能够在术后恢复正常，如果可能的话，只用剪刀进行分离。如果条件不允许，那么电极可以用来打破粘连。增加膨宫液的流量或压力将宫腔打开（但可能因子宫收缩而引起短暂疼痛）(图 46-14)。

对于如何避免粘连的再次发生，目前还没有基于证据的建议。建议使用含铜的宫内节育器，口服雌激素（每天 4mg，持续 3～4 周）和（或）在腔内使用预防黏附的材料（透明质酸）。

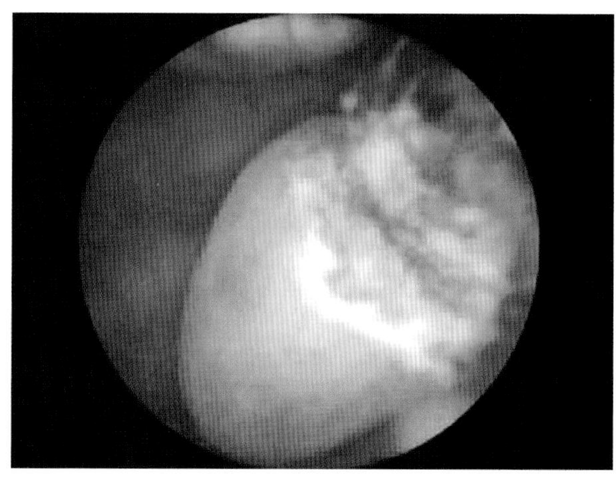

▲ 图 46-13　息肉仍留有一小块组织与内膜连接着

4. 子宫纵隔

切除纵隔会让有生育需求的子宫纵隔患者从中受益。这一手术可以在门诊宫腔镜环境下用针状电极完成。真正的隔膜［经磁共振成像（MRI）证实］是子宫腔两侧之间的一个肌纤维壁。借助膨宫压力和针状电极，可以轻松切开纵隔。当子宫肌层的血管可见时停止。这样才是安全的，不会造成宫底的穿孔。隔膜内的组织看起来比肌层更白（图 46-15）。

腹腔镜和宫腔镜妇科手术实用手册。

### （十三）宫腔镜绝育

这种永久性的绝育方法对女性避孕带来了革命性的改变。宫腔镜绝育可以像任何其他微型宫腔镜手术一样，在门诊或诊室进行，无须任何

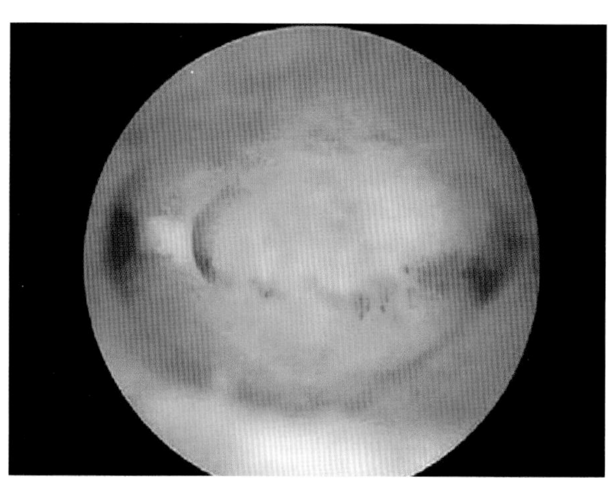

▲ 图 46-14　靠近右输卵管的粘连带

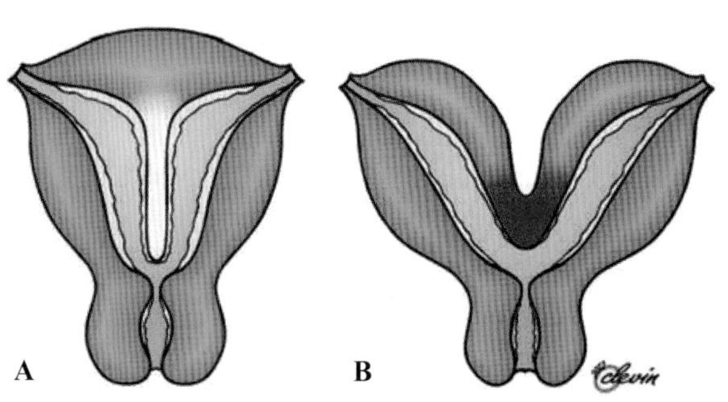


▲ 图 46-15　**A.** 肌性纤维性纵隔（白色）；**B.** 有血管分布的子宫肌层（红色）

麻醉。如果掌握了微型宫腔镜的阴道内镜置镜技术，则操作简单，无不适。子宫内膜必须在比较平和光滑的时候才能清楚地看到输卵管开口。该过程需要 5～10min（图 46–16）。

### （十四）并发症

因为微型宫腔镜是在没有任何麻醉的情况下在门诊进行的（或者最多是在宫颈阻滞麻醉的情况下），所以没有发生重大并发症的风险，因为在发生严重并发症（如穿孔或电刀损伤）之前患者会喊停。由于采取低压膨宫，再加上直径较小的器械，无法让血管开放到产生液体超负荷所需的程度，因此不会出现液体超负荷的情况。

微型宫腔镜几乎看不到感染和血管迷走神经反应 [1–62]。

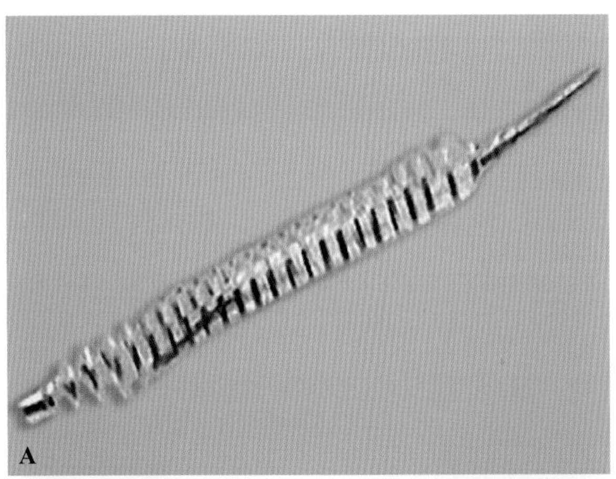


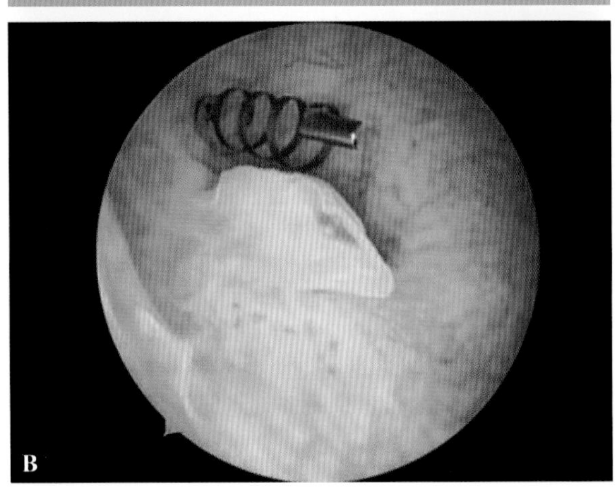


▲ 图 46–16 **A.Essure 避孕装置；B. 放置在右侧输卵管的 Essure 避孕装置**

## 四、技巧与窍门

人体工程学：将转椅背朝向前，面对椅背而坐，手臂放在椅背上（图 46–17）。

时机：患者的准备。

切割技术：对较大的病灶进行切分。较大的息肉必须分成较小的部分，否则它们不能通过狭窄的未进行扩张的宫颈管（图 46–12）。

抓取技巧：不要一次切除整个息肉，否则息肉会因为持续流动的液体而漂浮在宫腔内，很难被捕获。应该留下一小片组织与内膜相连接，然后用抓钳抓住息肉，再将镜体连同活检钳整体撤出。

活检技巧：置入杯状活检钳，打开钳口，在活检区域向前推刮，然后关闭钳口，连同活检钳撤出整个镜体（图 46–10）。

避免疼痛：置镜时，不要接触子宫肌层，并保持较低的压力。如果子宫收缩，只要关闭液体

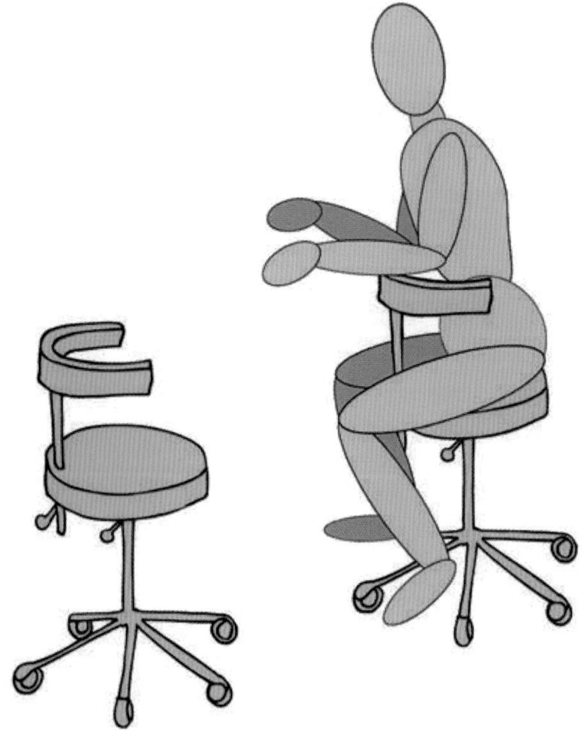

▲ 图 46–17 **外科医生坐在前后调转的椅子上，手臂放在椅子的靠背上**

流入阀门，等待一段时间，子宫就会放松。如有必要，实施宫颈阻滞麻醉，观察一下，如有必要可以实施宫颈扩张。

语言交流：我和我的工作人员说过很多次关于语言交流的重要意义。起初，工作人员通常专注于手术本身及手术屏幕显示内容，以至于忘记与患者进行沟通。

宫颈内口狭窄：用剪刀切开狭窄或直接行钝性分离。通常只是一些膜性纤维组织封闭宫颈内口，这些组织中没有神经。

由于血液和碎片造成的手术视野模糊：镜体置入宫底。用膨宫液冲洗空腔（要有耐心）。如果出血过多，很厚的水肿的内膜都会使手术视野模糊，不利于手术，可以与患者沟通后改期，并尝试使用一些药物薄化子宫内膜。

宫底病变：针状电极可以弯曲。将其穿过工作通道，弯曲尖端，将电极缩回至镜头前端，然后将镜体整体置入宫腔。电极可以反复弯曲和复位约 5 次。

照明亮度过强：亮度过高不易于区分宫腔中的不同结构，即如果光线太强，只需将照明亮度调低即可。

## 参考文献


[1] Bettocchi S, Ceci O, Di Venere R, et al. Advanced operative office hysteroscopy without anesthesia: analysis of 501 cases treated with 5 Fr. bipolar electrode. Hum Reprod. 2002;17(9):2435–8.

[2] Di Spiezio Sardo A, Mazzon I, Bramante S, et al. Hysteroscopic myomectomy: a comprehensive review of surgical techniques. Hum Reprod Update. 2008;14(2): 101–19.

[3] Varma R, Soneja H, Clark TJ, et al. Hysteroscopic myomectomy for menorrhagia using Versascope bipolar system: efficacy and prognostic factors at a minimum of 1 year follow-up. Eur J Obstet Gynecol Reprod Biol. 2009;142(2):154–9.

[4] Ceci O, Bettocchi S, Pellegrino A, et al. Comparison of hysteroscopic and hysterectomy findings for assessing the diagnostic accuracy of office hysteroscopy. Fertil Steril. 2002;78(3):628–31.

[5] Garuti G, Mirra M, Luerti M. Hysteroscopic view in atypical endometrial hyperplasias: a correlation with pathologic findings on hysterectomy specimens. J Minim Invasive Gynecol. 2006;13(4):325–30.

[6] Garuti G, Cellani F, Garzia D, et al. Accuracy of hysteroscopic diagnosis of endometrial hyperplasia: a retrospective study of 323 patients. J Minim Invasive Gynecol. 2005;12(3):247–53.

[7] Arslan S, Aytan H, Gunyeli I, et al. Office hysteroscopic evaluation of endometrium: can we hit the target? Arch Gynecol Obstet. 2005;271(3):200–2.

[8] Lasmar RB, Barrozo PR, de Oliveira MA, et al. Validation of hysteroscopic view in cases of endometrial hyperplasia and cancer in patients with abnormal uterine bleeding. J Minim Invasive Gynecol. 2006;13(5):409–12.

[9] Tinelli R, Tinelli FG, Cicinelli E, et al. The role of hysteroscopy with eye-directed biopsy in postmenopausal women with uterine bleeding and endometrial atrophy. Menopause. 2008;15(4): 737–42.

[10] Bettocchi S, Di Venere R, Pansini N, et al. Endometrial biopsies using small-diameter hysteroscopes and 5F instruments: how can we obtain enough material for a correct histologic diagnosis? J Am Assoc Gynecol Laparosc. 2002;9(3):290–2.

[11] Bettocchi S, Ceci O, Nappi L, et al. Operative office hysteroscopy without anesthesia: analysis of 4,863 performed with mechanical instruments. J Am Assoc Gynecol Laparosc. 2004;11(1):59–61.

[12] Garuti G, Centinaio G, Luerti M. Outpatient hysteroscopic polypectomy in postmenopausal women: a comparison between mechanical and electrosurgical resection. J Minim Invasive Gynecol. 2008;15(5): 595–600.

[13] Litta P, Cosmi E, Saccardi C, et al. Outpatient operative polypectomy using a 5 mm-hysteroscope without anesthesia and/or analgesia: advantages and limits. Eur J Obstet Gynecol Reprod Biol. 2008;139(2):210–4.

[14] Marsh FA, Rogerson LJ, Duffy SR. A randomized controlled trial comparing outpatient versus daycase endometrial polypectomy. Br J Obstet Gynecol. 2006; 113(8):896–901.

[15] Muzii L, Bellati F, Pernice M, et al. Resectoscopic versus bipolar electrode excision of endometrial polyps: a randomized study. Fertil Steril. 2007;87(4):909–17.

[16] Guida M, Pellicano M, Zullo F, et al. Outpatient operative hysteroscopy with bipolar electrode: a prospective multicenter randomized to study between local anesthesia and conscious sedation. Hum Reprod. 2003;18(4):840–3.

[17] Marwah V, Bhandari SK. Diagnostic and interventional microhysteroscopy with use of the coaxial bipolar electrode system. Fertil Steril. 2003;79(2):413–7.

[18] Vilos GA. Intrauterine surgery using a new coaxial bipolar electrode in normal saline solution (Versapoint): a pilot study. Fertil Steril. 1999;72(4): 740–3.

[19] Gulumser C, Narvekar N, Pathak M, et al. See-andtreat outpatient hysteroscopy: an analysis of 1,109 examinations. Reprod Biomed Online. 2010;20(3): 423–9.

[20] Garuti G, Cellani F, Colonnelli M, et al. Outpatient hysteroscopic polypectomy in 237 patients: feasibility of a one-stop “see-and-treat” procedure. J Am Assoc Gynecol

Laparosc. 2004;11(4):500–4.

[21] Lindheim SR, Kavic S, Shulman SV, et al. Operative hysteroscopy in the office setting. J Am Assoc Gynecol Laparosc. 2000;7(1):65–9.

[22] Hinckly MD, Milki AA. One thousand officebased hysteroscopies prior to in vitro fertilization: feasibility and findings. J Soc Laparoendosc Surg. 2004;8(2):103–7.

[23] Ttocchi S, Di Spiezio Sardo A, Ceci O, et al. A new hysteroscopic technique for the preparation of partially intramural myomas in office setting (OPPIuM technique): a pilot study. J Minim Invasive Gynecol. 2009;16(6):748–54.

[24] Jivraj S, Dass M, Panikkar J, et al. Outpatient hysteroscopy: an observational study of patient acceptability. Medicina (Kaunas). 2004;40(12):1207–10.

[25] Moore KL, Dolley AF. Clinical Oriented Anatomy, 5th edition. London: Lippincott, Williams & Wilkins; 2006.

[26] Zupi E, Luciano AA, Valli E, Marconi D, et al. The use of topical anesthesia in diagnostic hysteroscopy and endometrial biopsy. Fertil Steril. 1995;63(2):414–6.

[27] Clark TJ, Voit D, Gupta JK, et al. Accuracy of hysteroscopy in the diagnosis of endometrial cancer and hyperplasia: a systematic quantitative review. J Am Med Assoc. 2002;288(13):1610–21.

[28] Cooper N, Smith P, Khan K, et al. Vaginoscopic approach to outpatient hysteroscopy: a systematic review of the effect on pain. Br J Obstet Gynecol. 2010;117(5):532–9.

[29] Almeida ZM, Pontes R, Costa Hde L. Evaluation of pain in diagnostic hysteroscopy by vaginoscopy using normal saline at body temperature as distention medium: a randomized controlled trial. Rev Bras Ginecol Obstet. 2008;30(1):25–30.

[30] Garbin O, Kutnahorsky R, Göllner JL, et al. Vaginoscopic versus conventional approaches to outpatient diagnostic hysteroscopy: a two-center randomized prospective study. Hum Reprod. 2006; 21(11):2996–3000.

[31] Guida M, Di Spiezio SA, Acunzo G, et al. Vaginoscopic versus traditional office hysteroscopy: a randomized controlled study. Hum Reprod. 2006;21(12):3253–7.

[32] Paschopoulos M, Anastassopoulus P, Kaponis A, et al. Vaginoscopic versus conventional approach to outpatient hysteroscopy: a comparative randomized study. Gyneco-logical Endoscopy. 2000;51(suppl).

[33] Sagiv R, Sadan O, Boaz M, et al. A new approach to office hysteroscopy compared with traditional hysteroscopy: a randomized controlled trial. Obstet Gynecol. 2006;108(2):387–92.

[34] Sharma M, Taylor A, di Spiezio Sardo A, et al. Outpatient hysteroscopy: traditional versus the “no-touch” technique. BJOG. 2005;112(7):963–7.

[35] Nagele F, Lockwood G, Magos AL. Randomized placebo-controlled trial of mefenamic acid for premedication at outpatient hysteroscopy: a pilot study. Br J Obstet Gynaecol. 1997;104(7):842–4.

[36] Tam WH, Yuen PM. Use of diclofenac as an analgesic in outpatient hysteroscopy: a randomized, doubleblind, placebo-controlled study. Fertil Steril. 2001; 76(5):1070–2.

[37] Cooper NA, Khan KS, Clark TJ. Local anesthesia for pain control during outpatient hysteroscopy: systematic review and meta–analysis. BMJ. 2010; 23:340.

[38] Makris N, Xygakis A, Dachlythras M, et al. Mepivacaine local cervical anesthesia for diagnostic hysteroscopy: a randomized placebo–controlled study. J Gynecol Surg. 2001;17:7–1.

[39] Bellati U, Bonaventura A, Costanza L, et al. Tramadolhydrochloride versus mepivacaine hydrochloride: comparison between two analgesic procedures in hysteroscopy. Giornale Italiano di Ostetricia e Ginecologia. 1998;20:469–72.

[40] Broadbent JA, Hill NC, Molnár BG, et al. Randomized placebo–controlled trial to assess the role of intracervical lignocaine in outpatient hysteroscopy. Br J Obstet Gynecol. 1992;99(9):777–9.

[41] Esteve M, Schindler S, Machado SB, et al. The efficacy of intracervical lidocaine in outpatient hysteroscopy. Gynecol Endosc. 2002;11:33–6.

[42] Finikiotis G, Tsocanos S. Outpatient hysteroscopy: a comparison of 2 methods of local analgesia. Aust NZJ Obstet Gynecol. 1992;32(4):373–4.

[43] Al–Sunaidi M, Tulandi T. A randomized trial comparing local intracervical and combined local and paracervical anesthesia in outpatient hysteroscopy. J Minim Invasive Gynecol. 2007;14(2):153–5.

[44] Lau WC, Lo WK, Tam WH, et al. Paracervical anesthesia in outpatient hysteroscopy: a randomized double–blind placebo–controlled trial. Br J Obstet Gynecol. 1999;106(4):356–9.

[45] Cicinelli E, Didonna T, Schonauer LM, et al. Paracervical anesthesia for hysteroscopy and endometrial biopsy in postmenopausal women. A randomized, double–blind, placebo–controlled study. J Reprod Med. 1998;43(12):1014–8.

[46] Vercellini P, Colombo A, Mauro F, et al. Paracervical anesthesia for outpatient hysteroscopy. Fertil Steril. 1994;62(5):1083–5.

[47] Giorda G, Scarabelli C, Franceschi S, et al. Feasibility and pain control in outpatient hysteroscopy in postmenopausal women: a randomized trial. Acta Obstet Gynecol Scand. 2000;79(7):593–7.

[48] Cicinelli E, Didonna T, Ambrosi G, et al. Topical anesthesia for diagnostic hysteroscopy and endometrial biopsy in postmenopausal women: a randomized placebo–controlled double–blind study. Br J Obstet Gynecol. 1997;104(3):316–9.

[49] Costello MF, Horrowitz SD, Williamson M. A prospective randomized double–blind placebo–controlled study of local anesthetic injected through the hysteroscope for outpatient hysteroscopy and endometrial biopsy. Gynecol Endosc. 1998;7:121–6.

[50] Lau WC, Tam WH, Lo WK, et al. A randomized double–blind placebo–controlled trial of transcervical intrauterine local anesthesia in outpatient hysteroscopy. Br J Obstet Gynecol. 2000;107(5):610–3.

[51] Kabli N, Tulandi T. A randomized trial of outpatient hysteroscopy with and without intrauterine anesthesia. J Minim Invasive Gynecol. 2008;15(3): 308–10.

[52] Shankar M, Davidson A, Taub N, et al. Randomized comparison of distention media for outpatient hysteroscopy. Br J Obstet Gynecol. 2004;111(1): 57–62.

[53] De Angelis C, Santoro G, Re ME, et al. Office hysteroscopy and compliance: mini–hysteroscopy versus traditional hysteroscopy in a randomized trial. Hum Reprod. 2003;18(11):2441–5.

[54] Cicinelli E, Schönauer LM, Barba B, et al. Tolerability and cardiovascular complications of outpatient diagnostic mini–hysteroscopy compared with conventional hysteroscopy. J Am Assoc Gynecol Laparosc. 2003;10(3):399–402.

[55] Campo R, Molinas CR, Rombauts L, et al. Prospective multicenter randomized controlled trial to evaluate factors influencing the success rate of office diagnostic hysteroscopy. Hum Reprod. 2005;20(1):258–63.

[56] Pluchino N, Ninni F, Angioni S, et al. Office vaginoscopic hysteroscopy in infertile women: effects of gynecologist experience, instrument size, and distention medium on patient discomfort. J Minim Invasive Gynecol. 2010;17(3):344–50.
[57] Cicinelli E, Parisi C, Galantino P, et al. Reliability, feasibility, and safety of mini–hysteroscopy with a vaginoscopic approach: experience with 6,000 cases. Fertil Steril. 2003;80(1):199–202.
[58] Garuti G, Luerti M. Hysteroscopic bipolar surgery: a valuable progress or a technique under investigation? Curr Opin Obstet Gynecol. 2009;21(4): 329–34.
[59] Vilos GA, Abu–Rafea B. New developments in ambulatory hysteroscopic surgery. Best Pract Res Clin Obstet Gynecol. 2005;19(5):727–42.
[60] Sutton C. Hysteroscopic surgery. Best Pract Res Clin Obstet Gynecol. 2006;20(1):105–37.
[61] Bakour SH, Jones SE, O' Donovan P. Ambulatory hysteroscopy: evidence–based guide to diagnosis and therapy. Best Pract Res Clin Obstet Gynecol. 2006; 20(6):953–75.
[62] Farrugia M. Modern Operative Hysteroscopy, 1st edition. Johnson & Johnson Medical S.P.A; 2008.

# 第 47 章　腹腔镜与宫腔镜辅助手术
# Laparoscopy and Hysteroscopy as Complementary Procedures

Ibrahim Alkatout　Liselotte Mettler　著
孙宇婷　曹雨停　译　　谢　晶　王丽杰　校

## 一、基本概念

腹腔镜的基本概念是由 Kurt Semm 和 Liselotte Mettler 在 20 世纪 80 年代发展起来的，但当时使用的仪器和技术（热能和套圈技术）与外科技术的发展和手术适应证的多样性并不同步。仪器、技术支持和持续培训的进步大大改进了这一操作。

腹腔镜手术目前已成为一种标准手术，其并发症发生率低，学习曲线规范。相比其他的手术方法，它能减少术中失血、缩短住院时间、使患者术后尽早恢复正常活动，以及有更低的感染发生率。它的主要优点是可以同时治疗子宫内膜异位症、子宫肌瘤或粘连。在生育计划方面，宫腔镜和腹腔镜的互补使用可能有助于更好地诊断病理解剖，如子宫纵隔或子宫腺肌病，并在安全水平下同时进行治疗。最终的决定是由医生和患者共同做出的。

## 二、概述

### （一）无麻醉的门诊宫腔镜检查

在世界各地的许多生殖医学中心，不需要任何可疑的病理，子宫输卵管造影（hysterosalpingo-contrast sonography，HyCoSy）和经阴道注水腹腔镜联合宫腔镜检查已成为早期不孕症诊断中普遍接受的检查方法。对于有生育需求的夫妇，应实施利用微通道的诊断性宫腔镜检查术，同时准备联合腹腔镜下输卵管通液检查。对于有腹腔镜检查手术适应证的疾病，如不孕症的检查或怀疑输卵管、卵巢或子宫病理有问题，宫腔镜辅助有助于完善诊断。如果宫内没有发现任何病理改变，仍可能需要进行子宫内膜诊刮，因为证据表明这可以提高着床率。所有患有子宫内膜息肉、子宫肌瘤、子宫纵隔和子宫粘连的不孕症患者均应行宫腔镜手术。

宫腔镜手术在 20 世纪 70 年代内镜技术和仪器改进，以及 80 年代液体扩张介质的引入之后开始流行。从那时起，新型宫腔镜仪器、光纤和数字视频设备的发展提供了更多的有效且有创性小的手术。小口径宫腔镜的引入使宫腔镜手术成为一种安全的手术方式。然而，除了这 2 种内镜手术的经典结合外，宫腔镜还支持异常子宫出血、黏膜下肌瘤、子宫内膜息肉、子宫纵隔、宫腔粘连分离、输卵管开口插管、宫腔异物或胎盘残留清除的治疗及绝育。宫腔镜有助于诊断子宫腺肌病，并可以根据患者疼痛的严重程度及妊娠愿望决定其手术形式。在有计划的腹腔镜下子宫肌瘤切除术甚至子宫切除术中，在良性病例或生殖道肿瘤手术中，探索性腹腔镜手术的指征通常辅以初步的宫腔镜检查，从而能涵盖全部诊断。

宫腔镜手术虽然安全性很高，但也会出现严重的并发症。为了提高患者的安全性，就像其他手术一样，应该进行强制性的宫腔镜手术前培训。

本章节旨在评估所有宫腔镜辅助腹腔镜手术的情况，包括诊断性检查及手术治疗。传统的多孔腹腔镜、单孔腹腔镜、微型腹腔镜和机器人辅助腹腔镜也是如此。此外，本章回顾了目前宫腔镜的培训模式及培训时应考虑的问题。

## （二）腹腔镜检查

通常应用宫腹腔镜联合治疗的妇科良性疾病有子宫肌瘤、子宫内膜异位症 / 子宫腺肌病、不孕症，以及一些需要宫腔镜手段治疗并且需要联合腹腔镜检查的疾病。然而，子宫内膜异位症的治疗主要是通过腹腔镜进行的，很少应用宫腔镜诊断（深部异位灶）或治疗（切除子宫腺肌瘤病灶）。对于肌瘤的治疗，所有的 0 型和Ⅰ型肌瘤都可以通过宫腔镜切除。在某些情况下，超声很难区分Ⅰ型和Ⅱ型。因此，应用对比剂的子宫输卵管造影术是非常有帮助的（图 47–1 和图 47–2）。生殖器疾病通常没有特异性，需要联合手术才能清楚地发现和治疗疾病。对于宫腔镜手术发生的问题（穿孔、假道、不清楚的纵隔），腹腔镜可发现问题并提供相应的治疗方案。在恶性疾病中，宫腔镜只能起到诊断作用，如子宫内膜癌、极少部分子宫颈癌或不明原因子宫内肿物。子宫颈癌、子宫内膜癌或输卵管癌的治疗手术主要是通过腹腔镜手术，甚至是剖腹手术。在因良性疾病所需的子宫切除术中，剖腹子宫切除术的数量正在减少，经阴道子宫切除术的数量也在变化，但腹腔镜和机器人辅助腹腔镜手术的数量正在增加[1]，这一趋势在全世界都是可见的[2]。

## （三）宫腔镜检查

### 1. 术前考虑和准备

门诊宫腔镜检查：宫腔扩张。子宫腔的检查和手术需要持续的液体流动（通常是无菌的生理盐水）来扩张子宫腔。持续的水流能使术野清晰，并能清除黏液、血液和组织碎片。宫腔通常在 50～80mmHg 的流体压力下膨胀。建议应尽可能使用最低的液体流量保证宫腔足够的扩张。过高的压力会导致子宫收缩（从而引发疼痛）和液体通过输卵管进入腹腔。仅有很少的证据表明进入

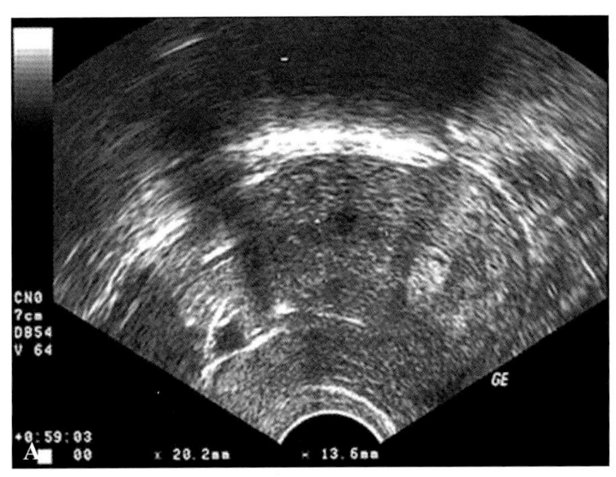

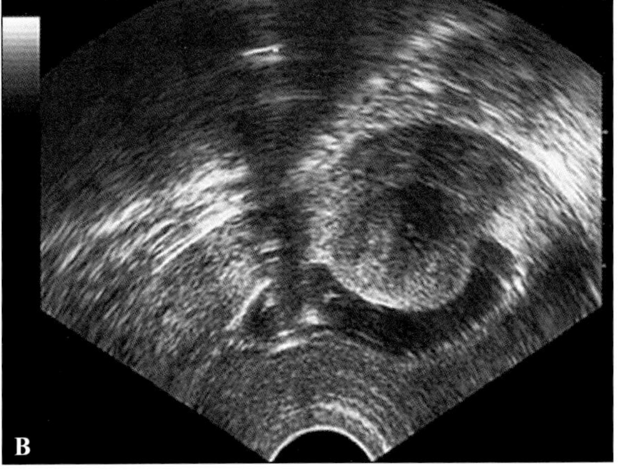


▲ 图 47–1　**A.** 阴道超声显示后壁有不清晰的肿块。与宫腔的关系尚不清楚。因此，目前尚不清楚子宫壁中是否有超过或少于 **50%** 的肌瘤（**Wamsteker** 术后为Ⅰ型与Ⅱ型肌瘤）；**B.** 最终，子宫输卵管超声显示黏膜下肌瘤［欧洲妇科内镜检查学会（**ESGE**）Ⅰ型］。通过 **3 Charrière–Nelaton** 导管（左下角可见球囊）应用生理盐水后，可见界限清楚的肿瘤，包括其浸润深度和到浆膜层的距离。此外，还可以测量肌瘤与黏膜的夹角。小于 **90°**，类似于Ⅰ型，因此可以通过宫腔镜切除

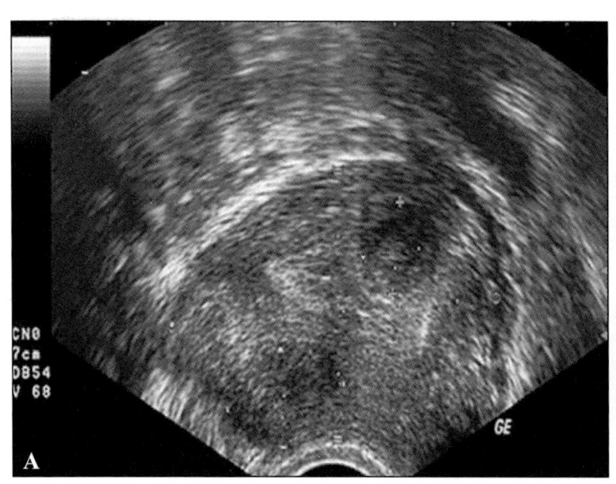
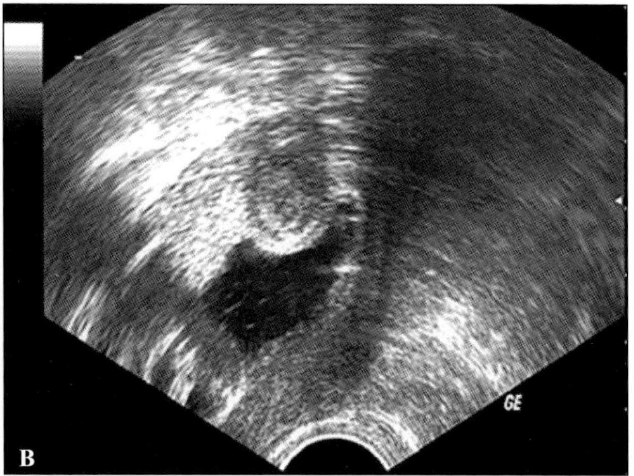

▲ 图 47-2 **A. 阴道超声显示后壁有不清晰的肿块。与宫腔的关系尚不清楚。因此，目前尚不清楚子宫壁中是否有超过或少于 50% 的肌瘤（Wamsteker 术后为Ⅰ型与Ⅱ型肌瘤）；B. 最终，子宫输卵管超声显示为肌壁间肌瘤[欧洲妇科内镜检查学会（ESGE）Ⅱ型]。通过 3 Charrière-Nelaton 导管（左下角可见球囊）应用生理盐水后，可见界限清楚的肿瘤，包括其浸润深度和到浆膜层的距离。此外，还可以测量肌瘤与黏膜的夹角。90° 以上类似于Ⅱ型，因此可以通过宫腔镜切除**

腹腔内的膨宫液体可导致肿瘤细胞的转移扩散。有时，我们需要 125mmHg 的压力才能获得清晰的视野。

对于门诊宫腔镜检查（表 47-1），通过压力袋挤压 1L 生理盐水袋足以进行宫腔镜检查和活检。操作开始时，压力通常设定在 125mmHg 左右。

表 47-1 设备中硬性宫腔镜和柔性宫腔镜的优缺点

| | 优 点 | 缺 点 |
|---|---|---|
| 硬性宫腔镜 | • 更好的宫内可视性<br>• 缩短手术时间<br>• 更好的宫腔镜视野和诊断可能性 | • 略痛苦<br>• 插入时不适 |
| 柔性宫腔镜 | • 减轻痛苦 | • 手术时间略延长<br>• 更难判断诊断结果<br>• 比传统的宫腔镜更贵 |

膨宫泵可以保持足够的压力，以提供一个清晰的视野。在开始时，它被设置为 50～80mmHg，但之后可能需要增加压力。

无菌盐水是首选的扩张介质，这是由于它发生水中毒的风险更低，并且这是使用双极电极外科手术所必需的。用于切割及电凝组织的双极电极需要应用导电离子或富含电解质的介质来形成有源电极和回流电极之间闭合的电路[3]。

2. 宫腔镜诊断与手术适应证

不孕症的宫腔镜检查：我们将女性不能生育下一代的疾病称为不孕或不孕症。诊断该疾病需要检查精子聚积的部位、精子迁移到输卵管伞膜的发生受精的部位、受精卵回到宫腔着床的部位。这包括了阴道、宫颈管、子宫腔和输卵管。腹腔镜下用宫腔镜检查卵母细胞或胚胎着床部位。宫腔镜的应用使得腹腔镜手术对女性生殖道解剖结构的探查和修复有了更多的诊断和治疗。

不孕症患者最常见的指征是：不全子宫纵隔 / 完全子宫纵隔切除术；宫腔粘连分离术伴粘连，Ⅲ～Ⅳ级（ESGE 分级）；子宫肌瘤切除术。

3. 宫腔镜下治疗阴道出血或留取子宫内膜病理

除了不孕症的指征外，宫腔镜也可以治疗普通的或预期的因宫内病变引起的出血。

出血性疾病如下所示。

- 肌瘤切除术。

- 息肉切除术。
- 子宫内膜切除术 / 子宫内膜去除术。

特殊的指征为切除残留的胎盘和引流残角子宫内的积血。

4. 设备和技术

宫腔镜手术所需的基本设备如下所示。

- 12° 角镜头和配电极的宫腔镜。
- 带光缆的光源。
- 伴流入流出管的内镜用冲洗吸引系统。
- 膨胀介质。
- 摄像机。
- 高频能量平台。

5. 宫腔镜手术：宫腔镜手术的技术和步骤

- 在大多数适应证中，宫颈管搔刮术是第一步。
- 宫颈管扩张至 Hegar 9 号扩宫棒（当使用较小的电切镜治疗不孕症时，将宫颈扩张至 Hegar 7 号扩宫棒）。
- 用闭孔器插入外鞘。
- 将闭孔器更换为连接好的宫腔镜（配合合适的电极和 12° 角镜头）。
- 检查连接。
  - ➢ 检查正确的膨宫介质（双极：林格溶液；单极：山梨醇 – 甘露醇溶液）。
  - ➢ 膨宫介质的流入管：排除空气，与内镜用冲洗吸引系统相连。
  - ➢ 检查膨宫压力和流量选择。
  - ➢ 检查出水管是否在收集容器中。
  - ➢ 电外科平台的连接，检查高频能源的功率水平（单极和双极手术的预选程序）。
  - ➢ 扩张的宫腔通常最初需要冲洗，因为在宫颈的扩张时会导致宫腔出血。
  - ➢ 一旦视野清晰和扩张足够，立即开始手术。

6. 宫腔镜手术：宫腔镜手术具体步骤

(1) 子宫纵隔切除术：在过去几年中，子宫纵隔切除术的适应证有所增加。精细的术前诊断是必要的。为了鉴别双角子宫和子宫纵隔，腹腔镜检查是必要的，因为双角子宫穿孔的风险很大。

(2) 绝对适应证：习惯性流产（2 次以上的反复流产）。

(3) 相对适应证：原发性和继发性不孕及痛经（抗药性）。

(4) 子宫纵隔切除术的技巧如下所示。

- 用电切针从纵隔组织的尾端向基底部切除纵隔。
- 不时地用输卵管开口作为标识，检查切除的程度。
- 对于完全性子宫纵隔，首先小心分离纵隔尾端，然后置入切除镜（保证足够的流量），从基底部到尾部切除纵隔。

① 疑似子宫畸形（子宫纵隔 / 双角子宫）的诊断和治疗方法如下所示。

- 既往病史（流产、早产？）。
- 妇科检查及超声（双腔现象）。
- 手术安排：理想的月经期后（薄的子宫内膜）。
- 手术步骤如下所示。
  - ➢ 诊断宫腔镜：宫腔分为两部分。
  - ➢ 诊断性腹腔镜：子宫底平滑或小正中缝。
  - ➢ 宫腔镜手术下经宫颈子宫纵隔切除术。

② 纵隔切除术后的处理取决于纵隔的类型。有完全或宽的纵隔或额外的宫内粘连时，如下。

- 在手术结束时放置宫内节育器，放置持续 3 个月以防止宫腔粘连［最好是含丹那唑（DANA）宫内节育器或含铜宫内节育器］。选择性雌激素刺激子宫内膜增殖 3 个月（如 2～4mg 雌二醇 21 天，孕激素 12 天）。
- 再次行宫腔镜探查（可能是宫内节育器取出术），大多数患者接受的是无麻醉的门诊手术，大约在术后 3 个月进行。

子宫纵隔切除术最常见的并发症是纵隔基底部的穿孔。

③ 管理如下所示。

- 诊断性腹腔镜检查。
- 检查其他器官的损伤（特别是肠损伤），如果不能明确排除，则应进行剖腹探查。
- 出血：内镜缝合止血。
- 围术期抗生素的应用。
- 术后多次随访。

④ 宫腔粘连分离术。

宫腔粘连分离术的适应证如下所示。

- 习惯性流产（两次或多次反复流产）。
- 原发性和继发性不孕。
- 月经过少 / 闭经。
- 痛经。
- 复发性下腹痛。

疑似宫腔粘连的诊断和治疗管理如下所示（表 47–2）。

- 既往病史。
    - ➢ 特异性出血。
    - ➢ 预先宫腔内干预。
- 妇科检查。
- 阴道超声：子宫内膜结构。
- 宫腔镜诊断：宫腔粘连分级。
- 宫腔镜下同时行宫腔粘连分离术（如有必要，可同时行超声或腹腔镜检查）。
- 手术结束时放置宫内节育器（根据 ESGE 分级，Ⅲ级和Ⅳ级可予放置）。
- 应用雌激素刺激子宫内膜生长 3 个月。
- 宫腔镜再次探查同时取出宫内节育器（如有必要，继续行粘连分离术）。

⑤ 宫腔镜下子宫肌瘤切除术的适应证。

- 对于药物治疗无效的反复出血，尤其是合并痛经和继发性贫血的患者。
- 口服避孕药或绝经后激素治疗中的出血性疾病。
- 习惯性流产。
- 原发性和继发性不孕。

手术的最佳时机：不经处理的患者在月经期后；已行处理（醋酸乌利司他或 GnRH 类似物）的患者在最后一次用药后 2～3 周。

肌瘤切除术类似息肉切除术。在包膜内切开可使肌瘤活动，且无须同时切除邻近的健康组织，从而更容易完全切除肌瘤组织。通常是单个肌瘤切除，切除后一并取出，以保持宫腔的扩张和术野的清晰。

⑥ 子宫内膜息肉切除术。

- 妇科检查和阴道超声检查，必要时进行黄体酮药物剥脱以鉴别息肉和子宫内膜增生。
- 诊断性宫腔镜及有目标的刮宫术。
- 宫腔镜下（术前应告知患者）经宫颈子宫内膜息肉电切术[4]。

用亚甲蓝或其他染料溶液进行输卵管通畅性检查的诊断性腹腔镜检查，可能无法发现子宫纵隔、宫腔粘连、子宫内膜息肉或子宫腺肌病，因此宫腔镜检查是一个补充性的步骤。在不孕症患者和反复流产患者的子宫肌瘤切除术或卵

表 47–2　宫内粘连的手术治疗和预后

| | Ⅰ级 | Ⅱ级 | Ⅲ级和Ⅳ级 |
|---|---|---|---|
| 手术方式 | 宫腔镜钝性分离术 | 冷刀松解 | 电刀粘连分离术或通过激光 |
| 出血性疾病的成功治疗率 | 100% | 100% | 60%～70% |
| 妊娠率 | 70%～90% | 70%～90% | 20%～40% |

巢囊肿切除术结束时，我们经常在常规宫腔镜检查后发现未知的子宫纵隔。当然，在不孕症患者中，这种解剖变异必须同时通过子宫纵隔切除来治疗。

在许多情况下，但并非所有的情况下，腹腔镜需要抗生素预防，如第二代头孢菌素。特别是长时间的手术，或伴随阴道等外部体腔的开放，以及与感染物质的接触，使得抗生素预防成为必须。在怀疑肠道损伤的病例中，应用甲硝唑也是必要的。抗生素应该在手术开始前 30min 使用。

这些器械包括戳卡、举宫器（仅适用于部分病例）、持针器和缝合线。此外，还需要一个凝血器械、抓握器、剪刀、窗口钳和一套吸引冲洗装置。如果有机器人装置，则必须相应地调整仪器。带有集成刀的热熔合装置是可选的。

7. 预先评估

肥胖或并发症、大子宫或多发性肌瘤子宫、卵巢囊肿和粘连不是腹腔镜手术的禁忌证。但是，在这些情况下，术前评估和麻醉评估必须事先与患者讨论。戳卡可能需要放在较高的腹壁，医生可能需要比 2 个更多的戳卡。针对腹腔镜联合宫腔镜检查的病例，由于对生殖器疾病、穿孔、类似输卵管重建的研究发现，戳卡的大小和定位可能有所不同。术前计划包括是否需要单独腹腔镜、单独宫腔镜或宫腹腔镜联合手术。

对于患有严重并发症的不孕症患者，手术风险必须与手术预期收益相权衡。此外，手术前还需要讨论减肥的必要性、生活习惯改变等。同时在实施手术之前，需要排除男性不育因素。

## （四）腹腔镜手术步骤

1. 步骤 1

在使用操作器之前，在麻醉下进行阴道检查。如果没有发现进一步的阴道或直肠病变，则在需要时置入腹腔镜操作器械（如子宫切除术、深层浸润性子宫内膜异位症和一些肌瘤切除术）。对于不孕症的患者，我们通常尽量避免过度牵拉宫颈，并尽可能减少扩张宫颈。

2. 步骤 2

建立手术通道[5]，有多种置入腹腔镜镜头的技术可供选择。近几年来，直接置入腹腔镜镜头非常流行。尽管如此，这里展示了仍是 20 世纪 80 年代 Kiel 大学妇产科 Kurt Semm 和 Liselotte Mettler 所描述的传统进镜技术，并且今天仍在 Kiel 妇科内镜学院使用。

3. 光学戳卡

(1) Veress 针法与 $CO_2$ 气体：要插入 Veress 针，手术台需要处于水平位置。头低足高位（Trendelenburg 卧位）是在建立气腹后摆放的。最常见的穿刺部位是脐部。由于腹壁在这个区域是最薄的，一个深切口将确保进入腹腔。在切开皮肤之前，最好先摸摸主动脉的走向，确定髂分叉。通过检查和触诊腹部，可发现任何异常的肿物（图 47-3 至图 47-6）[6]。

术前必须对 Veress 针头进行检查，以确保阀门弹簧正常并保证气体流量为 6～8mmHg。在这个位置上，以 45° 的角度置入主要的腹腔镜器械并伸向子宫，能将损伤腹膜后主要血管的风险降到最低。进入器械前，应先将腹壁提起。肥胖患者的插入角度应接近 90°，而纤瘦患者的插入角度应接近 45°。如果第一次尝试失败，则在选择其他入路前进行第二次尝试。在放置 Veress 针头之前，应进行多项安全检查，以将并发症的风险降至最低：

通常会听到 2 声咔嗒声，第一声是在穿透肌肉筋膜后，第二声是在穿透腹膜后。正确的持针方法是保持 Veress 针在拇指和示指之间。

抽吸试验：注射 5～10ml 生理盐水，当针头正确放置并有少量淡血性抽吸物时，提示抽吸试验阴性；当针头置入到血管或肠管中时，会吸出含肠内容物的抽吸物。

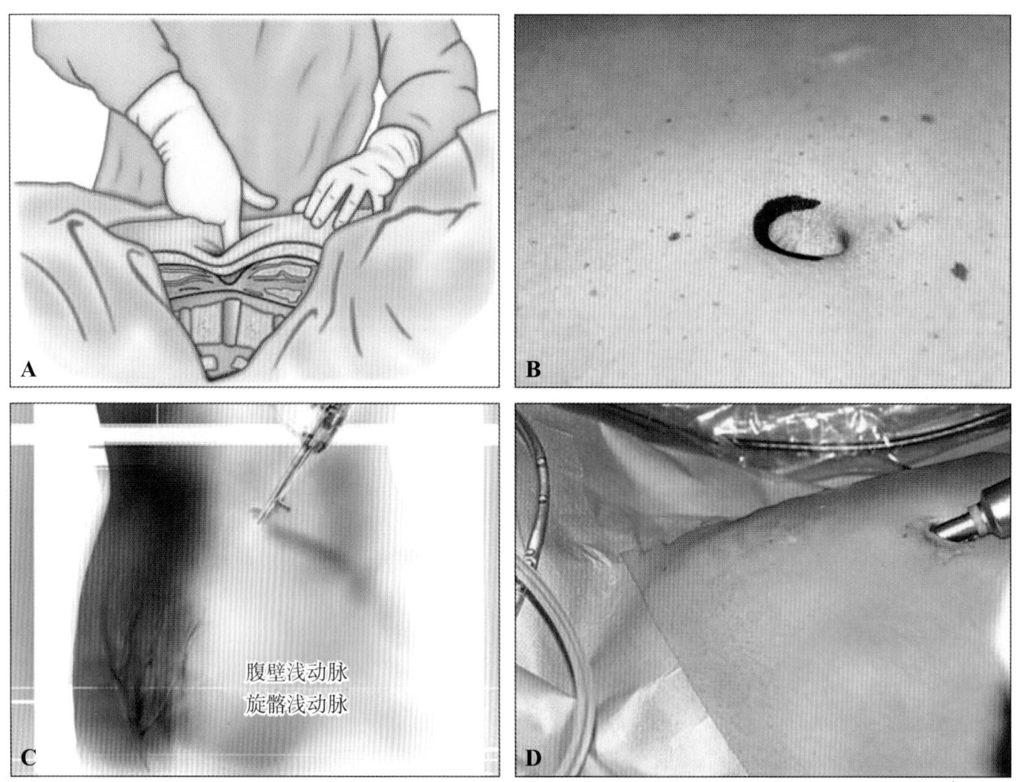


▲ 图 47–3 **A.** 脐部的典型触诊点。指尖指向骶岬。脐下切口和局部触诊显示皮肤到脊柱的距离较短；**B** 至 **D.** 在界定腹壁浅动脉和旋髂浅动脉的同时，透光试验辅助戳卡的置入区域

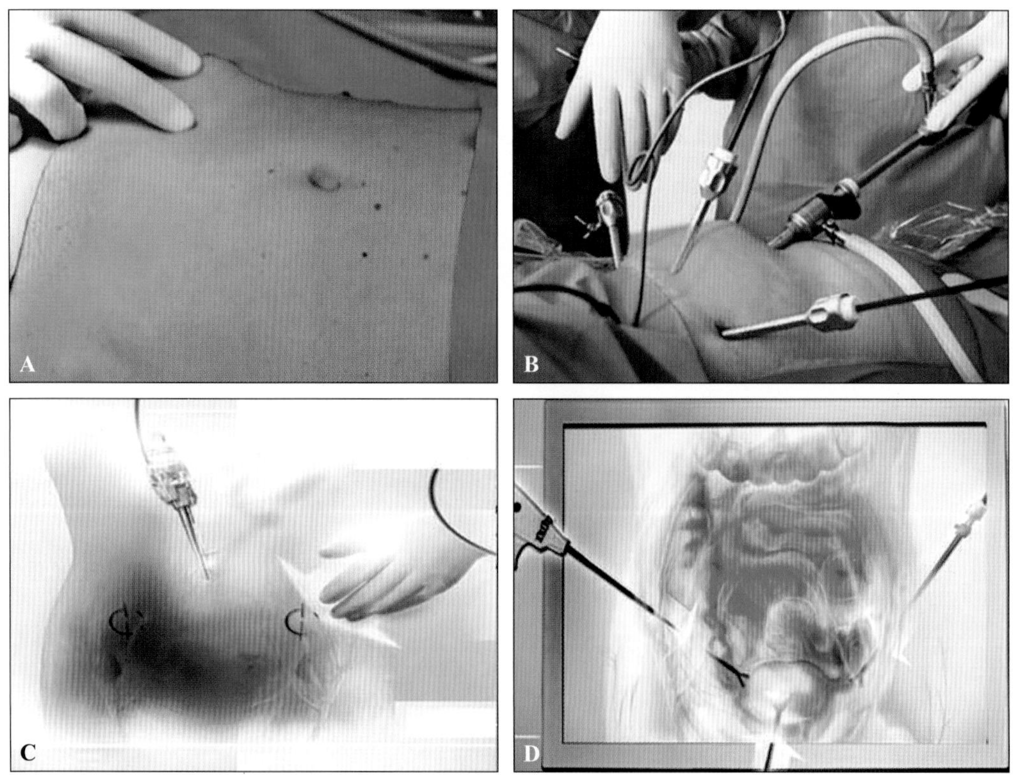

▲ 图 47–4 **A** 和 **C.** 与腹壁（脊柱前两侧约 **2** 横指）呈 **90°** 角插入的点，穿透腹壁全层。戳卡插入位置在脐外侧襞内。**B** 和 **D.** 腹腔镜和 **3** 个辅助戳卡插入后的全貌

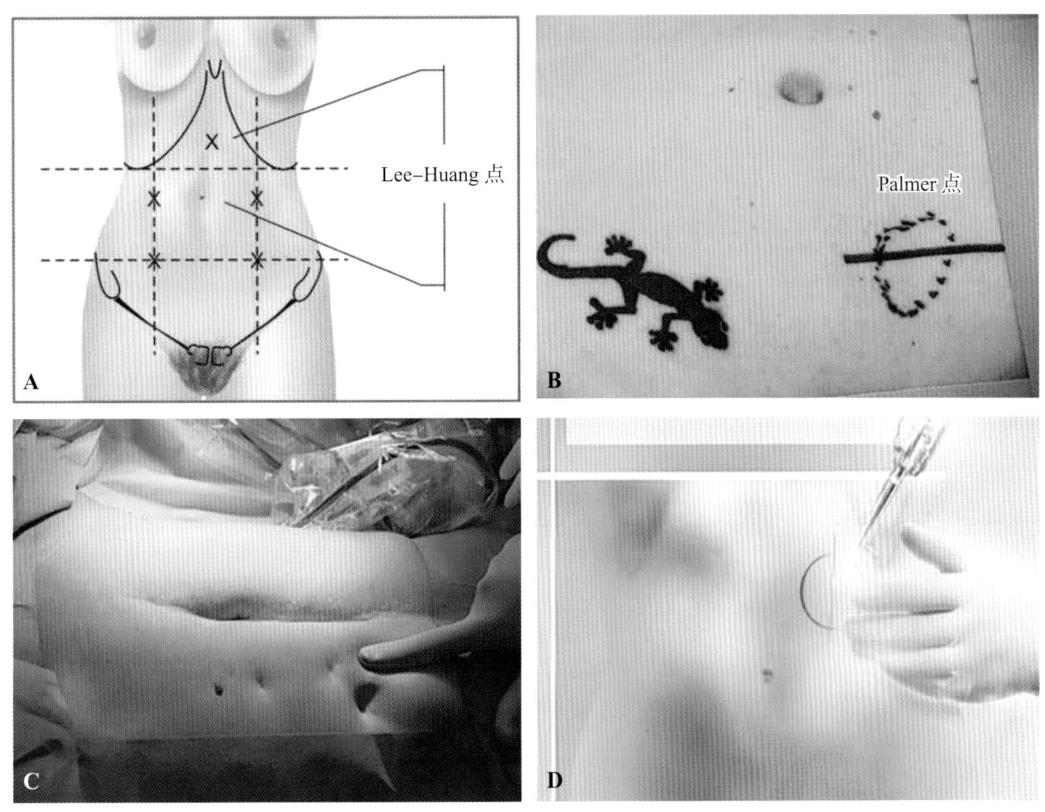


▲ 图 47-5　显示其他备选入口位置

A. 在大子宫的情况下，特别是平脐或脐以上水平，使用 Lee-Huang 点。此点建议用于电视辅助腹腔镜检查；C 至 D. 在 Palmer 点区域出现预期粘连的情况下，Palmer 点（B 和 D）位于锁骨中线，肋缘下约 3cm

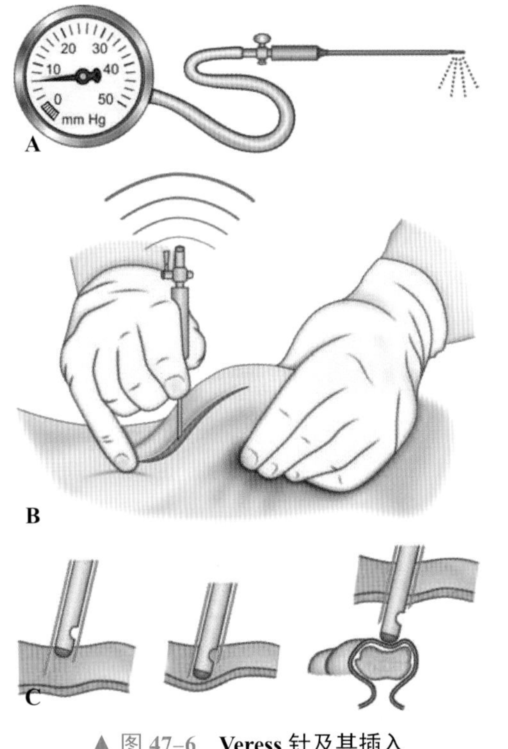


▲ 图 47-6　Veress 针及其插入

安全的器械可避免对肠道或血管造成损伤

悬滴试验和“滴水试验”：将 Veress 针置入腹腔，提起腹壁会产生负压。将水滴注入 Veress 针的开口，如果针的位置正确，水将沿轴向下移动。

针头放置后需避免任何移动，因为这可能会将由针尖导致的小损伤转化为复杂且有威胁的撕裂伤。在确保 Veress 针头定位正确后，开始进气。一旦达到合适的气体流量和压力，可提高流入量，以便每分钟可进入 2～3L 的 $CO_2$ 气体，直到进入 3～6L 为止。具体的进气量取决于患者腹腔容积的大小和肥胖程度。在约进入 300ml 的气体后，叩击肝脏区域将可确认肝浊音界的消失，这是穿刺针位置正确和建立气腹的可靠标志。在置入主戳卡前应将腹部压力增加到 20～25mmHg，因为这可以最大限度地扩张腹壁以远离下方的组织结构 [7]。

光学套管戳卡分一步置入或两步置入。可使用Z技巧插置入10mm的穿刺管。然而，回顾既往手术及未知病理等的病例中，往往在第一步中先插入5mm的穿刺管以确认气腹的建立及局部有无粘连。第二步将穿刺口扩张到10mm，无论是在可视下或盲穿，从而可确保术中最佳的视野。

步骤1：用Z技巧按以下方法进入，当戳卡进入腹壁约1.5cm后，技巧是以90° 角将戳卡尖端向右移动约1.5cm。提拉腹壁的方法与置入Veress针时相同，将戳卡用优势手以90° 的角度向着骶骨的方向拧入腹壁。

当气体通过戳卡打开的阀门发出嘶嘶声时，说明戳卡位置正确。然后取出戳卡，将戳卡固定。在扩张穿刺口到10mm之前，先置入5mm腹腔镜观察，并旋转360°，检查是否有出血、腹腔内异常情况或粘连的肠管。如果外科医生怀疑肠管在脐部粘连，必须用5mm腹腔镜从第二个穿刺口（如下腹壁）看到主戳卡的位置。

步骤2：在5mm的戳卡内放置一个钝形探针，将戳卡拉到探针上方后取出。然后将10mm戳卡拧入腹腔[7]。

(2) 肋下气腹技术（Palmer点或Lee-Huang点）：正确入路技术可避免气体栓塞或对血管、肠道或泌尿道造成损伤的风险。Palmer点是最安全的腹腔镜入路点，因为它最不可能受到粘连的影响。

对于所有粘连风险较高的患者，如既往有腹部手术史（包括剖宫产、巨大子宫肌瘤、脐疝、巨大卵巢囊肿、腹膜前气体注入或脐部穿刺失败史），Palmer在1974年描述了位于锁骨中线肋下约3cm的腹部穿刺点。Palmer点既可用于穿刺，也可用于进入小的戳卡。如果怀疑左侧肋下区有粘连，位于正中线的Lee-Huang点也是一个合适的选择（图47-5）[7]。

(3) 辅助戳卡：所有辅助戳卡必须在直视下、15～20mmHg的腹腔内压力下进入。腹腔镜下可看到上腹部下的血管，而浅表的血管可通过透照检查发现。

一旦戳卡尖端穿透腹膜，应在镜头监视下向子宫底的方向继续进入，直到放置位置正确，可将戳卡的尖端移除。

在置入其他辅助戳卡之前，患者应转变为头低足高位。过早的头低足高位可增加腹膜后血管损伤的风险，因为髂血管恰好位于戳卡预先设定的45° 插入角的轴线上，特别是在体格纤瘦缺乏腹膜后脂肪的患者中。辅助戳卡的数量是可变化的，它们都必须在直视下置入。如果需要2个戳卡工作，它们应该放置在腹部下1/4象限靠近阴毛的上方。从内部看，位于腹壁深部血管的侧面。从外部看，戳卡应放置在髂前上棘内侧的2横指上。必须避开2条主要的浅动脉，即腹壁上动脉和旋髂浅动脉。这些血管可以通过透照检查可以发现。当需要第3个辅助戳卡时，耻骨上中线是最常选取的部位。另一种选择是左侧的中腹部。但是，要确保光学戳卡和每个辅助戳卡之间有足够的距离。此外，为了精确准备，2个辅助戳卡从中间到两侧边的距离是强制性的。不能依靠透照检查来定位深血管，特别是在肥胖患者中（图47-7和图47-8）。

从腹壁用手指敲击可用于验证戳卡的正确定位。插入戳卡套管前应做一个小的皮肤切口。戳卡必须与皮肤表面成90°角，以最短路径置入，以便将对腹壁组织结构损伤的风险降到最低。当在正中线置入戳卡时，必须识别Foley导管以避免意外的膀胱损伤[7, 8]。

#### 4. 步骤3：手术步骤

肌瘤切除术：肌瘤主要由平滑肌细胞组成。子宫、胃和膀胱都是由平滑肌构成的器官。平滑肌细胞的排列方式使得这些器官能够舒张，而不是像手臂和腿部的骨骼肌细胞那样排列得高度规则有序，那些细胞被设计成可向特定的方向拉伸。

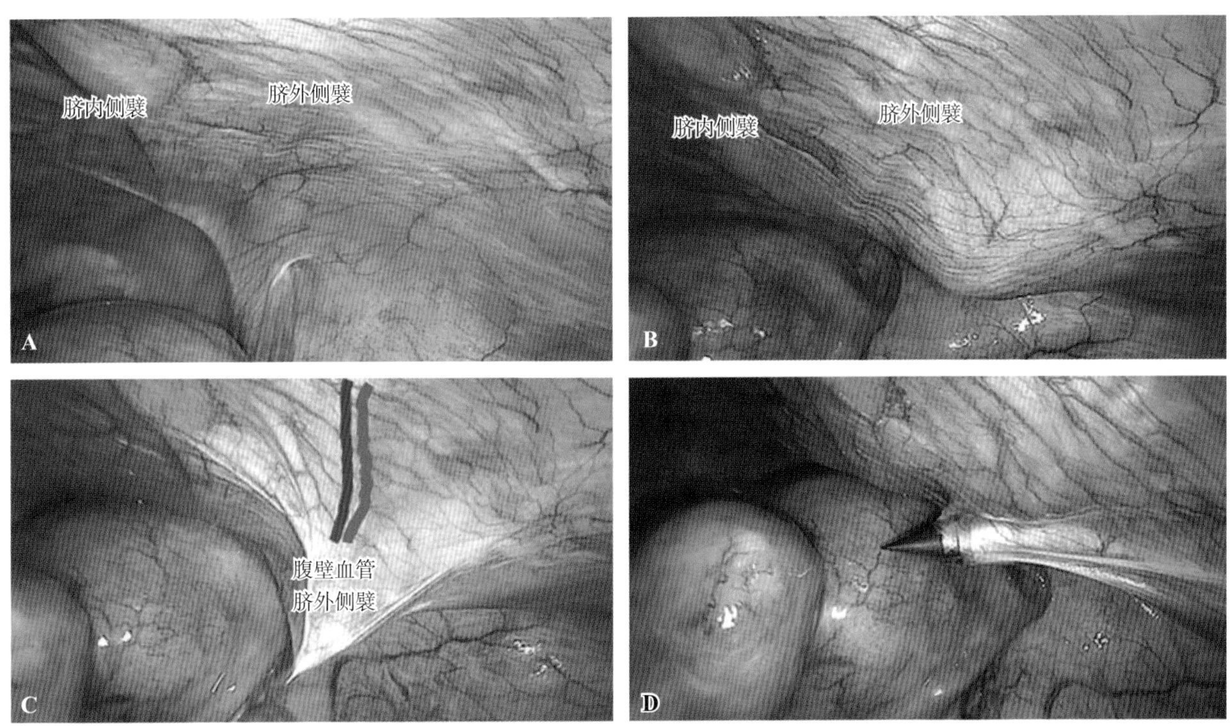


▲ 图 47-7　辅助戳卡置入（右下腹入路）

A. 3 个不同的皱襞可见；B. 触诊指显示脐外侧襞的外侧区域；C. 脐外侧襞外侧的尖锐辅助戳卡进入；D. 一旦腹膜被穿透，戳卡指向子宫底，以避免损伤主要血管和肠道

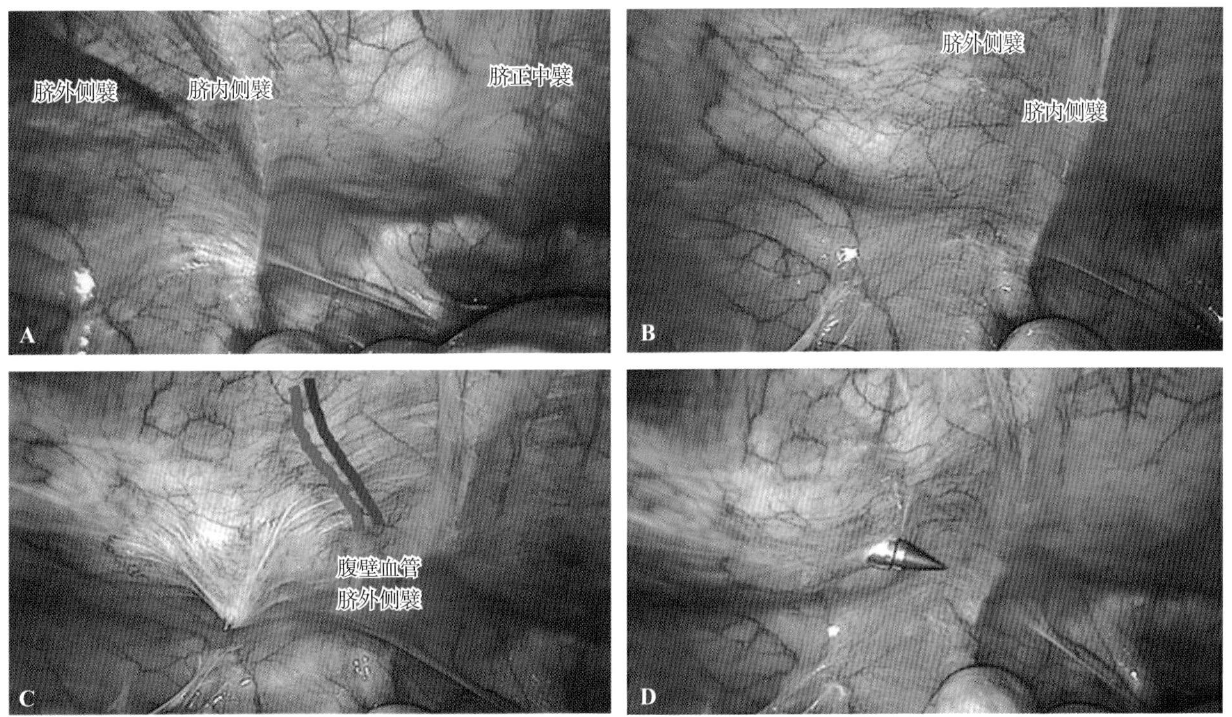


▲ 图 47-8　辅助戳卡置入（左下腹入路）

A. 3 个皱襞是可视化的；B. 触诊指显示脐外侧襞的侧面区域；C. 脐外侧襞外侧的尖锐辅助戳卡进入；D. 一旦腹膜被穿透，戳卡就指向子宫底，以避免对主要血管和肠道造成损伤

在患有肌瘤的妇女中，子宫内膜组织在显微镜下通常看起来是正常的。然而，有时在黏膜下肌瘤表面有一种不寻常的子宫内膜，它没有正常的腺体结构。在有月经改变的妇女中，这种异常的存在称为无腺体的功能性子宫内膜。有时它是医生寻找黏膜下肌瘤的临床线索。第 2 种类型表现为慢性子宫内膜炎，也可能提示有黏膜下子宫肌瘤，尽管这种类型也可能与其他问题有关，如妊娠残留和子宫的各种感染性疾病。

根据免疫组化结果，对于有妊娠需求的女性，建议在切除子宫肌瘤时保留肌瘤的假包膜。我们曾经发表文章表明，这一做法对于未来妊娠的肌肉的最佳愈合和肌层功能的恢复至关重要。对于直径小于 5～6cm 的肌瘤，尤其是想要妊娠的年轻女性，应在肌瘤达到一定大小之前进行肌瘤切除，以免肌瘤组织挤压周围组织，造成子宫变形，这有可能导致生殖潜能受到影响。

在很多实例中已证实，在进行腹腔镜下子宫肌瘤切除术之前进行宫腔镜检查是良好的辅助性手术和宝贵的临床经验。宫腔镜对不孕症患者的优点是可以鉴别和纠正子宫内膜病变，并了解到子宫肌瘤在宫腔内的扩张情况。在进行子宫肌瘤切除术前，应进行输卵管通液术。如果在腹腔镜子宫肌瘤切除过程中可以看到蓝色染料，这是穿透宫腔的明确指示。根据术后肌瘤和子宫瘢痕的大小，有时行第 2 次腹腔镜下输卵管通液术是有用的。它可以清楚地指示双侧输卵管是否通畅，如果不通畅则直接进行生殖干预。

从技术上讲，对于一定大小的肌瘤，尤其是子宫后壁肌瘤，在肌瘤切除术中使用子宫机械手来固定活动的子宫是可取的。

子宫上的纵向切口通常是肌瘤切除术的首选，但如果肌瘤横向延伸，也可以采用水平切口。如果术中打开了子宫腔，必须额外缝合宫腔。如果子宫肌瘤是后壁的，可能会增加术后粘连的风险，需要采取抗粘连策略。应始终告知患者，手术可能需要转为剖腹手术的风险很低。

在腹腔镜下子宫肌瘤切除术中，我们采用囊内入路，充分重建子宫壁，这为患者将来的生育提供了良好的开始。在注射稀释的血管升压素后，用超声刀或任何其他切割凝血装置切开囊壁。在牵引下，子宫肌瘤被切除，而基本血管被凝结。根据具体情况，瘤腔自边缘可以缝合 1 层、2 层或 3 层。如果子宫腔已经打开，就必须用一层外缝合线重新缝合子宫内膜。虽然我们在单丝可吸收缝合线的体外打结方面有着最好的经验，但传统缝合线或带刺缝合线也是可以接受的。

在封闭的环境中，肌瘤的分离和粉碎要非常小心。子宫壁修复重建后可应用抗粘连屏障。

术后，通常建议患者在 3 个月后尝试妊娠，给子宫瘢痕足够的时间愈合。终止妊娠的方式是自然分娩还是计划剖宫产由外科医生决定，并且需要在手术记录中注明。

5. 腹腔镜下子宫肌瘤切除术与子宫肌壁重建的步骤说明（图 47-9 至图 47-14）

子宫内膜异位症：子宫内膜异位症是继子宫肌瘤之后女性第二常见的良性生殖系统疾病。其定义为子宫内膜在子宫腔以外生长。症状包括慢性盆腔痛、痛经、深部性交不适、周期性肠或膀胱症状（如排尿困难、腹胀、便秘、便血、腹泻和血尿）、不孕、月经异常、慢性疲劳或腰痛。非特异性的症状反映了疾病的病理的多样性及人体对该病的个体差异。到目前为止，所有有价值的预测都是有限的 [9]。

出现首次非特异性症状的时间与医学诊断子宫内膜异位症的时间间隔约为 7 年。通常在 20—40 岁首次被诊断。在继发性不孕的病例中，其发生率与距离上次妊娠的时间呈平行增加，＜ 5 年为 7%，5～10 年为 19%，＞ 10 年为 26% [10]。

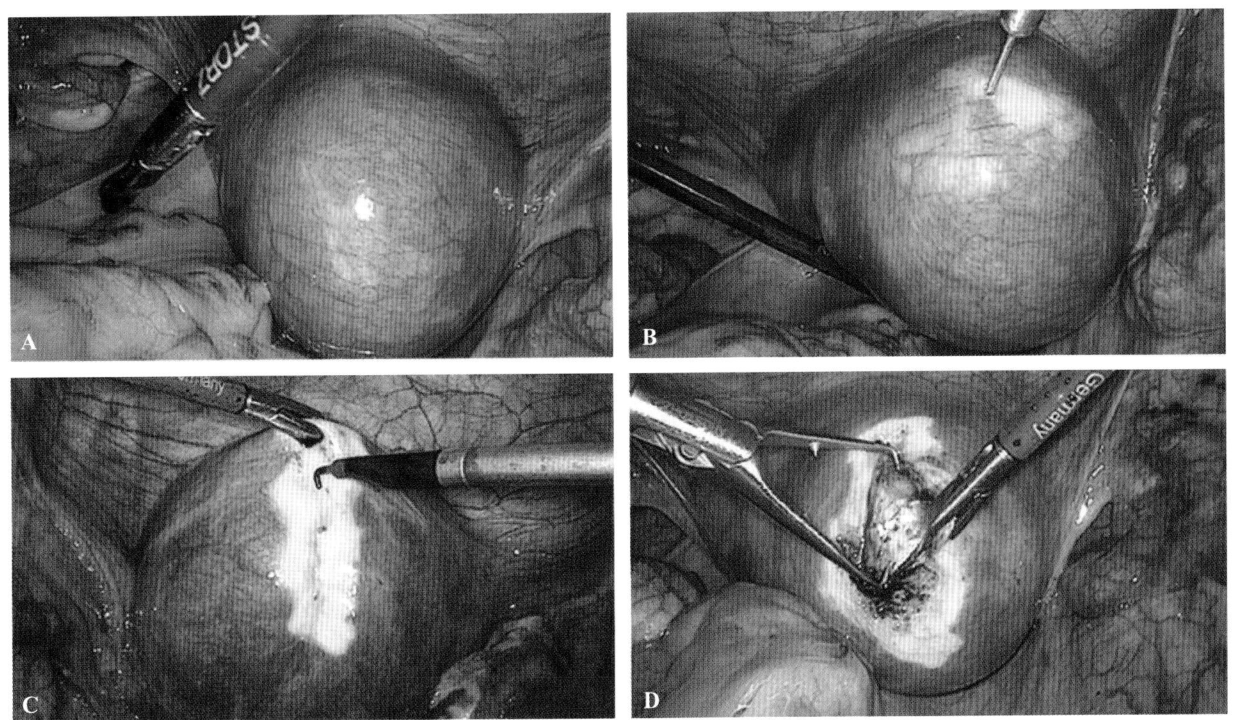


▲ 图 47-9　腹腔镜下子宫肌瘤切除术

A. 子宫底部 / 前壁肌瘤的位置。B. 将 1：100 稀释的血管升压素溶液（Gylcylpressin）注入子宫浅肌层、健康的子宫肌层组织与子宫肌瘤的包膜间。注射的目的是将假包膜与肌瘤分离并减少出血。C. 用单极钩或电针在肌瘤上方行纵向切口，用双极对子宫壁开口进行浅表凝固，直至肌瘤处。D. 抓住肌瘤并开始摘除，钝性推开假包膜并保留在子宫壁内

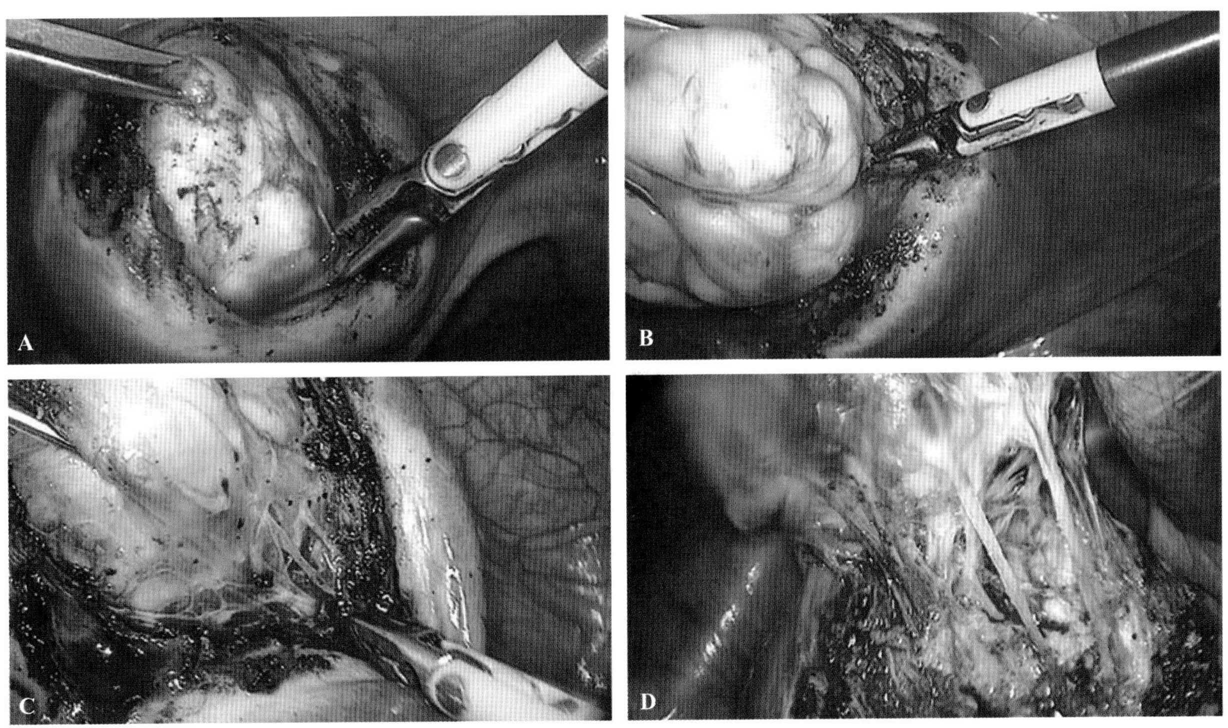


▲ 图 47-10　腹腔镜下子宫肌瘤切除术

A. 钳夹肌瘤组织，将其与包膜钝性分离；B. 双极电凝基底部血管；C. 持续牵拉剥除肌瘤组织，并电凝基底部血管；D. 放大需要被电凝及切除的包膜纤维组织

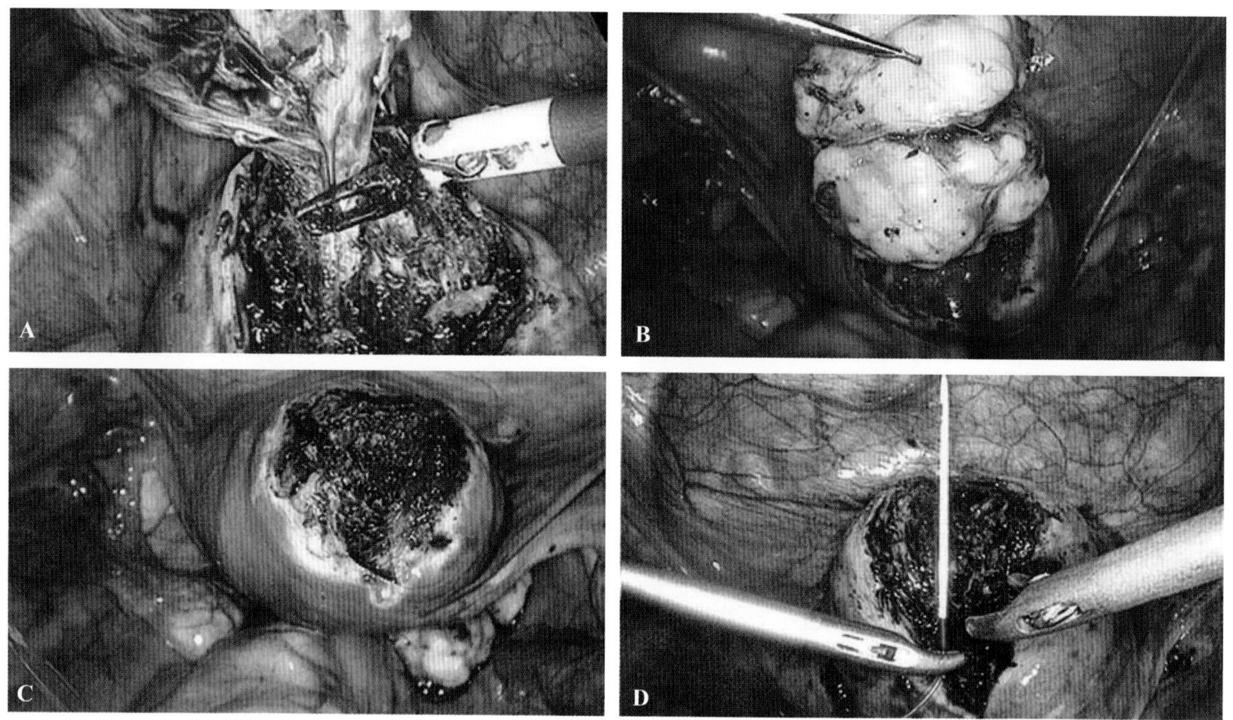

▲ 图 47–11　腹腔镜下子宫肌瘤切除术

A. 包膜血管的最终电凝；B. 完全剥除后的双腹肌瘤；C. 在抽吸和冲洗下将出血血管最小凝固；D. 用带直针或圆针的可吸收缝合线自伤口边缘进行缝合

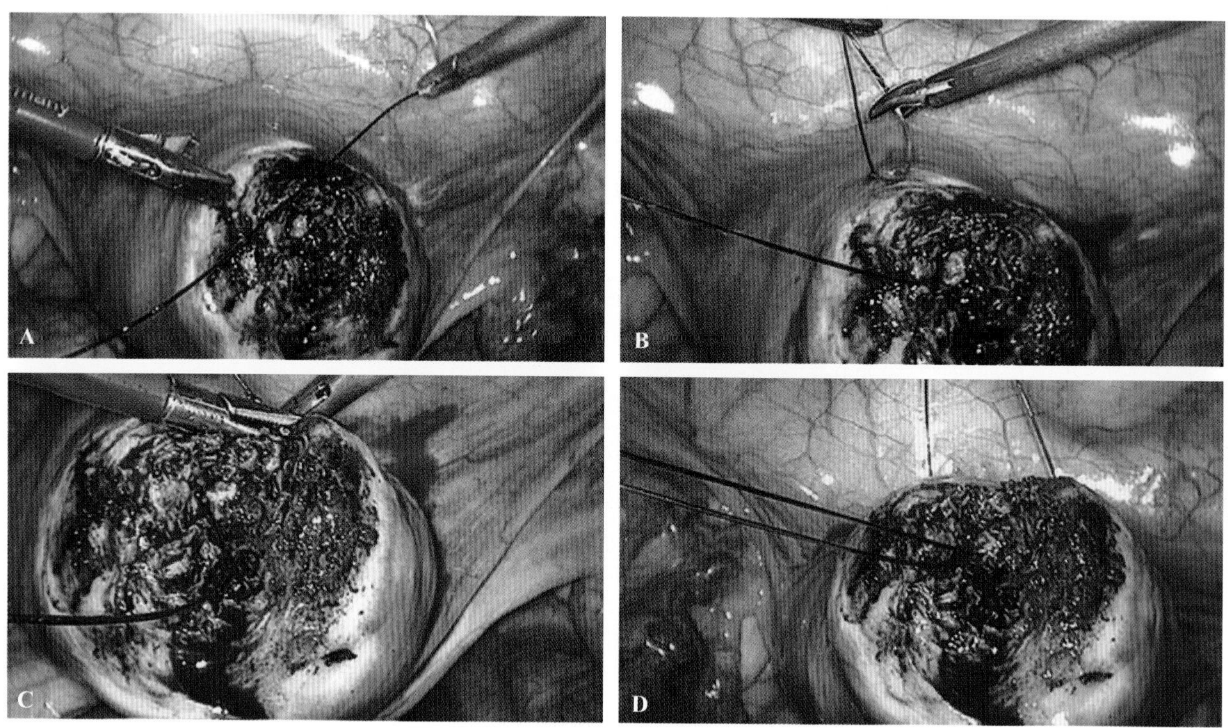

▲ 图 47–12　腹腔镜下子宫肌瘤切除术

A. 圆针缝合的优点：①在抬起钳子时，切口角可以安全和完全地提起，②用圆针更容易地掌握子宫肌层的深度；B. 用右手持针器时可以简化出针和再次抓持；C. 最后缝合打结；D. 拔针、打结、下推结

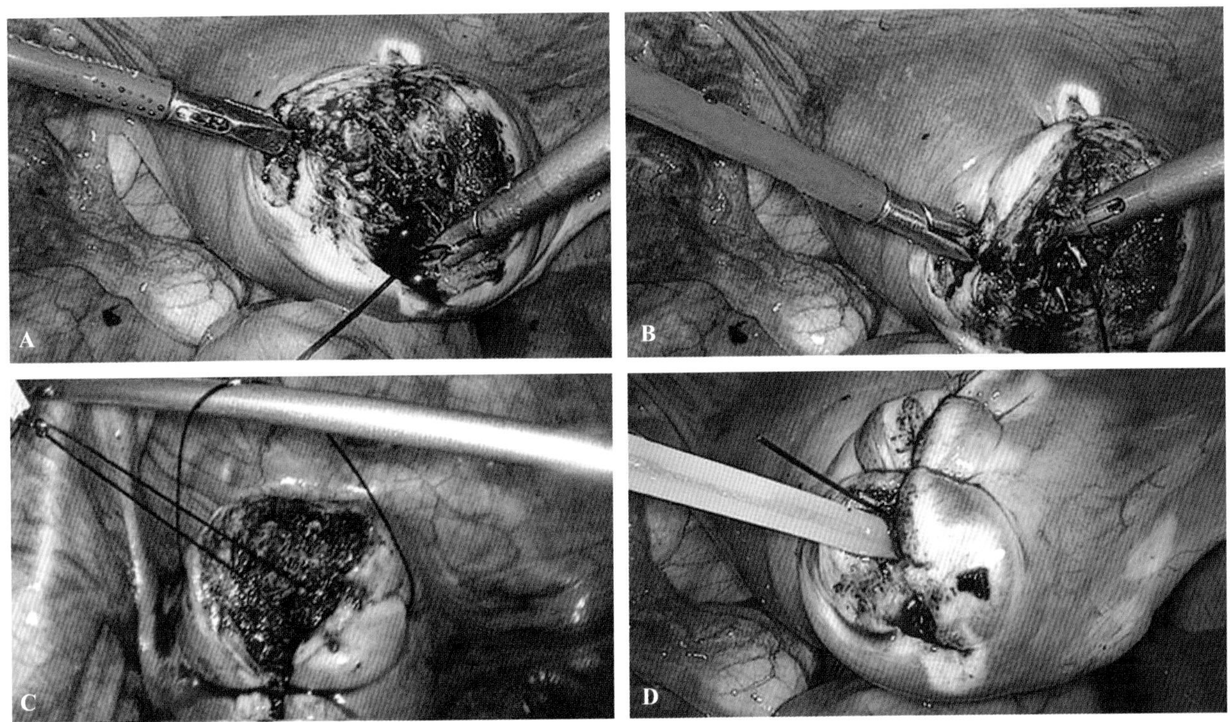

▲ 图 47–13 “von Leffern”结

A. 拔出缝合线，取针，悬挂；B. 用左手握住结，右手伸过去；C. 从下面抓住短端并把它引回来，在悬挂前退出；D. 把结折回去，握住直缝合线并收紧打结

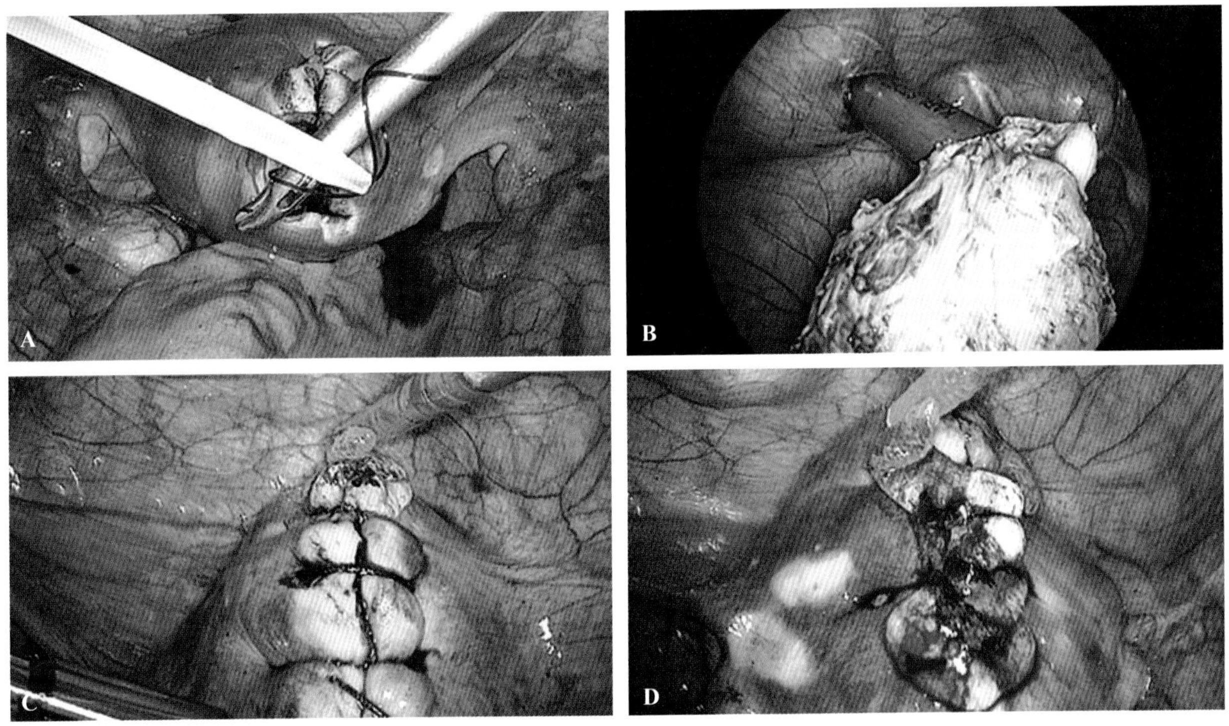

▲ 图 47–14 腹腔镜下子宫肌瘤切除术

A. 第 2 次单线缝合尽可能从子宫切口的深处开始；B. 针离开左侧切口边缘紧邻手术钳；C. 完成缝合并准备打 von Leffern 结，持针器在拔单线（PDS）时将线抬高，避免撕裂子宫壁；D. 用塑料推杆将结推入切口深处，使结倾倒，从而使缝合线外的部分最小化

由于子宫内膜异位症的发病机制尚不清楚，通过病因治疗仍是不可能的。治疗方案包括预期管理、镇痛、激素治疗、手术干预及术前和（或）术后药物联合治疗。研究表明，雌激素能促进子宫内膜异位症的生长，因此可以采用各种药物解决该问题 [11, 12]。

子宫腺肌病与子宫内膜异位症的区别在于子宫腺肌病可在子宫肌壁间发现子宫内膜腺体和间质。子宫内膜组织的扩张引起周围组织的肥大和增生。这导致子宫体积增大，偶尔质软，有时质硬。子宫腺肌病可以通过影像学方法很清楚地鉴别出来。然而，局灶性子宫腺肌病很容易被误认为是平滑肌瘤。

6. 子宫腺肌病与不孕症

一般认为子宫内膜异位症与不孕症相关，可通过药物治疗和（或）手术治疗。手术增加了自然受孕的概率。

子宫腺肌病对生育的不利影响可能是由于精子运输障碍、子宫输卵管蠕动过度或蠕动困难所致。可能与机体生化和功能改变有关，这些患者的在位和异位子宫内膜容受性差。结合区的功能紊乱可能是高流产率的原因。子宫腺肌病也会影响体外受精（IVF）和胞质内单精子注射（ICSI）的结果，临床妊娠率和着床率较低，孕早期流产率较高。长期下调方案似乎可起到保护作用 [13, 14]。

7. 治疗

针对子宫腺肌病的病因治疗是很困难的。其保守治疗方案与子宫内膜异位症治疗方案相同。在许多情况下，子宫腺肌病和子宫内膜异位症同时存在 [15]。

(1) 合并有子宫腺肌病的子宫内膜异位症的综合治疗：由于子宫内膜异位症的发病机制尚不清楚，目前除了子宫切除术外，没有其他可行的治疗方法。治疗方案包括预期管理、镇痛、激素药物治疗、手术干预或者联合术前或是术后的药物治疗。治疗过程可分为3组，即药物治疗、手术治疗和联合治疗。子宫内膜异位症的生长是由雌激素辅助的，因此也产生了各种临床治疗方案 [11, 12, 16]。Mettler 和 Semm 首次引入了手术治疗。它包括诊断性腹腔镜检查，尽可能切除所有肉眼可见的子宫内膜异位病灶，内分泌治疗3～6个月，以及随后的第二次腹腔镜检查，切除残余病灶，松解粘连，重建器官。如果患者有妊娠意愿，妇科医生可以建议患者接受辅助生殖治疗 [17]。

联合治疗：联合治疗包括诊断性腹腔镜检查，尽可能切除所有可见的子宫内膜异位病灶，内分泌治疗3～6个月，随后再次行腹腔镜检查，切除残留病灶，松解粘连，重建器官。当子宫内膜异位症和（或）子宫腺肌病的患者有妊娠意愿时，妇科医生可以通过下调内分泌、长时间连续刺激排卵及结合体外受精–胚胎移植的方法使其受孕 [18–23]。

(2) 子宫腺肌病的外科治疗：使用内镜治疗子宫腺肌病的最大优点是，它可以同时治疗腹腔内的多种病变，如子宫内膜异位症、影响邻近器官［骶外韧带、主韧带、膀胱和（或）肠］的严重子宫腺肌病和粘连。尽管保留子宫的手术方法仍有争议，而且其结果并总是不太令人满意。因此子宫腺肌病的唯一根本性治疗方法是全子宫切除术。由于这种疾病局限于子宫，卵巢可以保留下来。

8. 子宫腺肌病的诊断（图47–15至图47–17）和子宫内膜异位症切除的手术步骤

这些病例的首要手术步骤是去除所有肉眼可见的子宫内膜异位病灶。表面的病灶容易切除（图47–18至图47–25），但若附着于更细小的结构上则难以消除（图47–26和图47–27）。

9. 术后管理

术后通常拔除导尿管，只有出现感染等特定原因的情况下才保留导尿管。患有严重子宫内膜异位症或膀胱顶部有粘连的患者，术后应做膀胱

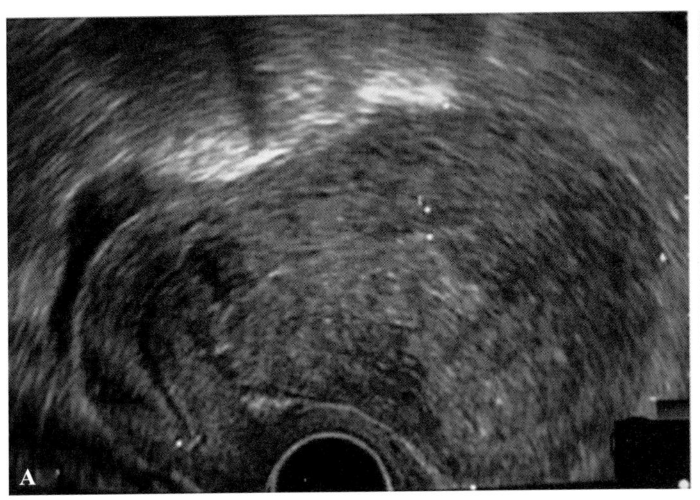
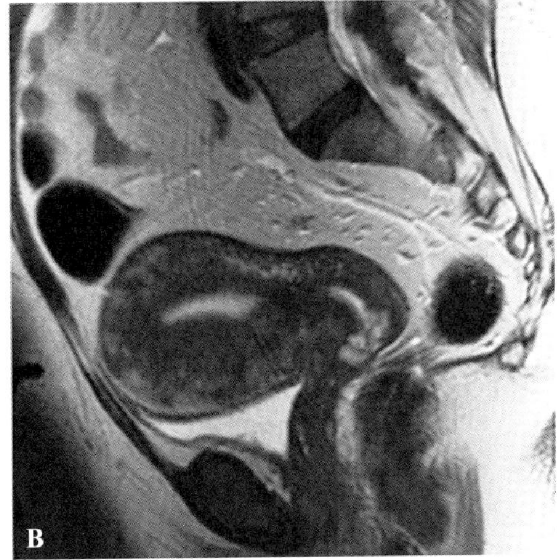

▲ 图 47-15 **A.** 经阴道子宫超声，可以清楚地看见不均匀的前壁。此外，前壁和后壁厚度之间存在差异，类似于多发性肌壁间子宫腺肌病的囊肿。**B.** 这种差异也见于矢状位 **MRI**。在此，作为鉴别诊断，单个肌瘤可以被排除

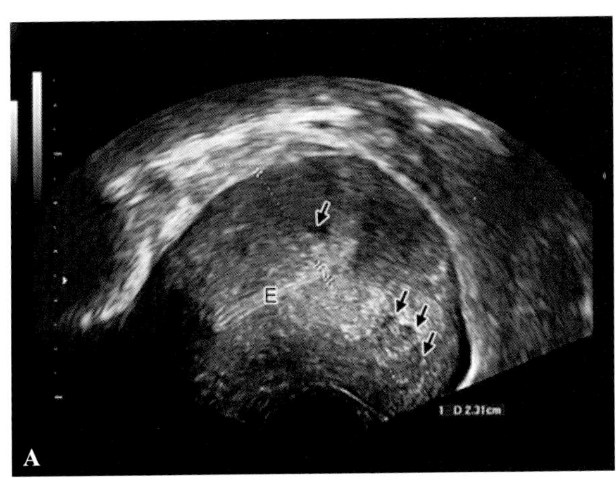
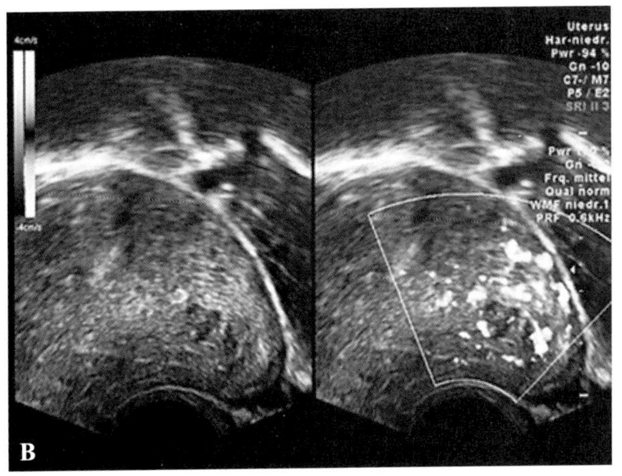

▲ 图 47-16 **A.** 经阴道子宫超声，可见延伸的不均匀的前壁，小的壁内囊肿有明显的分界线。此外，前壁和后壁的厚度有很大的差异，类似于多发性肌壁间子宫腺肌病的囊肿。无单独的囊肿或界限清晰的肌瘤；**B.** 根据多普勒信号可以诊断为子宫腺肌病并明确其病灶

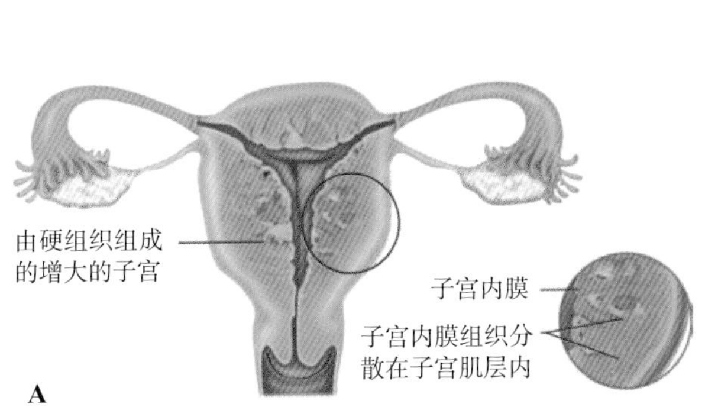

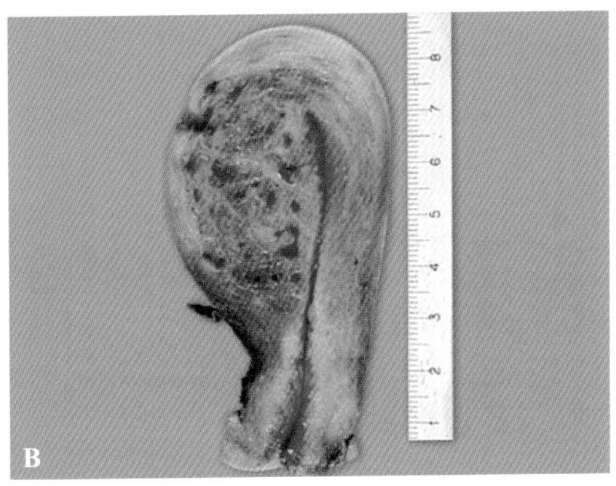

▲ 图 47-17 **A.** 具有子宫腺肌病病变的增大的子宫示意图。异位的子宫内膜腺体分散在子宫肌层内。**B.** 矢状位的解剖标本。后壁比前壁厚得多，异位的子宫内膜腺体分散在子宫肌层

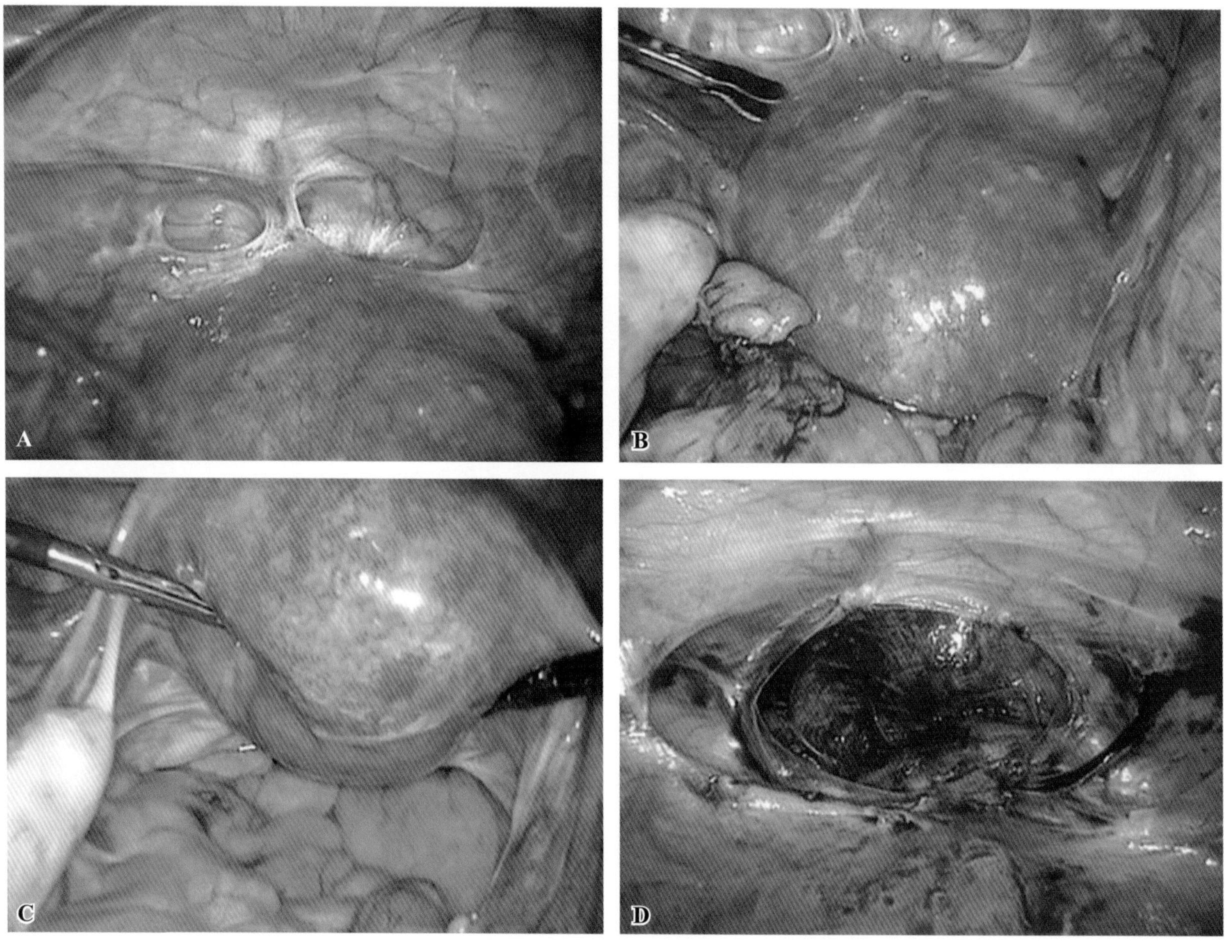

▲ 图 47–18 **A.** 重度痛经患者的腹腔镜下所见；**A** 至 **C.** 子宫变大变软，重度粘连者的子宫前壁与膀胱腹膜相连；**D.** 粘连松解后，子宫腺肌病通过子宫壁长入邻近的膀胱

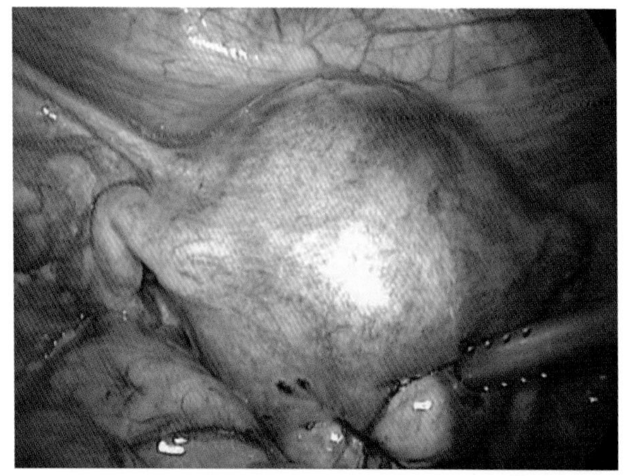

▲ 图 47–19　重度痛经和性交困难患者。蓝色染料的注射显露了壁内血管，这些血管似乎更丰富、更粗。这张照片也是子宫腺肌病的典型表现

镜检查。术后早期几小时下地活动是有益的。术后 6h 可摄入纯净水，随后可进清淡饮食。在适当的情况下必须进行血栓的预防（机械性的和药物性的）。术后应进行肾盂超声扫描。患者可以进行简单的户外活动，患者可在 4～5 天后返回工作岗位。性活动、剧烈运动和繁重工作应在 6～8 周之后在进行。

10. 先天性子宫畸形的诊断

先天畸形的诊断很难明确。图 47–28 和图 47–29 对于可疑或已经证实的子宫畸形做出了肯定的描述。

在接下来的章节中，作者将介绍宫腔镜和腹腔镜知识的重要性，以及它们各自在 3 个特殊病例里的使用。

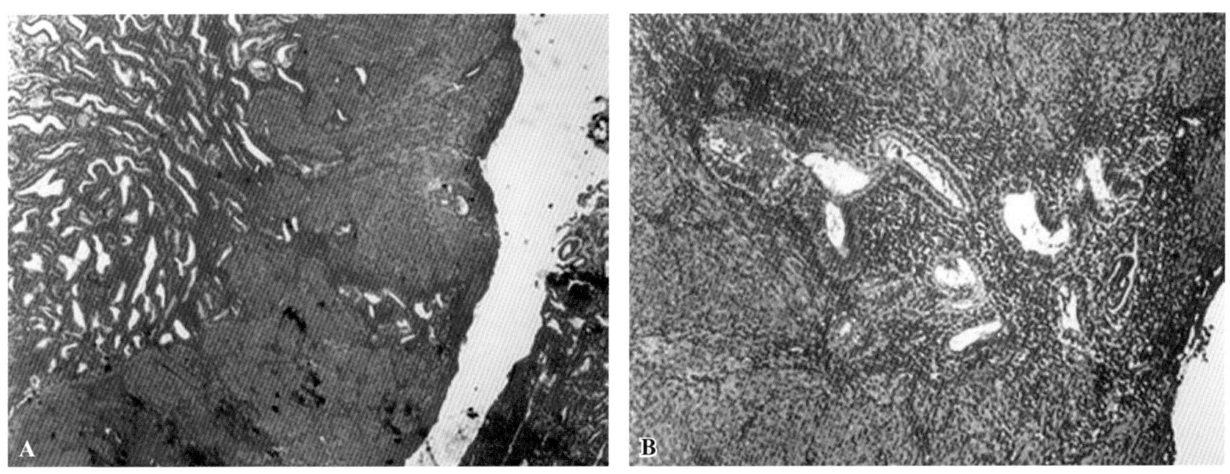

▲ 图 47–20　**A.** 在分泌早期，低倍镜下观察切除的子宫内膜与邻近子宫肌层的组织；**B.** 与子宫腔不相连的子宫肌层间质中出现岛状分布的子宫内膜腺体。显然，子宫内膜腺体完全参与内分泌循环

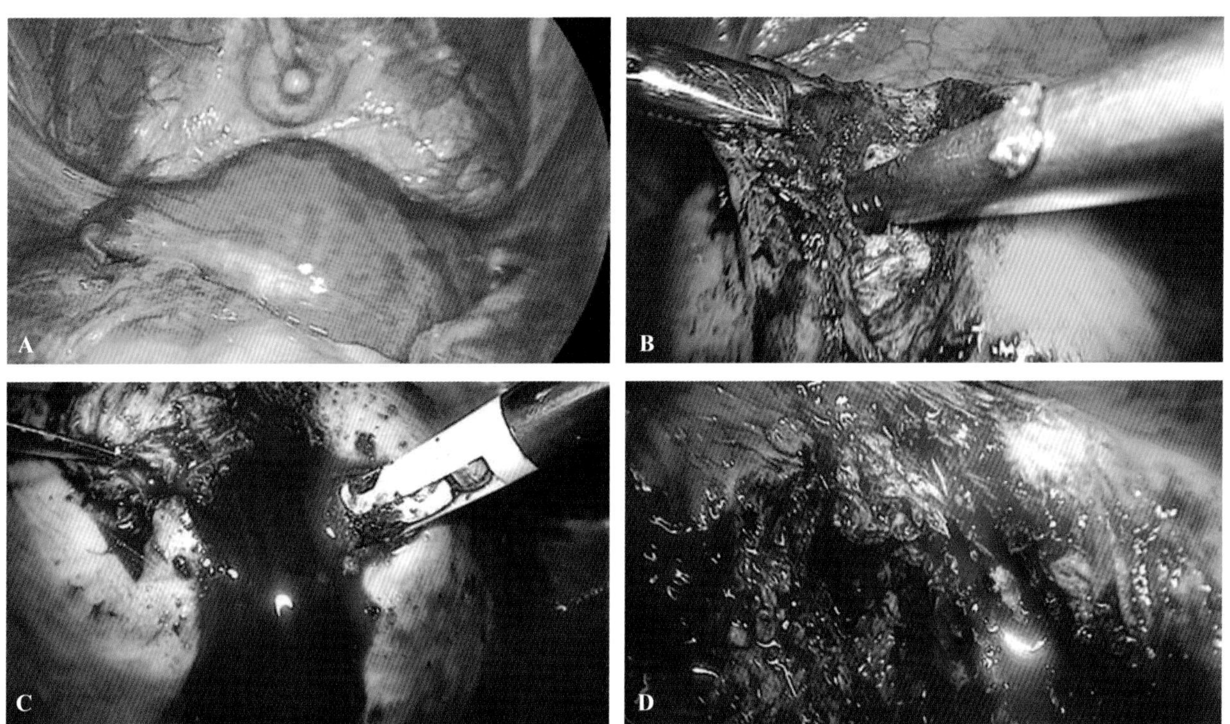

▲ 图 47–21　**A.** 不对称的子宫的全貌；怀疑左侧输卵管有异位的子宫内膜，可见中央占位性病变；**B.** 打开中央壁内病变，怀疑是子宫肌瘤；**C.** 进入子宫腺肌瘤后可见巧克力状液体；**D.** 放大镜下，甚至是壁层都可见子宫内膜组织

病例 1：双角子宫伴完全阴道中隔（图 47–30 至图 47–32）。

病例 2：在腹腔镜引导下胎盘残留的清宫术和宫腔镜检查术的多发穿孔（图 47–33 至图 47–35）。

病例 3：剖宫产术后子宫壁缺损采用面对面手法重建子宫壁（图 47–36 至图 47–39）。

11. 宫腔镜训练模式

目前，宫腔镜手术的实践培训有多种选择。几项研究表明，在腹腔镜手术中对模拟器的培训可以提高手术技术，对于宫腔镜手术的培训亦如此。尽管迄今为止只有少数研究证实了这一点。下面讨论每个培训方式的优缺点。

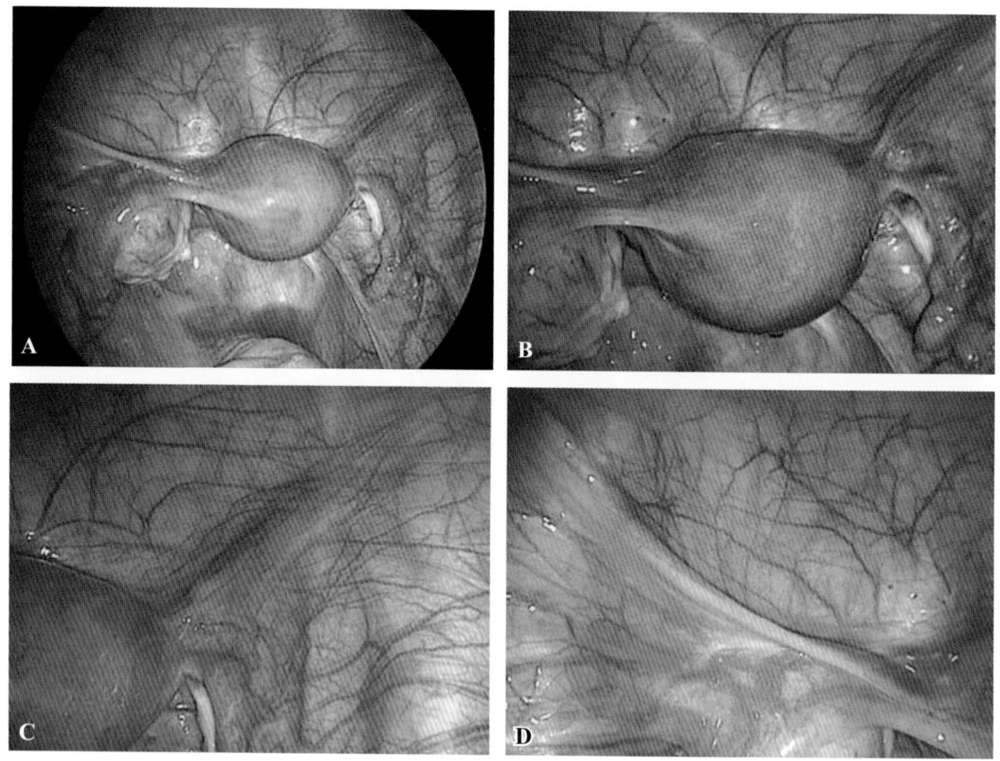

▲ 图 47–22　痛经患者的腹腔镜下所见

A 和 B. 子宫增大且不规则，浆膜血管增生；C 和 D. 慢性病导致了圆韧带的不对称，右侧（C）比左侧短得多，左侧（D）

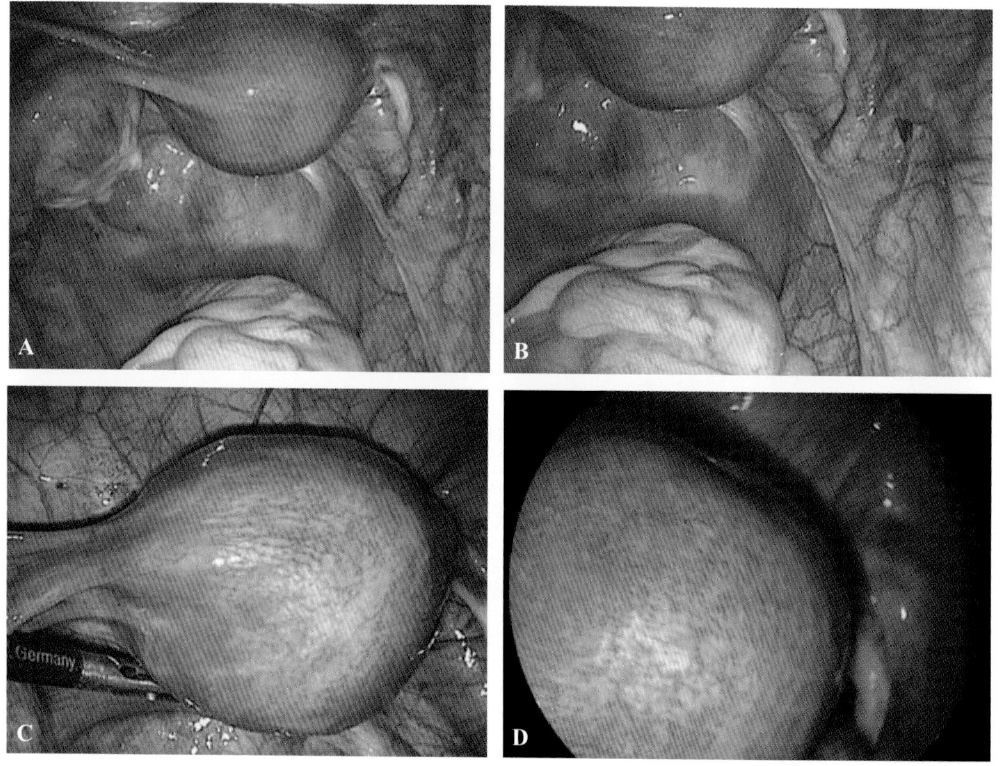


▲ 图 47–23　**A** 和 **C.** 子宫活动度较差，似以某种方式固定在骨盆内；**B.** 输尿管上方的腹膜处于张力下，可与骶外侧韧带分开；**C.** 子宫表面血管增生；**D.** 输卵管似乎是弯曲的

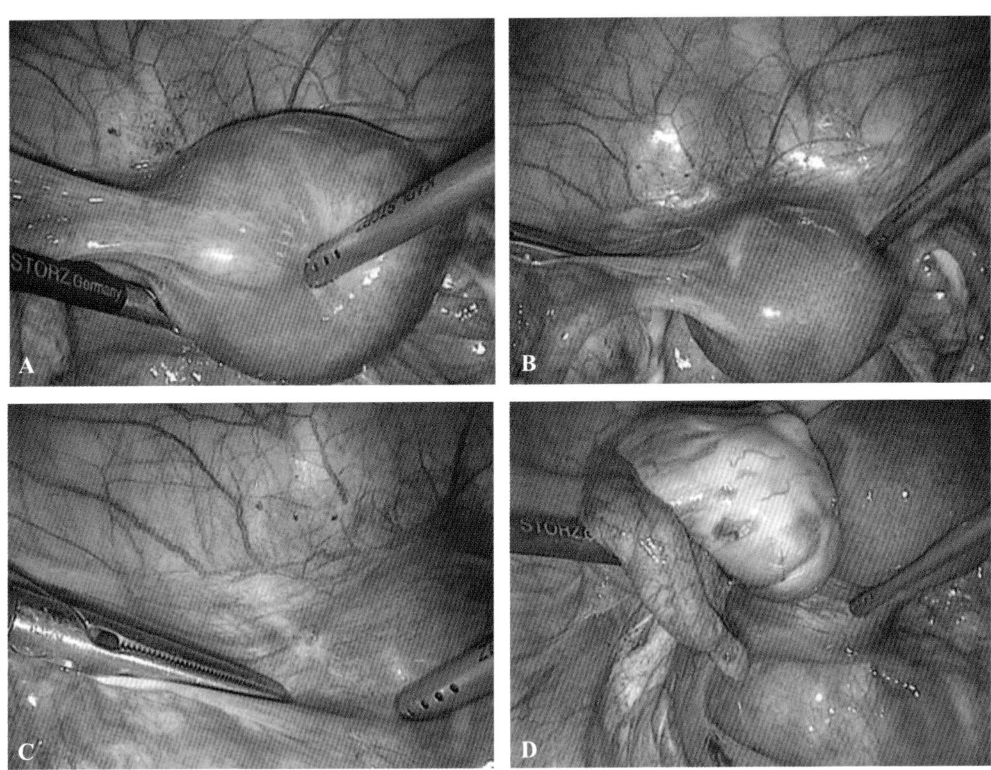


▲ 图 47-24 **A.** 用钝性器械探查子宫，其质地较韧；**B.** 虽质地韧但血管丰富；**C.** 子宫下前壁有子宫内膜异位的结节；**D.** 固定的囊性增大的左侧卵巢位于卵巢窝内。输尿管界定在腹膜后，并被提升到固定区域

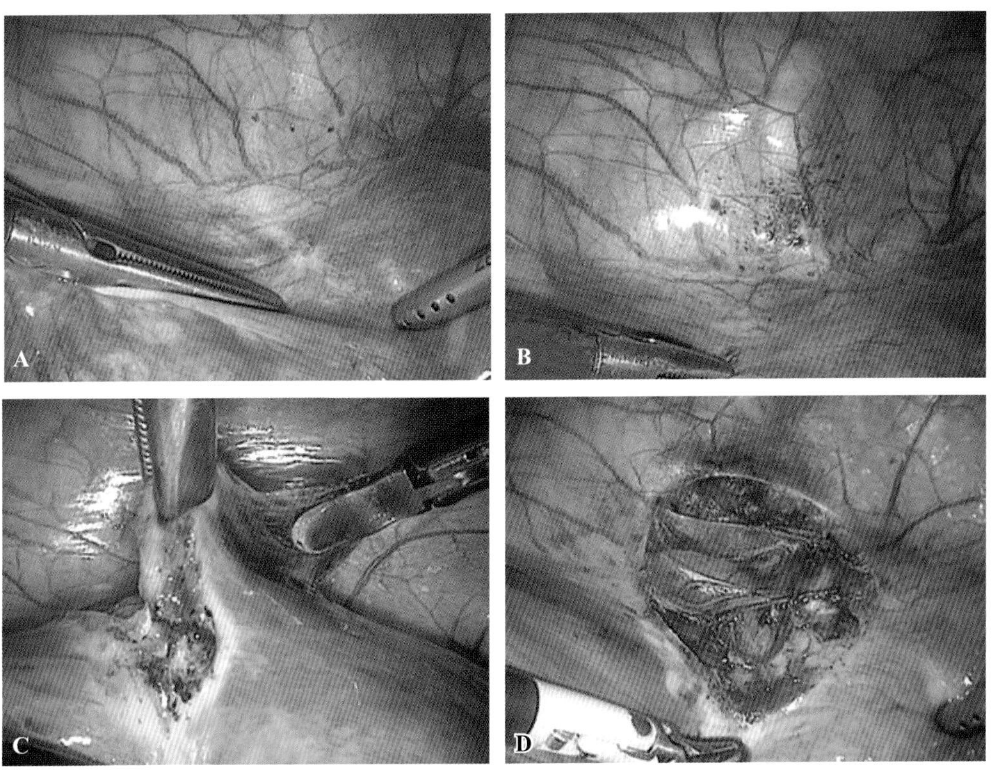


▲ 图 47-25 **A** 至 **D.** 切除子宫前壁下部的子宫内膜异位的结节；**B.** 因为它的血管丰富且脆弱，所以邻近的膀胱腹膜也似乎受到了影响

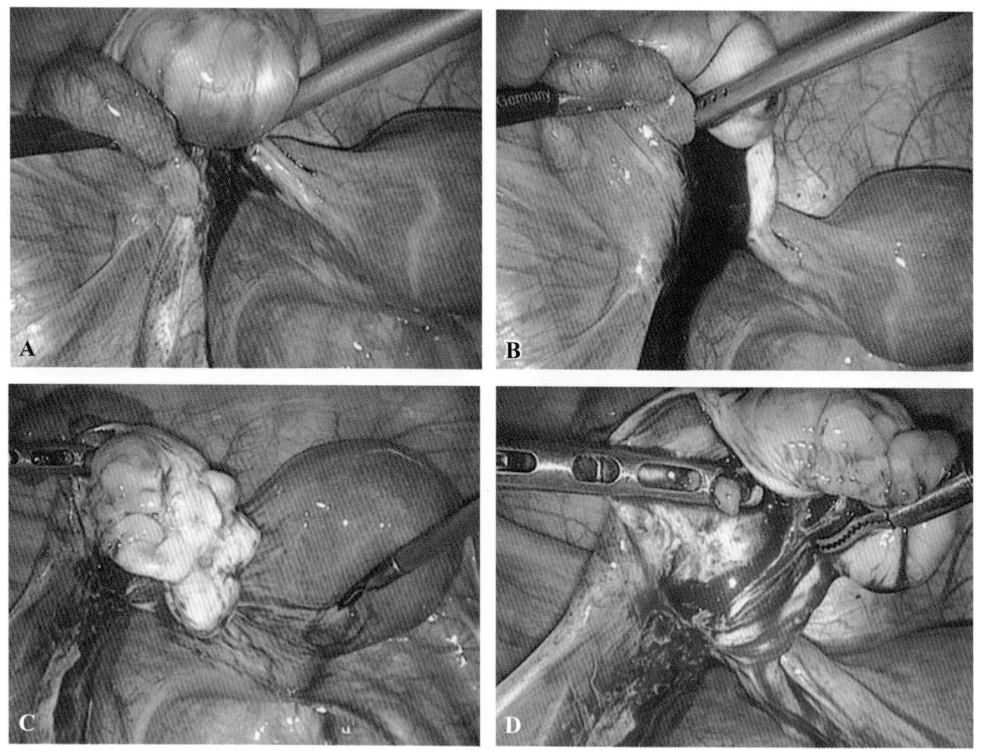


▲ 图 47-26 **A** 和 **B.** 将卵巢从卵巢窝中取出，并将其从腹膜粘连中松解，造成了子宫内膜的开口；**C** 和 **D.** 卵巢窝的深度受到疾病的影响，腹膜结节的分界证实了这一点。这些结节通常与主韧带或子宫骶韧带相连

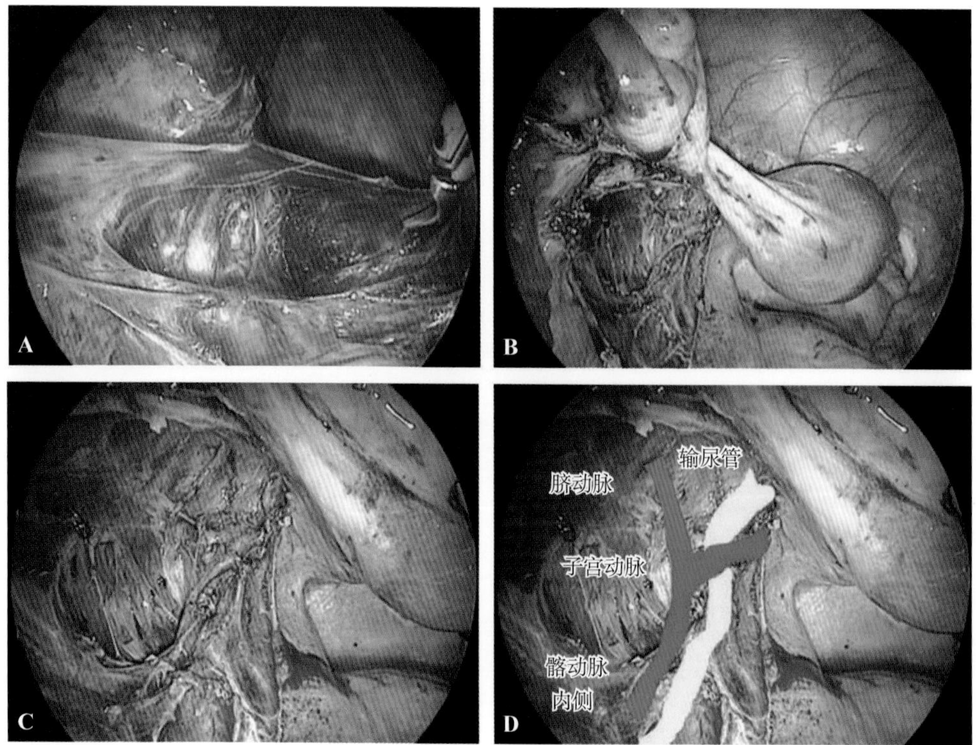


▲ 图 47-27 打开腹膜壁切除有症状的子宫内膜异位的结节。可将盆腔内的输尿管和血管与腹膜和子宫内膜异位结节钝性分离。输尿管或血管本身很少受到影响。一旦损伤，则需要专科医生补救

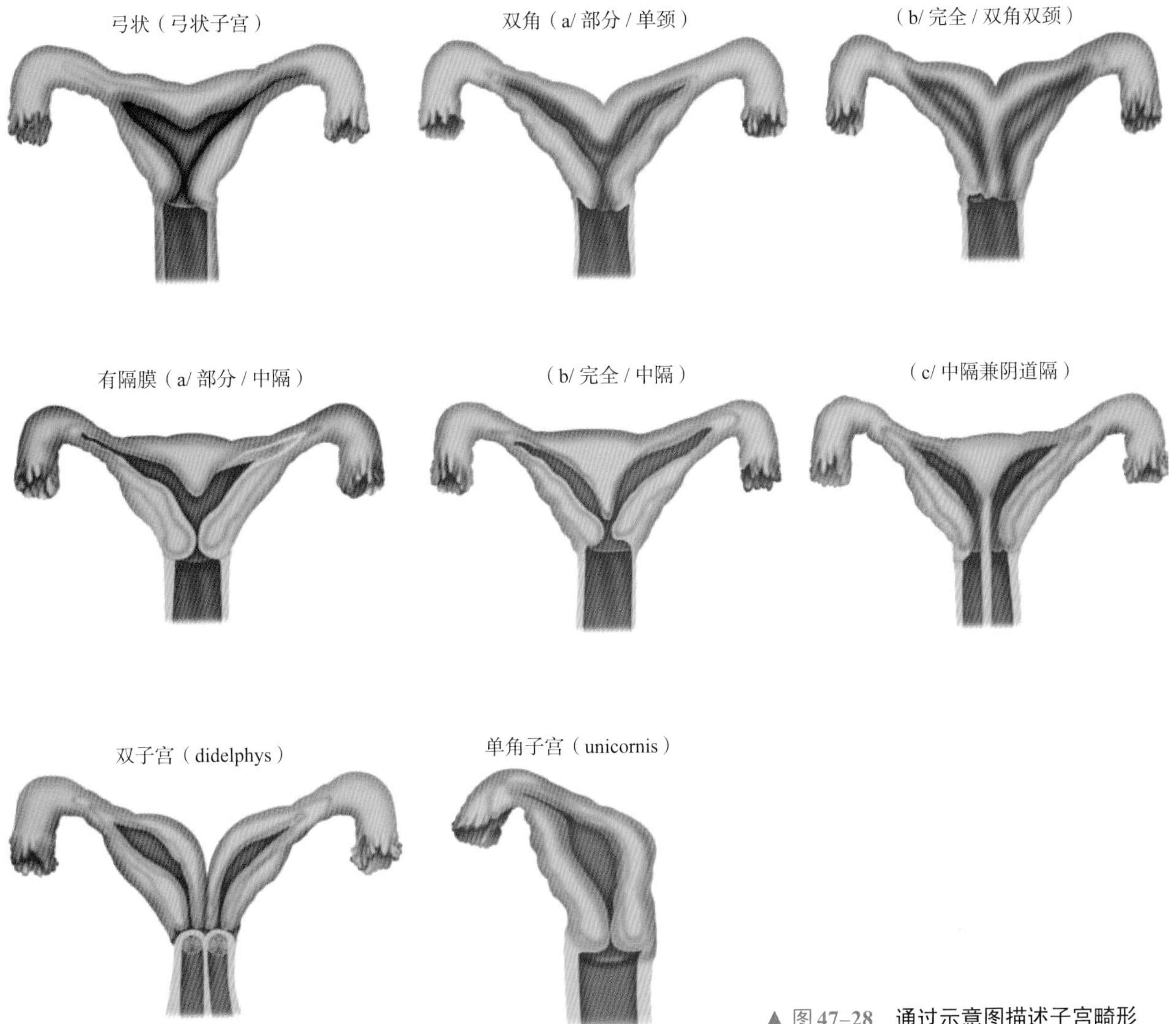


▲ 图 47–28　**通过示意图描述子宫畸形**

(1) 箱式训练器：箱式训练器，无论是自制的还是商用的，都是宫腔镜手术实践中常用的一种训练模式。商用模型通常由乳胶、硅胶或橡胶制成的子宫模型组成，可用于手术器械的练习和诊断的程序化，不同的模型显示不同的病理学。还开发了一次性的手术模型。一些模型还允许练习膨胀介质的使用。

对这些模型培训的选择取决于教员对性能的反馈。

为了避免并发症和延长手术时间，学员必须练习宫腔镜设备的组装和操作，这些可以用箱式培训器轻松完成。使用和手术室里相同的设备进行训练，使受训者更容易将在工作台上获得的技能运用到手术室中。

(2) 动物模型：使用动物某些部分，如牛子宫、绵羊膀胱或猪心的训练模型，这与箱式训练器有许多相同的优点和缺点，但最重要的是，它们可以使用电器械进行高度逼真的训练。基本原理是用一个中空的组织器官来模拟子宫腔。

然而，这并不能从预制模型中获得与正常解剖结构一模一样的模型。由于没有对组织进行灌注，因此在实际操作中不会看到出血，因为灌注不良会导致更大的阻力，所以这需要将仪器的功率设置得比实际操作中大。但是，在此模型中

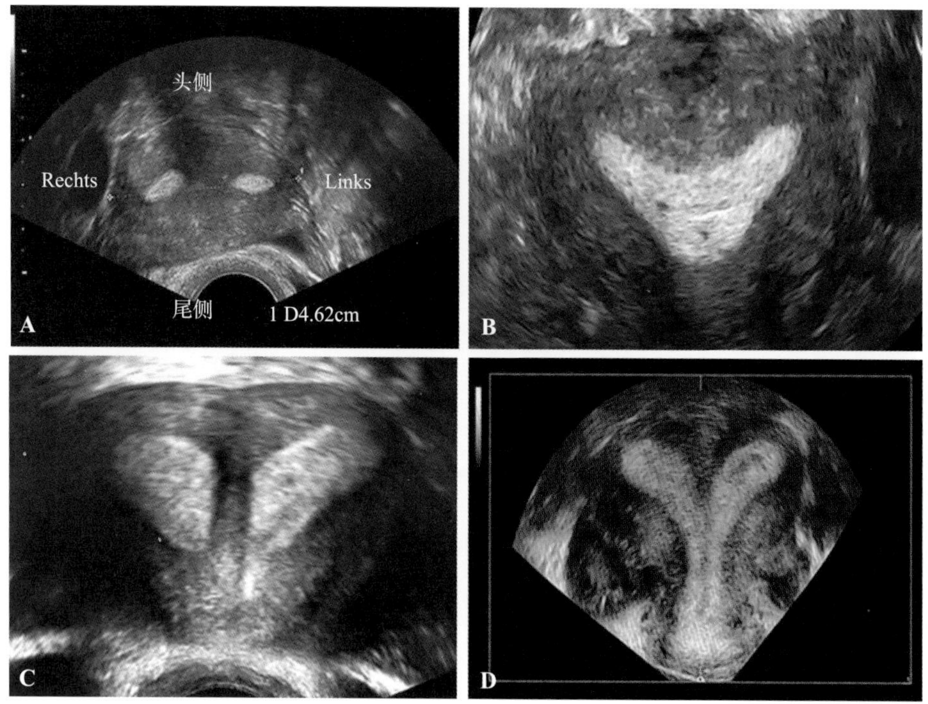


▲ 图 47–29　**A.** 子宫底部区域的横向扫描清楚地显示子宫内膜的两部分彼此分离。**B.** 三维超声显示子宫内膜在底部区域呈弓形，这说明子宫底比预期的厚。**C.** 横向扫描子宫体，显示子宫内膜的两部分彼此分离。从子宫底到子宫颈的连续横向扫描可以进一步明确可疑的子宫中隔。**D.** 利用三维全景技术，通过正面扫描显示整个子宫的长度，更加形象地展示了子宫中隔

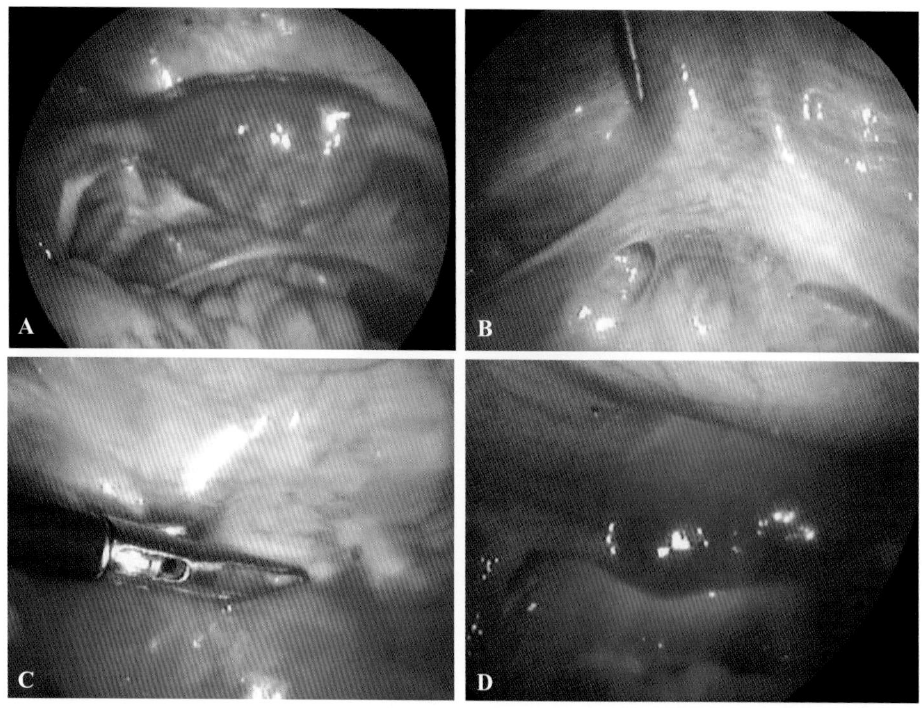


▲ 图 47–30　**A.** 考虑为子宫中隔的腹腔镜下所见，从腹腔内部看，底部清楚，子宫颈似乎是单一的；**B.** 从背侧看；**C.** 从腹侧看；**D.** 同时宫腔镜检查，通过减少腹内光照，至少反映 **2** 个角度的真实解剖

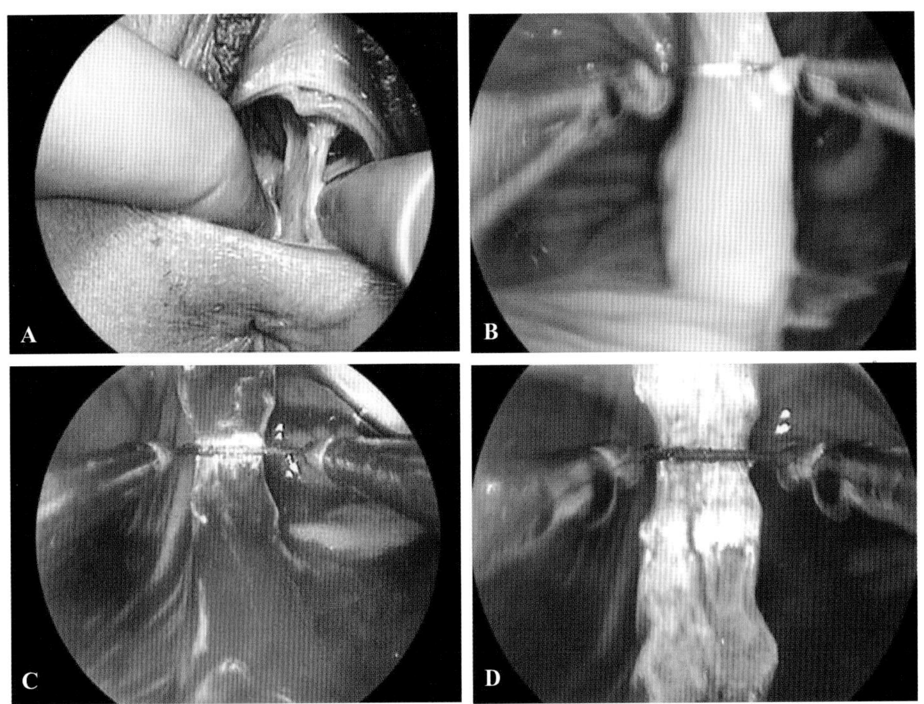

▲ 图 47–31 与图 47–30 相同的患者

A. 经阴道检查清楚地显示一个厚而完整的阴道中隔；B. 可以分离中隔，如使用宫腔镜单极电切环；C. 在阴道深处，子宫中隔血管化；D. 继续分离，直到看见并达到 2 个宫颈

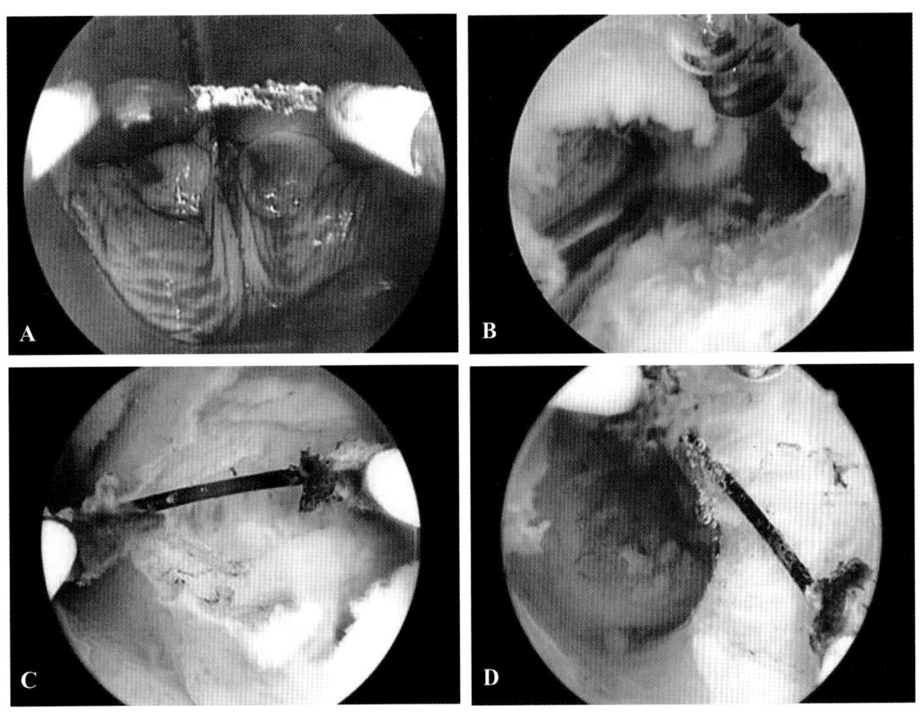

▲ 图 47–32 与图 47–30 和图 47–31 中的患者相同

A. 完全分离阴道中隔后的最终的阴道图像；B. 将探针插入一个宫颈，进入右侧腔内，表明患者有 1 个阴道中隔、2 个宫颈和 1 个子宫中隔，两个角部分之间有连接；C. 宽的腔内中隔可以清楚地看见分界并将其分离，如用单极直环；D. 因为腹腔镜视野排除双角子宫的存在，所以分离可安全地继续，直至子宫底部

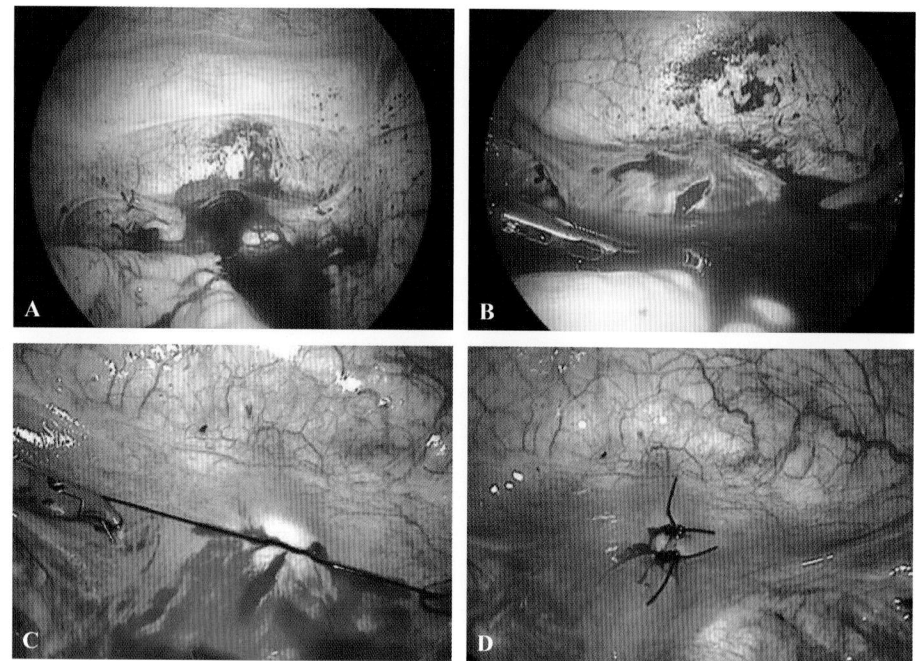

▲ 图 47-33　**32 岁女性，产后 5 周阴道持续出血，怀疑有胎盘残留**

A 和 B. 为清除残留胎盘行刮宫术，而将增大柔软的子宫前壁穿孔。只有在同时进行腹腔镜检查时才能确定穿孔的程度。可见活动性出血、血肿及游离液（宫腔镜下稀释）。C 和 D. 可采用粗的单丝缝合穿孔处，进行腔内打结

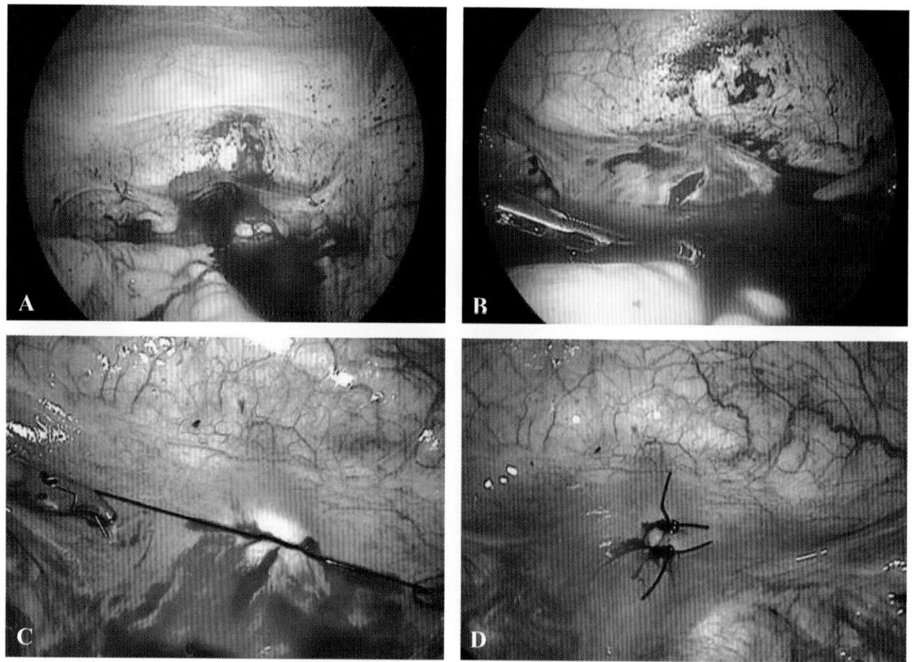

▲ 图 47-34　**与图 47-33 相同的患者**

A. 尝试在腹腔镜下进行刮宫术，发现在宫颈部有第 2 个穿孔。只有膀胱的腹膜仍然完整；B. 腹膜下立即开始出血；C. 早期试图克服穿孔区域进行宫腔镜检查，结果导致腹膜下间隙的大水肿；D. 腹膜需要打开，在充分准备之后，在没有稀释介质的情况下，将宫腔镜经阴道置入子宫前壁，在腹腔镜下可以清楚地看见穿孔处的界限。钳子有助于将穿孔组织的远端拉到宫腔镜的远端。由此可以检查子宫体的远端

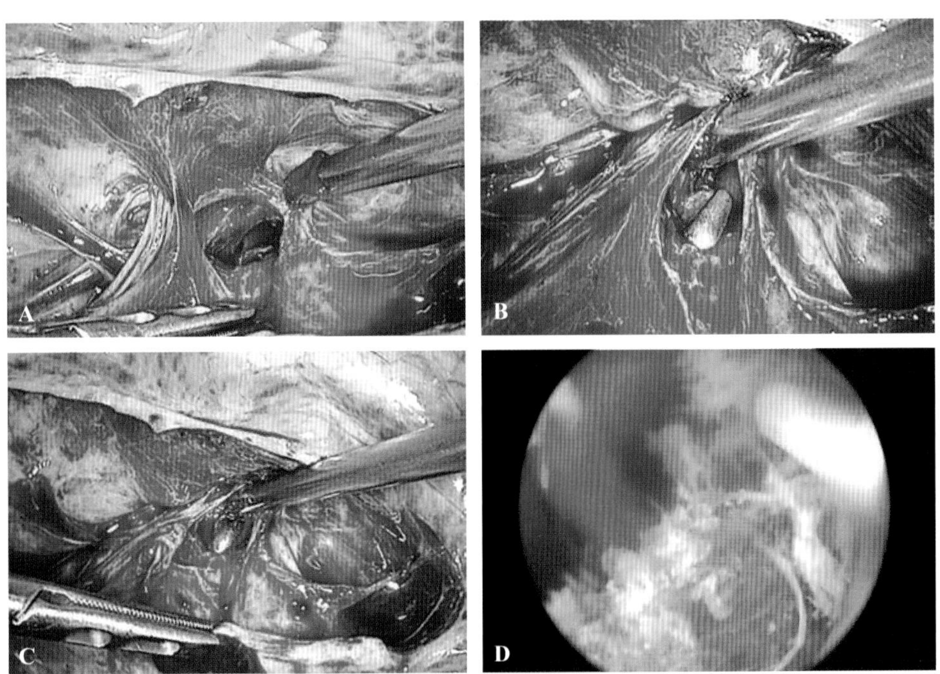

▲ 图 47-35　与图 47-33 和图 47-34 相同的患者

A. 在准备充分后，仅可以避免损伤膀胱阴道韧带；B. 将探针插入子宫颈；C. 在腹腔镜引导下直入子宫腔，然后，缺损可以（通过探针桥接缺损后）很容易地用缝合线进行腔内全壁层缝合；D. 宫腔镜下观察胎盘残余物，然后逐步将其移除。缺损闭合后无渗漏，稀释液可以恢复宫腔原貌

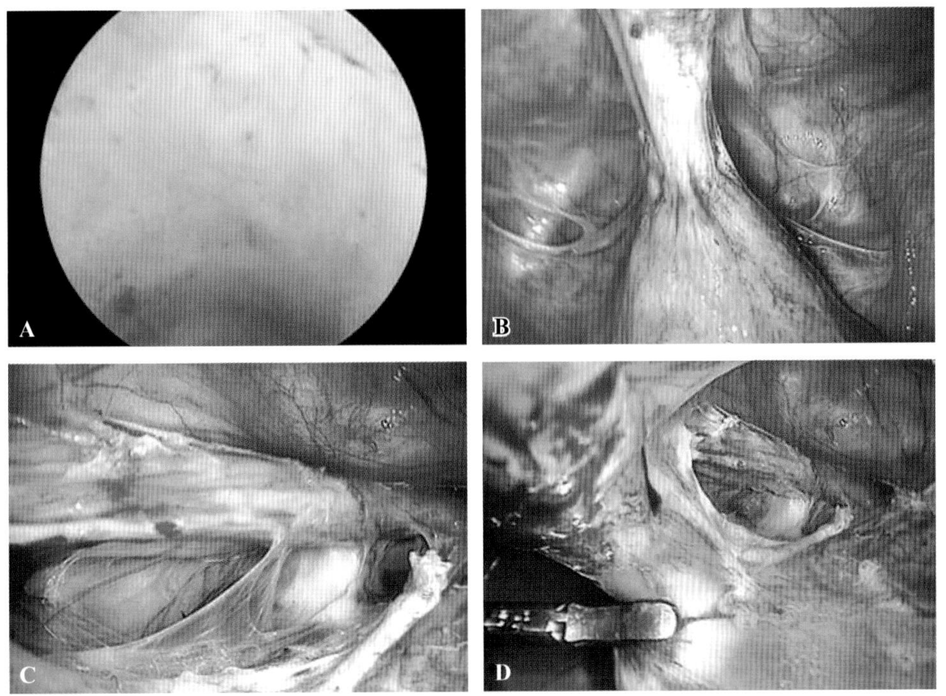

▲ 图 47-36　1 例 35 岁的患者，在发展中国家进行剖宫产术后

A. 怀疑有剖宫产瘢痕缺损。宫腔镜显示了完整子宫壁的边缘和似乎仅被腹膜覆盖的瘢痕缺损。B. 腹腔镜显示子宫前壁到前腹壁的强粘连带。C 和 D. 打开左阔韧带前叶和右阔韧带前叶后，可与膀胱保持一定的距离，瘢痕缺损处有明显的界线

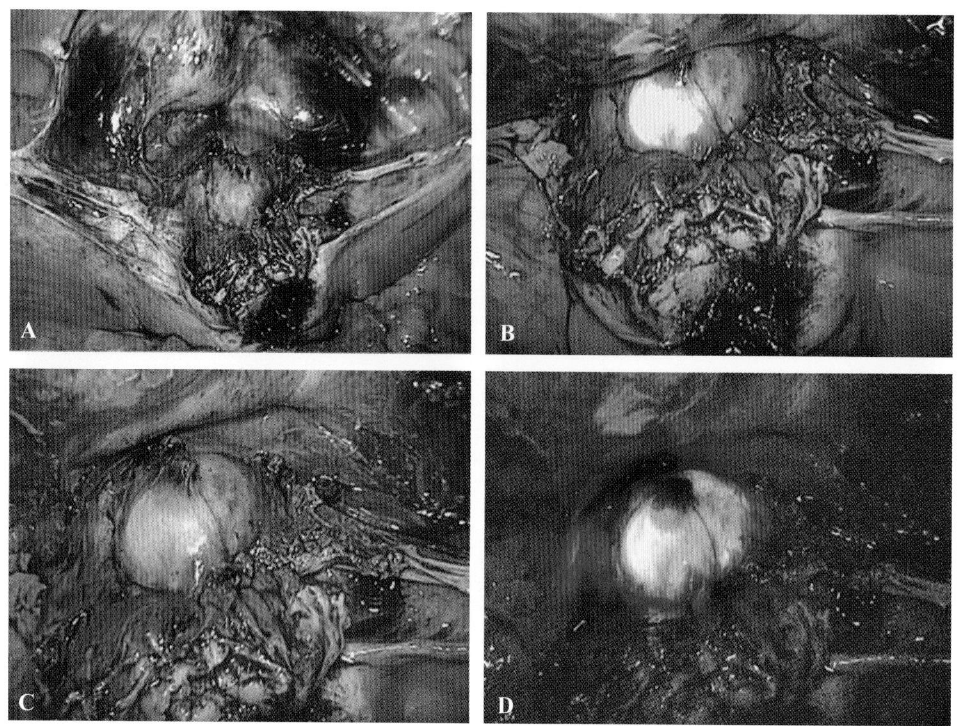

▲ 图 47-37　与图 47-36 相同的患者

A. 进行粘连完全松解后，膀胱与子宫之间有一定的距离，并划定了深部缺损；B. 同时行宫腔镜能确定整个壁区缺损；C. 宫腔镜通入液体后可见薄弱的缺损覆盖；D. 在腹部光线变暗后，宫腔镜照明变得非常有表现力

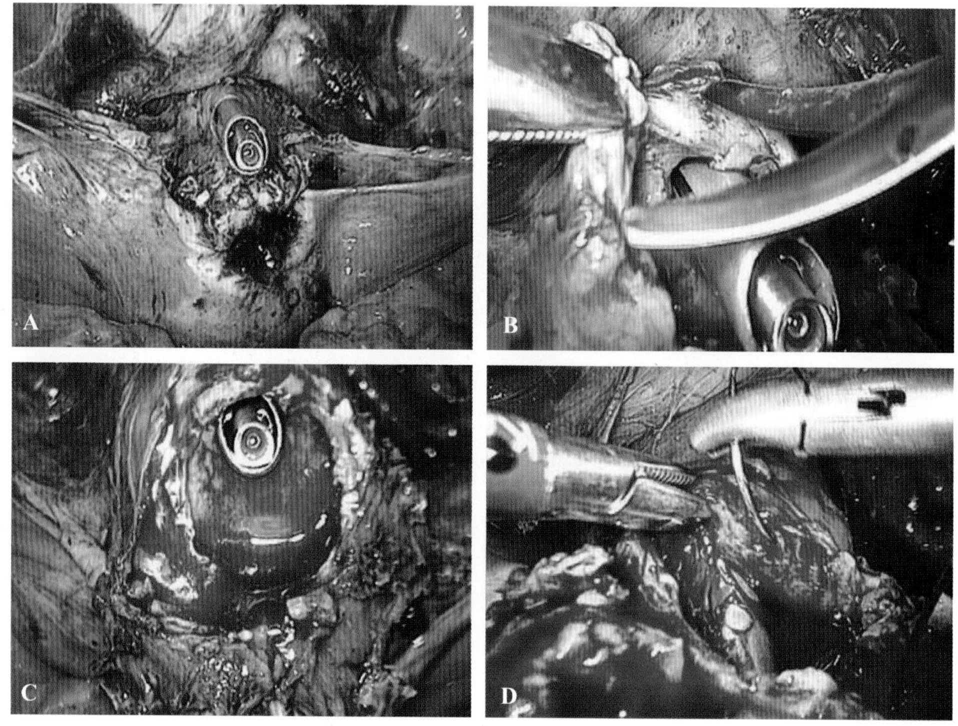

▲ 图 47-38　与图 47-36 和图 47-37 相同的患者

A. 宫腔镜允许意料中的穿孔；B. 特定区域切除；C. 用宫腔镜标识和桥接缺损；D. 这允许端到端覆盖

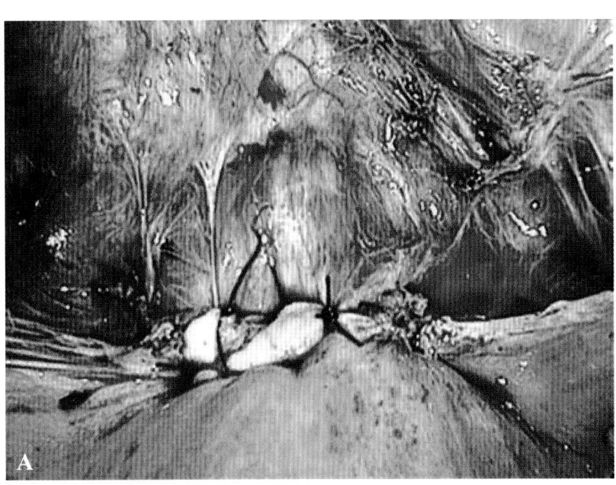
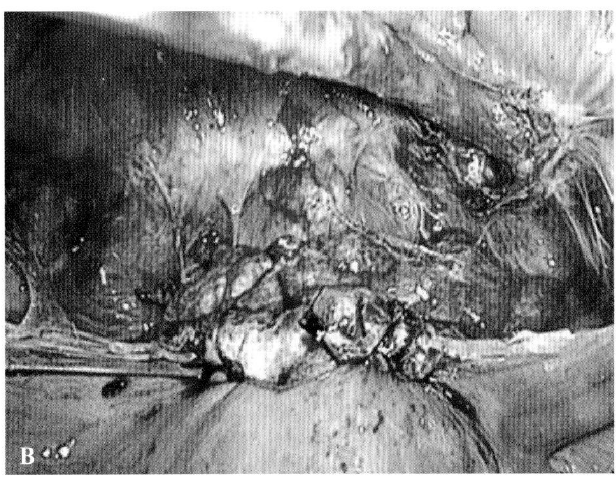

▲ 图 47–39　与图 47–36 至图 47–38 相同的患者

A. 覆盖子宫前壁缺损的最终视图；B. 由于患者仍希望生育，因此使用抗粘连凝胶（Hyalobarrier，Nordic Pharma，Germany）

仍然能够获得使用设备的真实感，也可以尽可能真实地练习膨宫液的管理和进出水管的阀门的管理。用于训练的动物部件相对便宜，但这种装置需要使用真正的手术室设备和电极。这些模型很难练习一些特殊宫内病变的治疗，但是对于练习一般手术，如切除术很有帮助。因为不需要回流电极，生理盐水就可以用作扩张介质，所以使用双极仪器更容易。

(3) 虚拟现实模拟器：虚拟现实（virtual reality，VR）模拟器由一台生成虚拟操作场的计算机组成，在该计算机上，您可以使用与实际操作仪器相同的界面执行操作。宫腔镜的虚拟现实模拟器是 HystSim（VirtaMed AG，苏黎世，瑞士）。这个模拟器能够产生出血从而增加真实感，但仍然存在的一个问题是无法生成真实的力反馈。该模拟器也可以培训更具体的操作，如宫腔镜下绝育和使用新的操作设备（如宫腔镜的检查）[24]。

## 三、总结和结论

宫腔镜检查在生殖道疾病的探索中仍然作为腹腔镜手术的补充，如不孕症和反复流产、育龄期或绝经后的异常子宫出血、子宫腺肌病、腹腔镜下子宫肌瘤切除术，以及某些特殊情况下的腹腔镜下子宫切除术和探索性癌症的特殊手术。

此外，腹腔镜也是许多宫腔镜手术的补充，因此，了解腹腔镜手术对于进行安全和专业的宫腔镜治疗是必要的。

## 参考文献

[1] Kovac SR. Route of hysterectomy: an evidence–based approach. Clin Obstet Gynecol. 2014;57(1):58–71.

[2] Schollmeyer T. et al. Hysterectomy trends over a 9–year period in an endoscopic teaching center. Int J Gynaecol Obstet. 2014;126(1):45–9.

[3] Clevin L. Diagnostic hysteroscopy and office hysteroscopy. In: Schollmeyer T, Mettler L, Rüther D, Alkatout I, editors. Practical Manual for Laparoscopic and Hysteroscopic Gynecological Surgery. New Delhi: Jaypee Brothers Medical Publishers (P) Ltd; 2013. p. 423–33.

[4] Römer T. Operative hysteroscopy. In: Schollmeyer T, Mettler L, Rüther D, Alkatout I, editors. Practical Manual for Laparoscopic and Hysteroscopic Gynecological Surgery. New Delhi: Jaypee Brothers Medical Publishers (P) Ltd; 2013. p. 437–44.

[5] Schüssler B, Scheidel P, Hohl MK. Hysterektomie update. Frauenheilkunde aktuell. 2008;3:4–12.

[6] Veress J. Neues Instrument zur Ausführung von Brust– und Bauchpunktionen und Pneumothoraxbehandlung. Deutsche med

Wochen. 1938;64:1480–1.
[7] Semm K. [Hysterectomy via laparotomy or pelviscopy. A new CASH method without colpotomy]. Geburtshilfe Frauenheilkd. 1991;51(12):996–1003.
[8] Alkatout I, Mettler L, Maass N, et al. Abdominal anatomy in the context of port placement and trocars. J Turk Ger Gynecol Assoc. 2015;16(4):241–51.
[9] Olive DL, Schwartz LB. Endometriosis. N Engl J Med. 1993;328(24):1759–69.
[10] Engemise S, Gordon C, Konje JC. Endometriosis. Br Med J. 2010;340:c2168.
[11] Hughes E, et al. Ovulation suppression for endometriosis. Cochrane Database Syst Rev. 2007;(3): CD000155.
[12] Mahmood, TA, Templeton A. The impact of treatment on the natural history of endometriosis. Hum Reprod. 1990;5(8):965–70.
[13] Vercellini P, Consonni D, Dridi D, et al. Uterine adenomyosis and in vitro fertilization outcome: a systematic review and meta–analysis. Hum Reprod. 2014;29(5):964–77.
[14] Benagiano G, Brosens I, Habiba M. Adenomyosis: a life–cycle approach. Reprod Biomed Online. 2015; 30(3):220–32.
[15] Alkatout I, Egberts JH, Mettler L, et al. [Interdisciplinary Diagnosis and Treatment of Deep Infiltrating Endometriosis.]. Zentralbl Chir. 2016;141(6):630–8.
[16] Practice Committee of American Society for Reproductive Medicine. Treatment of pelvic pain associated with endometriosis. Fertil Steril. 2008;90 (5 Suppl): S260–9.
[17] Schindler AE. Kombiniertes chirurgisch–hormonelles Management der Endometriose. Zentralbl Gynakol. 1999;121(7):325–9.
[18] Crosignani PG, Vercellini P, Biffignandi F, et al. Laparoscopy versus laparotomy in conservative surgical treatment for severe endometriosis. Fertil Steril. 1996;66(5):706–11.
[19] Jacobson TZ, Barlow DH, Garry R, et al. Laparoscopic surgery for pelvic pain associated with endometriosis. Cochrane Database Syst Rev. 2001;(4):CD001300.
[20] Taylor E, Williams C. Surgical treatment of endometriosis: location and patterns of disease at reoperation. Fertil Steril. 2010;93(1):57–61.
[21] Healey M, Ang WC, Cheng C. Surgical treatment of endometriosis: a prospective randomized doubleblinded trial comparing excision and ablation. Fertil Steril. 2010;94(7):2536–40.
[22] Yeung PP Jr, Shwayder J, Pasic RP. Laparoscopic management of endometriosis: comprehensive review of best evidence. J Minim Invasive Gynecol. 2009;16(3): 269–81.
[23] Alkatout I, Mettler L, Betete C, et al. Combined surgical and hormone therapy for endometriosis is the most effective treatment: prospective, randomized, controlled trial. J Minim Invasive Gynecol. 2013; 20(4):473–81.
[24] Bjerrum F. Current hysteroscopic training models. In: Schollmeyer T, Mettler L, Rüther D, Alkatout I, editors. Practical Manual for Laparoscopic and Hysteroscopic Gynecological Surgery. New Delhi: Jaypee Brothers Medical Publishers (P) Ltd; 2013. p. 41–4.

# 第 48 章 宫腔镜手术
## Operative Hysteroscopy

Thomas Römer 著
曹雨停 译 陈 瑛 李亚楠 校

## 一、适应证

对于出血性疾病或不孕症患者，通常需要进行宫腔镜手术[1]。适应证包括以下内容。

- 以下情况合并不孕。
  - ➢ 子宫不全纵隔 / 子宫完全纵隔的纵隔切除。
  - ➢ 宫腔内粘连分级为Ⅲ～Ⅳ级 /ESGE。
  - ➢ 宫腔镜下子宫肌瘤切除。
- 以下情况合并有出血症状。
  - ➢ 宫腔镜下子宫肌瘤切除术。
  - ➢ 内膜息肉切除。
  - ➢ 子宫内膜消融 / 子宫内膜切除术。
- 特殊适应证如下所示。
  - ➢ 残留胎盘切除。
  - ➢ 残角子宫血肿的清除与电凝止血。

## 二、仪器和技术设备

宫腔镜手术的必要基础设备如下所示。

- 具有匹配电极和 12° 角镜头的宫腔镜电切镜。
- 带电缆的光源。
- 膨宫泵和宫腔灌注管。
- 摄像机和高频能量平台。

## 三、技术与操作

- 使用 5mm 宫腔镜检查镜[2]进行诊断性宫腔镜检查。
- 扩张宫颈至 9 号扩宫棒（当使用小型电切镜进行手术时，有时候仅需扩张宫颈至 7 号）。
- 带外鞘的闭孔器的插入。
- 取出闭孔器，置入 12° 角电切镜和电极。
- 检查连接。
  - ➢ 确保使用正确的膨宫介质（双极：林格溶液；单极：山梨糖醇 – 甘露醇溶液）。
  - ➢ 确保与膨宫泵连接的宫腔灌注管内无空气进入（事先排空）。
  - ➢ 检查膨宫泵上的压力和流量参数设置。
  - ➢ 液体流出管连接至收集容器。
  - ➢ 确保电切镜连接至电外科设备，并检查高频设备上的功率水平（预先设置单极和双极手术的能量参数）。
- 通常需要先打开液体流入通道，让膨宫液冲洗并扩张宫颈，因为扩张宫颈时常常引起子宫出血。
- 视线和视野足够时立即开始手术。

## 四、操作人员的要求

宫腔镜手术成功的一个非常重要的因素是训练有素的外科医生。外科医生的要求如下所示。

- 有独立完成约 200 例诊断性宫腔镜检查的经验。
- 了解宫腔手术的安全性、适应证及禁忌证。
- 了解电外科的基本原理、安全性和并发症。
- 用动物模型训练（设备操作）。
- 具备预防潜在并发症及其临床管理的相关知识。
- 在有宫腔镜手术经验的外科医生的带领下一起展开工作。

对于器械护士的要求如下所示。

- 有设备和仪器的确切知识。
- 宫腔镜的组装。
- 膨宫机的使用。
- 膨宫液的选择。
- 清楚如何调整高频能量平台的设置。

对于麻醉师的要求如下所示。

- 对宫腔镜手术并发症的认识。
- TUR– 综合征的特殊诊断和治疗及空气栓塞的诊断和管理。

## 五、手术干预

### （一）纵隔切除

近年来，纵隔切除的指征有所增加。术前必须进行细微的诊断。为了对双角子宫和子宫纵隔进行鉴别诊断，必须进行腹腔镜检查。未经证据充分的腹腔镜检查，切勿进行中隔分离。这会有子宫角部穿孔的风险

1. 适应证

绝对适应证为习惯性流产（2 次或 3 次反复流产）。相对适应证为原发性和继发性不孕、顽固性痛经。

2. 纵隔切除技术

- 针状电极从隔板尾至基底部将纵隔切开。
- 使用输卵管口作为检查分离程度的定向点。
- 完全性子宫纵隔，先从隔板尾部开始切开，然后将电切镜置入宫腔底部（充足灌流和膨宫）（图 48–1）。
- 然后从隔板基底部进行切开（图 48–2）。
- 输卵管口始终作为定位点。

仅在纵隔的中段切开！切除时不切开隔膜上端，避免出现穿孔的危险。这种宫腔的改变，虽然宫底仍有弧形的内突，但足以改善生育能力。分离时应保持与输卵管开口的距离（约 1cm），

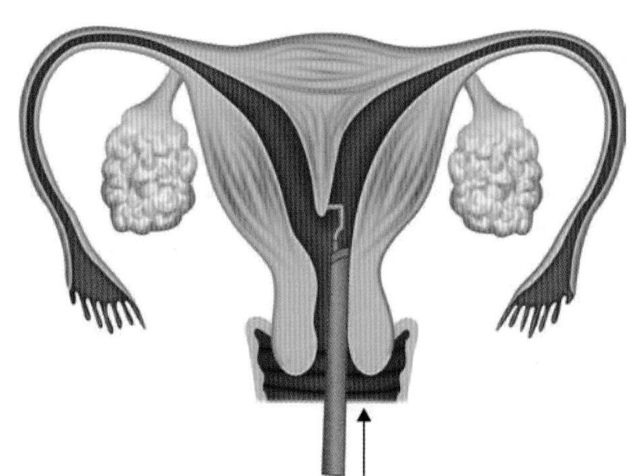

▲ 图 48–1　切除纵隔下段

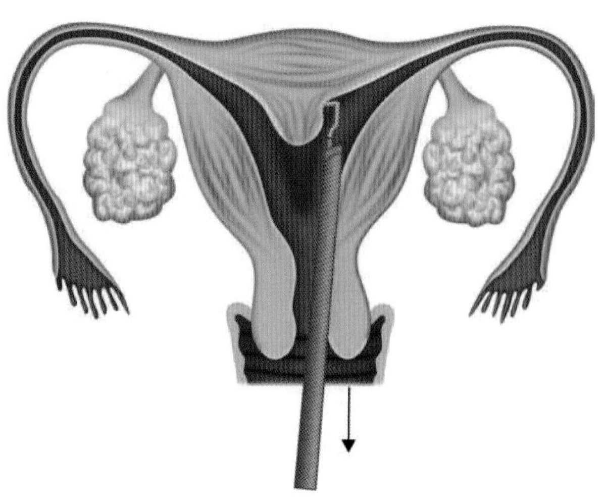

▲ 图 48–2　切除纵隔基底部

以免切割电流造成输卵管口功能障碍。

3. 可疑子宫畸形（子宫纵隔 / 双角）的诊断和治疗管理

- 既往史（流产、早产？）。
- 妇科检查和超声检查（双腔现象）。
- 安排手术时间，最好是月经后（子宫内膜薄）。
- 手术操作如下所示。
  - ➢ 诊断性宫腔镜检查：子宫腔分为两部分。
  - ➢ 诊断性腹腔镜检查：子宫底光滑或中部凹陷。
  - ➢ 诊断：子宫纵隔。
  - ➢ 必要时可以同时进行腹腔镜下子宫内膜异位病灶切除。
  - ➢ 宫腔镜下纵隔切除术（可放置宫内节育器以防止粘连）（图 48–3）[3]。

纵隔切除前使用 GnRH 类似物治疗不会带来任何术中或术后优势，因此，如果在月经后进行手术，无须使用此类药物。

纵隔切除后的术后处理取决于纵隔的类型。

子宫完全纵隔或隔膜宽大，或合并宫腔内粘连，需要进行以下操作。

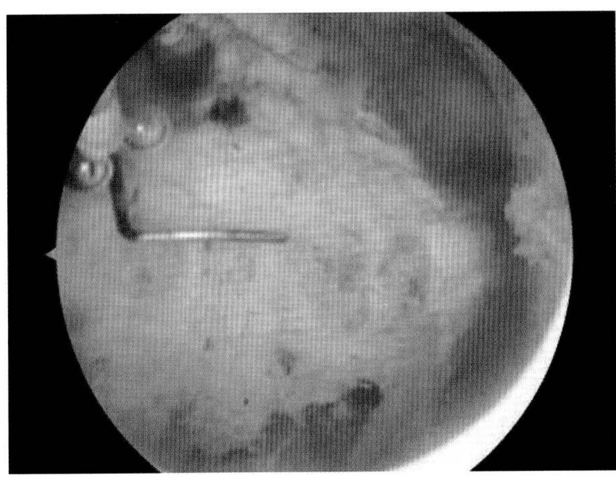

▲ 图 48–3 切除纵隔

纵隔的下段已经被切除。现在进一步定位输卵管开口并从外侧向内侧、从底部到尾部进一步切除

- 在手术结束时置入宫内节育器，以防止宫腔粘连，持续 3 个月（最好是 DANA 宫内节育器或表面较宽的含铜节育器）。
- 给予 3 个月的雌激素促进子宫内膜修复(如 2～4mg 雌二醇 21 天，孕激素 12 天）。
- 宫腔镜随访（宫内节育器摘除），在大多数情况下，可能需要 3 个月后才能进行无麻醉的门诊手术。

仅在完全纵隔的情况下，才推荐使用宫内节育器的置入和雌激素化，以防止可能的粘连。

纵隔切除最常见的并发症是基底部区域的穿孔。

4. 管理

- 诊断性腹腔镜检查。
- 检查其他器官是否受伤（尤其是肠损伤）。
- 如果不能明确排除这些情况，则应进行剖腹手术。
- 内镜下缝合止血。
- 围术期应用抗生素。
- 术后随访。

为了防止在宫腔镜分离纵隔术中出现穿孔，我们的建议如下所示。

- 中缝正中位的考虑（正中位在基底区域的解剖不超过外侧区域）。
- 切开纵隔的区域血管显露，并开始出血时，应停止手术，因为这些血管主要是子宫肌层血管（在教学手术期间，可在超声监护或腹腔镜监护下行纵隔切除术）。
- 分离程度不明确时同时进行腹部超声检查。
- 在大多数情况下，腹腔镜检查仅在穿孔后才使用。

在不孕患者中，仅应由有宫腔镜手术经验的外科医生进行宫腔镜手术。

## （二）宫腔粘连

宫腔粘连的宫腔镜手术适应证如下所示。

- 习惯性流产（2次或3次反复流产）。
- 原发性和继发性不孕。
- 月经过少。
- 痛经。
- 反复发作的下腹部疼痛。

必须明确Ⅲ级和Ⅳ级子宫内粘连，因为这是最困难的宫腔镜手术，并发症发生率很高。由于其治疗和预后不同，因此最有必要根据等级进行分类（表48-1）。

## 六、可疑宫腔粘连案例的诊断与治疗

- 既往史。
  - 出血特点。
  - 宫腔内诊断。
- 妇科检查。
- 阴道超声检查：子宫内膜结构。
- 宫腔镜诊断：评估宫腔粘连并分级。
- 宫腔镜检查的同时（术前资料）行宫腔内粘连松解术（必要时同时行超声检查或腹腔镜检查）（图48-4）。
- 手术结束时置入宫内节育器并宫腔内滴入5ml透明质酸（根据ESGE，Ⅲ级和Ⅳ级宫腔粘连使用）[4]。
- 子宫内膜增生的患者持续应用雌激素3个月。
- 宫腔镜术后取出宫内节育器的随访观察（如有必要，进一步进行粘连松解术）。

## 七、宫腔粘连松解术的术后处理

### （一）必做

- 置入宫内节育器和宫腔内滴注5ml透明质酸3个月。
- 雌激素治疗3个月[5]。
- 术后3个月门诊随访，宫腔镜检查和宫内节育器摘除（如有必要，进一步进行粘连松解术）[6]。
- 术后妊娠率和出生率低，以及困难和复杂的手术，术后需要注意预防子宫内粘连。

### （二）宫腔镜下肌瘤切除

宫腔镜肌瘤切除术的适应证如下所示。

- 治疗无效的复发性出血性疾病，在大多数情况下与痛经或继发性贫血有关。
- 口服避孕药或绝经后激素治疗期间的出血性疾病。

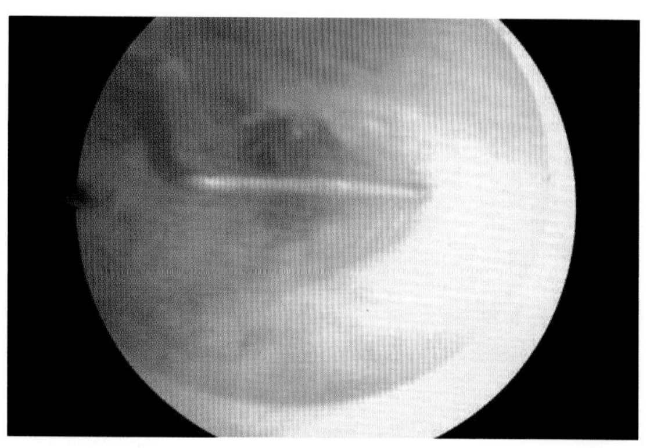

▲ 图48-4　Ⅲ级宫腔粘连：左输卵管口可见

表48-1　宫腔粘连的手术治疗和预后

| | Ⅰ级 | Ⅱ级 | Ⅲ级和Ⅳ级 |
|---|---|---|---|
| 手术疗法 | 通过显微手术刀的鞘进行切割 | 通过粘连松解术或通过宫腔镜的成功治疗（手术性宫腔镜）进行切割 | 电外科激光 |
| 出血 | 100% | 100% | 60%～70% |
| 妊娠率 | 70%～90% | 70%～90% | 20%～40% |

- 习惯性流产。
- 原发性和继发性不育。

宫腔镜切除术仅适用于单发的黏膜下肌瘤。对于多发性肌壁内肌瘤的患者，单发性黏膜下肌瘤的切除不能替代子宫切除术，而只能是临时解决方案（失败率高）（图 48–5）。

1. 黏膜下肌瘤与不孕

黏膜下肌瘤可引起胚胎着床问题，从而降低妊娠率。大的黏膜下肌瘤引起流产次数的增加。肌瘤越靠近子宫内膜，生育能力障碍的可能性就越高[7, 8]。

2. 宫腔镜下肌瘤切除术及手术时间

不进行预处理的手术的最佳时间是月经后（第 1 天或第 2 天无出血最佳）。如果使用 GnRH 激动药或醋酸乌利司他进行预处理，手术时机在最后一次注射后的 2～3 周（图 48–6）[9, 10]。

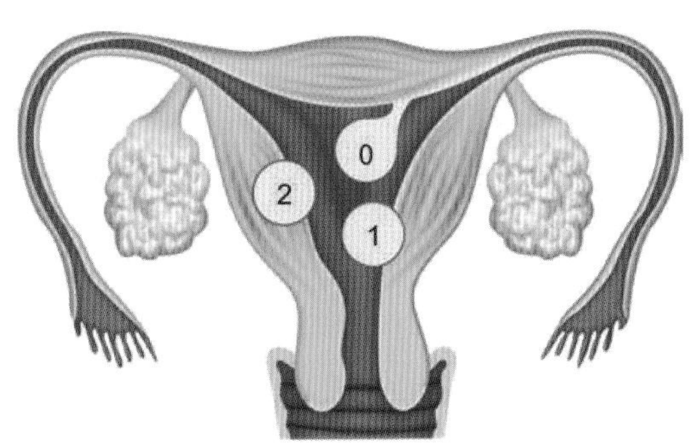


▲ 图 48–5　黏膜下肌瘤的分类

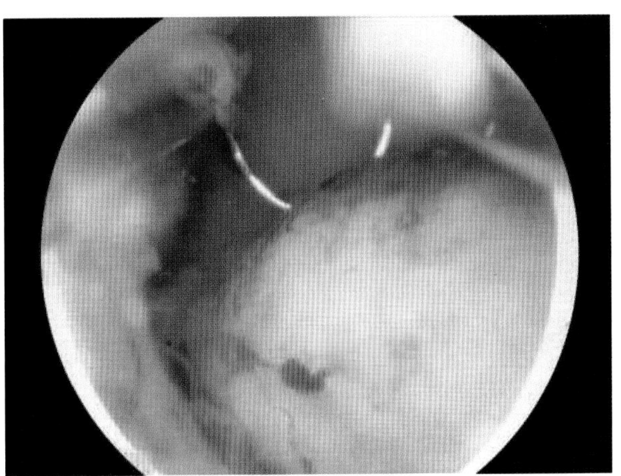

▲ 图 48–6　ESGE 1 级（黏膜内部分＜ 50%）。切除可能没有问题。子宫的收缩将壁内部分压向宫腔

在宫腔镜下肌瘤切除术前使用 GnRH 激动药或醋酸乌利司他的适应证如下所示。

- 不孕患者的黏膜下肌瘤直径＞ 3cm。
- 肌瘤位置不利（如在输卵管角）。
- 出血引起的继发性贫血（血液自体回输）。
- 较大的肌壁内肌瘤（2 级 /ESGE）。
- 一次无法完全切除的肌瘤。

## （三）息肉切除

息肉的诊断和治疗管理

- 妇科检查和阴道超声检查，必要时进行黄体酮处理以区分息肉和子宫内膜增生。
- 诊断性宫腔镜检查和刮宫术。
- 宫腔镜随访。
- 不能自行消失的息肉。
- 宫腔镜下息肉电切术。

## （四）子宫内膜消融 / 切除

子宫内膜消融的目的是减少月经出血的量，特别是针对治疗无效、反复月经过多的患者[11–13]。

可用于子宫内膜消融 / 切除的手段如下所示（表 48–2 和表 48–3）。

- 第一代：滚珠电极切除（图 48–7）；切割环切除（图 48–8）；Nd：YAG 激光。

表 48–2　子宫内膜消融和子宫内膜切除术的优缺点

| | 子宫内膜消融 | 子宫内膜切除术 |
|---|---|---|
| 术中 | 滚球（图 48–7） | 切割环（图 48–8） |
| 组织学 | 无 | 是 |
| 穿孔的危险 | 更低 | 更高 |
| 术中出血 | 最少 | 相当多 |
| 术中视野 | 好 | 浮动切除操作困难 |
| 预处理 | 必要 | 推荐 |

表 48-3 子宫内膜消融长期结果的最新数据

| 作者（年） | 随访（年） | 患　者 | 子宫切除术率 (%) | 成功率 (%) |
|---|---|---|---|---|
| Boe-Engelssen（2006），挪威 | 4～10 | 386 | 16.6 | 83.4 |
| Fürst（2007），丹麦 | 10 | 120 | 22.0 | 78.0 |
| Cooper（2001），苏格兰 | 5 | 93 | 19.0 | 81.0 |
| Litta（2006），意大利 | 6～12 | 106 | 11.3 | 89.7 |
| Römer（2010），德国 | 6 | 368 | 11.4 | 89.6 |

- 第二代：液体热消融；双极电极内膜消融（NovaSure®）；微波；热球技术（如 Thermachoice®）。

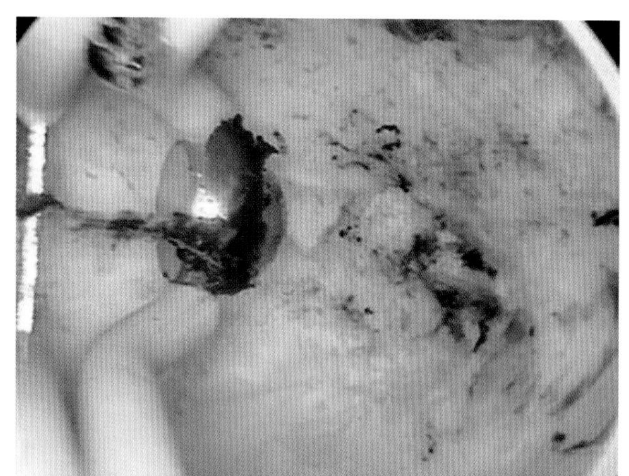

▲ 图 48-7 使用双极电凝电极进行子宫内膜消融

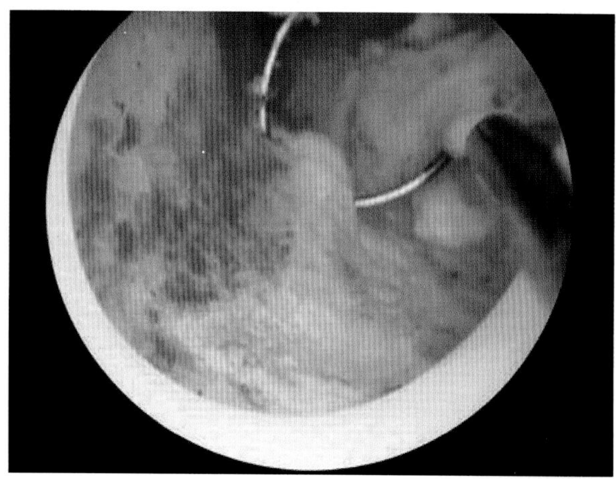

▲ 图 48-8 切割环切除子宫内膜

左侧的子宫内膜（黄白色）已经切除；右侧的子宫内膜仍需切除（红色）

子宫内膜消融的纳入标准如下所示。

- 对治疗耐受的月经过多（持续超过 1 年，激素治疗未成功）。
- 完成生育计划。
- 排除复杂的和不典型的子宫内膜增生和子宫癌。
- 小而孤立的黏膜下肌瘤（直径＜ 3cm）（超声检查、宫腔镜检查、组织学检查）。
- 有关治疗风险和益处等的广泛信息告知患者后取得知情同意。
- 子宫探针长度＜ 10cm。

子宫内膜消融的适应证如下所示。

- 顽固性复发性痛经。
- 顽固性的围绝经期出血疾病。
- 患有凝血功能障碍的出血性疾病及接受长期抗凝治疗的患者。
- 子宫切除术禁忌证的麻醉风险人群。
- 绝经后激素治疗期间的顽固性出血性疾病。
- 他莫昔芬治疗期间的出血性疾病和子宫内膜增生。
- 患者的月经卫生需要严格护理的。

子宫内膜消融的具体并发症如下所示。

- 子宫内膜血肿。
- 子宫内膜炎。
- 消融后综合征 [14]。
- 子宫内膜癌的最初症状可能被掩盖。
- 妊娠。
- 复发。

## 八、双极宫腔镜

随着双极技术的发展，宫腔镜手术的范围不断扩大，手术更加安全（表 48–4）。双极宫腔镜手术的决定性优势是可以在无电解质溶液（山梨醇 – 甘露醇溶液）的情况下进行检查。可以使用林格溶液或盐溶液。这导致膨宫液的成本降低。对于危险情况（如 ESGE 中 2 级肌瘤），双极宫腔镜手术是目前首选方法，因为并发症的发生率降低了。双极技术在宫腔镜手术中越来越重要。宫腔镜手术中的双极技术可有助于解决子宫内手术的某些问题，并提高患者的安全性。双极外科手术技术的首选适应证是 ESGE 中 2 级肌瘤和大肌瘤（＞ 4cm）。使用双极型肌瘤切除术的主要优点是避免了 TUR 综合征，如电解质紊乱，避免了由此引起的第 2 次或第 3 次手术。但即使使用林格解决方案，也应避免液体过量。液体不应超过 3L。在麻醉风险较高的人群中，必须提高警惕（图 48–9）[15]。

## 九、宫腔镜一般并发症的管理与预防

宫腔镜手术可能的并发症有 [16, 17] 盆腔其他器官穿孔与损伤、出血、感染、TUR 综合征 [17]、烧伤、空气栓塞。

并发症发生的频率列于表 48–5 [1]。

## 十、总结

宫腔镜手术的既定适应证如下所示。

- 习惯性流产患者的纵隔切除。
- 不孕症患者的宫腔粘连松解术。
- 患有出血性疾病和不孕症患者的孤立性黏膜下肌瘤的切除术。
- 子宫内膜切除术。

子宫内膜消融 / 切除术的相对指征如下所示。

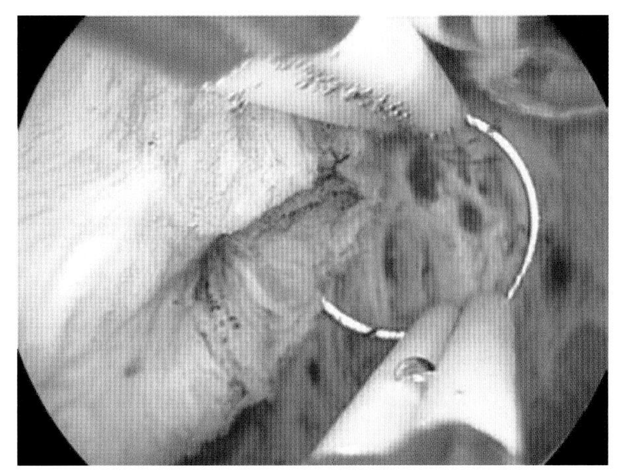

▲ 图 48–9　双极肌瘤切除术

表 48–4　以 2 级 /ESGE 肌瘤切除为例的单极和双极手术技术的比较

| | 单极切除 | 双极切除 |
|---|---|---|
| 设备 | 标准 | 附加设备 |
| 定向介质 | 山梨醇 – 甘露醇溶液 | 林格液 |
| TUR 综合征的危险 | 高 | 无 |
| 膨宫液的成本（如消耗 3L）（欧元） | 4.83 | 4.75 |
| 外科医生的培训水平 | 无差异 | 无差异 |
| 第 2 次手术 | 经常性 | 罕见 |
| 2 级大肌瘤结果 | 第 1 次手术后成功率约 60% | 第 1 次手术后成功率约 95% |

表 48-5 不同宫腔镜手术的并发症发生频率

| | 穿 孔 | 出 血 | TUR 综合征 | （单极） | 感 染 |
|---|---|---|---|---|---|
| 肌瘤切除 | | | | | |
| 2 级 | +++ | +++ | +++ | | + |
| 0 级 | + | + | ++ | | + |
| 息肉切除 | + | + | + | | + |
| 子宫内膜消融 | + | ϕ | + | | + |
| 子宫内膜切除术 | ++ | + | ++ | | + |
| 分离纵隔 | + | + | + | | + |
| Ⅲ / Ⅳ级宫腔粘连的粘连松解术 | +++ | + | ++ | | + |

ϕ. 无风险；+. 低风险< 1%；++. 中等风险< 5%；+++. 风险增加> 5%

- 伴有原发性和继发性不孕的纵隔切除。
- 多发性肌瘤切除术。

有确切指征的宫腔镜手术，是一种行之有效的微创方法，具有良好的术后效果，因此丰富了妇科手术的技术手段。同时，宫腔镜手术已成为标准的妇科手术之一，应成为每家医院手术技术的一部分。

## 参考文献

[1] Römer T. Operative Hysteroscopy. Berlin: De Gruyter; 2011.
[2] Römer T. Diagnostic Hysteroscopy. Berlin; De Gruyter; 2009.
[3] Römer T, Lober R. Hysteroscopic correction of a complete septate uterus using a balloon technique. Hum Reprod. 1997;12(3): 478–9.
[4] Healy MW, Schexnayder B, Connell MT et al. Intrauterine adhesion prevention after hysteroscopy: a systematic review and meta-analysis. Am J Obstet Gynecol. 2016;215(3):267–75.
[5] Bosteels J, Weyers S, Kasius J, et al. Anti-adhesion therapy following operative hysteroscopy for treatment of female subfertility. Cochrane Database Syst Rev. 2015;11:CD011110.
[6] Di Spiezio Sardo A, Calagna G, et al. Prevention of intrauterine post-surgical adhesions in hysteroscopy. A systematic review. Eur J Obstet Gynecol Reprod Biol. 2016;203:182–92.
[7] Bosteels J, Kasius J, Weyers S, et al. Hysteroscopy for treating subfertility associated with suspected major uterine cavity abnormalities. Cochrane Database Syst Rev. 2015;2:CD009461.
[8] Shokeir TA. Hysteroscopic management in submucous fibroids to improve fertility. Arch Gynecol Obstet. 2005;273(1):50–4.
[9] Ferrero S, Raca A, Tafi E, et al. Ulipristal acetate before high complexity hysteroscopic myomectomy: a retrospective comparative study. J Minim Invasive Gynecol. 2016;23(3):390–5.
[10] Kamath MS, Kalampokas EE, Kalampokas TE. Use of GnRH analogues pre-operatively for hysteroscopic resection of submucous fibroids: a systematic review and meta-analysis. Eur J Obstet Gynecol Reprod Biol. 2014;177:11–8.
[11] Laberge P, Leyland N, Murji A, et al. Endometrial ablation in the management of abnormal uterine bleeding. J Obstet Gynaecol Can. 2015;37(4): 362–79.
[12] Lethaby A, Penninx J, Hickey M, et al. Endometrial resection and ablation techniques for heavy menstrual bleeding. Cochrane Database Syst Rev 2013;30:CD001501.
[13] Sowter MC, Lethaby A, Singla A. Preoperative endometrial thinning agents before endometrial destruction for heavy menstrual bleeding. Cochrane Database Syst Rev. 2000;(3):CD 001124.
[14] McClausland AM, McClausland VM. Frequency of symptomatic cornual hematometra and postablation tubal sterilization syndrome after total rollerball endometrial ablation: a 10-year follow-up. Am J Obstet Gynecol. 2002;186:1274–80.
[15] Tammam AE, Ahmed HH, Abdella AH, et al. Comparative study between monopolar electrodes and bipolar electrodes in hysteroscopic surgery. J Clin Diagn Res. 2015;9(11):QC11–3.
[16] Munro MG, Christianson LA, Complications of hysteroscopic and uterine resectoscopic surgery. Clin Obstet Gynecol. 2015;58(4):765–97.
[17] Umranikar S, Clark TJ, Saridogan E, et al. BSGE/ ESGE guideline on management of fluid distension media in operative hysteroscopy. Gynecol Surg. 2016;13(4):289–303.

# 第四篇

# 腹腔镜和宫腔镜手术并发症

## Complications in Laparoscopic and Hysteroscopic Surgery

# 第49章　腹腔镜手术的并发症与处理

## Laparoscopic Complications and Management

Ibrahim Alkatout　Liselotte Mettler　著

夏风琴　译　　陈　瑛　杨胜华　校

## 一、概述

人体解剖结构本身没有发生改变，但随着手术材料和方法的不断发展，对手术操作和并发症的管理提出了新的要求。传统手术与腹腔镜手术的一个基本区别在于，后者最初的入路通常是盲目进入的。盲目进入可能会导致血管或器官损伤，尤其是以前做过手术的患者。与之相关较为棘手的问题是损伤不能立即确诊，必要时需进行腹部手术补救。此外，随着手术器械和技术的不断进步使外科医生能够通过腹腔镜完成更大、更复杂的手术。相应的外科医生需更新学习曲线，且血管、肠道、子宫或膀胱损伤并发症发生率增加。手术技术不断发展必须伴随着并发症预防和处理能力的不断提高。

本章的目的是探讨腹腔镜手术的风险，以及对风险的正确和专业的处理方法。

## 二、讨论和知情同意

接受腹腔镜手术的患者必须被告知手术风险、潜在的并发症及可选择的其他手术治疗方式。腹腔镜手术前的讨论应包括讨论所使用的入路技术及与之相关的风险[1, 2]，包括肠道、泌尿道、血管、网膜和其他周围器官的损伤。术后可能出现的并发症包括伤口感染、粘连引起的疼痛和疝的形成。

讨论必须包括患者的个体化风险，这取决于他或她的体重指数（BMI）、潜在的肥胖症或明显的体重不足，以及各种可能存在的免疫抑制。依据患者的病史，充分考虑解剖畸形、腹部中线切口、腹膜炎或炎症性肠病等病史十分重要[3, 4]。

## 三、戳卡放置的前提条件

通过充分的气腹使腹壁抬高是安全插入戳卡的前提条件。没有气腹的情况下盲目进入违背上述原则。患者可耐受25mmHg的通气压力。戳卡（10mm）可间接置入或分两步放置，首先置入1个5mm戳卡，然后扩张至10mm戳卡，以防出血、腔内异常或肠襻粘连等预估情况。如果外科医生怀疑在脐区有肠粘连，则必须使用5mm腹腔镜从另一穿刺点（如下腹壁）进入，观察主要戳卡穿刺部位的情况（图49–1）[3]。

所有辅助戳卡必须在腹腔内压力20～25mmHg时直视下穿刺，此时可达到腹壁与内脏的最大距离。腹壁下血管可以通过腹腔镜看到，而浅表血管在透光下显示。因此，应确保穿刺处与周围的血管保持一定的距离（图49–2和图49–3）。辅助戳卡的数量可能会有所不同，但所有戳卡都必须在直视下穿刺。为了安全，必须避开该区域的2条重要血管，即腹壁浅动脉和旋髂

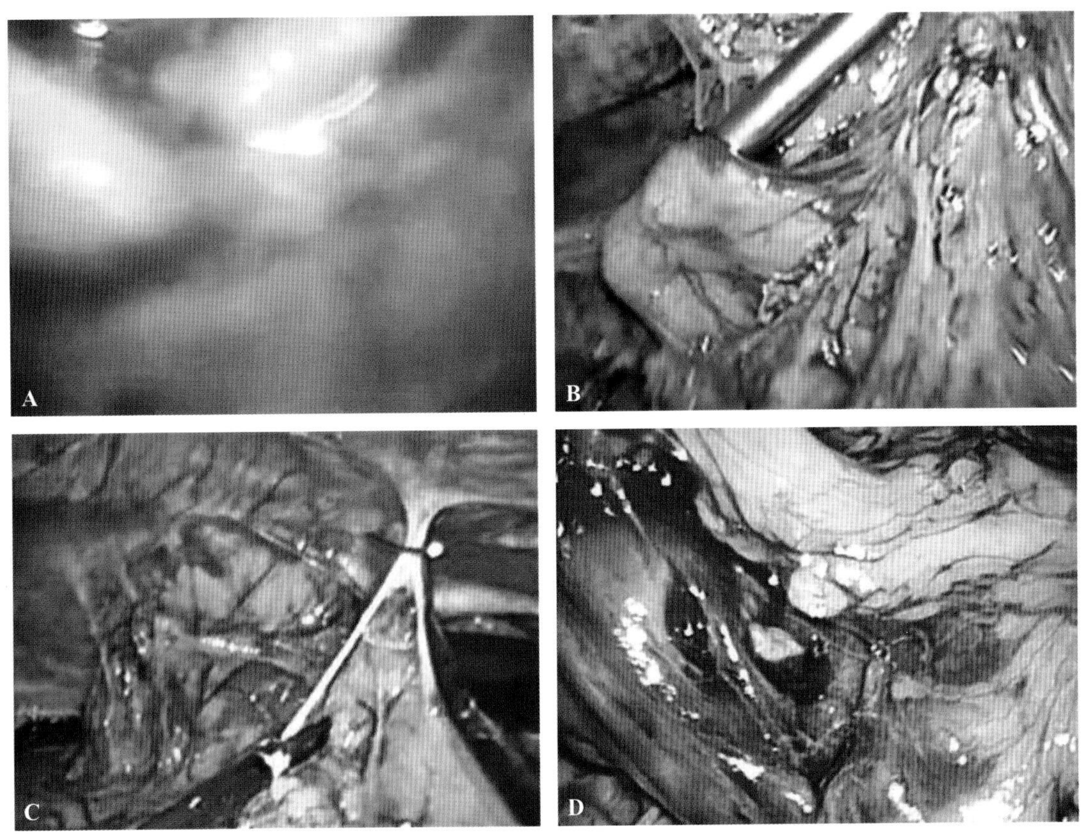

▲ 图 49-1　**A.** 用 **5mm** 光学戳卡进入主戳卡部位。粪便在戳卡的远端可见。**B.** 在下腹部置入辅助戳卡后可以清楚地看到损伤。重要的是将主戳卡留在其各自的位置。**C.** 清除粪便后将肠固定到腹壁上。**D.** 可以对损伤进行界定和缝合

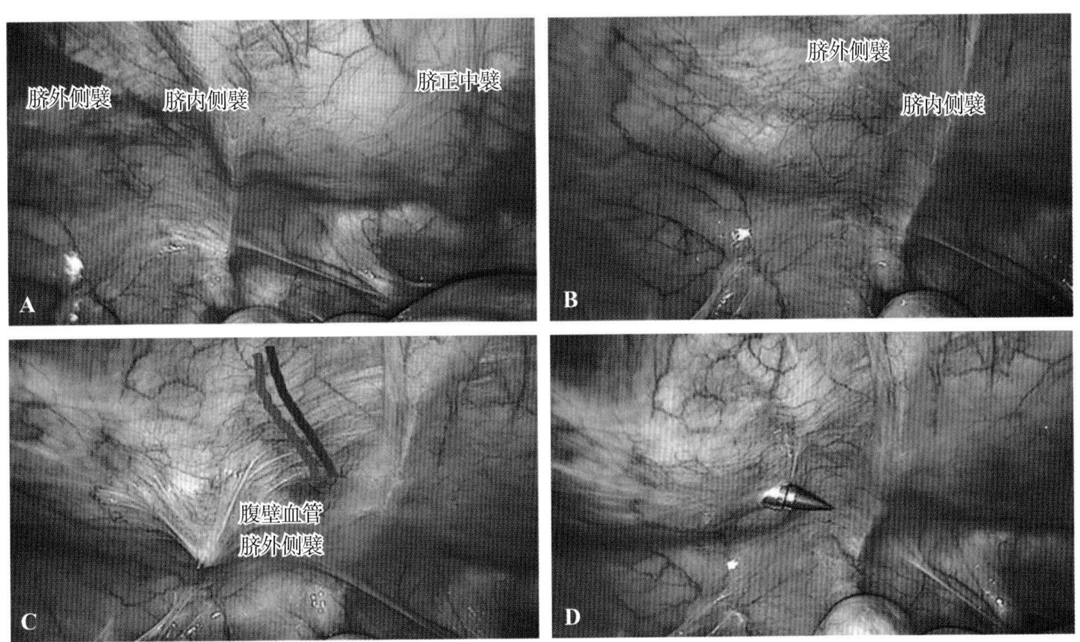


▲ 图 49-2　在左下腹放置操作戳卡

A. 镜头下可见 3 个皱襞；B. 触诊的手指显示出脐外侧襞的区域，由左至右依次为脐外侧襞、脐内侧襞；C. 锋利的戳卡进入脐外侧襞区域；D. 一旦腹膜被穿透，戳卡就朝着宫底部方向进入，从而避免对主要血管和肠管的伤害

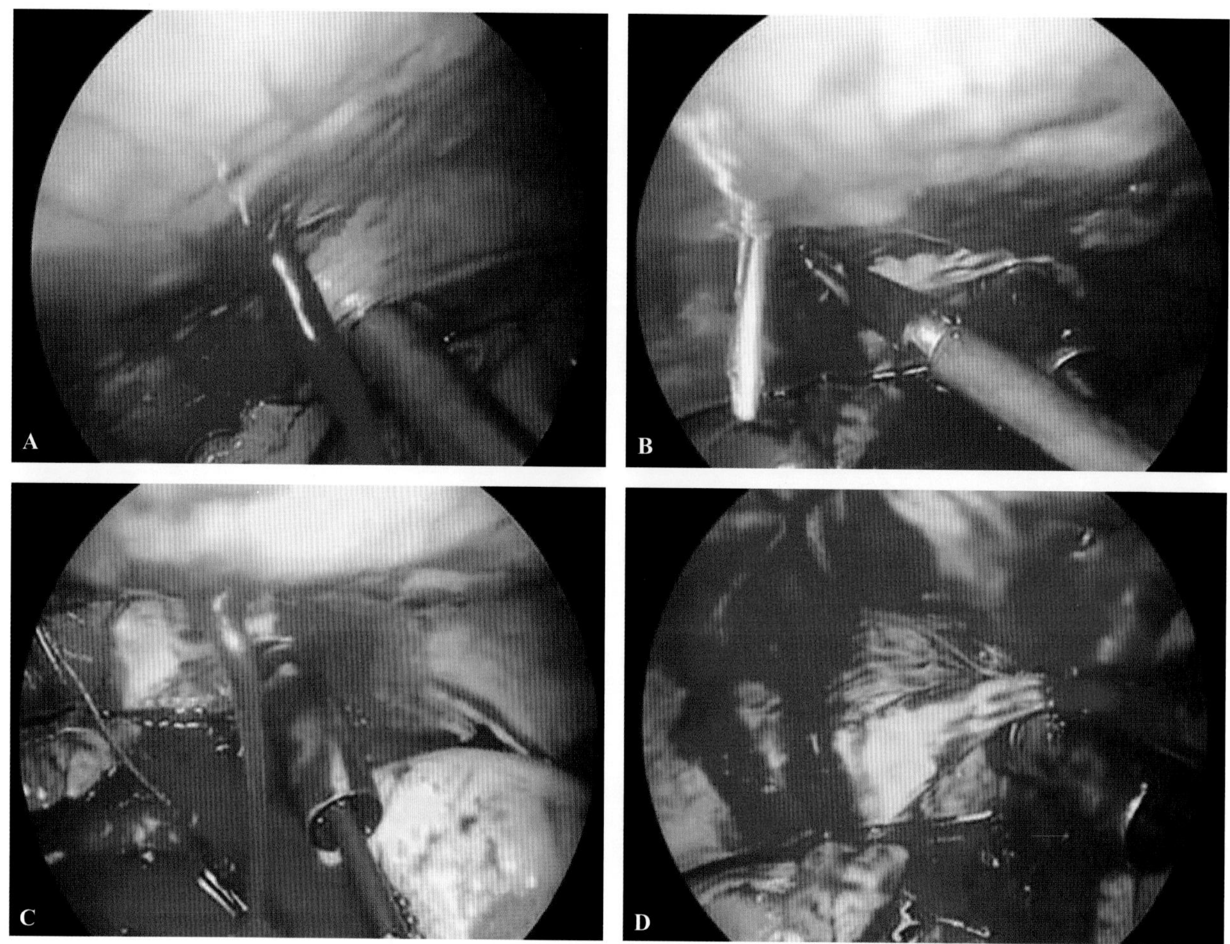

▲ 图 49–3 **A.** 腹壁下动脉的活动性出血；**B** 和 **C.** 手术视野在几秒钟内消失。活动性出血，患者一般情况不稳定；**B** 至 **D.** 通过由内而外的缝合技术将动脉闭合，并将缝合线固定至腹部

浅动脉 [3, 5–7]。

对于既往有腹部手术史的患者，存在粘连的风险较高，包括剖宫产、子宫肌瘤摘除、脐疝修补、卵巢囊肿摘除。如果腹膜外充气或经脐进入失败，在 1974 年 Palmer 描述可选择锁骨中线低于肋弓下缘约 3cm 的腹部入口。Palmer 穿刺点既可用于气腹针，也可用作小型戳卡穿刺位置。对于左上象限有瘢痕或有手术史的患者，可选择 Lee-Huang 点穿刺（图 49–4）。

使用 Palmer 穿刺点的指征如下所示。

- 经过脐下穿刺 2 次均失败。
- 非常肥胖的患者。
- 既往有腹部手术史和（或）疑似腹腔粘连的患者。
- 腹部有纵向切口的患者。

## 四、入口处的并发症

腹腔镜手术的并发症可分为早期并发症和迟发或晚期并发症，前者可被及时发现且能立即处理，后者则发生在术后一段时间。后者较难处理，因为患者已出院或其临床症状不典型 [8, 9]。

### （一）腹腔镜手术入路损伤分类

腹腔镜手术入路损伤可分为以下几类。

1. 1 型损伤

用气腹针或主戳卡（0.1%～0.4%）穿刺时，对主要血管或肠道造成损伤。

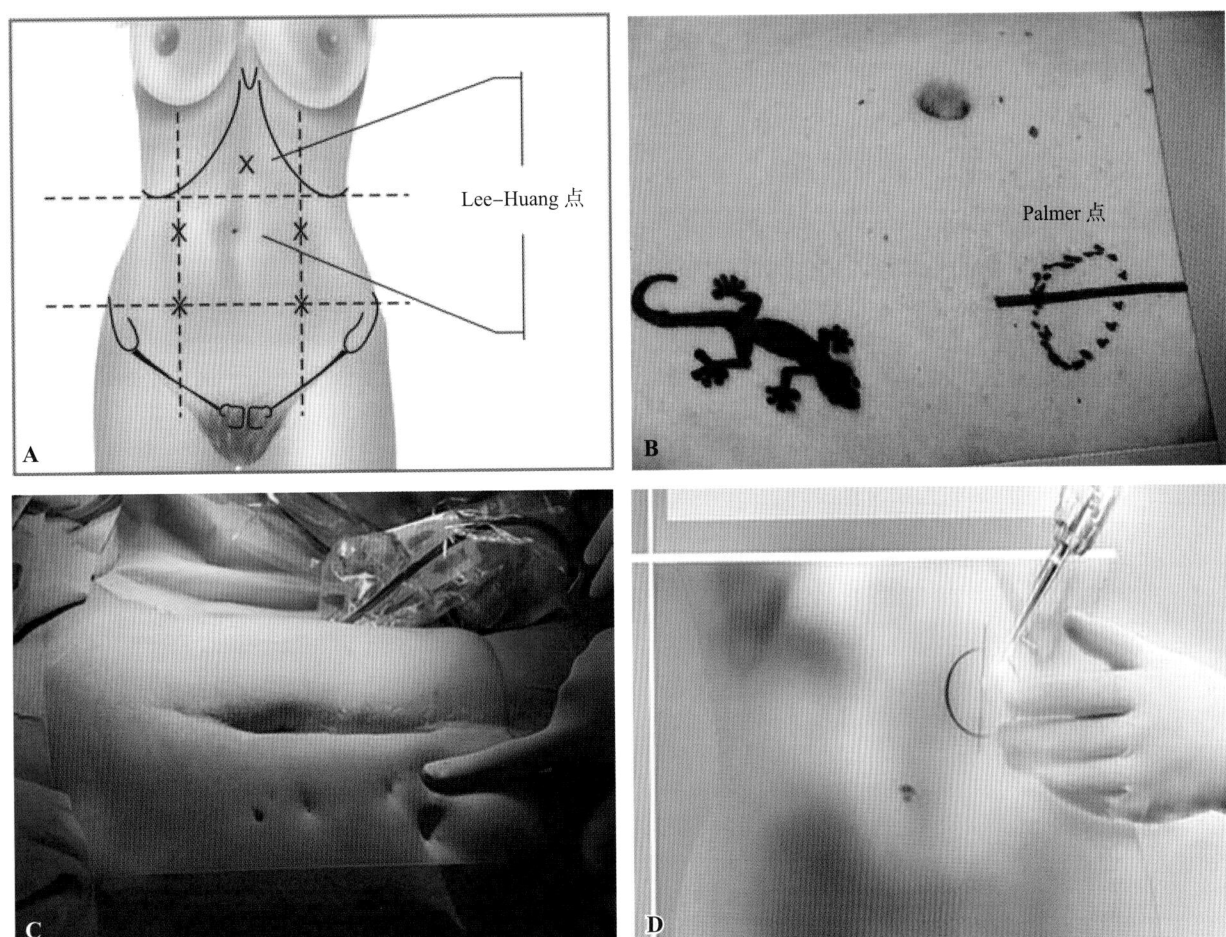


▲ 图 49–4　**A. Lee–Huang 点可在剑突下直接触诊；B 至 D. 已知或预期脐部周围有粘连带的患者，Palmer 点可作为替代穿刺点。它位于锁骨中线，比肋缘低约 3cm**

2.2 型损伤

腹壁血管和附着在腹壁上的肠管造成的损伤，都是由气腹针或主戳卡造成的。不管采用剖腹手术还是腹腔镜手术，均可造成 2 型损伤。

与腹腔镜手术相关的并发症各不相同，这取决于外科医生和医务人员的经验及手术所需的操作范围。并发症发生率为 0.1%～1.3%。

在大学教学医院和县城医院建立了腹腔镜手术常规操作程序，这提高了外科医生的工作质量，缩短了学习曲线。这种进展使手术并发症发生率降低。腹腔镜器械和光学传输的发展也促使了这一现象的发生。超过 50% 的腹腔镜手术损伤已知发生在最初的进入步骤，即插入气腹针或盲入、产生气腹和插入主戳卡。因此，在过去 30 年中，损伤的发生率已显著减少。在所有腹腔镜手术中，肠损伤占 0.04%，主要血管损伤占 0.02%～0.04%。然而，30%～50% 的肠损伤和 13%～50% 的血管损伤在手术中并没有立即被发现，因此相应的发病率和死亡率较高。此外，腹腔镜手术经常在门诊诊所进行，这些门诊诊所缺乏储备血液、血管手术器械和专业知识。肠损伤在腹腔镜手术死亡原因中排名第三，排在首位的则是严重的血管损伤和麻醉 [10–12]。

## （二）入路时血管及内脏损伤

血管损伤可能发生在腹壁（腹壁浅表血管）或腹腔内（肠系膜血管、网膜血管、髂动静脉血管或主动脉 / 腔静脉血管）。根据损伤部位不同，血管损伤可导致腹壁血肿或腹腔出血（图 49–3 至图 49–5）。即使气腹针部分进入血管腔也可能引起气体栓塞。此外，$CO_2$ 在血浆中是高度可溶的。大量 $CO_2$ 进入可能是致命的，可导致迅速死亡。当过度用力插入气腹针时，甚至在非常瘦的患者使用正常的力量时，可能发生腹膜后间隙和腹膜后结构的损伤，当外科医生在插入主戳卡时未能沿中轴线移动，或在进入腹膜腔时使用了与腹壁不正确的角度时，也可能发生这种损伤。由于大动脉和下腔静脉在进入骨盆之前就分支，因此，尽可能减少损伤带来的风险是十分重要的。

### （三）内脏损伤

内脏损伤包括对大网膜、胃、肠、肝或脾的损伤，这取决于进入部位和空腔脏器的充盈程度。因此，必须在手术开始时放置胃管，特别是使用 Palmer 点或 Lee-Huang 点时 [7, 13, 14]。

作为确保手术安全的第一步，可以通过肠管吸入气体或有异样液体来确定肠管是否有穿孔。损伤肝脏或脾脏可引起大出血。根据不同损伤情况，可以通过腹腔镜手术治疗，如有必要，也可以立即剖腹手术治疗（图 49–1 和图 49–6）[6, 13, 15–18]。

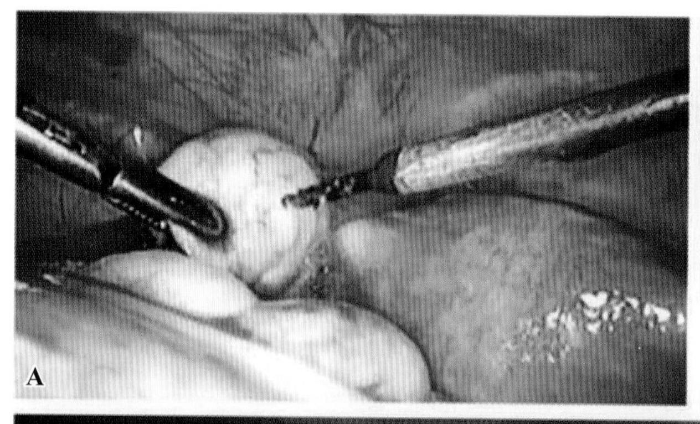


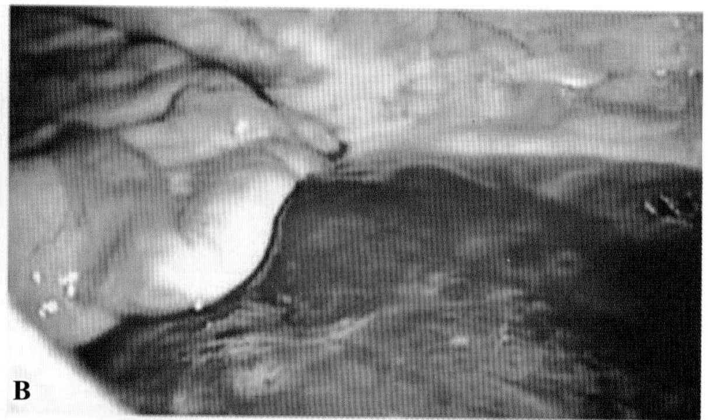


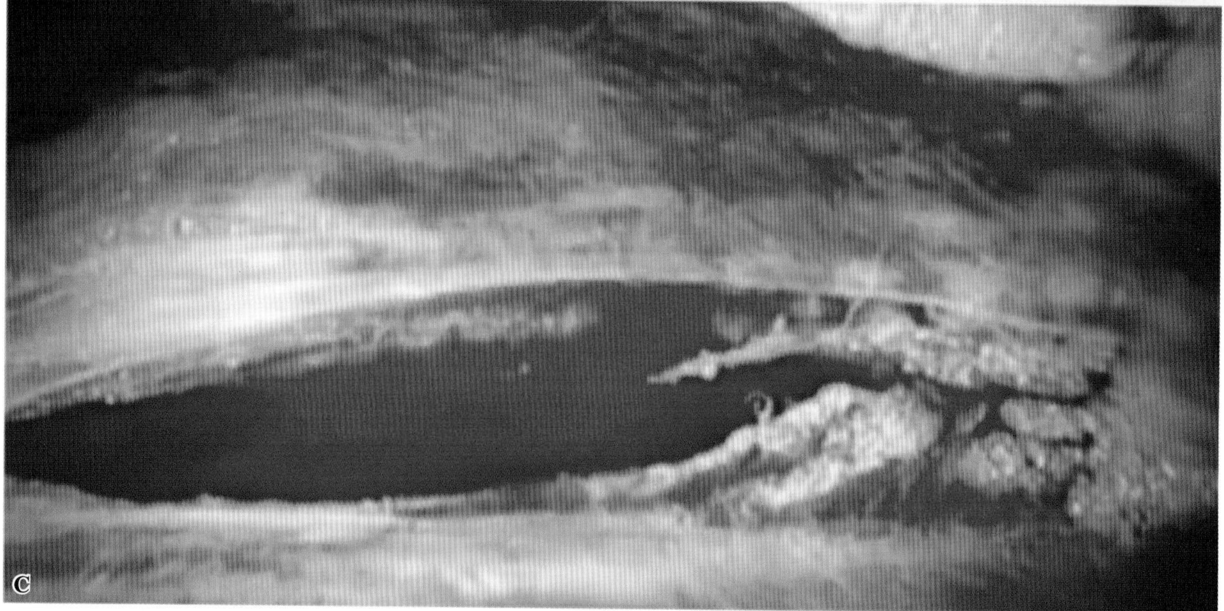


▲ 图 49–5 **A.** 在手术即将结束前对卵巢进行单极打孔；**B.** 最终视图显示出巨大的腹膜后血肿，并且逐渐变大；**C.** 对腹膜后的详细检查显示，在腔静脉上方血管损伤

## （四）围术期并发症

围术期并发症包括肠、血管、膀胱或输尿管损伤，以及与麻醉相关的并发症，如肺栓塞、大血管损伤后大出血或血管内气体栓塞、心搏骤停。

围术期并发症也可能发生在腹腔镜手术中（图 49–7 至图 49–9），即使是最有经验的外科医生在进行腹腔镜手术或剖腹手术时也不能完全避免（图 49–10 至图 49–13）。外科医生的专业技能表现在识别和处理并发症的速度和技巧上。

1. 血管损伤

主要的血管损伤可能发生在手术过程中，特别是在腹膜后分离过程中。正常解剖情况下，腹主动脉远端与髂总动脉及髂内、外动脉均位于腹膜间隙。幸运的是，这些血管的撕裂很少见（图 49–5）。

如果早期发现严重的血管损伤，应尽量减少出血，当出血不能在镜下压迫、止血或缝合时转为剖腹手术，这是有效治疗的关键。药物止血可能有效，如使用 TachoSil。多数情况下需要血管外科医生参与完成手术。

2. 肠道损伤

在腹腔镜手术中肠损伤的发生率高于剖腹手术，而腹部入路和气腹的形成是肠损伤的重要危险因素。虽然肠损伤并不常见，但它们是腹腔镜手术的主要死亡原因，也是任何与腹腔镜手术相关的重要致病因素。许多肠道损伤术中可予缝合，可能需要部分切除、缝合及切除撕裂区域，包括端 – 端吻合或回肠造口术。与可以立即发现的大血管损伤不同，许多肠损伤在手术时是隐蔽的。患者术后可出现特异性的或非特异性的腹膜炎症状。术后出现持续发热、心动过速或肠梗阻等，这时应高度怀疑是否存在肠道损伤。这种情况往往发现不够及时，使其成为术后病率和致死率的重要原因。在较复杂的盆腔手术之前，不再推荐肠道准备。若损伤边缘正常的肠道，可采用 3–0 Vicryl 或 4–0 PDS 缝合线进行无张力、单层、间断缝合修复。若损伤较为严重，则可能需要切除部分肠管及一期吻合（图 49–1 和图 49–6）。

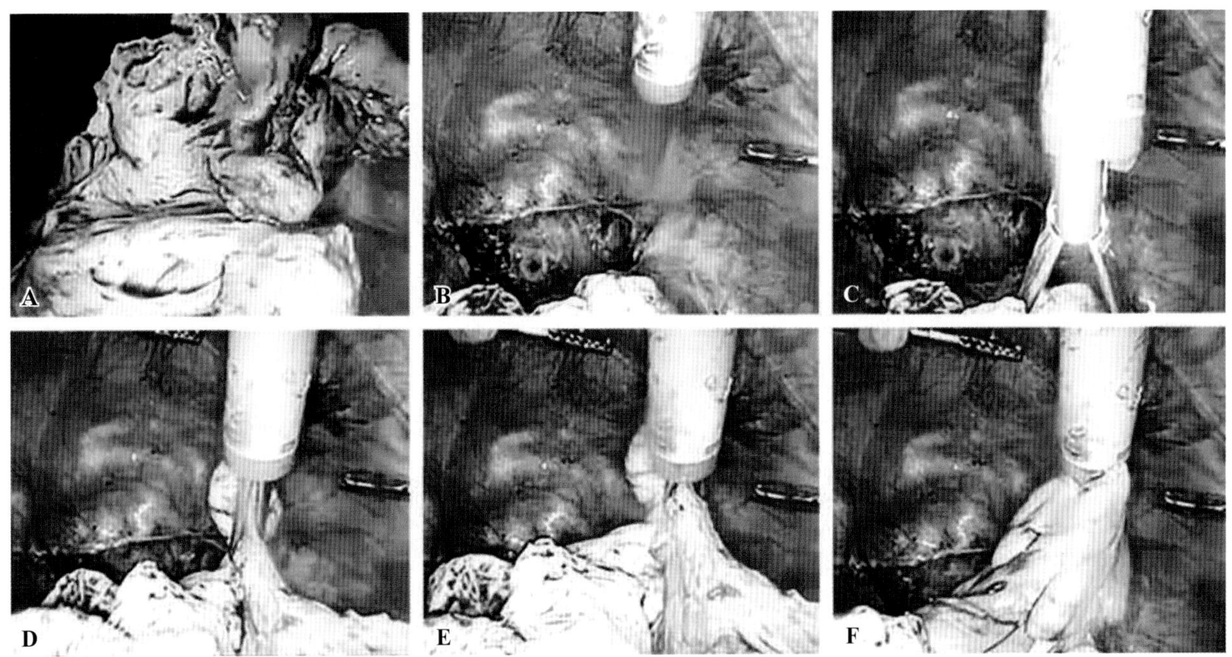


▲ 图 49–6　**A.** 用粉碎器旋切中等大小的子宫；**B.** 粉碎器已从中线的穿刺孔进入术野，这样可确保获得最佳视野，并与器官保持最大距离；**C** 和 **D.** 钳夹剩余的子宫组织；**E.** 钳住了一条小肠系膜，但由于视野不在中间，并且镜头距离远，因此未被发现；**F.** 外科医生在小肠被旋切后才发现肠损伤

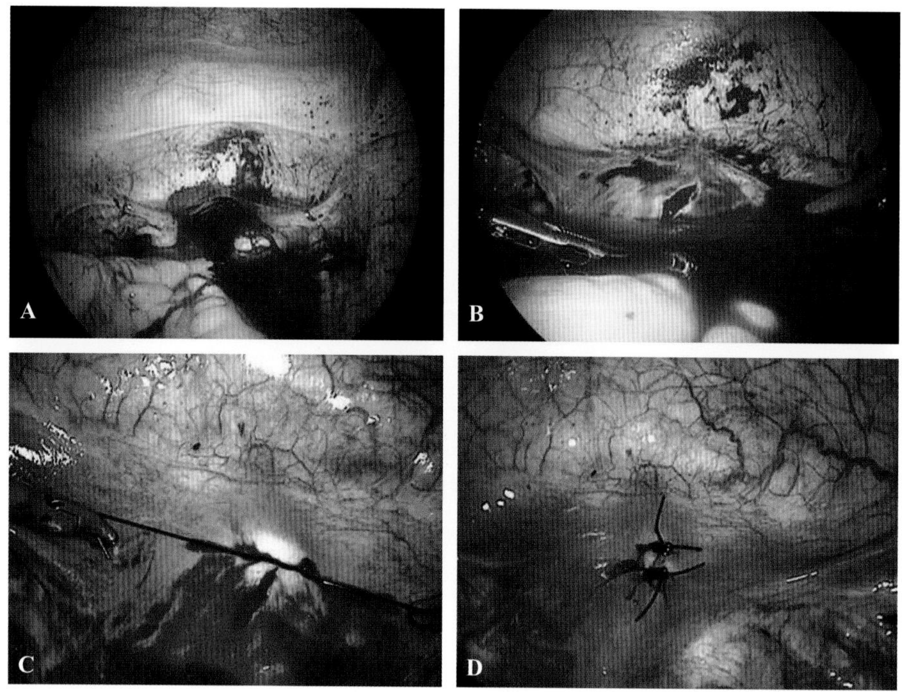

▲ 图 49-7　**1 例 32 岁的患者，分娩 5 周后怀疑有胎盘残留，持续阴道流血**

A 和 B. 在实施刮宫术清除胎盘残留物的过程中，产后增大和柔软的子宫出现了前壁穿孔。联合腹腔镜检查确定了穿孔，穿孔处活动性出血，创面出现了血肿，腹腔内存在游离液体（用于宫腔镜检查的冲洗液）。C 和 D. 可以用粗的单股缝合线缝合穿孔部位

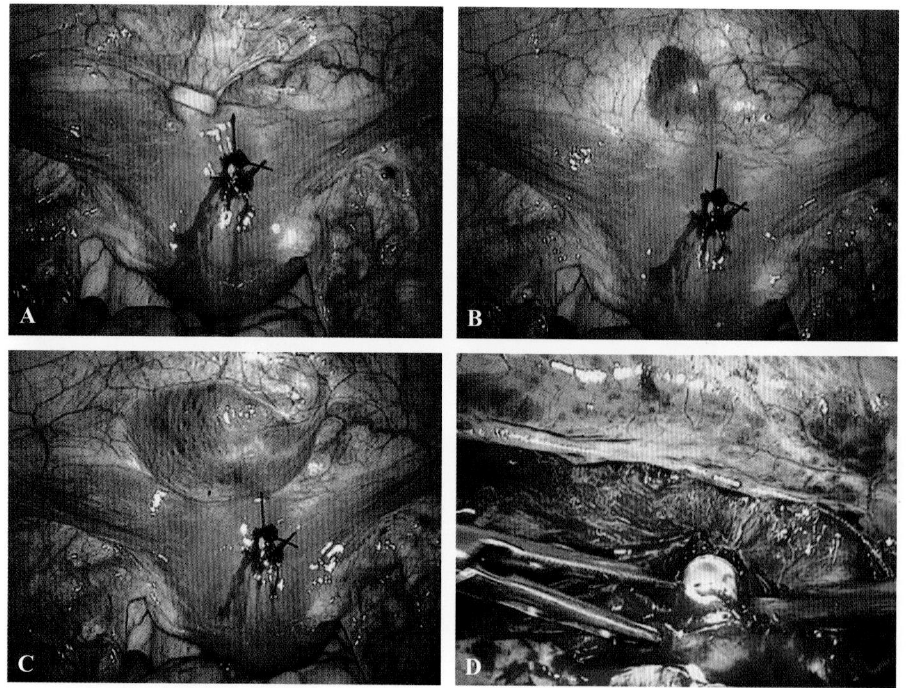

▲ 图 49-8　**与图 49-7 是同一位患者**

A. 尝试在腹腔镜监护下进行刮宫，镜下显示在宫颈下段有隐性穿孔，仅膀胱腹膜保持完整；B. 突发腹膜下出血；C. 开始的时候尝试通过宫腔镜手段来处理穿孔区域导致腹膜后大面积积液水肿；D. 需要打开腹膜。向下显露于阴道前壁后，置入宫腔镜，不注入灌流介质。在腹腔镜下确定穿孔位置并进行处理。左手的分离钳协助显露穿孔处的结构，协助宫腔镜进入宫腔。此时可以检查之前未能进入的宫腔内的情况

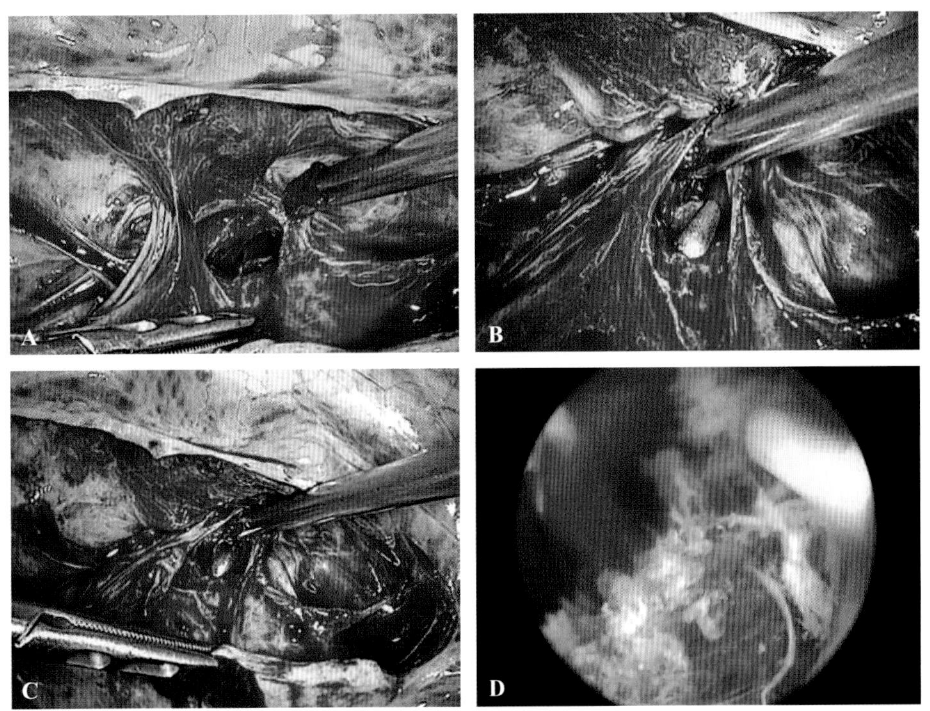

▲ 图 **49-9**　与图 **49-7** 和图 **49-8** 是同一位患者

A. 子宫前壁完全显露后，修整穿孔周围组织，保留膀胱宫颈韧带。B. 将探针插入宫颈。C. 在腹腔镜引导下将其深入子宫腔。以探针为支撑，直视下全层缝合子宫壁。D. 宫腔镜检查胎盘残留物，然后取出。缺损缝合后，不再有渗漏，建立膨宫后可清晰观察宫腔情况

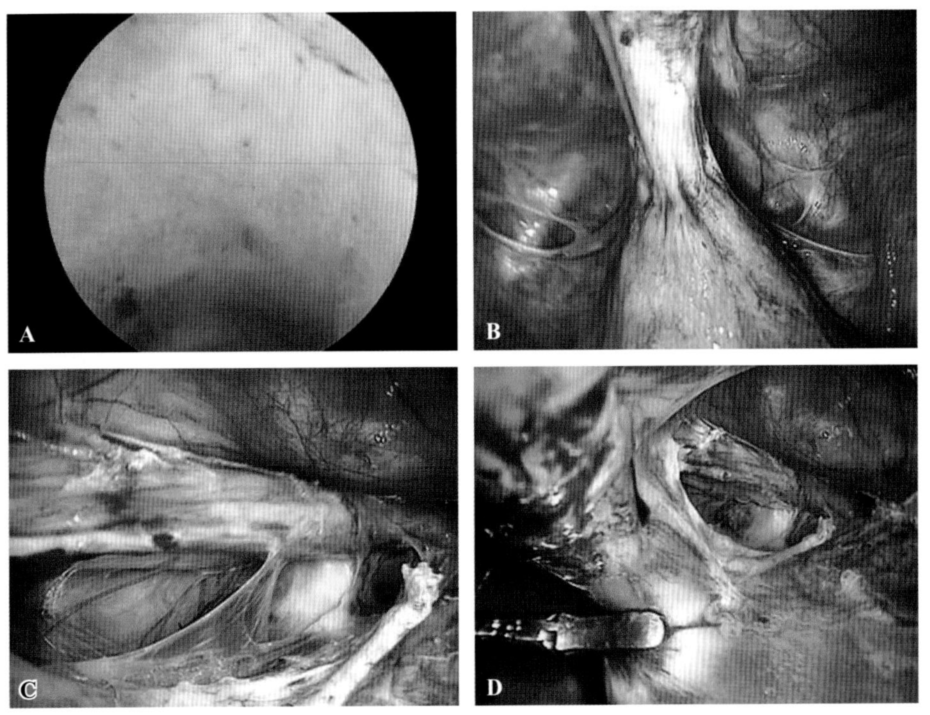

▲ 图 **49-10**　**35** 岁患者，产 **1**

A. 在发展中国家剖宫产后，怀疑剖宫产瘢痕缺损。宫腔镜检查显示子宫壁的缺损部位；该缺损似乎仅由腹膜覆盖。B. 腹腔镜检查显示子宫前壁与前腹壁之间有牢固的粘连带。C 和 D. 打开左侧阔韧带前叶（C）和右侧阔韧带前叶（D）后。子宫缺损的部位和膀胱还有一定距离

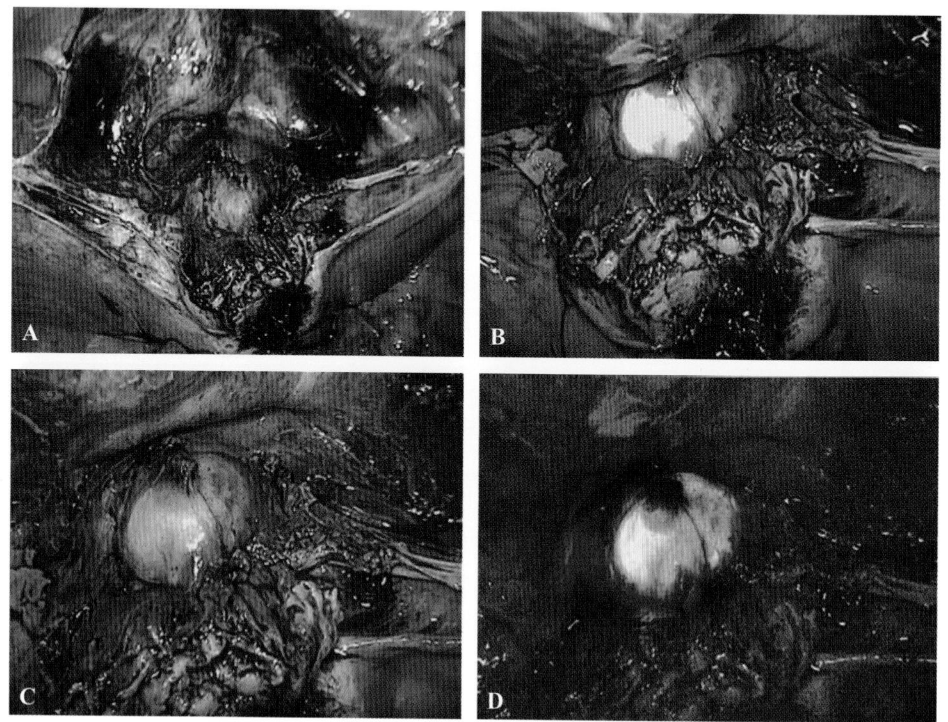

▲ 图 49-11　与图 49-10 是同一位患者

A. 粘连带完全松解后，将膀胱从子宫前壁推开，并确定深部缺损。B. 同时宫腔镜检查证实全层缺损。C. 通过宫腔镜注入膨宫液体后，可以看到缺损被一个很薄的膜覆盖。另外，通过宫腔镜上的照明明确缺损部位。D. 当腹腔内照明变暗时，宫腔镜透光变得非常明显

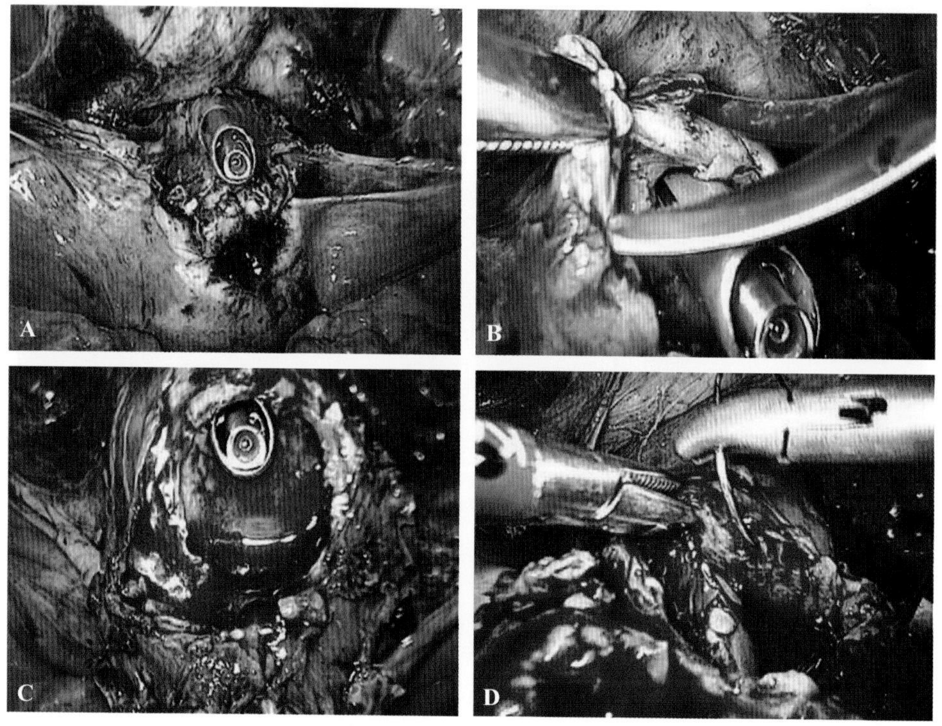

▲ 图 49-12　与图 49-10 和图 49-11 是同一位患者

A. 用宫腔镜穿过缺损处；B. 剪除不需要的组织；C. 再次确认缺损处的结构；D. 在宫腔镜的支撑下，缝合缺损

3. 膀胱和输尿管损伤

在输尿管区域进行手术操作时，术中观察输尿管是必要的。有时需要对输尿管进行游离解剖（图 49–14）。妇科大手术后常规的术中膀胱镜检查可以在初次手术中早期识别和修复损伤的膀胱，尽管损伤率较低。当然，开放的膀胱也可以通过排尿直接检测。如果 Foley 导管袋内充满 $CO_2$，提示膀胱损伤[19]。

腹腔镜手术相关的泌尿道损伤与腹腔镜下大血管损伤或医源性肠损伤有明显的不同。前

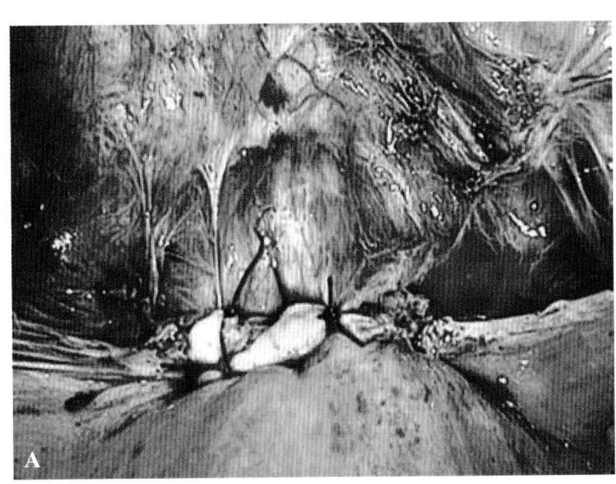

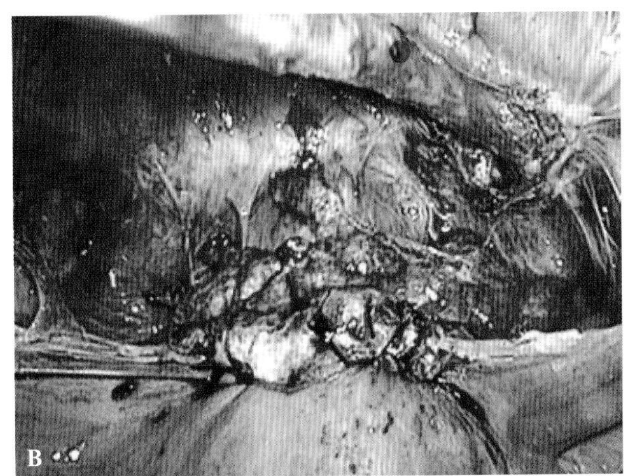

▲ 图 49–13　与图 49–10 至图 49–12 是同一位患者

A. 子宫前壁缺损缝合后的最终视图；B. 由于患者仍有生育要求，因此使用了抗粘连屏障凝胶（Hyalobarrier，Nordic Pharma，Germany）

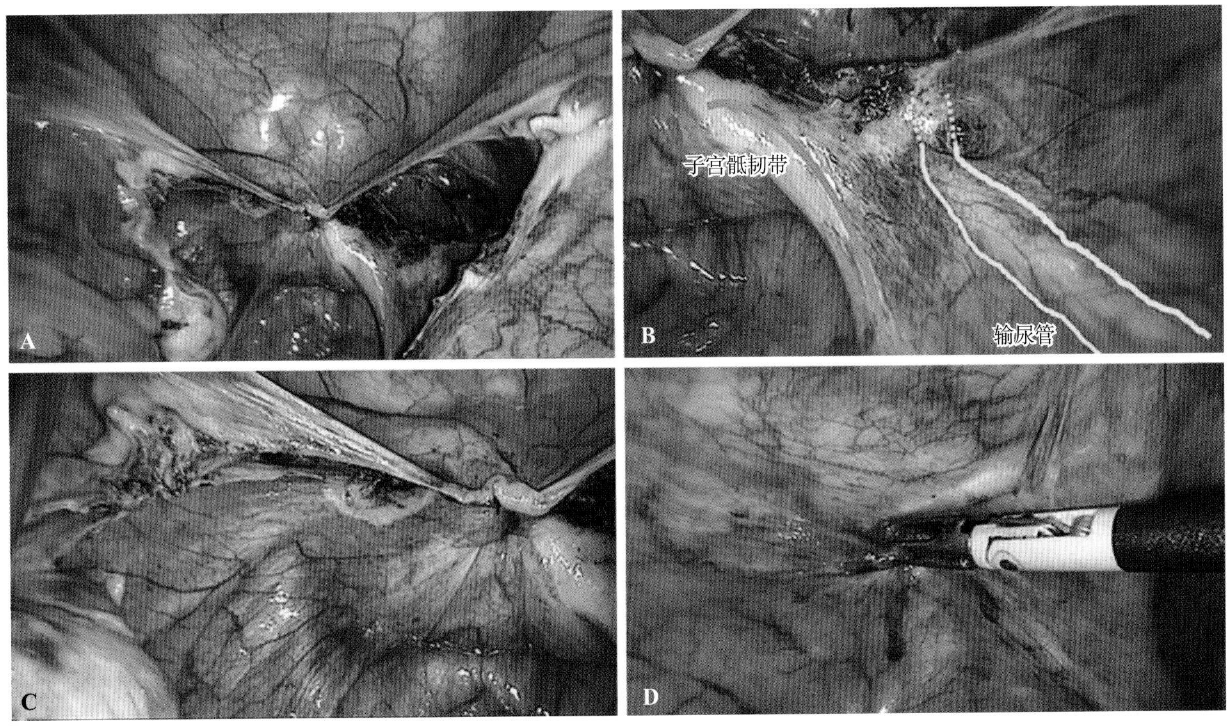


▲ 图 49–14　LSH（腹腔镜下子宫次全切除术）：LSH 完成后的最终视图

用腹膜覆盖子宫颈管断端，并且从两侧引流。两侧子宫骶韧带均受到轻微的拉力，从而使子宫颈悬吊。A 至 C. 通过观察蠕动来确认输尿管的完整性；D. 取出戳卡后电凝右侧的戳卡入口

者很少导致患者死亡，但后者与死亡率相关。尿路并发症很少是由气腹针或戳卡创伤（换句话说，与入路有关）造成的。与输尿管损伤相关的主要因素有：①盆腔解剖知识不足；②未能打开腹膜，分离腹膜后组织；③缺乏在使用能源设备时对其物理效应与组织间的相互作用的了解；④相关设备应用不熟练；⑤盆腔粘连，特别是卵巢门的致密粘连。输尿管的损伤很大程度上是由术后较晚发现所造成的。未能进行适当的检查（如靛胭脂染料注射、膀胱镜检查、静脉肾盂造影或逆行肾盂造影）会造成额外的损害。

膀胱损伤可能没有输尿管损伤严重，特别是当术中发现有裂口并及时进行了适当修复。在膀胱损伤之前或期间进行膀胱镜检查并插入双 J 导管，可以避免三角区损伤（图 49-15）。腹腔镜手术，特别是妇科手术，输尿管损伤风险更高。

### （五）晚期并发症

术后发生的晚期并发症也称为继发性病变，占 0.5%，包括继发性肠管损伤合并腹膜炎和严重腹腔内感染（图 49-16）。小的血管损伤在出现血肿之前可能不易被发现。部分输尿管损伤不明显，直至出现尿潴留，这可能在手术后几天发生。无论患者是否仍在医院或已出院，必须叮嘱他们，若出现不良症状或特殊情况应立即报告。

## 五、结论和未来展望

无论入路技术为何种类型，外科医生都必须在他或她所擅长的技术方面受过良好的训练。此外，所有的外科医生都应该熟悉替代的入路位置和技术，以解决各种障碍或减少并发症发生。众所周知，外科医生定期参加标准的培训课程可以缩短学习曲线。

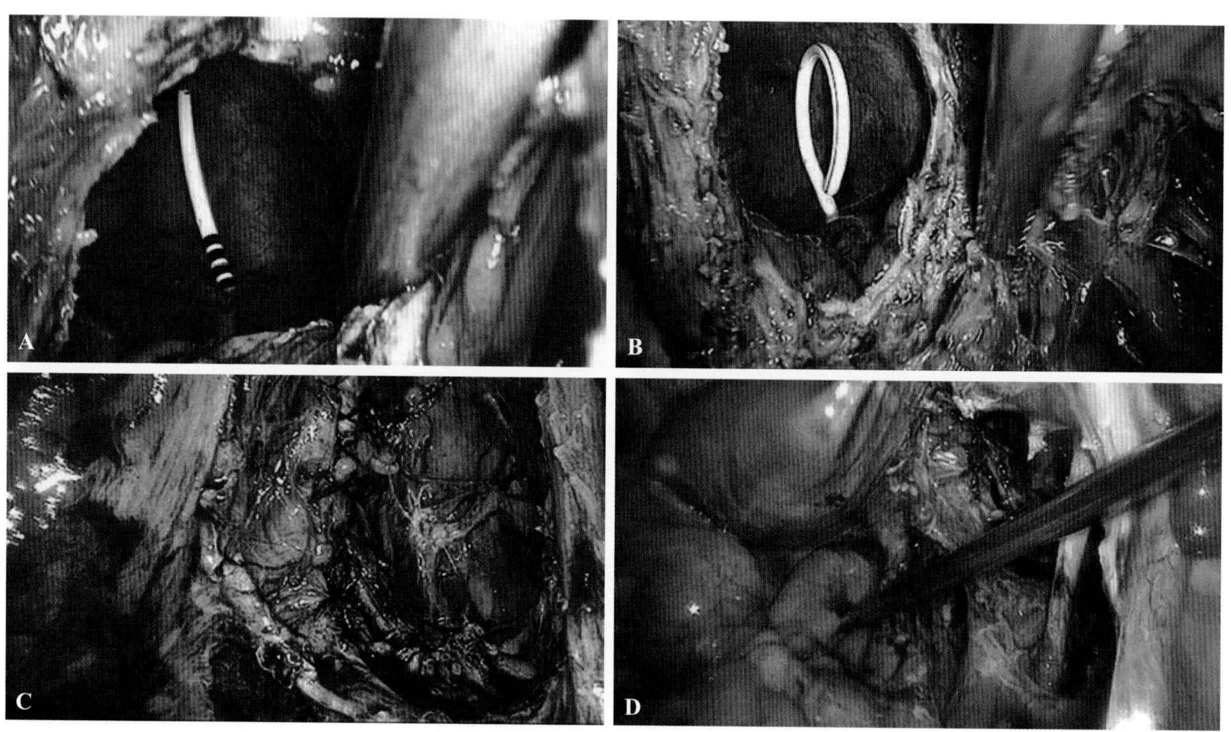

▲ 图 49-15　打开膀胱通常需要同时插入输尿管支架

A 和 B. 这是通过膀胱镜检查实现的；C 和 D. 当膀胱三角区和输尿管壁内部有撕裂伤时，可以在腹腔镜下安全地缝合。通过使用 3-0 Vicryl 缝合线进行内层连续缝合，使用 2-0 Vicryl 缝合线进行间断缝合（包括肌肉和腹膜）来关闭膀胱壁

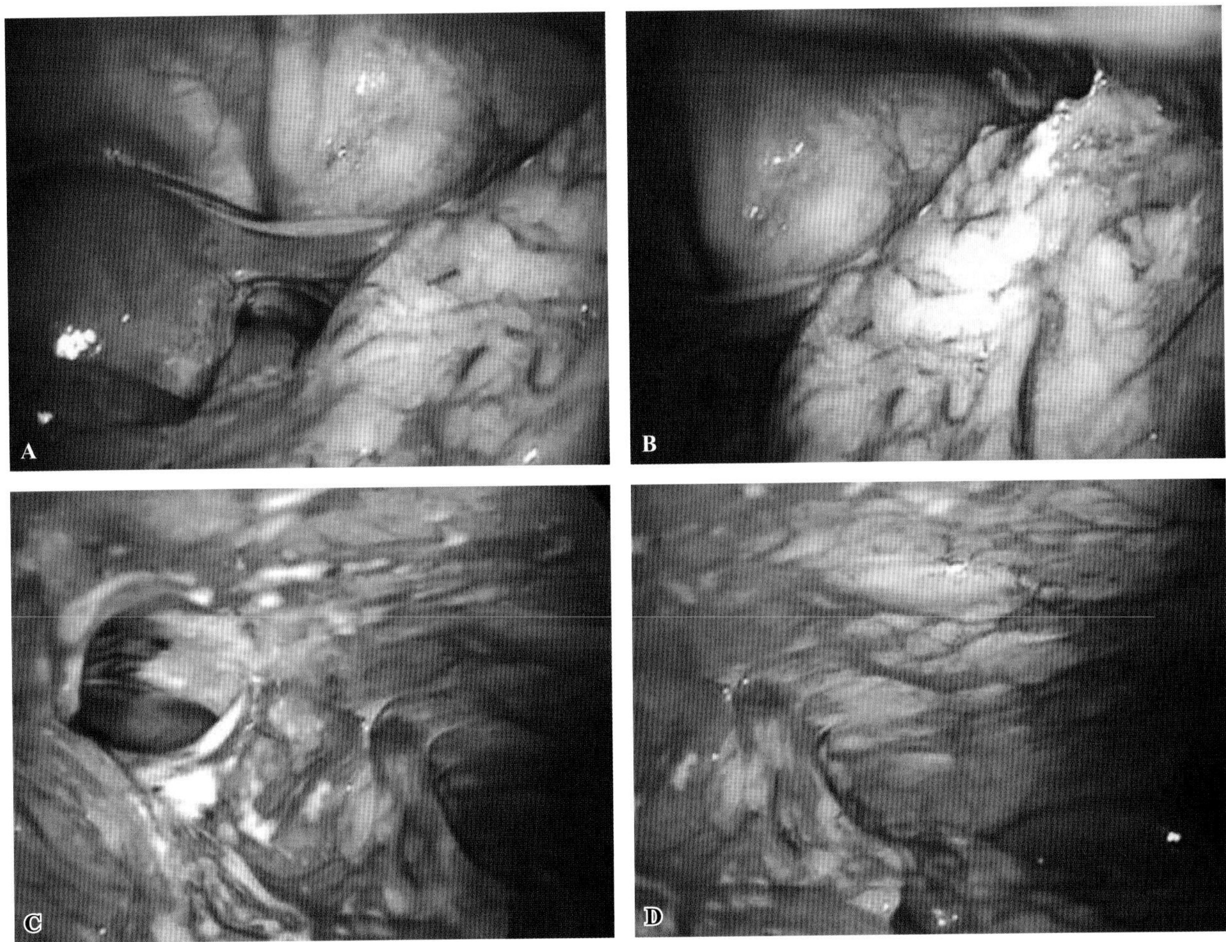


▲ 图 49-16 **A.** 子宫后壁肌瘤剔除术 **3** 天后进行第 **2** 次腹腔镜探查。患者高热且炎症因子升高。之前术中未放置引流。视野下显示骨盆解剖正常，没有腹膜炎或器官损伤的迹象。**B.** 右下腹部（盲区）的非典型粘连。**C.** 内镜清楚地显示肠损伤和局部腹膜炎表现。当肠管在手术视野外时，可能会发生肠损伤。**D.** 右上象限也未发生腹膜炎迹象

所有学科的腹腔镜外科医生都倾向于将腹腔镜手术分为不同的技术点，其中之一就是腹腔镜入路。在培训年轻外科医生的过程中，除了比较流行的内镜显露和缝合外，还应注意腹腔镜下的入路技术。意识到潜在的并发症，并及早发现和专业处理，这是高质量手术操作的重要组成部分[3, 20, 21]。

所有的外科手术，包括手术切口的位置，即使在直视下，也会发生潜在的风险[22]。无论当今社会技术多么先进，医生都仍需非常小心谨慎地工作。

## 参考文献

[1] Alkatout I, Bojahr B, Dittmann L, et al. Precarious preoperative diagnostics and hints for the laparoscopic excision of uterine adenomatoid tumors: two exemplary cases and literature review. Fertil Steril. 2011;95(3):1119.e1115–8.

[2] Alkatout I, Stuhlmann-Laeisz C, Mettler L, et al. Organ-preserving management of ovarian pregnancies by laparoscopic approach. Fertil Steril. 2011;95(8): 2467–70.e2461–2.

[3] Gynaecologists RCoOa. Preventing entry-related gynaecological laparoscopic injuries. RCOG Greentop Guideline. 2008;No. 49:1–10.

[4] Mettler L, Clevin L, Ternamian A, et al. The past, present and future of minimally invasive endoscopy in gynecology: a review

and speculative outlook. Minim Invasive Ther Allied Technol. 2013;22(4): 210–26.

[5] Pasic R. Creation of pneumoperitoneum and trocar insertion techniques. In: Pasic R, Levine R, editors. A Practical Manual of Laparoscopy: A Clinical Cookbook. Abingdon, UK: Informa Healthcare; 2007. pp. 57–74.

[6] Palmer R. Safety in laparoscopy. J Reprod Med. 1974;13(1):1–5.

[7] Nezhat F, Brill AI, Nezhat CH, et al. Laparoscopic appraisal of the anatomic relationship of the umbilicus to the aortic bifurcation. J Am Assoc Gynecol Laparosc. May 1998;5(2):135–40.

[8] Alkatout I, Honemeyer U, Strauss A, et al. Clinical diagnosis and treatment of ectopic pregnancy. Obstet Gynecol Surv. 2013;68(8):571–81.

[9] Alkatout I, Schollmeyer T, Hawaldar NA, et al. Principles and safety measures of electrosurgery in laparoscopy. JSLS. 2012;16(1):130–9.

[10] Vilos GA, Vilos AG, Abu–Rafea B, et al. Three simple steps during closed laparoscopic entry may minimize major injuries. Surg Endosc. 2009;23(4):758–64.

[11] Vilos GA, Ternamian A, Dempster J, et al. The Society of O, Gynaecologists of C. Laparoscopic entry: a review of techniques, technologies, and complications. J Obstet Gynaecol Can. 2007;29(5):433–65.

[12] Magrina JF. Complications of laparoscopic surgery. Clin Obstet Gynecol. 2002;45(2):469–80.

[13] Hurd WW, Bude RO, DeLancey JO, et al. The relationship of the umbilicus to the aortic bifurcation: implications for laparoscopic technique. Obstet Gynecol. 1992;80(1):48–51.

[14] Hurd WH, Bude RO, DeLancey JO, et al. Abdominal wall characterization with magnetic resonance imaging and computed tomography. The effect of obesity on the laparoscopic approach. J Reprod Med. 1991;36(7):473–6.

[15] Semm K. New methods of pelviscopy (gynecologic laparoscopy) for myomectomy, ovariectomy, tubectomy and adnectomy. Endoscopy. 1979;11(2):85–93.

[16] Semm K. [Visible control of peritoneal perforation in surgical pelviscopy]. Geburtshilfe Frauenheilkd. 1988;48(6):436–9.

[17] Semm K. [Morcellement and suturing using pelviscopy–not a problem any more]. Geburtshilfe Frauenheilkd. 1991;51(10):843–6.

[18] Semm K. Cutting versus conical tip designs. Endosc Surg Allied Technol. 1995;3(1):39–47.

[19] Mettler L, Schollmeyer T, Tinelli A, et al. Complications of uterine fibroids and their management, surgical management of fibroids, laparoscopy and hysteroscopy versus hysterectomy, haemorrhage, adhesions, and complications. Obstet Gynecol Int. 2012;2012:791248.

[20] Alkatout I, Mettler L, Beteta C, et al. Combined surgical and hormone therapy for endometriosis is the most effective treatment: prospective, randomized, controlled trial. J Minim Invasive Gynecol. Jul–Aug 2013;20(4):473–81.

[21] Mettler L, Sammur W, Schollmeyer T, et al. Crosslinked sodium hyaluronate, an anti–adhesion barrier gel in gynaecological endoscopic surgery. Minim Invasive Ther Allied Technol. 2013;22(5):260–5.

[22] Mettler L, Schollmeyer T, Alkatout I. Adhesions during and after surgical procedures, their prevention and impact on women's health. Womens Health (Lond Engl). 2012;8(5):495–8.

# 第 50 章　宫腔镜手术的并发症

## Complications of Hysteroscopy

Parul Kotdawala　Nidhi Nagar　著

孙宇婷　译　　陈　瑛　李亚楠　校

## 一、概述

宫腔镜手术是妇科医生最重要的治疗手段之一。在超声检查技术出现之后，宫腔镜检查可能对妇科实践尤其是妇科手术产生了极大的影响。这是一项易于学习的技术，学习曲线较短，为我们提供了进入子宫内部并处理宫内疾病的完美途径。诊断性宫腔镜检查和同时进行的宫腔镜治疗是评估子宫畸形、月经失调、不孕、绝经后出血和反复流产的妇女的一种有效手段。

宫腔镜检查是一种安全的方法，易于学习且手术效果极佳。与宫腔镜检查相关的不良事件通常很少见。宫腔镜并发症在治疗中比在诊断中更常见。为了应对更复杂的情况，手术技术不断拓宽，随之出现越来越多的并发症。报道的并发症包括与患者体位、麻醉和镇痛之类的基本手术操作相关的并发症，以及由于所进行的特定手术而引起的并发症（即子宫穿孔、周围结构和血管受伤、循环系统超负荷和低钠血症）。

## 二、突发事件

宫腔镜检查的并发症发生率较低，Lindemann（1989 年）[1] 估计为 0.012%。宫腔镜手术的并发症更为常见，而且可能更为严重。在 1993 年美国妇科腹腔镜医师协会（American Association of Gynecologic Laparoscopists，AAGL）进行的调查中，14 707 例宫腔镜手术中并发症的发生率为 3%。在 Hulka 进行的美国妇科腹腔镜医师协会的 2 次多中心访谈中，严重并发症发生率在 3 年内从 1% 降低至 0.2% [2]。

宫腔镜手术引起的并发症更常见、更严重（1%～3%），其中常见出血（2.4%）、子宫穿孔（1.5%）、宫颈撕裂（1%～11%）（Taylor and Gordon，1994）[3]，子宫穿孔的发生率为 0.8%（Hill 等，1992）[4]。当使用“滚球和环”或仅使用“环”时发生率分别为 1.29% 和 2.47%（Maresh，1996）[5]。使用“滚球和环”或仅使用“环”，出血的发生率分别为 2.57% 和 3.53%（Maresh，1996）。一篇在对宫腔镜手术的回顾分析中，术中和术后并发症的总发生率为 24%（Smith 及其同事）[6]。报喜不报忧的现实，让我们很难知道并发症真正的发生率。

由受过良好训练的医生进行的宫腔镜手术是安全的，总并发症率为 3%。大多数并发症与宫颈扩张或进入宫腔的操作步骤有关。因此，应将精力集中在确定有风险的患者和寻找新的技术来进行宫颈扩张 [7]。

宫腔镜检查与宫腔镜治疗有很大差异，尤其是在微型宫腔镜问世之后。微型宫腔镜减少了麻醉的需要，也不需要扩张宫颈。这减少了 2 个主要的并发症来源，围生育期和绝经期患者的血压和糖尿病可能使麻醉变得复杂，宫颈的扩张，尤其是不孕症患者的宫颈扩张导致宫颈损伤、偶发性穿孔和出血。

宫腔镜手术的并发症可以总结为以下的内容。

- 术中和术后早期并发症。
  - 麻醉相关。
  - 手术中的患者体位。
  - 膨胀介质因素。
  - 电外科事故。
  - 机械或创伤性并发症（如子宫穿孔、出血）。
- 晚期并发症如下所示。
  - 感染。
  - 宫腔粘连。
  - 解决现有症状失败。

## 三、麻醉

麻醉的风险与任何其他手术的风险几乎相同。宫腔镜手术中遇到的具体问题是体液负荷、低渗透压、低钠血症、子宫穿孔、出血，以及罕见的气体或空气栓塞。体液超负荷发生率高达 6%，患者可能因低钠血症和低血液渗透压而危及生命。显然，应该采取一切可能的措施来防止液体超负荷，及早发现并及时处理。目前尚没有在宫腔镜手术中采用不同的麻醉技术的对照研究。气管内插管全麻可提供立即正压通气和气管吸引的优势。但是，某些麻醉师倾向于局部麻醉而不是全身麻醉，因为这具有患者意识清醒及能早期发现体液超负荷的优势。

## 四、患者体位

截石位并头低足高的体位有其自身的问题。周围神经病变与截石位有关。某些神经可能在该体位受压，即坐骨神经、腓总神经和隐神经。腓总神经在腓骨头上方浅层走行，腿部支撑产生的压力可能导致神经损伤。放置衬垫并避免对神经施加任何压力非常重要。当大腿神经经过胫骨内侧时，大腿的压力也可能会损伤大隐神经。臀部的屈曲和外旋可能会拉伸和损伤坐骨神经。在手术过程中始终将患者肢体限制在正常活动范围内。

患者在麻醉状态下，肢体的摆位可能会超出正常的活动范围，以方便手术者更容易接触和显露子宫颈，特别是肥胖患者。麻醉状态下患者无自主意识并且不能给出肢体过度屈伸的反馈。在整个过程中监控患者的体位很重要，当患者被向下拖动的时候，腿部的支架就可能会跟着移动，这让我们很难评估髋关节的角度是否合适。双腿应同时放在腿托上，以免造成意外的肌肉骨骼伤害。截石位还与小腿隔室综合征这一罕见并发症相关。静脉引流的阻塞也使患者容易发生静脉血栓形成。臂丛神经损伤可能是由于肩部约束带放置不正确或手臂捆绑过紧所致。防滑床垫比肩部约束更重要。错误位置持续 15min 就可能造成伤害。麻醉师和外科医生应确保患者体位的正确。

## 五、膨宫介质

### （一）膨宫介质的类型

- 气体：$CO_2$。
- 高黏度液体——右旋糖酐膨宫介质。
- 低黏度液体——甘氨酸－山梨醇－甘露醇－生理盐水－乳酸林格液。

### （二）二氧化碳

二氧化碳曾用于诊断性宫腔镜，但由于其需要使用特殊的附加装置来控制气体的输送，所以其使用频率正在逐渐减少。二氧化碳可被血液循环迅速吸收并释放到肺中。其相关的并发症有代谢变化，如高碳血症和代谢性酸中毒、二氧化碳或空气栓塞，导致呼吸衰竭，发生心搏骤停。也有高机械压力导致输卵管破裂和隔膜破裂的报道。

为防止这些并发症，需要使用专用机器进行电子校准和监控 $CO_2$ 流量。所需的安全流速为40～50ml/min，并且不应超过100ml/min。应当进行二氧化碳图监测，$ETCO_2$ 的下降表明栓塞的可能。

### （三）液体膨宫介质（表50–1）

右旋糖酐等高分子量液体可能引起过敏反应、急性呼吸窘迫综合征、肺水肿、凝血功能异常、少尿和急性肾衰竭。低分子量的膨宫液可以是胶体（不含电解质），也可以是晶体（含电解质）。通常，近年来不使用高分子量的液体膨宫介质。

当实施单极能量的电切手术时，需要使用非导电的介质。通常用的胶体是甘氨酸、山梨醇和甘露醇。与甘氨酸毒性有关的并发症有高氨血症、高血容量、低渗性低钠血症和脑桥中枢神经变性，引起恶心、呕吐、精神状态改变、肌肉酸痛和视力下降。

生理盐水和乳酸林格液这样的晶体更安全，应作为首选。因为其中的离子可以导电，所以不适合使用单极能量的电切手术。随着双极电镜技术的出现，晶体是首选的膨宫介质。盐分的过度吸收会导致盐分超负荷，从而产生高血容量状态。

流体管理的目标如下所示。

- 当可能发生过度吸收时，选择不太可能引起并发症的膨宫介质。
- 减少手术期间的吸收。
- 及早发现过量吸收并及时治疗。

与在单极系统中使用无电解质的介质相比，生理盐水较少引起血清钠和渗透压的变化[8–11]。

有多种灌注泵可供选择，有恒定流量和压力输出的简单设备，也有具有宫腔内压力感应功能的先进设备。无论阻力如何，简单的泵装置都会继续将流体压入子宫腔，而当达到预设水平时，带有压力感应的灌注泵会降低流速[12]。这些

表50–1 宫腔镜手术中各种膨宫介质的比较

| 类　型 | 手术使用 | 诊所使用 | 与血液相容性 | 复杂操作 | 安全性 |
|---|---|---|---|---|---|
| **气体** | | | | | |
| 二氧化碳 | + | +++ | + | + | ++ |
| **液体：非电解质** | | | | | |
| Hyscon | +++ | +++ | +++ | ++ | ++ |
| 甘氨酸 | +++ | + | + | +++ | + |
| 山梨醇 | +++ | + | ++ | +++ | + |
| 甘露醇 | +++ | + | ++ | +++ | ++ |
| **液体：电解质** | | | | | |
| 生理盐水 | ++ | +++ | +++ | ++ | +++ |
| 乳酸林格液 | ++ | +++ | +++ | ++ | +++ |

系统用于宫腔镜诊断或较短的过程意义不大，但对在更长时间的手术中维持标准的宫内压至关重要。

监视液体吸收量的最简单方法是从注入的体积中手动减去收集到的外部液体的体积。一个良好的收集装置，要收集在操作过程中泄漏出的所有流体，包括流出通道和所有渗出在内镜护套周围的流体，准确评估是必要的。

手动测量的准确性不高，因此最好使用自动流体测量系统，该系统要满足灌注量及流出介质的所有潜在来源的精确测量。这样的系统可以持续测量吸收到循环中的膨宫介质的量[13]。

液体吸收受切除的病灶的大小和数量、切除术的深度、开放窦道的数目和子宫内压力的影响。可以通过减少操作时间，降低膨宫压至 80～100mmHg 来使其吸收最小化。如果液体吸收量＞2L，则必须停止手术（图 50–1）。

如果怀疑液体超负荷，则放弃操作。患者应被转到急救和重症监护病房。在与重症医生协商后，使用高渗盐水溶液＋循环利尿药。血清钠水平应非常缓慢地增加［1～2mEq/（L·h）]，开始的 24h 内避免超过 12mEq/L。当患者术后 48h 之后出现低钠震颤，不应尝试快速矫正，因为它可能导致癫痫发作和死亡。脑桥中央髓鞘溶解症

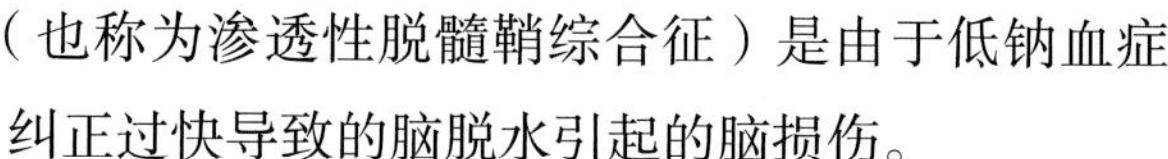
（也称为渗透性脱髓鞘综合征）是由于低钠血症纠正过快导致的脑脱水引起的脑损伤。

如果负荷过多的是生理盐水，将发生单纯的高血容量状态，可以通过插入中心静脉导管，给予利尿药和氧气来治疗。只有在少数必要的时候，心脏刺激药才会使用。可以用压力袖带束缚肢体以阻断静脉回流，其效果相当于静脉放血。

当液体吸收＞1000ml 时，人中至耳垂（philtrum-mastoid prominence，PMP）距离显著增加（图 50–2）。

- 腮腺区标志。
- 液体超负荷导致的间质性水肿。
- 吸收液体＞1000ml 后，人中至耳垂（PMP）距离明显增加。
- 当液体吸收量＞1L 时，吸收量每增加 500ml，PMP 距离增加约 0.5cm。
- 当液体吸收量＞1.5L 时，PMP 通常增加 0.5⁺cm；当液体吸收时＞2L，PMP 通常增加＞1cm。

## 六、预防与膨宫介质相关并发症的提示

在手术前宫颈注射 8ml 血管升压素稀溶液

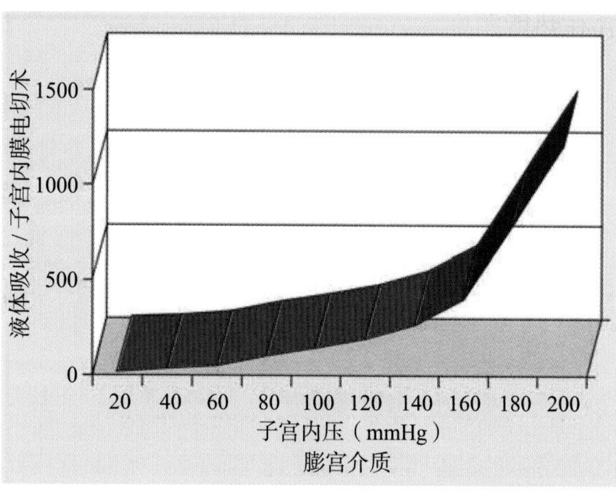


▲ 图 50–1　宫腔镜手术期间的子宫内压和输液量

引自 Royal College of Obstetricians and Gynaecologists.

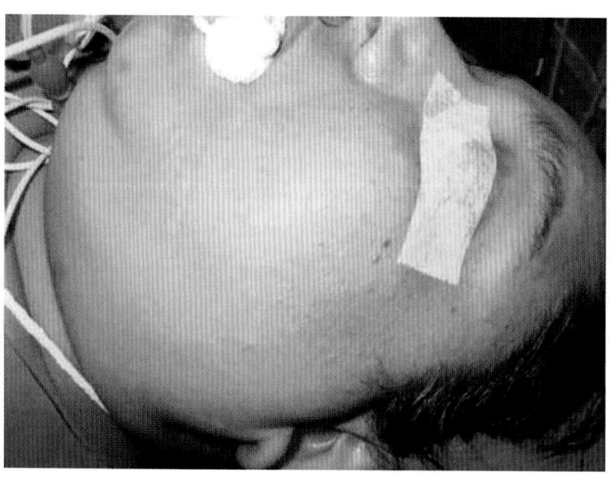

▲ 图 50–2　腮腺区域标志

（0.05U/ml）会减少进出子宫的血流量，从而限制在宫腔镜切除手术中扩张介质的吸收。给予升压素时必须提醒麻醉师，因为全身升压素可能会导致心血管衰竭、心肌梗死和死亡 [14]。

子宫腔扩张压力应设置得尽可能低，理想情况下应保持在平均动脉压（mean arterial pressure，MAP）以下，即＜100mmHg。

低渗性液体（如 1.5% 的甘氨酸或 3% 的山梨醇）的过度吸收会引起体液超负荷和低渗性低血钠，导致永久性神经系统并发症或死亡。育龄妇女的这种低渗性脑病的风险要比绝经后的女性高，这可能是由于血管丰富或激素作用所致。择期手术前 2 周注射 GnRHa（3.75mg）可通过抑制雌激素来帮助减少液体吸收和超负荷。它既减少了扩张性介质的全身吸收，又减少了低钠血症性低渗性脑病的影响。它还与缓解绝经前女性的体液不足相关 [15]。

与不含电解质的膨宫介质相比，盐水看起来更安全。

全身吸收的风险因手术而异，当子宫肌瘤切除术和经子宫内膜切除术（transcervical resection of the endometrium，TCRE）破坏子宫肌层完整性时，会增加全身吸收的风险。在这种情况下，应告知患者有可能需要分次手术切除。

通过限制术前口服或静脉输液的水化，可以降低膨宫介质超负荷的风险。

二氧化碳是诊断性宫腔镜检查的介质，但由于其对宫腔镜可视性的影响及 $CO_2$ 栓塞的危险，不应用于手术性宫腔镜。在使用液体膨宫介质进行宫腔镜检查之前，将空气排出宫腔的操作非常重要。另外，在操作过程中袋中液体即将用尽的时候，请务必小心，避免通过宫腔将空气注入开放血管中。

应该事先明确血清电解质的基线水平（包括钠、氯和钾），因为有可能存在使用利尿药或导致电解质紊乱的情况出现。

当大量吸收不含电解质的膨宫介质时，建议立即测量血浆电解质和渗透压浓度。

宫腔镜手术应尽可能使用生理盐水，以减少低钠血症和低渗血症的风险。在进行宫腔镜手术时应使用生理盐水，不应使用单极电外科手术器械。

建议使用自动液体管理系统。理想情况下，此类系统应包括连续监测宫内扩张压力的灌注泵，以及可准确测量体液的负欠量的装置。

考虑到患者的医疗状况及手术所用膨宫介质的渗透性和电解质含量，应确定预期的可接受的膨宫介质的体积，以在手术时间延长时提醒外科医生可能发生的不良事件。

如果发生超负荷，则通过超声检查腹腔内液体的吸收情况，并通过腹腔镜抽吸腹膜腔内的所有液体，可以避免晚期循环系统超负荷。

## 七、机械性损伤

### （一）穿孔

这是宫腔镜手术的风险之一，在术前签署知情同意的时候应该告知患者。在 AAGL 调查中 [1]，穿孔发生率为 14/1000。在分离宫腔侧壁或宫底粘连时更高，为（2～3）/100 [16]。尽管穿孔在热能源中更为常见，但当用剪刀横切子宫中隔、粘连或息肉时，可能会发生穿孔。如果发现在宫底穿孔后还继续使用了热能量，则需要腹腔镜检查或剖腹手术以排除腹腔器官的损伤。有时，如果出血很多，或者患者有生育需求，那么需要充分的止血及严密的缝合，以备将来妊娠时子宫扩张。在宫角进行输卵管插管时，将 Essure 装置放置在输卵管口中时，宫角附近可能会出现小的穿孔（图 50–3）。

何时怀疑子宫穿孔：当手术视野突然消失、宫腔内液体失压及宫腔镜突然插入宫底之外时。

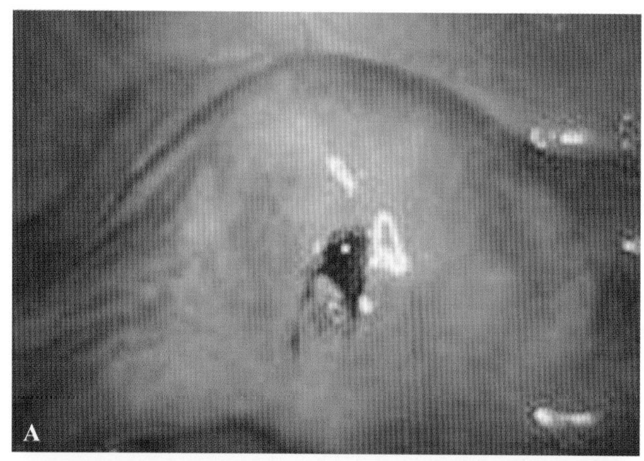

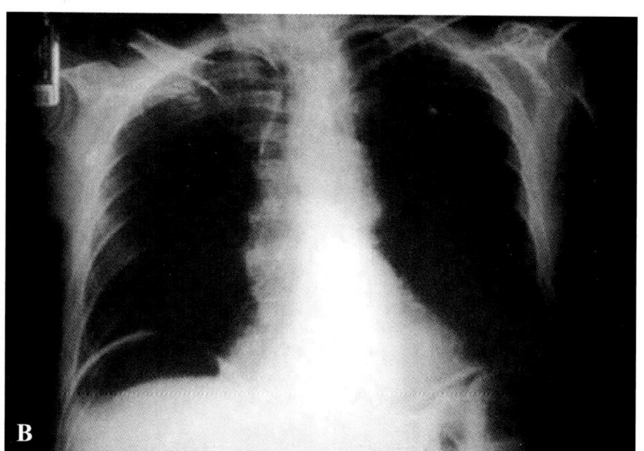

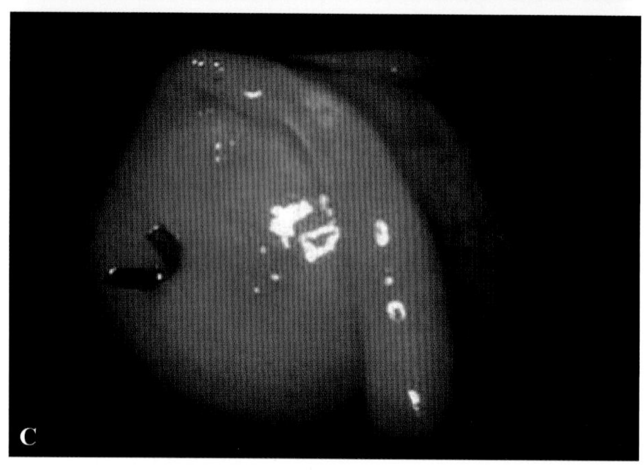

▲ 图 50–3　**A.** 直肠镜检查穿孔；**B.** 膈下的气体；**C.** 用剪刀打孔

术中未及时发现的穿孔，可在术后表现为穿孔的迟发症状，可以是术后腹部 / 骨盆过度疼痛、腹胀、阴道大量出血、低血压、恶心 / 呕吐或血尿及肠损伤。

预防穿孔可以通过在宫腔镜检查之前进行妇科检查以确定子宫位置，仔细扩张宫颈，使用宫颈软化药或术前使用米索前列醇，以及在可能的情况下使用软镜来实现。使用微型宫腔镜，以阴道内镜技术置镜，在内镜监视下进入宫腔也减少了穿孔的机会。

当宫颈狭窄或子宫过度前屈或后屈时，探针和扩宫棒会使子宫穿孔。尽管可能需要进一步评估以排除肠损伤，但大多数穿孔，即使是涉及大号扩宫棒的穿孔也通常不需要治疗。多数穿孔发生在基底区域或子宫下段后方。不孕症患者的宫腔镜手术容易出现宫颈撕裂，假道和穿孔的情况。

### （二）宫颈裂伤

虽然这是一个小的并发症，但发生宫颈撕裂时，可发生大量出血。在这些情况下，缝合宫颈撕裂的创面是必须的。

### （三）假通道

这可能是在进入子宫时造成的。有时外科医生可能会被迷惑，误认为存在子宫腔粘连。如果可见肌肉纤维，而输卵管口不可见，则可能有假通道。应缓慢退出宫腔镜，以确定假通道和真通道的位置，可以尝试进入宫腔完成手术。有时即使没有发现穿孔，也可能需要放弃手术，以防止膨胀液通过假通道被吸收到循环中。此时真正的宫腔可能无法充分扩张，应考虑在 2～3 个月后再进行宫腔镜检查。使用微型宫腔镜不需要事先扩张宫颈，在可视的状态下操作，通常不会出现假通道。

### （四）出血

术中出血很少，除非在扩张过程中出现宫颈管或子宫下段裂伤。在肌瘤切除术，TCRE及纵隔切除术中偶尔出现。出血报道的发生率为0.5%～1.9%[17]。如果存在出血，则可以使用装有30ml生理盐水的Foley导管并用浸泡在稀释的升压素中的纱布包裹的球囊填塞。近期可1次或2次注射氨甲环酸，以减少出血流量。

## 八、电外科手术并发症

大多数电外科手术并发症包括在穿孔时激活电极，或将电流转移至外鞘。负极板过热也可能引起热伤害。电极绝缘失效会导致电流跳到宫腔镜的外鞘，导致电流分散，出现生殖道烧伤。为避免这种情况发生，手术前应彻底检查，并保证电极仅作一次性使用。电切镜的鞘内鞘设计类似于电容器，高压电流可以在不与电极直接接触的情况下跳到外鞘。避免这些伤害的一种方法是，以短脉冲间歇地激活电极，而不是在一个区域连续的来回切割。

## 九、术后迟发并发症

子宫内膜切除术后的感染相对较少，大多数系列报道的感染率为0.3%～0.5%。宫颈狭窄发生在10%～15%的TCRE病例中，导致积液和经血的积聚，最终形成宫腔积脓。局灶性粘连由于形成粘连区域，导致痛经，也是TCRE的重要后遗症。子宫内膜炎和宫腔积脓在黏膜下肌瘤切除后更为常见，据报道其发生率高达2%。这可以通过应用预防性抗生素来预防。

宫腔内粘连很常见，尤其是在子宫肌瘤切除术后，当2个子宫肌瘤位于相对的子宫壁上时更容易发生。在这种情况下，肌瘤切除术最好分阶段进行，以防止粘连形成。越来越多的人意识到宫腔粘连比以前想象的要普遍。当在子宫内膜腔内使用电流时，这种情况发生更普遍。许多经验丰富的外科医生正朝着越来越多地使用剪刀的方向发展，并将子宫内膜电灼术的使用限制在最低限度。如果是以提高生育为主要手术目的宫腔镜电切手术，一些同事已经在之后的1周，开始常规宫腔镜检查二次探查，以检查和分离宫腔粘连。

手术失败或症状缓解失败：在约2%的病例中，手术要么没有进行，要么被放弃。有相当比例的病例最终未能缓解症状，这取决于手术的主要适应证，这应在手术前与患者沟通。

约有15%的患者在进行子宫纵隔切除手术后会流产（Taylor and Gordon，1993），并且发生Ⅲ期并发症的风险更高。因月经过多或不育而进行子宫肌瘤切除术的结局令人失望，因为20%的患者没有立即改善，而80%的患者无法妊娠。子宫内膜消融术在30%的患者中导致闭经，在另外50%的患者满意地改善症状。此外，有10%的患者需要在12个月内进行进一步手术。Asherman综合征的粘连松解仅可治愈30%～40%的病例。

## 十、总结

宫腔镜技术是相当安全的，也必须认识到并发症还是存在的。宫腔镜检查，在使用迷你或微型镜时无须扩张宫颈和麻醉，操作简便，几乎没有并发症。宫腔镜手术宫颈扩张困难，或要使用胶体膨宫配合单极能量，或手术中要显露大片的子宫肌层组织（肌瘤切除术、子宫内膜电切术、子宫纵隔切除术），以及手术需要更长的时间，可能会发生严重并发症。适当的预防措施，以及经验丰富的医生、麻醉师和手术室（operating room，OR）人员团队合作，可以将并发症的发生率和严重程度降至最低。

# 参考文献

[1] Lindemann H-J. Complications of Hysteroscopy. Antwerp: Presented to European Society of Hysteroscopy; 1986.

[2] Hulka JF, Peterson HB, Phillips JM, et al. Operative hysteroscopy. AAGL 1991 membership survey. J Reprod Med. 1993;38(8):572–3.

[3] Taylor PJ, Gordon AG. Practical Hysteroscopy. Oxford: Blackwell Scientific Publications; 1994. pp. 89–98.

[4] Hill D, Maher P, Wood C, et al. Complications of operative hysteroscopy. Endoscopy, 1992;1:185–9.

[5] Overton C, Hargreaves J, Maresh M. A national survey of the complications of endometrial destruction for menstrual disorders: the MISTLETOE study. Minimally Invasive Surgical Techniques: Laser, EndoThermal or Endoresection., Br J Obstet Gynaecol. 1997;104(12):1351–1359.

[6] Smith, DC, Donohue LR, Waszak SJ. A hospital review of advanced gynecologic endoscopic procedures. Am J Obstet Gynecol. 1994;170(6):1635–42.

[7] Isaacson KB. Complications of hysteroscopy. Obstet Gynecol Clin North Am. 1999;26(1):39–51.

[8] Shveiky D, Rojansky N, Revel A, et al. Complications of hysteroscopic surgery: "Beyond the learning curve." J Minim Invasive Gynecol. 2007;14(2): 218–22.

[9] Darwish AM, Hassan ZZ, Attia AM, et al. Biological effects of distension media in bipolar versus monopolar resectoscopic myomectomy: a randomized trial. J Obstet Gynaecol Res. 2010;36(4):810–7 (Evidence I).

[10] Makris N, Vomvolaki E, Mantzaris G, et al. Role of a bipolar resectoscope in subfertile women with submucousmyomas and menstrual disorders. J Obstet Gynaecol Res. 2007;33(6): 849–54 (Evidence II–3).

[11] Touboul C, Fernandez H, Deffieux X, et al. Uterine synechiae after bipolar hysteroscopic resection of submucosal myomas in patients with infertility. Fertil Steril. 2009;92(5):1690–3 (Evidence II–3).

[12] Shirk GJ, Gimpelson RJ. Control of intrauterine fluid pressure during operative hysteroscopy. J Am Assoc Gynecol Laparosc. 1994;1(3):229–33 (Evidence II–3).

[13] Hawe JA, Chien PF, Martin D, et al. The validity of continuous automated fluid monitoring during endometrial surgery: luxury or necessity? Br J Obstet Gynaecol. 1998;105(7):797–801 (Evidence II–1).

[14] Istre O. Fluid balance during hysteroscopic surgery. Curr Opin Obstet Gynecol. 1997;9:219–25.

[15] Role of leuprolide acetate depot in hysteroscopic surgery: a controlled study. Antonion Perino, MD et al. Fertility and Sterility; 1993; 59(3):507–510.

[16] Valle RF, Sciarra JJ. Intrauterine adhesions; hysteroscopic diagnosis, classification, treatment, and reproductive outcome. Am J Obstet Gynecol. 1988; 158(6 Pt 1):1459–70.

[17] Serden SP, Brooks PG. Treatment of abnormal uterine bleeding with the gynecologic resectoscope. J Reprod Med. 1991;36:697.